口腔正畸学
——基础、技术与临床

（供口腔正畸医师、研究生、进修生用）

主　编　陈扬熙

副主编　赵志河　白　丁　赖文莉　邹淑娟

审　校　罗颂椒　赵美英

编　者（以姓氏笔画为序）

王　军　王艳民　白　丁　白玉兴　叶　凌　乔　鞠
李小兵　宋锦璘　邹淑娟　陈雨雪　陈　嵩　陈扬熙
张孟平　杨　璞　罗颂椒　周　力　赵志河　赵　青
赵美英　赵碧蓉　曹　阳　黄　宁　韩向龙　赖文莉

作　图

白　丁　李晓婷　段沛沛　张　林　梅　李　彭怡然

人民卫生出版社

图书在版编目（CIP）数据

口腔正畸学：基础、技术与临床/陈扬熙主编．—北京：人民卫生出版社，2012.8

ISBN 978-7-117-15776-6

Ⅰ.①口… Ⅱ.①陈… Ⅲ.①口腔正畸学 Ⅳ.①R783.5

中国版本图书馆 CIP 数据核字（2012）第 087743 号

口腔正畸学

——基础、技术与临床

主　　编：陈扬熙
出版发行：人民卫生出版社（中继线 010-59780011）
地　　址：北京市朝阳区潘家园南里 19 号
邮　　编：100021
E - mail：pmph @ pmph.com
购书热线：010-59787592　010-59787584　010-65264830
印　　刷：三河市宏达印刷有限公司
经　　销：新华书店
开　　本：889×1194　1/16　**印张**：50
字　　数：1549 千字
版　　次：2012 年 8 月第 1 版　2025 年 2 月第 1 版第 24 次印刷
标准书号：ISBN 978-7-117-15776-6/R·15777
定　　价：128.00 元

序

我国牙医学教育始于1917年，当年，受华西协合大学新成立的牙科系主任林则（Ashely W. Lindsay）博士邀请，加拿大医师吉士道（Harriison J. Mulett）博士来到华西，最早讲授《正牙学》。20世纪30～40年代，从华西毕业的毛燮均、陈华、席应中、周少吾、邓述高等诸位教授，先后从美国留学归来，引领并开创了我国正畸教育的新纪元。因此，华西口腔也是中国正畸教学的诞生地。然而，直至20世纪40年代后期，国内各院校才正式成立正牙学科，开展临床治疗工作，当时主要采用Johnson双丝唇弓、Mershon舌弓固定矫治器及活动矫治器治疗。20世纪50年代，国内学者将原正牙学（orthodontics）的学科中文译名定为“口腔正畸学”。这一具有前瞻性的命名，为我国正畸学涉及的学科内容、学科建设及发展，有着重要指导意义，睿智地定义并拓展了该学科治疗的视野和范畴。之后，尽管国内正畸事业也有所发展，但由于历史条件和种种因素的制约，临床矫治以活动矫治器为主，治疗面较窄，在很多方面与世界发达国家差距颇大。20世纪70年代后期，随着改革开放和对外学术交流，国外一些先进的正畸学理论、矫治技术和正畸材料迅速传入我国，特别是原华西毕业的学弟严开仁教授，从哈佛大学归来，在国内推广、引进现代正畸技术理念和培养人才方面，作出了突出的贡献。此后，随着我国人民物质文化生活水平不断提高，口腔保健知识日益普及，要求正畸的患者逐年增多，国内口腔正畸事业进入了一个迅猛发展的新时期。

口腔正畸非同一般的口腔科医疗，是一门学科内容较广的口腔医学分科，它广泛涉及颅面生长发育、形态学、生物学、生物力学以及美学、心理学、工艺技术、材料学等诸多学科。同时，正畸治疗的个体差异大、疗程长、相应技术发展十分迅速。因此，无论是初涉正畸还是具有一定经验的专业工作者，不断更新所学知识，学习当代正畸理论进展、全面了解现代正畸治疗的原理、原则、方法、适应证，掌握目前流行的正畸新装置设计、原理及技术操作要点是十分有益和必要的。

陈扬熙教授主编的《口腔正畸学——基础、技术与临床》一书，是四川大学华西口腔医学院同仁多年口腔正畸临床及教学经验的汇集。针对我国正畸学科的现状和需要，从实用的目标出发，较系统地、有重点地、深入浅出地介绍了正畸学的新理论、新技术和新方法，并在总结作者们多年临床教学经验和研究成果的基础上，较详细地论述了临床常见牙颌畸形的基础理论、现代分析诊断、矫治设计、矫治器的选择及矫治程序。该书内容丰富、图文并茂、实用性强，不失为一本值得向广大正畸专业医师、研究生、进修生、本科生推荐的临床参考教材。希望该书的出版能为我国正畸学的发展增砖添瓦，起到一定的推动和促进作用。

衷心祝愿我国的正畸学事业新人辈出、繁荣昌盛。

詹淑仪

94岁于华西·南苑

2012年1月

前　言

随着我国口腔医学事业迅速发展，越来越多的口腔全科医师、开业医师希望加入解决一些常见牙颌畸形防治的行列中，但目前国内现状为：技术水平差异极大、“良莠不齐”、培训管理尚不规范。而口腔正畸临床属于本科毕业后教育内容，必须通过研究生及进修学习，进行系统培训和考核才能成为正畸专科医师。因此，怎样才能在大学正畸学课本知识的基础上，进一步拓宽视野，授以必要的适用临床知识、基本技能和治疗方法，因势利导，并使之能“遵法循则”、“济世利民”，一直是国内各高校正畸专业教师和医师的职责和义务。

考虑到学科近年的快速发展、技术更新和临床医师对学习及运用新技术、新观念的迫切要求，考虑到当代口腔医师毕业后对从事口腔正畸临床的实际需要，以及鉴于我校在人才、实力及数十年临床教学的积累，我们策划编写了本书。本书系以四川大学华西口腔医学院近年来研究生、进修生教学专题讲座内容为框架，将实用基础理论、基本技术方法及临床运用分篇论述，以培养正畸临床专业医师的正畸技能为目标，突出华西教学特色。本书的特点为：增补了其他正畸教科书中尚未涉及而入门者又需掌握的有关生物学、𬌗学及美学等基础知识，较全面地介绍了实用 X 线头影测量方法，深入浅出地简介了各种临床常用矫治技术要点和矫治经验。为便于读者进一步查阅和检索，添加了参考书目，增补了中英文名词索引。本书的目标是突出新颖性、实用性、系统性、前瞻性。为读者奉献一部深入浅出、图文并茂、深浅兼顾，既总结我们多年实践中的宝贵经验，又能反映当代正畸学技术进步，并能引导读者深入探讨专业发展，拓新视野，启发创新的实用参考书。

临床教学是寓教于学的过程，本书从策划到付梓，历经 3 年。全科同仁齐心协力，交流互助，查遗补缺，才使得全书得以问世。作为学习者、教学者和实践者，我们所编写的仅仅是一本参考书，学用之道“法无定法”。正如正畸学家 Kesling 所说：“要牢牢记住，正畸学上没有永恒的东西。我们目前所有的矫治器将不可避免地被放入博物馆的架子上，而由更简单、更有效的牙移动方法所取代。”由于正畸学科发展迅速，本书选辑的内容难免挂一漏万，差错不穷，仅从内心期望读者提出宝贵意见、指正批评。

十分感谢我科德高望重的老主任——詹淑仪教授，虽已 95 岁高龄，仍不辞辛苦为本书作序。十分感谢在我科学习的研究生和进修生们，为使此书更适合学习理解和简明实用，他（她）们积极参与了本书的初审、勘误工作，特别是曹真胜、陈奕嘉、段沛沛、雷蕾、徐晓梅、张春香、张晓歌等同学，为本书提出了不少宝贵意见和建议。研究生梅李、李晓婷、段沛沛、彭怡然、张林等参与了本书的绘图和复阅工作，对他们的支持和奉献深致感谢之意。

陈扬熙

2012 年 1 月

目　录

第一篇　正畸治疗基础

第二篇　诊断与技术

第三篇　临床与治疗

第一篇　正畸治疗基础

第一章
正畸与颅面生长发育

颅颌面及殆的生长发育是人体生长发育的重要组成部分之一,也是极其复杂而持续时间较长的一个过程,约占生命周期30%的时间。在颅颌面生长发育过程中,由于演化、遗传和环境因素的影响,可以导致颅颌面及殆畸形的产生,并影响正常的生长发育。因此,错殆畸形与颅、颌、面、殆的生长发育密切相关并相互制约。所以,大多数错殆畸形应在生长发育期进行治疗。作为正畸医师必须掌握和研究颅、颌、面、殆的正常生长发育的规律,以及各种错殆畸形发生发展的特征,方能在进行正畸治疗时制订出正确的治疗计划,进行早期预防、早期诊断和治疗,从而不断的提高正畸的诊治水平。

第一节　概　　述

一、颅面生长发育在演化中的地位及变化

(一) 颅面生长发育在演化中的地位

人类文明社会已有几千年的历史,当今医学科学从微观上已发展到分子水平,人类基因组也已经测序完毕,但从宏观上人类的演化历史进程,从猿到人经历了约600万年的漫长历程。在这一过程中,颅颌面的生长发育在颅脑的量和质上均呈发展趋势,而颌面在大小上处于退化的地位。其主要的原因是人的直立(也是猿和人的主要区别),直立这一行为促进了人类在演化中发生了很多解剖和功能上的适应性变化:眼眶由两侧向中间靠拢,鼻间距减少,口鼻突度减小,使人类可以平视前方、视野扩大;由于解放了双手,使颌骨的进攻、防御和觅食的功能被手使用工具所替代,颌骨形态逐渐退化、变小,同时也促进了大脑的发达,这是人类进化的一大步。

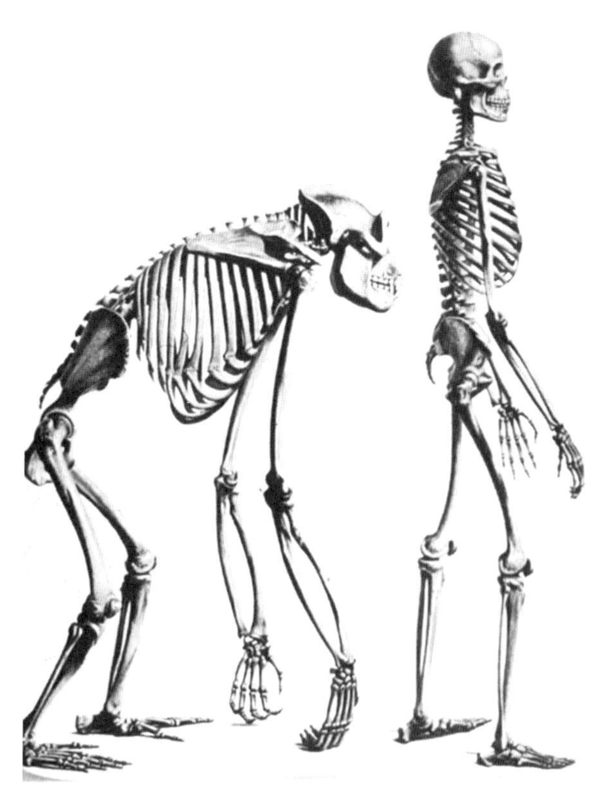

图1-1-1　人的直立

引起大脑体积增大和智力增加的原因是复杂的,早期,人类学家强调制造工具的作用,但后期,人类学家则更重视群体内社会技能的发展。早在1946年人类学家魏敦瑞(Weidenreich)就发现脑量变大,颌面变小均是人类适应直立姿势以

后自然产生的直向化(orthogenesis)趋势(图 1-1-1),而脑是这一切演化的控制因素。大脑是生存的需要,语言是促进因素,有了语言,人们创造出文化,而文化的发展则补充和促进了生物的进化。现在,文化环境已成为人类生物学变化的重要推动力。虽然颅面的生长发育在人类漫长的进化过程中处于退化的地位,但实质上对人类的进化作出贡献。人类学家估计,在今后 100 万年人类的进化仍然符合这一趋势。

在人类演化过程中,脑量不断增加,速度也越来越快。400 万年前,南方古猿脑量约为 400g±,经过 200 万年仅增加了 100g,增加缓慢。到了 170 万年前的直立人(homo erectus)脑量增加到 900g,增加迅速。现代人脑量为 1350g 的平均量。人类因为拥有无比发达的大脑,方为万物之灵(图 1-1-2)。

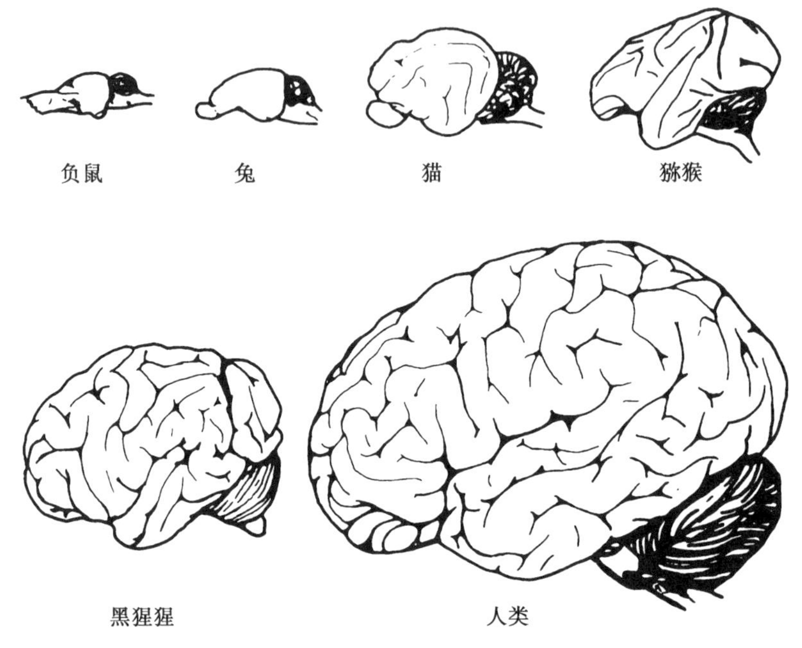

图 1-1-2　人及不同动物脑的大小
(引自:Vogel Motulsky. 人类遗传学,1999)

(二)颅面在演化中的变化

在人类的演化过程中,直立行走、颅脑增大和颌骨变小引发了颅面部的两大变化:①颅底曲的形成:人类直立行走后,头部直立于脊柱的平衡位置上,颅底中部成为支撑头部的平衡点,由于围绕颅底中部结构(如脑桥、丘脑等)的大脑不断增大,脑量不断增加,额叶不断向前增大,额骨向前生长,形成颅底曲。有学者经头影测量分析后发现,Ⅱ类错殆的形成可能与颅底曲度偏大有关,而Ⅲ类错殆的形成与颅底曲度偏小有关(图 1-1-3)。②面部旋转:由于前颅底与上颌骨直接对应,是一个骨壁的两面,在颅底曲

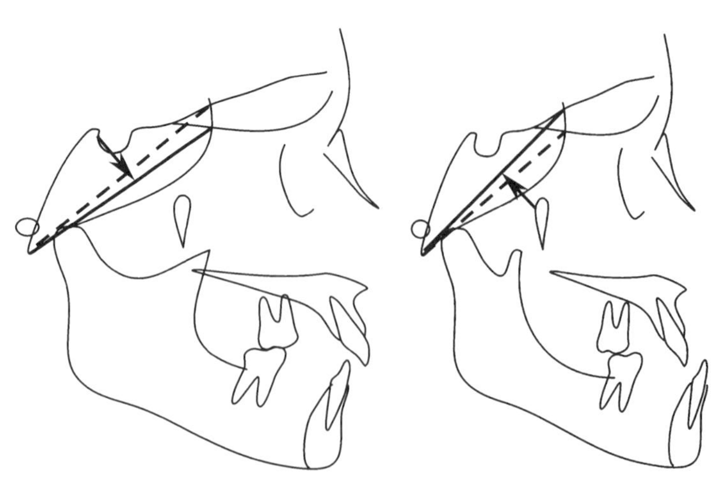

图 1-1-3　颅底发育异常与Ⅱ、Ⅲ类错殆有关

度变化的同时，面部为了适应脑的增大与颅底曲的形成，鼻上颌复合体发生适应性垂直向后下旋转，颌骨垂直向生长成为人类面部发育的一个重要特征。同绝大多数哺乳动物的三角形上颌骨相比，人类的上颌骨呈四边形（图 1-1-4）。在人类的演化过程中，上、下颌骨的发育呈进行性退化，不断后移、缩短和旋转，为了维持咀嚼功能，上颌骨形成上颌窦腔（图 1-1-5），殆平面向后下旋转，最终使上颌骨的位置发生功能适应性的改变，同时更好的发挥视觉和嗅觉功能。由于在演化过程中，颌骨呈退化的趋势，颌骨的垂直向旋转是否是不同面部生长型和阻塞性睡眠呼吸暂停低通气综合征（obstructive sleep apnea-hypopnea syndrome，OSAHS）的演化背景值得探讨。

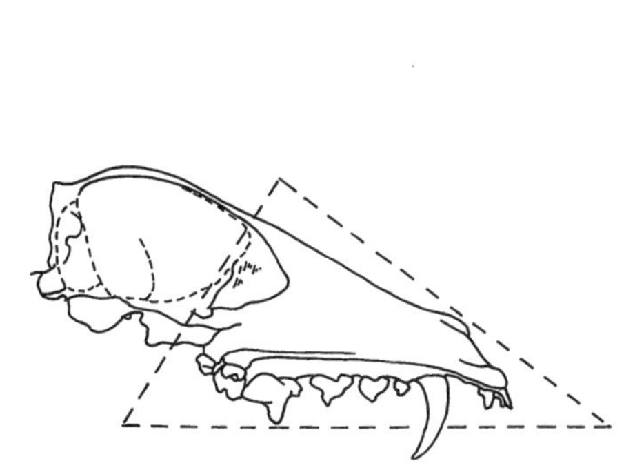
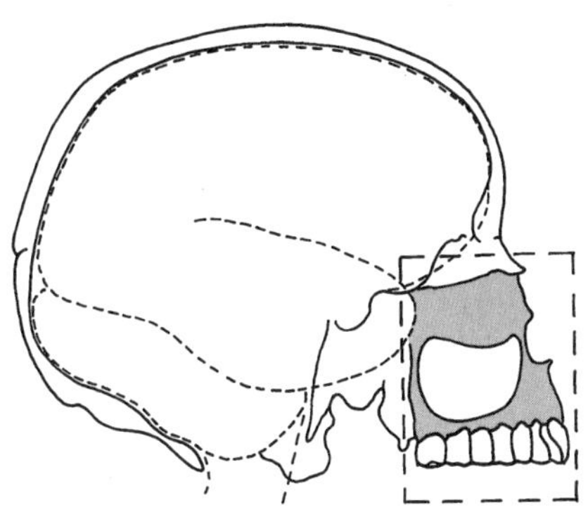

图 1-1-4　人与动物的上颌骨形态
（引自：Enlow. Facial Growth，1990）

二、生长发育的基本概念

（一）生长和发育的定义

生长和发育严格地讲不是同义词，但因正常的生长发育是同时进行的，两者密不可分，故此两词常被连在一起使用。

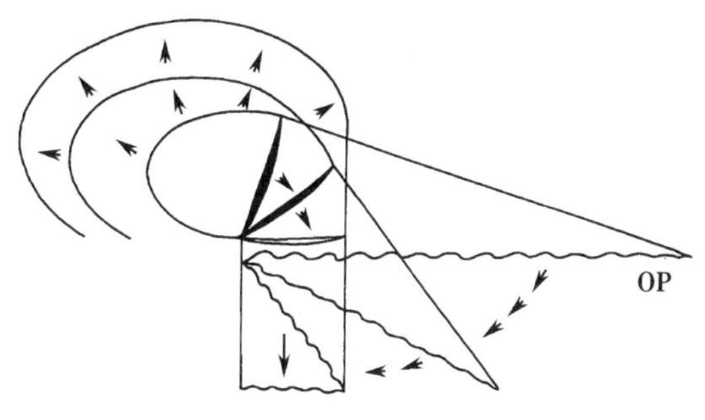

图 1-1-5　面部的旋转
（引自：Enlow. Facial Growth，1990）

生长（growth）是指活体在生命的过程中数量和大小上的正常变化，是直接或间接的由细胞分裂数目增加、细胞间质增长的结果，如每年长几个厘米，每天长几克。但也有体积变小或组织消退的情况，如青春后期的胸腺。总之，生长是体积大小量上的变化，是渐进的，这一过程与细胞程序性死亡（programmed cell death）和细胞凋亡（apoptosis）有关。

发育（development）是指活体生理上的正常变化，即活体从受精卵开始发展到精细的多功能状态、直至死亡的一系列复杂的不可逆的生理过程。发育是涉及生长的一系列阶段，包含形态的形成、分化和生理上功能的获得和成熟。总之，生长和发育可以从临床、细胞、分子和基因遗传不同的水平上来理解（表 1-1-1）。

表 1-1-1　生长和发育在不同水平上的定义

	生长（数量和大小）	发育（增生、分化、成熟）
临床	下颌长度的增加	下颌髁突形态的变化
细胞外基质	前胶原产生和成骨细胞分泌增加，细胞外基质中胶原分子数量增加	矿化成分的基质形成
细胞	成骨细胞数量增加	前成骨细胞分化进入成骨细胞
遗传	成骨细胞增生的基因调控	标志基因（marker gene）分化活动

（引自：Mao JJ. A. J. O，2004）

（二）生长型（pattern of growth）

1. 生长型的概念　在研究和了解全身生长发育的过程中，生长型是一个很重要的概念，它包含有以下三个层次的含义：

（1）时空比例的改变：生长型表现为身体各部分在生长发育的过程中时间、空间比例关系的变化。是一种复杂的比例关系，这种比例关系不仅仅反映在某一阶段，而是贯穿整个生长发育过程中。如胎儿2个月时，头部占全身长度的50%，四肢和躯干发育不足，此时颅相对于面部较大，几乎占了头部的一半，表明胎儿期头部生长发育速度较快，尤以颅部为明显。出生时，四肢和躯干的发育速度快于颅部，头部占全身长度的30%，6岁时降至16%；12岁时为14%，成年期仅为12%（图1-1-6）。以上的变化反映了生长的头尾生长梯度（cephalocaudal gradient of growth），体现了生长增大的时间轴是从头向四肢延伸。在颅部和面部也是如此（图1-1-7）。出生时婴儿头颅和成年比，可见颅比面相对大，表明面部生长出生后潜力大于颅部，这是面部生长型的一个重要原则。这一原则还显著的反映在青春期，表现为上颌生长较少、较早结束，而下颌的生长，其量和时间均较上颌为多、为长，导致颌骨的差异性生长（differential jaw growth）。使得成年后由于下颌和颏部更突出而表现为面部的突度减少。因此，按照这一原则下颌比上颌生长的更多更晚就不足为奇了。

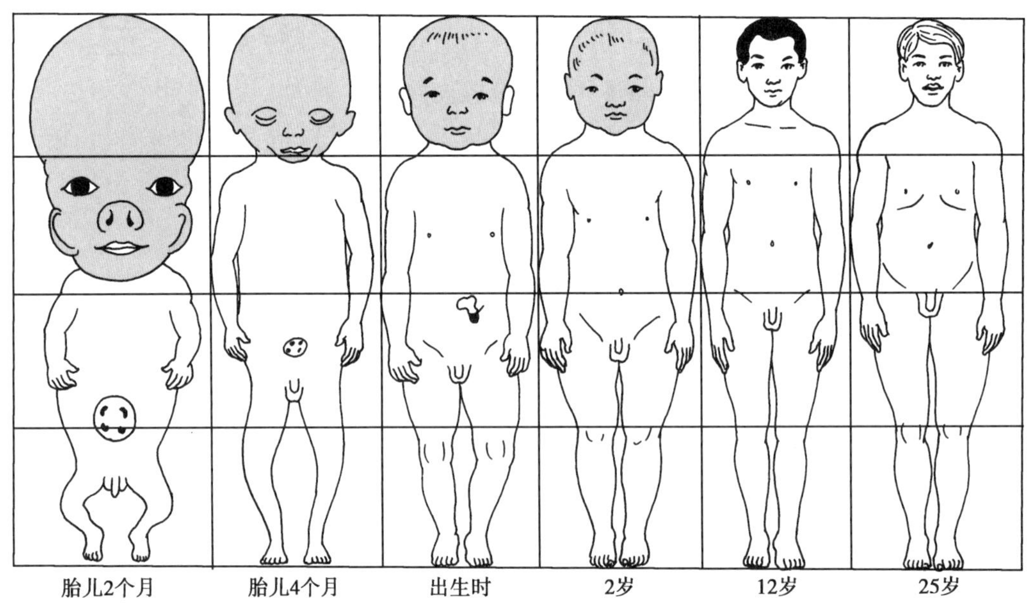

图1-1-6　正常生长发育期全身身体比例的变化

（引自：Proffit. Contemporay Orthodontics，2007）

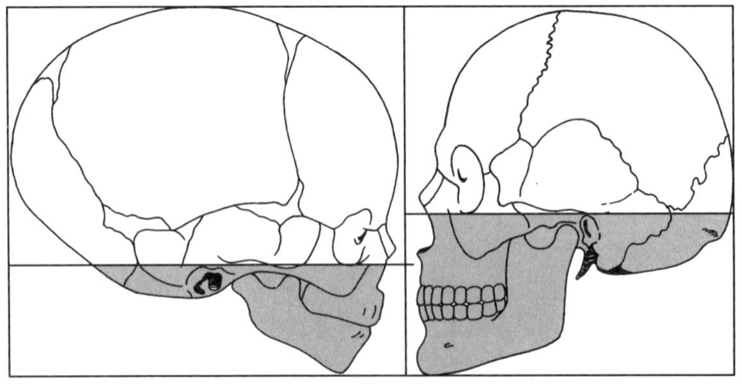

图1-1-7　婴儿与成人的颅面比例

（引自：Proffit. Contemporay Orthodontics，2007）

（2）生长速率的差异：正常的生长型的另一表现为身体四个主要组织系统按生理的需要生长速率不一致。如图 1-1-8 所示，按 Scammon 的曲线图可见中枢神经系统在 6 ~7 岁时即已接近完成；身体的一般组织，如肌肉、骨骼（包括颌骨）和内脏的生长则呈 S 形曲线，出生时生长较快，儿童期生长速度变慢，到青春期则快速生长；儿童时期淋巴组织的增生明显快于成年期；生殖组织在青春期以前生长缓慢而青春后期快速生长。

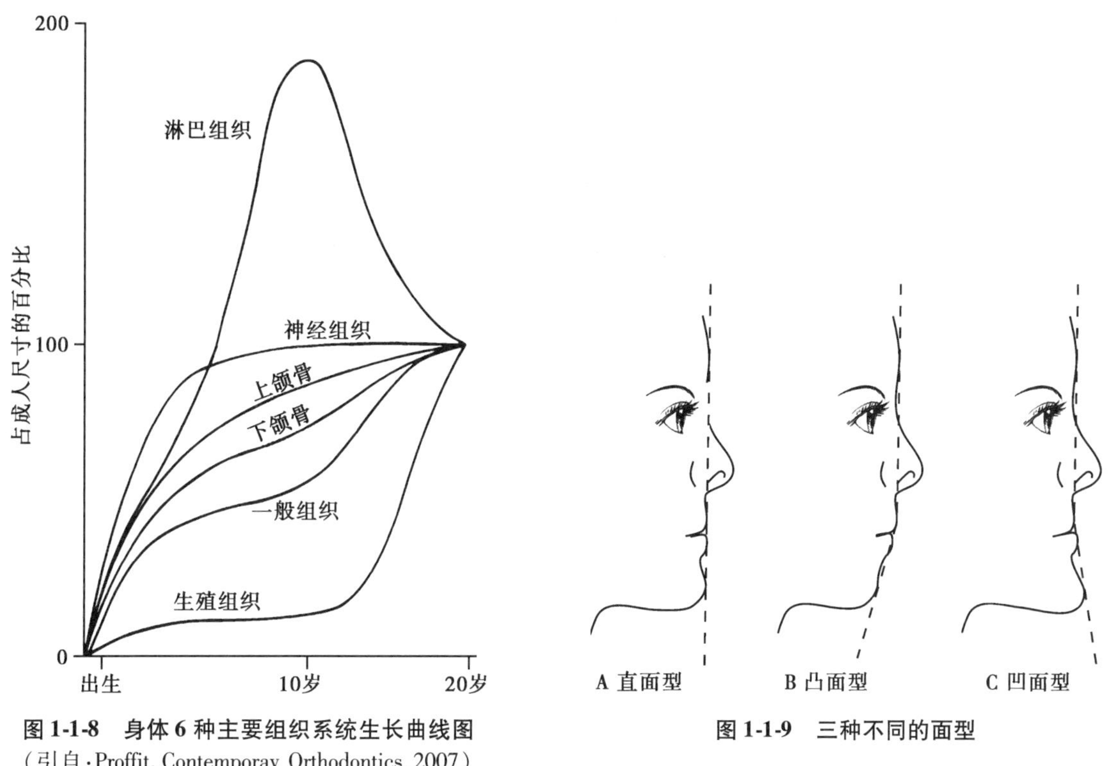

图 1-1-8　身体 6 种主要组织系统生长曲线图
（引自：Proffit. Contemporay Orthodontics，2007）

图 1-1-9　三种不同的面型

（3）生长型的可预测性：生长发育过程中的比例关系变化可以用数学的方法精确地计算，因此，可以对各个时期生长型的变化进行预测。

2. 面部生长型　面部的生长特征可以用面部的生长型来表示，面部生长型（pattern of facial growth）表现在以下三个方面：

（1）面型从侧面观一般可分为直面型（straight profile）、凸面型（convex profile）、凹面型（concave profile）三大类（图 1-1-9；参见图 2-5-7）。同一种族的个体，有相似的面部生长型，如白种人多为直面型，黑人多为凸面型，黄种人介于其间，为中等突度。由于他们的外形各不相同，其 X 线头影测量的均值有种族间的差异，但同一种族是相似的。

（2）同一家族中的成员中，有类似的面部生长型。

（3）同一个体，不同年龄阶段，面部生长型基本是一致的（图 1-1-10）。如图所示，老年时和青少年期面型相比，在大小上虽然有明显的变化，但面型基本相似。所以面部生长型，也可以说是颌面部生长的遗传表现型（genetic phenotype）。

3. 面部生长型的分类　从面部的垂直生长方向上，Graber 根据 Y 轴将面部生长型分为以下三种：

（1）平均生长型（average growth pattern）：指下颌颏顶点（Go）沿 Y 轴向前下生长。关节窝的下降及髁突的垂直生长与上颌体及上牙槽的垂直向下的生长移动和下牙槽的向上移动生长是均衡协调的，称之为均面型（图 1-1-11A）。

（2）水平生长型（horizontal growth pattern）：指颏顶点明显向前上移位，下颌生长沿闭合方向旋转（图 1-1-11B）。前方的上颌和上下牙槽的垂直生长相对小于关节窝和髁突的生长，即前面高相对小而后面高相对大，两者之间不协调所致。可表现为短面型（short facial type），有深覆殆的趋势。

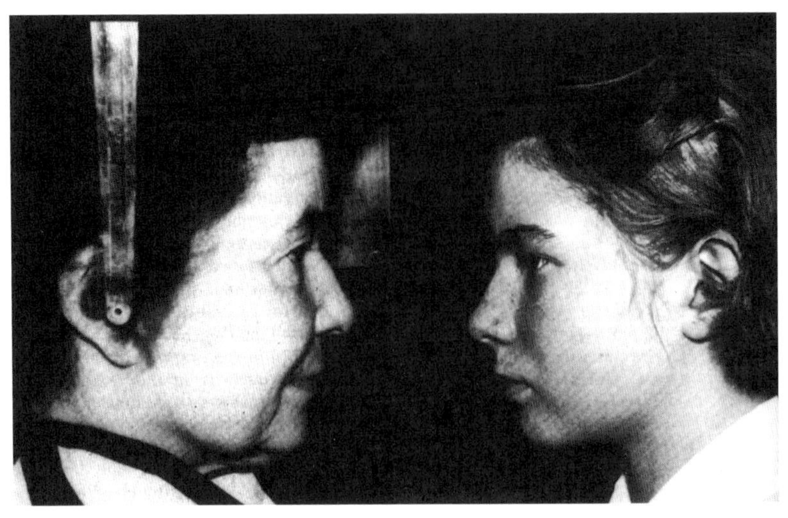

图 1-1-10 同一女性 14 岁与 60 岁时的面型基本一致
(引自:Enlow. Facial Growth,1990)

(3) 垂直生长型(vertical growth pattern):指颏顶点明显向后下移位,下颌生长沿张口方向旋转。(图 1-1-11C)前面的上颌和上下牙槽的垂直向生长大于关节窝和髁突的生长,即前面高的生长相对大于后面高的生长,可表现为长面型(long facial type),有开䝙的趋势。一般下颌平面角偏大,即临床常见的所谓"高角病例"。

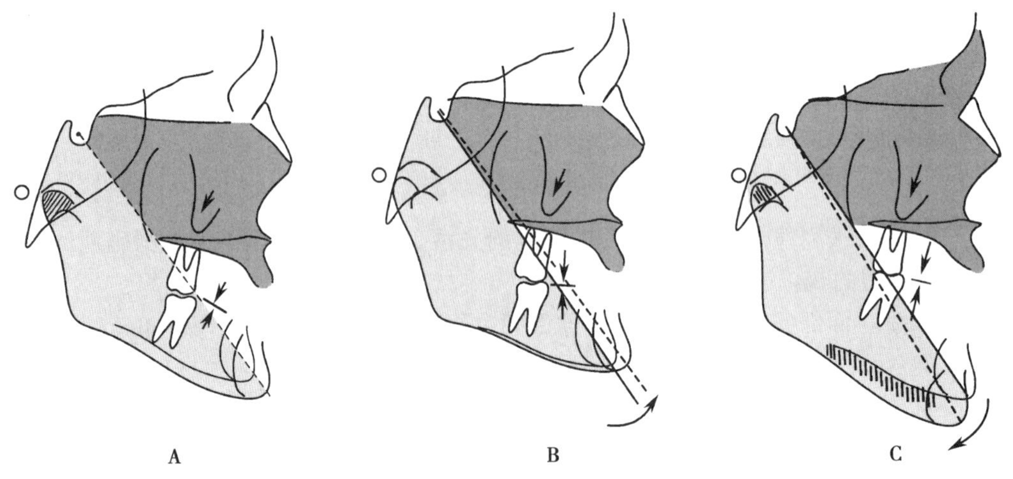

图 1-1-11 三种面部生长型
A. 平均生长型;B. 水平生长型;C. 垂直生长型(引自:Graber,著. 口腔正畸学. 徐芸,译. 1996)

根据 Bishara(1985、2000 年)的 4 ~25.5 岁纵向研究得出正常䝙的三种不同面型(长、短、均面型)的生长变化特征之一是 77% 的个体有很强的维持原有面型的倾向。其中 23% 的个体面型处于"游离(shifting)"的"边缘(borderline)",它们可以从平均型转向长面型,短面型转向平均型,该作者在长达 20 年的研究中发现一例从短面型转向长面型。这些边缘个体可能是后期基因表达或环境影响所致,或者是两者共同作用,尚难确定。我国学者在安阳 3000 多年前殷墟头颅骨的研究中已显示有三种不同的垂直骨面型,但目前对人类何时形成三种不同的垂直骨面型,以及形成的机制尚不十分清楚(图 1-1-12)。无疑生长型是遗传的表现型,故矫形和正畸治疗只能改变生长方向和生长量,尚不能改变面部的生长型。

4. 如何判断面部生长型 目前常用的方法有以下三种:

(1) 研究证实垂直生长型和水平生长型的前后面高比率不相同。Jarabak(1972 年)利用面高指数 FHI 判断面部生长型,其计算方法如下:

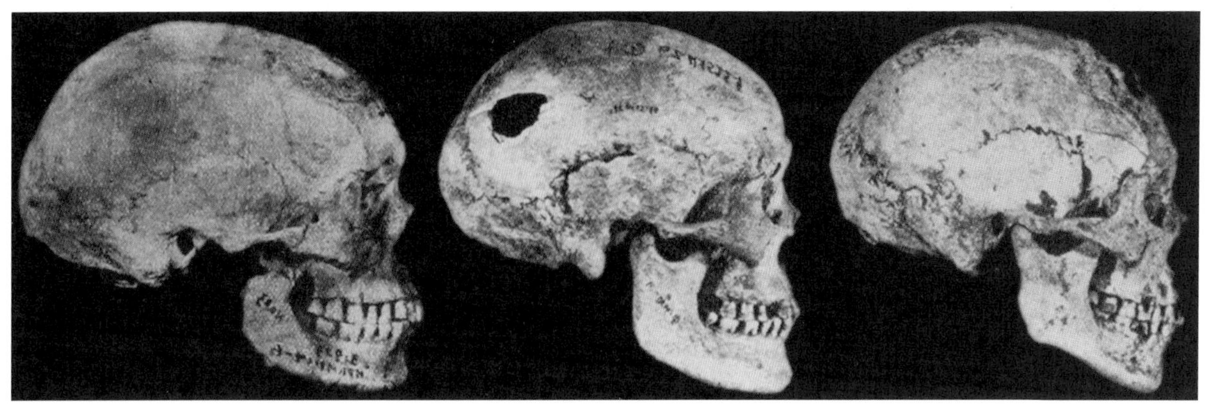

图 1-1-12　3000 多年前殷墟头颅骨的三种不同垂直骨面型：水平及垂直生长型可见远中错殆
（引自：安阳殷墟头颅骨研究，1985）

$$前后面高比率=\frac{后面高(S-Go)}{前面高(N-Me)}\times100\%$$

前后面高比率低于 62%，为垂直生长型趋势，该比率超过 65%，则为水平生长型趋势（参见表 2-6-4）。不同地区、不同种族和不同年龄阶段的 FHI 不同。Nanda 的调查研究显示水平生长型 9 岁的儿童平均前后面高比率为 67.5%，15 岁时增加到 69.9%；垂直生长型 9 岁儿童，其比率为 60.1%，15 岁时增长至 62.7%。成都地区正常殆在不同性别、不同牙列期其比率亦不相同。替牙列期平均生长型，男性为 64.8%，女性为 64.0%；恒牙列期，男性为 67.0%，女性为 65.8%。大于或小于一个标准差分别为水平生长型或垂直生长型趋势。

（2）以下颌平面角进行判断：目前临床一般认为 SN-MP>40°、FH-MP>32°为高角；SN-MP<29°、FH-MP<22°为低角。

（3）以面高比为判断标准：一般认为前下面高（ANS-Me）/全面高（N-Me）大于 58% 为高角，小于 55% 为低角。

5. 临床意义

（1）矫治时机的选择

1）垂直生长型的患者，尤其是女性患者，宜于早期治疗。正颌外科手术也可较早进行。根据 Nanda 的研究，垂直型的患者在第一恒磨牙萌出之时即显露。也有学者认为，高角病例青春迸发期出现较早，应早期治疗，控制垂直向的生长。据 Bishara 的研究女性从小到老，下颌有向后旋转的趋势。

2）生长期间Ⅱ[1]高角患者，鼻咽气道、上口咽气道明显减小，尤以影响通气量最重要的下口咽气道显著减小者（据 2005 年张雨温等的研究）。因此，垂直生长型的Ⅱ[1]患者早期采用功能矫形治疗，不但能改变硬组织面型，还可增大口腔功能间隙和上气道的狭窄，为减少成年后因上气道狭窄导致的 OSAHS 进行预防性治疗。

（2）矫治设计

1）对于是否拔牙的边缘病例，垂直生长型患者由于骨密度相对较低，肌功能相对较弱，牙齿移动较快，因此临床上常倾向拔牙，且拔牙部位靠后，更有利于下颌的前旋；而水平生长型患者由于骨密度相对较高，肌功能相对较强，牙齿移动较慢，故制订拔牙治疗计划时应谨慎。

2）孙伟、周力等 2004 年对不同垂直骨面型的正常殆的切牙区颌骨形态进行了测量研究，发现上下颌切牙区颌骨形态在不同的垂直骨面型有各自不同的形态特征，高角患者唇舌向根尖牙槽骨厚度比水平型者明显减少，而垂直向牙槽骨高度明显增多，因此，对切牙的唇舌向及垂直向移动的限度各型均不相同，治疗设计时应针对不同生长型而定。

（3）注意事项

1）矫治力的选择：由于垂直生长型和水平生长型患者的骨密度与肌功能不相同，因此临床中垂直生长型患者宜用轻力，而水平生长型患者矫治力可适当加大。

2）支抗的选择：垂直生长型患者的磨牙移动较快，且受向前殆力的影响，常促使牙齿易于向前移动，因此常常需加强支抗。而水平生长型的低角情况正相反。

3）颌间牵引力量的选择：①垂直生长型患者即使使用很轻的颌间牵引，也易造成磨牙伸长，引起下颌后下旋转，对面型更加不利，因此要慎用颌间牵引。有研究表明，上下磨牙伸长 1mm，可使下颌向后下旋转 2.5°（图 1-1-13）。②水平生长型患者在矫治深覆殆时，应尽早将下颌第二磨牙纳入矫治体系，有利于打开咬合。

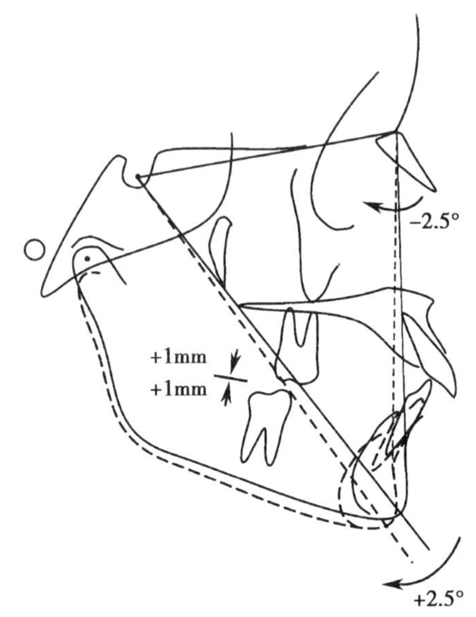

图 1-1-13 上下磨牙各伸长 1mm 对下颌位置的影响

此时 SNB 减少 2.5°，Y 轴顺时针旋转 2.5°

总之，错殆畸形是颅颌面在三维方向上的综合表现，其间密切相关。①垂直生长型对Ⅲ类错殆的矢状不调有减缓的趋势，但对Ⅱ类错殆有加重的趋势；而水平生长型患者，对Ⅱ类下颌后缩患者有改进的趋势，但对Ⅲ类错殆不利。由于面下 1/3 过长，最为影响外貌和美观，因此无论时Ⅱ类还是Ⅲ类错殆畸形，只要具有明显的垂直生长型，均是较疑难的病例，不易取得满意的治疗效果。因此，垂直生长型的错殆畸形儿童早期治疗是明智的，正颌外科亦可较早进行。②对明显水平生长型的骨性深覆殆，矫治同样也是困难的，对Ⅲ类错殆，尤其是男性，其下颌的生长时间和生长量均较女性为长且多。2010 年，Baccetti 等研究证实青春期骨性Ⅲ类错殆的颈椎 $C_3 \sim C_4$ 的生长时期（参见本章第七节）平均为 16 个月，比Ⅰ类错殆长 5 个月。不同生长型矫治后均需保持到生长高峰后期，也可说要保持到生长发育基本完成，以防复发。

（三）生长变异

变异是自然界生物变化的规律，是遗传和环境因素所形成的，没有任何两个个体是完全相同的。遗传是物种得以繁衍的基础，而变异是物体得以生存的保证，是生物进化的基础。这种每一个体在生长发育过程中都可能产生的一定程度的变异，称为生长变异（growth variability）。

临床中对于判断个体的变异是否超出了正常范围有一定的困难，但我们可以通过与标准的生长曲线图进行参考比较获得所需要的信息。如图 1-1-14、图 1-1-15 所示为中国四川省 32 524 例，年龄在 7 ~ 19 岁期间城乡中小学生男女身高、体重的标准生长曲线图及身高、体重表。判断儿童的生长发育是否有变异，可从标准化曲线图的正常范围内查找比较，即可直观地显示该儿童的全身发育状况并跟踪观察儿童生长发育的变化情况。如患者王某（图 1-1-16），女，13 岁 9 个月的身高体重，从患者 7 ~ 14 岁的年龄增长值可绘出的生长曲线图，即可见该女孩生长发育较正常女孩的平均生长期为迟，且曲线呈上升趋势，提示该患者正处于青春高峰前期或进入高峰期，正是进行治疗，特别是功能矫形治疗的最佳时期。

毋庸置疑，在某些方面正常与否还受到审美观的影响，如文化背景、风俗习惯、宗教等。有人认为胖比瘦美，稍胖代表丰满健康，而现今年轻女性以追求瘦为时尚；有人认为直面型比凸面型更美等。在口腔正畸治疗标准上，很多人常将正常殆与理想殆相提并论，尤其追求理想殆，实际上，在现实中的理想殆是很少的。需要注意的是，由于大多数个体之间存在着不同程度的变异，因此在临床实践中，特别是制订治疗计划时，将正常均值作为标准是不适宜的，追求个体化的治疗应成为我们努力的方向。我们的治疗目标是只要达到个体功能、美观、协调、稳定即可（参见本篇第四章）。

（四）生长期（growth time）

在生长过程中，机体不是按同一的速率随年龄均匀地增长，而是一时期生长快速，一时期生长减缓，此现象称为生长期。人的一生中有三个快速生长期（图 1-1-17）：第一期，3 ~ 7 个月；第二期，4 ~ 7 岁；第三期，11 ~ 15 岁（即青春快速期）。颌面部的生长快速期和缓慢期与全身的身体发育基本一致，每个个体均有青春快速期，因此，青春快速期与牙颌畸形的矫治关系密切，受到正畸医师的关注。

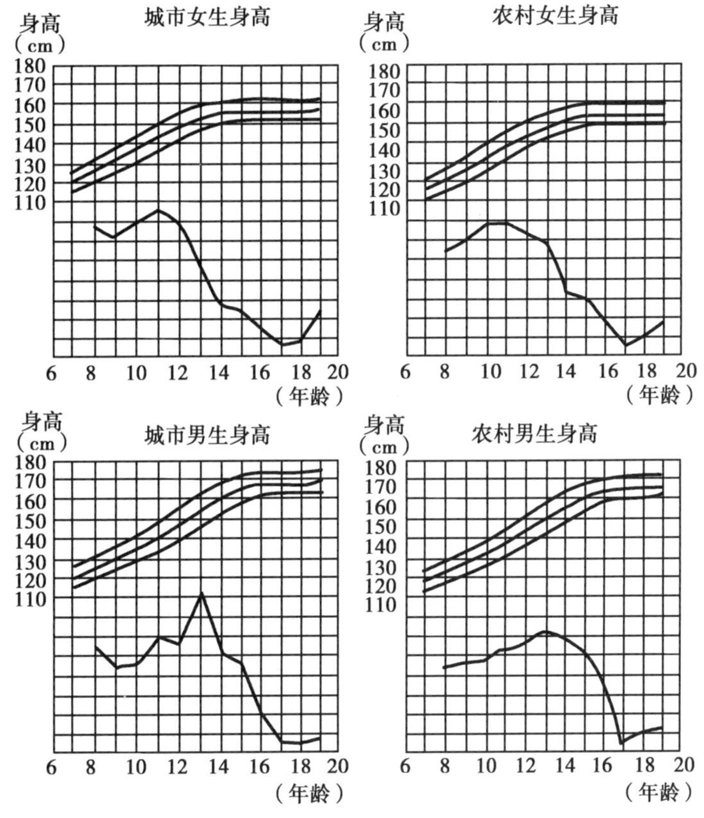

图 1-1-14　四川省 7～19 岁城乡男女身高标准生长曲线图

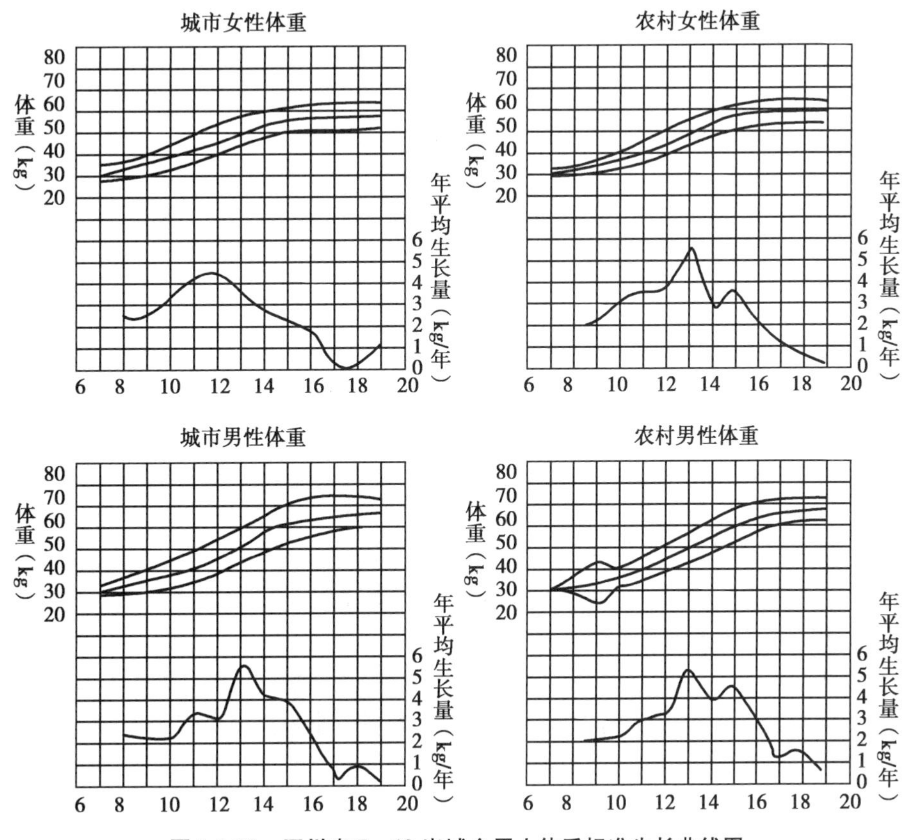

图 1-1-15　四川省 7～19 岁城乡男女体重标准生长曲线图

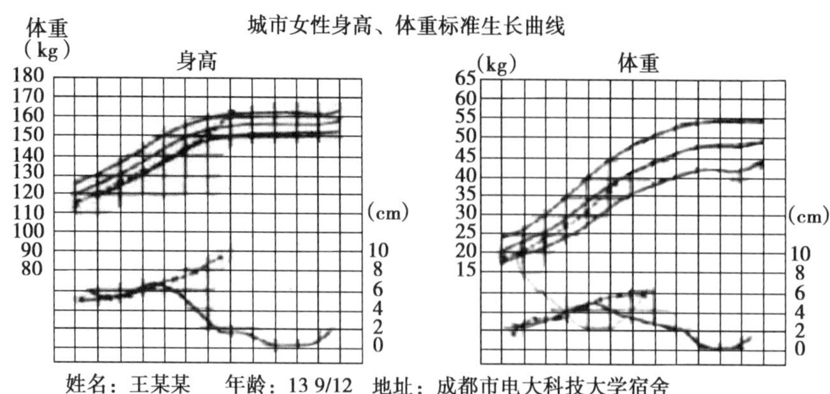

图 1-1-16　患者王某 7～14 岁时身高体重的生长曲线与标准生长曲线比较

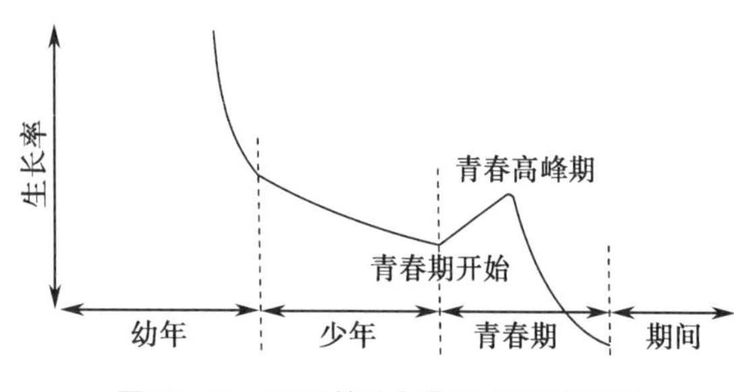

图 1-1-17　不同的生长期生长速度不同

生物钟是大自然进化的产物。目前普遍认为它的调控中心位于视交叉上方，下丘脑前方，如米粒大小的两个小神经核（SCN）。它们如同 24 小时节奏工作的微型发动机，肌体内各器官功能的运作无不受其调控。由于不同个体的生物钟（biologic clocks）不同，生长期也表现出时间的变异。一些个体生长快，早成熟；一些生长慢，成熟晚。若以女孩月经初潮为标志，从生长曲线比较中可明显看出早、中、晚的差异。据 Björk 的研究证实，月经初潮决不在身高高峰之前，而是在其后 1 年半左右。

生长期的变异还反映在性别上。在正常情况下，男孩青春快速高峰期开始的时间比女孩晚 2 年左右。其生长速率大于女孩，持续时间亦长于女性（男孩平均 5 年，女孩平均 3.5 年）。其原因有学者研究后认为大脑胼胝体后部区形态的不同导致这一差异，女性为球形，男性为棒形。也有人认为是女性性激素分泌早于男性所致，目前其机制尚不清楚。

从四川省城乡随机抽查的 32 524 名中小学生（男 16 273 人、女 16 251 人）的资料中得出以下结果：

（1）无论城乡男女，在青春期内，身高、体重均随年龄增加呈上升增长趋势。

（2）在青春期身高的增高年龄，男性约为 12.6 岁，女性约为 10.5 岁。

（3）无论城乡男女，身高、体重的增长约在 13～14 岁时才开始出现性别差异。

（4）青春期的生长，女孩早于男孩 2 年左右。

（5）无论身高、体重，无论男女性别，均为城市高于农村，体现出城乡差别，体现出环境因素的影响。

（五）生物龄或发育龄

由于生长期时间的变异，年龄往往不能反映身体发育的程度，最好用生物龄（biological age）或发育龄（development age）来代替年龄，作为判断生长发育的状态的标准指标。生物龄包括：身高龄、骨龄、牙龄、性成熟龄、智龄。临床中以骨龄最为常用，常通过手腕骨片和（或）颈椎片来进行判断。

1. 身高龄（height age）　身高增长的高峰（PAV），可用来判断青春迸发期。Björk（1967 年）即用身高来预测青春生长期，Backons 认为用身高和握力（grip strength）估计男孩的青春期是很实用的，即左右手的握力达 25kg，身高 165cm，则可认为发育基本成熟，这一标准的灵敏度可达 81%。但这一指标有种族地区的差别，同时由于身高的指标需由纵向资料获取，不便于目前临床应用。

2. 骨龄（skeletal age）　因为骨骼的发育贯穿整个生长发育期，能反映全身生长发育过程，故以骨龄来反映儿童的生长发育状况较为适宜。评价骨龄的骨骼有手腕骨、颈椎骨、膝关节、髂嵴骨突等，临床上最常用的为手腕骨和颈椎骨，即用手腕骨骼的钙化的程度来评价身体的发育状况。目前亦有不少学者经研究认为颈椎骨是更为简便有效的指征。总之,多数学者认为骨龄是较好的判断指标,亦为临床常用。

3. 牙龄(dental age)　根据牙齿钙化的程度和牙根形成的长短来评价身体的发育水平。近来有文献报道用下颌尖牙牙根形成的阶段评估青春高峰期。

4. 性成熟龄(sexual maturity age)　即根据第二性征及生殖系统的发育程度来判断生长发育状况。

5. 智龄(mental age)　根据个体智力的成熟度来进行判断。

多数学者认为,骨龄和性成熟龄是判断生长发育的较好指标,它们与年龄的相关系数为0.8,而牙龄与年龄的相关系数为0.7,可预测的概率仅为50%。因此在研究或判断生长发育时,不可只关注年龄,还需参照各生物龄。如一位年龄为12岁的女孩,牙龄仅为9岁,骨龄为11岁,身高体重已达正常标准,表明该个体生长发育已接近青春快速期。若个体骨龄大于年龄,表明该个体生长潜力较小,反之,若骨龄小于年龄,则可能有较大的生长潜力。

（六）成熟

成熟(maturation)的定义:意味着个体在生长发育过程中,随着年龄的增长产生质的变化,即为成熟。如卵子的成熟,即进入了加速生长的青春期,标志着个体发育成熟,具备繁衍后代的生理条件。

三、影响生长发育的因素

影响生长发育的因素很多,亦很复杂,但主要有三个方面:遗传因素、内分泌激素及环境因素(营养、疾病、运动和气候、经济、文化等)。

（一）遗传因素

任何生物为延续后代必须通过遗传(inheritance)使后代生长发育至成熟,适应环境而生存并不断进化传宗接代繁衍生息。因而生长发育必然受遗传因素的影响和调控。1991年Lewis Weischaus和Nisslein-Volhard发现果蝇体节的发育在早期胚胎的发育中受一种同源异型基因(homeobox gene)的调控。经不断深入的研究发现,该基因在哺乳类动物和人类胚胎的发育中起同样重要的作用。同源异型基因是一大基因家族。在果蝇中主要定位于第3号染色体上的两个区域,从而组成HOM-C复合体。在脊椎动物这些基因被称为HOX基因。人类基因组中含有39个HOX基因。现已研究证明HOX基因对头颅部的结构产生和定位起调控作用。如HOX基因中的D/X5和D/X6和上下颌骨的发育有关。近年研究证明,NKX-25基因的突变与家族性先天性心脏病有关。有研究证实胚胎一旦形成,就标志着一套精确的程序的启动,胚胎的细胞就按着已确定的从头至尾的生长轴开始发育,而决定这条生长轴的是一群特殊的基因,即所谓的同源异型基因。这些基因的缺失或紊乱会引起明显的变异。

先天性缺牙是临床常见的口腔疾病。缺牙数在6个以下称为少数牙先天缺失(hypodontia),6个以上称为多数牙先天缺失(oligodontia)。可分为综合征和非综合征的两大类型。表现为常染色体的显性或隐性、X连锁遗传。如非综合征的少数牙先天缺失主要与MSX1基因有关(亦是同源异型基因,早期称HOX7,位于4p16.3-p16.1上)。多数牙先天缺失与PAX9密切相关。PAX9位于14q12-q13上。最近的研究报道表明先天性缺牙亦是表观遗传因素的表现。

遗传因素影响生长发育比较明显的还反映在子女的身高生长上相关性最高。体育选材上,多从父母的身高作为预测因素之一,不过,在个体的高矮上,是随父或母,目前尚不十分明确。遗传性不仅影响身高生长上,还影响发育上,如母亲与女儿的月经初潮期亦存在明显的相关性。遗传因素还影响到错𬌗畸形的形式,如1998、2001年姜若萍、傅民魁研究发现Ⅱ^{1}患者一级亲属发病率估算的遗传度为81%,且很可能遗传因素对骨骼影响较大,而环境因素主要影响牙𬌗部;骨性Ⅲ类错𬌗遗传影响更为明显。

（二）内分泌激素

1. 生长发育与激素　在生长发育时期,除受遗传的控制外,各组织器官的生长发育均受激素的影响。目前所知至少有三种主要的激素影响生长发育,包括脑垂体生长激素、甲状腺激素及性激素。

生长激素主要促进骨骼的生长,但不能促进骨成熟,而甲状腺激素不但促进骨的生长,同时促进骨的成熟。青春期的生长主要受这两种激素的调控。

一旦发育至青春期，男女两性均分泌性激素。在女性特别明显，下丘脑-垂体-卵巢轴（hypothalamic-pituitary-ovarian axis，HOPA）又称性腺轴，是一个完整而协调的神经内分泌系统。在该系统的作用下，身材迅速增长，进入青春期，持续时间约 2～2.5 年，女孩身高总增加可达 25cm，每年的平均增长约 5～7cm，一般身高增长从月经初潮前 2～3 年已开始，而初潮前 1 年是生长突增期。月经初潮是生殖功能成熟的标志之一，随着雌激素的分泌，子宫（uterus）由出生时的不足 1cm，迅速增大，宫体大小约为（7～8）cm×（4～5）cm×（2～3）cm，重 50g，直至正常的月经周期。发育至 18～20 岁，骨骼完全闭合，身高增长停止。

2. 激素分泌的失调与生长发育障碍　如出生时生长激素分泌不足，会导致垂体性侏儒症（pituitary dwarfism），反之，分泌亢进可导致垂体性巨人症（pituitary gigantism）。在胎儿期由于甲状腺功能低下，可形成呆小症（cretinism），若同时伴有生长激素分泌不足，可造成重度脑发育障碍和身高生长迟缓，骨发育延迟，下肢发育不足，呈现躯干较长的体征。面部显得鼻根塌陷、眶距宽，伸舌的呆小症面容。

在青春期后，骨生长停止，此时若生长激素分泌亢进，身高不会增长，但额骨、下颌骨、指骨的顶端继续生长，形成肢端肥大症（acromegaly）。

（1）青春期发育提前（precocious puberty）：在女性还可见到性早熟。性早熟是指性成熟的年龄明显提前，一般比平均性征出现年龄早 2 个标准差以上，即为性成熟。临床上女孩 8 岁出现第二性征（乳房发育）或 10 岁前月经初潮，可诊断为性早熟。女性性早熟的发病率比男孩高 5 倍，其发病机制和原因为下丘脑-垂体-性腺轴功能提前被激活，称为真性性早熟，又可称为 GnRH（促性腺激素释放激素）依赖性性早熟；不依赖生殖调节轴激素刺激的异位性激素分泌引起的性早熟称为假性性早熟或 GnRH 不依赖性性早熟。有学者提出性早熟可能有家族遗传因素，是常染色体隐形或显性遗传。性早熟不一定导致提前绝经。

（2）青春期发育延迟（delayed puberty）：当青春期比一般正常人性征初现的平均年龄晚 2 个标准以上即为青春期发育延迟。通常女孩 13 岁以后仍未出现性征发育，即可能为发育延迟。其原因可能为：①体质性青春期发育延迟，经过各项检查未发现病理性原因，而是由于下丘脑促性腺激素释放激素（GnRH）脉冲式分泌功能延迟发动，使下丘脑-垂体-性腺轴活动较晚激活。其身高与生长速度与骨龄相符，骨龄小于年龄，一旦进入青春期即可正常发育。②低促性腺激素性性腺功能低下，此种原因引起的性征的不发育是由于缺乏 GnRH 脉冲分泌使促卵泡激素（FSH）和黄体生成素（LH）分泌不适所致；见于中枢神经系统肿瘤、感染、损伤或先天性缺陷。③高促性腺激素性性腺功能低下，性征的不发育是由于原发性卵巢发育不全或功能障碍所致。以先天性发育异常为多见，比较典型的病例是 Turner 综合征。

（三）环境因素

1. 营养与全身发育　生长发育与环境因素关系密切，不管处于发育生长的任何阶段，营养因素是首位，由于各器官系统正值生长发育期必须有充足、丰富、全面的营养物质作为保证。在这一时期，如果营养摄取受限或疾病，均会影响到全身的生长发育，如 20 世纪 60 年代初困难时期儿童的发育明显受到影响。

2. 环境与智商发育　可从出生后智商（IQ）的发育观察环境的影响，智商的定义即从经验中学习新知识的能力和适应环境的能力。1930 年由韦氏制定的脑能测定表，经改进其公式为：

$$IQ=\frac{\text{受测者在测试中所得分数}}{\text{与受测者同龄人所获得的平均分数}}\times 100$$

据专家测定 IQ 低于 70 即是弱智。据研究统计在 1000 位同龄受试者中得分多少的人数分布：

IQ 分数	人数分布	IQ 分数	人数分布
>145	1	85～100	341
130～145	22	70～85	341
115～130	136	55～70	22
100～115	341	<55	1

无可否认智商是受遗传影响的，但同样受环境的影响。据研究发现，人的智商差异，大约50%受遗传影响，25%受环境影响（如家庭、营养）。遗传和环境对不同年龄的人的智商量有不同的影响，对儿童而言，遗传的影响均占45%，环境影响约占35%，而对成年人遗传影响约占75%，环境影响稍弱。故幼年的教育培养极为重要。

3. 环境与身高、体重、月经初潮　身高是多基因遗传，除遗传影响外还有环境的影响，如1997年张迎修报道，济南市分析了1956～1995年39年间男女儿童7～18岁的身高体重与不同年代工业总产值为指标进行对比，发现：

（1）此期间，男女身高平均增长了10.83cm和9.47cm，平均10年增长2.78cm和2.43cm。

（2）男女体重增长分别为9.19kg和5.12kg，平均10年增长2.36kg和1.31kg。

（3）不同年代工业产值和身高体重发育水平呈明显的直线相关，与增长曲线呈明显平行上升趋势。

又据国内外统计资料显示，国人女孩的月经初潮，50年前（即解放初）平均为15岁，而2002年平均为12岁，10岁初潮亦属正常范围。英国研究也发现越来越多的女孩8岁就进入青春期。

除此以外，1995年四川省城乡随机抽查了32 524名中小学生（男16 273人，女16 251人），年龄7～19岁。结果显示无论身高体重和男女，均为城市大于农村，体现出城乡差别，实质上就是营养、文化、卫生等因素的影响。

4. 子宫环境的影响　无可置疑，生长发育受遗传因素和环境因素的影响。最近，第三种因素引起学者们的关注，即遗传和环境综合在一起的子宫环境。当受精卵形成胚泡浸入子宫内壁在子宫内发育成胚胎，按照基因的调控指令程序进展，但胚胎不是在真空中发育，它的发育还要取决于子宫的环境，当母体营养不良，缺乏维生素A、叶酸和必须的蛋白质等，会影响到胎儿的头骨、大脑脊髓、眼睛等；酒精、烟草、疾病的影响会引起胎儿的自身的新陈代谢以及心脏、胰腺受损，出生后体型小，成年后会诱发高血压、糖尿病、血管硬化以及肥胖均可能与子宫环境有关。正如纽约大学医学院教授彼得·纳森尼尔兹所说“你是什么样子取决于你的基因，也在同等程度上取决于你出生前子宫的环境”。不久前美国开展了一项调查，即在全世界范围内统计现存的老人身体状况与出生前母亲的怀孕情况，以印证“子宫环境决定终生”的推理。北京协和医院因病例档案保存完好而有幸参与调查研究。

第二节　颅颌面生长发育的研究方法

颅颌面生长发育知识的获得必须有科学的研究方法，要想研究颅颌面的生长发育，最好的研究对象是人类本身，一般颅颌面生长发育资料可以从以下两大方面获得：

一、颅颌面生长发育知识的获取方法

（一）纵向研究（longitudinal study）

即对一个个体或一群个体在一定时间内连续的进行观察测量，如从出生一直连续观察到18岁，该方法的优缺点如下：

1. 纵向研究的优点　首先群体中个体的生长发育变异可以很好地显露，其次对个体特殊的发育型特征可以系统地对比研究，最后样本中出现的暂时性问题可随时间而淡化，测量的一些误差也容易纠正。因此，纵向研究所取的资料其价值意义更大。

2. 纵向研究的缺点

（1）时间长：若想纵向研究取得颅颌面的生长资料，需要花费数年甚至数十年的时间。

（2）经费昂贵：纵向研究必须有稳定的实验室、研究人员和长时间的保管，成本高。

（3）损耗大：在纵向研究中，父母及样本的搬迁，观察对象患病或死亡，样本量将逐渐减少，一般估计15年的观察中样本量将损耗50%。

（二）横向研究（cross-sectional study）

即同时对不同的个体或样本群，在不同的年龄段进行横向的连续观察获取不同年龄段的发育信息。如对 6 岁的 100 个个体，7 岁的 100 个个体直至 18 岁的 100 个个体共 1300 例样本进行测量分析，即可得出该不同样本群从 6～18 岁的生长变化资料。

1. 横向研究的优点

（1）时间短，费用低。

（2）横向研究可收集的样本量大，易于统计学处理。

（3）可以更快的进行重复性研究。

（4）不仅可以用于活体研究，还可用于骨骼、尸体以及考古学的研究。

2. 横向研究的缺点　横向研究的不足之处为所采纳的样本必须尽可能的相似，但做到此点不易，其次横向研究的样本群其平均值掩盖了个体差异，使研究者无法得知某年龄段发育速度的标准。

（三）部分纵向研究（semilongitudinal study）

将纵向研究和横向研究相结合，取其长补其短，也可称为混合型研究，亦是目前常用的方法。研究者可将不同年龄段的样本在较短的间隔时间内，进行纵向的观察。如可从等数量或不同数量的不同个体群设计成若干小组，从 0～3 岁、3～6 岁、6～9 岁……直至 12～15 岁共六组，即可仅用 3 年的观察时期获得 15 年的纵向生长发育变化的信息。

二、研究颅颌面生长发育的方法

（一）人体测量学（anthropometry）

研究颅颌面生长发育的测量学，来源于人类学中对人类头颅骨的测量，称为头颅测量术（craniometry）。测量术起源于 18～19 世纪对尼安德特人和 Cro Magnon 人的头骨的研究，即通过颅面部一些固定的标志点进行测量。对这些古人类头颅骨的测量，获得了有关他们的生长型的知识。通过古代和现代人颅骨的测量比较研究，发现人类颅面骨骼在演化的过程中，颌骨大小形态处于退化的状态。头颅测量不仅可对干燥的颅面骨骼进行测量，还可对活体的颅面进行测量，活体测量如同干燥骨骼一样，定出与骨骼相应的一些标志点，由于覆盖有软组织，因此降低了其准确性。在未开展 X 线头影测量术之前，对颅面的生长研究主要依赖于人类学的测量方法，即使在普遍应用 X 线头影测量术后，人体测量仍不失为一种研究颅面生长发育的方法，可以从中得出许多有用的信息。

（二）模型测量（model study）

应用模型对颅颌面进行研究，是一古老而常用的方法。可应用多种材料对面部不同部位，如头颅、面部、眼、眶、牙、牙弓和腭弓等进行研究，这些模型可被永久性保存，进行比较研究，计测出正常或异常的生长发育。如罗颂椒等（1984 年）对 639 例 7～25 岁正常𬌗儿童及青少年的牙𬌗进行横向的测量研究，得出该年龄段牙弓长度、宽度及腭弓高度的正常生长发育的平均正常值，为临床和教学参考。阎学军等（1997 年）对 30 例 7～10 岁至 12～13 岁正常𬌗替牙期腭生长的模型进行三维图像的纵向研究，得出多数人随年龄增长腭逐渐下降。1981 年 Sarnat 等首次采用弹性橡胶材料的直接印记法获得眼眶的印模。该材料性能好、弹性较久且具稳定性，能较好的反映出倒凹在内的细微部分，无损于研究对象，同时又具有放射阻射性，是一种较好的研究不规则对象的良好材料。

（三）X 线头影测量术（cephalometric radiography）

X 线头影测量术于 1931 年由美国 Broadbent 和德国的 Hofrath 创建以来，不仅是用于错𬌗畸形的检查诊断、制订治疗计划和评估疗效以及矫治机制的重要手段，也是研究颅颌面生长发育的主要方法之一。该方法具有颅测量术和人体测量术的优点，可以对颅颌面的软硬组织，通过各年龄阶段的不同个体作横向和纵向的生长发育研究。如 Brodie 等（1941 年）用 X 线头影测量术纵向研究了从出生后 1 个月至成年（图 1-1-18）以及 1975 年 Broadbent 对 3～18 岁的颅面生长发育，所得的颅面生长发育特征至今仍被广泛应用。

Enlow 是研究颅颌面生长发育的著名学者，他以 X 线头影测量术作为研究手段（详见第六章 Enlow

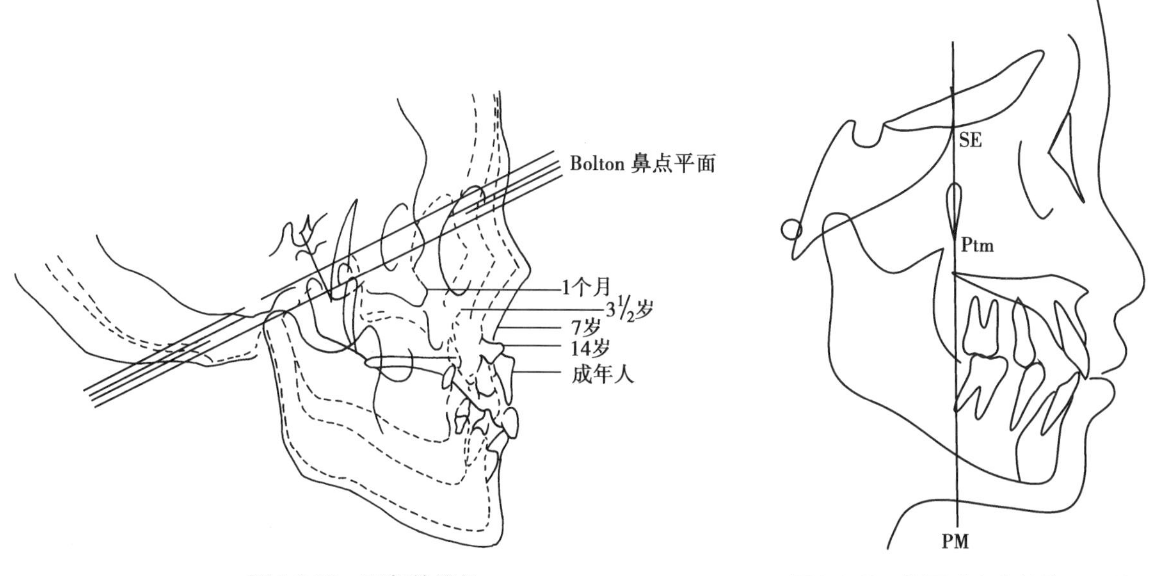

图 1-1-18　面部的增长

图 1-1-19　颅面对应生长的 PM 线

分析法），提出颅面生长发育的新概念和理论。Enlow 以侧位片上的 PM 线，即通过蝶筛点（SE，蝶骨和筛骨的交点）沿上颌结节后缘所作的垂直面（该垂直面一般通过翼上颌裂点 Ptm）作为颅面各部分与相对应部位间的自然解剖分界线（图 1-1-19）。Enlow 认为 PM 线是颅面形态学和形态发生学的自然分界线，据此研究颅和面各相对应部分的生长发育过程，揭示了颅面部的基本结构和发育特征机制，提出了“平衡生长”（balanced growth）假说和对应分析原理（counterpart analysis theory）（参见图 2-6-29）。

此外，一些学者用金属种植体埋入动物或人体颌骨中，然后用 X 线头影测量术进行颅面的生长发育研究。如 Björk（1963、1965、1983 年）在颌骨内种入种植体，发现在正常的生长发育过程中上下颌骨发生旋转，尤以下颌骨旋转明显，有向前和向后的旋转，主要是向前旋转；同时发现髁突的生长方向向前、向上旋转少见，向后的旋转更少见，主要是垂直稍向前的方向为主。

我国 X 线头影测量研究始于 20 世纪 60 年代，1964 年傅民魁、毛燮均首次对中国人 144 例正常𬌗进行了头影测量研究，1965 年林景榕、毛燮均对 180 例正常𬌗儿童分为乳牙期、替牙期及恒牙期三个发育阶段并进行了横向的颅面生长发育 X 线头影测量研究。1986 年于晓惠、黄金芳等对颅面软组织结构进行了生长发育的研究，四川大学华西口腔医学院贾孔平、胡林分别对 200 例青少年的软硬组织亦进行了横向的生长变化的研究。2000 年，张兴中、林久祥等对 13 ~ 17 岁正常𬌗青少年颅面形态结构的纵向研究，取得了可贵的国人颅面生长发育的资料。

（四）有限元分析法

传统的头影测量分析方法，常使用 S 点作为定点和 SN 平面作为重叠平面的参考系来分析颅颌面的生长变化，而事实上该参照系统并不十分稳定，它们会随生长而有所变化。因此，传统的测量分析法常引起错误的判断，不能满足临床和生长发育的研究。20 世纪 70 年代，有学者将工程机械领域的有限元分析法（finite element method，FEM）引进了口腔医学，应用于临床和生长发育的研究。如 1982 年 Bookstein 首次将 FEM 用于颅面的形态研究，1983 年 Patel 用 FEM 对鼠和人类颅骨生长进行研究。1987 ~ 1989 年本吉满等采用二维和三维有限元对人类颅面进行了一系列的生长发育的研究。有限元法通常是用可以清楚辨认、重复性好的解剖标志点为节点，以解剖结构或结构之间的关系划分单元，多以三角形或四边形等表示。由于生长的原因，这些多边形结构单元，发生了“生长”变化（图 1-1-20），用结构力学的术语来描述，就是这些单元产生了应变能量变化，称之为生长应变能量分析（growth tensor analysis）。因此，有限元分析法的特点是首先它不需要任何边界和参照系统，可以较真实的反映颅颌面生长的真实情况；其次，FEM 将形态（form）区分为形状（shape）和大小（size）分别进行描述，从而可以更科学、更细微全面的分析颅颌面的生长变化。1992 年，赵志河利用三维有限元法对上颌骨和上颌牙弓的阻力中心做了研究。1997 年，田杰、林珠等对前牙反殆颅颌面软硬组织的生长发育做了横向对比有限元研究。

(五) 计算机重建技术(computer reconstruction technique)

随着计算机应用的广泛开展，计算机模拟重建已成为现实。如 Smith(1997 年)等采用计算机重建技术对正常和唇腭裂胎儿的鼻窦的形成以及左右上颌窦、筛窦的大小进行对比研究。这一技术目前虽未被广泛应用，相信这一技术将会是研究颅面生长发育方法的发展趋势。

还有计算机辅助轴向体层摄影术(computerized axial tomography，CAT)也是颅面生长发育研究中的一个新途径。

目前，磁共振光谱学技术(MRI spectroscopy)已较广泛的开展和应用。在这一操作过程中，只有氢原子核的共振被识别，这样可以不用 X 线即可获得体内部结构的图像，通过 MRI 的监控可为动态生物化学和生长发育状况提供相关信息。

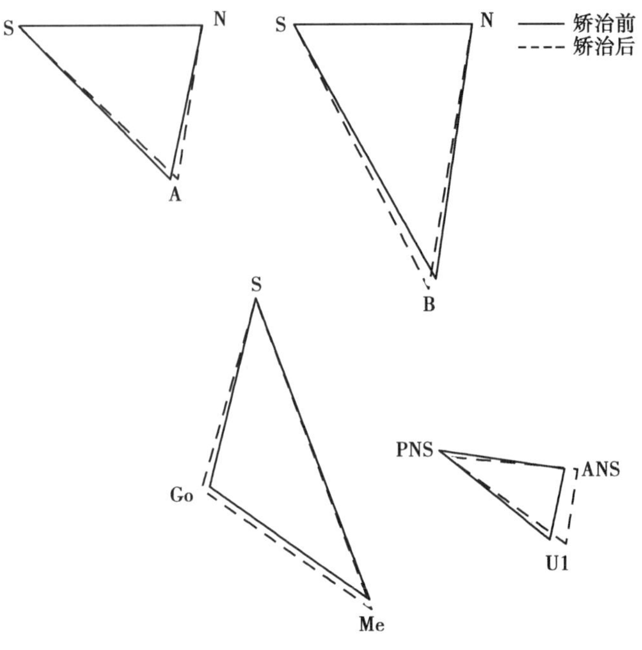

图 1-1-20　有限元分析法的三角形单元分析

________矫治前　........矫治后

(六) 活体组织染色法(vital staining)

研究生长发育，仅靠以上方法还是不够的，还需要用实验的方法作更深入细致的研究，18 世纪美国解剖学家 Hunter(1771 年)将染料注射到动物的骨组织或软组织中，使特定的组织着色，然后处死动物进行组织学分析。茜素染料(alizarin)及四环素是常用的活体染色剂，这些染料被用来确定牙本质、釉质的钙化情况以及用以研究牙齿形成和骨生长改建等。

(七) 放射自显影技术(autoradiographs)

随着放射自显影技术的发展，可将放射性同位素标记物注射到组织中，常用的有 ^{14}C-脯氨酸(^{14}C-Proline)^{3}H-胸腺核苷(^{3}H-thymidine)及同位素锝(^{99m}Tc)等，可结合到细胞基质和细胞核的 DNA 中，可检测骨的快速生长区，多用以研究局部生长问题。如 Long 等用^{3}H 标记胸苷来研究幼兔鼻中隔软骨细胞的增殖活性。

(八) 胚胎干细胞的研究技术

早在 20 世纪 80 年代，人们就成功地从桑葚胚(morula，受精卵的第 3 天或第 4 天，细胞呈现一个圆形实体，由 16～36 个卵裂细胞组成)。桑葚胚的每一个细胞若一一分开，在合适的子宫内它们均可发育成一个完全的胚胎，所以称为全能性干细胞或胚胎干细胞(embryonic stem cell)，简称 ES 细胞。它们具有两个显著的特征：一是具有体外高度增殖的潜能；二是可被定向诱导分化为体内各种细胞类型。因此，胚胎干细胞有着巨大的医学应用和研究的前景，虽因伦理问题有所限制，但现已用其他组织来源的干细胞替代，如皮肤干细胞等。胚胎干细胞的研究不仅为细胞替代治疗带来希望，还对胚胎的生长发育、遗传规律、遗传疾病的深入研究提供了最好的材料。

以上各种生长发育研究方法，使我们从不同的角度和不同的层次获得了有关颅颌面的生长发育知识。相信 21 世纪随着高科技迅猛的发展，定会使颅颌面生长发育的研究方法更先进、更深入。可以更加深入的了解颅颌面生长发育的特点和规律，为临床诊治水平的提高提供更科学更可靠的依据。

第三节　出生前的颅颌面发育

为了更好地理解颅颌面的生长发育和错殆畸形的发生，有必要对出生前颅颌面的发育有一定的了解。婴儿在出生前一般分为胚胎期(embryonic period)和胎儿期(fetal period),前者是受精后的8周,后者是受精后的第9周至胎儿出生。胚胎的前8周是发育的关键时刻,各组织和各器官系统在出现致畸因子如病毒感染、药物、基因突变等时均可导致先天畸形异常。

一、出生前颅部的发育

在胚胎的第3周,头部开始发育。头颅的发生是由围绕着脑发生的外胚层间充质细胞生成的。它主要分为两部分:脑颅(neurocranium)的发生和面颅(viscerocranium)的发生。脑颅是颅盖和头颅的基础,面颅包括面部及其相关部位的骨骼,来自神经嵴外胚层。每一部分分别由软骨内成骨和膜内成骨而生成。

脑颅分为软骨性脑颅和膜性脑颅。

(一)软骨性脑颅

由软骨内成骨的发育方式形成(cartilaginous ossification)。软骨内成骨形式是头颅的基础,包括颅底各骨的成骨,对面部的发育关系密切,如前颅底即上颌的顶部。在胚胎发育的早期是由间充质形成初具成年骨形态的软骨雏形,称为软骨性颅底。在两块软骨的结合处称软骨联合,软骨的细胞在联合处的两边增生、分化,分泌基质进而钙化进行软骨内成骨,形成骨性颅底。首先枕骨形成,随后是蝶骨、筛骨以及其他的软骨成骨,还有鼻中的犁骨、颞骨的岩部和乳突(图1-1-21)。

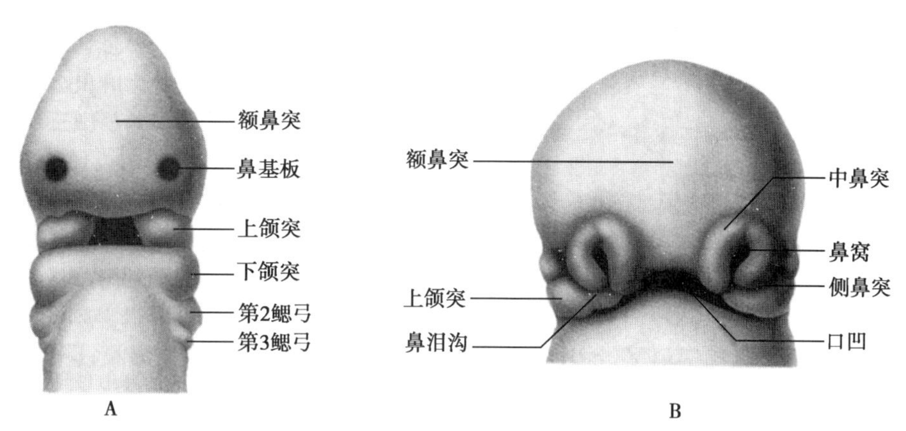

图1-1-21　头颅的发生
A. 约胚胎第4周,鼻基板形成;B. 约胚胎第6周,形成中鼻突和侧鼻突(引自:Bishara. 口腔正畸学,2003)

(二)膜性脑颅(membranous neurocranium)

由膜内成骨的方式发育形成,包括颅盖的顶部、额骨颅盖的侧面骨和枕骨,这些骨是脑组织周围的间充质经过膜内成骨而形成的。脑膜表面的这些间充质中有些细胞分化为成骨细胞,这些成骨细胞产生骨纤维和骨基质,继而基质钙化沉积,从而构成骨基质,周围的膜形成骨膜。同时在颅顶各骨之间还有致密的结缔组织构成的膜性连接,称为颅缝(cranial sutures),由于脑组织的生长扩大,颅盖骨的外面骨沉积,内面骨吸收以及颅缝处的生长改建,使颅腔不断扩大。在胎儿及婴儿期有六个大的纤维联合区称为囟门(fontanelle),即前后囟门及两侧的蝶乳突囟各两个(图1-1-22)。颅骨的松软性及囟门的松弛连接,便于分娩时,使颅形态

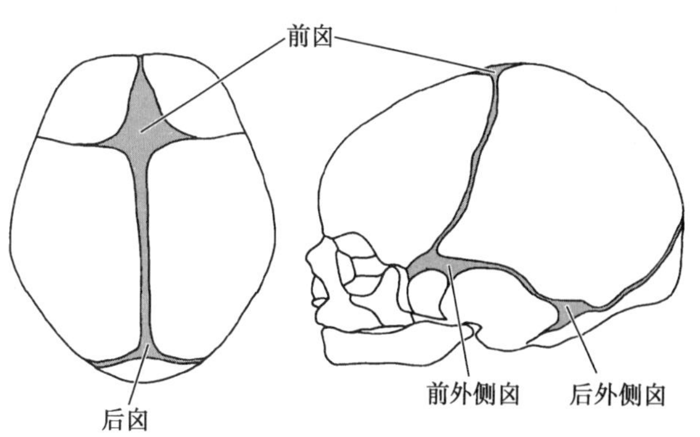

图1-1-22　胎儿及婴儿的囟门
(引自:Proffit. Contemporay Orthodontics,2007)

变形以利于通过产道。

二、出生前面部的发育

面部的发育始于胚胎的第 3 周，至第 8 周时初具面部外形。在第 3 周时在前脑的下端出现额鼻突（frontonasal prominence）及其下方由第 1 对鳃弓（又称下颌弓）增生运动形成的下颌突（mandibular prominence）。大约在胚胎 24 天时，在下颌突的两端上缘形成两个上颌突（maxillary prominence）。这时上有额鼻突，下有下颌突，两侧有上颌突，围成一个凹陷，称为口凹（stomodeum）（图 1-1-23）。口凹即口腔未来的雏形。口凹随着面部的发育逐渐变深，并和原肠的顶端相连。但两者间被内、外两个胚层构成的口咽膜（oropharyngeal membrane）相隔。约在胚胎第 3 周末，口咽膜逐渐破裂变成筛状，到胚胎第 4 周时消失，因而原始口腔与原肠的上端咽部贯通。

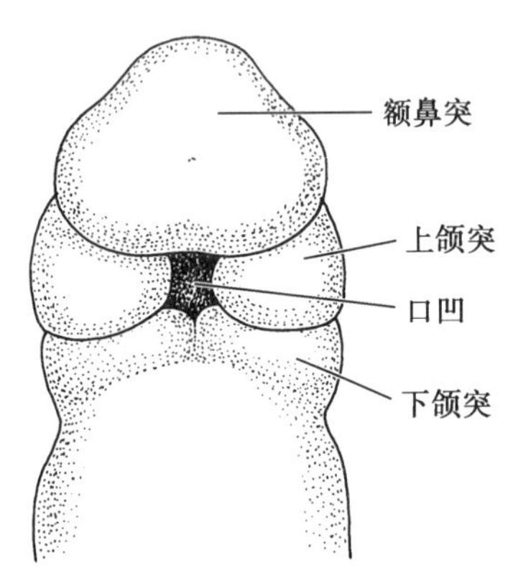

图 1-1-23　口凹的形成

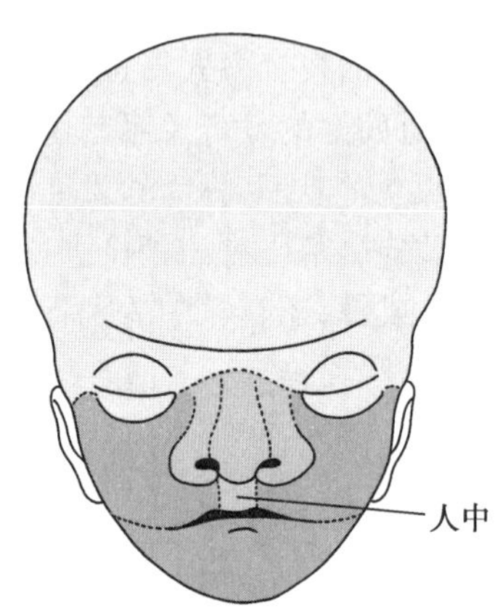

图 1-1-24　颜面的形成

约在胚胎的第 5 周末，额鼻突下缘两侧的外胚层增生形成左右一对鼻板（nasal placode），鼻板中央凹陷形成鼻凹（nasal pit），其尾侧以一条细沟与口凹相通，它是将来的鼻孔的始基，最终形成鼻孔。鼻凹周围的组织增生、隆起，形成的中鼻突（median nasal prominence，现称为内侧鼻突）和侧鼻突（lateral nasal prominence，亦可称为外侧鼻突）。

随着胚胎的发育，已形成的各胚突一方面继续生长发育，一方面与相邻的或对侧的突起逐渐融合，中鼻突构成鼻的中部和人中等。与此同时，侧鼻突与同侧的上颌突融合形成鼻梁的侧面、鼻翼和部分面颊。上颌突与下颌突由后向前融合，形成面颊，同时使口凹逐渐缩小至正常口腔大小，上下颌突联合的终点即形成口角（图 1-1-24）。

由上述可见，面部的生长发育主要是由第 1 鳃弓和额鼻突发育而来即由诸多突起形成，共有 9 个突起，即两个下颌突、两个上颌突、两个侧鼻突、两个内侧鼻突和一个额鼻突。兹将面部各部突起及其衍生物列表如下（表 1-1-2）：

表 1-1-2　面颌部各组织的来源

突起	软组织形成物	硬组织形成物
额鼻突	额部软组织	额骨
内侧鼻突	鼻梁、鼻尖、鼻中隔各部软组织、上切牙牙龈及腭乳头、人中、上唇中部	筛骨、犁骨、前颌骨、上颌切牙、鼻骨
外侧鼻突	鼻外侧壁、鼻翼、部分面颊	上颌骨颧突、泪骨
上颌突	上唇、上颌磨牙牙龈、面颊上部	上颌骨、颧骨、腭骨及上颌磨牙及尖牙
下颌突	下唇、下颌牙龈、面颊下部区	下颌骨及下颌牙

在胚胎的发育过程中，如受到致畸因素的影响，则会使面突的生长发育减缓或停止，各突起不能正

常的融合，则将形成面部的发育畸形，如唇裂、面裂。

唇裂（lip cleft）：唇裂多见于上唇，是由于一侧或两侧的中鼻突和上颌突未融合或部分未融合所致。因此，裂隙发生在一侧或两侧而较少发生在唇的正中。临床的单侧唇裂为多见，上下唇的正中裂是两侧的中鼻突中的内部及两侧下颌突在中缝处未融合或部分融合所致。

面裂（facial cleft）：因上颌突和下颌突未融合或部分融合所致。未融合则在面颊部发生横面裂，裂隙可从口角延伸至耳屏；如仅部分融合则形成大口畸形，如融合过多则形成小口畸形；倘若上颌突和侧鼻突未融合，则形成斜面裂。斜面裂的裂隙由上唇开始，沿着鼻翼经面颊至眼睑下缘。还有一种极少见的情况，即中鼻突与侧鼻突之间发育不全，在鼻部可形成纵行的侧鼻裂。此外，在面部各突起的融合过程中，偶有上皮残余遗留，可能成为面颌部囊肿或肿瘤的起源。

三、出生前颌骨的发育

颌骨的发育开始于胚胎的第 6 周，下颌骨的发育略早于上颌骨。

（一）下颌骨的发育

下颌骨是由下颌突深部的组织发育而来的。在胚胎的第 6 周，下颌突的中心形成一条下颌软骨，称为麦克尔软骨（Meckel cartilage），是一条实性的透明软骨，外有纤维包膜，两侧软骨并不在中线处相连，其间有一菲薄的间充质带。它与下颌骨的发育有密切关系，但本身并不直接参与下颌骨的形成。软骨的肢部形成马蹄形结构，沿着下牙槽神经走行，两侧间充质组织经过膜内成骨生成下颌骨内、外板始基。第 7 周时，下颌骨始基约在将来的颏孔区首先出现骨化，沿下牙槽神经的尾侧逐渐向背侧扩展，沿切牙神经的尾侧向腹侧扩展，形成骨组织，以后逐步形成下颌骨体部的内、外侧骨板。随着内、外侧骨板继续生长，骨槽底部渐渐形成牙槽神经管和切牙神经管。随着胚胎的发育，下颌骨体的内外侧板继续向多个方向生长，原始的 Meckel 软骨也逐渐消失，仅留其后端骨化形成中耳的两个传导性小骨，即锤骨和砧骨，以及部分软骨膜形成蝶下颌韧带（图 1-1-25）。下颌升支部是另一个骨化中心发生的，胚胎第 8 周下颌孔的背侧出现一致密的胚胎性结缔组织，以后骨形成下颌骨的升支髁突和喙突（图 1-1-26）。髁突软骨在胚胎第 8 周最初是一独立的继发性软骨（secondary cartilage）与下颌体呈分离状态。在胎儿 4 个月时与下颌体融为一体。

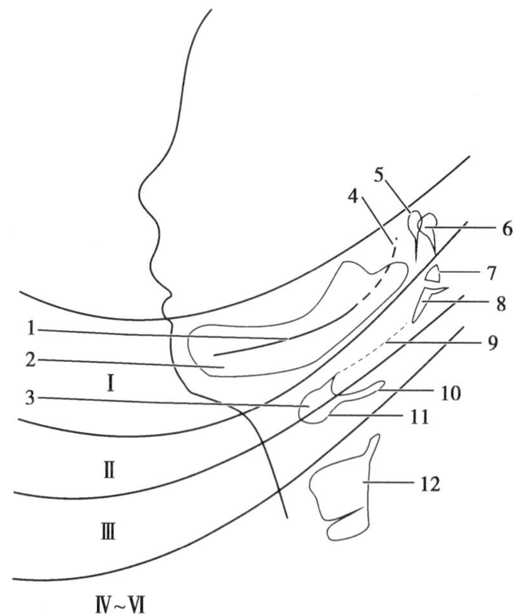

图 1-1-25　咽弓的发育（Ⅰ～Ⅳ）

1. 麦克尔软骨；2. 围绕麦克尔软骨的膜内成骨；3. 舌骨体上部和舌骨小角；4. 蝶下颌韧带；5. 锤骨；6. 砧骨；7. 镫骨；8. 茎突；9. 茎突舌骨韧带；10. 舌骨大角；11. 舌骨体下部；12. 喉软骨（引自：Enlow，Hans. Essential of Facial growth，1996）

下颌骨形成后的生长受三个软骨和肌肉附着的重大影响，三个软骨是髁突软骨、喙突软骨和联合软骨。

下颌骨体部垂直方向的生长主要与牙槽骨的发育有关。在下颌骨发育的同时，牙齿也在发育。随着下颌骨内外侧骨板的发育，牙胚逐渐被包埋在骨槽之中，并存在于发育中的骨隐窝内。包埋牙胚的这部分颌骨，称为牙槽骨。随着牙胚的发育，牙槽骨的高度也随之迅速增长，与此同时，下颌骨下缘也不断地有新骨形成，使下颌骨体部的垂直高度逐渐增加。

下颌骨髁突与喙突的生长：约在胎儿第 12 周时，在已形成的髁突骨质表面和侧面出现了软骨，此软骨一方面与骨融合，一方面与髁突表面致密的纤维细胞层移行。由于后者细胞不断增殖，致使软骨组织不断增加，之后不久，软骨即形成圆锥形。靠近骨组织的软骨逐渐发生骨化，这个过程一直要持续到胎儿第 5 个月时。继后，在紧靠髁突关节表面增殖的组织下，

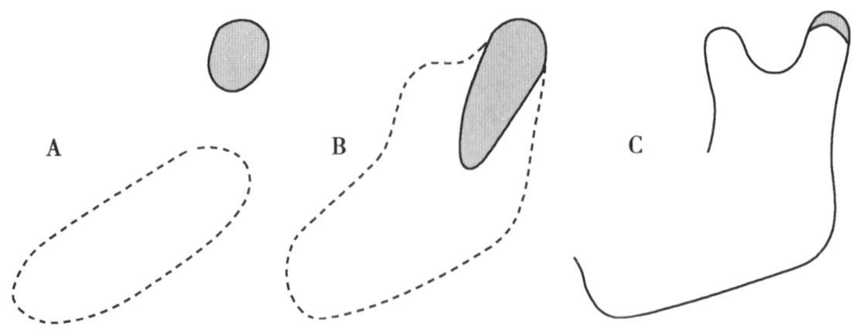

图 1-1-26　下颌升支的发育

A. 胚胎 8 周；B. 胎儿 4 个月；C. 出生时（引自：Proffit. Contemporay Orthodontics，2007）

仅有一层尚未被破坏的软骨区遗留下来。此软骨区不仅在整个胎儿时期存在，而且一直保留到 20～25 岁。随着覆盖髁突的纤维细胞增殖活动的下降，这层软骨的厚度逐渐变薄，最终完全消失。由于髁突软骨的存在，因此，下颌骨升支逐渐变长，整个下颌骨也因此而加长。胎儿 12 周时，喙突顶部和腹侧缘也出现软骨。继后，软骨生长、骨化，喙突亦逐渐增长、增宽。该软骨于出生前消失。

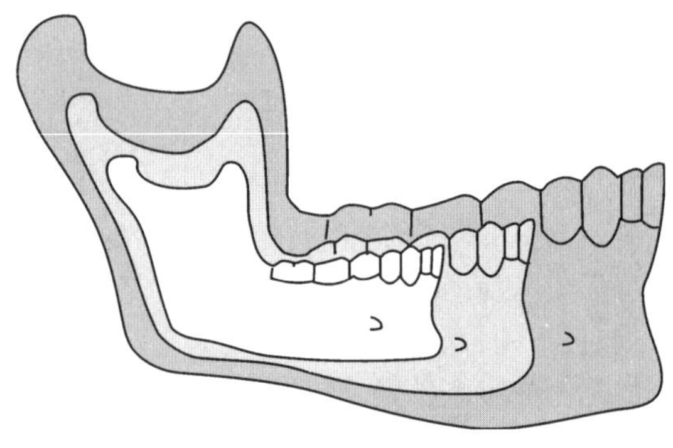

图 1-1-27　对称性增大

出生前下颌骨为左右两半，出生后 1～1.5 岁时下颌中缝处融合，下颌骨前部的宽度增长受限，下颌呈“V”形增大。其生长方式主要是膜内成骨和髁突的软骨成骨。下颌的生长不是如图 1-1-27 所示那样的生长，其生长方向是以不同的参照物而不同，若以颅底为参照，则下颌生长方向为向前向下，若以活体染色的组织学变化分析，则下颌的生长方向为向后向上（图 1-1-28）。

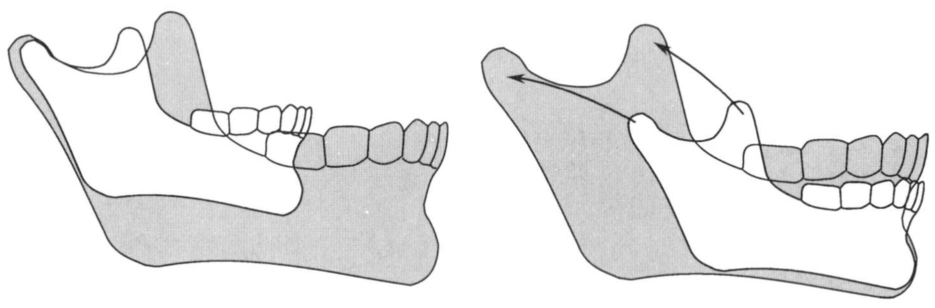

图 1-1-28　下颌的生长方向

（二）上颌骨的发育

上颌骨是由第 1 对鳃弓发育而来，主要是上颌突，但中鼻突和侧鼻突也参与形成。上颌骨和下颌骨一样，都是膜内成骨，其不同点是上颌骨的发育和生长受软骨的影响较小。上颌骨骨化时间比下颌骨稍晚，大约在胚胎第 7 周，上颌骨有两个骨化中心，一个位于前颌骨，一个位于固有的上颌骨内。其骨的形成的过程是在骨的表面一侧沉积新骨，一侧吸收旧骨来改变它的形态。以上颌窦为中心向四周不断扩大，由于上颌骨与颞骨联合较晚，使其可能向外增长。

（三）腭的发育

腭的生长发育实质上是上颌骨发育的一部分。在胚胎的第 8 周，口腔和鼻腔虽已形成，但其内部仍是一个共同的空腔，自腭开始发育，才将口腔、鼻腔分开，使其各司其职。

腭的发育从胚胎第 5 周开始，至 12 周完成。腭主要由两部分生成，一为融合的内侧鼻突向原始口腔内长出一小突起，称为正中腭突（median palatal prominence），也称前腭突（frontal palatal prominence），即原发性腭(primary palate)。以后,两侧原发性腭在中缝处联合,形成前腭骨或前颌骨(premaxillary bone),包含4个上颌切牙。另一部分在胚胎第7周时,左右两侧上颌突的口腔侧向原口腔又长出两个突起,称为侧腭突(lateral palatal prominence),即继发性腭(secondary palate),或称腭突(palatal prominence),是间充质形成的结缔组织。此时由于舌的位置较高,几乎充满了口腔和鼻腔的共同腔隙,侧腭突只能沿着舌的两侧向下生长。随着下颌骨长度和宽度的生长,舌的位置逐渐下降变平。侧腭突生长的方向由垂直向下变成水平向生长,并向中间相互接近,与上方的鼻中隔相接触。

胎儿第9周开始,左右侧腭突与前腭突自外侧向内、向后方向逐渐相互联合,直至胚胎5~6个月完成。其联合的中心处留下切牙管(incisive canal)即鼻腭管(naso-palatal canal),此乃鼻腭神经的通道。切牙管的口腔侧即为切牙孔,其上覆盖的软组织即为切牙乳头。左、右侧腭突在中缝处由前向后逐渐融合,并与向下生长的鼻中隔发生融合,形成硬腭的大部分,还有由上颌腭突后缘上皮下间充质增生形成的软腭和腭垂。约在胎儿第3个月,腭突生长基本完成,此时口腔与鼻腔方完全隔开(图1-1-29)。

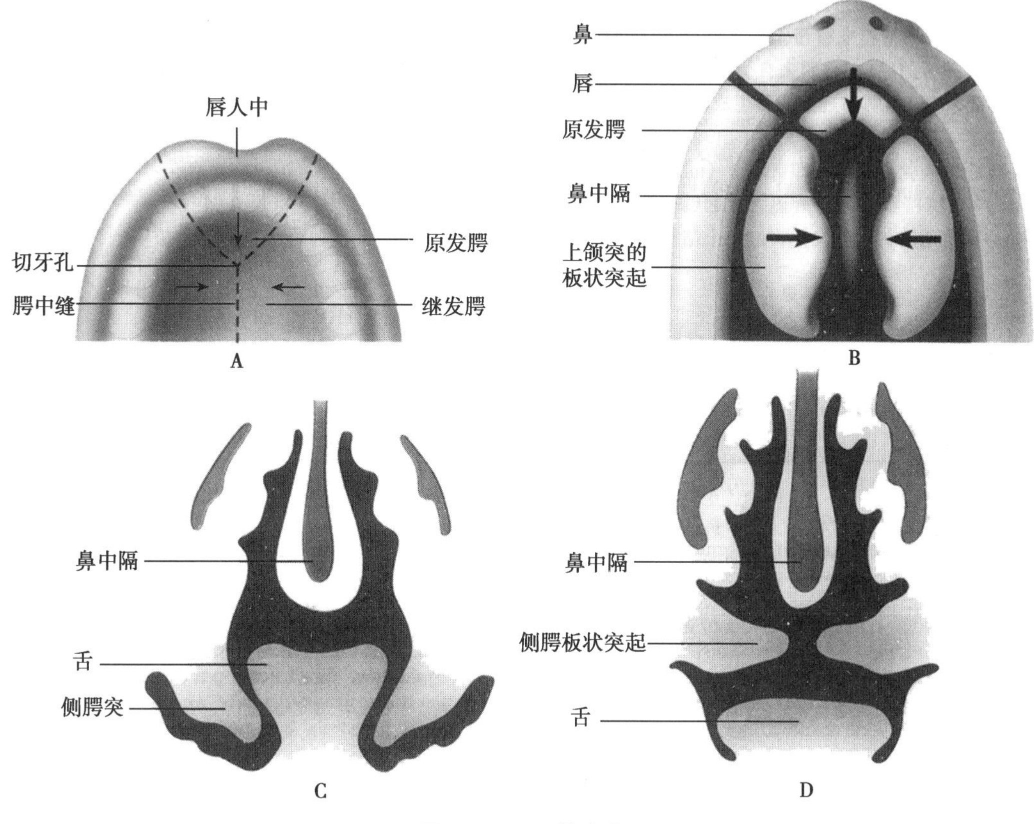

图1-1-29 腭的发生

A. 原发腭与继发腭(颌面观);B. 腭的发育(颌面观);C. 胚胎6~7周时,腭的发育(前面观);D. 胚胎7~8周时,腭的发育(引自:Bishara. 口腔正畸学,2003)

腭的发育异常:腭裂(cleft palate)是口腔中较常见的一种发育畸形,系侧腭突和鼻中隔未融合或只是部分融合;正中腭突和外侧腭突未融合或部分融合的结果。腭裂可发生于单侧,也可发生于双侧。80%左右的腭裂患者伴有单侧或双侧唇裂。

(四)颞下颌关节的发育

颞下颌关节(temporomandibular joint,TMJ)在胚胎第7~11周开始发生。组成TMJ上腔结构的颞骨下颌窝由颞胚基(temporal blastema)发育而来,关节盘、关节囊、髁突软骨、翼外肌腱等结构由髁胚基(condylar blastema)发育而来。

1. 髁突 大约在胚胎第9周,下颌支原基的后上方出现浓缩的间充质,其细胞快速增殖形成膨大团块,这就是髁突软骨的始基——髁胚基。在第10~11周,此间充质团块软骨化形成下颌髁突软骨。

开始时下颌髁突部分为软骨膜包围着的软骨细胞丛所组成，软骨细胞间质增生，使体积增大，起始它是与下颌体分离的，在胎儿4个月时方融合于下颌支，髁突后上方为结缔组织所覆盖，翼外肌也附着于髁突的近中。

从12周起髁突软骨扩大成为下颌支最明显的部分，髁突软骨是继发性软骨，其发育通过软骨内成骨的方式不断成骨使下颌增长，到20周时仅髁突的顶部为软骨。此时髁突表层软组织分化成典型的纤维层、增殖层、肥大层和软骨层。

髁突在胚胎的发育过程中有一主要特征是在胚胎的后期，髁突内出现一些裂隙，血管通过这些裂隙长入快速生长的髁突软骨内，通常认为人体内的其他软骨是无血管的。髁突软骨内的这种特征可能是与髁突的生长速度较快有关。在胎儿3个月时，可见粗大的血管束位于髁突中央，以后逐渐变细。在胎儿7个月时，血管束减少为3～4条，较集中于髁突的中份，以适应髁突生长的需求。在胎儿后期髁突软骨骨化的速度大于软骨形成的速度，髁突表面的软骨逐渐变薄，但髁突表面始终有一条薄的软骨带，维持终身。在髁突软骨肥大层有核心结合因子α1（Cbfα1）是成骨细胞分化和软骨内成骨的主要调节因子，其作用可能是抑制血管生成和软骨钙化，从而使髁突软骨得以保持到成年。

2. 颞下窝、关节结节　胚胎第7～8周时，颞骨下颌窝开始发生。颞胚基为一间充质细胞团块，在关节盘位置的上方分化发育成颞骨下颌窝，胎儿第9周下颌窝呈凸形、平坦或凹形，以后关节窝逐渐变凹与髁相匹配，到胎儿第10～11周时下颌窝骨化明显。胎儿22周时下颌窝出现内、外侧骨壁，关节结节变明显。Morimoto（1987年）对20具14～40周人胚进行X线以及组织学研究，发现在17～33周时，关节窝的骨化速度非常快，从31周起，关节结节变得非常致密。

3. 关节盘　大约在胚胎7.5～8.5周时，关节窝和髁突之间可见一条间充质组织带，即关节盘的原基。最初关节盘为一水平状的间充质带，8.5周时，关节盘的细胞带明显。10周时关节盘内出现胶原纤维并逐渐增多，12周时显著；关节盘由于差异性的细胞增殖，盘中间部分较薄而周边较厚；胎儿第19～20周关节盘内纤维性软骨组织开始出现。关节盘的主要纤维成分为Ⅰ型胶原纤维和少量Ⅲ型纤维，Ⅲ型胶原纤维的来源不明，可能与发育的滑膜有关。胚胎早期整个关节盘都有血管分布，后期由于关节窝和髁突的压迫，关节盘中间部分血管减少，最后消失。随着胎龄的增加，关节盘前带与翼外肌肌腱、关节窝前缘和髁突前部相连，成为关节上、下腔的前界。关节盘后带显著增厚，借弹力纤维与关节窝后缘和髁突后部相连，成为关节上、下腔的后界，关节盘的内、外两侧借弹力纤维与髁突颈部相连。

4. 关节囊　在胎儿第9～11周开始出现，是一很薄的间充质带，在约第17周充分分化形成关节囊内和囊外结构之间的组织边缘；第26周，关节囊细胞形态和滑膜衬里完全分化，翼外肌纤维伸入变厚构成关节囊前份。

胎儿第10周时关节下腔出现，第12周关节上腔出现，大约从第16周开始，关节上腔的形态变为凹形，下腔形态变为凸形，彼此互补以适应髁突和下颌窝的形态。至此，颞下颌关节的四大基本组织结构——下颌髁突、关节面（关节凹和关节结节）、关节盘、关节囊发育基本完成。

（五）鼻腔及窦的发育

1. 鼻腔的发育　在胚胎第4周时，在额鼻突下缘口凹的上方的外侧部，左、右各出现一个卵圆形外胚层增厚的区域，形成一对嗅根，是嗅觉器官的原基，以后嗅根向内形成一个深凹称为嗅窝。继续向内伸展，形成一个较深的盲管，即为原始的鼻腔，盲管口其向前的开口即将来形成的前鼻孔。原始鼻腔进一步深陷并向背尾侧扩展，其前部有原始腭，后部有口鼻膜，使原始鼻腔和原始口腔分隔。不久，口鼻膜破裂，原始鼻腔又与原始口腔在其后部相通，相交通的区域即为原始的后鼻孔，也就是内鼻孔。

早期，两个原始鼻腔相距甚远，因有较宽的额鼻突在两者之间。之后，因额鼻突渐渐变窄，加上原始鼻腔扩大，致使两个原始鼻腔逐渐靠拢。夹在两原始鼻腔之间的间充质组织变薄并向下延伸，形成一个隔，即为鼻中隔（nasal septum）。以后在此隔的中胚层内出现软骨和骨。随着继发性腭的发生，鼻中隔的下缘与腭相继联合，形成左、右两个完全分隔的鼻腔。鼻腔与咽在腭的后缘相通。后鼻孔就是鼻腔后端的开口，并以鼻中隔后缘为界，使口腔与鼻腔再次分隔。

胎儿至第3个月时，鼻腔外侧壁上形成一个褶襞，初为软骨逐渐骨化成骨，起支持作用，称上颌甲骨,将来发育为下鼻甲骨。随后鼻腔外侧壁又形成5个褶襞,称为筛甲骨。人的中鼻甲及上鼻甲是由筛甲骨演化而来,鼻甲骨与鼻甲骨之间的空间为鼻道,由上而下依次为上鼻甲、上鼻道、中鼻甲、中鼻道、下鼻甲、下鼻道。

鼻腔上皮在胚胎早期是单层立方或单层柱状上皮,柱状上皮细胞分化为支持细胞和嗅觉细胞。嗅觉细胞表面有中心体演化来的嗅毛,伸出上皮表面。嗅细胞向深部伸出长突形成轴突,与嗅球内的僧帽细胞发生突触。僧帽细胞将嗅觉冲动传入嗅觉中枢。2004 年美国科学家查理德·阿克塞尔和琳达·巴克首次解决了人的嗅觉系统是如何能识别和记忆1万种不同气味的基本原理,从而获得了该年度的生理学和医学的诺贝尔奖。该研究发现了由约1000个不同的基因(占人类基因总数的3%)组成的一个大的基因家族。它们产生了相同数量的嗅觉受体类型,这些受体位于嗅觉受体细胞上,占据了鼻黏膜上皮上半部分的一小块区域,可以嗅到我们吸入的各种气味分子(狗的嗅觉上皮区域比人类大14倍)。每个嗅觉受体细胞只表达一种单独的气味受体基因。大多数气味是由多种气味物质分子构成。每种气味分子激活几种气味受体,这就导致一种结合密码,在大脑中形成一种"气味类型"。由此构成了我们识别气味能力的基础并且形成了约1万种的不同记忆。

2. 窦的发育 鼻窦发生于胎儿后期及婴儿期。在颅骨中有些与鼻腔相通的小气室,这些小气室的骨质不断被吸收,而逐渐扩大,并有鼻腔上皮侵入与鼻腔相通,鼻腔上皮在室内衬里,形成鼻窦。

(1) 蝶窦:在胎儿第3个月时,鼻凹背面上部发生一个小窝。直到出生3岁时,蝶窦才开始自鼻腔向蝶骨体内伸入,形成左、右两个分隔的小陷窝,随之扩大成蝶窦,但有时两窦间的骨质消失,形成左、右相通的蝶窦。

(2) 筛窦:最初是原始筛甲骨间的小沟道,在胎儿第3个月开始发育,到胎儿末期已经形成。

(3) 上颌窦:在胎儿第3个月开始形成,出生时已具雏形,以后骨质不断吸收扩大,缓慢生长直到成年期。

(4) 额窦:在胎儿第3个月开始发生,出生后逐渐发育扩大成不对称的空隙。有文献报道,额窦的大小与下颌骨的大小呈正相关。

所有的窦一生中均不断地扩大,只是扩大的程度各不相同。

第四节 出生后颅颌面的生长发育与牙颌畸形

人的寿命一般是生长期的5倍,人的生长发育期多指从出生后到25岁的生长发育阶段。该阶段可包括三个时期:①婴儿期:为出生后1年。②儿童期:可分为早期(1~6岁),中期(6~10岁),后期(10~16岁;后期即青春期,这一期的生长发育与正畸的关系最为密切)。③青年期:青春期后至成人(17~25岁)。

一、颅颌面骨骼的生长方式与机制

在胚胎早期,各个骨器官经软骨内成骨和膜内成骨逐渐骨化并发育成形后,骨组织主要通过三种调控机制继续完成骨的生长发育:①骨生长(bone growth)主要是指长骨的生长,包括纵向生长(增加骨的长度)和横向生长(增加骨的横截面积或直径);②骨塑建(bone modeling)主要功能是形成和维持骨组织的外部形状;③骨重建(bone remodeling)主要功能是把骨生长和骨塑建过程中形成的网状骨转换为板层骨,使其具有相应的生物力学功能。在生长期中,骨组织通过这三种机制不断增加骨量,使其形态结构和力学强度足以承受随生长逐渐增长的外力负荷。在成年后,骨重建成为唯一起主导作用的生物调控机制,通过自我更新来取代损伤或不适应机械效应的骨质及结构,以维持骨力学强度的完整性。

(一) 颅颌面骨骼的生长方式

一般有三种方式:软骨内成骨、膜内成骨和骨缝成骨。

1. 软骨内成骨(endochondral bone formation) 颅面骨骼中,软骨转化为骨最早发育于胚胎的第8周。在颅面骨骼中有颅底、颅盖和髁突的骨骼是以软骨内成骨的形式形成的。这些骨的生长最初是软骨细胞生长、增殖；在胚胎时期，间充质细胞聚集形成大体形状，有些软骨表面有软骨膜覆盖，有些则没有，如软骨联合、关节软骨和骺板软骨。软骨细胞的增殖、肥大和基质分泌，成软骨细胞肥大的早期，分泌Ⅱ型胶原，随着时间的延长，蛋白多糖（PG）分泌增加，当成软骨细胞肥大至晚期，分泌X型胶原和软骨素，与PG一起形成软骨矿化的基质环境，在软骨基质的基质囊内进行基质的矿化。矿化的基质将肥大的软骨细胞完全包埋后，细胞死亡。随之有间充质细胞的血管长入，分化为成骨细胞，成骨细胞分泌类骨质，沉积于已经矿化的软骨上，并矿化形成骨基质。随着骨干软骨膜内血管的增多，软骨膜转化为骨膜，开始膜内成骨。

2. 膜内成骨（intramembranous bone formation）　膜内成骨是被最早发现的成骨类型，其生长速度快，像颅面软骨一样。膜内成骨是由神经嵴细胞分化而来，颅骨膜内成骨最早迹象出现于胚胎第6周末的下颌骨。在胚胎第8周，骨化中心出现在颅面区域有轻微压力的地方。颅腔、上下颌骨的形成，主要是膜内成骨，其生长过程为外胚间充质细胞分化成骨细胞，并产生纤维样的骨基质，即类骨质。随着成骨细胞分泌的骨基质不断沉积，成骨细胞被包埋其中而成为骨细胞。血管也被包埋其中，形成哈弗系统并开始为骨组织提供营养。包在骨外面的膜为骨外膜（periosteum），里面的膜为骨内膜（endosteum），当成骨细胞丧失成骨能力时，骨膜成骨细胞可产生类骨质并不断地在已形成骨的表面沉积，即为膜性生长，其后类骨质被矿化形成骨板。在膜内成骨的早期，形成的骨和纤维较多，矿化较差，因而不是很坚实。颅从早期胚胎发育成长到成人是一个网状骨转化成板状骨的漫长过程，胎儿时期至出生后1年转化相对较快；随着骨膜面沉积的骨单位增多，矿化程度增高，致使骨密度增强，骨质坚硬，完成支撑和保护软组织的生理功能。

3. 骨缝生长（sutural bone growth）　实质上骨缝生长是膜内生长的一种特殊的形式表现。骨缝生长是指两块骨之间骨缝区的骨沉积。它在颅面骨骼的生长中起着十分重要的作用。尤其是在早期（6～7岁以前），其生长是活跃的。骨缝间的连接均是纤维连接，其中间为纤维层，两边为成骨层，连接处是疏松的组织和血管，所以两骨块之间有一定的动度。骨缝与骨膜的成骨能力相似，当脑组织增生时，颅骨受牵张，骨缝张开，骨缝两边增生新骨，使颅腔变大；当受压力时，骨缝受挤压，两边骨吸收。也就是基于骨缝这种受牵张时骨质增生，受压时骨质吸收的特性，为正畸临床的功能矫形治疗奠定了组织学基础。

（二）颅面骨组织的骨生长

骨生长机制是指通过由软骨内成骨使长骨的长度增加和由成骨漂移（anabolic drift）使骨的直径加大。前者称为纵向生长而后者称为横向生长。

在颅面骨骼中，只有颅底的生长是通过骨生长的机制来完成的，其机制与长骨的生长基本一致。唯一的区别是长骨的纵向生长是由骨骺生长板通过软骨内成骨单向生长过程来完成，而颅底的纵向生长是由颅底软骨联合通过软骨内成骨双向生长的过程来完成的。通过这一机制，颅底骨骼的长度得以增长，以适应大脑生长发育的功能需要。

随着颅底骨的不断延长，其横截面积也呈相应增大。这是由于随着脑组织容量增大而不断增加的外力负荷持续刺激骨外膜，使颅底骨表面上的成骨漂移维持在活动状态，不断地增厚皮质骨外层，从而使得颅底骨的横截面积也随之增大。

（三）颅面骨组织的骨塑建

骨塑建是骨生长期中另一个促进骨骼增大的重要机制，包括成骨漂移和破骨漂移（catabolic drift）两种骨生理过程。成骨漂移使得骨外表面沉积新骨，而破骨漂移则在骨内表面去除旧骨。两种漂移分别在不同的骨表面进行，相互独立。通过两种漂移机制的高度协调运作，使得骨的外径和内径不断增大，骨组织的特殊外形得以形成，松质骨和皮质骨逐渐向其受力轴心漂移，以满足骨骼受力的需要（图1-1-30）。

在颅面骨组织生长发育的过程中，颅顶骨、上、下颌骨均通过骨塑建的机制来完成其体积的增大以及特殊外形的形成。

在生长期，颅骨骨缝的成骨作用使得颅骨的上下径及左右径增大。同时在颅骨的外表面不断形成

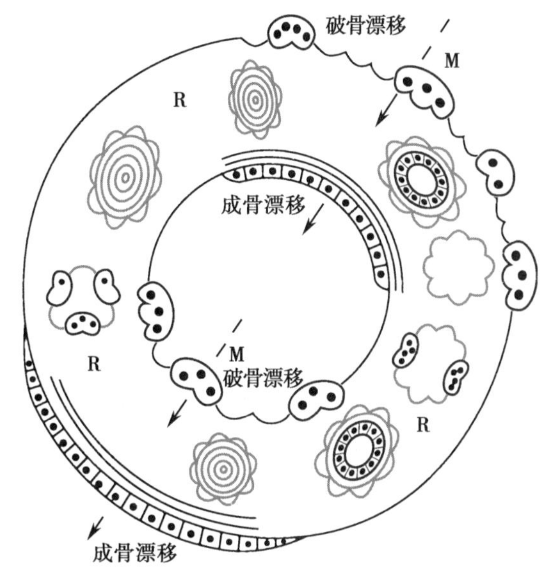

图 1-1-30　皮质骨横断面示骨塑建(bone modeling,M)和骨重建(bone remodeling,R)

(引自:Roberts WE,et al. Indiana Dent Assoc J,1989,68:19)

新骨,而内表面则吸收旧骨,从而使颅腔的体积逐渐增大,以适应脑组织生长发育的需要。

(四) 颅面骨组织的骨重建

骨重建是贯穿生命始终的一个骨生理现象,是骨组织赖以适应外界环境的主要生物调控机制。在生长期中,骨重建的主要功能就是把骨生长和骨塑建过程中形成的网状骨转换为板层骨,使其具有相应的代谢和生物力学功能(图 1-1-31)。成年后,骨重建的主要功能是通过更新微损伤骨质来维持骨的力学功能完整性。研究表明,通过骨重建,机体内的松质骨在 4 年内更换全部骨量,而皮质骨则需要 20 年来更换其全部骨量。这种定期的自我更新现象又被称为骨转换(bone turnover),与骨塑建不同,在骨重建中,破骨与成骨是高度偶联的过程(激活→骨吸收→骨形成,cell activation→resorption of a cavity→formation of new bone,A→R→F),包括静止期、激活期、骨吸收期、逆转期、骨形成期、恢复静止期等阶段。骨重建与骨塑建是两种完全不同的骨生长发育机制,具有不同的生理意义。它们的主要区别见表 1-1-3。

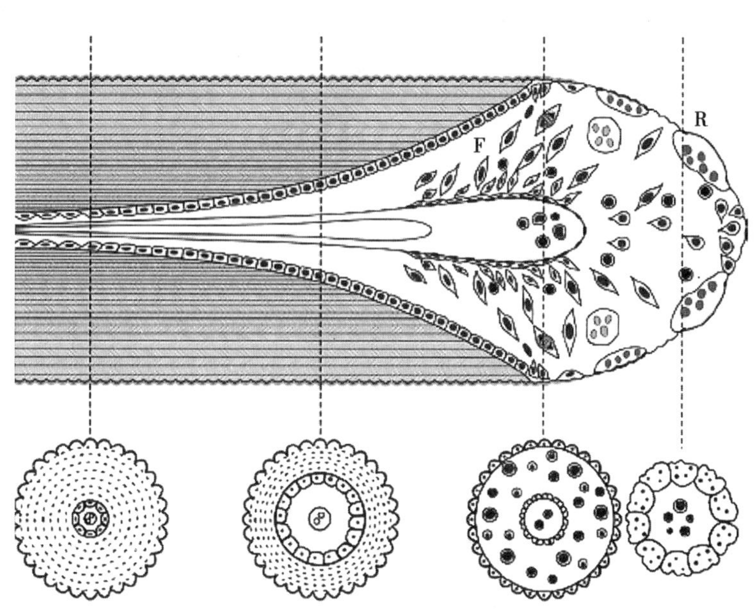

图 1-1-31　骨重建的骨吸收(R)和骨形成(F),形成偶联反应

(引自:Roberts WE,et al. Seminars in Orthodontics,2006,12(4):216-237)

表 1-1-3　骨塑建与骨重建的区别

	骨重建	骨塑建
破骨与成骨发生的位置	同一骨表面	不同骨表面
破骨与成骨是否偶联	高度偶联 激活→骨吸收→骨形成	高度协调但不偶联 激活→骨形成;激活→骨吸收
形式	周期性循环	连续
骨表面参与面积	小(<20%)	大(>90%)

续表

	骨重建	骨塑建
矿化沉积率	慢(0.3～1.0μm/d)	快(2～10μm/d)
黏合线类型	扇贝样凹凸不平	平滑
骨量变化	不变或减少	增加
一生中发生的时期	持续终身	生长期为主,成长期为局部
适用的观测方法	只能在显微镜下观测到	常规X线片可观测到

1961年,Frost等在对骨生理学长期研究的基础上,首次明确提出了“骨重建(bone remodeling)”这个极其重要的骨生理学概念。Frost指出发生在骨表面的旧骨吸收和新骨形成与发生在骨内部的新、旧骨转换现象是两种完全不同的骨生理过程。同时,Frost沿用了“bone modeling”和“bone remodeling”这两个专业术语来分别代表发生在骨表面的骨塑建机制和发生在骨内部的骨重建机制。

经过Frost及其遍布世界各地其他实验室的众多学者的长期研究,骨重建机制及其生理意义基本阐明并得到了充分的证实。他所提出的骨塑建和骨重建这两个专业名词及其概念也最终成为骨科学、解剖学、生理学以及生物力学研究中的金标准。然而遗憾的是,正畸学领域对“生长改建”概念的应用,混淆了“骨塑建”与“骨重建”这两个重要生理概念的实质,忽视了骨重建的过程。口腔医师尤其是正畸医师应掌握骨塑建与骨重建这两个骨生理学概念及其具体生理过程的区别,从而避免在临床与科研工作中出现概念性的混淆。

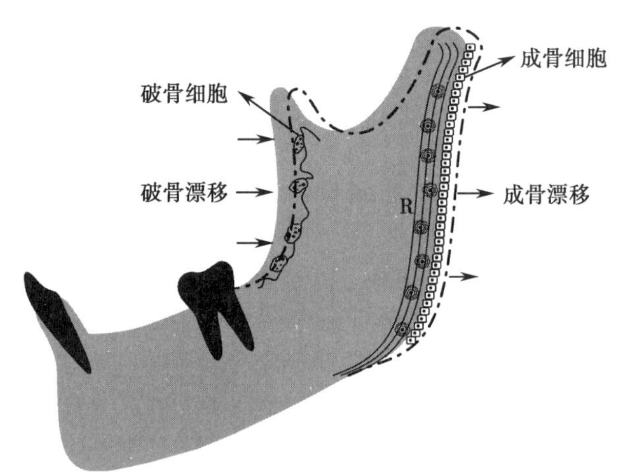

图1-1-32　生长中的下颌升支前缘发生破骨漂移,后缘发生成骨漂移(骨塑建),从而使下颌体的长度逐渐增加。同时经过骨重建(R),新形成的网状骨转换为板层骨

在颅颌面骨组织的生长发育过程中,骨重建同样发挥着非常重要的生理作用。个体出生时,包括颅面骨组织在内的所有骨器官都具备了特定的形状与大小。由于在母体内无(有效)功能负荷,刚出生时所有骨组织都是由网状骨组成的。在出生后的最初几年中,骨组织的功能负荷启动了骨重建过程,使包括颅面骨组织在内的所有骨组织中的网状骨都被板层骨取代,从而具有相应的代谢与力学功能。在此后的骨生长期中,由骨生长和骨塑建过程而形成的颅颌面新骨(包括皮质骨和松质骨),同样经过骨重建过程,使得骨质密度和骨量逐渐增加,骨组织的力学强度也相应增加,以适应咀嚼力等外力负荷的需要(图1-1-32)。

(五)颅面骨骼的生长运动

颅颌面的骨骼形态由于各部分的功能需要,其形态构成是复杂的,同身体其他部位的长骨不同,在生长过程中经历着各种生长运动。可分为两种基本类型,即生长改建(包括骨塑建和骨重建)和生长移动。

1. 生长改建(growth modeling and growth remodeling)　骨的生长改建是骨皮质的一侧新骨沉积(bone deposition),另一侧发生骨吸收(bone resorption),使骨向沉积的方向移动(图1-1-33)的过程。在这一过程中,当骨沉积的量大于吸收的量则骨变厚变大。生长改建的过程不仅使骨长大还可使骨改位和改形,以适应骨及邻骨以及软组织功能发育的需要。最典型的如下颌支后缘沉积新骨、前缘骨吸收,使下颌支的前下部塑建为新下颌体部,使下颌体增长(图1-1-34)。这一现象称为改位(relocation),还有其他许多部位也有改位现象发生,如上颌牙弓和腭的下降。改位是骨的所有部位发生广泛形态改变的基础。

生长改建过程中还可发生旋转(图1-1-35),一般可分为两种基本类型:一种为塑建旋转(modeling rotations);一种为移位旋转(displacement rotation),如下颌支为了很好的配合上颌的𬌗功能,通常变得更

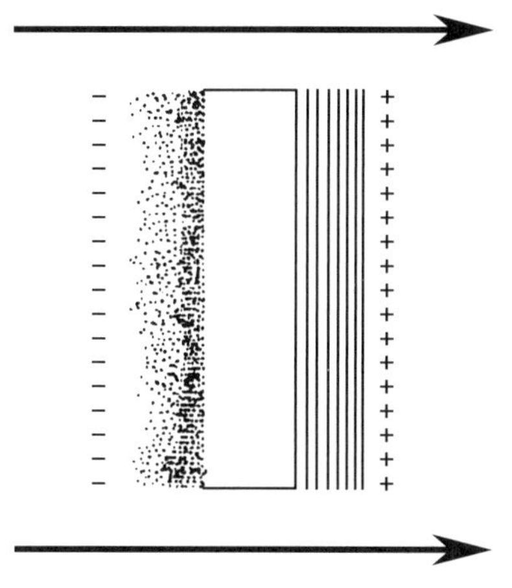

图 1-1-33　骨的生长改建

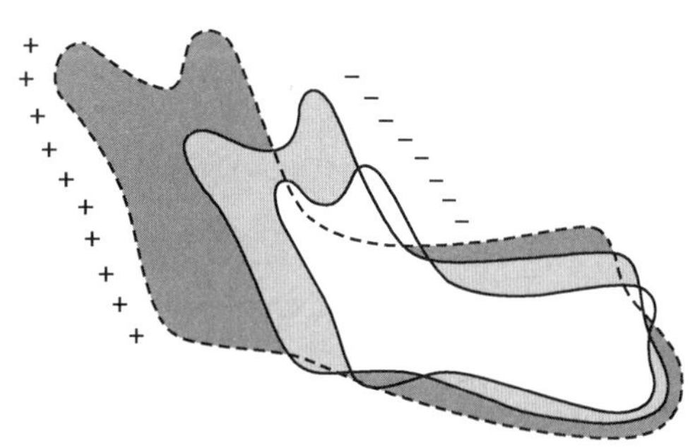

图 1-1-34　下颌骨的生长改位
（引自：Proffit. Contemporay Orthodontics，2007）

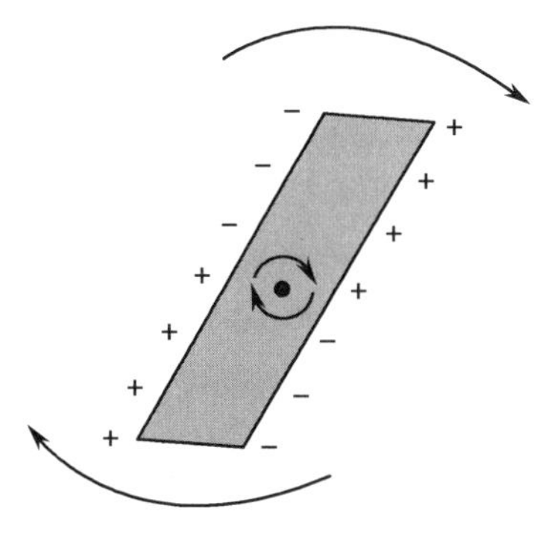

图 1-1-35　骨的生长旋转

竖直使整个下颌变得更向下向后或向上向前旋转。

在骨的生长过程中，一些生长改建区域在生长过程中显示特殊的显著作用，称之为生长区（growth sites），如颅面的各缝（包括颅底软骨联合）、上颌结节、牙槽骨以及髁突。然而应记住，不是仅仅是这些特殊的生长区发生生长，而是整个骨均参与。传统的术语“髁突的生长”（condylar growth），描述是不完全的，也可以说是误导，给人这样一个误解，好像髁突可以调控整个下颌的生长发育，实质上是整个下颌支包括髁突一起参与生长活动。临床在考虑影响下颌生长的各种措施时，必须在考虑髁突的同时关注下颌支的生长影响，这样才能达到治疗效果。

2. 生长移动（growth movement）　在颅面骨骼的生长过程中有两种基本的生长运动方式，即推移（drift）和移位（displacement）。推移是指骨皮质一侧沉积新骨，另一侧骨质吸收，使骨按沉积的方向移动，即生长塑建。移位是指整个骨块作为一个单位由一些物理力作用所引起的一种独立的（separate）移动。如两块骨长大就如同两个气球接触在一起，各自增大时，彼此受到对方的力而产生的移动。塑建和移位这两个过程实质上是同时发生的。

骨移位又可分为两种形式，一种为原发性骨移位（primary displacement），即骨本身生长塑建增大过程中所产生的物理性移动，如上颌骨主要为向后向上两个向量生长，因受颅底的阻挡，整个骨向下向前的移位；另一种为继发性骨移位（secondary displacement），即骨块的移动是邻近或远处组织增生扩大的推动力所致，如中颅底和颞叶向前的生长继发性引起鼻上颌复合体向前向下的移动。因此，骨的生长改变可以通过各个区域产生的这种继发性效应，就像多米诺效应（domino effect）一样，其效果是渐增的。继发性移位的影响在整个颅面的扩大过程中是一个很重要的因素，也是错殆和许多颌面部畸形发育的解剖基础。如图 1-1-36 所示，颅中窝的塑建旋转方向如何将会导致上颌产生后缩和下颌前突的继发性移位效果。

在生长过程中，骨塑建和骨移位实质上是同时发生，其移动的方向可以一致也可以相反，如图 1-1-37，面部的前方生长塑建是吸收，但继发性移动的方向是向前，再加上上颌的原发性骨移位，鼻上颌体的生长方向仍是向前向下生长。生长塑建和移位这种多元化的各种移动方式是为了完成颅面各个局部功能的需求，最终构成“地图式”样的面部骨性结构。

生长运动中这两种基本类型——塑建和移动，是生长的最基本的概念之一，因此，现今如何将其应用到临床治疗中，具有重要的临床意义。如头帽是多方向和量大的移动类型，包括骨和软组织的塑建，为调节改变整个和局部的移动作出准备；而牙周膜组织是对固定矫治作用于牙槽骨的塑建来调节牙齿的移动作出反应；功能性矫治器估计其作用是移位和塑建的联合。

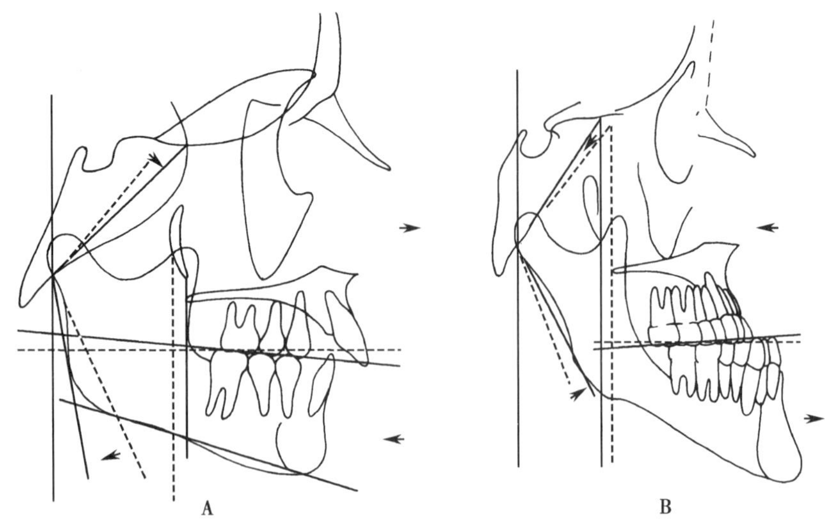

图 1-1-36　颅中窝的塑建旋转所致的矢状向错𬌗

A. Ⅱ类错𬌗；B. Ⅲ类错𬌗（引自：Enlow, et al. Angle orthod, 1971, 41(3): 161-188）

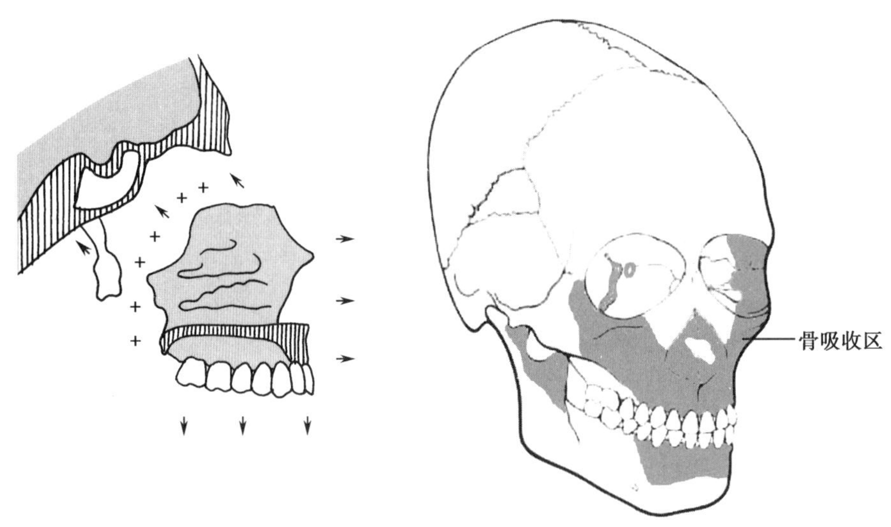

图 1-1-37　鼻上颌复合体的生长

（引自：Proffit. Contemporay Orthodontics, 2007）

二、出生后颅颌面生长发育的速率与比率的关系

（一）颅面分界线

通常常用的 X 线头影测量方法区分颅部和面颌部有以下三种分界线（图 1-1-38）：

1. Bolton 平面（Bolton plane）　即从 N 点（鼻根点）到 Bo 点（枕骨髁突切迹的最凹点）构成的连线，称为 Bolton 平面。该平面之上为颅部，以下为面颌部，是 Brodie 最早提出的。

2. FH 平面（FH plane）　即眶耳平面，由机械耳点 Po 到眶下点 Or 的连线形成的平面，是 1882 年德国的 Frankfort 市举行的国际人类学会议上确定的，人类学中常用此平面划分颅和面颌部，平面之上为颅部，以下为面颌部，正畸学亦沿用此平面划分颅和面。

3. 颅底平面（cranial base plane）　由前颅底（SN）、后颅底（SBa）或全颅底（NBa）的连线所构成。一些学者或临床医师常喜用此平面划分颅和面，认为它更符合颅面的解剖结构。

（二）出生后面部的生长发育

出生时婴儿面部的生长特点为宽度最大，深度次之，高度最小，因此显得面部宽短。出生后面部的生长正好相反，则以高度增加最多，深度次之，宽度最小。

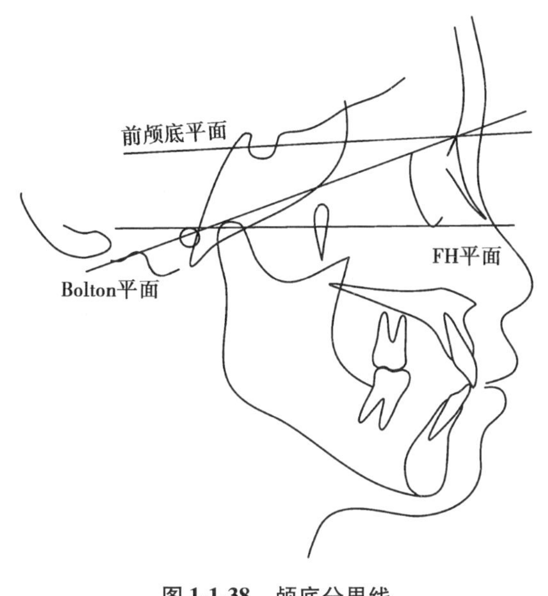

图 1-1-38　颅底分界线

1. 面宽度　Farkas 等(1992 年)横向研究了 1～18 岁健康北美科西嘉人的面部生长,得出如下结论:

(1) 上面宽(颧弓间距):2 岁时完成已完成 70%,5 岁时完成 82.9%,10 岁时完成 90%,男性 15 岁、女性 13 岁宽度生长完成。

(2) 下面宽(下颌角间距):第一恒磨牙萌出时已完成 85%,男 13 岁、女 12 岁下颌宽度发育完成。最近 Iseri(2000 年)利用种植体研究观察 6～23 岁的人群,观察期 8～16 年,发现下颌体种植体间宽度增加范围为 0.7～1.7mm,平均增加 1.6mm,即每年 0.1mm。但增长的机制还不清楚,作者认为可能与咀嚼肌𬌗力以及其他功能负荷有关。

国内周文莲等 2000 年纵向观察了 26 例(女 14 例、男 12 例)的下颌骨宽度从 13～18 岁的变化,发现相对 18 岁,13 岁时下颌骨各部位宽度生长量已完成 93%以上。下颌骨宽度男女均在 15～16 岁有一生长高峰。

2. 面深度

(1) 面上部:3 岁时已完成 80%,5～14 岁尚有 15%生长潜力。

(2) 面中部:3 岁时已完成 77%,5～14 岁尚有 18%生长量。

(3) 面下部:3 岁时已完成 69%,5～14 岁还有 22%生长储存量。

面深度的生长对正畸临床治疗的意义较大,如多数骨骼畸形,Ⅱ、Ⅲ类错𬌗均为面深度(即矢状向)异常所致。

3. 面高度　面高度的生长主要靠颌骨、牙齿和牙槽的生长,是出生后生长最多的部分,也是生长持续时间最长的,对临床诊治有较大意义。根据四川大学华西口腔医学院正畸教研室研究结果显示面高的生长有两个趋势:一是出生后一直到成年持续生长,尤其是前下面高和后面高,二是后面高增长比率较前下面高得多,使下颌平面角减少,下颌有向前旋转趋势。

值得注意的是,在出生后面部生长发育当中,其生长量即越往下面部增加得越多,这是面部生长发育的一个重要原则,也是生长型的头尾生长梯度在面部生长发育中的体现。由于颌骨更多生长发生在下颌,这导致下颌相对上颌生长量更多,出现上下颌骨的差异性生长(differential jaw growth)。

同时,研究表明在面部生长过程当中,面宽度、面深度和面高度的生长不是按顺序进行的,而是彼此之间同时、交替进行的,同时有着各自不同的生长速率和生长量。

(三) 颅面生长发育的速度与比例关系

出生后颅面的生长,颅部与面部高度之间的比例有如下变化特点:1 岁时为 3∶1,3 岁时为 2∶1,13 岁时为 3∶2,成人为 1∶1。颅部与面部的体积比新生儿为 7∶1,6 岁时为 3∶1,成人为 1∶1。

出生后不同阶段颅面生长完成的比例见表 1-1-4。

表 1-1-4　出生后不同阶段颅面生长完成的比例

	生长发育阶段		
	1～5 岁	5～10 岁	10～20 岁
颅	85%	11%	4%
上颌骨	45%	20%	35%
下颌骨	40%	25%	35%

(引自:Graber TM. Orthodontics. 3rd ed. Philadelphia:W. B. Sanders,1972)

三、出生后颅颌面的生长发育

颅面复合体的组成可分为四个区域,它们的生长各有特点:①颅穹隆(calvaria),为覆盖大脑上部和外部的骨;②颅底(basicranium),为托起大脑的骨板;③鼻上颌复合体(naso-maxillary complex),由鼻骨、上颌骨和相关的骨联合组成;④下颌骨(mandible),与颅底共同形成颞下颌关节,是颅面唯一活动的骨。

颅脑的发育直接影响面部发育,尤以颅底最突出也是最重要。因为颅底的下面就是面部,上颌复合体的顶就是前颅底的底。因此对颅面的生长,颅脑的发育是主导地位,按顺序颅脑生长发育先完成,面颌部是适应单位,后完成。这对临床的诊治有重要的启示意义。在叙述这四个部分之前,先介绍一下大脑的发育:

(一)大脑的发育

1. 大脑的结构和功能　大脑是生物亿万年进化到一定程度的产物。大脑也是宇宙中已知的最复杂、最精细的器官体系,它不是机械,它能学习、适应并不断进化。

脑重量的发育在新生儿大约400g,5岁时约1230g,已达到成人1375~1500g的90%。脑细胞的成长在胎儿形成后2.5~4.5个月时是第一个高峰,出生后第3个月出现第二个高峰,直到25岁发育成熟,大脑的神经元约有1000亿个。每个神经元和附近的神经元之间存在几千到几十亿个突触连接,这些突触连接具有不同的"化学气味"。每个神经元都有自己复杂的基因表达和酶制造系统。它们不断的调整自身的功能行为。据研究人的大脑每小时有100~1200个脑细胞死亡,人一生若活到100岁,才损失10亿个左右,还有人认为每天有10万个以上的细胞死亡,到80岁才损失30亿个,离1000亿个还差之甚远。传统的认知,脑细胞不可能再生,如今的实验证实脑神经元可以再生。据研究,人的大脑有90%的潜能未被发挥,处于"待业"状态。可见大脑开发潜能巨大,大脑的发育规律是"用进废退"。无疑这也提示我们要孜孜不倦的终身学习。

美国生理学家罗杰·斯佩里(Roger Wolcott Sperry,1981年为此获诺贝尔奖)发现人的大脑左右半球功能不同,左脑是理性脑,储存的是本人出生以后获得的信息,日本学者称其为"自身脑";右脑是感情脑,是心灵的所在,又称之为"祖先脑",即从古至今人类500万~600万年遗传的全部信息(如包括人类生存所必需的最重要的本能和自律神经系统的功能,乃至宇宙规律等人类所获的全部信息)。可以说人生几十年所积累的信息,仅是500万年历史长河中的一小部分,但它是发展的。因而我们要善于思考,勤学苦练开发右脑的智慧之源,有所创新,对社会、对人类、对亿万年进化的神奇大脑作出贡献。

2. 大脑的发育和青春期行为　美国国立精神健康研究所儿童精神病学大脑成像科主任杰伊·基德(Jay Giedd)博士利用磁共振成像(MRI)对1800儿童和青少年的大脑进行了13年(1991~2004年)的扫描透视研究。得出主要的结论如下(尽管这些结论有待与进一步的证实):

(1) 尽管人的大脑6岁时,其容量已达到成人的90%~95%,但其发育远未成熟。第二次重要的发育贯穿整个青春期。即使过了青春期,大脑的灰质和白质仍会发生广泛的结构变化。据作者的观察,这一过程将持续到25岁。并且还证实,随着童年时代接近尾声,大脑还发生第二次的增殖和修整,其关键时段是16~19岁之间,某些最高级的精神功能将因此而受到影响。这一过程的改变不是神经元而是其间突触数量。在6~12岁期间,神经元变得密集,一方面同其他神经元形成数十种连接,另一方面为神经信号构筑新的联络通道。所有灰质——神经元和它们支配的突触愈益变粗,女性约11岁、男性约12.5岁达高潮。这次的修整活动甚至可持续到40岁,多数科学家相信,修整过程既受遗传影响,同时也受到环境影响,遵循"用进废退"的原理。诺贝尔奖获得者,神经科学埃德尔曼(Gerald M. Edelman)曾将这一过程形容为"神经达尔文"主义。

(2) 人的大脑是按照由后向前的顺序间歇性的发育成熟。最先是小脑、苦扁桃、胼胝体、基底神经节,最后是额叶前部皮质。小脑长期被认为是发挥协调身体的作用,其实它可对某些思维过程进行调整,小脑对环境的敏感超越遗传因子的影响。最新的研究表明,小脑在青春期发生剧烈的变化,使神经元的数量及其连接的复杂性大为增加。苦扁桃是大脑的情感中心,即支配恐惧和狂怒之类的情感发源地。青少年处理情感化信息,往往很大程度依赖于苦扁桃,相比之下,成人则更多的是依赖额叶前部皮质理智的思考，而青少年的大脑中，这一部分尚未发育成熟，这也是少男少女易于冲动之故。最近哈佛大学神经心理学家德博拉（Deborah）进行了一系列 MRI 研究证实了以上的观点，即青少年执行任务时脑成像的活跃在苦扁桃，而成人则更多地依赖于额叶前区。胼胝体，是连接左右两大半脑的神经纤维，被认为将参与解决问题和创意性活动，神经纤维在青春期变得越来越粗实，对信息处理越来越有效。基底神经节，这一部分在女性所占的比重比男性大得多，它帮助额叶前部皮质按先后顺序排列信息，其作用类似"秘书"，它与额叶皮质紧密相连，大脑的这一区域在大大小小运动神经元的运动中很活跃，所以趁它发育之际，让尚未进入青春期的儿童接触音乐和体育运动也许是最佳时期。额叶前部皮质，是最后的发育成熟区，它是大脑的"首席执行官"，又被称为"清醒的第二思维"。这一现实有助于解释青少年为何调皮捣蛋、惹是生非，做事不可能"三思而后行"。

总之，大脑的容量 6 岁左右已达成人的 90% ~95%，其发育直到 25 岁才基本成熟。

（二）颅面复合体的发育

1. 颅顶穹隆　在出生时，头颅的各扁平骨之间有较大的间隙以松散的结缔组织相连。这些张开的间隙称之为"囟门"（fontanelles）。其功能之一为出生时较大的头颅经过产道时可以使头颅改形（图 1-1-22）。出生后，沿着囟门边缘骨沉积，这些张开的间隙很快消失，但骨缝仍继续存在许多年，最后至成年融合。颅骨的骨沉积是颅顶的主要生长形式。颅顶的主要生长量发生在这些区域，同时，颅顶的内面有骨吸收，外面骨沉积，使颅顶随着脑的增大而不断的生长扩大。

颅骨的骨缝主要有人字缝、矢状缝、冠状缝，当各缝生长发育异常时，如过早融合则可发生不同的异常头形（图 1-1-39），有长头畸形（dolichocephaly）、短头畸形（brachycephaly）、尖头畸形（trigonocephaly）和斜头畸形（plagiocephaly）。颅缝过早融合（craniosynostosis）有解剖和遗传两种类型。

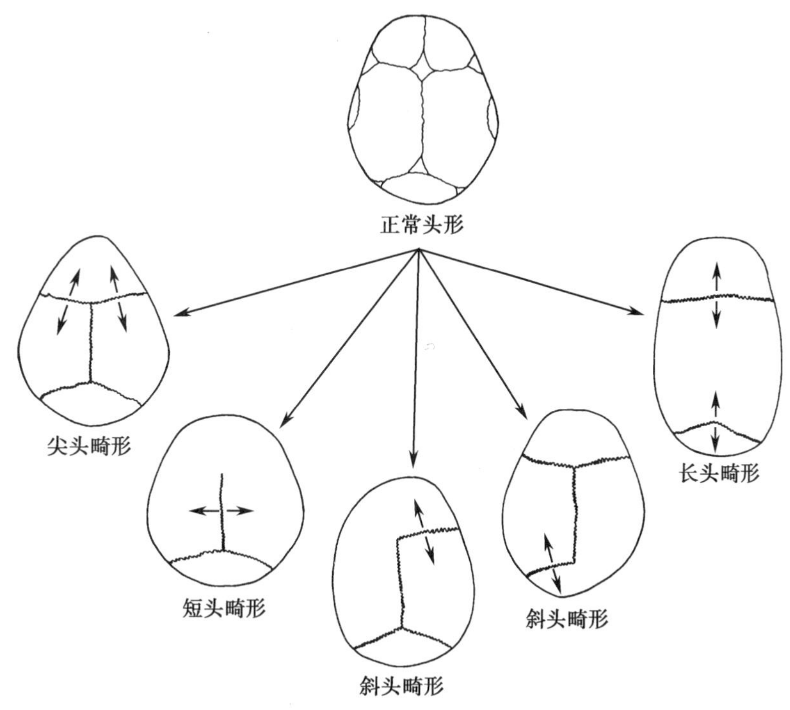

图 1-1-39　颅骨骨缝早融所形成的异常头形
（引自：Enlow. Facial Growth，1990）

2. 颅底　颅底与颅顶的生长不同，颅顶的生长是随着脑的发育而发生的缝牵张适应的生长机制；而颅底要承受脑、颈脊和面部及咀嚼肌力，以及其他可能目前尚不明确因素的影响，起到支撑作用，因此是压力适应生长机制。颅底的生长主要是颅底的软骨联合（synchondrosis）和骨膜表面的生长改建。软骨联合是颅底的生长中心，软骨联合从组织学分析，实质上是两个骺板，背对背向两个相反的方向生长（图 1-1-40），使颅底前后向伸长。颅底主要有以下三个软骨联合：

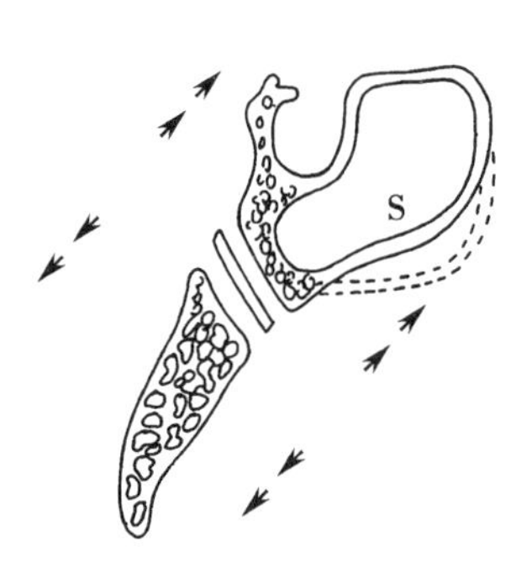

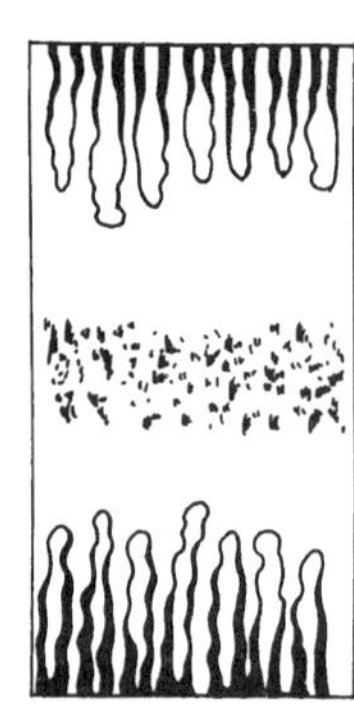

图 1-1-40　软骨联合的生长

（引自：Proffit. Contemporay Orthodontics，2007）

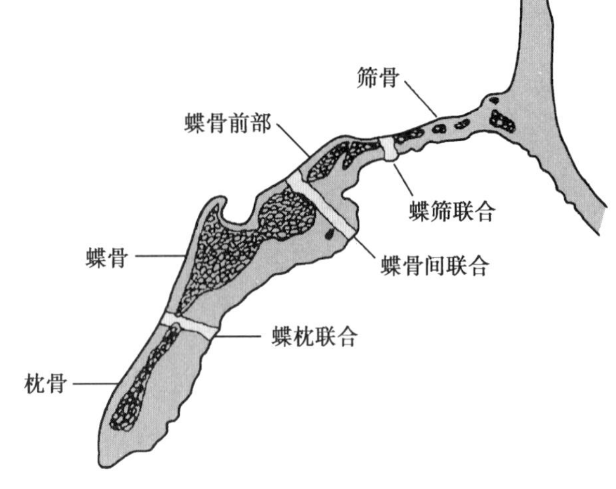

图 1-1-41　颅底的软骨联合

（引自：Proffit. Contemporay Orthodontics，2007）

（1）蝶枕软骨联合（spheno-occipital synchondrosis）：是颅底的主要生长部位，出生后到儿童期其生长活跃，12～16 岁它的生长活动逐渐减弱，在 20 岁左右开始融合。

（2）蝶骨间软骨联合（inter-sphenoid synchondrosis）：出生后不久即闭合。

（3）蝶筛软骨联合（spheno-ethmoid synchondrosis）：7 岁前生长活跃，7 岁后缓慢，约 25 岁融合（图 1-1-41）。

颅底发育异常可导致颅底发育畸形，影响面部的发育。颅底形态一般可以从颅底曲的大小来反映，用头影测量指标来表示，即颅底角（NSBa）。颅底角的大小对错殆畸形的构成产生一定的影响，如颅底角大，有形成Ⅱ类错殆的倾向；颅底角小，有形成骨性Ⅲ类错殆的倾向。Kerr（1987 年）的研究指出，颅底曲 5 岁时即可作为最佳的判断骨性Ⅱ类错殆的指标之一，预测判断率可达 69%，该角在 5～15 岁期间相对稳定。但 2002 年以来文献报道，该角与Ⅱ、Ⅲ类错殆之间的关系尚不够明确，需进一步研究。

颅底曲的大小还与头形有关，据 Enlow 报道，人的头型有两个基本型，可由头指数（cephalic index）来判断：

$$头指数=\frac{最大头宽(\text{maximum head breadth})}{最大头长(\text{maximum head length})}\times 100\%$$

人类学上将其视为种群间的一个重要分类基准。从正畸学角度看，头指数在 75 以下为长头畸形（dolicocephaly），有Ⅱ类错殆倾向；头指数在 80 以上为短头畸形（brachycephaly），有骨性Ⅲ类错殆倾向；指数介于 76～80.9 者为中头形（mesocephaly）；指数为 85 以上者为过短头畸形（superbrachycephaly）。最近文献报道，同一种族的头指数，随着时代的变迁发生相应的变化，头形正逐渐变短，呈短头倾向（brachycephalization）。

（三）鼻上颌复合体的生长（growth of nasomaxillary complex）

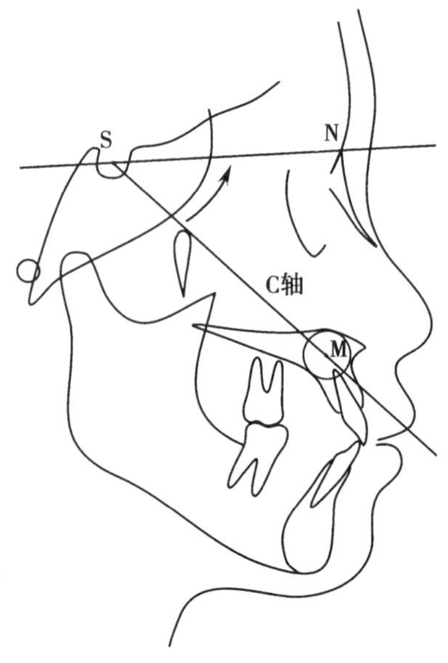

图 1-1-42　C 轴生长方向

鼻上颌复合体主要来自上颌突、内侧鼻突和外侧鼻突，包括鼻和上颌骨两大组成部分。上颌骨由前颌骨和上颌骨本体两部分组成，它容纳 4 个切牙，后者构成上颌骨的大部分，两部分约在胎儿 5 个月左右融合。鼻上颌复合体的生长方式为膜内成骨和骨缝生长，其生长方向是向前向下。据 Björk（1996 年）对 7～19 岁观察对象的鼻上颌复合体的生长方向研究，得出相对 SN 平面，鼻上颌复合体的生长方向向前向下，平均角度为 51°，其变化范围为 0°～82°。Braun（1999

年)对7～18岁的20名女性和19名男性用Nanda(1994年)提出的S-M点构成的C轴的纵向研究,得出女性7岁时C轴角42.21°,18岁时44.47°;男性在7岁时为41.69°,18岁时为45.55°(注:“M”点的定位为上颌腭前部接触最上最前部形成的最大圆圈的中点)(图1-1-42)。四川大学华西口腔医学院的封晓霞、赵志河也发现生长发育对上颌骨C轴角影响较小,且C轴角大小与垂直骨面型密切相关。

鼻上颌复合体的生长有两个基本机制:一是颅底生长推动上颌向前的所谓被动移位(passive displacement),即继发性移位;二是上颌体和鼻的主动生长(active growth),即原发性移位。乳牙列期上颌的被动性移位是很重要的生长机制,约在6岁时随着中枢神经生长接近完成,颅底软骨联合生长明显减慢,其重要性减弱。由表1-1-5可见上颌总的向前移位的量,在7～15岁期间,上颌有1/3的前移量可归为被动移位,余下的为软组织以牵张刺激所产生的上颌缝的主动生长。因此,在青春早期前牵引的矫形治疗,由于被动生长和主动生长的共同作用,越早期治疗骨性效果越佳。

表1-1-5　7～15岁上颌长度的变化

年龄(岁)	总前移量(mm)(Ba-ANS增加量)		被动前移量(mm)(Ba-PNS增加量)	
	男性	女性	男性	女性
7	1.3	2.1	0.0	0.8
8	1.5	1.8	0.9	1.1
9	1.6	0.4	0.4	0.4
10	1.8	2.0	0.8	0.2
11	1.9	1.0	0.2	0.2
12	2.0	1.3	0.4	1.1
13	2.1	1.2	1.0	-0.1
14	1.1	1.5	0.3	0.1
15	1.2	1.1	0.4	0.8

(引自:Riolo ML, et al. An Atlas of Craniofacial Growth. Ann Arbor. Mich:University of Michigan, Center for Human Growth and Development,1974)

当上颌向前向下生长时,上颌表面的生长塑建效应也很重要。上颌骨的前面不是沉积而是吸收,如Enlow所比喻的特点(图1-1-43),这也是人类面部生长的特点,与其他灵长类不同,人类面部向后缩小(图1-1-44)。

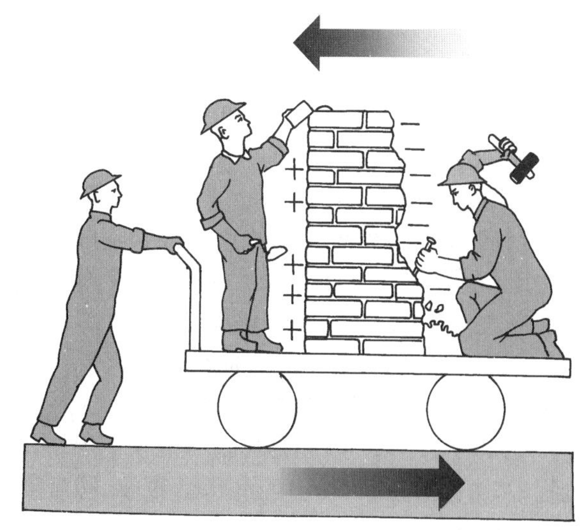

图1-1-43　上颌骨前面的生长塑建
(引自:Enlow. Facial Growth,1990)

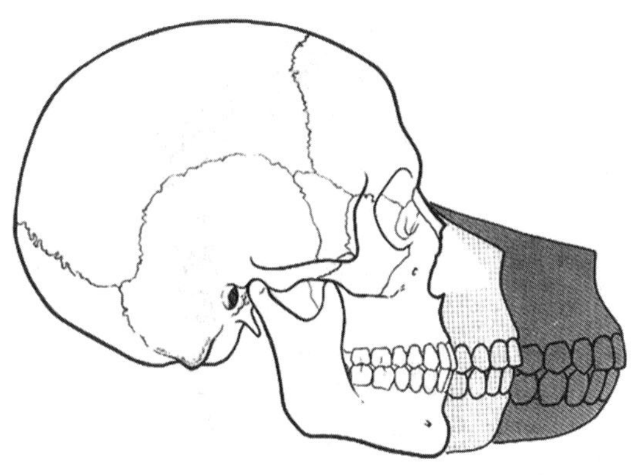

图1-1-44　人类面部后缩
(引自:Enlow. Facial Growth,1990)

关于使上颌向前向下的生长移动的生物机械动力，Scott 认为鼻中隔软骨在其生长时启动了上颌骨的生长。Latham 进一步阐述了 Scott 的观点，强调了鼻中隔"起搏器"(pacemaker)的作用以及鼻中隔-前颌骨韧带(septopremaxillary ligament)在胚胎发育后期的作用。近期的研究认为，鼻中隔作为因素之一在生物发育中同其他因素一起发挥协同作用。目前除了提出"多因素协同作用(multifactorial interrelationship)"这一重要的生物学概念外，也强调 Moss(1962 年)提出的功能基质假说(详见后述)。

鼻上颌复合体通过骨膜内成骨和骨缝生长方式使各个部分不断地在三维空间生长扩大。

1. 上颌结节的生长　是重要的生长区，不仅仅促使整个上颌的生长，其后缘不断沉积新骨，使牙弓伸长、扩大，以容纳磨牙的萌出。据国内外文献报道上颌结节每年每侧约有 0.6mm 的增长使面深度加深。据 2007 年陈莉莉、林久祥的纵向研究报道，13～18 岁期间正常殆女性每侧上颌结节到第一恒磨牙远中，总共增长 3.29mm。13～14 岁增长约 1.52mm，14～18 岁平均每年 0.44mm。男性总共生长 5.25mm，13～14 岁增长 2.56mm，14～15 岁增长 1.51mm，以后平均每年约 0.41mm。男性增长明显大于女性，且发现上颌第一磨牙有近中漂移现象(drift)。因此在临床治疗中，尤其是推磨牙向远中，一定要充分预估上颌结节的生长潜力，否则易于复发，导致治疗失败(图 1-1-45)。

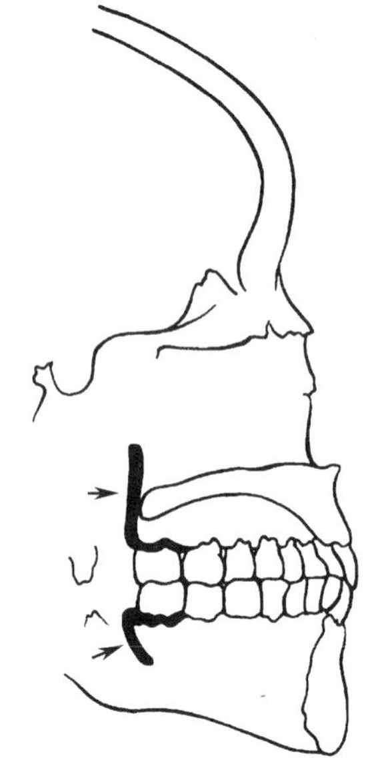

图 1-1-45　上颌后部的生长
(引自：Enlow. Facial Growth，1990)

2. 上颌窦的扩大，牙槽的增长，眼眶和鼻腔的生长　同样使上颌长、宽、高增大。上颌窦、额窦、蝶窦、筛窦在出生前都已形成，所有的窦一生中都不断地扩大，有文献报道额窦的大小与下颌骨的大小呈正相关。

3. 骨缝的生长　上颌骨周围有四条缝：额颌缝(frontal-maxillary suture)、颧颌缝(zygomatic-maxillary suture)、颧颞缝(zygomatic-temporal suture)、翼腭缝(pterygo-palatine suture)。这些缝不是生长中心而是生长区，可使上颌在三维方向生长扩大。在儿童生长发育时期，可用口外力抑制或牵引上颌骨的生长。骨缝是张力型纤维组织，受张力牵引则可新骨生成，受压力时则骨质吸收。

在上颌缝的生长中，不得不提及以往被忽视的一个非常有意义，也是非常重要、贡献卓越的颌面骨缝——泪骨缝(lacrimal suture)。它在面部的发育中，其功能是独一无二的。没有它，人类和哺乳类动物颅面的发育或将不能进行也不可能导致各个部分功能的聚合，可见它的重要性和突出性。泪骨是一个小型薄片样的小岛，周围全是缝样的结缔组织与其他周围骨相接触。而这些周围的许多分离的骨以不同的方向和不同的速率以及不同的时间产生移动和扩大，泪骨的缝系统起到"滑动"(slippage)的调节作用，保证这些骨沿着缝的界面以不同的方向、不同的速率和不同的量各自生长改建。如上颌沿着眼眶接触面"滑"向下，从而使整个上颌向下移动。可见泪骨和它的缝在发育中是起到关键性的调控作用。在发育过程中，它自己本身也要塑建旋转，其上部大部分要与扩大较少的鼻窦保持接触，而两侧下部要向外扩展与扩展较多的筛窦相一致(图 1-1-46)。

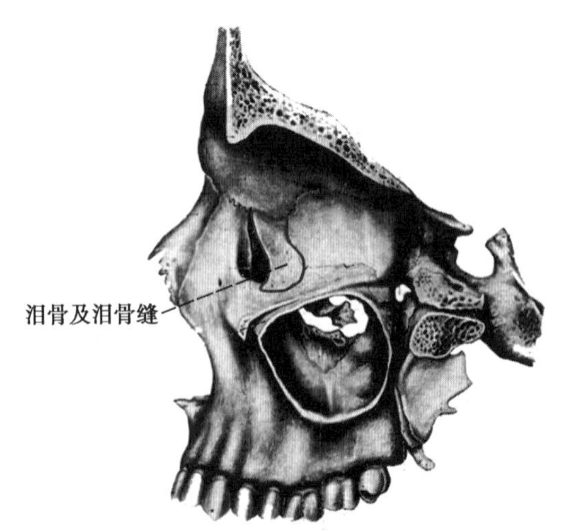

图 1-1-46　泪骨及泪骨缝

4. 腭的生长　出生后的婴儿，腭盖较平坦。在生长过程中，腭侧增生新骨，鼻腔底部骨吸收，腭穹隆逐渐下降。从婴儿期到成年，其高度约增加 10mm，这是由于腭下降的同时，牙槽突的增生速度大于腭盖下降的速度。国内阎学军(1997 年)对 30 例 7～13 岁连续

5 年的纵向研究发现:30 人中有 16 人(53%)腭下降 1 ~ 5mm;14 人(47%)腭上升,升高幅度最大为 2.68mm,这可能与口腔的功能状态有关。

腭中缝对鼻上颌复合体的宽度的增长起重要的作用。腭中缝何时骨性闭合,对临床快速扩弓(rapidmaxilla expansion,RME)有重要意义。而对腭中缝融合的时间各学者有不同的看法:Scott 认为,腭中缝生长在出生后 2 ~ 3 岁时迅速减少,7 岁时即停止;Björk 认为,腭中缝生长持续到出生后 17 岁;Melsen(1982 年)认为,腭中缝的水平向生长持续到女性 16、男性 18 岁,此后骨缝处于相对静止状态,25 岁时基本融合。Melsen 将腭中缝的生长分为三个时期:婴儿期,腭中缝的垂直冠状切面观呈 Y 形,犁骨位于两侧上颌骨腭突的“V”形沟中;青春期,腭中缝呈波浪形弯曲状;成年期,腭中缝呈交错连锁小岛状(图 1-1-47)。他强调腭中缝的这种特征是人类独有的,并提出青春期是最适宜快速扩弓的时期,如成年期进行机械的扩弓,将引起骨折或骨破坏,近期亦有文献报道对年轻成年人进行扩弓治疗。

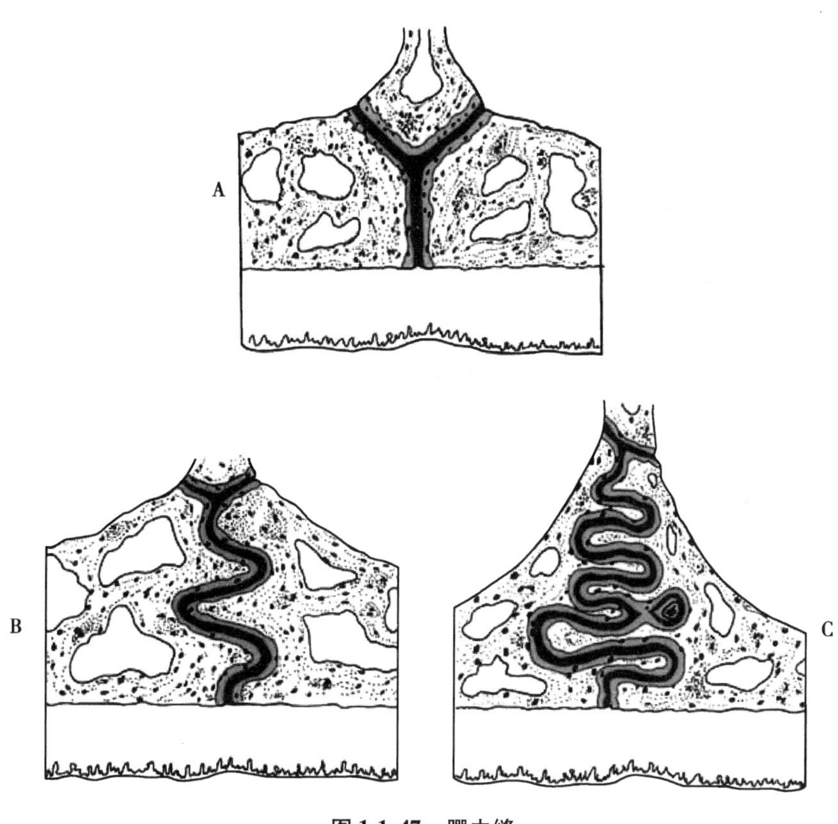

图 1-1-47 腭中缝

A. 婴儿期;B. 青春期;C. 成年期(引自:Proffit. Contemporay Orthodontics,2007)

鼻上颌复合体的生长完成顺序依次为宽—长—高,上颌骨发育于 18 岁左右基本完成。

鼻上颌复合体常见的发育畸形为唇腭裂(详见第十八章),临床上亦可见鼻上颌发育不良的 Binder 综合征(Binder syndrome)(图 1-1-48),主要特征为:鼻上颌后缩,前颅底及上颌体短,鼻骨后移,先天缺乏前鼻嵴,上面高短,下颌平面角大,下颌后旋,上前牙明显前倾呈反殆。

(四) 下颌骨的生长(growth of mandibular)

为了能使我们更了解下颌,尤其是下颌支和髁突的生长意义,让我们先了解下颌是在哪种功能状态下生长进化及其意义。

在人类的进化过程中,人体直立,颅脑变大、颌骨变小且旋转向后向下,使颅面生长中唯一能自由活动的下颌骨处于这样一种“夹紧”状态下(classing vice),即一侧为旋转的面中部,另一侧为气道、咽部和颈椎,结果导致对生命中枢呼吸道的威胁(vital part in real jeopardy)。为此下颌采取三种进化调节的措施:首先在许多面中部较长的个体,配以适当的小的下颌,结果导致深覆殆、深覆盖;其次,许多短面型,

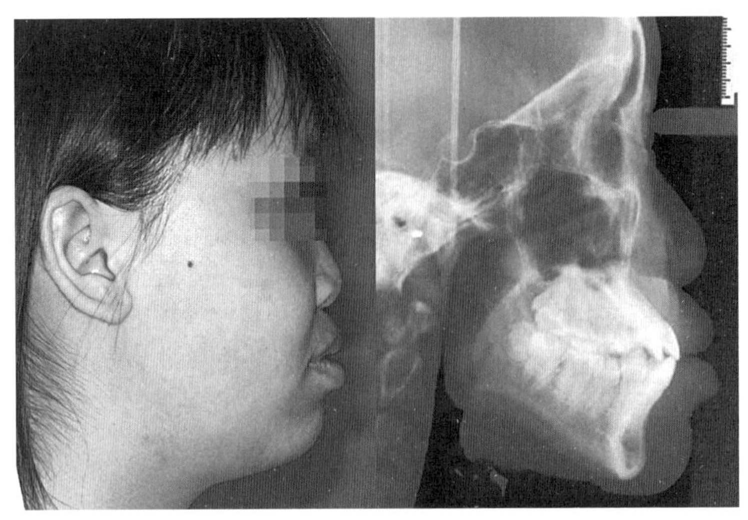

图 1-1-48　Binder 综合征

则倾向于前牙反殆和双颌前突；第三为下颌变短产生拥挤。因此，临床中最常见的三种畸形是为解决进化中所产生的问题所付出的代价（一种生物代偿），同时也体现了下颌生长的多样性、适应性的功能意义。

1. 下颌支的生长改建　下颌支主要有三种功能：从大体解剖的角度，下颌支的基本功能是咀嚼肌的附着；其次，关键功能之一是生长改建为下颌体以及下颌牙弓，配合上颌牙弓发挥咀嚼功能；另一重要功能是为生命中枢发挥作用提供保证，适应众多的颅面生长变化状况。下颌支的前缘吸收、后缘增生，结果下颌支的生长改建使下颌体和牙弓长度增加（图 1-1-49）。以往常将下颌支的这种改变描述成“为最后磨牙创造空间”是不完全的，其实下颌支的改建移位量远大于磨牙宽度。据文献报道，男性 16 岁、女性 14 岁以前，下颌第一磨牙远中面至下颌支前缘由殆平面计算，每年每侧生长约 1.5mm。与上颌结节后缘 0.6mm 的生长量相匹配（图 1-1-45）。下颌支在向后向上改建移动时，不是图中（图 1-1-50）所示在二维方向上直线的往后，而是如图 1-1-50C 所示呈 V 形原理按照图 1-1-50D 所示沿 y 轴方向生长。当整个下颌支向后向上生长时，下颌后部变宽，保证了咽部的扩大，为生命中枢提供保证。在下颌的下缘支和体的连接处有表面的骨吸收，形成下颌角前切迹（antegonial notch）（图 1-1-51）。角前切迹的深浅作为下颌生长预测的指标之一，角浅预示着生长潜力大，角深则相反（图 1-1-52）。在青春期前和青春期，一般下颌支每年增长 1～2mm，下颌体长每年增加 2～3mm，如表 1-1-6 所示。

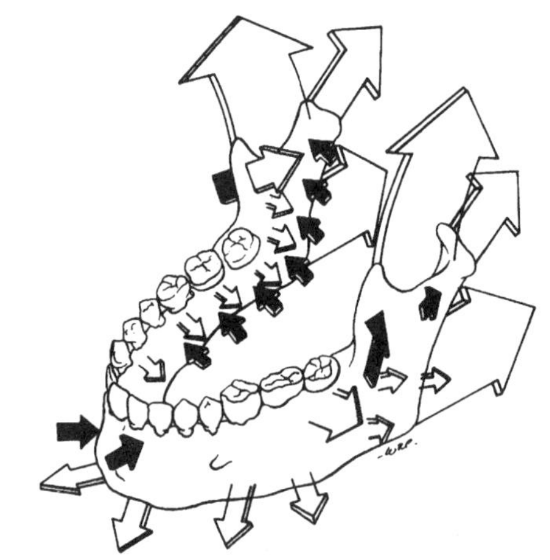

图 1-1-49　下颌支的生长改建
（引自：Enlow，Hans. Essential of Facial growth，1996）

表 1-1-6　下颌长度的生长变化

	下颌体长的增加（Go-Pog）mm		下颌支高的增加（Co-Go）mm	
年龄（岁）	男	女	男	女
7	2.8	1.7	0.8	1.2
8	1.7	2.5	1.4	1.4
9	1.9	1.1	1.5	0.3
10	2.0	2.5	1.2	0.7
11	2.2	1.7	1.8	0.9

续表

	下颌体长的增加(Go-Pog)mm		下颌支高的增加(Co-Go)mm	
12	1.3	0.8	1.4	2.2
13	2.0	1.8	2.2	0.5
14	2.5	1.1	2.2	1.7
15	1.6	1.1	1.1	2.3
16	2.3	1.0	3.4	1.6

(引自:Riolo ML. An atlas of craniofacial growth. Mich:University of Michigan,Center for Human Growth and development,1974)

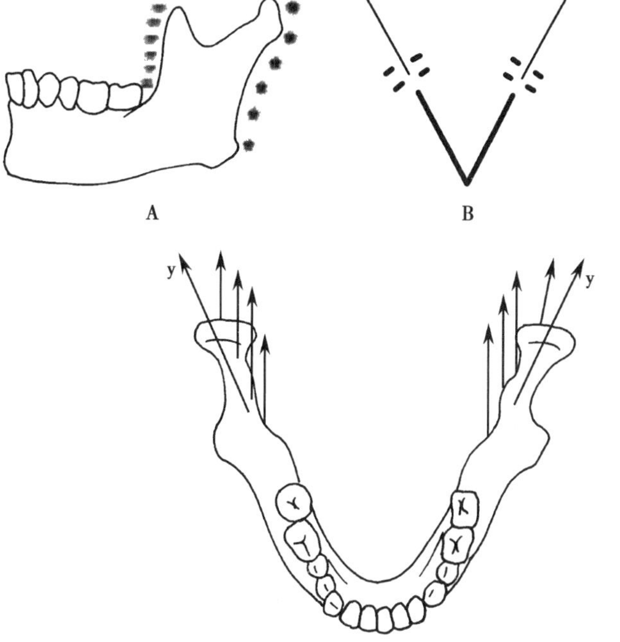

图 1-1-50　下颌支的 V 形生长
(引自:Enlow,Hans. Essential of Facial growth,1996)

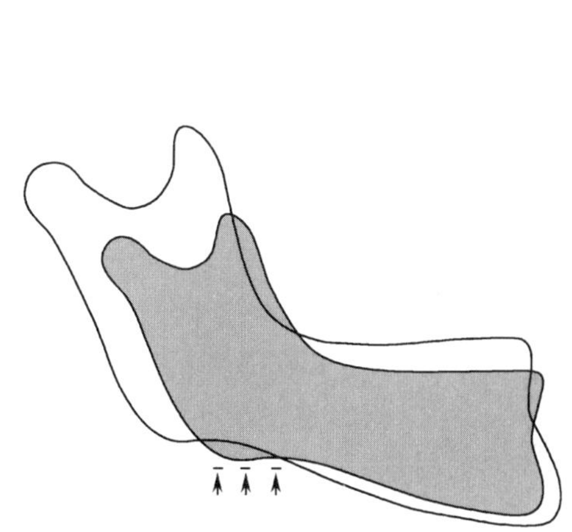

图 1-1-51　下颌角前切迹
(引自:Enlow,Hans. Essential of Facial growth,1996)

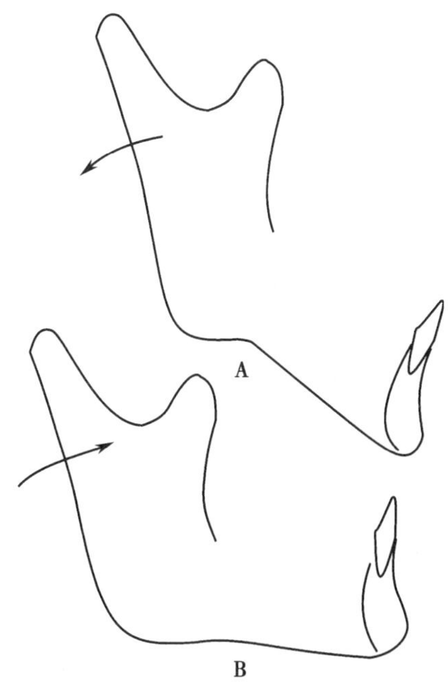

图 1-1-52　下颌角的深浅
(引自:Enlow,Hans. Essential of Facial growth,1996)

下颌支(包括髁突)的另一重要生长功能是适应众多的颅面生长变化。当中颅底和脑水平向生长扩大时,促进鼻上颌复合体的向前移位,咽部的水平空间也相应增大。这是因为颅底窝的底就是对应咽部的顶,而下颌支必须等量的增大。因为下颌支的前后大小和中颅底窝是直接的对应关系,因而下颌支的生长为咽腔的增大提供保证。下颌支在生长过程中常常要垂直向旋转竖直,其作用有两点:一是在保持与咽腔增大相一致的前提下,还要与鼻上颌复合体的垂直向生长相一致,便于咬合,发挥咀嚼功能,因此下颌角变小(图 1-1-53);二是支的旋转生长还要适应不同的头形和面型等多种不同的情况。

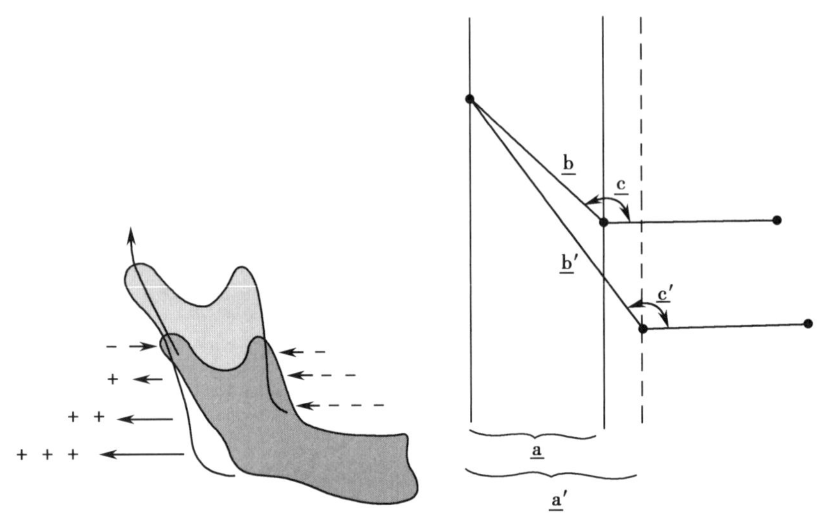

图 1-1-53　下颌角的变化

(引自:Enlow, Hans. Essential of Facial growth, 1996)

2. 髁突的生长改建　以往人们误认为髁突是“控制下颌生长速度、生长量和生长方向以及整个下颌大小和形状的调控中枢”,现今许多实验和生物学理论,证实它是主要的生长区之一,从某种意义上讲,它的关键性生长功能超越“调控中心”。髁突的生长发育在组织结构上,生物学特征上和生长调控上均有其特征——具有多样性、多向性和适应性。

由于下颌骨是颅面唯一可以活动的骨,并与骨性的颞骨相接触,因而髁突必须具有软骨形成的性质。髁突的组成乃是在典型的松质骨外面覆盖一层密质骨,表面被覆一层纤维软骨,根据软骨的结构不同,可分为四层,由表及里分别是:①髁突的表面层;②增殖层;③肥大层;④钙化软骨层。出生后 1 年内,由于肥大层变薄,整个髁突生长软骨层的厚度变薄(但以后一直到青春期)大约 6 ~7 岁时髁突软骨的关节层变厚,一直到青春期软骨的厚度保持不变,至青春生长期后生长变慢明显,但生长软骨继续存在,增殖层至老年变薄,但一生中仍有增生作用,这是髁突骨终生改建的生物学基础。

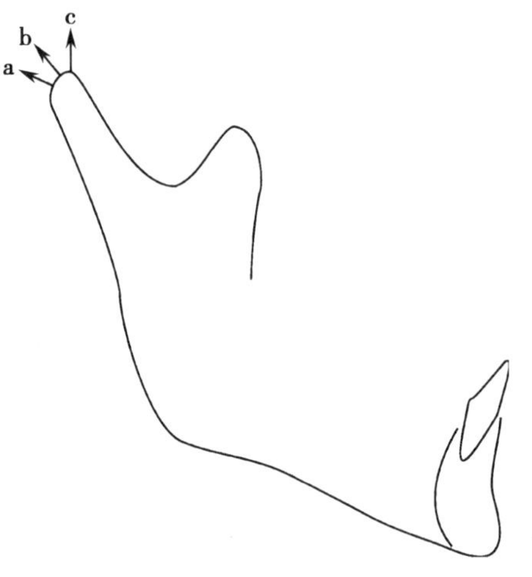

图 1-1-54　髁突的生长方向

(引自:Enlow, Hans. Essential of Facial growth, 1996)

众所周知,髁突软骨是继发性软骨,这种发育状况很重要,它不像原发性软骨主要受遗传和生长激素的控制,呈直线式的方向生长。而继发性软骨具有多向性的增殖能力,这是髁突生长最大的特性。髁突软骨的有丝分裂根据局部环境的各种信息是更垂直向和更向后增殖,而不是遗传预先确定的。这样方可根据不同的颅面结构适应性的平衡生长,保证了功能的发挥(图 1-1-54)。

髁突被定义为继发性软骨有以下三方面原因:首先,它在种系发育的进化意义上是继发性;其次在个体胚胎发育上是继发的;最后,对颅面发育的变化能作出继发性的适应性反应。因此,髁突不是控制整个下颌生长的“调控中心”,而是“生长区”。对髁突和髁突生长的最新概念是“下颌支和髁突的生长”,即髁突随着整个下颌支而生长。研究显示,临床矫治措施的目标是整个下颌支和附着的肌肉而不仅仅是髁突。

髁突骨小梁朝髁突生长方向向后上排列,并可随外力的方向而调整,出生后髁突软骨的血管进行性减少,到3岁时不再存在。正是基于髁突继发性软骨的这些生物学特性,以及髁突生长是下颌生长最重要的生长区,临床拟通过矫形力促进髁突的生长达到治疗下颌发育不足的Ⅱ类错

和抑制髁突生长、矫治Ⅲ类错

畸形。因而众多学者对髁突的生长给予了极大的关注。由于髁突生长的复杂性,众多的研

表 1-1-7　6.5～15.5 岁青少年髁突的生长变化

年龄(岁)	男					女				
	10%	25%	平均	75%	95%	10%	25%	平均	75%	95%
6.5	0.88	1.87	3.07	4.47	5.10	0.88	1.19	2.69	3.50	4.37
7.5	0.57	1.58	2.46	3.65	4.50	0.27	1.07	2.13	3.68	4.53
8.5	0.42	0.83	2.17	3.28	4.17	0.15	1.15	2.01	2.85	3.88
9.5	-0.14	0.94	2.12	3.44	4.50	0.04	0.97	2.11	3.08	4.11
10.5	-0.12	1.46	2.25	3.74	5.23	0.26	1.27	2.25	3.21	4.36
11.5	0.65	1.41	2.48	3.27	4.31	0.27	0.92	2.31	2.93	3.90
12.5	0.20	1.04	2.72	3.95	5.19	0.47	1.18	2.21	3.25	4.25
13.5	0.74	1.78	2.90	4.32	5.21	0.29	1.01	1.92	2.64	4.11
14.5	0.98	1.91	2.95	4.58	5.80	-0.05	0.83	1.48	2.60	3.61
15.5	0.66	1.31	2.79	3.77	4.74	-0.95	-0.01	0.94	1.35	2.06

(引自:Bushang. E. J. O,1999)

究结论不完全一致,但总的规律基本一致,即在出生后髁突在青春期生长加速,青春高峰后期生长缓慢直至成年期与全身的生长发育基本一致。但从一系列的纵向研究中可以发现,髁突的生长过程变异较大。1963 年 Björk 在儿童期观察到髁突的每年生长 3mm,至青春前期少量的降低,随后到接近 14～15 岁的青春迸发高峰时为 5.5mm 之多。1992 年 Hägg 和 Attstrom 追踪研究了 21 位对象,观察到青春高峰之前每 3 年生长 11.3mm,之后为每 3 年生长 9.6mm。1999 年 Bushang 等认为的以上这些资料对临床指导有一定意义,但仍是有限的。他们通过大样本的测量从 6～16 岁每年的髁突生长进行纵向计测,并认为这样资料更有利于评估个体的髁突生长潜力和对治疗提供参数。结果为:髁突生长与一般生长型一致,在儿童期减速,青春高峰期加速,高峰期后快速减速;髁突生长有性别差异,特别是在快速青春期女性髁突生长强度弱于男性,高峰期早于男孩 2 年;髁突生长个体变异很大,有些个体很小(或负值),有些很大可每年大于 5mm,与 Björk 的报道相似。其具体的数字结果为:男性平均每年髁突生长范围为 2.1～3.1mm,儿童期生长速率下降,青春期升高,然后维持最大的 3.1mm/年接近到 14.3 岁。女性在儿童期显示更稳定的速率生长,平均 2.0～2.7mm/年,青春高峰期稍高,平均 2.3mm/年直至接近 12.2 岁。高峰期后很快减速,其 6.5～15.5 岁的每年生长变化如下表所示(表 1-1-7)。

关于髁突的生长和生长方向,Björk 建议用下颌支的切线与髁突顶点连线的交角代表髁突的生长方向,根据他对 45 例男孩从 5～22 岁的纵向观察,髁突生长方向向上向前,平均为-6°(图 1-1-55),其变异范围为-26.0°～+16.0°。

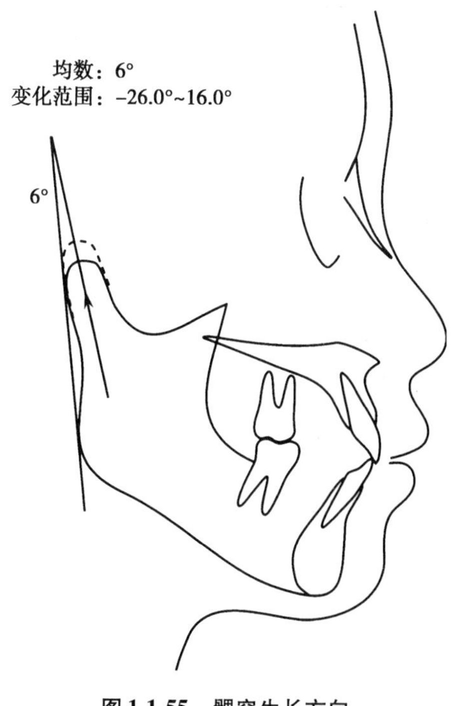

图 1-1-55　髁突生长方向

因此，个体变异范围和髁突生长一样，均难以预测，这种矢状向（向后向上）和垂直向（向上向前）的变化明显影响着颏前点的生长方向和位置。Björk 的研究认为髁突的生长量和生长方向与下颌的旋转密切相关，而 Kim 对治疗Ⅱ类错𬌗患者的纵向研究却认为髁突的生长量与下颌的旋转无关。关于髁突生长量和方向与下颌旋转的关系仍须继续探索研究。

3. 颏的形成和生长　当上颌向前向下生长时，上颌牙弓下降，下颌牙弓垂直向移动，下前牙同时向上和向舌侧移动，从而或多或少的形成一定量的前牙覆𬌗。这一过程如图 1-1-56、图 1-1-57 所示，唇侧骨皮质的唇面骨吸收（图 1-1-57A），而其牙槽面沉积（图 1-1-57B），舌侧骨皮质的牙槽面吸收（图 1-1-57C），而其舌面沉积（图 1-1-57D）。同时在基骨外下面逐渐沉积而形成颏突起。这两个区域的交界处变凹，形成 X 线片上的测量标志点“B”。颏是人类面部生长的独有特征，颏在下颌骨中是变异最大的区域，在不同的个体、不同的生长时间、不同的性别和不同种族中其大小、形态均不相同，也是面部侧貌审美中的重要组成部分。种族差异表现为白种人颏较突出，黄种人次之，黑种人更次之。生长过程中，新生儿颏不明显，3 岁牙齿萌出后，颏开始形成，一般女性 16 岁、男性 20 岁左右颏的生长基本完成，男性颏较女性更明显。

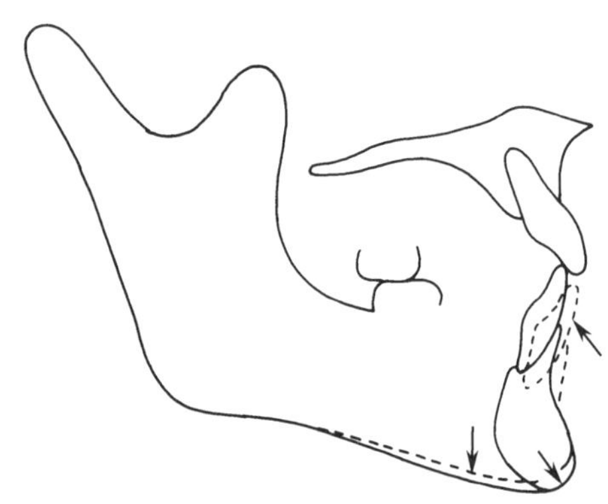

图 1-1-56　前牙覆𬌗的形成

（引自：Enlow，Hans. Essential of Facial growth，1996）

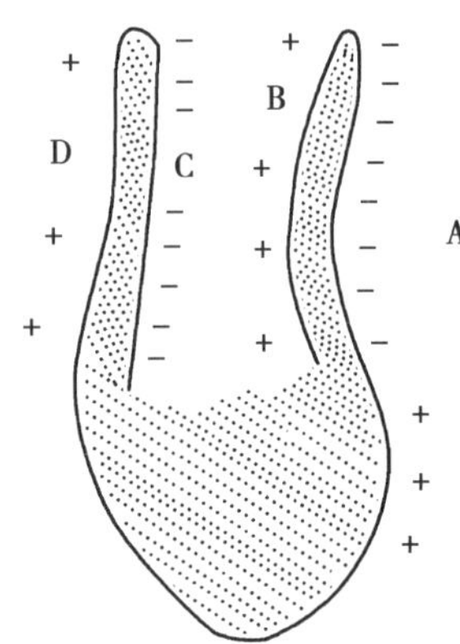

图 1-1-57　颏部的形成

（引自：Enlow，Hans. Essential of Facial growth，1996）

（五）生长期颌骨的生长旋转

颌骨生长过程中，要发生旋转，尤以下颌骨的生长旋转最为明显，是正常面部生长的特征之一。早在 1955 年，Bjöck 就采用了种植体研究面部生长，1963 年使用种植体研究了颌骨的生长量和生长方向，直到 1969 年，他通过对种植体的纵向研究，发现下颌的生长旋转一般有向前和向后两种方式（图 1-1-58），因此提出了下颌生长旋转概念，相继的许多学者对颌骨旋转进行了相关研究。

1. 下颌骨的生长旋转　1969 年，Björk 通过研究将下颌旋转划分为向前旋转和向后旋转两种方式（图 1-1-59，图 1-1-60）。下颌向前旋转有三种类型：①旋转中心在髁突，可能由牙齿缺失或咬肌发达而引起前牙深覆𬌗及前下面高不足，这种咬合可发生在任何年龄。②旋转中心在下切牙切缘，可能是正常的前面高增加与过度的后面高增大共同作用所致，而后面高增大的原因有两点：其一是颅中窝相对于前颅底下降，关节窝也随着下降；其二是下颌升支高度的增加。③旋转中心在下颌前磨牙区，前面高发育不足，后面高增加，下颌前份向上旋转，后份向下旋转，伴有深覆𬌗。在后两种类型的前旋转中，下颌联合部向前旋转明显，颏部显得更加突出。

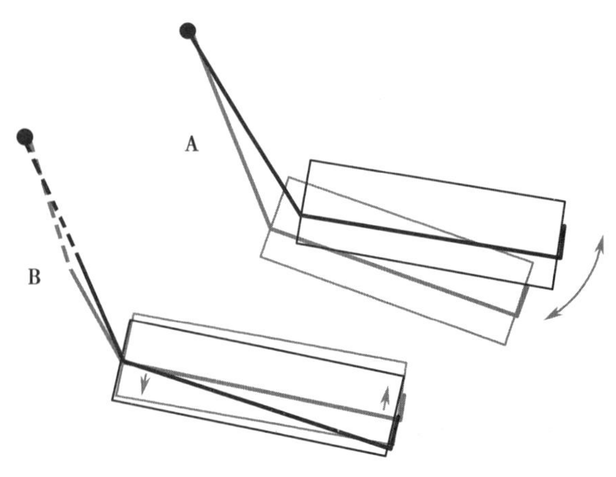

图 1-1-58　下颌的生长旋转

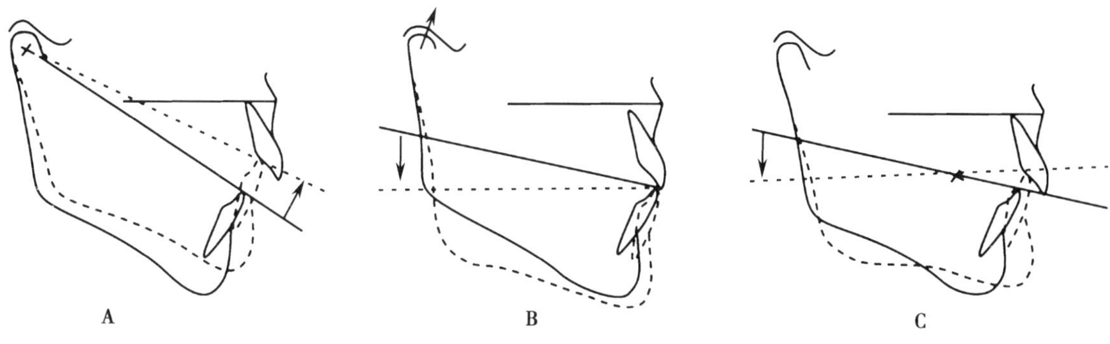

图 1-1-59　前旋转的三种类型

A. 旋转中心在髁突；B. 旋转中心在下中切牙；C. 旋转中心在下颌前磨牙

（引自：Björk. A. J. O.，1969，55（6）：585-599）

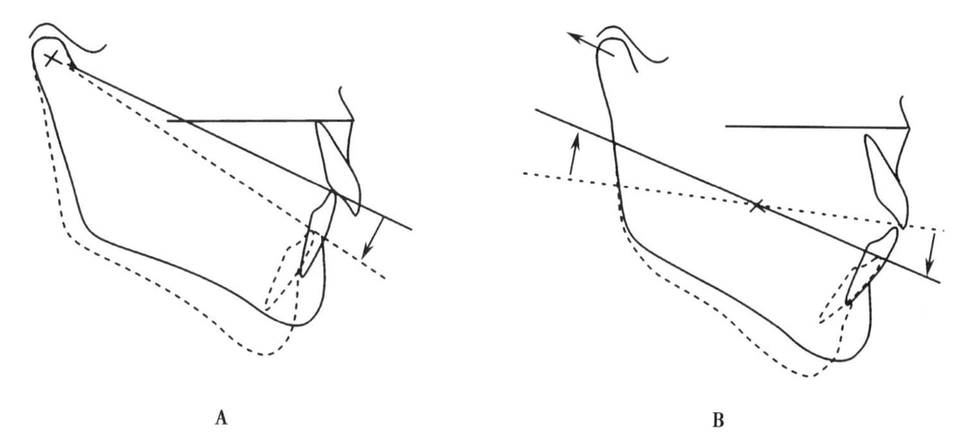

图 1-1-60　后旋转的两种类型

A. 旋转中心在髁突；B. 旋转中心在最后一个咬合接触的磨牙上

（引自：Björk. A. J. O.，1969，55（6）：585-599）

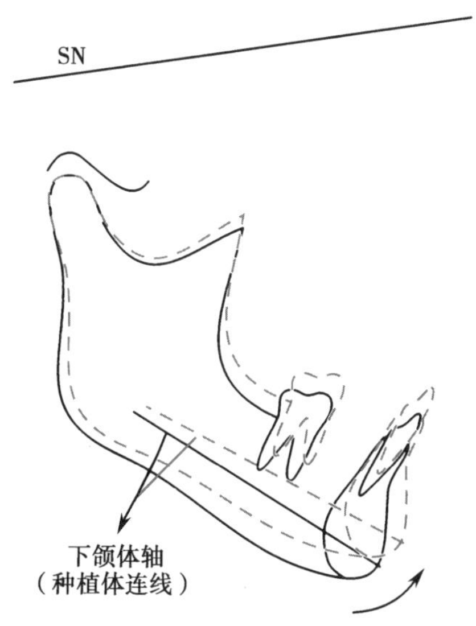

图 1-1-61　总旋转

（引自：Björk. Eur. J. O.，1983，5（1）：1-16）

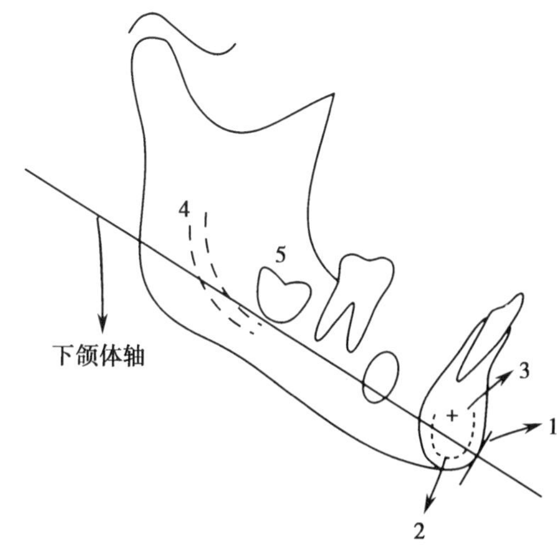

图 1-1-62　结构重叠法的标志点

1. 下颌颏部前轮廓；2. 下颌联合下缘骨皮质板的内缘轮廓；3. 下颌联合处任何清晰的骨小梁；4. 下牙槽神经管轮廓；5. 牙根发育尚未开始、已矿化的磨牙牙胚轮廓下缘，也可能是前磨牙的牙胚（引自：Björk. Eur. J. O.，1983，5（1）：1-16）

与前旋转相比而言，下颌向后旋转较少见，它有两种类型：①旋转中心在髁突，如正畸手段建立牙尖交错的咬合关系、利用矫治器升高咬合等引起前下面高增大；②旋转中心在有殆接触的最后一个磨牙上导致下颌联合部及颏部向后下旋转，而颏下部软组织可能下垂，因而形成“双颏面型（double chin）”，开殆，闭唇时颏肌紧张。一般而言，将下颌后部生长大于前部生长、向前的旋转标记为“负（-）”；将前部生长大于后部生长、向后的旋转标记为“正（+）”。

为了更好地了解颌骨旋转的机制及其临床意义，1983年，Björk和Skieller通过研究，将下颌骨的旋转分为三个部分，提出下颌骨总旋转（total rotation）、基质旋转（matrix rotation）、基质内旋转（intramatrix rotation）的概念，从而较好地解释了下颌骨的生长旋转：

（1）总旋转：指的是在生长期间，由于下颌骨的生长，下颌体轴（core of the mandible）与前颅底平面之间发生旋转的变化量即为总旋转（图1-1-61）。下颌体轴可由种植体连线形成或Björk所提出的下颌结构重叠法中的标志点所构成（图1-1-62）。

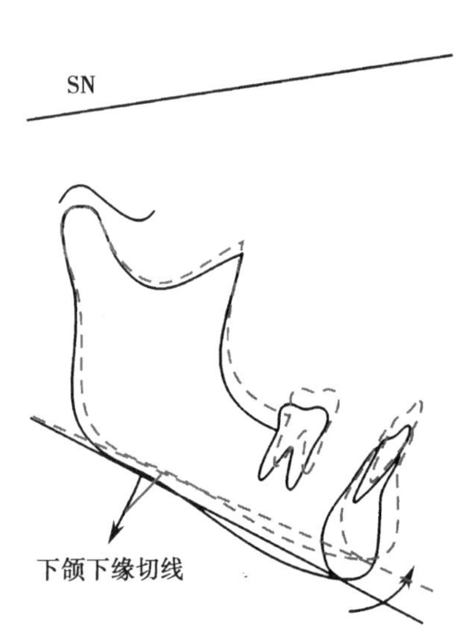

图1-1-63　基质旋转
（引自：Björk. Eur. J. O.，1983，5（1）：1-16）

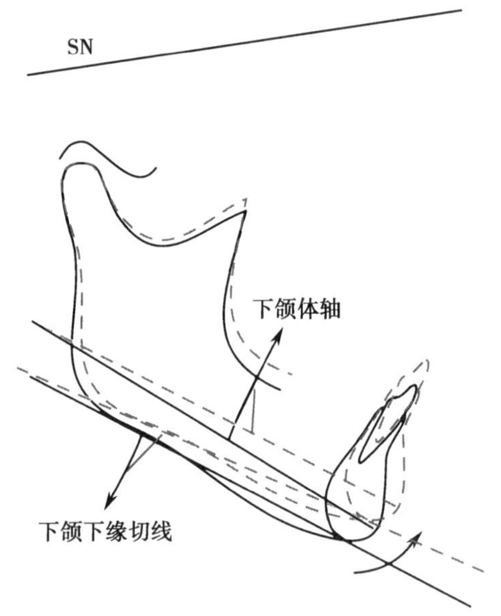

图1-1-64　基质内旋转
（引自：Björk. Eur. J. O.，1983，5（1）：1-16）

（2）基质旋转：反映下颌软组织基质相对于前颅底的旋转，用下颌下缘切线与前颅底夹角在旋转发生的变化量表示（图1-1-63）。Björk将下颌软组织基质由以下颌下缘的切线为代表；当以髁突为旋转中心时，下颌体轴像钟摆一样相对SN平面发生向前或向后的生长旋转。

（3）基质内旋转：总旋转与基质旋转之间的差称为基质内旋转，用下颌下缘切线与体轴间的夹角在旋转发生前后的变化表示（图1-1-64）。基质内旋转代表了下颌下缘的塑建，在生长发育中主要对前两个旋转起代偿作用。基质内旋转的旋转中心定位不在髁突，而是在下颌体轴的某处，旋转中心的位置不仅决定于下颌体轴，还决定于上颌的生长旋转和牙齿的咬合状况。当向前的总旋转多于基质旋转时，下颌下缘会发生明显的骨塑建。此时，向前的基质内旋转会提起下颌体轴前部，牵张相应的软组织基质，导致下颌联合部下缘和下颌下缘前部发生骨沉积，而同时下颌体轴后部压迫相应的软组织基质，导致下颌角处的下颌下缘发生骨吸收（图1-1-65）。

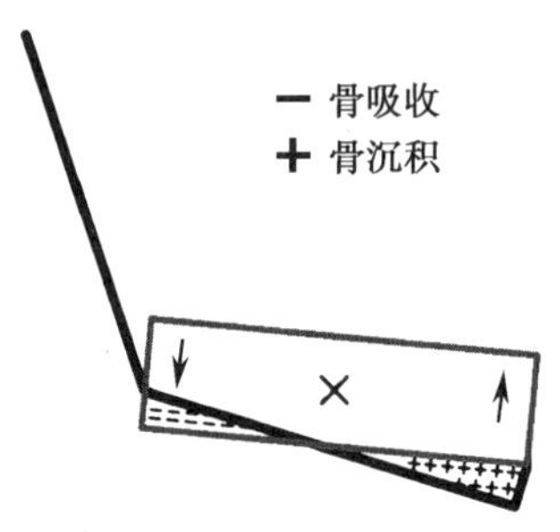

图1-1-65　基质内旋转的骨塑建
（引自：Björk. Eur. J. O.，1983，5（1）：1-16）

一般而言，基质内旋转较明显，而基质旋转则较轻微，甚至与总旋转的方向相反。在临床工作中，通过正畸治疗可以影响下颌骨的旋转，主要是通过下颌骨的基质内旋转的骨塑建达到临床治疗目的。

总旋转是基质旋转和基质内旋转的总和。基质旋转的旋转中心在髁突,基质内旋转的旋转中心在下颌体轴的某处,所以总旋转的旋转中心决定于上述两者。

目前关于颌骨生长旋转的概念不同学者应用过许多术语,Proffit 曾列出了不同作者描述这一现象时曾用的专业术语(表 1-1-8)。为了便于理解,避免混淆,本文的后续描述均采用 Björk 初始提出的总旋转、基质旋转和基质内旋转这 3 个基本概念。

表 1-1-8　颌骨旋转变化的相关术语

下颌骨的旋转情况	不同学者提出的相关术语		
	Björk	Solow, Houston	Proffit
下颌体轴相对前颅底的旋转	总旋转(total rotation)	下颌骨的真性旋转(true rotation)	内旋转(internal rotation)
下颌平面相对前颅底的旋转	基质旋转(matrix rotation)	表面旋转(apparent rotation)	总旋转(total rotation)
下颌平面相对下颌体轴的旋转	基质内旋转(intramatrix rotation)	下颌下缘的角度塑建(angular remodeling of lower border)	外旋转(external rotation)

Björk:基质旋转=总旋转-基质内旋转
Solow:表面旋转=真正的下颌旋转-下颌下缘的角度塑建
Proffit:总旋转=内旋转-外旋转

(引自:Proffit WR. Contemporary orthodontics. 4th ed. St. Louis:Mosby,2007,114-118)

据研究,在生长发育过程中下颌骨总旋转的个体间差异很大,对于平均生长型的个体而言,从 4 岁到成年期会发生向前、向上 10°~15°的总旋转,其中 27% 归因于基质旋转,73% 归因于基质内旋转。然而有趣的是下颌平面角在此过程中却平均只减小 2°~4°,显然在颌骨的生长旋转变化中,下颌骨表面的骨塑建部分抵消了总旋转的效果,这就意味着下颌骨下缘后份发生了骨吸收,而其前份无明显改变或仅发生了轻微的骨沉积(图 1-1-66)。

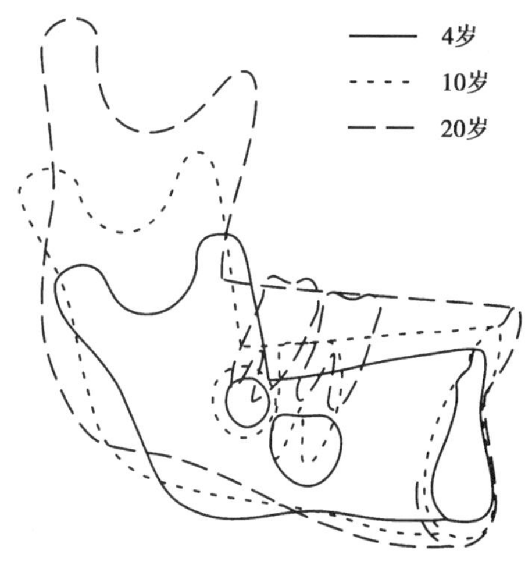

图 1-1-66　4~20 岁期间下颌骨发生的旋转
(引自:Björk. Eur. J. O. ,1983,5(1):1-16)

在生长发育过程中,不论什么生长型,下颌的生长方向绝大多数均是向前旋转的。短面生长型向前旋转较多,长面生长型则向前旋转较少,因此称其为向前旋转不足(forward hyporotators)更为确切。下颌向后旋转罕见,除非有关节疾患或极端的病例。

2. 上颌骨的生长旋转　由于上颌骨没有明显的功能突,而且它与颅底直接相连,所以上颌骨的旋转不如下颌骨明显。但是,如果将种植体置于上颌骨牙槽突处,仍可发现上颌骨中心轴会发生向前或向后的、角度较小但变异较大的旋转,这种总旋转与下颌骨的基质内旋转相类似。1972 年 Björk 研究发现上颌骨向前旋转,平均为-2.5°~2.8°。然而如果按照下颌骨基质旋转的定义,由于上颌骨缺乏类似髁突的关节结构,所以在上颌骨中基质旋转是不可能发生的。在上颌骨发生旋转的同时,上颌硬腭前后部的鼻、腭侧分别进行着不同程度的骨吸收和骨沉积,这些变化即上颌骨的基质内旋转。对于大多数个体而言,上颌骨的总旋转与基质内旋转大小相当、方向相反、相互作用抵消,因此若以腭平面作为衡量指标,上颌的生长没有发生旋转改变。

3. 上、下的颌骨相对旋转　由于上下颌骨均存在旋转,1982 年,Lavergne 和 Gasson 就此提出 4 种颌骨旋转类型,简称为下旋型、上旋型、离散型和聚合型(图 1-1-67)。

与此有所补充的是 2008 年国内吴浩、周力研究发现,在正常殆人及安氏Ⅱ类 1 分类错殆患者的三种骨面型中,大部分个体属于上述 4 种类型,但同时还存在其他变异类型——“其他”型,其特点为 PP

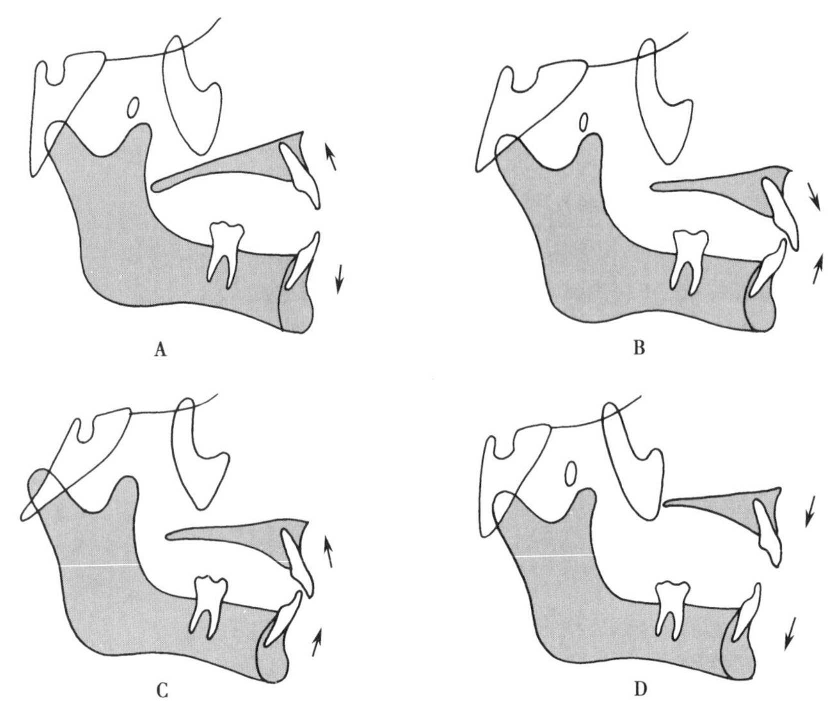

图 1-1-67 上下颌骨的旋转

A. 上下颌基骨的开大旋转伴随着上下颌基骨间夹角的增大；B. 上下颌基骨的聚集旋转伴随着上下颌基骨间夹角的减小；C. 相对于颅骨，上下颌基骨都表现为向上、向前的旋转；D. 相对于颅骨，上下颌基骨都表现为向下、向后的旋转

平面和 MP 平面中有一个未发生旋转，另一个则发生了旋转变化，或两个平面均未发生旋转。

4. 颌骨旋转与牙齿萌出的相互关系 颌骨旋转可以影响牙齿萌出方向和萌出量，并最终影响切牙的前后向位置。上颌牙齿的萌出道向下、稍向前。在正常生长型个体中，上颌骨通常有一些向前旋转，然而常会伴有稍微的向后旋转。上颌前旋转导致切牙唇倾，增加其突度；而后旋转会使切牙相对竖直并减小其突度。相对于颅底而言，牙齿的萌出量，是由颌骨连同包埋在它内部的牙齿发生的移位（translocation）与牙齿的真性萌出（true eruption）的联合作用的结果。在青春发育期，上颌牙齿萌出量的 50% 归因于颌骨的移位。

下颌牙齿的萌出道向上、稍向前。下颌的总旋转使颌骨的前份向上旋转，这改变了切牙的萌出道，常常引导它舌向萌出。总旋转常使切牙竖直，而磨牙的近中移动量又多于切牙的远中移动量，所以造成了牙弓长度缩短的现象。由于下颌骨的总旋转比上颌骨明显，所以不难想象下颌牙弓长度的缩短程度大于上颌。值得注意的是，现代观点对牙弓长度缩短现象的解释与传统的强调磨牙前移的解释有所不同，现在更强调下切牙的舌向移动，而不仅是下磨牙的近中向移动。事实上，种植体研究也证实切牙的前后向位置改变是导致牙弓长度变化的一个重要因素。

Björk 等学者认为，在颌骨生长旋转过程中，颌骨的旋转不但能影响牙齿的萌出量，还能影响上下前牙的萌出方向及最终的矢状向位置。在短面型个体的生长发育过程中，发生了过度的总旋转，使上下切牙呈过度重叠交错的位置，进而形成深覆𬌗；颌骨的总旋转也会逐渐地竖直切牙，使之舌向错位，即使下切牙只萌出了一小部分，也会导致牙列拥挤。相反，在长面型个体中，除非切牙萌出的量非常大，否则会形成前牙开𬌗；颌骨旋转会使切牙唇向萌出，造成牙槽前突。另一方面，Ross、周力等的研究结果却与之相反。原因可能为不同学者研究的人种、方法不同、生物的多样性使牙的代偿能力差异很大，从而造成研究结果不同，但确切原因有待进一步研究。

5. 颌骨生长旋转的机制及临床意义 关于颌骨旋转的机制，目前尚不完全清楚，根据研究可能与以下因素有关：演化因素；遗传因素；髁突的生长方向和生长量；颅底的发育、颅底的弯曲度，如关节窝下降、后面高增加、下颌向前旋转；牙槽骨的密度，如低角患者的颌骨密度高，高角患者的颌骨密度较低；颈椎长度、颅颈韧带和肌肉的张力、头的姿势、唇舌肌的活动等都对下颌骨的旋转生长有一定的影响。

与矢状向生长相比而言，正畸医师往往忽视了对垂直向生长的关注。一般而言，个体在生长发育过程中下颌骨发生旋转的程度越严重，则在正畸治疗时所面临的困难就越严重。可见，利用颌骨旋转的相关知识在早期预测下颌骨的旋转有非常重要的临床意义。

过度的下颌骨旋转会对牙齿的萌出道产生严重的影响，意识到下牙列拥挤原因之一往往是下颌骨过度向前旋转的结果，对正确的临床诊断与治疗很有帮助。下颌骨过度向后旋转是潜在的危险因素，应注意在三维方向保护后牙支抗、使用轻柔的矫治力、选择性地慎用颌间牵引、控制后前面高比、协调侧貌等。下颌骨过度向前旋转是形成深覆𬌗的潜在因素，可以通过在青春期之前戴用咬合板来阻断，而且在矫治结束后最好持续戴用咬合板至颌骨的生长期结束为止。

下颌旋转生长对调节上下颌关系起着重要的作用。旋转失调，会使颌骨的生长方向发生改变，临床上表现为长面型或短面型。因此，识别旋转的类型，可以有针对性地判断预后和制定出适宜的矫治方案。

总之，利用颌骨旋转的概念便于理解一些颌面形态结构形成的机制，并有助于针对不同的错𬌗畸形选择合适的矫治时机、制订合理的矫治方案、相对准确地判断预后。

2009 年 Malanie 的纵向研究表明总旋转的变化在替牙早期较替牙晚期和恒牙早期的变化更加明显，约为其 2 倍，由此也表明功能矫形治疗的最佳时机在替牙早期开始较好，尤其是高角患者。

（六）颞下颌关节的生长发育

颞下颌关节（temporomandibular joint，TMJ）又称颞颌关节或颅颌关节、下颌关节、颌关节以及颅下颌关节等多种名称，目前多以颞下颌关节称之。此关节的重要性不仅在于它是全身唯一的一个左右两侧的连动且稳定与灵活高度统一的关节，更重要的是，它与颅颌系统的整体功能——咀嚼、吞咽、语言以及错𬌗畸形的病因诊断、治疗和预后密切相关。尤其是与错𬌗病因、治疗等方面的关系目前还有许多问题不甚了解。如𬌗型与颞下颌关节的关系，髁突与下颌旋转的关系以及正畸和矫形治疗对下颌关节的影响等等，值得进一步探讨。

颞下颌关节由颅骨的关节窝、关节结节、下颌的髁突以及居于两者之间的关节盘及关节囊和周围的韧带所构成。现将其生长发育状况分述如下：

1. 关节窝及关节结节的生长发育　出生时颞骨下颌窝呈平坦状，关节结节也是平的。随后关节的各组成部分快速生长，8 个月时颞骨表面以及关节结节和关节窝区域以膜内成骨和软骨内成骨的形式增生改建，随着乳牙的萌出。咀嚼功能的建立，关节窝顶部骨吸收，前后部骨沉积，关节窝逐渐加深，关节结节逐渐形成。到 2 岁半时关节窝深度约为 4 ~ 5mm，6 ~ 7 岁时约为 5 ~ 6mm，到 10 岁时颞下颌关节形态变化基本完成。

（1）关节结节（articular tubercle）：为颞骨颧突根部前的一个突起，出生时较平。由一骨嵴将其分为前后两斜面。后斜面构成关节窝的前壁，即功能斜面，该斜面与髁突的运动、𬌗关系以及牙尖斜度均有密切关系。

2002 年，据 Katsavrias 对 90 例干颅骨进行研究后报道：在正常情况下，关节结节的斜度左右两侧是对称的，正常成年人关节结节斜度为 30° ~ 60°，小于 30°为平坦，大于 60°为过陡。其发育过程为 2 岁时，关节结节的斜度为 20°，10 岁时为 30°，20 岁时为 36°，30 岁时为 40°，即 2 岁时已完成最终斜度的 50%，10 岁时已获得最后值的 72.5%，20 岁时获得 90%，剩下的 10% 为以后的岁月所获得。该结果表明乳牙期有一非常快速的生长，而以后的 50% 的生长须经过很长的时期，不仅意味着易感性更是为治疗的干预提供了机会，如功能矫形对关节斜度的作用值得进一步研究。

关节结节的生长何时停止，文献报道不一致，早期的研究认为是 25 岁、33 岁甚至 40 岁。最近的研究（1991 年）认为，关节结节是颅骨的一部分，其生长应与颅骨是一致的，大致在 30 岁左右或以后。Demirjian 认为关节结节的生长受功能的影响更甚于遗传的影响，Ikai（1997 年）研究发现还受到面部形态的影响。

（2）关节窝（articular fossa）：在颅骨颧突根部的后方，颞骨鳞部、岩部及鼓部的下面有一卵圆形的凹面，即为下颌窝（图1-1-68）。在下颌窝内有一裂隙，该裂隙将下颌窝分为前后两部分，前部较大，表面覆盖纤维软骨，位于关节囊内，即关节窝；后部浅而小，表面无软骨覆盖，位于关节囊外，容纳腮腺，故后部已不属于颞下颌关节部分。

关节窝大致呈三角形的凹面，当直立时关节窝的前缘低于后缘，外缘低于内缘。关节窝的前壁为颧弓根部的关节结节的后斜面，后方止于鳞鼓裂和岩鳞裂。初生时关节窝平坦，随着年龄增长，咀嚼功能的建立，关节结节增生，关节窝骨质吸收使窝加深。2岁半时关节窝深度为4～5mm，6～7岁约5～6mm，10岁至恒牙列时基本完成达成人的深度。关节窝的顶部与颅中窝间的骨质，最薄处仅为1.2mm的"一纸之隔"。

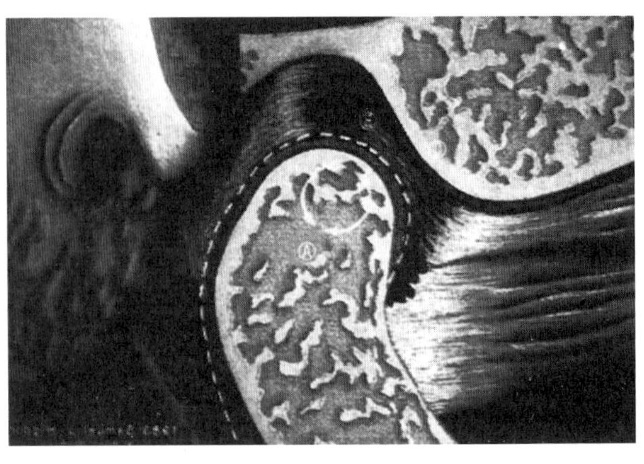

图1-1-68　关节窝
（引自：徐芸，白玉兴，主译. 口腔正畸功能矫形治疗学，2004）

关节窝和关节结节的表面覆以纤维软骨，正常情况下为略带红的灰白色，表面光泽，该软骨在关节结节处增厚，与髁突软骨一样为继发性软骨。该处组织可分为四层：第一层近关节腔，纤维与关节面平行；第二层为增殖区；第三层为纤维软骨区；第四层为一薄的钙化软骨。关节结节后斜面和嵴顶为关节的功能区，此区的改建活动大于关节窝。关节窝和关节结节的组织结构，不但在生长期进行生长改建，而且持续至终生。1998年Buschang对儿童期和青春期关节窝的移位生长进行了研究，得出在4年生长期间（118例儿童期年龄从6～10岁、8～12岁，155例青少年年龄从9～13岁、11～15岁）关节窝的向后向下移位接近3～4mm，向后移位2倍于向下移。在青春期常见多于5mm的后移位，少于10%的样本显示前移位，还有20%～30%的样本显示上移位。同时还显示关节窝的后移位几乎2倍于髁突向后的生长。1987年Kenneth首次对不同垂直骨面型（垂直生长型、平均生长型和水平生长型）共175例青少年的患者从10～14岁的生长治疗4年期间观察关节窝生长改建情况发现：①当颅面生长期，无论哪种生长型，关节窝相对于颅部的蝶骨均向后向下移位；②垂直生长型者，其关节窝的位置更具往后移的特征，个别个体可向后移达7mm。以上结论支持作者提出的推论，即在生长治疗时期，关节窝和颞骨的三维空间位置影响下颌（Pog点）的位置，尤其是垂直生长型者后移更明显。徐信等2002年对矢状向Ⅰ、Ⅱ、Ⅲ类错骀和垂直向的垂直生长型、水平生长型、平均生长型等的各类骨面型各20例（共120例，年龄12～14岁）研究对象通过头影测量分析得出：颞下颌关节窝的位置在Ⅱ类骨面型中离颅底最远，偏向后位，Ⅲ类骨面型中离颅底最近，而垂直生长型者关节窝的位置最高（即离颅底最近），水平生长型者最低。因此，该结论不但验证了不同骨面型的关节窝位置与面型有关，也提示颞下颌窝的位置可作为判断骨面型的指标之一，对错骀的诊断和治疗提供参考。

2. 髁突的生长发育　略，详见前述下颌骨的生长。

3. 关节盘的生长发育　关节盘（articular disk）的原基是由关节窝髁突之间的一条间充质组织发育而来。在出生后最初的几年，关节盘保持高度的血管化并有丰富的成纤维细胞，以后关节盘中央部分血管消失，而周边血管密集。关节盘由致密的纤维结缔组织组成，成人的关节盘较年轻人和儿童为厚，其中一些成纤维细胞可变成类软骨细胞，随着年龄的增大，类软骨细胞可变成真正的软骨细胞，所以在年龄增长时，关节盘内常含有透明软骨小岛，由于成纤维细胞不断的分化，产生类软骨细胞。真正的软骨细胞及透明基质，可增强纤维组织的弹力和抵抗力。

生长发育完成后的关节盘约呈椭圆形，内外径长于前后径，关节盘上面前凹后凸，与关节结节和关节窝外形相吻合，下面凹，与髁突外形相适应。关节盘为一不能修复的特化的纤维结缔组织，其上下均覆以滑膜，滑膜向关节腔凸起呈皱襞或绒毛。关节盘可从前到后分四部分：前带、中带、后带和双板区，双板区构成关节盘的后附着：

（1）前带（anterior band）：较厚，约为 2mm，主要由前后方向排列致密的胶原纤维和弹力纤维所组成，其中有毛细血管、小动脉和神经分布。前带又分为上下两板，上板称颞前附着，附丽于关节结节前斜面的前端；下板为下颌前附着，附丽于髁突前斜面的前端。两板之间有翼外肌上头插入关节盘，下头与髁突颈部相连，这就保证了关节盘与髁突的同步运动。

（2）中间带（intermediate band）：为关节盘的最薄处，仅 1mm 厚，位于关节结节后斜面和髁突前斜面之间，主要为前后向排列的胶原纤维和弹力纤维，无血管和神经分布。有软骨基质及成纵行排列的软骨细胞，但无软骨细胞束，属软骨样细胞。Robinson 指出 20 岁后，这些纤维性结缔组织向纤维软骨的过渡形式明显增加。Carlsson 在人尸体关节盘的显微放射研究中指出，正常关节盘中间带无血管分布，有关节症状者，关节盘中心钙化，血管分布增加。中间带为关节负重区，亦是关节穿孔、破裂的好发部位。

（3）后带（poster band）：为关节盘最厚处，约 3mm，介于关节窝顶和关节髁突横嵴之间。后带后缘正对髁突横嵴之上，如该对位关系改变，关节盘后带的后缘移至髁突横嵴前方时，即盘前移位则在开口处髁突横嵴与关节盘后带发生撞击而出现开口处弹响。后带的组织结构仍以胶原纤维及弹力纤维构成。但纤维方向不定，无血管和神经分布。

（4）双板区（bilaminar region）：关节盘的后方为双板区，分成上下两个板，上板（superior lamella）很厚，由胶原纤维和粗大的弹力纤维组成，附着于鳞鼓裂和岩鳞裂，称为颞后附着；下板（inferior lamella）较薄，主要为粗大的胶原纤维，无弹力纤维，附着于髁突后斜面的下端，称为下颌后附着。上下板之间为含有大量的血管神经的疏松结缔组织，还有脂肪组织。双板区对功能矫形有重要的作用。

关节盘虽小，却有十处之多的附着，可见其结构功能的复杂和重要。关节盘有以下功能：

（1）稳定作用：关节盘将关节腔分为上下两腔（上腔大，下腔小），两腔分别进行滑动和转动，使关节在运动时得以保持稳定。

（2）改变颞下颌关节运动的轴向，以便关节的多向性运动得以实施。

（3）抑制下颌骨的生长：Mohl 指出，将家兔的颞下颌关节盘整个或部分切除，则发现髁突变大，并超过原关节盘所占的位置。人的颞下颌关节盘亦有类似的现象，因而认为关节盘对下颌骨有抑制作用。对此是否是定论尚需继续研究。

（4）具有吸收器的作用。由于关节盘最外层的致密纤维网，可使关节盘在任何拉力和压力下，维持其形态。关节盘的上面胶原纤维呈不规则的波浪形，下面则是向上同向起伏排列的波浪形，因而可以吸收咀嚼压力，起到衬垫减压吸收器的作用。

（5）关节上下面的滑膜及双板区的血管，能产生滑液，提供关节盘及髁突纤维软骨的营养。关节盘尤其是双板区不但有丰富的血管供应，还有丰富的神经分布，因而有营养、润滑和感觉功能。

双板区这一术语是 Rees 于 1954 年提出的，1956 年 Zenker 将其看做是关节盘后方具有可塑性的组织垫。Petrovic 曾将其称为半月板颞系带（meniscus-temporal frenum）这是从解剖角度考虑盘后附着的起始点。Smeele 则将其看做是三板区，就现在认识而言，这种观点更加实际正确。如上面所述这三层分别是：上层主要是胶原纤维和弹力纤维，中间层是膝状脉管迷路似的高度脉管化并具有敏感的神经支，下层是细的胶原纤维。上层帮助关节盘在运动时的回位，下层帮助关节盘在髁突运动中保持稳定，而中间层对关节的代谢有重要的作用。Graber 鉴于生理学意义将盘后附着称为盘后垫（retrodiscal pad）。Zenker 将盘后垫视为一个脉管性的垫子，在开口时中间层的血管充盈，闭口时排空（图 1-1-69），因而将其称为“代谢泵”。当开闭运动时，脉管迷路输送着合成代谢和分解代谢产物，如 STH 生长激素肽、睾酮（和雌激素）、胰岛素、甲状腺素、降钙素和甲状旁腺素等。膝状脉管迷路的生理活动支持着滑膜、滑液、髁突表面软组织、软骨和软骨下方的骨组织的正常生理、生长和发育的变化。

总之，颞下颌关节的独特解剖形态和生理学的特性为功能矫形和生长改建奠定了生物学基础。但生长发育的遗传和机械调控以及功能矫形的确切机制尚不完全清楚，有待继续探索研究。

以下，让我们从颞下颌关节的演化过程更好地理解颞下颌关节的生长发育及功能的变化。

从鱼类无关节进化到爬行类才开始有颌关节，其上颌与颅的关系逐渐更加巩固，腭方软骨（原始上颌）仅后端骨化成方骨，附着于颅骨上成不动关节。Meckel（原始下颌）软骨后端骨化形成关节骨与方

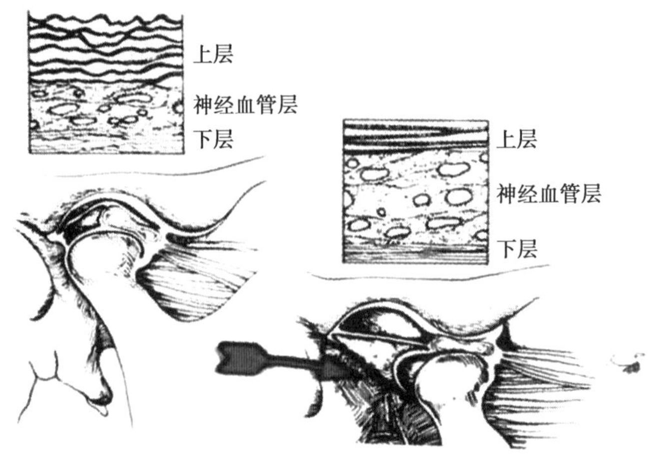

图 1-1-69　盘后垫
（引自：徐芸，白玉兴，主译. 口腔正畸功能矫形治疗学，2004）

骨相接形成颌关节。该关节只能作开闭运动，而不具备咀嚼功能，故称为原始颌关节。

至哺乳类，腭方软骨骨化形成方骨进入中耳形成砧骨，Meckel 软骨骨化形成关节骨也进入到中耳形成锤骨。齿骨即下颌骨，其后端向上延伸形成下颌支，并逐渐与颞骨的鳞部接近，形成颞下颌关节，故称为继发性关节。演化至此，口腔已具备咀嚼功能。关节内出现了关节盘，关节盘在颞下颌关节进化中有十分重要的意义。不但能承受较大的咀嚼力，并能产生对抗压力、抗摩擦、缓冲冲击和震荡的能力，而且使关节由低等哺乳类的单纯铰链型关节演化为高等哺乳类动物和人类所具有的可进行滑动和转动等复杂运动的关节。

在人类的演化过程中，颞下颌关节的演化是口腔咀嚼功能的体现，关节本身的结构也随之而发生改变，如表所示（表 1-1-9），可看出关节窝的深度由浅变深，直接影响关节结节和关节窝后突的演化：类人猿无关节结节而后关节突明显，而人类恰相反；类人猿的髁突与关节窝比例相适，现代人窝明显比髁突大。这些形态上的演变，使颞下颌关节运动更趋灵活，同时增大了下颌前伸和侧方运动的范围，并且髁突可在较大的关节窝内作旋转运动。颞下颌关节的后缩范围减小，但以发挥向前的运动来补偿面部在演化过程中的向后向下的缩小状态，从而不致妨碍咀嚼和发育的功能，可见功能和形态之间的密切关系。功能不但决定形态，也是进化的动因。

表 1-1-9　人类颞下颌关节演化的特征比较

关节的主要组成	类人猿	中国猿人	现代人
关节窝	浅	较深	深
关节窝的穹隆板	厚	稍厚	较薄
髁突与关节窝比	突与窝适合	窝稍大于突	窝远大于突
髁突长轴	与颅骨长轴垂直	稍向后辐射	向后辐射
关节结节	无	明显	非常明显
关节后突	非常明显	不明显	无

（七）上、下颌骨的生长异同点

上下颌骨的形态、发育和功能上有很多的差异和相似性，而这些因素对基本的临床治疗原理都有直接的影响，对这些因素进行比较和评价更有利于临床的诊治。

1. 上下颌骨均起源于第 1 鳃弓，且都是由第 5 对脑神经支配，不过是不同的分支。

2. 上颌骨的上颌结节与下颌支都是生长区，有明显的生长改建，两者均向前下的移位，且两者在垂直向都有一定的调节和代偿颅底变化的能力。

3. 由于生长梯度的原因，上、下颌骨之间存在“差异性生长”。通常在6～20岁期间，上颌骨的生长较早完成，下颌骨生长时间较晚且持续时间长，下颌长度变化是上颌的2倍。同样，SNA角无明显变化，SNB角逐渐增大，ANB角逐渐减小。由于男性的生长期较女性长，约2年，随着生长，男性的侧貌较女性的突度改善更为明显。

4. 在生长过程中，SN-GoGn逐渐变小，下颌平面向前上旋转，而腭平面保持相对稳定。

5. 下颌髁突是软骨内成骨，且是继发性软骨，上颌骨为膜内成骨。

6. 下颌关节表面覆盖压力耐受性软骨组织，而上颌骨骨缝为结缔组织连接，是张力适应性的，压力不敏感。

7. 下颌骨是单一的骨块，有咀嚼肌附着，通过活动关节与颅底相接触。而鼻上颌复合体由多块骨联合形成，很少有咀嚼肌附着，上颌骨同颅底及多个骨之间通过缝固定连接，不能进行功能运动。

（八）成人颅颌面的生长

从胚胎发育开始，经过婴儿期、儿童期和青春期，一直到成年的成熟期，继而进入老年期，人类面部外形随着时间的流逝而产生明显的改变。在这个过程中，生长何时终止，何时老化这一系列问题值得人们关注。

许多现代教科书均认为，生长在出生后至青春期处于高峰，青春期后明显地变慢。一般认为女性在16岁左右，男性在18岁后生长停止，成年期没有生长。基于这种根深蒂固的看法，认为成人颅面骨骼在大小、形态上是完全静止、稳定的实体。而20世纪70年代末至80年代初许多学者对颅颌面软硬组织进行生长发育纵向研究，发现成年期颅颌面的生长并未停止，尤其是年轻的成人，颅颌面生长还很显著。同时，面型衰老过程中的变化特征，不断的反复被证实。而这种有关颅颌面在成年期生长停止的观念，是基于不完全的资料，简单地推测所致。本节的目的在于阐明成年期颅颌面的生长并未停止，停止的概念是一种不科学的理解，也可说是一种误解。

1. 年龄阶段的划分　正畸临床中常常涉及“成年人的治疗”，那么什么年龄阶段为成年期？根据中国医学科学院医学信息研究所（1993年）所译的“医学主题词注释字顺表”，将人的一生按年龄划分为以下几个年龄时期：

婴儿和儿童期（infancy and childhood）：为出生至12岁。

青春期（adolescence）：指13～18岁。

成年期（adulthood）：指19～44岁。

中年期（middle age）：指45～60岁。

老年前期（pre-old age）：指60～65岁。

老年期（old age）；指65岁以上。

妊娠期（pregnancy）：指妇女怀孕期间。

一般所指成年生长，根据文献报道多数为18～44岁或延伸到中年。年轻的成年人指靠近19岁的成年人，老年前期是最近根据国际老年协会所提出而划分的。当然年龄和生理年龄不完全一致，为了统一和法律的原因，按年龄划分更为有利。年龄阶段的划分不但对生长发育的研究有规范和指导意义，更重要的是对国家经济发展规划有指导意义。当然，年龄阶段的划分还因不同的种族和国家而有所不同。

2. 成人颅颌面的生长　早期对成年期颅面骨骼变化的研究，一般多采用横向的干颅骨的测量，或对活体表面作人类学的测量以及不定期的观察。常常得出青年和老年之间无明显差别的结论。而另一些研究认为有差别，如成年期颅变得更大，面部的深、宽、高变大几毫米。软组织亦有类似的变化，进入成年晚期，鼻高鼻宽增加明显，耳、唇厚亦如此。相反的意见也很多，这是可以理解的，因为研究设计，研究手段和无法控制的变异，使分歧更加明显。自X线头影测量问世，使可对活体进行精确地、可控地纵向研究成为可能，很多研究得出明确的结论，即进入成年期颅面后，骨骼继续“生长”。

以下将成人颅颌面生长分以下两个时期分别叙述：

（1）年轻成人期（young adulthood）：据Love等（1990年）对30例男性安氏Ⅰ类殆关系（∠ANB<

4°）的16～20岁的X线头影测量纵向研究，得出以下结果和结论：

1）下颌长度：4年期间均有显著增长，在各年龄期表现出很高的相关性。

2）上颌骨生长率：上颌的生长从16～20岁维持稳定的生长率，平均1.08mm/2年。下颌的生长量超过上颌，其比率接近2∶1。

3）下前面高：4年期间增长2.07mm，后面高增加4.19mm，前后面增加的比率为1∶2。致使下颌平面角4年平均减少1.6°，面部生长方向持续向前上旋转。

4）下切牙：随年龄的增长向舌侧倾斜。提示20岁和20岁以上的正畸患者，矫治后的保持要适当延长时间。

另根据Foley等（1992年）为了对照Love的30例16～20岁男性的研究，他们设计了37例14～20岁的女性，安氏Ⅰ类殆关系（∠ANB<4.5°）的X线头影测量纵向研究，通过比较得出以下结果和结论：

1）下颌长度：6年期间均有明显的增长，在14～16岁期间的生长约2倍于16～20岁之间的生长量。

2）上颌长度：在14～20岁期间，每2年的平均生长量为0.5mm。上颌的生长与男性一样6年期间比较恒定。

3）下前面高：6年期间增长1.89mm，后面高为2.50mm。总的前面高（N-Me）增长2.76mm，总的后面高为2.97mm。下颌平面角在6年期间平均减少1.1°，下颌有闭合旋转的倾向。

4）下切牙：在6年期间向唇侧倾斜了平均1.4°。此点与男性下切牙向舌向倾斜正相反。在正畸治疗设计时亦应适当加以考虑。

（2）成年人期（adulthood）：Lewis（1988年）对20例，年龄从17～50岁（8例男性、12例女性）进行了纵向生长变化的X线头影测量研究，发现30岁以后下颌仍然有生长，但生长速率和时间变异较大；Formby等（1994年）对47例（男性24例、女性23例），年龄由18～42岁的样本，进行分年龄段纵向X线头影测量研究，以及Samir等（1994年）对30例成人的研究（年龄25～46岁，男女各15名），包括软硬组织，显示男女在24年期间有以下变化趋势。

男性成年人：

1）下颌矢状生长是上颌的2倍。资料显示一些晚成熟的成年男性，颅面骨骼有较大的生长。

2）男性最大的改变是硬组织，在25岁时基本完成，而鼻、唇和颏部软组织的变化，在25岁以后比18～25岁的要多得多。

3）男性鼻的大小和颏部软组织变厚、增大，但上唇红缘厚减少、下唇红缘厚稍减少，双唇相对于审美平面随年龄增加后缩。面型随年龄增加而变直。

4）由于后面高比前面高增加得多，下颌平面角减少，下颌有向前旋转的趋势。

女性成年人：

1）女性下颌矢状生长明显小于男性。

2）女性鼻的大小也有增加，但颏部软组织减少，上唇红缘厚变薄，下唇红缘厚稍增厚导致唇对审美平面改变甚微。

3）女性软硬组织的变化在25岁以后比以前要多，可能与女性多在此期妊娠生育有关。

4）女性垂直向改变大于矢状向的改变。此结论与1985年Behrents的研究女性垂直改变比男性大相一致。女性后面高比前面高增长少，下颌平面角稍增加，女性的唇不像男性后缩明显，所以随年龄增加，女性面型不如男性明显变直。

3. 成人颅颌面的形态变化 Behrents（1985年）对年龄跨度由17～83岁（包括男女两性）的163例（身体健康牙列完整）的样本进行纵向的X线头测量研究，发现成年期颅颌面形态结构有许多特殊的改变。得出以下结果和结论：

（1）总体上：面部各部分的形态大小变化是明显的，约有2%～10%的增大。

（2）鼻上颌：颅底除末端延伸外，很少有改变。枕骨髁突区随时间向下向前移位，鼻根点（N点）随时间男女均一致的向前移位。额骨的颅内面表现为相当稳定，而颅外面则继续明显向前增大（增大9%），额窦腔隙增大，因而这些改变表现为颅底长度增加。致使耳点倾向于向下移位，影响FH平面的应用，相对而言，解剖耳点较稳定。

（3）下颌：下颌在成年期仍继续生长，包括下颌体下颌支以及牙槽，在男性，下颌支和体之间的角度随年龄稍许变小。下颌支的前缘随时间向后改位。提示在成年期如同青春期所见，下颌支的前缘继续吸收，可使第三磨牙有萌出的可能。下颌支的后缘在女性表现为静止，男性少许吸收，结果使下颌支随时间而变窄。

（4）面部：生长方向也有一定的变化限度，根据资料显示，年轻成年人的面部生长型决定了个体面部的生长方向，换言之，年轻成年人在生长中"水平生长型者"仍水平生长，"垂直生长型者"仍垂直生长。而成年后期垂直大小的变化表现得特别突出。

（5）前面高：继续增大，平均总面高（N-Me）成年期增加 2.8mm，个别个体可达 10mm，比较上下面高的改变量，下面高的改变量 2 倍于上面高（1.9mm∶0.9mm）。在这些变化中明显地表现出男女性别差异。成年期两性的前面高均增大，但女性垂直改变更突出（图 1-1-70）。在男性下颌向前旋转，而女性普遍向后旋转（图 1-1-71）。

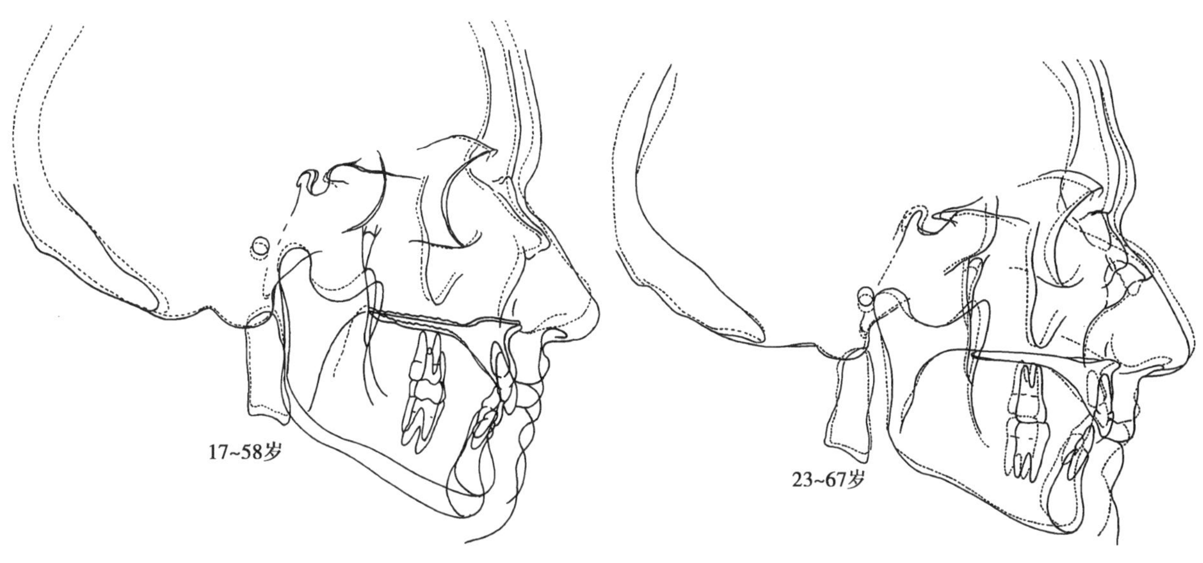

图 1-1-70　女性成年期颅面的生长
（引自：Enlow. Facial Growth，1990）

图 1-1-71　男性成年期颅面的生长
（引自：Enlow. Facial Growth，1990）

（6）生长速率：资料显示，女性在青春期 20 岁左右生长呈减速表现，但在此后有一加速的改变（图 1-1-72），这可能与多数妇女在 20～35 岁生育有关，怀孕期间代谢改变、生长速率增加所致。而男性的生长表现为很有规律的逐渐减速直至成年后期（图 1-1-73）。

（7）牙列：男女两性牙槽亦增高（图 1-1-74）。上前牙变得更直立，而下前牙相对稳定，但女性有前倾的倾向，男性上后牙长轴明显竖直，女性有远中倾斜的趋势，男性下磨牙变得更直立，女性下磨牙有近中倾斜的趋势（图 1-1-75）。由于以上变化，在较老的成年牙列的突度有变小的趋势。

张春元（1997 年）曾对 39 名（男 22 名，女 17 名，年龄 45～68 岁，平均 53 岁）牙列完整的正常殆中老年人及 30 名（男女各 15 名，年龄 19～27 岁，平均 22 岁）的年轻成年人，进行软硬组织 X 线头影测量的研究，亦发现颅面硬组织生长改建在成年后仍维持一段时期，且主要变化为垂直方面的增长，其中以面下高（ANS-Me）为明显，但男性有显著性差异。

总之，目前的研究资料证实：①颅面复合体的生长持续进入到成年期，确切生长停止的时间目前尚无答案；②成年期的生长表现为青春旺盛期和相对稳定的成年期，年轻的成年期生长较明显；③成年期的生长量和速率是小的，一般增大 2%～10%，较突出的是面部垂直距离增大；④在这一过程中有时是相互代偿，有时是相互矛盾，但从生物学的观点观察，均是促进或调节这些变化而维持颅面结构形态的完整，决不是静止或终止；⑤任何年龄阶段的骨不管是生理需要或衰老，改建都是持续的，如骨对损伤和手术均有反应。因此，生长过程不像人们所想象的在青春期后就终止，而是青春期后持续很久，这就是

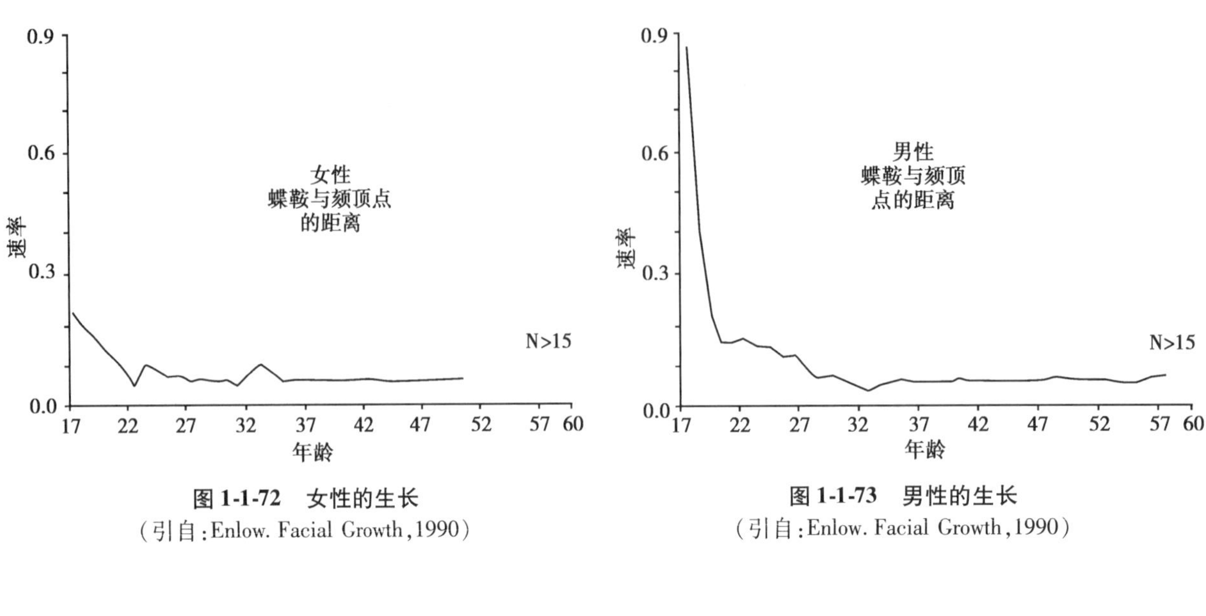

图 1-1-72　女性的生长
(引自:Enlow. Facial Growth,1990)

图 1-1-73　男性的生长
(引自:Enlow. Facial Growth,1990)

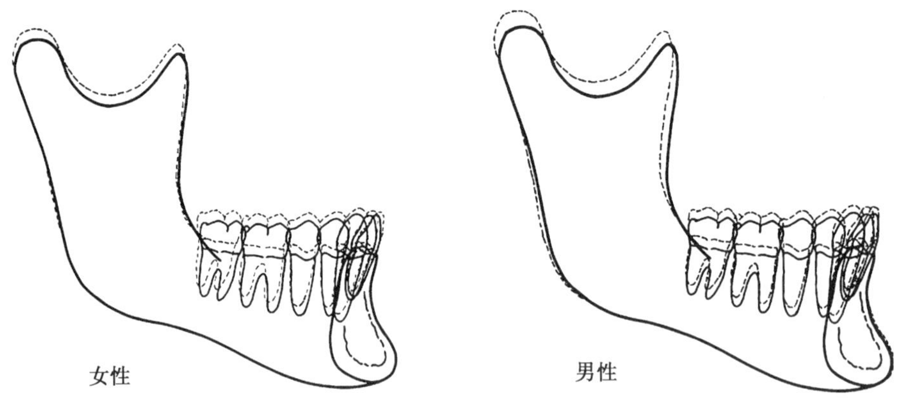

图 1-1-74　成年期男女性下颌的变化
(引自:Enlow. Facial Growth,1990)

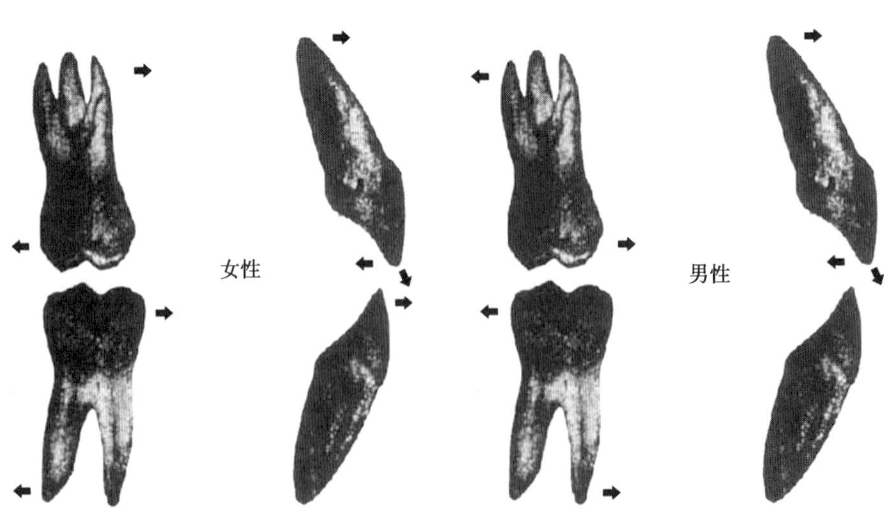

图 1-1-75　成年期男女性牙齿的变化
(引自:Enlow. Facial Growth,1990)

成年期的生长。

4. 成年期颅颌面生长的临床意义　成年期生长重要意义是直接有助于临床诊断和制订治疗计划，如正畸的矫形治疗计划，一般来说，早期轻度的各类骨性错𬌗畸形均应在青春期的前期或高峰期开始矫治，而某些情况下，某些病例是否可在年轻的成人进行矫治是一值得研究探索的课题，对成人的正畸治疗更需要成人生长知识作为基础，如正颌外科手术开始的时期和预后的判断及评估。口腔修复的治疗设计亦需根据成人的生长变化而定。总之，随着成人生长改建研究的不断深入，必将大大提高临床的诊治水平。

其次，成年期随着年龄的增加，颅面软硬组织结构形态的诸多改变，必将影响人类学测量，颅测量和X线头影测量学的研究和应用，尤其是与口腔科学有重要作用的X线头影测量。

从某种意义上讲，我们接受“成年期生长”这一观念就是最大的意义，有了这种观念，生长过程的控制和预测将成为可能。

第五节　出生后𬌗的生长发育

𬌗的生长和发育是一个连续变化的过程。这一过程从第一个乳牙萌出时开始，到第三恒磨牙萌出后完成。

一、乳牙𬌗的发育

乳牙𬌗的发育(development of the primary dentition)：

（一）乳牙的形成及萌出

乳牙的牙胚分化开始于胚胎第3周，钙化大约在胎儿第14周。出生后6～7.5个月，开始萌出下颌乳切牙，随后为下颌乳侧切牙，1岁左右萌出第一乳磨牙，16～18个月开始萌出乳尖牙，约在2岁后萌出第二乳磨牙，牙的正常萌出都是成对的且下颌先于上颌同名牙。上颌乳牙的萌出通常比下颌同名牙晚1～4个月，所以从6个月～2.5岁乳牙完全萌出建𬌗形成乳牙𬌗，直到6岁左右未萌第一恒磨牙前都属乳牙𬌗时期。

乳牙的萌出年龄有一正常变异范围，在1周岁内萌出第一个乳牙都属正常范畴，否则为晚萌，应考虑是否有全身发育障碍。通常乳牙提前或推迟半年萌出，均属正常范围，从出生后6个月至3岁乳牙萌出建𬌗形成乳牙𬌗。

（二）乳牙𬌗的特征

1. 乳切牙间隙　国内教科书称其为“生长间隙”，亦有学者称为“生理间隙”，于1918年由Delabarre首次提出，认为乳前牙间隙利于恒牙的萌出和排列，此观点在20世纪40年代为许多学者所支持。但1950年Baume总结认为乳牙可能有“间隙型”或“闭合型”牙列，70%的上颌和63%的下颌有“间隙”，30%上颌及37%下颌无间隙。1987年周秀坤调查研究了340例2～7岁的乳牙𬌗，发现有牙间隙者占73.24%，且牙间隙总量及前后𬌗关系等均无显著年龄差异，基本符合Baume的结论。

牙间隙的存在，可能有利于恒牙的萌出和排列，但有乳牙牙间隙，将来的恒牙不一定就排列整齐，如恒牙过大，乳恒牙替换后仍可出现拥挤，相反，有时乳牙列虽无间隙，但恒牙不过大以及颌骨发育良好，牙齿替换后可排列正常。

2. 灵长类间隙　由于非人类的灵长类动物于恒牙𬌗上尖牙的近中和下尖牙的远中存在着明显的间隙，故称之为“灵长类间隙”(primate spaces)。这是由Lewis和Lehman(1929年)首先提出的。正常情况下，对颌的乳尖牙交错的咬合于该间隙(见图3-13-2)。

不论是乳前牙的间隙或灵长类间隙，在绝大多数正常发育的乳牙𬌗中都是存在的。周秀坤等(1987年)调查的340例有牙间隙者为262例，其中的散在间隙最多，占62.21%；灵长类间隙者次之，占

29.39%。Foster 和 Hamilton(1962 年)调查了 100 例,年龄范围 2.5～3 岁,发现有乳切牙散在间隙者 33%,上牙弓有灵长类间隙者 87%,下牙弓为 98%。表明绝大多数乳牙殆有灵长类间隙。林久祥报道乳牙殆有灵长类间隙者为 50%,故此特征在乳牙殆中是最恒定常见的。

Arnord(1954 年)发现乳牙列建殆完成后,此种牙间隙不再增加,且有时可随年龄增加而逐渐减少。周秀坤等调查表明,乳牙列间隙似有随年龄增加而升高的趋势。

3. 乳前牙殆关系　乳牙殆时期上下乳切牙的长轴较垂直,覆殆较深,乳下切牙咬合于乳上切牙舌面舌嵴处上下切牙间的交角约为 150°,比恒牙列显得更直,一般以上中切牙覆盖下中切牙牙冠的百分数来描述,乳牙正常覆殆在 10%～40%(0～5mm),当切牙在同一水平称切殆,无覆盖称开殆。Foster 调查 100 例 2～3 岁儿童,正常覆殆 19%,浅覆殆 37%,深覆殆 20%,开殆 24%;乳牙正常覆盖范围 0～4mm,正常覆盖占 28%,深覆盖 72%;异常覆殆、覆盖多因儿童不良习惯所致。

4. 终末平面(flush terminal plane)(见图 3-13-3)　由于下颌第二乳磨牙近远中径宽度比上颌第二乳磨牙为大,所以在乳牙列完成后,上下第二乳磨牙的远中面均在一个垂直平面上,成为“齐平”的终末平面。根据国内研究表明,乳牙殆终末平面的平齐者最多,其上下第二乳磨牙比值为 0.91。当上颌第二乳磨牙牙冠相对大于下颌时,呈近中阶梯形;若下颌第二乳磨牙明显大于上颌或上乳磨牙有邻面龋、吸吮习惯等使上乳磨牙渐渐向近中移动,则可造成上下乳磨牙的远中面成为远中阶梯形。

根据周秀坤等(1987 年)调查 340 例乳牙殆的结果表明,乳牙终末平面成垂直平面者最多为 66.76%;近中阶梯者次之,占 29.12%;远中阶梯者最少,占 4.12%。终末平面关系的重要临床意义在于它对第一恒牙的建殆有很大影响,当乳牙殆终末平面为齐平时,其后方萌出的第一恒磨牙必然为尖对尖的轻远中关系。可通过以下三种方法调整为中性:乳牙弓为齐平终末平面同时又有下颌灵长类间隙,下颌第一恒磨牙萌出时,可推挤下颌乳磨牙前移,而使第一恒磨牙早期调整为中性殆关系;若终末平面齐平而无乳牙列间隙者,只有在乳磨牙替换时,利用下颌剩余间隙大于上颌的机制,通过下颌第一恒磨牙的后期近中移动建立中性殆;以及上下颌差异性生长。

根据 Bishara 通过 8 年的纵向研究发现,由乳牙列到恒牙列的 167 例青少年中,有 61.6% 建立成中性殆磨牙关系,34.3% 发展为 Class Ⅱ类,4.1% 为 Class Ⅲ类。在乳牙殆牙弓终末平面为远中阶梯者,到恒牙殆均发展为 Class Ⅱ类,不论是上下颌的有利生长因素或剩余间隙机制均未能起到“自我矫治”(self-correction)Class Ⅱ类磨牙关系。这就提示乳牙殆为远中阶梯,就预示着恒牙殆的 Class Ⅱ类磨牙关系治疗应及早开始。

终末平面为平齐者,有 56% 调整为 Class Ⅰ类磨牙关系,44% 调整为 Class Ⅱ类磨牙关系。因此,平齐的终末平面发展到恒牙殆可以产生不利的远中殆关系,应密切观察,掌握好开始矫治的时机。乳牙殆近中阶梯的终末平面,显示有很大的成为 Class Ⅰ磨牙关系的可能性,很少成为 Class Ⅱ磨牙关系,也可能变成 Class Ⅲ类磨牙关系。

Bishara 的研究发现,101 例 1.0mm 近中阶梯者,有 76.2% 变为 Class Ⅰ类,22.8% 变为 Class Ⅱ类,只有 1 例为 Class Ⅲ类。47 例 2mm 或更多的近中阶梯者,有 61.6% 成为 Class Ⅰ类,12.8% 变为 Class Ⅱ类,19.1% 在恒牙殆成为 Class Ⅲ类磨牙关系。可见,近中阶梯的距离越大,成为 Class Ⅲ类磨牙关系的可能性增加。

二、替牙殆的发育

替牙殆的发育(development of the mixed dentition):

当第一颗恒牙萌出至乳牙全部替换完毕,这期间口腔中同时有乳、恒牙存在,称之为替牙殆。替牙期一般从 6～12 岁,也可称之为乳牙殆进入到恒牙殆的过渡阶段。该过渡期有许多特点,包括恒牙的萌出、乳牙的替换以及多种生长变化,也是进行阻断性治疗的关键期,应密切观察。但在殆的发育中,可能出现一些暂时性错殆,可能自行调整恢复正常。

（一）恒牙的形成

Nolla 根据牙齿的钙化程度，将牙齿形成和成熟分为 10 个阶段（图 1-1-76）。由于恒牙的钙化是其萌出的先决条件，Moorrees 等又据此进一步研究得出恒牙形成的时间差异。因此，通过各阶段的钙化程度可预测牙齿的萌出时间。

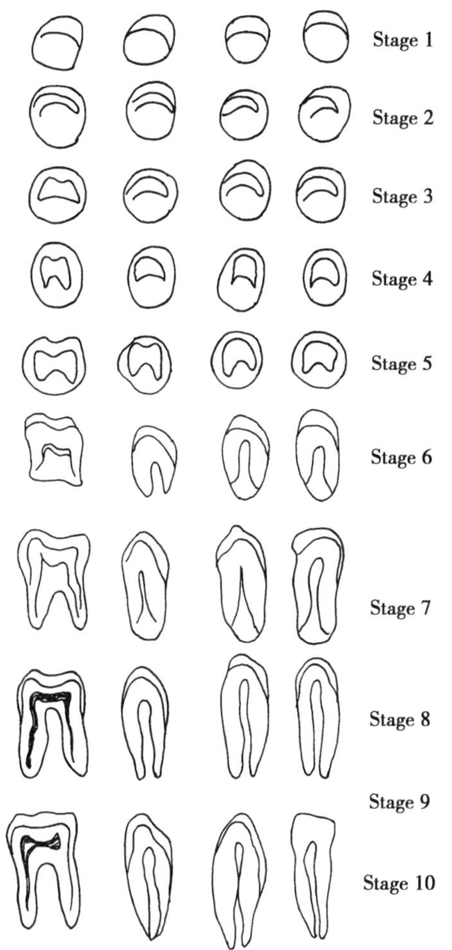

图 1-1-76　Nolla 牙形成和成熟分期

（二）恒牙的萌出

牙齿的萌出是指牙齿从牙滤泡发育，钙化，进入口腔达到咬合接触的全过程。其中，牙齿破龈而出，暴露于口腔的现象称为出龈。牙齿萌出过程中，以下几个过程同时进行：①恒牙牙根增长；②乳牙牙根吸收；③牙槽骨高度增加；④恒牙穿过骨质，从牙槽骨向𬌗方移动。

调节和影响恒牙萌出的因素很多。恒牙的萌出主要由遗传决定，不同民族，其萌出时间和顺序不同。全身内分泌水平、系统性疾病和营养水平也可影响牙齿的发育和萌出。另外，局部因素，如乳牙根尖感染、牙髓炎和牙髓切断术可加速后继恒牙的萌出；在恒牙牙冠形成完成，开始萌出移动前（Nolla 分期第 6 期）拔除乳牙，可造成恒牙迟萌；在恒牙牙冠形成完成，开始萌出移动后拔除乳牙，可造成恒牙早萌。

（三）恒牙萌出的时间和顺序

恒牙萌出的时间变异很大，但无绝对意义，因此不能简单地根据牙齿萌出的时间来判断其萌出是否正常，牙齿萌出的顺序和位置对牙列的正常建立有重要意义（表 1-1-10）。

恒牙萌出顺序是指牙齿萌出的先后次序。由于恒牙胚发育，乳牙根吸收、乳牙早失等多种因素的影响，恒牙萌出的顺序变异很大。恒牙最常见的萌出顺序为：

上颌：6—1—2—4—3—5—7 或 6—1—2—4—5—3—7

下颌：6—1—2—3—4—5—7 或 6—1—2—4—3—5—7

上颌约有 50% 以上、下颌约有 40% 以上个体以这两种顺序萌出。这些萌出顺序相互组合对牙齿萌出有利，可减少替牙过程中间隙丧失的概率。但是，即使这一萌出顺序也不能保证牙齿萌出成为正常。

（四）替牙𬌗阶段的特点

1. 替牙期切牙轻度拥挤及生长调整　恒中切牙、侧切牙萌出初期，可能出现轻度拥挤。最常见的为侧切牙拥挤，这是因为中切牙通常先萌出，占据侧切牙的部分间隙。造成前牙轻度拥挤的原因主要是因为恒牙比乳牙宽大。

（1）切牙债务（incisor liability）：1969 年 Mayer 提出的“切牙债务”这一概念，据国外资料统计，上恒切牙的总宽度比乳切牙大 7.6mm，下恒切牙总宽比下乳切牙大 6mm，余下的量称之为切牙债务。若机体有潜能将切牙所欠的债务还清，则拥挤解决。

（2）拥挤的调整：替牙早期出现的拥挤，通过生长发育可能自行调整。不足的间隙，机体有以下的潜能偿还。

1）恒切牙萌出时长轴向唇侧倾斜。

2）上下尖牙间宽度的增加。据 Moorrees 的研究，在恒切牙萌出时，男孩、女孩下牙列平均增加约

表 1-1-10　恒牙萌出的平均年龄(岁)

		男性	女性			男性	女性
上颌	中切牙	6.5～8	6～9	下颌	中切牙	6～7.5	5～8.5
	侧切牙	7.5～10	7～10		侧切牙	6.5～8.5	5.5～9
	尖　牙	10～13	9.5～12		尖　牙	9.5～12	8.5～11.5
	第一前磨牙	9～12	9～12		第一前磨牙	9.5～12.5	9～12
	第二前磨牙	10～13	9.5～12		第二前磨牙	10～13	9.5～13
	第一磨牙	6～7.5	5.5～7.5		第一磨牙	6～7	5～7
	第二磨牙	11.5～14	11～14		第二磨牙	11～13.5	10.5～13

3mm,上颌约为4.5mm,是由牙槽突向两侧增加所致。

3）乳牙生理间隙的存在。上颌牙间间隙约为0～10mm,平均4mm,下颌介于0～6mm,平均3mm。

4）恒切牙萌出时颌骨的增长。

2. 替牙期剩余间隙(leeway space)及生长调整　当乳尖牙、乳第一、第二乳磨牙替换成恒牙时由于乳磨牙比相应的前磨牙大,有剩余的间隙。根据Nance(1947年)统计上颌每侧可剩0.9mm,左右侧共1.8mm;下颌每侧1.7mm,两侧共3.4mm。每侧剩余间隙最多可达4mm,亦有无间隙者。国内四川大学华西口腔医学院正畸科调查165人(男75人、女90人)得出剩余间隙男女有显著性差异,上颌两侧剩余间隙男性为2.12mm,女性为2.9mm;下颌两侧剩余间隙男性为5.52mm,女性为6.65mm。故国内资料表明剩余间隙的量比国外统计的为多。

剩余间隙对𬌗的调整很有意义,除供恒切牙应用外,还可供上下第一恒磨牙建𬌗关系的调整。

3. 替牙期轻度的远中𬌗关系及生长调整　第一恒磨牙建𬌗的初期,由于乳磨牙多数呈平齐的终末平面,可能出现轻度的远中𬌗关系。以后,随着乳磨牙的替换,利用上下颌的剩余间隙,由于下颌间隙多余上颌,因此,下颌第一恒磨牙向前移动的量多于上颌第一恒磨牙前移的量,使上颌第一恒磨牙的近中咬合于下颌第一恒磨牙的近中颊沟,建立中性𬌗。

4. 替牙期暂时性错𬌗及生长调整　替牙期可出现的暂时性错𬌗,也可称谓"丑小鸭"现象(ugly ducking),可在生长过程中调整矫治及改善。

(1) 上中切牙间隙:上恒中切牙萌出时,两中切牙之间出现八字形间隙,这是恒侧切牙胚压迫恒中切牙向近中倾斜所致。待恒侧切牙萌出后,间隙可逐渐消失。

(2) 上侧切牙冠远中倾斜:恒侧切牙萌出时,牙冠向远中倾斜,此乃恒尖牙胚压迫侧切牙根,使侧切牙牙根向近中倾斜所致。当恒尖牙萌出时,该现象可恢复正常。

(3) 切牙错位:上下切牙初萌出,可能乳切牙已松动,尚未脱落,形成双牙列或腭舌向的错乱现象。这是由于恒牙胚在乳牙的舌侧,待乳牙脱落及切牙向唇侧萌出而调整。

(4) 前牙深覆𬌗:替牙早期,恒切牙萌出,常出现前牙深覆𬌗。这是因为恒切牙冠长度较大,同时,后牙垂直生长尚未停止。当第一恒磨牙和前磨牙完全萌出,后牙槽高度生长足够时,深覆𬌗可自行调整。

总之,替牙𬌗时期为乳恒牙交替的过渡时期,建𬌗过程中𬌗关系变化很大,且有许多暂时性错𬌗的存在,故应慎重区别诊断、严密的观察和作出必要的引导。同时还必须指出,临床上常有这样一种概念,即替牙时期的错𬌗可不必立即矫治,待恒牙𬌗时期再进行矫治,但这不是完全正确的。其实,许多垂直向和矢状向不调,更多的是矢状向的不调,其矫治治疗的最佳时期是替牙期,亦即青春前期,故应认真检查诊断,以免错过最佳的矫治时期。

三、恒牙列期𬌗的变化特点

恒牙列期牙齿的大小主要取决于遗传因素,环境因素如营养不良等也会对牙齿大小的发育产生影响。同时，牙齿大小存在着种族差异，但性别差异较小。

研究表明，遗传在牙齿的生长发育过程中决定其形态、大小和位置。同一牙列对称部位的牙齿大小形态基本一致。一般认为越向近中部位的牙齿大小变异越小，而最远中部位牙齿大小最易变异，且形态、钙化时间均易变异，也易于出现先天缺失，如第三磨牙、第二前磨牙和侧切牙。

恒牙列正常的数目为28～32颗，但时常会出现先天性缺牙和多生牙。①全牙列先天缺失（无牙聆，anodontia）、部分牙先天缺失（oligodontia）：先天性缺牙的发生率为2%～7%，最常见的牙齿缺失为下颌第二前磨牙，依次为上颌侧切牙、上颌第二前磨牙等。牙齿的先天缺失与遗传因素有关。②多生牙：多生牙较先天性缺牙发生率低，且多发于上颌，男性发生率是女性的2倍。

恒牙列期，由于恒牙（除第三磨牙外）已经萌出完成，聆关系变化不大。这一阶段聆的发育存在以下特点：

1. 第三磨牙的发育和萌出　随人类进化和颌骨、牙齿的退化发育的变化，第三磨牙常常先天缺失或阻生。通常第三磨牙在14岁时开始钙化，17～21岁期间萌出。第三磨牙萌出是否造成下颌前牙拥挤尚有争议。

2. 牙弓长度缩短　恒牙列期间，多种因素均可造成牙弓长度缩短。这些因素包括：颌骨的生长旋转使切牙变得直立、后牙的近中移动、牙齿的磨耗等。

3. 磨耗　恒牙在功能运动过程中，随年龄增加而出现牙齿邻面磨耗，使牙弓长度减小。

四、出生后牙弓的变化

在叙述牙弓的变化时，我们需强调以下三个基本概念（图1-1-77）：

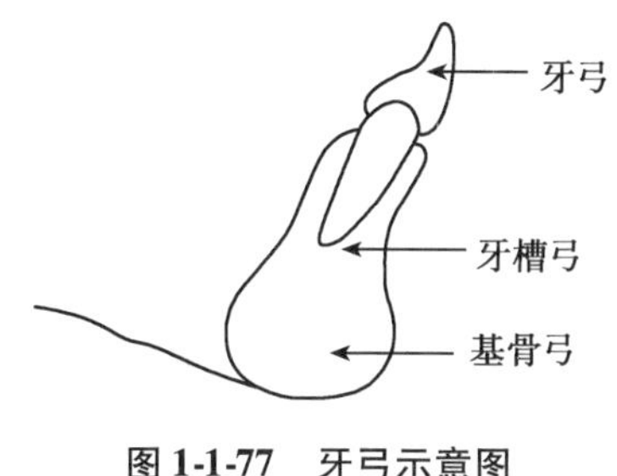

图1-1-77　牙弓示意图

基骨弓：是指上下颌骨本身所形成的弓形，即根尖基骨的弓形，基骨相对恒定，它不因恒牙丧失、牙槽骨吸收及牙弓扩大等发生改变。

牙弓：指牙齿排列时所形成的弓形。反映牙齿宽度总和，牙齿倾斜度以及舌、唇、颊的功能等之间的整体关系。

牙槽弓：是指基骨上牙槽突的弓形部分，它位于基骨弓和牙弓之间。牙槽骨随牙齿的萌出而生长，随恒牙的丧失而吸收，在正畸力的作用下发生改建，是正畸牙移动的基础。

出生后牙弓的变化包括牙弓长度、宽度及牙弓周长的变化。不同时期，其变化各不相同。

1. 牙弓长度的变化　牙弓长度在出生后到2岁乳牙完全萌出前，男女性均增加。在乳牙萌出完全后，牙弓长度基本不变或有轻度减小，主要是由于第一恒磨牙萌出前乳磨牙间间隙及第一乳磨牙和乳尖牙间间隙部分或全部关闭造成。混合牙列期，牙弓长度明显减小。在切牙萌出时唇向倾斜，使牙弓长度轻度增加，但前磨牙替换乳磨牙期间，牙弓长度减小2～3mm。由于在混合牙列期，牙弓长度的减少大于切牙萌出时的增量，所以多数儿童牙弓长度均变短。Bishara（1998年）纵向观察了从6周至45岁牙弓长度的变化，发现牙弓长度增长最大在出生至2岁时，上牙弓增长可持续到13岁，下牙弓则只增长到8岁。以后明显减少，上牙弓减少男性5.7mm，女性4.6mm；下牙弓减少男性7.4mm，女性8.3mm。

2. 牙弓宽度的变化　牙弓宽度在出生后到2岁乳牙完全萌出前，男女性均增宽。而在乳牙列3～5岁，上牙弓磨牙间宽度增加2.0mm。从3～13岁，上尖牙间宽度平均增加6.0mm，下尖牙宽度平均增加3.7mm，13～45岁上尖牙宽度继续增加约1.7mm。第一磨牙间宽度从8～13岁增加2.2mm，而下牙弓尖牙宽度减小1.2mm。此后，上牙弓宽度轻度减小，从13～45岁减少1.0mm，其中尖牙间距的减小大于磨牙间距的减小，而值得注意的是，下颌切牙萌出后，下颌尖牙间宽度基本不变。据Mashall（2003年）报道，从7.5～26.5岁，上颌第一、第二磨牙间宽度分别增加2.8mm和2.0mm，上颌磨牙向舌侧竖直约3.3°和5.9°;下颌第一、第二磨牙间宽度分别增加2.2mm和0.78mm,随年龄增加向颊侧竖直5°和7.5°。

3. 牙弓周长的变化 由于牙弓长度和宽度的变化,影响了牙弓周长。上、下牙弓周长的变化有所不同。在切牙萌出时,上颌牙弓周长男孩增加1.5mm,女孩增加0.5mm。混合牙列期男孩下颌牙弓周长减小约3.5mm,女孩减小4.5mm。在混合牙列期以后,从12~26岁的10年期间,男性牙弓长度减少10%,女性减少9%。牙弓周长的增加常常认为是恒牙牙轴更位于颊侧和牙弓宽度的增加所致,而周长的减少则被认为是以下几个原因:①第一恒磨牙占据剩余间隙时近中移动;②后牙向近中移动趋向;③牙列邻面接触部位的磨耗;④上下颌生长的不同而致下切牙舌倾或直立;⑤切牙和磨牙本身的倾斜。值得注意的是,随着年龄的变化,女性牙弓周长缩短较男性更为明显和严重,其他原因如龋坏、乳磨牙早失、混合牙列和恒牙列的拥挤等,均可致牙弓周长缩短。

有人认为第三磨牙会导致下前牙拥挤,从而缩短牙弓周长。因此常常建议早期拔除下第三磨牙。但多数研究表明,下切牙拥挤可能是下颌与上颌的生长型不同致下牙列更易于近中移动,最终导致下前牙拥挤,第三磨牙的萌出会加重已经存在的下切牙拥挤。

第六节 颅颌面的代偿性生长

正常的颅面整体结构与功能是平衡的,但构成颅面各组成部分的解剖形态、结构和大小,并不完全协调一致。这种不协调现象往往需要各组成部分之间发生代偿性生长,使颅面复合结构达到形态和功能平衡。在正常生长或病理情况下,代偿是机体的一种本能反应。代偿性生长也是颅面生长发育的一个重要特征。

颅颌面的代偿包括各部分生长量的代偿和生长方向的代偿两方面。

1. 生长量的代偿 是指颅颌面各部分通过骨骼、牙槽和牙齿的生长来互相进行补偿。如下颌后缩畸形可通过下颌升支在生长过程中代偿性地生长,增加了下颌支的宽度,使下颌及下牙弓向前移动,也可以与上颌建立正常𬌗关系,改善面部的突度和下颌后缩状态。2006年林姝慧、周力研究发现Ⅱ类错𬌗下颌升支宽度相对增加,以代偿较短的下颌骨体部;而Ⅲ类错𬌗下颌骨升支宽度减小,下颌骨体部相对下颌升支发生后下旋转,使下颌骨体部的有效长度减小,以代偿Ⅲ类错𬌗(图1-1-78)。当骨骼代偿性生长不足时,为维持正常的咀嚼功能及牙弓关系,牙齿又常发生倾斜以代偿骨骼生长失调,即Björk和Solow提出的牙槽代偿机制。例如,骨性Ⅲ类错𬌗畸形者,其上前牙往往唇向倾斜,而下前牙舌向倾斜,以代偿上下颌骨的不协调,尽可能地使前牙建立正常覆𬌗或切𬌗。如果骨骼畸形严重,不能被牙齿倾斜完全代偿,则表现为典型的骨性反𬌗畸形(图1-1-79)。

2. 生长方向的代偿 是通过颌骨和牙列的生长旋转来进行。一般说来,颌骨和牙列的后下旋,可使面高增加,颏点位置后移,加重Ⅱ类骨面型,但可使Ⅲ类畸形得到代偿;反之,颌骨和牙列的前上旋,可使面高降低,颏点位置前移,加重Ⅲ类面型,而使Ⅱ类畸形得到代偿。

生长量代偿和生长方向代偿往往是同时存在的,难以截然分开。临床应综合考虑,联合应用,达到更好的矫治效果。

在大多数个体中,由于结构上形成Ⅱ类或Ⅲ类骨面型因素经代偿性协调而抵消以致平衡,结果呈现出正常或Ⅰ类骨面型,或趋于Ⅱ类或Ⅲ类骨面型。实际上,在颅面结构组合中,包含形成Ⅱ、Ⅲ类的局部特征的混合。从此意义上看,一个和Ⅱ、Ⅲ类骨面型完全不同而纯粹的Ⅰ类骨面型是不存在的。

生长代偿除可使畸形表现减轻外,也会给我们对错𬌗畸形的诊断和治疗带来困难。如不少人的颅面结构中,往往同时存在有形成Ⅱ类或Ⅲ类骨面型的因素,即在局部虽有Ⅱ类或Ⅲ类骨面型的特征或趋势,但因相互代偿抵消或各结构部分的组合平衡仍呈现出正常或Ⅰ类𬌗型,使临床上常出现“𬌗型与骨面型”不一致的现象,如在正常𬌗中出现上颌偏突的Ⅱ类骨面型,或面中份偏凹的Ⅲ类骨面型等多种多

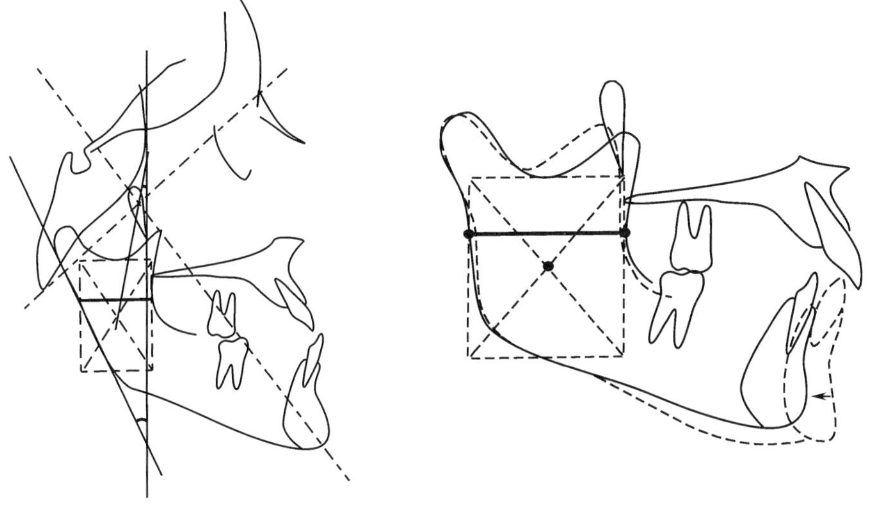

图 1-1-78 Ⅱ类、Ⅲ类错𬌗下颌升支的代偿

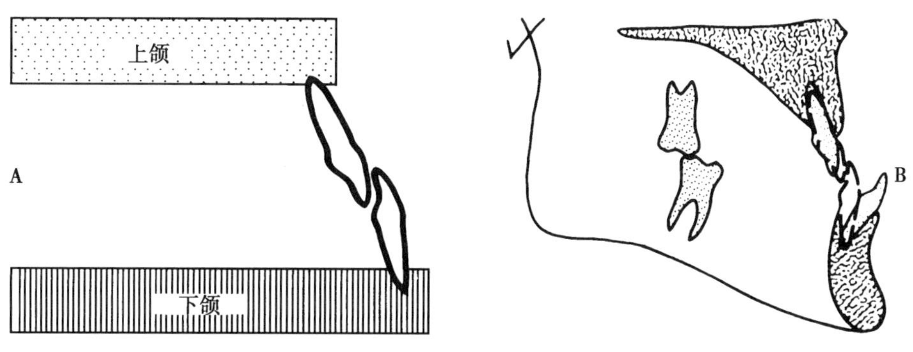

图 1-1-79 Ⅲ类错𬌗的牙槽代偿

样的临床表现。在正颌外科手术前，正畸治疗的原则之一是去除牙齿的代偿，使牙齿直立于牙槽中，便于手术后建立正常的𬌗关系。

需要注意的是，在临床工作当中，只要患者的𬌗型为Ⅰ类或𬌗稳定，面部协调而无明显的Ⅱ、Ⅲ类骨面型或趋势可不必矫治成Ⅰ类骨面型。

第七节 颅面生长预测

颅颌面生长知识是口腔医学中的重要理论基础知识之一，面颌生长的预测是其重要组成部分。预测面颌的生长发育不仅有助于认识颅面生长发育的正常规律，而且有利于弄清颅面畸形发生发展的特点，对确定畸形矫治的时机、判断矫治的程度、选择有效的治疗方案和判断预后具有重要意义。但是，由于颅面生长发育是一个复杂的过程，受到遗传和环境等诸多因素的影响，目前尚不能完全准确预测。

一、颅面的生长预测

预测主要针对颅、颌、面的生长方向，生长速率和生长量。

一般可从以下 4 个方面思考：①根据一般的生长发育规律及个体现状，推测颅面可能的生长方向和变化；②在一定的时间内追踪观察预计生长的方向和量；③从全身生长速度与颅面生长速度之间的关系进行预测；④检查患者亲属的颅面形态，预测可能承受的遗传程度。

生长预测的方法很多，归纳起来有以下四种：

（一）纵向法（longitudinal approach）

即对个体在一定时期内的面部骨性进行观察，可判断出高、低、均角三种面型，Tweed 主张观察时期为 1 年或 1 年半。

研究证实，不同生长型的生长量是不同的，在生长期如下颌角点（Go）的垂直增长和颏顶点（Gn）的水平生长量；一般生长型，Go 点垂直增长 1mm，Gn 点水平增长 0.8mm；垂直生长型者为 1∶0.3；水平生长型者为 1∶1.7。若以 SN 的长度增长量分析，则不同生长型其生长量也不相同，如水平生长型的 9 岁儿童，前颅底平均为 68.8mm，垂直生长型者平均为 63.8mm；在 9～15 岁之间，水平生长型者增长 4.46mm，垂直生长型者为 3.52mm。又如下牙槽座角（SNB），水平生长型 9～15 岁间，由 77.2°增长到 80.5°，而垂直生长型者，由 74.3°增长到 75.9°。

（二）测量法（metric approach）

即通过 X 线片上单个结构指标的相互关系与未来生长相关联，当相关系数达到 0.64 即有相关性。计算方法如下：①同一指标在不同年龄的大小；②一个年龄段的指标与随后一个年龄段指标的变化量进行比较；③一个阶段的变化量与随后阶段的变化量进行比较。

（三）结构重叠法（structural superimposition）

Björk 利用 X 线头测量术提出了 7 项预测下颌生长方向的指标：①髁突前后向的倾斜度：向后倾斜，预示下颌向后旋转；若垂直，则下颌向前上旋转。②下牙槽神经管的曲度：曲度大，预示下颌前上旋转；反之，向后旋转。③下颌骨下缘的状态：下颌向前上旋转生长者，其下颌下缘前份骨皮质突度大；向后旋转生长者，下颌角处角前切迹明显。角前切迹的深浅可作为预测下颌生长潜力大小的指征，深者生长潜力小，浅者生长潜力大。④下颌联合部的倾斜度，即颏外形切线与 SN 平面的后下交角。交角大，预示下颌向上前旋转；交角小，预示下颌向后旋转生长。⑤上下切牙交角：交角大，预示下颌向前旋转；交角小，预示下颌向后旋转。⑥上下磨牙长轴间的交角：磨牙间交角增大，预示下颌向前旋转生长。⑦前下面高过大，预示下颌向后旋转生长；过小，预示下颌向前上旋转生长。

Ricketts 等认为面轴（Pt-Gn 连线）在颅面部的自然生长过程中更为稳定。在正常情况下，面部是沿面轴的方向向前下方生长。

（四）计算机辅助预测法（CAD prospective approach）

利用不同生长型的男女青少年不同年龄阶段的平均生长数据，以不同的比例关系用一连续的函数演变关系进行计算机预测。

以上研究是从二维方向上对颅面结构的生长发育进行研究，不能反映面部宽度的改变。近年来，随着计算机技术的发展，国内外学者研究开发了三维头影测量技术，以及有限元张量分析，使预测方法更加多样化，研究结果更准确。

二、青春期的预测

由于青少年的矫形治疗只能在青春期早期或高峰期进行，因此青春期的判断，具有重要的临床意义。

预测判断方法如下：

（一）身高生长预测

颌面的生长与全身的生长高峰期基本一致，个体有可能略有前后差别。但是本方法由于需要患者有连续的身高测量资料方可采纳，否则不便临床采用。

（二）第二性征预测

由于男性第二性特征不明显，仅用于女孩，可用月经初潮作为判断指标，月经初潮绝大多数发生于青春迸发期顶峰之后。一般认为生长高峰出现先于月经初潮约 1 年。

（三）骨龄预测

以骨骺钙化程度和某些骨的出现或形态作为判断青春期的指标虽有争议，但由于方法简便、科学，判断指标明确，便于掌握，是目前临床常用的方法。

1. 手腕片

（1）Grave 手腕 X 线片检查：Grave 以手腕 X 线片上指骨骺钙化程度和某些骨的出现，作为判断全身发育及颅面发育状况的指标，虽存在争议，但目前国内外多数学者仍把手腕 X 线片作为判断生长突增的可靠方法。由于该方法简便、科学，判断客观、明确，便于掌握，适于临床应用。国内应用 Grave 的判断指标研究得出，女孩 9～10 岁，男孩 12～13 岁基本进入生长加速阶段；女孩 11～13 岁，男孩 14～15 岁达生长高峰阶段；女孩 14 岁，男孩 16 岁以后则处于生长减速期（表 1-1-11，图 1-1-80）。

表 1-1-11 Grave 的指标和判断标准

符号	骨化情况	判断标准
1. PiSi	豌豆骨出现	加速阶段
2. R	桡骨骺宽与其干骺端等宽	
3. MP_4	第四指中节指骨的骺宽与干骺宽相等	
4. MP_5	第五指中节指骨的骺宽与干骺宽相等	
5. S	拇指尺侧籽骨出现	高峰阶段
6. Rcap	桡骨的骺端呈帽状	
7. PP_3cap	第三指近节指骨的骺端呈帽状	
8. PP_4cap	第四指近节指骨的骺端呈帽状	
9. PP_2u	第一指近节指骨骺端完全愈合	减速阶段
10. PP_3u	第三指近节指骨骺端完全愈合	
11. Ph_4u	第四指近节指骨骺端完全愈合	

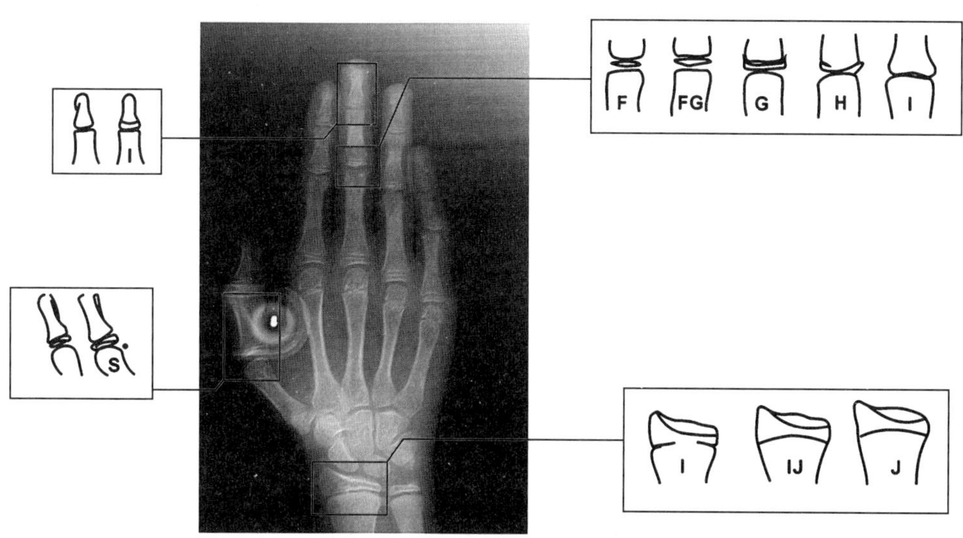

图 1-1-80 手腕片及 Hägg 中指中间指骨的钙化

（2）Hägg 将手腕 X 线片的中指中间指骨的骨骺钙化程度分为六个阶段，以此作为判断指标（图 1-1-80）：

E 阶段：骨骺宽度只有指骨宽度的一半，中间部分稍厚。

F 阶段:骨骺开始变宽与指骨宽相等。

FG 阶段:除骺宽与指骨宽相等外,其骺的中央部分向远中明显的形成一分界线。

G 阶段:骺边开始变厚,形成帽状,盖着指骨骺端。

H 阶段:骺与骨骺端开始融合。

I 阶段:骺与骨骺端完全融合。

Hägg 认为,FG 阶段是功能矫形开始的最适期,尤以下颌后缩的Ⅱ类畸形,此时可获得下颌最大的矢状生长量,髁突的矢状生长可达 3.6mm。

2. 颈椎片　1972 年,Lamparki 研究发现第 2~6 颈椎同青春高峰及手腕片存在相关性,可以用来预测和判断青春期。其优点为仅一张头颅侧位片即可。2002 年 Baccetti 等提出仅用第 2~4 颈椎进行评估青春期下颌骨生长的判断方法,认为 CVMSⅡ是理想的功能矫形的开始时机。研究将颈椎成熟度分为以下五期:

CVMS Ⅰ:三个颈椎的下缘是平的,也可能有例外。C_2颈椎下缘是凹的;C_3、C_4椎体是梯形的(即从后向前呈锥形),下颌生长的高峰在此期后 1 年以上。

CVMS Ⅱ:C_2、C_3下缘变凹,C_3、C_4椎体不是梯形就是水平四方形。下颌生长高峰在此期的 1 年之内。

CVMS Ⅲ:C_2、C_3、C_4下缘均凹,C_3、C_4椎体呈水平四方形,下颌生长高峰在此期之前的 1 年或 2 年之内。

CVMS Ⅳ:C_2、C_3、C_4下缘均凹,C_3、C_4椎体至少有一个是正方形,下颌生长高峰在此期之前的 1 年以上。

CVMS Ⅴ:C_2、C_3、C_4下缘凹形明显,C_3、C_4椎体至少有一个是垂直的四方形,要不就是正方形。下颌生长高峰在此期之前的 2 年以上(图 1-1-81)。

目前,国内有学者通过设计相关软件对颈椎预测进行数字化定量研究。

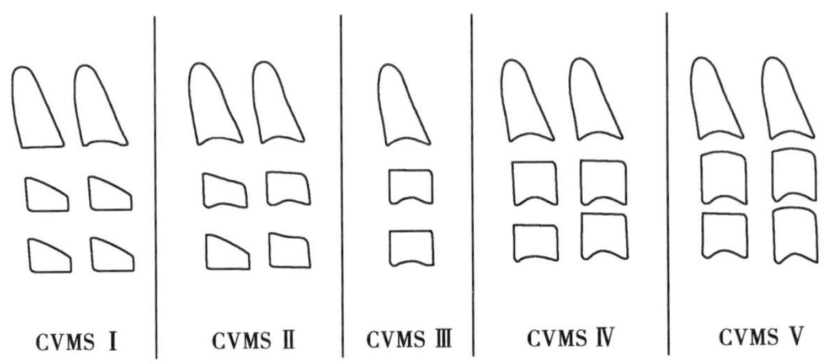

图 1-1-81　颈椎判断青春期

(引自:Baccetti. Angle. 2002,74(4):316)

第八节　颅面生长的控制理论

在颅颌面的生长发育过程中,许多内外因素的影响均可引起牙、颌、面的发育畸形。因此,研究和掌握生长发育的基本理论以及颅面生长控制的理论,能够正确地分析错殆和颅面畸形的病因及病理机制,并有助于诊治各类畸形、判断预后。生长控制理论是当代最重要的生物学课题之一,虽然学者们对此进行了大量的研究,但迄今为止在某些问题上仍存有争议,目前关于颅面生长的控制主要有以下几种假说或观点:

一、遗传控制理论

对颅面生长的最初认识,可追溯到同一家族中各个个体间的面貌相似性上,包括面部的结构特征,如眼睛的颜色、大小，鼻子的形态和颌骨发育的相似性等，也包括彼此间的面部表情等。由此，人们提出了传统的遗传控制理论。

遗传控制理论（genetic cotrol theory）认为，骨的生长直接受遗传控制，是生长的主要决定因素，即所有表现型（biotypic）由基因型（genotype）决定。简言之，即基因决定一切。如 Weinmann 和 Sicher 认为，骨的生长是独立的，直接受其影响，不依赖其他器官和组织。颅及其周围结构同时扩大，归因于彼此间的遗传因素影响。他们的观点是软骨、骨膜和骨缝都参与骨的生长，在颅骨骼生长中具有同等价值，尤其是骨缝。若该理论是正确的，那么骨缝可以在不同的环境中独立地生长。但是实验研究发现，骨缝和骨膜不是颅面生长的决定性因素：第一，当把骨缝移植到其他部位，并未继续生长，说明骨缝没有内在的固有生长潜力；第二，骨缝生长是对外来影响的一种反应。如用机械力牵张骨缝，新骨沉积于骨缝中；如果骨缝受压，其生长则受到抑制。可见，骨缝不是“生长中心”，而是“生长区”。遗传理论在 20 世纪 50 年代比较盛行，因而当时很少用矫形力改变面部的生长。目前已较少应用该理论。

二、软骨生长理论

Scott（1956 年）认为，软骨是控制颅面生长的决定因素。在多数骨骼的生长发育过程中，软骨先主导生长，以后逐渐被骨组织替代，这一事实使软骨控制理论有一定的吸引力。按照这一理论——软骨生长理论（cartilage-directed growth theory），软骨联合、鼻中隔、下颌髁突是真正的生长中心，骨缝的生长仅是一种补偿。

一方面，如果髁突是生长中心，那它的生长应与长骨骺软骨一样。实验结果并非如此，将长骨骺板移植到新的环境或培养基中，可见其继续生长，移植颅骨软骨联合也有类似现象，表明这些软骨具有内在的生长潜力。Petrovic 将髁突移植到睾丸或眼球中，3 周后，髁突软骨有丝分裂的细胞，大部分分化为成骨干细胞，只有少量前成软骨细胞，而成骨干细胞又开始分化为成骨细胞。5 周后，该区域仅见成骨干细胞。最终只分化为前成骨细胞和成骨细胞。结果表明，当髁突软骨细胞增生环境改变后，就会完全失去形成软骨的特性。

另一方面，如果髁突是生长中心，去除髁突软骨后，下颌的生长应受明显的影响。Pemenidis（1972 年）对出生后 1 天的大鼠行双侧髁突切除术，结果下颌长度及空间位置的改变与对照组无明显差异。受试大鼠的下颌长度在成熟后，几乎增加了 1 倍。Lund（1974 年）研究发现，在生长期，特别是生长高峰期发生的髁突骨折，通常都会重新形成正常髁突，有的患者断侧还会发生补偿性生长而长于健侧。Proffit（1986 年）观察儿童时期发生髁突骨折，只有 15% ~20% 生长受到抑制，而这些都与软组织损伤的程度和形成的瘢痕有关。由此可见，髁突是生长区而不是生长中心。

Scott 认为在出生前后期和出生后早期，大约在 3 ~4 岁，鼻中隔是颅面骨骼生长最活跃的部分，促进面中份向前下生长，但现在有关鼻中隔软骨是否为生长中心仍无定论。虽然鼻中隔软骨终生不发生钙化，并对面中份生长有一定的引导作用，但移植后其无明确结果，仅有时可见一些生长。

三、Moss 功能基质假说

既然骨和软骨都不是颅面骨骼生长的决定因素，那么，骨周围的软组织就可能是决定因素。由此，Moss（1960、1962 年）通过多种实验提出“功能基质假说”（moss functional matrix hypothesis）。

功能基质假说的基本思想起源于 20 世纪。His 在其《整形外科生理学》中，提出生物结构是可变的。这一概念由 Roux 和 Driesch 等进一步加以扩展，提出了发育机制（developmental mechanics）的概念。20 世纪 60 年代，Moss 等通过临床和实验研究，将其应用于颅面生长发育的分析上，提出了功能基质假说，用以解决颅面生长发育，正畸矫治和功能矫形机制研究的实际问题。他认为，颅面的生长是对功能需要的反应，局部的、区域性因素在颅面生长发育过程中起主要作用，软骨和骨生长是对功能基质生长的代偿性反应。

1. 基本概念

（1）功能颅成分（functional cranial component）：是指完成各种功能所需的组织、器官、腔隙及相应的骨骼组织。Moss 认为头部作为身体中的一个特定部分，具有各种相对独立的功能：呼吸、咀嚼、吞咽、语言、嗅觉、视觉和听觉等，每一种功能都由相应的功能颅成分完成。

（2）功能基质（functional matrix）：功能颅成分中行使功能的组织、器官及功能腔隙等合称功能基质。根据在生长发育中的不同作用，功能基质又分为：①骨膜基质（periosteal matrix）：包括咀嚼肌、牙齿及神经、血管和腺体等；②囊性基质（capsular matrix）：包括由大脑、软膜和脑脊液等组成的神经颅囊性基质（neurocranial capsular matrix）和口面囊性基质（orofacial capsular matrix）即口鼻咽功能腔隙（oro-nasopharyngeal spaces）。

（3）骨单位（skeletal unit）：功能颅成分中起支持和保护功能基质作用的骨骼部分（骨、软骨、肌腱等）称为骨单位。骨单位包括微骨单位（micro-skeletal unit）和大骨单位（macro-skeletal unit）。Moss 认为上下颌是由许多微骨单位构成，如下颌有牙槽突、下颌角、喙突、髁突等；上颌有牙槽突、鼻突、腭突等。各个骨单位都相对独立地进行功能活动而不受其他骨单位的影响。各个微骨单位是与相应的功能基质的功能相关的，相邻微骨单位彼此间是相互独立的，也可以几个相邻的微骨单位可构成一个大骨单位，共同行使功能。

2. 功能基质假说的基本内容　第一，功能基质假说认为个体的生长发育过程是“渐成”的，即个体的发育是在各器官和各个部分发育过程中逐渐形成的，而不是预先存在于受精卵中。它认为个体的生长发育过程是“渐成”因素调控的结果，而不完全受遗传控制。第二，功能基质假说认为，机体每一发育状态（或阶段）具有某一特性。当其进入下一个更高，更复杂的状态（或阶段）时，它不仅包含所有低级状态的特性，而且创造了更新的特性，这些特性同时伴随着新的复杂性的产生。在连续不间断的发育过程中，各等级水平之间也存在明显的不连续性。第三，功能基质假说否定了造骨细胞基因组本身含有足够信息，来调控骨组织生长的类型、大小、速率、方向和时间。骨组织和器官的起源，生长和维持都是继发性的、补偿性的，对机械力的被迫性的反应，而有关的非骨组织、器官和功能间隙（即功能基质）中发生的过程是暂时性的、原发性的事件。颅颌面部的骨缝，软骨均不是生长中心，而是生长区。它们的生长和改建是对功能基质的外来环境作用起反应，本身并没有遗传因素。第四，功能基质假说认为功能基质是生长的决定因素，骨的生长和改建均是对功能基质变化的反应，不同的功能基质产生不同的骨生长方式。

Moss 将颅面部按照不同的功能分为许多功能颅成分，它由功能基质的骨单位构成。功能基质在颅面的生长中起决定作用，它是生长的动力；骨单位（骨，软骨）起支持保护作用，其生长是对功能基质生长的代偿反应。颌面部的生长动力源于颌面囊性基质——口鼻咽功能腔隙的扩大。由于鼻腔作为口鼻咽功能腔隙的一部分是完成呼吸功能，而鼻中隔软骨只是起支持作用的骨单位；而下颌的生长主要是随着口鼻咽功能腔隙的扩大，被动地向前下移动。因此，Moss 认为上下颌骨生长动力均源于口鼻咽腔的功能需要，并称之为“气道维持机制”（airway maintenance mechanism）。

总之，功能基质假说是功能与“渐成”间的桥梁。认为机体的生长发育是一种开放式的系统，在这一系统的不同等级变化过程中，不完全是由遗传基因所决定的，“渐成”因素起着重要作用。在骨组织的生长发育过程中，同样遵循这一基本原则。即骨的生长是继发的，功能基质的发育是原发的，功能基质在“渐成”因素引起功能变化的过程中，改变了骨组织的生长，因而改变了其形态和大小。所以，功能基质学说有助于阐明正常生长发育和生长控制的机制，解释生长异常的产生，并指导进行恢复异常功能和形态，为正畸矫形治疗的可能性提供了理论依据。

虽然经过修订，功能基质假说在原有理论基础上有所发展和突破，已为大多数学者所承认。但由于当时在认识上存在不足和相关基础学科在理论和实验技术上的限制，仍存有一定的局限。Carlsen 对 Moss 的批判有两点：①其所叙述的是无必要的模棱两可的专业术语和过分依赖于其简单的“功能”的假设；②将颅面骨骼生长中关于颅软骨的作用放在一个极其极端的位置上。此外，Moss功能基质假说一般也未延伸至更高的多细胞组织水平。相信随着分子生物学和细胞生物学的深入发展，以及对细胞信号转导和细胞通讯的深入研究，必将为功能基质假说提供新的思想和证据，使之进一步完善和发展。

四、Van Limborgh 假说

Van Limborgh 认为以上理论不能很好地解释颅面的生长，1972 年他综合前人的理论，提出了一个新的概念，认为软骨性颅（chondrocranium）和早期中胚层颅块（即早期胚殆脊索之颅端的中胚层团块，将形成早期的头颅（desmocranium）是有区别的。前者几乎完全受遗传因素所控制，后者除少许遗传因素控制外，还有许多来自头部邻接结构的影响，以及局部渐成因素（local epigenetic factors，能够遗传的功能影响）的控制。他认为一般的渐成因素和一般的环境因素起次要作用，并将颅面生长控制因素归纳如下：

遗传因素
- 固有遗传因素（intrinsic genetic factors）
- 局部渐成因素（local epigenetic factors）：如邻接的脑、眼球等结构
- 一般渐成因素（general epigenetic factors）：来自远处结构如性激素等

环境因素
- 局部环境因素（local environmental factors）：如局部外来的肌力等
- 一般环境因素（general environmental factors）：如血液、氧气供应等

五、伺服系统假说

20 世纪 70 年代 Petrovic 和 Stutzmann 等运用大量实验结果及现代控制理论的观点，提出了生长控制的伺服系统假说（servosystem hypothesis）。控制论是一种新的学说，它的引入给生物和生物机械科学带来了新的概念，如正负反馈、自我调节、参照输入、调节控制等。控制论认识系统是通过信息传递发挥作用。生理信息可以是物理的、化学的或电磁的，其能量一般都很低。颅面生长发育也是一种信息产生、感觉传递和储存的生理过程。Petrovic（1977 年）第一个提出用控制论的模式，描述面部生长、正畸和功能性矫治器作用方式间的生理关系，同时他也强调，这种模式仅仅是对客观实际可能性的一种推理。总之，控制论有助于口腔正畸工作者和临床医师对颅面生长发育和牙面矫形的研究，对治疗设计也有较大的贡献。

Petrovic 通过大量的实验研究，发现继发性软骨（secondary cartilages）和原发性软骨（primary cartilages）的胚胎发育、组织结构、钙化类型和对激素的反应，以及营养代谢等均存在明显的差别。伺服理论认为，生长激素对原发性软骨是“命令”式控制，不受任何局部“反馈链”（feedback loops）的影响；而对继发性软骨不仅是直接作用，还有反馈影响，髁突的生长方向和生长量是对上颌长度的数量反应，只要生长改变不超过一定限度，上下牙弓的矢状关系就不会发生明显的改变。上颌的生长变化可以通过鼻中隔的手术、生长激素的控制或矫形治疗来引导。如果用伺服理论来理解，可以将上牙弓看做是维持变化的参照输入量（constantly changing reference input），而下牙弓则为受控制的变量（controlled variable）。牙弓间这种逐渐协调制约的变化就是有效的伺服作用。这种上下牙弓间的相对作用（operation of confrontation）也可能会产生某些偏差信息（deviation signal），改变翼外肌及其他咀嚼肌的活性，使下颌调整到适宜的咬合位。翼外肌活性的改变又可以影响髁突软骨的生长速度。改变翼外肌活性类似的实验装置或Ⅱ类牵引，或引导下颌前伸，都可以引起髁突产生类似反应。这种偏差信息不仅可以改善咀嚼肌功能，而且在面部骨骼发育的整个过程中，协调着上下颌骨的生长。Petrovic 的实验结果表明，不存在遗传上预先确定的下颌最终长度，而髁突生长方向和生长量的变异是对上颌长度量的反应。Petrovic 的这种突破性思想，对在应用功能性矫治器矫治Ⅱ类错殆，改变下颌的生长量上有重要意义。了解生长激素对不同软骨的作用，还有着重要的临床意义。原发性软骨（长骨骺软骨、蝶枕软骨联合、筛骨软骨和蝶骨大翼、蝶骨之间的软骨）的生长受一般外在因素，特别是生长激素（STH）和生长素（somatomedin）的影

响，矫形治疗措施（orthopedic devices）可以改变生长方向，不能改变生长量。而继发性软骨（髁突软骨、冠状软骨、下颌角软骨以及一些颅骨骨缝软骨和骨折后的骨痂软骨）的生长则受局部外在因素和生长激素和生长素的影响，矫形治疗措施既可以改变生长方向又可以改变生长量。诸多理论和假说都是企图阐明颅面生长的原理，但迄今还没有一种理论能全面、深入、彻底地解释这一问题。随着科学技术的发展，每一种理论和假说都是在以前研究的基础上，从不同的方面做了探索，有所发展、有所突破。如功能基质假说和伺服假说阐述了控制颅面生长发育的机制及影响生长发育的诸因素的作用（图 1-1-82）。为功能颌骨矫形（functional jaw orthopedic）的开展和研究奠定了理论基础。

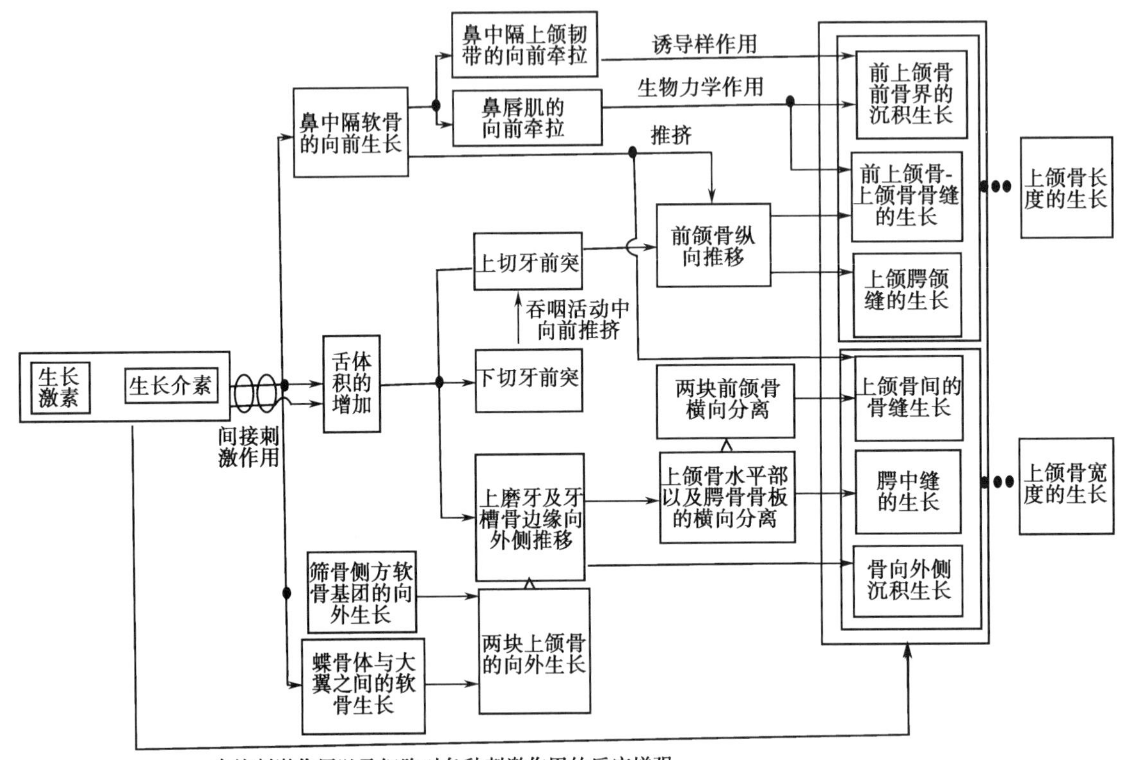

图 1-1-82　促生长激素——生长调节素控制下上颌生长的程序性分析功能图解

（引自：徐芸，白玉兴，主译. 口腔正畸功能矫形治疗学，2004）

六、生长控制理论的展望

以上各种生长控制理论和假说是不同时代的产物，反映当代科学发展的状况，也决定了当时正畸治疗的观念和水平。在这种认识发展的过程当中，形成并引发了一个重要概念——“渐成”（epigenesis）。“渐成”是指生物体的各种组织和器官，都是在个体发育过程中逐渐形成的，性细胞（精子或卵子）中并不存在着任何雏形。关于“渐成”的内容，早在一百多年以前，Wolff 就发现了功能决定形态的现象，His 也提出生物结构是可变的，这些都说明生物结构不是完全不可改变的。但这些发现在认识发展过程的很长一段时间内都一直未得到足够的重视。随着人们的认识和科学的发展，分子生物学、遗传学和基因组学的飞速发展使强调个体发生的“渐成”学说无法细节性的描述生长发育的过程，应运而生的“表观遗传学（epigenetics）”从基因、分子层面出发，可以更清晰、深入地探讨生长发育的调控机制；它强调了生命遗传信息从来就不是基因所能完全决定的，个体的发育可以在不改变 DNA 序列的前提下改变基因组的修饰，这种改变不仅可以改变个体的发育，而且还可以遗传下去。两者之间涉及的范围互有交叉，“渐成”从宏观的角度对发育进行观察、总结，“渐成”因素是大环境及体内各种作用的总称，而表观遗传学则是研究非基因序列改变所致基因表达水平变化，如 DNA 甲基化、iRNA 和染色质构象变化等。随着时代的发展，“渐成”已不足以描述错综复杂的发育过程，取而代之的是更加深入、更加专业化的分子生物学、遗传学和表观遗传学等。

生长发育是基因遗传和环境调控的最终结果，许多遗传编码调控因子在颅面复合体出生前发育上和出生后形态形成上起到明显的影响作用，表观遗传调控（epigenetic regulation）在所有这些因子中起着重要的作用；筛选、定位和编码颅面结构的基因已逐渐成为可能；联合应用基因学、生物工程学、定量生物学为生长发育控制的研究开辟了新的思路和途径，也为探索表观遗传因素在启动、调节、关闭基因过程的机制提供了遗传学基础。总之，正畸学的发展紧密的结合当代的发育分子生物学和遗传分子学的进展，而有关生长发育的控制理论也将不断发展、完善。

（赵美英　杨璞）

第二章 正畸治疗中的生物力学及生物学

在口腔正畸临床中，正畸治疗是通过使用矫治器产生力（机械力、磁力）及激活力（功能力、生长力等），将力作用于牙齿、颌骨和颞下颌关节，导致牙齿周围支持组织、颌骨周围骨缝或关节发生相应改建，使牙齿或颌骨产生移动来完成的。众所周知，医师治病主要使用的是"药"，只有了解药物的作用机制及副作用，才能对症下药，药到病除。而正畸医师治疗患者使用的"药"就是"力"，正畸医师只有了解力的作用机制及副作用，才能制订出正确的治疗计划、施力方案，达到预期的矫治效果。由此可见，了解正畸治疗临床中的生物力学及生物学原理，有利于制订合适的治疗计划，缩短疗程，提高疗效，达到预期的治疗结果。

第一节 口腔正畸学中的生物力学基础

一、牙移动的生物力学机制及研究现状

正畸治疗牙移动的过程通常可以分为两个阶段：生物力学阶段（biomechanical phase）和生物学阶段（biological phase）。生物力学阶段指矫治器产生各种矫治力作用于牙齿，通过牙齿传递到牙周膜和牙槽骨，产生应力。生物学阶段指应力使牙周膜和牙槽骨发生组织学改建，产生牙移动（图 1-2-1）。临床上，牙移动过程是十分复杂的，涉及外力的四维空间变化，即力的大小、方向、作用点、时间等性质的改变。由于作用于牙齿的各种矫治力不同，牙移动的类型也各不一致。

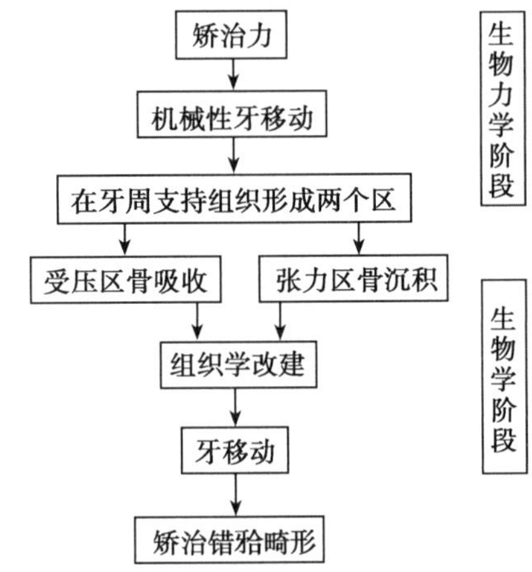

图 1-2-1　牙移动的两个阶段

（一）牙移动的控制原理

正畸治疗中，牙移动的类型通常分为倾斜移动、整体移动、控根移动、垂直移动和旋转移动。但从力学的观点来看，只有平动和转动两种基本方式，这两种基本移动方式取决于旋转中心和阻力中心的位置关系。

1. 牙移动的阻力中心和旋转中心

（1）阻力中心（center of resistance）：指物体运动约束阻力的简化中心。在自由空间中，物体的阻力中心即是其质心，在重力场中，物体的阻力中心即是其重心，受约束的物体（如牙槽骨中的牙）其阻力中心决定于周围环境的约束状态。牙的阻力中心是牙及其周围支持组织所固有的，不受外力的影响。单根牙的阻力中心在牙长轴上，约位于牙根颈 1/3 与中 1/3 交界处，多根牙的阻力中心约位于根分叉下 1 ~2mm 处（图 1-2-2）。

（2）旋转中心（center of rotation）：物体在外力作用下转动时所围绕的点。旋转中心随外力及力矩的变化而变化，它与阻力中心是两个完全不同的概念（图 1-2-3）。

2. 正畸治疗中牙移动的类型

（1）倾斜移动（tipping movement）：指牙冠与牙根做相反方向的移动，这是一种最常见的移动类型。

（2）整体移动（bodily movement）：指牙冠与牙根做相同方向的等距离移动。

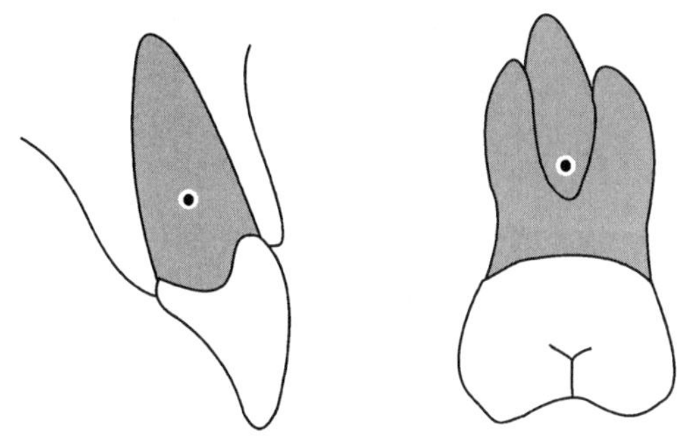

图 1-2-2　阻力中心(不受外力影响)

(3) 控根移动(controlling root movement):保持牙冠基本不动,只让牙根移动。根据牙根移动的方向不同又分为:①转矩(torque):唇(颊)舌向控根移动;②竖直(upright):近远中向控根移动。

(4) 垂直移动(vertical movement):是整体移动的另一种形式,只是其移动的方向是上下垂直的。按其上下的方向不同又分为:①伸出移动(extrusion movement):向殆方垂直移动;②压入移动(intrusion movement):向根方垂直移动。

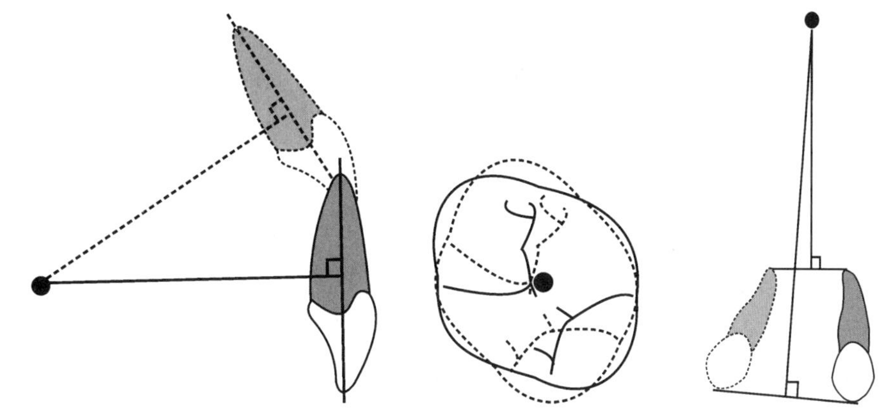

图 1-2-3　旋转中心(随牙齿移动类型而变化)

(5) 旋转移动(rotation movement):牙体绕牙长轴的转动。

实际上,牙的移动往往不是呈单一类型;而是以上几种类型组合而成的复合类型。在正畸临床上,牙移动的类型虽然很复杂,但从力学观点来看只有两种最基本的方式。

3. 牙移动的两种最基本方式　牙移动的最基本方式只有两种:平动和转动(图 1-2-4),这两种方式取决于旋转中心和阻力中心的位置关系。

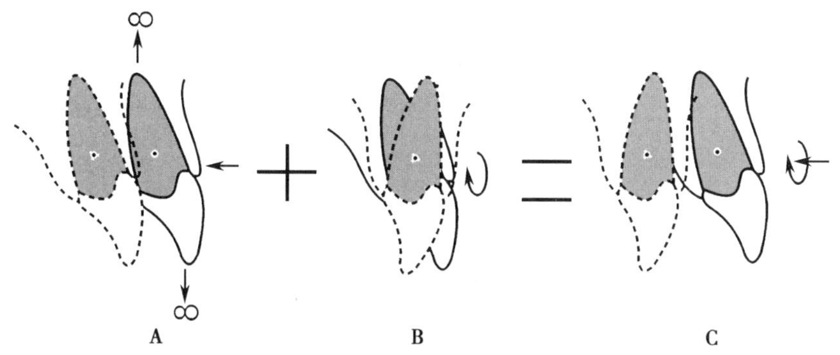

图 1-2-4　牙移动的两种最基本方式

A. 平动;B. 旋转;C. 控制性倾斜移动

(1) 平动(translation):当一外力力线通过牙的阻力中心时,牙产生平动,此时旋转中心距阻力中心无穷远。

(2) 转动(rotation):当一力偶在以阻力中心为圆心在对应的等距离处反向作用于牙齿时,牙产生转动,此时旋转中心在阻力中心处。

临床上,任何类型的牙移动都可以由单纯的平动和单纯的转动组合而成,即单纯的平动+单纯的转动=复合类型牙移动,因为单纯的平动由经过牙阻力中心的力(F)产生,单纯的转动由单纯的力偶矩

(M)产生,所以,经过牙阻力中心的力+单纯的力偶矩=复合类型牙移动,可见F和M的变化要影响牙移动的类型。例如,移动尖牙向远中时,由于尖牙的阻力中心在尖牙根的龈1/3与中1/3交界处,在牙冠上加力只能产生倾斜移动,如果要使其产生平动,则必须在牙冠上再加一反向力偶矩,方丝弓托槽的槽沟壁就可产生反向力偶,使尖牙向远中平动。

4. 力偶矩/力(M/F)比率和牙移动的控制

(1) 一个经过牙阻力中心的力加上一个顺时针向或反时针向的力偶的情况(图1-2-5)。

1) 力偶为顺时针向时

①当M/F=0时,旋转中心在无穷远处,牙齿平动。

②当M/F逐渐增大时,旋转中心从无穷远处向根尖移动,牙齿开始顺时针向倾斜移动。

③当M/F继续增大时,旋转中心到达根尖,再从根尖移向阻力中心。

④当M/F无穷大时,旋转中心到达阻力中心,牙齿以阻力中心为圆心顺时针向转动。

2) 力偶为逆时针向时

①当M/F=0时,旋转中心在无穷远处,牙齿平动。

②当M/F逐渐增大时,旋转中心从无穷远处向切缘移动,牙齿开始逆时针向倾斜移动。

③当M/F继续增大时,旋转中心到达切缘,再从切缘移向阻力中心。

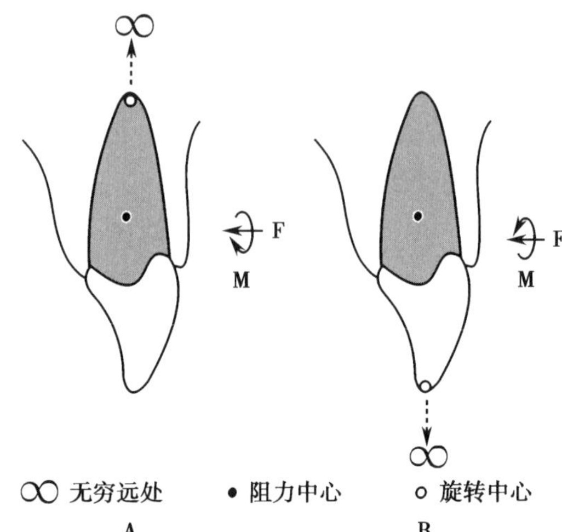

图1-2-5　一个经过牙阻力中心的力加上一单纯力偶的情况

A. 力偶为顺时针向;B. 力偶为逆时针向

④当M/F为无穷大时,旋转中心到达阻力中心,牙齿以阻力中心为圆心逆时针向转动。

综上所述,使用一个经过阻力中心的力和一个单纯的力偶矩,通过改变两者的比率关系,可以控制牙的移动。但是,临床上因为解剖结构的限制,不可能将力直接施于阻力中心,而是将力施于牙冠(托槽)上。

(2) 一个作用于牙冠(托槽)上的力加上一个逆时针向力偶矩的情况:施加一个力和反向力偶作用于牙冠(托槽)上,力和力偶方向如图1-2-6所示,托槽到牙阻力中心的距离为10mm,随着M/F比率的变化,旋转中心位置的变化也是有规律的。

1) 当M/F=0时,旋转中心在阻力中心和根尖之间,靠近阻力中心(图1-2-6A)。

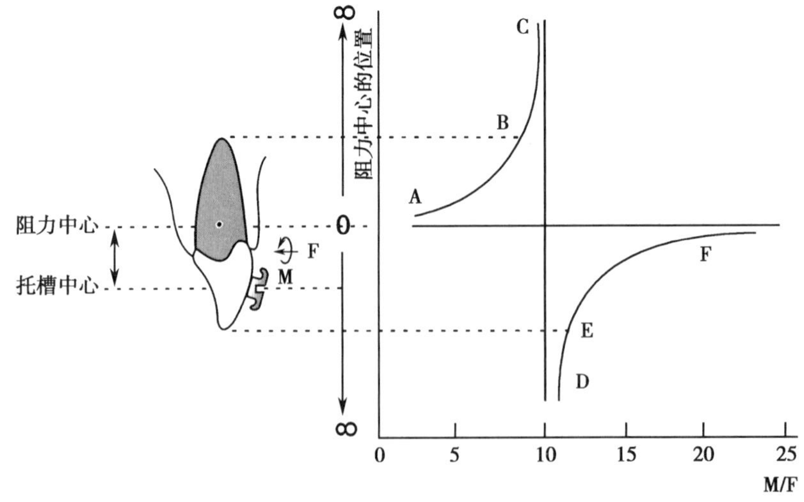

图1-2-6　一个作用于牙冠(托槽)上的力加上力偶的情况

2）当 M/F 增大时，旋转中心移到根尖（图 1-2-6B）。

3）当 M/F＝10/1 时，旋转中心移到根尖方的无穷远处（图 1-2-6C），牙齿平动。

4）当 M/F 超过 10/1 时，旋转即改变方向，旋转中心从切缘方的无穷远处（图 1-2-6D）移向切缘。

5）当 M/F 继续增大，约为 12/1～13/1 时，旋转中心移到切缘（图 1-2-6E）。

6）当 M/F 逼近无穷大时，旋转中心逼近阻力中心（图 1-2-6F），牙齿接近于单纯转动。

许多学者采用光弹法、激光全息干涉法等实验应力分析法，也有学者采用三维有限元分析（three dimensional finite element analysis）等理论应力分析法来研究 M/F 比率和旋转中心的位置的关系，结果发现 M/F 比率决定了牙移动的类型，其较小的变化都能引起牙移动类型较大的改变。如前所述，当 M/F 比率为 8/1 时，旋转中心在根尖，牙齿为倾斜移动；当 M/F 比率为 12/1 时，旋转中心在切缘，牙齿为控根移动；当 M/F 比率为 10/1 时，旋转中心在无穷远处，牙齿为整体移动。可见，通过调整 M/F 比率，可控制牙移动的类型。

（3）牙移动的控制原理

1）根据前面讨论的 M/F 比率和旋转中心位置的关系，可以将牙移动的控制原理总结为 M/F 比率决定了旋转中心的位置，从而控制牙移动的类型，通过调整 M/F 比率，可以获得我们所需要的牙移动类型。

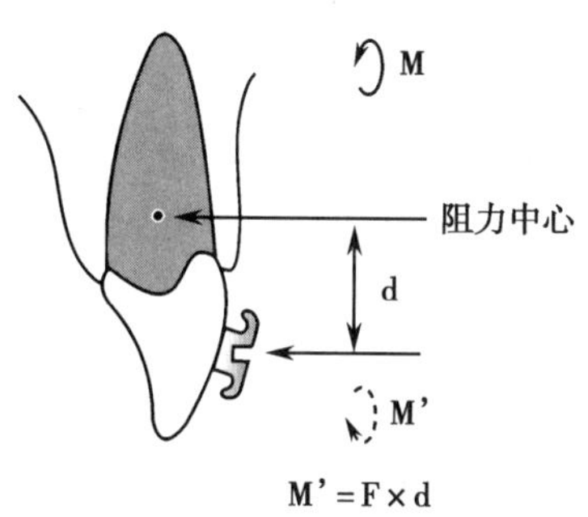

图 1-2-7　牙移动控制原理示意图

如图 1-2-7 所示，F 为一个作用于牙冠（托槽）上的舌向力；M 为作用于牙冠上的力偶矩，根据力偶的性质，该力偶作用于牙冠与作用于牙阻力中心效果不变；d 为托槽到阻力中心的距离，M′为 F 所产生的力矩，M′＝F×d。牙移动的控制原理如表 1-2-1 所示。

表 1-2-1　牙移动的控制原理

<table>
<tr><th colspan="4">力偶矩/力（M/F）</th><th>旋转中心位置</th><th>牙移动类型</th></tr>
<tr><td rowspan="2">M＝0</td><td colspan="3">F＝0</td><td>无</td><td>不动</td></tr>
<tr><td colspan="3">F≠0</td><td>在阻力中心到根尖之间</td><td>倾斜移动（非控制性）</td></tr>
<tr><td rowspan="5">M≠0</td><td colspan="3">F＝0</td><td>在阻力中心</td><td>单纯转动</td></tr>
<tr><td rowspan="4">F≠0</td><td>M 与 M′同向</td><td></td><td>在阻力中心到根方无穷远之间</td><td>倾斜移动（冠倾>根倾）</td></tr>
<tr><td rowspan="3">M 与 M′反向</td><td>M＝M′（M/F＝d）</td><td>在无穷远处</td><td>单纯平动</td></tr>
<tr><td>M>M′（M/F>d）</td><td>在阻力中心到冠方无穷远之间</td><td>倾斜移动（根倾>冠倾）</td></tr>
<tr><td>M<M′（M/F<d）</td><td>在阻力中心到根方无穷远之间</td><td>倾斜移动（冠倾>根倾）</td></tr>
</table>

2）旋转中心的位置依赖于 M/F 比率，而不单独依赖于 M 或 F。

3）虽然 M/F 比率决定了旋转中心的位置，但这是在阻力中心位置一定的情况下，如果周围约束环境变化而导致阻力中心位置改变，即使 M/F 比率一样，旋转中心的位置也不同。

（二）牙周膜中的应力分布

牙周膜中应力是组织改建的始动因素。王玉伟等采用动态三维有限元分析方法探讨了牙周膜的应力缓冲作用。对牙周膜附着与骨性附着进行了对照研究，两种附着形式除了牙周膜厚度不同（牙周膜附着为 0.2mm，骨性附着为 0mm），其余方面是完全相同的，试验结果具有良好的可比性。研究结果显示：①牙周膜使应力分布更加均匀，而骨性附着使应力分布不均匀，有应力集中；

②牙周膜在颈部有明显的应力缓冲作用，越向根尖部，缓冲作用越弱。此结果可以解释为：当有牙周膜存在时，牙体受到冲击载荷后，产生较大的位移；当载荷达到峰值时，位移也达到了峰值。此时，牙周膜产生较大变形，而将冲量转化为能量储存。卸载后，牙周膜逐渐恢复原形，将储存的能量逐渐释放至周围牙槽骨。因此，牙槽骨在整个受载过程中，受到的应力值小且均匀。当没有牙周膜存在时，牙在受力后基本上不产生位移或仅有微小位移，使得颈部承受了绝大多数的应力而不能向根尖方向很好的传递，因此，根尖部受到的应力很小，甚至为零，这样就使得骨性附着根尖部的应力反而小于牙周膜附着者。

房兵等还采用三维有限元法，探讨了固定矫治器正畸治疗中，上颌尖牙和第一恒磨牙在临床情况下，牙周膜中应力分布状况和位移趋势。①颌内、颌间牵引力同时作用于尖牙使其远中移动时，其颈缘牙周膜中应力分布很小，根尖无明显应力集中现象，应力主要集中于牙根中部。尖牙的移动趋势接近于向远中、向殆方的整体移动。在该研究的结果中，尖牙颈缘牙周膜中应力分布很小，最大应力集中于牙根中部，和以往的最大应力集中于颈缘的研究结果不同。这可能是以前研究使用的模型都是单个牙，没有模拟主弓丝的约束；②颌内、颌间牵引力和后倾曲的力矩同时施于上颌第一磨牙，其颈缘与根尖牙周膜中应力分布小，应力主要集中于牙根中部。牙体的移动趋势为有向殆方并向近中旋转的可能。上颌第一磨牙牙周膜中应力分布较尖牙小得多，这说明多根牙在承受外力后，将力量分散于面积较大的牙周膜和牙槽中隔，能承受较大的外力。在该研究中，颈部牙周膜中无明显的应力集中现象，最大应力分布于偏冠方的整个牙根中部，这与以往的应力集中于牙颈部和根尖的结果不同。这提示当牙齿处于整个牙列中，有正常的邻面接触，并且用主弓丝将牙列连为一个整体时，牙齿对所加的外力有较强的抵抗作用。

（三）牙体阻力中心的性质和位置

1. 阻力中心的性质　阻力中心的性质是正畸学领域争论较多的一个问题。一般认为阻力中心的性质为：当外力力线穿过牙体阻力中心时，牙体将发生平动；当外力力线不穿过牙体阻力中心时，牙体将发生有平动和转动的复合运动。因此，牙体阻力中心位置与外力力线的关系，直接影响牙体受力后的移动趋势。所以，阻力中心的定义、性质和位置是正畸治疗中的关键问题之一。

2. 旋转中心与阻力中心的区别　20世纪50年代，人们曾经认为牙体的旋转中心直接影响牙体受力后的移动趋势，因为牙体的倾斜移动总是绕旋转中心转动产生的。如Muhlemamn（1951～1960年）研究牙移动的系列文章大多在测量研究牙体的倾斜移动，认为牙体绕旋转中心转动，旋转中心的位置是决定牙体运动趋势的关键，但对旋转中心的根本性质讨论很少。20世纪60～70年代的研究文献逐渐发现，旋转中心并非固定不变，且很难直观地找出旋转中心与所施作用力的关系。如Burstone（1969年）指出，牙移动与所施加的力呈对数函数关系，旋转中心决定于作用在牙体上力矩/力的比率，而不单独决定于力的大小。

20世纪80～90年代的研究文献逐渐发现阻力中心才是决定牙体运动趋势的关键，阻力中心与转动中心是两个不同的概念，并对阻力中心的性质和定义进行了探讨。根据物理学原理我们知道，在二维平面内的任意一个封闭的几何图形，总有其一定的形心，当外力力线通过此形心作用时，该图形将沿此外力作用方向平移，该几何图形的阻力中心即为其形心；如果物体为质量空间中的自由体，当外力力线通过该自由体的质心作用时，也可使该自由体沿外力方向平移，该自由体的阻力中心即为其质心；如果自由体位于重力场内，其阻力中心即为其重心，此时该物体受到的约束力只有重力；牙体位于牙槽窝中，受到牙周膜和牙槽骨等牙周支持组织的约束，牙体的阻力中心即为牙周支持组织约束力的简化中心。当然，牙体本身也受到重力的约束，但牙体的重量与牙周膜强大的约束力相比，几乎可以忽略。因此，牙体阻力中心与牙根形态和长度，与牙根表面牙周膜的分布有关，如果牙周支持组织的解剖形态不变，那么，牙体的阻力中心也是一定的。

3. 牙体阻力中心的位置　尽管多数学者都认为牙体存在阻力中心，但对阻力中心的位置却存在争论。Burstone（1965年）将单根牙的牙根形态抽象为抛物线形（二维），认为牙根的抵抗（阻力）中心，或其几何形心，位于从牙槽嵴顶至根尖全长的40%处。Davidian（1971年）运用静态平衡力系的基本原理，建立了一个二维计算模型，计算出牙体的阻力中心位于从根尖到牙槽嵴顶的 56% ~61% 处。Burstone (1980 年)在二维模型的基础上，建立了三维模型，牙根为旋转抛物体形(铝制、放大 10 倍的中切牙)，将该模型置入由硅橡胶作为牙周膜，人造石代替牙槽骨的模拟牙槽窝内，用激光全息干涉法测定，发现阻力中心的位置与三维模型的质心(长轴线上的颈 1/3 处)基本一致。而与二维模型的质心(长轴线上的根 2/5 处)相差较大。Dermaut(1986 年)用散斑干涉法研究了一具尸体骨的上颌第一磨牙，以人工材料(Araldif 208)模拟牙周膜，实验结果为：该第一磨牙的阻力中心约位于根分叉稍近冠方处。Burstone (1988 年)用三维有限元模型计算了上中切牙的阻力中心，模型有两个改进：①牙根形态采用真实形态而非旋转抛物体；②牙周膜按 Coolidge 的测量值，厚度不均一，结果表明，上颌中切牙的阻力中心位于牙槽嵴顶至根尖的龈方 24% 处。而在早期用二维模型的研究中，阻力中心的位置分别为 40%(即长轴线上的根 2/5 处)及 52%(即从根尖到牙槽嵴顶的 56% ~61%)；在用三维模型的研究中，阻力中心位于 33%(即长轴线上的颈 1/3 处)，随着模型相似性的改善，其阻力中心更向龈方靠近。刘福祥(1989 年)采用激光全息干涉法研究了尸体颅骨上单根牙的阻力中心，也认为上颌单根牙的阻力中心位于牙根的颈 1/3 处。

(四) 矫治力与牙移动

正畸治疗中，力的传递过程为：矫治力作用于牙齿，牙齿将力传递到牙周膜，牙周膜将力分布于牙槽骨，牙槽骨发生组织改建，产生牙移动，牙移动的速度与矫治力的种类和大小密切相关。

1. 矫治力的种类

(1) 以矫治力的强度分类：Schwarz 根据组织对外力的反应情况，将矫治力分为四级：

第一级：力量过小或时间过短，不能引起牙周组织的明显反应。

第二级：温和而持久的矫治力，其强度不超过毛细血管压力(即 20 ~ 26g/cm^2)，这种强度的力量，既能完成牙齿的移位，又不伤害组织。

第三级：强度大于毛细血管压力，软组织的血液循环因受压迫而停滞，软硬组织都要受到损害，甚至发生坏死。坏死的部分不能进行正常生理性的破骨与成骨活动，而需要通过潜行性的骨吸收方式使死骨被吸收后，牙齿才能移动。由此可知，力量过强，牙齿的移动反而减慢，并且还有引起牙根吸收的可能。

第四级：强度很大，可压毁牙周膜，使牙根与牙槽骨直接接触。牙髓的血液循环可能因压迫断绝，导致牙周膜坏死，牙根吸收，牙根与牙槽骨发生固着粘连，牙齿反而不能移动。

(2) 以矫治力的大小分类

1) 轻力(light force)：如常用的乳胶橡皮圈，其力值约在 60g 以下。用以移动牙齿。

2) 中力(medium force)：如各种弓丝簧曲，其力值约为 60 ~ 350g。用以移动牙齿。

3) 重力(heavy force)：如头颈部为支抗的口外牵引力，其力值为 350g 以上。用做矫形力，引导面颌正常生长。

(3) 以矫治力的作用时间分类

1) 持续力(constant force)：可持续作用于牙齿的矫治力，这种矫治力可经历几个星期甚至几个月，适当的轻而持续的力可以使牙周膜持续保持使骨发生变化的状态，从而使牙齿有效移动。

2) 断续力(interruptted force)：矫治器加力后在较短的时间内力消失或衰减，需要再次加力，如大部分活动矫治器上的弹簧产生的矫治力。

3) 间歇力(intermittent force)：间断时间加力，如口外力最好每天使用 12 ~ 14 小时。

2. 矫治力大小和牙移动速度的关系　典型的牙移动过程按其移动的速度可以分为三个阶段：初始阶段(initial phase)、迟缓阶段(lag phase)和迟缓后阶段(post-lag phase)。牙移动过程的三个阶段轻力和重力所产生的效果比较如表 1-2-2 所示。

(1) 初始阶段：代表牙齿在牙周空间的物理性位移。在初始阶段，轻力和重力所产生的效果是一样的，尽管轻力需花几天才能完成这一位移，而较重的力几秒就能完成，但其绝对位移量没有很大差别，和力的大小相比，牙周空间宽度是决定初始阶段牙齿绝对位移量的更为重要的因素。

表 1-2-2　轻力和重力所产生的效果比较(压力区)

效果 阶段	轻　力	重　力
初始阶段	①牙周膜液体的不可压缩性,牙槽骨弯曲,产生压电信号 ②牙周膜液体被压出,牙齿在牙周空间产生物理性位移	
迟缓阶段	③压力区牙周膜部分血管被压缩 ④血流改变,氧张量开始变化,新陈代谢发生变化(图 1-2-8) ⑤cAMP 水平增加,胶原纤维和基质降解、吸收,间质细胞分化成破骨细胞增加,随着牙槽窝的破骨/成骨改建过程,直接吸收开始(图 1-2-9B),牙齿开始移动	③压力区牙周膜部分血管压闭 ④压力区牙周血流被切断(图 1-2-8) ⑤压力区细胞死亡,产生嗜伊红的均质无结构样改变,即透明样变(图 1-2-9A) ⑥透明样变周缘压力区骨髓腔膜细胞开始分化,潜行性吸收开始(图 1-2-9C)
迟缓后阶段		⑦潜行性吸收完成后,牙齿才开始移动

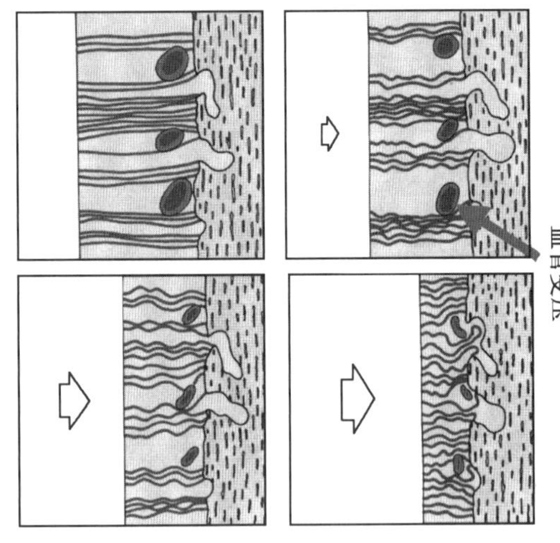

图 1-2-8　压力侧牙周膜部分血管被压缩甚至压闭

(2) 迟缓阶段:代表牙周膜产生透明样变,牙槽骨进行潜行性吸收的过程。在迟缓阶段,轻力和重力所产生的效果完全不同。轻力所产生的主要是直接吸收(少量潜行性吸收),即破骨细胞在修复后的肉芽组织表面,正对牙槽骨区发生骨吸收,牙齿随破骨/成骨的改建过程而逐渐移动;重力所产生的主要是间接吸收(潜行性吸收),即破骨细胞在相应透明样变区的牙槽骨表面或骨髓腔侧进行潜行性骨吸收,要待潜行性吸收完成后牙齿才能移动。轻力的迟缓阶段较短,牙齿有一定移动;重力的迟缓阶段较长,牙齿基本不动。

(3) 迟缓后阶段:牙移动速度逐渐或突然增加。在迟缓后阶段,轻力所产生的牙移动速度逐渐增加;重力所产生的牙移动速度是突然增加的(因潜行性吸

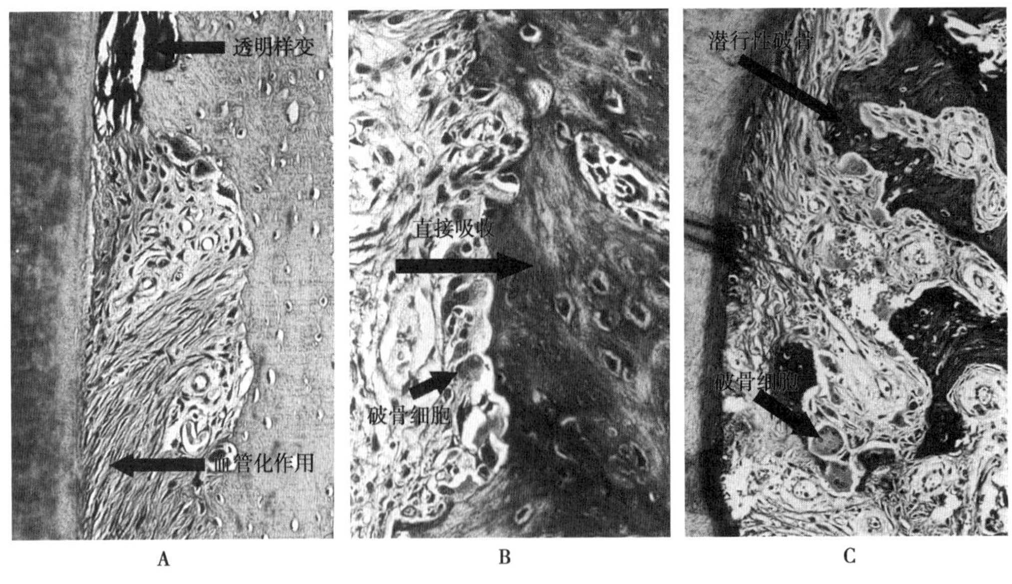

图 1-2-9　牙周膜及牙槽骨的变化(压力侧)
A. 透明样变;B. 直接吸收;C. 间接吸收

收完成)。但最近有研究表明,在整个牙齿移动过程中,不论是轻力还是重力,牙周膜都存在程度不等的透明样变。

综上所示,力的大小和牙移动速度的关系为:当力值太低,牙齿不动;当力值达到一定阈值时,随着力的增加牙移动速度也增加;当力值过高时,随着力的增加牙移动速度不一定增加,因为过大的力可引起牙周膜透明样变,导致迟缓阶段的延长,当潜行性吸性完成后,牙齿才能快速进入新产生的空间。合适的力使牙齿逐渐移动,而过重的力在快速移动牙后有一明显的迟缓期。实际上,过重的力牙移动的平均速度小于温和而持久的最适力。可见,由于组织变化的复杂性和影响因素的多样性,故力的大小和牙移动速度的关系不能假设为任何简单的线性关系。

3. 牙移动类型和牙移动速度的关系　作用于牙冠上的力和力矩可以产生任何类型的牙移动,即使不改变力,通过改变力矩,牙周膜的应力分布也会发生改变。当旋转中心在无穷远处时,牙齿做整体移动,由于牙周膜的厚度不同,应力在牙周膜上的分布也不完全一致(图 1-2-10A);如果力矩的改变使旋转中心从无穷远移向根尖时,牙齿倾斜移动,此时应力分布有明显的变化,最大的应力在牙槽嵴顶(图 1-2-10B);如果力矩的改变使旋转中心移向切缘,其应力分布也有明显的变化,此时最大应力区在根尖(图 1-2-10C)。牙周膜中应力分布是组织改建的始动因素,它决定细胞反应的类型和程度,从而决定了牙移动的速度。所以,对矫治力和牙移动速度关系的讨论,一定要限定牙移动的类型,即限定什么样的力系统,包括作用在牙齿上的所有力和力矩。

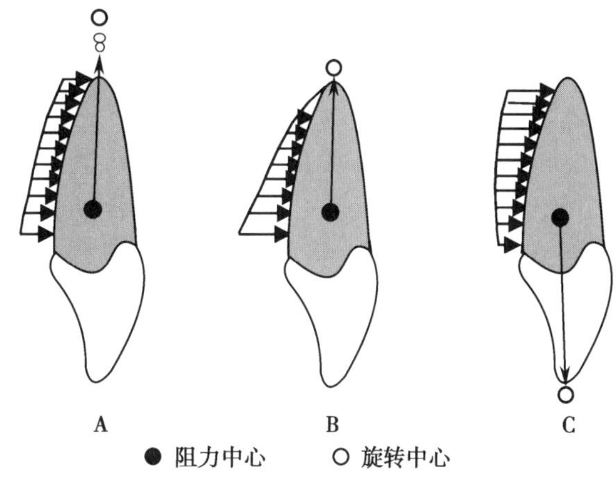

图 1-2-10　牙周膜的理论应力分布

(五) 最适力和应力

认识到了 M/F 比率决定牙移动旋转中心的重要性后,应该用大多的力和力矩才能达到最佳的反应? 多大的力是牙移动的最适力?

1. 临床观察　临床上判断矫治力和应力强度是否适当有以下几个特征:

(1) 矫治力作用的牙齿,无明显的自觉疼痛。

(2) 叩诊矫治力作用的牙齿,无明显疼痛反应。

(3) 矫治力作用的牙齿,无明显松动。

(4) 错位牙位置改变明显,而支抗牙位置不改变或改变不明显。

(5) X 线片显示矫治牙的根部及牙周组织无病理变化。

2. 组织学观察　从组织学上看,最适力和应力应为以下方面:

(1) 牙周膜受压力侧血管被压缩但未完全压闭。

(2) 产生最大的细胞反应(破骨/成骨)。

(3) 组织始终保持其活性而未坏死。

(4) 牙槽骨产生直接吸收而间接吸收少。

综上所述,要确定不同情况下的最适力和应力,应结合生物力学、组织学和临床进行更深入的研究。

二、矫形治疗的生物力学机制及研究现状

(一) 上颌复合体的矫形治疗

在Ⅲ类错𬌗的形成机制中,至少有 1/4 是由于上颌发育不足所致;同样,在Ⅱ类错𬌗的形成机制中,也有相当一部分是由于上颌发育过度所致。因此,对上颌复合体的矫形治疗是生长发育期儿童骨性畸形矫治的主要手段之一。

1. 上颌复合体及上颌牙弓阻力中心位置与矫形力牵引线的关系

（1）上颌复合体及上颌牙弓阻力中心位置：在上颌复合体的矫形治疗中，因矫形力的作用部位和方向不同，使上颌复合体产生水平向前或向后移动的同时，产生垂直向上或向下的移动。这种水平向前或向后的移动对于调整颌骨的矢状关系是必需的，垂直向上或向下的移动对于调整颌骨的垂直关系也至关重要，而上颌复合体受矫形力后的移动趋势，取决于力的作用线和阻力中心的位置关系。一般认为：当外力力线穿过骨块阻力中心时，骨块将发生平动；当外力力线不穿过骨块阻力中心时，骨块将发生有平动和转动的复合运动，这一性质与牙体阻力中心和外力力线的关系一致。

不仅单个牙存在阻力中心，由多个牙连接在一起的牙弓（如固定矫治器连接）也存在阻力中心，牙弓受到的约束力为每个牙受到的约束力的总和。上颌复合体借助骨缝间纤维与颅面其他骨联结，它受到骨缝间纤维及本身重量的约束，因此，上颌复合体也存在阻力中心。Teuscher（1986 年）曾提出，上颌复合体的阻力中心在颧颌缝的中点偏上，上颌牙弓的阻力中心位于 45 牙根之间的根尖 1/2 处，但未见支持其观点的实验依据。刘福祥（1989 年）的激光全息干涉计量研究认为，上颌复合体的阻力中心在水平牵引时位于䝃平面上 50mm 处，即眶上下缘连线的中点，斜牵引时位于后上 30°方向上；上颌牙弓的阻力中心在水平牵引时位于䝃平面上 25～35mm，接近于眶下孔，垂直牵引时位于第一磨牙的垂线上。平贺顺子（1991 年）采用三维有限元法的研究认为，鼻上颌复合体的阻力中心位于从尖牙或磨牙斜向下 30°的牵引线附近。丹根一夫等人（1988 年）采用三维有限元法的研究认为，鼻上颌复合体的阻力中心位于从第一磨牙斜向下 45°～30°方向的牵引线附近。赵志河等（1994 年）采用三维有限元法，通过绘制并分析上颌复合体及上颌牙弓的节点位移方向随矫形力方向的变化曲线，以决定经过阻力中心的矫形力方向，然后计算阻力中心的三维坐标值。结果显示：上颌牙弓的阻力中心在正中矢状面上，高度约在前磨牙根尖，前后位置在第二前磨牙。上颌复合体的阻力中心在正中矢状面上，高度在梨状孔下缘，前后位置在第二前磨牙和第一磨牙之间，在牵引方向为从尖牙斜向下 37°时，牵引线既经过上颌复合体的阻力中心，也经过上颌牙弓的阻力中心。

（2）临床应用：了解上颌复合体和上颌牙弓阻力中心的确切位置，将能更有效地根据畸形机制施以矫治力，达到最佳的矫形效果。上颌牙弓及上颌复合体阻力中心位置与矫形力牵引线的关系，可以归纳为以下三种情况：

1）牵引线同时经过上颌牙弓及上颌复合体的阻力中心：上颌牙弓及上颌复合体将发生平动而无转动（图 1-2-11A）。例如，根据前述作者的研究结果，从尖牙斜向下 37°牵引时，牵引线既经过上颌牙弓的阻力中心，也经过上颌复合体的阻力中心，沿此方向牵引，上颌牙弓和上颌复合体将沿牵引线平动。

2）牵引线经过上颌牙弓及上颌复合体阻力中心的同侧：上颌牙弓及上颌复合体将发生同向的逆时针或顺时针旋转（图 1-2-11B）。例如，临床上对反䝃进行前牵引治疗时，如果伴有开䝃倾向，开䝃的机制不仅伴有上颌骨的逆时针旋转，而且有前牙槽骨高度不足，进行矫治时就需要针对其机制使上颌牙弓和上颌复合体同时顺时针旋转。

3）牵引线经过上颌牙弓及上颌复合体阻力中心之间：上颌牙弓及上颌复合体将发生相对旋转（图 1-2-11C）。例如，临床上对反䝃进行前牵引治疗时，如果伴有深覆䝃，深覆䝃的机制包括上颌骨的顺时针旋转，但上后牙槽高度代偿性发育不足，进行矫治就需要针对其机制使上颌复合体逆时针旋转，上颌牙弓顺时针旋转。

综上所述，在临床上应根据畸形的骨性和牙性机制，以决定矫形力的牵引线和上颌复合体及上颌牙弓阻力中心的关系。

2. 矫形力

（1）矫形力的大小：目前临床上采用的面罩前牵引上颌的力值为 500～600g；使用改良颏兜时，上颌的前牵引力值为 300～500g；常用的口外后牵引力为 300～500g。矫形力的大小，还应根据个体的条件：如年龄、组织感受性、畸形程序、能常戴的时间等进行调整。

（2）矫形力的方向：前牵引的牵引角度由+30°～-30°时（从上颌尖牙牵引），上颌骨与颧骨呈逆时针旋转，旋转的量逐渐减小（图 1-2-12A）。因此，对有开䝃倾向或上颌骨生长方向逆时针旋转者，为了避免前牵引时的逆时针旋转，应采用向前下 30°以下的矫形力；而对前牙反覆䝃深或上颌骨生长方向顺

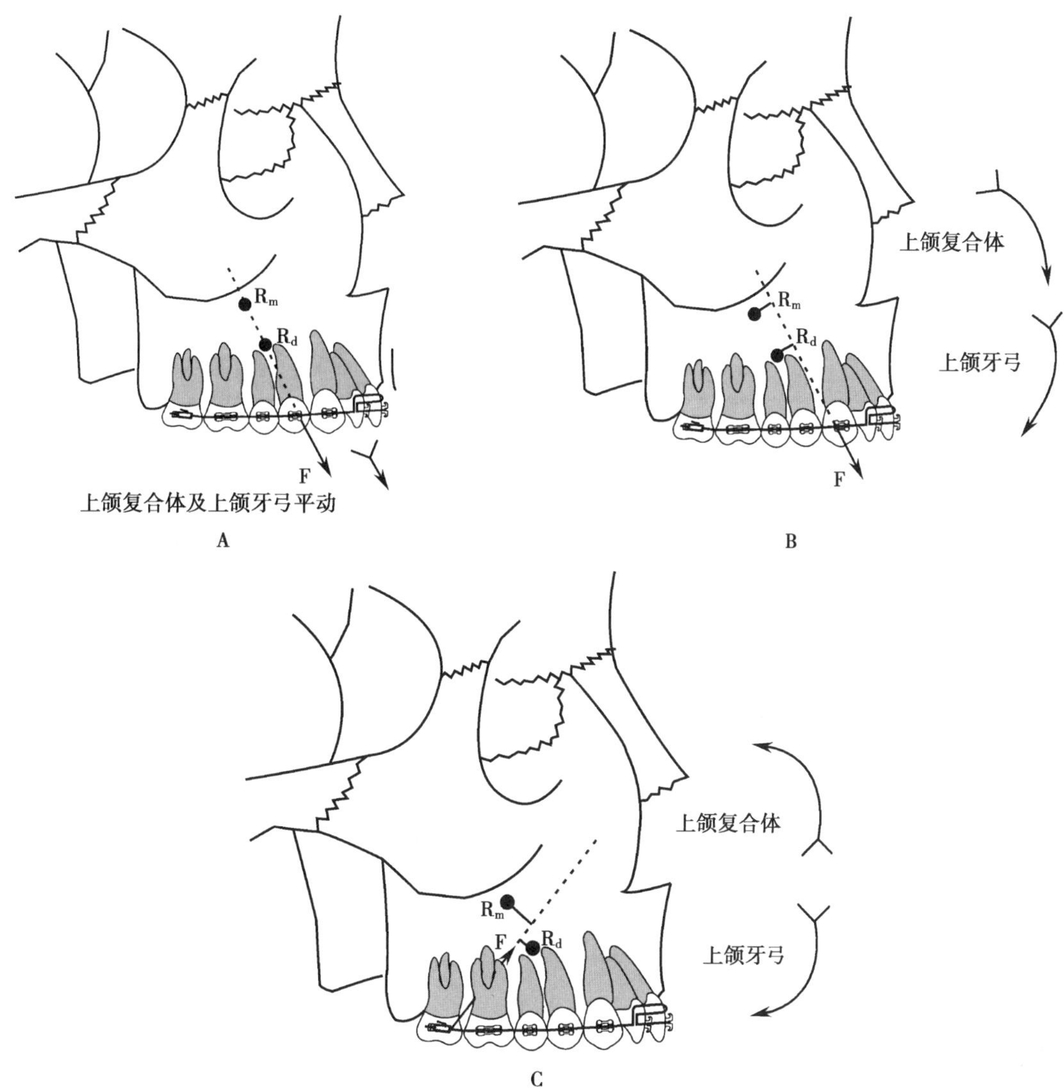

图 1-2-11

A. 矫形力牵引线经过上颌牙弓及上颌复合体阻力中心；B. 矫形力牵引线经过上颌牙弓及上颌复合体阻力中心同侧；C. 矫形力牵引线经过上颌牙弓及上颌复合体阻力中心之间。Rm：上颌复合体阻力中心；Rd：上颌牙弓阻力中心

时针旋转者，为了借助前牵引时的逆时针旋转，应采用与功能𬌗平面平行或向上的牵引角度。

后牵引的牵引角度由+30°～-30°时（用口外弓从上颌第一前磨牙牵引），上颌骨与颧骨呈顺时针旋转，旋转的量逐渐增大（图 1-2-12B）。因此，对覆𬌗较深或上颌骨生长方向顺时针旋转者，为了避免后牵引时的顺时针旋转，应采用向后上 30°以上的矫形力；而对有开𬌗倾向或上颌骨生长方向逆时针旋转者，为了借助后牵引时的顺时针旋转，应采用与功能𬌗平面平行或向下的牵引角度。

（3）矫形力的作用部位：前牵引时，从第一磨牙牵引比从尖牙牵引所引起的上颌复合体逆时针旋转大（图 1-2-13A）。后牵引（口外弓）时，从第一磨牙牵引比从尖牙牵引所引起的上颌复合体顺时针旋转大（图 1-2-13B）。

（4）矫形力的作用时间：在力的作用时间上，骨缝对力的反应与牙周膜相似，即一旦达到骨反应的阈值，即使矫形力作用更多的时间，变化也很小，但要确定这一阈值较困难，一般认为每天力的作用时间不应低于 8～10 小时，否则将没有什么反应。通常，希望产生尽可能多的骨移动，尽可能少的牙移动，但要完全避免牙移动则不可能。要产生骨的变化，作用在牙上的力应相当大（500～1000g），但重而持续的力将引起牙根和牙周组织结构的破坏，重的间歇力是减小牙移动的有效方式，因为重力去除时，潜行性吸收减少。因此，不应每天 24 小时戴口外装置，如果每天戴 12～16 小时，已能产生相当大的骨变化，但

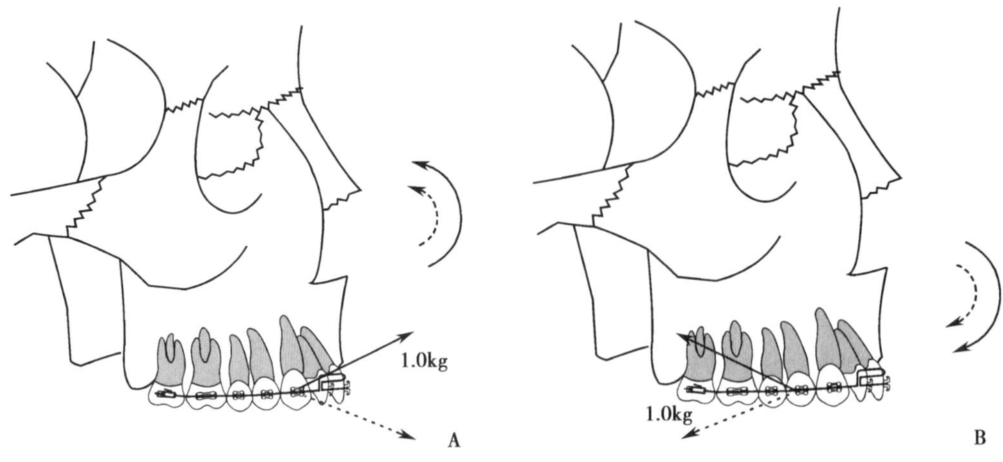

图 1-2-12

A. 从上颌尖牙前牵引的牵引角度由+30°～-30°；B. 从上颌第一前磨牙后牵引的牵引角度由+30°～-30°

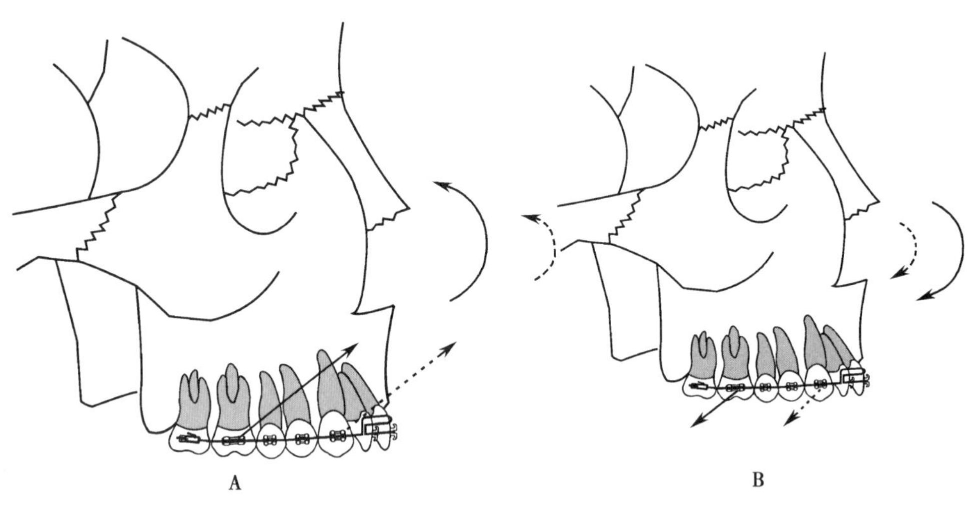

图 1-2-13

A. 从第一磨牙或从尖牙前牵引；B. 用口外弓从第一磨牙或从尖牙后牵引

同时有一定的牙移动。每天 24 小时戴口外装置，我们希望的骨移动的量不会比每天 12～16 小时戴的大多少，但我们不希望牙移动的量会大很多。

（二）下颌骨的矫形治疗

在Ⅲ类错𬌗的形成机制中，有一部分是下颌前突所致；在Ⅱ类错𬌗的形成机制中，也有一部分是下颌发育不足或下颌后缩所致。所以，下颌骨的矫形治疗也是生长发育期儿童骨性畸形矫治的主要手段之一。

1. 抑制下颌的生长　通过施加矫形力于下颌髁头抑制下颌的生长效果很不理想，这可能是下颌的生长控制机制不同于上颌骨，也可能是难于在关节内产生适当的应力水平。作用于颏部的矫形力传递到颞下颌关节内应该是向上和向后，但有两个问题：其一是关节盘的存在使情况复杂化，难以准确地决定受力区域；其二是球形的关节面使得所加载荷不能分布于整个关节面，可能只分布于几平方毫米的接触区域，其余部分很少或无分布。所以，尽管抑制下颌的生长在理论上可行，但临床效果很差。

2. 刺激下颌的生长　用较小的力就能使髁头前移，让下颌处于前突的位置，但是否让下颌处于前突位置就能刺激其生长，这一问题争论了许多年。研究表明，下颌一直处于前突位置能加速其生长，机制有两点：其一是被动的，下颌被矫治器导向前；其二是主动的，下颌被肌肉拉向前，包括翼外肌。一些研究认为，翼外肌的作用是刺激生长的关键因素。另外，矫治器导下颌向前需几百克的力，如果这个力分布到上、下颌牙,将使上前牙后移、下前牙前移,限制了上颌的生长,为了达到最大的骨变化和最小的牙变化,作用力应尽可能地离开牙。所以,组织支持的 Fränkel 矫治器正适合这点。

三、口腔正畸临床中的生物力学

(一) 支抗控制的生物力学

根据作用力和反作用力定律,矫治器产生矫治力时必然产生反作用力,正畸治疗中,常需要对抗矫治力引起的反作用力,这就涉及支抗及其控制的问题。支抗的控制是正畸治疗成败与否的关键,而支抗的设计又常常困扰正畸医师,是正畸临床上最为常见而又复杂的问题之一。

1. 支抗的概念　所谓支抗(anchorage),就是支持矫治力,抵抗矫治力的反作用力的单元。如图 1-2-14 所示,用活动矫治器的指簧推双侧尖牙向远中,两侧推力各 30g,即矫治力。矫治力的反作用力共 60g,通过活动矫治器基托作用于 4 个切牙、腭黏膜及双侧后牙上,4 个切牙、腭黏膜及双侧后牙即为支抗。

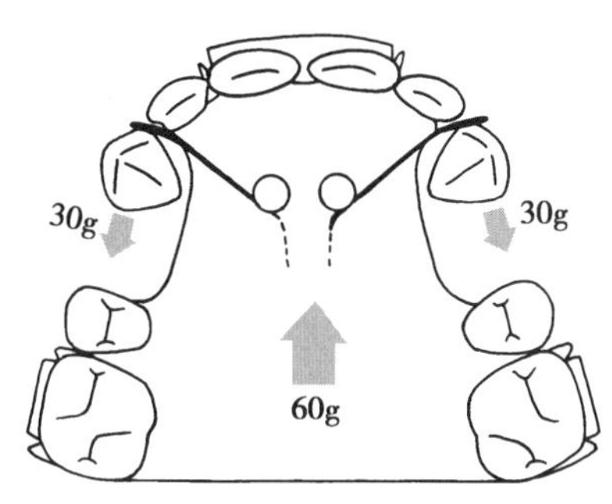

图 1-2-14　支抗

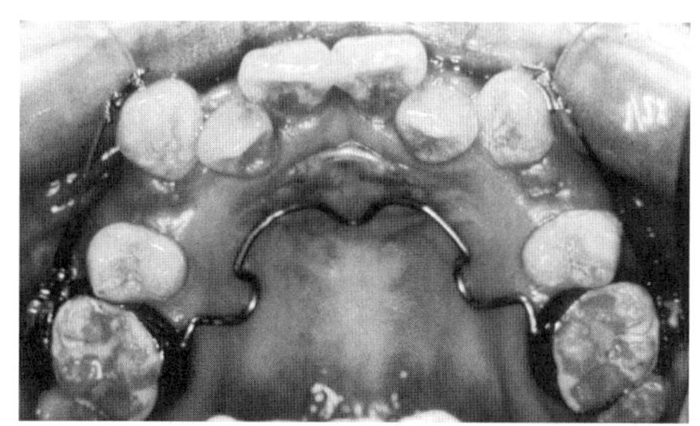

图 1-2-15　颌内支抗(Nance 弓)

2. 支抗的种类

(1) 颌内支抗(intramaxillary anchorage):在同一牙弓中,用部分牙齿或黏膜作支持,以移动另一部分牙齿(图 1-2-15)。

(2) 颌间支抗(intermaxillary anchorage):用上颌或下颌的牙弓和颌骨作支持,以矫治对颌的牙、牙弓和颌骨(图 1-2-16)。

(3) 颌外支抗(extraoral anchorage):用头的顶枕颈部作支持,以矫治牙、牙弓和颌骨(图 1-2-17)。

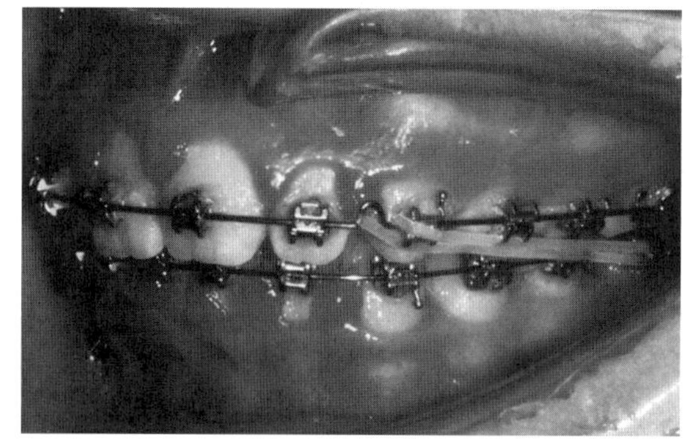

图 1-2-16　颌间支抗(Ⅱ类牵引)

3. 支抗的分类

(1) 最大支抗:又可称为最大后牙支抗,这组支抗是保持后牙位置不动,75% 或更多的拔牙间隙为前牙内收所用。

(2) 中度支抗:又可称为前后牙交互支抗,这组支抗前牙和后牙移动相等的距离来关闭拔牙间隙,这组支抗较容易控制。

(3) 最小支抗:又可称为最大前牙支抗,这组支抗 75% 或更多拔牙间隙通过前移后牙关闭,保持前牙位置不动。

4. 支抗控制的力系统

(1) 最大支抗

1) 最理想的最大支抗力系统为后牙支抗保持完好,无力作用于后牙,前牙平动关闭拔牙间隙,但该力系统基本不存在,除非所有的支抗单元都是口外力或在对颌(图 1-2-19)。

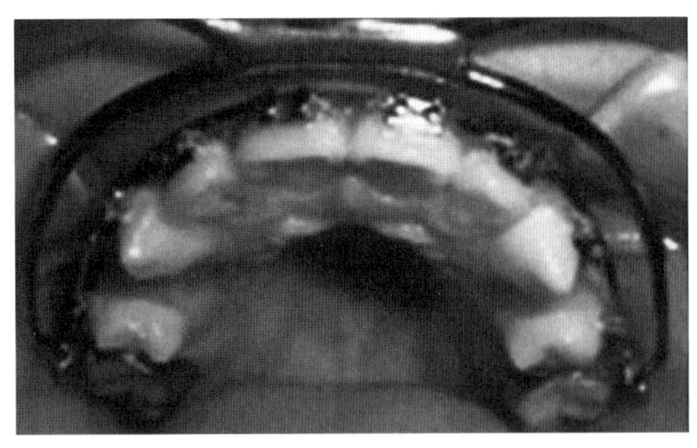

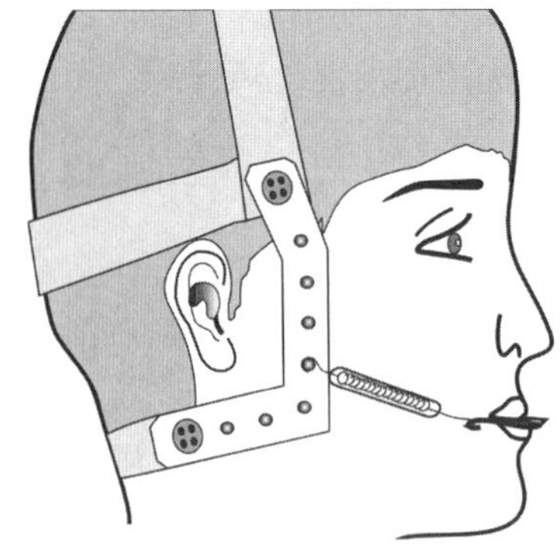

图 1-2-17　颌外支抗(口外弓)

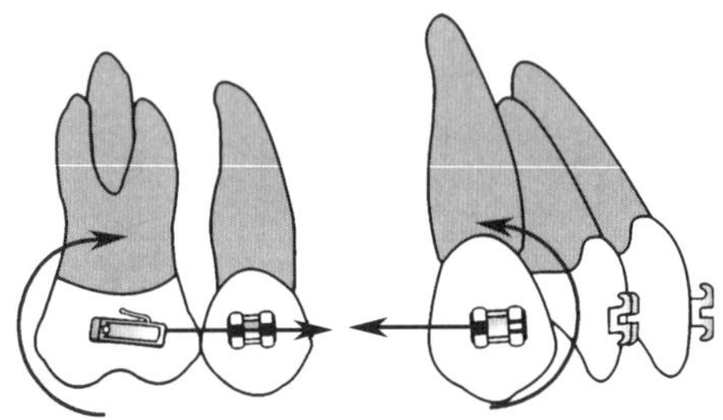

图 1-2-18　中度支抗力系统

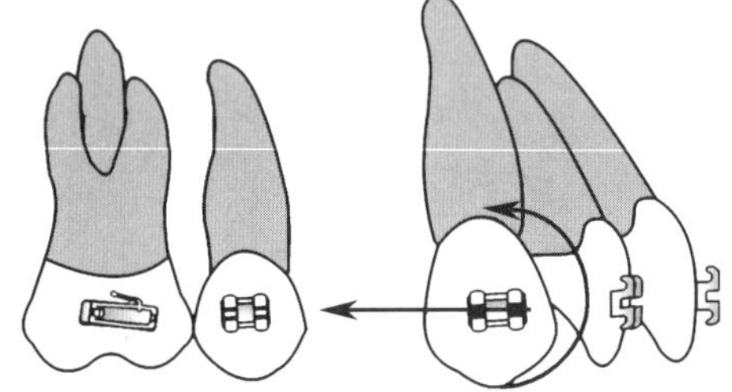

图 1-2-19　最理想的最大支抗力系统

2）图 1-2-20 显示通过改变作用于前牙或后牙上的力的大小获得最大支抗的方法，实线箭头代表弓丝和牵引附件(如链状橡皮圈等)所产生的力和力矩。图 1-2-20A 的虚线箭头代表作用于前牙的外加力(如Ⅱ类牵引力或 J 钩装置)。图 1-2-20B 的虚线箭头代表作用于后牙上的外加力(如面弓)。在这两种情况下，力大小的变化导致前牙上的 M/F 比率减小，后牙上的 M/F 比率增大，后牙基本不动，主要由前牙后移关闭间隙。

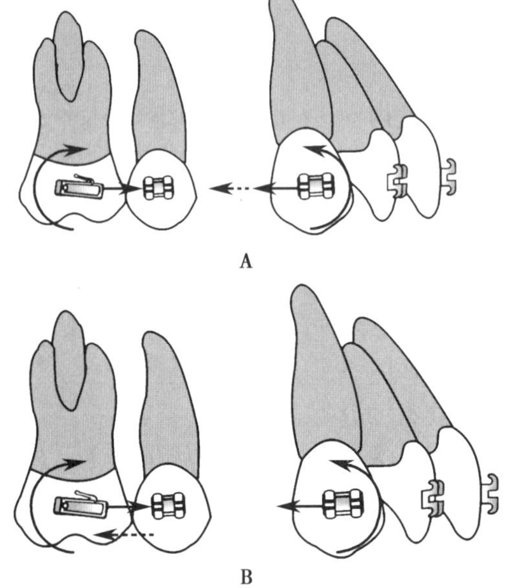

图 1-2-20　改变作用于前牙或后牙上的力的大小获得最大支抗

3）图 1-2-21 显示用力矩的差异获得最大支抗的方法。后牙(β)力矩相对于前牙(α)力矩增加，力矩的差异减小了前牙上的 M/F 比率，增大了后牙上的 M/F 比率，使后牙基本不动，主要由前牙后移关闭间隙。但α力矩和β力矩的差异产生了垂直向力，此副作用使前牙压入后牙伸出。

(2) 中度支抗(图 1-2-18)：通过前牙和后牙平动达到间隙关闭，M/F 比率约需 10/1。

(3) 最小支抗：和最大支抗相反。

5. 支抗的临床应用

(1) 交互支抗(reciprocal anchorage)：用支持力相等的牙齿作交互支持，以达到相互移动的效果，此时支抗力同时也是矫治力(图 1-2-22)。

(2) 差动力支抗(differential forces anchorage)：同样大小的力作用于两个或两组不同的牙齿，根据其产生的组织反应不同，使需要移动的牙得以移动，不需移动的牙很少移动甚至不动。这是一种生物力学支抗，其机制在于不同的牙其牙周膜面积不同，使其移动的力值也不同(图 1-2-23)。

(3) 增强支抗(reinforced anchorage)：增加支抗单元的数目和面积(头、颈、口腔内组织等)能有效地增强支抗，因为更多的支抗牙或口外结构，分散了矫治力的反作用力(图 1-2-24)。

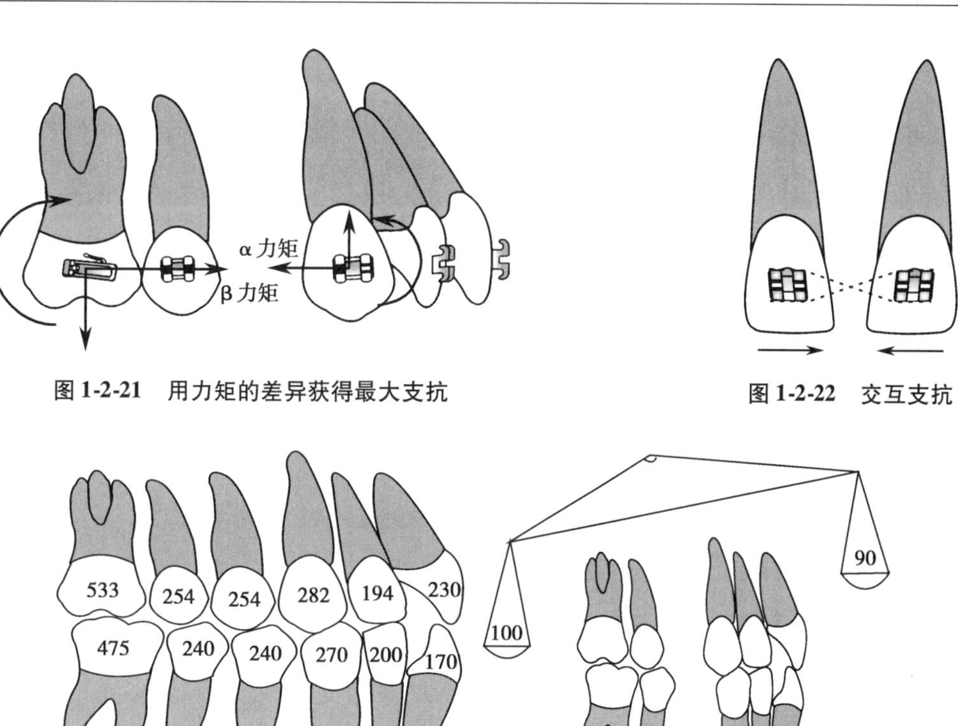

图 1-2-21　用力矩的差异获得最大支抗

图 1-2-22　交互支抗

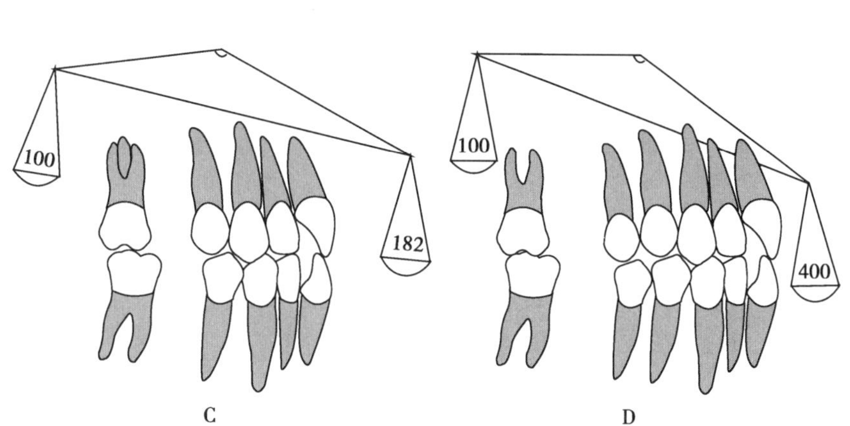

图 1-2-23　牙根牙周膜面积参考

A. 牙周膜面积；B. 拔除第一前磨牙后的前后支抗；C. 拔除第二前磨牙后的支抗变化；D. 拔除第一恒磨牙后的支抗变化（引自：亀田晃，1983）

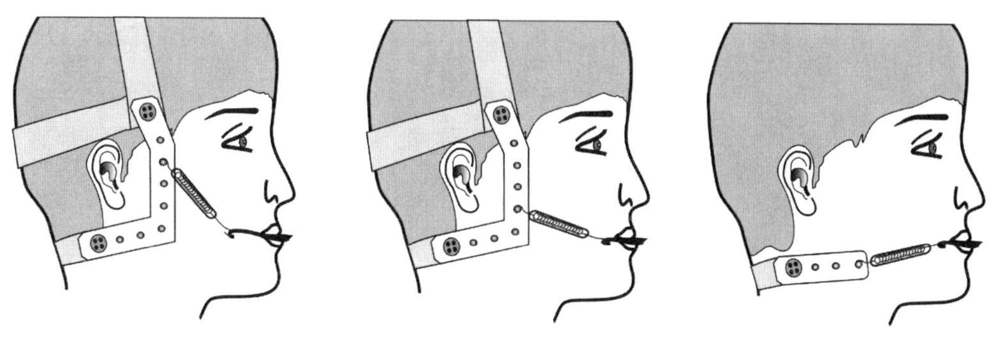

图 1-2-24　增强支抗（口外头颈支抗）

（4）稳定支抗（stationary anchorage）：在相同的条件下，整体移动所需的矫治力大于倾斜移动，因此，可以用一组牙的整体移动来对抗另一组牙的倾斜移动，使整体移动的一组牙不动或移动很少，只让倾斜移动的一组牙移动（图 1-2-25）。

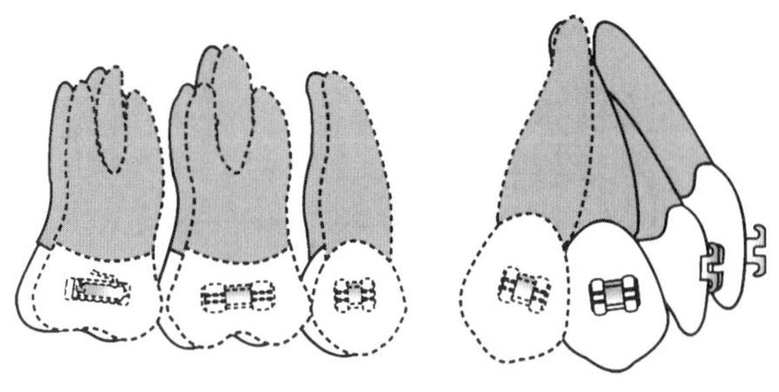

图 1-2-25　稳定支抗

（5）骨皮质支抗（cortical anchorage）：因皮质骨比松质骨致密、血供少、改建慢，更能抵抗吸收，所以当牙根接触皮质骨时牙移动减慢。因此，一些学者提倡使支抗牙的牙根向皮质骨板靠近以抑制其移动（图 1-2-26）。

（6）药物支抗（medical anchorage）：利用全身给药减缓牙移动的同时，用药物局部注射以促进计划中的局部牙移动。用药物控制牙移动的方法尽管目前仍处于动物实验中，但作为一种新的支抗手段也一直受到临床医师的关注。

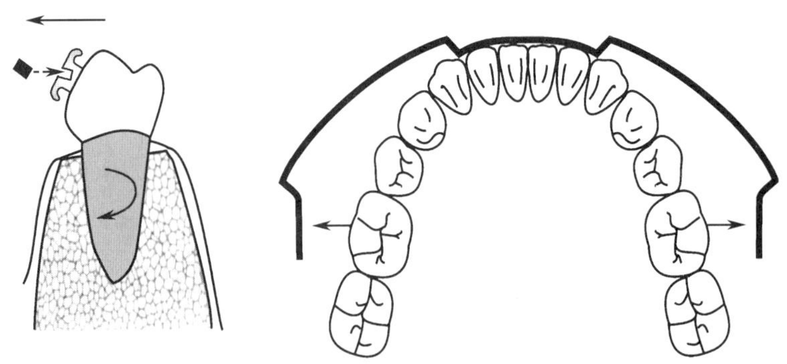

图 1-2-26　通过转矩和扩弓利用骨皮质支抗

6. 临床上影响支抗选择的因素

（1）严重拥挤：对严重拥挤的病例，通常采用拔牙矫治方法，并且拔牙间隙基本全部用来缓解拥挤，所以支抗控制尤为重要，在拔牙之前就应该先使用最大支抗。

（2）前牙严重前突：对前牙严重前突病例，通常也采用拔牙矫治方法，并且拔牙间隙基本全部用来内收前牙，支抗控制也很重要，在拔牙之前就应该先使用最大支抗。

（3）下颌平面角的大小：下颌平面角大的病例，上下颌磨牙容易近中移动，应尽量早地使用最大支抗，以免拔牙间隙很快被后牙前移占据；下颌平面角小的病例，下颌磨牙的近中移动相对不易，如果下牙弓拥挤量不大，多采用不拔牙或仅拔除上颌牙的治疗方法。

7. 临床上常用的支抗控制方法

（1）使用轻力：因为弓丝是在托槽槽沟中滑动的，特别是方丝，过大的牵引力会导致方丝与槽沟之间三维方向的旋转阻力、倾斜阻力和转矩阻力增加，影响牙齿的移动。

（2）两步法关闭间隙：先单独内收尖牙，再内收 4 个切牙，此为两步法关闭间隙，可以减小对后牙支抗的消耗。

（3）选择性地使用转矩：即用力矩的差异获得支抗的方法。

（4）横腭杆和舌弓：是较常用的支抗控制方法，横腭弓对抗牙齿的左右向移动肯定没有问题，但对抗牙齿的向前移动作用有限，因为左右磨牙可以在横腭弓的连接下一起向前移动。舌弓的支抗作用比横腭弓强，一般采用两步法关闭间隙，对单独内收尖牙没有影响，但最后内收切牙时必须去除舌弓才能关闭拔牙间隙。

（5）Nance 弓：比横腭杆的支抗作用强，但前腭部的 Nance 托不好清洁。

（6）唇挡：可用自凝塑胶制作唇挡，也可以采用钢丝制作多曲唇挡，白天和晚上都戴用，有较强的支抗控制作用。

（7）Ⅱ类或Ⅲ类牵引：通过Ⅱ类或Ⅲ类牵引，可以将支抗放在对颌，这是临床上最常用的支抗控制方法之一。

（8）面弓或J钩：J钩比面弓更加可靠，用J钩内收前牙，如果患者配合不好，至少支抗后牙不会前移。如果用面弓加强支抗，如果患者配合不好，因为有颌内牵引，支抗后牙会前移。面弓和J钩牵引方式都有低位、水平及高位三种，应该根据不同的情况进行选择。

（9）选择不同的拔牙部位（图1-2-27）

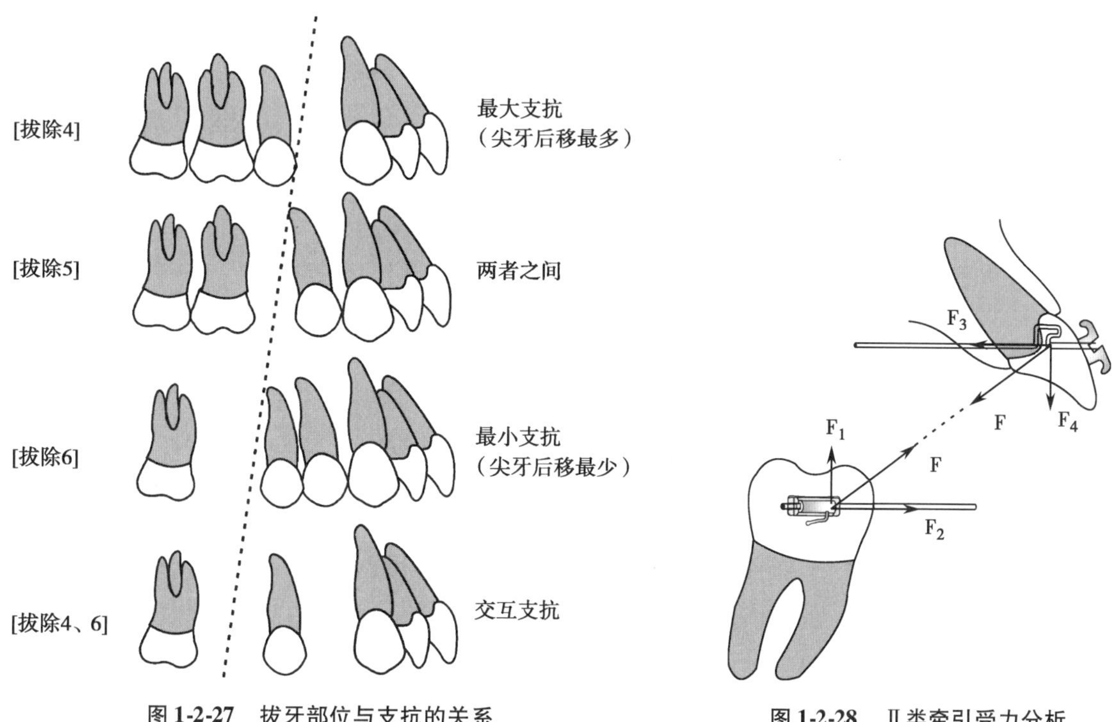

图1-2-27　拔牙部位与支抗的关系

图1-2-28　Ⅱ类牵引受力分析

1）拔除第一前磨牙：后牙支抗最大，前牙后移最多。

2）拔除第二前磨牙：两者之间。

3）拔除第一恒磨牙：后牙支抗最小，前牙后移最少。

4）拔除第一前磨牙、第一恒磨牙：交互支抗。

（二）打开咬合的生物力学

深覆𬌗矫治中，打开咬合对正畸医师来说是较棘手的问题，其生物力学机制较复杂，影响咬合打开的力系统主要有Ⅱ类牵引力、前牙压入力、关闭间隙的颌内牵引力。

1. Ⅱ类牵引力　Ⅱ类牵引力受力分析如图1-2-28所示：F为Ⅱ类牵引力，F_1和F_2为F在磨牙上的垂直向分力及水平向分力，F_3和F_4为F在切牙上的水平向分力及垂直向分力。磨牙和切牙的受力情况为：

（1）F_1：使磨牙升高，对打开咬合有利。但如果是开𬌗磨牙升高可能形成支点，使开𬌗加重，所以开𬌗不宜做Ⅱ类牵引。

（2）F_2：使磨牙前移，改Ⅱ类关系。

（3）F_3：使前牙后移，改前牙关系。

（4）F_4：使前牙伸出，对打开咬合来说，F_4是不利的，但因为颞下颌关节是铰链关节，F_1距铰链更近，所以F_1作用更强。

2. 前牙压入力　打开咬合的前牙压入力F可以分解为沿牙长轴的压入力F_1和垂直于牙长轴的侧向力F_2，前牙的倾斜角度不同其情况也不一样：

（1）前牙前倾的情况（图1-2-29）

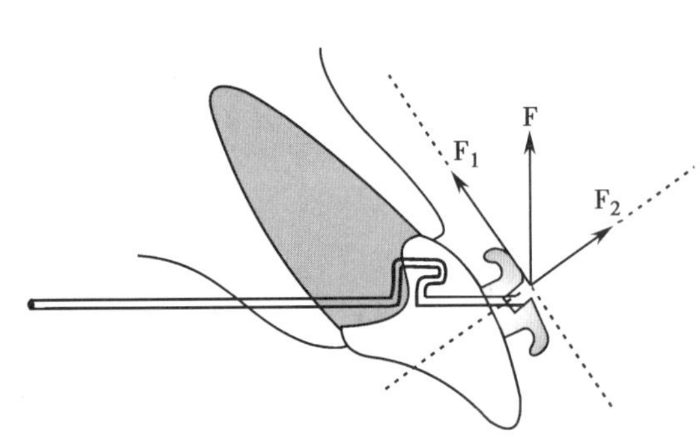

图 1-2-29　前牙前倾的情况打开咬合的前牙压入力

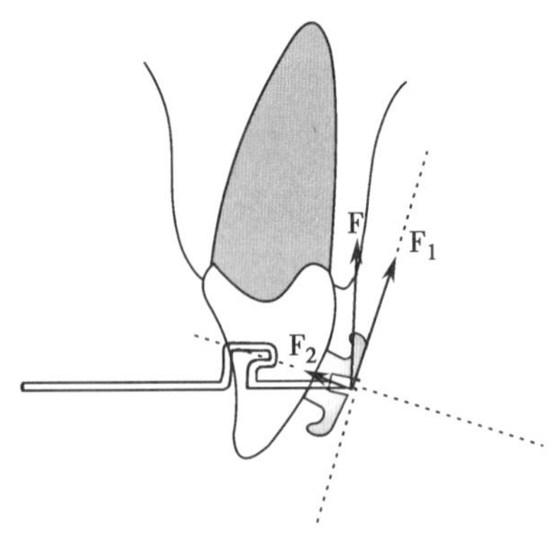

图 1-2-30　前牙内倾的情况打开咬合的前牙压入力

1）F_1:压入前牙,是真正打开咬合的力。

2）F_2:使前牙更前倾,造成前牙间隙。所以打开咬合时双侧要做Ⅱ类牵引,或前牙做“8”字拴扎丝,或弓丝末端回弯,以对抗此力。

（2）前牙内倾的情况(图 1-2-30)

1）F_1:压入前牙,打开咬合。

2）F_2:使前牙更内倾,所以对内倾的前牙需竖直或稍前倾后再打开咬合,以避免此力的产生。

3. Ⅱ类牵引力+前牙压入力　Ⅱ类牵引力 $F_{Ⅱ}$可以分解为沿牙长轴的伸出力和舌向力,打开咬合的力 F_o可以分解为沿牙长轴的压入力和唇向力,$F_{Ⅱ}$可以部分地抵消 F_o的作用,不同大小的 $F_{Ⅱ}$其情况不同。

（1）合适的Ⅱ类牵引力:$F_{Ⅱ}$的舌向力等于 F_o的唇向力,正好平衡打开咬合产生的使前牙前倾的唇向力(图 1-2-31)。

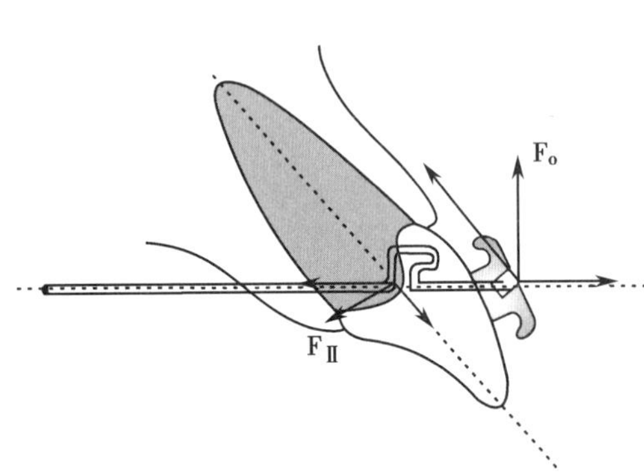

图 1-2-31　合适的Ⅱ类牵引力

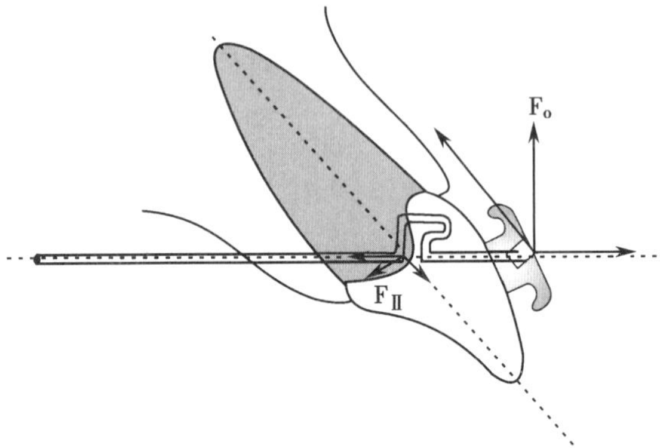

图 1-2-32　小的Ⅱ类牵引力

（2）小的Ⅱ类牵引力:$F_{Ⅱ}$的舌向力小于 F_o的唇向力,不能对抗打开咬合产生的使前牙前倾的唇向力,使前牙前倾(图 1-2-32)。

（3）大的Ⅱ类牵引力:$F_{Ⅱ}$的伸出力等于 F_o的压入力,打开咬合必需的压入力被抵消,同时 $F_{Ⅱ}$的舌向力大于 F_o的唇向力,使前牙内收(图 1-2-33)。

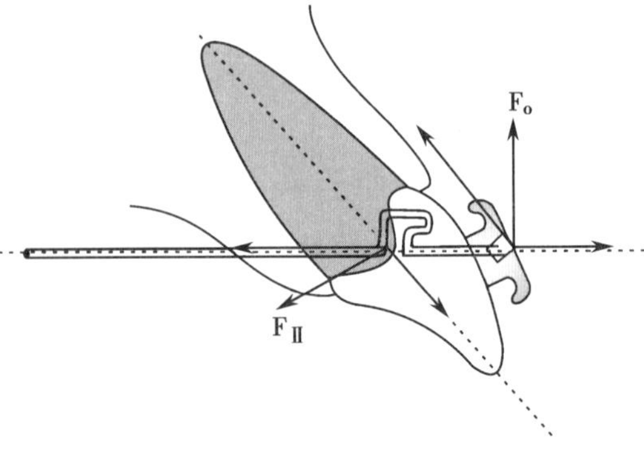

图 1-2-33　大的Ⅱ类牵引力

4. 颌内牵引力　颌内牵引力的主要作用是关闭拔牙间隙,但在关闭拔牙间隙的同时,可能产生一些副作用。

（1）𬌗面观(第一序列副作用):颌内牵引力产

生尖牙的远中旋转和磨牙的近中旋转(图 1-2-34)。①用腭杆或舌杆可以较容易地控制磨牙的旋转;②用粗的弓丝以减小旋转趋势;③在弓丝上加一个对抗旋转的 V 形曲(图 1-2-35),该 V 形曲使尖牙产生一个反向旋转以对抗副作用,同时在磨牙上的副作用也被减小。

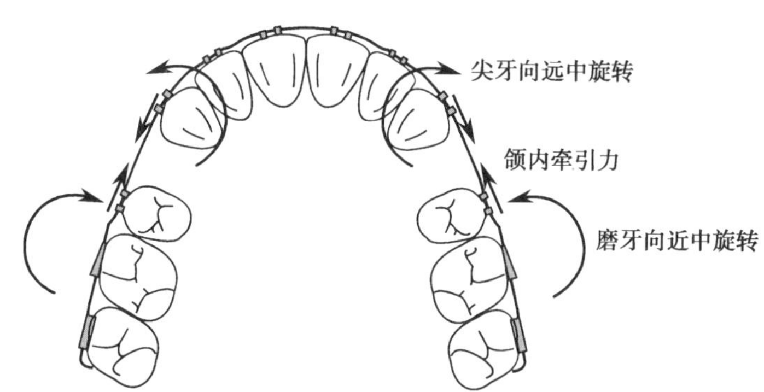

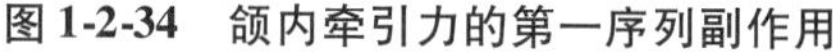

图 1-2-34　颌内牵引力的第一序列副作用

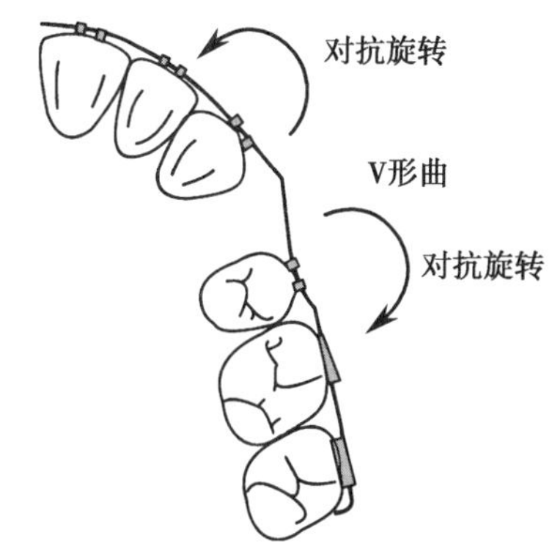

图 1-2-35　弓丝上加一个对抗旋转的 V 形曲

(2) 唇(颊)-舌面观(第三序列副作用):颌内牵引力使拔牙间隙两侧的牙齿向拔牙间隙侧倾斜(图 1-2-36)。①腭杆或舌杆控制磨牙近中倾斜的作用有限,可采用 Nance 托或口外弓;②用粗的弓丝以减小倾斜趋势;③在弓丝上加一个对抗倾斜的屋脊样弯曲(图 1-2-37),屋脊样弯曲使尖牙产生一个反向倾斜以对抗副作用,同时在磨牙上的副作用也被减小。

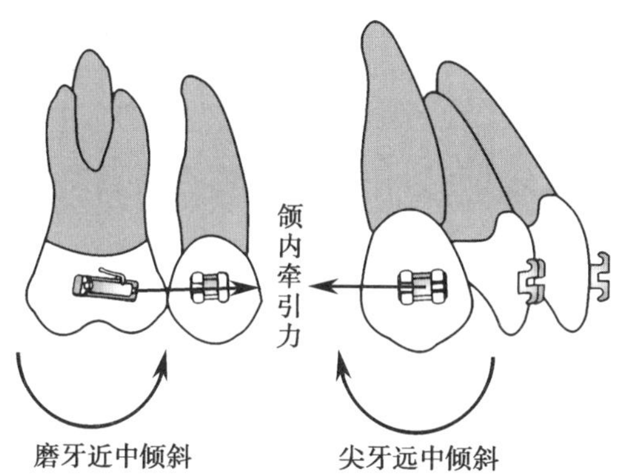

图 1-2-36　颌内牵引力的第三序列副作用

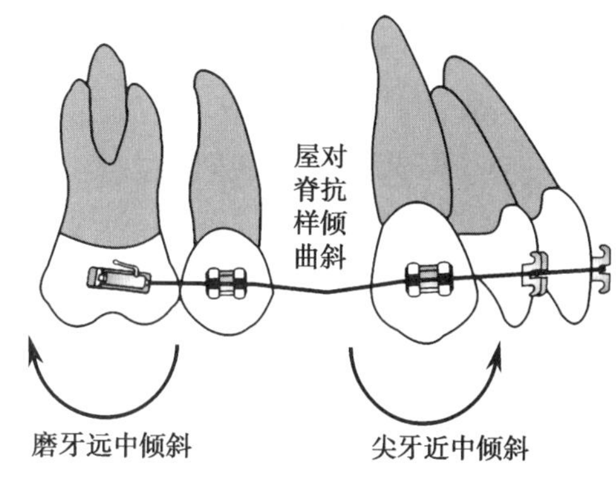

图 1-2-37　弓丝上加一个对抗倾斜的屋脊样弯曲

5. 临床常用打开咬合方法中的力学处置

(1) 对于尖牙牙冠后倾者初期镍钛丝不纳入切牙或尖牙:如图 1-2-38 所示,对于尖牙牙冠后倾者,由于尖牙托槽沟的角度为远中靠龈向、近中靠殆向的倾斜方向,这样初期镍钛丝纳入尖牙托槽沟后,尖牙托槽沟使切牙部位的镍钛丝向殆方,使切牙受到一个伸长力 F,加深前牙覆殆,同时尖牙也受到一个将使其牙冠近中旋转的力 M,有竖直尖牙的作用。所以,对于尖牙牙冠后倾者,初期镍钛丝一般不纳入切牙,以避免覆殆的加深,一般待尖牙竖直后,再纳入切牙;或者是初期镍钛丝不纳入尖牙而纳入切牙,也可避免覆殆的加深,待尖牙竖直后,再纳入尖牙。

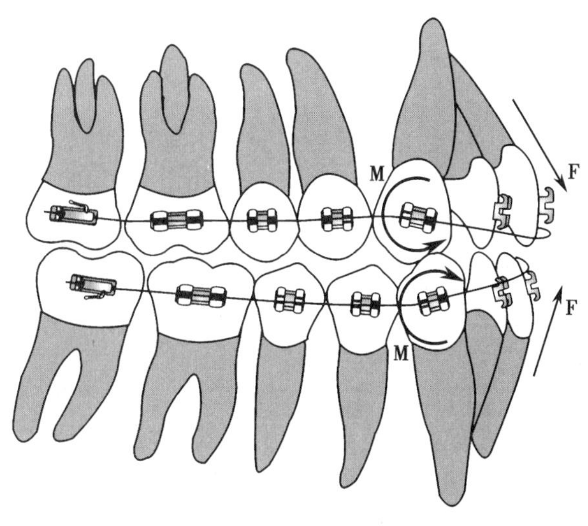

图 1-2-38　尖牙牙冠后倾者,初期镍钛丝可不纳入切牙或尖牙

(2) 尽早纳入第二磨牙:如图 1-2-39 所示,

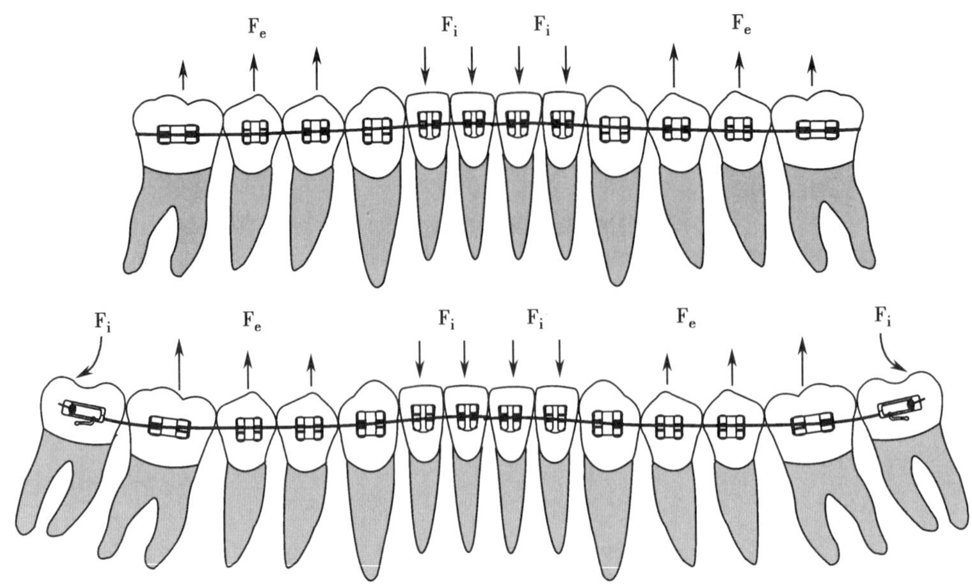

图 1-2-39　尽早纳入第二磨牙

Spee 曲线是一个弧形，前磨牙、第一磨牙区较低，切牙及第二磨牙区较高，当将一根平直弓丝纳入牙列托槽沟后，如果不纳入第二磨牙，前牙受到压入力 F_i，后牙受到伸出力 F_e，第一前磨牙受到的伸出力最大，向后依次减弱。如果纳入第二磨牙，前牙受到压入力 F_i，后牙受到伸出力 F_e，第二磨牙也受到压入力 F_i，第一磨牙受到的伸出力最大，向前依次减弱。因为颞下颌关节是铰链关节，第一磨牙比第一前磨牙距铰链更近，所以第一磨牙伸长比第一前磨牙伸长打开咬合的作用更强。因此，应尽早纳入第二磨牙。

（3）尽早使用颌间牵引：颌间牵引力在磨牙上的垂直向分力可以使磨牙升高，有利于打开咬合。但应该注意必须在硬钢丝上才能使用，以免造成牙弓变形。

（4）摇椅弓：在一些情况下，可以在下颌使用反 Spee 曲线弓丝，在上颌使用加大 Spee 曲线弓丝，即摇椅弓，打开较顽固的深覆𬌗（图 1-2-40）。弓丝可以是成品镍钛丝，也可以是不锈钢丝，镍钛丝的力量较柔和持久，不锈钢丝的力量较大。弓丝可以是圆丝，也可以是方丝，但应注意方丝摇椅弓对前牙有一个冠唇向转矩 M。在使用摇椅弓时，摇椅弓末端必须回弯，以免前牙出现间隙。另外，摇椅弓的弧度影响牙齿的移动，所以移动牙齿时将摇椅弓换为平弓。

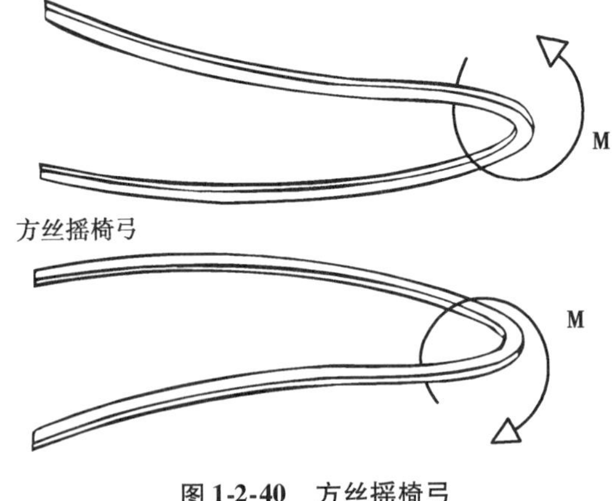

图 1-2-40　方丝摇椅弓

（5）上颌前牙平面导板配合颌间牵引：上颌前牙平面导板通过压低下前牙而打开咬合，同时戴上平面导板后，前牙咬在导板上，使上下颌后牙脱离咬合接触，如果此时再配合Ⅱ类牵引力，其在磨牙上有一个使磨牙升高的垂直向分力，上下颌磨牙又没有咬合接触，更加有利于磨牙的升高，打开咬合。

（6）多用唇弓：通过调整多用唇弓的后倾曲，可以产生压低前牙的力 F_i，以达到压低前牙的目的。多用唇弓的主要优点，是通过延长其游离臂的长度，增加其弹性（图 1-2-41），其间隔的距离越长，多用唇弓对前牙的压入力越柔和持久。

（7）J 钩：对于上前牙伸长导致的前牙深覆𬌗，可以通过 J 钩来压低上前牙。由于 J 钩是口外支抗，不必担心其副作用。但要注意 J 钩牵引的方向与牙长轴一致，以免造成前牙前倾或内倾。

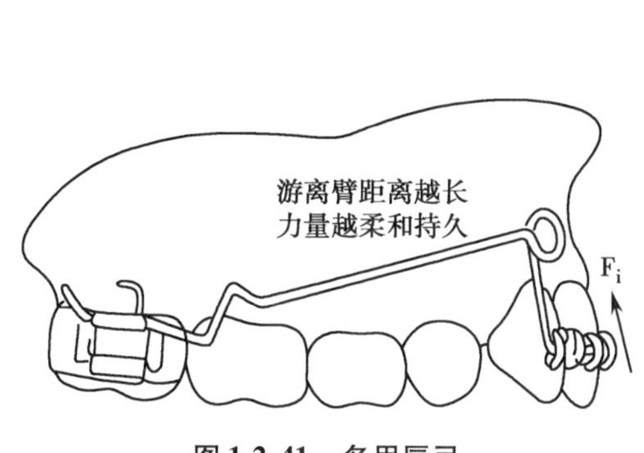

图 1-2-41　多用唇弓

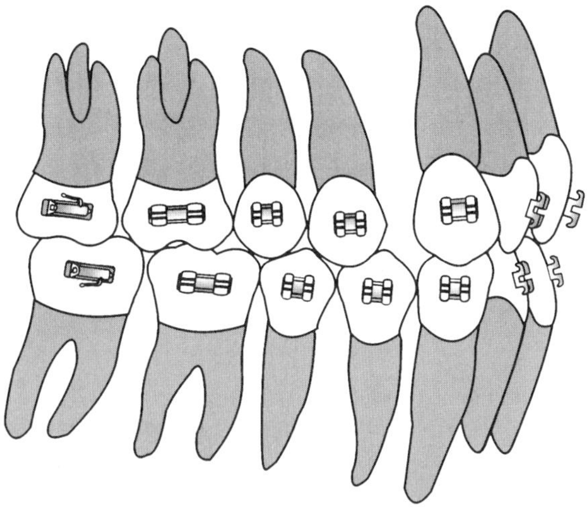

图 1-2-42　上前牙的转矩控制失败的后果

（三）前牙转矩控制的生物力学

改变前牙冠转矩可改变前牙占据的牙弓间隙，如上切牙根舌向 5°，要多占约 1mm 间隙；上切牙根唇向 5°，要少占约 1mm 间隙。上前牙的转矩控制失败的后果可能导致拔牙间隙不能完全关闭（图 1-2-42），此时如果强行关闭则需上后牙前移，这将使后牙不能保持中性关系，造成磨牙呈远中关系。这在临床上较常见，特别是对于初学正畸者。

正畸临床上上前牙转矩控制的常用方法（详见第八～十章）：

1. 在方丝弓上作第三序列弯曲，如主弓丝前牙段加 10°～20°冠唇向转矩。可直接在主弓丝上加转矩，也可在需要转矩的牙的两侧弯制垂直曲或靴形曲后再加转矩，使提供的转矩力更加柔和。

2. 足够粗的平直弓丝放入直丝托槽里（已经预成有冠唇向的角度）。

3. 方丝摇椅弓，前牙段有冠唇向转矩。

4. Begg 转矩辅弓，也可应用于方丝弓或直丝弓矫治技术。

支抗、覆 及转矩是贯穿正畸治疗始终的灵魂，是治疗成功的保证，要引起正畸医师的高度重视，患者每次复诊时都要检查这关键的三项。同时，这三项都要预防为主，根据需要，适时实施，如果等到已经控制失败，要想纠正回来，就很困难了。

（四）拔牙间隙关闭的生物力学

拔牙间隙的关闭是正畸临床上一个相当重要的步骤，常用的方法有关闭曲法和滑动法。

1. 关闭曲法　关闭曲法所采用的弓丝可以是圆丝，也可以是方丝，采用圆丝关闭间隙会使切牙内倾，采用足够粗的方丝加冠唇向转矩关闭间隙可以维持切牙的倾斜度。临床上医师应该根据患者的情况选用圆丝或方丝。关闭曲的形状多样，以下仅就 Burstone 及其同事提出的 T 形曲关闭簧（为β钛丝 TMA 弯制）的设计、力学原理及其应用介绍如下（图 1-2-43，参见第八章中“片段弓技术”）：

（1）片段弓 T 形簧关闭拔牙间隙：Burstone 片段弓技术所强调的原理之一是分别将前牙单元和后牙单元作为一个大的牙齿，因此每一片段都应在槽沟中放置粗的方丝分段连扎，左右颊段用横腭弓或舌弓相连。

如果片段弓 T 形簧位于正中位置（图 1-2-44），正中位置＝（托槽间距－力长度）/2，加力长度通常为

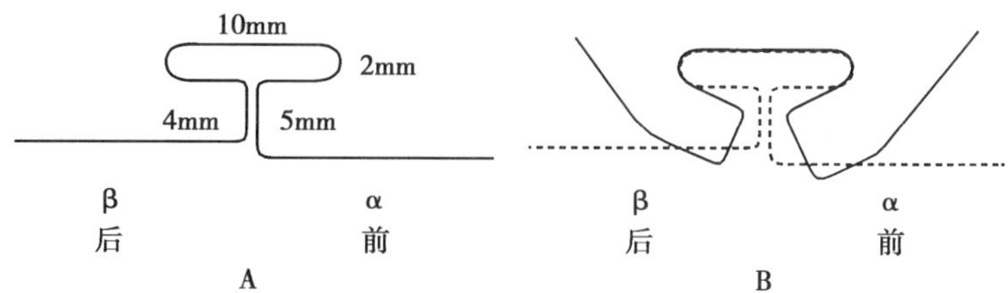

图 1-2-43　Burstone 片段弓 T 形簧的设计

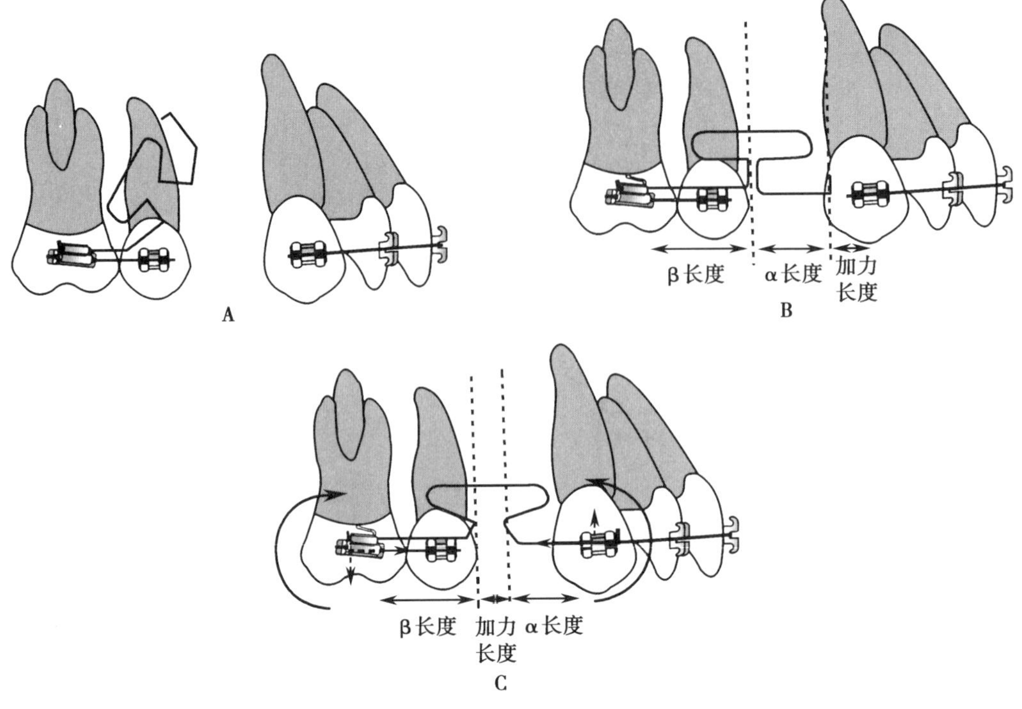

图 1-2-44　片段弓 T 形簧位于中间位置

6mm，加力是通过从磨牙颊面管远中端抽出所需长度然后回弯，此时产生相等和相反的 α 和 β 力矩，前后牙支抗相等。

如果片段弓 T 形簧的位置偏离正中位置，就会产生不相等的力矩，其位置应接近支抗牙一侧，临床上通常使其位置离开正中 1～2mm。在托槽间距较小时，T 形簧位置的微小改变都能显著性的改变力矩的大小。例如，如果片段弓 T 形簧位于靠磨牙位置（图 1-2-45），则 α 力矩大于 β 力矩，后牙支抗大于前牙支抗；相反，如果片段弓 T 形簧位于靠前牙位置，则 α 力矩大于 β 力矩，前牙支抗大于后牙支抗。

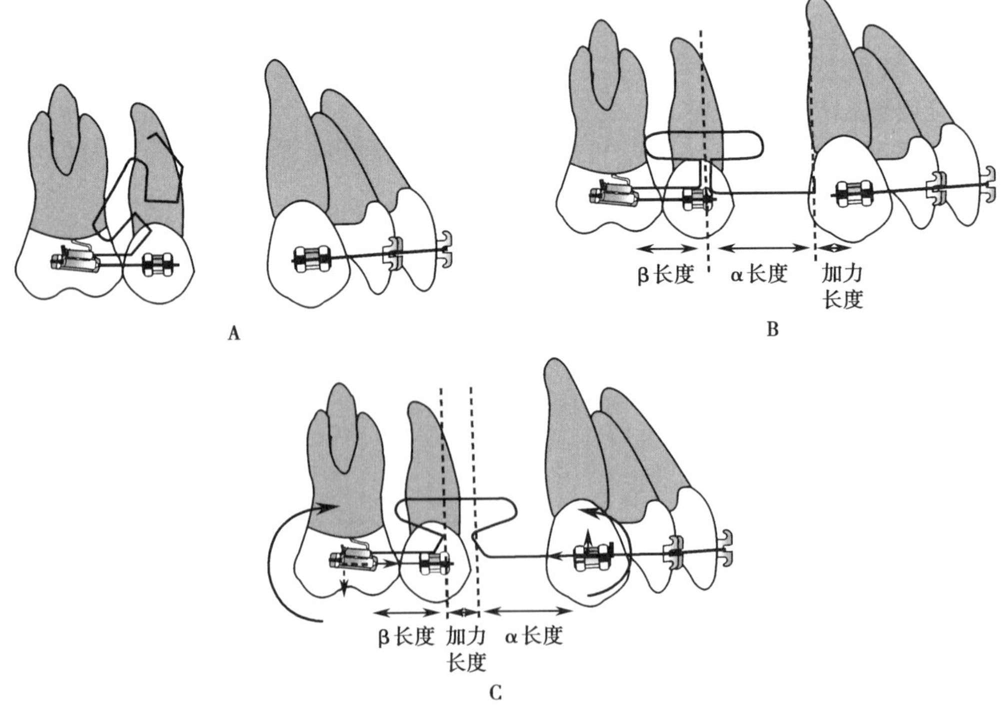

图 1-2-45　片段弓 T 形簧位于靠磨牙位置

片段弓T形簧关闭间隙时牙移动的三个阶段（对称，位置正中，初始加力长度6mm时）：如图1-2-46所示，图中A示初始力系统，加力长度6mm，M/F大约为6/1，前牙和后牙倾斜移动；图中B示牙的移动，加力长度减小为4mm，M/F增加到10/1，前牙和后牙整体移动；图中C示随着牙的移动，加力长度减小为2～3mm，M/F增加到12/1或更高，前牙和后牙牙根移动。因此，临床上要等待所有三个阶段都完成后才继续加力。

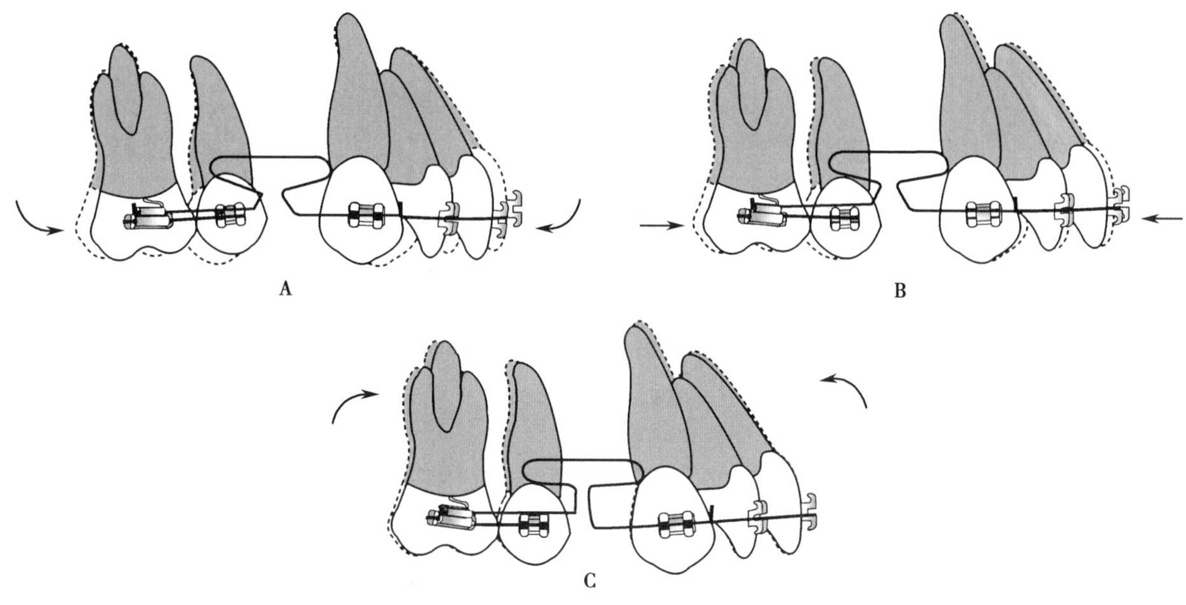

图1-2-46　片段弓T形簧关闭间隙时牙移动的三个阶段

（2）连续弓T形簧关闭间隙：这个力系统与片段弓T形簧的力系统不一样，但也可以用α力矩和β力矩达到相似的结果。在弓丝上尖牙远中弯制T形簧，前述加力长度都是针对TMA弓丝，对于不锈钢弓丝其加力长度可以减半。图1-2-47显示连续弓丝T形簧关闭间隙：图中A示连续弓丝的T形簧形态，6～7mm高，10mm宽，位于尖牙远中；图中B示加力前在曲的近远中作V形弯曲，使T形簧产生α力矩和β力矩，对于前牙支抗、交互支抗和后牙支抗分别为40°、30°、20°。放入口腔之前T形簧应被打开约2mm，否则T形簧的垂直腿要在正中位置重叠；图中C示弓丝放入加力关闭间隙。使用腭杆或舌弓连接两侧后牙段。T形簧β段可直接插入磨牙颊面管。患者应该每月复诊一次，但2～3个月内不需要进一步加力，以利牙根位置的矫治，太频繁的对T形簧再加力将导致牙齿倾斜，牙根位置得不到矫治。

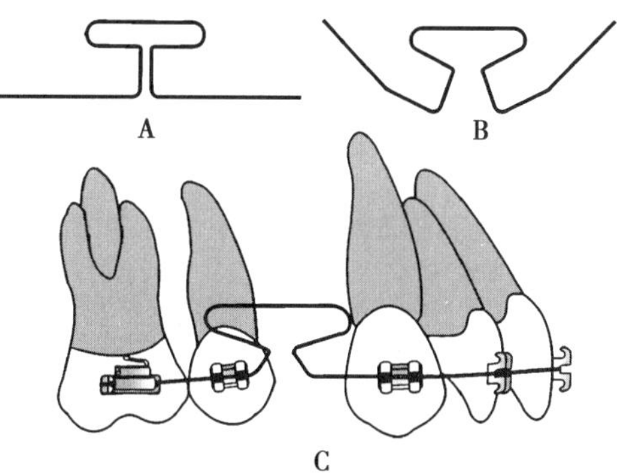

图1-2-47　连续弓T形簧关闭间隙

（3）T形簧关闭间隙副作用及其控制

1）副作用：因为不相等的力矩，有一个垂直向伸出力作用于磨牙颊面管上，导致磨牙牙冠伸出和舌向倾斜（图1-2-48）。控制：横腭杆和舌弓。

2）副作用：因为不相等的力矩，有一个垂直向压入力作用于尖牙托槽上，力使尖牙牙冠压入和唇向倾斜（图1-2-49）。控制：颌间牵引以帮助尖牙的萌出。

3）副作用：前牙段和后牙段倾斜进入拔牙间隙。控制：增加α力矩和β力矩。

4）副作用：前牙段呈喇叭状。控制：减小α力矩或增加远中弯曲。

5）副作用：前牙过度的舌向倾斜。控制：增加α力矩。

6）副作用：后牙段近中旋转和前牙段的远中旋转。控制：在弓丝上放相反的旋转弯曲。

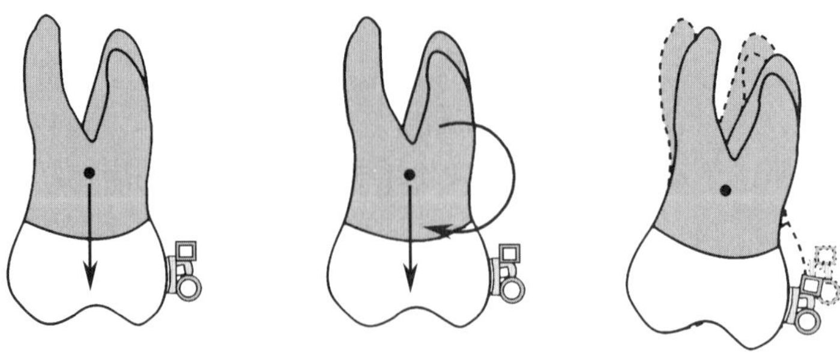

图 1-2-48　T 形簧关闭间隙副作用:磨牙牙冠伸出和舌向倾斜

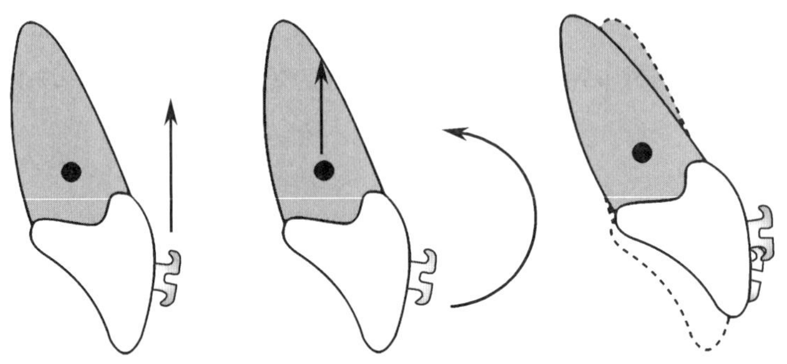

图 1-2-49　T 形簧关闭间隙副作用:尖牙牙冠压入和唇向倾斜

2. 滑动法　滑动法是正畸临床中间隙关闭的主要方法之一。滑动法所采用的弓丝可以是圆丝,也可以是方丝。关闭曲法与滑动法的关闭原理不同,关闭曲法系通过弓丝曲被打开后产生的收力关闭,故需增加前后段弓丝与托槽间的摩擦力。而滑动法则反之,应减小弓丝与托槽间摩擦力,才利于弓丝滑动关闭间隙。为利于滑动,要特别注意使托槽完全排平,托槽槽沟完全水平化后才能开始牵引(更换主弓丝后至少等待 1 个月),以避免摩擦阻力。影响摩擦力的因素包括以下方面:

(1) 物理因素

1) 弓丝:包括材料、横断面形态/大小、表面质地、刚度等的影响。研究认为:①较大直径的钢丝摩擦力要大一些,方丝的摩擦力大于相当直径的圆丝;②刚度较小的钢丝摩擦力较大,更容易卡死;③钢丝与托槽之间应有一定的间隙,如在关闭间隙或内收尖牙时,0.022 英寸的槽沟最好用 0.018 英寸的钢丝;④不同材料弓丝摩擦力不同,常用弓丝的摩擦力大小依次为:不锈钢丝<钴铬合金丝<镍钛合金丝<β-钛丝。

2) 拴扎:包括拴扎丝拴扎、弹力橡皮圈拴扎的方法等。采用橡皮圈与不锈钢丝拴扎摩擦力较大,而自锁托槽摩擦力较小。

3) 托槽:材料、工艺过程(浇铸或熔铸的不锈钢托槽)、槽沟宽度和深度、托槽设计(单翼或双翼、限制拴扎力的托槽,自锁托槽)、预置第一序列、第二序列、第三序列弯曲等。如:第二序列弯曲将增加托槽与钢丝之间的角度能产生较大的摩擦,因此,临床上在使用滑动机制之前,牙齿完全平整是绝对必要的。在排齐整平阶段要小心由于摩擦力太大引起前牙的喇叭状散开,这在直丝弓矫治器更为常见。关于托槽的摩擦力大小,研究认为:熔铸(sintered)不锈钢托槽<不锈钢托槽(一般性铸造)<陶瓷托槽<塑料托槽。

4) 牙位:牙间距、水平高度差、扭转等。

(2) 生物学因素:包括唾液、菌斑、获得性膜、腐蚀等。如唾液有减小摩擦的作用。

(五) 功能性矫治器的生物力学

1. Activator 矫治器的作用原理分析

(1) 咬合重建高度与 Activator 产生的力的关系:研究显示,当咬合重建高度从 2mm 改变到 8mm(图 1-2-50):①被动牵张力的大小,在Ⅱ类错 组,从大约 80～160g 显著增加;在Ⅲ类错 组,也从大约

130～200g 显著增加。②力的方向也发生改变，上下切缘间埋入的应力计显示，相对于参考平面（当𬌗重建高度 2mm 时，参考平面在下颌𬌗平面上方 2mm，在其他𬌗重建高度时维持其与上颌的关系不变）；在Ⅱ类错𬌗组，力的方向从向上到向上后；在Ⅲ类错𬌗组，力的方向从向上到向上前。同时，主动收缩所产生的力的大小和方向在两组中几乎没有变化，与𬌗重建高度无关。

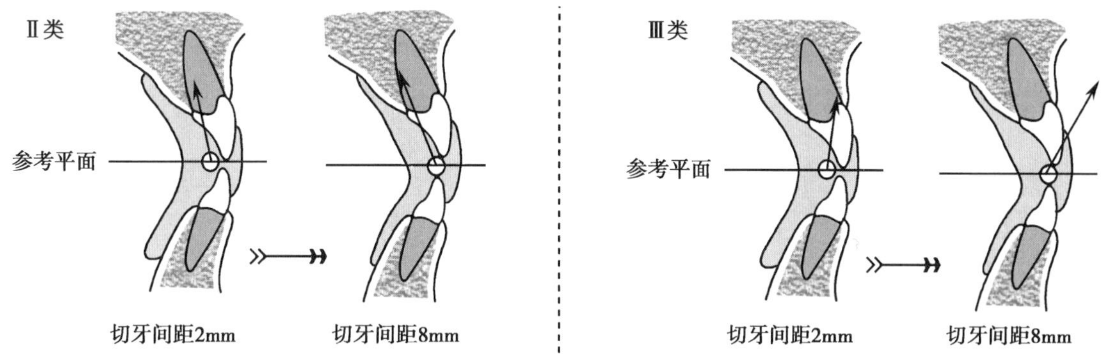

图 1-2-50　𬌗重建高度与 activator 产生的力的关系

（2）下颌前伸距离与 Activator 产生的力的关系：Witt 和 Komparch（1971 年）为入睡成年患者戴上有传感器的肌激动器，发现上下磨牙之间距离为 4～6mm，水平移位 3～5mm，平均矢状向力在 315～395g 范围；如垂直打开仍为 4～6mm，无水平位移，则平均矢状方向的力明显减少，仅为 145～270g，垂直向力平均为 70～175g。主要的神经肌肉活动在闭颌肌群。

2. Fränkel 功能性矫治器作用原理分析

（1）对下颌的作用（图 1-2-51）：戴上 Fränkel 功能性矫治器后，当下颌习惯性回到休息位时，舌托就会压在下颌切牙舌侧深处的口底黏膜上，形成反射使翼外肌处于收缩状态，刺激髁突向前、向下生长。

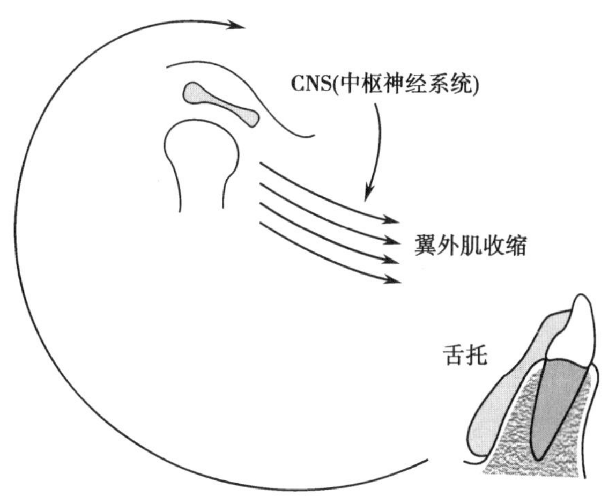

图 1-2-51　Fränkel 功能性矫治器对下颌的作用

（2）在矢状方向上的作用

1）唇颊组织对 Fränkel 功能性矫治器唇挡及颊屏的压力转换成方向向后的推力，该推力由矫治器传递到上颌切牙、尖牙及磨牙上，使它们后移（图 1-2-52）。

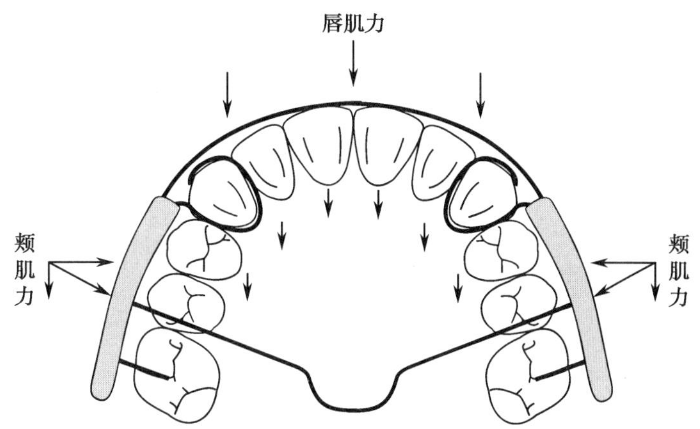

图 1-2-52　Fränkel 功能性矫治器在矢状方向上的作用

2）唇挡刺激下颌切牙根部前方的牙槽骨，诱发骨沉积（图 1-2-53）。

3）在吞咽过程中，为了稳定矫治器，舌会快速地压在腭弓上，避免了对上颌切牙施加压力。

（3）在水平方向上的作用（图 1-2-54）

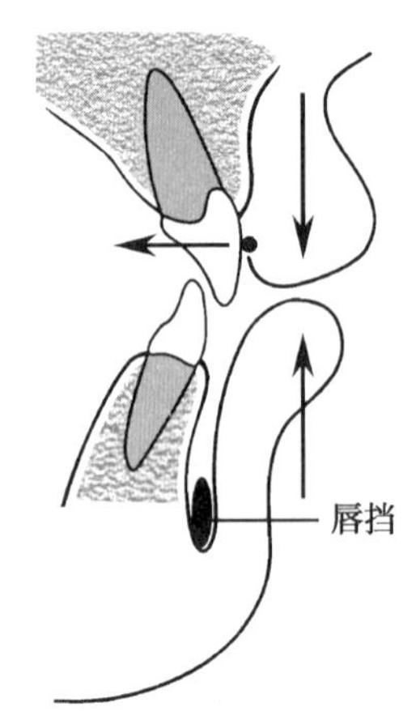

图 1-2-53 唇挡牵张刺激下颌切牙根部牙槽骨

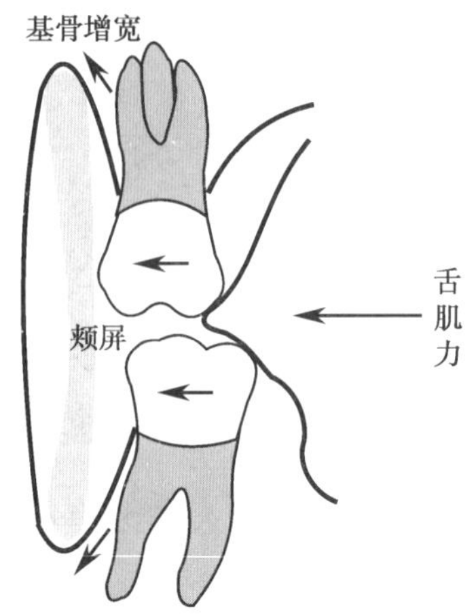

图 1-2-54 Fränkel 功能性矫治器在水平方向上的作用

1）解除了来自颊侧方向的压力，又促使舌对上下颌磨牙和前磨牙持续施加压力，因而使牙齿向颊侧方向移动，同时使牙弓及基骨扩大。

2）颊屏扩展黏膜及其下部的骨膜组织，能使骨沉积增加，形成较宽的颌骨基骨。

（4）在垂直方向上的作用（图 1-2-55）：戴上 Fränkel 功能性矫治器后，上下牙弓会分开，颊部组织却不能进入上下牙之间，因此可使牙齿伸长，纠正深覆殆；但在上下颌关系严重不调并伴有面高过大、覆殆正常或开殆时，磨牙伸长是禁忌证，此时殆垫应与上颌牙齿的殆面接触，但应特别注意，与下颌牙齿的接触面应极其光滑，以利于下颌前移。

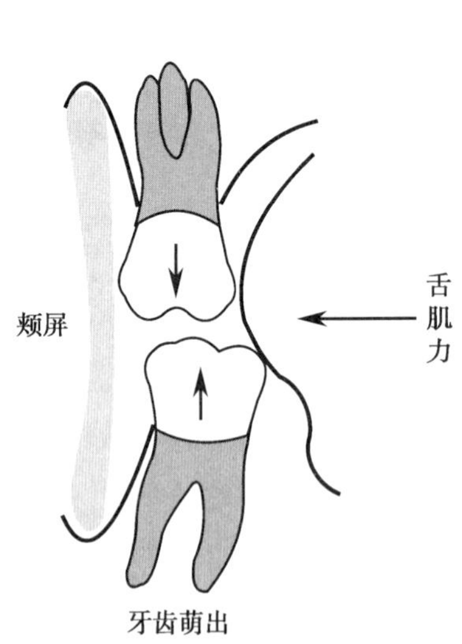

图 1-2-55 Fränkel 功能性矫治器在垂直方向上的作用

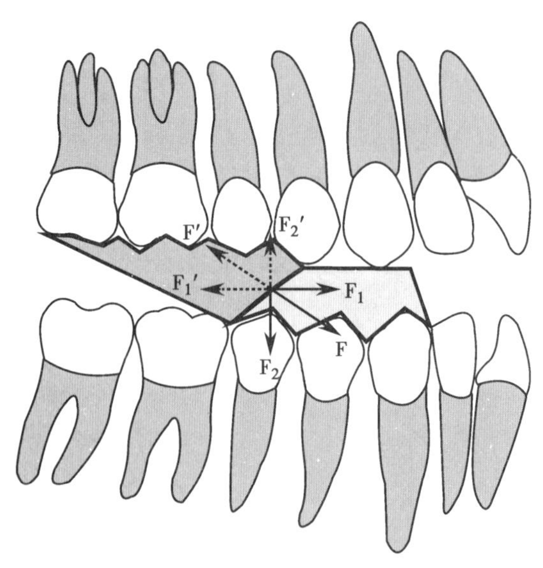

图 1-2-56 Twin-Block 斜面上的受力情况

3. Twin-Block 的生物力学作用机制 咬合时，上下殆垫的斜面相接触、滑动，引导下颌向前上滑动到正确的位置，此时，斜面上的受力情况为（图 1-2-56）：F 和 F′互为反作用力，F 可以分解为向前的力 F_1 和向下的力 F_2，F_1起维持下颌前伸的作用，F_2有利于下颌矫治器的固位，但不利于下颌前磨牙的萌出。

表 1-2-3　随着斜面角度改变受力情况的变化规律(单位:g)

角度	F_1	F_1'	F_2	F_2'
30°	50	50	87	87
45°	71	71	71	71
50°	77	77	64	64
60°	87	87	50	50
70°	94	94	34	34
80°	98	98	17	17

F'可以分解为向后的力 F_1'和向上的力 F_2',F_1'起抑制上颌牙弓向前生长的作用,F_2'有利于上颌矫治器的固位,但不利于上颌后牙的萌出。所以,理想的情况 F_1和 F_1'应该较大,F_2和 F_2'应该适当,这也是将斜面角度定为 70°的原因(表 1-2-3)。当斜面角度改变时,受力情况的变化如表中所示(假设 $F_1 = F_2 = 100g$)。可见,当斜面角度为 70°时,力量分配较为合适。

4. Herbst 矫治器的生物力学作用机制　Herbst 主要起作用的是其套管装置,通过该套管装置维持下颌的前伸,使下颌在新的位置行使功能活动。套管装置对上下颌的作用力情况为(图 1-2-57):对下颌的作用力 F,可以分解为 F_1和 F_2,F_1有推下牙弓向前的作用,所以 Herbst 的副作用之一为下切牙前倾;F_1还有维持下颌向前移位的作用。F_2有压入下后牙的作用。除非在大张口的情况下,F_1始终较大,F_2始终较小。对上颌的作用力 F',可以分解为 F_1'和 F_2',F_1'有推上颌后牙向后的作用,如果单独作用在磨牙上,有推上颌磨牙向后的作用。F_2'有压入上后牙的作用。除非在大张口的情况下,F_1'始终较大,F_2'始终较小。

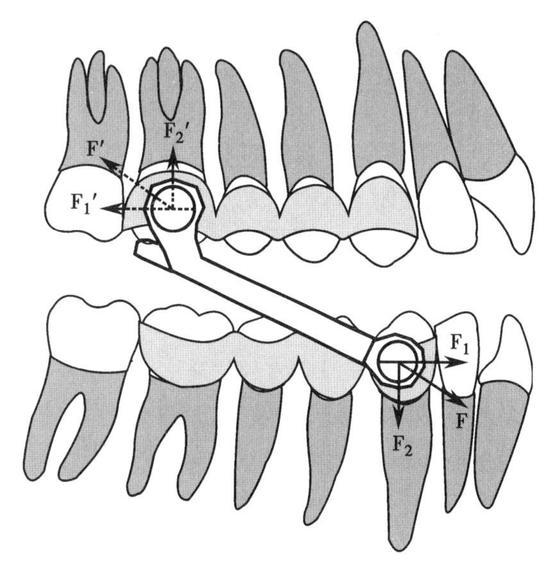

图 1-2-57　Herbst 套管装置对上下颌的作用力分析

四、口腔正畸材料力学

通常,矫治力来自矫治器的弹力部分。从矫治器的设计角度来说,力学性能不仅取决于矫治器的整体状况,更取决于对矫治器的主要弹性材料即弓丝力量的控制。

(一) 弹性材料的基本力学性能

任何材料的弹性都是根据外力的作用下其应力-应变反应来决定的,应力和应变都属于材料的内部变化状态。应力 stress 是外力作用于物体时,物体内部单位面积通过的力;应变(strain)是当外力作用于物体时,物体单位长度的变量。为便于分析,正畸弓丝都可以看成是由单端或双端支持的梁,当受到力的作用时,力和变形(弯曲或扭转)均能从外部测出,内部的应力和应变可根据力和变形,以及梁的面积和长度计算出来。梁的三个主要特性:强度、刚度/弹性和有效限度,每个特性均通过应力-应变曲线(stress-strain curve)确定(图 1-2-58)。

1. 弹性模量(modulus of elasticity)　在受外力情况下,材料发生形变,将能量储存其中。去除外力后,此储存的能量完全释放出来,材料回复原状,这是材料的弹性性能。材料单位截面积上的内力称为应力。由应力导致单位长度的形变称为应变。在弹性极限内的应变称为弹性应变,此时的应力和弹性应变的比值为弹性模量(E)(图 1-2-58)。其值因材料的化学成分、组织状态的不同而异。在相同负荷

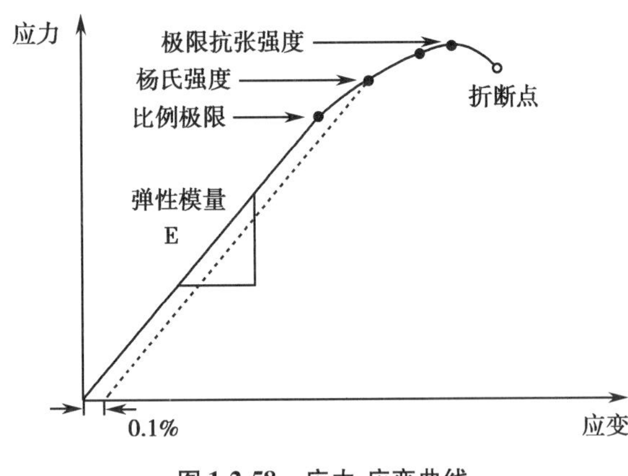

图 1-2-58　应力-应变曲线

下,弹性模量越大的材料,发生的弹性应变越小;弹性模量越小的材料,发生的弹性应变越大。

2. 强度(strength)　其单位为 g/cm²;弓丝抵抗破坏的能力,即能承载负荷的极限力值。在应力-应变曲线中,有三个点代表材料的强度,每点都表示材料在不同的状态下所能承受的最大载荷。

1) 比例极限(proportional limit):最先出现不可回复变形的点。

2) 杨氏强度(yield strength):有 0.1% 的不可回复变形的点。

3) 极限抗张强度(ultimate tensile strength):材料能承受的最大载荷的点。

3. 刚度(stiffness)/弹性(springiness)比:无单位。

在应力-应变曲线中(见图 2-10-60),材料的刚度由曲线线性部分(即弹性部分)的斜率所决定,斜率越平,弓丝刚度越低;斜率越高,弓丝刚度越高。弹性与刚度成反比,即弓丝刚度低即弹性好。

4. 有效限度(range)　是从 0.1% 的不可回复变形点沿 X 轴到杨氏点的距离,它代表发生不可回复变形之前弓丝能变曲的距离。有限回弹(spring back)为除去不可回复变形,被弯曲弓丝能回弹的距离(单位:mm)。如图 1-2-58 所示,其测量值为除去临床载荷所产生的不可回复变形,沿 X 轴到临床载荷点的距离。有限回弹特性介于比例极限和极限强度之间,在许多临床情况下,弓丝的弯曲超过弹性限度。所以,有限回弹对于决定弓丝的临床性质有重要意义。

在应力-应变曲线中,还有两个重要的特性:弹性区和可成形量(图 1-2-59)。

1) 弹性区(resilience):是应力-应变曲线下方,比例极限内(不包括比例极限)的区域,它代表弓丝的能量储存能力,是强度和弹性的结合。

2) 可成形量(formability):是弓丝折断前可承受的不可回复变形的量。

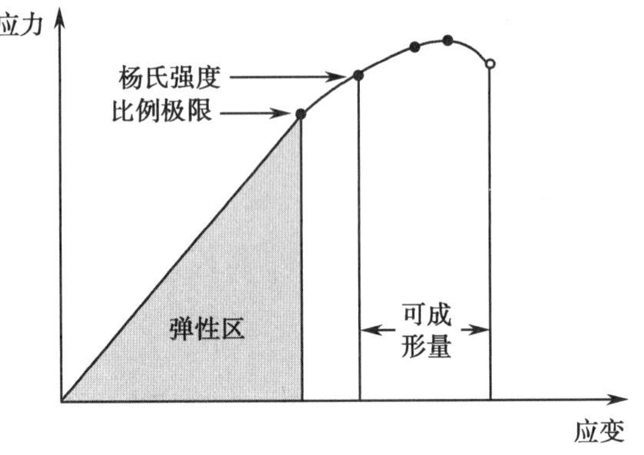

图 1-2-59　弹性区和可成形量

目前,临床最常用的是不锈钢丝和镍钛丝。1981 年 Burstone 提出横断面硬度指数(cross-sectional stiffness number,Cs)的概念,即以 0.1mm 直径不锈钢圆丝的硬度定为 1,用其余弓丝硬度与之相比较得该材料的硬度指数。硬度指数是作为弓丝间硬度比较的指标。其实验结果表明,0.4mm 圆丝的最大弹性变形仅为 0.45mm 圆丝的 1.15 倍,该差异在临床上可以忽略不计。据另外的研究,在同一形变时,相同直径的不锈钢丝释放的力为钛镍丝的 4 倍。因此,具有高弹性能的钛镍丝在临床上的应用可产生更加生理性的牙移动。而支抗部分的弓丝要求能抵抗变形,需要刚度高的弓丝,以减小支抗牙的移动。在矫治畸形时,对弓丝的选择需结合弓丝的刚度和对支抗的需求而定(参阅第十章)。

5. 应力松弛(stress relaxation)　研究发现,弹性材料在维持一定形变时,其内应力随时间逐渐减小至一恒定值,此即为应力松弛现象。正畸矫治弓丝属弹性材料,也有应力松弛现象。不同弓丝松弛程度不同,松弛比率变化范围很大。因正畸矫治的效果依赖于力的维持,此现象对临床很重要。有研究发现,应力松弛的结果能增大弓丝的弹性范围,使弹性减小,硬度增高,不利于临床矫治。另一些研究发现,热处理可降低松弛比率。如钛镍丝的应力松弛现象在 21℃时存在,37℃时消失,平弓丝较有曲的弓丝应力松弛率高出 180% ~350%。有人认为,热处理和弯制弓丝曲是降低应力松弛的最重要措施。

正畸用的理想弓丝材料应具有以下特征:①高强度;②低刚度(多数);③高有效限度;④高可成形

量。另外,材料还可焊接附件,价格便宜。在当代正畸学中,还没有一种弓丝材料能达到所有要求。所以,应该根据不同的目的选用不同的材料。

(二) 影响弓丝和弹性元件力学性质的因素

1. 材料的横截面积　临床上对弓丝材料选择首先要考虑的因素是材料的横截面积。在力学中,当杆件受到垂直于杆轴的外力或在杆轴平面内受到外力偶作用时,杆的轴线将由直线变成曲线,这种变形形式称为弯曲。凡以弯曲变形为主要变形的杆件通常称为梁。对于单端支持圆柱悬臂梁的情况,当弓丝直径增加 1 倍时,其强度增加 8 倍,弹性减小 1/16,有效限度减小 1/2。因此,临床上对施力部分,应在保证弓丝材料无恒久形变发生时,尽量选用横截面小的材料。有实验表明,对同一形变,0. 5mm 圆丝产生的力是 0. 45mm 圆丝产生力的 2 倍,是 0. 25mm 圆丝产生力的 16 倍。相反,对支抗部分要求硬度较大的弓丝以抵抗变形,则应考虑选用横截面足够大的弓丝材料。Burstone 提倡使用的片段弓丝的优点之一是能同时选用不同直径的弓丝,以满足施力部分和支抗部分对弓丝硬度的不同需求。

最佳横截面形态是指需多方向同时施力时可选用圆丝。但应注意圆丝施力的方向,如弓丝上附垂直曲,圆丝可能在托槽内转动而使曲压迫颊或龈组织,应注意调整曲的位置。若只需在一个方向施力,最好用方丝。方丝弯制的曲能储存更多的能量,且能更好地控制施力方向。对支抗部分,正方形丝或长方形丝更易控制旋转,利于加强支抗,较圆丝更优越。

选择不同截面的弓丝,要结合弓丝的强度、弹性和有效限度等综合考虑。如矫治错位牙,用 0. 35mm 的弓丝,变形 2mm,产生最适力,当牙移动 1mm 后,换成 0. 45mm 弓丝,变形 1mm 就能维持同样大小的力。

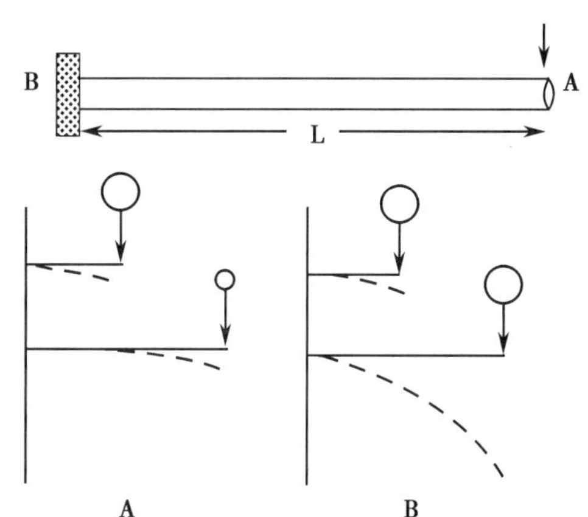

图 1-2-60　跳板原理:在悬臂梁游离端处加力
A. 臂长增大,相同的位移,仅需更小的力;
B. 臂长增加,相同的力,位移增大

2. 弓丝的长度

(1) 跳板原理:如图 1-2-60 所示,悬臂梁固定于 B 端,L 代表梁的长度。对于单端支持圆柱悬臂梁的情况,当钢丝长度增加 1 倍时,其强度减半,弹性增加 8 倍,限度增加 4 倍。据此,在口腔环境允许的情况下,增加弓丝长度是提高弹性的有效措施。

若是一对力偶施于梁的游离端(图 1-2-61),力矩-形变的比率与长度的平方成反比,而最大弹性力矩不受影响。

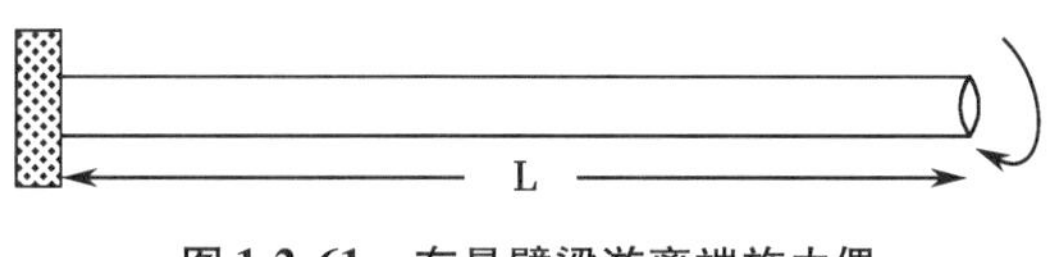

图 1-2-61　在悬臂梁游离端施力偶

临床上,托槽间距是由牙和托槽的宽度所确定。垂直向受咬合及黏膜转折的限制,要增加弓丝的长度,只有在两托槽间弯制各种曲或弹簧。另外,Burstone 提倡的片段弓丝可增加托槽间距,使弓丝释放更加恒定的力。由于曲在垂直方向受口腔环境的限制,可在曲的龈方增加水平曲,提高 M/F 比值。

(2) 悬梁原理:以悬臂梁为例,悬臂梁在其游离端施加垂直向力,梁上任一横截面的力矩为力乘以力作用点到该截面的垂直距离。距施力点越远产生的力矩越大,施力点处的力矩为零。梁的支持端距施力点最远,产生的力矩最大(图 1-2-62)。

在弓丝上增加曲或螺圈的最佳位置是在支持点处,如图 1-2-63A 在此处弯制螺圈可最大限度地增加弹性降低刚度。因此准确地说,弓丝的弹性更多地受在弓丝上弯制的曲或螺圈位置和形态的影响,而并不仅受弓丝长度的影响。但对于支抗部分,则应尽量避免增加弓丝的长度,因增加曲或螺圈会使弓丝变形,导致支抗丧失。

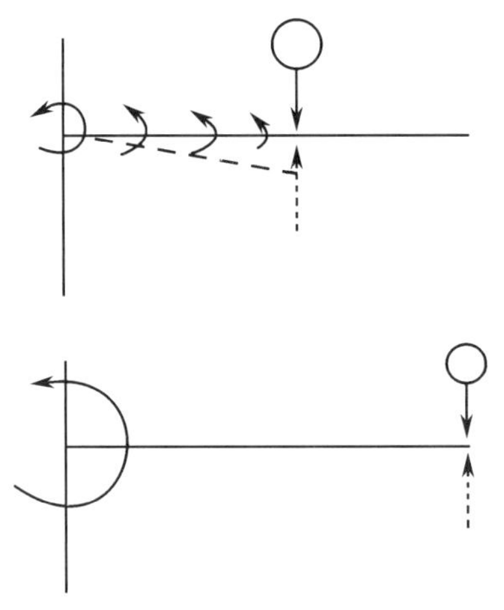

图 1-2-62　悬梁原理：悬梁附着点力矩最大，远端逐渐减小，至重力处力矩为零，此处为纯力

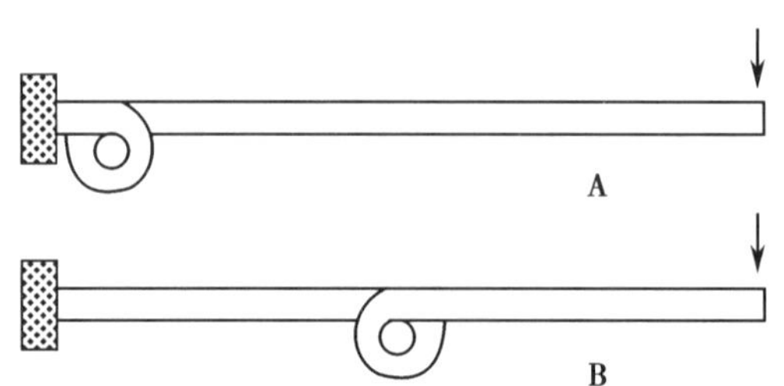

图 1-2-63　在悬臂梁上增弯螺圈

3. 承载的方向　除弓丝的横截面形态、大小及弓丝的长度等对其弹性性能有影响外，弓丝受力的方向也有影响。取两段直丝，相同弯曲致恒久变形，将其中一段与原弯曲方向相同再增大弯曲程度，另一段在相反方向弯曲，减小弯曲程度。结果，经二次弯曲后，增大曲度的弓丝的弹性高于减小曲度的弓丝的弹性，说明材料并非在所有方向的最大弹性负荷都相同，最大弹性负荷应该是在弓丝原弯曲或扭曲的方向上。

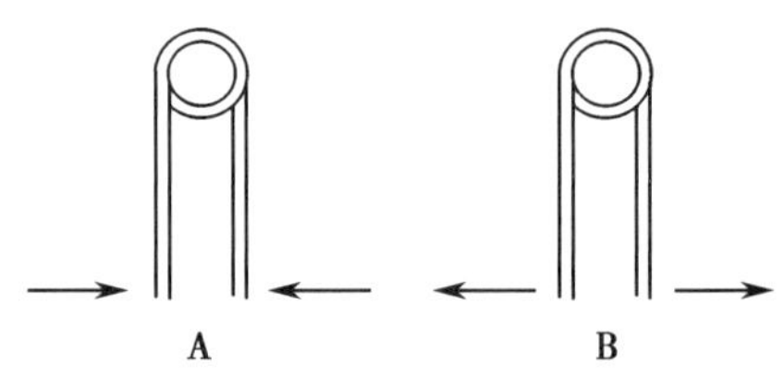

图 1-2-64　带螺圈的曲的受力方向

图 1-2-64 为一顶端有螺圈的垂直曲，受不同方向的力。图 1-2-64A 示曲受力与螺圈弯曲方向相同，与弓丝原弯曲方向一致；图 1-2-64B 示曲受力与螺圈弯曲的方向相反。图 1-2-64A 受力方式的曲所能承受的弹性负荷及弹性变形大于图 1-2-64B 受力方式的曲。

同样，临床上在弯制连续弓丝时，应使弓丝弯制时最后的变形方向与弓丝置入托槽中变形的方向一致。如弯制打开咬合用的反曲线弓丝。由于弓丝置入托槽内的变形方向与弓丝的弯曲方向相反，所以弯制时应首先将弓丝过度弯曲，然后沿弓丝置入托槽后的受力方向回复至所需曲度，这样就可以保证弓丝置入托槽后的变形方向与最后一次的弯制方向相同，则可保证弓丝处于最大弹性负荷状态；后倾弯的弯制也应如此。如要弯制 30°的后倾弯，见图 1-2-65。

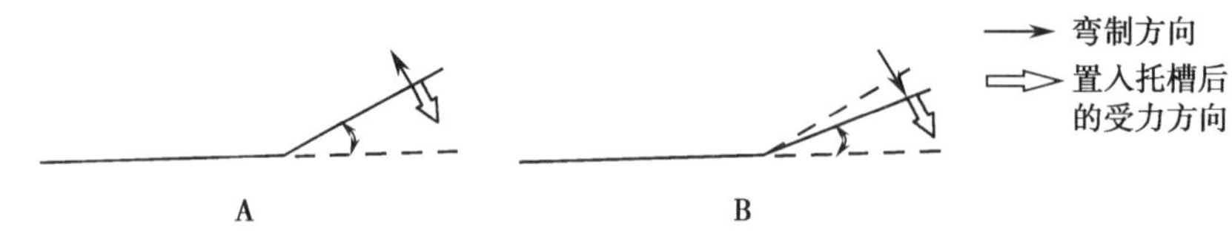

图 1-2-65　后倾弯的弯制

A. 弯制方向与置入托槽后的受力方向相反；B. 弯制方向与置入托槽后的受力方向相同

图 1-2-65A 为直接弯至所需曲度，如图中箭头所示。弯制方向与置入托槽后的受力方向相反；图 1-2-65B 则先弯至一大于 30°的曲度，再回复至 30°，则后倾弯的最后弯制方向与置入托槽后的受力方向相同。B 图弯制方式所成的后倾弯置入托槽中所能承受的最大弹性负荷大于 A 图方式弯制的后倾弯。

4. 应力集中区　弓丝形变所产生的应力并非各处均匀一致，弯曲处产生的应力也最大，此为应力集中区。这些区域最易发生恒久形变。为尽量减少应力集中区的出现，在弓丝的弯制过程中应注意下列两种情况：

（1）弓丝弯制过程中应避免在应力集中区出现刻痕或锐弯。临床上由于受托槽间距的限制，弯制弓丝曲的余地很小，极易出现锐利弯曲，刻痕和锐弯常会降低局部弓丝的应力承受力，受力低的区域可能不会有危险，一旦局部承受的力量增高就容易发生恒久变形甚至断裂。因此，弯制弓丝时应尽量作圆滑的弯曲，必要时增加螺圈的数目，以减少恒久变形发生的可能。图1-2-66所示三种不同的垂直曲，A为曲顶端尖锐，最易发生恒久变形甚至断裂；B为曲顶端弯曲较圆滑，优于A曲；C为曲有螺圈，弹性最好。

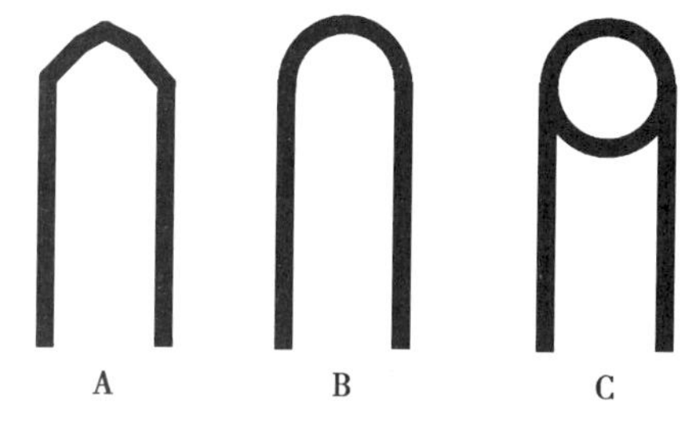

图1-2-66　三种不同弯制的垂直曲

（2）在应力集中区应尽量避免焊接附件。弓丝上焊接附件会降低局部弓丝的弹性限度，在低应力区焊接附件，局部弹性限度虽降低，但对其影响不大。而在应力集中区，弹性限度降低后，过大的应力很容易超出该限度，导致弓丝发生恒久变形或断裂。

（三）影响托槽力学性质的因素

1. 托槽宽度的影响　在其他条件一致的情况下，托槽越宽，越容易产生整体移动，以尖牙整体移动进入拔牙间隙的情况为例：如托槽的宽度为1mm时，假设在托槽的近远中角需各加1000g的力才能抵抗移动尖牙的内收力使其产生整体移动；而当托槽的宽度为4mm时，在托槽的近远中角仅需加250g的力。

从一般的情况来看，当牙齿沿弓丝滑动进入拔牙间隙时，在弓丝和托槽之间将产生摩擦力，摩擦力的大小受托槽和弓丝之间接触压力和接触角的影响（图1-2-67），较宽的托槽使接触压力和接触角减小，更有利于滑动。

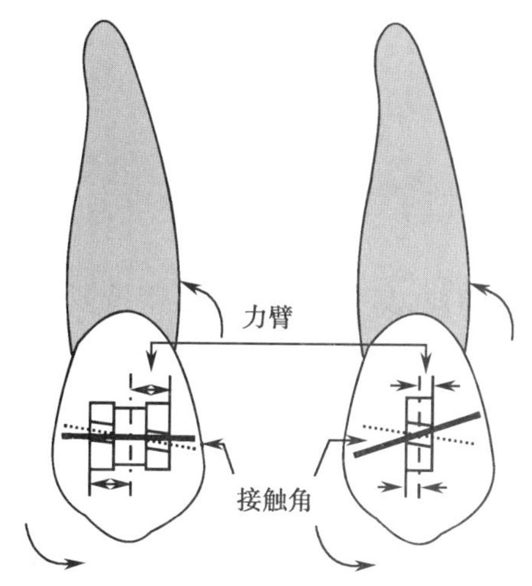

图1-2-67　托槽宽度的影响

但较宽的托槽也有不利之处，较宽的托槽使邻牙间距减小，缩短了两牙之间弓丝的有效长度，减小了其弹性和限度。因此，不能用太宽的托槽，托槽的最大宽度大约是牙齿宽度的一半，甚至更窄，以利于牙列拥挤的排齐，因为托槽间距增大使弓丝更有弹性。

2. 槽沟宽度的影响　在Angle原始的方丝弓矫治系统中，所用的是金弓丝，槽沟的大小为0.022英寸×0.028英寸，方丝弓的大小是一样的。在Angle的治疗思想中，很少需要滑动牙齿进入拔牙间隙，因为基本上不拔牙，而牙的转矩很重要，矫治器设计的最大目标是进行转矩。

当用不锈钢丝代替金弓丝时，因为同样大小的不锈钢丝太硬，0.021英寸的不锈钢方丝虽能很好地适合0.022英寸的槽沟，但其弹性和限度较低以致不能有效地进行转矩，用0.019英寸×0.025英寸时的方丝，于0.022英寸的槽沟中也不利于转矩，所以，槽沟从0.022英寸减小至0.018英寸时，用0.018寸的不锈钢丝和槽沟能进行有效地转矩。

另一方面，使用小于槽沟的弓丝能减少牙滑动的摩擦。经验认为，托槽沿弓丝滑动至少需0.002英寸的间隙，甚至更多。所以，原始的0.022英寸的槽沟，对关闭间隙有利，但不利于后期进行的转矩。

（赵志河）

第二节　正畸治疗中的生物学

前已述及，正畸牙移动的基本要素是力，首先必须通过对错位牙、牙弓或颌骨施加一定大小、方向、时间作用的正畸力或矫形力；继而，作用力还必须能引起牙、牙周组织或颌骨在生理限度内的组织改建，才能产生生理性牙移动，引导颌骨正常生长发育，恢复和重建咬合平衡与协调，从而使牙颌系统获得正常的外形并能发挥正常的功能。正畸力或矫形力引起的牙周组织、颌骨及其周围组织的组织学改变是牙颌畸形矫治的生物学基础。

一、正畸牙移动牙周组织改建的生物学基础

牙的支持组织是牙槽骨，正常的牙体依靠牙周膜及牙龈组织与牙槽骨相连，并为其提供营养、代谢及固位。因此，正畸牙移动的生物学基础是牙周组织的改建。即正畸医师通过对牙齿施用一定的矫治力并将应力传递到相应的牙周组织，牙槽骨组织发生适应性骨塑建(bone modeling)，才能引起牙齿产生移动，最后达到矫治目的。

(一) 正常牙周组织结构及功能

牙周组织(periodontium)由牙周膜、牙骨质、牙槽骨和牙龈四部分组成。上述组织将牙齿悬吊于牙槽窝内，共同完成支持牙齿的功能，故牙周组织又可称为牙支持组织或牙周附着(attachment apparatus of the tooth)。

1. 牙周膜(periodontal membrane)　牙周膜是围绕牙根并连接牙根和牙槽骨的致密结缔组织，其厚度为0.15～0.38mm，根中1/3最薄。主要由纤维、细胞和基质组成，并富含神经、血管和淋巴管。其中大量的胶原纤维将牙固定在牙槽窝内并传导调节牙齿所承受的应力，具有悬韧带的作用，故又称牙周韧带(periodontal ligament)。牙周膜纤维在静止状态下略呈波纹状，具有一定的伸缩性，遇到拉力时被拉平伸长，遇到压力后波纹状弯曲增大，纤维稍缩短，使牙有微小的生理性动度。

牙周膜细胞主要有成纤维细胞、成骨细胞、成牙骨质细胞，此外，还有少量剩余上皮细胞，以及未分化的间充质细胞、肥大细胞和巨噬细胞等。牙周膜内的细胞成分是正畸牙移动后牙周生物学组织改建的来源。

牙周膜基质代表所有结缔组织内细胞之外或纤维间的成分，由蛋白多糖构成。基质充满在细胞、纤维、血管和神经之间。

牙周膜内有疼痛感受器和机械感受器。牙周膜和其两侧的牙槽骨、牙骨质往往随着牙齿生理功能的需要而不断地塑建，如牙的萌出和生理移动等。

(1) 纤维：牙周膜的纤维主要由胶原纤维和不成熟的弹力纤维组成，其中胶原纤维数量最多，构成牙周膜的主要成分，主要为Ⅰ型胶原，少部分为Ⅲ型胶原。胶原由成纤维细胞合成，在细胞外聚合形成纤维并汇集成粗大的纤维束，具有一定的排列方向，称之为主纤维。主纤维束之间为疏松的纤维组织，称间隙纤维。主纤维一端埋入牙骨质，另一端埋入牙槽骨，仅在牙颈部游离分布在牙龈固有层中。埋在牙骨质及牙槽骨中的主纤维称穿通纤维或Sharpey纤维。

主纤维在不同的位置上，其排列方向和功能虽不相同，但又可互相协调，共同支持和稳固牙齿来完成咀嚼功能。当牙承受垂直压力时，除根尖纤维外，几乎全部纤维呈紧张状态并将此力传递至牙槽骨，可担负较大殆力；当受到侧向压力时，仅使部分纤维呈紧张状态，易造成牙周膜纤维和牙槽嵴的损伤。不成熟的弹力纤维分布在胶原纤维之间，可增加牙周胶原纤维的稳定性和硬度，便于在咀嚼压力下能保持血流的通畅。根据主纤维束的位置和排列方向，可被分为以下五组：

1) 牙槽嵴纤维(alveolar crest fibers)：主要分布在牙的唇(颊)、舌(腭)侧，邻面缺如。

2) 横纤维(horizontal fibers)：是维持牙直立的主要力量。

3) 斜纤维(oblique fibers)：是牙周膜中数量最多、力量最强、分布最广的一组纤维。

4) 根尖纤维(apical fibers)：在根未完全形成的牙，无此纤维。

5) 根间纤维(interradicular fibers)：将牙向牙槽窝内牵引，防止牙根向冠方移动。

(2) 细胞：牙周膜中主要有四种类型的细胞：结缔组织细胞、Malassez上皮剩余细胞、防御细胞(巨噬细胞、肥大细胞和嗜酸性粒细胞)以及与神经、血管相关的细胞。结缔组织细胞包括成纤维细胞、成牙骨质细胞、成骨细胞、破骨细胞及未分化的间充质细胞。

1) 成纤维细胞：是牙周膜中最主要，在功能上也最重要的细胞，其主要功能是合成胶原，并降解陈旧的胶原纤维，使牙周膜中的胶原能不断更新与塑建。成纤维细胞还可能发育为成牙骨质细胞和成骨

细胞,参与牙骨质和牙槽骨的重建。此外成纤维细胞还与牙周膜中的基质形成有关。

2）成牙骨质细胞:分布在邻近牙骨质处的牙周膜中,其功能是形成牙骨质。

3）成骨细胞:位于新形成的牙槽骨表面,能分泌胶原纤维和骨基质,矿化后成为骨间质。还可发育为骨细胞。

4）破骨细胞:位于骨吸收部位的陷窝内,可使骨或牙骨质发生吸收,当骨吸收停止,破骨细胞即消失。

5）未分化间充质细胞:是牙周膜中另一重要的细胞成分,这种细胞位于血管周围5μm内的区域,具有多向分化潜能,可分化为成纤维细胞、成牙骨质细胞和成骨细胞,是牙周膜中新生细胞的来源,在牙周膜的更新和塑建中有重要作用。

6）Malassez上皮剩余细胞:是牙根发育过程中上皮根鞘的残余部分,位于牙骨质附近的纤维间隙中,呈条索状或团块状,与牙根表面平行排列,在根尖区和牙颈部较多。当受到刺激时可增殖成为牙源性肿瘤或颌骨囊肿的上皮来源。

（3）基质:基质是充填在牙周膜的纤维束间和细胞间的大量无结构的胶质状物质,其成分与其他结缔组织相似,但组成比例不同。基质主要由氨基葡聚糖(GAG)和糖蛋白(纤维粘连蛋白和层粘连蛋白)组成,充满在细胞、纤维、血管和神经之间。基质约含70%的水,但在纤维沉积的早期水分较多,随着结缔组织的成熟,水分减少。基质在维持牙周膜的代谢、保持细胞的形态、运动和分化方面起重要作用,在牙承受咀嚼力时,也具有明显的支持作用。

（4）其他成分:此外,牙周膜内还有牙骨质小体、血管、淋巴管、神经等组织。

（5）牙周膜的功能

1）支持功能:基质在维持牙周膜的代谢、保持细胞的形态、运动和分化方面起重要作用,在牙承受咀嚼力时,也具有明显的支持作用。

2）感觉功能:将咬合力均匀分散传递给牙骨质、牙槽骨,这也是牙周组织能承担强大咬合力而不至于受损伤的重要原因。

3）营养功能:牙周膜中丰富的血供不仅营养牙周膜本身,也营养牙骨质和牙槽骨。

4）形成功能:牙周膜具有自我更新和塑建的重要特征。成纤维细胞不仅能合成胶原、基质、弹力纤维和糖蛋白,还能吸收和吞噬陈旧胶原,以此维持牙周膜的稳定和功能。成骨细胞和成牙骨质细胞则不断形成新的牙骨质和牙槽骨,新生的牙周膜纤维被埋在其中,以保证牙和牙周膜的正常附着联系。牙周膜及其两侧的牙槽骨、牙骨质往往随着牙齿生理功能的需要而不断地塑建,如牙的萌出和生理移动等。

2. 牙骨质(cementum)　牙骨质是覆盖在牙根表面的一层硬结缔组织,色淡黄。牙骨质在牙颈部较薄,约为20～50μm,在根尖和磨牙根分叉处较厚,约为150～200μm。牙骨质是维系牙和牙周组织的重要结构。

（1）牙骨质的组织学结构:牙骨质与骨组织的组成类似,组织学结构与密质骨相似,由细胞和矿化的细胞间质组成,细胞位于陷窝内,并有增生沉积线,但无哈弗管、血管和神经。牙骨质主要有两种结构形式:即无细胞牙骨质和细胞牙骨质。

1）无细胞牙骨质:紧贴于中间牙骨质表面,呈层板状,可见穿通纤维的痕迹,其方向与板垂直。分布于自牙颈部到近根尖1/3处牙本质的表面,而牙颈部往往全部由无细胞牙骨质所占据。

2）细胞牙骨质:常位于无细胞牙骨质表面,或两者交替排列。但在根尖1/3可全部为细胞牙骨质。成熟牙骨质中的细胞称为牙骨质细胞,位于牙骨质基质陷窝内,类似骨细胞。呈扁平的卵圆形,陷窝周围有多个小管,细胞突起借以从牙周膜吸取营养。

3）纤维:牙骨质细胞间质内有两种来源的胶原纤维,一种为外源性的穿通纤维或称Sharpey纤维,与牙根表面垂直并穿插于其中,由牙周膜成纤维细胞所产生的胶原构成;另一种为内源性纤维,是成牙骨质细胞自身产生的胶原纤维,其排列与牙根表面平行。

4）基质:基质主要由蛋白多糖和矿物盐组成,后者以磷灰石晶体的形式沉积在胶原纤维上形成钙化的基质。

牙骨质表面还有一层刚形成尚未钙化的类牙骨质(cementoid)。主要由细胞和细胞间质组成。

(2) 牙骨质的增龄性变化:随年龄增长,牙骨质表面变得不规则,可见刺状突起突入牙周膜,一般有较多的牙骨质沉积在根尖区,附着的纤维减少。可见附着的牙骨质小体。

(3) 牙骨质的功能

1) 附着功能:牙骨质是维系牙和牙周组织的重要结构。牙周膜的一端埋入牙槽骨,而另一端埋入牙骨质,使牙体组织紧密牢固地附丽于牙槽窝内,牙骨质也有附丽牙龈的作用。

2) 形成功能:生理情况下,牙骨质较固有牙槽骨具有更强的抗吸收能力,这也是临床正畸治疗牙移动的基础。当牙周膜纤维因适应牙齿功能需要发生更新和塑建时,牙骨质可不断增生沉积,新生的牙骨质将新形成的牙周膜重新包埋附着,从而使新形成的牙周膜纤维重新附着至牙根。当牙的切缘和咬合面受到磨损时,可通过牙骨质的根尖沉积得到补偿。在牙髓和根尖周病治疗后,牙骨质能新生并覆盖根尖孔,重建牙体与牙周的联系。

3) 修复功能:正常情况下牙骨质不发生吸收,但在病理情况,或咬合力过重,或因正畸需要错位牙移动一段距离后,牙根表面会出现小范围的吸收,严重者可达牙本质。当病理因素去除、移动的牙保持一段时间后,局部的成牙骨质细胞活跃增生形成新的牙骨质,可以将小范围吸收陷窝填平修复。

3. 牙槽骨(alveolar bone)　牙槽骨亦称牙槽突(alveolar process),是上下颌骨包围和支持牙根的部分,它与颌骨体相连而无明显界线,容纳牙根的窝称牙槽窝,形态与牙根相似;牙槽窝在冠方的游离端称牙槽嵴;两牙之间的牙槽骨部分称牙槽间隔。牙槽骨的组织结构与身体其他骨组织基本一致,其生长发育依赖于牙的功能性刺激。如果牙脱落,牙槽骨也就随之萎缩。牙槽嵴的形态在前牙区为圆柱状,磨牙区为扁平状,但颊或舌错位的牙,牙槽嵴变薄或消失。

(1) 牙槽骨的组织学结构:牙槽骨由固有牙槽骨、密质骨、松质骨三部分组成。

1) 固有牙槽骨(alveolar bone proper):牙槽窝的内壁称为固有牙槽骨,包绕牙根与牙周膜相邻,在牙槽嵴处与外骨板相连。固有牙槽骨呈筛状,多孔,又称筛状板,以便牙周膜的血管和神经纤维穿过而进入骨髓腔中。由于固有牙槽骨很薄,无骨小梁结构,在 X 线片上表现为围绕牙周膜外侧的一条白色阻射细线,称为硬骨板(lamina dura)。这是检查牙周组织健康与否的重要标志,牙周膜发生炎症时,硬骨板首先消失。

2) 密质骨:是颌骨内、外骨板延伸的部分,为牙槽骨的表面部分。密质骨厚度颇不一致,上颌牙槽骨较下颌牙槽骨的致密度低;上颌牙槽骨的唇面,尤其前牙区密质骨很薄且小孔多;下颌密质骨厚而致密,小孔很少。所以上下颌牙齿移动的难易程度是不一样的,对支抗的要求也不一样。不同的个体,牙槽骨的致密度也不相同。密质骨表面为平行骨板,深部有致密的不同厚度的有哈弗系统的骨。

3) 松质骨:由骨小梁和骨髓腔组成,位于密质骨和固有牙槽骨之间,由含细纤维的膜性骨组成,呈板状排列伴有哈弗系统,形成大的骨小梁。前牙区松质骨少,后牙区松质骨量多。骨小梁的粗细、数量和排列方向与所承担的咀嚼力密切相关。咬合刺激是牙槽骨健康存在的基础。咀嚼力强则支持骨较致密、骨小梁较粗大、骨髓间隙小;咀嚼力弱,支持骨稀疏,骨小梁细小,排列无规律;牙齿无咬合时,牙槽骨出现失用性萎缩。这也是现代人牙列拥挤越来越多的原因。现代人食物越来越精细,使牙槽骨缺乏咬合刺激而退化,造成牙列拥挤。骨小梁的排列方向一般与咬合力相适应,以最有效的排列方向来抵抗外来压力。

(2) 牙槽骨的增龄性变化:随年龄增长牙槽嵴高度降低,牙槽骨与身体其他骨骼一样可出现生理性骨质疏松,骨密度逐渐减低,骨吸收活动大于骨的形成。

(3) 牙槽骨的功能:牙槽骨是高度可塑的硬组织,不但是牙周组织中,也是人体骨骼中最活跃的部分,比颌骨的更新率高。具有在牵引力作用下增生,受压时吸收的特性。正畸治疗便是利用牙槽骨的可塑性使牙槽窝重建,从而达到矫治错位牙的目的。

在人的一生中牙不断向近中迁移和向殆面方向移动以补偿牙冠邻面和殆面的磨耗。当牙在生理性移动时,牙槽骨也不断地进行着吸收和增生的塑建以适应牙的移动,这也是正畸治疗中余留很小的拔牙间隙会自动关闭的理论基础。

4. 牙龈(gingiva)　牙龈是包围和覆盖于牙槽突边缘和牙颈部的口腔黏膜上皮及其结缔组织,呈浅粉红色,坚韧而不活动。可分为游离龈、附着龈和牙间乳头三部分。附着龈与游离龈之间以龈沟(gingival groove)为界。

(1) 组织学结构:牙龈是口腔黏膜的一部分,由上皮层和固有层组成,无黏膜下层。其中上皮又分为三种功能部分:牙龈上皮、龈沟上皮和结合上皮。它们与结缔组织一起将牙龈附着在牙上,这种特殊的结构称为牙龈结合(dentogingival junction)。固有层由致密的结缔组织构成,内含丰富的胶原纤维,并直接覆盖于牙槽骨和牙颈部,使牙龈与深部组织稳固黏附,还有少量的弹性纤维分布。固有层含有多种细胞成分,主要是成纤维细胞,还有少量淋巴细胞、浆细胞和巨噬细胞等。

(2) 生物学特性及对正畸治疗的启示

1) 牙龈增生(gingival hyperplasia):正畸治疗时,牙龈组织的塑建较硬组织的塑建缓慢,常阻碍牙齿的移动。此时可根据情况行牙周外科手术切除多余的龈组织。正畸矫治完成后,有的患者牙龈组织增生明显,可先保守牙周治疗,如果无效,也可采用外科手术、电刀或激光切除多余的牙龈。

2) 牙龈炎:在固定矫治器治疗过程中,由于托槽和带环、弓丝对牙龈的刺激,如果患者口腔卫生保持不好,常出现不同程度的牙龈激惹、炎症,牙龈部分形成堆积、陷窝,附着龈破坏、充血等,但其组织成分变化小,其形态可随牙齿移动而塑建。矫治前应进行牙洁治,矫治中医师也应协助患者清洁龈缘,进行口腔卫生宣教,以避免、减少龈炎的发生。

3) 嵴上纤维环切术:牙槽嵴上牙龈纤维的生物学塑建大约在牙齿移动 1 年后才完成,其塑建速度慢是旋转牙矫治及中切牙间隙关闭后复发的主要原因,因此可在矫治结束后行牙龈切断术(纵切术或环切术),切断牙槽嵴上牙龈纤维,防止复发。

(二) 成骨细胞与破骨细胞的发生及功能

骨组织塑建是通过成骨细胞和破骨细胞的共同作用来实现的。

1. 成骨细胞的发生与骨形成　从遗传学的角度讲,成骨细胞是一种特殊的成纤维细胞。体外细胞培养体系中两者难以区别,成骨细胞唯一的特异性形态学特征就是细胞外存在矿化的细胞外基质。所有成纤维细胞表达的基因成骨细胞均表达,同时成骨细胞可特异性表达 Runx2(runt-related transcription factor 2)转录因子和骨钙素(osteocalcin,OC)。

成骨细胞来源于间充质干细胞(mesenchymal stem cell),随着发育依次分化为骨祖细胞(osteoprogenitor)、成骨前体细胞(preosteoblast)、成骨细胞(osteoblast)、骨细胞(bone cell)(图 1-2-68)。

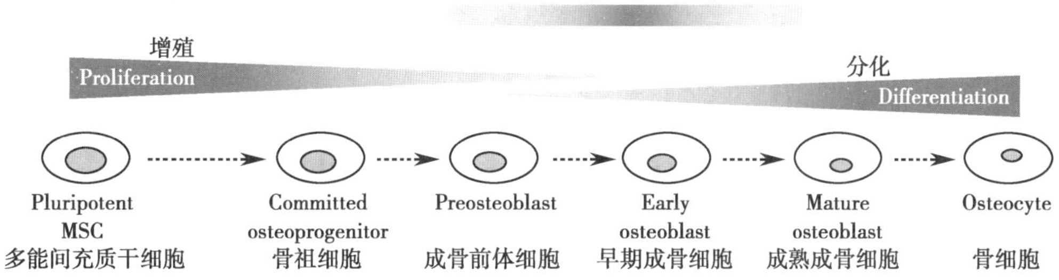

图 1-2-68　成骨细胞的发育

在成骨细胞分化过程中,成骨细胞会分泌表达一系列成骨蛋白,包括碱性磷酸酶(alkaline phosphatase,ALP 或 AP)和多种细胞外基质蛋白(extracellular matrix protein,ECMP)。ECMP 包括骨钙素(OC)、骨桥蛋白(osteopontin,OPN)、骨涎蛋白(bone sialoprotein,BSP)和Ⅰ型胶原(collagen Ⅰ)等,并通过分泌一些细胞因子参与骨形成过程。

其中,Runx2 转录因子,又称为核心结合因子 a1(core binding factor alpha 1,Cbfa1)或 PEBP2αA/Osf2/AML3,作为成骨细胞特异转录因子,被证实是在调节成骨细胞分化和骨形成中起重要作用的关键分子。与 Runx2 结合的基因序列 OSE2(osteoblast specific *cis*-acting element)存在于成骨细胞表形相关基因的启动子区域，这些基因包括骨桥蛋白、骨钙素以及Ⅰ型胶原，OSE2 可以调控它们的表达。进一步研究表明，Runx2 决定着由多能间充质干细胞来源的成骨细胞系，在早期能加速其向成骨细胞分化，但在晚期则是抑制其向成骨分化。目前陆续发现许多通路与 Runx2 密切相关，如有丝分裂源激活蛋白激酶（MAPKs）信号通路，骨成形蛋白（BMP），转移生长因子 β（TGF-β）/Smad，成纤维细胞生长因子（FGFs）以及 Wnt 通路等。

2. 破骨细胞的形成与骨吸收

（1）破骨细胞的来源：学术界一直存在争议。目前认为它来源于骨髓造血干细胞，由多个单核前体细胞融合而成。血中的单核细胞或组织中的吞噬细胞不能转变成破骨细胞，因为所有这些细胞仅含有成熟的、不能分裂的、晚期的单核吞噬细胞，只有早期未成熟的增殖性单核吞噬细胞才是破骨细胞的前体细胞。核因子-κB 受体活化因子配体（receptor activator of nuclear factor κB ligand，RANKL）是诱导破骨细胞生成的重要因子，有可溶型（S）和细胞膜整合型（M）两种形式。前者表达于成骨细胞或基质细胞，后者见于 T 细胞，都能与破骨前体细胞膜上的特异性受体（receptor activator of nuclear factor κB，RANK）结合。生理状态下，破骨细胞的发生需与成骨细胞或间质细胞紧密接触，mRANKL 恰好可发挥作用，这一过程受成骨细胞分泌的另一种因子骨保护素（osteoprotegerin，OPG）的调节。OPG 作为 RANKL 的非功能受体，可阻碍 RANKL 与 RANK 结合。而在病理条件下，如风湿性关节炎，T 细胞可产生 sRANKL，直接与破骨前体细胞表面的 RANK 结合，使细胞发生一系列变化，实现信号传导，引导基因表达，从而发挥作用（图 1-2-69）。

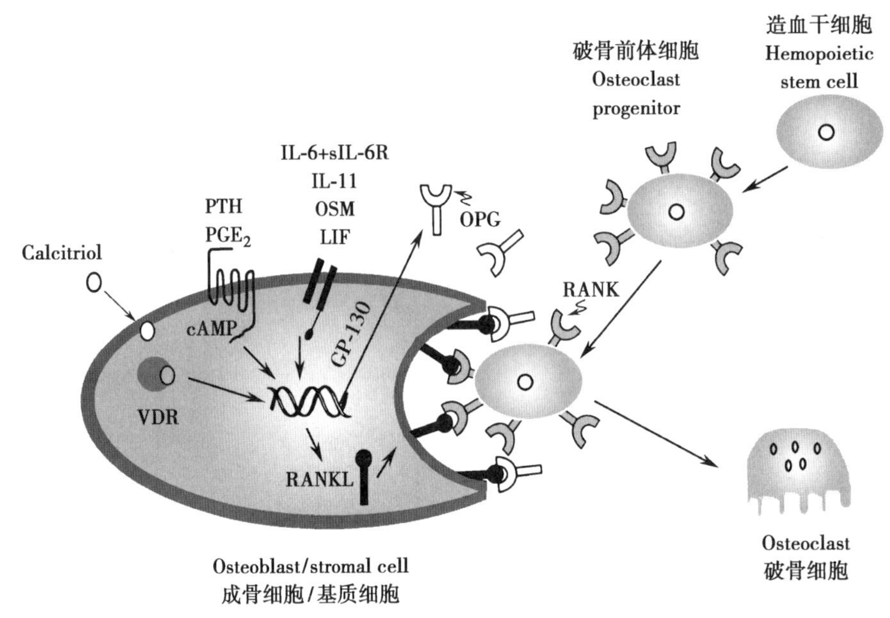

图 1-2-69　OPG/RANKL 与破骨细胞分化图示

（2）成骨细胞和破骨细胞的功能及相互关系：成骨细胞具有合成胶原、蛋白多糖和糖蛋白的作用，其细胞内合成过程与成纤维细胞或软骨细胞相似。成骨细胞分泌骨胶原纤维和有机基质，称为类骨质（osteoid），同时以细胞膜出芽方式向类骨质中释放一些有膜包被的小泡，称为基质小泡（matrix vesicle）。基质小泡直径约 0.1μm，膜上有 ALP、焦磷酸酶和 ATP 酶，并含有酸性磷脂，小泡内含钙、小的骨盐结晶和钙结合蛋白。基质小泡在类骨质钙化的起始过程中有重要作用。一个成骨细胞在 3～4 天内可分泌其 3 倍体积的基质，然后自身埋于其中，即变为骨细胞。除合成骨基质外，成骨细胞还具有引起骨质矿化和调节细胞外液及骨液（bone fluid）间电解质流动的作用。

成骨细胞胞质内富含碱性磷酸酶并含有腺苷酸环化酶（adenylate cyclase）及蛋白激酶系统，而成骨细胞又是甲状旁腺素的靶细胞，因此，这些酶系统有可能代表了甲状旁腺素的作用方式。甲状旁腺素与成骨细胞质膜上的受体结合，促进膜上的腺苷酸环化酶活性，使钙离子进入细胞内，并产生环化一磷酸腺苷(cyclic adenosine monophosphate,cAMP)。细胞内 cAMP 及钙离子水平的升高激发成骨细胞进一步的代谢活动。前列腺素 E 系列也可通过与成骨细胞样细胞的特异性结合而刺激 cAMP 的形成而影响成骨细胞功能。广泛存在于哺乳类动物各种细胞内的钙调蛋白(calmodulin)有四个钙离子结合域,分子量约为 17kD,对酸及热稳定,可调节成骨细胞内的磷酸二酯酶、腺苷酸环化酶及部分膜激酶等许多酶的活性。

破骨细胞的数量较少,主要分布在骨质表面的小凹陷内及骨内血管通道周围。它是一种多核巨细胞(multinuclear giant cell,MNGC),直径约 100μm,含有 2～50 个细胞核,其胞质嗜碱性,但随着细胞的老化渐变为嗜酸性。在破骨细胞吸收骨基质的有机物和矿物质的过程中,造成基质表面不规则,形成近似细胞形状的陷窝,称为 Howship 陷窝。光镜下破骨细胞的细胞质呈泡沫状,贴近骨基质的一侧细胞伸出许多毛样突起,很像上皮细胞表面的纹状缘和刷毛缘。电镜下,这一侧有许多不规则并分支的指状突起,称为皱褶缘(ruffled border)。在皱褶缘区的周缘有一环形的胞质区,含许多微丝,但缺乏其他细胞器,称为亮区(clear zone),此处的细胞膜平整。皱褶缘基部胞质含有大量溶酶体和吞饮泡,其余胞质含有丰富的细胞器,如粗面内质网、高尔基复合体、线粒体等。

破骨细胞有溶解和吸收骨基质的作用。当其功能活跃时,破骨细胞与骨基质接触,亮区紧贴骨基质表面,形成一道以胞质构成的环形围堤,将其所包围的皱褶缘区形成一个封闭的溶骨微环境。破骨细胞向此区释放多种蛋白酶、碳酸酐酶、柠檬酸和乳酸等,在酶和酸的作用下使骨基质溶解。在酸性条件下,骨内无机矿物质自皱褶缘吞饮,于皱褶缘基质内形成一些吞饮泡或吞噬泡,在破骨细胞内,无机质被降解后以钙离子的形式排入血流中。无机质的丢失使骨基质内的胶原纤维裸露,在多种酶作用下溶解。在某些局部炎症病灶吸收中,巨噬细胞也参与骨吸收过程。

破骨细胞对于骨的识别受到整合素(integrin)的调控。PU. 1 基因、转录因子 c-Fos、Fra-1、c-Jun 可以通过调节破骨细胞前体的分化和成熟发挥吸收骨的作用。破骨细胞还可产生氧自由基增强其溶骨作用。破骨细胞离开骨表面后,其皱褶缘消失,细胞内发生变化,进入静止期。

随着新技术的发展,许多在调节破骨细胞分化和功能中发挥重要作用的可溶性膜结合因子被分离和鉴别。1981 年,Rodan 和 Martin 提出成骨细胞参与破骨细胞形成的假说。1988 年,Takahashi 在此理论基础上建立了骨吸收刺激因子作用下脾细胞和成骨细胞/骨髓基质细胞的共同培养体系,成功诱导形成了破骨样细胞(osteoclast-like cells,OCLs)。其中,成骨细胞/骨髓基质细胞和破骨前体细胞(osteoclast progenitors)间的相互作用是 OCL 形成的关键。间充质干细胞/成骨细胞所表达的破骨诱导关键性决定因子 RANKL(又称为 TRANCE、ODF 或 OPGL)与 OPG(又称为 OCIF 或 TR1)表达的比值决定其对破骨前体细胞的诱导分化能力。OPG/RANKL/RANK(receptor activator of nuclear factor κB)系统是近年来骨科研究领域中的重大突破之一,学者们发现许多激素、细胞因子等均通过直接或间接的调节 OPG,RANKL 的表达,调控 OPG、RANKL 和 RANK 之间的比例,从而介导破骨细胞的分化和功能。

Gori 等研究显示,间充质-成骨分化方向上 OPG 与 RANKL 的表达和破骨诱导生成功能受成骨分化程度所调控的。未分化的骨髓基质细胞表达高 RANKL/OPG 比值,能启动和支持破骨诱导生成作用;但当其分化为成熟成骨细胞时,则丧失该能力。Atkins 等也报道了人成骨细胞 RANKL 因子的表达与其分化状态有关,未成熟的成骨细胞在促成骨因子刺激下也有表达潜在的前破骨诱导生成的作用,而且成骨细胞所兼有的成骨和破骨双重角色可能是由成骨分化的不同成熟状态来分别扮演的。较多研究结果支持未成熟的成骨细胞主导破骨形成,而较成熟的成骨细胞拥有成骨表型。Thirunavukkarasu 等报道 Runx2 与 Smad 蛋白可能相互作用参与介导 TGF-β 对 OPG 转录的诱导作用。Runx2 也是前成骨细胞/干细胞表达 RANKL 所必需。Gao 等发现 *Runx2*$^{-/-}$ 小鼠的成骨细胞在破骨诱导形成方面效率较低。而 Runx2 过表达的转基因小鼠由于骨的吸收与形成均增加,因而显示出一个高的骨周转率。Enomoto 等研究发现 Runx2 可通过诱导 RANKL 和抑制 OPG 表达来促进破骨分化。Notoya 等研究了 *Runx2*$^{-/-}$ 小鼠的成骨细胞在 Vitamin D(维生素 D)调控下的 RANKL 和 OPG 的表达,结果提示 Runx2 在其中并未发挥重要作用。对 RANKL 基因启动子区域的进一步研究将会有助于揭示 RANKL 诱导激活的机制。

破骨细胞是一种相对惰性细胞,许多促进骨吸收因子的靶细胞不是破骨细胞,而是成骨细胞。成骨细胞一方面分泌合成多种成骨蛋白参与骨形成;同时通过表达分泌一系列破骨细胞分化调控蛋白参与调控破骨细胞的分化成熟。成骨细胞与破骨细胞前体间之间的交互作用通过细胞黏附分子的相互识别实现。成骨细胞通过分泌表达 RANKL、细胞间黏附分子-1(ICAM-1)、OPG、巨噬细胞集落刺激因子(macrophage colony-stimulating factor,M-CSF 或 CSF-1)等多种细胞因子间接参与对破骨细胞分化和功能的调节。RANKL 和 ICAM-1 的表达水平在一定程度上可反映成骨细胞促进破骨细胞分化成熟的能力。

二、正畸牙移动生物学的一般规律及实验研究

前已述及,正畸治疗过程通常可分为两个阶段,即生物力学阶段和生物学阶段。生物力学阶段是指矫治器产生的各种矫治力作用于牙、颌、颅面软硬组织;生物学阶段是指应力使牙颌系统发生组织学塑建。

(一) 牙移动的一般规律

1957 年 Reitan 研究了一例 12 岁患者的尖牙远中移动情况,首先提出牙移动的一般规律表现为快速→迟缓→快速三个阶段。即:①第一个快速牙移动阶段:受力后 5 ~7 天内,牙周膜和牙槽骨受压力后发生弹性改变及牙机械性移位,其位置变化大,错位牙移动明显;②迟缓阶段:受力后的第 7 ~21 天,牙周膜和牙槽骨的弹性变化已达极限,牙无机械性移位,牙位置变化不大,而主要是组织变化(在压力侧牙槽骨与牙体之间的牙周膜发生透明样变性,阻止了牙齿的进一步移动,该期主要为透明样变的形成和透明样变的清除,为下一步的快速牙移动作好生物学准备阶段);③第二个快速牙移动阶段:加力后第 4 周,经组织学塑建、压力侧透明样变清除,压力侧的牙槽骨与牙体之间经骨吸收形成了较大的间隙,如仍有适当的矫治力,则牙移动又发生显著变化。该期为生物学的牙快速移动,此规律亦被临床实践所证实。这一系列的组织变化必须在一定的生理范围内进行,并且符合生物机械学原则,不应该引起病理性损伤。

2008 年 Henneman 等提出了另一个正畸牙移动理论模型,该模型包含正畸牙移动四个阶段:牙周基质变形及流体流动、细胞形变、细胞激活及分化、牙周膜改建及骨重建(图 1-2-70)。

(二) 组织学变化

矫治器产生的力作用于牙齿、颌骨和肌肉等,产生一系列的组织学变化。

牙周组织的反应

(1) 牙周膜的变化:温和而持续的矫治力作用于牙体后,牙周膜产生代谢改变,在压力区牙周膜组织受挤压而紧缩,牙周间隙变窄,血管受压,血流量减少,胶原纤维和基质降解吸收,并分化出破骨细胞,这些变化在加力 48 ~72 小时即可出现。张力区的牙周膜纤维沿张力方向被拉伸变长,牙周间隙增宽,胶原纤维和基质增生,并由成纤维细胞增殖,成骨细胞分化,成骨细胞在骨表面形成骨样组织,沿拉伸纤维束沉积并包埋(图 1-2-71)。此时牙有一定程度的松动,牙周膜方向也有变化。直到牙周纤维经过调整再排列与重新附着,由改形的牙周膜将牙支持在新的位置上,并恢复正常牙周间隙的宽度。如矫治力过大,压力区的牙周膜中的血管可因过度受压而使局部缺血,或血管被压迫而局部出血,导致血栓形成及无细胞区的透明样变性。当牙周膜内细胞发生坏死后,局部的成骨细胞和破骨细胞的分化终止,成为无细胞区的结构,即牙周膜透明样变性,导致牙移动停滞。当牙周膜发生广泛区域的透明性变时,大多伴明显的牙槽骨潜行性吸收。当此类骨吸收在透明样变性的牙周膜外侧连接时,牙周膜间隙增宽,同时促进透明样变性组织的消除,在透明样变性的中心区域逐渐发生纤维组织的更换。最近有研究表明,在整个牙齿移动过程中,不论是适当的力还是过大的力,牙周膜都存在程度不等的透明样变。过大的力加力 6 ~12 小时后,压力区出现透明样变区,2 ~3 天后形成大面积的透明样变性区。透明样变性组织的吸收和消除需要 20 ~25 天;张力区主纤维与张力的方向排列一致。

(2) 牙槽骨的生物学反应:在张力区牙槽骨的内侧面,成骨细胞活跃,有新骨沉积,镜下可见骨面覆盖一薄层呈淡红色的类骨质,紧靠类骨质边缘的牙周膜中排列一层成骨细胞,骨内由 Sharpey 纤维埋入称为束骨。在压力区牙槽骨的牙周膜面,亦即固有牙槽骨将被吸收,表面出现蚕蚀状吸收陷窝,其陷窝区的牙周膜中常见破骨细胞,牙槽骨的吸收主要由破骨细胞完成。此外,与其相对应的松质骨面上出

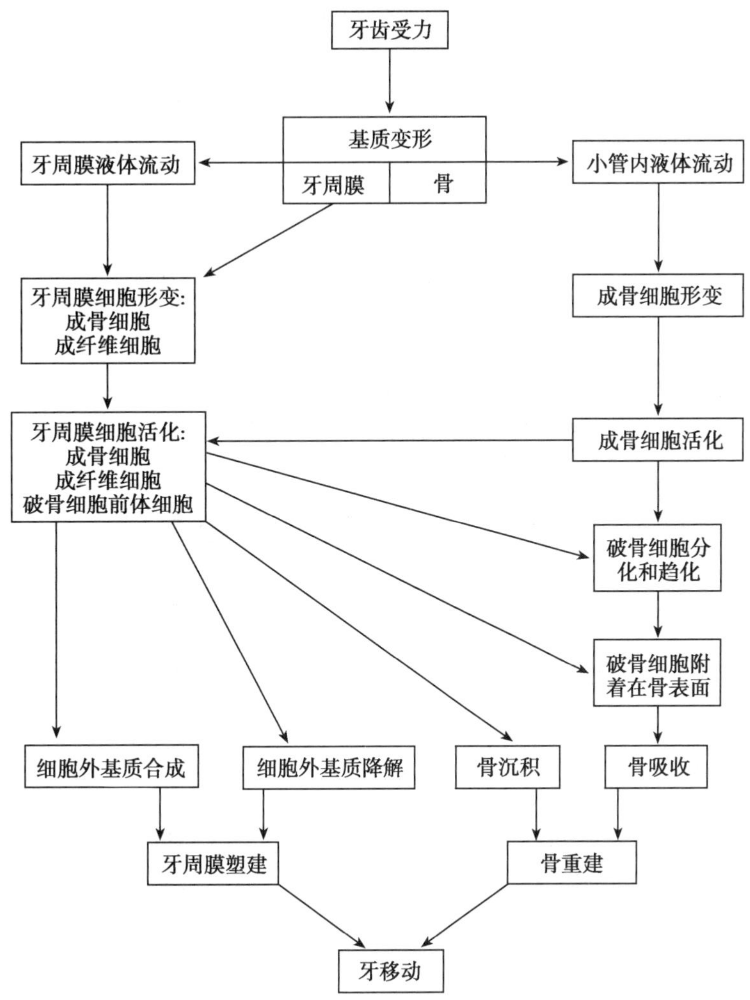

图 1-2-70　正畸牙齿移动理论模型图示(引自:S Henneman. EJO,2008)

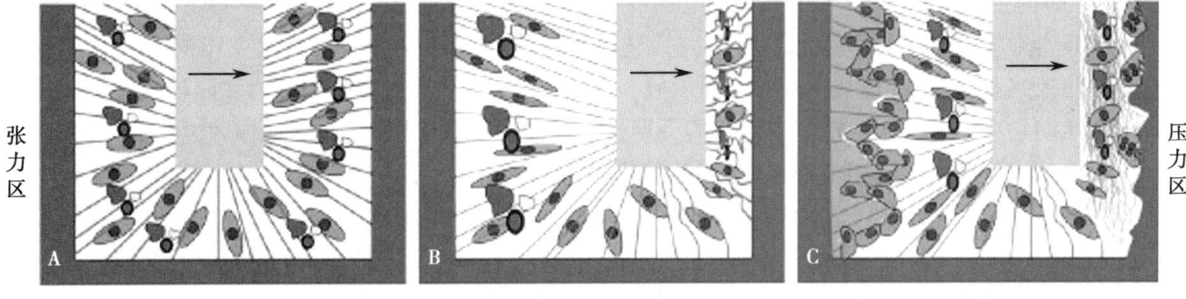

图 1-2-71　正畸应力加载后牙、牙周膜、牙槽骨示意图

A. 施加正畸力(箭头所示);B. 张力区,牙周膜纤维被拉伸,压力区纤维被压缩;C. 持续特定时间后,张力侧骨质沉积,压力侧骨质吸收(引自:S Henneman. EJO,2008)

现新骨沉积,有成骨细胞出现。骨组织的变化甚至涉及牙槽内外骨板,也出现相应的增生和吸收,以维持原有的牙槽结构和骨量。松质骨内还出现新的骨小梁,其方向都是顺着矫治力的方向横向排列,称过渡性骨,在其一端也会出现相应的吸收及破骨细胞;另一端增生成骨细胞。矫治完成后,也逐渐被正常结构所代替而且骨小梁也恢复。由过渡性骨到正常骨,大约需要半年到 1 年的调整时间。在这一时期内必须使用保持器,以防止牙齿回复到矫治前的位置。

牙槽骨的吸收有两种形式:①直接性骨吸收(directly bone resorption),发生在受压牙槽骨正表面的骨吸收,其条件是没有透明样变形成或透明样变被清除之后;②潜行性骨吸收(undermining bone resorption)或间接性骨吸收,牙周膜受压后形成无细胞的透明样变性结构,因此不可能出现直接性骨吸收。此时,破骨细胞在相应透明样变性组织区的牙槽骨髓腔侧或从透明样变周围的牙槽骨表面进行潜行性骨吸收。可见,适当的力和过大的力所产生的效果完全不同。适当的力所产生的主要是直接性吸收(少量潜行性吸收),牙齿随破骨/成骨的塑建过程而逐渐移动;过大的力所产生的主要是间接性吸收(潜行性吸收),要待潜行性吸收完成后牙齿才能移动(图 1-2-72)。

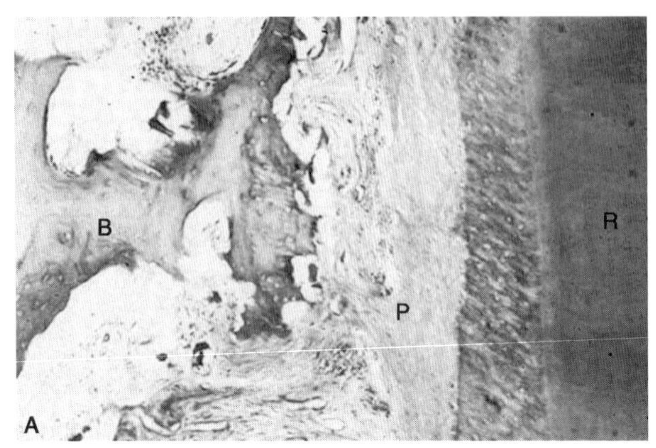

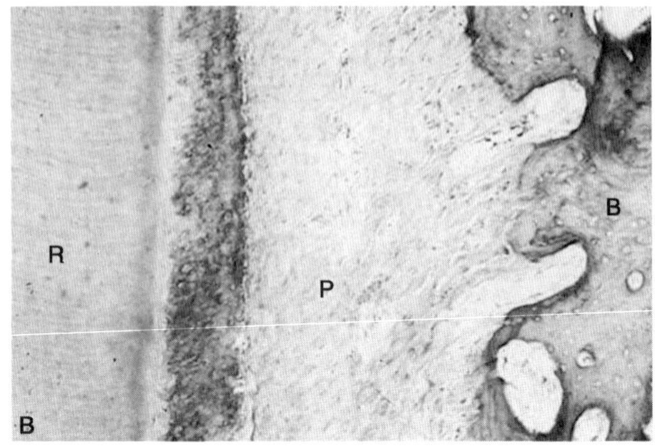

图 1-2-72 猫上颌尖牙远中倾斜移动后潜行性骨吸收与透明样变性

A. 尖牙的远中侧牙周膜受压,出现透明样变性区域,邻近的牙槽骨出现潜行性或间接性骨吸收;B. 尖牙的近中侧牙周膜受压,可见新生骨沉积伸至扩展的牙周膜间隙(80g,14 天)。R. 牙根;P. 牙周膜;B. 牙槽骨(HE 染色×320)(引自:Vinod Krishnana. AJO,2006)

矫治对牙槽嵴高度的影响:用适宜的矫治力压低牙时牙槽骨高度是降低的,拉长牙时牙槽骨随之增长,所以不管压低或升高牙,其冠部的长度是不变的,保持治疗前的情况。

(3) 牙龈的反应性变化:正常情况下牙龈在正畸治疗中的变化是很微弱的,对疗效的影响也很小。正畸牙移动时,牙龈只是在压力侧微有隆起,张力侧略受牵拉,牙龈上皮组织和固有层结缔组织有些增减与龈缘调整,且其形态可随牙齿移动而塑建。但如不注意口腔卫生,常出现不同程度的牙龈激惹,甚至牙龈附着破坏;如果牙齿移动过快,会出现牙龈堆积及凹陷,甚至牙龈退缩等。

(三) 时间生物学

1. 时间生物学概念 时间生物学是研究生物时间结构属性和决定因素以及在不同条件下的变化规律的一门新兴学科,具有极其广泛的应用领域。在自然界中,从单细胞到高等生物,乃至人类的几乎所有生命活动均存在着按照一定规律运行的周期性生命活动现象,这种活动现象称为生物节律。

人们早就发现在许多生物中都存在着"生物节律"现象且其十分精确,例如,在南美洲的危地马拉有一种第纳鸟,它每过 30 分钟就会"叽叽喳喳"地叫上一阵子,且误差只有 15 秒。作为万物之灵的人类同样受生命节律的支配。早在 1647 年,意大利的科学家 Sanctroius 通过连续 30 年的研究发现自己的体重表现出明显的月节律,且与尿中出现混浊成分的月节律一致,此后科学家通过研究绘制出人的体力、情绪与智力曲线并根据生物体存在的周期性循环节律活动事实创造了"生物钟"(bioclock)一词。20 世纪 50 年代,现代时间生物学创始人之一——Halberg 等创立了一套时间生物学的统计方法并将这门科学正式命名为"时间生物学"(chronobiology)。

随着分子生物学的发展,20 世纪 80 年代后生物钟的研究取得了突破性进展。1985 年人类首次发现了果蝇与生物钟相关的基因并被命名为"period"(周期);1997 年科学家又定位克隆了被命名为"时钟"的基因(clock gene)。与此同时,孙中生博士等为了克隆乳腺癌基因,对 17 号染色体基因进行大规模的筛选时发现,其中有一个基因与果蝇的生物钟基因"周期"呈现一定的序列类似性,因此假设该基因是果蝇"周期"在哺乳动物中具有同等功能的类似基因。通过动物实验,他们发现"周期"基因有 24 小时表达节律,同时该基因的表达能随光周期的改变而变化。这一发现因揭示了生物钟的分子生物学基础而被杂志《Science》评为当年 10 大科学突破之一。

目前时间生物学在基础研究和临床应用上都取得了较为显著的进展，提出了时间病理学、时间药理学和时间治疗学等概念，昼夜节律机制、时间治疗学及空间时间生物学等均是目前的研究热点。

2. 研究现状　近年来国内外一些口腔医学专家也运用时间生物学的研究方法在口腔医学领域进行了有益的探索。目前时间生物学在正畸领域的研究主要集中在以下几个方面：

（1）髁突软骨的生长塑建存在昼夜节律性：有研究者采用放射免疫法，测定生长期 SD 大鼠在自然状态下，其髁突内源性前列腺素 E_2 的含量变化，证实其存在昼夜节律性，其峰值相位约在 18:36。还有研究证实大鼠髁突内源性磷酸腺苷（cAMP）、胰岛素的含量也存在昼夜节律性，其中 cAMP 的峰值相位约在 3:32，胰岛素的峰值相位约在 12:13。此外，有研究者应用原位杂交技术，首次报道大鼠髁突软骨内有骨钙素 mRNA 存在，且其表达存在昼夜节律性，峰值相位约在 8:00 左右。另有研究者通过大鼠实验，发现髁突软骨内成骨密切相关的甲状旁腺相关蛋白含量及其 mRNA 均存在季节性变化，冬春交界之际最高。研究还发现，下颌骨回缩力作用于休息状态下的小鼠效果要好于活动状态下的小鼠，休息状态下的小鼠，回缩力使髁突长度明显缩小，具有一定的昼夜节律性，并且其缩小的尺寸在白天（8:00～20:00）要高于夜晚（20:00～8:00）。

（2）正畸力影响牙齿在牙周组织中移动的昼夜节律研究：Miyoshi 等对 100 个 6 周大的小鼠随机分组后分别在（07:00～19:00）和（19:00～07:00）进行施力，然后将结果进行精确地测量和组织学评价。研究发现全天和白天施力的牙齿移动量约是夜晚的 2 倍（小鼠与人相反，为夜间活动），牵引区新骨的形成则超过夜晚的 2 倍，同时白天组比夜晚组牙周组织更少出现透明样变。因此，推测牙齿移动的变化存在一定的时间依赖性，而全身骨代谢存在的昼夜节律变化也许是对其重要的解释。Roberts 等也分别从成骨细胞的代谢和基质的形成上发现小鼠在白天休息的时候骨形成最多，而在夜晚活动的时候骨形成最少。

（3）正畸矫治对全身昼夜节律性的影响及矫治的最佳时间：四川大学华西口腔医学院系列研究发现戴用功能性矫治器，大鼠血中内源性胰岛素含量昼夜节律的峰、谷值出现时段与髁突软骨内源性胰岛素含量昼夜节律性相同，不会影响机体原有生长代谢的内在节律性；同时有研究也认为，戴用功能性矫治器不会使机体本身固有的内在节律消失。熊国平等通过研究髁突内源性前列腺素 E_2 的含量变化提出了选择最佳介入时段仅采用夜间戴用装置，即可起到有效的治疗效果；叶凌、肖立伟等通过比较昼夜不同时间段戴用功能性矫治器后髁突软骨增殖细胞核抗原表达的昼夜变化，也为“昼夜自发性生长最旺盛时段戴用矫治器效果最佳”提供了证据。因此，正畸患者功能性矫治器的疗效“白天戴用”小于“夜间戴用”小于“白天夜间均戴用”。

（4）正畸矫治对孕育龄期女性性激素节律性变化的影响及矫治的最佳时间：近期研究发现，在牙周组织中存在性激素受体，骨塑建、胶原纤维的合成和降解等都受性激素的影响。陈扬熙、赵青等分别研究了大鼠动情周期和孕周期的不同阶段性激素的表达变化及对正畸牙移动牙周塑建的影响。研究发现大鼠动情周期不同阶段牙周组织局部雌激素 E_2 表达具有符合余弦曲线的 5 天为一周期的亚日节律，与全身 E_2 表达节律相一致。自然状态下牙周组织雌激素的表达在动情前期最高，动情期最低，动情后期和动情间期相当且介于前两者之间。在动情周期的不同阶段正畸加力均使正畸牙张力区牙周组织局部 E_2 的表达增强，提示局部雌激素参与了正畸牵张引起的牙周组织塑建。而在动情周期的不同阶段进行正畸加力，发现在动情前期加力牙移动量最小，在动情期加力牙移动量最大，在动情后期和动情间期加力牙移动量相当并介于前两者之间。全身和局部雌激素表达最强的动情前期牙齿移动最慢，而表达最弱的动情期移动最快说明雌激素对骨组织的保护作用。以上发现提示临床中在女性月经周期的不同时期进行正畸加力也可能存在不同的牙移动效果；正畸加力只会影响到 E_2 节律的振幅，峰值相位等参数，并没有改变随动情周期呈节律性波动的趋势和规律，提示对女性生理周期而言正畸治疗是安全的。

何志丹、莫水学等对妊娠周期的大鼠研究发现：大鼠戴入矫治器后怀孕率显著降低并且在怀孕早期加力导致大鼠流产，说明戴入矫治器及加力对大鼠性行为及体内性激素水平造成一定程度的影响，提示在戴入矫治器后应有较长的适应时间，并且不宜在早期加力，不支持在妊娠周期中进行正畸治疗。

（四）正畸牙移动生物学常用研究方法

1. 正畸牙移动动物模型(model for orthodontic tooth movement)　大鼠的正畸牙移动的实验动物模型一般采用粘结剂联合磨沟固位法以两个上颌切牙为支抗,拉簧近中移动上颌第一磨牙可建立正畸牙移动实验动物模型(图 1-2-73)。Beagle 犬正畸牙移动的实验动物模型也比较常见。

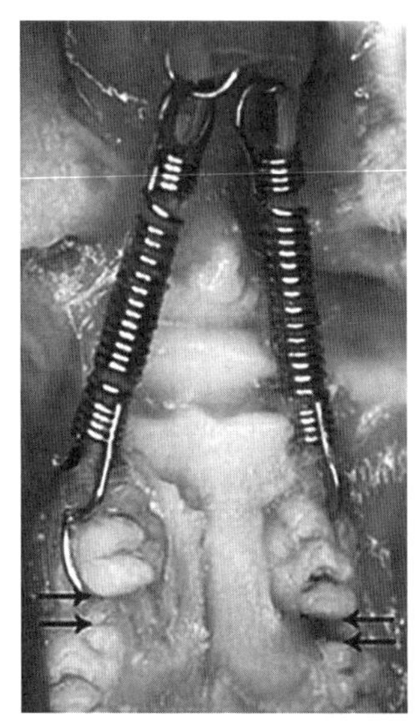

图 1-2-73　大鼠正畸牙移动的实验动物模型(引自:Matthew D. Bone, 2007)

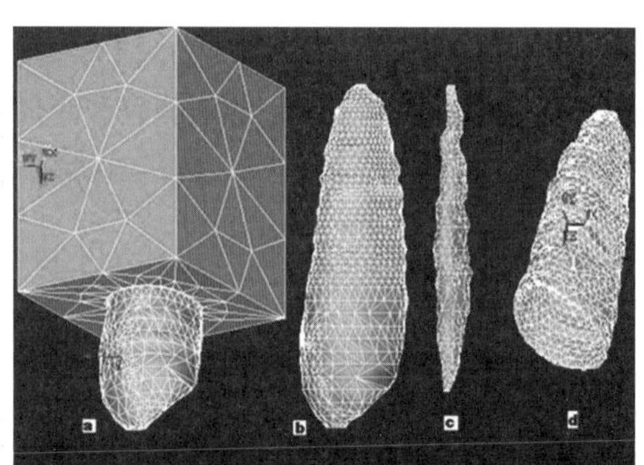

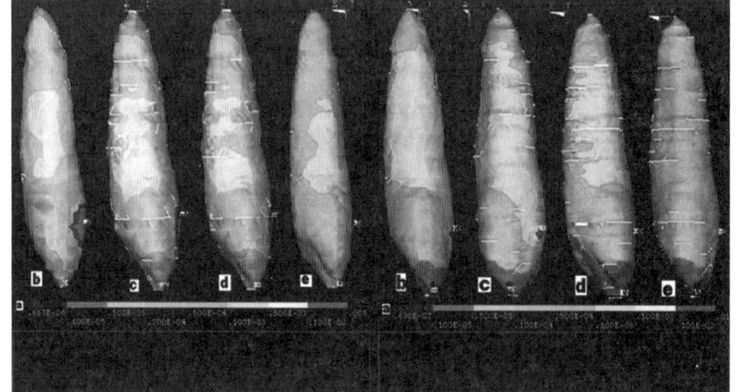

图 1-2-74　尖牙移动三维有限元分析

2. 有限元仿真模型　利用有限元软件的强大建模功能及其接口工具,可以很逼真地建立牙齿的三维结构,并赋予其生物力学材料性能。在仿真实验中,对模型进行实验条件仿真(正畸牙三维移动)可以求解获得在不同实验条件下牙移动模型任意部位应力/应变分布、内部能量变化等情况(图 1-2-74)。

3. 细胞力学模型　分离培养牙周膜细胞,选择符合要求的细胞,对细胞加载不同的应力,如细胞压应力数控加载系统、四点弯曲应力加载系统等,即可建立张应力、压应力、剪切力细胞力学模型(图 1-2-75～图 1-2-77)。

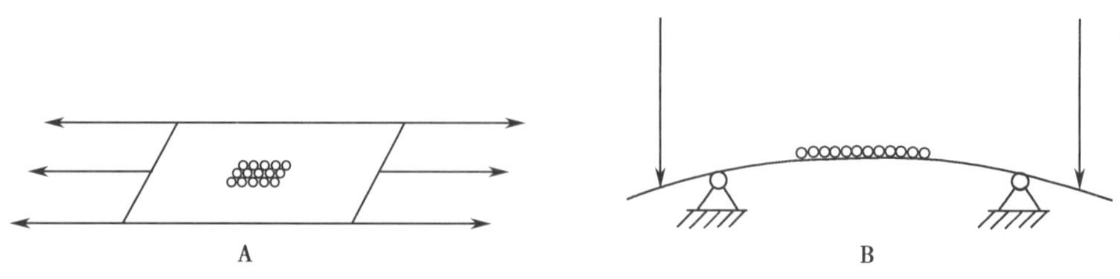

图 1-2-75　矩形基底拉伸

A. 单轴拉伸;B. 弯曲

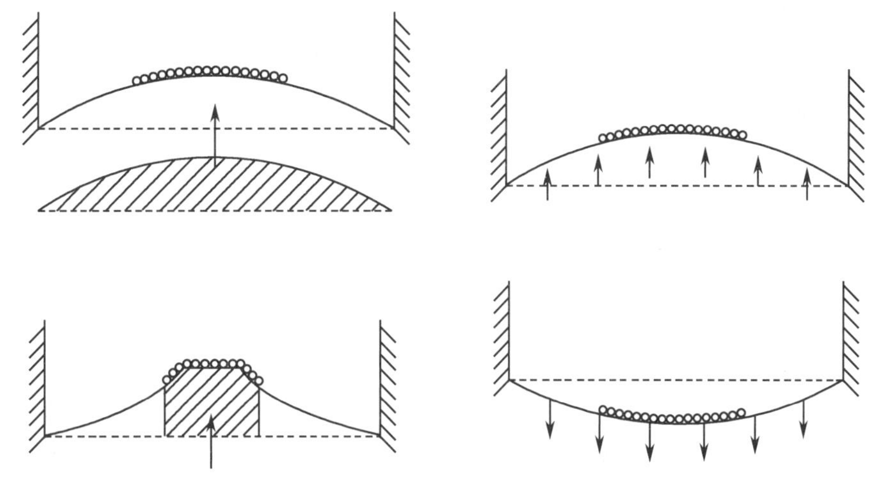

图 1-2-76 圆形基底拉伸

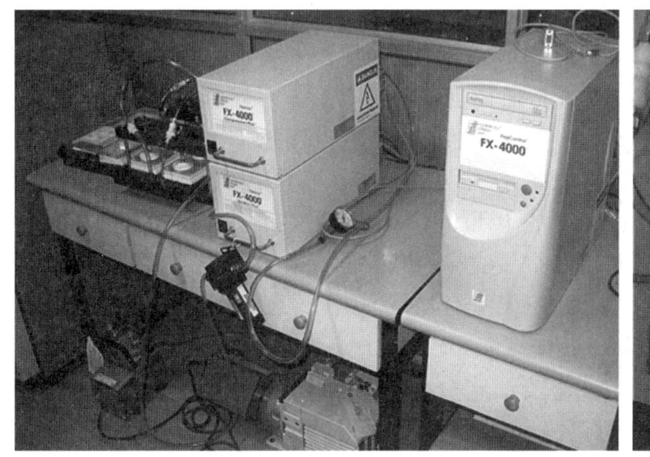

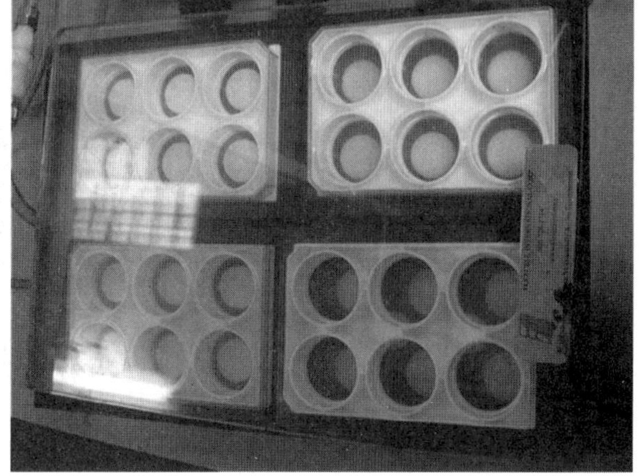

图 1-2-77 Flexcell 细胞应力加载装置(FX-4000)

三、正畸牙移动骨塑建的生物学调节机制

(一) 细胞因子网络调控

1. 细胞因子网络 正畸牙移动过程的实质,是牙及牙周组织的塑建过程。其中,尤以骨组织的塑建最为重要,包括骨吸收和骨形成两个过程,两者精确协调,维持机体骨代谢的平衡。细胞因子网络(cytokine network)的调节在骨塑建的代谢转换过程中发挥着极其重要的作用,它包括生长因子对成骨细胞增殖和分化的调节及骨吸收促进因子对破骨细胞的调节。

骨和软骨是生长因子的储存库,它包括 IGF、TGF-β、PDGF、bFGF 和 aFGF、BMP 等。成骨细胞能生成大量上述因子,它们以自分泌和旁分泌的方式作用,并受全身激素和局部机械刺激调控,在局部骨形成的调节中起着重要作用。而 PGE_2、IL-1、IL-6、TNF-α、EGF 等骨吸收因子则可促进骨吸收,加快牙齿移动,PGE_2的作用尤其重要(图 1-2-78)。

体内是一个复杂的生化环境,不可能存在单一的细胞因子,不同细胞因子之间相互作用,相互影响,形成一复杂的调控网络,调节骨的形成和吸收,共同完成对骨塑建的调控。

2. 参与骨塑建的重要细胞因子 正畸牙移动是周期性牙周膜和骨组织吸收和塑建的过程,同时也是一非感染性、微创伤性的炎性反应过程,在这个过程中,炎症细胞激起分泌的炎症相关因子有重要的意义。

(1) 转化生长因子 β(transforming growth factorβ,TGF-β):作为细胞因子的一种,转化生长因子(transforming growth factor,TGF)是一大类多功能的复杂细胞因子,在骨及骨环境的递质中广泛存在,对

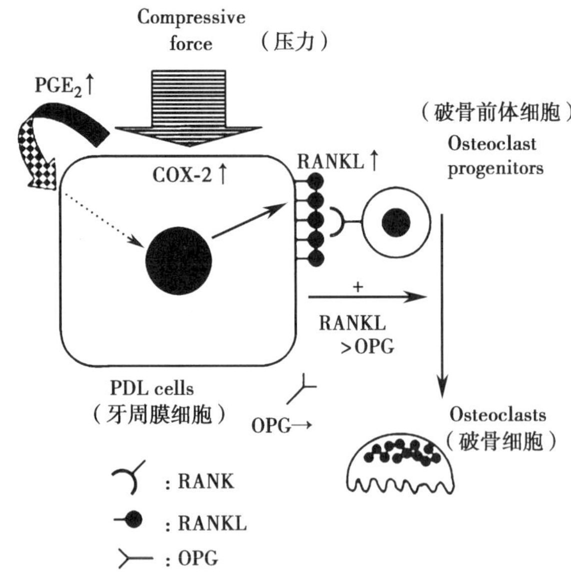

图 1-2-78　COX-2/PGE$_2$ 介导的压力诱发的破骨细胞形成机制

压力刺激诱导牙周膜细胞 COX-2 表达，COX-2 继而上调 PGE$_2$ 分泌；增加的 PGE$_2$ 通过自分泌方式作用于牙周膜细胞，促进其 RANKL 表达，而同时 OPG 的表达无明显变化。压力刺激诱发的这一平衡的变化就会刺激局部的破骨前体细胞分化形成破骨细胞（引自：Kanzaki H. JBMR，2002）

于参与骨新生与骨吸收的细胞均有重要作用，并对其他激素及生长因子有调控作用。在体外研究中，Sakai、Klein 等发现对培养的人成骨细胞施加周期性应力后，TGF-β 的释放明显增加，促进骨的形成。Gosain 等研究证实机械力刺激鼠源成骨细胞（MC3T3）时，外源性 TGF-β_1 能进一步加强此细胞有丝分裂的效用。

（2）胰岛素样生长因子（insulin-like growth factor，IGF）：是一类既有胰岛素样合成代谢作用又有生长促进作用的多肽。以往研究表明 IGF 是软骨分化、代谢的重要调节因子，在骨塑建的吸收期，成骨细胞释放的 IGF 增多，促进成骨细胞前体的增殖，刺激 DNA 的合成，导致骨表面有增殖活性的成骨细胞数目增多，最终形成骨基质来补充骨吸收所导致的骨丢失。IGF 在把应力刺激信号转导成细胞内生化信号促进细胞增殖中的作用日益受到重视。研究结果表明，应力可以调控骨细胞、软骨细胞中的 IGF mRNA 表达，在骨形成过程中 IGF 起着重要的调节作用。最近研究还发现 TGF-β 和 IGF-1 有协同作用。

（3）碱性成纤维细胞生长因子（basic fibroblast growth factor，bFGF）：是来源于中胚层和神经外胚层细胞的一种强有丝分裂剂，它可促进细胞增殖，调节细胞分化及代谢。研究发现 bFGF 的信号传导功能与循环流动力刺激如何作用于成骨细胞有关，应力刺激酪氨酸磷酸化 Egr-1 mRNA 上调，通过 bFGF 作用于许多蛋白如 ERK2、Shc，使其活化。机械力刺激人成骨样细胞后 8 小时，bFGF mRNA 表达下降，16 小时后 bFGF mRNA 水平开始增高，24 小时后明显增高，促进骨细胞的增殖及胶原蛋白的合成。

（4）血小板衍生性生长因子（platelet-derived growth factor，PDGF）：是一种阳离子多肽。机械力刺激下，PDGF-α 表达水平的增高可引起成骨细胞增殖。对人胚成骨样细胞样细胞的培养中发现 PDGF 对人胚成骨样细胞 DNA 合成有明显的促进作用，对胶原蛋白和碱性磷酸酶合成无明显的促进或抑制作用。

（5）白介素 1（interleukin-1，IL-1）：是一种具有多种生物学活性的细胞因子，应力刺激作用下，IL-1 明显在压力区刺激骨吸收，有利于骨塑建的过程。对人骨细胞在应力刺激下的电生理反应进行研究发现 IL-1β 通过自分泌或旁分泌循环导致细胞膜进行超极化，在调节骨塑建过程中有潜在的重要性。

（6）肿瘤坏死因子（tumor necrosis factor，TNF）：能作用于非肿瘤性靶细胞，促进骨吸收，其作用仅次于 IL-1。Bertolini 等利用完整骨进行器官培养，发现 TNF-α 能增加破骨细胞数量，减少骨基质钙化，刺激破骨细胞性骨吸收，抑制骨胶原蛋白合成。另外，TNF 能抑制软骨细胞合成蛋白多糖，诱导细胞凋亡，在骨塑建过程中有重要作用。

（7）白介素 6（interleukin-6，IL-6）：是一种基因多向性的细胞因子，具有广泛的生物学功能，尤其是具有许多内分泌和新陈代谢方面的作用。它能迅速刺激生长激素的分泌，在受到压力时分泌，刺激骨吸收。近年不少研究指出，IL-6 是骨吸收的重要调节者，可促进破骨细胞的骨吸收功能，具有明显的破骨细胞激活因子活性。还有学者认为 IL-6 可作为 IL-1 和 TNF 的放大因子，增强 IL-1 和 TNF 的生物效应，引导破骨细胞分化因子的表达，促进单核细胞融合，刺激多核破骨细胞的分化成熟（图 1-2-79）。

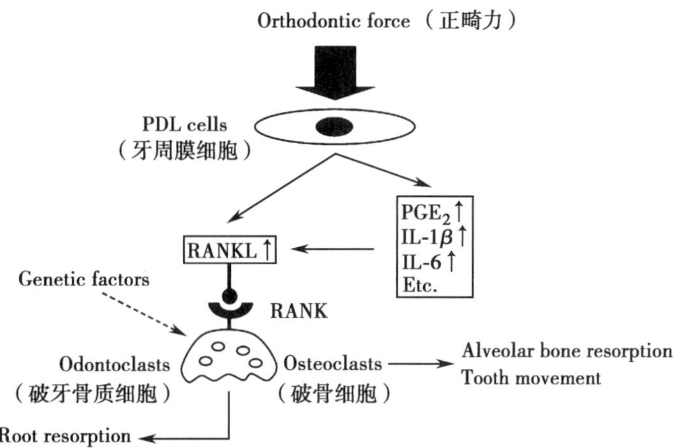

图 1-2-79　正畸力加载诱发的局部炎症细胞因子与骨及牙根吸收
（引自：Yamaguchi M. Orthod Craniofac Res，2009）

（二）转录及蛋白水平调控

1. RANKL/RANK/OPG 系统　RANKL/RANK/OPG 系统是近年来骨研究领域中的重大突破，研究发现多种信号均可通过该系统影响破骨细胞的分化和功能，从而调控骨形成与骨吸收，使骨的结构与功能相适应。

（1）核因子 κB 受体活化因子配体（receptor activator of nuclear factor-κB ligand，RANKL）：又称肿瘤坏死因子相关活化诱导细胞因子（TNF-related activation-induced cytokine，TRANCE）、骨保护素配体（OPG ligand，OPGL），它由 317 个氨基酸组成，为Ⅱ型跨膜蛋白。RANKL 基因位于染色体 13q14，其表达受多种因子调控，如 1α，25-dihydroxyvitamin D3、TGF-β、PTH 等。RANKL 能直接启动破骨细胞前体细胞或破骨细胞的细胞内信号转导过程，最终分化为有功能的破骨细胞，调节破骨细胞的吸收功能，增加其活性。

（2）核因子 κB 受体活化因子（receptor activator of nuclear factor-κB，RANK）：是具有 616 个氨基酸的肽段，为Ⅰ型跨膜蛋白，主要在单核巨噬细胞系，包括破骨细胞前体细胞、淋巴细胞、树突状细胞及成骨细胞中表达。RANK 是 RANKL 的唯一受体，通过细胞-细胞依赖式接触识别并结合 RANKL。

（3）骨保护素（Osteoprotegerin，OPG）：最初被命名为破骨细胞生成抑制因子（osteoclastogenesis inhibitory factor，OCIF），是一种分泌性糖蛋白，是由其前肽切除 21 个氨基酸生成的成熟肽，共含有 7 个功能区（D1～D7），其中 N 端的 D1～D4 区与肿瘤坏死因子受体超家族其他蛋白质的细胞外区相似，参与配体结合，与抑制破骨细胞的作用直接相关。OPG 除在骨组织中有较高表达外，在心、肝、肺、肾等多种组织中均有表达，其表达亦受多种细胞因子的调节。OPG 可与 RANKL 特异性结合，从而竞争性抑制 RANKL 与 RANK 的结合而抑制 RANKL 的活性，进而发挥抑制破骨细胞分化成熟、诱导破骨细胞凋亡的作用。OPG 还可与肿瘤坏死因子相关凋亡诱导配体（TNF-related apoptosis-inducing ligand，TRAIL）结合，也可诱导破骨细胞凋亡。

2. RANKL/RANK/OPG 系统对骨代谢的调节　在骨塑建与骨重建中，成骨与破骨的动态平衡是由 OPG 和 RANKL 之间的比例来决定的。RANKL/RANK/OPG 系统对骨代谢分别可发挥正性调节和负性调节作用。

（1）正性调节：RANKL 与受体 RANK 结合后，可诱导破骨细胞前体细胞分化为破骨细胞，还促进破骨细胞的骨吸收活性，延长破骨细胞的寿命并抑制其凋亡。RANKL/RANK/OPG 系统调节破骨细胞分化的具体机制分为以下几个阶段：

1）TRAF6 的激活：膜整合型和可溶型 RANKL 通过与破骨细胞受体 RANK 的胞外结构域结合，并在巨噬细胞集落刺激因子（macrophage colony-stimulating factor，M-CSF）存在时通过 RANK 的胞质结构域与肿瘤坏死因子受体相关因子（TNF receptor-associated factors，TRAF）调节蛋白结合。TRAF

家族成员 TRAF6 在破骨细胞的分化和激活中具有重要作用。Lomaga 等发现 $TRAF6^{-/-}$ 鼠具有大量的无能破骨细胞，并表现为骨硬化症，表明 TRAF6 在破骨细胞前体细胞分化为破骨细胞中及在成熟破骨细胞的骨吸收过程中都具有重要调节作用。已经证实，TRAF6 仅激活经典的核因子 κB（NF-κB）途径，其余 TNFR 也可激活经典或非经典的 NF-κB 途径，但 TRAF3 在其激活的 NF-κB 途径中起负性调节作用。

2）NF-κB 的激活：TRAF6 迅速激活其下游分子核因子 κB（NF-κB），主要通过经典途径：TRAF6 与 RANK 结合，诱导 TRAF6 的三聚体化，形成信号复合物激活 TAK1；TAK1 通过 NF-κB 诱导激酶的磷酸化间接激活 IκB 激酶，导致 IκB 磷酸化，使 NF-κB 与 IκB 形成的复合物降解，NF-κB 从胞质转位到胞核，诱导靶基因表达。NF-κB 激活后，可激活抗凋亡激酶 Akt，抑制破骨细胞的凋亡，但具体机制尚不清楚。NF-κB 是 RANK 下游重要的转录因子，NF-κB 抑制剂对破骨细胞生成的抑制效应在早期比后期更严重，表明 NF-κB 在 RANKL 引起的快速的早期反应基因的激活中发挥作用。NF-κB 缺失鼠由于破骨细胞缺乏将导致严重的骨硬化症。

3）NFATc1（Nuclear factor of activated T cell 1，NFATc1）的激活：NFATc1 的 mRNA 由 RANKL 选择性诱导，在破骨细胞生成的早期，NFATc1 是 NF-κB 的一个重要基因靶点。NF-κB 抑制剂可抑制 RANKL 刺激引起的 NFATc1 的诱导。在 RANKL 刺激后的数分钟内，NF-κB 与 NFATc2（此前在破骨细胞前体细胞中呈持续低表达）共同激活 NFATc1 激活剂，以引起 NFATc1 的充分激活。NFATc1 有自身放大作用，NFATc1 激活后与促进剂结合，使 NFATc1 大量产生。NFATc1 形成破骨细胞特异性转录复合物，有效诱导破骨细胞的特异性基因如抗酒石酸酸性磷酸酶（TRAP）、降钙素受体及组织蛋白酶 K 的表达，促进破骨细胞的分化；IFN-β 可以阻断这一过程。

4）协同刺激信号：ITAM（immunoreceptor tyrosine-based activation motif）介导的信号可以引起细胞内的 Ca^{2+} 动员，诱导激活 NFATc1，也可与 RANK 一同刺激，通过 ITAM 磷酸化激活 SyK 和磷脂酶 C 而激活钙信号，诱导 NFATc1 并激活。对 RANK 如何与 ITAM 信号共同特异性地诱导破骨细胞形成还不完全清楚，但是 RANKL 能刺激 ITAM 磷酸化，并可引起免疫样受体如 OSCAR 的表达，因而放大 ITAM 信号。

（2）负性调节

1）骨保护素（OPG）：OPG 能与 RANKL 特异性结合，通过防止 RANKL 与 RANK 结合而抑制 RANKL 活性，还可与 TRAIL 结合，在体内诱导破骨细胞凋亡。然而，OPG 与 TRAIL 的结合力小于与 RANKL 的，表明 RANKL 是 OPG 的主要受体。TRAIL 和 OPG 之间的潜在相互作用表明这些分子之间存在交叉调节机制。在骨代谢调节中，OPG 作为 RANKL 的一种可溶性诱饵受体，是破骨细胞形成的负调节因子。缺乏 OPG 的鼠会发生骨质疏松，表明 RANKL 和 OPG 之间的平衡决定骨吸收的程度。

2）干扰素 β（IFN-β）：当鼠 IFN-β 基因突变，或鼠缺乏 IFN-α/β 受体成分 IFNAR1（$IFNAR1^{-/-}$ 鼠）时都会造成骨小梁骨量的减少和严重的骨质减少症。在 IFN-β 敲除鼠中发现 TRAP 阳性的破骨细胞数目增加。而 RANKL 信号可依赖 Fos 模式在破骨细胞前体细胞诱导 IFN-β 产生，IFN-β 的产生又导致 Fos 的表达受抑制，使 Fos 依赖的靶基因 NFATc1 的转录水平降低，这就形成对 RANKL 信号的负反馈调节。所以 IFN-β 是 RANKL 信号的潜在的负调节者，正如 OPG 一样。

3）干扰素 γ（IFN-γ）：将受到 RANKL 刺激的骨髓单核巨噬细胞与抗 CD3 抗体激活的 T 细胞共培养时，破骨细胞形成严重受抑，而当激活的 T 细胞与 IFN-γ 受体$^{-/-}$的骨髓单核巨噬细胞共培养时，对破骨细胞形成的抑制作用则完全消失。这表明，IFN-γ 是激活的 T 细胞引起 RANKL 诱导的破骨细胞形成受抑的重要物质，当激活 T 细胞产生一定量 IFN-γ 时，T 细胞则抗破骨细胞形成。激活的 T 细胞对破骨细胞形成不仅起到正调节作用而且还有负调节作用。经 IFN-γ 处理的骨髓单核巨噬细胞，RANKL 诱导的 NF-κB 激活水平显著受抑，伴有 TRAF6 表达严重受抑，说明 TRAF6 表达下调可能是 IFN-γ 引起破骨细胞形成受抑的环节。IFN-γ 引起 TRAF6 表达下调是在蛋白水平，而不是 mRNA 水平。经 RANKL 刺激后 TRAF6 水平上升，在 IFN-γ 缺乏时 TRAF6 蛋白水平合成大于降解，而加入 IFN-γ 可以逆转这一过程。IFN-γ 单独对 TRAF6 表达没有影响,这表明 IFN-γ 引起 TRAF6 降解加速需要 RANKL 信号。

RANKL/RANK/OPG 系统是调节骨吸收和钙代谢的终极通路。成骨细胞和间质细胞在生理状态下表达一定量的 RANKL,促进破骨细胞的分化和骨吸收,同时又分泌相应数量的 OPG,防止骨过度吸收。因此,RANKL/OPG 的比例协调是维持局部骨形成和骨吸收平衡的关键,从而调控骨塑建与骨重建过程。

四、正畸牙移动骨塑建的力学调节机制

(一) 各种类型牙移动的骨塑建

对错位牙施加正畸力后,牙移动因力的大小、方向、作用部位以及牙根的形态等的不同,而表现出不同的牙移动类型,因而牙周组织的骨塑建也稍有不同。临床牙移动是一个复杂的过程,一般可分为牙倾斜移动、整体移动(平移、旋转)、垂直移动(伸长、压低)等各种类型。

1. 倾斜移动　这是指牙以支点为中心,牙冠和牙根朝相反方向移动。如为单根牙,则其牙周变化呈现 2 个压力区和 2 个牵引区;双根牙的根周组织则出现 4 个压力区和 4 个牵引区。近牙冠区与对侧根尖区的牙周组织是承受着同一种性质的矫治力(压力或张力),产生同一种组织变化。如自唇侧加力于前牙时,牙冠向舌侧倾斜,这时唇侧牙周组织变化上下不同,支点以上(冠方)的牙周膜纤维拉紧伸长,牙周间隙增宽骨质增生,支点以下(根方)的牙周膜纤维压缩松弛,牙周间隙减小,骨质吸收;舌侧的变化与之相反,支点以上为吸收区的变化,支点以下为增生区的变化,相应部位还出现代偿性骨吸收与增生。就是牙槽窝内表面发生塑建,牙槽骨外侧也会发生补偿性塑建,牙槽骨原有厚度因而得以保持。一般牙支点的位置被认为是在牙根中 1/3 与冠 1/3 的交界处,但在正畸治疗中,牙支点的位置与着力点的位置、面积,以及施力强度等可能都有关系。牙周膜内部力量的分布取决于牙移动的性质。倾斜移动的最大压力与张力区是在牙根尖和牙颈部。

2. 整体移动　牙冠、牙根同时向唇颊,或腭舌、近中,或远中的等距离移动或旋转至新的位置;此时外力所在的一方为张力区,外力所向的另一方为压力区,分别发生增生与吸收。只有用适宜的矫治器才能使牙整体移动,力量直接应用在牙冠上,而且加力的范围要大些,防止倾斜移动,整体移动的压力要更加均匀地分布在支持组织结构的整个长度上。矫治力的量要根据牙根的大小而定。整体移动牙所需的力量约为牙倾斜移动所需力的 2 ~ 3 倍。

3. 垂直移动　将牙向外拉出伸长时,牙槽骨的基底部和牙槽窝周边的牙周膜纤维受牵拉得多,有新骨沉积,很少出现吸收现象。拉出的力应较轻柔,否则很容易造成牙髓坏死及牙自牙槽窝中脱臼。将牙压低时,必须加压向根部的力量,但较难。因为根据牙周膜纤维群分布的情况不难看出,在将牙垂直压低时,很少纤维受到压力,基本上接受的是牵引力,所以不容易向牙槽窝底压入,除非使用很大的力量。如压力过大,牙周膜尤其斜纤维常易被拉得过紧,直至撕裂松脱,根尖区血管受压,也容易造成血液循环障碍及使牙停止移动,故施加压低牙的力时应十分小心。牙槽窝受合适力后的反应是表面呈普遍性破骨细胞的活动,直至根尖区牙槽骨也被吸收之后,牙才得以向窝底压入。将牙齿拉长时,可牵拉牙周膜的全部纤维,牙槽窝底可长出与牙长轴平行、朝向根尖的骨小梁,整个牙槽骨朝向合方增生,牙渐向冠方移动。拉长牙也应谨慎从事,否则力过大也易造成血管损伤牙齿坏死。总之,把牙齿从牙槽窝内拉出时组织反应是以增生为主;向牙槽窝底压入者是以吸收为主。

(二) 不同种类、大小应力对牙移动骨塑建的影响

正畸治疗中,力的传递过程为:矫治力作用于牙齿,牙齿将力传递到牙周膜,牙周膜又将力分布于牙槽骨,牙槽骨发生组织塑建,产生牙移动。因此,牙移动的速度与矫治力的种类和大小密切相关。

1. 压应力(compressive stress)与张应力(tensile stress)对牙移动骨塑建的影响　参见本节前述“牙槽骨的生物学反应”。

2. 矫治力大小的影响　以矫治力的大小进行分类,可将矫治力分为:

(1) 轻力(light force):力值在 60g(0.59N)以下,如常用的乳胶橡皮圈移动牙齿。

(2) 中力(medium force):其力值为 60 ~ 350g(0.59 ~ 3.4N),如各种弓丝簧曲。

（3）重力（heavy force）：其力值在350g（3.4N）以上。如口外矫形力，用于矫形治疗。

力的大小和牙移动速度的关系为：当力值较低时，随着力的增加牙移动速度增加；当力值较高时，随着力的增加牙移动速度不增加，因为过大的力可能引起牙周膜透明样变，导致迟缓阶段延长，当潜行性吸收完成后牙齿才能进入新产生的空间。实际上，较重的力牙移动的平均速度小于温和而持久的最适力，故不能将力的大小和牙移动速度的关系假设为简单的线性关系。

3. 频率的影响　根据矫治力的作用时间可分为：①持续力（constant force）；②断续力（interrupted force）；③间歇力（intermittent force）。

产生正畸牙移动的关键在于持续力的应用，但这并不意味力必须是绝对连续的。经验表明正畸矫治器不应该在短于3周的时间间隔频繁加力，因为潜行性吸收需要7～14天。尽管临床医师尽量控制使用轻力以期只发生直接骨吸收，但每个患者还是可能发生潜行性吸收。那么间断复诊加力的常识就很清楚了。对于弹性的轻力，可引起持续的直接骨吸收，不需要再次加力；对于刚性的重力，则产生潜行性吸收，这样在下次加力前就需要一个较长的时间让牙周膜修复和重建，否则会对牙齿和骨骼造成损伤。

（三）牙移动力学信号转导机制及研究进展

大量研究结果表明机械刺激在骨的新陈代谢中是一个重要的调节因素，然而机械力刺激信号如何传递至细胞内生化信号影响骨细胞功能调整的确切机制尚不清楚。目前观点认为骨组织细胞（如成骨细胞、破骨细胞）在受到机械应力刺激后，通过信号传导途径将这些信号转导进入细胞内，促使细胞因子、第二信使、NO及一些早期迅速反应基因（c-fos、c-Jun和Egr-1）的合成，从而调节细胞的增殖和分化，影响骨塑建。

1. 力学信号转导（mechanical signal transduction）主要途径

（1）“扳机”触发型反应方式：Stanford等认为，骨和骨样细胞对机械信号的反应为“扳机”触发型，而非剂量依赖型。即机械信号只有达到一定程度，细胞才能对其有所反应；而且一旦发生反应，刺激强度的增加所起作用就很少。

（2）离子通道（ionic channel）：Vadiakas等发现在培养7天的成骨细胞中，机械力可刺激钙离子的渗入，但培养3天的成骨细胞中无此现象。钙离子通道阻滞剂只有早期加入（培养4天以前）才可降低由机械力导致的钙渗入增加。Davidson等用Patch-clamp技术记录机械刺激对成骨细胞离子通道的激活作用。他们发现三类机械敏感型离子通道，并通过传导率、离子的选择性和对膜张力的敏感性进行比较。当增加细胞膜张力，传导率最大的是K^+通道（160pS），表现为开放间期缩短，爆发开放期延长。另外两个压力依赖离子通道的传导率小，为60pS和20pS，前者为阳离子非选择性通道。

（3）细胞骨架（cytoskeleton）：Meazzini等认为在成骨细胞中，微丝结构的完整性对于机械刺激的信号转导至关重要。成骨细胞内细胞骨架数量和质量的变化可能是机械刺激的信号转导途径的重要组成部分。作者发现，机械应变可使细胞灶性附着复合体的主要蛋白——纽带蛋白和纤维结合素（fibronectin）合成有蓄积增加，张力纤维和灶性黏着复合体数量增加，体积增大。这些证据表明，机械应变可导致细胞骨架和细胞外基质蛋白的协调变化，以促进成骨细胞与细胞间质更紧密连接。Araden等指出，机械应变可能是由于细胞间质变形，或液体流动而形成沿细胞壁的剪切应变力被细胞感知。说明细胞和细胞间质间存在特异性紧密接触。实验表明，成骨细胞和骨细胞在与胸外基质蛋白粘连上相似，通过纽带蛋白染色，证实存在粘连吸盘。粘连作用受整合素B-1（integrin B-1）调节。细胞通过纽带蛋白处的小接触点与胞外基质连接。作者认为，骨基质与细胞骨架之间连接提供了细胞外机械信号向胞内传导的途径。

（4）蛋白激酶：蛋白激酶是第二信使的主要靶蛋白，通过传递受体的信号，对多种细胞功能产生影响。H-7是蛋白激酶C、cAMP依赖的蛋白激酶和cGMP依赖的蛋白激酶的抑制剂。Inoue等发现离心力可导致^{3}H胸腺嘧啶掺入量升高，DNA合成增加，表明机械力对体外培养细胞的干预发生在细胞周期的G1期，即DNA合成旺盛期。给处于离心力环境中培养的成骨细胞中加入H-7，它可消除离心力导致的^{3}H胸腺嘧啶掺入量升高，提示机械力有效的影响作用是由蛋白激酶参与，发生在生长-信号通路的早期。

（5）机械信号感觉途径：许多学者认为机械信号是由于机械力直接引起细胞变形而被感受，也有学者提出是由于机械力引起细胞液流动，而被细胞感受。Weinbaun 等提出一个假说，指出骨细胞对很大的流体压力无反应，但能被作用于骨细胞突起上较少的流体剪切应力所激活，释放细胞内的钙离子。这种钙离子能调节相应骨细胞间细胞突起接头处蛋白亲水孔的开闭，从而通过控制骨细胞网络的细胞内离子流的多少，控制骨的塑建过程。Smalt 等认为液体流动有两种不同的方式影响细胞，一种是剪切应变力的直接作用，另一种是液体流动导致带电离子在细胞表面移动的结果。后者对细胞膜表面的作用也不同，可能是直接影响细胞的离子平衡；也可能是间接作用，例如激活电压型离子通道。为了区别流体剪切力产生刺激的种类，用甲基纤维素增加介质的黏稠度进行对比。甲基纤维素不含带电集团，对液体流动间接所致的电学因素无影响。作者观察到，当液体流速保持不变，介质黏稠度增加 80 倍（含 1.2% 甲基纤维素）时，成骨细胞的 NO 合成量有实质性增加。这表明由增加液体流动导致的 NO 合成升高归因于机械因素而非电学变化。

2. 实验研究及进展

（1）力学刺激对成骨分化的影响及其机制：自 Altman 等发明生物反应器以满足体外骨组织功能培养的要求后，力学因素作为成骨分化的重要调控因素，在组织工程领域得到越来越多的重视。Dong 等将间充质干细胞（MSCs）加载到低压系统（100mmHg）下的多孔材料上，然后将传代培养的 HA（羟基磷灰石）/MSC 复合体植入到同系基因型大鼠的皮下。植入 13 天和 26 天后检测，结果显示，力学刺激加强多孔 HA 与 MSC 的结合，骨组织有更大形成的潜力，提示这一方法对于骨重建很有效。Sumanasinghe 等将人成骨诱导分化的 MSCs 在胶原支架上培养，并对其施加单轴周期性张应力，发现在未添加任何诱导剂仅加力的情况下 BMP-2 mRNA 的表达也有明显增加。Wiesmann 等学者对人 MSCs 加载单轴周期性张应力以检测其对成骨分化的作用，发现 CD90 表达减少，而有关成骨表型表达增强。Mauney 等的研究也显示力学刺激能促进三维支架上培养的人 MSCs 向成骨方向分化。Titushkin 等的最新研究结果则表明，actin 细胞骨架在应力调控人 MSCs 早期成骨分化过程中发挥关键性作用。

近来，有研究报道力学应变能在 MSC 向成骨分化过程中调控 Runx2 基因的表达。Koike 等使用抗坏血酸和 β-甘油磷酸酯诱导 ST2 细胞株，并采用 Flexcell 应变加载系统对细胞加以 0.8% ~15% 的拉伸应变。其结果显示，力学应变在低力值时刺激干细胞向成骨分化；在低力值时 Runx2 的 mRNA 水平增加，但在高力值时是降低的。Sant Anna 等研究了低强度脉冲超声以及 BMP-2 对大鼠 MSC 基因表达的影响，他们发现一些基因（如 Runx2、碱性磷酸酶、骨保护素、TGF-β_1、BMP-7 等）的表达与对照组相比是增加的。使用脉冲超声比用 BMP-2 能更快地刺激 Runx2 的表达。Yanagisawa 等研究了 ROS 17/2.8 成骨细胞系受到压应力刺激后，成骨相关转录因子 Runx2、Osterix、Msx2 和 Dlx5 表达增强，但这属于成骨分化成熟后期。Liu 等研究发现压应力刺激能促进成骨分化早期的 MSC 进一步成骨向分化，甚至对于完全未诱导的 MSC 压应力也能使成骨分化指标 Runx2、Osterix、Msx2 和 Dlx5 水平有大幅度升高；MSC 成骨分化早期阶段各分化时间点对压应力的反应不尽相同，提示早期骨重建复杂的生物学机制。Liu 等还研究了压应力作用下成骨分化早期 MSC 破骨诱导关键性决定因子（RANKL/OPG 表达比值）变化，并检测了其与破骨前体细胞共培养后破骨细胞形成情况，发现压应力还有较强的促 MSCs 破骨诱导分化作用。

一些学者还研究了 MSC 向成骨分化时受到不同力学刺激（如流体静压力、张应力、流体剪切力、超声波等）作用后产生的效应，力学刺激除了种类之外，其大小、方向、作用时间的长短甚至作用的频率也可能会对细胞成骨分化产生不同的影响。

（2）MAPKs 通路：已有较多研究均报道分裂原活化蛋白激酶（MAP kinase signaling cascades，MAPKs）信号转导通路参与力学信号转导，能将力学刺激传递转化为胞内信号来调控细胞的增殖与分化。Simmons 等研究了周期性基底变形对人 MSC 增殖与成骨分化的影响，他们发现应变刺激激活 ERK1/2 和 p38/MAPKs 通路，但是力学刺激对于 c-Jun 的 N 端激酶磷酸化或者激活却没有影响。应变诱导的矿化绝大部分是由 ERK1/2 所介导，而 p38 信号通路对应变诱导的成骨分化起着抑制的作用。

Fan 等对前成骨细胞施加周期性张应力(Flexcell 装置),加力后 Osx 和 Runx2 表达有明显增加,RANKL 表达量减少,而该力学效应的发挥需要 ERK1/2 激活的参与。Jansen 等指出张力诱导的 ERK1/2 磷酸化水平与成骨细胞的分化成熟阶段有关,当细胞外基质形成量较多时 ERK1/2 激活水平也较高,后者和基质矿化程度关系不大。Kanno 等对前成骨细胞加载周期性单轴张应力,发现 Runx2 表达增强,而这一效应依赖于 Ras/ERK1/2 通路。Liu 等发现 p38 MAPK 未参与压应力诱导的 MSCs 成骨分化过程,而动、静态压应力作用均能使各分化点 MSCs ERK1/2 发生不同程度的磷酸化激活,ERK1/2 通路参与早期成骨分化以及力学诱导的成骨分化作用。

(王　军)

第三章
正畸治疗中的𬌗学

正畸治疗不仅要达到美观的改善，更要注重实现咀嚼系统功能的稳定和协调。正畸治疗的目标不仅仅是建立稳定的最大牙尖交错咬合，更应该兼顾咬合与颌位、颞下颌关节的功能相协调，以保证口颌系统的健康和治疗效果的稳定性。在正畸治疗过程中，通常都涉及对咬合状态的改变，如果对咀嚼系统正常的功能以及正畸要达到的功能状态没有正确的理解，必将影响治疗的实施和效果。因此，本章以咀嚼系统的功能解剖为基础，探讨与正畸治疗相关的一些𬌗学内容，如颌位的确定、𬌗架的使用、咬合处理的一些原则和措施等，为临床提供参考。

第一节　颞下颌关节和咀嚼肌

口颌系统担负着咀嚼、吞咽、语言等重要生理功能，口颌系统功能的实现有赖于下颌的功能运动，颞下颌关节（temporomandibular joint，TMJ）和咀嚼肌（muscles of mastication）是下颌功能运动的解剖基础。掌握颞下颌关节和咀嚼肌的解剖特征，对正畸医师理解口颌系统功能的复杂性和提高临床诊治水平将大有裨益。

一、颞下颌关节

颞下颌关节是人体最为精细复杂的关节之一。颞下颌关节左右各一，双侧联动，协同完成咀嚼、吞咽、言语、表情等功能。颞下颌关节由下颌骨髁突、颞骨关节面、关节盘、关节囊和关节韧带系统组成（图 1-3-1）。

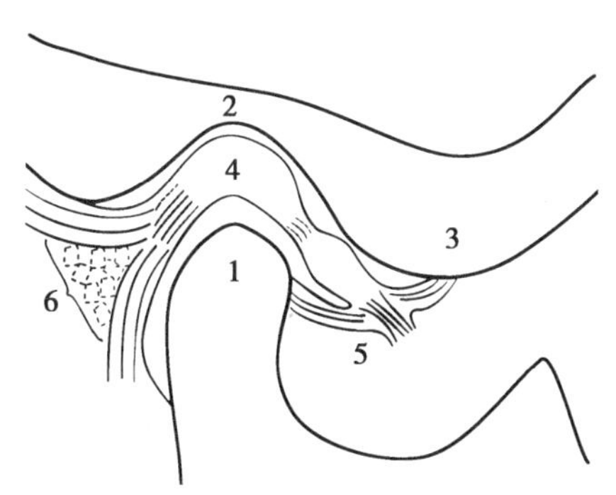

图 1-3-1　颞下颌关节的组成
1. 髁突；2. 关节窝；3. 关节结节；4. 关节盘；5. 前伸部；6. 双板区

（一）下颌骨髁突

下颌骨髁突（condylar process）分为头颈两部。髁突头略呈椭圆形，内外径长，前后径短。正面观，髁突向内突出多，向外突出少，称为髁突的内、外极。髁突外极有一粗糙面，为关节盘和韧带提供附丽。双侧髁突的水平轴与下颌支表面垂直，其延长线相交于枕骨大孔前缘，约成 145°～160°角，该角度增加了下颌侧方运动的稳定性。上面观，髁突头上面的横嵴将髁突头分为前后两个斜面，前斜面较小，为关节功能面，后斜面较大。

髁突颈部明显变细，并稍弯向腹侧，是下颌骨骨折的好发部位之一。髁突颈的前上方有一凹陷，称关节翼肌窝，为翼外肌下头的附着处。

（二）颞骨关节面（articular facet）

关节面位于颞骨鳞部，包括关节窝（articular fossa）和关节结节（articular eminence）。关节窝形似三角形，底边在前为关节结节，外侧边为颧弓的后续部分，内后边为岩鳞裂（petrosquamous fissure）和鼓鳞裂（tympanosquamous fissure），内外边相交构成三角形的顶点，部分个体此处突起，称关节后结节（post-glenoid tubercle）。

关节结节位于颧弓根部，出生时是平的。以后随着牙的萌出和咀嚼功能的发展，关节结节的高度逐渐增加，到12岁时关节结节的发育才基本完成。侧面观关节结节可分为前两个斜面。前斜面属于颞下窝的延长部，斜度较小，便于大张口时髁突越过关节结节顶后能继续向前滑行，而不会造成闭口时髁突后退困难。后斜面是关节的功能负重区，其斜度个体变异较大，髁突运动、咬合关系与后斜面斜度密切相关。

（三）关节盘（articular disc）

1. 关节盘的形态结构（参见第一章第四节中"生长发育"的相关内容）　关节盘介于关节窝、关节结节和髁突之间，略呈椭圆形，内外径大于前后径。关节盘上表面前凹后凸，下表面呈凹形，关节盘的中央薄而周缘厚。矢状面观，关节盘从前向后可分为四个区：

（1）前带（anterior band）：较厚（约2mm），前后径窄，由胶原纤维和弹性纤维组成。前带前方有2个附着，即颞前附着（anterior temporal attachment）和下颌前附着（anterior mandibular attachment）。颞前附着起自关节盘上方前缘，止于关节结节前斜面；下颌前附着起自关节盘下方前缘，止于髁突前斜面的前端。颞前附着和下颌前附着之间为翼外肌上头的肌腱插入关节盘。颞前附着、下颌前附着、翼外肌上头肌腱和关节囊融合在一起，统称为关节盘的前伸部（anterior extension）。

（2）中间带（intermediate zone）：最薄（约1mm），前后径窄，恰位于关节结节后斜面和髁突前斜面之间，是关节的负重区。

（3）后带（posterior band）：最厚（约3mm），前后径最宽。牙尖交错位时，后带介于髁突横嵴和关节窝顶之间，后带的后缘恰位于髁突横嵴的上方。临床上颞下颌关节结构紊乱病弹响的产生常与这一精细结构的破坏有关。

（4）双板区（bilaminar region）：由颞后附着（posterior temporal attachment）、下颌后附着（posterior mandibular attachment）和其间富含神经血管的疏松结缔组织构成。颞后附着止于鼓鳞裂和岩鳞裂，由胶原纤维和粗大的弹性纤维组成；下颌后附着止于髁突后斜面的后端，由粗大的胶原纤维和细小的弹性纤维组成。双板区富含神经血管，是临床上关节区疼痛的主要部位之一。颞后附着和翼外肌上头的动力平衡，对于维持关节盘-突复合体的正常关系十分重要，一旦它们两者的功能失调，均可造成关节结构紊乱和弹响。

2. 关节盘的功能　关节盘的发生在颞下颌关节的演化史上具有重要的意义，关节盘的出现使颞下颌关节由单纯铰链型关节演化为能完成滑动运动和转动运动的复合关节，因此，关节盘在维持颞下颌关节的稳定和行使复杂功能等方面起着重要的作用。

关节盘属于纤维软骨，生物力学性能良好，能抵抗压碎力和剪切力，所以能适应颞下颌关节运动中产生的复杂应力环境，而不致造成关节盘的损伤。同时，关节盘弹性较好，在颞骨关节面和髁突之间起衬垫作用，缓冲了运动过程中关节软骨的压力。

关节盘的存在对颞下颌关节起到稳定作用：①人类颞下颌关节呈现显著的窝大突小的特征，关节盘上表面前凹后凸，与关节结节和关节窝的外形相吻合，下表面呈凹形，与髁突的形态相适应，起到协调关节窝和髁突形态的作用。②关节盘凹凸有致，从前向后是不均质体，并可以弯曲，在髁突运动过程中巧妙地调节着关节间隙和关节内压，进而调节关节滑液的分泌。③多数个体双侧髁突水平轴的延长线相交于枕骨大孔前缘，约成145°～160°角，并略偏向背侧，该角度增加了颞下颌关节的稳定性，但对于髁突的转动运动是不利因素。关节盘的存在，使双侧盘-突复合体的铰链轴平行，能顺利地完成转动运动。

颞后附着中粗大的弹力纤维和翼外肌上头，是维持盘-突复合体正常关系的平衡装置。另外，关节盘表面的滑膜和双板区的结缔组织，能产生滑液，为关节软骨提供营养和润滑。

（四）关节囊（articular capsule）

颞下颌关节的关节囊松而薄，由纤维结缔组织组成，是人体中唯一没有外力便可以脱位，但脱位后关节囊并不撕裂的关节。关节囊的上前方附着于关节结节前斜面的前缘；前内方与翼外肌上头融合；内侧附着于关节窝边缘；外侧附着于颧弓、关节窝边缘和关节后结节，且被颞下颌韧带所加强；后上方附着于鼓鳞裂和岩鳞裂；向下附着于关节盘和髁突颈部。关节盘的内外侧借关节盘韧带附着于髁突的内外极,其余部分与关节囊相连,这样关节盘将颞下颌关节的关节间隙分成上下两个腔。关节上腔大而松,由颞骨关节面和关节盘上表面组成,允许关节盘和髁突做滑动运动,称滑动关节(gliding joint),又称盘-颞关节;关节下腔小而紧,由关节盘下表面和髁突组成,只允许髁突做转动运动,称铰链关节(hinge joint),又称盘-突关节,因此,颞下颌关节是由铰链关节和滑动关节组成的复合关节。从定义上严格来说,复合关节至少由三块骨骼构成,而颞下颌关节的骨性成分只有关节窝和髁突,所以从功能上来讲,关节盘在颞下颌关节中扮演着非骨化骨的角色,参与复合关节的构成。

(五)关节韧带系统(articular ligaments)

颞下颌关节的韧带系统可分为囊内韧带和囊外韧带。囊内韧带(intracapsular ligament)包括前述的关节盘韧带、颞前附着、下颌前附着、颞后附着和下颌后附着,其主要功能是维持关节盘-突复合体(disc-condyle complex)的正常解剖关系。囊外韧带(extracapsular ligament)包括颞下颌韧带、蝶下颌韧带和茎突下颌韧带,一般认为其主要功能是悬吊下颌,限制下颌运动在正常范围之内。狭义的颞下颌关节韧带即指囊外韧带。

1. 颞下颌韧带(temporomandibular ligament)　又称为颅下颌韧带,位于关节的外侧,相当于人体其他杵臼关节的侧副韧带。颞下颌韧带可分为两层,浅层(斜行部)较宽,起自颧弓,向后下呈扇形集中止于髁突颈部的外侧和后缘;深层(水平部)较窄,起自关节结节,水平向后止于髁突和关节盘的外侧。颞下颌韧带一方面防止关节侧方脱位,另一方面限制髁突过度向后下移位。

颞下颌韧带的生理意义为:①当下颌肌肉放松时,下颌可后退少许直至韧带被拉紧,此时髁突的位置称韧带位或后退边缘位,这一位置不受咬合和一时性姿势的影响可重复记录,是临床中颌位转移的解剖学基础;②当下颌侧方运动时,非工作侧髁突沿关节结节后斜面向前内下滑行,而工作侧髁突在转动的同时,受到韧带的限制只能作少许的向后运动,继而产生代偿性的外侧滑动,这是本奈特(Bennett)运动的解剖学基础。

2. 蝶下颌韧带(sphenomandibular ligament)　位于关节的内侧,起自蝶骨角棘,止于下颌小舌。一般认为:小开颌运动时,下颌的运动轴心为双侧髁突的横轴(铰链轴);大开颌运动过程中,当髁突开始向前下滑行时,下颌的运动轴心就由髁突铰链轴快速转换到下颌小舌附近。此时颞下颌韧带松弛,蝶下颌韧带起悬吊下颌的作用,因此,蝶下颌韧带有保护进入下颌孔血管和神经的作用。

3. 茎突下颌韧带(stylomandibular ligament)　位于关节的后下方,由颈深筋膜增厚而形成。起自颞骨的茎突,止于下颌角、下颌支后缘和翼内肌筋膜,其功能是防止下颌过度前伸。

除上述韧带外,Pinto、Colemen 和皮昕认为在中耳和颞下颌关节之间有一细小的韧带,称下颌锤韧带(mandibular malleolar ligament)。该韧带起自锤骨颈和锤骨前突,穿过鼓鳞裂,止于关节囊的内后上方、颞后附着和蝶下颌韧带,故又称盘锤韧带(disco-malleolar ligament)。下颌锤韧带存在的解剖学基础是颞下颌关节和中耳听小骨在物种演化和胚胎发育过程中有着千丝万缕的联系,这也可能是颞下颌关节紊乱病常出现耳症的原因之一。

综上所述,从功能解剖的角度来看:颞下颌关节是由 4 个小关节(盘-颞关节、盘-突关节)组成的双侧联动复合关节。TMJ 与𬌗协调作用,在瞬时运动轴心的调节下,通过盘-突复合体的转动和滑动行使复杂的口颌系统功能。

二、咀　嚼　肌

咀嚼肌左右成对分布,狭义的咀嚼肌指咬肌、颞肌、翼外肌和翼内肌,广义的咀嚼肌还包括舌骨上肌群。

1. 咬肌(masseter)　又称嚼肌,分为深浅两层。浅层较大,起自上颌骨颧突和颧弓下缘的前 2/3,肌纤维向后下走行,止于下颌角的咬肌粗隆和下颌支外侧面的下半部;深层起自颧弓深面,垂直向下,止于下颌支外侧面上部和喙突。其主要作用是提下颌骨向上,咀嚼食物。浅层肌纤维收缩可使下颌微前伸,也参与下颌的侧方运动。

2. 颞肌(temporalis)　体积大,呈扇形。起自颞窝和颞深筋膜深面,前份纤维向下,后份纤维向前下，逐渐聚合形成肌腱，通过颧弓深面止于喙突、下颌支前缘直至下颌第三磨牙远中。根据肌纤维的走行方向，颞肌可分成三个部分：前份肌纤维主要是垂直向下走行；中份肌纤维在颅骨侧面斜形向前下走行；后份肌纤维在颅骨侧面几乎呈水平走行，在颧弓深面与前中份的肌纤维融合。颞肌的主要作用是提下颌骨向上，也参与下颌的侧方和后退运动。

3. 翼外肌（lateral pterygoid）　位于颞下窝，其分头，附着点和作用一直有争议。多数学者认为：翼外肌分上下两头。上头较小，起自蝶骨大翼的颞下面和颞下嵴，肌纤维呈水平向后外走行；下头较大，起自蝶骨翼外板的外侧面，肌纤维向后外上走行。翼外肌大部分止于髁突颈部的关节翼肌窝，小部分止于关节囊和关节盘。

翼外肌下头的主要作用：双侧收缩时向前牵拉髁突和关节盘，使下颌前伸并下降，单侧收缩时下颌产生侧方运动。翼外肌上头的作用是与颞后附着协同作用维持下颌运动过程中盘-突复合体结构的稳定，开颌运动时翼外肌上头松弛，关节盘在随髁突向前下方移动的过程中受到颞后附着的牵拉而发生向后的转动。闭颌运动时，翼外肌上头收缩，对抗颞后附着的牵拉，防止关节盘迅速后退。

4. 翼内肌（medial pterygoid）　位置较深，位于颞下窝和下颌支的内侧面，分深浅两头。深头起自翼外板的内面和腭骨锥突，浅头起自腭骨锥突和上颌结节，肌纤维向后外下走行，止于下颌角内侧面和翼肌粗隆。其主要作用是提下颌向上，也参与下颌的侧方运动。

5. 舌骨上肌群（suprahyoid muscles）

（1）二腹肌（digastric）：位于下颌骨下方，分前后肌腹和中间腱。前腹（anterior belly）起自下颌骨二腹肌窝，向后下止于中间腱。后腹（posterior belly）起自颞骨乳突切迹，向前下外止于中间腱。中间腱由腱膜样结缔组织包裹，附着于舌骨体和舌骨大角的交界处。二腹肌的作用：当舌骨上下肌群稳定舌骨时，二腹肌收缩可牵拉颏部向后下，参与张口运动；当提颌肌稳定下颌时，二腹肌和其他舌骨上下肌群收缩，可上提舌骨，参与吞咽。

（2）下颌舌骨肌（mylohyoid）：起自下颌骨外斜线，向后内在中线处与对侧同名肌汇合形成肌性口底，最后部的纤维止于舌骨体的前面。参与降下颌骨。

（3）颏舌骨肌（geniohyoid）：起自颏棘，向后止于舌骨体上部。主要作用是牵拉舌骨向前移动，当舌骨相对固定时也可降下颌骨。

（4）茎突舌骨肌（stylohyoid）：起自茎突，止于舌骨体与舌骨大角的连接处。

三、颞下颌关节的功能运动

下颌运动可分为三种基本的功能运动，即开闭运动、前后运动和侧方运动，这些功能运动都是通过颞下颌关节的两种基本运动方式——转动和滑动实现的。单纯从解剖的角度看，每侧的颞下颌关节可以单独运动，但由于出生后不久下颌骨的正中联合骨化，马蹄形的下颌骨变为一个整体，将双侧的关节连接在一起形成联动关节。因此从功能解剖的角度看，一侧颞下颌关节的运动必然伴有另一侧颞下颌关节的参与。

（一）下颌开闭运动中颞下颌关节的运动（图 1-3-2）

1. 开颌运动　正常情况下，双侧关节的运动是对称的，开口型直线向下。为描述方便，可将开颌运动分为三个阶段：

（1）小开颌运动：下颌颏部下降 20mm 左右。在此过程中，髁突仅在关节窝内做转动运动，而关节盘基本不动，运动的轴心为髁突的铰链轴。

（2）大开颌运动：下颌颏部下降 20mm 以上。在此过程中，髁突在转动的同时，带动关节盘沿关节结节后斜面向前下滑动，而关节盘在向前滑动的同时受颞后附着的牵拉又稍向后旋转。在大开颌运动末期，髁突滑动到关节结节顶时，关节盘的中间带移至关节结节顶和髁突嵴顶之间。

（3）最大开颌运动：大开颌运动的终末，在维持翼外肌下头紧张的状态下，二腹肌强烈收缩向后下方牵引下颌，髁突在关节结节顶附近发生二次转动，达到开颌运动的最大限度。个别生理状态下会出现最大开颌运动，如打哈欠时。

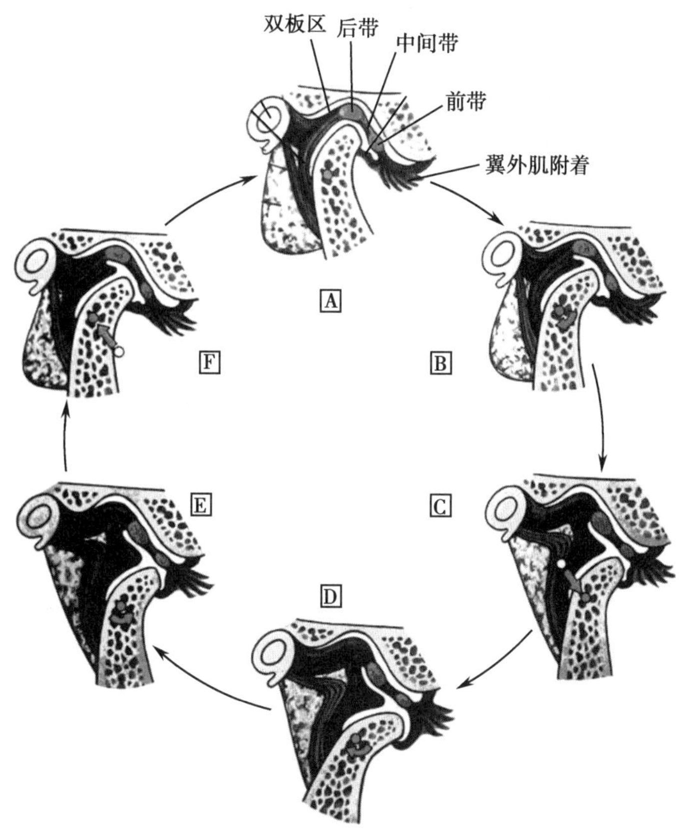

图 1-3-2　下颌开闭运动中颞下颌关节的运动

A. 闭口；B、C. 开口运动；D. 最大开口；E、F. 闭口运动

2. 闭颌运动　颞下颌关节大致循开颌运动的轨迹做反方向运动。

（二）下颌前后运动中颞下颌关节的运动

1. 前伸运动　也是双侧关节的对称性运动。前伸运动时，髁突的运动轨迹与关节结节后斜面形态、前牙咬合关系有关。当前牙的切导斜度小于关节结节后斜面的斜度时，如前牙为开𬌗、切𬌗或覆𬌗覆盖较小时，盘-突复合体沿关节结节后斜面向前下滑行，关节的运动为滑动运动；当前牙为深覆𬌗，尤其是内倾性深覆𬌗时，下颌在前伸时必须先做小开颌运动，然后才能前伸，这时关节的运动是转动和滑动相结合的混合运动。髁突转动的程度与覆𬌗的深度直接相关，严重深覆𬌗时，髁突转动过多，关节盘后带后缘就可能撞击下颌后附着，造成盘-突关系失调。

2. 后退运动　颞下颌关节大致沿前伸运动的轨迹做反向运动，下颌回到牙尖交错位。正常情况下，当下颌处于牙尖交错位时，约 90% 个体的髁突还可以后退约 1～1.5mm，直至颞下颌韧带被拉紧，下颌到达后退接触位。

（三）下颌侧方运动中颞下颌关节的运动

侧方运动是一种不对称的运动，工作侧髁突在转动的同时向后外侧作少许滑动，产生本奈特运动，非工作侧髁突受翼外肌下头的牵拉沿关节结节后斜面向前内下滑动。

（王艳民）

第二节　颌位的正畸学意义

传统的正畸治疗强调达到静态咬合状态下的最佳牙接触关系，然而，这对于口颌系统的健康以及长期的稳定性是远远不够的。我们不仅应该建立符合功能和美观要求的咬合关系，同时，正畸治疗所导致的咬合改变也应该和下颌运动相协调，从而尽量降低患者神经肌系统所需作出的适应性改变。为了达到这一点，正畸医师需要确定稳定、舒适、可重复的颌位作为治疗位，因此，了解颌位及其在正畸中的意义是非常重要的。

最常用、最基本的可以重复的颌位包括：正中关系位、牙尖交错位和下颌姿势位。以往牙尖交错位被称为正中𬌗位，而下颌姿势位被称为休息位，其名称的变化，是与人们对相应颌位的认识深化分不开的。本节针对上述三个基本颌位的有关基本概念及其在口腔正畸学中的意义进行详细阐述。

一、下颌三种基本颌位

（一）正中关系及其在口腔正畸学中的意义

1. 正中关系位（centric relation，CR） 以往认为正中关系位时髁突保持在关节窝内最后退位，是最为稳定及可重复的生理颌位，该位主要由颞下颌关节（temporomandibular joint，TMJ）的韧带所决定，因此也被称为韧带位。随着对颞下颌关节的功能及生物力学研究的深入，正中关系位的概念也在发生变化。从解剖和生物力学的角度来看，最新的观点认为最稳定的关节位是髁突保持在关节窝内最上、最前位，紧靠关节结节的后斜面，而关节盘位于两者之间，翼外肌下头完全放松，此时下颌相对于上颌的位置关系称为正中关系，由于这个位置由所有的升颌肌收缩达到而不受咬合影响，因而又被称为肌骨稳定位（musculoskeletally stable，MS）。TMJ 在此位置可以承受较大的压力负荷而不会出现不适感。

正中关系（CR）时，下颌可做铰链运动，铰链运动可使切牙处降颌约 20mm，因此，正中关系不是一个颌位，而是在铰链开口度范围内下颌对上颌位置关系的一个范围。临床上可以通过训练主动后退下颌而获得，也可以借助外力例如用手推下颌向后而被动获得。

当下颌由姿势位轻轻闭合到有牙齿接触的位置时，在一部分人群中这个位置不一定是 CR 位（此时又称为二位），两者之间存在的距离，称为长正中（long centric）。正常情况下，长正中不超过 0.5mm，最好是在 0.2mm 左右。在下颌滑动到 CR 的过程中，应该是没有干扰的、对称性的滑动；如果存在干扰，可能导致一些副功能运动如磨牙症等的发生，可以采取调𬌗的方式去除，如果干扰的程度严重，则必须介入正畸或修复等治疗手段了。当然，不是所有人都存在长正中，如果当下颌由姿势位轻轻闭合可以直接进入 CR 位（又称为一位），也仍然是正常的和符合功能需要的。

2. CR 的意义

（1）确定正畸的颌位目标：20 世纪 70 年代，Roth 提出除了没有破坏牙体结构，正畸治疗与修复进行全口咬合重建类似，因此，修复治疗中对颌位关系的考虑也同样适用于正畸，而不是单纯达到一种理想的静态咬合关系。Roth 提出牙咬合在正中𬌗位时髁突应该处于后上的位置，如果正畸治疗没有以达到髁突的这一位置为目标将可能导致颞下颌关节症状，而达到正中𬌗位则可能缓解颞下颌关节紊乱病（temporomandibular disorder，TMD）。虽然，随着各种诊断手段的提高，对 TMD 以及 CR 位髁突位置认识的深入，TMD 与正畸治疗带来的颌位改变之间的关系仍然存在争议。然而，以稳定、舒适、可重复的 CR 位作为正畸的目标颌位，还是为众多正畸学者们所认同和推崇的。

（2）分析咬合和颌骨关系：由于髁突位置与牙齿的接触关系是密切相关的，而正畸患者在治疗前由于错𬌗导致的干扰，使其神经肌肉系统习惯性地引导下颌位置发生偏移，导致髁突位置可能不在 CR 位，因而为了制订合适的治疗计划，应该首先确定患者的 CR 才能合理分析咬合和颌骨关系。否则，正畸医师可能遗漏一些重要的临床问题，比如双重咬合所掩饰的严重的骨骼问题，在直接观察口内咬合情况时就可能不会表现出来。

（3）儿童期的颌位问题：对于青春期和青春前期的患者，过于强调确定 CR 位可能是没有意义的，因为这些患者 TMJ 的外形没有完全发育好，与成年人相比，其髁导并不是那么重要。直到达到成熟的尖牙功能，咀嚼类型从儿童转变为成人，髁突和关节的外形才能完全形成。此外，随着骨骼的生长，牙列与关节之间的关系变化很快，在正畸结束的时候只能是一种历史记录罢了。因此，这类患者可以实施功能矫形治疗，在原有 CR 位的前方建立新的颌位关系，治疗结束后，TMJ 的改建可以使髁突仍然回到了 CR 位。但是生长发育结束或基本结束的患者则不同，依据其 CR 位确定治疗方案是可行并且必要的。

3. CR 位的获取及作用 在正畸临床中，要做到以 CR 位作为治疗目标，需要做到以下几点：①戴用咬合板使患者达到舒适、稳定的CR位；②用面弓转移颌位关系，将CR位的研究模型安装在半可调式𬌗架上进行观察；③测量牙引导的颌骨偏斜量；④校正头侧位片从CO到CR，然后进行头影测量分析。

那么，在正畸治疗前确定CR、并将其作为治疗结束时要达到的颌位，具有什么作用呢？多数研究表明：①它可以消除患者的神经肌系统对咬合的反应；②在三维方向上研究和测量髁突的位置和移动；③找出早接触点；④校正头侧位片从CO到CR位；⑤确定下颌位于CR时的软组织关系；⑥制作咬合板；⑦评估下颌运动轨迹；⑧完成正颌手术前的评估及咬合板制作；⑨制作定位器。此外，作为尝试性治疗，可以在治疗前评估治疗结果、检验咬合改变的精确性；评价结束病例的效果；实现精确的口颌系统的平衡；并作为医学伦理方面的证据。

总之，若患者患有TMD，或是存在可能导致咬合与颌位、咬合与颞下颌关节的功能不协调的因素，我们都应该严格在CR位评价、计划以及治疗其咬合问题，在每一次复诊时都以CR位作为检查的颌位、谨慎使用Ⅱ类牵引因为可能导致髁突位置的改变，避免使用会使𬌗平面角加大的机械力，防止上颌磨牙的伸长，尽早将第二磨牙纳入治疗以免带来新的咬合干扰。而且，在治疗结束时，对于颌位不稳定者，还需要在CR位上𬌗架制作定位器以保持。

（二）下颌姿势位及其在口腔正畸学中的意义

1. 下颌姿势位（mandibular postural position，MPP）

（1）定义：下颌姿势位是指端坐或直立时，不吞咽、不说话、不咀嚼时，下颌所处的位置。在三个基本颌位中，下颌姿势位的稳定性最差，其临床参考价值的争议最大。以前认为下颌在此位时，升颌肌处于完全松弛或最小电活动状态，故称其为休息位（rest position，RP）或息止颌位，但近年来的肌电研究表明，此时的升颌肌具有一定程度的收缩活动以维持头颈下颌的姿势，因此现将下颌休息位改称为下颌姿势位。下颌姿势位的特点是下颌姿势位时，上下牙均无接触，上下颌牙之间从前向后有一个楔状间隙，前端大而后端小，称为息止𬌗间隙。下颌姿势位时，双侧髁突位于关节窝的中央略向前下的位置，双侧颞肌、咬肌、翼外肌上头均有电位活动，颞肌的电位活动最为明显。

（2）下颌姿势位的形成机制：下颌姿势位是升颌肌对抗下颌骨本身的重量所保持的下颌位置，其形成的实质是升颌肌的牵张反射，即下颌骨因其本身的重量而下垂，使升颌肌的肌纤维被拉长，刺激升颌肌中的牵张感受器肌梭，通过神经系统的反馈调节，使升颌肌轻度收缩，以对抗下颌骨的重力下垂作用。此外，牙周组织、颞下颌关节囊与关节韧带中的本体感受器对升颌肌的神经反馈调节、软组织的弹性与黏滞性，对下颌姿势位的保持也起着一定的作用。

（3）影响下颌姿势位的因素：下颌姿势位受诸多因素的影响，例如：紧张、恐惧、疼痛、头位、体位、错𬌗等发育异常，以及与下颌运动系统有关的系统性疾病等。其中体位的影响尤其应该引起注意。直立位时下颌姿势位位于自然闭口轨迹上，头位变化时自然闭口轨迹将随之发生变化。头后屈时下颌将后退，头前屈时，情况正好相反。常规进食时头位变化范围一般在75°左右。临床上患者接受口腔科治疗多在仰卧位状态下，而咀嚼、吞咽等正常功能则是在直立或前伸位状态下完成的。因此实施有关治疗时，应当注意到患者的体位。

2. 下颌姿势位的意义　下颌姿势位时，上下牙尖不接触，牙周、TMJ组织均不受力，牙齿可以避免非咀嚼性磨损，TMJ也不受力；此时，双侧升颌肌群以较小的力维持下颌的姿势，使咀嚼肌得到休息，颌面及牙周都得到休息。因为其相对稳定性及可重复性较低，下颌姿势位的确定及其临床应用一直是颇具争议的问题。头侧位片曾被用于评估MPP，但因其图像的可重复性差、软组织测量的困难、固定头位的方式对下颌位置的影响等因素限制了其应用。目前面部垂直距离的测量仍然是评估MPP的主要方法。

在人的一生中，下颌姿势位是否稳定不变，仍然是一个未定论的问题。有学者认为即便维持垂直距离的后牙缺失了，下颌姿势位仍然是稳定不变，因此，要进行咬合重建的治疗如正畸和修复都不应该改变患者原来的面部垂直距离。而另一些学者则认为随着牙齿的萌出、磨耗或是脱落，由位于牙周膜等结构中的外周感受器所传导的神经冲动会发生改变，传入高级神经中枢后，所发出的信号会改变咀嚼肌的活动，从而导致下颌姿势位发生变化。但是即便机体在一定范围内可以适应下颌姿势位的改变，在临床上仍然不提倡在短时间内对其进行程度较大的改变，因为这会超出升颌肌的适应范围，引起口颌系统的紊乱，这是在正畸进行咬合重建时要注意的问题。

在正畸临床中，常常可以观察到不同错𬌗畸形对下颌姿势位的影响。首先是下颌位置的前后向改变的影响：Ⅱ类患者在姿势位时下颌会前伸，甚至到达对刃𬌗，其原因可能是由于呼吸、吞咽时唇的封闭性以及发音的需要；Ⅱ类1分类与Ⅱ类2分类的儿童相比，前者在MPP位时下颌的前后向移位更为明显。此外，面型与MPP间也存在关联，与高角患者相比，低角患者在MPP位时的垂直距离偏大，而MPP的肌电则无明显差异。总之，有牙颌畸形的患者经常会意识到改变下颌的位置会很大程度上改善面部的美观和功能，因此，他们常常下意识地在MPP位时改变下颌的位置，下颌前突者可能使垂直距离增加，而下颌后缩者可能在MPP前伸下颌从而适当掩饰和减轻牙颌面畸形。因此，仅仅依靠临床对姿势位的观察往往不能揭示错𬌗畸形的实质，需要结合前述CR位的确定和诊断才能作出正确的判断。

（三）牙尖交错位及其在口腔正畸学中的意义

1. 牙尖交错位（intercuspal position，ICP）　牙尖交错位是指当指上下牙达到最广泛最紧密接触时，下颌相对于上颌的位置，它不依赖于颞下颌关节位置而存在。此时的咬合接触状态称为牙尖交错𬌗（intercuspal occlusion，ICO）。牙尖交错𬌗和牙尖交错位描述的是下颌在同一种状态下的不同侧面，牙尖交错𬌗强调的是咬合关系，牙尖交错位则强调的是当处于该咬合关系状态下时，下颌相对于上颌的位置关系。牙尖交错位曾长期被称为正中𬌗位（centric occlusion position，COP），暗示着上下牙达到此咬合关系时，下颌的位置相对于颅骨而言位于正中。但并非所有个体在上、下牙达到此咬合关系时，下颌相对于颅骨一定位于正中，例如单侧后牙反𬌗，下颌在其最广泛、最紧密接触的咬合状态下，可能略偏向于反𬌗侧，而并非位于“正中”，此时以“正中𬌗位”一词描述其颌位关系，显然不贴切。牙尖交错位则比较客观地反映此时的颌位特征，意即不论下颌是否在“正中”，此时下颌确实处于其上下牙最广泛、最紧密接触的位置上。所以现在以牙尖交错位一词替代了正中𬌗位一词。

当开口后再闭口时，下颌随升颌肌作用的方向而向前上运动，肌肉收缩引导下颌闭口至咬合刚一接触时的颌位，为肌接触位（muscular contact position，MCP），由于它主要由肌肉收缩确定，故又简称为肌位（muscular position，MP）。正常端正体位状态下，肌接触位正好就是牙尖交错位，这一现象称为肌牙位一致，表示牙尖交错位与升颌肌协调。如果当下颌闭合到刚有咬合接触时，仅有个别牙接触，这些个别接触的牙引导下颌闭口到异常的牙尖交错位上，此时称为肌牙位不一致，而那些个别或少数牙先接触的现象称为早接触。

肌位与牙位是否一致是判断牙尖交错位正常与否的重要标志。判定肌牙位是否一致的重要条件是体位，因为当平躺或仰卧时，MCP偏后，也就是说当头位由水平变得直立时，肌接触位将向前移。肌牙位不一致不一定是咬合有问题，如一侧肌肉痉挛，导致下颌偏向该侧出现异常咬合接触，此时肌牙位不一致的原因是肌肉功能异常。检查肌牙位是否一致，可以通过以下的方法：

（1）听诊：肌牙位一致者叩齿音短促而有力；肌牙位不一致，则叩齿音长而钝，含有牙尖斜面之间摩擦的滑动音。

（2）用红、蓝两种咬合纸分别记录肌位和牙位时的牙咬合印迹，如果两者重合则表示肌牙位一致，两者分离则不一致。

2. 牙尖交错位的意义　当稳定的ICP与髁突在关节窝内的MS位相协调时，才能使功能性负荷作用于牙和关节而不造成组织损伤。如果关节处于MS位而只有个别牙接触时，由于机体总是优先获得咬合的稳定性，这时下颌就要移动到进入ICP，从而使关节脱离MS位。这时，咀嚼的负荷可能不会对牙带来不良影响，因为ICP是牙的最稳定位，但是关节可能因为要获得稳定而发生移动，使其负荷过重而可能引发相应的症状。因此，在正畸治疗中，达到CR-CO的协调，精确地说应该是CR-ICP的协调是符合口颌系统功能需要、要求神经肌肉作出最小适应的治疗目标。

二、功能𬌗理论

1899年，Angle提出如果牙齿达到安氏Ⅰ类咬合关系，则会获得很好的功能和美观，然而随着正畸学的发展，临床医师逐渐认识到，形态上的改变固然重要，但必须与功能改变相适应，才能达到最佳的治疗效果。Roth 等认为，正畸治疗就是一个创造功能殆的动态过程，治疗的目标应该包括：面部美观、牙列美观、功能性咬合、牙周健康、TMJ 健康，只有当这五个目标都达到了，疗效才是稳定的，牙列及口颌系统的寿命可以延长，患者的生活质量才能得以提高，这就是功能殆（functional occlusion）理论。目前，倡导和奉行该理论的已不止 Roth 一个学派，在殆学研究领域中，功能殆理论也已成为主流。下面从五个方面粗略介绍功能殆理论涉及的相关内容：

（一）面部美观

在设计牙齿移动的方向和位置时，应该考虑到其对面部美观（包括侧貌和正貌）的影响，治疗的目标永远是改善或维持面部的美观，而不是损害它。

（二）牙列美观

牙列美观和面部美观是互补的。要求以下方面：

1. 上下牙列的中线尽可能与面中线一致；
2. 殆平面与瞳孔平面平行；
3. 上颌第一磨牙的近中颊尖应该是颊侧最突出的牙尖，在微笑时可见到；
4. 微笑时上唇位于龈缘水平，而大笑时牙龈暴露 2～3mm；
5. 唇休息状态时切牙暴露 3～4mm；
6. 切牙近中倾斜和适度唇倾；
7. 前后牙都有合适的临床牙冠长度和形态；
8. 上颌后牙的颊面较直立，而下颌后牙的颊面舌倾；
9. 整平的 Spee 曲线；
10. 殆平面与笑线相协调；
11. 良好的牙龈形态和附着水平。

（三）功能性咬合

1. 闭口时 TMJ 处于 CR 位，此时所有后牙发生均匀广泛的同时接触，前牙也接触，但较后牙接触轻；

2. 切牙具有足够的临床牙冠长度对于美观和功能都很重要，可以使前牙达到合适的覆殆，下颌前伸运动时，充分的前牙引导使后牙立即脱离接触；

3. 上颌侧切牙较中切牙短，以免造成前伸运动时上颌侧切牙与下颌尖牙间的干扰；

4. 下颌进行侧方运动时，工作侧有充分的牙引导接触，非工作侧无接触，最理想的侧导是尖牙引导殆；如果由于尖牙的位置所限，或是尖牙缺失的患者，无法实现尖牙引导殆，也可以选择组牙功能殆。理想的组牙功能殆应该是尖牙、前磨牙的颊尖（有时包括第一磨牙的近中颊尖）接触，舌尖脱离接触；

5. 竖直头位和警备进食位（头前倾约 30°）时，后牙的接触应该比前牙重；

6. 上下尖牙都是近中倾斜的，上颌尖牙的近中舌面与下颌尖牙的远中唇面接触；

7. 下颌磨牙和前磨牙的近中颊尖与对殆牙的两条边缘嵴相咬合，而上颌磨牙的近中舌尖和前磨牙的舌尖咬合在对殆牙的中央窝里，上颌第一磨牙的远中舌尖接触下颌第一磨牙的边缘嵴。

（四）颞下颌关节健康

功能殆状态下的颞下颌关节，应该在解剖和功能上都处于一种最稳定状态，从而确保不对 TMJ 造成不利影响。颞下颌关节的稳定性是由牵拉它的肌肉决定的，主要是升颌肌的作用。升颌肌产生了前上方向的力使髁突位于关节窝的最前上位，紧靠关节结节的后斜面，此时，关节盘受关节内压力、关节盘自身的形态、翼外肌上头的张力的影响而在髁突上旋转进入髁突与关节结节的后斜面之间，这就是功能殆所要达到的 MS 位，也就是前述的 CR 位。在该位置时，关节可以承受较大的负荷而没有不适感；当患者紧咬时，TMJ 和牙齿也没有不适感。

（五）牙周健康

在正畸治疗前，应该检查牙周支持组织的状况，包括其健康状态、牙槽骨的高度及厚度等，预测牙移动对牙周组织可能造成的影响。除了对牙周健康的控制应该贯穿整个治疗的始终，还要注意最终实现的牙齿接触都应该提供咬合力的轴向加载。

牙周膜的解剖特征决定了轴向力更有利于牙周健康，通过以下的咬合关系可以实现牙齿的轴向载荷：首先是使对𬌗牙的接触是牙尖与平面的一点接触，所谓平面是指垂直于牙体长轴的边缘嵴或是相对平坦的牙窝底；其次可以是交互斜面接触，即牙尖与相对的牙窝、斜面形成三点接触。通过建立上述的咬合接触关系，可以消除或减少偏离轴向的咬合力对牙及牙槽骨带来的危害。

（赵　青）

第三节　咬合的神经生物学控制因素

对于咬合的控制因素，长期以来存在机械控制和神经肌肉控制两种争论。前者认为上下颌骨间的关系决定咬合状况，而后者更加关注神经肌肉反射对咬合的影响。很显然，孤立地讨论咬合由哪一种因素所控制是片面的，颌骨间的关系和神经肌肉反射之间本身就是相互影响和作用的。本节将从神经肌肉反射对咬合和颞下颌关节的调控，以及当两者不协调时这些反射活动的相互作用的角度进行阐述。

一、咬合的神经生物学

咬合是由上下颌牙相互接触而发生的，然而这种接触关系并不只与单个牙的𬌗面形态相关，它还受关节结构、韧带以及咬合平面的形态（曲度、倾斜度）等影响，这些解剖性的因素被认为是被动影响咬合的因素，而神经肌肉反射则是主动的影响因素。据研究，在咀嚼运动时，工作侧的𬌗干扰主要是在牙齿斜面的被动引导下使下颌从ICP位发生偏斜以避开干扰点，极少由神经反射调节，而平衡侧𬌗干扰则有将近一半是由神经反射介入使下颌主动发生偏斜。

有以下一些因素会影响到神经反射的发生及其程度：①咬合力的大小，是明显的决定因素，强的咬合力更容易激发反射。②咬合力的方向，牙周感受器对与牙冠成角的力较顺牙长轴传递的力敏感性高，前者更易激发反射；由于工作侧的咬合力多为轴向力，而平衡侧不是，因此平衡侧的𬌗干扰更易引起神经反射。③牙周感受器的阈值也决定了反射的发生与否，炎性组织较正常组织更为敏感。④咬合接触的频率和持续时间决定了反射发生的时间；如在咬合干扰发生的最初几天，可能不会发生下颌避开干扰的运动，这可能是因为牙周组织对异常𬌗力的耐受能力使牙周感受器发放的冲动被机体忽略了，然而，重复的创伤可能导致牙周炎症，从而降低感受器的阈值，导致发生避开咬合干扰的反射活动。⑤牙齿的冠根比例也是影响神经反射发生的因素之一，如在混合牙列期，牙根未发育完全的牙较发育完全者牙周感受器的阈值低。

咬合的神经肌肉反射的产生是与牙周膜密切相关的。牙周膜作为联系牙齿和牙槽窝的致密结缔组织，除了具有支持、固定牙齿的作用，还因其丰富的神经末梢，被认为是咀嚼中感觉传入系统的重要组成部分。研究发现，牙周膜丰富的神经中含有两种感觉感受器：①游离的神经末梢，被认为是伤害性痛觉感受器；②特殊分化的神经末梢，被认为是机械感受器。牙周机械感受器的胞体部分位于三叉神经节、部分位于三叉神经中脑核。三叉神经中脑核神经元的中枢突伸向三叉神经运动核，该核团支配闭颌肌，从而形成咀嚼中的牙周-咬肌反射。尽管牙周膜中存在多种机械感受器，但牙周鲁菲尼（Ruffini）小体是哺乳动物牙周膜中最主要的机械感受器，它与机械感受的传入和咀嚼功能的形成密切相关。

神经肌肉反射决定了牙尖在对𬌗牙的嵴和斜面上移动的方式，然而，牙尖并不总是与对𬌗牙相接触，下颌运动还受到除牙周感受器之外的神经反射活动控制，如咀嚼肌、颞下颌关节等中的本体感受器、外感受器等，它们的反射活动决定了牙尖以哪种角度和方向接近对𬌗牙产生咬合。

二、颞下颌关节的神经生物学

与咬合一样，颞下颌关节的位置和移动也受解剖因素和神经肌肉反射的影响和限制。解剖性因素包括关节囊、关节盘、关节韧带、相关的肌肉等，而神经肌肉反射与关节的感受器受刺激产生相应的反射活动有关。颞下颌关节的感受器包括鲁菲尼小体、Pacinian 小体、腱器官和游离神经末梢等，它们分布于关节囊、关节韧带、滑膜及脂肪垫等组织中。研究表明，解剖性的因素限制了髁突的向上、向后移动，然而在髁突到达 CR 位的过程中，还有神经反射在起作用。牙周或关节产生的保护性反射使髁突和关节盘不处于最后位，这种反射是由支配关节、牙周、咀嚼肌的神经受体产生的。咬合干扰通过神经反射可以导致一侧或双侧的关节移位，如果移位的程度很小，表现为 ICP-CR 的滑动；如果移位明显，则产生功能性的错殆。由于神经反射的存在，给记录 CR 位带来了困难，各种装置如叶状规（leaf gauge）、前牙夹板（jig）、平面导板等被用于消除异常的反射活动，获取正确的 CR。

在 TMJ 的限制因素中，关节盘的作用较为特殊，因为它既是主动的调控因素，又是被动的影响因素。由于其在 X 线片上不显影，所以长期以来未受到重视。在正常张口时，关节盘是主动向前移位的。不管 ICP 与 CR 是一位还是其在 CR 的稍前方，正常张口时关节盘都会有向前的移动，而神经反射决定了其前移的程度。由于关节盘的介入，使髁导的记录和转移变得困难和复杂。因此，在正畸诊治时，应该尽可能精确地记录患者真正的下颌运动情况，才符合关节的神经生物学特点。

三、神经反射作用下牙齿与颞下颌关节的适应性反应

神经反射通过相对独立的通路调控咬合和关节的位置和状态，因此可能会导致后两者之间的不协调。比如将关节盘定位于理想位置的反射活动可能会使咬合脱离最佳的 ICP 位，这种情况常见于 CR-ICP 的正中滑动和功能性错殆，如由于咬合干扰、功能性前牙或后牙反殆使 ICP 位与 CR 位时的咬合不一致。这时控制咬合的反射活动往往优先起作用，使咬合关系尽量达到最佳状态而颞下颌关节可能偏离最佳位置，这种状态到底能持续多久而无症状产生，与牙齿和关节产生的适应性改变有关。

1. 牙齿的适应　以移动尖牙为例。我们知道，当力值低于一定阈值时，尖牙不会移动；高于该阈值的力可以使尖牙移动；但是过大的力，则会使尖牙停止移动。尖牙受力的同时，其牙周感受器也受刺激而发放冲动。牙周有慢适应感受器和快适应感受器，前者主要是在持续力下起作用，而后者在间断力下很活跃。当作用于牙齿上的力低于牙周触觉感受器的阈值时，后者不发放冲动，该力可能使牙齿产生移动；如果力量超过牙周触觉感受器的阈值，感受器发放冲动引起相应的反射活动，力图使牙所受力减轻，从而影响到牙移动的效果。人类尖牙牙周触觉感受器的阈值往往低于移动尖牙的力值，因此，要引起尖牙移动，必定要改变牙周感受器参与的反射活动才能实现，这可能与感受器对力刺激的适应有关，具体机制仍有待探讨。

此外，临床上也常见到咬合力使牙齿产生移位的现象。咬合力是一种间断力，Roth 认为，作用于尖牙上的侧向力过大，可能导致下尖牙的舌向移动，从而使下前牙出现拥挤，同时还可能使上尖牙发生唇向移位。正畸治疗后前牙的位置要能够与下颌运动相适应，如果前者干扰了后者的运动，则咬合力可能使前牙发生移位。尽管牙周感受器的适应会使咬合力的上述影响逐渐消失，建立咬合和关节之间新的平衡，但是这并不意味着这种平衡下的咬合关系就是我们所期望达到的最佳咬合关系，这提示我们：在正畸治疗接近尾声时对咬合的精细调整非常重要，不能指望去除矫治器后患者的牙齿在咬合力作用下会自动达到最佳的咬合关系。

2. 颞下颌关节的适应　在神经反射作用下，TMJ 在结构上产生适应性改变最可能发生在生长发育期，其结果就是导致发生一些相应的骨性畸形。例如，临床上常见一侧后牙反殆，另一侧后牙正锁殆的患者 CR-ICP 是协调的。这类患者在初期可能只是上下牙列的咬合干扰导致了功能性的偏斜，为了避免干扰产生的神经反射活动使关节逐渐产生适应，从而演变成骨性的下颌偏斜。所以，对于功能性的咬合干扰，应该尽可能早地实施矫治。

对成人而言，当 CR-ICP 不协调时，控制咬合的反射活动优先起作用使咬合达到稳定状态，这会导致一侧或两侧的髁突脱离 CR 位，从而拉伸关节盘韧带，使关节盘变薄。如果这种变化在 TMJ 的适应范围之内，可能是无症状的，反之可能引起囊内病变的发生。影响 TMJ 适应能力的因素可能有两方面：一是 CR-ICP 不协调的程度，如果不协调在 1mm 或 2mm，可能还不足以引起症状，超出这个程度，则囊内紊乱的危险性会提高；二是 TMJ 负荷的大小，如有副功能运动或单侧用力咀嚼习惯等的患者，TMJ 负荷水平

超过正常人群，则囊内紊乱的危险性会提高。

（赵　青）

第四节　下颌运动的测量分析

下颌运动是口颌系统最主要的功能活动，通过下颌运动的测量分析可以间接地了解口颌系统的功能状态。为了准确地描述下颌运动，同时使不同研究的结果具有可比性，学者们设计了一些常用的标志点和参考平面，以便对下颌运动进行记录和分析。

一、下颌运动的控制因素

一般认为，下颌运动有以下三个控制因素：

（一）颞下颌关节

双侧颞下颌关节的形态相对固定，从后方控制着下颌的运动，又称为后方控制因素（posterior controlling factors）。关节的解剖特征（髁道斜度等）可影响下颌运动，髁突的运动轨迹可通过运动面弓记录。

（二）𬌗因素

包括前牙的切道、后牙的𬌗面形态等因素。𬌗因素可提供稳定的牙尖交错接触，并引导下颌作前伸和侧方运动。𬌗因素从前方控制着下颌的运动，又称为前方控制因素（anterior controlling factors）。病理性因素（龋坏、磨耗、牙缺失、外伤等）和医源性因素（修复、正畸、调𬌗等）均可引起𬌗的改变，从而影响下颌运动。

颞下颌关节和𬌗因素统称为解剖性控制因素。

（三）神经肌肉因素

又称为生理性控制因素，神经肌肉对下颌运动的控制是通过中枢神经系统的随意和反射双重机制完成的。反射弧中的传入信息来自牙周组织、咀嚼肌和颞下颌关节等组织。𬌗因素控制作用的实现既可通过机械性制导，也可通过神经肌肉的反馈调节。牙周组织感受器的灵敏度高，在反馈控制过程中占据主导地位。

二、下颌运动的常用标志点和参考平面

（一）标志点

1. 下颌前部标志点　包括切点、牙下点、颏点等。前部标志点有明确的解剖形态，容易定位，重复性好，而且前部标志点距离下颌转动轴较远，运动幅度大，利于观察。

2. 下颌后部标志点　常选髁突的铰链轴点（terminal hinge axis，THA），下颌以髁突为轴做单纯转动运动时，假想存在于髁突的转动轴称为铰链轴，它没有明确的解剖标志，需利用运动面弓测定。确定铰链轴的意义在于：①由于铰链运动是髁突在生理后位时发生的，所以确定铰链轴的同时也就确定了正中关系；②确定个体的铰链轴，并用面弓转移至𬌗架上，使铰链轴与髁轴重合，才能保证𬌗架与颅颌的等效关系；③个体的铰链轴位置被认为是终生不变的，可利用双侧的铰链轴和眶下点构成的“轴眶平面”作为基准平面。

有学者认为铰链轴点只能使下颌在𬌗架上重复终末铰链运动，铰链轴点的运动轨迹并不能代表髁突的真正运动轨迹，而提出了运动中心（kinematic center，KC）的概念，认为运动中心代表了盘-突复合体的运动，更能反映髁突运动的轨迹。

（二）参考平面

一般利用 Simon 矢状面、水平面和冠状面所构成的三维直角坐标系来研究和分析下颌运动（图 1-3-3）。基准水平面多选眶耳平面，又称法兰克福平面（Frankfort plane），临床上也可用𬌗平面、鼻翼耳屏平面作为基准水平面。

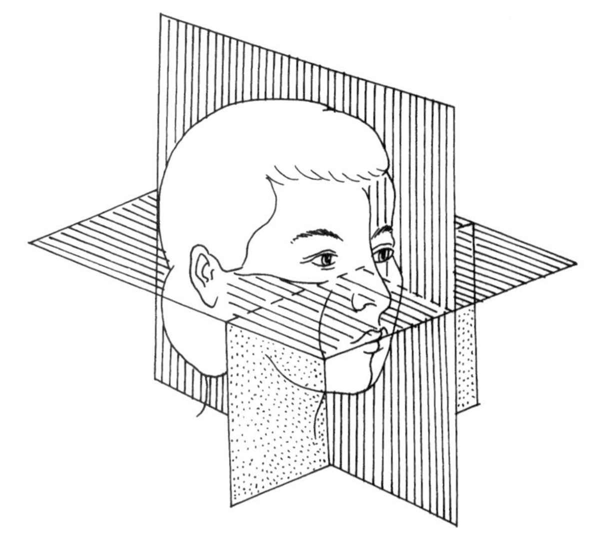

图 1-3-3 Simon 三维参考平面

三、切点运动轨迹

从解剖上讲,切点是指两下颌中切牙近中切角间的一点。切点处于下颌前端,测量时可根据咬合关系、唇活动、测量装置的构造对切点的位置稍加调整,并不会对测量结果造成明显影响。

(一)研究手段

1. 直接观察法 临床中常用,嘱患者放松端坐,做开闭颌、前伸、侧方运动,医师用肉眼观察下颌运动的情况,用毫米尺可直接测量下颌在各个方向的运动幅度。

2. 机械描记法 将描记板固定在上颌,描记针固定在切点附近,随下颌的前伸和侧方运动记录运动轨迹。因描记的轨迹轮廓形似欧洲哥特风格建筑的屋顶,因此又称为哥特式弓描记。

3. 摄影法 早在 19 世纪末有学者将玻璃珠粘在患者的下前牙区,对着强光用照相机拍摄下颌运动的轨迹。20 世纪 60 年代前,主要用频闪摄影技术记录附在切点的点光源的运动轨迹。20 世纪 60 年代电子仪器法出现后,摄影法逐渐被取代。

4. 电子仪器法 最初的电子仪器,利用光-电转换技术,将下颌运动轨迹放大后在示波器上显示以便诊断分析,同时也可利用计算机对运动轨迹进行分析,并可将结果在磁带、磁盘上存贮。20 世纪 70 年代后期,出现了利用磁-电转换技术测量下颌运动的设备,其信号源是固定在切点附近的磁块,固定在颅面部的磁敏传感器能接受磁场信号的变化并将其转化为电信号,通过计算机进行处理。磁电下颌运动记录仪的信号源对口腔正常生理功能的干扰小,大大地提高了测量的准确性。通过配套的分析软件,可快速、全面地对下颌运动轨迹进行分析,获得更多有价值的测量数据。

(二)切点的边缘运动

下颌边缘运动(border movement)是指下颌向各个方向所能做的最大限度运动,代表了颞下颌关节、肌、韧带等组织结构在下颌运动方面的功能潜力。下颌的边缘运动有一个参考值范围,运动幅度过大过小都是不正常的表现,临床上称为运动过度和运动受限。

1. 矢状面边缘运动 轨迹形似香蕉,又称 Posselt 图形(图 1-3-4)。该图形由向后张口边缘、向上接触边缘、向前张口边缘组成,一些重要的口腔解剖生理学概念在此图形中都有反映。

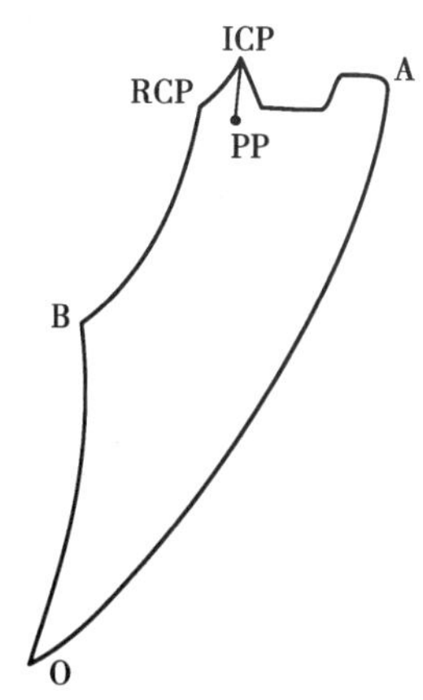

图 1-3-4 切点矢状面边缘运动轨迹

ICP. 牙尖交错位;RCP. 后退接触位;PP. 姿势位;A. 最大前伸位;B. 最大铰链开口位;O. 最大开口位

(1)向后张口边缘:由 RCP-B-O 间的两段轨迹构成,RCP 为后退接触位,是一个重要的参考颌位,此时双侧髁突处于关节窝的生理后位,下颌居正中,上下颌牙齿保持接触。RCP 代表了下颌向后功能运动的极限,可以通过关节、肌肉本体感受器的“记忆”而重复获得,因此 RCP 可作为理解下颌运动的起点。从 RCP 至 B 点间的一段弧线认为是当髁突绕铰链轴转动时(即小开颌运动)切点的运动轨迹,至 B 点时下颌下降约 20～25mm,颞下颌韧带拉紧。从 B 点向下,髁突在转动的同时向前下滑动,下颌前份向后下,开口度逐渐增大。当关节囊和关节韧带限制髁突继续向前滑动时,髁突在关节结节处发生二次转动,到达最大张口位(O 点),正常情况下个体的最大张口幅度约为 48.0±15.5mm。实测的运动轨迹上 B 点的转折一般不像 Posselt 图形所表现的那样典型,但能分辨出张口运动的两个阶段。

(2)向上接触边缘:为从 RCP 到 A 点的轨迹,表示在保持牙齿接触的前提下,从 RCP 开始下颌做最大前伸运动时切点的运动轨迹。A 点为最大前伸点，正常情况下前伸运动的最大幅度约为 10.5±4.5mm。ICP 为牙尖交错位，是上下颌牙齿尖窝交错接触时的颌位，ICP 和 RCP 在绝大多数个体为两个不同的位置，ICP 一般位于 RCP 的前方，由后退接触𬌗直向前伸可到牙尖交错𬌗，水平距离约为 1mm，此距离即为长正中，当 ICP 和 RCP 为一位时，在矢状面描记轨迹上这两点重合。向上接触边缘的轨迹形态受如下因素的控制：①RCP 至 ICP 的变化量；②后牙牙尖斜面的斜度；③前牙的咬合关系（覆𬌗、覆盖）；④上颌前牙的舌面形态；⑤上下颌间关系。

以咬合正常个体为例，向上接触边缘运动轨迹描述如下：RCP 时仅有 1～2 对后牙接触，牙的接触点为上颌后牙的近中斜面和下颌后牙的远中斜面；当提颌肌收缩产生闭颌运动时，受牙尖斜面诱导下颌向前上运动到达 ICP；从 ICP 下颌做前伸运动，下切牙切缘与上切牙舌面接触，受上前牙舌面的引导，下颌向前下运动，直至上下颌切牙的切缘相对；然后下颌水平前伸，直至下切牙越过上切牙后，下颌向上运动，直至后牙接触，下颌继续发生不同幅度的水平前伸运动到达最大前伸位。

（3）向前张口边缘：由 O-A 点的弧线构成，表示下颌在最大张口位时，在翼外肌收缩状态下闭颌，到达下颌的最大前伸位（A 点）。在此闭颌过程中，受关节韧带的限制，髁突在转动的同时向后滑动。

2. 水平面边缘运动　轨迹呈四边形，由左侧边缘、左侧边缘及前伸、右侧边缘、右侧边缘及前伸四条运动轨迹组成（图 1-3-5）。

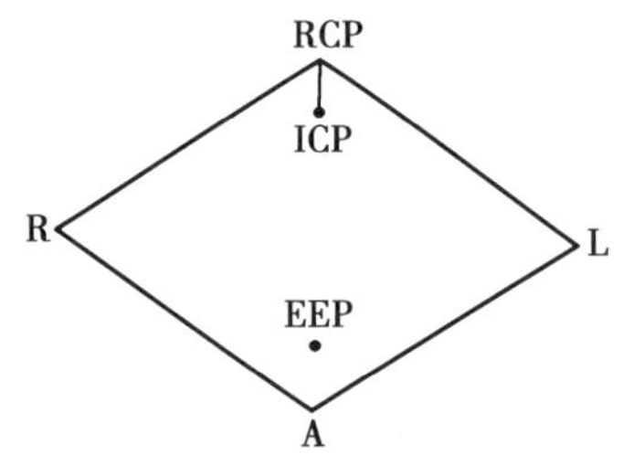

图 1-3-5　切点水平面边缘运动轨迹

ICP. 牙尖交错位；RCP. 后退接触位；R. 右侧边缘位；L. 左侧边缘位；A. 最大前伸位；EEP. 对刃颌位

（1）左侧边缘（RCP-L）：从 RCP 开始，右侧翼外肌收缩，牵拉右侧髁突沿关节结节后斜面向前内滑动，左侧髁突发生转动，同时切点向左侧移动，至左侧边缘位（L 点），产生左侧边缘运动。

（2）左侧边缘及前伸（L-A）：当下颌到达左侧边缘位时，在维持右侧髁突最大前伸位的情况下，左侧翼外肌收缩牵拉左侧髁突沿关节结节后斜面向前内侧滑动，最后双侧髁突均到达最大前伸位，下颌回到正中，到达最大前伸点（A 点）。

（3）右侧边缘（RCP-R）：从 RCP 开始，左侧翼外肌收缩，牵拉左侧髁突沿关节结节后斜面向前内滑动，右侧髁突发生转动，切点向右侧移动，至右侧边缘位（R 点），产生右侧边缘运动。

（4）右侧边缘及前伸（R-A）：当下颌到达右侧边缘位时，在维持左侧髁突最大前伸位的情况下，右侧翼外肌收缩牵拉右侧髁突沿关节结节后斜面向前内滑动，最后双侧髁突均到达最大前伸位，下颌回到正中，到达最大前伸点（A 点）。

下颌侧方运动的范围与张口度相关，随着张口度的增加边缘运动轨迹幅度减小，下颌处于最大开口位（O 点）时，下颌不能进行侧方运动。在正常情况下，双侧的边缘运动基本对称。理论上最大前伸点（A 点）应在 RCP 的正前方，但半数以上个体的轨迹图上 A 点偏离中线。

3. 冠状面边缘运动　轨迹呈盾形，由左侧上边缘、左侧张口边缘、右侧上边缘、右侧张口边缘四个部分组成（图 1-3-6）。

（1）左侧上边缘运动（ICP-L）：为向下弯曲的轨迹。轨迹形态由上下颌牙𬌗面形态、髁突-关节盘-关节窝功能复合体的形态和颞下颌关节韧带所决定。左侧上边缘运动结束时，下颌位于最左最上位。

（2）左侧张口边缘运动（L-O）：下颌从最左最上位张口，受关节韧带的限制，随着张口度的增加，下颌逐渐向中线靠近，最后到达最大开口位。

（3）右侧上边缘运动（ICP-R）：与左侧相似，右侧上边缘运动结束时，下颌位于最右最上位。

（4）右侧张口边缘运动（R-O）：与左侧相似。仅下颌从最右最上位张口。

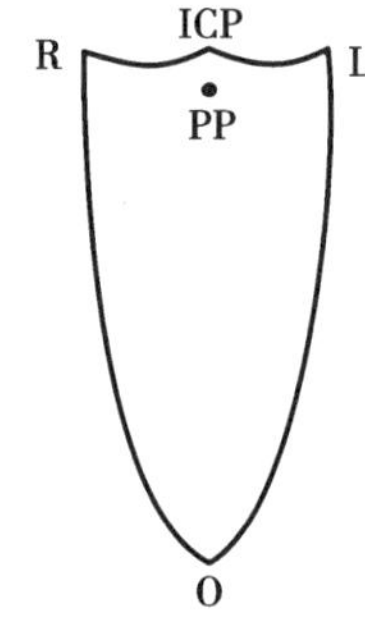

图 1-3-6　切点冠状面边缘运动轨迹

ICP. 牙尖交错位；R. 右侧边缘位；L. 左侧边缘位；O. 最大开口位；PP. 姿势位

从理论上讲，正常情况下双侧冠状面边缘运动轨迹对称，实测结果表明 70% 受试者的运动轨迹是对称的，但半数受测者最大开口位时切点偏离中线。

4. 下颌边缘运动的空间范围　以上介绍了下颌边缘运动在三个典型观测平

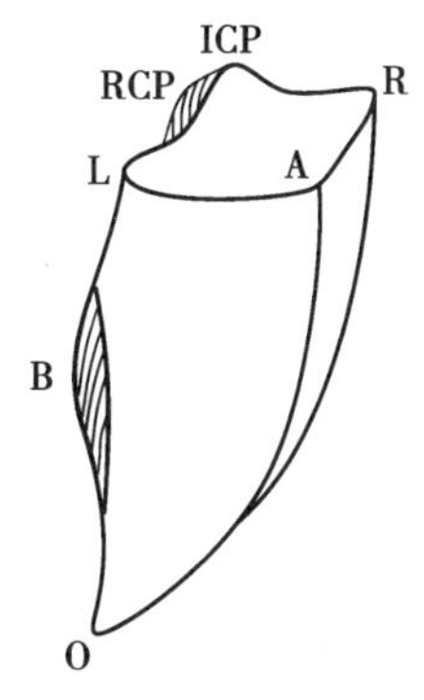

图 1-3-7　切点边缘运动的空间范围

ICP. 牙尖交错位；RCP. 后退接触位；R. 右侧边缘位；L. 左侧边缘位；A. 最大前伸位；B. 最大铰链开口位；O. 最大开口位

面上的运动轨迹形态，假想下颌向所有可能的运动方向上做足够次数的边缘运动，则切点的运动轨迹将会形成一尖向下的菱形体（图 1-3-7）。菱形体的顶部较平坦，投影面积最大，随着开口度增加，下颌侧方运动的幅度逐渐减少，到最大开口位时变为一点。菱形体的矢状剖面即为矢状面边缘运动，菱形体的冠状剖面即为冠状面边缘运动，菱形体的水平剖面即为水平面边缘运动。

四、髁突运动

（一）研究手段

1. 解剖学方法　利用颅骨或新鲜尸体标本，获得颞下颌关节的解剖数据（髁突的形态、关节结节的高度和斜度等），通过数理推导获得髁突可能的运动特征。该方法只能了解髁突的静态运动特征，且无法用于临床研究。

2. 影像学方法　利用 X 线片、CT 扫描或 MRI 技术，从多角度对髁突的位移做静态或动态观察。可了解髁突-关节盘-关节窝的关系，以及关节的功能性或器质性改变，定性的描述髁突的运动，具有重要的临床诊断价值。

3. 描记仪方法　是研究髁突运动（condyle movement）轨迹最常用的一种方法，描记仪又称运动面弓（图 1-3-8），它的工作原理是：将描记板固定于外耳孔前方，面弓固定于下颌，面弓上的描记针（与髁突的铰链轴点相对应）与描记板轻接触，下颌运动时描记针就在描记板上画出髁突的运动轨迹。根据作用原理描记仪可分为机械式和电子式，根据构造的差异又可分为单针单板式和双针双板式。电子式描记仪灵敏度高，对下颌运动的干扰小，通过配套的软件可对髁突运动进行全面分析。单针单板式描记仪只能记录髁突矢状面的运动轨迹，而双针双板式描记仪可记录髁突的三维运动情况。

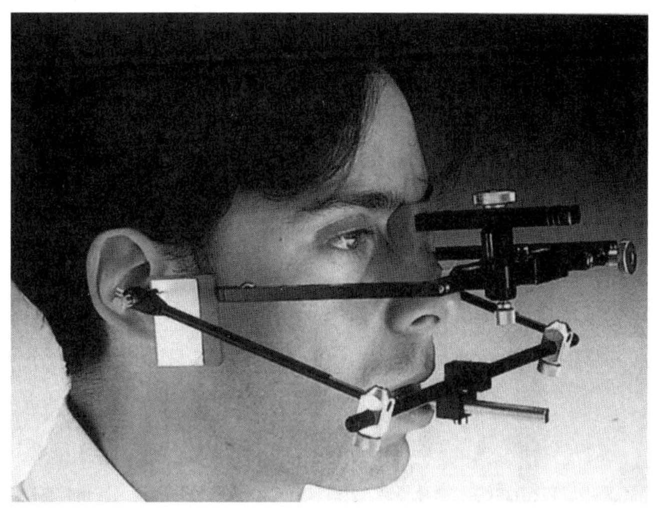

图 1-3-8　髁突运动描记

（二）髁突运动轨迹

利用描记仪记录的髁突运动轨迹，即为髁道。髁道并不单纯取决于颞下颌关节结节后斜面骨壁的形态，而是由关节窝、关节盘、髁突顶面的形态，关节囊和关节韧带的紧张度及弹性，下颌运动肌群的功能状态，咬合接触状况等多因素相互作用而决定的。

1. 铰链轴的确定　下颌做小开颌运动（铰链运动）时围绕的水平轴，称为铰链轴。铰链轴并非一个解剖标志，而是一个功能性位置。确定下颌运动的铰链轴是髁突运动描记的前提，确定铰链轴常用的方法有两种：经验法和运动面弓法。

（1）经验法：操作简单，受测者端坐，做小张口运动，术者双手扪及受测者双侧耳屏前髁突转动的中心点并在皮肤上标记。经验铰链轴点一般在耳屏至外眦连线耳屏前13mm处。

（2）运动面弓法：又称试错法。术者诱导控制受测者以小开闭口动作（张口度不超过15～25mm）实现铰链运动，根据描记针在描记板上画出的轨迹调整描记针的位置。经过反复调整，描记针的位移幅度将逐渐减小直至在一点上做单纯转动，此时描记针所对处即为铰链轴位置，因为运动面弓与下颌是刚性连接，所以在下颌做铰链开闭口运动时，描记针所对的转动轴心也就是下颌的铰链轴。个体双侧铰链轴的位置往往是不对称的，因此双侧铰链轴的位置需要分别测定。个体的铰链轴位置有较高的稳定性和可重复性，而在群体中则表现出一定程度的分布差异。

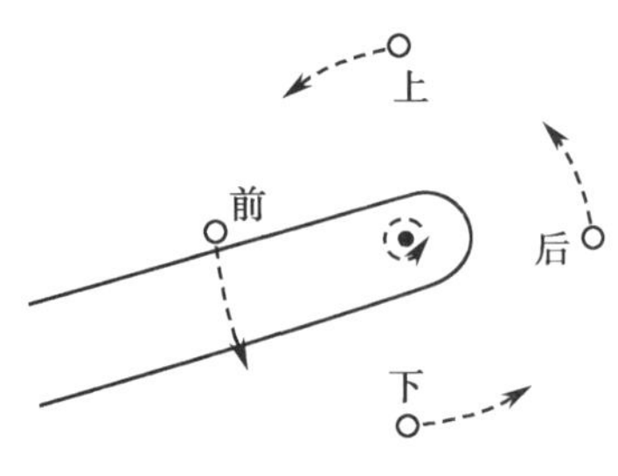

图1-3-9　确定铰链轴

利用运动面弓确定铰链轴时，调节描记针可遵循如下规律：①针画出向前的弧线时，表明针在转动中心的上方，需要向下调节描记针；②针画出向下的弧线时，表明针在转动中心的前方，需要向后调节描记针；③针画出向后的弧线时，表明针在转动中心的下方，需要向上调节描记针；④针画出向上的弧线时，表明针在转动中心的后方，需要向前调节描记针（图1-3-9）。

2. 髁突运动轨迹的矢状面观（图1-3-10）　下颌前伸运动时，描记针在矢状面描记板上记录下髁突向前下方滑行的轨迹称为前伸髁道或矢状髁道。前伸髁道为一向前下弯曲的弧线（C'P'），其与水平面的交角为前伸髁道角。正常情况下，双侧的前伸髁道应基本对称。

下颌侧方运动时，非工作侧的髁突向前、内、下方滑行，并从前伸髁道的内侧通过，在矢状面上的投影与前伸髁道相似。从矢状面看，非工作侧髁道（C'N'）在前伸髁道（C'P'）的下方，两者之间的夹角称为Fisher角。当非工作侧髁道位于前伸髁道下方时，Fisher角为正值，反之为负值。正常人的Fisher角为正值。如果在矢状面上非工作侧髁道位于前伸髁道的上方或两者之间有交叉，则表明关节盘的运动存在障碍。

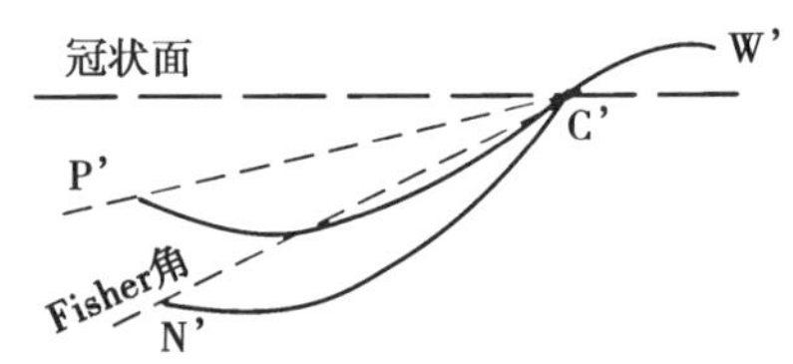

图1-3-10　髁突运动轨迹矢状面观
C'P'：前伸髁道；C'N'：非工作侧髁道；C'W'：工作侧髁道

从矢状面观察工作侧髁突，若髁突移动方向与铰链轴完全一致，则看不出它有矢状面移位。但在大多数情况下，工作侧髁突在向外移位的同时往往还有向上、下、前、后的移位（以铰链轴为准），工作侧髁道为向后的C'W'。

3. 髁突运动轨迹的水平面观（图1-3-11）　下颌从正中关系位（C'）做前伸运动，髁突的轨迹为向前的一条直线（C'P'）。做侧方运动时，工作侧髁突的运动轨迹为向外方的一条短线（C'W'），而非工作侧髁突的轨迹为向内略弯曲的一条弧线（C'N'）。正常情况下，双侧运动轨迹基本对称。

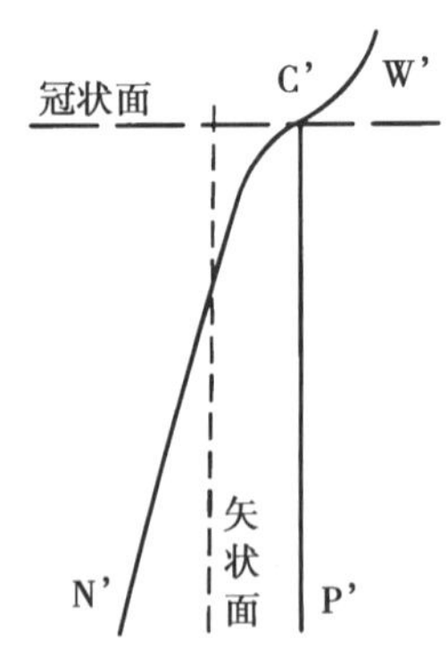

图1-3-11　髁突运动轨迹的水平面观
C'P'：前伸髁道；C'N'：非工作侧髁道；C'W'：工作侧髁道

由此可见，下颌侧方运动时，工作侧髁突并非仅在原地转动，而是在转动的同时向外侧移动。下颌在侧方运动时整体地向工作侧滑动的现象称为侧移，又称Bennett运动。侧移同时表现在工作侧及非工作侧的髁突上，非工作侧髁突向内弯曲的运动轨迹（C'N'），与工作侧髁突向外移动有密切的对应关系。下颌侧向运动时，非工作侧髁突以工作侧髁突为轴心向前内下运动，其向内运动的程度主要取决于：①非工作侧关节窝内侧壁的形态；②工作侧髁突关节囊、韧带的紧张度。大多数情况下，下颌开始侧方运动时工作侧髁突关节囊、韧带松弛，而非工作侧髁突内极距关节窝内侧壁也有一定的距离，此时工作侧髁突在关节囊、韧带所允许的范围内向外侧做少许移动，随后其稳定在此位置上或仅有很小量的继续外移，作为非工作侧髁突向前内下滑动的支点。

下颌侧移具有三种属性：时相（timing）、幅度（amount）和方向（direction）。下颌侧移过程的不均匀现象称为侧移的时相。在非工作侧髁突运动的初期，即前伸最初4mm范围内，侧移的幅度最大，其余时期以前伸为主。髁突侧移的幅度多在2mm以内，一般不超过3mm。

髁突侧移的方向可用髁道斜度表示。当侧移过程基本完成后，非工作侧髁道近于一条直线，它与矢状面的交角称非工作侧侧方髁道斜度，又称Bennett角，一般不超过20°。工作侧侧方髁道斜度是工作侧髁道在水平面上的投影与冠状面之间形成的交角，其偏前可至15°，偏后可至40°。多数受测者的工作侧髁道是向后倾斜。工作侧髁突侧移的运动范围形如一以正中关系位为顶点，向外展开的“漏斗”。“漏斗”深约3mm，沿水平轴向前、向上、向下各约15°，向后约40°。

4. 髁突运动轨迹的冠状面观　临床上常用的描记仪一般只有矢状和水平两组描记针和描记板，在获得髁突运动轨迹水平面和矢状面的数据后，通过数理推导即可获得髁突运动的冠状面轨迹。

（三）髁突描记的局限性及可靠性

髁突外侧覆盖着一层软组织，其运动无法进行直接观测，也不能把标志物直接固定到髁突上，因此描记的髁道与实际的髁道有一定的差异。解剖学研究表明：用运动面弓测定的个体铰链轴点，与髁突之间的平均距离约为12.5mm。另外，颞下颌关节的软组织有可让性，所以测量时用力的大小也会影响实验结果。

虽然髁突描记仪的测量精度很高，但由于操作技术比较复杂，且髁突运动幅度较小，因此，髁突运动描记的结果易受术者操作熟练程度的影响。

目前对髁突运动的了解主要来自用描记仪所做的研究，虽然髁突运动描记有上述局限性，但我们并不能否定髁突运动描记的作用。通过尽可能准确地记录并在殆架上重现个体的髁道特征，有利于深入了解口颌系统的功能状态，指导口腔治疗。

（王艳民）

第五节　颌位转移

下颌运动复杂，为了便于理解和描述下颌运动，诊断咬合疾病，进行正畸辅助诊断和矫治器制作，在临床实践中，常需记录下颌骨相对上颌骨或颅骨的位置关系（颌位），并在体外通过机械装置模拟口颌系统的结构和功能运动，该过程称为颌位转移。

颌位转移需利用面弓和殆架来完成。

一、殆　　架

（一）殆架的要求

殆架（articulator）是代表上颌体、下颌体和颞下颌关节的机械装置，通过把上下颌模型固定在殆架上后，可以在体外模拟下颌运动。从19世纪60年代开始，为了能在体外再现下颌运动，口腔科医师就开始和工程师一起研制殆架，随后单向运动式简单殆架得到普及。20世纪初出现了髁导可调的殆架，随着对下颌运动认识的不断深入和机械设计制造工艺的进步，出现了各种类型的殆架，殆架的构造不断优化，操作更人性化。

殆架的基本要求：①制作材料坚硬、抗锈蚀，制作工艺精良；②轻巧，操作方便，活动部件运动自如；③能维持上下颌模型准确的空间关系；④能进行垂直向的开闭，模拟下颌的铰链运动。可调节殆架的一般要求：①前伸髁导、侧方髁导、切导可调；②能接受面弓转移；③能模拟下颌的前伸和侧方运动；④上下颌模型固定、取卸方便，取卸后再复位能保持上下颌的空间关系。

为了使颌位转移后，体外模拟的下颌运动能最大限度地再现个体咀嚼系统的功能运动特征，理想的殆架还应满足以下要求：①能准确稳定地重现下颌的正中关系位；②能重现铰链轴与上颌（颅部）的空间关系；③能重现下颌对上颌（颅部）的各种非正中颌位关系；④能模拟个体的下颌运动特征。

（二）殆架的分类

根据设计原理、可调节性、对下颌运动的模拟程度等，殆架有多种分类。一般根据可调节性，殆架可分为简单殆架、半可调殆架、全可调殆架。

1. 简单𬌗架　又称不可调𬌗架(nonadjustable articulator),根据构造的差异可分为单向运动式𬌗架和多向运动式𬌗架。

(1) 单向运动式𬌗架:由代表上下颌体的架环和一个铰链关节组成,能简单的模拟下颌的开闭运动。由于其铰链轴的位置没有经过颌位转移,因此单向运动式𬌗架的开闭弧与个体的铰链开闭弧并不等效,不能通过𬌗架的开闭调节垂直高度(图 1-3-12)。

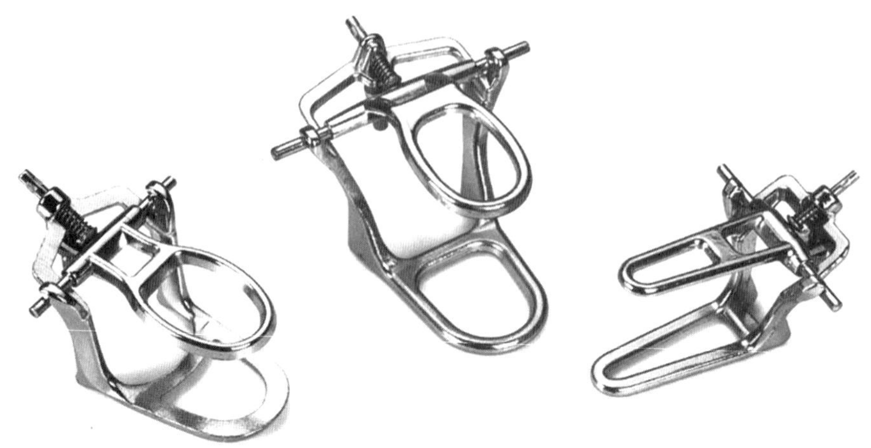

图 1-3-12　单向运动式𬌗架

(2) 多向运动式𬌗架:可分为以下两种:

1) 固定髁导的多向式𬌗架:又称平均值𬌗架(average type articulator),按正常人平均值设置固定的髁导和切导,可简单地模拟下颌的前伸和侧方运动。该𬌗架也未转移个体的铰链轴位置,且按平均值设定的髁导和切导与患者实际的髁道和切道间存在差异(图 1-3-13)。

2) 自由运动式𬌗架:上下颌体的连接部为弹簧结构,使上下颌体间可在弹性范围内自由活动。这种𬌗架主要用于少数牙缺损或缺失的修复体制作。

2. 半可调𬌗架　半可调𬌗架(semiadjustable articulator)能重现个体的下颌正中关系位和铰链开闭口运动,也能近似地模拟个体的其他各种下颌运动特征(图 1-3-14)。

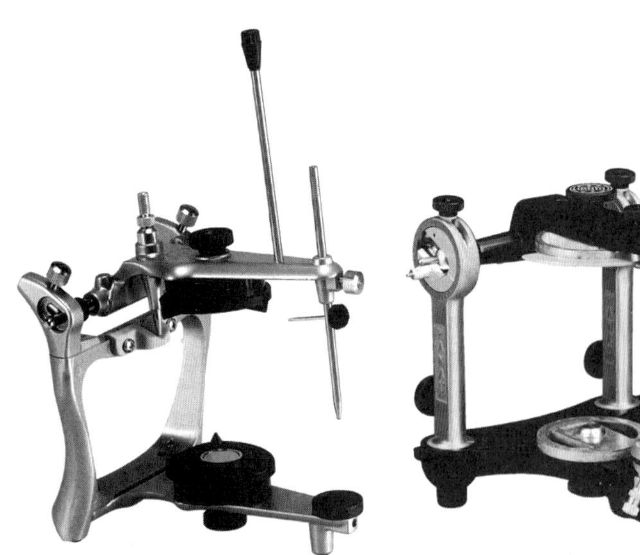

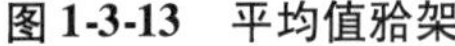

图 1-3-13　平均值𬌗架

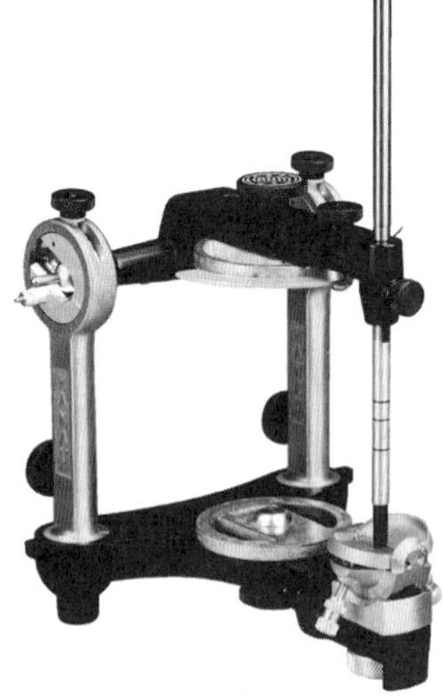

图 1-3-14　半可调𬌗架

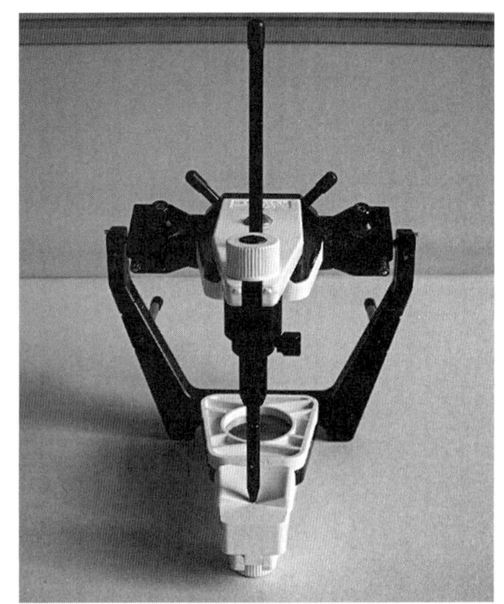

图 1-3-15　全可调𬌗架

半可调𬌗架配合面弓,能将个体的铰链轴位置转移到𬌗架上,从而使牙列模型在𬌗架上的开闭弧与个体的铰链开闭弧相吻合。通过髁突运动描记仪或前伸颌位记录,可将患者的前伸髁道斜度转移到𬌗架上，形成与患者个体特征相近的前伸髁导。大多数半可调𬌗架的非工作侧侧方髁导斜度值是根据Hanau经验公式由前伸髁导斜度值推算确定的，且工作侧髁球多采用锁定在原地转动的构造设计，其转动角度受非工作侧髁导的制约。

3. 全可调𬌗架　能满足理想𬌗架的全部要求。全可调𬌗架优于半可调HE架的结构特点有：①𬌗架的髁间距可调，以模拟个体的颅颌宽度特征；②可将运动面弓记录的下颌三维运动特征转移到𬌗架上；③𬌗架具备形成曲线髁导的可能性，以准确模拟个体的髁道特征；④双侧髁导结构可单独进行调整，以表现个体工作侧髁突运动的特征（图1-3-15）。

（三）𬌗架主要构造的功能意义和参考值

1. 铰链轴位置转移的功能意义　实际应用中，通过𬌗架的开闭调节颌间垂直高度的情况并不少见（如制作咬合板等），只有通过面弓将个体的铰链轴相对于上颌的位置转移到𬌗架上，𬌗架的开闭弧才能与个体下颌的开闭弧相吻合，这样才可以通过𬌗架的开闭来调节颌间垂直高度。如果未转移个体的铰链轴，𬌗架的开闭弧与个体的下颌开闭弧只有一个公共点，即为模型上𬌗架时以颌位关系记录所确定的垂直高度上两条开闭弧相交的一点。一旦改变颌间垂直高度，两条开闭弧即分开，这就意味着在𬌗架上建立的咬合关系戴入口内时会出现一定的误差。

2. 不同髁导结构的比较　𬌗架的髁导结构可分为Arcon型和Nonarcon型，前者髁导盘（髁槽）在上颌体，髁球在下颌体，其构造与人体颞下颌关节类似；后者髁槽在下颌体，髁球在上颌体，其构造与人体正好相反。大多数Arcon型𬌗架的髁导结构为盒式，即位于上颌体的髁导盘从上方、侧方和后方呈盒状包围位于下颌体的髁球。盒式髁导构造与人体颞下颌关节相同，初学者易于理解髁导的调节方法。另外，盒式髁导结构𬌗架的上下颌体容易分离，操作方便，但也容易发生上颌体的意外脱位，造成𬌗架的损坏。沟槽式髁导常被用于Nonarcon型𬌗架，髁球被夹在窄长的髁槽中转动或滑动时，不易脱位，但沟槽式结构不易形成曲线髁导，也难以表达髁突运动的侧移。

3. 𬌗架常用的参考值

（1）髁间距：两髁突间的正常值范围为105±5mm，现有的全可调和半可调𬌗架多采用这一参数；

（2）髁导斜度：前伸髁导斜度平均值约为25°～30°，侧方髁导斜度约为15°；

（3）切导斜度：平均约为10°；

（4）经验铰链轴：一般位于耳屏至外眦连线上，由耳屏向前13mm处。

采用上述平均参考值的𬌗架在模拟下颌运动时会出现一定程度的误差，但实践表明，在一般的口腔操作中其误差尚在可接受的范围。

（四）正畸诊疗中𬌗架的选择

目前市面上𬌗架种类繁多，价格相差悬殊。设计精密，构造复杂的𬌗架虽然功能齐全，但价格昂贵，而且操作程序繁多，操作不当容易造成误差或损坏。因此，选择𬌗架的基本原则是：在深刻理解𬌗架构造的基础上，在满足使用要求的前提下，尽可能选择构造相对简单、操作简便的𬌗架。

一般而言：①在进行正畸咬合诊断和确定正畸治疗后调𬌗部位时，应该选用全可调或半可调𬌗架，配合面弓转移患者的颌位关系，在𬌗架上从多个角度观察患者的下颌运动和咬合特征，以指导正畸矫治方案的设计和调𬌗部位；②制作咬合板和功能性矫治器时，在蜡𬌗记录的辅助下不需要通过𬌗架的开闭调节颌间高度，所以可选择简单𬌗架（单向运动式𬌗架、固定髁导的多向运动式𬌗架）；③在进行模型外科设计时，因为不需要模拟下颌的非正中运动，所以一般可选择有配套面弓的半可调𬌗架；④自由运动式𬌗架不适合正畸临床的使用。

（五）𬌗架的调验及使用注意事项

（1）使用简单𬌗架时，要拧紧铰链关节的螺丝，使上颌体不发生偏摆。同时，修整模型的高度，使𬌗架的上下颌体不要张开过多，然后拧紧固定颌间高度螺丝。

（2）使用可调节𬌗架时，首先按平均值固定前伸髁导斜度、侧方髁导斜度、切导斜度，锁定髁球的正中锁闩，此时𬌗架只能做开闭运动，无偏摆。固定切导针的上刻线与上颌体平齐，此时𬌗架的上下颌体应平行，且切导针的尖端恰位于切导盘的中央。

(3)殆架属于精密设备,固定螺丝和取下模型时不能使用暴力。尤其对于盒式髁导结构的殆架,移动时应锁好正中锁闩,防止上颌体意外脱位。

(4)模型上殆架时,防止石膏过多,堵塞殆架的活动关节。殆架使用后,应彻底清洁,必要时活动关节上润滑油。

二、面 弓

(一)面弓的分类

面弓(face-bow)是记录个体上颌相对于髁突铰链轴(乃至颅部)空间关系的机械装置。根据所确定铰链轴的精确度,面弓可分为运动面弓(kinematic bow)和解剖面弓(arbitrary face-bow),运动面弓主要用于精确确定髁突运动的铰链轴和描记髁突的运动轨迹。解剖面弓选用经验铰链轴,进行颌位关系转移。

(二)解剖面弓的组成

1. 解剖面弓的基本要求 ①能确定上颌骨相对颅部的三维关系;②面弓材质刚度好,重量轻,不易变形;③各部件活动灵活,调节方便,精度好。

2. 解剖面弓的基本组成 ①代表颅部的弓体平面,呈U形;弓体的设计有固定式、滑动式、弹力式。在弓体的末端有确定后部参考点的装置,后部参考点常选铰链轴点或外耳道;在弓体的前方或侧方有确定前部参考点的装置,前部参考点常选眶下点或鼻根部;②代表上颌平面的殆叉;③将面弓各组成部分精确、便捷地固定在一起的固定装置。

3. 面弓的类型 根据面弓弓体的设计、前后参考点的不同,解剖面弓可分为不同的类型,常用的有facia面弓、耳塞式面弓、弹力式面弓、滑动式面弓。facia面弓的弓体不可调,用眶针确定前部参考点(眶下点),用髁杆确定后部参考点(铰链轴点),使用时需调节双侧髁杆的读数一致(图1-3-16)。耳塞式面弓的弓体不可调,用眶针确定前部参考点(眶下点),用耳塞确定后部参考点(外耳道),使用时需调节双侧髁梁的读数一致(图1-3-17)。弹力式面弓的弓体有弹性,在弹性范围内可保证面弓中线和正中矢状面一致,用眶针确定前部参考点(眶下点),用耳塞确定后部参考点(外耳道)(图1-3-18)。滑动式面弓的弓体前端有滑动关节设计,双侧联动可保证面弓的中点和正中矢状面一致,用耳塞确定后部参考点(外耳道),前部参考点可选眶下点或鼻根部(图1-3-19)。

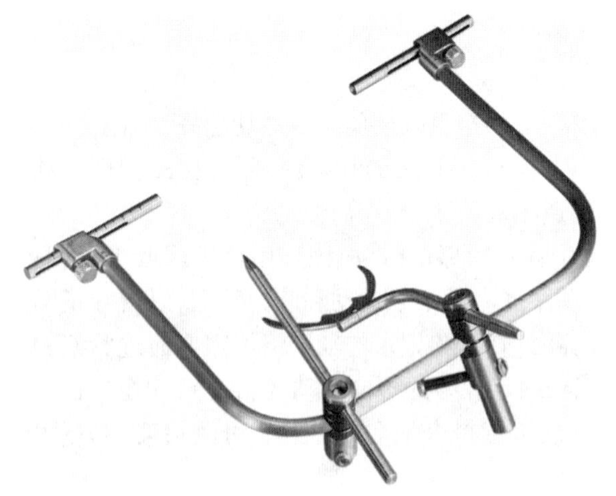

图1-3-16 facia面弓

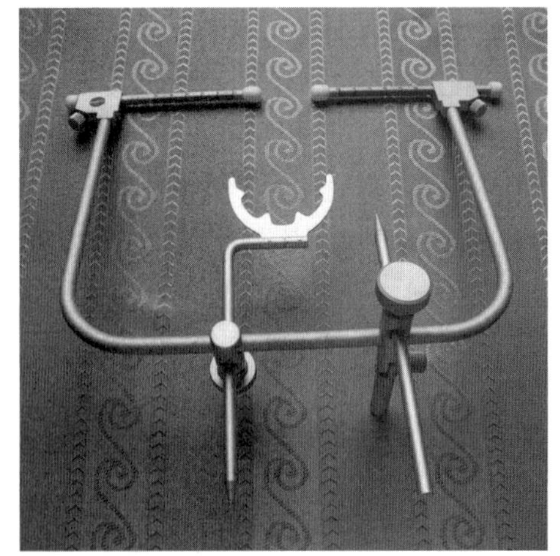

图1-3-17 耳塞式面弓

(三)解剖面弓的选择

在正畸临床中,应尽量选择操作简便的面弓。①后部参考点为外耳道的面弓,利用外耳道和髁突之间较恒定的空间位置关系,进行了补偿设计,省去了确定髁突铰链轴点的烦琐步骤;②弹力式和滑动式面弓双侧联动,不需要调节髁梁读数即可保证面弓中线和正中矢状面一致;③前部参考点为鼻根部的面

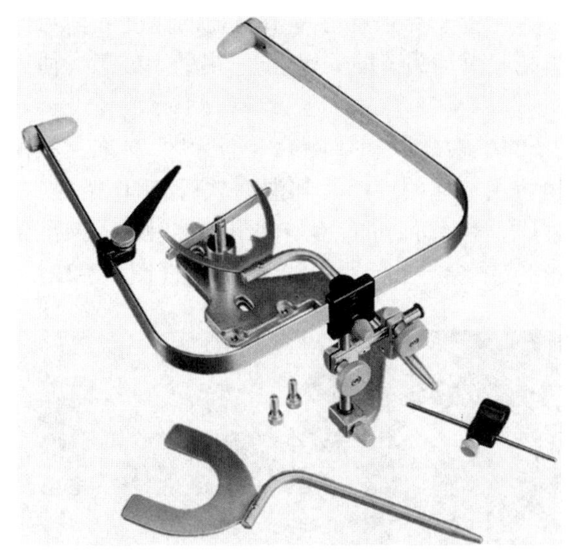

图 1-3-18　弹力式面弓

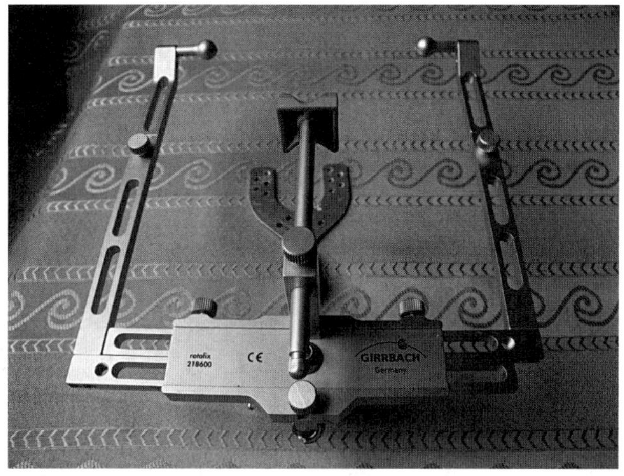

图 1-3-19　滑动式面弓

弓，鼻托定位方便，面弓的固定和𬌗叉的就位互不干扰，面弓转移的重复性好；④部分新型面弓的𬌗叉固定装置为三段式万向节设计，可依据颅面高度和𬌗平面的倾斜度自如调整𬌗叉，提高了记录的准确度；⑤新型面弓与𬌗架，配有专用的转移装置，极大地方便了𬌗架转移的操作。

三、正畸诊疗中的颌位转移

（一）适用范围

1. 咬合分析　在正畸治疗前、中、后，分析患者正中和非正中运动的咬合接触状况，确定可能的早接触和咬合干扰点，辅助制订矫治计划以及指导调𬌗。

2. 模型外科　制作颌态诊断模型（参见第五章），帮助正畸医师全面分析患者的颅颌关系，正颌外科术前模拟骨块移动，确定颌骨的移动方向和移动量，制作𬌗导板，为外科手术提供指导。同时预测术后的咬合状态，为术后正畸提供参考。

3. 确定颌位　正畸治疗前，当患者存在明显的功能性错𬌗，或伴有 TMD 时，需要通过颌位转移，制作稳定咬合板，确定治疗性颌位。

（二）颌位转移操作步骤

1. 准备工作

（1）模型制作：托盘应与患者牙弓形态一致，略大于牙弓，托盘内面与组织间约有 3mm 间隙以容纳印模材料。托盘边缘止于距黏膜皱襞 2mm 处，不妨碍系带、唇、舌及口底软组织的功能活动，托盘最好有防脱模设计。制取印模时，应选择弹性或硅橡胶印模材料，托盘旋转放入口腔，由后向前轻压就位，进行肌功能整塑。印模应准确，无气泡、脱模、变形，唇颊边缘伸展达龈黏膜转折处，唇颊舌系带、上颌结节、磨牙后垫区和舌侧翼缘区完整清晰。用低膨胀率的超硬石膏灌注模型的牙列部分，模型底座可用普通石膏或硬石膏灌注，但应有足够的厚度。充分干燥模型，必要时参考口内情况修整模型𬌗面的小瘤，干燥前上下颌模型勿对合，防止损伤牙齿的𬌗面形态。

（2）面弓和𬌗架的调验：如前述。需要特别注意的是，应该选择配套的面弓和𬌗架，不要将不同类型和不同厂家的装置混用。

（3）患者的告知：向患者解释颌位转移的意义，以及配合的重要性。颌位转移属无创检查，应耐心解释消除患者的疑虑，示范并让患者练习掌握必要的配合动作。

2. 面弓转移　以下采用 Girrbach 全可调𬌗架和滑动式面弓转移为例：

（1）确定髁突铰链轴点：利用运动面弓或经验法确定个体双侧髁突铰链轴点（详见本章第四节“髁突运动”）。Girrbach 滑动式面弓不需要确定髁突铰链轴点。

（2）固定面弓：将面弓的耳塞置入患者双侧外耳道，鼻托置于鼻根部。调节鼻托的高度和前后向位置使面弓弓体平面与患者的眶耳平面基本平行，拧紧鼻托和滑动关节的固定螺丝，由助手或患者协助保持面弓的位置（图1-3-20）。

（3）准备殆叉：将专用的咬合记录蜡烤软放置在殆叉的中切牙区和双侧第一磨牙区，对准上颌模型的上牙弓，轻压取得中切牙切嵴和磨牙牙尖的咬合。也可用普通的红蜡片加温变软后，制作蜡堤（一般两层蜡片即可），将殆叉固定在蜡堤上，要求：蜡堤包绕牙冠唇颊面2mm，不与软组织接触。殆叉准备好后，在患者口内试戴，确认与上牙列紧密贴合，无撬动，殆叉中线与上牙弓中线保持一致（图1-3-21）。

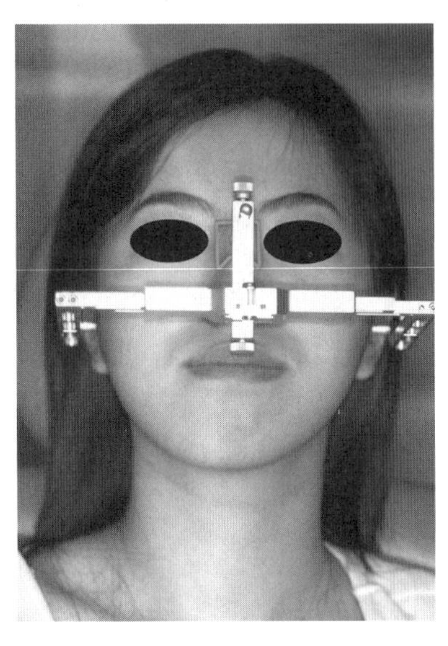

图1-3-20 固定面弓于患者颅部

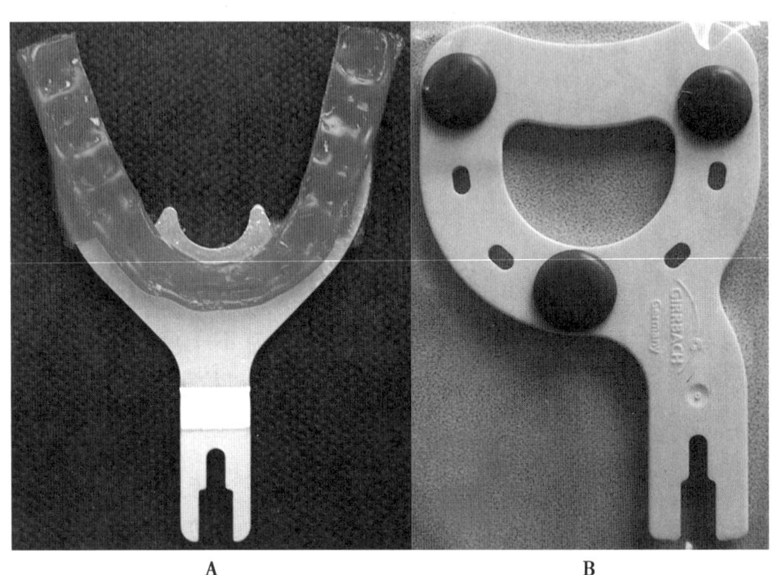

A　B

图1-3-21 准备殆叉

A. 个别制作的殆叉；B. 一次性殆叉

（4）面弓转移：将殆叉在患者口内就位，确保蜡堤与上牙列稳定接触，连接殆叉与殆叉固定装置并固定（图1-3-22）。再次检查确认后，松开面弓，将面弓和殆叉一并取下，防止移位，轻放一旁待用。

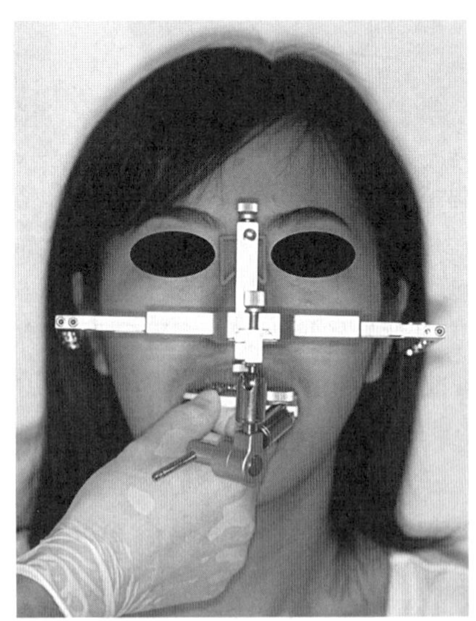

图1-3-22 面弓转移（殆叉在口内就位后固定）

3. 颌间关系记录

（1）正中关系（CR）记录：正中关系是指髁突与关节盘中间带相吻合，在关节窝的前上位正对关节结节后斜面时盘-突复合体的位置。正中关系记录是描述其他颌位关系和记录下颌运动的基础和立足点。记录正中关系常用的方法有双手扶持法和轻推颏点诱导法，采取直立位和仰卧位均可记录。有学者认为采用双手扶持法时选择仰卧位，采用轻推颏点诱导法时选择直立位，有助于提高记录的准确性。

一般患者取仰卧位，嘱其下颌放松。将颌间关系记录介质戴入口内，手法诱导下颌在正中关系位轻轻闭合，直到磨牙有最早的接触即止。取出咬合记录，修去多余部分，使咬合记录只与牙列接触，与软组织无接触，尤其注意磨牙后垫区。再次戴入口内校正，必要时重做一次。诱导正中关系位困难时，可配合快速张闭口运动、语音法、肌松弛治疗等辅助手段，耐心诱导。

（2）非正中颌位关系记录：①记录治疗性颌位，以便在殆架上制作咬合板，获得治疗性的尖窝接触关系；②利用Christensen现象，记录前伸和侧方髁道斜度。

（3）意义及注意问题：通过颌间关系记录，可获得下颌相对上颌的位置关系，结合上述的面弓转移,实际上转移了下颌相对颅部的空间关系。颌间关系的记录材料的要求:操作时容易塑形,冷却后有一定的强度,不易变形。可选用咬合记录专用蜡、硅橡胶、普通口腔科红蜡片等。

4. 𬌗架转移

(1) 上颌模型上𬌗架:将面弓和𬌗叉固定于𬌗架上,调整双侧髁梁的读数一致,眶针对准𬌗架的眶下缘指示尺,确认𬌗叉有良好的支撑,防止下沉移位。将上颌模型浸湿后在蜡堤上就位,根据模型底座与上架环间的距离,将适量调拌好的低膨胀率石膏放置在上颌模型底座上,关闭𬌗架至切导针与切导盘接触,修整石膏,将上颌模型固定在𬌗架的上颌体上。配有转移装置的面弓,不需要将面弓固定在𬌗架上,可直接将𬌗叉及其固定装置从面弓上取下,通过等效转移装置完成上颌模型上𬌗架的操作(图1-3-23)。

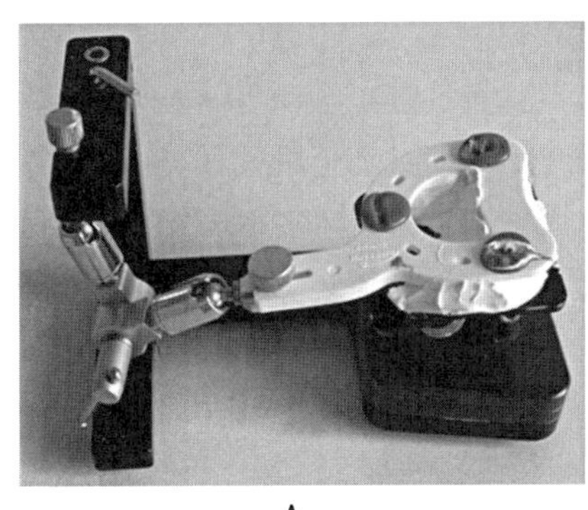
A

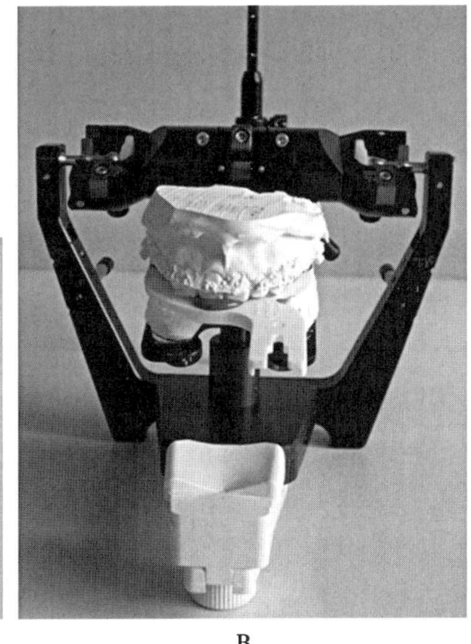
B

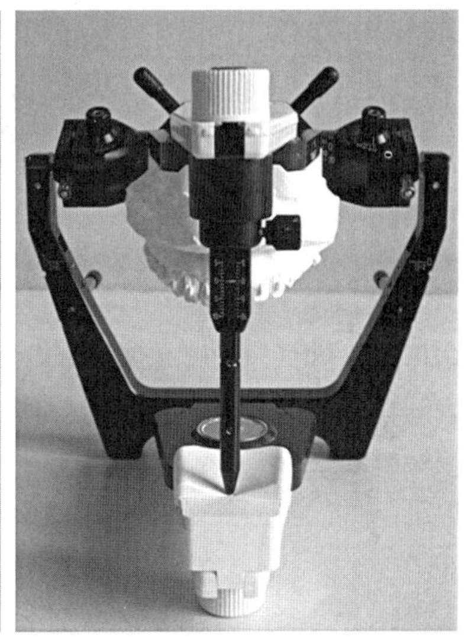
C

图 1-3-23　上颌模型上𬌗架

A. 𬌗叉固定在转移装置上; B. 转移台和上颌模型就位于𬌗架上; C. 上颌模型固定后

(2) 下颌模型上𬌗架:待固定上颌模型的石膏完全硬固后,取下面弓或转移装置,反转打开𬌗架,将下颌模型以正中关系记录就位于上颌模型上,确保上下颌模型与咬合记录紧密接触。浸湿下颌模型后,将低膨胀率的石膏放置在下颌模型的底面,关闭𬌗架至切导针与切导盘接触,修整石膏,将下颌模型固定在𬌗架的下颌体上。

如果只是进行一般的模型外科操作,到此即完成了患者的颌位转移(图1-3-24)。

如果要进行患者的咬合分析和模拟下颌运动,还应该进行𬌗架的校正,松开固定髁球的正中锁,确定前伸髁导斜度和侧方髁导斜度的个体值。校正𬌗架有两种方法:①用运动面弓确定患者的髁突运动数据,将记录数据直接转移到𬌗架上;②利用前伸𬌗记录,确定前伸髁导斜度,然后根据 Hanau 经验公式(侧方髁导斜度=前伸髁导斜度/8+12),确定侧方髁导斜度。前伸髁导斜度和侧方髁导斜度确定后,从牙尖交错位开始模拟下颌的前伸和侧方运动,调节切导盘始终与切导针接触,此时切导盘的读数即为切导斜度。全可调𬌗架可用自凝塑胶制作个体化的髁导盘和切导盘。

(3) 意义及注意问题:根据面弓转移和颌间关系记录,将上下颌模型固定在𬌗架上,方便直观地了解咬合接触情况、模拟下颌运动等。模型上𬌗架时,要预防模型的移位变形。

(三) 局限性

通过颌位转移可获得患者下颌运动和咬合接触的大量有用信息,但受到解剖因素的限制和操作因素的影响,颌位转移有一定的局限性:①绝大多数𬌗架和面弓为双侧对称设计,如患者的双侧颞下颌关节存在明显的不对称(如严重偏颌畸形的患者),则颌位转移就会产生偏差;②利用面弓和𬌗架进行颌位转移的理论基础之一是面弓的弓体平面、患者的眶耳平面、𬌗架的上下颌体平面三者等效,如果面弓

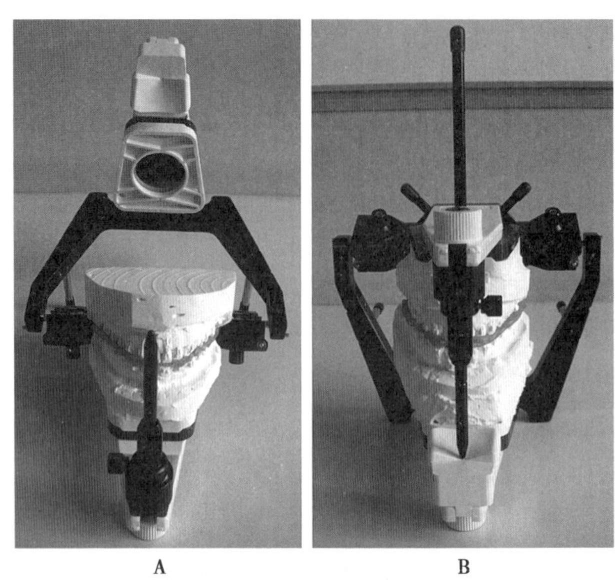

图 1-3-24　下颌模型上𬌗架

A. 反转𬌗架，下颌模型就位于上颌模型上；B. 下颌模型固定后

转移时弓体平面和眶耳平面没有平行，则会对转移后的𬌗平面产生影响；③即使是全可调𬌗架，对个体下颌功能运动（如咀嚼、叩齿等）的模拟也很有限；④颌位转移操作步骤多，术者操作的熟练程度对颌位转移的结果影响明显。实践应用中，应当了解颌位转移的局限性，认真操作，扬长避短，必要时进行一些校正，尽可能提高颌位转移的准确性。

（王艳民）

第六节　正畸治疗中的咬合处理

正畸治疗通过牙移动进行咬合的重建，是一种不可逆的咬合治疗手段。在这个过程中，口颌系统的相关组成部分都会受到影响，因此，如何使咬合的改变与口颌系统的功能相协调，对于正畸治疗具有重要的意义。为了实现这一目标，需要进行全面的咬合检查和评价，必要时还要配合调𬌗或咬合板的使用等手段。

一、正畸治疗中的咬合检查

正畸治疗中的咬合的检查包括检查下颌在所有可能的位置和运动中牙的咬合接触类型，包括正中关系位（CR）、牙尖交错位（ICP）、前伸运动、向右和向左的侧方运动。在进行𬌗的检查时，应该注意咀嚼系统是由能够收缩和放松的组织组成，并且其位置会随所用力量的不同而改变，因此，为了精确地估计咬合状况，在检查前应该让患者闭口至刚好有牙接触的位置，如果用力过大，可能有很多牙发生接触而掩盖了最初的接触点，尤其是在 CR 位时。各种各样的技术可用于检查牙齿上的咬合接触，一般是先询问患者是否存在牙接触及其部位，而后吹干牙面，用咬合纸加以证实。下面分别介绍如何检查下颌在各种运动和位置时的咬合接触情况。

（一）正中关系（CR）接触

首先要观察髁突是否位于其最适功能关系，即是否在肌骨稳定位（MS）。当髁突处于 MS 位时，位于关节窝的最前上位，紧靠关节结节后斜面，关节盘位于髁突与关节结节之间，当下颌单纯做 20mm 范围内的开闭口运动时，髁突保持于该位置。在 MS 位确定后，下颌闭口可以确定在这个关节位时的咬合情况，即正中关系（CR）接触。

1. 肌骨稳定位（MS 位）的确定方法

（1）前提条件：让患者充分地放松，可以让其舒适地后仰在牙椅上，以柔和、自信的语言进行诱导。

（2）Dawson 法：Dawson 提出了一种有效地引导定位 MS 位的方法：让患者躺下，颏部朝上，医师在其后方，双手的四指放在下颌下缘（其中小指在下颌角后方）施压感觉抵紧骨面，两拇指放在颏联合处且相对接触，对下颌下缘和下颌角施向上的力，而对颏部施向下后的力，这样可以引导下颌进入 MS 位。定位开始时前牙分开不超过 10mm，以确保关节韧带没有受到牵拉而使髁突移位。

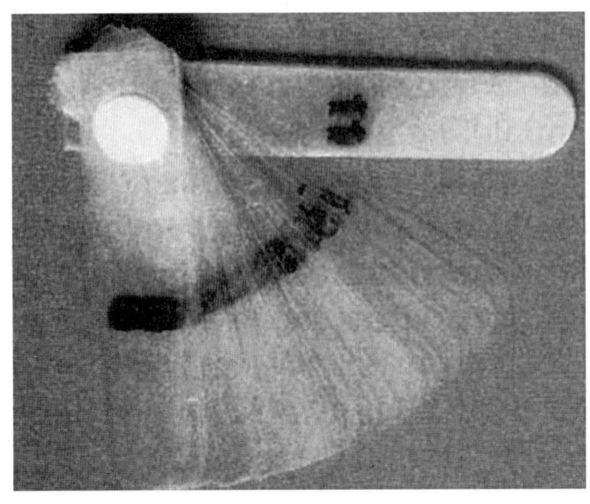

图 1-3-25　叶状规（leaf gauge）：用于辅助确定 MS 位，将足够厚度的 leaf gauge 咬在上下前牙间使后牙轻微分开，以获取 MS 位

（3）叶状规法：定位 MS 位的另一种方法是利用肌肉本身来定位髁突，这要用到一种叶状规（leaf gauge）咬在上下前牙之间，其原理是当只有前牙咬合时，升颌肌提供的定向力使髁突位于关节窝的前上位，叶状规就像一个支点，起到向前的阻挡作用，使髁突移位到 MS 位（图 1-3-25）。

（4）牙夹板法：还有一种方法是用前牙夹板（jig），jig 是戴在上前牙的一块小树脂，它对下前牙提供咬合阻挡，其作用于下前牙的面是平的且垂直于下前牙的牙长轴。当嘱患者用后牙咬合时，前牙与 jig 接触而阻止上下颌牙完全咬到，这时髁突在升颌肌的作用下定位到 MS 位。这种方法与前述的双手操作技术同时使用更为有效（图 1-3-26）。

2. 确定正中关系位（CR）接触　一旦 MS 位确定，下颌闭合就可以确定咬合接触关系。值得注意的是，在 CR 位最初的牙接触可能是不稳定的，因为这时如果对某些牙有损伤的话，这种损伤刺激会被神经肌肉系统所感知，从而激发保护性反射，使下颌移动到更稳定的位置。可以用咬合纸来记录最初的牙接触，这时患者只是在 MS 位用轻力使牙接触，这种接触应该是可重复的。

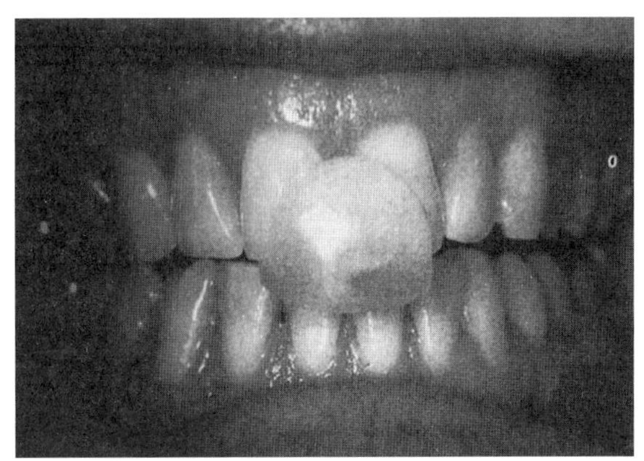

图 1-3-26　前牙夹板（jig）：配戴于前牙区以辅助获取 MS 位的树脂夹板

确定了最初的牙接触后，再次将髁突定位到 CR 位，下颌用轻力闭合，观察上下牙之间的咬合关系，然后嘱患者用力咬，观察下颌的移动情况。如果 CR 位的咬合不稳定，下颌会发生移动，脱离 MS 位进入更稳定的 ICP 位，这种移动被称为正中滑动（centric slide），说明缺乏稳定性。值得一提的是，CR 位最早是定义为髁突位于关节窝内的最后位而不是前上位，这种老的概念可能由于将髁突推入非功能性的边缘位而导致更大范围的正中滑动，然而当以前上位作为 CR 位时，正中滑动的范围大大缩小了。

（二）牙尖交错位（ICP）

主要检查 ICP 的几个特征：急性错殆（acute malocclusion）、咬合的稳定性、牙弓的完整性、垂直距离。

（1）急性错殆：是与功能性干扰直接相关的 ICP 的突然改变，可以被肌肉紊乱及囊内紊乱所诱发，患者可以感知这种改变。

（2）咬合的稳定性：是要观察 ICP 位和关节的稳定性，让患者处于垂直放松位，慢慢闭口至有最初的牙接触，然后紧咬，如果在轻咬和重咬之间下颌发生明显移动，说明关节位和牙位缺乏稳定性。通常在关节的 MS 位和稳定的 ICP 位置见只有很小的不调（1～2mm）存在，这种不调不会影响下颌的稳定性。

（3）牙弓的完整性：包括检查牙的缺失、移位、倾斜或过度萌出等。

（4）垂直距离：即咬合时上下颌牙弓之间的垂直距离，可受到缺牙、龋坏、牙移位、咬合磨耗等影响，检查中要留意垂直距离的升高或降低。

（三）非正中咬合接触（eccentric occlusal contacts）

对于大部分患者而言，在各种非正中运动中都是前牙引导，前牙的覆𬌗和覆盖决定引导的有效性。如果覆𬌗足够而覆盖很大，则上下前牙在ICP位时没有接触，下颌必须前移一段距离才能达到前牙咬合，获得𬌗导，这种𬌗导由于不能立即获得，因而是无效的。如果前牙不能接触，如前牙开𬌗，则由后牙提供𬌗导。

（1）前伸𬌗接触（protrusive contacts）：要求患者从ICP位前伸下颌，直到下前牙超过上前牙的切嵴或是下前牙已前伸8～10mm（两者以先达到者为主），用两种颜色（红、蓝）咬合纸来记录。先用蓝纸放在上下牙之间，嘱患者闭口前伸下颌几次，然后用红纸替代蓝纸，在ICP位叩齿，这样红色标记了正中接触，而没有被红色覆盖的蓝色则标记前伸接触。

（2）侧方𬌗接触（laterotrusive contacts）：要求患者侧向移动下颌至上下尖牙相对（end-to-end）或下颌移动8～10mm（两者以先达到者为准），观察侧方接触是尖牙引导，组牙功能还是只有个别后牙接触，舌尖的接触也应记录。可以用咬合纸或是上𬌗架记录。

（3）非工作侧𬌗接触（non-working contacts）：研究表明非工作侧𬌗接触更易导致功能性𬌗干扰，因此应仔细地检查。首先嘱患者以向工作侧方向移动下颌，这时在非工作侧发生的接触称为非辅助的非工作侧𬌗接触。然后用较大的力以上中方向作用于下颌角，力量要足以克服神经肌保护反射，使在非辅助活动中没有发现的接触表现出来，这种接触成为辅助的非工作侧𬌗接触。实际上辅助的非工作侧𬌗接触较非辅助者所占的比例要大得多，但是它们对咀嚼功能的影响不同。非辅助性接触对咀嚼功能有负面影响，在功能𬌗干扰中代表一种潜在的损害因素，而辅助性接触则保护了重负荷下同侧的颞下颌关节。研究表明，有辅助性接触者比没有者关节杂音的发生率低。关于这两种接触对咀嚼系统的影响不同的观点很新，至今仍然存在争议，需要进一步深入的研究。在检查非工作侧𬌗接触时，除了询问患者外，更可靠的方法是用咬合纸、木条（shim stock）或聚酯薄膜条（mylar strip）。以咬合纸为例，将其放在后牙间，让患者紧咬，然后向工作侧方向移动下颌，在此过程中始终以持续的拉力作用于咬合纸，如果下颌的移动少于1mm，咬合纸就被松开，则不存在非工作侧𬌗接触，依此检查所有的后牙。

二、正畸治疗中的咬合评价

正畸治疗中的咬合评价包括对错𬌗畸形严重程度的客观评价，即治疗需要评价，同时也包括对治疗后咬合状态等的评估。通常可以用𬌗指数进行评价。目前应用较为广泛的𬌗指数包括：①正畸治疗需要指数（index of orthodontic treatment need，IOTN）；②治疗标准指数（peer assessment rating，PAR）；③牙齿美学指数（dental aesthetic index，DAI）；④正畸治疗难度、结果、需要指数（index of treatment complexity，outcome，and need，ICON）等，最近又有关于新指数如：⑤正畸治疗难度指数（index of orthodontic treatment complexity，IOTC）的相关报道。在这些指数中，IOTN及DAI主要用于评价正畸治疗需要，PAR主要用于评价正畸治疗结果，而ICON不仅可对治疗需要及结果两方面进行评价，同时还引入了正畸治疗难度的评价指标，是较为全面的评价指数。

这里着重介绍一下ICON。ICON是近年学者们提出的一个新的指数，它综合了IOTN和PAR的特征，对患者和模型进行评价。评价内容包括五个部分：美观的评价，上牙弓的拥挤或间隙，反𬌗，前牙的开𬌗或深覆𬌗，后牙区矢状向的关系。每个部分都有一个评分标准以及相应的加权系数，最后的结果为各个部分的分数乘以加权系数后的总和。ICON第一次将对治疗难度、治疗需要和治疗结果的评价融为一体，以期为在不同国家建立正畸质量标准奠定基础。

三、正畸治疗中的调𬌗

调𬌗（grinding）有助于改善某些TMD或作为一些咬合治疗的辅助手段。由于它需要去除牙体结构，是不可逆的治疗方法，因此应依据其适应证谨慎使用。由于正畸治疗本身是一种不可逆的治疗手段，其治疗目标就是要达到较为理想的牙齿排列和咬合关系，因此在治疗过程中，调殆应该保守，除了对一些未经磨耗的边缘嵴、牙尖等牙体组织进行适当的调磨，使余牙取得更为广泛接触外，原则上不轻易进行调殆。对于一些引起暂时性殆创伤的明显咬合高点，可通过改变托槽的位置，戴用殆垫等方法处理；如果急于对其进行调磨，可能影响该牙在治疗结束时建立良好的咬合接触关系。但是，在治疗结束或即将结束时进行调殆，不仅可以大大改善整体接触效果，而且可以使咬合更加符合生理的要求，使其与关节、肌肉等咀嚼系统的其他组成部分的功能更加协调。

正畸治疗中的调殆，往往要求能够在釉质内进行而不伤及牙本质，如果由于某些特殊的原因，使调磨的量较大，而可能暴露牙本质的话，则要伴以修复治疗，这点在调殆开始前就必须给患者解释清楚，获得其同意后方可进行。因此，能够准确地预测调殆的效果，对于操作者是非常重要的。是否能通过调殆达到治疗目标，是由牙齿的错位程度所决定的。

（一）全面调殆(comprehensive grinding)

1. 原则及适应证　在正畸治疗中，全面调殆往往用于治疗接近尾声、进行咬合的精细调整时，它可以使咬合关系更加稳定、更符合最适功能殆的要求。可以从以下两方面进行：

（1）调磨颊舌向的牙弓不调：要求使髁突处于MS位后，参考“三等分的原则”(rule of thirds)进行(图1-3-27)。所谓“三等分的原则”，是指当上下牙在MS位发生最初的牙接触时，检查上下牙间的颊舌向关系，将后牙功能尖的内斜面从颊舌向分为三等份，如果一个牙的功能尖接触到对殆牙功能尖内斜面靠中央窝的1/3时，调殆能够在釉质内成功进行；如果一个牙的功能尖接触到对殆牙功能尖内斜面的中1/3时，最好用冠修复来解决咬合问题；如果一个牙的功能尖接触到对殆牙功能尖内斜面靠牙尖的1/3时，最好继续用正畸的方法对牙的位置进行调整。

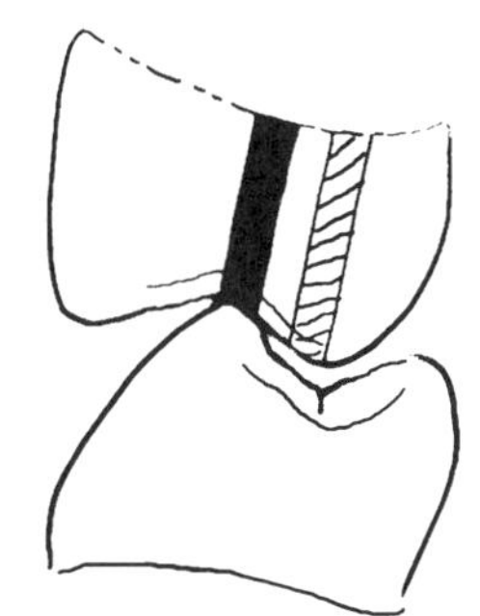

图1-3-27　调殆的“三等分的原则”(rule of thirds)：将后牙功能尖的内斜面分为三等份，通过对CR位时功能尖接触的部位，确定是否选择调殆

（2）调磨近远中向的牙弓不调：是观察CR位到ICP位的滑动，当滑动在2mm内时，可以通过调殆解决，超过2mm，则调殆可能超出釉质范围。滑动的方向也会影响调殆的成功与否。当牙尖较高时，垂直方向上的滑动更多，调殆较易获得成功，反之，当牙尖较平，水平方向上的阻碍更大时，则调殆往往不能局限在釉质内。此外，要准确地预测调殆的效果，还应观察上下前牙的位置与排列，以及它们之间的咬合关系，因为这决定了下颌在非正中运动中前牙接触是否能使后牙脱离咬合；如果前牙问题较严重，则不能用调殆解决，需要继续用正畸的方法对前牙进行再定位。在调殆进行之前，一定要从上述几方面对调殆效果进行准确的估计，如果口内检查难以确定，还需要精确的诊断模型上殆架进一步分析。

只有当选择了合适的适应证并且对调殆的效果有充分的把握时才能进行调殆。调殆如果实施得好，可以加强咀嚼系统的功能，反之，则可能引起咀嚼系统功能的问题，甚至加重以前可能没有被患者注意到的咬合干扰，形成刻意的咬合意识。调殆的效果极受操作者控制患者的能力影响，因为整个过程要求精确地控制下颌的位置和牙接触，适当抑制患者的肌肉活动，因此要求患者完全处于放松状态，同时要求周围环境安静平和，患者在牙椅上处于后倾位，充分理解和配合，在引导下颌进入期望的位置时，手法应该慢而准确。

2. 治疗目标　调殆治疗所要达到的目标为：①髁突处于MS位，所有可能的后牙中央尖与其相对的平面能够均匀地同时接触；②侧方运动时，前牙的侧方殆接触使后牙无咬合；③前伸运动时，前牙接触，后牙无咬合；④竖直头位时(如警备进食位)，后牙接触较前牙重。为了达到上述目标，需要建立：合适的CR接触位以及合适的侧方和前伸殆导。建立合适的CR接触位，即在MS位创造理想的牙接触。许多患者CR接触位不稳定，要滑动到更稳定的ICP位，调殆的目的就是使髁突处于MS(如CR)位时有一个稳定的牙尖交错接触。当牙尖接触到平面且伸颌肌收缩，则没有滑动产生，因此，要获得ICP位的理想接触，就是要改变或重塑所有的斜面接触使之成为牙尖和平面接触，这种接触可以有效地使殆力通过牙长轴。CR接触位不稳定所产生的滑动可能有向前上、向前上偏右或向前上偏左等几种。向前上滑动是由于上颌牙尖的近中斜面与下牙尖的远中斜面相接触导致。向前上偏右滑动可能因为发生了后牙的内或外斜面的接触，当右侧上下牙接触造成下颌向右偏，可能是由于上颌舌尖的内斜面与下颌颊尖的内斜面接触；当左侧牙接触造成下颌右偏，可能因为上颌颊尖内斜面与下颌颊尖外斜面接触或是上颌舌尖外斜面与下颌舌尖内斜面接触。而向前上偏左滑动的原因与上述正好相反。当然，上述定位的前提是牙在颊舌向排列正常，当相对牙是反𬌗时，接触斜面的定位就不同了。

3. 步骤和方法

（1）恢复全面的正常咬合接触：首先，要获得正中接触位（CR 位）。患者后仰躺在椅位上，医师用双手定位 CR，使患者牙轻接触，让其感觉首先接触到的牙齿，然后张口，吹干牙，用镊子将咬合纸放在患者认为先接触的那一侧，然后引导下颌在 CR 位牙接触，在咬合纸上轻叩，接触区就被定位于上下颌牙上，可能位于单颌或双颌、近中或远中、颊或舌斜面上。为了消除 CR 滑动，将这些斜面调磨成牙尖或平面。初学者应该用低速手机，避免去除太多的牙体组织；有经验者则可用高速手机，使牙和骨的振动小，患者感觉更舒适。具体的操作步骤如下：

1）当接触点位于靠近中央尖的斜面上时，将其磨除后，可能下次接触点会更靠牙尖。

2）当接触点位于靠近中央窝的斜面上时，将斜面调磨成平面，这也称为中空调磨（hollow grinding），因为中央窝被加宽了。切记不要改变上下颌牙的颊舌向关系，因为它是当髁突处于 CR 位时由牙弓宽度所决定的，因此，使牙尖接触斜面的唯一方法就是将窝加宽，形成新的平面。

3）将每对接触都进行检查、调磨后，使之形成牙尖对平面的接触，当这些新的接触都达到时，垂直距离可能比 ICP 位时高，别的后牙可能没有接触，这是需要适当减轻接触使余牙都能接触到。至于该调牙尖还是平面来减轻接触，应该观察非正中活动时牙尖的情况：如果牙尖与对𬌗牙面无接触，应该调磨对𬌗牙面；反之则应降低牙尖高度，但无论如何，应该保持其形态不变。

4）当所有后牙的中央尖均匀地同时与平面接触时，就达到了理想的 CR 接触。理想的状态是每个磨牙上有四点、前磨牙上有两点接触。但是因为调𬌗只能适当去除牙体组织，而不能控制所有牙的表面或位置，因此往往难以达到这样理想的接触，但至少应实现相对牙都有一点接触，否则没有接触的牙可能发生漂移，重新造成不利的接触关系。

5）在后牙接触时，应该减轻前牙的重接触，通常需要同时调磨上颌和下颌前牙，在调磨时，也应考虑到𬌗导的接触，从有利于𬌗导形成的角度来确定更多调磨上颌还是下颌前牙。

（2）获得合适的侧方和前伸𬌗导：当下颌进行侧方移动时，应该是尖牙接触而后牙无接触。当尖牙位置不正而不能立即发生接触时，调𬌗往往不能改变这种状况，只能让其他能够承担侧向力的牙先接触，逐渐引导至尖牙接触，这些牙可以是前磨牙和第一磨牙的近中颊尖。应该注意这种侧方移动不是静态而是动态的，牙接触在整个移动过程中都应得以控制直至尖牙接触、前牙接触。在这个过程中，所有提供𬌗导的牙都应有均匀、平滑的接触，而且应该是一组牙而不只是个别前磨牙有接触。应该注意：①可接受的侧方𬌗接触发生在颊尖而不是舌尖，舌尖的侧方接触和非工作侧𬌗接触应该消除，因为它们会产生非正中咬合不稳定；②在前伸运动中，前牙是最好的引导牙，前伸时下颌前牙顺着上前牙舌面滑行，后牙无接触，侧前运动时，侧切牙也可参与引导，当移动更向侧方时，尖牙开始引导。

当 CR 接触建立后，所有非正中方向的调𬌗都应该围绕它进行而不应再改变它。当患者的情况只适于组牙功能𬌗时，先要消除非工作侧的𬌗干扰，而后再来调整工作侧的𬌗引导。为保证已确定的 CR 不被改变，要使用红、蓝两种颜色的咬合纸进行调𬌗。先用蓝纸，吹干牙面后，嘱患者闭口在蓝纸上叩后牙，然后从 CR 向右移动后又回到 CR 位，在向左移后回到 CR 位，取出蓝纸换成红纸，在红纸上叩后牙后取出红纸，检查牙上的印迹，侧向运动是蓝色标记，而 CR 接触是红色，调磨蓝色标记以适应𬌗导的需要，但是不要改变红色标记的 CR 接触。对于组牙功能𬌗，理想的接触是在前磨牙的颊尖和第一磨牙近中颊尖上有侧方𬌗接触，调𬌗结束时，除了有利于𬌗导的上述颊尖上有蓝色的侧方𬌗接触外，后牙的𬌗面只有红色的 CR 接触；当下颌移动量足够大时，在尖牙上有蓝色的侧方𬌗接触，切牙上有蓝色的前伸接触。当患者前牙的位置和关系适于尖牙引导𬌗时，仍用红、蓝两种色的咬合纸进行多次的调整检查，最后确保后牙上只有牙尖和平面上有红色的 CR 接触，尖牙上有蓝色的侧方𬌗接触，切牙上有蓝色的前伸接触,尖牙上可能也有。

由于控制下颌运动的神经肌系统是防御性的,有保护性反射机制的存在,在正常功能下有𬌗干扰的牙接触可能不会表现出来,换句话说,在副功能运动时存在的牙接触在检查时可能发现不了,但是又需要将其消除。最好的方法是辅助患者的侧向运动:在其下颌向工作侧运动时,手法施力于下颌下缘和下颌角,方向为向上向中,使髁突进行只有在副功能运动时才会有的边缘运动,然后进行调𬌗。

(3) 调𬌗后的检查:当上述步骤完成后,并不意味着调𬌗已经结束,因为大部分步骤都是在后倾位时进行的,因此还要将头位调成前倾约 30°的垂直头位(Frankfort 平面与水平面成 30°),检查在该头位时,前牙接触是否较后牙重,如果是,应稍调磨前牙使之接触轻于后牙。但是如果直接询问患者往往容易产生误导,使其有意前伸下颌造成前牙咬合较后牙重的假象,因此正确的方法是嘱患者在警备进食位闭口叩齿,问其是后牙还是前牙接触重或两者相同,之后再决定是否进行调𬌗。

(4) 调𬌗后的医嘱:调𬌗后,患者的肌肉可能感觉很累,这是正常反应,要告知患者一些调磨过的牙可能感觉粗糙,但过一段时间就会重新光滑,患者不必太注意下颌位置或牙的接触,因为这样反而可能引起肌肉功能亢进。

(二) 部分调𬌗(partial grinding)

有时患者可能只需要部分选择性调𬌗,如有非常明显的非工作侧𬌗接触限制了下颌的运动,这种接触应予以消除,尽管消除后可能使下颌运动更自如,但也应该注意:如果只管消除非工作侧𬌗接触,而不考虑 ICP 位时牙的稳定性,那么该牙可能从咬合中移位而造成一种新的咬合接触,从而使调𬌗的好处得不到体现。如果脱离咬合的牙不再萌出,则造成 ICP 位接触的丧失,当咬合接触丧失,由牙周膜感受器所感知的下颌位置也就不存在了,患者会不断地寻求一种稳定的咬合位置,从而引起肌功能亢进(如保护性协同收缩)。对这种情况,最好的方法就是用修复的方式恢复咬合,建立精确、稳定的 ICP 位。

当颌位不稳定是 TMD 的主要病因时,不适于用部分调𬌗来解决,因为这时应该消除哪些干扰只是凭操作者的猜测进行,只有全面的调𬌗才是提高稳定性的办法。但是在有些情况下,部分调𬌗也是很有用的,如存在一个新的咬合干扰,单个牙松动或牙髓炎等,就需要用调𬌗来减轻咬合力。值得注意的是,使牙完全脱离咬合只是一种暂时性的治疗,随着牙的再萌出,症状可能再次出现。较可取的方法还是减轻牙在 ICP 位的接触,同时消除其所有非正中接触,才能维持牙稳定的功能关系,降低症状复发的可能性。

当牙松动和牙髓炎时,部分调𬌗是唯一的支持疗法,但它很少影响到病因因素,当牙高度敏感和松动而没有牙周病的症状时,应该考虑是否有副功能运动的存在,部分调𬌗有助于减轻牙齿症状,但很少影响副功能活动,因此这时应考虑针对副功能活动的治疗。

对于正畸-正颌联合治疗的患者,在术前正畸完成时,也常常需要进行选择性调𬌗,其目的是使患者在术后能获得较为稳定和均匀的咬合接触,避免由于咬合高点干扰了手术中受咬合引导的颌骨移动,或是使术后发生个别牙的咬合创伤。对于这类患者的部分调𬌗相对困难,因为要调的并不是口内实际的咬合状态,必须根据模型外科的指示谨慎调磨,从各个角度观察以消除模型咬合的干扰。如果需要调磨的范围太广、调磨的牙体组织太多,则应该放弃调𬌗,而延长术前正畸的时间,进一步精确的对牙齿进行调整和定位。

四、正畸治疗中的咬合板使用

咬合板(occlusal appliance or splint)是一种可摘矫治器,通常由硬质塑料制作而成,配戴于单颌牙的𬌗面和切端,和对𬌗牙形成精确的咬合接触。其作用通常是暂时提供一个更稳定的关节位,或是提供一种更舒适的咬合状态,使神经肌肉功能恢复正常,当然,咬合板也可用于正畸治疗中保护牙及牙周组织免受异常的咬合力。此外,当某种错𬌗畸形被怀疑与 TMD 有关时,可以通过戴用咬合板获得更为理想的咬合状态,如果 TMD 症状没有消除,则该错𬌗畸形可能不是 TMD 的病因,那么就没必要进行正畸治疗以消除 TMD。

咬合板的种类很多,正畸治疗中常用的有:再定位𬌗板、稳定𬌗板、前牙平面导板、后牙平面导板、软弹性殆板、外科用定位合导板等。在正畸治疗中，殆板不仅可用于放松肌肉、消除患有 TMD 的正畸患者的症状，而且作为诊断工具，用于达到稳定、舒适、可重复的颌位，并且通过髁突的再定位，实现正常范围内的可重复的下颌运动。

1. 再定位殆板（repositioning splint）　在以下情况存在时，应该在治疗前配戴再定位殆板（图 1-3-28）：①有 TMD 症状和体征者；②由于咬合干扰的存在，形成异常的神经肌肉运动型，从而使 RCP 或 CR 难以确定者；③在进行咬合重建的正畸治疗或正颌术前常规戴用；④下颌运动轨迹不稳定者。殆板的配戴要一直持续到：TMD 的症状和体征缓解了；达到了稳定、舒适、可重复的颌位（在殆板上有稳定的咬合接触 3 个月）；患者可以完成可重复的下颌运动时。因为再定位殆板可用于 CR 位的确定、检查髁突的稳定性，还可以检验患者对于正畸咬合改变的反应，因此，作为一种保守的矫治器，它在正畸诊断、制订治疗计划、实施矫治等阶段都起着重要作用。

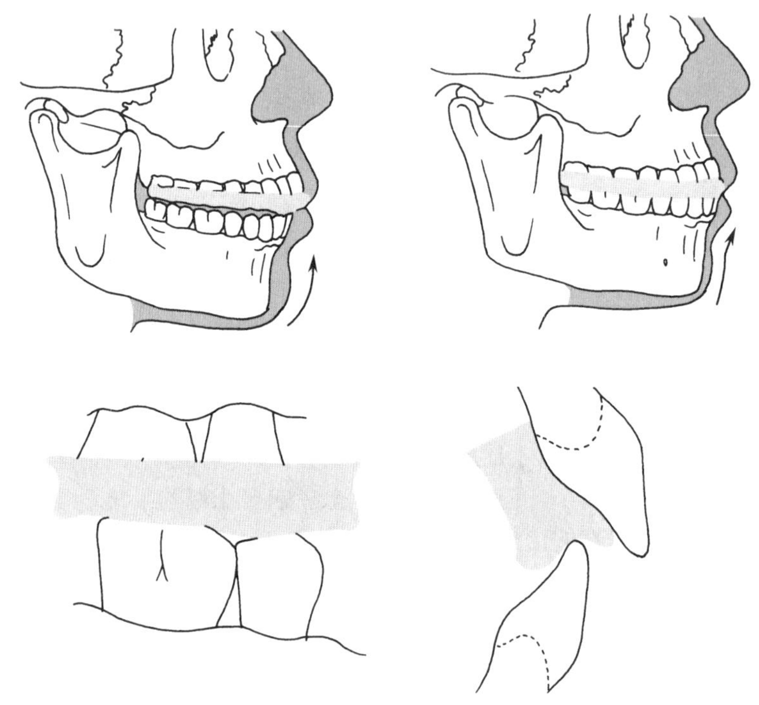

图 1-3-28　再定位殆板

在关节症状（疼痛、弹响等）缓解的下颌前伸位确定下颌牙与殆板的接触关系：
所有下颌牙在该位置与殆板均匀接触

2. 稳定殆板（stabilization splint）　在正畸治疗中，殆板一般用于上颌，多为稳定殆板（图 1-3-29），侧方运动时形成组牙功能殆（相互保护殆），还要求表面光滑圆钝、配戴舒适。其制作步骤如下：

（1）面弓转移颌位关系，蜡殆记录 CO；

（2）蜡殆记录最初的 CR，这时 CR 可能不是真正的 CR，只有当下颌位置稳定后，才能取得真正的 CR 记录；

（3）用 CR 记录将模型安装在半可调式殆架上的；

（4）检查习惯性咬合位（CO）和 CR 是否不调；

（5）在 CR 位制作稳定殆板，注意闭口时下颌后牙的颊尖同时与殆板接触，前牙轻接触或不接触，消除前伸和侧方殆干扰。即前伸位时前牙和尖牙引导，后牙脱离接触；而侧方和侧前运动时，只有尖牙接触。

患者配戴殆板后，要定期检查并用蜡殆记录下颌位置的变化，将蜡殆上到初始模型上标记下颌位置的变化，当下颌位置稳定后，就能精确的记录 CR 位时的下颌运动及咬合关系，从而为制订准确的治疗计划提供依据。殆板配戴后，往往可以揭示由于髁突偏离 CR 位而掩盖的牙颌畸形，为正畸治疗达到最

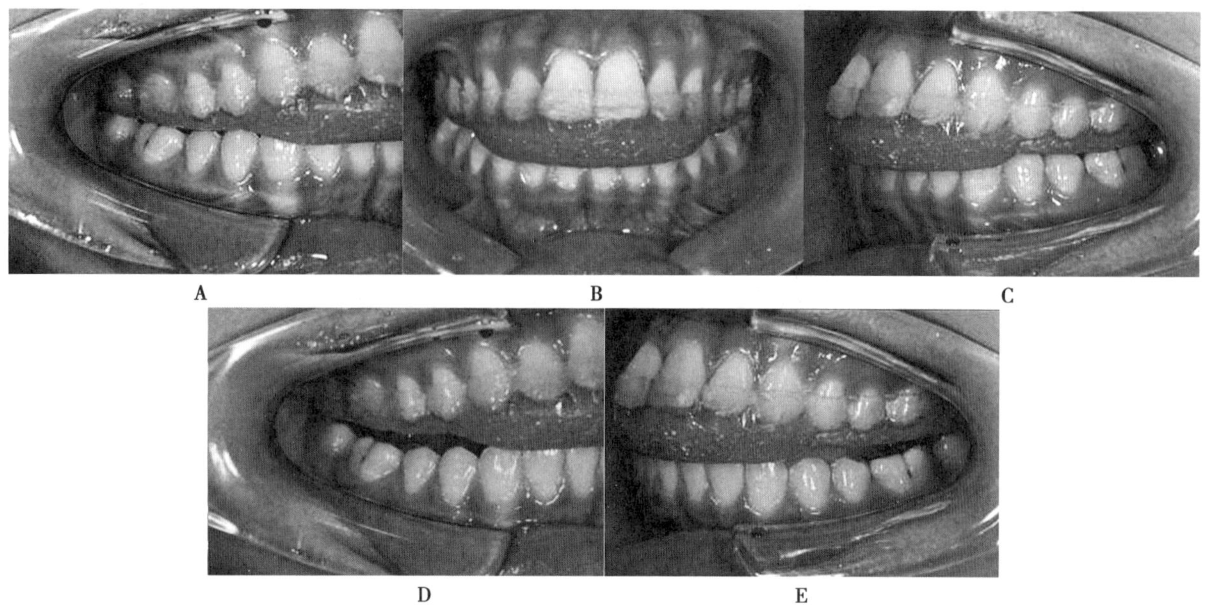

图 1-3-29　稳定船板

A～C. 在 CR 位时，所有下颌牙的切缘和颊尖都与船板同时均匀接触，后牙接触更重；D、E. 前伸位时前牙和尖牙引导，后牙脱离接触

适功能船奠定基础。

3. 后牙平面导板　正畸治疗中还有很多时候要用咬合板保护牙及牙周组织免受异常的咬合力。例如，如果反船或锁船畸形的覆船较深，在矫治的时候，就需要配戴船板，以免在牙移动过程中产生咬合高点，而对牙周组织带来创伤。这种咬合板可根据矫治需要配戴于上颌或下颌，使用时需要注意以下几点：

（1）船板的厚度一般以正好使需要矫治的牙齿脱离咬合锁结为宜，但是如果咬合锁结过深，一次配戴过厚的船板可能使 TMJ 感到难以适应，这时，应该在尽量不增加 TMJ 负担的前提下逐次加高船板，并配合对伸长的牙齿进行压低和必要的调船。

（2）在反船或锁船解除后，应逐次调磨降低船板高度，恢复咬合接触。

（3）如果需要配戴船板的时间较长，应该对未被船板覆盖的牙齿的伸长情况予以关注和控制，必要时可将船板延伸至覆盖单颌的所有牙齿，只是在某些部位适当加高而已。

4. 软弹性船板（soft resilient splint）　软弹性咬合板是用特制的软弹性材料，放入空气压缩机内在模型上压制而成。具有快速、方便、准确、舒适等优点，适用于夜磨牙和紧咬牙患者。在船面的咬穿处，即为应该调改的咬合高点或干扰点。

5. 外科正畸船导板（wafer and splint）　主要使用于外科正畸手术中的颌骨定位及术后暂时固位导

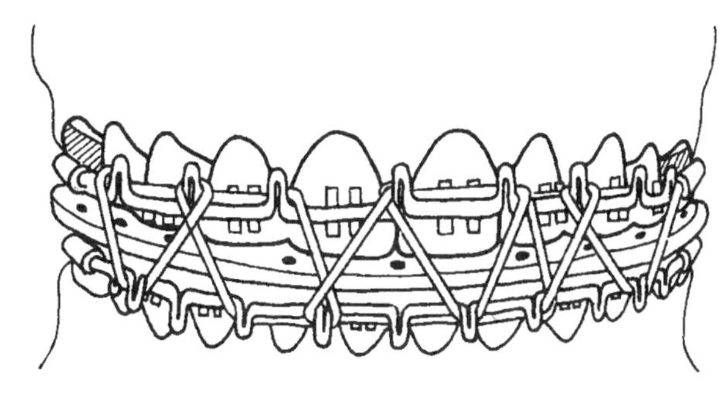

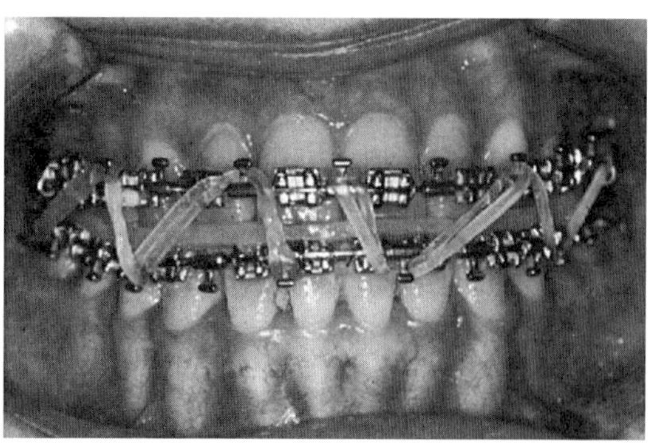

图 1-3-30　正颌外科定位船导板

引。应在术前正畸结束时，在石膏模型上，模拟手术后咬合状态而制作，可分为终末𬌗板（final splint）及中间𬌗板（intermediate splint）两类。厚度不宜太厚，应不超过下颌姿势位时息止𬌗间隙高度（图1-3-30）。该𬌗导板还可使髁头在关节窝内保持松弛无压力状态，减小固定期肌肉压力及关节窝内积液粘连（详见第十七章第五节）。

（赵　青）

第四章 正畸中的美学

牙颌畸形与颜面审美的联系最为密切。作为人的第一印象，错乱的牙列、前突的门牙、异常的颌骨及不协调的口唇关系，不仅影响美观、发音、影响咀嚼，易患龋齿、牙周病、颞下颌关节病，此外，更深一层的危害是影响牙列、颌骨、颅骨的正常发育。进而影响身心健康及生活质量。

在我国文字中，很多以"齿"作为偏旁的词语，如"龇"、"龅"、"龋"等都与美丑的描述相关，并形象地表达了牙齿在审美中的重要地位。在文学中，人们用"龃龉"（上下牙齿不齐）比喻嫌厌不合，用"龌龊"描述肮脏不洁，用"龇唇历齿"（遮不住门牙的嘴唇，稀疏的牙齿）来形容丑人。在艺术中，采用"龅牙"（前突的门牙）、"豁齿"（缺牙）、"獠牙"（暴露于外的犬齿）来标记丑人、恶人、厉鬼的脸谱。这种社会审美意识的影响，流传甚广。也说明在面部审美中，牙齿整齐与否的特殊意义。此外，牙颌畸形的形成和发生时期，正值儿童心智发育阶段，因而，这种世俗的对牙齿排列的美丑观，对患儿身心健康和性格的形成有着重要影响。特别是现代社会，随着物质和精神文明的进步，社交活动的发展，文艺电影宣传的影响，这种口齿"第一印象"的影响将会越来越突出。

口腔正畸治疗的基本目标是恢复牙列的美观、功能、健康、稳定。在临床门诊中，患者的主诉，尽管大多是要求矫治不整齐的牙齿排列或恢复其正常功能。但更深层的期望多是出于"爱美"方面的考虑。从美学的内涵上，既包括牙列、口唇及颜面形态的对称、和谐、协调等视觉上的"舒适和美感"，也包括恢复口齿功能的健康、舒适、稳定等身心上的"愉悦和快感"。人类社会是社交的社会，随社会的进步和发展，人们需要广泛的交流和互往，需要提高生活的质量。重视牙齿外观及健康，也是社会进步及发达的标志，反映着一个国家社会物质与精神文明水平。

爱美是人的本能，而不是人的奢求，这也常常是患者内心深处难以启齿和最敏感的东西。著名正畸学家 Tweed 在读过一位因上牙前突，开唇露齿，因而自卑、羞于见人，从而影响其个性成长的儿童来信后写道："这世界应该是孩子们幸福生活的地方，如果因为牙面畸形阻碍了他们的幸福和未来的婚姻，作为正畸医师，哪怕有一点可能性，我们也应竭尽全力来帮助他们"。实际上，不仅是孩子，在青年及成年人中，因牙颌或口齿形态畸形影响其心态、性格、求学、求职、处境、婚姻等的情况也十分常见。1959 年日本口腔医师山崎清在一篇题目为"关于美丑与性格的论文"中，报道了对日本青少年学生进行的调查结果，发现容貌差者性格多倾于内向型，认为容貌对性格有很大影响。2000 年我国正畸医师陈嵩在对患有不同程度错聆畸形大学生的调查中，发现重度错聆患者的内向性人格倾向和情绪不稳定性人格倾向均高于健康人群。因此，尽管，正畸医师所进行的是局部的口颌畸形的矫正治疗工作，是在重建美观的口齿形态，但从更深一层的责任上，是在重塑一个畸形患者的新的美好人生，这是正畸治疗的最高目的，也是正畸医师崇高的职责。因此，作为正畸医师，学习一些有关美学的知识，掌握有关颜面审美的方法，提高自身的审美素质十分必要。

第一节　牙及颜面审美的美学基础

一、美学及美的基本形态

人类生活中，美学是在社会物质生活与精神文化生活的基础上产生和发展起来的，是一门古老而年轻的学问。“美学”作为独立学科的名称，最早由18世纪德国哲学家鲍姆嘉通（Baumgarten）命名。他在1735年发表的《关于诗的哲学思考》学位论文中，第一次使用了“美学”这一概念，鲍姆嘉通认为，人类知识体系中，当时，理性认识有逻辑学在研究，意志有伦理学在研究，而感性认识却没有一门科学去研究，因此他建议成立一门新的学科专门研究感性认识，并于1750年正式用古希腊词语Aesthetik命名出版了对这门新科学的论著。按希腊文的原意Aesthetik是“感觉学”之意，但鲍氏在其著作中，一开始便不是简单地谈感性认识，而是谈对美的认识，即美感的认识。我国将其译之为“美学”是来自20世纪初日本学者中江肇民对西文Aesthetics一词的直译“びがく”，而我国美学家李泽厚先生则认为，如用更准确的中文翻译，应为“审美学”更妥。

关于什么是美学及美学研究的对象，至今有着不同的意见和争论。按马克思的定义，美学“是研究自然和艺术中的美的科学”，其中，“自然”包括大自然和社会生活，即人类客观现实及主观感受中的自然美、社会美。两者合称为现实美。而“艺术”则是现实美的集中体现、升华和创造。由于美的事物都是具有可感的个别形象，离不开它的“表现形式”。形式是构成美的形象中必不可少的条件，只有通过其形式——形式美，作用于人的感官，影响人的思想感情，才能给人以“悦耳悦目”、“悦心悦意”、“悦志悦神”的审美感受，因而，自然美、社会美、艺术美、形式美作为美的基本结构形态，是美学研究涉及的重要领域。

1. 社会美（the beauty of society）　指人类现实生活中社会事物的美，是美最早存在的形式。社会美主要包括：人自身的美、劳动产品的美、环境美三种主要形式。

（1）人自身的美：人与动物最大不同之处是人是社会的人。在社会实践中，人的活动都具有目的性。人本身的美与人的理想（对社会制度的理想、对人际关系的理想、对人的品德的理想）有紧密的联系。人的美强调美的内容，体现了人类对高尚的精神面貌——内在美的追求。这种对社会美的追求具体表现在不同时代人类所描述的那种富足、和睦、公平、自由的社会（如大同世界、天堂）及所歌颂的模范人物（例如中国人心目中的诸葛亮、包公、关羽以及现代的雷锋等）所表现出的智慧、无私、忠诚、献身精神等内在品德上。人的美是社会美的中心。

（2）劳动产品的美：劳动创造了人，创造了人的世界。人的劳动产品体现着人的创造、智慧和力量。劳动产品一般都是实用和美的结合，从建筑、道路、桥梁，以至于到电脑、汽车、锅碗、衣具等生活用品，以及我们口腔学科加工制作的修复体如义齿、烤瓷冠、正畸托槽、弓丝等。劳动产品不仅具有实用的功能，也表现在造型美上，例如，错位牙的矫治、人工义齿、颌骨缺损修复体的制作等的完美功能与形式结合上，即在实用的基础上体现出时代的审美情趣，并影响人的精神。因此劳动产品的美属于社会美。

（3）环境美：人的劳动环境、生活环境也是构成社会美的一个重要方面。从广义上，环境是指人在现实中各种外部条件（包括社会条件和自然条件）的总和，如社会中真挚的友谊、和睦的家庭、宽松的氛围，以及自然环境中绿荫的庭院、宽敞的家居、洁净的诊室等。环境的美首先要考虑人的活动和交流，如：医院的环境应有利于患者就诊、养病的方便、安静，诊室设计要求舒适、美观等。外部环境常常表现一定时代、不同个人的一种精神面貌，同时也对人的精神状态产生影响。环境美是人类社会生活不可分割的有机组成部分。

2. 自然美（the beauty of nature）　是指自然事物的美。人类生活在大自然中，千姿百态的大自然以它原有的感性形式，如日月星辰、江河湖海、山川花鸟、四季变幻唤起人的美感。自然美的特点是侧重于形式，自然界的某些属性如色彩、形状、质感是自然美形成的必要条件，如火红的云霞、皑皑的雪峰、碧蓝的深潭、山花盛开的原野……如泰山的雄、华山的险、峨眉的秀、青城的幽……又如碧玉的圆滑、羊绒的纤柔、沃土的细腻等，它们体现的美，皆与色、形、质分不开。但自然美从其形成来看，要能成为美的对象，还决定于它与人类物质生活、精神生活的联系，它是一定社会实践和社会生活的产物。人类社会存在前，大海、山川、森林等的雄、秀、奇、险对自然本身而言没有美的意义，随着人的社会实践发展，作为人的生活环境，为人提供生活资源，人类才对那些改造过或未经改造的自然（日月、沃野等）产生崇拜并引起美感，从而将自然与人的生活和思想联系在一起，也才能产生诸如：“绿水本无愁，因风皱面。青山原不老，为雪白头”的联想思绪。以及诸如：“行到水穷处，坐看云起时”的审美情趣。同时，自然美可以培养人的情操、寄托自己的理想，能从中得到休息、消除疲劳。对人类自身而言（包括我们从事口腔正畸的执业医师）热爱大自然，培养对自然美的欣赏，是提高个人审美素质的一个重要方面。

3. 艺术美（the beauty of art）　是指人的艺术作品的美，艺术作品源于生活，但高于生活，是现实美（包括社会美和自然美）的提炼、升华和创造。它和其他劳动产品的区别为：艺术不是直接为满足实用需要，而是满足人的审美需求，给人以精神的影响。艺术美作为现实美的集中表现和高级形式，更鲜明地体现了美的本质，同时，其作品也体现了艺术家个人对社会和自然的认识、评价和理想。正畸学之父Angle医师曾说："正畸学研究的是一门与人体面部形态密不可分的艺术"。就已明确地指出了正畸学的内容及与艺术美的直接联系。

艺术作为人所创作的可通过人的感官去把握和欣赏的作品，可表现出人对客观现实（社会美、自然美）的审美感受，可再现人对现实的认识、寄托人的情感。根据艺术作品对现实生活的表现与再现，和所用的手段的不同，艺术美大体分为以下三类：

表现的艺术美，如建筑、工艺、音乐、舞蹈、书法等所表现出的静态和动态的造型美；

再现的艺术美，如雕塑、绘画、摄影、戏剧、电影、电视等所反映出的生活形象美；

语言的艺术美，如小说、诗歌、散文等所表达和演绎出的故事和意境美。

口腔正畸学所涉及的牙面形态美和功能美，应属于再现的艺术美内容。

4. 形式美（the form of beauty）　形式美是指社会生活、大自然、艺术作品中的六大形式因素：色彩、线条、形体、声音、质感、味觉等及其它们之间有规律的组合所具有的美感。此外，在长期观察中，人们总结概括出了美在形式上的一些共同特征——形式美的法则（如单纯齐一、对称均衡、节奏韵律、多样统一等）。这些法则，具有相对独立的意义，有着基本可循的规律。一方面人们接触这些外在形式，如对称均衡，便能引起美感，甚至不去考虑它的内容。同时，形式因素还是创造美的一种活跃因素。形式的应用，可以赋予创作者情感上的表现力，如画家用弯曲的小路（曲线）表现曲径通幽、建筑师用平行的柱石（平行线）表现殿堂的庄严、安稳等。

医学美学作为一门以人体解剖形态及生理活动为基础的学科，更十分关注人体的"形体美"，这就必然涉及美学中有关形式因素及"形式美法则"的应用，因此，作为口腔正畸医师，在学习美学及掌握美学中的基本审美方法、审美经验和培养创造美的能力上，对形式美规律的掌握和学习应是学习美学知识的重点内容。

二、形式美的特征和主要法则

形式美具有自身的特征和规律（法则）。要了解形式美，首先应熟悉一些形式因素（如色、声、香、味、触等）对人的视、听觉、触觉（眼、耳、鼻、舌、身）产生的影响，并熟悉其各自的特性。这些特性，人们都能感受得到，并与职业有关，是美的自由创造的基础。如画家对色彩的敏感、雕塑家对形体的敏感、建筑师对线条的敏感、音乐家对音符的敏感、正畸医师对牙齿整齐敏感等。进而，应熟悉形式美的法则，这些法则间，既有区别又有联系，是多样统一的。形式因素可以产生联想，达到某种特殊感受。形式美的法则概括了现实中美的事物在形式上的共同特征，是人类审美经验的总结。研究形式美是为了推动美的创造，达到美的形式与美的内容高度统一。

1. 美的六种主要形式因素

（1）色彩：人们对色彩的感觉是最迅速、直接而敏感的，色彩可使人产生联想，并能触及到人的心理活动，可使人愉悦或厌恶。它是形式美的重要因素，也是美感最普及的形式。例如，通常认为，红色是一种喜庆的颜色，黄色是明朗的颜色，绿色是一种平静的颜色，白色是一种纯洁的颜色，黑色是一种沉默的颜色等。这种对色彩的不同冷暖感受源于人们对生活的体验。因为在生活中红色常常使人联想到节日的红灯笼、红烛、兴奋发红的笑脸……，黄色联想到灿烂的阳光、醉人的油菜花、贵重的黄金、帝王的黄袍……，绿色联想到森林、草地、湖水……，白色联想到白雪、医师的白服、羊脂玉……，黑色联想到黑暗、恐怖、死亡……。在颜面的审美中，我国戏曲中的脸谱色彩，就是艺术化、直接化地将角色的外貌色彩与公众的道德评判融合在一起。例如红脸关羽的赤胆忠心、黑脸包拯的忠耿正直、粉脸曹操的阴险奸诈……而对口腔色彩的审美而言，唇牙色彩是最注目的，雪白的牙齿，红润的唇色，"唇红齿白"是美的标志,“美白”已成为口腔广告宣传的特殊修辞语言。

(2) 线条:通常认为,直线表现刚劲,曲线表现柔和,波状线表现流畅,平行线表现安稳,交错线表现激荡,辐状放射线表现奔放。17 世纪英国著名画家威廉·荷迦兹特别推崇曲线,他在其著作“美的分析中”着重对线条进行了分析,认为波浪线、蛇形线组成的物体,能给人的眼睛以一种变化无常的追逐,而产生了乐趣。因此,他认为曲折的小路、蛇形的河流都是美的。从此之后“曲线美”也就成了至今仍流行的名词。人体,包括口腔正畸中最关注的颜面侧貌形态,就可归纳为三个 S 形曲线的组合,充分体现了“曲线美”的特征。(图 1-4-1)

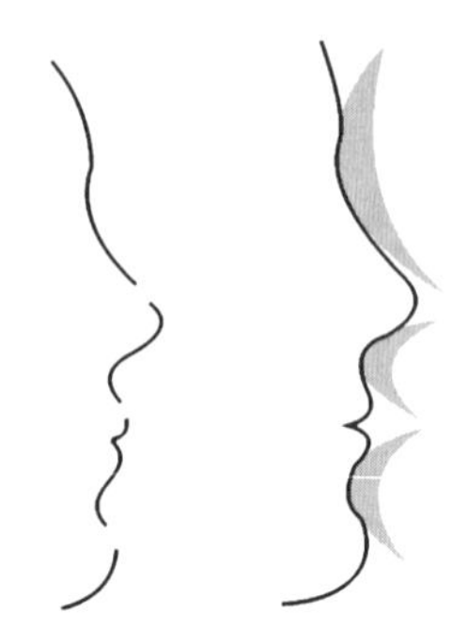

图 1-4-1　颜貌侧面的三个 S 形及三个弧曲

(3) 形体:形态体积的方圆大小可表现不同的特性。如:女性的蛋圆形脸、圆润的下颌显得柔和,男性的方脸、微突的颏部显出刚毅,又如物体的一般形态视觉中,正三角产生安定感,倒三角有倾危感,窄而高的形体有险峻感,宽而平的形体有稳定感等。形体的“大”和“小”也涉及其美感,英国美学家柏克认为,在大多数的语言里,老百姓爱的对象是用小(mini)来称呼的,如“小乖乖”、“小鸟”、“小家伙”……。因此,美的对象比较而言是小的。我国明清时代推崇的“小脚、“樱桃小口”以及现代小表、小手机、小点触地的高跟鞋等,也含有小即美的形体特征。但政治家的看法恰恰相反,例如拿破仑就凭他的权力曾发了一道勒令“凡是大的,总是美的”,尽管他本人很矮小。因为在人们的日常语汇中,大也是喻美的,如博大、伟大、广大、宏大等。

(4) 声音:声音是人类社交的工具。发音的大小高低、抑扬顿挫、清浊粗细,会给人以不同的刺激和感受。声乐中常用嘹亮的高音表达青年人的青春激情,用浑厚的低音表达老年人的稳重。戏曲中常用高腔代表正义,用尖言尖语刻画小人。不同的音调、长短、节奏等组成旋律、乐曲,可以抒发情感或给人以愉悦或悲怆。整齐的牙列作为发音的重要辅助器官在声音的形式美中是不可忽视的。

(5) 质感:是触觉和视觉的感受。粗细、滑涩、柔硬、冷暖……可对人产生不同的感受效果。如釉质光洁明亮的牙齿与发黄无光泽的四环素牙,丰润光滑的唇与皲裂脱皮的唇,细嫩的脸与痤疮瘢痕的脸……。又如握手时,手的粗糙、硬冷、湿涩感与柔软、温暖、纤细影响着双方的接触感觉,人脸的皮肤色质,体现着人的年龄性别,也反映着个体的岁月沧桑,常影响人们交往的第一印象和判断。质感在形式美感中的作用也是十分明显的。

(6) 气味:主要是鼻和舌的感受。气味中的香-臭、清-浊,五味中的酸、甜、苦、咸、辣,均是人类生活中每日感觉、感受并调整心情、心境和激发人们忧喜悲愁的调剂品,是产生愉悦、悲怆的重要美感因素。人们也常常用“百味人生”、“气味相投”、“味同嚼蜡”、“索然无味”等来表达对人、对己、对事、对物、对周围世界的审美感受。气味的感受是人每日生活中不可缺少的刺激因素。

2. 形式美的六大主要法则

(1) 单纯齐一:或称整齐一律。“单纯”指美的形式因素之间没有明显的差异和对立。如色彩中的某一纯单色:蔚蓝如洗的天空,深蓝碧色的大海,白雪皑皑的群山,绿草如茵的草原,使人产生明净、纯洁的感受。而“齐一”是一种整齐的排列,如田中的秧苗、行列中的士兵、团体操中的方阵。此外,同一形式连续出现,即“反复”也是一种整齐的美,如电线杆的排列、大桥上等距的栏杆。“齐一”和“反复”能给人以秩序感,在反复中还能体现一定的节奏感。健康整齐的牙列就含有单纯齐一及节奏感,而拥挤错乱的牙列则会损害这种有序的单纯齐一美。

(2) 对称均衡:“对称”是指以一条线为中轴,左右(或上下)两侧均等。如人体中的眼、耳、手、足、牙列都是两侧对称。对称具有安静、稳定的特性并可起到突出中心的效果;“均衡”的特点是两侧不必完全等同,但在量上却左右接近。仍然保持其稳定的特性,如甘肃出土的东汉铜奔马——“马踏飞燕”。奔驰的马虽然前后不对称,仅一支右后腿踏在燕身上并支撑整个造型,但却给人以稳健的感受(图 1-4-2)。此外,一些舞蹈的造型、盆景的造型、建筑的设计都不对称,但却具有均衡的特征。均衡在静中倾向于动,可以说是对称的变体。这些法则也是我们在矫治异位牙、不对称拔牙等的审美中,应予注意和掌握的原则。

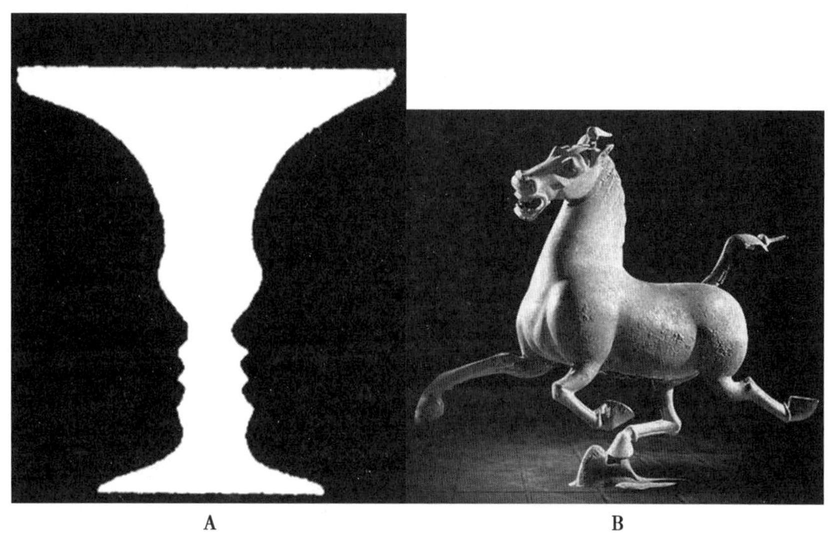

图 1-4-2　对称均衡

A. 对称（彼得-保尔对称头影杯）；B. 均衡（马踏飞雁）

（3）调和对比：调和和对比反映矛盾的两种状态。“调和”是在差异中趋向于同，“对比”是在差异中趋向于异。“调和”是将两个接近的形式因素相并列，使之融和、协调、在变化中保持一致。例如相近的不同颜色红与橙、青与紫间的配和，以及同一色彩深浅、浓淡的配和等。调和给人以流畅、舒坦的感受；对比是把两个极不相同的东西并列在一起，使人感到鲜明、醒目、振奋、活跃。如色彩中的黑与白、红与绿的反差。在实践中，如人眼的“黑瞳白睛”、化妆中的“唇红齿白”、书法中的“白纸黑字”、写意画中“万绿丛中一点红”的色彩效果等。“对比”加强了意境中的视觉冲击，可烘托出所表达的主题美感。除色彩外，对比还涉及其他形式因素，如形体的对比（大小、高低、宽窄）、声音的对比（高低、抑扬、尖细）、质地的对比（粗细、滑涩、冷暖）等。

（4）比例：指一件事物整体与局部、局部与局部间的关系。比例匀称才能给人以美感。中国古代画论中，对人体不同姿势头身比例“立七、坐五、盘三半”的说法，及山水画法中有关景、物、人关系“丈山、尺树、寸马、分人”的画面格式，体现了艺术家对人体及景物间比例关系的合理安排。对人体的解剖研究也证实，一个匀称成人个体，身长约与双臂间长度相等（图 1-4-3），而头与全身的比例约为 1∶7～1∶7.5。而人的正面结构中存在“三停五眼”的比例（图 1-4-4；见图 2-5-6、图 2-5-9）。

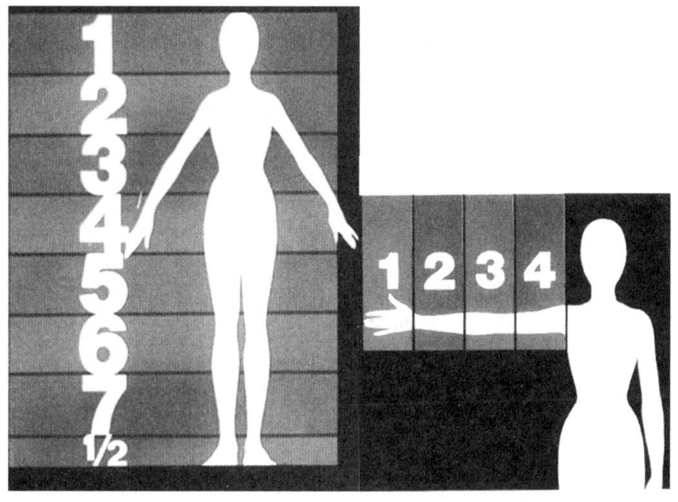

图 1-4-3　人体比例：身高≈双臂间长；头∶全身≈1∶7

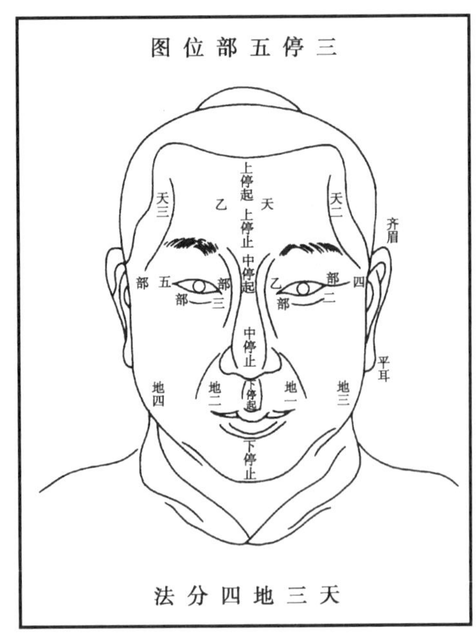

图 1-4-4　中国古代对人正面观的三停五分法

"黄金比(golden ratio)"是古希腊哲学家毕达哥拉斯对最佳数值比的一个重要发现,他通过多次折断木棒,比较其长段与短段最满意的比例关系,发现它们间的比值为 1∶0.618,并可表达为公式 a∶b=(a+b)∶a,即长段∶短段=(长段+短段)∶长段。这一神奇的比例关系后来被另一位古希腊哲学家柏拉图命名为"黄金分割"。以后,数学家欧几里得由此研究出黄金分割矩形,画家达·芬奇通过尸体测量,发现人体各部间存在黄金比,并将其运用于绘画中,得到了极好的美学效果。目前"黄金比"已广泛应用于绘画、工艺、建筑、医学、农业等中,我国数学家华罗庚提出的"优选法"就是对 0.618 黄金比规律的应用推广。

"$\sqrt{2}$比规律"源于日本学者对佛教庙宇建筑结构中的长宽比,以及上下层宽度比的研究,发现寺庙优美的矩形设计呈 1∶$\sqrt{2}$的比例关系,即 1∶1.414 的关系。并且这种$\sqrt{2}$比例也较广泛存在于绘画和建筑艺术的设计中。以后,一位日本口腔医师 Nakajima 将其引入对容貌的面部测量研究,报道显示,日本美貌少女的面部结构间也存在$\sqrt{2}$的比例规律。

(5) 节奏韵律:"节奏"是指运动过程中的强弱变化以渐变、交替或重复的形式连续出现。在生活和自然中都存在节奏,如日月运转,四季往来。昼夜交替,海潮起落。人体的呼吸心搏,以及音乐的节拍,建筑中的柱窗排列,绘画中的疏密安排等。构成节奏有两个重要关系,一是时间关系,指运动过程;一是力的关系,指强弱变化。节奏能引起视觉、听觉的快感,减少单调感,增强感染力。我国正畸学者包柏成通过对牙、牙周的观察,提出:正常殆人牙齿的排列方向、牙冠形态、高度的渐变,牙颈缘弧线的起伏,上下牙间的交错咬合就体现出节奏的美感。

在节奏的基础上赋予一定的情调色彩便形成韵律。韵律更能给人以情趣,满足人的精神享受。例如诗歌,在字节排比及音律押韵的节奏中充满着激情,胜于单纯文字的描述,被古人喻为"文如饭,诗如酒"(饭仅饱腹,酒可醉人)的意境,也就是对韵律的赞美。

(6) 多样统一(variety and unity):又称"和谐",这是形式美法则的最高级形式。

"多样"体现各个事物个性的千差万别,"统一"体现各个事物的共性或整体联系。多样统一是将多种因素有机组合在一起,既不杂乱,又不单调;既活泼,又有秩序;既统一,又有个性。多样统一法则的形成是人类自由创造内容日益丰富的产物。这一法则包括前述单纯齐一、对称均衡、调和对比、比例匀称、节奏韵律等因素。它强调在内容中求形式,变化中求统一,参差中求整齐,是追求一种"不齐之齐"的和谐,是美的形式与美的内容的高度统一。人颜面部结构中的眼、耳、鼻、口、齿的和谐结合就体现了多样统一。唇-齿-面视觉和功能的和谐也是我们正畸个性化矫治的最高境界。

三、美感及美育

医学审美活动包括两个方面:审美主体和审美客体。在与正畸有关的审美概念中,审美客体(被审美对象),应主要指"人体形态美",侧重于对人的牙齿、颌骨及颜面"容貌美"的各种"形式美和美的形式"及其应用规律的认识。而审美主体(审美者),则主要指口腔医师,同时也包括患者(因为患者既是被审美的客体,也是自身审美主体)以及关心患者的社会人士的美感、审美经验及美育等。本章所要讨论的内容,主要是正畸医师的审美感受(美感)、审美经验、患者的审美心态以及美育,则重点讨论正畸医师审美素质的提高。

1. 美感(aesthetic feeling)　美感是人接触到美的事物时所引起的一种感动和愉悦。是综合着各种心理活动因素的一种审美感受,这种审美感受首先是被动的,没有客观的美的事物存在,美感无法产生。同时，美感也是人对美的主动反应，没有感知，则无从谈美。美感既具差异性、多样性，又具有普遍性和共同性。在颜面审美中，人的自身观念，影响着对事物的评价，“相由心生”，同一面孔，有人觉得美，你认为不美，即所谓“各花入各眼”，“情人眼里出西施”。同一演员的容貌，在扮坏人时感觉丑，演好人时感觉美。同样的微笑动作，有人感到温馨，有人感到寒噤。这说明美感不仅取决于审美客体的属性（色彩、形态、线条、声音、气味、质地等），还强烈地体现出审美主体的情感和个性特征，同时，也表现出它鲜明的社会性、差异性。

但另一方面，人们对颜貌五官的“外表美”却又存在着惊人的共识和统一。如靓丽的形貌、精美的衣饰，会招来路人共同注目；又如，对断臂维纳斯雕像，蒙娜丽莎微笑等的赞叹，世代无异，说明人的美感是有共性的。

美感是人类所独具的高级情感活动。造成这种审美感受的差异性和共同性不仅与个体先天因素（气质型和能力型）有关，而且，主要和个体所生活的后天环境有关。即与审美者所处的历史时代、民族环境、社会阶层，以及个人的生理条件、心理状态和美学修养水平密不可分。

（1）美感的时代性：人生活在社会中，不同时代有着不同的审美趣味及审美理想。例如，史前时代，谋生是第一任务，人的每日生活方式必须全神贯注于狩猎、谋食。美是和食物相连的，突颌、锐利的尖牙也许更有利于撕咬搏击，也许更美。中国文字“美”字，从羊从大，羊是人类第一个被驯养的动物，羊肉可食，皮可御寒，羊体现了饱和暖，同时也是被征服的象征，羊大为美，可以间接说明美的时代烙印。又如，在对美人形体美的评价中，我国不同历史时期也存在着不同的审美标准。在两千多年前的诗经“卫风”中，描写美人为“硕人”，硕者高大白胖也。《后汉书·马援传》记述的“楚王好细腰，宫中多饿死”，生动刻画了当时人们对细腰美的追求。在魏晋六朝时代，则以瘦削为美，如《孔雀东南飞》中用“口如含朱丹，指如削葱根，纤纤作细步，精妙世无双”描写焦仲卿妻的美丽和娇态。在唐代，则以胖为美，保存下来的唐代绘画中，美人都是宽颐、人中长、露肩和体态丰满。据传杨贵妃就很丰腴，以致“六宫粉黛无颜色”。至明清时代，赞美妇女，常以“长项削肩、瘦不露骨”，即脖长、体匀称、不胖不瘦，及鹅蛋形脸、小脚为美。现代国内流行的模特儿选美比赛中，则多偏重于身高和“三围”的形体，但对口面的要求较模糊，将牙齿的标准，特别是牙的排列放到了较次一级的地位，以致有报道评价模特儿说：“简直无法正视其笑时的露牙窘态”。应当看到，牙列的整齐健康是健与美的标志，而对牙齿健美的认识是与社会的文明和富足同步的，对牙列审美的不足，也间接反映出我国现今在形体审美观方面的落后及差距。

（2）美感的民族性：不同地域的民族，由于地理环境、生活习俗、文化传统的差异，形成了各具特点的审美民族特征。以正畸学最注目的牙齿及面型特征为例，何为美，存在着不同的民族认识差异。

1）牙齿：人们都赞美整齐雪白的牙齿为美，但也有以染齿为美。据载，过去傣族的诗歌中形容最美丽的姑娘就曾用“长着乌鸦一般的黑齿”来描述。在澳大利亚密克罗尼西亚土著居民每逢节日活动和社交时，染黑牙齿，称为“齿饰”。中国台湾高山族人喜嚼槟榔染黑牙齿，据中国台湾《风山县志》记载，当地常常举行一种庆典仪式，集体用烟墨染黑牙齿。至今，在我国西南、西北等傣族、维吾尔族及藏族地区，仍有以门牙镶金来显示其富贵和漂亮。此外，损齿、凿齿为美，在一些民族中也曾流行。如东南亚地区马来土人，至今仍有把牙齿锉成斑纹以示其美。据说越南沙族和布标族的女孩长到13、14岁，男孩长到15、16岁时要举行锉牙仪式，中国台湾布农人拔除侧切牙，表示成年。苏丹南部的努埃尔人和丁卡人会在小孩门牙一长出来后就将其拔掉，一般是拔去上面的两颗和下面四颗门牙。他们认为，有门牙的人看上去像豺狼。

2）面型：对头面形态美的认识也各不相同。有报道写道：“非洲西北海岸的土著人把头部压成尖圆锥形为美”，“塔希堤人把高鼻子视为侮辱的字眼，为了美观，他们把小孩的鼻子和额压平”。世界地理杂志展示的马来洛洛族妇女，在自己的嘴唇上穿孔，挂上一个叫做“呸来来”的金属或竹制的大环作为装饰，缅甸卡扬妇女则喜爱在脖上挂银圈，每岁增一圈，以致如取掉银圈，颈细而不能持头，并以此为美。又如，对口形的评价，华夏民族多以“樱桃小口”赞美女性，主张“笑不露齿”，同样，日本妇女在公共场合，也都习惯以手“掩口而笑”。但西方人则比较欣赏大嘴，如电影演员索菲亚·罗兰的嘴形，并认为微笑时牙齿露及牙龈缘，口角能延及第一恒磨牙的宽月形笑为美，而黑人则以唇红部浑厚，上下唇前翘最为性感。

（3）美感的社会性：在人类社会中，不同阶级、阶层，不同职业的人，其审美的出发点及认识存在着差异。1966 年一位口腔正畸学家 Linn 曾做过这样一个有趣的社会调查，题目是“牙外观的社会意义”：作者以 1862 名 20 岁的青年人为对象，设计了这样的问卷：“格林一家经过长期积累，准备买一套住宅，最后已能支付这笔钱了，但此时，他们 13 岁的儿子因为牙齿拥挤畸形变得害羞。在牙医处就诊后，医师说，牙齿能够而且应该矫治。但这将花掉他们的大部分积蓄，而不能买房子了”。提问是：“选择房子还是选择正牙？”。结果 80% 的回答是选择正牙。再进一步追问正牙的动机，其中受过良好教育的被调查者，主要考虑消除孩子害羞对身心的影响，而工人阶级的被调查者主要考虑孩子的健康而未提及害羞。由此，作者提出，对美的追求，在不同阶层有共识，但也有区别。随文化水平和层次的提高，容貌对人的心理影响将越来越受重视。

社会中不同职业、年龄和性别，审美感受也存在差异。例如，面对同一面部表情，画家敏感于五官形色的变化，心理学家能分析出其内心异常，美容师会发现其颜面局部、发型等的眦点，正畸医师更注意牙齿排列……。年龄差异也影响人的审美感受，年轻人容易接受新观点，求新求异，强调外形（发式、化妆）的变化和引人注目。而年龄较大者多习惯于旧的传统，喜欢庄重和适用，不愿过分突出。此外，性别不同对美的认识和关注也不同，一般女性较男性更细致、敏感和主动。

在现代信息社会中，颜面美的评价和追求更受宣传左右。特别是电视、电影。在 20 世纪 80 年代，日本的著名演员山口百惠被公认为是最有影响力、最美的女性，甚至其唇侧畸形异位的“虎牙”也曾被推崇为美。以致 1986 年据 NHK 的调查，对这种尖牙唇侧错位畸形的看法，认为“可接受”者占 35.5%，认为“有个性”者占 37.7%，仅有 13.5% 的人不喜欢。可见明星效应对社会潮流导向的影响。当今社会中，电视、电影、报纸、杂志，每日都在对人们的认识进行诱导，作为社会成员中的个体意识不可能不受其影响和左右。

（4）美感的共同性：尽管受社会、民族、年龄性别等因素的影响，但在社会生活中，人的审美观仍存在很多共同的东西。如道德准则、文化传统、社会伦理、民族意识等均可以引起共同的美感。以对“形体美”的感知为例，尽管对其美的判断很模糊、很难模式化，没有绝对的标准。但不同时代、不同民族、不同阶层、不同性别和年龄的人对人面的“容貌美”存在着惊人的共识。1960 年英国心理学家 Iliffe 进行过一次女性颜面美的社会调查研究，他在伦敦一家大报上发表了精心挑选的在相同条件下拍摄的 12 位 20～25 岁女性照片，代表了不同的女性面型，供公众按容貌美的顺序排列。结果，4300 名不同性别、年龄和职业的人几乎给予一致的回答。1965 年美国社会学家 Vdry 将相同的 12 张照片发表在“星期日副刊”上，仅在美国参加的各阶层人士就达十万人。结果不仅对谁漂亮有着一致的回答，而且对三个最高得分的选择，美国读者和英国读者完全一致，即存在国际一致。

美感的共同性，是我们可能建立一个相对客观的、普遍的、共同的和科学的审美标准的基础。一般而言，审美评价的客观标准应包括以下三个方面的要求：①对真（真实性）的审美要求；②对善（社会功利性）的审美要求；③对美（形象性）的审美要求。而社会中，个人主观的审美评价标准只有符合社会普遍的审美标准时才能得到社会的普遍赞同，否则，就会成为偏见。

口腔正畸学从来就关注人面的“形象美”，但从治疗学的角度，正畸医师更关注评价牙列及颜面“容貌美”的审美共性标准。在判断：正常与异常、漂亮与生动、靓与丑的审美观察中，了解上述产生这种美感差异性和共同性的历史原因和表现，对提高口腔医师自身审美直观力、知觉力、和理性判断力十分重要。

2. 审美经验（aesthetic experience）　系指美感活动的经验积累，是审美主体（这里指正畸医师）进行美感活动的心理基础和必要条件。审美经验的积累有先天因素的，如无意识的原始文化心理、民族审美心态等。但起决定性因素的是通过后天学习和实践而获得的经验，包括在美感活动中获得和积累的直接经验，及通过学习和教育所获得的间接经验两种。

审美经验在审美心理活动中具有“同化”和“顺应”两种特点。所谓“同化”是指审美对象与自己的审美经验相适时，美感经验能积极融入美感活动中并得到丰富和加强。所谓“顺应”是指审美对象与自身的审美经验不相适时，能积极调整自己原来的审美经验以适应新的对象，并形成新的经验模式。"同化"和"顺应"在美感活动中互相补充，使审美主体的审美经验不断丰富和发展。审美能力不断提高。

正畸医师作为审美主体，审美经验必不可少。正畸治疗的疗程长，患者就诊时都希望选择老医师，就是信赖老医师有丰富的实践经验。就治疗而言，患者并不关心诸如 X 线头测量数据测量、使用的技术、力的设计等，患者最关心的是多久能治好，疼不疼，以及治疗后能改善到什么程度。所谓经验丰富不仅指技术、方法的运用、诊断设计等，还包括治疗前不同医师对个体审美的观念、认知、预测评估，以及对患者个人审美心态的掌握等。后者将直接关系到治疗的最终效果和成败。

审美经验的积累是正畸技能水平提高中十分重要而必不可少的知识积累。作为年轻医师，通过书本学习及向老医师请教，是积累审美间接经验的重要来源，但最终要成为一个成功的医师必须直接进行亲自实践，从自身体验中去发现审美的差异，与时俱进。在审美经验"同化"和"顺应"中总结教训，让每一次施治过程为新的审美过程作积极准备，以孕育更高层次的审美需要。这是提高专业审美能力的必经途径，而年轻医师在顺应时代要求上，应更具优越性和创新性。

3. 审美心态　指在审美活动中，审美主体对美的认识、反应和心理表现。在涉及美容的正畸治疗中，患者不仅仅是被审美的客体，也是评价自身美的审美主体。正畸治疗与治疗其他常见口腔疾病如：龋齿、牙周炎、口腔黏膜病、口腔肿瘤等的不同之点为：由医师说了算的成分相对较低，而必须充分尊重患者的愿望和要求，特别是成人患者，必须充分得到患者的理解后方能施治。前已述及，由于人的不同美感差异，对美的要求和层次也各不相同，因而，了解和重视不同层次就诊患者初诊、治疗中及治疗后表现出的形形色色求美心理、审美心态和行为表现十分重要。

（1）患者的审美心理：医学美容中，对此有着各种不同的分类。但临床上一般可概括为三种心理型：①一般心理型：占大多数，能正视和正确评价自己的容貌缺陷，治疗情绪和心态正常、治疗合作。②性格缺陷型：如表现出孤僻、固执、暴躁、偏激、优柔寡断等。性格的缺陷可导致自卑、忧虑、不合群、情绪低落等不良心态。对于此类患者，医师的语言暗示、态度作风极易影响患者的就诊。故诊疗中应尽量让患者感受到医师对其治疗问题的深切同情和把握，获得患者的充分信任，消除疑虑；并应以身作则，循循诱导患者在生活中加强修养，完善性格。③心理障碍型：表现为精神高度紧张敏感，并多有精神创伤史。这类患者多为成人，常系主动求治，但检查结果与主诉不合，多为夸大。对外人的注视、语言等高度敏感、猜疑，对治疗要求和期望常过分、挑剔、疑虑。有人将心理障碍型归属于精神失态症，即神经官能症。对该类型患者治疗应十分慎重，决不要轻易施治。需与精神科医师会诊，或进行必要的心理咨询及精神治疗后，方能实施正畸治疗。

（2）患者的审美心态：也是正畸治疗中必须应对的重要问题，常影响其治疗进程及效果。审美心态的不正常，可表现于患者就诊治疗过程的始终。如初诊时可表现为求治心切、期望过高、疑虑……，在治疗过程中急于求成、恐惧、害怕……，在达不到自身的过高期望值或治疗不理想后，恼怒偏激，甚至产生过火行为等。

对治疗中患者不同的心态表现，只要我们注意作好咨询、解释工作，注意适应证和禁忌证的鉴别，注意医疗中的语言、形象和护理，特别是周围（医师、同事、亲友）良好的语言安抚是患者最重要的精神鼓励和自信心的支柱。如果我们能自始至终：重视就诊患者的精神状态及心理的综合分析、注意加强医护人员的素质修养、注意与患者建立良好的信任关系，由医务人员、患者及亲属共同构筑的有益环境，将有助于患者度过治疗过程中的心态不稳定期。

4. 美育　美育一词由我国近代教育家蔡元培先生始译自德文，系指审美教育，即主体审美能力的训练提高。就正畸医师而言，其美育内容，可概括为以下方面：

（1）医师自身素质的美育：人的素质包括遗传所决定的先天素质，如身体、智商、特长等。也有通过后天的教育、自身努力和实践发挥出来的潜能，如品德、兴趣、知识等。通过后天教育充分发挥其审美的先天素质和后天潜能，是美育的重要目标。正畸医师自身素质的美主要体现在：职业形象美和职业道德美，即外在美与内在美两方面。

1）职业形象的美：正畸医师和美容医师一样，所从事的是直接改善患者外表形象的职业。这种职业的特殊性决定了必须把自身形象，即外在美，放到重要地位。包括以下内容：

仪容：应庄重、朴实、洁净、大方。在日常生活中，对一个人的认识往往从仪表开始，患者对医师的感知、联想和理解首先是通过对其仪表的观察，获得最初的第一印象。一位自身戴着矫治器的矫治医师比那些表现出牙颌严重畸形的而未治疗的正畸医师会更让患者感到信任和放心，从这点出发，应提倡正畸医师首先矫治好自己的牙颌畸形，并亲自体验矫治的过程、反应和感觉。

言谈：应和善热情、简洁准确、幽默风趣。对与一些心理上高度敏感患者的交流问话，则应当婉转含蓄，让其"解忧释怀"，能在平静的心理状态中接受医师的解释和劝告。

举止：应文雅、稳重、有度。中国有句古话"听其言观其行"，行为举止常是患者选择医师的出发点。包括检查患者动作轻柔、手术操作敏捷，行为稳重，给人以安全、可靠感。应尊重患者的要求，不贪便宜，不说脏话，才能让患者放心、合作和崇敬。

创造美的人应当塑造好自己的美的形象，举止给人以美的感觉。这不仅有助于提高医师自身的律己和责任感，而且通过自己的示范作用，可增强患者和社会人群对医师的信赖，对治疗过程放心、合作，才有利于避免医疗差错、减少事故发生。

2）职业道德美：又称内在美，是指人的内心世界的真和善。表现为医师诊病中的责任感，认真、负责的工作作风，及精益求精的业务进取心。从医学伦理学的角度，就是有高尚的医德和良好的医风。

现代社会随医疗改革和市场化，经济效益问题十分突出，但如果违背医德原则，片面追求经济效益，将医疗当成商业行为，损害患者利益，是内心丑恶的表现。正畸医师决不能用虚假的宣传、夸大的治疗效果，冒技术不成熟的风险去欺骗患者，给患者带来痛苦和失望。真诚、善良，是医师心灵美的基础，也是人道主义、奉献精神的思想源泉。

内在美与外在美是相互依存、互相制约而统一的。但两者并非相等，仪表端庄，内心自私龌龊的人，现实中也有存在。外在美与内在美相比，内在美起决定作用。作为正畸医师，通过自身修养，提高自身素质，净化心灵。在心灵美的基础上，尽可能改善自己的外在形象，才能达到心灵美与外在美的统一。

（2）医师职业修养的美育：修养，古人称修身养性。是一种通过长期学习、教育以及自身修持、"慎独"而形成，并体现在个人行为中的知识、经验、品德、处事态度和能力水平。审美修养是后天获得的，只有通过长期锻炼和培养才能达到一定的水平。正畸医师的职业修养包括多个方面：思想文化、专业技能、自身体质和审美境界等。其中有关正畸医师在审美境界方面的修养可主要概括为以下三方面：

1）审美知识的修养：美学—医学美学—口腔医学美学，这是目前我国口腔医学界对美学知识应用于口腔临床而划分的三级学习层次。前已述及，按马克思的话，大"美学"（aesthetics）"是研究自然和艺术中的美的科学"。它涉及自然、社会、艺术，包括哲学、文学、心理学、教育学、语言学等，范围十分广泛。而这些学科里，繁多的名词概念和学科语言，对我们口腔正畸医师来说，更是往往如坠云烟，不知所措。所以在一些专业杂志中，国外口腔医学界的医师们在论及口腔有关的颜面美问题时，大都常常小心地将"aesthetics"简写成"esthetics"，并将它的范围限制在那些仅仅对于客观分析中，容易处理的颜面美的形态标准上，称之为"facial esthetics"即"颜面审美"。但作为口腔正畸医师，我们在运用美学名词上的局限和小心，并不意味着我们仅仅掌握有关颜面美的形式和标准就可以满足了。随社会发展和学科的进步，我们更应扩展视野。首先应了解和学习：作为颜面美学基石的大美学的一些有关历史、发展、领域和基本原理知识（如美的形态、类型、美感、美育等）；继而应了解和熟悉：由美学中分支而来的医学美学中，有关人体的形态美学、审美心理学、医学社会学、医学伦理学等知识；进一步则应掌握：属于医学美学及美容学重要组成之一的口腔医学美学中，有关牙颌面的解剖学、测量学、色彩学，特别是面部软硬组织的审美方法、静态唇齿关系、动态微笑评价等美学知识，并以此丰富我们对颜面美和审美的认识，培养正确的审美观，提高审美的敏感和创造美的能力，以适应社会的进步、医学的发展，面对人类的今天和明天。

2）审美感受能力的修养：人的个体审美感受能力是有很大差异的。美感不仅取决于被观察对象审美属性的多少，也取决于审美者自身与之相应的本质力量（脑力、体力思维、情感、意志、人格以及个性心理特征)的多少,人的本质是否高尚,审美能力是否敏锐,取决于人原有的知识和经验,社会实践是人的本质力量获得提高的最终源泉。要提高自身的审美感受能力,可以从以下方面着手:

审美感官的训练:对美的感受尽管是一种直觉,表现为对所需信息的感知特别鲜明、主动,而对不需要的信息麻木、视而不见。为了获得敏锐的眼力(审美感受能力),根据正畸医师的职业特性,在临床中除应有意识地去认识、感受、比较、评价有关不同个体口齿及颜面的形式美表现和发现不同个体自身和谐的个性美特征外,还应训练自己对整个大自然、对人类社会、对艺术创作的视觉感知能力、色彩感觉能力、乐感能力,以及绘画、书法鉴赏能力等。通过感受自然美、社会美、艺术美,领悟形式美的表现,以提高自身的专业审美能力。广博的观察是塑造全面、正确、敏锐、专业的美感能力的基础,也正是在美的观察欣赏和实践活动中,才培养了人的感官审美能力,才能练就审美的"专业慧眼"。

审美心境的培养:心境直接影响人的审美感受。个人的情绪可造成审美选择和审美注意的差异。但审美心境作为进入审美心理活动前的一种特殊心意状态,与日常生活心境不同的是它可以摆脱各种实用功利考虑进入心理时空,并可将全部身心都集中于特定的审美对象上,而对无关的东西视而不见,听而不闻,从而排除各种杂念,得到精神解脱。在"物我两忘"中启迪心智,向高尚的境界潜移默化。因此,培养正畸医师健康的审美心境,不仅能提高专业审美感受能力,而且能使自身直面人生,去除烦恼,热爱生活,使自身的审美能力,观念、理想有所飞跃和发展。

审美经验的积累:丰富的审美经验是具有良好审美修养的重要体现,也是审美能力的重要指标之一。一个高明的正畸医师不仅在专业方面审美经验丰富,还应从更广的角度,扩大审美视野,有意识地参加各种视觉和听觉审美活动,如看电影、观画展、听音乐、赏园林,并进一步直接动手参加一些美育技能训练,如书法、绘画、摄影、写作、文艺演出等。通过实践扩大自己的审美范围,通过对各种审美形象的感知、联想和想象扩大自己的审美经验,陶冶自身审美情感、升华审美认识、形成审美观念和提高审美情趣,才能触类旁通,进行美的创造。

3) 审美创造能力的修养:正畸医师学习美学的目的,不仅仅是为了认识美的形式和规律,也不仅是为了提高欣赏美的能力,更重要的是为了创造美。是为了推动口腔正畸学诊治迈向更高、更完善、更完美的新境界,为实现牙颌面功能与形态的完美结合提供更新颖、更具独创意义、更理想的矫治目标及方法,即"创新"。这是我们进行审美素质修养的最终落脚点。

审美创造是指在积累了丰富经验的基础上,首先形成审美理想。然后以审美理想为指导,运用美的规律进行的创造活动。创新是推动人类发展和进步的基础和动力。口腔正畸发展史中,随着技术的改进、设备的更新、材料的革命,对拔牙、排牙、正颌手术的诊断标准、方法、术式、审美要求都在一代一代更新,观念也一代一代地进步。俄国哲学家车尔尼雪夫斯基曾说:"每一代的美都是而且也应该是为那一代而存在……;当美与那一代一同消逝时,再下一代就会有它自己的美、新的美……"。正畸学家Kesling也曾说过:"要牢牢记住,正畸学上没有永恒的东西。我们目前所有的矫治器将不可避免地被放入博物馆的架子上,而由更简单、更有效的牙移动方法所取代"。新陈代谢是自然的规律,是美的创造推动了社会的进步和美的发展,正畸学的发展也不例外。

在美的创造中,人的想象是创造新形象的源泉。但这种想象不同于一般的想象,是审美主体根据一定的目的和任务,在原有经验的基础上,通过积极地构思、想象、比较、实践而得出的新颖、独创的新形象,从而完成美的创造。因此,只有不断学习和总结经验、不迷信固有的结论、善思、勤问、健行,努力培养和提高审美想象力,这才是审美创造的根本。

第二节　颜面美学的研究方法

一、颜面美的研究背景

鉴于时代及技术发展的局限,早期的正畸学者们对颜面软、硬组织的估计尚无定量和可利用的方法,因而仅仅是依靠对牙齿咬合的认识和以艺术家们创造的一些艺术雕像的面型及培养个人观察力来确定颜面的审美。著名正畸学之父 Angle 提供的颜面审美标准为希腊神话中的太阳神阿波罗(Abollo)及美神维纳斯(Venus)塑像的颜面(图 1-4-5)。同时,Angle 将取自 Broomell 的一个 Old Glory 头颅标本上的牙咬合来作为理想的正常𬌗标准(图 1-4-6),认为将牙齿全部安放进“正常咬合”中就能产生理想的美学效果。现在看来,这些都很不完善,并带有时代的主观性和局限性。例如,人们不久就注意到 Old Glory 头颅所显示的正常𬌗,其前颌部太突、覆𬌗太浅、第三磨牙的正常萌出建𬌗现代人已很难达到。并注意到了保留全部牙齿矫治排齐的“正常咬合”患者口形较突并不美丽。此外,一位正畸学者 Wilson(1957 年)通过他的分析证明,希腊雕像的人面都表现出面下 1/3 后缩、绝对对称、侧面鼻额呈一条直线、颏唇沟深等诸多问题,因而认为用古代艺术家创作的雕像来衡量颜面美是谬误的。与 Angle 同时代的正畸学家 Case 也很注意颜面审美。他采用了石膏面模(面部模型)法显示错𬌗的形貌及正畸后的颜面改善效果(图 1-4-7)。在治疗双颌前突的病例中,他提议拔牙,在这点上不同于 Angle,他认为 Angle 所得到的是损害了侧面以保存所有牙齿的正常咬合。Case 也提出了侧面观察训练,尽管在当时他也推崇古希腊雕像的面像为理想标准。但这一切说明,早期的这些正畸学先辈们已意识到了软硬组织面型审美的重要性。

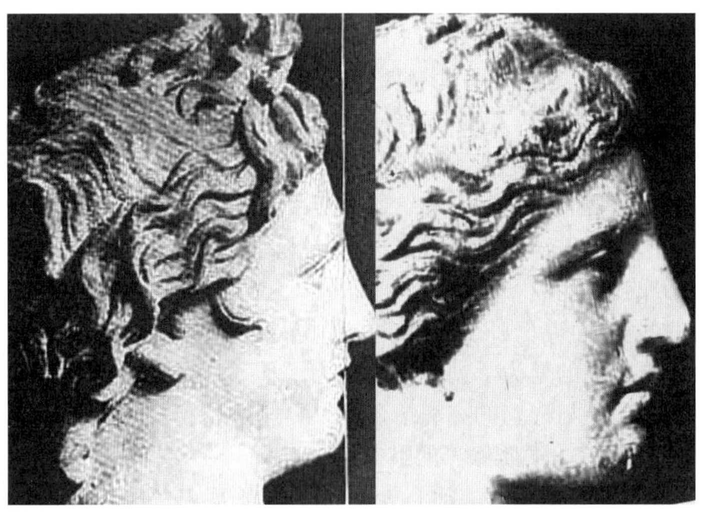

图 1-4-5　Angle 时代所采用的颜面标准阿波罗与维纳斯塑像

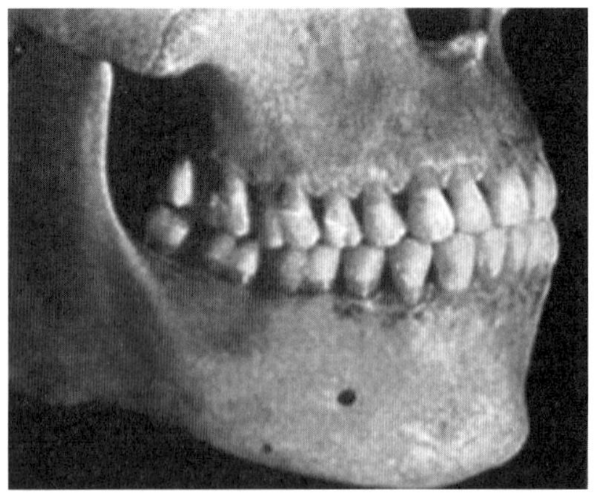

图 1-4-6　Angle 所采用的标准正常𬌗(Old Glory)

人的认识进步是与科学技术的进步分不开的,定量化的客观评价颜面软硬组织结构,并建立人面正常及最佳结构的数学及量化审美评价标准得益于 20 世纪初期流行的人类学活体计测技术,以及稍后发现的照相技术、X 线头影测量技术及现代数字化图像重建技术。1927 年 Hellman 开始将人类学有关的活体计测方法应用于正畸学中颜面变化的测量以取代笨拙的石膏面模法,并为建立面高、宽、深度的正

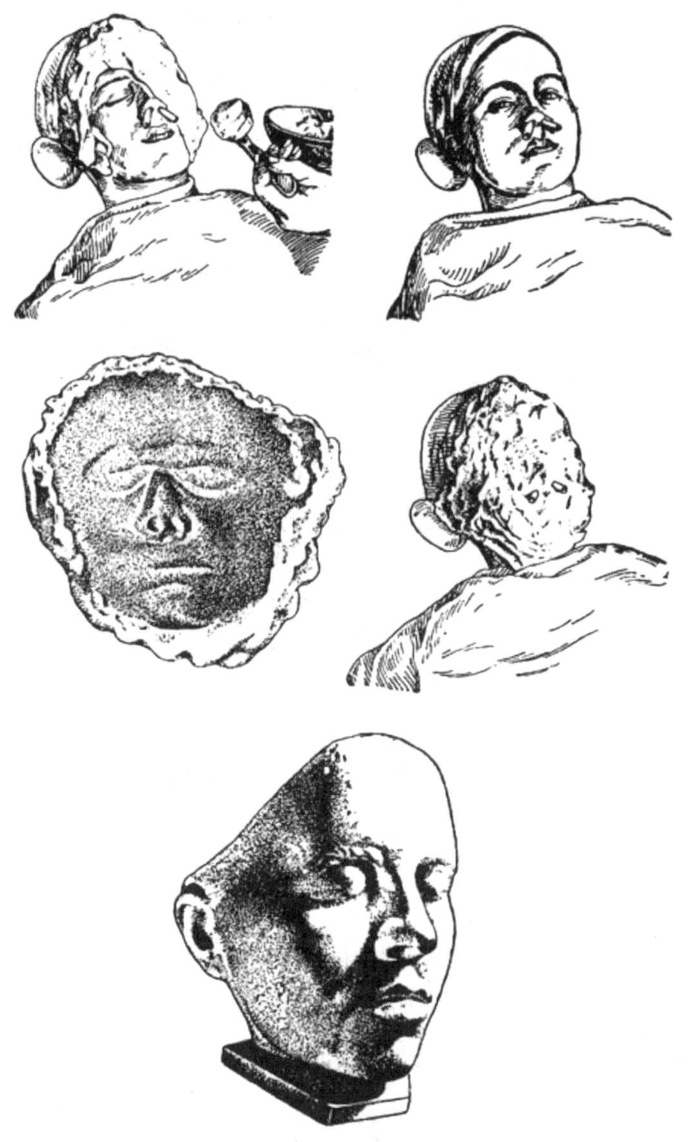

图 1-4-7　石膏面模法（引自：Курлндский ВЮ. Учебник Ортопедической Стоматологии，1958）

常观察标准，做了开创性的工作（图 1-4-8）。

以后，随着照相技术的出现，一些正畸学者如 Dreyfus、Korkhous、Simon 等开始用侧面照片上的一些点、线来评估侧面形态特征。Dreyfus（1933 年）引出了一条从侧面照片软组织鼻根点垂直于 Frankfurt 平面的垂线 Pn，Schwarz 用 Pn 线（Pn line，Dreyfus line）评价侧面的改变（见图 2-5-17）。Simon（1926 年）年提出了用互相垂直的三平面：面横平面、正中矢状平面、眶平面研究牙面关系的必要性（见图 1-3-4）。并以此提出了著名的 Simon 错𬌗分类法。为了便于分类，Simon 建议以三平面的关系来制作牙列的石膏模型，即现在的颌态模型，并且还建议用标准侧面照片上的相应引线，即由耳屏点、眶下点、颏点、下颌角点所构成的不规则四边形（图 1-4-9），以补充评价口角及下颌的前后位置畸形。Simon 测量发现正常𬌗头骨中，约有 80% 的人类眶平面与上尖牙的牙尖、下尖牙远中牙尖角、口角及颏点在同一平面上（即所谓的尖牙规律，现在看来这是不完全的）。

正畸学最大的进步之一，应是 X 线头影测量方法的引入和应用。该方法是 1931 年分别由美国的 Broadbent 和德国的 Hofrath 创立的。经过半个多世纪的发展，现已成为正畸医师进行临床诊断、治疗设计及术后预测对比的常规方法。由于 X 线定位头颅片能清晰地显示颅骨、颌骨、牙-牙槽骨及软组织形态、厚度及相互毗邻和结构关系，并能重复对比，现已成为目前正畸审美的重要评价手段和方法。现代

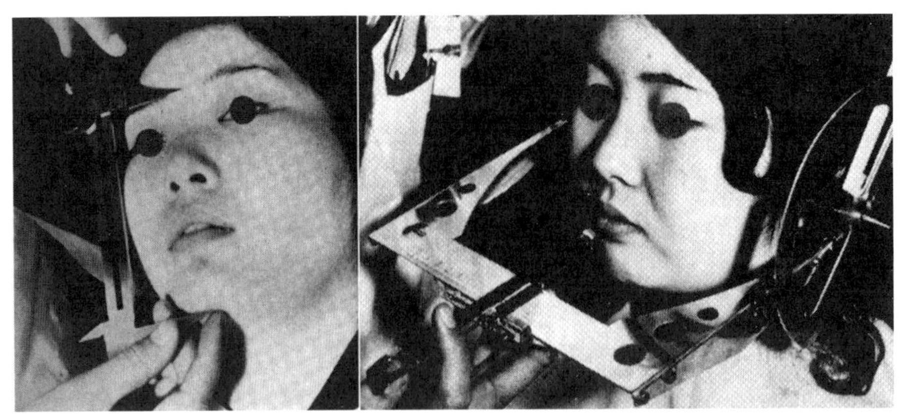

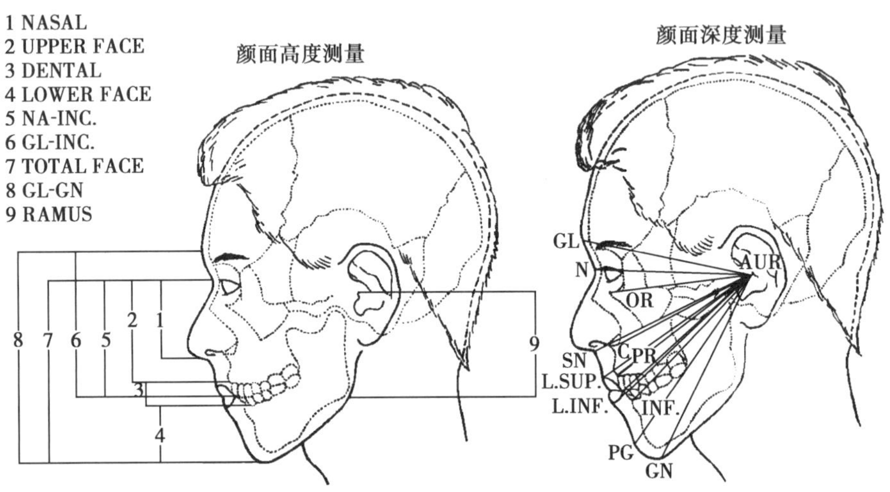

图 1-4-8　Hellman 活体计测方法（引自：榎惠. 齿科矫正学，1979）

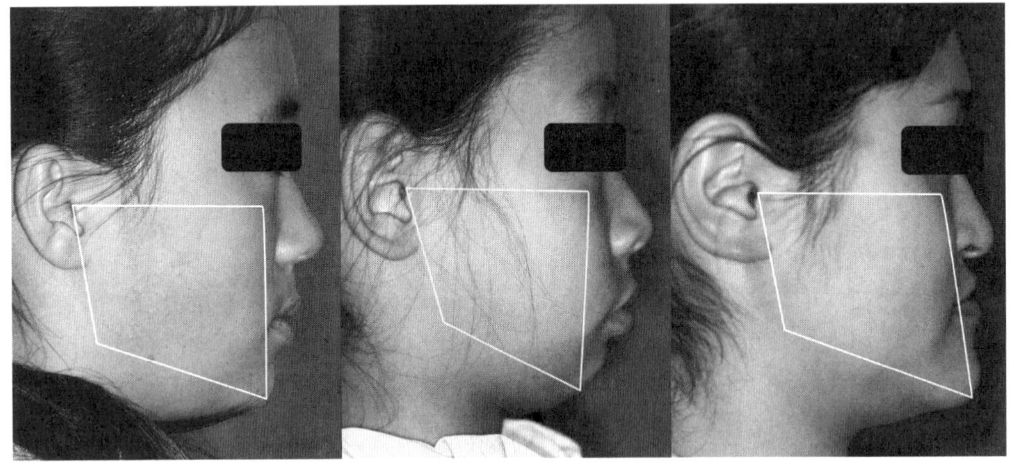

图 1-4-9　不规则四边形

定位 X 线头测量分析，包括侧位片、正位片、颏顶位片测量分析。但由于侧面更能反映正畸中硬软组织的矢状向及垂直方向的改变，并且也是临床正畸医师更注重和关心的问题，所以在三种头位片中，侧位片的分析法最常使用且方法最多。

定位 X 线头影测量分析法的最大优点在于能在不同时间进行同一条件下的摄片以获得可重叠对比的资料。此外，可通过定位 X 线头片影像描图将人的颅面各结构抽象成平面几何图形，用数学的方法定量估计牙颌面的形态和变异。这就为正畸学诊断畸形及进行硬、软组织的审美确定了一种客观的计量的可参照对比的“医学美”的评价标准。据不完全统计，目前运用最多的侧位片的分析方法就已达百种以上。这些方法大致可分为线距分析法、角度分析法、比例分析法及综合分析法。而正畸学从审美的角度，利用X线头影测量方法进行有关颜面美学的研究中，由于学者们各自的出发点不同，确定的标准也不同，其主要差别在于审美对象的选择上各有差异（详见第六章）。

近年来，随数字医学（digital medicine）及计算机技术的发展，计算机编程、数码成像等技术的广泛运用，一些新的形态学成像和检测方法，如：三维摄像、云纹照相、CT（CBCT）、磁共振成像及颅、颌、牙三维重建等，也逐渐运用于颜面结构的形态分析中，包括颜面审美评价中，只是因为价格较昂贵而使用尚不普遍，但作为新技术、新方法，它们将有着广泛的运用前景。

二、正畸审美标准的选择

1. 以正常𬌗为标准建立颜面侧貌均值的审美概念　在近半个多世纪以来，很大一部分著名学者，如Downs、Wilie、Steiner、Ricketts等以及我国绝大多数学者们的研究都将注意力集中到正常颌面骨骼型标准的研究。他们均主要依据具有优秀咬合（正常𬌗）的正常人为选择对象，在X线头侧位片上确定出不同人种的硬组织及软组织、角、线、比例的平均值，用以指导正畸。据1937～1969年间仅在美国正牙杂志上发表的有关文章统计，以及笔者对20世纪80年代以来国外有关文章的统计，约占80%以上的论文，绝大多数都是首先或主要着重于选择“正常咬合”对象来确定正畸均值标准的。这些文章的另一特点是主要对骨牙硬组织进行研究，对软组织涉及相对尚少。尽管研究者都没有明确提及这是骨面审美的标准。但在客观上，它指导了一代人对正畸颜面审美上的观念和追求范围，即局限于以正常𬌗为标准的骨面审美。

2. 以下中切牙位置为标准的颜面审美　以著名正畸学家Tweed为代表。Tweed很注意外貌，他提出正畸治疗的目标为：颜貌的均衡协调，治疗后牙弓的稳定，牙周的健康及口腔功能的恢复。在对颜面美学方面的研究中，他通过对未经正畸治疗和正畸治疗后，咬合及侧貌良好的两组患者X线头颅侧位片头影测量对比研究，发现下中切牙长轴与下颌平面的倾斜角为90°±5°时侧貌最为理想。从而提出颜面美与下切牙有关，而不是Angle提出的与上切牙有关，并提出了著名的Tweed三角分析法（见图2-6-20）。但也有学者不同意此观点，如Wylie和Johnson。他们曾借用了原Tweed分析的29张连续X线片进行了4种相关系数及相关因素分析，特别是软组织颌凸角及下切牙分析，发现Tweed关于下中切牙影响面容的论断是不全面的，认为Tweed忽视了此期下颌的生长因素。但目前在临床中，下中切牙倾斜角在颜面审美中美的重要作用，仍为多数临床医师所接受和赞同。据统计，中国正常𬌗人的下中切牙下颌平面角约为95°±5°。

3. 以个体侧面弧形比例为判断基础的颜面审美　该分析以Sassouni法（1955年）为代表。他通过对100名具有匀称面型（well-proportioned face）及正常咬合白种人的研究认为，对于理想的颅面结构，其侧面X线片上的颅、上颌、下颌骨的上、中、下典型标志点间具有以下的标准弧形比例关系（图1-4-10）：

（1）平面间关系：前颅基平面、腭平面、𬌗平面及下颌平面应相聚于一点“O”；其中前颅基平面与腭平面的交角等于腭平面与下颌平面的交角，并且此角不随生长变化而变化。

（2）前后长度关系：下颌体（Go-Pog）长度约等于颅底（SP-N）长度；以O点为圆心，下颌体与颅底从后至前呈扇形展开。扇形中的侧面前、正、后骨结构间有如下对应关系：

前弧：以O为圆心，通过鼻根点（N）所画的前弧弓应同时切过前鼻棘点（ANS）、上中切牙切缘点（U1）及额前点（Pog）。

基底弧：以O为圆心，通过上牙槽座点（A）所画的基底弧弓应正穿过下牙槽座点（B）。

中面弧：以O为圆心，通过颞点（Te即筛骨线与上颌颧颞线的交点）所画的中面弧应切过上颌第一恒磨牙（$\underline{6}$）近中邻面。

后弧：以O为圆心，通过蝶鞍最后点（Sp）所画的后弧应穿过下颌角点（Go）。

（3）垂直高度关系

前垂直弧：以前鼻棘点（ANS）为圆心，该点至眶顶（supraorbitale）为半径所作的上下弧线应切过颏下点（Me）。即前上下弧所示的前上面高约等于前下面高。但12岁时下面高约长5mm，成人时约

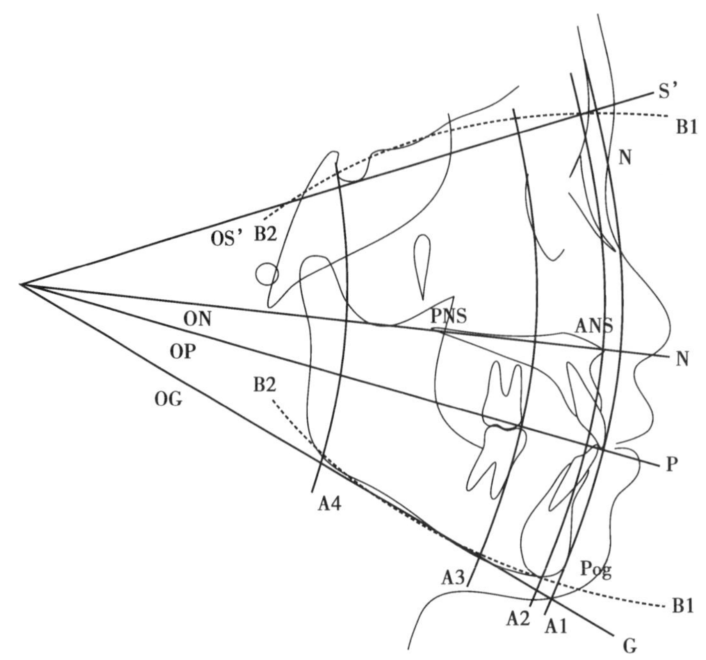

图 1-4-10　Sassouni 匀称面型的侧面 6 个弧形比例

A1. 前弧；A2. 基底弧；A3. 中面弧；A4. 后弧；B1. 前垂直弧；B2. 后垂直弧

（引自：Sassouni. Am J Orthod，1995，41：735-764）

长 10mm。

后垂直弧：以后鼻棘点（PNS）为圆心。该点至后弧与前颅基平面（OS'）的交点（K）为半径所作的上下弧线应穿过下颌角点（Go）。即后上下弧所示的后上面高约等于后下面高。

4. 以艺术家及公众对外貌的判断，探索正畸审美标准　也有一些正畸学者，在探索颜面审美标准的 X 线头测量研究中，并不以牙齿标准（正常殆）为主要选择标准，也不是主要关注颅面硬组织的关系。而是以艺术家及公众评判的"颜面及身材美"为标准来探讨口面部咬合、硬组织及软组织的标准数值关系。如 1957 年 Ridel 根据西雅图市选美竞胜者为对象，计测了其硬软组织的变化。1970 年 Reck 选取了 52 名演员及选美竞胜者，进行软硬组织分析。Burstone（1979 年）计测了由艺术家从 100 多个美好颜面中选出的 40 名对象，以寻求软组织的平均标准。我国学者王兴（1972 年）、赵碧容（1994 年）、胡林（1998 年）等也从艺术学校选择了美貌人群为对象进行了有关审美标准的计测研究。这些研究，为探讨不同地区、不同人种美好颜面的软硬组织关系及软组织形态、厚度和位置特征提供了可供参考的平均值数据。

5. X 线头影测量中的常用审美研究选取标准　目前，国内外运用 X 线头影测量方法进行有关硬软组织关系正常标准的正畸和正颌外科计测研究中对被研究对象的选取，大多兼顾了软组织（美好容貌）、骨（良好的骨关系）、牙（个别正常殆）及颞下颌关节（无异常）四方面的因素，即包括牙测量、骨测量及软组织测量三个方面的计测评估及 TMD（颞下颌关节紊乱病）的排除。综合其研究对象的选取参考标准为：

（1）骨面

1）五官端正，眼、鼻、唇、颜、左右对称；

2）侧貌轮廓协调；

3）唇能自然闭合，微笑时无牙龈外露；

4）颏唇沟清晰、适度；

5）颧颊部及腮腺区无异常肥大、隆起和凹陷；

6）颜面无皮肤疾患；

7）无美容及成形外科治疗史。

（2）牙聆

1）牙列整齐、中线居中、左右对称；

2）前牙覆聆、覆盖关系正常；

3）尖牙及第一恒磨牙为中性关系；

4）开口度及开口型正常；

5）双侧颞下颌关节无疼痛、弹响史及症状；

6）咬合功能无异常、功能运动无干扰；

7）无正畸治疗史。

三、正畸常用颜面审美研究方法

面部观察、像片分析（面部照片分析）、X线头影测量分析是目前临床中正畸医师最常使用的颜面三种审美方法。由于许多牙-面畸形以及矫治变化，在空间表现上，其侧面变化特别是面下1/3改变更明显，因此，正畸临床专家都把研究和观察重点集中于面下1/3的鼻、唇、颏三部分及侧面分析上。鉴于对有关颜面对称、比例、唇形等正侧貌的面部观察评价方法如“三停五眼”、“$\sqrt{2}$比规律”、“面高比的黄金律”等，在其他章节将有详细介绍，故仅从正畸学检查的角度，着重介绍有关正畸临床实用的几种基于定位像片及定位X线头颅片的审美研究及分析方法：

（一）像片分析方法

用于颜面分析的像片应在标准条件下定位拍摄，以便治疗前后对比。拍摄时患者应端坐，两眼平视前方，头部与FH面平行（自然头位），习惯性咬合，口唇及神经肌肉自然放松。摄正位像时：相机应严格定距离和定位，置于眶耳平面水平，正对面中线。摄侧位片时：应正对耳屏，耳部不被头发覆盖。为了便于全面评价颜面的形态特征，除上述正、侧位像外，常增加拍摄正面微笑像及半侧位像片。

1. 侧位像片定点分析法　该类方法均在标准侧位定位像片上确定出几个典型的标志点。然后通过各标志点间连线所构成的角度以评价侧面鼻、唇、颏的相互关系。在侧位像片上使用最多的审美观察基线是眶耳平面及面平面。例如：

Stoner（1955年）：选择了50例具有平衡、协调的美好面型组及正畸治疗组的患者定位侧位像片。在其上确定出鼻根点（N）上唇最突点（V）、下唇最突变点（L）及颏前点（C），以及眶下缘点（O）和耳点（p）。以眶耳平面及两平面为基线分别计测了面角（OP-NC）、颏-下唇角（NC-LC）、颏-上下唇角（VL-CL）及上唇-面角（VL-NC）的均值变化，并得出了优秀侧面（excellent profile）个体上述各角的均值（图1-4-11），认为这些均值对治疗前后的审美评价有参考意义；

斋藤（1965年）：采用了耳鼻线（耳屏-鼻下点连线）作为基准平面，分别从鼻下点向上75°及向下90°作上、下两引线，据他的观察统计，12岁左右日本儿童的正常侧貌为上引线切过额点、下引线通过颏点（图1-4-12）；

H. Peck及S. Peck（1970年）：选择了52名具有美貌面容的年轻白种人侧面照片进行计测分析，采用了耳屏点（T）与面平面（N-Pog）中点（P）的连线作为定位平面（OP）。据他们研究，随着面部的生长，软组织耳屏向下向后移位，面侧面向下向前移位，但OP与SN平面基本平行，因而选用OP作为像片分析的基准平面。在侧面像片测量中，他所设计的六项角度及均值标准（美好面型者）如下（图1-4-13）：

面角：	102.5°±2.7°
上颌面角：	5.9°±1.7°
鼻上颌角：	106.1°±3.9°
鼻角（鼻高）：	23.3°
上颌角（上颌高）：	14.1°
下颌角（下颌高）：	17.1°

2. 骨侧面区观察法　该法在欧洲较为流行，为奥地利正畸学家Schwarz（1961年）所倡导。他建议从标准侧面像片上的软组织鼻根点N'引出一条垂直于法兰克福平面（Frankfurt horizontal plane，FH）的

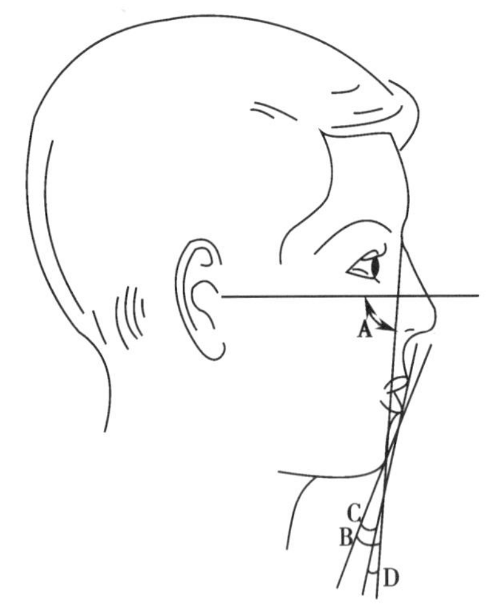

图 1-4-11　Stoner 侧面像片分析法
A. 面角;B. 下唇交角;C. 上下唇角;D. 唇面角
(引自:Stoner WM. Am J Orthod,1995,41:453-469)

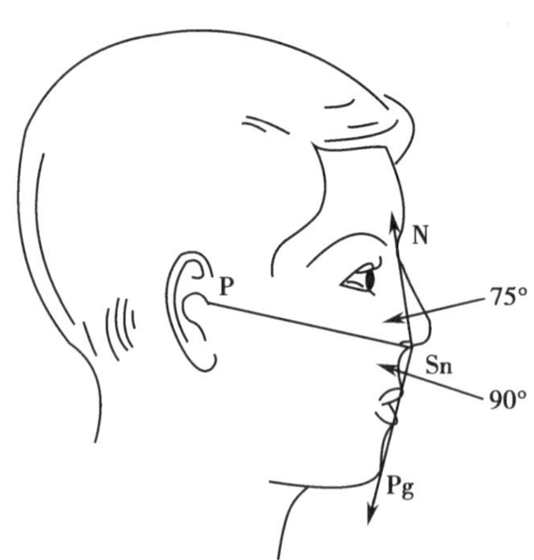

图 1-4-12　斋藤侧面像片分析法
(引自:榎惠. 齿科矫正学,1979)

垂线 Pn,又称 Dreyfus 线(最早由 Dreyfus 提出)。同时,从眶下缘点 Or(该点位于瞳孔下方,当眼放松,平视前方时,该点至瞳孔距约与上下眼睑间高度相等)引出一条平行于 Pn 的垂线 Po。两垂线间的空间,称为颌骨侧面区(jaw profile field,JPF),该区宽:儿童约为 13～14mm,成人为 15～17mm。Schwarz 采用该侧面区评价颌骨的前后位后及倾斜位对侧面审美的影响。将可接受无错𬌗侧面型分为 9 型(见图 2-5-17～图 2-5-19),发现直颌型侧面(无论是均面、前突面或后缩面)总的看起来都很和谐,而理想的最佳侧面型为:直均面(或称生物统计学的平均面)其软组织颏前点(Pog')位于 JPF 中央,软组织颏下点(Me')约在眶垂线上,鼻底点(Sn)在 Pn 线上。而倾斜侧面,由于软组织鼻底点与颏前点在前后位置上存在较大的差异,从而破坏了侧面的和谐。

3. 侧面型(profile form)估计法　该法用于评估面型的差异。采用侧面外轮廓线上两条参考线间的交角,即:①额点-上唇前缘-颏点的交线;②额点-鼻底点-颏前点的交线,两条线间的后交角作为基础指标,用以评价面型(图 1-4-14)。根据这两条线的后交角关系,可粗略分出三种侧面:直面型:两条线几乎连成一条线(交角约为 180°)、凸面型(交角小于 180°)和凹面型(交角大于 180°)。直面型最合意、美观,凸面型常与Ⅱ类错𬌗相关,凹面型与Ⅲ类错𬌗相关(见图 2-5-12)。

4. 正面像片分析　正面像片常采用唇松弛位的正位面像及微笑位的口唇局部像两种位置定位拍摄。前者用于面对称性分析,拍照时照相机应正对面中线,高度与眶平面平行。微笑位多用于评估唇的

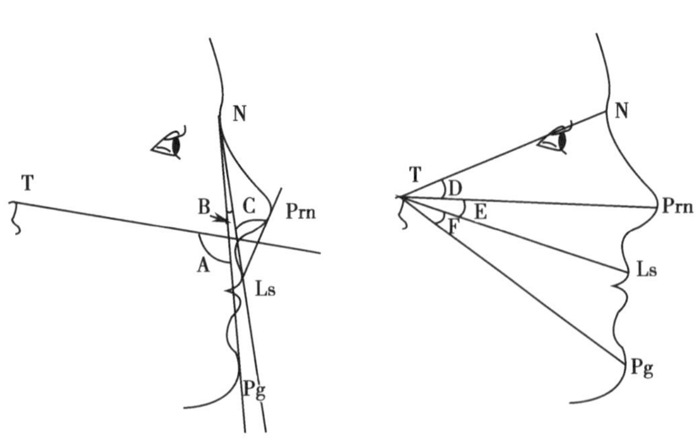

图 1-4-13　H. Peck 及 S. Peck 侧面像片分析法
A. 面角;B. 上颌面角;C. 鼻上颌角;D. 鼻角;E. 上颌角;F. 下颌角
(引自:Peck H. Angle Orthod,1970,40(4):284)

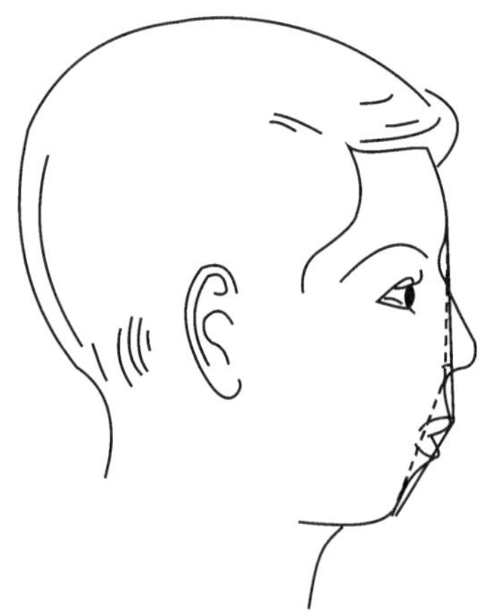

图 1-4-14　侧面型引线
实线:额前点-上唇前缘点-颏前点;
虚线:额前点-鼻底点-颏前点

动态表现,相机应正对口齿部中央。

(1) 对称性:正面像片对分析面高,面宽比例和左右对称、协调度十分重要。评估时常采用在两侧眶下点(或瞳孔中心点)做标记,常以左右眶下点连线作为水平基线,以正中部的鼻根点和鼻下点连线作为正中垂直轴线进行评估。应强调,在对正面像片进行评价时,应承认任何一个普通人的左右面部都存在着细微的差异。研究表明,根据非对称率公式:

$$Q=(G-K)/G\times100\%$$

Q 为非对称率,G 为左右最大差值,K 为左右最小差值。

美貌人群的平均非对称率均在 10% 以内(北条健三),因此可以说,非对称率在 10% 内应属于“对称”范围。颜面的左右非对称率从上向下呈增大趋势:眼平面<鼻平面<颏唇沟平面,即越是上部结构越更趋于对称。对左右脸部的差异,有学者(八田武志)用高速摄像机拍摄了脸部的喜、怒、哀、乐表情,发现表情的变化是从左向右移动。认为这是因为左脑掌管着思维和语言,支配人体右半侧;右脑掌管感情和视觉,支配人体左半侧,所以多数人左脸表情机敏丰富,认为左脸比右脸迷人,特别是女性更为明显。

(2) 面比例:正面比例通常用“三停五眼”作简单评估(图 1-4-4;见图 2-5-6,图 2-5-9)。此外,修复中常用的外眦至口角高度约与鼻下至颏底高度相等的颌位估计法,也常用于评价面下高的不足或过长。

(3) 微笑位:人类的笑主要表现于口唇部,可分为大笑(laugh)、微笑(smile)。通常认为,微笑是会意的可训练及可控的,它和大笑的区别是微笑不影响呼吸阻断。而微笑又可分为:隐牙微笑和露齿微笑。正畸治疗主要涉及牙,因而露齿微笑位时的口周关系分析,对颜面的动态审美更具意义。据 Hulsey(1970 年)对 40 名(20 名正常殆,20 名正牙后)患者拍摄微笑时口周像片,并由 20 名男女评价微笑美感的研究报道,他采用了下述评价指标(图 1-4-15):

1) 微笑线比率:上切牙切缘弯曲度与下唇上缘弯曲度之比。

2) 微笑对称比率:是否微笑时口角在唇中线两边对称。

3) 颊隙比:微笑时尖牙间距与口角间距之比。

4) 上唇高度:微笑时上唇与上中切牙龈缘关系。

5) 上唇弯曲度:微笑时上唇珠最下点至口角连线间距。

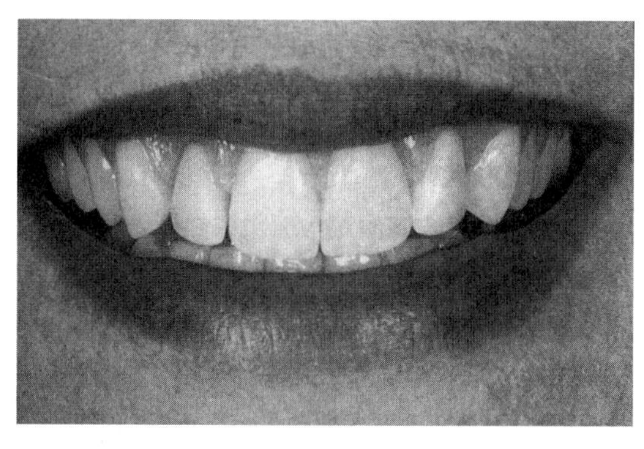

图 1-4-15 最吸引人的微笑

结果发现:

1) 最吸引人的微笑线比率为 1 ~ 1.25,即下唇上缘弯曲度与上切牙切缘连线的曲度协调。

2) 微笑时左右口形基本对称。

3) 应有颊隙,但微笑满意度与颊隙大小关系不大。

4) 微笑时上唇在龈缘水平最吸引人。

5) 微笑时口角线与上唇珠下点平齐最适意。

上述像片分析法的优点是实用、简单方便。但由于拍照时受环境、语言、诱导和照相机放置位置影响较大,同时由于照片上的一些软组织表面标志点个体间变化大(如耳屏点)和难以确定(如眶下点),因而对计测精确度及评估造成影响。目前,随着数码相机的问世以及像片与 X 线头影测量片的计算机重叠分析的发展和各种分析软件的开发,颜面部形态分析审美正迈向更新、更准确、更方便的新的阶段。

(二) 定位 X 线头侧位片分析法

在正畸审美分析中,由于侧位 X 线片上可同时显示软硬组织的形态、厚度及相互位置关系,而且骨性标志点比像片上的表面标志点稳定,易于精确定位,故在临床中应用更广。其方法为,在 X 线片上确定出一些稳定、易判读、有代表性的硬、软组织标志点。通过计测这些特征标志点间的线距、角度、比例等来评价其侧貌的特征及变化,常用方法如下:

1. 常用软组织侧面参考线及角　临床上，常选择颏、唇、鼻部软组织侧面轮廓上的一些特殊标志点构成不同的侧面参考线作为基础平面，以评价面下1/3侧貌，特别是唇侧貌的位置变化。因为唇侧貌是一种极重要的面部形态表现，与正畸治疗前后的侧貌审美密切相关。常用的侧面参考线包括颏鼻切线，及颏唇切线有E线、S线、T线（及T角）、H线（及H角）、Z线（及Z角）等（详见第五章、第六章）。

（1）E线（esthetic plane）：又称审美平面，临床中最为常用，系Ricketts（1960年）所倡导，由通过鼻尖点及颏部最凸点的切线构成。用以评价上下唇的突度，据统计中国人恒牙初期上下唇在E线前者占76%，而美貌成年人的双唇均位于审美平面后方，上唇相对靠前、下唇相对靠后（见图2-5-14）。

（2）S线（S-line）：系Steiner（1953年）所倡导的一条通过颏部软组织最前突点和鼻S形（鼻尖部至上唇的S形）中点的连线，用以评价上唇位置。Steiner认为理想容貌的S线位置为该线正好切过上下唇最突点。

（3）T线及T角（T-line and T Angle）：T线由Schwarz（1961年）提出，在欧洲最常采用。系由软组织鼻底点至颏前点连线构成。当该线切过下唇，并平分上唇红缘突部时，侧面最为均称合意。由T线与鼻根垂线（Pn即由软组织鼻根点所引的与FH平面垂直的垂线）所交的角称为T角。理想侧面型的T角约为10°。一般而言，当T角改变不明显时，侧面和谐度也改变不会很大，但其感观表现有所变化，T角轻度增大可给人以坚毅的感觉（男性适宜）而轻度减小可给人以温柔感（女性适宜）。

Burstone同样也采用了以鼻下点至颏前点定义的线，即软组织Pg-Sn线以测量唇的水平突度，他的研究显示正常青少年上唇在此线前3.5±1.4mm，下唇为22.2±1.6mm。

（4）H线及H角（H-line and H Angle）：系Holdaway（1983年）倡导的软组织颏前与上唇间切线。通过该线与X线头测位片上各软组织点的关系，可判断软组织侧貌的美观程度。在早期的研究中Holdaway曾将H线与硬组织上NB延长线交角命名为H角。指出面型较好者H角与ANB角关系较为恒定。当ANB角为1°～3°，H角为7°～9°时，侧貌理想。以后，Holdaway（1983年）又重新更改为将软组织面平面（N'-Pog'）与H线的交角定名为H角，用以评价上唇相对于面前软组织的前突度。据他的研究，对于良好协调的骨面硬软组织个体，H角与侧面突度（A-NPog即A点至骨面平面间距）相关。当骨突度增大时，H角也同率增大；当骨突度（A-NPog）为3～4mm，H角为7°～14°时侧貌最为协调。

（5）Z角（Z Angle）：Z角由Merrifield（1966年）所提倡。系由软组织颏前点至最前突唇（上唇或下唇）最前点间切线与眶耳平面所构成的内下交角。Merrifield认为该线是对H线的改进，可更好地代表前突程度。理想侧貌时该线应切过上唇，而下唇可能与此线正切或在该线微后。白种儿童Z角为78.5°±5°（11～15岁），成人为80°±5°时，能获得最佳的美学效果。

（6）面垂线：有的学者不仅局限于鼻、唇、颏部进行引线观察，而把眼光延伸至整个额、鼻面上中部，设计通过软组织额点（G'）、鼻根点（N）及鼻底点（Sn）垂直于FH平面所引出的垂线来观察唇、颏部的变化。例如：Fawrrow（1993年）从额点（G'）引出垂直于FH平面的垂线称为额点垂线。以上、下唇最前突点至此线的水平距作为评估唇部美观的标志，认为白种人为0.3mm，黑种人为3.1～6.0mm；Spradley（1993年）从500名标准正常𬌗及面型的青年中筛选出50名男女最佳面容者，分别从鼻根点（N）及鼻底点（Sn）引出垂直于FH平面及垂直于真性水平面（true horizontal）共四条垂直参考线，计测上唇沟、上唇突、下唇突、颏唇沟、颏前点至四线的水平距（图1-4-16）。发现从鼻底点所引出的垂直于真性水平面的垂线，具有最小的标准差，建议采用该垂线作为评价唇位的

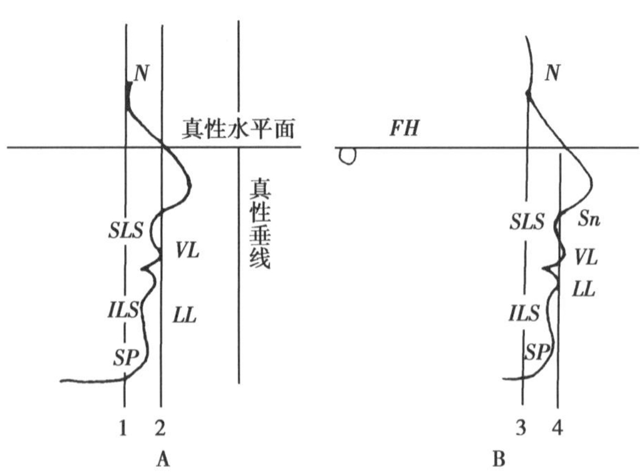

图1-4-16　Spradley所引用的面垂线

A. 从软组织鼻根点（N），及鼻底点（Sn）分别垂直于真性水平面；B. 分别垂直于FH平面的垂线
（引自：Spradley FL. Am J Orthod，1981，79：316-324）

参考线。他的研究显示具有美好面型的女性，颏突度与男性相似，而与其他学者研究认为男性的颏比女性更突的结果不一致。作者认为这可能系女性较男性唇区更突、上下唇沟更浅在视觉上的差异所至；Arnett（1999 年）倡导：以通过软组织鼻底点（Sn）的自然头位铅垂线（true vertical line，TVL）作为参照平面，用以评价侧面软组织、切牙位置（PIP）的矢状向异常以及对覆盖减小后侧貌及切牙的改变。

（7）上下指示线：由 Mew 所提出，用以评价生长期面部美观的重要标志线（图 1-4-17）。①上指示线：系指从软组织鼻尖点（距耳屏点最远的点）至上左中切牙切缘间连线，该线在生长高峰期时，女性为 36mm，男性为 38mm。在生长高峰前后 5 年内，该线每年增长 1mm。至成人为 45mm（SN-MP 角 30°时）或 42mm（SN-MP 角 30°时）。正常殆白种人，此线总长度变化不超过 S-N 间距长度。②下指示线：系指软组织颏前点（颏部放松时距耳屏最远点）至左下中切牙切缘间连线。一般下指示线长度比上指示线短 2mm。指示线长短变化与面部美观明显相关。

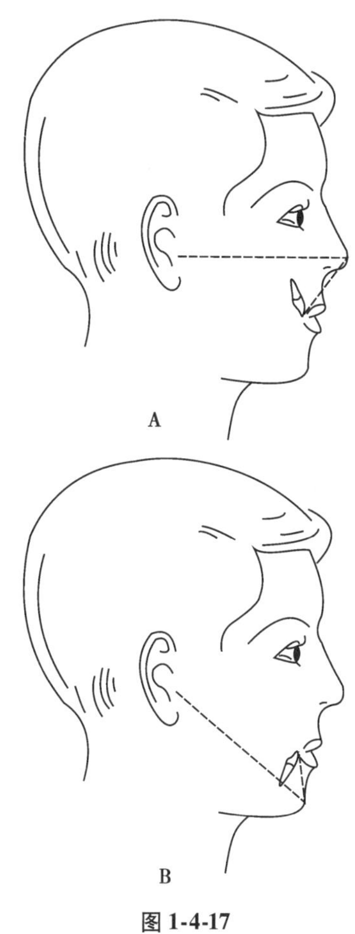

图 1-4-17
A. 上指示线；B. 下指示线
（引自：Mew J. Am J Orthod Dentofac Orthop，1993，104：105-120）

（8）GALL 线（GALL line）：由 Andrews 倡导的一条额面垂线。系在自然头位时，引自个体前额外形中部，与头部冠状面平行且代表上颌理想前界的垂直参考线。他认为，当上颌中切牙冠中点 FA 点落在 GALL 线上时，下颌切牙位置与颜面平衡间具有良好的平衡协调关系。但由于不同个体额形的倾斜度差异，在确定额点时应有修正（详见第五章）。

2. 软组织侧面角　由头侧位 X 线片的软组织轮廓线上各典型标志点所构成的侧面角（profile angle of the face），是评价侧貌面型、矫治前后变化及审美的重要参考依据。最常用的有侧面突角、鼻唇角、颏唇沟角、颏颈角。

（1）侧面突角（图 1-4-18）：在评价软组织侧面突度中，常用的侧面突角有三类：①硬组织颌突角（N-A-Pog）；②软组织面突角（N'-Sn-Pog'），又称面型角；③鼻突角（N'-S-Pog'）。第一类角最早由 Downs 所提出，主要显示其面部上、中、下侧面骨结构的矢向突度关系。第二类主要涉及不包括鼻在内的侧面软组织面型，但包括鼻的变化。据 Subtelny 1959 年对 30 名 3 个月 ~ 18 岁对象所做的一系列头影测量纵向研究显示，随着年龄增长，侧面硬组织面突角的变化逐年增大约 17°（女）~ 19°（男），而软组织面突角增加平均不超过 4°左右，鼻突角则平均减小为 10°左右，提示尽管硬组织的变化趋向于使侧面变直，但由于软组织（包括鼻底厚度及鼻高度）的增厚、增长代偿，趋向于使侧面变突，从而使侧面面型保持基本稳定。据国内学者陈扬熙、于晓惠、王兴、胡林的研究，中国正常殆及美貌人群的骨颌突角平均为 165°左右，软组织面型角为 170°左右。

（2）鼻唇角：鼻唇角为鼻下缘与上唇前缘间交角，常用于评估侧面唇位及上牙的突度及变化。对鼻唇角的定点及构成，不同学者所采用的方法不同，但临床中最采用的是从鼻底点 Sn 分别向鼻轮廓线下缘及上唇外轮廓线前缘所引切线间的夹角来定义该角（图 1-4-19A；见图 2-5-13）。鼻唇角是临床上最易观察判断的重要指标，可用此判断上唇是否前突，并以此来决定设计（如拔牙、牵引）及评估预后和审美。例如Ⅱ类 1 分类患者，如果在治疗前，鼻唇角锐，拔牙治疗后，随前牙内收上唇后移，将使鼻唇角增大，原前突唇形可得到改善；但如果治疗前，鼻唇角大，当上前牙内收，上唇后移后将可能达畸形程度，甚至可造成上唇内陷的“正畸面容”（orthodontic look），这一点在临床中应特别注意。据国外学者对正常殆人群（白人）的研究，由于人种及判断标志不同，鼻唇角均值大小各有差异。Owen 认为正常值为 105°，Schideman 认为正常均值为 110°，Arnett 认为该角在 85° ~ 105°范围内为侧貌理想。据我国学者的研究，中国正常殆人及美貌人群的鼻唇角较白种人小，均值约在 95° ~ 100°，男性鼻唇角略大于女性，这是与人种的差异有关。

（3）上唇倾角（图 1-4-19B）：上唇从 Sn 点所引上唇切线与 FH 平面的前下交角。

（4）下唇倾角（图 1-4-19C）：从颏唇沟最凹点所引下唇切线与 FH 平面的后下交角。

（5）上下唇突角（图 1-4-19D）：由上唇凹点至上唇突点连线与下唇凹点至下唇突点连线的后交角，为上下唇倾角之和。代表上下唇形的前突度。恒牙列初期该角约为 115°。随生长过程逐渐增大，表明随面高度的增加，上下唇突度逐渐减小。

（6）颏唇沟角（图 1-4-19E）：系由颏唇沟最凹点，分别向下唇软组织外轮廓前缘及颏部软组织外轮廓前缘所作切线所构成的夹角。该角可辅助判断面下比例、颏发育及下唇的形态及紧张度。例如Ⅱ类 2 分类深覆𬌗患者，由于面下高度不足可造成下唇外翻、颏唇沟深、颏唇沟角变锐。而对于下颌支不足、下颌后缩的患者可造成颏唇沟角变钝，颏形不明显。

一般而言，白种人由于颏发育较中国人明显，故颏唇沟角较锐。中国正常𬌗人的颏唇沟角随年龄生长逐渐变小，成年美貌人群的颏唇沟角约为 130°，并且男性较女性稍小，显示男性颏形前突较女性更为明显。

（7）颏颈角（图 1-4-19F）：由鼻底点（Sn）至软组织颏前点（Pog'）连线的延长线与软组织颏下点（Me'）至软组织颈点（C）连线的延长线相交所构成的夹角。该角可显示颏部的位置、颏部的发育状态及生长趋势。当颏位后缩、颏发育差、下颌向后下旋转生长时，颏颈角将变大。一个偏大的颏颈角在容貌上是较差的。颏颈角的改善可以通过下颌位置的前移（生长、正畸治疗或正颌手术）及颏凸的发育（生长）而改善。中国正常𬌗人的颏颈角随年龄增加和生长发育而略有减小。据北京，成都等地的统计资料，该角的正常值范围约为 100°～120°。

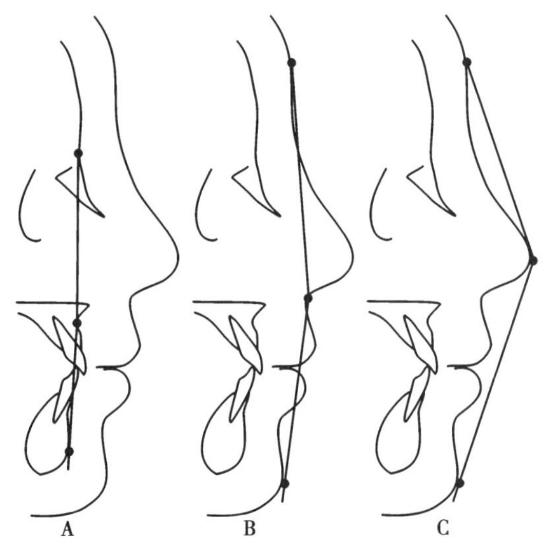

图 1-4-18　侧面突角

A. 颌突角；B. 面突角；C. 鼻突角

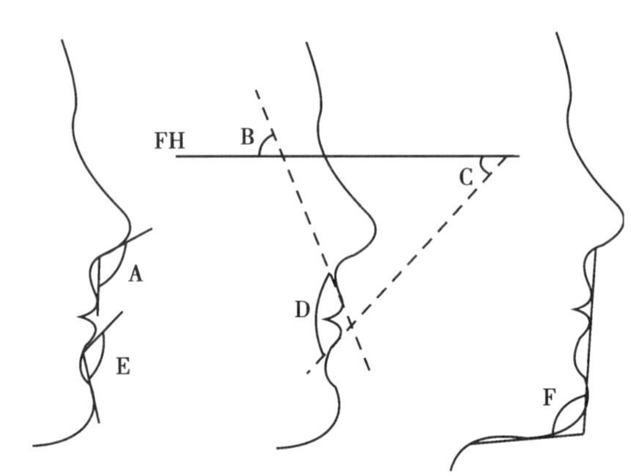

图 1-4-19　侧面下份角度计测

A. 鼻唇角；B. 上唇倾角；C. 下唇倾角；D. 上下唇突角；E. 颏唇沟角；F. 颏颈角

3. 软组织厚度（soft tissue thickness）分析　正畸力主要作用于口腔中的牙及颌骨等硬组织，而软组织组成人面的覆盖。研究硬软组织的关系，如额、鼻、唇、颏等部软组织厚度及其变化，可使单纯从骨侧面或从软组织侧面角度进行的研究有机地统一起来。另一方面，正畸治疗的最终目标之一是希望能得到美好的面型外貌。因此面部软组织厚度变化估计，作为评估最终形态变化，设计治疗方案，也是不可缺少的重要因素。近 30 年来，为了观察侧面软组织覆盖及其与相应骨结构的关系，20 世纪国外很多著名正畸学者如 Subtelny（1959 年）、Hershey（1974 年）、Burstone（1958 年）、Schwarz（1961 年）等分别对正常及治疗前后的欧洲人及北美白人的侧面软组织覆盖进行了计测研究，并附了各种计测方法（图 1-4-20），但结论似乎是有争议的。例如 Ridel（1957 年）通过他的分析，强调软组织侧面与相应骨骼侧面结构之间有十分接近的相关关系。而 Burstone（1967 年）通过对 5 例年轻无牙𬌗患者唇形的研究认为唇形是遗传的，唇位与牙齿的前后位置没有关系。在对正常𬌗软组织进行的计测中，研究发现个体之间软组织厚度差异较大。Subtelny(1959 年)通过从 3 个月～18 岁 30 名对象的纵向研究发现,侧面各部分软组织并不随相应骨组织的改变而发生相似改变。他发现,随着年龄增大,软组织增长最小部位是鼻根部,其次是颏部,而最大的是鼻底部。尽管颜面骨骼生长发育逐渐趋向于使面突度变小,但由于鼻底区软组织的增厚较快,反趋向于面突度增大,从而使侧面型较为恒定。Ricketts 注意了牙移动导致外形的改变,发现当上切牙后移时,上唇增厚。他提供了一个粗略的估计法,即切牙尖每后缩 3mm,唇增厚 1mm。这些研究提示我们,在进行正畸审美的软组织变化研究中,颜面软硬组织之间的变化是复杂的但又紧密相关的。

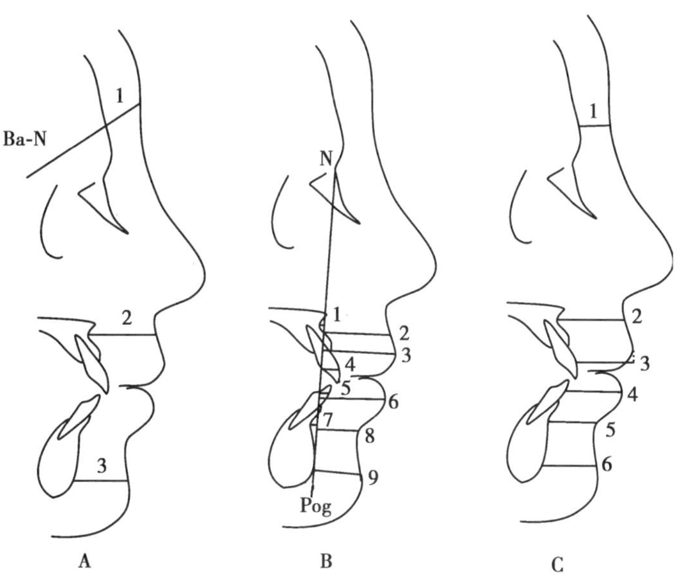

图 1-4-20　常用侧面软组织覆盖计测方法

A. Subtelny 法:1. 鼻根厚度(采用 Ba-N 平面延长线);2. A 点水平的上唇厚度;3. 颏前厚度(用于生长比较)。B. Hershey 法:1. A 点距;2. 上唇沟距;3. 上唇距;4. 上切牙距;5. 下唇距;6. 下切牙距;7. 颏唇沟距;8. B 点距;9. 颏前点距(以 N-Pog 为基准平面)。C. Burstone法:1. 眉间厚;2. 上唇沟厚;3. 上唇厚;4. 下唇厚;5. 颏唇沟厚;6. 颏前厚(当相应的软组织点在相对应的骨标志点上方记录为+、在下方则记为-)

自 20 世纪 80 年代以后,我国学者也开始重视对软组织与骨组织关系,即软组织厚度变化的研究。据北京、成都、哈尔滨等地的研究资料,证实中国正常殆人及美貌人群的软组织厚度与白种人不同,具有种族差异、年龄差异和性别差异。一致认为,面下 1/3 可体现容貌美的个性特征,这些特征应由硬软组织的综合测量分析决定,并一致认为应建立中国人自己的软组织审美标准。中国各地恒牙列初期正常殆人软组织覆盖厚度及唇长的计测研究结果可归纳如下表:

中国人侧面软组织覆盖厚度计测表(单位:mm)

	北京		成都		哈尔滨	
	男	女	男	女	男	女
额厚	6. 8±1. 1	6. 2±0. 8	6. 3±0. 9	6. 0±0. 7		
鼻根部厚	6. 5±1. 3	5. 7±1. 2	7. 1±0. 9	6. 6±0. 9	6. 4±0. 7	6. 3±0. 8
鼻底厚	16. 5±1. 8	15. 0±1. 9	14. 1±1. 6	12. 7±1. 0	13. 6±1. 6	13. 1±1. 7
上唇厚	15. 5±1. 9	13. 0±1. 6	14. 9±2. 2	13. 0±1. 6	14. 4±1. 5	12. 6±1. 9
下唇厚	15. 9±1. 9	13. 7±1. 5	15. 1±1. 9	13. 8±1. 3	14. 9±1. 5	13. 6±1. 8
颏前厚	13. 4±1. 7	13. 4±2. 1	12. 4±1. 8	11. 9±1. 6	11. 6±1. 9	12. 1±1. 6
颏顶厚	10. 0±1. 3	10. 3±1. 4	9. 8±1. 8	10. 1±2. 8	7. 5±1. 6	7. 8±1. 5
上唇长	24. 4±2. 3	22. 9±1. 7	22. 3±2. 2	21. 2±2. 1		
下唇长	18. 9±2. 5	17. 9±2. 1				

矫治牙齿和颌骨的畸形，重建牙颌的最好咬合关系，改善软组织形貌达到个体特有的最佳审美效果，是正畸医师的职责也是口腔正畸美学的宗旨。容貌美一直是正畸学家们致力追求、努力工作的目的，而创造和重建颜面的个性美是与技能、技巧，特别是医师头脑中的审美意识和标准密不可分的。尽管容貌的审美观和标准受时代、社会、民族、经济文化水平等因素影响，但仍具有共性。正畸学家们一直尝试给颜面美建立一个客观的、相对稳定的审美标准，并从定量化的角度出发去探索美的形式和表现。目前这一工作已取得了很大的成果，并建立了不同人种、民族和地区的正常𬌗、正常骨结构以及正常软组织形态比例的标准。而今，这一工作仍在继续深入和进行中。在这个基础上，正畸工作者除应当掌握熟悉这些基本方法和标准外，还应不断提高个人的职业审美能力和审美素质。同时也应认识到颜面不仅包括牙、口唇，还涉及鼻、面、眼、发、头型等。尽管后面的审美内容不属于正畸工作的专业范围，本节未做讨论。但我们对此一定要有整体的观察、对比和审视，决不能将眼光仅局限于牙齿，从而缩小了视野和思维。

人是有个性的，正畸医师还应充分考虑个体的个性特征，去创造和协调每个个体面部的最好和最匀称的牙面关系。我们不可能用最美的平均标准“千人一面”地去塑造理想面容，而应尽力去发现和发掘每一个人面容的亮点和个性美，去美化这大千世界人类百花园中芸芸众生的相貌。最后，我们还应认识到正畸治疗对颜面美的影响是有限度的。随着技术的进步和发展，随着正颌外科与正畸的结合，对牙颌及颜面畸形的矫治已有很大革新和进展。但要精确预测正畸骨牙移动中软组织的改变和外形的变化，还需要做大量的艰苦的工作。随着人类认识的进步、技术的改进以及电子计算机信息处理系统的引入，我们相信口腔正畸美学将随时代的进步而更完美，愿我们能一步一步地走近这一天。

第三节　关于唇颏及前牙区的审美

一、唇齿关系

在颜面的审美吸引力中，据统计，唇齿仅次于头发和眼睛，占第三位。文学作品中多有用“唇红齿白”、“玫瑰含雪”、“樱唇玉齿”来形容丽人。并用“唇齿相依”、“唇亡齿寒”的词语，来比喻人世间不可分割的依从关系。从口腔正畸的角度，了解唇齿间关系的正常范围，发现导致患者唇齿间不协调的机制，并尽力协调和改善该个体唇齿关系，应是正畸医师必须掌握的专业内容和职能。

1. 唇形及唇间隙

(1) 唇形(lip shape)结构：在解剖学上，一般将双侧鼻唇沟之间，从鼻底至口裂缘所在的部位称为上唇，将口裂缘至颏唇沟之间的部位称为下唇(注意：在X线头影测量中，下唇长度计测多延至颏下点，这常常是不准确的)。人的上、下唇均可分为三部分：唇白部(皮肤部)、唇红部(黏膜部)及唇红缘(两者交界部)。上唇的唇红缘呈向上的弓形曲线，称为上唇弓。上唇弓由4个边和3个角构成：左右两外侧边与内侧边组成两个外侧角，角顶为唇峰，各自与唇白部一条细隆起的人中嵴相连，直达鼻孔底部。上唇弓的内侧两边合成一个钝角即中央角，又称人中切迹，在其下方唇红部有一珠状突起，称唇珠，其上方唇白部在人中嵴间有一矩形凹陷称人中凹，直达鼻小柱。人中是人类特有的结构(图1-4-21)。据我国学者张永福、杨彦昌等对上唇边及角的计测显示，上唇弓个体的变异较大，这可能与地区、民族、个体、遗传等有关。而下唇的唇红缘则一般呈向下的弧形弓，其中份似微微有向上的弧形切迹，但边角轮廓均不明显。上、下唇红缘弓的形态，大致可分为弓形、桥形及弧形三类(图1-4-22)。上下唇弓在两侧汇合形成口角，在口角的上、下唇红缘交合处，常有一隆起的棱线，高约1～2mm，唇红缘在此淡化为皮肤色向外过渡呈微张力的口角棱线，增加了唇的丰润柔和感。口角的尾形及口角棱线影响审美视觉的层次感和动感，口角上翘可产生微笑感，口角下垂则常给人以愁苦的感觉。成年后随增龄变化，口角逐渐下垂(图1-4-23)。

(2) 唇的形态：根据唇的高度、厚度、宽度、突度，可分为：长唇、短唇；厚唇、薄唇；宽唇、小唇；突唇、瘪唇等。据正畸学家Burstone对先天性无牙𬌗患者的研究，认为唇的形态并不取决于牙，在一定程度

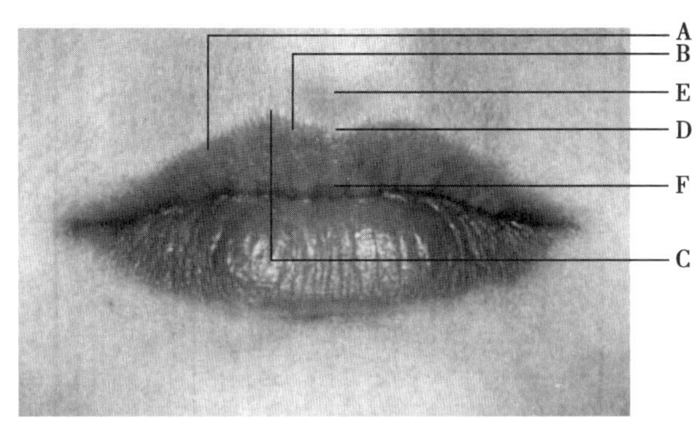

图 1-4-21　唇的结构

A. 上唇弓外侧边；B. 上唇弓内侧边；C. 外侧角（左、右）；D. 中央角；E. 人中凹；F. 唇珠

上，唇形是相对独立的。而唇长短对审美的影响效果评价，尚未见文献肯定。

（3）唇间隙：上下唇之间的空隙称为口裂。当唇自然放松时，上下唇红可呈自然接触状态或出现不相接触的唇间隙（interlabial gap），据 Burstone 对正常 人的研究报道，此间隙在正中 位时可为 1.8±1.2mm，在息止 位时为 3.7±1.6mm。

（4）唇闭合：正常的唇闭合，一般为上下唇的相互靠拢移动。但对唇闭合不全、上下唇肌松弛、不良唇习惯的患者，在唇闭合时上下唇的相对移动并不协调。特别是上唇短、上牙前突的患者，很多表现为主要是下唇的向上闭合。这种强

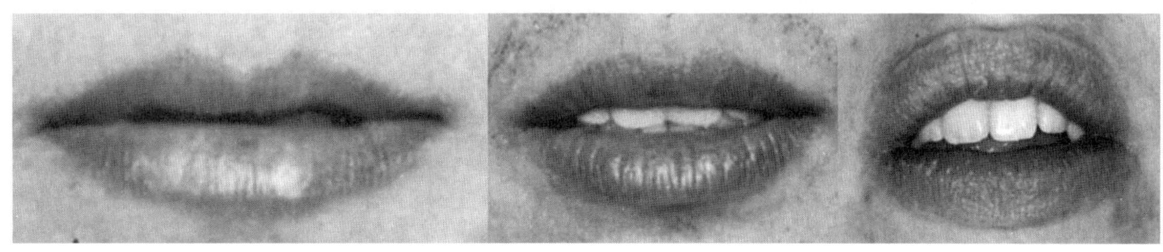

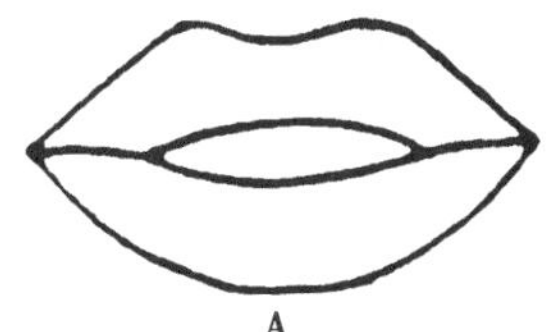
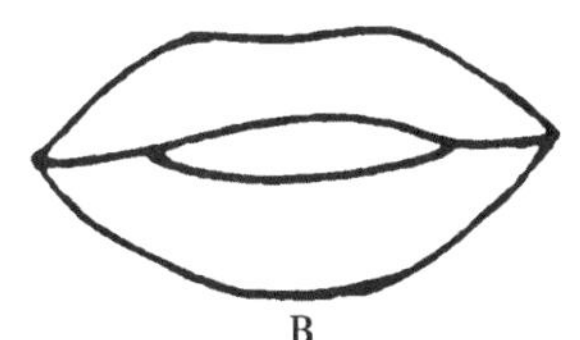
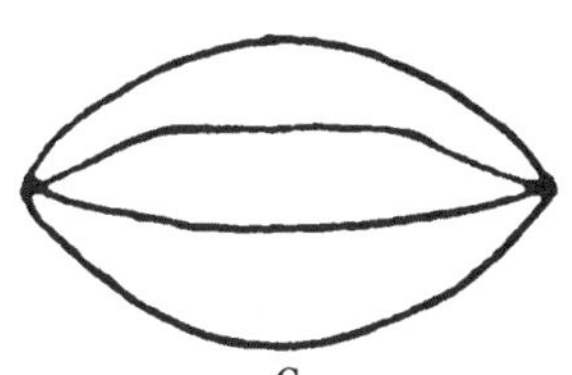

A　B　C

图 1-4-22　唇弓及分类

A. 弓形唇；B. 桥形唇；C. 弧形唇

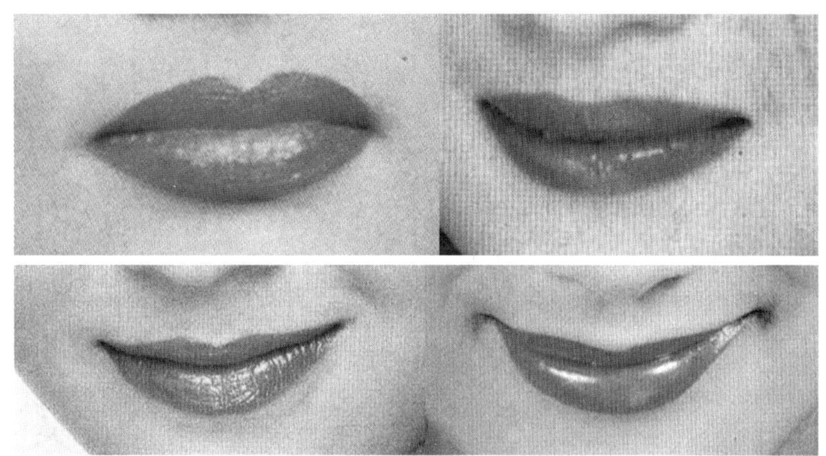

图 1-4-23　口角的状态

拉下唇以迁就上唇的闭合运动，不仅影响唇肌对上中切牙的内外动力平衡，还影响颏的发育及造成颏靥等不美观的形态表征（图 1-4-24）。为此，在儿童早期可采用将示指压住下唇，让上唇主动下闭的训练方法，以改建不良的唇闭合方式。

（5）标准的唇形：一般描述为：唇红色泽鲜明、唇白缘和唇红缘线轮廓清晰；上唇略厚于下唇，并略突于下唇，唇大小厚薄匀称；唇珠明显，口角微翘，富有立体感；唇间隙约为 0～2mm（图 1-4-25）。

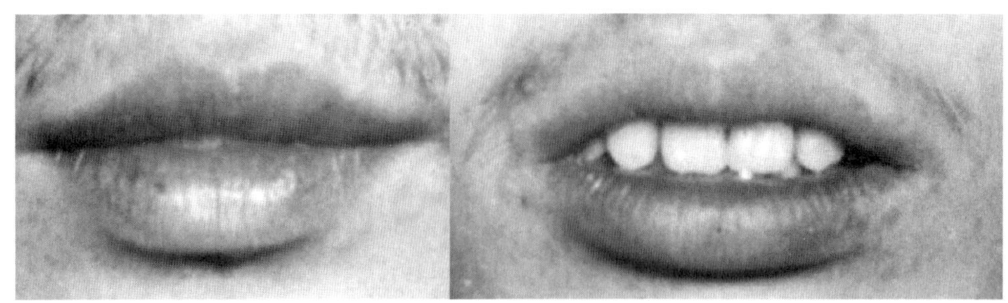

图 1-4-24　唇的闭合

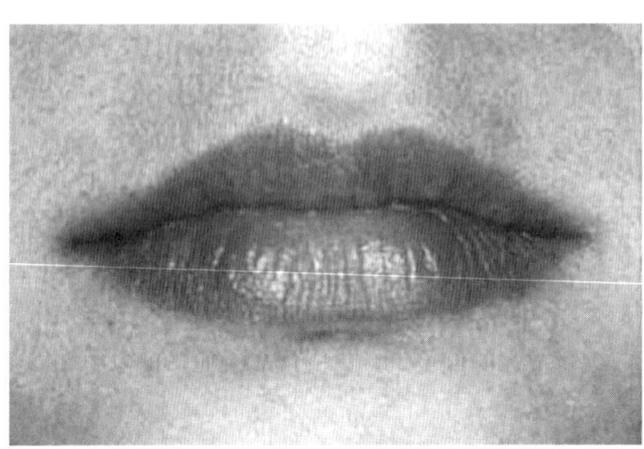
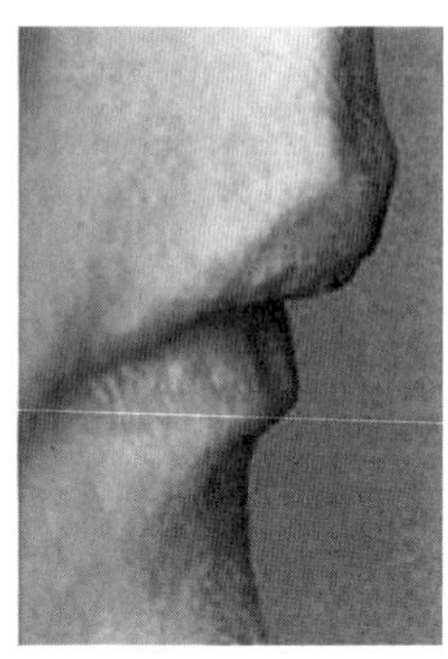

图 1-4-25　适意的唇位关系为上唇微前于下唇

唇以其形态和动感,被列为仅次于眼的传神、传情器官,在评估人面的生动性及个性中有特别的审美价值。由于口唇的外形差异很大,即使上述其所谓"标准"的唇,也并不适合所有的人。因为唇形的美与丑,不能脱离每个人的具体特征,只有与脸型相适、与五官协调、与牙列和谐、与性格气质相符的唇形,才能产生动人的美感和魅力。

关于切牙内收后是否能明显影响唇的内收及内收比率大小的研究较多,但尚无定论,且存在争议。但在正畸治疗中,应强调的不仅是前牙的矢状向移动对唇突度有所影响,同时应充分评估下面高的垂直变化对唇突度的影响,丰满及一定突度的唇是青春活力的特征之一,随着殆面的磨耗及下面高的降低,可导致唇肌松弛、外翻,给人以苍老感。因此,注意保留下面垂直高度及唇的适当突度也十分重要。

2. 唇齿关系　唇齿关系(dental labial relationship)(上唇线)的观察,一般在自然(姿势位)状态、谈话中及微笑时进行。据修复义齿学的排牙原则,以自然状态时,上前牙切缘应在上唇下,以显露出 2～3mm 为宜。暴露太多,看起来不文雅,太少则似有无牙之感。正畸学的观点与修复学原则一致,此外,更强调在复诊交谈中,随时注意"唇"与"齿"间动态关系的矫治变化,以及强调在微笑(可嘱患者发"茄"字音)位时,对上中切牙的暴露情况(中线、对称、牙齿缘弧线)进行观察评价。不仅应注意正面形象中的上牙垂直暴露量、前突度的改善,还应注意两侧暴露量的均衡,前牙咬合平面与口角平面的协调。对非对称的唇(即口角平面偏斜)的唇齿关系,矫治时应特别注意调整两侧切牙及尖牙左右宽度的视觉平衡,必要时可通过对两侧中切牙、侧切牙、尖牙间切缘平齐度的上下左右不对称调整,以及前牙弓的代偿性排窄,增大两侧的负性空隙(侧方颊隙),以避免正面观时,左右牙量相差太多,减少唇齿间的不协调感(图 1-4-26)。

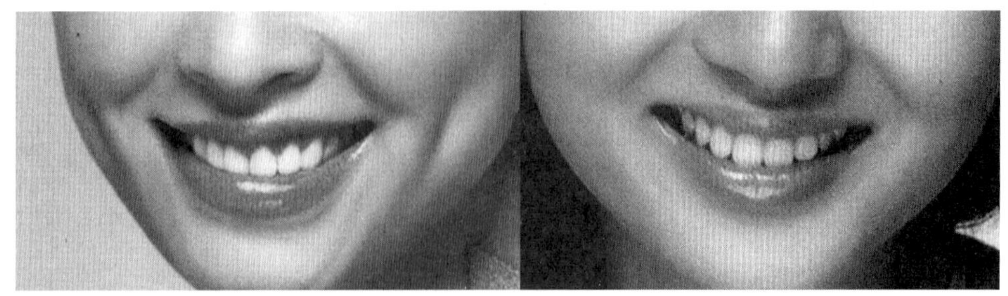

图 1-4-26　适当的颊隙可增加视觉舒适感

唇齿关系的评价应结合微笑进行观察，由 Sabri 提出的观察微笑时唇界关系的 8 个方面，可作为参考（图 1-4-27）。

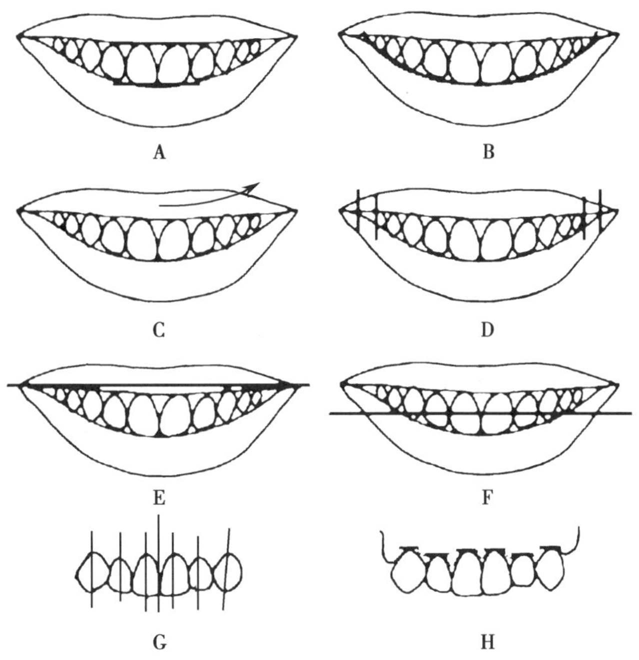

图 1-4-27　Sabri 观察唇齿关系的 8 个方面

A. 唇微笑线；B. 下唇弧弓；C. 上唇弧曲；D. 侧方颊隙；E. 微笑对称性；F. 咬合平面；G. 牙排列；H. 牙龈位置（引自：Sabri R. J C O, Inc. 2005,155）

此外，在唇齿关系中，正畸学还强调侧面观时，观察前牙突度与唇突度的关系（包括唇松弛时及微笑时）。尽管唇形态、唇长短和唇肌张力主要受遗传影响而难以改变，尽管不是所有治疗中，随着切牙内收，“开唇露齿”都能得到理想改善，但大多数患者随前突牙的舌向矫治移动，唇会得到不同程度的内收、下降、变厚，再辅以微笑训练，完全可以塑建一个适意的个性化的微笑型。

一般而言，对上牙槽基（A 点）发育不足，切牙唇倾度大的突唇患者，随着上切牙的内收，面型改善可较明显。但也应了解，上唇短，弧形唇、上牙暴露较多的“开唇露齿”者，随着上切牙内收后，上牙冠的暴露可能会进一步增大，由于上唇可因收缩代偿增厚，有时并不能增长及改善上唇长，反而造成审美效果不佳。

对上牙槽基（A 点）前移、前牙槽发育过度、上切牙轴较直立，以及下颌角大、下颌后下旋的垂直生长型露齿患者，即整个上牙-牙槽基前突、颌骨顺时针后下旋转患者的矫治，多应考虑外科手术，使前牙-牙槽上升后徙（详见第十六章），才能改善唇齿的关系，改善外形突度。

正畸十分重视唇齿关系和唇肌张力训练对牙颌畸形的形成及矫治后稳定性的影响，强调不良唇习惯（吮唇、咬唇等），不良唇齿位（下唇位于上切牙舌面、下唇代偿性向上闭合等），唇闭合不良（上唇张力不足）及下唇张力过大等是导致或加重前牙前突或造成下切牙拥挤复发的病因机制。因此，唇齿关系不仅涉及美丑，还更与咬合的稳定及功能有关。

二、唇突度的评价

适当的唇突度（labiate process）是年轻正常的标志。随着年纪增大、牙磨耗、牙槽吸收和中切牙缺失，面下垂直高度减小，唇部软组织张力减退，唇部将逐渐后缩，变平，甚至瘪缩。瘪唇是老年人的面部特征之一。此外，作为黄种人的颅面形特征，牙及牙槽突较之高加索人相对唇倾，而鼻尖和颏的发育则较之白种人不足。因此，就平均标准的中国人侧貌而言，唇相对较突是正常的。当我们评价国人患者的唇突度及正畸治疗预后时，千万不要忽略了年龄和人种的特征，更不要因追求西方审美标准而造成唇部的塌陷。

唇突度是否适意，与其毗邻的鼻、颏发育密切相关。主要通过侧面观察评价。临床上最常应用的肉眼评价指标是 Ricketts 审美线(见图 2-5-14)、鼻唇角及面垂线:如 Spradley 鼻根、鼻底垂线(自然头位时从鼻根点 N、鼻底点 Sn 所引;图 1-4-16),以及 Burstone 额点垂线(从眉间点 G 所引,见图 2-6-49)引出垂直于眶耳平面(FH)的假想侧面观察线等。应充分注意:①Ricketts 的审美线:用以评价上下唇相对于鼻-颏的突度关系时,儿童期由于面下高及鼻、颏尚处于生长发育中,上下唇多前突于该平面前,但随牙-牙槽的生长,面下高的增加,鼻和颏向前发育,唇突将逐渐相对后退,成人则在该线左右或偏后。因此,唇突应是年轻的标致,特别是发育中的儿童,应充分预测生长因素的影响,不要强调内收而破坏其个性的特征;而成人,则更应考虑到内收唇突后,唇张力松弛,反而可致颏面苍老感的不利后果。②鼻唇角:减小是上唇突度增大或鼻底基骨不足(如唇腭裂)的表现,而增大则是上颌基过度发育或上唇较鼻后缩的表现。中国人的鼻尖较圆,鼻小柱仰角一般较白种人微向上,鼻唇角均值约在 95°~100°为宜。③鼻根垂线:用于观察上、下唇最前沿点至该线的水平距离差,可辅助判断侧貌的上-下唇矢状向关系是否协调。④颏唇沟角:其大小与下颌前后位置,生长方向、面下垂直高度及颏发育相关。当下颌前移、下面高增长后,常可消除下唇卷缩,改善颏唇沟角。

一般而言,按西方人审美观,美貌人群由于鼻、颏发育较好,上下唇位于审美线后,鼻唇角较大,其鼻颏 S 形弯曲明显,故侧面曲线相对更为漂亮。也许这也是临床上Ⅱ类 2 分类患者面型更为公众接受的原因。因此,对Ⅱ类 2 分类患者的治疗决不要因矫治排齐而过度前倾上切牙,这反而将造成对患者原习惯面型的损害。

上下唇突水平关系在评价个体侧貌,辅助畸形诊断、制订治疗计划及评估预后中也十分重要。为表述上下唇间侧面的相对关系,Korkhaus(1952 年)将唇侧貌的水平突度关系用唇阶梯(lip step)进行描述,将其分为:正唇阶梯(positive lip step)和反唇阶梯(negative lip step)(图 1-4-28)。通常,前者为Ⅲ类错𬌗,严重反唇阶梯者为Ⅱ类错𬌗,而Ⅰ类正常𬌗的唇侧貌多为:上唇微前于下唇,呈轻度的反唇阶梯。在临床中,如果发现一个Ⅱ类错𬌗,但表现为Ⅲ类正唇阶梯的患者,如果要导下颌向前,应十分谨慎,否则将导致下唇更突,不利于侧面形态的改善。对唇突度的临床观察评价最好能结合 X 线片的各种其他观测线如 H 线、T 线、Z 角等进行,这在前节中已做了详细介绍。

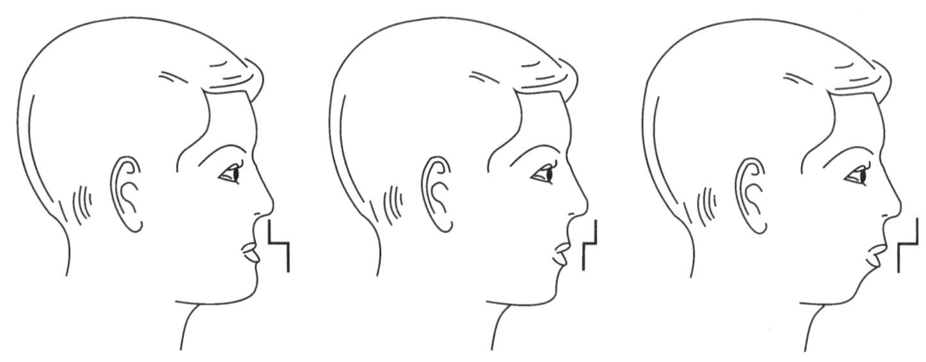

图 1-4-28　Korkhaus 唇阶梯

(引自:Rakosi T,Jonas I,Graber TM. Color Atlas of Dental Medicine. Orthodontic-Diagnosis,1993)

三、前牙区的审美观察

前牙是口腔最重要的审美"风景区"。正畸矫治后,前牙排列是否整齐,咬合接触是否平衡,其牙弓形态是否与颜面和谐,不仅是正畸治疗的重要目标,是患者最关心的问题,也是检验正畸治疗成败的重要评判依据。这不仅涉及正畸医师牙排列的技术水平,也涉及矫治医师体会美、评价美、创造美的审美观和个人审美素质。因此,在前牙区的正畸处置中,对前牙区的审美观察,特别是对切牙和尖牙的审美经验的积累十分重要。

1. 中切牙　中切牙和侧切牙的色彩、形态、位置、对称性、协调性,对视觉的冲击影响很突出。由于解剖、功能,以及人类进化,中切牙与侧切牙的形态、大小、长短、厚薄、轴倾(包括近远中、唇舌向)有很大差异，这在本书有关章节(Andrews关于正常𬌗的六要素)中将有详细描述。但从审美角度，在切牙的矫治排列中，应注意以下5个方面的问题：

（1）中线：对上切牙中线的观察一定要面对患者正面进行，简单的椅旁观察常常会造成错觉。治疗中应随时注意“面对面”观察中线的对称，避免后期才发现偏离或偏斜的后果。此外，对上切牙中线，不能完全以人中位置判定，而应使其与整个面中线及口唇平面平衡协调一致。如果上切牙条件太差(如畸形、外伤、不对称拔中切牙等)也应在排列中尽力使中线的偏离或偏斜不要超过1mm，视觉上达到两侧“均衡”为佳。而下切牙的排列，重点是整齐，视觉上勿造成暗影。对一些牙弓不对称、个别下切牙缺失或拔除者，则不必刻意追求下中线一致。

（2）中缝：切牙应紧密接触无中缝间隙，对牙冠呈“鼓形”的切牙，可通过“美学弓”，即使切牙冠轴微近中倾斜调整代偿，微做邻面去釉改形，以及留待修复处置。

（3）唇面：据研究，上中切牙的唇面突度与侧面突度密切相关，即直面型上中切牙唇面较平，而突面型者其上中切牙唇面较突，在正畸中，特别是切牙缺失后的修复选牙中应十分注意。根据人类学研究：国人(蒙古人种)上中切牙多为铲形，舌侧边缘嵴较明显，切牙较白种人唇倾等特点，以及考虑到侧切牙是前牙区退化牙，多变异的特点，为使上中切牙和侧切牙位置反差不致太大，不必刻意追求中切牙与侧切牙间唇舌向解剖学厚度0.5mm的水平差异，可以考虑将侧切牙与中切牙唇面排齐一致(详见第十章中“HX直丝弓技术”)；对舌面铲形过深的中切牙，如影响下切牙定位及切导时，应做适当调磨，使其舌侧边缘嵴变薄，舌面与侧切牙一致，并与下切牙均匀接触。对畸形明显影响美观的侧切牙，一般应做修复处置。

（4）突度：应注意从侧面观察唇松弛位时的唇与上切牙的矢状向位置关系，注意其上唇张力、上唇厚度、鼻-唇-颏位的关系，应参照患者的侧面特征和主诉，进行个性化的定位。通常应以直立为目标。

1）上切牙：据白丁等的调查研究，当上中切牙牙冠唇面中心点(FA点)位于Andrews倡导的GALL线上，且上切牙直立或轻度舌倾时最为美观，而上切牙唇倾超过10°均不美观。其中，以上切牙位置后缩，上切牙唇倾最不美观。

此外，应注意临床上对前突上切牙的内收，及上切牙内倾患者的切牙唇移是有限度的，通常内收后的上切牙根应尽量保持在骨松质中，不应紧贴骨皮质及造成过大压迫，以防造成牙根吸收、牙槽吸收或穿孔，一般冠轴倾斜改变不要大于20°为好，否则必须转矩牙根。

2）下切牙：下切牙突度的定位一定要参考下面高、参考下牙暴露量(说话时)的多少而定。对下切牙隐蔽性好的下颌后缩患者而言，下切牙适当唇倾是一种牙代偿，属可接受范围。但一般情况下，应以下切牙直立，与下颌平面交角为90°左右为宜。

（5）切缘弧度：从正面观察排齐后的上牙列弧缘时，视觉上应呈一轻微下弯弧线，在嘱其微笑，上牙列切缘弧应与下唇上缘弧度一致。过大的弯曲弧线、水平，甚至呈反向上凹的牙列缘弧线，常给人以视觉上的不良刺激感。因此，在压低上前牙排平牙弓中，一定要注意不造成损害上前牙自然下弯轻度弧线的效果，否则将造成难看的前牙区“尖牙过长”、“平板式”及“开𬌗式”正畸面容。

2. 上颌侧切牙　上颌侧切牙是蜕化牙(发生率仅次于第三磨牙及下颌侧切牙)，多表现为过小、圆锥形畸形及缺失等，十分影响前牙的审美，同时可造成上下前牙的Bolton不调(比值过大)，影响前牙的覆𬌗覆盖，从而影响最终尖牙间中性咬合关系的建立。上已述及，由于中国人上切牙的种族结构特征，正常时中切牙与侧切牙的冠面差异较不明显，较平顺，因此，矫治中可适当减小侧切牙内收弯(inset)设计(详见HX直丝弓设计)，而不必设计过明显的梯度。对过小侧切牙的处置，一般以留出间隙修复牙面形态在审美效果上最佳。对侧切牙缺失后，是以尖牙前移牙代替，还是保隙修复为好，目前尚有争议。如果从审美角度、功能形态的恢复、长远性保存上评述，应该说两种方法各有利弊。因此，尊重主诉，充分征求患者本人的意愿才更为重要。

3. 尖牙　尖牙位于上下牙弓弧的转角处，是人类牙根最粗壮的牙，除行使撕咬功能外，对维持口角丰满，表现个性，稳定前牙弓形态和调节口腔黑色负性间隙比等审美视觉印象十分重要。

（1）上尖牙磨耗度：尖牙位置正处于口角处，对衬托鼻翼两侧尖牙窝处面颊及上唇左右丰满度，并左右口角对称中起着重要的审美功能。过长过露的尖牙会让人联想到凶狠,左右不对称的尖牙高度,会影响正貌的对称失衡,因此在治疗开始,即托槽粘结时,就应充分考虑其是否有磨耗不足或磨耗过度而调整托槽粘结的位置高度。同时还应考虑到它在口唇运动时与口角平面对称性的协调,过锐过长的牙尖在治疗后期应做调磨修整处理。

(2) 尖牙间的宽度:决定着前牙的突度。过窄可造成上中切牙前突,前牙弓呈尖形;过宽则两侧黑色颊隙减小,让人感觉满口龅牙。此外,尖牙宽度也一定程度影响正面容貌,一般而言,尖牙宽度窄的个体多为"尖圆"或"鸭蛋"形面容,而尖牙间距过宽者多呈"方圆"形面容。因此在正畸设计中应充分根据个性牙弓形态的特点,参考面型及口裂宽度,选择尖牙间距。并可通过调整尖牙的旋转度、转矩度改善其视觉明暗色彩,协调口角区负性间隙,最佳的负性间隙宽度为:微笑时切牙中线至尖牙间距与口角间距之比呈"黄金比"(1.618)。此外,由于上颌宽度对下颌咬合运动的制约,上颌尖牙间宽度不足还影响着下切牙拥挤矫治后的稳定性,因此,对 Bolton 不调,例如下牙量过大的患者,还应通过邻面去釉、减小深覆盖,以及修复加宽上切牙横径等方法改善。

(3) 尖牙旋转:也起着诱导下颌运动位置的作用。扭转的尖牙可干扰下颌向前调整及生长;将扭转错位的尖牙排入牙弓常压挤侧切牙可造成拥挤、侧切牙扭转或舌向错位,造成咬合干扰,影响下颌功能运动,导致下切牙拥挤、舌倾,甚至下颌后缩畸形,以及矫治后下切牙拥挤复发等。因此,尖牙的定位对下颌位置及上牙列的影响不可忽视,应在正畸结束前仔细检查定位,注意上下尖牙宽度的协调及接触关系的嵌合稳定,进行保持观察,必要时还应作适当调𬌗处置。

(4) 尖牙斜度及转矩:当我们在应用直丝弓技术定位牙冠的唇舌向转矩角时,一定应首先考虑到任何平均预置的托槽转矩度并不符合个体审美。并且,负的转矩角常至其牙根太靠近骨皮质而影响其移动调整;过度直立的尖牙牙冠可造成尖牙远中间隙难以关闭;上尖牙的唇舌向内收外展不仅影响牙弓的宽窄及下颌的运动,也影响正面的牙弓弧形、颊隙比,并受面型及口唇大小形态的影响。有人认为尖牙可体现性别,微内倾明细的尖牙更显得秀美、内涵,适合女性;而宽阔粗壮微唇向展开的尖牙,更能体现男性的开放、坚强。因此,在尖牙冠转矩设计上,一定要充分考虑患者的面型特点,并尊重患者自己的选择。

四、颏及颏唇沟

颏是面下审美中重要的平衡部位。颏及颏唇沟(mentolabial sulci)的形成是人类进化的结果,在人类从猿到人的漫长进化过程中,随着咀嚼器官(主要是牙齿和颌骨)退化,颏的突度和轮廓逐渐明显。颏的突起增加了面下部的审美平衡、明亮感、和曲线美,使人面的轮廓更加生动(图 1-4-29)。颏发育不足常使面型呈现"鸟状脸",颏的偏斜则给人不对称感。明显过小的颏常常被公众视为胆怯、懦弱、优柔寡断,而一个发育良好的颏结节在男性常被视为刚毅、果断的象征;在女性,一个丰润、圆滑的颏则为秀美、甜腴的标致,这在从古希腊神的雕塑到历代艺术家们的绘画、戏曲人物的选材中有充分的表现。因此,颏在容貌审美中的地位不容忽视。

在正畸诊断中,过长过突的颏常是骨性Ⅲ类错𬌗的表征;而后缩、发育不足、缺乏颏唇沟的颏则是Ⅱ类骨性错𬌗的表征。颏的前后位置与颏唇沟的深浅也一定程度反映出下颌平面的倾斜度,以及下颌生长方向和生长型。通过正畸-正颌联合治疗,主要是颏成形手术,可以明显改善患者的侧貌(图 1-4-30)。

颏位置和发育的判断应包括左右、高低、前后三维方向的内容,主要通过正、侧貌观察及 X 线头影测量进行。①颏点的左右对称性判断较容易,可通过正面额鼻中线观察判定;②颏点在面下份的高度关系,常按经典的比例尺度判断,正常者为:鼻底-口裂-颏唇沟-颏底三等分,各占 1/3,即所谓"三停五眼"中的"小三停"比例;③颏点前后位置的评价,主要通过侧貌及侧位 X 线片进行,可通过面侧貌软组织所引观察线判断。最常用者为前已述及的鼻根点及眶下点所引的(垂直于 FH 平面)垂线 Pn 及 Po 间所构成的颌骨侧面区(JPF 区)进行评价(见图 2-5-17 ~ 图 2-5-19):正常时,颏点在此区内;不足或后缩时,颏点在此区外偏后;前突及过度时,则在此区前。

由于东方人种的颏发育不似白种人明显,对于下颌后旋及颏不足者,在进行侧位 X 线片分析时常很难确定颏前点(Pog)。为此,日本学者推荐使用以下颌平面(MP)向颏前作垂线,取颏的切点作为颏

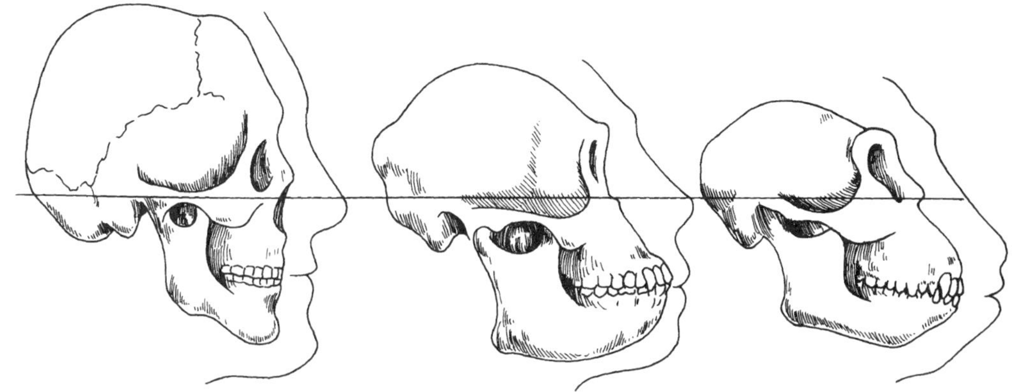

图 1-4-29　颏的进化

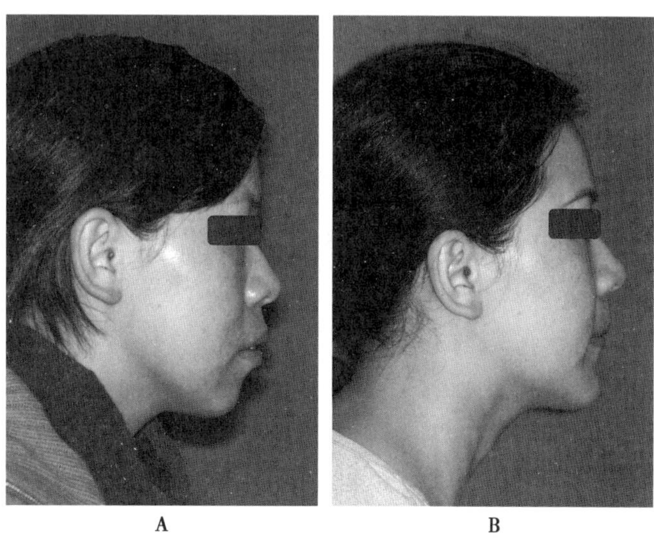

图 1-4-30　颏形改善的效果
A. 矫治前；B. 矫治后

前点的补充方法（而不是通过颏至鼻垂线的最短间距决定颏前点）。由此，也可看出东方人颏发育的相对不足问题。

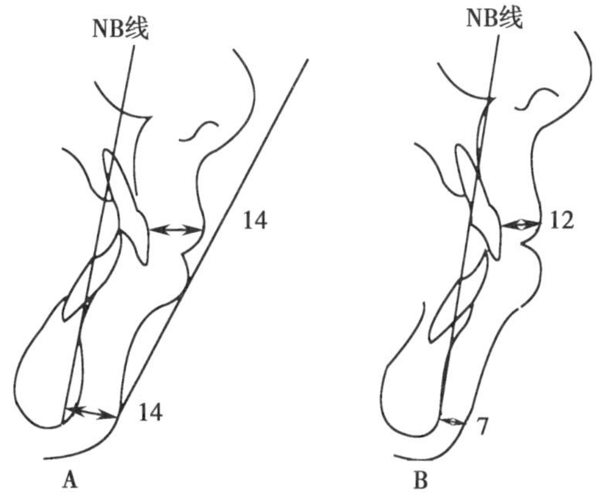

图 1-4-31　Merrifield 的颏软组织计测预测效果
A. 颏部软组织约等于上唇软组织；B. 颏部软组织薄
（引自：徐芸，等译. Tweed-Merrifield 标准方丝弓矫治理论与实用技术，1998）

颏的外观形态不仅取决于骨颏的形态、下颌位置和发育（X 线侧位片上），同时在很大程度上还取决于颏部软组织的发育和补偿，以及应注意到骨颏（颏联合）发育的状态并不能体现软组织颏位，为此，Merrifiled 强调了颏软组织的计测预测（图 1-4-31），认为如果颏厚度大于或等于上唇厚度，则不需要改变软组织，治疗效果较佳。如果颏部软组织厚度小于上唇厚度，则正畸治疗对软组织侧貌变化的影响和效果较差。至于颏唇沟的深浅，除与骨颏的发育有关外，还与面高度的发育、下唇张力、下颌后缩位密切相关，特别是面下 1/3 高度发育不足者，常为口裂-颏下点距离减小，此时口裂多位于其面下 1/2 处，下唇外翻，下颌后缩位，颏唇沟加深。

颏后缩的患者，常造成颏下软组织堆积下垂，颏颈部轮廓曲线丧失，无论从正面及侧貌观察会显得肥胖苍老。通过早期前导下颌，以及成人后手术前徙下颌及颏成形术，可从改善下面比例及曲线轮廓，给人以年轻活力及自信心，但单纯正畸治疗很难改善颏下形态。

此外，随着人的增龄改变，口唇松弛、牙磨耗、后牙丧失，面下 1/3 高度降低也是一种衰老的象征。因此，在正畸治疗中，要改善颏部轮廓的视觉审美效果，除改善下切牙及下牙槽基（B 点）突度外，导下颌向前、升高后牙以增加面下高，也是必要的矫治手段。

很多研究显示，相对而言，东方人的颏突区及鼻尖区圆润，颏突发育及颏唇沟不如白种人明显，体现出东方人的温柔感。因此对颏突度的改善及面型美的追求中，还应充分考虑人种的特征和审美差异，不应盲目追求西方人种的审美标准。一名优秀的正畸医师，应该根据就诊患者每个人面部的个体特征，发现其个体的亮点及发扬东方人秀美的特征，因人而异的进行颏的定位处置，包括下切牙移动定位及颏部的整形手术治疗。

（陈扬熙）

第二篇　诊断与技术

第五章
牙颌畸形的检查和诊断

牙颌面畸形的矫治目标是恢复和重建牙齿和颌面正常关系，使患者获得有效的口颌系统功能、口腔组织的健康、可接受的牙面美观及稳定。对牙颌畸形的正确检查和诊断是保障矫治成功的前提。完整的检查诊断应包括：确立正常牙颌面的参照标准，全面地收集检查资料，系统地对比分析畸形的病因机制，正确地诊断畸形及分类表述，矫治计划的制订，矫治预测。同时，应在矫治前与患者达成矫治过程的一致谅解，即知情同意。

第一节　正　常　𬌗

一、正常𬌗定义

正常𬌗(normal occlusion)是牙面美观的基础，也是正常口颌系统结构、牙周健康、功能稳定的基础，同时是诊断和治疗牙颌畸形的依据和标准。只有弄清楚正常𬌗的特征，才能在牙颌畸形的检查诊断中更好地鉴别各种错𬌗畸形，得到正确的诊断，制订出恰当的治疗计划。

在口腔正畸学中，对正常𬌗的定义，一般可分为以下三类：

(一) 理想正常𬌗(ideal normal occlusion)

按照 Angle 的定义，理想𬌗系在解剖形态结构上完美的咬合关系。即 32 颗牙齿齐全，牙齿在上下牙弓排列整齐，前牙覆𬌗、覆盖正常，上颌第一磨牙的近中颊尖咬合于下颌第一磨牙近中颊沟，上下牙弓的“咬合线”平滑、连续、对称，呈椭圆形弧线，上下牙的尖窝关系完全正确，咬合接触及功能均非常理想的𬌗关系。

(二) 个别正常𬌗(individual normal occlusion)

有轻微的牙或牙弓大小、形态、位置异常，但对功能及美观无大妨碍者。这种正常范畴内的个体𬌗，彼此之间又有所不同，故称为个别正常𬌗。

(三) 功能正常𬌗(functional normal occlusion)

不特别注重解剖学的完美，牙及牙弓在形态学上可能不是理想或完整的，但牙颌的功能没有异常，即功能是完全正常的，如拔牙后排齐的牙列及严重磨耗的成人牙列等，都属于功能正常𬌗。

二、Andrews 正常𬌗的六个标准

1972 年正畸学者 Andrews 通过对 120 副未经正畸治疗的最理想的正常𬌗模型进行计测研究，尤其是对牙冠形态位置的分析，从解剖关系上发展了 Angle 的正常𬌗定义，提出了正常𬌗的静态先决条件，称之为正常𬌗的六个标准(six keys of occlusion)，并得到正畸界的一致公认，成为当代直丝弓矫治技术的经典理论基础。其要点如下：

（一）上下咬合接触的关系（interarch relationships）

磨牙关系：除了Angle所定义的磨牙关系，即上颌第一恒磨牙的近中颊尖咬合在下颌第一恒磨牙近中颊沟上以外，上颌第一恒磨牙的近中舌尖应该咬合在下颌第一恒磨牙的中央窝；上颌第一恒磨牙的牙冠应有一定的倾斜度，使其远中颊尖的远中边缘嵴咬合在下颌第二恒磨牙近中颊尖的近中边缘嵴上。

前磨牙及前牙关系：上颌前磨牙颊尖对下颌前磨牙楔状间隙，上颌前磨牙舌尖对下颌前磨牙中央窝；上颌尖牙正对下颌尖牙与第一前磨牙楔状间隙；前牙覆𬌗、覆盖正常；上下牙弓中线一致。

（二）牙冠的近-远中倾斜（crown angulation，mesiodistal tip）

所有的临床牙冠的长轴与𬌗平面的垂线形成的一定的冠角即轴倾角。临床牙冠的长轴龈方均向远中倾斜，但不同的牙齿其倾斜度不同。

（三）牙冠的唇（颊）-舌向倾斜（crown inclination，labiolingual or buccolingual torque）

不同的牙冠有不同的唇（颊）-舌向倾斜度，即转矩，上切牙牙冠唇向倾斜，下切牙牙冠接近直立，尖牙和后牙牙冠舌向倾斜。

（四）牙弓内无旋转牙（rotation）

正常𬌗的牙齿无扭转。因为牙齿不适当的扭转将影响牙弓形态和间隙分配。后牙扭转将占据较多的近远中间隙，而前牙扭转相反，将丧失间隙。

（五）牙齿接触紧密（tight contacts）

牙齿以邻面相互接触，无牙间隙。

（六）𬌗曲线（curve of Spee）

正常𬌗的纵𬌗曲线（Spee曲线）较为平直（不大于1.5mm）。曲线过大，上颌可用间隙受限，而反向曲线会造成上颌多余间隙。

三、Andrews口颌面协调的六个要素

Andrews提出正常𬌗的六个标准后，在1980～1990年期间的研究发现兼顾面部美观和口颌系统的健康，不仅要着眼于牙齿的排列和关系，还应考虑牙齿、颌骨和颜面的协调，提出Andrews口颌面协调的六个要素（six elements of orofacial harmony）。1990～2011年归纳引申为Andrews正畸基本原理的六要素（the six elements of orthodontic philosophy），他认为使用面部软组织标记点能更有效地诊断口颌面部是否协调，此方法不受种族、性别、年龄的影响，对每个患者都是独一无二的，患者可以获得美学上的最佳治疗结果。六个要素涉及牙弓、颌骨、颏以及咬合。Andrews认为：通过使用侧面软组织外部标志点进行诊断，可以最大化协调口腔与颌面部关系，获得美学上的最佳治疗结果，并有利于保持口颌系统长期的健康和稳定。六个要素包括以下方面：

（一）要素Ⅰ——牙弓形态和长度（图2-5-1）

1. 矢状截面观　所有牙长轴的根部位于基骨中央，牙冠有适当倾斜度以达到良好咬合关系。

2. 颊面观　中心轴线（central axis）深度为0～2.5mm。中心轴线是指通过所有牙FA点（facia-axis point，即牙冠唇颊面中心点）的一条假想线，它代表了牙弓的形态。

3. 𬌗面观　下颌中心轴线与WALA嵴有近似特定距离，中切牙0.1mm，侧切牙0.3mm，尖牙0.6mm，第一前磨牙0.8mm，第二前磨牙1.3mm，第一磨牙2.0mm，第二磨牙2.2mm。以下牙弓为基准，上牙弓与之匹配。WALA嵴（WALA ridge）是指紧贴下颌膜龈联合稍上方的软组织带，基本在牙齿旋转中心水平面上。

4. 牙弓长度　中心轴线长度与牙弓内所有牙齿近远中直径之和一致。

（二）要素Ⅱ——颌骨前后向位置关系（图2-5-2）

在上下牙弓满足要素Ⅰ的前提下，Andrews认为在协调美观的人群中，上中切牙冠唇面中心点（FA点）落在GALL线上，且下颌切牙与上颌切牙有良好的咬合接触关系。

GALL线（goal anterior-limit line）是指一条由前额部外轮廓引出的与头部冠状面平行且代表上颌理想前界的垂线，当前额倾斜度≤7°，此线通过前额临床中心点（FFA点）；当前额倾斜度大于7°，此线位于前额临床中心点前方，每增大1°，此线向前移动0.6mm，但最前不超过眉间点（glabella）。

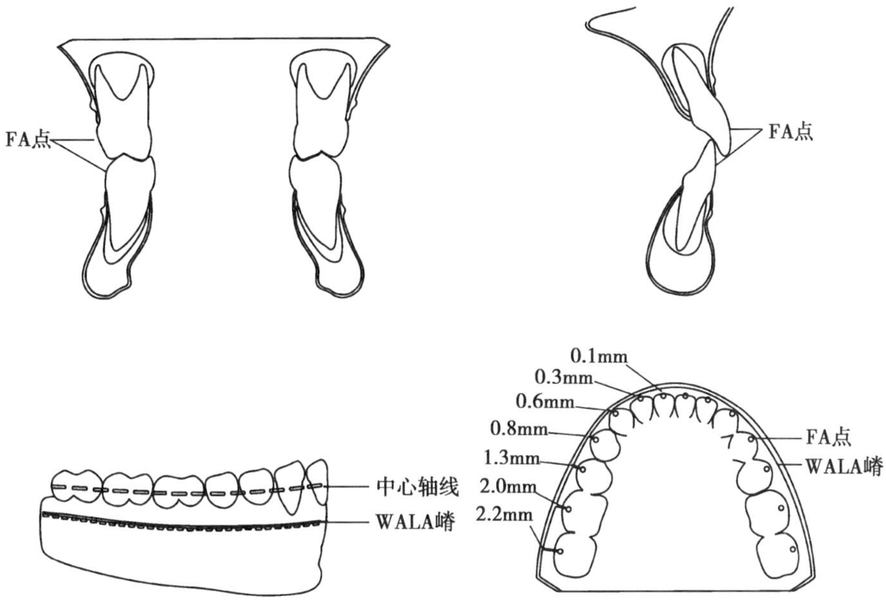

图 2-5-1　牙弓形态和长度

FA 为牙冠唇颊面中心点；WALA 为紧贴下颌膜龈联合稍上方的软组织带

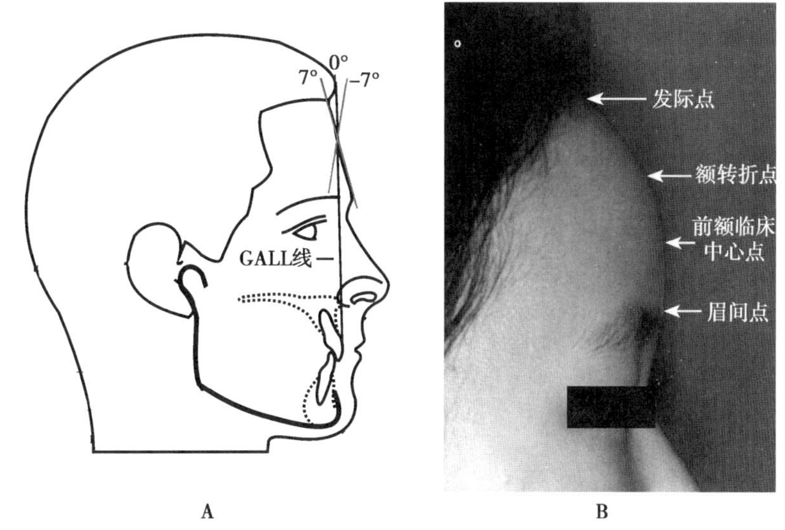

图 2-5-2

A. 颌骨前后向位置；B. 前额外形线为圆形时的标志点。GALL 线：代表上颌理想前界的线；FFA 点（前额临床中心点）：可通过前额部上、下点（发际点-眉间点，trichion-glabella；或额转折点-眉间点，superion-glabella）的中点确定；方法为当前额比较平坦时，发际点作为上点；当前额为圆形或有角度时，额转折点作为额部的上点

FFA 点（the forehead's facial-axis point）：可通过前额部最下点（眉间点，glabella）与前额部上点（发际点，trichion 点；或额上点，superion）的中点确定；glabella 与 trichion 点（或 superion 点）的连线代表前额的倾斜度。研究发现，当前额比较平坦时，trichion 点可作为额部倾斜度测量线的上点；当前额为圆形或有角度时取前额曲线转折点（superion），作为额部倾斜度测量线的上点。

（三）要素Ⅲ——颌骨水平向位置关系（图 2-5-3）

在上下牙弓满足要素Ⅰ的前提下，上颌基骨宽度与下颌相协调。即以下颌第一磨牙 FA 点之间的距离（X）作为下颌基骨宽度，上颌比下颌宽约 2～4mm。

（四）要素Ⅳ——颌骨垂直向位置关系（图 2-5-4）

1. 上颌前部　下颌姿势位时，上中切牙 FA 点与上唇下缘在同一水平面上。

2. 下颌前部　在下颌牙满足要素Ⅰ的前提下，下中切牙FA点与硬组织颏下点间距离，约为$\frac{1}{2}$X（X：为眉间点和鼻下点距离）。

3. 上颌后部　下颌闭合状态下，无后牙开𬌗时，后面高度，即外耳道与软组织下颌角点的距离≈鼻下点与软组织颏下点的距离≈X。

4. 下颌后部　下颌升支高度，即髁突上界与硬组织下颌角点的距离≈X。

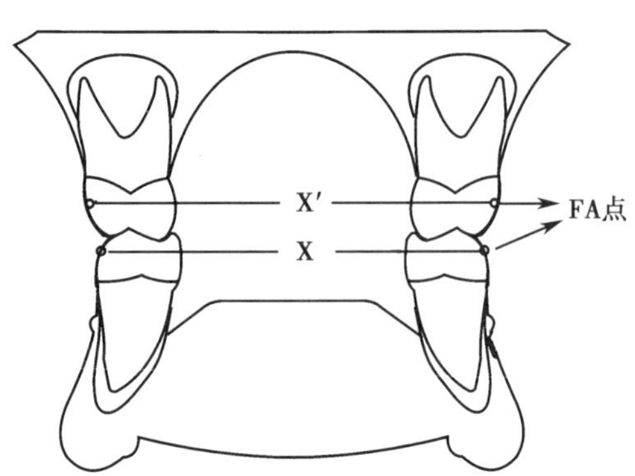

图2-5-3　颌骨水平向位置

以下颌第一磨牙FA点之间的距离（X）作为下颌基骨宽度：正常时上颌比下颌宽约2～4mm

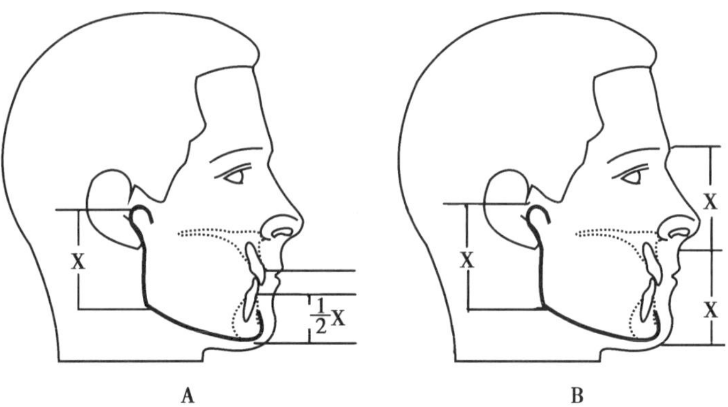

图2-5-4　颌骨垂直向位置

A. 硬组织：髁突上界与下颌角点的距离（X）为度：下中切牙FA点与颏下点间距离≈$\frac{1}{2}$X；B. 软组织：眉间点至鼻下点垂直距离（X）为度：外耳道与下颌角点的距离≈鼻下点与软组织颏下点的距离≈X

（五）要素Ⅴ——颏部突度（图2-5-5）

颏前点落在Will平面上。Will平面（Will plane）指下切牙满足要素Ⅰ的前提下，过下切牙FA点，垂直于功能𬌗平面的面。

（六）要素Ⅵ——咬合关系

上下牙列满足理想𬌗的六个关键：磨牙关系正常，前磨牙及前牙关系正常，合适的冠倾斜度，合适的冠转矩，𬌗曲线较平直，牙列间无旋转及间隙。

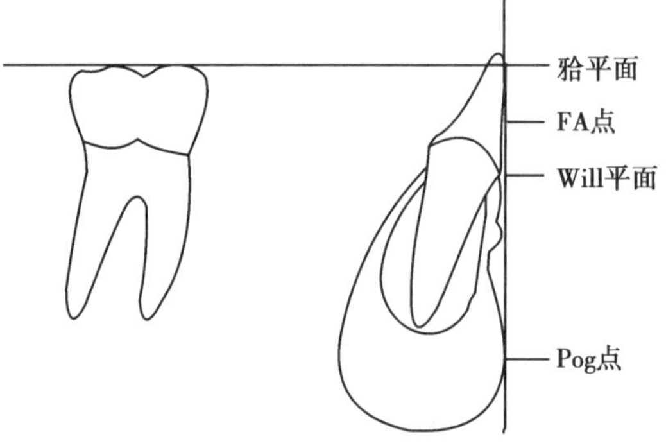

图2-5-5　颏部突度：正常时颏前点在Will垂线上

Will平面指下切牙满足要素Ⅰ的前提下，过下切牙FA点，垂直于功能𬌗平面的面

四、现代正常𬌗的概念

根据对𬌗的现代认识，正常𬌗的概念不应仅局限于牙的静态接触关系，还应包括𬌗的动态、功能及颞下颌关节状态等；并且不应只着眼于牙齿的排列和关系，还应考虑牙齿、颌骨和颜面的协调，这样才能兼顾美观和健康。基于上述认识，现代正常𬌗标准应具备以下内容：

（一）正常的解剖𬌗（以上述Andrews六个关键为基点）

1. 牙齿　大小、数目、形态、位置、邻接关系正常；

2. 牙弓　形态完整、对称、上下协调、𬌗曲线平或较平；

3. 咬合　覆𬌗、覆盖正常；Ⅰ类尖窝接触关系；

4. 中线　牙列中线与面中线协调一致。

（二）正常的功能𬌗

1. 颌位稳定

（1）下颌姿势位（MPP）稳定，息止𬌗间隙呈前大后小、尖向后的三角形，尖牙间间隙约为2.3mm，平均为1.7mm；

(2) 牙尖交错位(ICP)与下颌后退接触位(RCP)一致或接近；

(3) 牙尖交错位(ICP)与肌接触位(MCP)一致，且不偏离中线。

2. 咬合运动正常

(1) 下颌张闭口运动无偏摆、无偏斜，最大张口度正常；

(2) 下颌前伸运动，中线两侧接触点对称，后牙无咬合干扰；

(3) 下颌侧向运动时，非工作侧无咬合干扰。

3. 颞下颌关节及口周肌功能正常

(1) 下颌功能运动与颞下颌关节协调一致；

(2) 关节区无弹响、无杂音、无疼痛。

(三) 协调的颜貌(成人)

1. 正貌

(1) 左右匀称：包括眼、鼻、口角、下颌角等；

(2) 比例协调：包括面宽、面高、面下1/3比例协调；

(3) 唇自然闭合，唇间隙为0～2mm；

(4) 唇松弛位时，上切牙暴露约2～3mm，微笑时上唇缘在牙龈线水平；

(5) 颏居中，无偏斜。

2. 侧貌

(1) 额、鼻、唇、颏侧面曲线自然；

(2) 侧面弧形轮廓协调，以耳屏为中心的弧线约正切过额点、鼻尖点和颏点；

(3) 鼻唇角约90°～95°；

(4) 面中份不过度前突或凹陷，由鼻根点(N')垂直于眶耳平面的垂线正通过鼻下点(Sn')；

(5) 上下唇形态自然，闭合正常，上唇约位于下唇前；

(6) 有浅的颏唇沟及适宜的颏突，颏点在颌骨侧面区(JPF)范围内。

第二节　牙颌面畸形的检查

全面系统的资料收集是错殆畸形诊断的基础，也是矫治计划制订的关键。通过问诊和全面细致的检查，对所获得的资料进行整理分类，经过综合分析，找出患者所存在的问题，并由此寻找各种可能解决问题的方法，确定合适的矫治方案。

一、一般情况

(一) 患者基本情况

姓名、年龄、出生日期、通信地址、职业、电话号码(儿童应包括家长信息)等。

(二) 主诉

患者就诊的主要目的和要求。了解患者最关心的问题，即患者最迫切需要解决的问题。

(三) 现病史

患者什么时间发现畸形，是否有进行性加重，是否做过治疗，在哪里做的治疗？做过什么样的治疗？

(四) 既往史

患者是否有全身性疾病，呼吸系统疾病；有无过敏史(尤其是对橡胶类和镍等过敏)，外伤史；有无不良的口腔习惯如口呼吸、吮指、吮颊等；哺乳情况，用药情况等。

(五) 遗传史

询问患者三代以及其他近亲是否有相类似的畸形，是否进行正畸治疗和正颌外科手术，目的是了解有没有可能是遗传因素导致错殆畸形的发生。父母是否是龋病易感者和有无牙周病等。

(六) 社会行为史

社会行为史应从以下几个方面来评价：

1. 患者矫治错𬌗畸形的动机；

2. 对自身畸形的评价及预期的矫治效果；

3. 患者的理解能力、学习能力；

4. 对正畸治疗的态度和合作程度。

通过以上的评价，正畸医师应该对患者的心理状况进行初步的评估，应特别注意畸形较轻但要求过高的患者；对有明显心理障碍的患者应建议其先进行心理治疗，不能贸然开始正畸治疗。此外，通过评估预测患者的合作程度，对于合作程度较低的患者，一方面矫治过程中尽可能避免使用依赖患者合作较强的装置如口外弓、活动矫治器、活动功能性矫治器等；另一方面告知患者或其家长如不与医师配合可能影响其治疗效果。

（七）口腔科病史

询问患者有无牙外伤史、拔牙史；患者替牙情况，有无乳牙早失，乳牙滞留，牙齿龋坏情况；有无牙龈炎、牙周炎以及口腔其他疾患，做过何种治疗。

（八）生长发育状态的评估

患者的生长发育状态对于正畸矫治计划的制订十分重要。骨性畸形患者的最佳治疗时期是青春快速生长期，此时可以通过矫形治疗改变上下颌骨关系。而对于生长停滞期严重骨性畸形患者，因其生长已基本结束，只能通过正畸-外科联合治疗改变上下颌骨关系。

通过询问患者的年龄、身高、体重的变化或者利用标准生长曲线图，可以初步了解患者全身生长状况，估计其是否还有生长潜力。

骨龄是评价全身骨骼发育状态一个重要指标。Grave 通过追踪研究发现青春生长期有三个阶段，即加速阶段、高峰阶段和减速阶段，并且通过观察手腕骨 X 线片进行判断。Hägg 则通过观察手腕 X 线片上中指中节指骨的骨骺钙化程度了解患者的生长状态。也有学者认为可以用颈椎发育估计骨龄，并将颈椎发育分为六个阶段，以此判断全身发育状态（详见第一章生长发育）。

第二性征的出现也是了解全身发育状态的指标之一。女性月经来潮、乳房的发育、体毛的出现和男性变声、喉结及体毛的出现都代表了第二性征的出现。第二性征的出现说明快速生长期已过。

牙齿发育的评估可以协助判断患者全身及骨的发育状态。目前常用牙齿萌出状态和牙齿矿化状态判断牙龄。Hellman 根据牙齿发育进度，将牙龄分为 9 个阶段。而 Demirjian 等通过观察左侧下颌 7 个恒牙发育和钙化情况，将其分为 A～H 8 个阶段，每个发育阶段给以相应的分值，7 个牙分值之和为牙齿成熟度指数（dental maturity score，DMS），借助标准表可将牙齿成熟度指数转化为牙龄。当患者牙龄与实际年龄的差异达 2 年左右的时候，可以称为发育过早或者过晚。通常牙龄明显小于实际年龄的患者往往具有较大的生长潜力。

总之，正畸医师应在收集资料基础上，进行全面分析，正确判断患者目前是处于生长高峰前期、高峰期、高峰后期还是停滞期。

二、颜面部检查

在进行颜面部检查时患者应处于自然头位，面部肌肉自然放松状态，眼睛平视前方。

（一）正面观

1. 正面高比例 正常人面部应有均衡的三等份，即发际点至眉间点、眉间点至鼻下点及鼻下点至颏下点，这三部分长度基本相等（图 2-5-6）。面高与面宽应该协调，赵碧容等报道，四川籍美貌青年面高与面宽之比男性为 1.36，女性为 1.31。根据面高与面宽比值的变化临床上将面型分为：①平均面型：面部上中下三部分比例均等，面高与面宽协调，软组织对称协调；②长面型：呈垂直生长型，面型窄长，常由于上颌骨和颏部垂直发育过度所致，多见于骨性开𬌗和下颌前突患者；③短面型：呈水平生长型，面型方短，常因上下颌骨垂直发育不足所致，有些患者还伴有咬肌肥大，多见于骨性深覆𬌗和宽面畸形的患者（图 2-5-7）。

牙颌面畸形多表现在面中 1/3 和面下 1/3，特别是面下 1/3，而且在治疗前后，这个区域的改变最为明显。上唇高是指鼻底点至上唇下缘间距，唇颏高是指下唇上缘至软组织颏下点间距。上唇高与唇颏

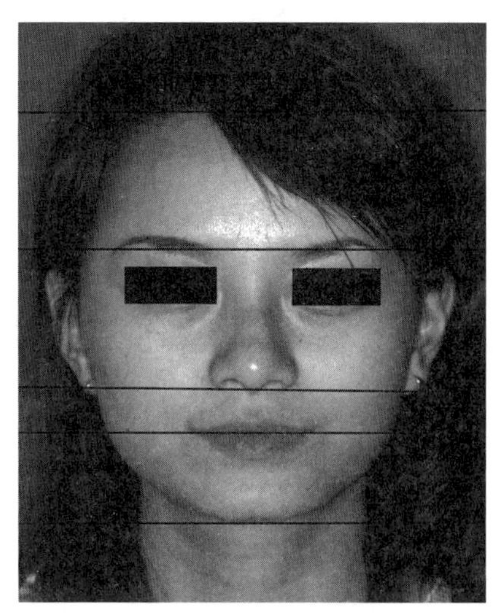

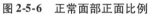

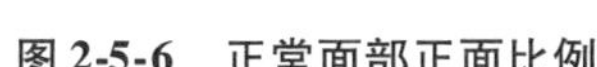
图 2-5-6　正常面部正面比例

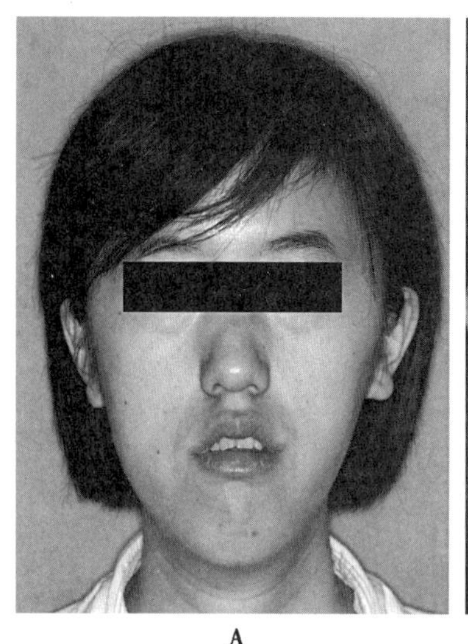
A

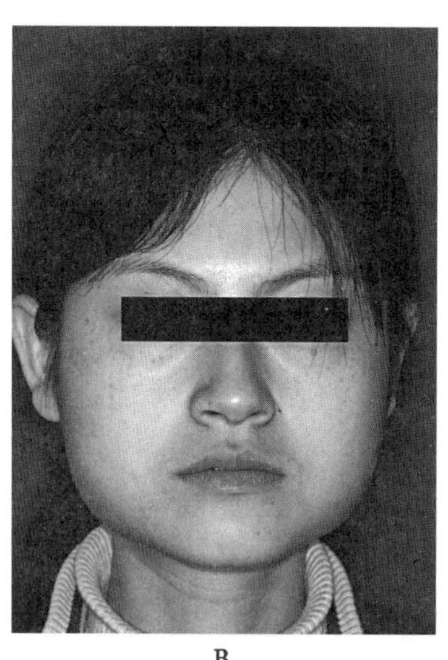
B

图 2-5-7
A. 长面型;B. 短面型

高的正常比例约为 1∶2(图 2-5-6)。在上唇自然松弛状态下,上下唇应接触或上中切牙切缘在上唇唇缘下 2mm,微笑时应暴露上切牙牙冠的 3/4 或上唇缘位于上切牙颈缘水平,下唇缘弧形在上切缘下方,大笑时只应有少许牙龈暴露。上唇发育不足、上唇肌张力不全、上颌骨及上前牙前突均可导致开唇露齿和微笑露龈(图 2-5-8)。此外,闭唇位也可以反映骨与软组织之间是否协调,当唇从松弛位至唇闭合位时,唇、颊、颏肌张力正常,说明颌骨与软组织之间协调,反之不协调。

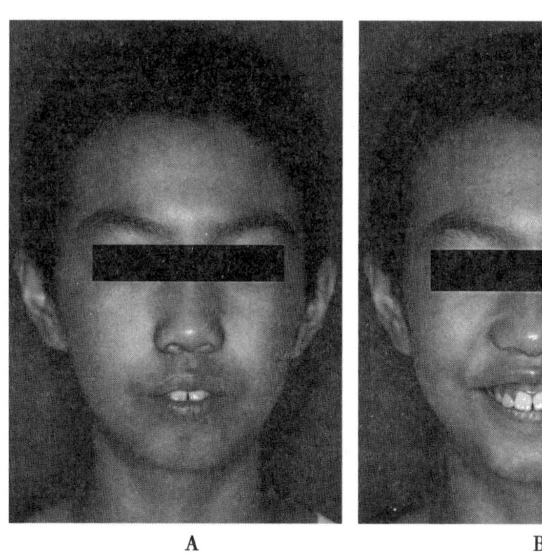
A　　B

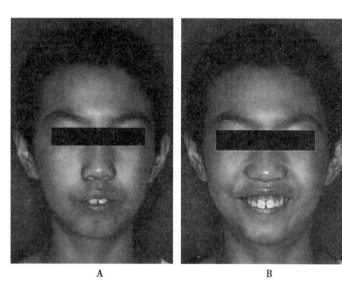

图 2-5-8
A. 开唇露齿;B. 微笑露龈

2. 面中线与对称性　正常情况下,眉间点、鼻尖点、上唇最凹点与颏部中点基本上位于正中矢状面上。左右眉、眼、耳、颧突、鼻翼、口角和下颌角均应对称。面部从一侧耳廓至另一侧耳廓包括五等份,每一等份大约等于眼裂的宽度,鼻翼宽约等于内眦间距,口裂宽约等于虹膜内缘间距(图 2-5-9)。

3. 水平平面　主要观察通过双侧瞳孔的水平面、口角水平面、上牙弓水平面、下牙弓水平面、颏平面是否平行。临床检查时上牙弓平面以双侧尖牙顶点的连线为准,下牙弓平面以双侧下颌尖牙顶点的连线为准,颏平面是通过软组织颏下缘的切面。正常时,这五条线是彼此平行的,并与地平面平行。偏面萎缩和下颌偏斜的患者,这五个平面常常不平行(图 2-5-10)。

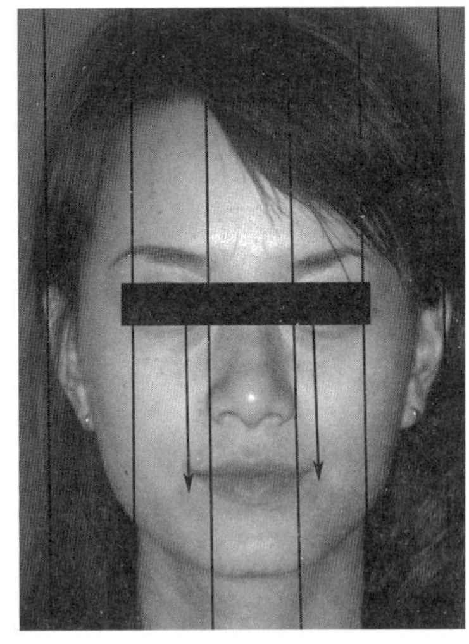

图 2-5-9　面部的五等份

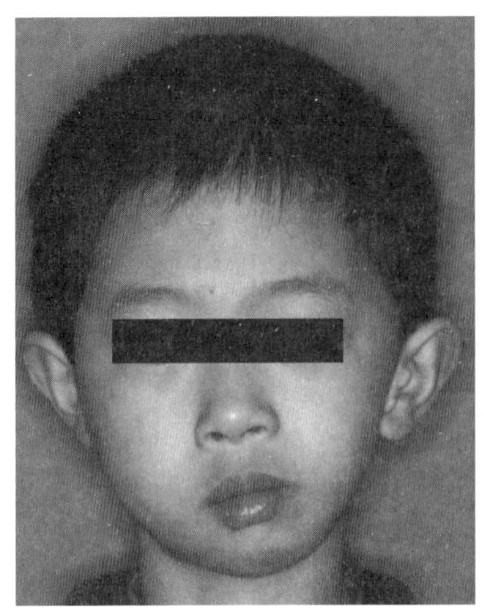

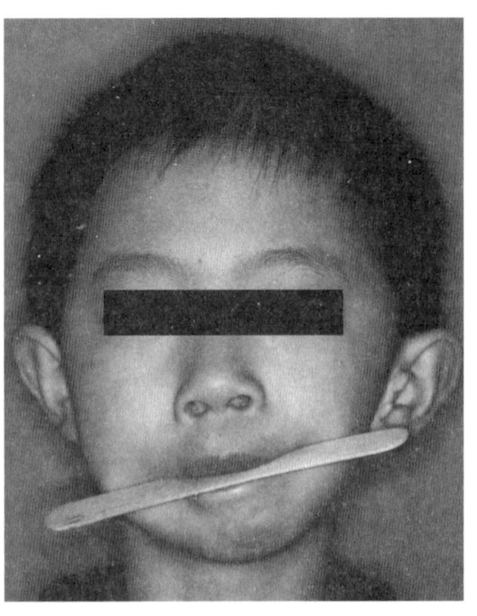

图 2-5-10　面部不对称

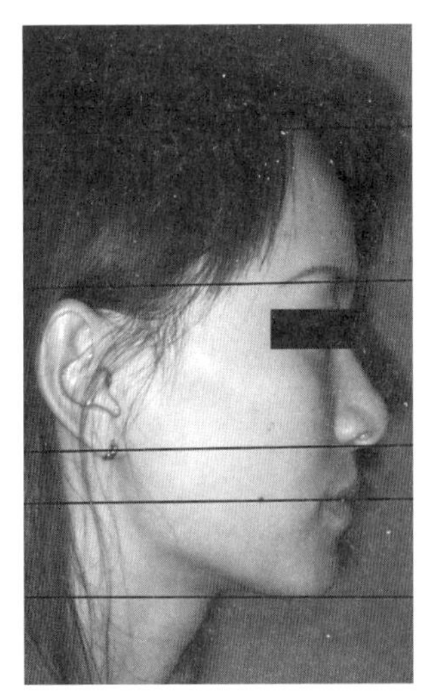

图 2-5-11　正常面部侧面比例

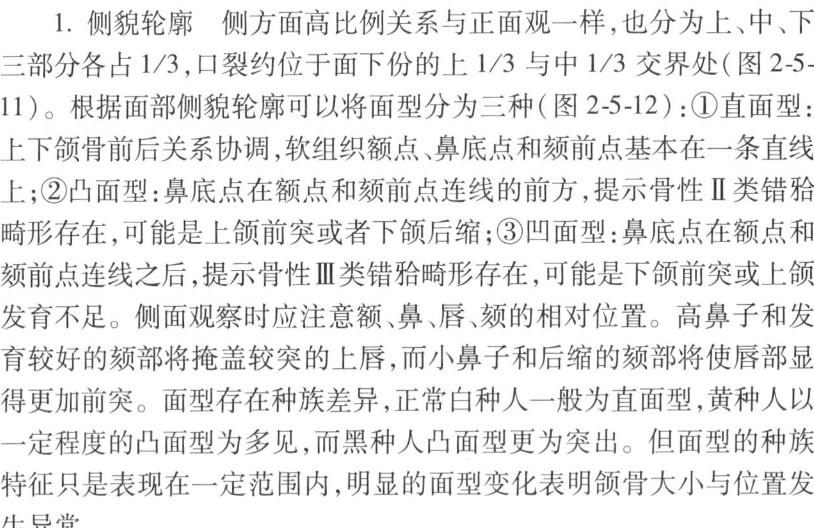

（二）侧面观

1. 侧貌轮廓　侧方面高比例关系与正面观一样，也分为上、中、下三部分各占 1/3，口裂约位于面下份的上 1/3 与中 1/3 交界处（图 2-5-11）。根据面部侧貌轮廓可以将面型分为三种（图 2-5-12）：①直面型：上下颌骨前后关系协调，软组织额点、鼻底点和颏前点基本在一条直线上；②凸面型：鼻底点在额点和颏前点连线的前方，提示骨性Ⅱ类错𬌗畸形存在，可能是上颌前突或者下颌后缩；③凹面型：鼻底点在额点和颏前点连线之后，提示骨性Ⅲ类错𬌗畸形存在，可能是下颌前突或上颌发育不足。侧面观察时应注意额、鼻、唇、颏的相对位置。高鼻子和发育较好的颏部将掩盖较突的上唇，而小鼻子和后缩的颏部将使唇部显得更加前突。面型存在种族差异，正常白种人一般为直面型，黄种人以一定程度的凸面型为多见，而黑种人凸面型更为突出。但面型的种族特征只是表现在一定范围内，明显的面型变化表明颌骨大小与位置发生异常。

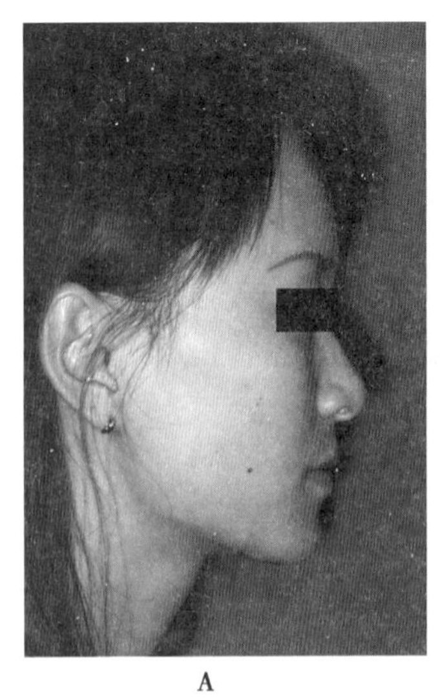

A

B

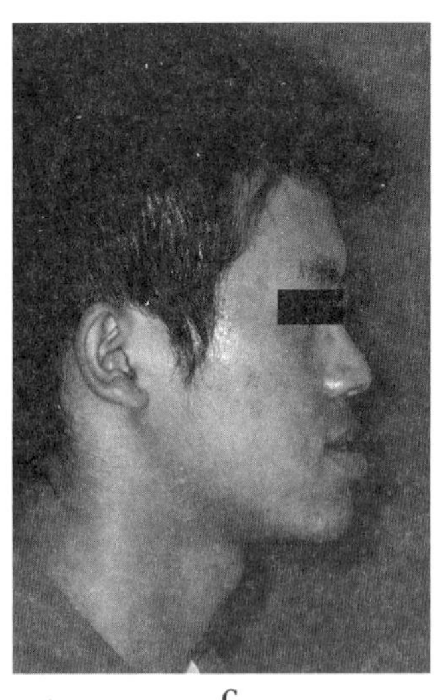

C

图 2-5-12　侧面型

A. 直面型；B. 凸面型；C. 凹面型

2. 鼻唇角　鼻唇角(nasal labial angle)是鼻小柱与上唇前缘线间形成的一个侧面角。鼻唇角一定程度反映上颌骨前后位置和上前牙长轴倾斜程度。但该角大小由鼻小柱和上唇的倾斜度决定,同一类错殆畸形由于两者倾斜度不同可以表现出大小不同的鼻唇角。如上颌前突的患者,由于鼻小柱的倾斜度不同,鼻唇角可能变大,也可能变小,故检查时应注意鼻小柱(长短、仰角)和上唇的长短、肌张力及倾斜情况,分析引起鼻唇角变化的真正原因(图 2-5-13)。

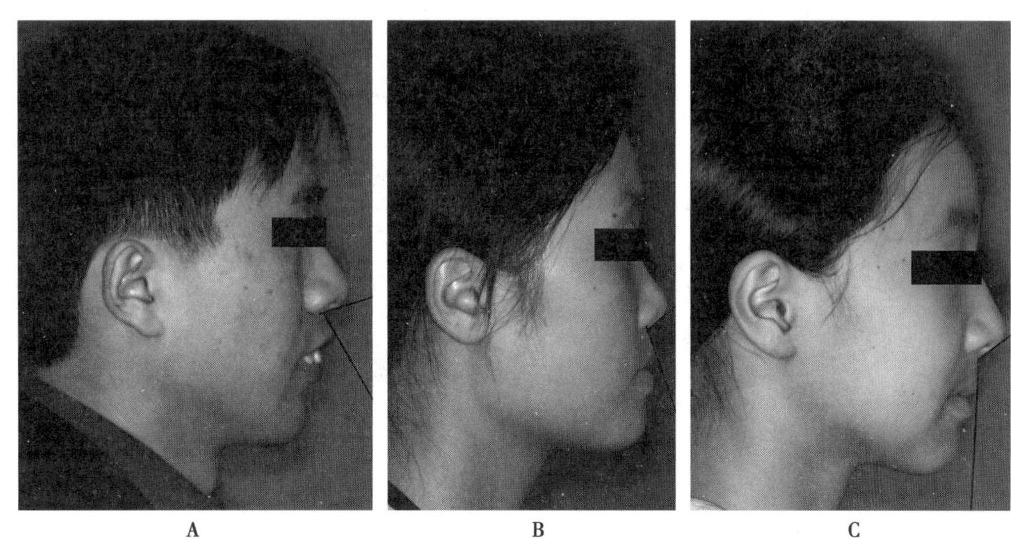

图 2-5-13　鼻唇角

A. 上颌前突导致鼻唇角变小;B. 鼻小柱倾斜导致鼻唇角变大;C. 上唇倾斜度导致鼻唇角变大

3. 审美平面　鼻尖点与颏前点的连线称为审美平面(esthetic plane),又称 E 线,是由 Ricketts 所倡导。该平面反映鼻、唇和颏相互之间的协调关系,常用来评估上下唇突度。在观察时应注意鼻和颏部本身发育状态。有研究表明不同国家、不同地区、不同年龄上下唇与该平面位置有所不同。中国人唇位较白种人偏前;南方人唇位较北方人偏前。随着年龄的增加唇逐渐后退。正常情况下,成人上唇在审美平面后方 1～2mm,下唇稍靠前几乎接触 EP 线(图 2-5-14)。

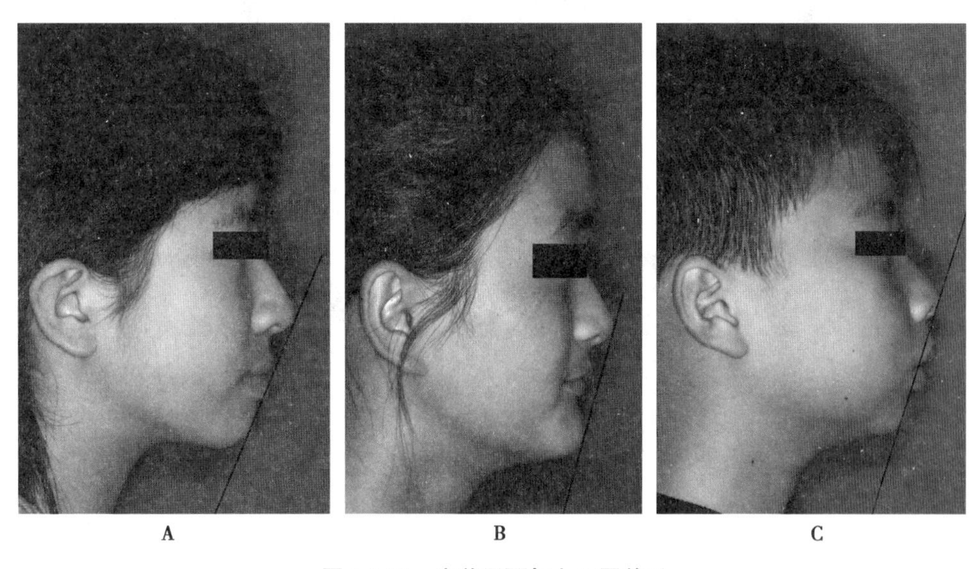

图 2-5-14　审美平面与上下唇关系

4. 唇沟　正常时上唇及下唇侧面外轮廓线略弯曲成浅沟。上唇沟深浅与唇肌张力有关,上唇沟深说明口轮匝肌张力不足;上唇沟变浅则反映张力较大。下唇沟深,下唇外翻前突,多见于垂直向发育不足的患者，如骨性深覆𬌗畸形；下唇沟变浅，常见于下唇张力较大，下颌前突的患者，此外颏部的发育也会影响颏唇沟形态（图 2-5-15）。

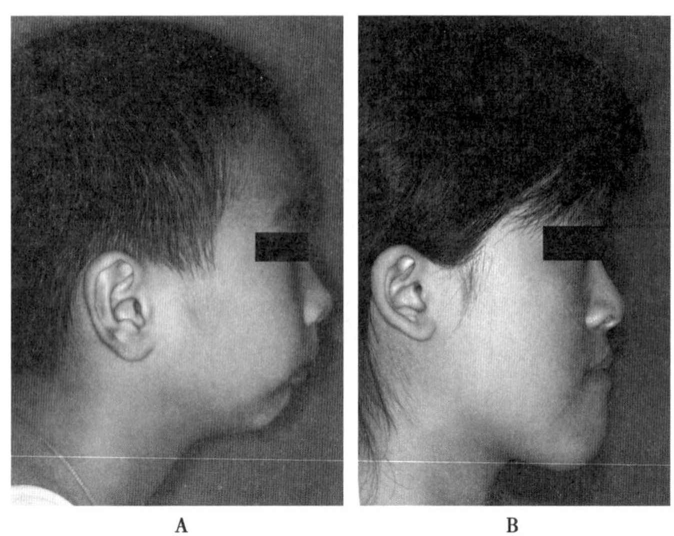

A　　B

图 2-5-15
A. 下唇外翻；B. 下唇沟变浅

5. 下颌角　检查时可将示指或口镜柄置于患者的下颌下缘，观察下颌支后缘与下颌下缘的关系，估计下颌角的大小。正常人下颌角约为 120°～125°。下颌角变小，表明下颌呈水平生长型趋势，前下面高较短，多见于骨性深覆𬌗或宽面患者。下颌角变大常见于下颌呈垂直生长型，下颌骨表现为向下后旋转，前下面高较大，常见于下颌前突或骨性开𬌗患者（图 2-5-16）。

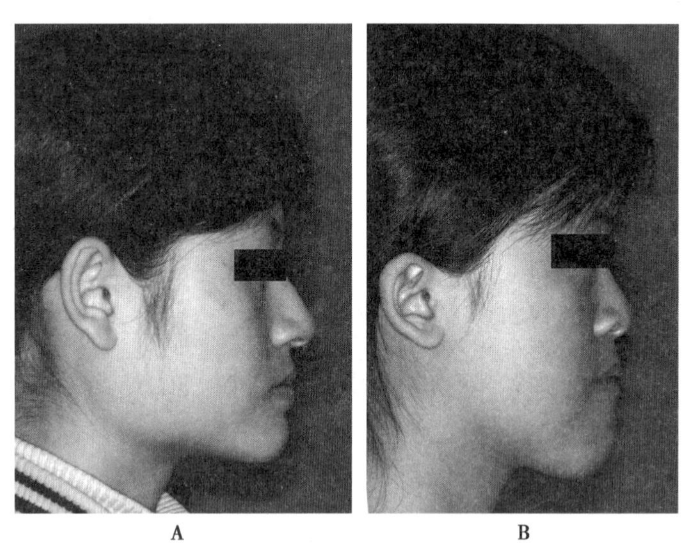

A　　B

图 2-5-16
A. 水平生长型；B. 垂直生长型

6. 颏位　通过软组织鼻根点和眶点分别作 FH 平面垂线，两者形成"颌面区"，即 JPF（jaw profile field）区。理想的颏位（chin position）应在颌面区内（JPF），当下颌后缩或前突，颏发育差或过度，颏位离开此区域均要影响面部美观和协调。Schwarz（1961 年）根据软组织颏前点相对于鼻下点的位置将侧貌分为直颌型侧貌、后倾型侧貌、前倾型侧貌。直颌型侧貌是指软组织颏前点和鼻下点向前或向后移位程度相同；后倾型侧貌是指软组织颏前点相对于鼻下点过多后移；而前倾型侧貌是指软组织颏前点相对于鼻下点过多前移（图 2-5-17～图 2-5-19）。

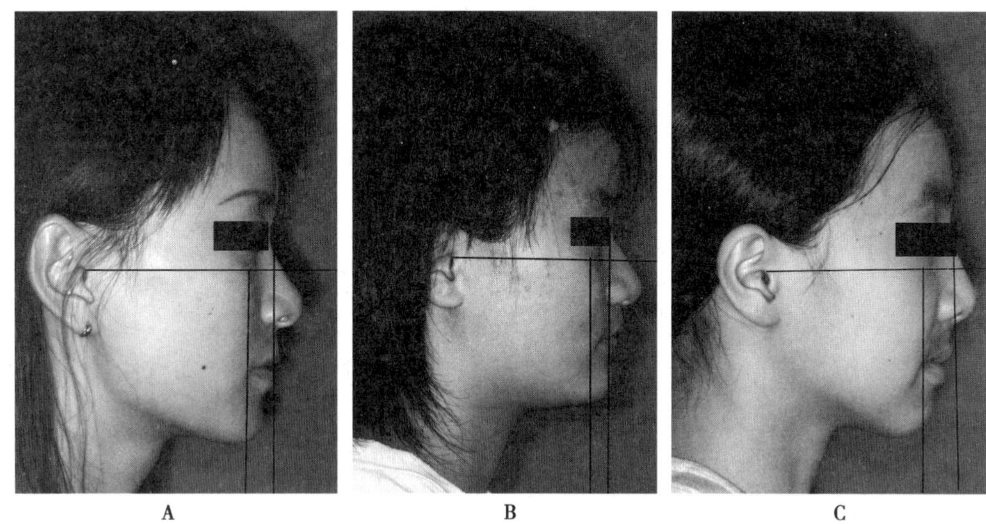

图 2-5-17　直颌型侧貌
A. 平均面型;B. 突面型;C. 缩面型

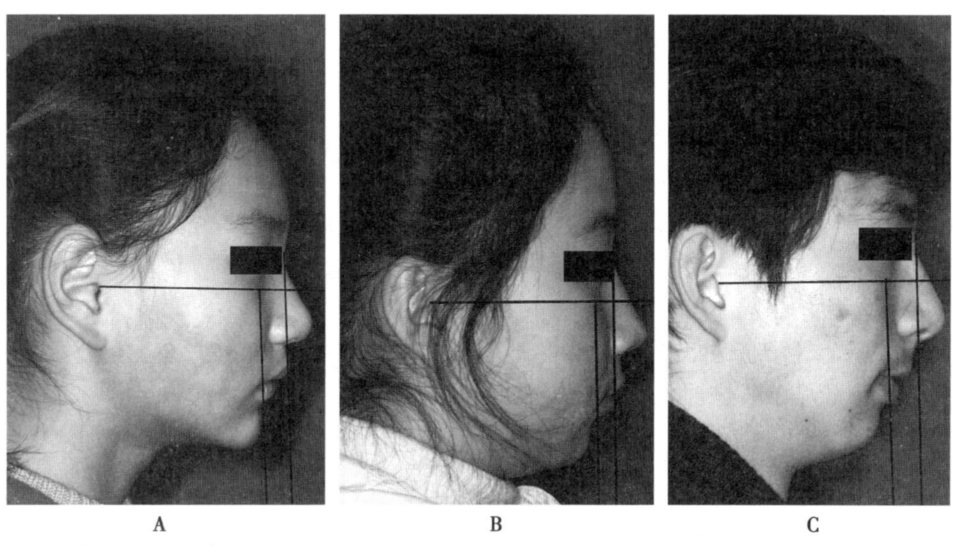

图 2-5-18　后倾型侧貌
A. 平均面型;B. 突面型;C. 缩面型

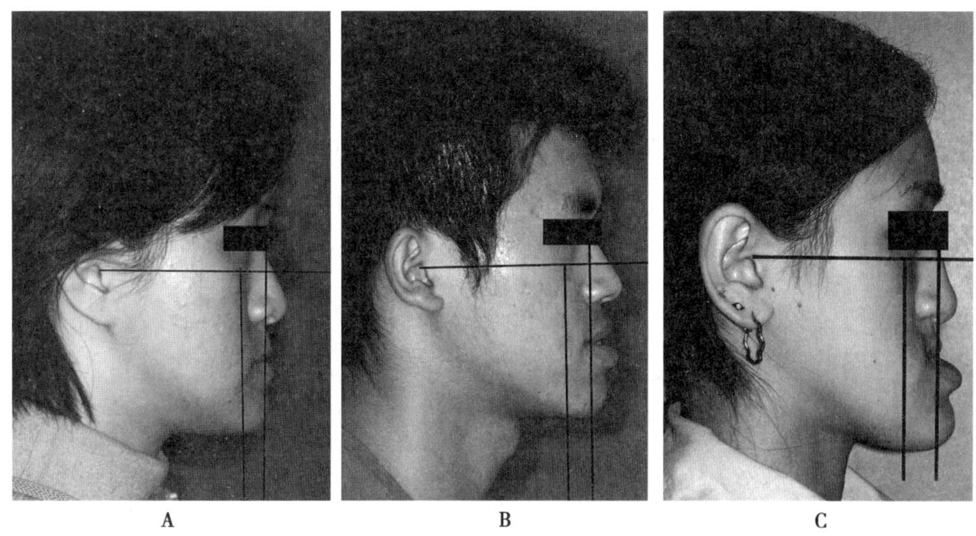

图 2-5-19　前倾型侧貌
A. 平均面型;B. 突面型;C. 缩面型

三、口腔状况检查

（一）口腔卫生

检查牙结石、软垢等情况，询问刷牙习惯。对于口腔卫生较差的患者，应进行口腔卫生宣教。对于口腔卫生太差的患者可以暂缓正畸治疗。

（二）口腔软组织情况

1. 唇舌系带　检查上唇系带的形态及附丽情况。应充分注意幼儿时期上唇系带附丽较低，而随着牙槽骨的生长，上唇系带附丽逐渐变高。但有时上唇系带附丽并不升高，而是较低且肥厚，从而导致上中切牙间出现间隙。检查时牵动上唇系带，上切牙间乳突变白，表明唇系带附丽较低，上中切牙间的间隙可能由唇系带附丽过低，以及粗壮的系带嵌入腭中缝所致（X线牙片及上咬合片可辅助诊断）。矫治时应先关闭间隙，再行系带矫治术，否则手术后的瘢痕将影响间隙的关闭。

2. 牙龈　检查牙龈和牙周组织状态，有无牙龈炎、牙龈萎缩以及牙周袋。对于牙周状态不好的患者，正畸治疗前必须先行牙周治疗。

3. 舌体　检查舌的大小、形态、位置和姿势，有无牙齿印迹，判断舌体的大小与口腔大小的关系，是否与错𬌗畸形有关。

4. 腭咽部　有无腭裂、咽炎、扁桃体炎、腺样增生等。

（三）牙齿及咬合情况

1. 牙齿状态的评估　有无牙萌出顺序异常、乳牙恒牙早失、恒牙早萌；牙齿大小、形状、数目、龋坏和错位情况；有无松动牙，先天性缺牙等。

2. 𬌗发育阶段的评估　用牙列式记录𬌗发育阶段，即乳牙列期、替牙列期或恒牙列期。判断牙齿发育状态与全身发育状态是否一致。

3. 牙弓状态的评估

（1）形态：上下牙弓形态是卵圆形、尖圆形还是方圆形；牙弓左右是否对称；上下牙弓是否协调。

（2）中线：上下牙弓中线是否一致。

（3）𬌗曲线：包括：①纵𬌗曲线：下颌牙列的纵𬌗曲线即Spee曲线在切牙段较平，从尖牙起向后逐渐变低，至第一磨牙远中尖处为最低，往后逐渐升高。此曲线过低常常导致深覆𬌗。上颌牙列的补偿曲线在前段较平，后段从第一磨牙起逐渐向上而显突。此曲线曲度过大常常导致开𬌗；注意观察上下牙列的纵𬌗曲线是否协调，判断深覆𬌗或者开𬌗的形成机制。②横𬌗曲线：即两侧同名后牙颊尖舌尖所连成的曲线。上颌横𬌗曲线略凸向下方，此曲线突度较大，常常表明上颌骨的横向发育不足，如需要扩大上牙弓宽度时，应避免后牙进一步颊向倾斜，必要时应配合外科手术扩宽上颌骨。下颌横𬌗曲线略凹向上，此曲度不正常也代表上下颌骨或者牙弓宽度不协调。

4. 咬合状态的评估

（1）切牙关系：切牙的覆𬌗、覆盖是否正常，有无切𬌗、反𬌗以及开𬌗等。

（2）磨牙、前磨牙和尖牙关系：中性𬌗、远中𬌗还是近中𬌗；有无锁𬌗、反𬌗等。

四、口腔功能分析

现代正畸治疗目标不仅仅是获得一个正常的牙颌面外形和协调美观的颜面，更为重要的是还应包括恢复和重建健康的口腔功能。形态和功能是密不可分的。正常的牙颌面形态结构是维持口腔咀嚼、语言、吞咽、呼吸等重要功能的基础，而正常的口颌系统功能又是保障牙颌面正常生长发育和形态稳定的必需条件。尤其是对于处于生长发育期的儿童，异常的口颌系统功能必将导致牙颌面畸形的发生。口腔功能分析（functional analysis）主要涉及口颌部的三个主要功能组成：口面肌群、牙及咬合、颞下颌关节。进行功能检查和分析时应对以上三个方面进行全面的评估，才能得到正确的诊断，为矫治计划的制订和实施提供依据（详见第三章、第六章、第七章）。

五、模 型 分 析

记存模型是正畸矫治中不可缺少的记录资料，要求模型准确、清晰，应包括牙齿、基骨、上颌结节、下颌磨牙后垫、移行皱襞、腭盖、唇颊系带等部位。其目的主要用来研究错殆形成的因素、机制，协助诊断和确定矫治方案以及观察矫治前后变化。模型能直观地反映口腔内牙、牙弓、基骨和咬合的情况，在治疗前、治疗中、治疗结束时均应取记存模型，作为重要的临床检查资料保存。

正畸记存模型可区分为两类：①平行模型；②颌态模型。所谓平行模型是以患者的殆平面作为参考面，使模型上下底面与殆平面平行磨制而成的模型（图 2-5-20A）。所谓“颌态模型”（gnathostatic model）是以 Simon 三平面为基准，使模型上下底面与眶耳平面（FH）平行，而不是与殆平面平行而磨制的模型（图 2-5-20B），因而，能从自然头位的角度再现牙列、基骨相对于颅面的三维空间位置关系，以及直观审视殆平面相对于 FH 平面的空间旋转位移（图 2-5-21）。临床上一般采用平行模型作为记存模型，而颌态模型多用于正颌模型外科。

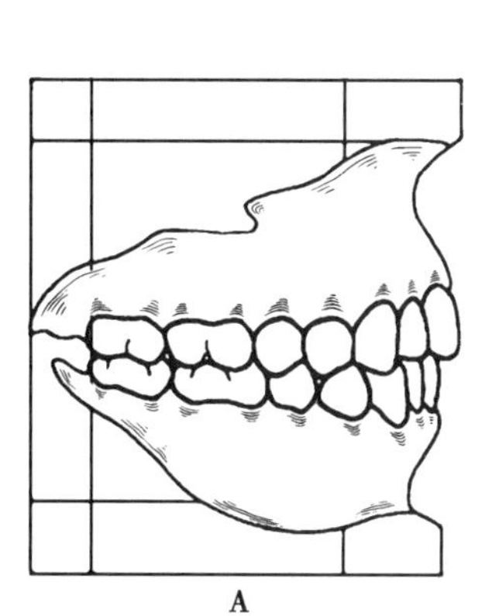

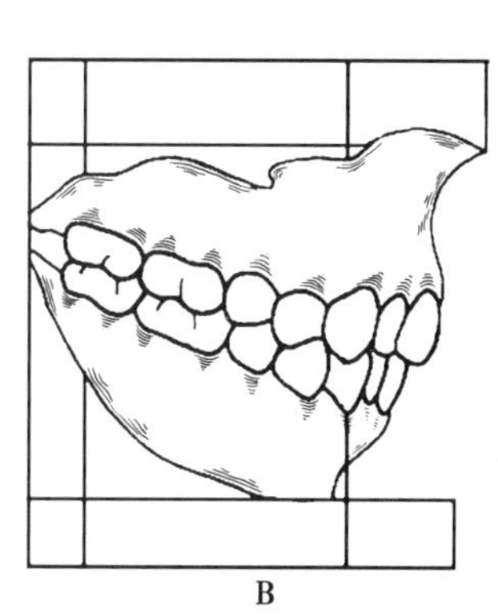

图 2-5-20　同一患者正畸记录模型
A. 平行模型；B. 颌态模型

图 2-5-21　颌态模型的上下底与 FH 平面平行，可直观审视殆平面及颌骨的关系

（一）一般测量项目

1. 牙齿的大小、形状、位置、数目和排列情况　从模型上可以更加清楚观察到牙齿的大小、形状、位置、数目和排列情况，包括邻接触点情况和边缘嵴高度，每个牙齿牙轴近远中向和唇舌向的倾斜度以及是否扭转。如上颌第一磨牙的近中扭转，矫治时纠正此扭转可以获得一定的间隙，并建立更好的磨牙咬合关系。

2. 咬合情况　上下颌模型对合在正中殆位时，从前后左右方向观察上下牙弓是否协调，上下牙弓中线是否一致；前牙的覆殆、覆盖和尖牙、前磨牙和磨牙的关系是否正常，以及上下牙齿咬合接触情况（图 2-5-22）。

（二）牙弓形态的测量分析

1. 牙弓的形态　模型上更加直观观察到牙弓是尖圆形、卵圆形还是方圆形。上下牙弓形态是否协调（图 2-5-23）。矫治时应注意保持牙弓原有的形态，否则治疗后容易复发。

2. 牙弓对称性分析

（1）水平向对称性：以腭中缝为参考线，首先在上颌模型上确定腭中缝位置，用透明坐标板置于上颌模型上，板的中线与腭中缝一致，观察牙弓形态左右是否对称，牙列中线与骨性中线是否一致，左右同名牙位置有无差异。判断牙弓的不对称是由于牙齿的排列异常引起还是骨骼发育异常所致。前者可以用简单的牙齿排列矫治，而后者较难治疗，常常需要配合外科手术。

（2）前后向对称性：是以上颌结节平面为参考平面，即通过上颌结节最远端并与腭中缝垂直的平

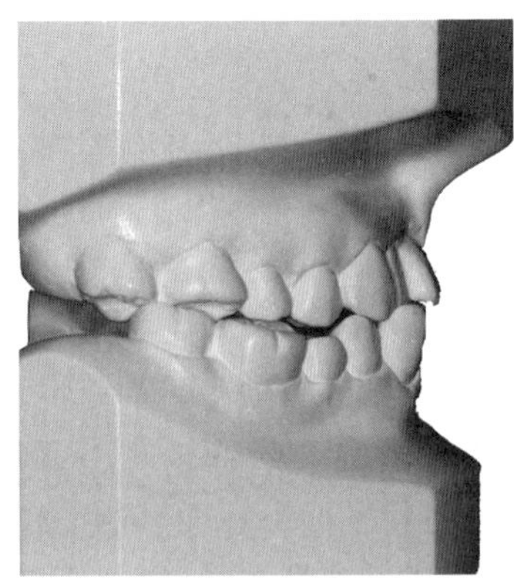
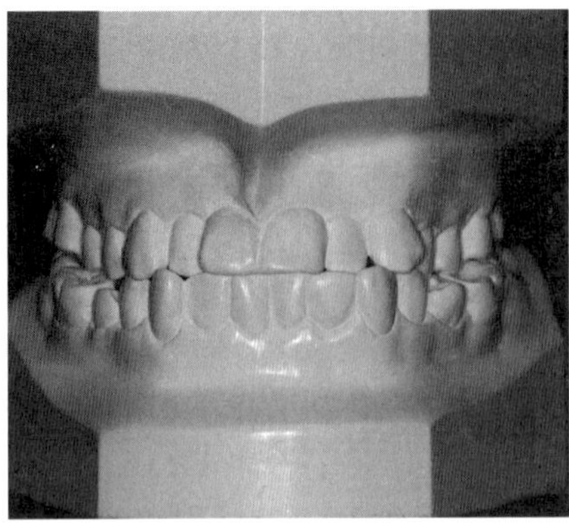
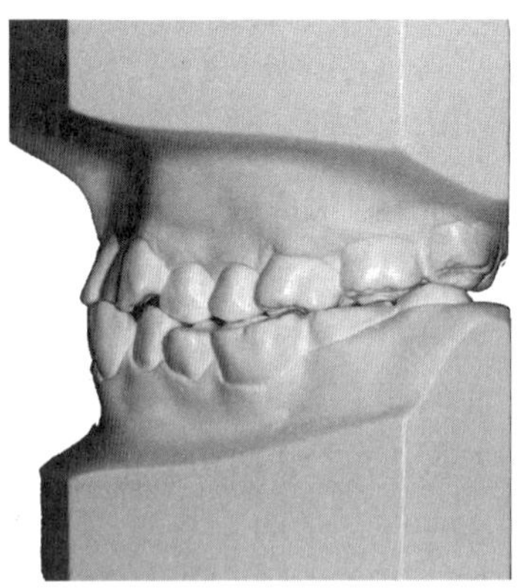

图 2-5-22　上下颌模型咬合正侧面观

面。测量牙弓左右侧同名牙齿到上颌结节平面的距离，可判断牙齿在近远中向是否对称，并分析牙齿有无近中移动。

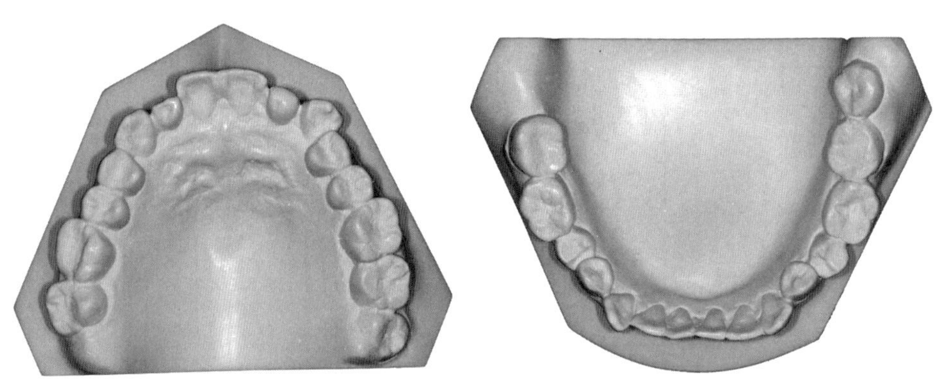

图 2-5-23　上下颌模型𬌗面观

3. 𬌗曲线(occlusal curve)曲度的测量

(1) Spee 曲线曲度：是指下颌从 Spee 曲线的最低点至假想𬌗平面(切牙切缘至第二磨牙牙尖)间的垂直距离。测量时可将平的塑料板的前方置于切牙切缘上，后方置于最后磨牙的牙尖上。测量𬌗曲线的最低点至直尺的距离。正常 Spee 曲线较平直。成都地区正常值为 2±0.7mm。整平 Spee 曲线需要额外的间隙。每整平 1mm 曲度，大约需要 1mm 间隙。过大的 Spee 曲线常常伴有下颌后牙近中倾斜，治疗过程中竖直后牙，可以获得一定的间隙。

(2) 补偿曲线：即上颌纵𬌗曲线，从模型上可以观察补偿曲线与 Spee 曲线是否协调。分析深覆𬌗和开𬌗形成的机制，为矫治计划的制订提供依据。

(3) 横𬌗曲线：从模型上观察横𬌗曲线曲度和(或)方向是否异常，从而判断磨牙颊舌向倾斜度是否正常。上颌横𬌗曲线曲度加大，说明在上颌骨宽度发育不足，上颌磨牙发生代偿性颊倾。而上颌横𬌗曲线方向凹向上，说明后牙舌向倾斜，矫治时可以扩大牙弓，改变后牙牙轴舌向倾斜度，获得一定的间隙。

4. 牙弓长度和基骨弓长度的测量

(1) 牙弓长度：牙弓是指牙齿排列所形成的弓形。牙弓长度是由中切牙近中触点至双侧尖牙牙尖、第一磨牙近中触点和第二磨牙的远中面连线的垂直距离，三段依次代表前段、中段及全段牙弓长度。

(2) 基骨弓长度：基骨弓是指上下颌骨所形成的弓形。基骨弓长度是由基骨弓的最前点(Downs' A点)到两侧尖牙、第一前磨牙和第一磨牙远中面连线的垂直距离分别代表前段、中段及全段基骨弓长度(图 2-5-24)。正常时，牙弓长度与基骨弓长度应协调一致。如果牙弓长度明显大于基骨弓长度，前牙发生唇倾；相反，前牙发生舌向倾斜。

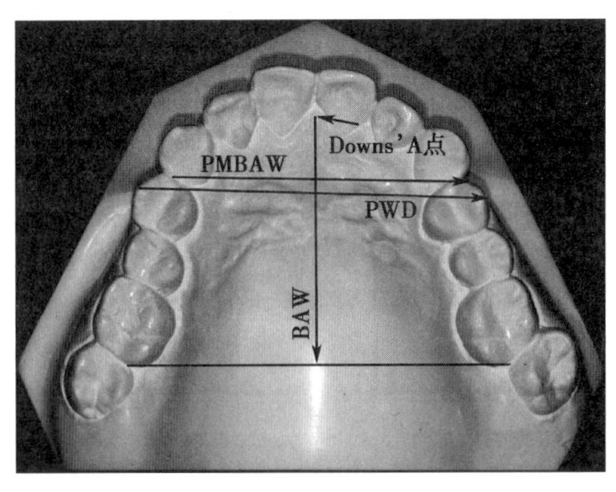

图 2-5-24　基骨弓长度、宽度及 Howes 分析计测项目

5. 牙弓宽度与基骨弓的宽度测量

（1）牙弓宽度：一般测量牙弓前部和后部宽度。上颌前部牙弓宽度是指左右第一前磨牙中央沟的最低点的连线。上颌后部牙弓宽度是指左右第一恒磨牙中央沟与颊沟交汇点的连线。下颌前部牙弓宽度是指第一和第二前磨牙颊侧邻接点的连线。下颌后部牙弓宽度是指下颌第一恒磨牙远中颊尖的连线。在正常咬合状态下，上下颌牙弓宽度测量标志点是对应的咬合点，因此，上下颌前部和后部牙弓宽度是相等的。

（2）基骨弓宽度：基骨弓宽度一般用特制的游标卡尺测量第一前磨牙颊侧根尖基骨处的宽度。正常时，基骨弓宽度与牙弓宽度协调一致。如基骨弓宽度明显小于牙弓宽度，说明骨性宽度发育不足，不适合再扩大牙弓获得间隙；而牙弓宽度小于基骨弓宽度，且后牙牙轴腭向倾斜者常为牙性宽度不调，则适合扩大牙弓获得间隙。

（3）Howes 分析（Howes analysis）：Howes 研究发现，牙齿过大和基骨发育不足均导致牙列拥挤。主要计测分析：①牙量（TM）：两侧第一磨牙间 12 颗牙齿近远中径的总宽度；②前磨牙牙弓宽度（PMD）：两侧第一前磨牙颊尖间距；③前磨牙基骨宽度（PMBAW）：第一前磨牙根尖基骨弓宽度；④基骨弓长度（BAL）：Downs'A 点之两侧第一磨牙远中切面的垂直距离（图 2-5-24）。Howes 发现：当前磨牙基骨弓宽度与牙量的关系 PMBAW/TM 约为 44% 时，基骨弓有足够的长度容纳所有的牙齿；如小于 37%，表示基骨弓长度不足以容纳所有牙齿，应拔除前磨牙减数治疗；当基骨弓宽度大于牙弓宽度，即 PMBAW > PMD，则可考虑小心扩大前磨牙区牙弓，或腭中缝扩开。

（4）庞特指数（Pont index）：庞特（Pont）研究发现，切牙牙冠宽度与牙弓宽度存在一定的相关性，故可用上颌 4 个切牙牙冠宽度之和预测理想牙弓宽度。即前部牙弓宽度的理想值为上颌 4 个切牙牙冠宽度之和乘 100 除以 80；后牙牙弓宽度的理想值为上颌 4 个切牙牙冠宽度之和乘 100 除以 64。但是不同地区、不同种族 Pont 指数有所不同。此外牙弓形态不同，其指数也有所变化。Pont 指数可作为判断牙弓宽度变化的参考指标，理想值与实测值出现的偏差说明牙弓相对狭窄或宽大，为诊断牙弓宽度发育不足和扩大牙弓提供一定的依据。

6. 腭盖高度的测量　腭盖高度是指两个上颌第一磨牙中央沟连线的中点到腭盖表面的垂直距离，可用特制测量尺测定。一般来说，腭盖高拱是上牙弓狭窄的主要特征，常常出现在有口呼吸和一些吮吸习惯患者身上。结合后牙牙轴倾斜度可以判断是否可以扩大上颌牙弓。如双侧反𬌗腭盖高拱、上颌后牙向腭侧倾斜的病例可以扩大上颌牙弓；而双侧反𬌗，腭盖平坦，上颌后牙颊向倾斜则禁忌扩大上颌牙弓。

（三）牙列拥挤程度或间隙分析

牙列拥挤度分析或间隙分析是制订矫治计划的一个重要步骤，它是通过比较分析牙齿排齐所需要的间隙即必需间隙与牙弓现有弧形长度即可利用间隙之间关系，以确定牙齿在现有的牙弓弧度上排齐间隙是否不足或过剩。

1. 恒牙列期间隙分析

（1）必需间隙（required space）：又称牙弓应有弧形长度，是指第一恒磨牙以前牙弓内所有牙齿牙冠近远中径之总和。可用游标卡尺或分规直接在模型上测量。

（2）可利用间隙（available space）：又称牙弓现有弧形长度，是指第一恒磨牙前部牙弓弧形长度。可用直径为 0.5mm 黄铜丝从一侧第一恒磨牙的近中触点开始，沿位置正常的触点及排列正常的切牙切缘弯至对侧第一恒磨牙的近中触点，呈一规则弧形，测量此长度即获得牙弓现有弧形长度。此外，还可以将牙弓分成近似直线的片段，分段测量，求其总和。一般测量三次，取其平均值。

不同的测量线得到不同的牙弓弧形长度，一般测量线应沿着咬合线测量，即上颌牙弓应为中央窝的连线，下颌牙弓为颊尖的连线。

（3）牙弓拥挤度（arch length discrepancy）：牙弓应有弧形长度与牙弓现有弧形长度之差，即为牙弓拥挤度。

可利用间隙大于必需间隙可能导致牙列间隙出现；可利用间隙等于必需间隙则可以排齐牙列；可利用间隙小于必需间隙则导致牙列拥挤。差值小于 5mm，为轻度拥挤；差值在 5～10mm，为中度拥挤；差值大于 10mm，为重度拥挤。

（4）间隙不调的计算：将间隙分析仅局限于模型分析是不够的。排齐牙齿，获得正常的牙轴倾斜，还应该考虑切牙前后向位置与面部骨骼的关系，以及牙弓两侧整平𬌗曲线所需要的间隙。因此，间隙不调的分析应将牙弓分为前、中、后三段分别进行。

1）前段牙弓间隙不调的计算：首先在模型上计算尖牙之间可利用间隙与必需间隙之差，然后从头影测量片上测量获得正确的前牙转矩所需要的间隙，两者之和为前段牙弓间隙不调的总量。关于矫治前牙牙轴所需间隙，Graber 诊断分析中是以计测上下前牙切缘与面平面（N-Pg）的水平距离获得。如果切牙过于舌侧，矫治牙轴倾斜度可以获得间隙；如果切牙过于唇向，改变牙轴倾斜度则需要间隙。其关系大约是 1∶1，即切牙舌侧移动 1mm 需要 1mm 间隙，同理切牙唇侧移动 1mm 可创造 1mm 间隙。Tweed 分析法是测量下前牙牙轴与 FH 的夹角（FMIA），计算竖直下中切牙所需的间隙，按平均竖直 2.5°需要 1mm 间隙计算，再乘以 2（双侧估计）（详见第六章第三节 Tweed 分析法）。

2）中段牙弓间隙不调的计算：包括排齐第一、第二前磨牙和第一磨牙所需要的间隙。此段主要包括矫治磨牙的近中倾斜、该段牙齿扭转、阻生、拥挤以及整平 Spee 曲线。因此，在模型上测得可利用间隙和必需间隙之差外，还应计算整平𬌗曲线所需要的间隙，从而判断该区域间隙不足还是剩余。

3）后段牙弓间隙不调的计算：此段的间隙分析常常被临床正畸医师忽略。它主要包括第二、第三磨牙段可利用间隙和必需间隙之差。对于第二、第三磨牙尚未萌出者，计算可利用间隙时应估计后段牙弓增长量。有文献报道，女性 14 岁、男性 16 岁前，后段牙弓每侧每年增加大约 1.5mm。目前测量方法是首先在头侧位定位 X 线片上测得第一磨牙的远中面在𬌗平面上至下颌支前缘的距离，然后加上估计后段牙弓的增量，即为后段牙弓的可利用间隙。在制订矫治计划时明确后牙段牙弓间隙状态是十分重要的。为了解决前段或者中段牙弓的间隙不足，推磨牙向远中以获得间隙，而导致后段牙弓间隙不足，以至于第二磨牙颊向异位萌出是不明智的选择。同时随着第三磨牙的萌出还可能影响矫治效果的稳定而导致复发。因此在制订矫治计划时应充分考虑后段牙弓间隙。对于后段牙弓间隙不足者，可拔除第三磨牙，或者通过其他方法获得间隙解决前段和中段牙弓间隙不足。

2. 混合牙列期间隙分析

（1）测量必需间隙：混合牙列期的患者由于有些恒牙尚未萌出，常常需要估计未萌出恒牙牙冠宽度，以便预测恒牙列期拥挤度。

1）X 线牙片预测法：利用乳牙放大率与恒牙牙胚放大率相同的原理，估计恒牙牙冠宽度。首先测量 X 线片上乳牙牙冠宽度（Ex）及其下方未萌出恒牙牙冠宽度（Ux），再在模型上测量乳牙宽度（Em）。利用公式校正未萌出尖牙和前磨牙在 X 线片上的放大率：Um＝Em×Ux/Ex，即可以获得恒牙牙冠宽度。此方法对于位置异常、扭转、倾斜等牙齿的预测不准确。

2）Moyers 预测法：Moyers 研究发现下切牙牙冠宽度总和与尖牙和前磨牙牙冠宽度总和呈正相关，因此，可以用切牙牙冠宽度总和预测上下颌尖牙和前磨牙宽度总和。此方法简单、可靠。临床上用 75% 概率值最有参考价值。四川大学华西口腔医院对成都地区儿童下切牙牙冠宽度总和与上下尖牙和前磨牙牙冠宽度总和的相关性进行调查，结果发现不同性别其相关系数存在显著性差异。故查表时应按性别分别查取。

3）Tanaka-Johnston 预测法：Tanaka 和 Johnston 根据研究提出一种更为简便实用的方法预测上下颌未萌出尖牙和前磨牙的宽度总和。即：

上颌未萌出尖牙和前磨牙的宽度总和＝下切牙总宽度的一半＋11.0mm

下颌未萌出尖牙和前磨牙的宽度总和＝下切牙总宽度的一半＋10.5mm

（2）测量可利用间隙：如前所述，可用黄铜丝测量法或分段测量法测量可利用间隙。但在混合牙列期由于替牙间隙（leeway space）的存在，磨牙关系将进行调整，可能导致可利用间隙发生变化。如磨牙为尖对尖关系，经分析可能是下颌磨牙向前移动使磨牙调节呈中性关系，在进行下颌牙弓可利用间隙分析时，应将现有牙弓弧度减去磨牙向前移动的距离即为实际可利用间隙。如果计划推上颌磨牙向远中调节磨牙关系，在计算上颌牙弓可利用间隙分析时应将现有牙弓弧度加上上颌磨牙向远中移动的距离即为实际可利用间隙。

(3) 牙弓拥挤度：与恒牙列期计算方法相同。

(四) 牙齿大小协调性分析

Bolton 指数(Bolton index)：一些错䝼畸形如牙列拥挤、牙列间隙及不良的咬合关系不仅仅与牙齿及颌骨的绝对大小有关，还与上下颌牙齿大小比例不协调有关。Bolton 指数就是通过分析上下牙齿牙冠宽度总和的比例，诊断上下颌牙齿大小是否协调，并确定该不调位于前牙区还是全部牙弓。即：

前牙比：下颌 6 个前牙牙冠宽度总和与上颌 6 个前牙牙冠宽度总和的比例。中国人正常䝼前牙比为(78.8±1.72)%。

全牙比：从一侧第一磨牙到对侧第一磨牙 12 个下颌牙齿牙冠宽度总和与上颌 12 个牙齿牙冠宽度总和的比例。中国人正常䝼全牙比为(91.5±1.51)%。

Bolton 指数是一个相对值，检查时注意牙齿的大小应与面型相协调。纠正牙齿大小比例不协调的方法主要是片切减小牙齿宽度，修复增加牙齿宽度，或增大牙齿的倾斜度相对增加牙齿宽度，此外，根据患者错䝼畸形的具体情况选择非对称拔牙。

(五) 诊断性或预测性排牙试验

对于一些病例确定是否拔牙矫治，如何拔牙有一定困难时，可采用排牙的方法，即在模型上将牙齿切割下来，然后按较理想的位置重新排列，用蜡暂时固定，直观地预测牙齿移动的量及方向，确定是否拔牙，拔牙位置，为诊断和制订矫治计划提供依据。进行排牙试验(tooth arrangement line)时应注意切割牙齿时不能损伤邻接触点和牙冠宽度。

六、特殊检查

(一) 面部照相

在标准条件自然头位下常规摄取正面像、正面微笑像、侧面像、45°侧面像和口内像。口内像一般包括左右侧位像、前牙区的侧位像、正位像以及上下牙弓䝼面像。

1. 正面像　可用来评价面型，分析面部上、中、下三部分是否协调，左右是否对称以及面部是否有其他畸形。正面微笑像可观察患者微笑时是否露龈，上唇的长度、张力以及牙齿暴露情况等，在动态下对面部美学进行评估并判断导致微笑露龈的原因(图 2-5-25)。

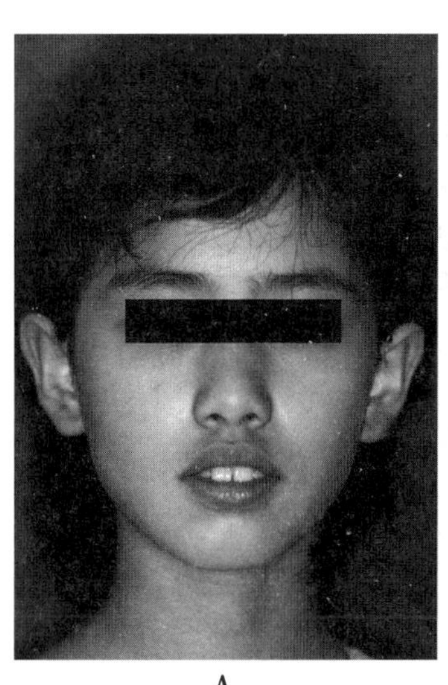
A

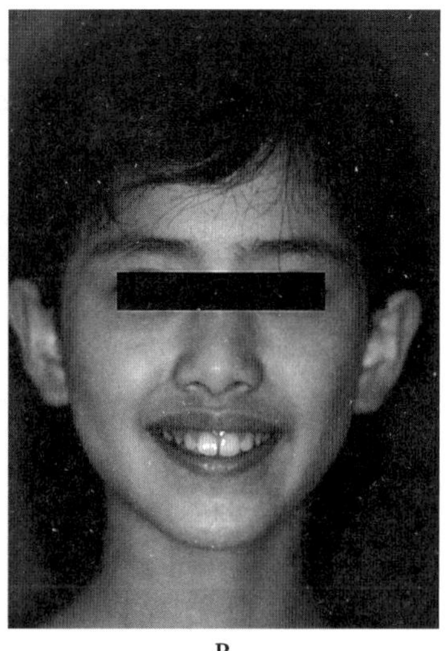
B

图 2-5-25
A. 正面像；B. 正面微笑像

2. 侧面像　用来观察面部突度，对患者整个侧貌进行美学评价，唇的形态、厚度和位置以及上下唇前后向关系，鼻的形态大小，鼻唇角的大小和下颌平面的倾斜度及颏部的突度等（图 2-5-26）。

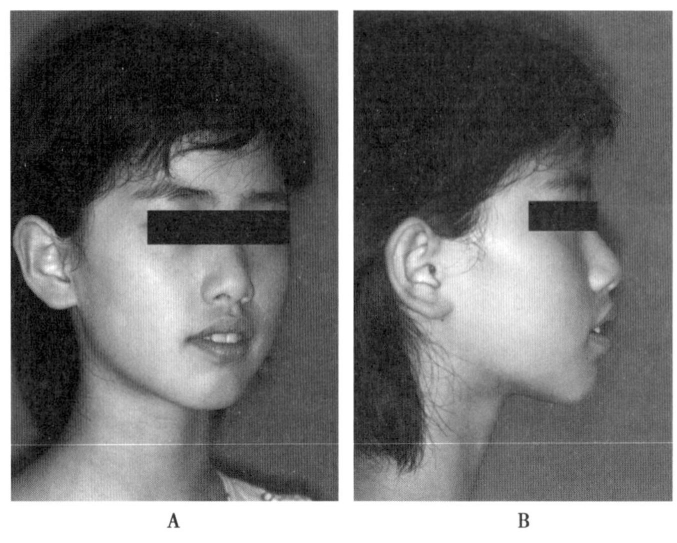

图 2-5-26
A. 45°侧面像；B. 侧面像

3. 口内像　一般包括左右侧位咬合像、前牙正面咬合像、上下㿿面像以及前牙覆㿿像（图 2-5-27）。可观察牙齿位置大小色泽，有无脱钙、龋坏及其他异常；口腔卫生状况；牙龈的色泽，是否红肿，有无萎缩；牙周状况；牙弓形态和咬合情况等。

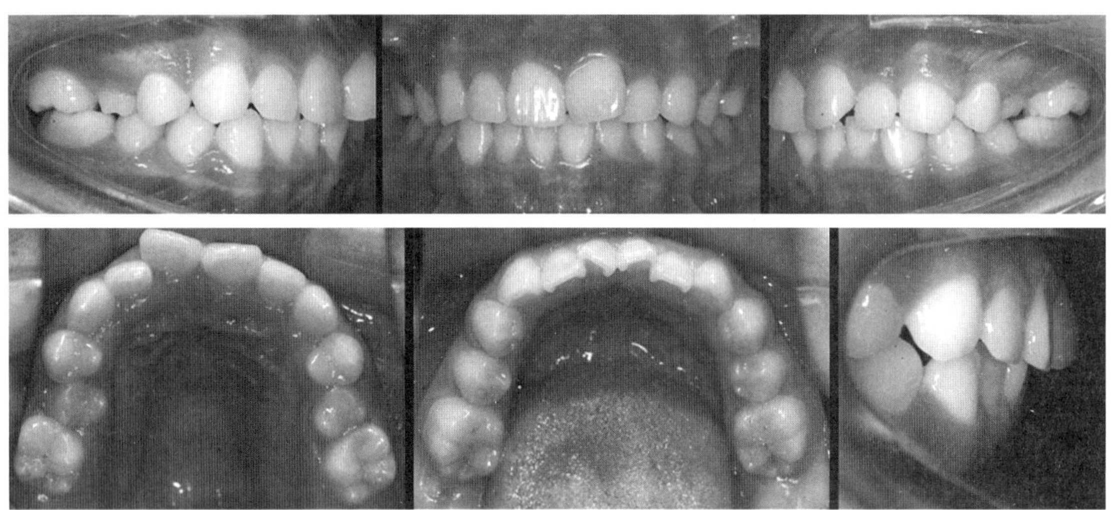

图 2-5-27　口内像

（二）X 线检查

1. 头颅定位 X 线片（cephalometric radiograph）　包括正位片（后前位）、侧位片和颏顶位片（详见第六章）。

2. 全口牙位曲面体层 X 线片（panoramic radiograph）　又称颌骨全景片，也是牙颌面畸形常规 X 线检查手段和分析方法之一。通过全景片不仅可以观察颌骨形态结构，而且能清晰地显示整个牙列和牙齿的情况以及牙周情况（图 2-5-28）。

（1）牙列和牙齿情况：从全口牙位曲面体层 X 线片上可观察到牙列中有无缺失牙、多生牙和埋伏阻生牙；牙齿萌出和牙根形成情况；有无根尖周疾患，冠根倾斜方向和牙齿邻接关系；第三磨牙形成情况、大小、位置和形态；协助对牙列后段间隙进行分析，判断牙弓后段是否可能产生拥挤。

（2）牙周情况：观察全牙列牙周健康状况，有无牙槽骨吸收。

（3）上下颌骨情况：观察上下颌骨形状，有无异常病变。两侧髁突形状、大小和位置是否正常和对称。

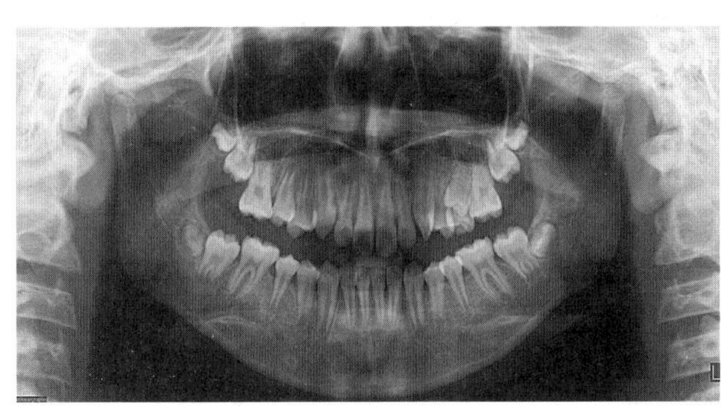

图 2-5-28　全口牙位曲面体层 X 线片

3. 颞下颌关节 X 线片　一般拍摄许勒（Schuller 位）闭口位和最大张口位。用于观察髁突、关节窝和关节结节的形态结构以及关节间隙情况（详见第三章）。必要时可进一步采用体层摄影、关节造影、动态 X 线录像，以及 CT 检查。正常关节形态左右对称，髁突可呈圆柱形、椭圆形或双斜形。成人的髁突表面光滑，骨皮质连续，下方骨小梁结构均匀。儿童髁突表面无密质骨，仅为钙化层覆盖，15 岁后逐渐形成完整的密质骨。关节间隙左右对称，前间隙最窄，上间隙最宽，后间隙居中。

4. 手腕骨 X 线片（hand radiograph）　显示腕骨、掌骨、指骨、桡尺骨远端等结构，以及各骨和骨骺发育和钙化情况，判断患者全身发育状态，为临床选择最佳矫治时机和矫治方案提供依据（详见第一章）。目前常用 Grave 和 Hägg 的指标进行分析。

5. 牙片、咬合片　显示个别牙体、牙周及根尖周情况。上颌的咬合片可显示腭中缝的闭合情况。

（三）肌电图检查

详见第七章。

（四）下颌运动描记

详见第二章、第七章。

（五）颅面结构三维 CT（computed tomography）重建

目前常用的头侧位定位 X 线片和全口牙位曲面体层 X 线片只能提供牙颌面二维空间结构的异常，但许多畸形可能涉及软硬组织三维结构的不协调，二维平面的分析方法是不能满足复杂牙颌面畸形诊治的需要。因此，有必要采用三维测量技术对畸形进行更为全面的分析诊断和治疗设计。三维测量可以让正畸医师对患者错𬌗畸形进行更加广泛和详细的评价，了解患者上下颌骨以及牙齿的三维空间位置关系，协助正畸医师设计出更加准确矫治计划。

20 世纪 80 年代以来，随着计算机和 CT 影像学技术的飞速发展，出现了以 CT 影像为信息源的计算机三维重建系统，为颅面结构的形态学研究和复杂颅面畸形提供了先进的检测手段和计算工具。三维 CT 重建系统可以根据要求将图像作任意角度的旋转，清楚地显示颅面骨骼和牙齿的细微空间结构变化，而且还能对距离、角度、表面积和体积作出精确测量，为正畸临床更加准确地诊断和矫治计划的制订提供帮助。如图 2-5-29 所示，尖牙的骨内阻生，通过三维 CT 重建可以清楚地诊断尖牙与邻牙的三维空间关系以及阻生尖牙的形态，这样为正畸医师制订矫治计划和如何控制牙齿移动提供了强有力的依据。

此外，磁共振成像（magnetic resonance image，MRI）、放射性核素显像（radionuclide imaging，RI），以及发射正电子的放射性核素作显像剂的正电子发射计算机断层显像仪（positron emission computed tomography，PET）等现代数学影像技术的使用，计算机可视化技术、配准（registration）技术和导航（navigation）定位跟踪系统的运用和引进，在促进正畸检查、诊断、预测，特别是诊断关节、骨、软组织病变、正畸-正颌联合治疗的手术设计中，也正起到越来越引人注目的作用。

基于三维重建数据的重要性，20 世纪 90 年代出现锥形束 CT（cone beam computerized tomography，CBCT）已较广泛应用于口腔检查中，它是利用锥形束投照计算机重组断层影像设备，其原理是 X 线发生器以较低的射线量（通常球管电流在 10mA 左右）围绕投照体做环形数字式投照，然后将围绕投照体多次（180～360 次，依产品不同而异）数字投照后“交集”中所获得的数据在计算机中重组后进而获得三维

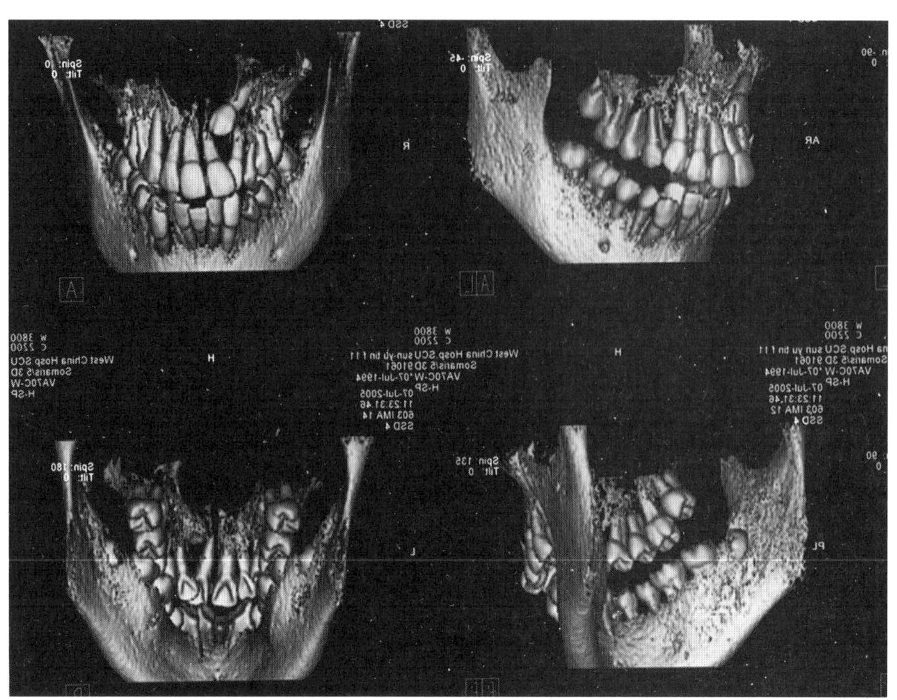

图 2-5-29　三维 CT 重建图显示尖牙阻生状态

图像。CBCT 获取数据的投照原理和传统扇形扫描 CT 是完全不同的，而后期计算机重组的算法原理有类似之处。从成像结构来看，CBCT 用三维锥形束 X 线扫描代替体层 CT 的二维扇形束扫描，它采用一种二维面状探测器来代替体层 CT 的线状探测器。因此，传统 CT 投影数据是一维的，重建后的图像数据是二维的，重组的三维图像是连续多个二维切片堆积而成的，其图像金属伪影较重。而 CBCT 的投影数据是二维的，重建后直接得到三维图像，成像质量高，不会丢失很多信息。CBCT 采用锥形束 X 线扫描可以显著提高 X 线的利用率，只需旋转 360°即可获取重建所需的全部原始数据，而且用面状探测器采集投影数据可以加速数据的采集速度。目前 CBCT 在正畸临床中主要作用有以下方面：

1. 阻生牙空间位置的判断　据报道在人群中大约有 3% 的人会出现上颌尖牙阻生，其中阻生的上颌尖牙有 80% 位于腭侧，20% 位于唇侧。以往医师们常用球管/影像移动定位法，即是指通过球管的位移，X 线中心射线的角度改变使埋伏牙与参照牙在胶片上的影像发生位移而分析出埋伏牙的具体位置。概括而言就是同方向位移为腭侧阻生，反方向位移为唇（颊）侧阻生。然而这种方法存在很多不足，由于牙片尺寸较小，覆盖面积小，有时难以反映出埋伏牙及其周围组织的整个轮廓。而 CBCT 能够一次完成对埋伏牙的精确定位，还可以清晰地反映出埋伏牙与周围牙齿冠根的关系。临床报道指出随着 CBCT 的应用，埋伏牙周围牙根吸收发现率大幅度增加，由此可知，CBCT 可以提供精确的埋伏牙定位以及其与周围牙的邻接关系，从而可以指导正畸医师精确地设计出有效的治疗方法。

2. 牙周状况观察　牙槽骨高度、密度与体积对于正畸医师确定矫治方案、牙移动方式和时间至关重要。全口牙位曲面体层 X 线片仅仅能反映近远中牙槽骨状态，不能判断颊舌向牙槽骨是否有吸收和密度降低。而 CBCT 精确反映出患者牙槽骨状况，包括其高度、密度和体积，正畸医师可以更加准确判断患者尤其是牙周病患者的牙周状况，以便对其制订更加有效合理的矫治计划。同时 CBCT 可以监测唇腭裂患者牙槽突裂植骨后移植骨块的愈合状况，指导正畸医师开始术后正畸的时机（图 2-5-30）。

3. 牙根吸收　牙根吸收是正畸治疗中最常见的并发症之一。以往正畸医师通过定期拍摄根尖片来观察牙根吸收易感患者的牙根吸收情况，但由于根尖片为二维信息，无法获得颊舌侧的根吸收情况，并且其分辨率较低，常常只有较明显的牙根吸收时才能发现。有研究发现很多在根尖片和全景片上没有发现问题的牙根，而在 CBCT 上观察到明显的牙根吸收。CBCT 的敏感度较高有利于正畸医师获得对于牙根吸收易感患者牙根吸收的早期依据，从而尽早采取有效措施控制牙根吸收（图 2-5-30）。

4. 颞下颌关节形态学　常用的颞下颌关节片仅仅从二维的角度观察髁突、关节窝和关节结节的形态结构，其准确性是很局限的。CBCT 可以提供三维空间信息，能够更好地反映髁突、关节窝和关节结节的形态结构以及它们之间的三维空间关系，为正畸医师诊断和制订治疗计划提供准确信息（图 2-5-30）。

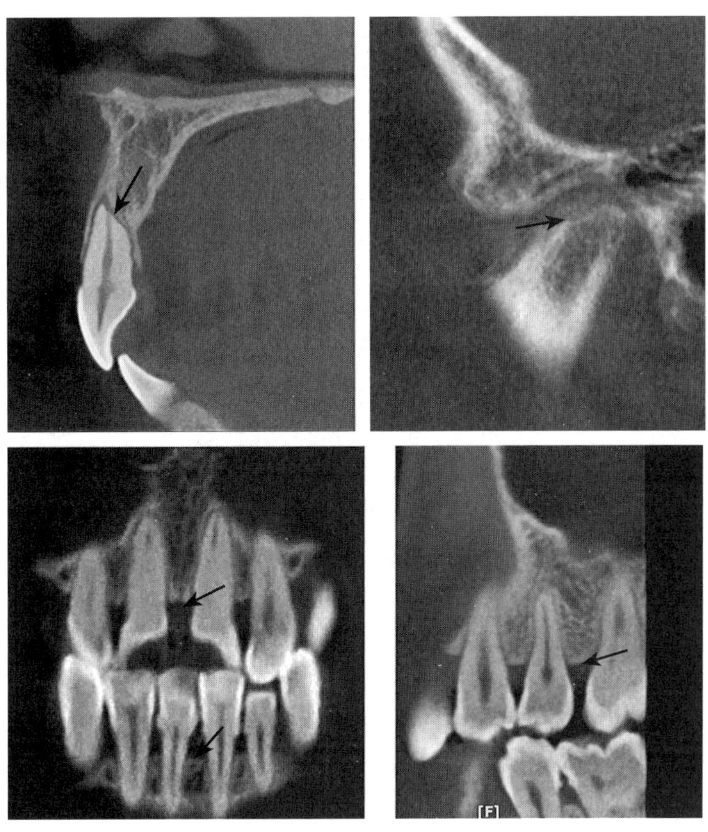

图 2-5-30　CBCT 重建图显示牙根、关节、牙周组织吸收状态

第三节　牙颌畸形的分类

由于牙颌畸形发生的病因不同、形成的机制不同，其表现出多种多样的类型，为了更好地分析畸形发生的病因和形成机制，制订出合适的治疗计划，必须对牙颌畸形进行归纳分类。临床常用的分类方法有以下几种：

一、个别牙及组牙错位的分类

此分类是 1912 年 Lischer 提出，它是根据牙齿相对其正常位置发生的变化进行描述的。

（一）个别牙错位

个别牙错位分为 9 种：

1. 近中错位　即牙齿位于相对于其正常位置偏近中；
2. 远中错位　即牙齿位于相对于其正常位置偏远中；
3. 舌向错位　即牙齿位于相对于其正常位置偏舌侧；
4. 唇（颊）向错位　即牙齿位于相对于其正常位置偏唇（颊）向；
5. 低位　即牙齿位于相对于其正常位置低于船平面；
6. 高位　即牙齿位于相对于其正常位置高于船平面；
7. 旋转　即牙齿位于相对于其正常位置发生近中或远中旋转；

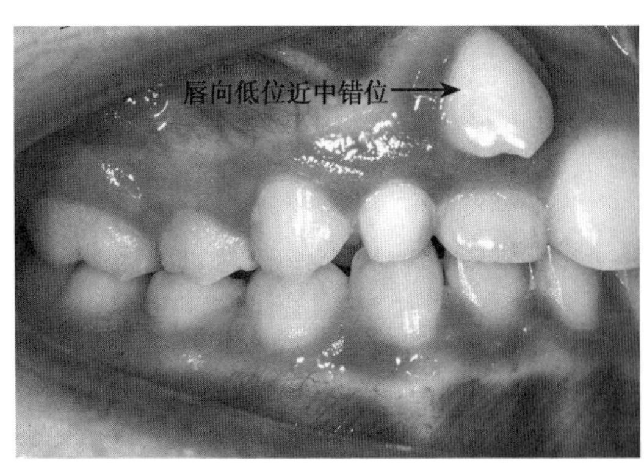

图 2-5-31　尖牙唇向、低位及近中错位

8. 斜轴　即牙齿牙轴相对于其正常的轴倾度发生偏斜；

9. 异位　即一个牙齿与其他的牙齿位置发生交换，临床上常见上颌尖牙与第一前磨牙异位。

一个牙可以表现为两种或两种以上的错位形式，如临床上常见的尖牙唇向、低位及近中错位（图 2-5-31）。

（二）组牙错位

1. 矢状向错位　前牙唇向倾斜或舌向错位、后牙近中错位或远中错位；

2. 横向错位　上下颌后牙颊舌向关系异常，包括正锁𬌗和反锁𬌗；

3. 垂直向错位　前牙深覆𬌗、前牙开𬌗、后牙开𬌗。

二、Angle 分类法

1899 年由正畸学创始人 Angle 提出。他认为上颌第一磨牙位于上颌骨颧突根之下，上颌骨与颅骨相连，其位置稳定，一切错𬌗畸形均由于下颌及下牙弓近远中错位引起，因此，根据下颌第一磨牙相对于上颌第一磨牙的位置将错𬌗分为三类，即中性错𬌗、远中错𬌗和近中错𬌗（图 2-5-32）。但是实践证明上颌第一磨牙与牙弓上其他牙齿一样在一定的条件下是会发生变化的，临床上最常见的上颌第二乳磨牙早失后，上颌第一磨牙向近中移动而导致错𬌗畸形的发生。此分类方法仅仅从矢状向对错𬌗畸形进行分类，没有考虑垂直向和宽度关系不调问题，也没有反映牙量、骨量不调问题以及畸形的性质、复杂性和严重程度。但由于此方法简单、易记，包括大多数常见的错𬌗畸形，目前仍被多数正畸医师接受。随着正畸学的发展，正畸学家们对此方法进行不断的补充和完善。

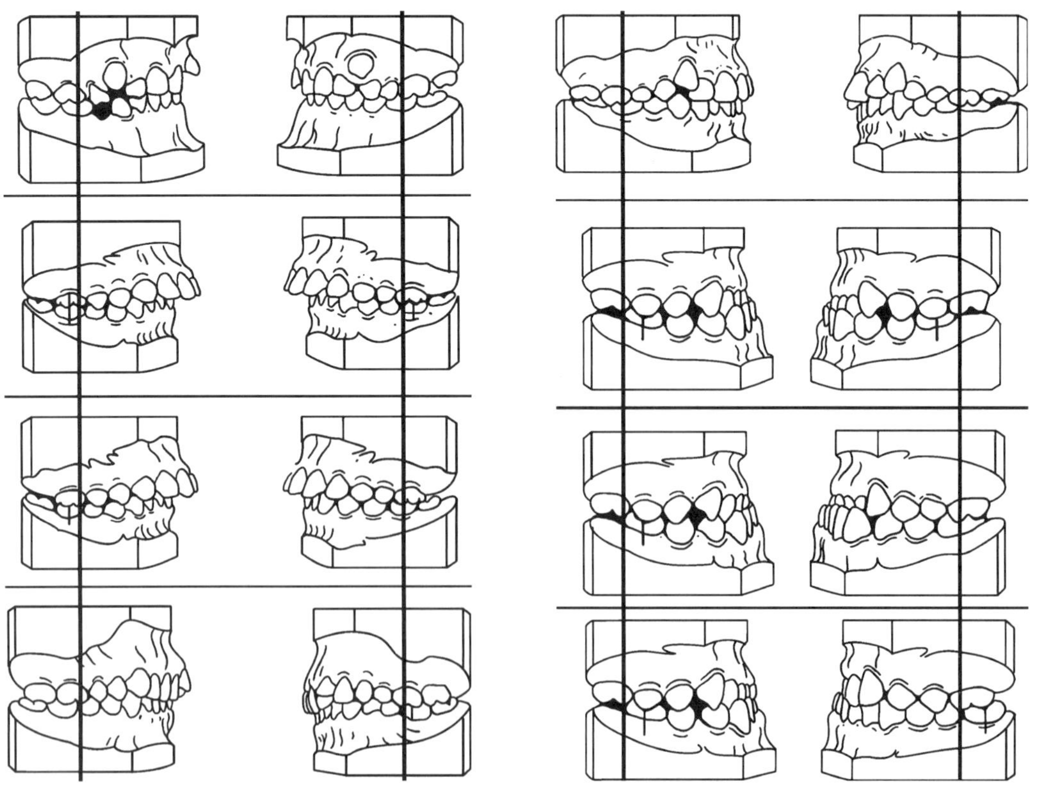

图 2-5-32　安氏分类（右下为第Ⅳ类错𬌗）

（一）安氏Ⅰ类错殆（Class Ⅰ，neutroclusion）

此类错殆畸形的上下颌骨关系基本正常，畸形主要表现在牙弓的前段，磨牙为中性关系，即在正中殆位时上颌第一磨牙的近中颊尖咬合于下颌第一磨牙的近中颊沟。前段牙弓可表现为拥挤、反殆、深覆殆、开殆等。

（二）安氏Ⅱ类错殆（Class Ⅱ，distoclusion）

此类错殆患者表现为上下颌骨及牙弓的矢状向关系不调，可能为上颌骨及上牙弓前移和（或）下颌骨及下牙弓后退，磨牙呈远中关系，即在正中殆位时上下第一磨牙近中颊尖相对，甚至上颌第一磨牙的近中颊尖咬合于下颌第一磨牙和下颌第二前磨牙之间。根据前牙的轴倾度分为第一分类即上前牙唇向倾斜和第二分类即上前牙舌向倾斜。根据其错殆畸形发生的机制，分为骨性Ⅱ类错殆和牙性Ⅱ类错殆。当一侧为中性关系，而另一侧为远中关系时称为安氏Ⅱ类错殆亚类。

（三）安氏Ⅲ类错殆（Class Ⅲ，mesioclusion）

此类错殆患者表现为上下颌骨及牙弓的矢状向关系不调，可能为上颌骨及上牙弓发育不足和（或）下颌骨及下牙弓前突，磨牙呈近中关系，即在正中殆位时上颌第一磨牙近中颊尖与下颌第一磨牙远中颊尖相对，甚至上颌第一磨牙的近中颊尖咬合于下颌第一磨牙和下颌第二磨牙之间。根据其错殆畸形发生的机制，分为骨性Ⅲ类错殆和牙性Ⅲ类错殆。当一侧为近中关系，另一侧为中性关系时称为安氏Ⅲ类错殆亚类。

在临床实践中，正畸医师们发现上下颌第一磨牙关系除了上述情况外，还有一侧为近中关系，另一侧是远中关系的情况，并将此称为安氏Ⅳ类错殆（Class Ⅳ，maloclusion）（图 2-5-32）。

三、Moyers 病理学分类法

由 Moyers 所倡导，他认为分类的目的应能更好地指导临床实践，因此，为了更好制订正确的矫治方案，必须了解错殆畸形的组织、部位及构成因素的病理改变，因此，应该根据错殆机制进行病理学分类。

1. 骨性错殆　机制是由于颅面复合体中骨骼的形态、大小、比例和生长异常所致。如安氏Ⅱ类错殆畸形中的下颌骨发育不足，上颌骨发育过度，患者呈明显的凸面型。安氏Ⅲ类错殆中上颌骨发育不足，下颌骨发育过度，患者呈明显的凹面型。X 线头影测量分析对骨性错殆的部位、程度有着重要的诊断价值。

2. 功能性错殆　是由于口颌系统的神经-肌肉功能异常所导致错殆畸形。如异常吞咽习惯、口呼吸及人工哺乳姿势不正确所引起的开殆、反殆等。此外，咬合干扰所致的下颌前移、后缩和偏斜也是临床上常见功能性错殆，此类患者在正中咬合位和下颌姿势位时，其面型有明显变化，在姿势位时其面型趋于正常，但在正中殆位时面部出现明显的畸形。

3. 牙性错殆　此类患者仅有牙齿的数目、形态、大小、位置异常，而无明显的面部骨骼关系的异常。

临床上很少有单纯的牙性、功能性及骨性错殆畸形。上述三种类型常常相互交叉，互相影响。例如，功能性错殆早期不矫治往往会导致骨骼发育异常，发展成骨性畸形；而骨性畸形常伴有牙错位和口腔功能障碍。错位的牙齿不及时矫治，往往可以导致口腔功能的异常。该分类法可以帮助临床医师更好地认识畸形的性质、发生的部位和形成的机制，对于复合性的病例，在诊断时应区别哪种因素是原发的和主要的，以便制订更为恰当的矫治计划。

四、Ackerman-Proffit 分类法

Angle 分类简单、易记，但此类方法仅仅局限于牙齿与牙弓近远中关系异常上，不能全面反映错殆畸形的复杂性和严重性。因此，1969 年 Ackerman 和 Proffit 又提出一个对畸形较为全面分析图形，此图形综合了 Angle 分类和 Venn 图表，将错殆畸形从以下九个方面进行分析：

1. 牙齿排列情况和牙弓对称性　在模型上直接观察和测量，包括有无牙列拥挤、牙列间隙、个别牙错位、牙弓对称性等。Angle Ⅰ类错殆属于此类。

2. 侧貌情况　直面型、凸面型还是凹面型，应注意上下颌骨的位置，是前突还是后缩，上下唇相对

于鼻和颏部的关系以及上下唇的状态。面型主要受到上下颌骨关系的影响，而唇的位置还受到牙齿位置的影响。

3. 横向关系　观察后牙颊舌向位置和倾斜度，应鉴别诊断宽度异常是牙性还是骨性，是上颌骨还是下颌骨问题，或者两者皆有。

4. 矢状向关系　主要用安氏分类法进行观察，但是应观察矢状向异常是牙性的还是骨性的，是上颌骨还是下颌骨发育异常，还是二者皆有。

5. 垂直向关系　包括前牙开𬌗、深覆𬌗以及后牙开𬌗、后牙萌出不足等。用头影测量分析垂直向异常的机制，是牙性还是骨性畸形，是前牙及前牙槽高度异常还是后牙及后牙槽高度异常，或者两者皆有。

6. 矢状向和横向异常　包括第三、第四种情况。

7. 矢状向和垂直向异常　包括第四、第五种情况。

8. 垂直向和横向异常　包括第三、第五种情况。

9. 矢状向、垂直向和横向异常　包括第三、第四、第五种情况。

此分类法包括五种基本错𬌗畸形特征，分成九种类型，克服安氏分类法的缺陷，首先分析牙齿排列情况，其次从三维方向分析面部、颌骨，以及牙齿的关系，细致地分析错𬌗机制，有助于对牙颌畸形进行全面的分析，指导临床正确地诊断和制订恰当的矫治计划。

第四节　诊断和治疗计划

牙颌面畸形的诊断是通过全面的资料收集，细致深入地分析，列出所存在的问题，确定问题的部位、性质和严重程度以及形成的原因，最终为患者制订出适当的矫治计划。诊断和矫治计划的制订及实施是矫治错𬌗畸形的基本步骤。诊断是分析所存在的问题，治疗计划是基于诊断所作出的解决问题的方法和步骤，最后通过矫治计划的实施达到解决患者存在的问题。

一、诊　　断

（一）病因、分类和机制的诊断

1. 病因的诊断　明确畸形的病因是制订合理的矫治计划的关键，也是矫治成功和防止复发至关重要的前提。不同因素所致的错𬌗畸形其矫治计划是不同的，对于有明显遗传因素导致的骨性畸形，仅仅通过正畸手段进行矫治往往不能获得很好的效果，一般需要等待成人后配合外科手术，才能获得最佳的面部美观和口颌系统功能。但如果是由于环境因素所致的骨性畸形，在患者生长高峰前和高峰期通过去除病因，建立良好的口颌系统生长环境，引导颌骨的生长，可以获得较好的效果。对于口腔不良习惯所致的错𬌗畸形，诊断时没有明确病因，矫治过程没有去除病因，矫治必然失败，复发也是肯定的。

2. 错𬌗的分类　对错𬌗畸形进行分类诊断，不仅用于表述和记录，从分类中也可以一目了然地获得错𬌗畸形的病因、形成机制和临床表现的信息，有利于临床诊断、矫治设计和科学研究以及正畸医师们的相互交流。前已述及，临床上常用分类有：个别牙及组牙错位的分类、Angle 分类法、Moyers 病理学分类法、Ackerman-Proffit 分类法等。

3. 矫治难度的评估　通过对患者存在问题的严重性进行评估，一方面可使医师对矫治的难易做到心中有数，另一方面让患者知道其所存在的问题，对其美观、功能造成的影响，以及矫治的难度和最终矫治效果。为此，Tweed-Merrifield 设计了将颅面分析难度系数加上牙列分析难度系数，用来评估错𬌗畸形矫治的难度总指数。一般来说，难度的顺序为：严重的功能异常、上下颌骨在三维方向的不协调、牙量与骨量的不调和个别牙错位。在判断畸形难易度时，还应结合患者的年龄、牙周情况、颞下颌关节、是否合并口腔其他疾患以及心理状态和配合程度进行综合考虑。

4. 心理诊断　患者心理状态的诊断已是现代正畸诊断学中一个重要组成部分。可通过心理测量表进行评估（在我国应用较为广泛的有：艾森克个性量表，躯体自信量表、症状自评量表，口腔科焦虑量表等)。了解错𬌗畸形对患者心理所造成的影响,评估患者矫治错𬌗畸形的动机,患者希望从正畸治疗中获得什么,在矫治过程中的合作程度,对治疗计划的制订有着至关重要的作用。对于有严重心理障碍的患者以及父母亲友,可以建议其先到心理咨询师处进行疏导,再开始错𬌗畸形的矫治,同时矫治过程中注意调整患者的心理状态,让患者获得生理和心理的健康。

(二)生长发育状况的评估(详见第一章)

1. 生长发育期　可为矫治时机及矫治方法选择提供参考。选择生长高峰前期和高峰期进行错𬌗畸形的矫治,可以充分利用儿童的生长潜力,达到"事半功倍"的效果。同时,此阶段对骨性畸形患者可以通过抑制或者促进颌骨的生长,协调上下颌骨的关系。而成人期患者因其生长发育已基本结束,组织的生物学反应性较低,牙周组织的细胞成分减少,组织改建速度慢,改建所需要的时间较长,故其矫治所需的疗程较长,保持时间也相应较长。此外,对于轻、中度骨性畸形早期可借助于牙代偿矫治其错𬌗畸形,而严重的骨性畸形需配合正颌外科方法矫治的患者应待生长发育停滞后才能进行。

2. 面部生长型　该诊断主要用于治疗方案的设计参考。面部生长型包括平均生长型、水平生长型和垂直生长型。临床上常常通过头侧位片测量分析判断面部生长型,常用的有 Y 轴角、下颌平面角、面轴角和前后面高比等进行判断。水平生长型患者由于其肌肉的张力以及咬合力较大,深覆𬌗改正较为困难,后牙伸长矫治深覆𬌗,常因咬合力较大导致复发;此外这类患者的牙移动较慢,拔牙间隙关闭较困难,一旦诊断患者为水平生长型,应该根据其特点制订相应的治疗方案。而垂直生长型患者深覆𬌗较易矫治,但后牙伸长将导致下颌骨向下向后旋转,影响面部的美观,因此矫治深覆𬌗主要是压低前牙,避免后牙伸长;同时这类患者拔牙间隙容易丧失,要加强支抗设计。

3. 面部生长剩余量　主要用于为矫治后稳定性的预测及矫治计划的制订提供信息。上下颌骨的生长发育存在差异性,一般下颌骨向前下生长晚于上颌骨。因此,对于生长发育期的儿童,有必要对其剩余生长量进行预测,估计其对治疗及稳定性的影响,更好地确定矫治机制。如Ⅱ类错𬌗畸形可根据剩余生长量决定是利用颌骨差异性生长改善颌骨关系,还是通过拔牙或者Ⅱ类牵引方法矫治,而Ⅲ类错𬌗畸形的患者是否应该通过"过矫治"来避免颌骨剩余生长量的差异性导致错𬌗畸形的复发。同时,对于剩余生长量大,可能会严重影响面部美观、稳定的患者,应该果断暂缓治疗,待成人后配合外科手术矫治骨性畸形。

正畸患者多数为生长期的儿童,矫治时间常常持续 2 年左右,因此面部生长发育状态的评估和预测对于矫治时机的选择、矫治计划的制订和预后均有十分重要的意义。

(三)颜面部畸形的诊断

1. 面部对称性　不对称是影响正貌的主要畸形表现。诊断包括面中线两侧相对应的部位在垂直向和水平向评价。如眼裂、鼻翼、口裂是否平行;有无歪斜、下颌偏移;颏点是否居中等。一旦诊断面部不对称,一定要寻找导致问题的原因。如下颌偏斜是功能性还是发育性的,患者有没有外伤史,是否是病理性变化所引起如单侧髁突良性肥大、偏面萎缩综合征等,作出正确的诊断以便确定最佳的矫治方案。图 2-5-33A 显示第二鳃裂综合征所导致的先天性面部发育性不对称,图 2-5-33B 显示由于外伤引起颞下颌关节强直,导致面部发育性不对称(图 2-5-33)。

2. 面型的诊断　包括面部的正面和侧面特征,特别是面下 1/3 是否过长或过短。对于面下 1/3 过长患者应明确是上颌骨、下颌骨垂直向发育过度还是仅仅因为颏部发育过度,这对于选择治疗方案有着重要作用。面下 1/3 较短的患者常常表现出骨性深覆𬌗。侧面分析可以了解患者是直面型、凸面型还是凹面型,并判断面型的异常是由于上颌骨、下颌骨还是上下颌骨发育异常所造成的。

3. 鼻、颏部发育状态　较大的鼻子可以掩饰前突的上牙弓;而较小的鼻子,颏部发育较差的患者,常常呈凸面型。诊断时,应注意区别引起鼻唇角异常的原因,观察鼻子的形态和鼻小柱的倾斜度。由鼻小柱倾斜所造成的鼻唇角过锐,内收前牙并不能改变鼻唇角的大小;而鼻唇角过小是由于上唇前倾所致,这时内收前牙改变唇的倾斜度,增大鼻唇角,可以获得较好的面部美学效果。此外,当颏部发育较差时,正常突度的上下唇也常常位于审美平面前方,让患者感觉双唇前突,因此正畸医师要作出正确的诊断,与患者进行沟通,分析问题所在,以便作出正确的矫治方案。

4. 唇的形态和位置　唇厚度和长度在不同的个体变异较大。相同的骨骼类型由于唇的厚度不同

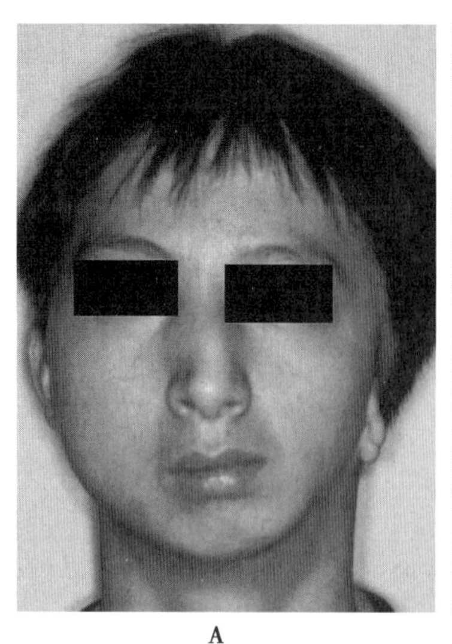

A

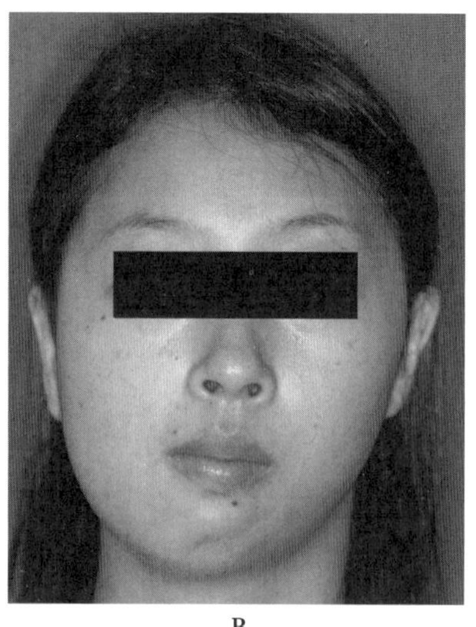

B

图 2-5-33
A. 先天性面部发育不对称;B. 外伤导致面部发育不对称

显示唇的突度不同,较厚的上下唇,颏部的软组织较薄者表现为突面型;唇厚度较正常者表现为直面型;而上下唇较薄,颏部软组织相对较厚者表现为凹面型。因此作出诊断不仅仅要考虑患者的骨骼类型,还要考虑唇的形态对面型的影响。唇间隙也是临床十分关注的问题,包括正常(0~2mm 左右)、过大、无间隙。唇间隙过大,开唇露齿,微笑露龈,原因可能为上颌骨或(和)前牙前突、上颌骨垂直发育异常、唇长度过短或(和)张力不足。诊断时应区别引起唇间隙过大的原因。上下唇无间隙,常常由于面下 1/3 垂直向发育不足或上下唇过长所致,患者可能表现为唇突度较大,这时仅仅内收前牙并不能降低唇的突度,诊断时应该明确导致唇突度增大的机制,以便采用相应的矫治措施。评价唇形态和位置应该在唇放松位、微笑位和动态位上观察(详见第四章)。

(四) 牙及颌骨三维形态畸形的诊断

1. 矢状向分析 评价上下颌骨对颅骨、上下颌骨之间以及牙齿对颌骨在矢状向关系、颏部发育情况、上下前牙以及磨牙在矢状向关系。以上诊断主要在头侧位定位 X 线片上和模型上进行。

2. 垂直向分析 患者垂直向的异常可表现出前牙开𬌗,前牙深覆𬌗,后牙开𬌗。诊断时通过分析 X 线头影测量片和模型区别垂直向异常的性质、部位和严重程度。

3. 横向分析 宽度异常可通过 X 线头颅的后前位片、模型以及临床检查进行诊断。此类患者临床表现为后牙的锁𬌗或者反𬌗。诊断重点在于判断畸形的性质、部位和严重程度,以便制订恰当的矫治机制。

(五) 牙齿排列和牙弓畸形的诊断

1. 牙齿的排列 通过模型计测分析了解患者牙齿在牙弓内排列状态,牙齿的大小、形态、数目有无异常;有无牙列拥挤、间隙、错位情况。牙列拥挤的患者应该明确拥挤位于前段、中段还是后段牙弓,这对于决定拔牙部位有一定的帮助。此外,还应分析上下牙齿的大小比例是否协调,如果 Bolton 指数过小,进一步评价是下前牙过小还是上前牙过大;如果 Bolton 指数过大,则应评价是下前牙过大还是上前牙过小,以便为制订矫治计划提供依据。

2. 牙弓的形态与对称性 上下牙弓形态是否协调,是否对称;牙弓中线与面中线是否一致。中线不一致不仅与牙错位、咬合紊乱、牙代偿有关,更可能是因颌骨发育异常等所致,故应分析引起不一致的原因。临床上,上牙弓中线与面中线不一致常常是由于牙齿错位或牙轴倾斜所引起,而下牙弓中线与面中线不一致可能是由于牙齿错位造成,也可能是下颌功能性偏斜或颌骨异常,诊断应明确畸形的部位和性质,以便选择恰当的矫治计划。

(六) 口颌系统功能异常的诊断

评价咀嚼功能、吞咽功能、呼吸功能、语言功能、口周肌功能、牙周组织健康以及颞下颌关节有无异常。主要通过问诊、面部观察、X 线头影测量分析、肌肉运动以及颞下颌关节检查等进行诊断（详见第七章第二节）。

临床检查发现患者有颞下颌关节疾病症状时，应请关节科医师会诊，必要时，应对其进行深入检查，包括许勒位 X 线片、关节造影甚至 CT 以及磁共振等特殊检查，以明确诊断，共同制订矫治计划。

一般而言，临床上错䆀畸形的诊断多分为"初始诊断"、"阶段性诊断"、"最终诊断"三步，在获得"初始诊断"并确定矫治计划和措施后，由于在矫治过程中，有些因素是正畸医师不能控制的，如患者的合作、生长因素，以及矫治机制对个体的有效性，因此，正畸医师要密切观察矫治进展，定期对初始诊断进行核查，再进行"阶段性的诊断"，评估最初制订的矫治计划和矫治措施，必要时应重新修订矫治计划以便尽快到达矫治目标，或修改矫治目标，让患者在错䆀畸形矫治中得到最大的收益。矫治结束后，正畸医师必须对矫治效果以及其稳定性进行评估，并作出"最终的诊断"。因此，正畸学的诊断是一个诊断过程。

二、制订治疗计划

在矫治开始之前，正畸医师必须仔细分析每一个患者存在的问题，按问题的严重程度排列，并通过对所收集的资料进行综合分析（前已述及），确定个体化的矫治目标、矫治的适应证、矫治时机、矫治的步骤及方法以及矫治器的选择等。并且应对患者矫治后的面部软组织、上下颌骨、牙齿在三维空间可能达到的位置进行全面预测评估，以使患者获得最佳的美观、功能、健康和稳定的效果。

（一）矫治目标的确定

1. 有效的目标　不现实的矫治目标将导致矫治时间的延长和矫治失败。例如，严重拥挤患者拒绝拔牙矫治；严重骨性下颌后缩的成人患者不愿做外科手术，但又强烈要求改善面型，如果此时制订的代偿矫治目标为排齐牙列或建立协调的上下颌骨关系，必定导致矫治失败。因此，矫治目标应该是正畸医师在权衡患者特定的条件下所能达到的矫治限度后，和患者或其家长共同制订，有时在矫治过程中根据患者的配合程度和矫治措施的有效性需要修改矫治目标。

2. 具体的目标　有效的矫治目标应该是具体的、可测量的。例如矫治目标中计划要内收上前牙，在制订矫治计划时应该预估内收多少毫米，准备通过哪种方式内收上前牙，支抗如何控制。在矫治过程中和矫治结束后，正畸医师应该密切观察所制订的矫治目标是否实现。

3. 折中的目标　有的患者存在较多问题，要一次全部解决所有的问题，常常是不可能的。正畸医师应该根据患者的具体情况，制订矫治目标。矫治目标可能为了达到健康和稳定，不得不在美观上做些让步。如牙周病患者重点就是排齐牙齿，改善咬合关系，减少牙周创伤，保护牙齿的健康，而在美观上要作出适当的让步。

（二）矫治适应证及时机的选择

应当根据患者的年龄、牙龄、牙周状态、口腔状态、全身健康，以及职业需求和经济条件等情况，因人而异，选择适应证及决定矫治介入的最好时机。例如：乳牙反䆀，应选择在乳牙䆀已建立，又尚未达替牙阶段，且患者依从性较好的时期，一般以 4～5 岁治疗为宜；而骨性上颌发育不足的牵引治疗，多应选择在生长发育高峰期，约 9～11 岁更为适宜，以便于继续施行第二期固定矫治调整；而成人严重牙周病患者，则应先做牙周治疗后，在牙周病已得到控制并处于静止期时，才能开始矫治。一般而言，常规正畸矫治的最佳时机为：恒牙列初期，青少年生长高峰期前后，约 11～13 岁（女性稍前），此时，因顺应生长高峰的调整，常可起到"事半功倍"的效果。

（三）矫治方法的选择

在矫治计划中，应该确定个体的矫治设计及方法步骤（一期治疗/双期治疗、拔牙/非拔牙、序列拔牙/暂时观察、代偿治疗/手术矫治等），应该明确矫治器的选择（活动矫治器、功能性矫治器、矫形力装置、固定矫治器等），以及如何控制牙齿移动类型，包括矫治过程中所需要的力系统和支抗的控制。正畸医师在矫治开始之前应清楚矫治程序，以便患者在最短的时间内，获得最佳的矫治效果和受到最小的组织损伤，即患者在付出最少的时间、经费和不适情况下获得最大的收益。

（四）疗效的预测评估

1. 矫治后面部美观的变化　面部审美是有种族、文化和个体差异的，不同的个体对面部美观也有不同的要求，因此，正畸医师在制订计划时首先要充分重视患者对面部美观的要求，进行细致的沟通，尽可能与患者取得接近或者一致的意见。

正畸力作用主要表现在面下1/3。全面评价牙齿的移动、上下颌骨关系的变化可能对眼、鼻、颏部和面部软组织形态美观、平衡和协调的影响十分重要,正畸改善是有限的,必要时可请整形外科医师会诊,通过外科手术方法让患者得到最佳的美学效果。如图2-5-34所示患者因面型突出要求矫治,经分析其面型主要是由于颏部发育不足所致,经与整形外科医师会诊,并与患者进行细致的沟通后,达到一致的意见即通过颏成形术协调面型,手术前后患者面型得到很大的改善,患者也很满意(图2-5-34)。

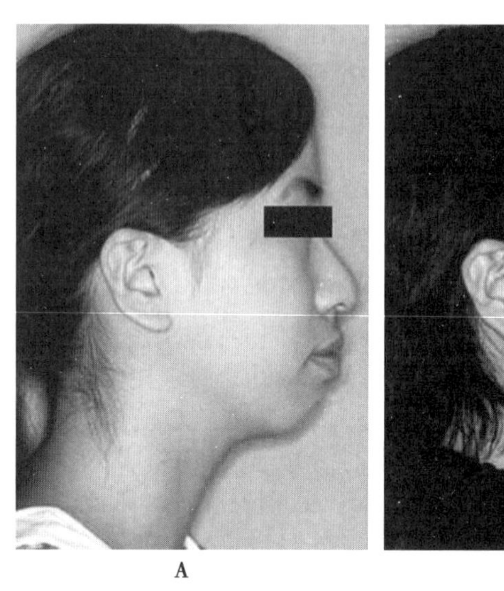

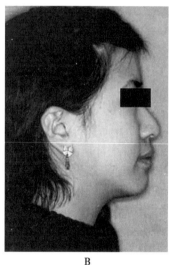

图2-5-34　颏成形前后面部美观的变化
A. 颏成形前侧貌像; B. 颏成形后侧貌像

2. 矫治后上、下颌骨关系的变化　颌骨的生长、功能矫形治疗以及正颌外科手术是影响患者上下颌骨关系变化的主要方式。

(1) 生长发育的影响:面部的生长发育可能改变现有及治疗后的上下颌骨关系,前已述及,上下颌骨的生长发育速率存在差异性,生长差异及生长剩余量的估计对于正畸医师确定最终矫治目标以及矫治后保持时间和方式有着至关重要的意义。如图2-5-35所示患者在矫治过程中,上下颌骨差异性生长使患者面型获得有利的改善,矫治前后头侧位片重叠图显示下颌骨发生明显向前的生长(图2-5-35)。

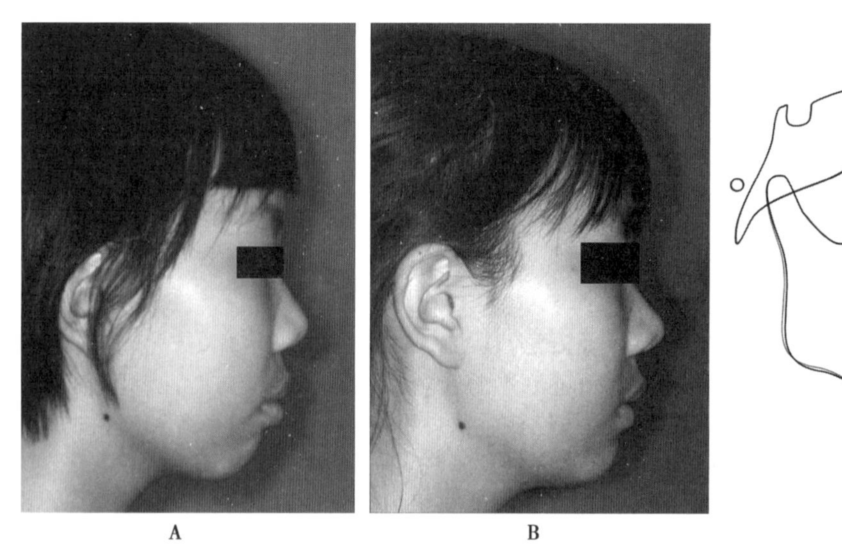

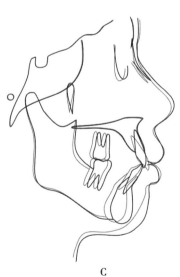

图2-5-35　生长发育的影响
A. 矫治前;B. 矫治后;C. 矫治前后重叠图

（2）功能矫形治疗的影响：功能力主要是通过功能性矫治器改变颌骨位置，改变口颌系统肌群的功能状态，使被牵张的肌肉及相应的软组织收缩，产生力量，利用机体自身可控制的肌力和咬合力等，传递给牙、牙弓及颌骨，引导口颌系统的正常发育，以达到改变上下颌骨三维空间位置关系的目的。图 2-5-36 所示患者配戴 FR-Ⅱ型功能性矫治器前后侧貌的变化和头侧位片重叠图。

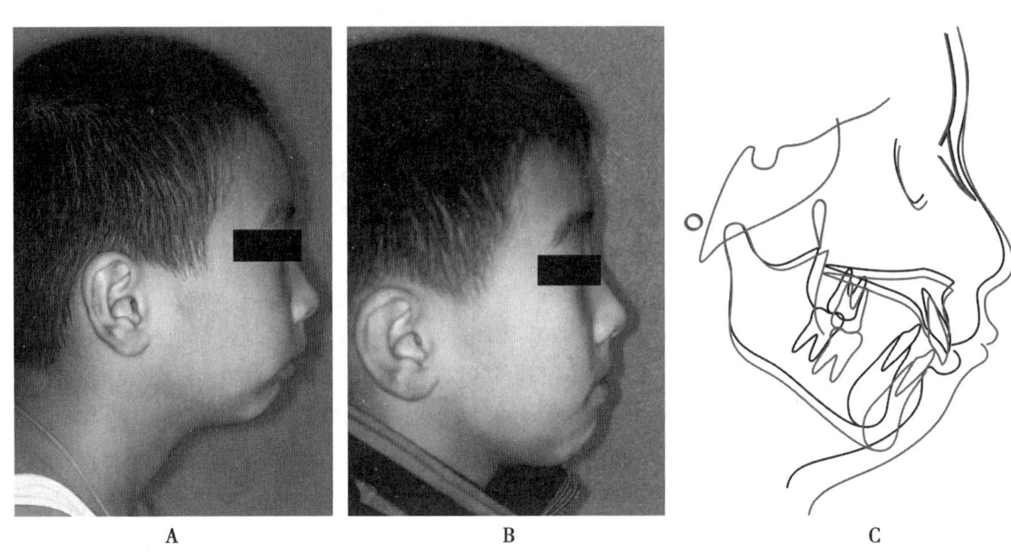

图 2-5-36　功能矫形治疗的影响

A. 矫治前；B. 矫治后；C. 矫治前后重叠图

矫形力系采用重力，常常是通过口外前牵引矫治器和口外后方牵引矫治器产生作用，以达到改变上下颌骨三维空间位置关系的目的。图 2-5-37 所示患者配戴口外前牵引矫治器前后侧貌的变化和头侧位片重叠图。

但是功能力和矫形力抑制或促进颌骨的生长均是有限的，并且需要患者很好的配合，因此在选择矫治方案时应考虑患者的年龄、生长发育状况、生长型、畸形程度以及患者合作情况，根据不同的情况选择不同的矫治器（详见第七章中“功能矫形治疗”）。对严重的骨性畸形或者配合不好的患者应考虑成人后配合外科手术矫治骨性畸形。

（3）正颌外科手术的影响：对于生长发育基本结束的成人患者，需要改变上下颌骨的三维空间关

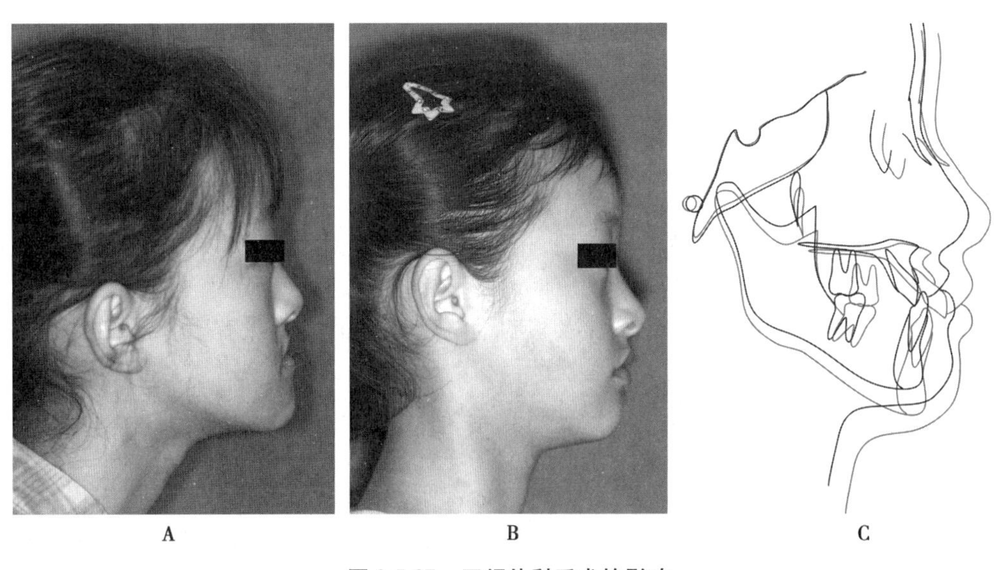

图 2-5-37　正颌外科手术的影响

A. 矫治前；B. 矫治后；C. 矫治前后重叠图

系，获得更好的牙面美观和功能，必须采取正畸-外科联合治疗方法，通过对颌骨进行移位、裁剪和拼对调整颌骨关系。制订矫治计划时正畸医师应与外科专家会诊，了解外科手术后上下颌骨在垂直向、水平向和矢状向三维位置变化，这样有利于正畸医师在做术前正畸治疗时有章可循。

3. 矫治前后咬合平面的变化　咬合平面实际上是由上下前牙和后牙垂直向位置所决定，制订矫治计划时应明确矫治结束前后𬌗平面可能发生的变化，如何获得此变化。

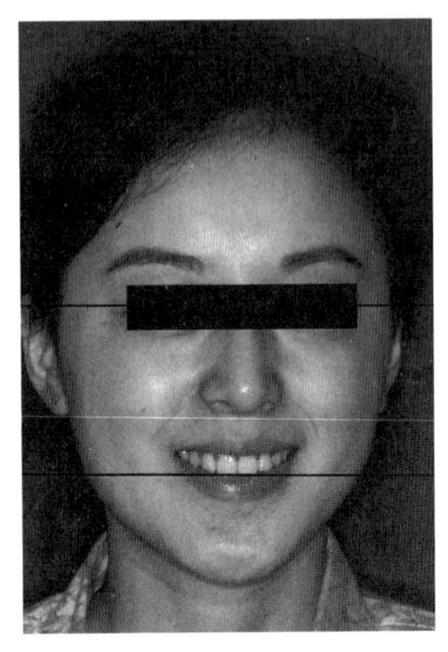
图 2-5-38　前牙𬌗平面

𬌗平面是一假想平面，临床上应从三维方向进行观察。一般检查其前牙区及后牙区变化，前牙区可用压舌板咬合观察，通常上前牙区形成的前牙咬合水平面应与瞳孔连线平行并与下唇线相切(图 2-5-38)。后牙冠状面是由后牙同名牙齿颊舌尖连线组成，代表后牙倾斜度，正常时上颌后牙略向颊侧倾斜，下颌后牙略向舌侧倾斜，形成 Wilson 曲线(图 2-5-39)。从矢状向观察上颌后牙形成补偿曲线，下颌后牙形成 Spee 曲线。前牙区咬合平面异常将影响面部美观，而后牙𬌗曲线异常将影响口腔功能，因此，在制订矫治计划时咬合平面的变化应从美观和功能两方面考虑。

𬌗平面异常多表现为深覆𬌗或者开𬌗，在决定𬌗平面如何变化时，首先应分析引起深覆𬌗和开𬌗的机制，以确定是通过前牙还是后牙垂直向变化来改变𬌗平面，是通过正畸手段还是配合外科手术达到矫治目标。

4. 矫治后牙及牙弓形态的变化　确定牙及牙弓形态是制订治疗计划中一个重要步骤。它主要涉及：切牙唇舌向位置、尖牙位置，以及后牙牙弓宽度的设计。

(1) 切牙的位置：前牙唇舌向位置关系面部和牙齿美观，也是多数患者主诉最为关心的问题。临床中，理想切牙位置的流行概念有以下两种：①Tweed(1946年)提出：下中切牙与 FH 平面的夹角对于维持面部美观和矫治效果的稳定性有着重要意义，因此他认为在计划中应强调并充分考虑下切牙的唇舌向位置，并设计了实用的 Tweed 三角分析法；②Arnett(1999 年)则认为：现代人更加注重上切牙相对于面部的位置，认为随着正颌外科及功能矫形治疗的开拓，开始就先计划上切牙的位置，而不是强调 Angle 的磨牙关系及 Tweed 只强调下切牙，忽视上切牙的观念。为此，提出了计划的切牙位置(PIP)的概念，为确定 PIP，即治疗结束时想要达到的上颌切牙位置，他设计了以自然头位鼻下点垂线作为参照线的软组织 X 线头影测量方法(the soft tissue cephalometric analysis，STCA)。此外，临床上，对切牙定位的计划设计中还应注意以下问题：

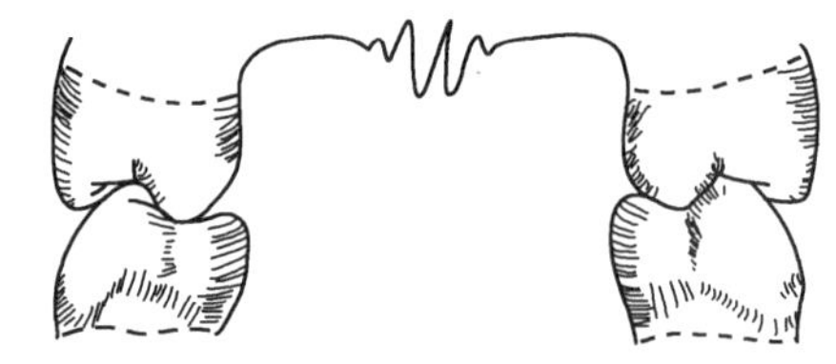
图 2-5-39　后牙 Wilson 曲线

1) 唇形的影响：切牙的位置不是影响唇突度的唯一因素，唇厚度对唇突度也有明显影响。较厚的上下唇，较薄的颏部软组织患者常表现为凸面型，相反上下唇较薄而颏部软组织相对较厚的患者表现为凹面型。因此，在制订矫治计划时应充分考虑个体的唇形和生长发育来确定上下前牙位置。

此外，对上下唇随着牙齿移动的发生变化及移动量尚存争议，目前还没有一个公认的上下唇随着切牙移动变化的比例。普遍认为：越薄的上下唇对牙齿移动反应越敏感，稍微唇倾上前牙都会对面部美观有较大的影响；相反较厚的上下唇对牙齿的移动反应较为迟钝，适当的唇倾前牙不会影响面部的美观。

2) 软组织代偿：很多有稳定咬合、颜貌可接受的个体，上下切牙的倾斜度变异是很大的。例如，轻中度骨性Ⅲ类错𬌗的患者常常出现上前牙唇倾、下前牙舌倾，但如果上唇长、厚，软组织代偿好，并不会影响面型的个性美观。同样，骨性Ⅱ类骨颏发育不良患者，除上颌前牙可舌倾，下前牙唇倾代偿，建立正常的前牙覆𬌗覆盖外，如果软组织颏发育好，也仍然可以有可接受的面部外形和稳定的咬合。因此，在制订矫治计划时不能仅仅参照 X 线头影测量所得值，而是应针对每一个患者面部软硬组织形态特征，根据每一个患者具体情况，兼顾其面部美观、软组织代偿变化、矫治后稳定等因素决定。

3）口舌肌及咬合力：矫治结束后切牙位置的稳定性与口周肌功能、舌肌功能的影响有着密切关系，在制订矫治计划时必须考虑。例如，下唇张力过大的患者，下前牙排齐后，如保持不够，可能导致其位置不稳定而复发拥挤。个别舌肌张力过大者，常可导致前牙间隙及开𬌗复发，这类患者应考虑肌肉训练，或者矫治结束后长期配戴附有唇挡、舌挡的保持器。

咬合力在保持切牙位置稳定有着至关重要的作用。牙轴倾斜度不同可能对切牙产生不同方向的力。当上下牙轴倾斜度正常时，咬合力通过阻力中心，有利于切牙位置的稳定。否则，咬合力将产生力矩使牙齿发生倾斜移动。例如当下切牙舌向倾斜，咬合力位于阻力中心的舌侧，其产生的力矩使牙齿向舌侧移动。这可能是矫治后下切牙拥挤产生的原因之一（图 2-5-40）。

（2）尖牙位置的变化：尖牙位置和尖牙之间的宽度在决定牙弓形态起着重要作用。大量的临床研究显示尖牙区的扩宽是有限的，且常常导致矫治后的不稳定。

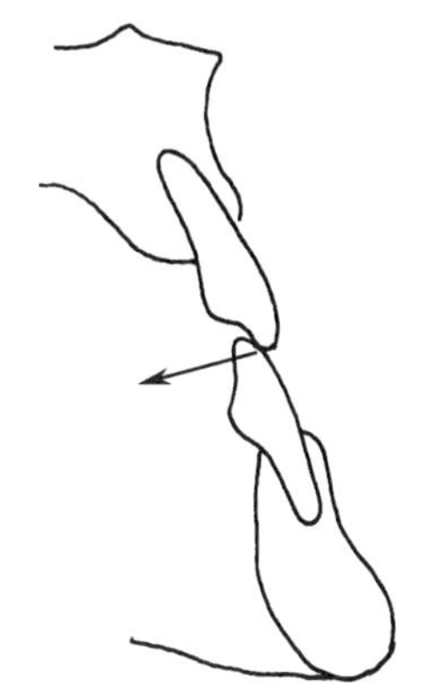
图 2-5-40　咬合力对下前牙位置的影响

从解剖及功能关系上，下尖牙位置受限于上尖牙，而上尖牙唇舌向位置稳定性主要取决于其唇舌向定位及唇颊肌状态。临床检查时，特别应注意上尖牙是否舌倾/唇倾、前旋/后旋，尖牙间宽/基骨弓宽是否协调，以及姿势位时尖牙牙冠与唇颊肌的关系，当患者存在上下尖牙区宽度不协调，应根据下尖牙宽度、上下尖牙咬合接触、上尖牙与唇颊肌的关系，以及审美要求决定如何调节上下尖牙的位置，建立正常的尖牙区覆盖。除了考虑唇舌向位置外，还应确定尖牙在近远中向的位置，明确其在矢状向移动的距离，这对正畸医师设计支抗类型有很大的帮助。

（3）后牙牙弓形态变化：后牙扩弓是有限的，牙齿必须位于上下颌基骨上，才能获得平衡稳定的效果。因此，在制订矫治计划时应该考虑矫治结束后后牙宽度，也就是后牙侧方移动的限制以及后牙在矢状方向的位置。

影响后牙牙弓稳定主要因素是口周肌、颊肌、舌肌和咬合力的动态平衡。颊肌张力过大的患者扩大牙弓其矫治结果是不稳定的。舌肌的适应性很强，但其自行调节力仍然是有限的。咬合力是通过咬合分力控制牙齿向颊舌向移动，如下颌后牙过度舌向倾斜，咬合力水平向分力可能进一步促进其进一步舌向倾斜，不利于后牙的稳定。此外，牙弓的形态宽度应该与面型相一致（参见第四章）。对于窄面型患者，通过正畸手段或者外科手术方法将狭窄牙弓扩大以获得间隙其结果是不稳定的，容易复发。

同样，除了考虑后牙颊舌向位置外，还应确定其在近远中向的位置，即后牙在近远中移动的距离，制订矫治计划时应该明确后牙移动的毫米数，这对正畸医师设计支抗类型有很大的帮助，此外应注意后牙在牙弓内有后方限制。

（五）制订矫治计划时还必须考虑的因素

制订矫治计划时还应该考虑矫治器选择、具体的矫治措施、矫治步骤、疗程、预后、预算、各种矫治方法之间的相互作用以及患者的付出、风险和获益等。没有一个矫治计划是十全十美的，最终的矫治计划还应充分考虑到以下因素，才能使患者以最少的付出、最低的风险获得最大的收益。

1. 各具体的解决方法相互作用　对于每个问题具体的解决方法可能是互相影响。一个问题的解决可能同时解决另一种问题，但也有可能使另一问题变得更加严重。如下颌骨位置的垂直方向改变与矢状方向改变之间的关系，如压低后牙或控制后牙的伸长，引起下颌骨逆时针旋转，其结果有利于Ⅱ类错𬌗患者面型的改变，但对Ⅲ类错𬌗患者则是一种灾难。相反，升高后牙，增加面部的高度可能导致下颌骨向下向后旋转，有利于Ⅲ类错𬌗患者面型的改善，但加重Ⅱ类错𬌗面型。

2. 折中处置方法　正畸医师往往需要根据患者的要求和问题严重程度，将众多问题进行折中。如果治疗结束后要达到 Angle 的理想正常𬌗，有时需要降低面部美观。而为了获得较好的面部美观，有时需牺牲一定的咬合功能。如牙周病患者的矫治，即使患者是凸面型，有时为了牙齿的健康，避免过多的移动牙齿，应尽可能少拔牙或不拔牙，维持凸面型。

3. 治疗风险和效果　应与患者或其家长共同商讨，比较不同的矫治方案的优缺点，以选择适合患者的个体最佳治疗方案，并告知其可能的治疗风险如戴矫治器时的不适感，口腔卫生较差可能导致的牙齿脱钙、龋齿、牙龈炎、牙周炎及牙根吸收，牙齿由于早期受到碰撞或咬合创伤而不自知，造成慢性牙髓坏死等。又如对于骨性畸形，外科手术可以获得最大的美观效果，但要承担更多的费用和手术带来的危险，医师和患者必须对两者进行权衡。

4. 其他方面的考虑　如患者特殊要求、治疗的动机、心理因素、牙周情况、生长型以及合作程度等。矫治计划不能单纯从正畸医师的观点出发，而应尽可能满足患者的主诉。现代社会是一个多元化的社会，患者的主诉也是多元化的，任何矫治都应该围绕患者的主诉，患者主诉不同导致的矫治目标和矫治计划都不同。如同样骨性Ⅲ类下颌骨前突的成人患者，有的要求改变上下颌骨关系，此时矫治计划中必须配合外科手术才能达到矫治目标，而另外一些患者则只要求改变前牙反𬌗问题，不想做手术，矫治计划必定是通过正畸手段进行折中性矫治，用牙代偿弥补上下颌骨的不协调。

5. 多学科协作　随着现代医学的发展，正畸治疗已不是一个孤立的学科，许多患者的治疗需要多学科共同完成。包括：正畸-正颌外科联合治疗使得成人骨性畸形患者获得更好的面部美观和稳定效果；与整形外科医师的配合，通过眼、鼻以及面部软组织手术可以使患者获得更加协调的面部外形；与牙周科医师的配合，控制牙周病后，排齐牙齿，改善咬合关系，减少咬合创伤，有利于牙周组织的健康，增加牙齿的寿命；与修复科医师的配合，有些患者由于失牙，邻牙向失牙间隙倾斜、旋转，缺乏𬌗接触的对𬌗牙伸长等导致修复困难，或者患者本身要求矫治错𬌗畸形，正畸医师应与修复科医师商讨共同完成矫治计划的制订；对于有明显颞下颌关节症状的患者，正畸医师应该与关节科的专家会诊，共同在制订矫治计划；对于有严重心理障碍的患者以及父母亲友，心理的调节也应作为矫治计划中的一部分，制订矫治计划时应与心理咨询师配合，对其进行疏导，再开始错𬌗畸形的矫治，让患者获得生理和心理的健康。

第五节　征求患者及家长的意见，修正矫治计划

一、知 情 同 意

在确定最后的治疗计划之前，正畸医师应该与患者或患者家长进行详细的讨论，让患者充分了解：①目前存在的问题：包括病理性疾病、结构性问题以及功能性问题；②解决问题的方案：即各种可能的矫治计划和手段，各种方案的优缺点；③矫治过程及预后：包括矫治时间、可能会出现的问题、不能解决的问题，以及矫治限度，如受遗传、环境及其他多因素影响，医师并不能完全控制颌骨生长方向和生长型，这可能导致儿童治疗后由于颌骨生长，错𬌗畸形出现复发，甚至颌骨出现异常的发育，严重影响面部美观和口腔功能，必要时成年后还需结合正颌外科手术作进一步治疗等；④治疗存在的风险：如戴矫治器时不适感，口腔卫生较差可能导致牙齿脱钙、龋齿、牙龈炎、牙周炎及牙根吸收等；有些牙齿由于早期受到碰撞或咬合创伤而不自知，造成慢性牙髓坏死；有严重牙周病患者，在治疗过程可能会发生牙齿脱落；⑤患者的配合：包括定期复诊、口腔清洁维护、以及正畸主动治疗结束后的保持问题等。

应特别提及，颞下颌关节疾病和错𬌗畸形的关系是目前口腔正畸界讨论较多的问题，一直没有定论。其病因是多因素导致，有的颞下颌关节问题是由错𬌗畸形引起的，经正畸治疗后颞下颌关节问题可能有缓解或完全消除，但不是由错𬌗畸形引起的颞下颌关节问题，正畸治疗可能对其不起作用。

知情同意的目的在于通过交流让患者和正畸医师之间有很好的沟通，患者了解自己所存在的问题，矫治过程的付出、承担的风险和可能出现的问题，以及所选择的矫治方案的局限性，在矫治过程正畸医师可能采取矫治措施，以及需要患者的哪些配合等。

二、矫治计划的修正

任何一个矫治计划都不是最终的计划。在矫治过程有许多正畸医师不能控制的变数，如患者的合作、生长发育的变化、矫治器的有效性等。目前临床上多数患者是处于生长发育阶段，现有的技术水平

很难非常准确预测生长发育对矫治效果的影响，此外，患者的合作、对矫治措施的差异性反应以及可能出现一些在制订矫治计划时未估计到的情况，这些均可能影响矫治计划的进一步的实施，在知情同意时应向患者解释治疗中有可能修改计划。每一次患者复诊都应该重新进行快速全面的检查，对初始诊断进行核查，评估每个阶段的矫治效果，是否达到预期目标，如有新的问题出现则需要修订矫治计划和目标。

对于一些病因不明的错𬌗畸形，制订矫治计划时应考虑可变因素的存在。如骨性Ⅲ类患者是由后天因素还是遗传因素所导致对矫形治疗的反应是截然不同的。由后天因素导致骨性畸形患者在生长高峰期采用正畸手段就可以获得较为满意的效果，而遗传因素所引起颌骨发育畸形对矫形治疗很难产生有效的反应，同时由于下颌骨生长晚于上颌骨，上下颌骨关系不调随着生长发育可能进一步加重，因此，在制订矫治方案时应向患者或家长交代如矫治效果不理想可能需要修改计划，甚至停止矫治，待成人后配合外科手术以便获得更好的美学和稳定效果。

临床上常常遇见一些边缘性病例，在制订治疗计划时很难决定是否拔牙。这类病例常常需要进行治疗性诊断，先暂时不拔牙，观察其矫治效果。如果非拔牙矫治可以获得较好的美观和稳定效果，表明原决定是正确的，否则应及时修改矫治计划。内倾性深覆𬌗伴拥挤的患者过早决定拔牙可能导致面型发生不利的变化，一般应先排齐牙齿，矫治前牙牙轴倾斜度，观察面型的变化，再考虑是否拔牙。

任何治疗计划的实施都离不开患者的合作和努力，这是获得成功治疗最重要的步骤。在矫治开始和矫治中正畸医师都应积极与患者进行沟通，让其了解每个矫治手段的目的和合作的重要性，以便获得最佳的矫治效果。对于不合作的患者，在制订矫治计划时应考虑采用较为简单的矫治措施，尽可能避免使用过多让患者配合的矫治手段，如口外弓等。在增强支抗时尽可能采用腭杠、舌弓、种植支抗等避免患者合作的装置，有时甚至不得不改变矫治计划，降低矫治标准，尽可能快地结束矫治。

（邹淑娟）

第六章
常用 X 线头影测量分析法

X 线头影测量(cephalometrics)技术系 1931 年由 Broadbent(美国)和 Hofrath(德国)分别提出并很快运用于口腔正畸临床,目前已成为口腔正畸学的一项重要内容。它主要是采用定头位、定投照距离和定投照方向,以拍摄可重复对比的头颅 X 线片,然后根据头颅定位 X 线片所得的影像,对牙颌、颅面各标志点描绘出一定的线距、角度、弧形进行测量分析,从而了解牙颌,颅面软硬组织的形态结构特征、相互关系和变异情况,使对牙颌、颅面的检查和诊断,由表面形态深入到内部的骨骼结构中去。X 线头影测量技术还可运用于人类学、法医学和考古学研究等。

第一节　概　　述

一、X 线头影测量学在正畸学中的应用

(一) 研究颅面生长发育及生长预测

通过对不同年龄段的个体进行 X 线头影测量分析,可横向和纵向地研究颅面的生长发育。从 20 世纪 30 年代起,国内外许多正畸学者(Broadbent、Enlow、Björk 等)对不同年龄段的个体进行了许多 X 线头影测量的分析研究,初步明确了颅面生长发育的机制、生长快速期的性别和年龄差异,为颅面生长发育的预测提供了参考数据。X 线头影测量是研究颅面的生长发育及进行生长预测的重要方法。

(二) 畸形的诊断分析和治疗设计

通过不同的 X 线头影测量设计,并与正常殆组的 X 线头影测量均值进行对比(Downs、Coben、Steiner、Wits、Sassauni、Kim 等),可了解患者牙、颌、颅面畸形形成的机制、性质及部位,辅助诊断、区别牙性畸形和骨性畸形,帮助制订正确的矫治计划并估计预后。

(三) 研究矫治前后变化和矫治器的作用机制

通过 X 线头影测量,可评价、预测矫治中和矫治后的牙、殆、颅面形态结构的变化,从而了解矫治是否达到预期的牙颌面变化,矫治后的稳定和复发情况,了解矫治器的作用机制(Tweed、Ricketts、Pancherz 等)。目前学者们常用 X 线头影测量的方法以研究矫治器对牙、殆、颅面生长发育的影响,评价固定矫治、功能性矫治、口外弓及颏兜等矫形力牵引对牙、殆、颅面形态结构的作用等。

(四) 外科正畸术前诊断设计和术后疗效的评价

运用 X 线头影测量技术对正颌外科患者进行牙颌颅面软硬组织的分析:①可分析患者骨性畸形形成的机制、性质及部位;②确定外科手术的方法、部位、颌骨切除或移动的量(McNamara、Di Paolo、Burstone 等);③进行美学评估(Howdway、Schwarz 等);④对患者 X 线头影测量图迹进行描计、模拟外科手术进行剪裁,可拼出术后牙颌、颅面关系的面型图,为正颌外科的诊断和矫治设计提供了充足的依据。

(五) 辅助功能分析

X 线头影测量技术还可用于下颌功能运动的研究;舌位、气道及发音时腭功能的分析;以及下颌运动时髁突、颌位等运动轨迹的功能研究(McNamara、神山、Thompson 等)。

二、常用 X 线头影测量片及获取方法

（一）正畸常用的头颅定位 X 线片

1. 侧位片　是最常用的头颅定位 X 线片。拍照时除按定位片的要求（见定位方法）外，X 线的中心射线应通过双侧外耳道；左侧面部贴近胶片。常规用于矢状向及垂直向的评价分析。

2. 正位片（posteroanterior radiography）（后前位片）　拍照时的体位见定位方法，定位仪旋转 90°；一般取后前位，面部朝向胶片并尽量贴近胶片，X 线中心射线正对两侧外耳道连线的中点。多辅助用于矢状向及水平向（对称性）的评价分析。

3. 颏顶位片（basilar cephalometric radiography）（颅底位片）　头颅定位仪的旋转同正位片；患者面部朝向胶片站立，耳塞轻轻插入双侧外耳道，将面部上仰，使眶耳平面与地平面垂直，颏部贴近胶片，X 线中心射线正对两侧外耳道连线的中点。可辅助用于矢状向、水平向（对称、旋转、厚度）的评价分析。

（二）摄片装置及方法

1. 仪器　专用的头颅定位 X 线机。头颅定位仪（cephalometer）由两个耳塞、一个眶针构成。头颅定位仪的顶盘一般具有刻度并能旋转，当其拍摄不同位置的 X 线片时，只需向不同方向旋转一定角度即可。

2. 定位方法

（1）体位：一般取立位，也可取坐位。头颈伸直，眼平视，两肩平行，自然放松。

（2）咬合：为正中𬌗位（特殊要求除外），牙轻咬，口唇颊肌自然放松，口唇及面部无异常收缩。

（3）定位

1）采用头颅定位仪：头颅定位仪上的左右耳塞与眶针三者构成一与地平面平行（如侧位片、后前位片）或垂直（如颏顶位片）的恒定平面，使左右耳塞进入两侧外耳道，并轻触外耳道上缘，调整头部位置使眶针指向一侧眶下缘点（一般为左眶下缘），则患者左右耳点与眶点三者构成一与地平面平行或垂直的平面，从而排除了因头位不正而造成的误差，使测量结果有了可比性（图 2-6-1）。

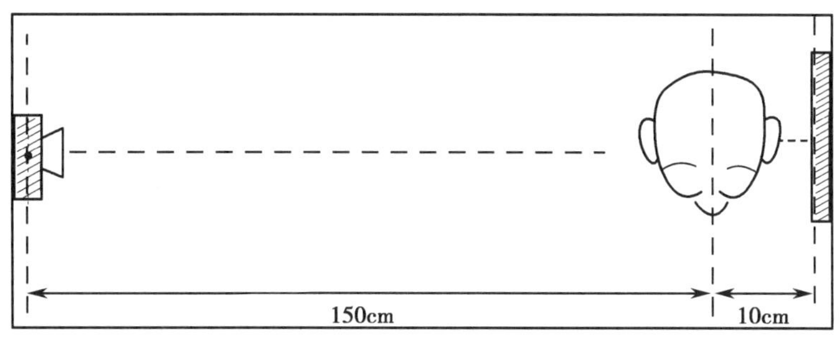

图 2-6-1　标准定位摄片距离

2）采用自然头位法：被拍摄人两足自然分开直立（或自然松弛端坐于凳上），在被拍摄人鼻前正中垂悬一金属吊线，在其正前方 150～170cm 平视部位放置一立镜，两眼平视前方，按镜中影像调整头位，进行定距离定向摄片，由此获得的 X 线片可反映头颅稳定的自然位置。自然头位法拍摄时，也可借助头颅定位仪，仅将一侧耳杆就位于一侧外耳道以定位中心射线即可（图 2-6-2）。

（4）获取三维 X 线片：利用 X 线头颅定位仪，可以通过患者侧位、后前位、颏顶位的定位头颅摄片，获取患者的侧位、正位、颅底位三维 X 线头影测量片资料，以供全面的三维诊断分析研究。应注意在投照时球管中心射线正对各十字交叉点，以进行三维定位对比（图 2-6-3）。

（5）距离：X 线球管至头部距离不小于 150cm：X 线由球管放射状射出，使投照物影像放大、失真，当 X 线球管至头部矢状面的距离越大，则射线越接近平行，放大和失真就越小，故 X 线球管至头部的距离应不小于 150cm。目前国内外常采用的 X 线球管至头部矢状面的距离为 150cm（主要指侧位片）。

应尽量减少头至胶片的距离，投照物与胶片的距离越小，则影像越清晰、失真度越小，为了使拍摄的

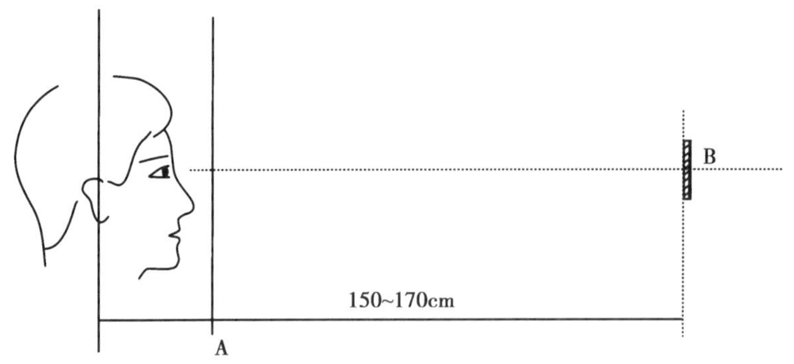

图 2-6-2　自然头位方法

A. 金属垂线；B. 镜子

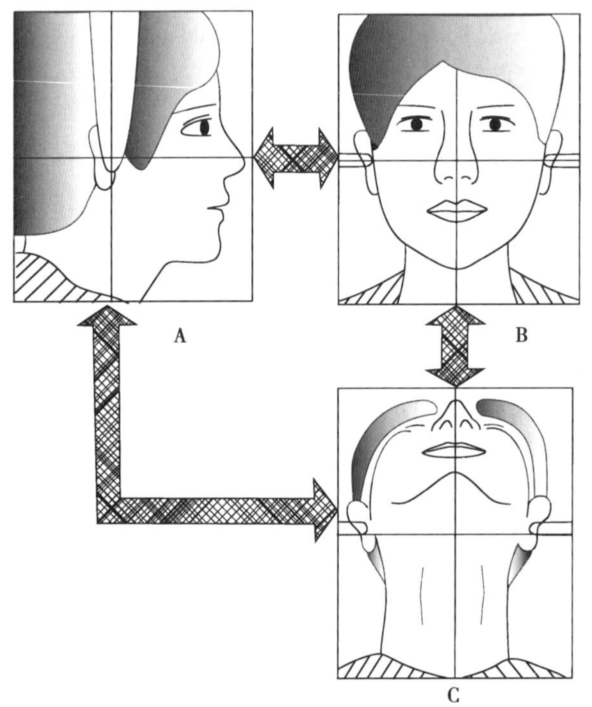

图 2-6-3　头颅三维 X 线片的定位（球管中心射线正对各十字交叉点）

A. 侧位定位；B. 正位定位；C. 颏顶位定位

X 线头影测量片具有可比性和可重复性，目前国内侧位片常采用的头部正中矢状面至胶片的距离为 10cm，放大率小于 10%（图 2-6-1）。

（6）因素：检查记录并校正投照因素，包括电流、电压、时间，使其每次投照的条件一致。

第二节　常用 X 线头影测量的标志点及平面——侧位片

标志点（landmark）是用来构成测量内容的点，理想的标志点应是生长发育过程中相对稳定，X 线片中易于确定、能代表一定解剖结构位置的点。包括：①解剖标志点（anatomical landmark）：是真正代表颅骨的一些解剖结构，其标志点可以在颅骨 X 线片上识别。位于正中矢状面上的标志点一般易于确定，如鼻根点（N）、蝶鞍点（S）等；而位于正中矢状面两侧的点：如眶点（Or）、下颌角点（Go）等标志点在 X 线片上一般有两个，标记时多按两者的中点标定。②引申标志点（cephalametric landmark）：是通过头影测量图上的解剖标志点引申而来，如关节点（Ar）、翼上颌裂点（Ptm）、下颌支中点（Xi）等。

一、侧位片常用标志点

（一）颅部（图2-6-4）

1. 鼻根点（N. nasion）　颅部正中矢状面上鼻额缝之最前点。代表颅面的结合处，是常用的前颅底的标志点。

2. 蝶鞍点（S. sella）　常用颅部正中矢状面上蝶鞍影像的中心点。该点在8岁后相对稳定且易于确定，常用做描图重叠的参考点。

3. 耳点（P. porion）　外耳道的最上点。临床常用有：①机械耳点：定位仪耳塞影像之最上点，多数分析法中常用此耳点；②解剖耳点：外耳道解剖影像的最上点（如Ricketts法）。

4. 颅底点（Ba. basion）　颅骨正中矢状面上枕骨大孔前缘之中点。是常用的后颅底的标志点。

5. Bolton点（Bo. Bolton）　枕骨髁突后切迹的最凹点。可与N点一起构成Bolton平面以划分颅部、颌面部。

（二）上颌部（图2-6-5）

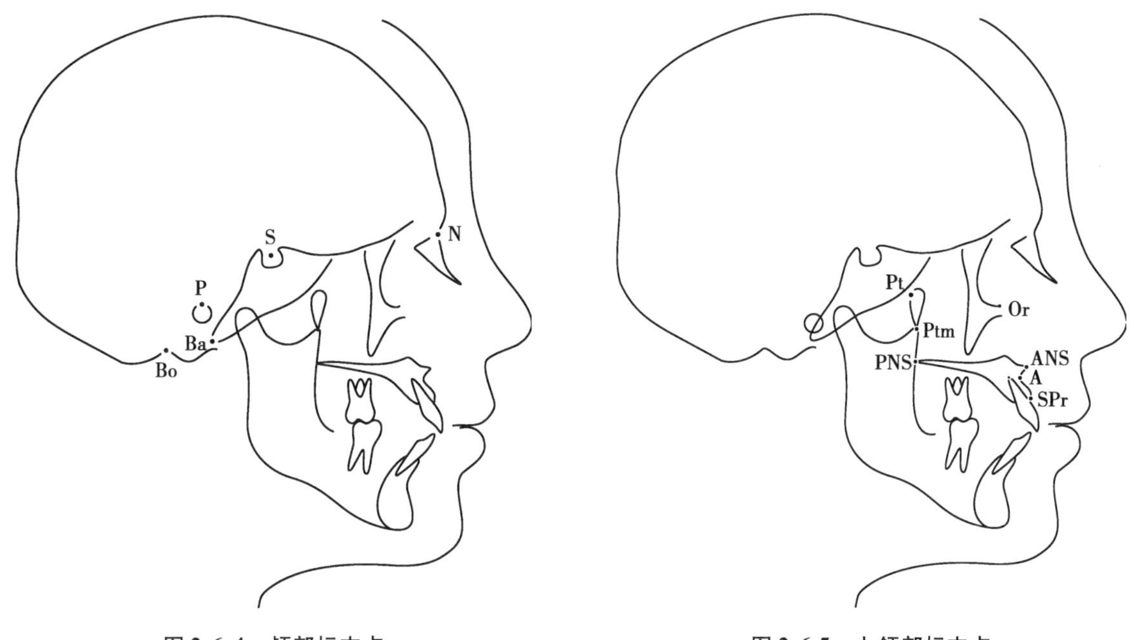

图2-6-4　颅部标志点　　**图2-6-5　上颌部标志点**

1. 眶点（Or. orbitale）　眶下缘之最低点。X线片上常见左右两侧重叠眶影，通常应选中点，其与耳点构成FH平面。

2. 前鼻棘点（ANS. anterior nasal spine）　前鼻棘之尖；由于此点骨薄，常较难确定，可参照模型确定。此点一般不用做长度测定，而是与PNS点构成腭平面。

3. 后鼻棘点（PNS. posterior nasal spine）　硬腭后部骨棘之尖。当有第三磨牙牙胚存在时，此点常被掩盖，此时可沿翼上颌裂前沿向下延长线与硬腭后延长线的交点辅助确定。

4. 上牙槽座点（A. subspinale）　前鼻棘与上牙槽缘点之间的骨部影像最凹点，代表上牙槽嵴与上颌骨的交界部，常用于评价上颌牙槽的前后位置。

5. 上牙槽缘点（SPr. superior prosthion）　上牙槽突之最前下点。多位于上中切牙釉质牙骨质界处。

6. 翼上颌裂点（Ptm. pterygomaxillary fissure）　翼上颌裂形如倒泪滴状轮廓之最下点。翼上颌裂前界为上颌骨后壁，后界为蝶骨翼板前缘，此点常作上颌后界的参考点，并可确定上颌磨牙的近远中向位置及间隙。

7. 翼点（Pt. pterygoid）　翼腭窝后壁与圆孔下缘交点，定位于翼上颌裂影像后上约11点位置。Ricketts常通过此点与颏顶点的连线来评价面部生长方向，以及通过此点作垂直于FH平面的垂线来评价上颌磨牙的位置。

（三）下颌部（图 2-6-6）

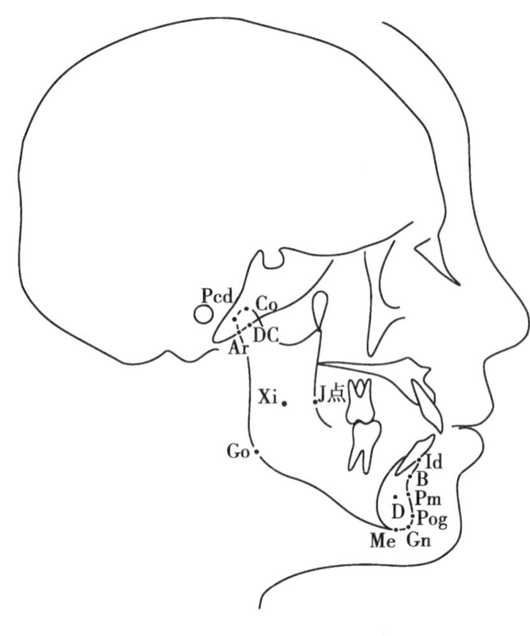

图 2-6-6 下颌部标志点

1. 下牙槽座点（B. supramental） 下牙槽缘点与颏前点之骨部最凹点。代表下牙槽骨与下颌体的交界部，常用于评价下颌牙槽骨的前后向位置。

2. 下牙槽缘点（Id. infradentale） 下牙槽突之最前上点，常位于下中切牙釉质牙骨质界处。

3. 颏前点（Pog. pogonion） 下颌颏部之最突点。常用于评价颏部的前突度。但颏发育差、下颌后旋无颏突前界时，可用垂直于下颌平面与颏部最前突处相切的切点代表。

4. 颏隆突点（Pm. protuberance menti） 颏前部由突（Pog）转凹（B）的中界点。

5. 颏下点（Me. menton） 颏部之最下点。可用于构成下颌平面。

6. 颏顶点（Gn. gnathion） Pog 与 Me 之中点，位于下颌颏联合外前缘线之最前下点，可用面平面与下颌平面交角的角平分线与颏联合前缘影像相交的最前点定位（Downs Gn）。也有定义为面平面与下颌平面交角点（Ricketts Gn）。

7. 颏联合中心点（D） 目测估计的下颌颏联合的中心点。

8. 下颌角点（Go. gonion） 下颌角的后下最突点。可通过下颌平面与下颌升支后缘平面的交角的角平分线与下颌后下缘影像的交点确定。

9. 内下颌角点（J 点） 下颌升支前缘与下颌体连接的最凹点。

10. 下颌支中心点（Xi） 为下颌支的解剖中心点，定点方法为：分别从下颌支前缘最凹点 R_1，及该点的下颌支后缘水平投射点 R_2、喙突切迹最低点 R_3，及其在下颌体下缘的垂直投射点 R_4 作 FH 平面的平行线及垂线构成矩形，该矩形对角线交点即为 Xi 点（图 2-6-7）。

11. 髁顶点（Co. condylion） 髁突的最上点。因影像重叠常不易确定。

12. 关节点（Ar. articulare） 颅底下缘与下颌髁突颈后缘之交点。常在 Co 不易确定时代替 Co 点以表示髁突位置。

13. 髁突后缘点（Pcd.） 髁突后缘的后切点。

14. 髁头中心点（Dc） Ba-N 平面横过下颌髁头部分的中点（即 Ba-N 与下颌髁突颈前后缘交点的中点）。此点在 Ricketts 分析法中用于构成下颌髁头轴。

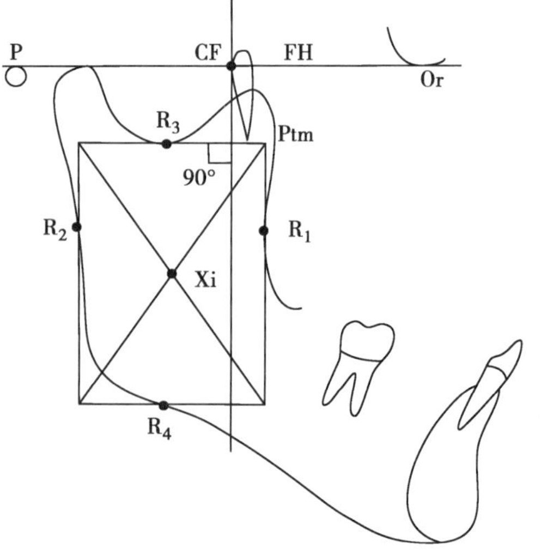

图 2-6-7 下颌支中心点（Xi）的定位

（四）牙/牙槽部（图 2-6-8）

1. 上中切牙点（U1. upper incisor） 上中切牙切缘点。

2. 上中切牙根尖点（UIA. root apex of upper central incisor） 上中切牙根尖。

3. 下中切牙点（L1. lower incisor） 下中切牙切缘点。

4. 下中切牙根尖点（LIA. root apex of lower central incisor） 下中切牙根尖。

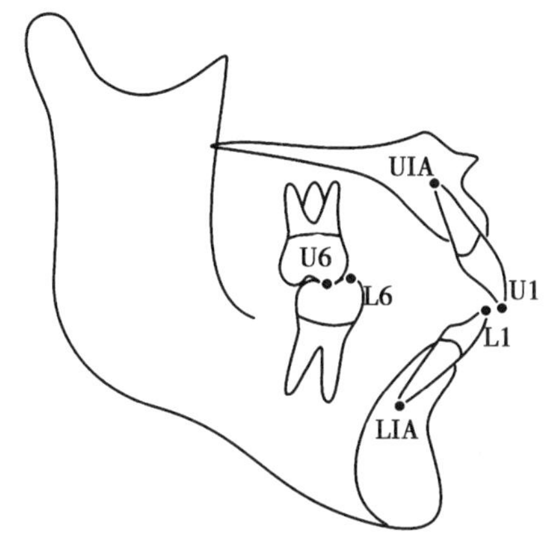

图 2-6-8　牙槽部标志点

5. 上颌第一恒磨牙点（U6.）　其定义有以下四种（图 2-6-9）：①近中颊沟点：评价上颌第一恒磨牙的前后向位置；②近中颊尖点：常用于辅助确定殆平面，后牙覆殆，并根据其与腭平面的距离评价后牙槽高度；③远中切点：Ricketts 用此点评价上颌第一恒磨牙的前后位置；④近中切点：Pancherz 用此评价上颌第一磨牙矢状向变化。

6. 下颌第一恒磨牙点（L6.）　常用下颌第一恒磨牙近中颊尖点，以辅助确定殆平面及评价下牙槽高度（图 2-6-7）。

二、侧位片常用平面

（一）基准平面

基准平面是头影测量中相对稳定的平面。测量基准平面与其他测量平面和标志点所构成的线距、角度、比例、弧形等测量项目，可了解牙颌、颅面软硬组织的形态结构特征、相互关系和变异情况，为临床分析诊断、制订矫治计划及临床科研提供准确依据。常用的基准平面如下（图 2-6-10）：

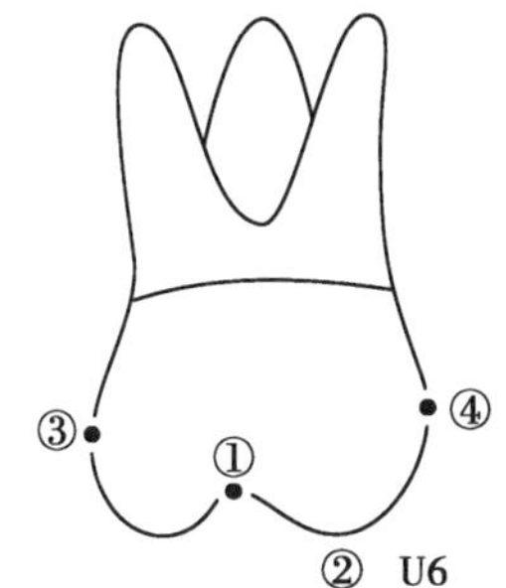

图 2-6-9　上颌第一恒磨牙点的四种定义
①近中颊沟点；②近中颊尖点；③远中切点；④近中切点

1. 前颅底平面（SN 平面）　由 S 点和 N 点的连线构成。由于 S 点和 N 点均位于正中矢状平面上，易于定位，且在生长发育中相对稳定，故常作为面部结构对颅底关系的定位平面，以研究上下颌骨及牙齿的位置变化、研究生长发育等。

2. 眶耳平面（Frankfort horizontal plane，FH 平面）　由耳点和眶点的连线构成。该平面可直接用于临床，用肉眼直接观察定位。眶耳平面在 1884 年 Frankfort 举行的人类学学会上被确定为头颅骨的标准横平面，又称法兰克福平面，大部分人的眶耳平面与地平面平行。耳点的确定有两种定位方法：①用机械耳点定位：由 Tweed、Downs 等倡导，位于机械耳塞金属环的最上点，其优点是易于定位；②用解剖耳点定位：由 Ricketts 倡导，其优点是不受定位仪定位误差的影响，但由于两侧骨性外耳道常未完全重合，且又与乳突影像重叠，常采用耳道阴影上缘点定位。

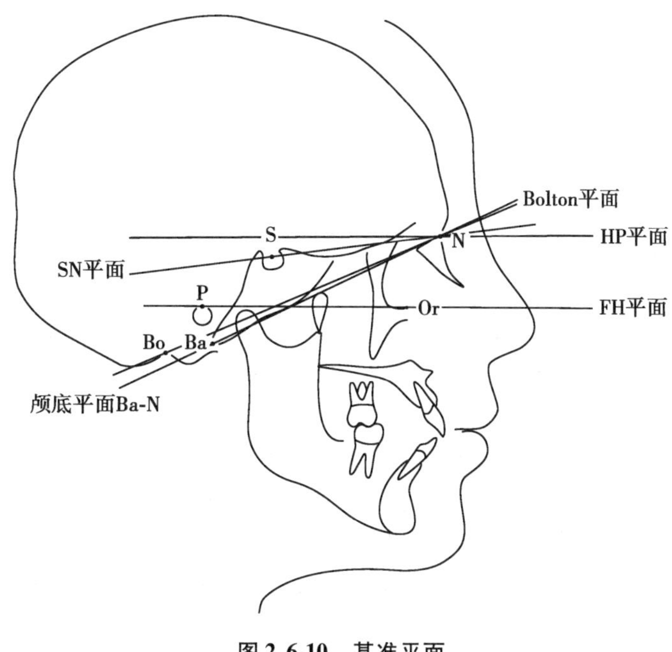

图 2-6-10　基准平面

3. 效正水平面(HP 平面)(horizontal plane)　通过 N 点,在 SN 平面上方作一水平线与 FH 平面成 7°即 HP 平面。通常作为效正的平均水平面(参见本章后述 Burstone 软组织计测)。

4. 真性水平面(TH 平面)　常用于自然头位时,为通过 Or 点作与真性垂直线相垂直的水平线构成,其意义同 FH 平面(真性垂直线即自然头位摄像时面外放置的金属垂线在 X 线片上的影像;见图 2-6-2,图 1-4-16)。

5. Bolton 平面(Bo-N 平面)　由 Bolton 点与鼻根点 N 的连线构成。此平面相对稳定,故常作为重叠头影图的基准平面,Bolton 平面重叠法为:通过蝶鞍点 S 向 Bolton 平面作垂线,此垂线中点为 R 点(R point)。将不同时期的头影图迹在 R 点重叠,并使 Bolton 平面保持平行,以研究颅面发育。

6. 颅底平面(又称 X 轴)(cranial base plane)　由颅底点 Ba 与鼻根点 N 的连线构成。可视为颅部与颌面部的分界线,Ricketts 倡导用此平面进行头影测量的重叠预测。但很多学者也将此平面视为测量平面。

(二) 硬组织测量平面

1. 腭平面(palatal plane,PP)　又称上颌平面,由前鼻棘点 ANS 和后鼻棘点 PNS 的连线构成。常用于评价上颌的长度、位置和生长方向(图 2-6-11)。

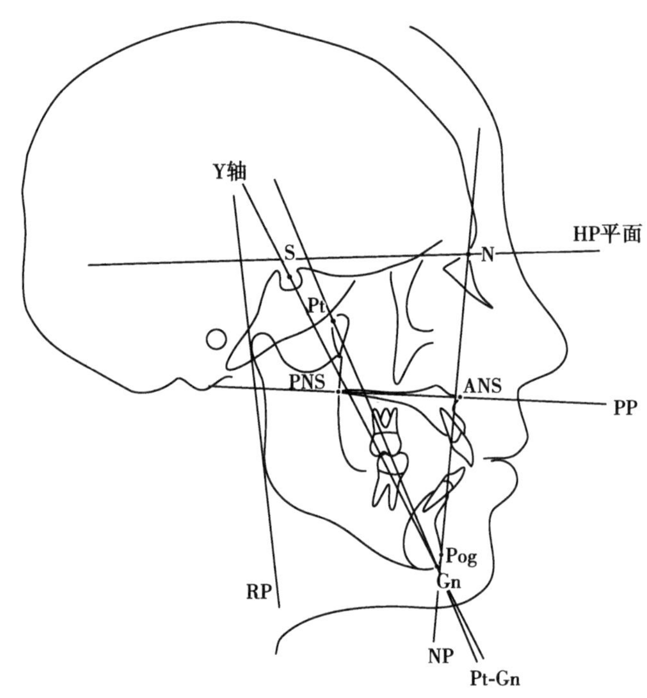

图 2-6-11　硬组织测量平面

2. 𬌗平面(occlusal plane,OP)　𬌗平面一般有三种定义方式(图 2-6-12):①解剖𬌗平面:为通过上下第一恒磨牙覆𬌗中点与上下中切牙覆𬌗中点的连线,Downs、Steiner 分析法等用此𬌗平面;②功能𬌗平面(或称自然𬌗平面):由均分后牙咬合接触点而得,Wits、Ricketts 分析法等用此𬌗平面;③上颌𬌗平面:为通过上下第一恒磨牙咬合中点与上中切牙切缘点的连线构成,Björk、Jarabak 分析法等用此𬌗平面。

3. 下颌平面(mandibular plane,MP)　也有三种确定方法(图 2-6-13):①通过颏下点(Me)与下颌角下缘相切的线(Wylie、Downs、Ricketts、华西分析法中的下颌平面即选用此方法);②下颌角点(Go)与颏顶点(Gn)的连线(Steiner、四边形分析法);③切过下颌下缘最低部的切线(Björk 分析法)。

4. 颅底平面(Ba-N)　见基准平面(图 2-6-10)。

5. 下颌支平面(ramal plane,RP)　下颌升支及髁突后缘的切线(图 2-6-10)。

6. 面平面(facial plane,NP)　鼻根点与颏前点的连线(图 2-6-11)。

7. 面轴(facial axis)　翼点(Pt)到颏顶点(Ricketts)的连线(图 2-6-11)。

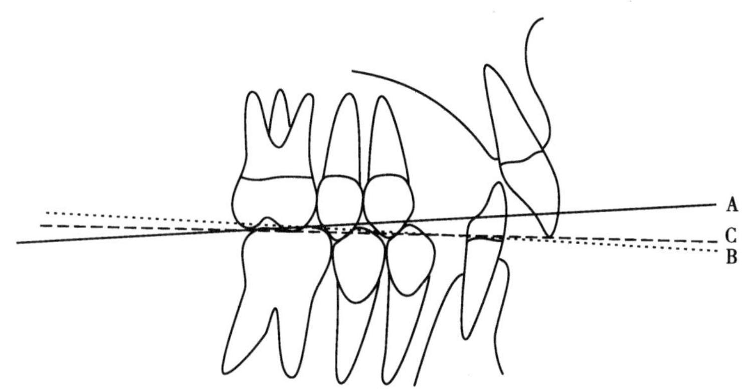

图 2-6-12　三种𬌗平面定义图

A. 解剖𬌗平面；B. 功能𬌗平面；C. 上颌𬌗平面

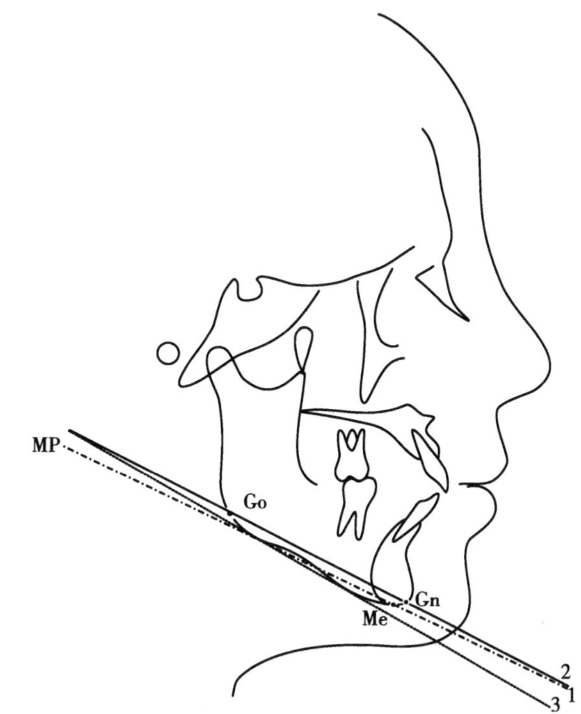

图 2-6-13　三种不同的下颌平面定位

1. 过 Me 点切过下颌角下缘（Downs 分析法）；2. Go-Gn（Steiner 分析法）；3. 下颌下缘切线（Björk 分析法）

8. Y 轴（Y-axis）　蝶鞍中心点 S 与颏顶点 Gn 之连线（图 2-6-11，图 2-6-40）。

（三）软组织测量平面

1. 颜面垂直参考线　包括软组织面平面（G-Pog'）、面垂线（额点垂线 G、鼻根点垂线 N、眶点垂线 Or、真性鼻垂线等）等（图 2-5-17；见图 1-4-16）。

2. 颜面水平参考线　如眶耳平面、效正水平面、真性水平面等。

3. 鼻唇颏参考线　包括 E 线、S 线、T 线、H 线、Sn-Gn'、Z 角等（详见本章后述）。

第三节　侧位片常用 X 线头影测量分析方法

几十年来正畸学者们通过对 X 线头侧位片进行描图、定点、连线，将三维颅面结构转化成二维平面图形，进行各种线距、角度、比例、弧形的分析，形成了多种分析方法。每种方法在设计思想以及应用过程中，尽管各有侧重，如偏重于研究生长发育、辅助功能分析、提供诊断设计、进行疗效对比、辅助正颌外科等，但在全面分析颅-颌-牙-面硬软组织结构关系的变化，以辅助指导正畸治疗的目的上是一致的。临床医师可根据自己的喜好和实用要求选择使用。

目前，数字化摄影及计算机计测软件的应用使 X 线头侧位影像诊断更加方便简捷，锥形束 CT（CBCT）等的临床推广已能进行立体的头颅形态结构重建分析，并正尝试建立相应的计测均值标准。但在基层医院，头侧位片的描图计测方法仍应用很广，在国内外正畸临床中，仍是一种最简单、最常用、最经济适用的基本方法。因此，掌握下述一些目前最常用方法的设计要点、异同、分析步骤等仍十分重要。

对头侧位片的描图，目前，多参考美国正畸学会（American Board Orthodontists）的规定：采用 3H ~ 5H 制图铅笔（尖部削细），在透明硫酸纸上进行定点及描图。应分别采用黑色、红色、绿色，对初诊（黑）、治疗后（红）、保持后（绿）三期的 X 线片分别绘制，以便对比。

一、Downs 分析法

1948 年 Downs 以眶耳平面为基准平面（耳点为机械耳点），设计了 10 项测量指标，包括骨骼间关系、牙骀与骨骼间关系，以辅助诊断治疗。Downs 分析法（Downs analysis）包括牙骀、骨骼及其之间的相互关系的分析测量，以角度测量为主，内容较为完整，故为各国正畸医师广泛采用（图 2-6-14）。

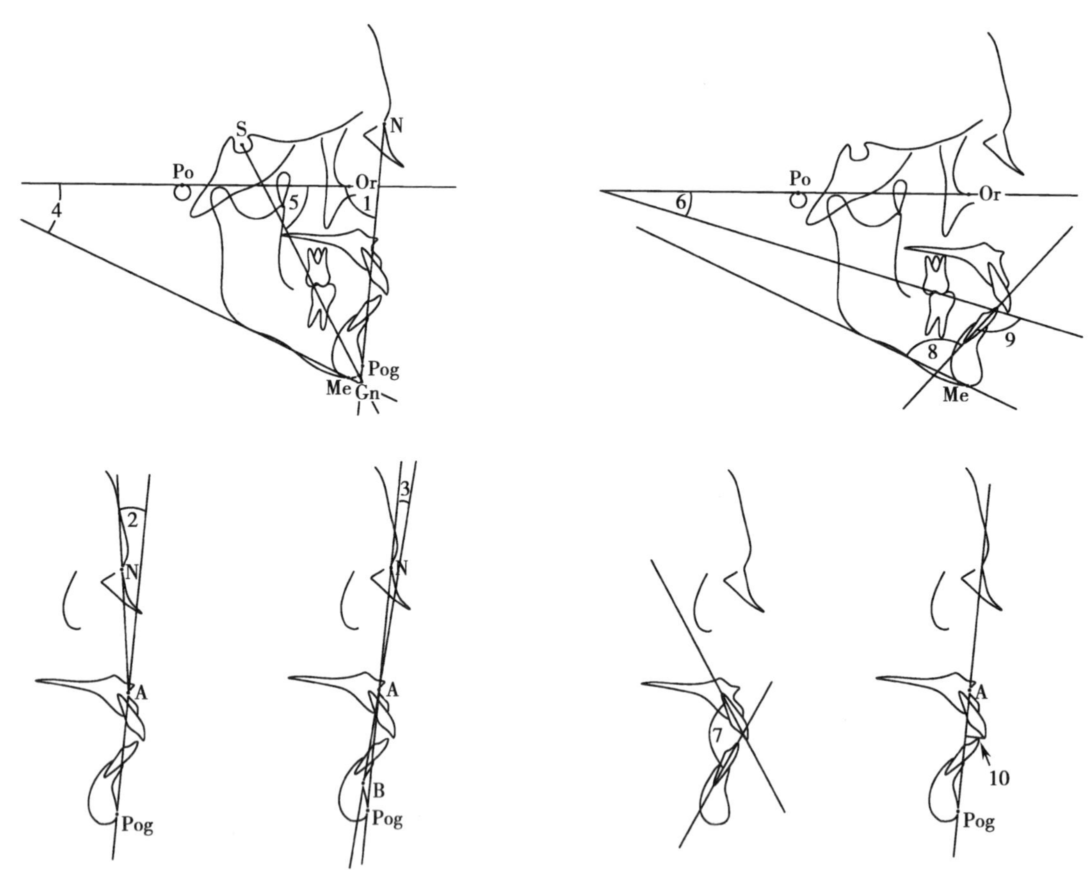

图 2-6-14　Downs 分析法

1. 面角；2. 颌凸角；3. A-B 平面角；4. 下颌平面角；5. Y 轴角；6. 骀平面角；7. 上、下中切角；8. 下中切牙-下颌平面角；9. 下中切牙-骀平面角；10. 上中切牙突距（mm）

（一）骨测量

1. 面角（facial angle）　面平面 NP 与 FH 平面相交之后下交角。此角代表下颌的突缩程度，此角越大，下颌越前突；此角越小，下颌越后缩。

2. 颌凸角（angle of convexity）　NA 与 PA 延长线的交角。此角代表上颌相对于整个面部的突缩程度。当 PA 延长线在 NA 前方时，此角为正值；反之为负。正值越大表示上颌相对于整个面部越突；负值越大表示上颌相对于整个面部越后缩。

3. A-B 平面角（A-B plane to facial plane angle）　又称上下牙槽座角，系 NP 与 AB 线或其延长线的上交角。此角代表上下牙槽骨与面平面间的互相位置关系，此角在面平面后方为正值，在面平面前方为负值。此角越大表示Ⅲ类骨骼关系越严重；此角越小表示Ⅱ类骨骼关系越严重。

4. 下颌平面角（MPA. mandibular plane angle）　MP（颏下点 Me 与下颌角后下缘相切的线）与 FH 所成之后上交角。代表下颌的陡度和面部的高度。此角越大则下颌体越陡，面部垂直高度越大；此角越小则下颌体越平缓，面部垂直高度越小。此角大于正常值上限时，称高角病例；此角小于正常值下限时，称低角病例。

5. Y 轴角（Y axis angle）　Y 轴（S-Gn）与 FH 平面所成之前下交角。代表面部的生长方向和颏部的突缩程度。

（二）牙测量

1. 𬌗平面角（cant of occlusal plane）　𬌗平面（解剖𬌗平面 OP）与 FH 平面所成之前下交角，代表𬌗平面的斜度。此角大代表𬌗平面陡，有Ⅱ类面型倾向；此角小代表𬌗平面平，有Ⅲ类面型倾向。

2. 上下中切牙角（axial inclination of upper and lower incisors）　上下中切牙长轴交角，代表上下中切牙的相对突度。此角大则突度小；此角小则突度大。牙长轴由切缘点与根尖点连线构成。

3. 下中切牙-下颌平面角（axial inclination of mandibular incisor to mandibular plane）　下中切牙长轴与下颌平面所成之后上交角，代表下中切牙唇舌向倾斜度。此角大表示下中切牙唇向倾斜；此角小表示下中切牙舌向倾斜。

4. 下中切牙-𬌗平面角（axial inclination of lower incisor tooth occlusal plane）　下中切牙与𬌗平面所成之前下交角，代表下中切牙的唇舌向倾斜度及与𬌗平面的关系。

5. 上中切牙凸距（protrusion of maxillary incisors）　上中切牙与 AP 间的距离，反映上中切牙的突度。上中切牙在 AP 线之前为正值；上中切牙在 AP 线之后为负值。

由于牙𬌗、颅面结构存在明显种族地区差异，故我国学者建立了 Downs 分析法中国正常人均值标准，以供我国正畸医师临床参考（表 2-6-1）。

表 2-6-1　成都地区恒牙初期正常𬌗人 Downs 分析法测量均值

测量项目（度）	男		女	
	均值	标准差	均值	标准差
1. 面角	84.3	3.3	85.5	3.0
2. 颌凸角	7.0	4.6	6.5	4.5
3. A-B 平面角	-6.4	2.7	-5.4	2.3
4. 下颌平面角	28.7	5.3	27.9	4.4
5. Y 轴角	65.0	3.9	63.5	3.2
6. 𬌗平面角	15.7	4.3	14	3.8
7. 上下中切牙角	120.6	9.1	126.9	8.5
8. 下中切牙-下颌平面角	112.5	6.4	95.1	6.5
9. 下中切牙-𬌗平面角	99.5	6.6	109.0	5.6
10. 上中切牙凸距（mm）	7.3	2.2	6.7	2.0

（三）多角形图分析

1951 年，Voorhies 和 Adams 将 Downs 分析法中的十项指标，以正常𬌗的测量结果及标准差作出基本多角形图，多角形图上半部代表 5 项骨骼测量指标，下面为 5 项牙𬌗测量，以便直观显示异常、辅助诊断（图 2-6-15A）。以后，各国学者纷纷在原 Downs 十项计测内容的基础上又增添了更多的计测项目，并针对本民族的特征绘制了更全面的多角形图（图 2-6-15B）。该图正中垂线为均值，多角形黑线内为均值 2 倍标准差范围，中线左侧代表安氏Ⅱ类趋势，中线右侧代表安氏Ⅲ类趋势。将患者所测数据点入图中并连线，即可直观显示异常偏移。

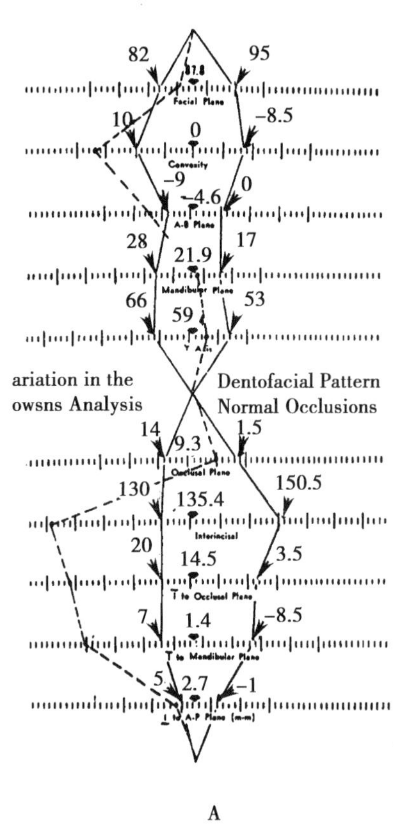

A

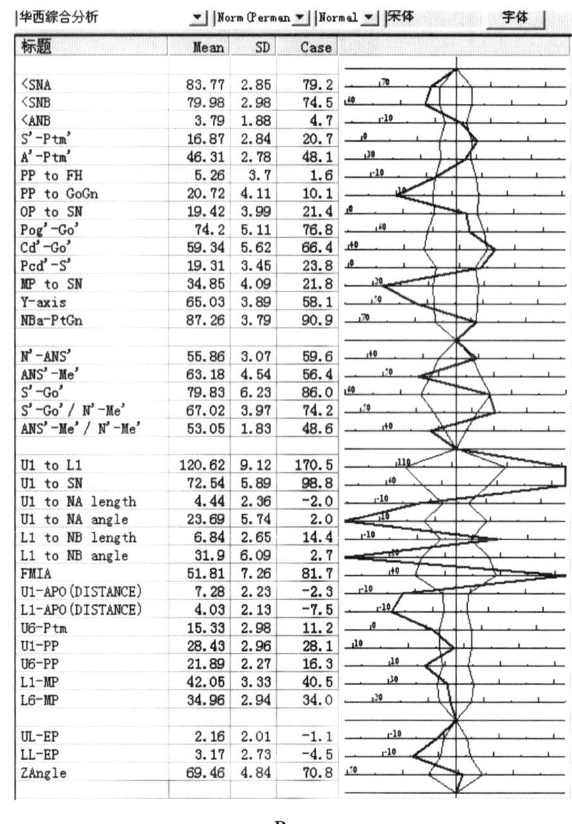

华西综合分析　Norm (Perman　Normal　宋体　字体

标题	Mean	SD	Case
<SNA	83.77	2.85	79.2
<SNB	79.98	2.98	74.5
<ANB	3.79	1.88	4.7
S'-Ptm'	16.87	2.84	20.7
A'-Ptm'	46.31	2.78	48.1
PP to FH	5.26	3.7	1.6
PP to GoGn	20.72	4.11	10.1
OP to SN	19.42	3.99	21.4
Pog'-Go'	74.2	5.11	76.8
Cd'-Go'	59.34	5.62	66.4
Pcd'-S'	19.31	3.45	23.8
MP to SN	34.85	4.09	21.8
Y-axis	65.03	3.89	58.1
NBa-PtGn	87.26	3.79	90.9
N'-ANS'	55.86	3.07	59.6
ANS'-Me'	63.18	4.54	56.4
S'-Go'	79.83	6.23	86.0
S'-Go' / N'-Me'	67.02	3.97	74.2
ANS'-Me' / N'-Me'	53.05	1.83	48.6
U1 to L1	120.62	9.12	170.5
U1 to SN	72.54	5.89	98.8
U1 to NA length	4.44	2.36	-2.0
U1 to NA angle	23.69	5.74	2.0
L1 to NB length	6.84	2.65	14.4
L1 to NB angle	31.9	6.09	2.7
FMIA	51.81	7.26	81.7
U1-APO(DISTANCE)	7.28	2.23	-2.3
L1-APO(DISTANCE)	4.03	2.13	-7.5
U6-Ptm	15.33	2.98	11.2
U1-PP	28.43	2.96	28.1
U6-PP	21.89	2.27	16.3
L1-MP	42.05	3.33	40.5
L6-MP	34.96	2.94	34.0
UL-EP	2.16	2.01	-1.1
LL-EP	3.17	2.73	-4.5
ZAngle	69.46	4.84	70.8

B

图 2-6-15　病例的多角形图分析

A. Downs 十项计测值的多角形分析（摘自 Voorrhies. Angle Orthod，1951）；B. 多角形综合分析图
（引自：山内和夫．齿学生のための齿科矫正学，1992）

二、Wylie 分析法

Wylie 分析法（Wylie analysis）（1947 年提出）是对牙殆面结构深度及高度的测量，是以线距计测为主的分析法。

（一）测量方法

它以 S 点为测量坐标，FH 平面（耳点用机械耳点）和 MP 平面为基准平面，通过 S 点及各测量点向 FH 平面作垂线，测量垂足间的距离（mm）或标志点垂足与 S 点垂足间的距离（mm），并与正常值比较，以分析牙、颌骨矢状向的位置和颌骨长度的变化及面高的变化。我国正常殆人均值参考表 2-6-2。

（二）测量内容（图 2-6-16）

1. 蝶鞍中心点-髁突后切线（S-Co）　通过髁突后缘和蝶鞍中心点向 FH 平面作垂线，测量两垂足间的距离，即为 Co-S，此距可代表颞下颌关节位置和下颌的位置。

2. 蝶鞍中心点-翼上颌裂点（S-Ptm）　通过翼上颌裂点和蝶鞍中心点向 FH 平面作垂线，测量两垂足间的距离，即为 Ptm-S，此距可代表上颌的位置。

3. 上颌长度（ANS-Ptm）　通过翼上颌裂点和前鼻棘点向 FH 平面作垂线，测量两垂足间的距离，即为 ANS-Ptm，此距可代表上颌的长度。

4. 翼上颌裂点-上颌第一恒磨牙点（Ptm-$\underline{6}$）　通过翼上颌裂点和上颌第一恒磨牙近中颊沟点向 FH 平面作垂线，测量两垂足间的距离，即为 Ptm-$\underline{6}$，此距可代表上牙弓的位置。

5. 下颌长度（mandibular length）：通过髁突后缘和颏前点向 MP 平面作垂线，测量两垂足间的距离，即为下颌长度。

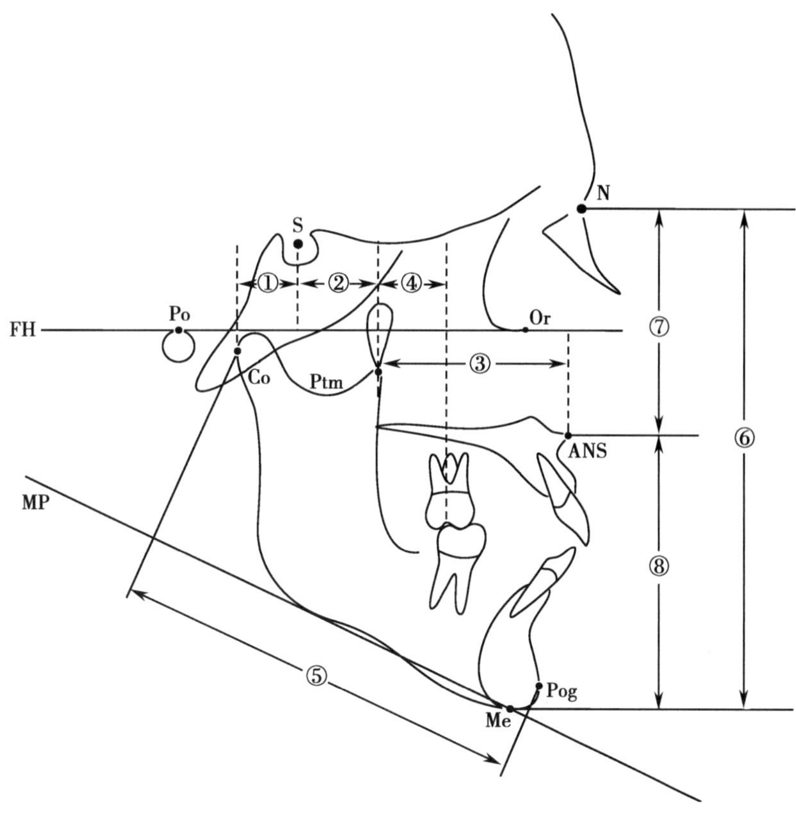

图 2-6-16　Wylie 分析法

①S-Co；②S-Ptm；③ANS-Ptm；④Ptm-6；⑤Co-Pog；⑥N-Me；⑦N-ANS；⑧ANS-Me

6. 全面高(N-Me)　通过鼻根点和颏下点作 FH 平面的平行线，测量两平行线间的距离，即为全面高。

7. 上面高(N-ANS)　通过鼻根点和前鼻棘点作 FH 平面的平行线，测量两平行线间的距离，即为上面高。

8. 下面高(ANS-Me)　通过颏下点和前鼻棘点作 FH 平面的平行线，测量两平行线间的距离，即为下面高。

9. 上面高/全面高×100%　上面高占全面高的百分比。

10. 下面高/全面高×100%　下面高占全面高的百分比。

表 2-6-2　成都地区恒牙初期正常骀人 Wylie 分析法测量均值

测量项目	男		女	
	均值	标准差	均值	标准差
Co-S	19.3	3.5	17.5	2.6
Ptm-S	16.9	2.8	17.7	2.2
ANS-Ptm	49.2	2.9	47.5	2.7
Ptm-6	15.3	3.0	15.5	2.5
Co-Po	104.9	5.3	102.3	3.9
N-ANS	55.9	3.1	53.5	2.8
ANS-Me	63.2	4.5	61.1	3.4
N-Me	119.0	6.3	114.5	4.4
N-ANS/N-Me	46.9	1.8	46.7	1.8
ANS-Me/N-Me	53.1	1.8	53.3	1.8

三、Coben 分析法

Coben 分析法(Coben analysis)系 Coben 于 1955 年提出的一种适用于形态及生长分析的线距比例

分析法，常用于形态诊断及生长分析。其特点为：以眶耳平面为横轴，以垂直于FH平面的引线为纵轴，通过计测侧位片上各标志点在横轴及纵轴上的投影距，并将其与基准水平距Ba-N，垂直距N-Me分别进行比例计算，以分析侧面形态的深度（水平向）及高度（垂直向）变化。

（一）水平向计测（全颅底、中面、下面）（图2-6-17A）

1. 全颅底长（Ba-N）　面上份颅底点至鼻根点的水平距离。分别从颅底点（Ba）及鼻根点（N）向FH平面作垂线，测量两交点间的距离。

2. 中面部深度（Ba-A）　包括面中份各段的水平距离。分别从颅底点（Ba）、蝶鞍点（S）、翼上颌裂点（Ptm）及上牙槽座点（A）向FH平面作垂线：

（1）测量两两交点间的距离：即①Ba-S；②S-Ptm；③Ptm-A（各点在FH平面上垂直投影点间的距离）。

（2）计算出中面各部分深度占全颅底长（Ba-N）的百分数：

Ba-S/Ba-N%

S-Ptm/Ba-N%

Ptm-A/Ba-N%

Ba-A/Ba-N%

3. 下面部深度（Ba-Pog）　包括面下份各段的水平距离。分别从关节点（Ar）、下颌角点（Go）及颏前点（Pog）向FH作垂线：

（1）测量两两交点间的距离：即①Ba-Ar；②Ar-Go；③Go-Pog（各点在FH平面上垂直投影点间的距离）。

（2）计算下面各部分深度占全颅底长（Ba-N）的百分数：

Ba-Ar/Ba-N%

Ar-Go/Ba-N%

Go-Pog/Ba-N%

Ar-Pog/Ba-N%

Ba-Pog/Ba-N%

（二）垂直向计测量（前面、后面）（图2-6-17B）

1. 前面高（N-Me）

（1）前面高组成：即全面高，从鼻根点及颏下点向眼耳平面作平行线，测量两平行线之间的垂直距离。前面高可分为以下五部分：

1）上面高（N-ANS）：鼻根点至前鼻棘的垂直距离。

2）前鼻棘至上中切牙切缘垂直距离（ANS-U1）。

3）上下中切牙切缘间的垂直距离（U1-L1）。

4）下面高（ANS-Me）前鼻棘至颏下点的垂直距离。

5）下中切牙切缘至颏下点的垂直距离（L1-Me）。

（2）计算各部分占全面高（N-Me）的百分数：

N-ANS/N-Me%

ANS-U1/N-Me%

L1-Me/N-Me%

U1-L1/N-Me%

ANS-Me/N-Me%

2. 后面高（N-Go）

（1）后面高的组成：鼻根点至下颌角点的垂直距离。从鼻根点及下颌角点向眼耳平面作平行线，测量两平行线之间的垂直距离。后面高可分为以下四个区：

1）鼻根点至蝶鞍点的垂直距离（N-S）。

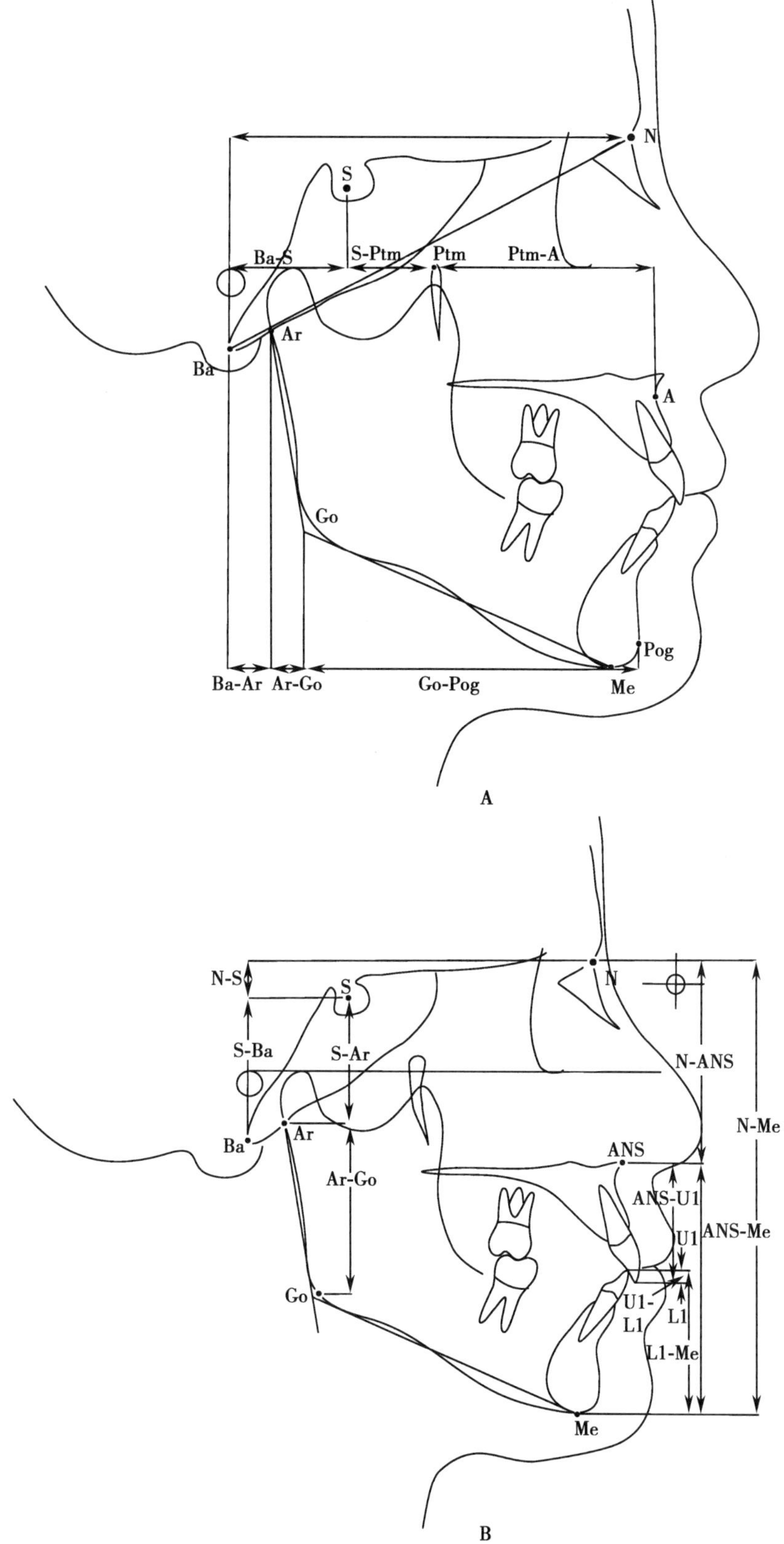

图 2-6-17　Coben 分析法

A. 水平向计测分析；B. 垂直向计测分析

2）蝶鞍点至关节点的垂直距离（S-Ar）。

3）关节点至下颌角点的垂直距离（Ar-Go）。

4）蝶鞍点至下颌角点的垂直距离（S-Go）。

（2）计算各部分占全面高（N-Me）的百分数：

N-S/N-Me%

S-Ar/N-Me%

Ar-Go/N-Me%

S-Go/N-Me%

3. 其他

（1）整体颜面比例：Ba-N/N-Me。

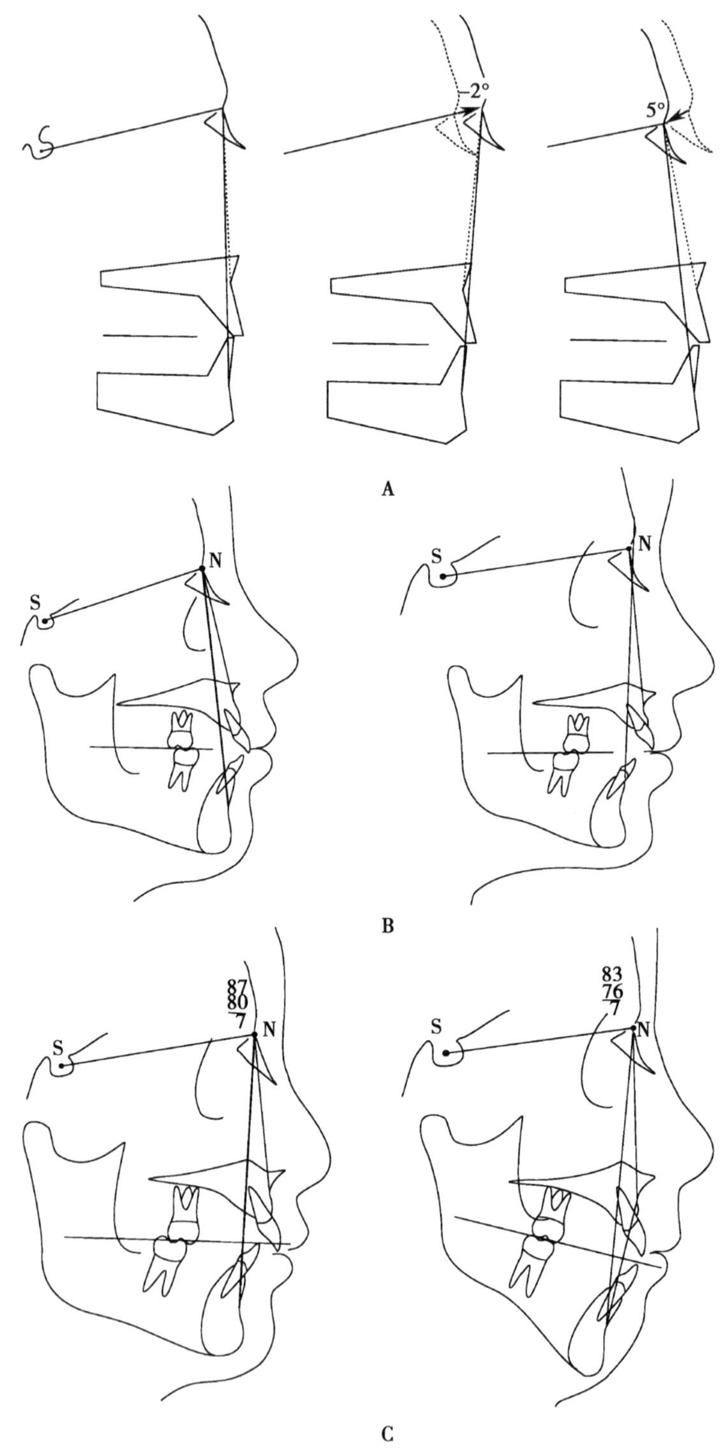

图 2-6-18　影响 ANB 角的因素

A. SN 长度变化；B. 倾斜度变化；C. 上下颌骨的旋转

（2）下颌的评价：包括下颌角∠Go、下颌平面角∠MP、下颌支倾斜角∠RI（Go-Ar-FH 的垂线）、面角等。

Coben 分析法系用直角坐标，定点简单直观，目前在我国一些地区（如吉林大学等）已建立了有关 Coben 分析的均值标准可供引用参考。

四、Wits 分析法

系 Jacobson 于 1975 年提出的一种线距测量分析法（Wits analysis）。Wits 是 Witwatersrand 大学的缩写，本法用于评估上下颌骨的矢状向相互关系。Jacobson 认为，当前颅底平面发生变化或鼻根点发生变化时，ANB 角就不能准确反映出上下颌骨前部的相互关系，为此他提出了一种新的测量方法，来避免 SN 平面和 N 点变异给上下颌骨前部相互关系的测量带来的影响。

（一）SN 平面作为基准平面的不足

1. SN 长度变化对 ANB 角的影响（图 2-6-18A）　如图可见，对于一个上下颌骨前部相互位置关系完全相同的病例，当 SN 长度变大时，其 ANB 角变小；当 SN 长度变小时，其 ANB 角变大。

2. SN 的倾斜度变化对 ANB 角的影响（图 2-6-18B）　如图所示，对于一个上下颌骨前部相互位置关系不同的病例，当 SN 平面的倾斜度发生变化时，其 ANB 角度完全相同。

3. 上下颌骨的旋转对 ANB 角的影响（图 2-6-18C）　如图所示的两个 ANB 角度完全相同的病例，一个为Ⅱ类错𬌗，一个为Ⅲ类错𬌗，导致不同的上下颌骨关系类型具有相同的 ANB 角，是由于上下颌骨的旋转不同。

（二）Wits 分析法

为了排除上述不利因素对上下颌骨前部相互关系测量的影响，Jacobson 在他设计的新方法中，没有使用 SN 平面作为基准平面，而代之以功能𬌗平面作为基准平面（图 2-6-19）。具体方法如下：由 A、B 点向功能𬌗平面作垂线，得 Ao、Bo 点，测 Ao-Bo 距离以反映上下颌骨前部的相互关系（图 2-6-19）。当 Ao 在 Bo 前方时，值为正，反之为负，两点重叠值为零。Jacobson 研究认为：女性 Wits 值为 0，男性 Wits 值为-1，当 Wits 值过大时，表示Ⅱ类骨性错𬌗关系；当 Wits 值过小时，表示Ⅲ类骨性错𬌗关系。

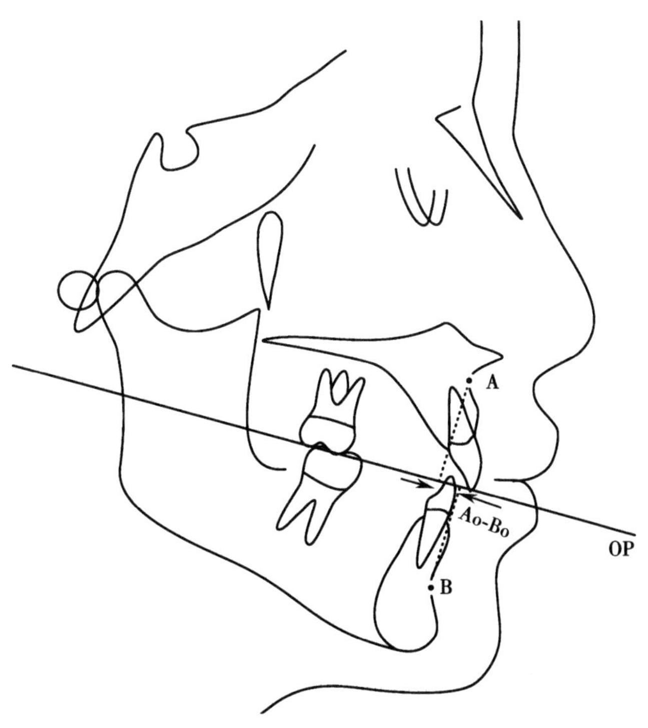

图 2-6-19　Wits 分析法

五、Tweed 分析法

Tweed 在 1946 年推荐设计了一种侧面三角形分析法。Tweed 认为下中切牙的唇舌向倾斜度与颜面美学有十分重要的关系。他由此设计出了下中切牙长轴延长线、眶耳平面、下颌平面相交的 Tweed 三角(图 2-6-20),用于评估矫治效果。由于 Tweed 分析法(Tweed analysis)简单、实用,故常为临床医师引用,以帮助判断是否拔牙及预后。

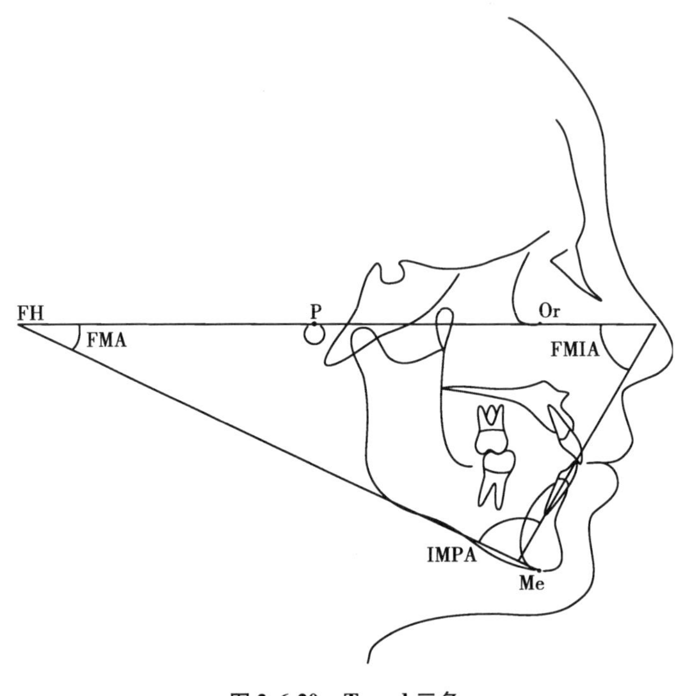

图 2-6-20　Tweed 三角

(一) Tweed 三角

Tweed 三角由下中切牙长轴延长线、眶耳平面、下颌平面组成。Tweed 三角的三内角即:FMA:下颌平面角,为眶耳平面和下颌平面的交角;FMIA:下中切牙长轴延长线和眶耳平面的交角;IMPA:下中切牙长轴延长线和下颌平面的交角。

Tweed 通过对白种儿童的研究认为:当 FMA 25°、IMPA 90°、FMIA 65°时,矫治可达到颜貌均衡协调、牙弓稳定、口腔组织健康和咀嚼功能良好的矫治目标。他认为 FMIA 65°,是建立良好颜貌的条件,也是矫治追求的目标。在三项角度指标中,FMA 很难通过正畸而改变,一般只能通过改变下中切牙长轴的倾斜度来达到 FMIA 65°的目标。1966 年 Tweed 又对下颌平面角不同的病例要达到的 FMIA 值进行了修正,见表 2-6-3。由于种族差异,白种儿童的矫治目标并不适用于中国儿童,我国学者通过研究,得出了中国儿童恒牙初期的均值为:FMA 29°±5°,IMPA 97°±6°,FMIA 55°±6°。

表 2-6-3　不同面型的 FMIA 修正值(据 Tweed,1966 年)

FMA	FMIA	FMA	FMIA
>30°	72°~65°	<20°	66°~80°
20°~30°	65°		

(二) Tweed 三角的意义

Tweed 三角不是对面部总的分析,而是着重分析下前牙的位置和倾斜度,对实现良好面容时的下前牙进行再定位。该方法简单直观,易于进行;但该方法单纯以下中切牙长轴倾斜度的改正为矫治目标,测量项目局限,对牙𬌗畸形机制的分析,尚有不足之处。临床中正畸医师常通过 FMA 角的大小决定是否拔牙并判断矫治预后。

（三）Tweed 分析方法

1. 作图计测法（图 2-6-21） 首先在侧位 X 线片描计图上绘出 Tweed 三角，然后通过下中切牙根尖点作与 FH 平面成 65°角（或根据不同病例用修正值）的直线，计测下中切牙切缘点至此线的距离（mm），将此距离乘以 2（双侧），即可得出将下中切牙矫治到理想位置时，牙弓双侧所需的间隙量。

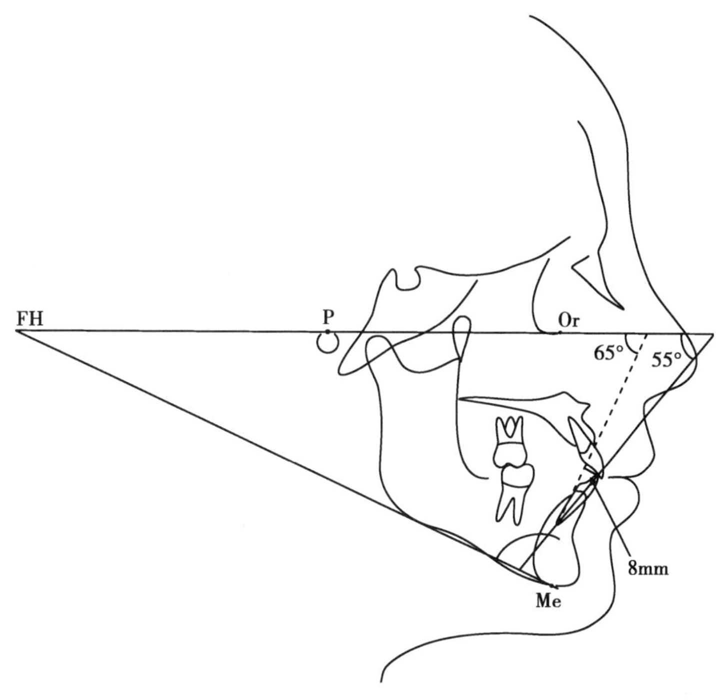

图 2-6-21 Tweed 作图计测法

2. 计算估计法 首先在侧位 X 线片描计图上绘出 Tweed 三角，计测 FMIA 值，将测出的 FMIA 值与 65°相减（或根据不同病例用修正值）得差值的绝对值，将此差值除以 2. 5（平均 2. 5°约合 1mm 计算）再乘以 2（双侧估计），或将差值乘以 0. 8，即为将下中切牙矫治到理想位置时，牙弓双侧所需的间隙量（mm）。

六、神山分析法

主要用于鉴别是否存在功能性错𬌗的一种 X 线头影测量方法。神山分析法（Kamiyama analysis）是在美国学者 Thompson 于 1949 年提出的两种𬌗位片重叠比较法基础上，经日本学者神山光男于 1964 年改进并推广。该方法需同时拍摄两张 X 线片：息止颌位和正中𬌗位的头侧位片，进行重叠描图分析。分析的原理是：功能性错𬌗患者，其下颌由息止颌位闭合到正中𬌗位时，由于早接触点的存在，而导致下颌位置的偏移，使下颌位置和下切牙切点发生异常变化，从而可判断出有无功能障碍存在，以辅助鉴别诊断功能性或骨性错𬌗。

（一）方法

1. 在相同投照条件下，摄取同一患者正中𬌗位、息止颌位头侧位片各一张。

2. 绘出两张头侧位片的头影测量描计图。

3. 将两张头影测量描计图以 S 点为重叠点，SN 平面为重叠平面。在正中𬌗位的头影测量描计图上用虚线描计出息止颌位时的下颌及下切牙图迹（图 2-6-22）。

4. 在重叠图上，标出以下标记点：

（1）L1：正中𬌗位时的下中切牙点。

（2）L1'：息止颌位时的下中切牙点。

（3）Gn：正中𬌗位时的颏顶点。

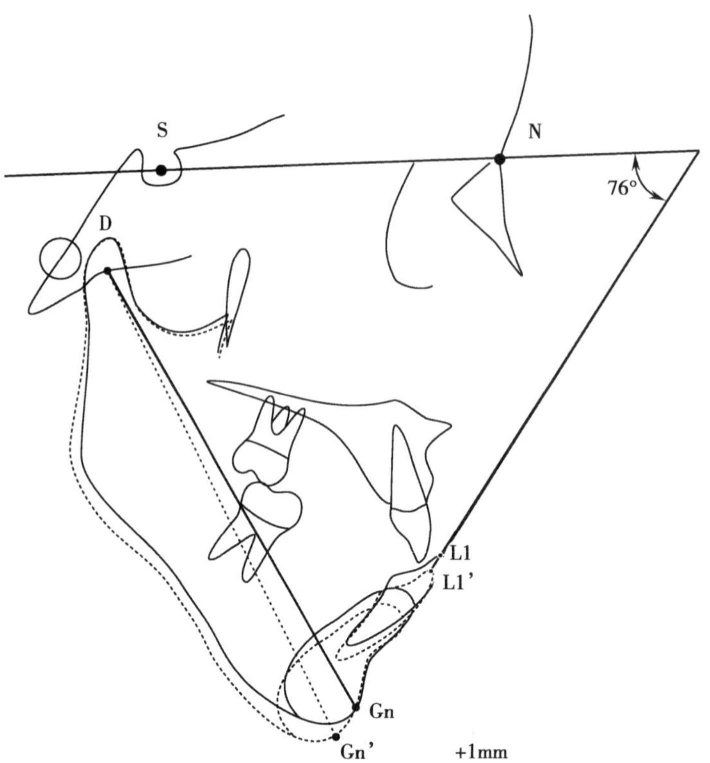

图 2-6-22　神山分析法重叠描图及定点：以 S 点为基准，重叠 SN 平面
实线为正中咬合位图迹；虚线为息止颌位图迹

（4）Gn'：息止颌位时的颏顶点。

（5）D 点：髁突中心点（即 Cd 点）。

5. 计测项目

（1）SN-L1L1'后下交角（图 2-6-22）：表示下中切牙闭合道（76.59°±12.04°；据神山光男）。

（2）DGn 与 DGn'的长度差：表示下颌由息止颌位至正中𬌗位时的髁突偏移程度（0.95±0.82mm；

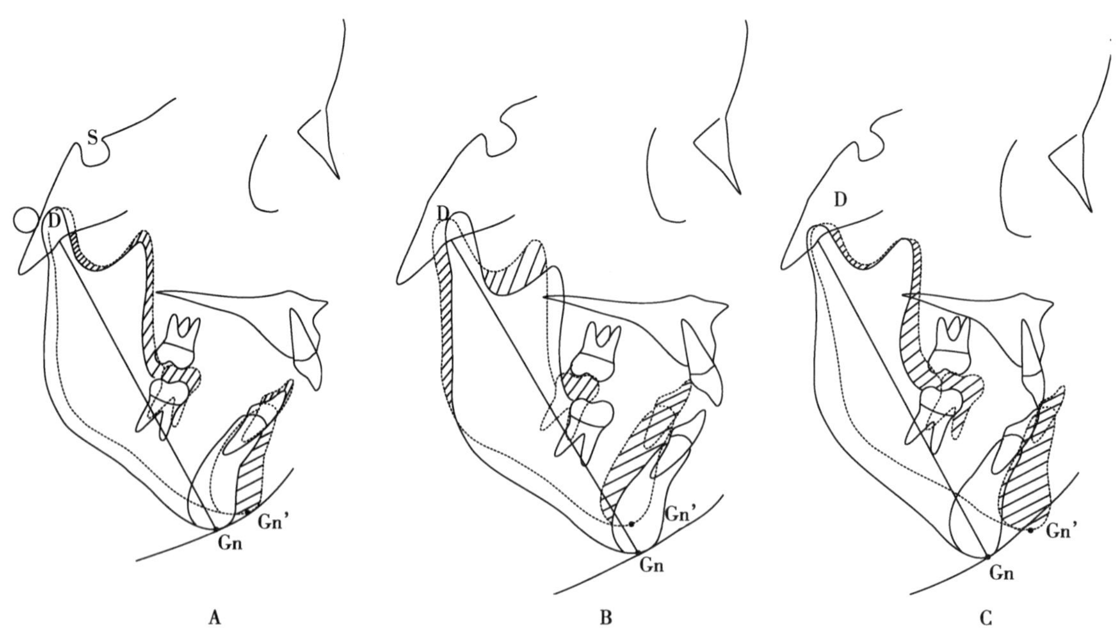

图 2-6-23　神山分析法：Gn 点的变化
A. 功能正常；B. 功能性Ⅱ类错𬌗；C. 功能性Ⅲ类错𬌗

据神山光男）。

（二）结果判断

1. Gn 点的变化　在咬合功能正常时，当下颌以 D 点为轴心作闭合运动时，Gn'点约位于以 D-Gn 为半径的圆弧上；当有功能性Ⅱ类错殆时，Gn'点在以 D-Gn 为半径的圆弧内侧（正值）；当有功能性Ⅲ类错殆时，Gn'点在以 D-Gn 为半径的圆弧外侧（负值）（图 2-6-23）。

2. L1 运动轨迹的变化　在咬合功能正常时，L1'的闭合运动轨迹微向前上方；当有功能性Ⅱ类错殆时，L1'的闭合运动轨迹向后上方；当有功能性Ⅲ类错殆时，L1'的闭合运动轨迹向前方（图 2-6-24）。

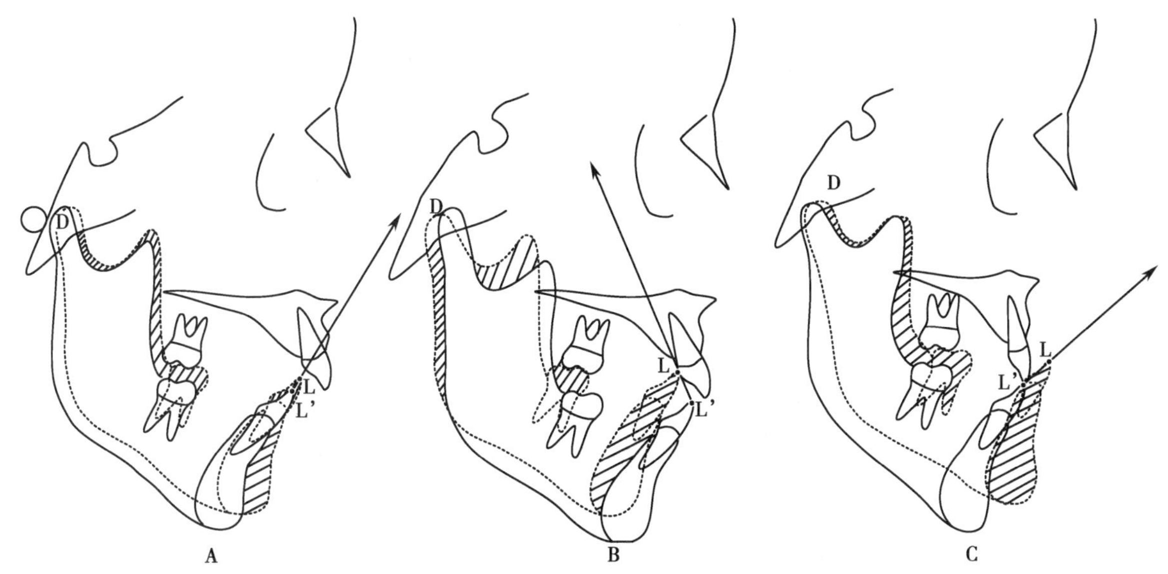

图 2-6-24　神山分析法：L1 运动轨迹的变化

A. 功能正常；B. 功能性Ⅱ类错殆；C. 功能性Ⅲ类错殆

3. SN-L1L1'角的变化　在功能性Ⅱ类错殆时，SN-L1L1'后下交角变大；在功能性Ⅲ类错殆时，SN-L1L1'后下交角变小；骨性Ⅱ、Ⅲ类错殆时，此角基本无变化（图 2-6-25）。

七、Pancherz 分析法

Pancherz 分析法（Pancherz analysis）多用于功能性矫治前后的疗效对比分析，要求在矫治前、中、后拍摄正中殆位和大张口位的头侧位片，然后进行以下项目的比较分析。Pancherz 运用此方法分析 Herbst 矫治器矫治前后颌骨的变化机制，其中大张口位仅仅是为了判断髁头的位置（将正中殆位和大张口位的头侧位片按下颌骨的外形重叠，以确定正中殆位头侧位片上的髁头位置）。

（一）测量标志点及参考平面（图 2-6-26）

1. S（sella）　蝶鞍中心点。

2. N（nasion）　鼻根点。

3. ii（incision inferius）　下中切牙切点。

4. is（incision superius）　上中切牙切点。

5. mi（molar inferius）　下颌磨牙点，下颌第一恒磨牙近中触点。

6. ms（molar superius）　上颌磨牙点，上颌第一恒磨牙近中触点。

7. pg（pogonion）　颏前点。

8. ss（subspinale）　与 OL 垂直的平面与上颌牙槽最凹点相切的点。

9. Co（condyle）　髁突上后缘点。即过髁突外形的最高点作与 OL 平行的线 OL'，过髁突外形的最后点作与 OLP 平行的线 OLP'，两线交角所成之角平分线与髁突相交之点即为 Co 点。

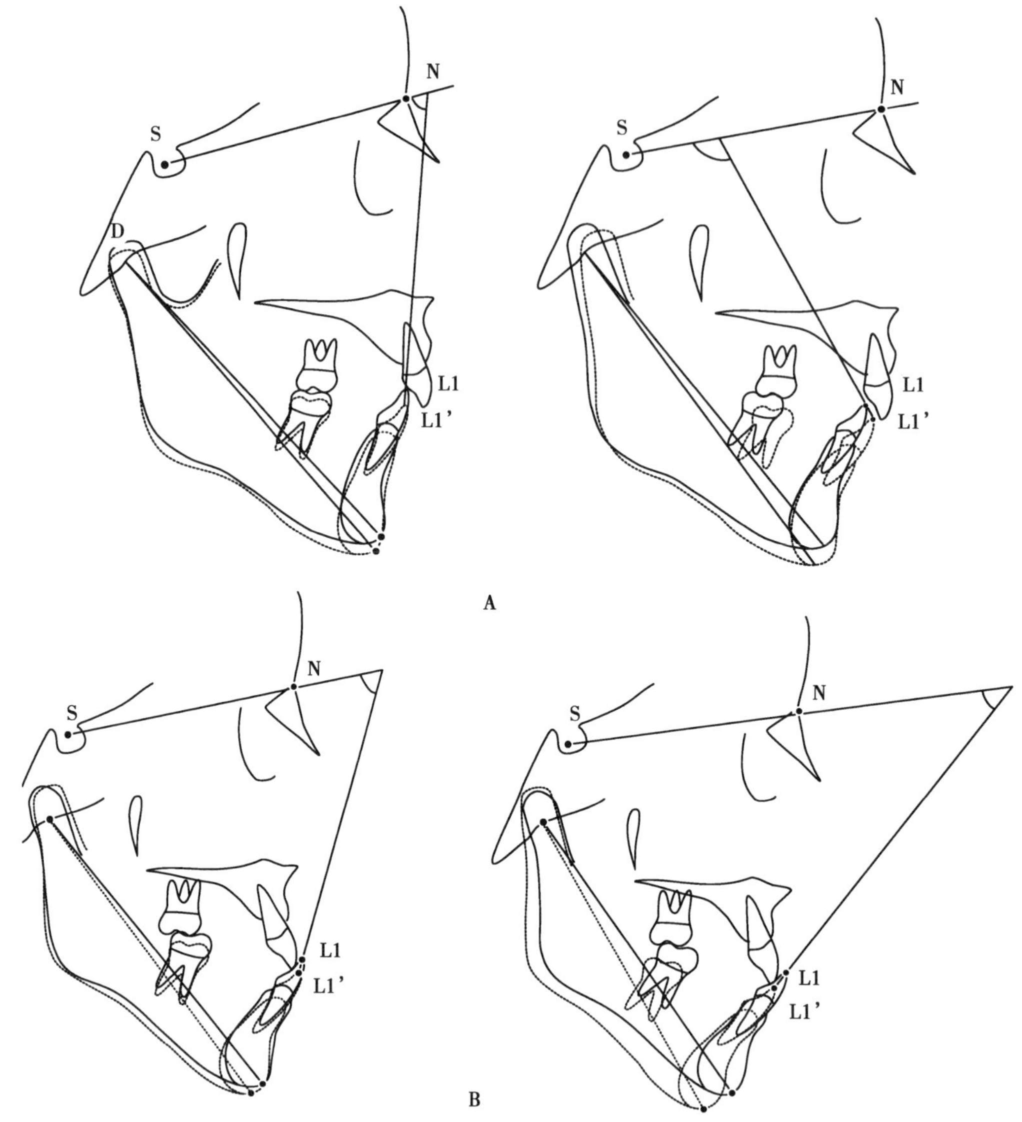

图 2-6-25　神山分析法:SN-L1L1'角的变化

A. Ⅱ类错𬌗:骨性 SN-L1L1'与均值相近;功能性 SN-L1L1'增大。
B. Ⅲ类错𬌗:骨性 SN-L1L1'与均值相近;功能性 SN-L1L1'减小

(二) Pancherz 坐标系

以𬌗平面(OL)为水平参照轴,过 S 点作 OL 的垂线 OLP(𬌗平面垂线)为垂直参照轴,以此作为参照平面来记录治疗前后的变化(图 2-6-26)。

(三) 测量项目

1. 覆盖　is 点到 OLP 的距离减去 ii 点到 OLP 的距离。
2. 磨牙关系　ms 点到 OLP 的距离减去 mi 点到 OLP 的距离。
3. 上颌基骨位置　ss 点到 OLP 的距离。
4. 下颌基骨位置　pg 点到 OLP 的距离。
5. 髁突的位置　Co 点到 OLP 的距离。
6. 下颌长度　pg 点到 OLP 的距离加上 Co 点到 OLP 的距离。
7. 上中切牙位置　is 点到 OLP 的距离。
8. 下中切牙位置　ii 点到 OLP 的距离。
9. 上颌第一恒磨牙位置　ms 点到 OLP 的距离。
10. 下颌第一恒磨牙位置　mi 点到 OLP 的距离。

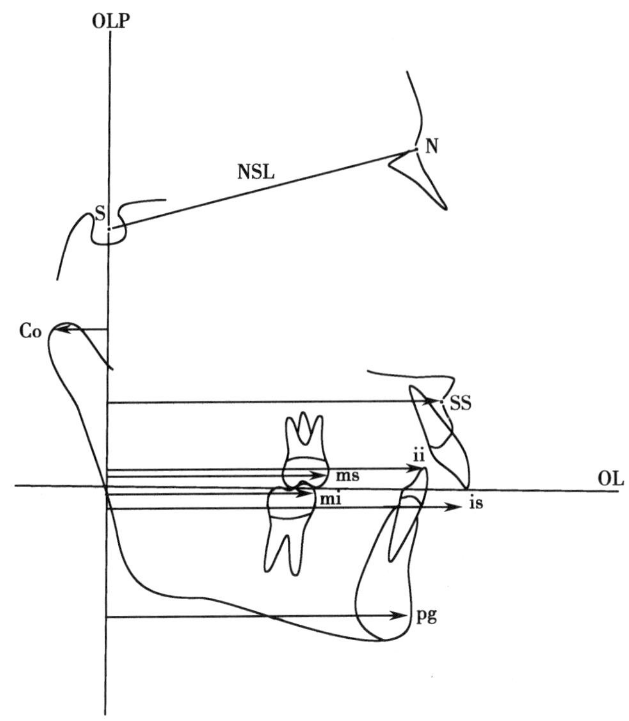

图 2-6-26　Pancherz 坐标系及牙颌变化分析法示意图

11. 上中切牙矢状向位置变化　is 点到 OLP 的距离减去 ss 点到 OLP 的距离。

12. 下中切牙矢状向位置变化　ii 点到 OLP 的距离减去 pg 点到 OLP 的距离。

13. 上颌第一恒磨牙矢状向位置变化 ms 点到 OLP 的距离减去 ss 点到 OLP 的距离。

14. 下颌第一恒磨牙矢状向位置变化 mi 点到 OLP 的距离减去 pg 点到 OLP 的距离。

Pancherz 矫治前后的疗效分析方法，由于均在同一稳定坐标系 OL/OLP 中完成，定点、参考线、计量数据简明，所有的测量指标均只同 OLP 相关，便于分析各测量值变化的原因和相互关联情况，故多在功能性矫治前后的对比分析中沿用。

八、Enlow 分析法

Enlow 生长发育分析法（Enlow analysis）是 Enlow 基于他本人对颅面生长发育的大量研究提出的。他认为颅面部某一区域的变化将在其他的相应部位产生相应的改变。他对同一个体在不同年龄段及牙龄期进行了测量研究，设计了以蝶筛点（SE）作为基准点，通过 SE 点沿上颌结节后缘所作的垂直平面（PM）为基准平面，得出颅面部的生长向前下方进行的结论。由 Enlow、Moyers、Hunter 以及 McNamara 共同倡导的生长分析法（analysis of growth equivalents），包括形态分析、生长分析及疗效分析等，其基础为 Enlow 的“对应分析”，以下重点介绍 Enlow 对应分析（counterpart analysis）有关内容。

（一）常用的标志点（图 2-6-27）

1. 蝶筛点（SE. sphenoethmoidal suture）　蝶骨大翼与颅骨的交点。代表蝶筛联合，作为垂直面（PM）和水平面的基准点，将颅底分为前后两部，前部与上颌部相连、后部与咽部对应。

2. 额颌缝点（FMS. frontomaxillary suture）　额颌缝的最上点。用于评价鼻上颌复合体的垂直高度。

3. 髁突点（Co. condylion）　下颌髁突最上后点。

4. A 点（A. subspinale）　上牙槽座点，前鼻棘与上牙槽缘点之间的骨部影像最凹点。

5. B 点（B. supramental）　下牙槽座点，下牙槽缘点与颏前点之骨部最凹点。

6. 上牙槽缘点（SPr. Superior prosthion，supradentale）　上牙槽骨缘与上中切牙接触点。

7. 下牙槽缘点（IPr. inferior prosthion，infradentale）　下牙槽骨缘与下中切牙接触点。

8. X 点　垂直平面 PM 与平均咬合轴（neutral occlusal axis）的交点。

9. 舌结节（LT. lingual tuberosity）　上颌结节在下颌的对应区。以此区分下颌支与体。

10. SO 点　蝶枕水平平面和蝶枕垂直平面的交点。

（二）常用的计测平面（图 2-6-27）

1. PM 垂直面（后鼻上颌平面，posterior nasomaxilla）　通过 SE 点沿上颌结节后缘所作的垂直面。该垂直面一般通过翼上颌裂点（Ptm），是本分析法中的一个最重要的基准平面。

2. UM 水平面（上颌平面，upper maxilla）　通过 SE 点作垂直于 PM 的水平面。

3. AM 垂直面（前鼻上颌平面，anterior nasomaxilla）　通过额颌缝点 FMS 作与 PM 平行的垂直面。该垂面分别与 UM 平面的交点及与功能䫘平面（参见下述）的两交点的距离，表示上颌前部（非全部上

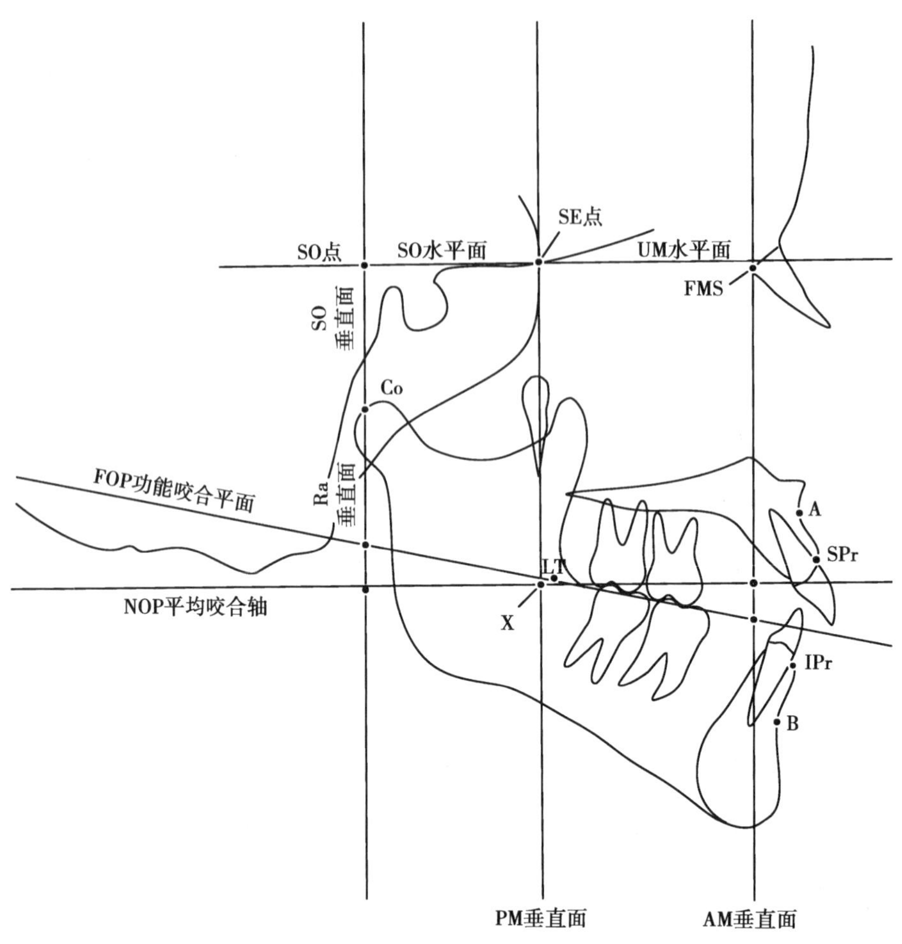

图 2-6-27　Enlow 分析法常用的标志点及平面

颌骨)的有效高度。

4. SO 水平面(蝶枕水平面,spheno-occipital suture)　过 SE 点后延与 PM 垂直平面垂直的水平面,用以分析下颌支与颅底的水平距离关系。

5. SO 垂直面(蝶枕垂直面)　通过 SO 点向髁突点 CO 作与 PM 平行(垂直于 SO 水平面)的垂直面,用以评价后颅底(非全部颅底)有效高度。

6. Ra 垂直面(下颌升支垂直面)　通过髁突点 CO 点将 SO 垂直平面下延,从 CO 点到功能𬌗平面(也可用平均咬合轴)的一段,用以评价与上颌高相关的下颌支(非全部下颌支)有效高度。

7. 平均咬合轴(NOA. neutral occlusal axis)　从上颌第一磨牙牙尖最下接触点作 PM 垂线即为平均咬合轴,此轴可判定鼻上颌复合体后方的最大有效高度。

8. 功能𬌗平面(FOP. functional occlusal plane)　上下后牙牙尖接触点连线,向前至 AM 垂直平面。

(三)计测分析指标、解释及评价(图 2-6-28)

1. 垂直向(A)

(1)上颌后部高(A1):在 PM 垂直面上,SE 点到 X 点的距离。

(2)上颌前部高(A2):在 AM 垂直面上,FMS 点的投影点(在 UM 水平面上的)到功能𬌗平面的距离。

(3)升支颅底复合体高(A3):在 SO 垂直面上,从 SO 点到功能𬌗平面的距离。

(4)功能𬌗平面倾斜度:当功能𬌗平面与平均咬合轴不一致时,可分别通过两平面与 Ra 垂直平面的交点间距离(A-4a),或两水平面与 AM 垂直平面的交点间距离(A-4b)记录评估。

(5)上下颌接触倾斜度:开𬌗时,功能𬌗平面、平均咬合轴与 Ra 垂直平面的交点间距离。

(6)切牙关系:𬌗平面旋转时,记录上下中切牙的倾斜、覆𬌗状态。

(7)垂直变化评价:比较前(1)、(2)、(3)三项测量值是否相适应、平衡等(参见下述)。

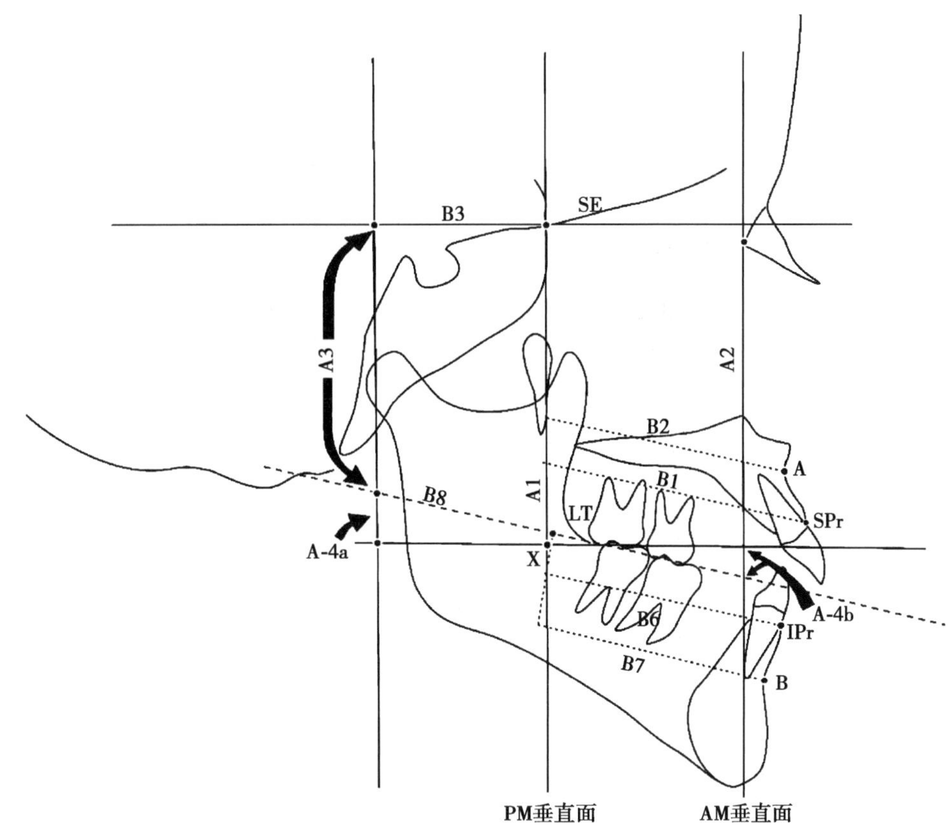

图 2-6-28　Enlow 分析法：垂直向（A）及水平向（B）的对应部分及评价

2. 水平向（B）

（1）鼻上颌长（B1）：从上牙槽缘点（SPr）作功能𬌗平面（FOP）的平行线与 PM 垂直平面相交，其交点到 SPr 的距离。

（2）鼻上颌长（B2）：从上牙槽座点（A）作功能𬌗平面（FOP）的平行线与 PM 垂直平面相交，其交点到 A 的距离。

（3）后颅底长（B3）：SO 点到 SE 点的距离。

（4）全颅底长（B4. 以 Spr 点为基准）：（1）+（3）之和（B4 为相加值，图中略）。

（5）全颅底长（B5. 以 A 点为基准）：（2）+（3）之和（B5 为相加值，图中略）。

（6）下颌体长（B6. 以 IPr 点为基准）：下牙槽嵴缘点（IPr）至舌结节（LT）间距。可从 IPr 点作功能𬌗平面（FOP）的平行线，与从 LT 点所作的功能𬌗平面的垂线相交，测量其交点与 IPr 点间的距离。

（7）下颌体长（B7. 以 B 点为基准）：下牙槽座点（B）至舌结节（LT）间距。可从 B 点作功能𬌗平面的平行线，与从 LT 点所作的功能𬌗平面的垂线相交，测量其交点与 B 点间的距离。

（8）下颌支位置（B8）：在功能𬌗平面上，舌结节（LT）到 Ra 垂直平面的距离。

（9）全下颌长：（6）+（8）之和。

（10）全下颌长：（7）+（8）之和。

（11）水平变化评价：比较（1）与（6）、（2）与（7）、（3）与（8）、（4）与（9）以及（5）与（10）的计测值相互关系，得出其形态及生长发育的变化分析（参见下述）。

（四）对应分析（counterpart analysis）

Enlow 等倡导，通过颅面垂直 3 个部分的基线及水平 4 个部分的基线进行作图、对应计测比较，可以帮助判断其个体的形态变异及生长型。

1. 三条垂直基线（图 2-6-29A）　图 A 所示的三条垂直基线分别对应：①升支颅底复合体高（颅-下颌支部）；②上颌后部高（鼻上颌体后部）；③上颌前部高（鼻上颌体前部）（图 2-6-28 中的 A3、A1、A2）。

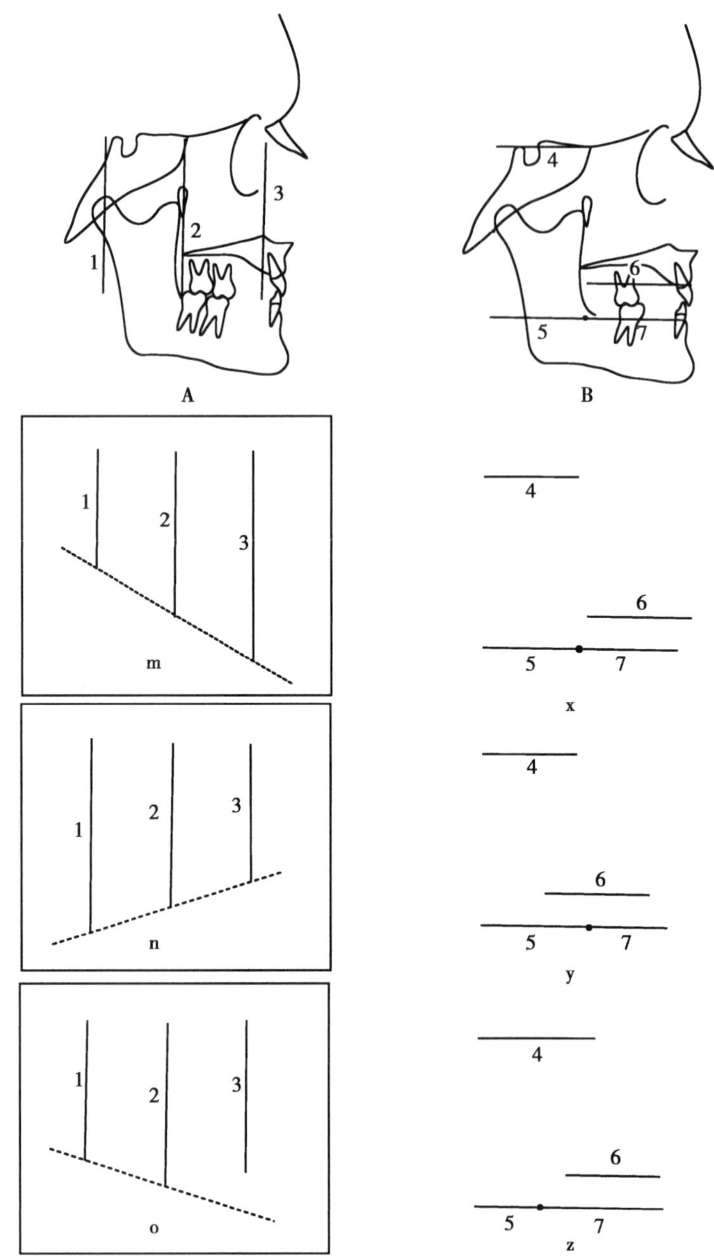

图 2-6-29　Enlow 对应分析图示

A. 垂直基线；B. 水平基线，以及所示的个体生长垂直分析 m、n、o 和水平变异分析 x、y、z

（引自：Enlow. Am. J. Orthod. ,1969,56(1)：6；Enlow. Angle Orthod,1971,41：161）

图 A 上图所示：为其比例协调状态时，各垂直对应部分的长度适合。其功能咬合平面与三条垂直线交于同一平面上。而图 A 下方所示的三图为垂直距离不调所致的咬合平面变化：𬌗平面向后下方旋转（m）；𬌗平面向前上旋转（n）；开𬌗（o）。

2. 四条水平基线（图 2-6-29B）　图 B 所示的四条水平基线分别对应：④颅底长（颅中窝部）；⑤下颌支位置（下颌升支部）；⑥鼻上颌长（上颌部）；⑦下颌体长（下颌体部）（图 2-6-28 中的 B3、B8、B1/B2、B6/B7）。

图 B 上图：显示其比例协调时，各水平对应部分的长度比例适合状态。而图 B 下方所示的三图为水平距离不调所致的变化：上下颌长不调，下颌体短，但上颌与下颌支协调，其结果为上颌前突（x）；上下颌长不调，但颅底-上颌水平代偿，故总体仍较协调（y）；尽管颅底增长、下颌支短，骨总体均衡，仅对颜面型有影响（z）（图 2-6-28）。

临床上，上述各垂直及水平对应部分的变化可能是多种多样的。通过上述的对应分析，可以了解其不同部位畸形的形态及发育变化，以指导矫治设计。

九、Björk 分析法

Björk 分析法（Björk analysis）是 1947 年 Björk 在其学位论文“The Face Profile”中，通过对 322 例 12 岁瑞士男孩及 281 例 21～23 岁的瑞士士兵的颅面研究而提出的。该研究方法设计的计测项目，对颅颌生长发育变化的评价具有重要意义和影响。该法后来由 Jarabak（1972 年）修正并补充加入 Steiner 分析法、Tweed 分析法、Ricketts 分析法的部分内容（并称为 Jarabak 分析法），常用于生长期儿童治疗前后诊断设计，而 Björk 方法中设计的主要项目更多用于研究其生长和评价变化的头影测量分析中。

（一）主要测量项目

分为角度测量和线距测量（图 2-6-30）。

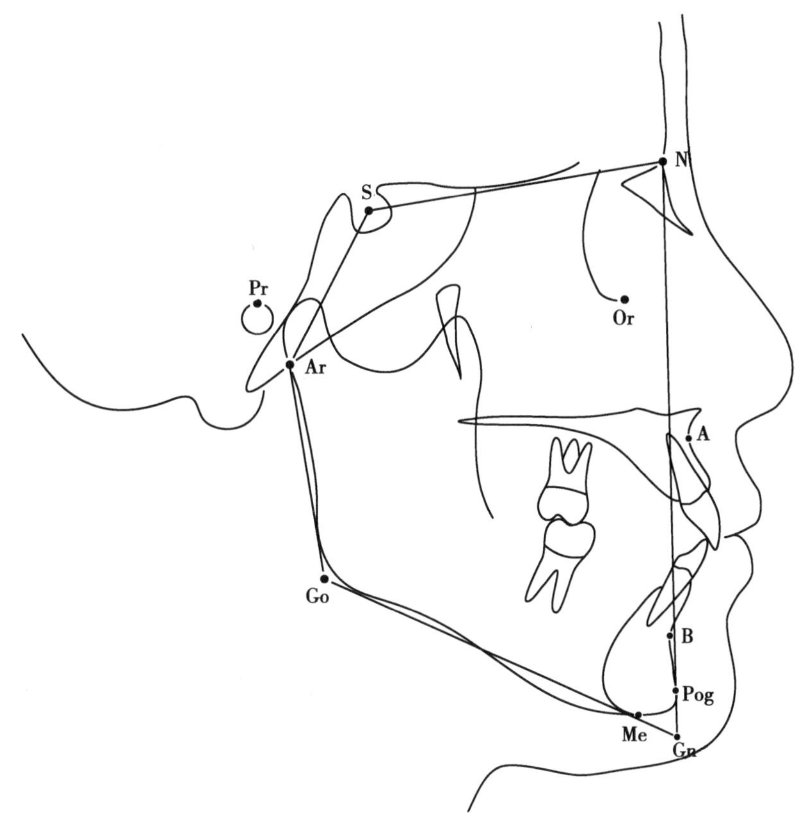

图 2-6-30　Björk 分析法主要测量项目

1. 鞍角（saddle angle）　N-S-Ar 角。用于评价关节窝、髁突（下颌）对应于颅底的前后及上下位置关系。鞍角过大或过小，均提示关节窝位置的变化，关节窝位置变化多系骨性畸形所致。

2. 关节角（articular angle）　S-Ar-Go 角。用以评价下颌位置。一般下颌后缩时此角大；下颌前突时此角小；功能性矫治器矫治可改变此角大小。

3. 下颌角（gonial angle）　Ar-Go-Me 角。

4. 三角之和（sum）　鞍角+关节角+下颌角。

5. 前颅底长（ant. cranial base length）　S-N。

6. 后颅底长（post cranial base length）　Ar-S。

7. 升支高（ramus height）　Ar-Go（Go 为下颌支切线与下颌平面相交点）。

8. 下颌长（body length）　Go-Me。

9. 前面高（anterior facial height）　N-Me。

10. 后面高(anterior facial height) S-Go。

(二) 分析方法及评价

分析由 N-S-Ar-Go-Gn 等点构成的面部多角形图,并分析面部多角形图各边长间的关系,以评价前后面部关系、预测面部生长方向等。

1. Björk 发现 鞍角、关节角、下颌角的总和(the three angle),在生长发育中相对稳定,当其总和为396°±6°时,面型其本正常;当其大于396°时,下颌呈顺时针旋转生长趋势(clockwise growth);当其小于396°时,下颌呈逆时针旋转生长趋势(counterclockwise growth)。

2. Björk 认为 理想的后颅底长 S-Ar 与下颌升支高 Ar-Go 之比应为3∶4;前颅底长度 S-N 应与下颌体长 Go-Po 相等。

3. 面高比的意义 面高比的公式为(后面高/前面高)×100%;平均生长型的患者其比值(面高指数,facial height index,FHI)在62%~65%,小于62%为顺时针垂直生长趋势,如无牙、牙槽等其他结构的补偿将出现开殆;大于65%为逆时针水平生长趋势,如无牙、牙槽等其他结构的补偿将出现深覆殆(表2-6-4)。

表 2-6-4 颜面生长型(types of facial growth)

生长型	定义	鞍角、关节角、下颌角三角的总和	后面高/前面高(面高指数 FHI)
顺时针生长型(clockwise growth)	前面部生长较后面部生长明显,下颌向下前及下后方旋转	>396°	62%以下(56%~62%)
平均生长型(straight downward)	前、后面部生长协调,下颌沿生长轴向前下生长	396°±6°	62%~65%
逆时针生长型(counterclockwise growth)	后面高及面深度较前面高生长明显,下颌向前上旋转	<396°	65%以上(65%~80%)

4. 颅底长度变化的意义 前后颅底的长度随年龄的增加而增长,平均生长型的个体其前颅底长度(S-N)约等于其下颌基长度(Go-Me),面部水平生长型者后颅底较长,面部垂直生长型及骨性开殆者后颅底较短。

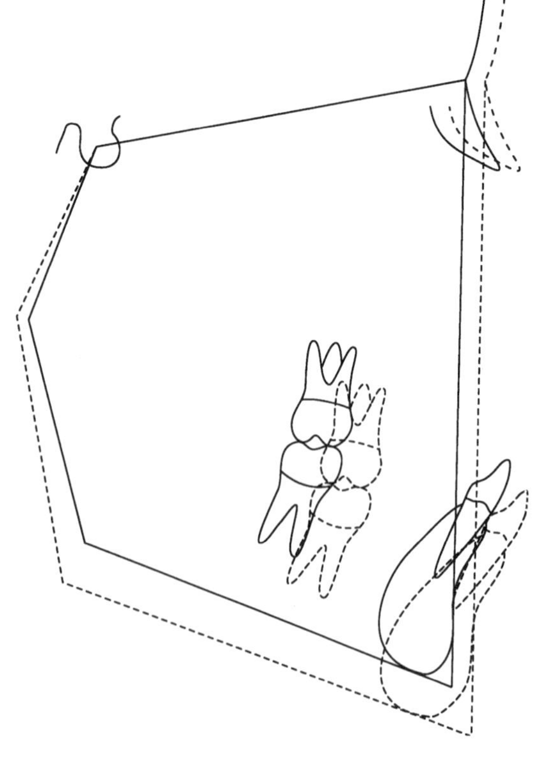

图 2-6-31 一位白人儿童10岁9个月(实线)至13岁7个月(虚线)按 Björk 分析重叠比较的生长变化(引自:Enlow,1975)

图2-6-31系一位白人女性儿童10岁9个月(实线)至13岁7个月(虚线)的生长变化按 Björk 分析计测法的重叠比较图。该儿童初诊时,三角和为390°(<396°),后面高/前面高为65%,显示其为逆时针旋转生长趋势。然而,进一步个体测量值分析中显示其下颌支高较后面高短,尽管其下颌体长(Go-Me)较前颅底(S-N)也短3.5mm,但估计将来随着下颌支生长,下颌平面平行下降将起到一定补偿作用;2年后的资料重叠图显示由于下颌体及支的生长,以S点定位,重叠 SN 平面,可显示其生长趋势其比例已为1∶1达正常。由此图可见,Björk 方法,可直观地显示预测、比较和验证颅面的生长变化。

十、Steiner 分析法

1953年 Steiner 提出的一种综合分析法,不仅吸收了经典分析法中的一些有效的测量项目,用以分析畸形机制,还设计了一个包含 ANB 角、上下中切牙和颌面颅骨的位置关系的臂章分析法,及诊断设计的综合评估表。该方法结合模型及软组织分析,全面、直观、实用,是临床常用的头影测量分析法之一。

1. 测量项目　Steiner 分析法(Steiner analysis)共设计有 14 项硬组织测量项目及 1 项软组织评价线(S 线),通过与正常均值比较,以分析畸形机制(图 2-6-32)。指导临床设计。

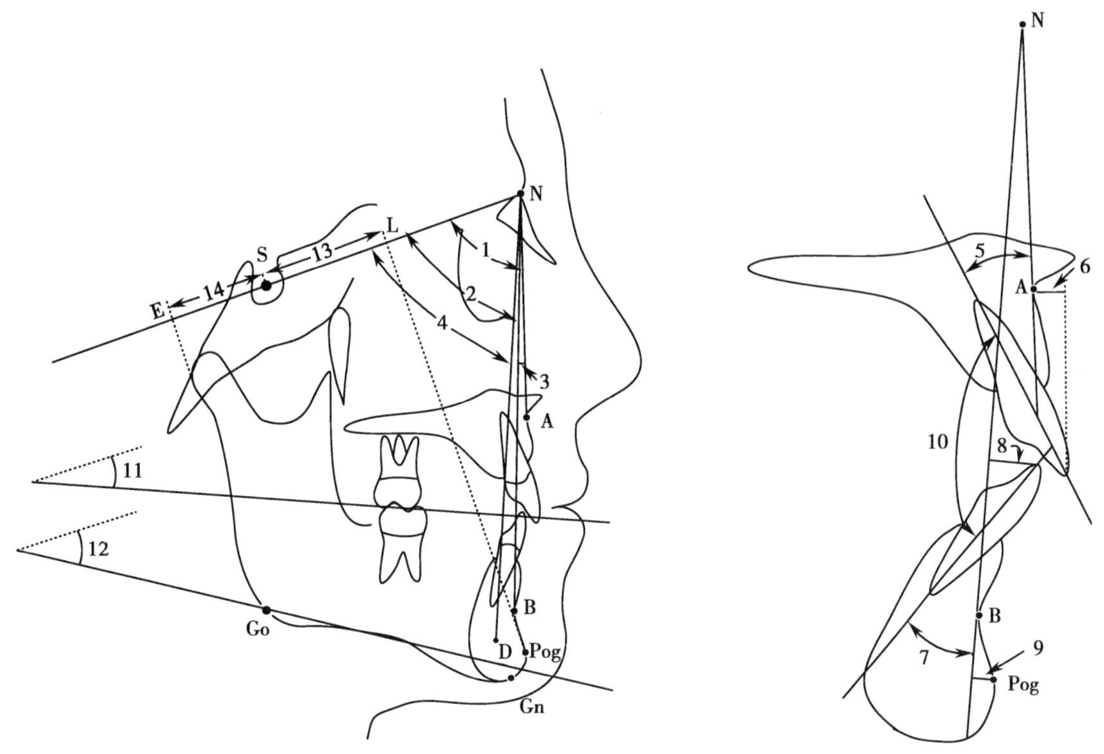

图 2-6-32　Steiner 分析法测量项目

1. SNA(°);2. SNB(°);3. ANB(°);4. SND(°);5. U1-NA(mm);6. U1-NA(°);7. L1-NB(mm);8. L1-NB(°);9. Pog-NB(mm);10. U1-L1(°);11. OP-SN(°);12. GoGn-SN(°);13. SL(mm);14. SE(mm)

(1) SNA 角:蝶鞍中心点-鼻根点-上牙槽座点角。代表上颌基骨相对于前颅底的位置关系。

(2) SNB 角:蝶鞍中心点-鼻根点-下牙槽座点角。代表下颌基骨相对于前颅底的位置关系。

(3) ANB 角:上牙槽座点-鼻根点-下牙槽座点角。此角为 SNA 角和 SNB 角的差值,当 SNA 角大于 SNB 角为正值,反之为负值;此角表示上下基骨间的相互位置关系。

(4) SND 角:蝶鞍中心点-鼻根点-骨性下颌联合中点角。表示下颌整体对颅部的位置关系。

(5) U1-NA 角:上中切牙长轴与 NA 连线的交角。表示上中切牙倾斜度。

(6) U1-NA 距(mm):上中切牙切缘到 NA 连线的距离。表示上中切牙突度。

(7) L1-NB 角:下中切牙长轴与 NB 连线的交角。表示下中切牙倾斜度。

(8) L1-NB 距(mm):下中切牙切缘到 NB 连线的距离。表示下中切牙突度。

(9) Pog-NB 距(mm):颏前点到 NB 连线的距离。分析颏部的发育量。Steiner 十分重视此距,他沿用 Holdaway 的研究后认为,白种人此距与 1-NB 距的比值为 1∶1时,颜貌最协调;而中国人的数据有所不同(表 2-6-5)。

(10) 上下中切牙角:上下中切牙长轴交角。反映上下中切牙唇倾度。

(11) OP-SN 角:𬌗平面和前颅底平面的交角。反映𬌗平面的倾斜度。

(12) GoGn-SN:下颌平面和前颅底平面的交角。表示下颌平面的倾斜度和面部高度,反映患者的生长型。

(13) SL(mm):颏前点向前颅底平面作垂线的交点 L 与蝶鞍中心点间的距离。代表下颌颏部对颅底的位置关系。

(14) SE(mm):髁突后缘点向前颅底平面作垂线的交点 E 与蝶鞍中心点间的距离。代表下颌髁突对颅底的位置关系，在 SN 平面上计测 L 点和 E 点间的距离，可辅助判断下颌的位置和长度。

(15) S 线：颏部软组织最前点和鼻 S 形（鼻尖部至上唇的 S 形侧面曲线）中点的连线（图 2-6-47）。

我国各地，如北京、上海、哈尔滨、成都等地均建立有 Steiner 分析法的均值标准及臂章分析参考标准。表 2-6-5 为成都地区恒牙初期正常𬌗人 Steiner 分析法测量均值。

表 2-6-5　成都地区恒牙初期正常𬌗人 Steiner 分析法测量均值

测量项目	Steiner Ref. norm.	男性均值	女性均值
1. SNA(°)	82	84	83
2. SNB(°)	80	80	80
3. ANB(°)	2	4	3
4. SND(°)	76°或 77°	77	77
5. U_1-NA(mm)	4	4	4
6. U_1-NA(°)	22	24	21
7. L_1-NB(mm)	4	7	6
8. L_1-NB(°)	25	32	28
9. Pog-NB(mm)	–	1	1
10. U1-L1(°)	131	121	127
11. OP-SN(°)	14	19	19
12. GoGn-SN(°)	32	30	31
13. SL(mm)	51	48	46
14. SE(mm)	22	21	20

2. 臂章分析　为了预测矫治目标，Steiner 设计出了著名的臂章分析法（cheveron analysis）。用形如臂章的"<"图形及其上标明的数据，来图解记录 ANB、U1-NA（角度、线距）、L1-NB（角度、线距）、Pog-NB 值。并预测矫治后中切牙、上颌基骨、颏位的矢状向改变目标（图 2-6-33）。

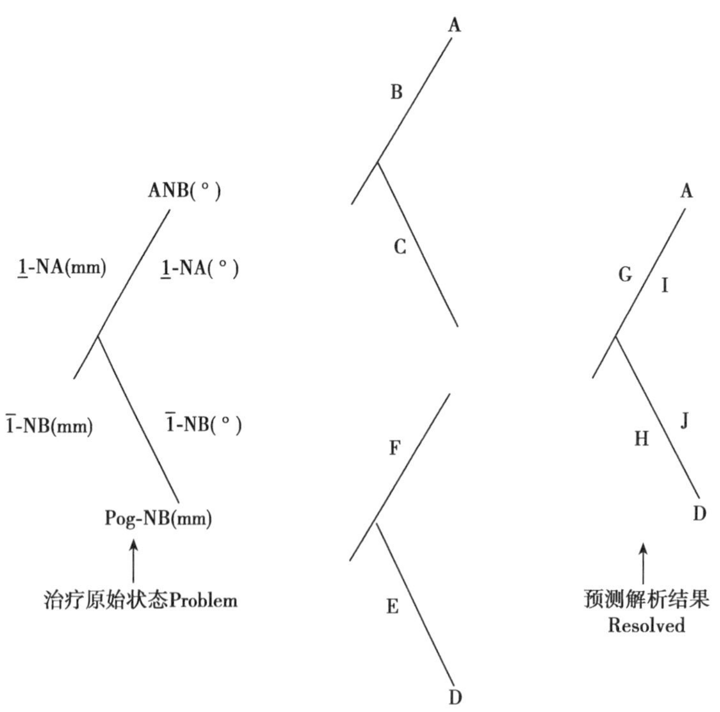

图 2-6-33　Steiner 臂章分析图解及顺序

A. ∠ANB 矫治后预测值，为实测值+理想值的 1/2 估计；B、C. U1-NA(mm)、L1-NB(mm)预测值，根据 A 值，从折中值表查得；D. Pog-NB(mm)矫治后预测值；E. D 值同（据 Holdaway 白种人估计）；F. E－(C－B)；G. B 和 F 的平均值；H. C 和 E 的平均值；I. 折中值表上，G 的对应值；J. 折中值表上，H 的对应值以下以患者 M 为例，简述臂章分析及顺序（图 2-6-34）：

图 2-6-34 上横列所示的 4 个臂章图形中，第 1 个图为理想值（ideal），是 Steiner 通过对北美正常殆人统计所得的“标准切牙关系值”；后 3 个图为可接受的补偿关系（acceptable compromises），即治疗计划的“可接受的折中参考值”。

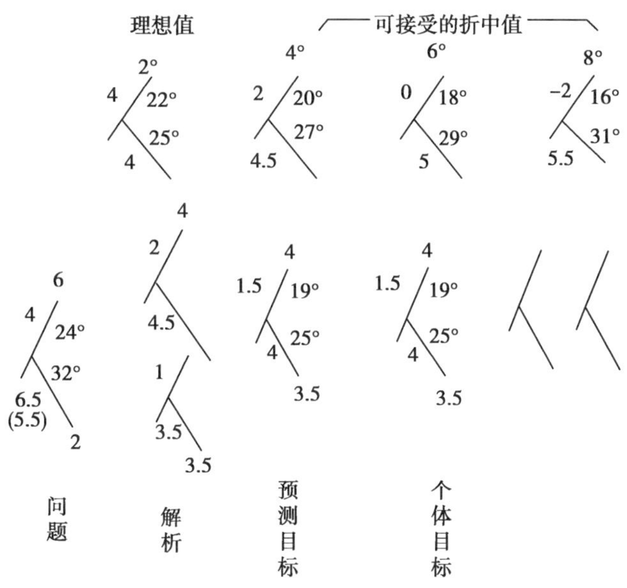

图 2-6-34　患者 M 臂章分析法预测矫治目标
（引自：Steiner，1960）

图 2-6-34 下横列所示的一系列臂章图表为患者的臂章分析记录：

第一行：问题（problem）：填写患者治疗前原始计测的∠ANB、U1-NA（角度、线距）、L1-NB（角度、线距）、及 Pog-NB（线距）数值。

第二行：解析（resolved）：包括上下两排臂章图及第三行矫治目标预测图（按 A、B、C、D……顺序填写，图 2-6-33）。

上图：A：填写∠ANB 矫治后的预测值。方法为将该病例∠ANB 实测值加上∠ANB 理想值（ideal）的和除以 2 求得，该患者为(6+2)/2=4。B、C：为 U1-NA、L1-NB 线距的预测。根据所计算的∠ANB 预测值，查上列臂章“正常折中参考值”即∠ANB 为 4°时的折中值而得出分别为 2、4.5。

下图：D：为 Pog-NB 线距的生长预测估计，一般在生长前期+2mm，生长后期+1mm，成人 0mm；该病例 12 岁，属生长中期按计测值 2mm 再加 1.5mm 估计，记录为 3.5。

E：为 L1-NB 线距的预测。据 Holdaway 假说 E=D，可按此记录为 3.5。

F：为 U1-NA 线距的预测。按 F=E-（C-B）的计算结果，即 3.5-（4.5-2）= 1 记录之。

第三行：解析预测结果（resolved）：

A、D：即∠ANB、Pog-NB（mm）的矫治目标，保留上原两项填写的预测值（4、3.5）不变。

G：为 U1-NA（线距）的推定目标。由公式 G=（B+F）/2 计算，即(2+1)/2=1.5，记为 1.5。

H：为 L1-NB（线距）的推定目标。由公式 H=（C+E）/2 计算，即(4.5+3.5)/2=4，记为 4。

I：为 U1-NA（角度）的推定目标。在“正常折中参考值”上根据 G 的对应值查得并记入。

J：为 L1-NB（角度）的推定目标。在“正常折中参考值”上根据 H 的对应值查得并记入。

第四行：个体化治疗目标（treatment goal individualized）：可根据不同病例的个体特征以及医师的经验、技术方法加以修正后的矫治目标。该患儿未作修正。

第五行←6→：为下颌第一磨牙向前或向后移动的臂章分析估计，可根据前牙突度、拥挤不调以及拔牙间隙等评估。以预测 L6 的支抗设计（见后述）。

我国各地也建立有 Steiner 分析法的臂章分析参考标准。表 2-6-6 为成都地区恒牙初期正常殆人

Steiner 分析法臂章分析理想值及可接受的折中值。

表 2-6-6 成都地区恒牙初期正常殆人 Steiner 臂章分析参考标准

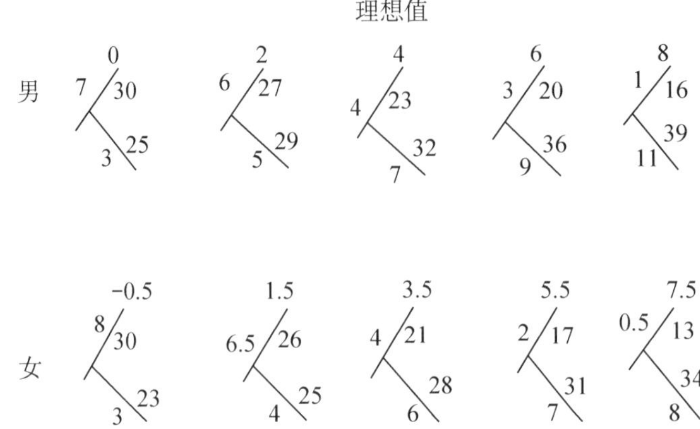

3\. 综合评估表（图 2-6-35） 这是 Steiner 分析法最实用有益的部分，即结合模型分析、通过全面评估预期的牙移动方向、是否拔牙、是否牵引，以及支抗设计等，填入综合评价表，以确定治疗计划和目标。该表共包括两项内容：

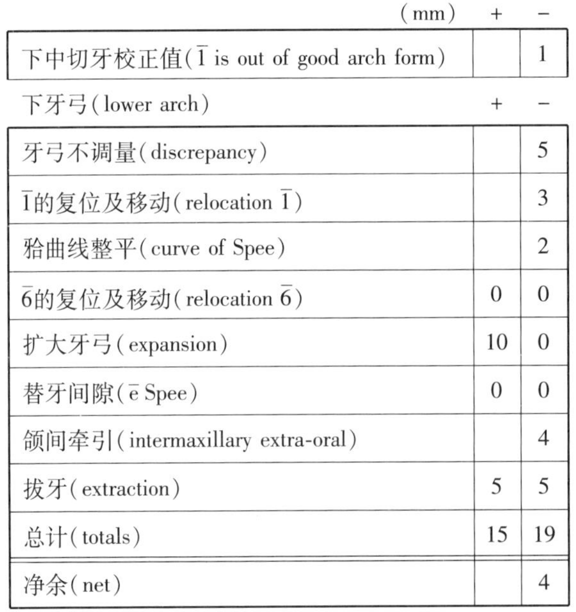

（mm）	+	-
下中切牙校正值（$\bar{1}$ is out of good arch form）		1
下牙弓（lower arch）	+	-
牙弓不调量（discrepancy）		5
$\bar{1}$的复位及移动（relocation $\bar{1}$）		3
殆曲线整平（curve of Spee）		2
$\bar{6}$的复位及移动（relocation $\bar{6}$）	0	0
扩大牙弓（expansion）	10	0
替牙间隙（ē Spee）	0	0
颌间牵引（intermaxillary extra-oral）		4
拔牙（extraction）	5	5
总计（totals）	15	19
净余（net）		4

图 2-6-35 Steiner 分析综合评估表

（1） 下中切牙校正值：在头测量描图中，多以最前突的下中切牙描图代表下切牙位置。但该牙常不能代表整体下切牙在牙弓前份的真实位置关系。为此，需对因个别下中切牙前突的错误描图记录进行校正。此时，应结合牙模型观察，如果系个别牙过度前突 1mm，则应按切牙在牙弓上的真实倾斜度进行后退 1mm 校正，并记入综合分析表上的“下中切牙校正值”表中。同时，应将此值在臂章分析第一行（问题）矢状图中的 L1-NB（mm）值项下用括号记录修正值。例如（图 2-6-34），当病例 M 的 L1 过度唇倾 1mm，即应在“下中切牙校正表值”项上（-）号栏记入 1；同时，应将臂章分析图第一行（问题）中 L1-NB（mm）距由原值（6.5）减 1（6.5-1=5.5），改为（5.5）。

（2） 治疗评估：（Steiner 是以下牙弓为评估标准，共 10 项评估）

1） 下牙弓不调量（discrepancy）计测：在下牙弓模型上，用直接法或间接法计测可用间隙（available space）及必需间隙（required space），如果两值差为正值，说明牙量小于骨量，填入（+）号栏；如为负值，说明牙量大于骨量，填入（-）号栏。如图 2-6-35 病例，患者牙量大于骨量，拥挤量 5mm，填入该项（-）号栏。

2）L1 复位及移动量估计（relocation L1）：该栏记录下切牙矫治后，牙弓所需的间隙量。方法为将臂章分析图第三行（resolved）L1-NB 距的目标预测值与第一行（problem）的计测值（或修正后的数值）相减。图 2-6-35 例患者在 L1 校正后此值为：4－5.5＝－1.5，考虑到双侧，将值乘以 2，即－1.5mm×2＝－3mm，记入（－）栏。

3）Spee 𬌗曲线（curve of Spee）平整化所需间隙量估计：在 X 线片上计测𬌗曲线最凹点至假想𬌗平面线（切牙缘至第二磨牙牙尖）间的垂直距离，该距减去 1.5（正常曲度）再乘以 2（双侧估计），则可得出牙弓平整化所需间隙量（也可用模型计测），该患者计算后为 2，记入（－）值栏。

4）L6 复位及移动量估计（relocation L6）：当乳Ⅴ早失，L6 常前倾移动，估计将 L6 竖直后，牙弓前段可重新获得间隙，将估计量记入（＋）值栏。该例患者无第一恒磨牙前移且不考虑推磨牙向远中，则记为 0。

5）扩大牙弓量估计（expansion）：当牙弓需要扩大时，应估计扩弓后所获得的间隙量，记入该项（＋）值栏。该例不扩弓，记为 0。

6）生长余隙量（E space）：当乳牙（多为下颌第二乳磨牙Ⅴ）滞留，可利用其生长余隙（leeway pace）时，将其量记入（＋）值栏。

7）颌间牵引所致间隙丧失量的估计（intermaxillary）：一般在治疗Ⅱ类 1 分类病例中多采用Ⅱ类牵引，其结果将导致下第一磨牙前移。通常按单侧 2mm 前移量估计。双侧为 2mm×2＝4mm。记入（－）值栏。

8）拔牙的估计（extraction）：以上各项（＋）、（－）值之和为 0 或接近 0 值，则不必拔牙。如果（－）值大，则应考虑拔牙。通常，拔除双侧第一前磨牙，则可获得 15mm 间隙，应填入该项（＋）值栏。但拔牙所得间隙可因选择不同支抗而有所丧失。此时，可据自己准备利用其 2/3、1/3……拔牙间隙量，来选择支抗设计，同时将预测的丧失量填入（－）值栏。该例，拟双侧拔牙可得＋15mm 间隙，用中等支抗设计，估计即将丧 1/3 间隙量（－5mm），同时记入表内该项（＋）及（－）值栏中。

9）总计（totals）。

10）净余（net）：9）和 10）根据表中（＋）、（－）项总计比较，得出净余量进行设计调整。例如本例，净余量为－4，说明牙弓尚差 4mm 间隙。因而在支抗设计上则应考虑修改最大支抗，即改Ⅱ类牵引为口外力支抗或种植体支抗设计，以避免牵引丧失的间隙量；反之如净余量为＋4，则说明牙弓可余 4mm 间隙，则可考虑用最小支抗，允许磨牙前够，双侧 4mm。最后达到（＋）、（－）值基本平衡，净余值为 0 或接近 0。

以上为 Steiner 分析法的概要，按 Steiner 的叙述，作为一种分析方法，它必须结合个体特征加以修正，应用中要特别注意。

十一、Ricketts 分析法

Ricketts 分析法（Ricketts analysis）是一种综合性的分析法。Ricketts 对正畸学的重要贡献是通过对研究样本的侧位片（32 项）及正位片（15 项，参见后正位片分析），近 50 项数据的统计分析，对上下牙间关系、颌骨间关系、牙与颌骨的关系、口唇位置、颅面关系及内部结构的相互关系进行了综合性研究，他还计测了不同年龄阶段的平均生长量，设计了治疗目标描图预测法（visual treatment objective，VTO）。该法结合计算机推广应用，目前在国内外已被广泛编程使用。

Ricketts 分析法的特点是：①以解剖耳点定位的眶耳平面、N-Ba 颅底平面、功能𬌗平面为基准平面；②用面轴 Pt-Gn 替代 Y 轴以评价面部生长方向（注意：Gn 点不在骨颏缘上，设计为面平面 NP 和下颌平面 MP 交角的交汇点）；③用 A-Pog 平面评价下中切牙位置；④用面平面 N-Pog 和 E 线评价软组织侧貌变化。

（一）计测项目

侧位片包括以下 6 个方面（正位片参见后软组织分析节）：

1. 牙列分析（the denture problem）

（1）磨牙关系（U6-L6）：上下第一磨牙远中面在𬌗平面上的投影距。用以评价上下第一恒磨牙间矢状向关系。

（2）尖牙关系（U3-L3）：上下尖牙尖在𬌗平面上的投影距。用以评价上下尖牙间矢状向关系。

（3）前牙覆盖（overjet）：上下中切牙切缘在𬌗平面上的投影距。

（4）前牙覆𬌗（overbite）：上下中切牙切缘垂直距。

（5）下中切牙垂距（L1-OP）：下中切牙切缘点到𬌗平面的垂直高度。用于评价下中切牙垂直生长和位置。

（6）上下中切牙角（U1-L1）：上下中切牙夹角（内角），用以评价中切牙突度。

2. 上下颌骨关系分析（maxillo-mandibular relationship）

（7）A 点突度（A-NPog）：A 点到面平面的距离。用于评价面中份的突度。

（8）下面高角（ANS-Xi-Pm）：用于评价面高及面型。骨性开𬌗时，该角增大；骨性深覆𬌗时，该角减小。

3. 骨-牙关系分析（dento-skeletal relationship）

（9）上颌第一恒磨牙位置（PTV-U1）：通过 PTV 点和上颌第一恒磨牙远中切点作 FH 平面的垂线得两垂足，测量两垂足间的距离；用于评价和预测上颌第一恒磨牙位置。

（10）下中切牙突距（L1-APog）：下中切牙切缘点到 A-pog 连线的距离。用于评价下中切牙突度和位置，及在 VTO 中预测下中切牙位置。

（11）上中切牙突距（U1-APog）：上中切牙切缘点到 A-Pog 连线的距离。用于评价上中切牙突度和位置。

（12）下中切牙倾斜角（L1-APog）：下中切牙长轴到 A-pog 连线的下交角角度。用于评价下中切牙突度和位置。

（13）上中切牙倾斜角（U1-APog）：上中切牙长轴到 A-pog 连线的下交角角度。用于评价上中切牙突度和位置。

（14）𬌗平面下颌升支距（OP-Xi）：𬌗平面至升支 Xi 点垂距。

（15）𬌗平面倾斜角（OP-XiPm）：下颌体轴（corpus axis）与𬌗平面交角。

4. 审美分析（the esthetic problem）

（16）下唇位置（Ls-EP）：下唇最突点至审美平面的距离，用于评价下唇位置。

（17）上唇长（ANS-Em）：前鼻棘点（ANS）至口裂接触点（Em. embrasure & St. ）直接连线间的距离。

（18）口裂点咬合平面距（Em-OP）：口裂点与𬌗平面垂距，𬌗平面在口裂点下方为正值（+），此距过大提示唇短；此距过小（-），提示唇位低，可由此作唇位审美判断。

5. 颅面关系分析（cranio-facial relationship）

（19）面角（FH-NPog）：眶耳平面与面平面后下交角。用于判断颏位。

（20）面轴角（NBa-PtGn）：NBa 与 PtGn 连线的后下交角。用于评价下颌生长方向、颏位、面高、面深度比。上颌第一恒磨牙正常时应沿面轴方向（即 PtGn）萌出。

（21）颏角（MP-NPog）：下颌平面与面平面的交角。用于评价颏部形态、面型（facial taper）。其交角点为 Gn 点（Ricketts、Jarabak）。

（22）上颌深度角（FH-NA）：眶耳平面与鼻根上牙槽经点连线的后下交角。用以评价上颌相对于颅部的前后位置关系。

（23）上颌高度角（NCF-ACF）：鼻根点-CF 点（CF 为 FH 与 Ptv 的交点）连线与 A 点-CF 点连线的前交角。用以评价上颌相对于颅部的垂直距离。此角减小提示开𬌗、面上份较短的倾向。

（24）上颌平面角（PP-FH）：眶耳平面（FH）与上颌平面（ANS-PNS）的前交角。当 PP 倾向前上时，提示开𬌗倾向。

（25）下颌平面角（FH-MP）：眶耳平面与下颌平面的夹角。用于评价下颌旋转方向、面高及面型，可辅助确定是否有下颌骨因素导致骨性开𬌗、深覆𬌗。

6. 内部结构关系（internal structure）

（26）颅骨倾斜角（BaN-FH）：眶耳平面与颅底平面（Ba-N）的前交角。示颅底倾斜度，此角大示下颌过度前移。

（27）前颅底长（N-cc）：颅底平面（Ba-N）上，鼻根点 N 至 cc 点（cc 点为面轴 Pt-Gn 与颅底平面交点）的距离。骨性Ⅱ类此距多增大，骨性Ⅲ类此距常减小。

（28）后面高（Go-CF）：下颌角点（下颌支后缘切线与下颌平面交点）与 CF 点（FH 平面与 Ptv 交

点）连线之间距。

（29）下颌支位置（FH-CFXi）：眶耳平面与下颌支中心线（Xi-CF 连线）的后下交角。Ⅱ类时此角减小，Ⅲ类时此角增大。

（30）耳点位置（Po-CF）：眶耳平面上，解剖耳点 Po 至 CF 点距。与下颌支、下颌髁突前后位置有关。耳点前移，此距减小，提示Ⅲ类倾向。

（31）下颌弓角（Dc-Xi-Pm）：下颌体轴（Xi-Pm）与下颌支轴（Xi-Dc）的后上交角。用于评估下颌骨形态和位置，以判断下颌角是锐角生长型或钝角生长型。Dc 为髁突中心点，为颅底平面穿过髁突部分的中心点。此角大小影响面型及前牙深覆殆、开殆。

（32）下颌体长（Xi-Pm）：下颌支中心点 Xi 至 Pm（颏前缘 B 点-Pog 由凹至凸的移行交界点）。用从评价下颌体长度。

在侧位片全部 32 项计测项目中，（7）、（8）、（9）、（10）、（12）、（16）、（19）、（20）、（21）、（25）、（31）11 项为 Ricketts 常用计测项目（图 2-6-36）。

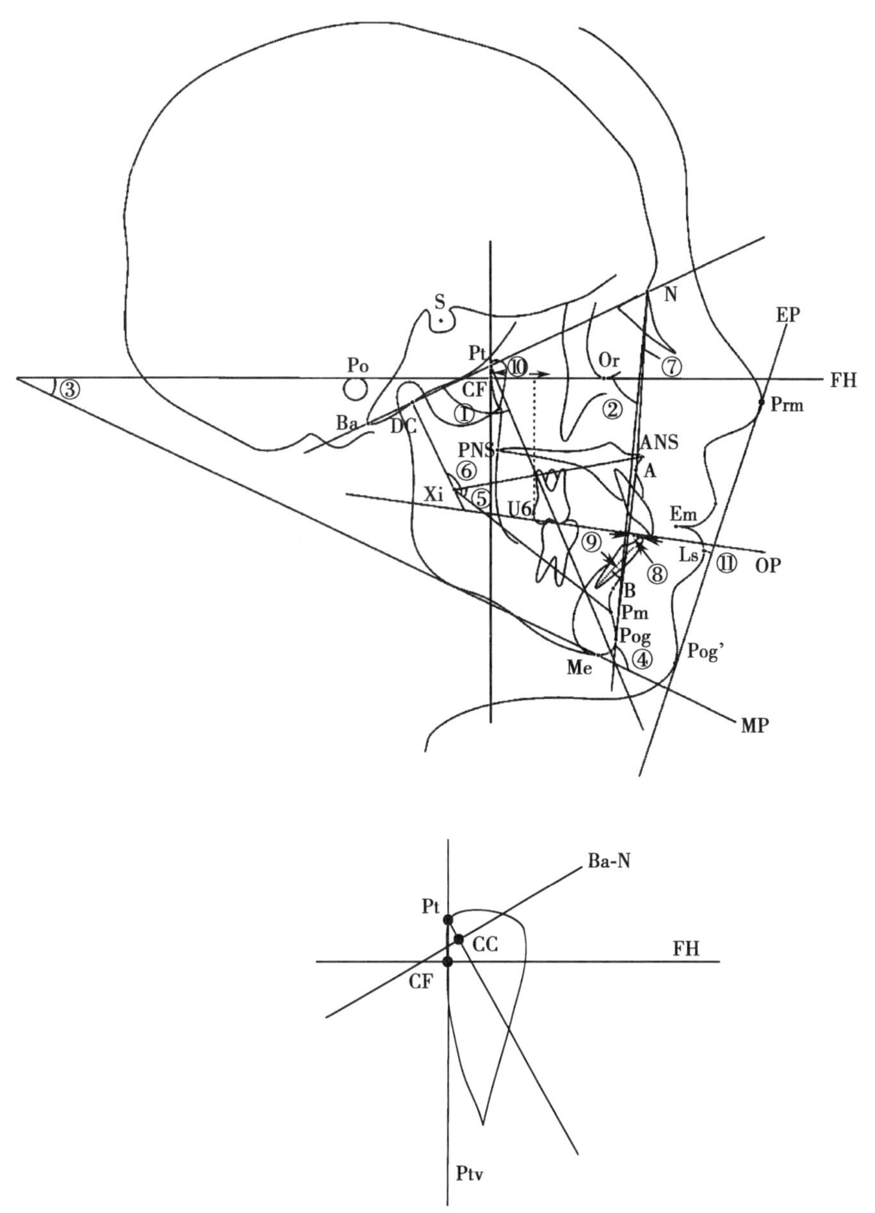

图 2-6-36　Ricketts 分析法常用计测项目

①面轴角；②面角；③下颌平面角；④颏角；⑤下面高角；⑥下颌弓角；⑦A 点突度；⑧下中切牙突距；⑨下中切牙倾斜角；⑩6位置；⑪下唇位置

（二）生长型

Ricketts 将颜面生长型划分为三类：中间型（mesiofacial type），即均面型；短面型（brachyfacial type），为水平方向生长；长面型（dalichofacial type），为垂直方向生长。

（三）VTO 方法及步骤

下面以一个替牙后期的病例 M 为例，预测出其 2 年后矫治完成时的头影图：

1. 原始描图（多用黑笔或实线描计）　直接对患者的原始 X 线片进行常规描图（图 2-6-37）。

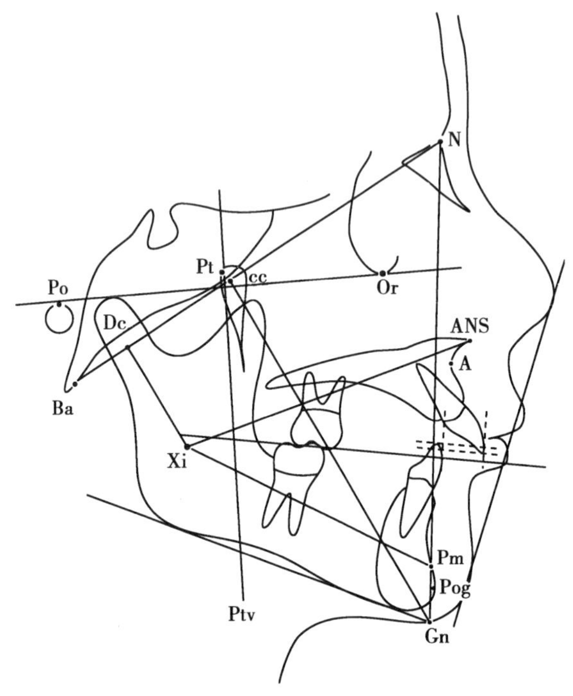

图 2-6-37　病例 M 的 VTO 描图：原始描图

2. VTO 描图（多用红笔或虚线）　即描出预测图，在原始描图上重叠另一张描图纸，进行直观的治疗目标（VTO）预测描图。

3. VTO 描图步骤（图 2-6-38A ~ F）

（1）颅骨的预测描迹（图 2-6-38A）：①描出颅底平面（Ba-N 平面），标出 Ba-N 与 Pt-Gn 的交点 cc 点；②按每年 1mm 生长量，描出 2 年后 N 点的位置 N'（沿 Ba-N 连线方向向前 2mm）；③按每年 1mm 生长量，描出 2 年后 Ba 点的位置 Ba'（沿 Ba-N 连线方向向后 2mm）；④在 N'点和 Ba'点位置上，描出鼻额骨、颅底周界形态。

（2）下颌骨的预测描迹（图 2-6-38B）：①移动描图纸，沿颅底平面重合 Ba、Ba'点，按治疗时面轴角是否变化确定 N'位置。当预测治疗时面轴角减小，则 N'应在 N 点上方；如预测面轴角治疗时增大，则 N'应在 N 点下方。本病例须打开咬合，则面轴角减小，故 N'应在 N 点上方 1°位置（有些矫治方法会影响下颌骨的新位置，如口外弓、高位牵引、拔牙可致面轴角减小；Ⅱ类牵引可致面轴角增大。面轴角变化与畸形改善及其他因素间的关系可参考表 2-6-7）。②保持 N'点新位置，重叠 Dc 点，描出髁突、喙突轮廓和髁突轴（Dc-Xi）。③在髁突轴（Dc-Xi）上，按每年 1mm 的平均生长量，在 Dc 点下方 2mm 处作标记点 Dc'。④沿髁突轴（Dc-Xi）上移图迹，使新标记 Dc'与 Dc 点重合，向下延伸髁突轴线至 Xi 点，此即新 Xi'点。⑤让 Xi'点与 Xi 点重叠，描出下颌体轴（Xi-Pm）。按每年 2mm 的平均生长量，向前延伸 4mm 标出新的 Pm'点。⑥描出下颌支及下颌下缘形态。⑦沿下颌体轴左移预测图，使 Pm'点与 Pm 点重叠，在此描出颏部形态。⑧在预测图上，描出面平面（N'-Pog'）、过 Me'作下颌平面，并标出 Gn'点。⑨连接 cc 和 Gn'即为矫治后的面轴。

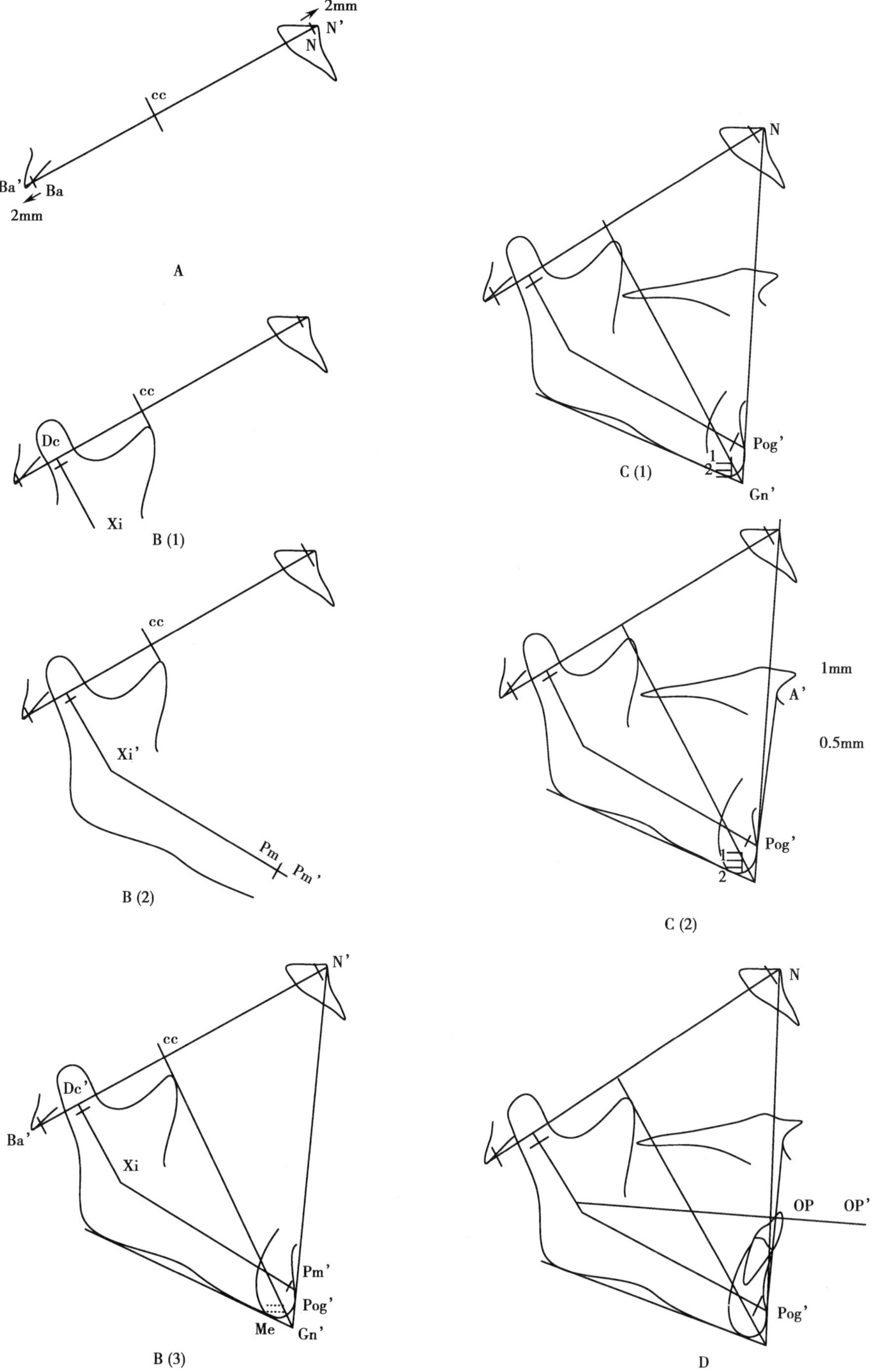
2mm
N'
N
cc
Ba'
Ba
2mm
A
cc
Dc
Xi
B (1)
cc
Xi'
Pm
Pm'
B (2)
N'
cc
Dc'
Ba'
Xi
Pm'
Pog'
Me
Gn'
B (3)
N
Pog'
1
2
Gn'
C (1)
1mm
A'
0.5mm
Pog'
1
2
C (2)
N
OP
OP'
Pog'
D

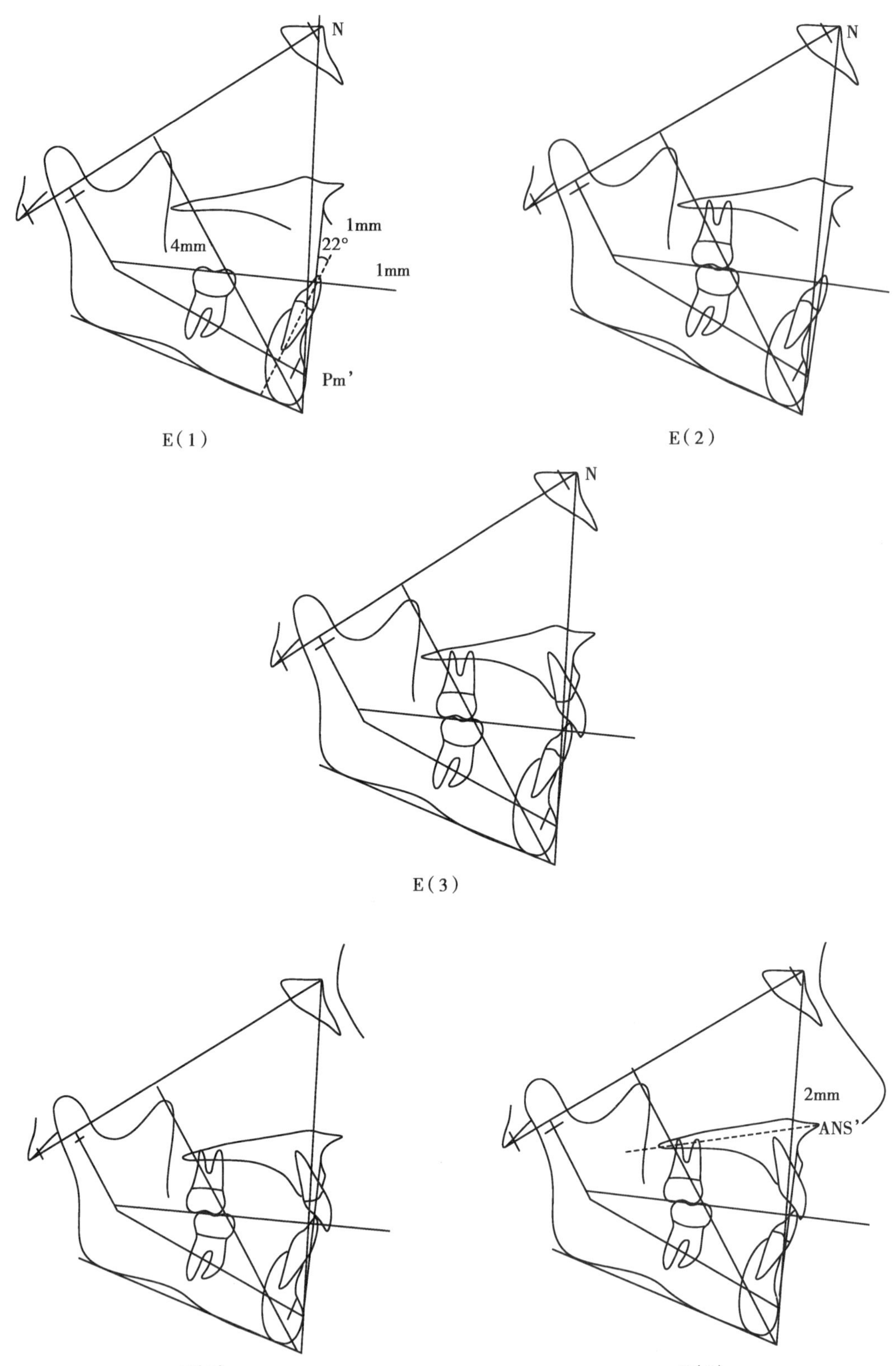

E(1)　E(2)

E(3)

F(1)　F(2)

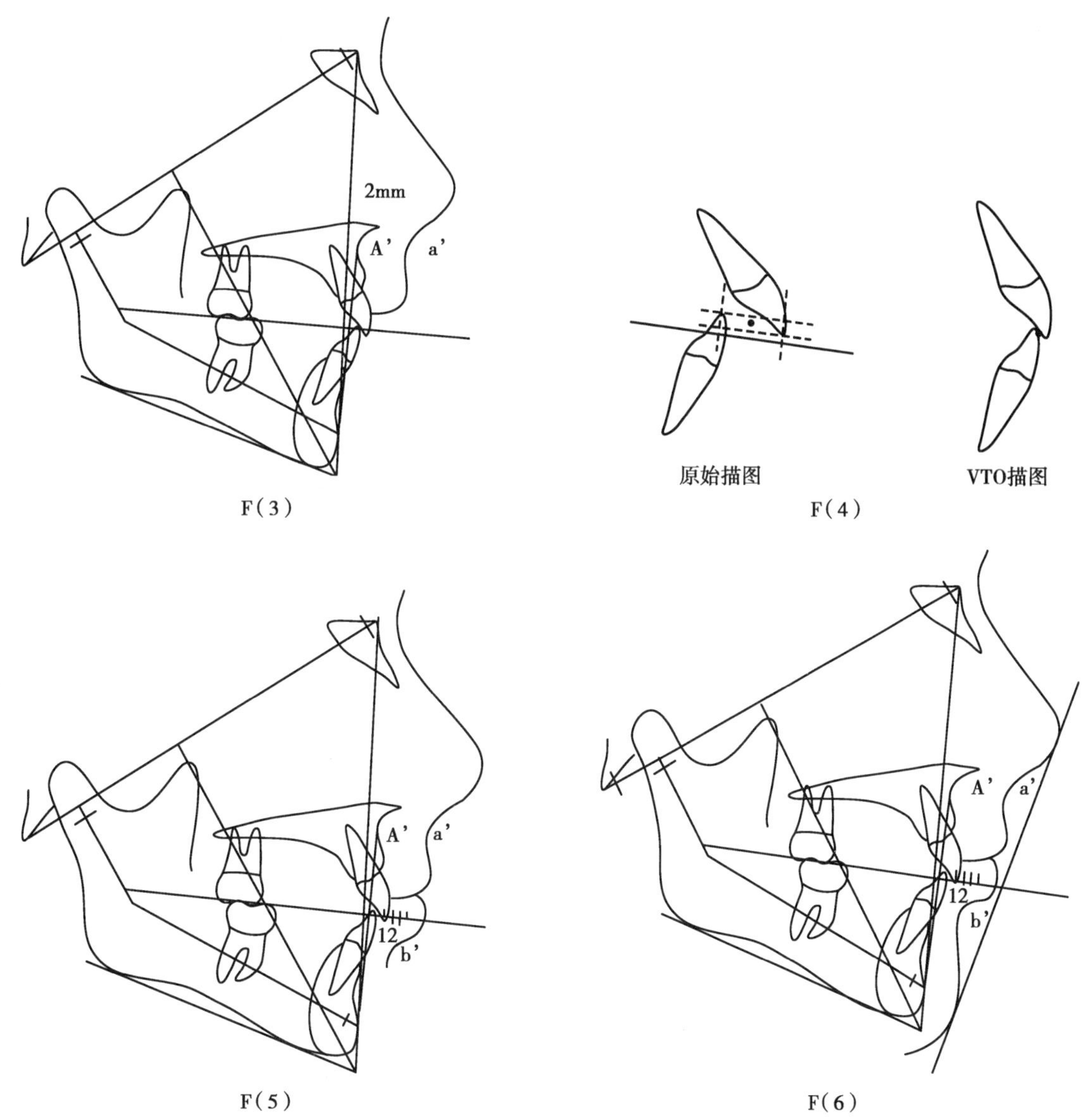

图 2-6-38　病例 M 的 VTO 描图顺序及步骤

A. 颅骨的预测描迹；B. 下颌骨的预测描迹；C. 上颌骨的预测描迹；D. 𬌗平面的预测描迹；E. 牙及牙弓位置的预测描迹：(1)下切牙、下颌第一磨牙描迹；(2)上颌第一磨牙描迹；(3)上切牙描迹；F. 软组织的预测描迹：(1)鼻根部软组织描迹；(2)鼻部软组织描迹；(3)上唇部软组织描迹；(4)下唇描图前，覆𬌗及覆盖中点的确定；(5)下唇部软组织描迹；(6)颏部软组织描迹

表 2-6-7　矫治时面轴角变化及影响范围表

上颌前突减小	5mm	面轴角减小 1°
6竖直后移	3mm	面轴角减小 1°
覆𬌗改善	4mm	面轴角减小 1°
反𬌗改善		面轴角减小 1°～1.5°(后退回 1/2)
长面型(1 个标准差内)		面轴角减小 1°趋势
短面型(1 个标准差内)		面轴角增大 1°趋势
面弓牵引		不定
拔牙		面轴角常增大

(引自：Ricketts，1979)

(3) 上颌骨的预测描迹(图 2-6-38C)：①沿面平面重叠 N 点，将重叠后所示新旧颏下点(Me 和 Me')间的垂直间距等分为 3 段，并将中间等分线从上向下标记为 1#、2#。②向上移动描图，使原 Me 点

与1#重叠，在此位置描出上颌腭盖及鼻底轮廓（暂不描A点轮廓线）。③A点随生长和治疗而变化的情况参见表2-6-8；本病例考虑生长（2mm/2年）及Ⅱ类牵引（-3mm），故将A'点定在原A点后1mm及下0.5mm位置；按此，描出A'点和上牙槽前轮廓。④连接A'点及Pog'点为新的A'-Pog'平面。

（4）𬌗平面位置的预测描迹（图2-6-38D）：沿面平面向上移动描图，使原Me点与2#重叠，然后轻轻旋转新的下颌平面与原下颌平面平行，在此位置描出𬌗平面。在Ⅱ、Ⅲ类牵引时，𬌗平面可有±3°的倾斜。

表2-6-8　不同治疗设计时A点最大变化值（据Ricketts，1979年）

装置、设计	最大变化值（mm）	装置、设计	最大变化值（mm）
口外后牵引	-8	转矩	-1到-2
Ⅱ类牵引	-3	Ⅲ类牵引	+2到+3
功能促进器	-2	口外前牵引	+2到+4

（引自：Ricketts，1979）

（5）牙及牙弓位置的预测描迹（图2-6-38E）：①下切牙：沿下颌体轴重叠Pm点，在新的咬合平面上确定下切牙的切缘点（同时参考牙弓弧形长度和矫治目标），此位置一般在𬌗平面上方1mm及A-Pog平面前方1mm。然后以下中切牙长轴与A-Pog平面成22°角，且L1-APog距每年增加1mm，L1-Apog角增加2°来描出下中切牙外形。②上切牙：按与下切牙成良好的位置和角度，描出上切牙外形（Ricketts认为：上下中切牙角130°±10°，覆𬌗、覆盖各为2.5mm时，上下切牙关系良好）。③磨牙：按切牙每前移1mm，牙弓长度增加2mm估算，该病例按前预测下切牙前移2mm，剩余间隙每侧2mm（该病例乳磨牙未替换），则每侧前移4mm，故双侧磨牙共前移8mm。在新咬合平面上，以原第一磨牙远中面为基准，在其前方4mm处、描计出新的下颌第一磨牙外形。按良好的Ⅰ类关系，以新的下颌第一磨牙位置为基准，描出上颌第一磨牙外形。

（6）软组织的预测描迹（图2-6-38F）：由上至下，按鼻根部-鼻部-上唇部-下唇部-颏部描绘：①和②鼻部：以鼻根点为基准、重叠面平面，先描出鼻根部软组织外形。以前鼻棘点为基准、重叠腭平面，在腭平面位置，按软组织每年后退1mm，再描出鼻部外形（本病例按疗程2年，后退2mm描出鼻部外形）。③上唇：沿面平面移动描图，沿𬌗平面重叠，将新老U1点间的水平间距三等分并标记为1#、2#，重叠A'点，按原有软硬组织比例，描出与之相对应的软组织a'；保持𬌗平面平行，将原图上切牙点移动至标记1#位置重合，在此描出上唇外形。④和⑤下唇：在下唇描绘前，首先以𬌗平面为基准，分别在"原始描图"和"VTO描图"上，各求出覆𬌗、覆盖的中点，保持在𬌗平面平行，重叠上述两中界点，然后描出对应的软组织b'点。下唇外形按原图临摹。⑥颏部：重叠下颌联合部，可考虑矫治影响描出颏部软组织外形，一般按均等描绘。

4. 重叠比较（图2-6-39）　将原始描图与VTO描图5个进行不同部位的重叠比较，直观地显示治疗后牙、颌骨及软组织的变化。

（1）颏部的重叠比较：以cc点为基准、重叠颅底平面，以评价颏部变化。

（2）上颌骨的重叠比较：以N点为基准、重叠颅底平面，以评价上颌骨的变化。

（3）下颌牙列的重叠比较：以Pm点为基准、重叠下颌体轴，以评价下颌切牙与下颌磨牙的变化。

（4）上颌牙列的重叠比较：以ANS点为基准、重叠腭平面，以评价上颌切牙与上颌磨牙的变化。

（5）侧貌分析：以𬌗平面为基准，评价审美平面，以了解颌面软组织的变化。

十二、McNamara分析法

McNamara分析法（McNamara analysis）在Ricketts分析法和Wits分析法的基础上，于1984年提出了该分析法。McNamara分析法采用了鼻根点垂线（Np）作参考线以分析上颌、下颌及上切牙前后位置。由于定点简单、直观，并且主要为线距计测值，故适合于正颌外科患者的诊断，手术估计术前后对比。测量内容及具体分析步骤为：

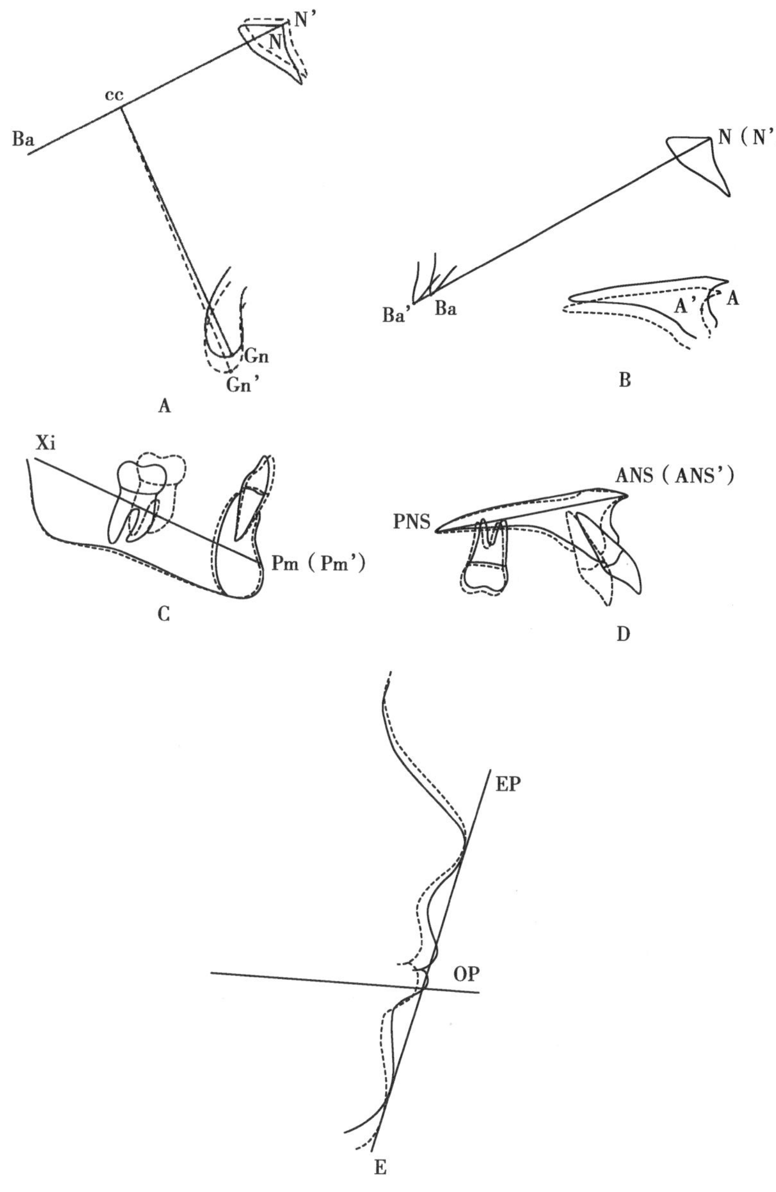

图 2-6-39　病例 M 原始描图与 VTO 描图的 5 项重叠比较（虚线示治疗后）

A. 颏部分析；B. 上颌骨分析；C. 下颌牙列分析；D. 上颌牙列分析；E. 侧貌（唇位）分析

（一）描图及定点（图 2-6-40）

（二）参考平面

1. 眶耳平面（FH）　采用解剖外耳门道点（P）与眶下点（Or）连线作为水平参考平面。

2. 颅底平面（Ba-N）　连接颅底点（Ba）与鼻根点（N）形成的平面。用于重叠比较。

3. 鼻垂线（Np）　由鼻根点（N）向 FH 平面所作垂线。评价上颌、下颌及上切牙前后位置的基本参考线。

（三）主要计测项目

1. 上颌突度（A-NP）　牙槽座点（A）至鼻根点垂线的距离。A 点在 NP 线前，该值为正；反之为负，成人正常值为 1mm。

2. 上颌长度（Co-A）　连接髁点（髁突最后上点 Co）与 A 点的间距。

3. 下颌长度（Co-Gn）　连接髁点（Co）与颏顶点（Gn）的间距。

4. 前下面高（ANS-Me）　连接前鼻棘点（ANS）与颏下点（Me）的间距。

5. 下颌突度（Pog-NP）　Pog 点至 N 点垂线的距离。Pog 点在 N 点垂线前为正，反之为负。混合牙

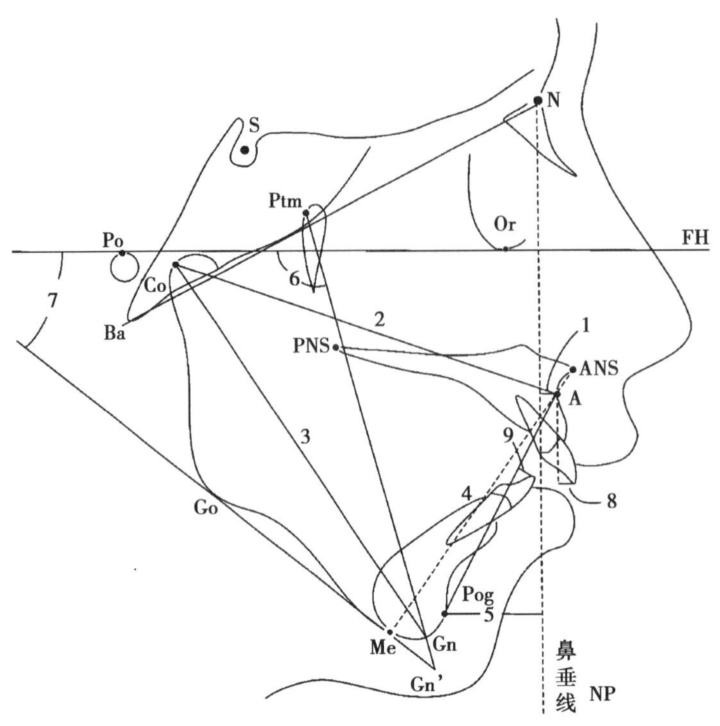

图 2-6-40　McNamara 分析法测量项目

1. 上颌突度；2. 上颌长；3. 下颌长；4. 前下面高；5. 下颌突度；6. 面轴角；7. 下颌平面角；8. 上切牙突距；9. 下切牙突距

列期儿童为-8～-6mm，成人约为-2～4mm。

6. 面轴角（BaN-PtmGn）　连接翼上颌点（翼上颌裂影像的最上后点 Pt）与颏顶点（面平面和下颌平面交汇点 Gn'）形成面轴。面轴与颅底平面（Ba-N）的后下交角，约为 90°，反映下颌的旋转。

7. 下颌平面角（MP-FH）　通过颏下点（ME）作下颌后下缘切线形成下颌平面，此平面与 FH 面形成的交角。用于评价下颌生长方向，成人正常值为 22°。

8. 上切牙突距（U1-A）　上中切牙唇面至 A 点垂线（过 A 点作 FH 的垂线）的距离。成人正常值为 4～6mm。

9. 下切牙突距（L1-Pog）　下中切牙唇面至 A-Pog 点垂线（过 Pog 点作 FH 的垂线）的距离。成人正常值为 1～3mm。

（四）主要计测分析项目（包括四个方面的关系）

1. 上颌与颅底关系　计测 A 点至鼻垂线的水平距（上颌突度），以判断上颌是否正常（正常成人为 0～1mm）。当此距增大并伴有锐的鼻唇角，提示上颌前突。反之，为上颌后缩。

2. 下颌与上颌（面中份）关系

（1）计测上颌长、下颌长及前下面高。

（2）在上颌、下颌，前下面高间存在着恒定的几何相关关系（表 2-6-9）。

表 2-6-9　上颌、下颌及前下面高的正常值关系表（单位：mm）

上颌长	下颌长	前下面高	上颌长	下颌长	前下面高
80	97～100	57～58	95	122～125	67～69
85	105～108	60～62	100	130～133	70～74
90	113～116	63～64	105	138～141	75～79

（3）查表用下颌长与上颌长的差值，确定上下颌长度差异。

（4）用表中相应的前下面高计测值估计下颌的垂直生长。

3. 下颌与颅底关系

（1）计测颏前点至鼻垂线的水平距（正常成人约为-2～4mm），以判断颏部前后位置（下颌突度是否正常）。

（2）用面轴角评价下颌的垂直生长，正常为 90°，如小于 90°，提示垂直发育过大；如大于 90°，提示垂直发育较小。

（3）用下颌平面角评价下颌生长旋转方向（正常成人约为 22°）。

4. 上下切牙与上颌关系

（1）计测上切牙唇面至 A 点垂线间水平距（正常为 4～6mm），以判断上切牙突距。

（2）计测下切牙唇面至 A-Pg 线水平距（正常为 1～3mm），以判断下切牙突距。

此外，McNamara 还设计进行了上下气道分析（airway analysis）：通过计测上咽（upper pharynx），以及计测下咽（lower pharynx）宽度，以判断舌咽气道的变化（图 2-6-50）。

McNamara 建议，为对照比较患者疗效。该分析法还可沿用 Ricketts 的四点重叠法（参见前 Ricketts 法，除软组织外），即①颅底重叠添加（以翼上颌裂 cc 为基准重合 Ba-N）；②上颌重叠添加（以 N 点为基准重合 Ba-N）；③下颌重叠添加（以 Pm 点为基准重合下颌体轴）；④上颌牙列重叠添加（以 ANS 点为基准，重叠腭平面），以分析比较患者治疗前后以及生长的变化等。

（五）病例分析（图 2-6-41）

患者，男性，22 岁，Ⅱ类 1 分类错殆畸形，面中份前突。从图示计测数字可见，上下切牙突度在正常范围内，A 点位置正常，鼻唇角正常，说明上颌发育正常。再由上颌长度为 96mm，查表 2-6-10，知其相应下颌长应为 123～126mm，但实测值为 112mm，约短 12mm。该病例下颌平面角不大（25°），但面轴角大（97°）。下前面高微小 65mm（说明该患者主要为下颌长度不足及垂直高度发育不足，应考虑做单纯下颌手术），前移约 12mm 矫治之。

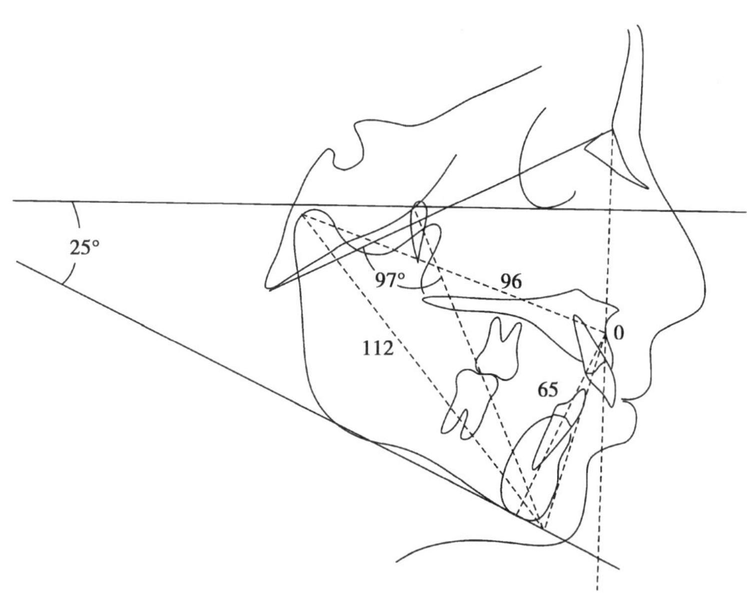

图 2-6-41　一位骨性Ⅱ类患者的 McNamara 分析，显示上颌正常，下颌长度不足（差 12mm）

十三、四边形分析法

Di Paolo 认为：以往的很多分析法，都是基于正常殆人群的研究，将正常殆人头影测量的均值和标准差，作为错殆患者的矫治目标，难免会产生一些误差；且一些常用的测量指标，如 SNA 角、SNB 角、Y 轴角等，本身就常因基准平面和颅面结构异常而出现变异，那么以此为标准进行矫治，就难免会出现许多问题。为此，Di Paolo 基于对 245 名 9～15 岁白种青少年的研究于 1962 年提出了四边形分析法

(quadrilateral analysis),以适用于个体,特别是正颌外科患者确定畸形的部位和预测截骨量。

在随后的 20 多年里,他进一步对近万张头影测量片进行分析研究,发展和完善了该分析法。通过研究 Di Paolo 发现:个体的颅面生长,在早期即呈一定比例,且这一比例关系一直维持到成年;骨面型基本正常的个体,其下面部骨骼间具有相似的水平和垂直比例关系。

四边形分析法主要以腭平面(ANS-PNS)、下颌平面(本测量法以 Go-Gn 连线为下颌平面)、前下面高、后下面高所构成的面下四边形为分析基础。

(一) 常用测量项目(图 6-3-42 ~ 图 6-3-44)

1. 上颌基骨长(maxillary base length)　从 A 点(上牙槽座点)和 Ptm 点(翼上颌裂点)作腭平面的垂线,两垂足 A'和 Ptm'间的距离。

2. 下颌基骨长(mandibular base length)　从 B 点(下牙槽座点)和 J 点(内下颌角点)作下颌平面的垂线,两垂足 B'和 J'间的距离。

3. 前下面高(anterior lower facial height)　A'和 B'间的距离。

4. 后下面高(posterior lower facial height)　Ptm'和 J'间的距离。

5. 前上面高(anterior upper facial height)　A'到 N 点的距离。

6. 面下四边形(quadrilateral of the lower face)　A'、B'、J'、Ptm'四点所构成的四边形。

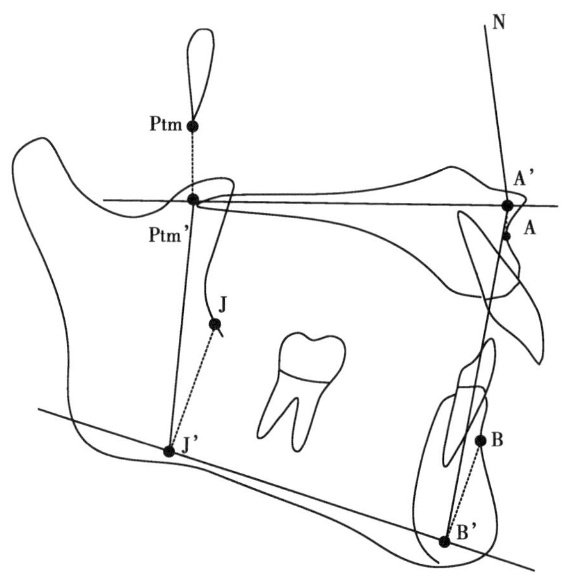

图 2-6-42　四边形分析法测量项目:面下四边形及前后面高

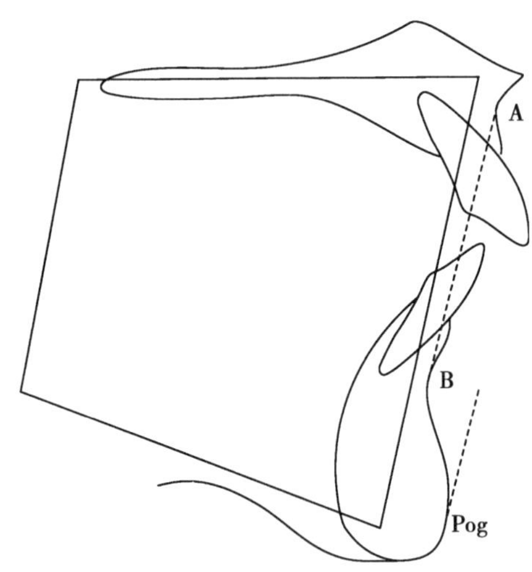

图 2-6-43　四边形分析法测量项目:牙分析

7. 上切牙位置　过 A 点作前下面高的平行线,上切牙最前点到该线的距离。

8. 下切牙位置　过 B 点作前下面高的平行线,下切牙最前点到该线的距离。另一测量方法为:过 Pog 点作前下面高的平行线,下切牙最前点到该线的距离。

9. 矢状角(sagittal angle)　腭平面和下颌平面后延长线的交角,其交点为 X 点。

10. 上后长　Ptm'点到 X 点的距离。

11. 上全长　A'点到 X 点的距离。

12. 下后长　J'点到 X 点的距离。

13. 下全长　B'点到 X 点的距离。

14. 面突角(angle of facial convexity)　前上、前下面高所构成的后交角。该角反映面下四边形和上面部的关系。

(二) 正常颅颌面结构特征

根据 Di Paolo 的研究,一个正常、协调的颅面形态,应具有如下一些个体的正常比例关系;四川大学

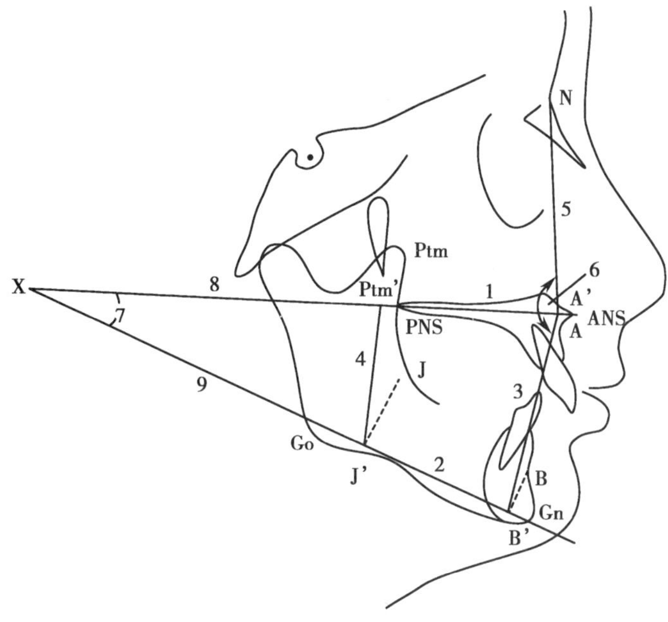

图 2-6-44 四边形上下颌长向后延伸构成三角形的矢状比

1. 上颌长;2. 下颌长;3. 前下面高;4. 后下面高;5. 前上面高;6. 面突角;7. 矢状角;8. 上后长;9. 下后长

华西口腔医学院对 60 名 18 ~20 岁正常殆成人的研究也验证了这一观点。

1. 上颌基骨长≈下颌基骨长≈(前下面高+后下面高)/2(±1.5mm)。

2. 上后长(A)≈下后长(C)(约呈等边三角形)。

3. 前上面高:前下面高≈45:55。

4. 矢状比(sagittal ratio,图 6-3-28)上后长(A):上全长(B)≈下后长(C):下全长(D)≈1.0:1.45(±0.05)

5. 面突角 165°~178°。

6. 切牙位置 U1-A=5±1(mm);L1-B=2±1(mm);L1-Pog=2(mm)。

(三) 临床意义

1. 通过上颌长及下颌长相对差异的大小,分析是否存在上、下颌骨长度的异常及异常的程度。

2. 由上、下后长度的矢状比来判断上、下颌位置是否协调,有无前移、后缩,并判断畸形的位置。

3. 通过前上面高与前下面高比判断前下面部的垂直生长发育情况,通过面突角分析是否存在颌骨旋转、颅骨位置异常。

4. 通过牙分析,判断上下切牙位置、评价颏部的形态位置。

5. 通过四边形及矢状三角形的图形修正,预测手术部位、估计骨移动量。

(四) 病例分析(图 6-3-45)

患者,女,18 岁。Ⅲ类错殆、前牙切殆、侧方牙开殆,面突角 183°。四边形分析:上颌长 50mm,下颌长 59mm,上、下颌后长均为 71mm,表示上、下颌骨不存在前后移位,表现为下颌过长。如果将下颌长减少 9mm(即 59-9),其比例可基本达正常 1:1,并约等于上颌长+下颌长的一半(即≈(67+37)/2),经 18 个月外科正畸去代偿治疗后,用下颌斜行劈开手术,下颌实际后退 7mm,达基本正常,面突角恢复至 171°。

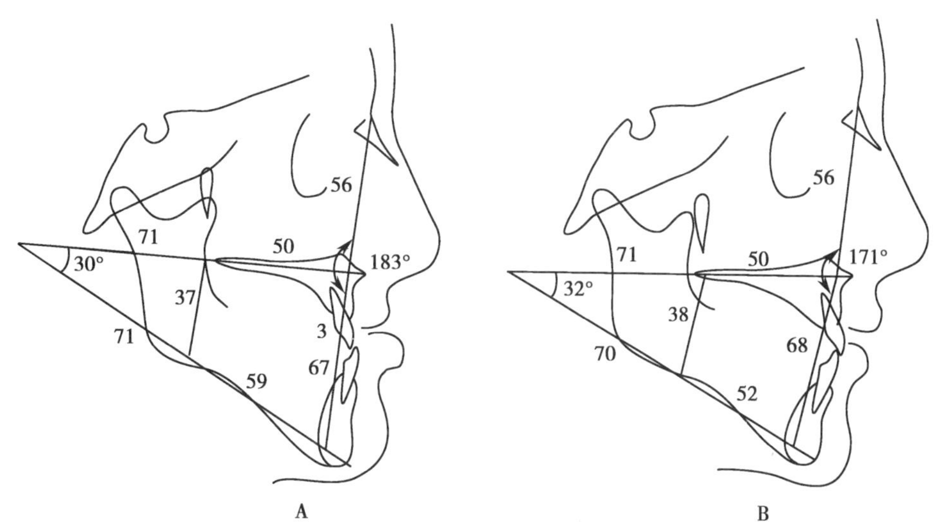

图 2-6-45 四边形法预测

A. 治疗前:下颌体较上颌长 9mm;B. 治疗后:上下颌达基本协调

十四、华西综合分析法

华西综合分析法(West China analysis)是一种综合、全面的分析方法。四川大学华西口腔医学院正畸科对头影测量和各种头影测量方法进行了全面地研究和几十年的临床应用,从中归纳出一些常用的、有代表性的测量指标,应用于门诊患者的常规头影测量分析,以便临床医师快速对患者进行分析诊断并制订相应的矫治计划。

华西综合分析法从以下几个方面进行测量分析:骨组织、面高、牙及牙槽、软组织侧貌,详见表 2-6-10 及多角形分析图(图 2-6-15B)。

表 2-6-10　华西综合 X 线头影测量计测项目及正常值

姓名　　　　性别　　　　年龄　　　　日期

计测项目		均值				前	中	后
		替牙期		恒牙初期				
		男	女	男	女			
骨硬组织	SNA(°)	82±3	82±4	84±3	83±4			
	SNB(°)	78±3	78±4	80±3	84±3			
	ANB(°)	4±2	4±2	4±2	3±2			
	Ptm-A(mm)	44±2	42±3	46±3	45±3			
	Ptm-S(mm)	18±2	17±2	17±3	18±2			
	PP-FH(°)	4±4	4±3	5±4	4±3			
	PP-GoGn(°)	22±4	23±4	21±4	21±4			
	OP-SN(°)	22±4	24±4	19±4	19±4			
	Go-Pog(mm)	68±4	68±4	74±5	73±4			
	Go-Co(mm)	52±4	51±5	60±6	56±4			
	Pcd-S(mm)	16±3	16±2	19±3	17±3			
	SN-MP(°)	35±4	35±4	35±4	33±4			
	FH-MP(°)	28±4	30±4	29±4	28±4			
	Yaxis(°)	63±4	65±3	65±4	64±3			
	NB-PtGn(°)	88±4	87±3	87±4	88±3			
面高	N-ANS(mm)	51±3	50±3	56±3	53±3			
	ANS-Me(mm)	58±4	57±3	63±5	61±3			
	S-Go(mm)	71±4	69±6	80±6	75±5			
	S-Go/N-Me	65±4	64±4	67±4	66±4			
	ANS-Me/N-Me	53±2	53±2	53±2	53±2			
牙及牙槽	U1-L1(°)	121±8	122±8	121±9	127±9			
	U1-SN(°)	73±5	74±6	73±6	75±6			
	U1-NA(°)	4±2	4±2	4±2	4±2			
	U1-NA(mm)	25±5	24±5	24±6	21±6			
	L1-NB(°)	6±2	6±2	7±3	6±2			
	L1-NB(mm)	30±6	30±6	32±6	28±6			
	FMIA(°)	54±6	53±6	52±7	57±7			
	U1-AP(°)	7±2	7±2	7±2	7±2			
	L1-AP(mm)	4±2	3±2	4±2	3±2			
	U6-Ptm(mm)	12±2	11±3	15±3	16±3			
	U1-PP(mm)	27±2	26±2	28±3	28±2			
	U6-PP(mm)	19±2	19±2	22±2	22±2			
	L1-MP(mm)	38±2	38±2	42±3	40±2			
	L6-MP(mm)	31±2	30±2	35±3	33±2			

续表

计测项目		均值				前	中	后
		替牙期		恒牙初期				
		男	女	男	女			
软组织分析	UL-EP(mm)	3±2	3±2	2±2	2±2			
	LL-EP(mm)	4±2	4±2	3±3	3±2			
	Z-Angle(°)	67±4	67±5	69±5	71±5			
	NP-FH(°)	87±2	87±3	80±3	89±3			
	N-Sn-Pog(°)	166±5	165±4	165±4	167±4			

（引自：贾孔平，1984）

第四节　侧位片常用软组织 X 线头影测量方法

一、常用软组织标志点及平面

（一）常用标志点（图 2-6-46）

1. 额点（G'. glabella）　软组织额部之最前点。
2. 软组织鼻根点（N'. & n. nasion of soft tissue）　软组织侧面上相应的鼻根点。
3. 鼻尖点（Prn. pronasale）　鼻部最突点。
4. 鼻底点（Sn. subnasale）　鼻小柱与上唇之连接点。
5. 上唇突点（Ls. labrale superius）　上唇最突点。
6. 上唇下点（Stms. stomion superius）　上唇红缘最下点。

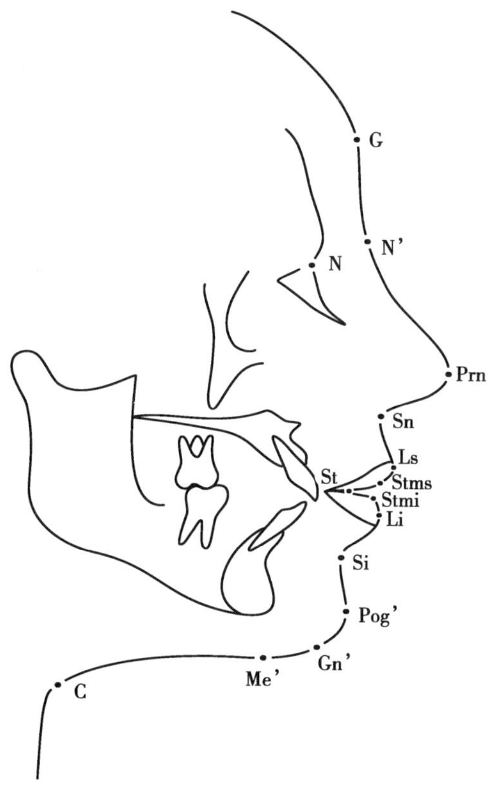

图 2-6-46　软组织标志点

7. 口裂点（St. stomion & Em. embrasure）　上下唇交触点。上唇下点和下唇上点的中点。
8. 下唇上点（Stmi. stomion inferius）　下唇红缘最上点。
9. 下唇突点（Li. Labrale inferius）　下唇最突点。
10. 颏唇沟点（Si. mentolabial sulcus）　下唇与颏部之间的最凹点。
11. 软组织颏前点（Pog'. pogonion of soft tissue）　软组织颏之最前点。
12. 软组织颏顶点（Gn'. gnathion of soft tissue）　有两种确定方法：①软组织颏前点与软组织颏下点之中点；②Sn-Pog'和 C-Me'连线延长线的交点。
13. 软组织颏下点（Me'. menton of soft tissue）　软组织颏之最下点。
14. 软组织颈角点（C.）　颏下部软组织与颈部软组织相交之最凹点。

（二）常用软组织侧面观测平面（图 2-6-47；详见第四章）

1. E 线或（Pn'-Pg'）　是鼻突点与软组织颏前点的切线，又称审美平面（esthetic line），Ricketts 用此线评

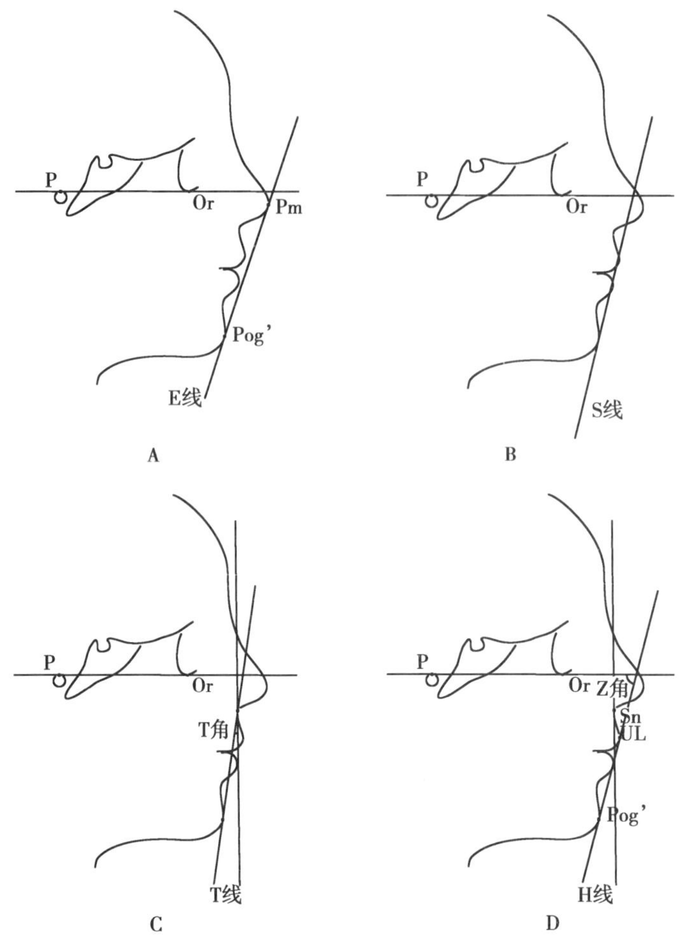

图 2-6-47　软组织测量平面

A. E 线;B. S 线;C. T 线;D. H 线

价上下唇的突度。他发现白种人乳牙期上下唇均位于该平面之前,儿童时(12～14 岁)约位于该平面上,成人时下唇位于该平面后 4mm。我们的研究发现,中国人唇位较白种人偏前,恒牙初期以前上下唇大多位于该线以前,成人期下唇一般位于该线以前 1.5mm 左右。

2. S 线(S-line)　为通过颏部软组织最突点与鼻 S 形中点的连线。Steiner 用此线评价上唇位置,认为 S 线切过上下唇最突点时,侧貌较理想。

3. T 线(T-line)　T 线是软组织鼻底点与软组织颏前点的连线。Schwarz 研究认为:T 线切过下唇并平分上唇红缘时,侧貌最好;T 线与鼻根点垂线构成的下交角为 T 角,理想 T 角约为 10°。

4. H 线(H-line)　H 线系 Holdaway 倡导的软组织颏前点与上唇间切线。通过该线与 X 线头测位片上各软组织点的关系,可判断软组织侧貌的美观程度(详见后 Holdaway 分析)。

二、Holdaway 软组织分析法

该方法重点侧重于软组织结构分析。由于越来越多的正畸患者以改善软组织侧貌为主诉就诊,因而软组织侧貌的改善在正畸治疗中所占的地位越来越重要,而且软组织在牙颌畸形的形成、治疗、复发和保持中都有十分重要的作用,因此进行软组织结构的头影测量分析,已成为常规诊断方法之一。

Holdaway 分析法(Holdaway analysis)包含以下 10 项软组织测量内容和 1 项硬组织测量内容(图 2-6-48)。

(一) Holdaway 分析法的定点和平面

1. N'　软组织鼻根点,由 SN 延长线确定。

2. Pm'　软组织颏前点(与 Ricketts Pm 位置相当)。

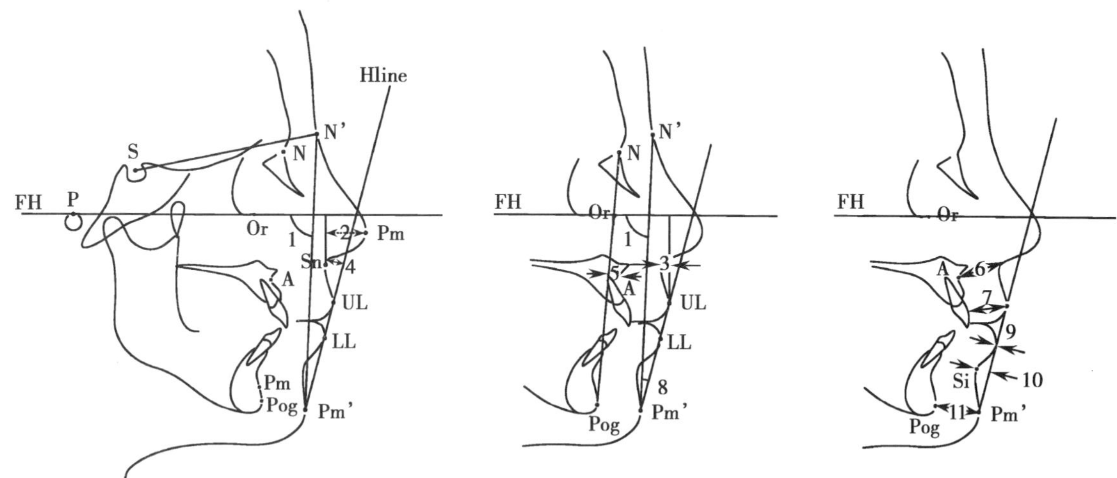

图 2-6-48　Holdaway 软组织分析法

1. 面角;2. 鼻突度;3. 上唇沟深;4. 鼻底点-H 距;5. A 点突度;6. 上唇基厚;7. 上唇紧张度;8. H 角;9. 下唇-H 距;10. 颏唇沟深度;11. 颏部软组织厚

3. Prn　鼻尖点。
4. Sn　鼻底点。
5. UL　上唇最突点。
6. LL　下唇最突点。
7. FH　眶耳平面(用解剖耳点)。
8. H-Line　H 线,即软组织颏前点与上唇间切线。
9. N'-Pm'　软组织面平面。

(二) 分析方法

1. 软组织面角(FH-N'Pm')　软组织面平面与 FH 所成之后下交角。代表软组织颏部的突缩程度。
2. 鼻突度(Prn-Sn)　通过鼻底点(Sn)作 FH 平面的垂线,测量鼻尖点到此线的距离即为鼻突度。
3. 上唇沟深度　通过上唇突点作 FH 平面的垂线,测量上唇凹点到此线的距离即为上唇沟深度。
4. 鼻底点至 H 线距(Sn-H 线)　鼻底点至 H 线的距离。
5. A 点突度或称骨侧面突度(A-N'Pog')　A 点到面平面的距离。
6. 上唇基部厚度　牙槽突基部(A 点下 3mm)至鼻下点距离。
7. 上唇紧张度(U1-Ls)　上切牙唇面至上唇突点的距离。
8. H 角(H 线-N'Pm')　H 线与软组织面平面的交角(理想范围约 7°~14°)。
9. 下唇突点至 H 线距(Li-H 线)　下唇突点到 H 线的距离。
10. 颏唇沟深度　颏唇沟点至 H 线距(Si-H 线),又称下唇凹点至 H 线的距离。
11. 软组织颏部厚度(Pm-Pm')　软组织颏前点到硬软组织颏前点的距离。

在上述 Holdaway 软组织计测法的基础上,北京、西安、哈尔滨、成都等地均设立了该法的一些软组织计测数据及各地区的均值标准,可供临床应用参考。

三、Burstone 软组织分析法

系由 Burstone 于 1980 年提出,常用于正颌外科的侧面变化评估(Burstone analysis of soft tissue),包括 13 项测量指标(图 2-6-49):

(一) 面型测量(图 2-6-49A)

1. 面突角或面型角(G-Sn-Pog')　鼻下点和软组织颏前点连线与额点和鼻下点连线延长线的交角。额点和鼻下点连线延长线在鼻下点和软组织颏前点连线之前为正,反之为负。此角增大表示Ⅱ类骨面型关系,此角变小表示Ⅲ类骨面型关系。

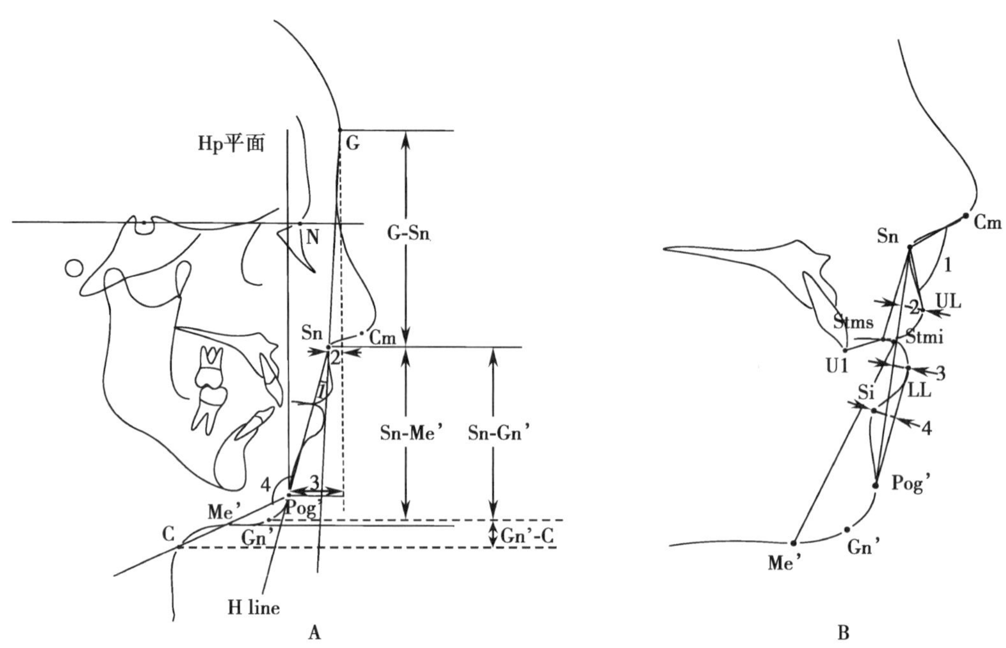

图 2-6-49　Burstone 软组织分析法

A. 面型测量：1. 面突角；2. 中面突距；3. 颏突距；4. 下面颈角；5. 上下面高比；6. 面下部高度深度比。B. 唇型测量：1. 鼻唇角；2. 上唇突距；3. 下唇突距；4. 颏唇沟深；5. 垂直唇颏比；6. 唇间隙

2. 中面突距(Sn-G)　从额点作效正水平面的垂线 G 线，测量鼻下点到 G 线的距离即为上颌突距。鼻下点在 G 线前为正值，反之为负。此值表示上颌的突缩程度。

3. 颏突距(Pog'-G)　软组织颏前点到 G 线的距离，表示下颌的突缩程度。软组织颏前点在 G 线前为正值，反之为负。

4. 下面颈角　鼻下点和软组织颏顶点(此点用 Sn-Pog' 和 C-Me' 连线延长线的交点)连线与软组织颏顶点和颈点连线的交角。此角表示软组织颏部的突度。

5. 上下面高比(G-Sn/Sn-Me')　通过额点、鼻下点、软组织颏前点作 HP 平面的平行线，计测额点到鼻下点线的距离、鼻下点到软组织颏前点线的距离，并算出两者的比值。

6. 面下部高度深度比(Sn-Gn'/C-Gn')　此值用于评价颏部的突度，正常值略大于 1，当此值过大时，表示 C-Gn' 相对短，治疗不应减小颏部的突度；此值过小，表示 C-Gn' 相对长，治疗应适当减小颏部的突度。

(二) 唇形测量(图 2-6-49B)

1. 鼻唇角(Cm-Sn-UL)　鼻小柱点和鼻下点与鼻下点和上唇突点连线的交角。此角可评价上唇位置，鼻唇角小矫治时允许内收前牙；鼻唇角大表示治疗可前移上颌或唇倾上前牙。

2. 上唇突距(UL-SnPog')　上唇突点至鼻下点和软组织颏前点连线的距离。

3. 下唇突距(LL-SnPog')　下唇突点至鼻下点和软组织颏前点连线的距离。

4. 颏唇沟深度(Si-LLPog')　颏唇沟点至下唇突点和软组织颏前点连线的距离。

5. 垂直唇颏比(Sn-Stms/Stmi-Me')　鼻下点到上口点距离与下口点到软组织颏下点距离之比。

6. 唇间隙(Stms-Stmi)　上口点至下口点的距离。

7. 上切牙暴露程度(Stms-U1)　上口点至上切牙切点垂直距离。

四、软组织气道分析法

软组织气道及舌的位置在临床中，如下颌前突、牙槽性前牙反𬌗、双牙弓前突以及阻塞性睡眠呼吸暂停低通气综合征(OSAHS)的诊断设计中十分重要，可以此判断其可能伴有的舌位及扁桃体异常及功能障碍。因此，为了解软组织气道的通畅度及对牙颌畸形诊治的影响，不少学者提出了软组织气道分析法(soft tissue airway analysis)。以下两种可供参考：

（一）**McNamara（1984 年）上下气道分析（airway analysis）法**

1. 上咽（upper pharynx）宽度　即软腭上份后轮廓线至后咽壁上最接近点间宽度，正常男女成人平均为 17.4mm，应不小于 5mm。

2. 下咽（lower pharynx）宽度　即舌后缘和下颌下缘相交点至后咽壁最接近点间宽度，正常为 10～12mm。

通过上下咽宽度值与正常值比较（还必须结合五官科检查，因为仅是二维片影像），以辅助判断舌咽气道的变化及异常（图 2-6-50）。

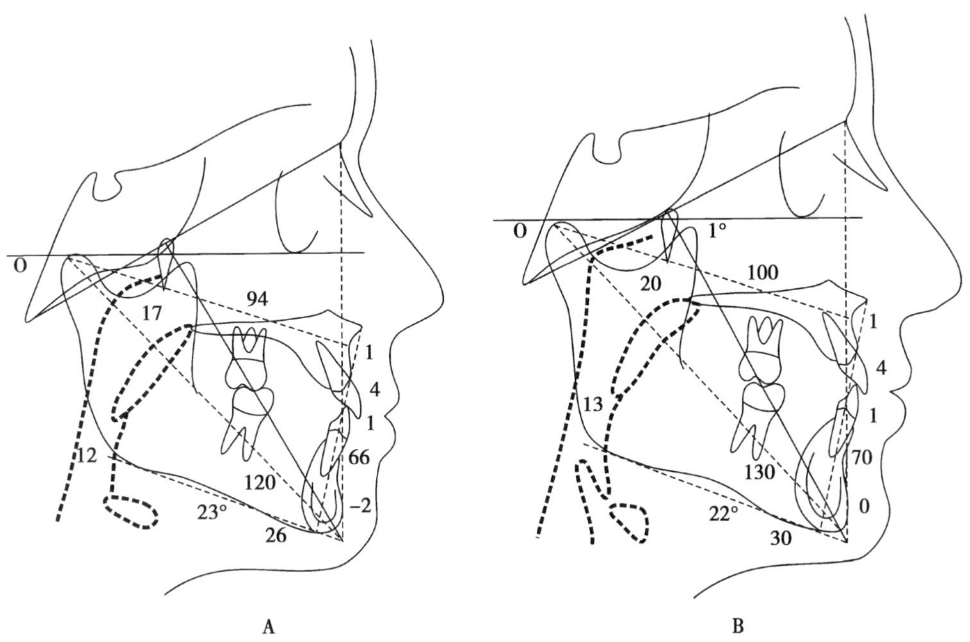

图 2-6-50　气道分析

A. 正常女性（上气道 17mm，下气道 12mm）；B. 正常男性（上气道 20mm，下气道 13mm）
（引自：McNamara，1984）

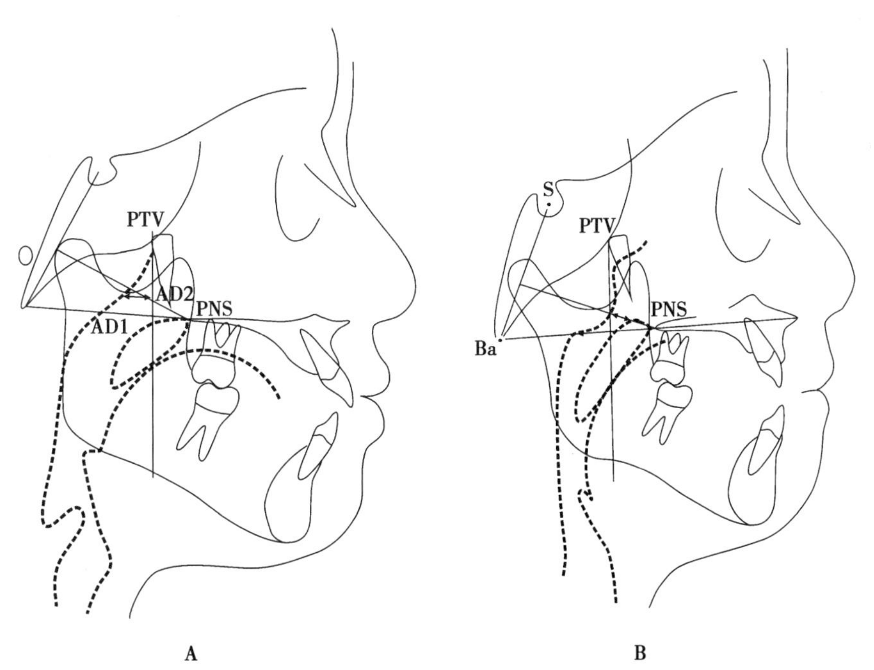

图 2-6-51　气道分析

A. AD1-PNS 22mm；AD2-PNS 16mm；Ptv-AD 9mm 气道无障碍；B. AD1-PNS 17mm；AD2-PNS 11mm；Ptv-AD 0mm 疑气道障碍（引自：宫下邦彦，1986）

（二）咽腔软组织通畅的评估法

从上颌平面（ANS-PNS）的后鼻棘点（PNS）分别各向后延长，及向后颅底平面（S-Ba）作垂线，比较以下三项计测值：

1. AD1-PNS　在 PNS-Ba 线上，PNS 至咽后壁上最接近点宽度，正常约为 22mm。
2. AD3-PNS　在 PNS 向 S-Ba 所作的垂线上，PNS 至咽后壁上最接近点宽度，正常约为 16mm。
3. AD　PTV 垂线上，在 PNS 上方 5mm 处至咽后壁上最接近点宽度，正常约为 9mm。

通过以上三项计测值与正常值比较，可辅助判断是否存在气道不畅及呼吸障碍（图 2-6-51）。

第五节　常用 X 线头影测量方法——正位片

正位片即后前位片常用于分析诊断颜面不对称畸形和面部横径生长异常的患者，也可用于分析上颌磨牙相对于上颌基骨的颊舌向错位，及提供鼻孔的宽度等。常用的正位片 X 线头影测量描图顺序如图 2-6-52A；常用标志点包括：面部矢状中线标志点、面上部标志点、面中部标志点、下颌部标志点（图 2-6-52B）。

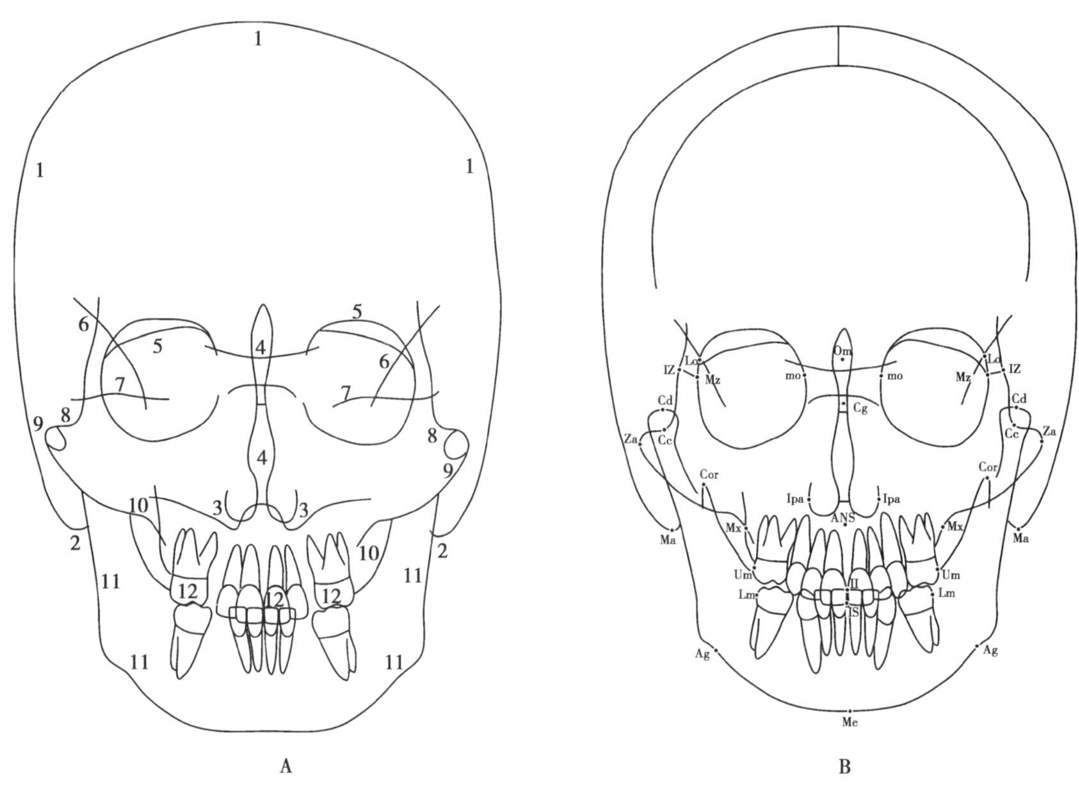

图 2-6-52　正位片 X 线头影测量的常用标志点

A. 描图顺序（数字序号显示）；B. 常用标志点（引自：Athanasiou AE，1995）

一、正位片的常用标志点

（一）面部矢状中线标志点

1. 鸡冠点（Cg）　正中线上，鸡冠颈最狭窄部（图 2-6-54）。
2. 前鼻棘点（ANS）　正中线上，鼻腔下影与硬腭中交点。
3. 下切牙点（II）　下中切牙切缘间的最上点。
4. 上切牙点（IS）　上中切牙切缘间的最下点。
5. 颏下点（Me）　颏部最下点。

（二）面上部标志点

1. 眶侧点（Lo）　眼眶外缘与眼窝斜线的交点。
2. 鼻中点（Om）　Lo 连线上的鼻棘影像中点。
3. 颧额缝外侧点（IZ）　颧额缝最外侧点。
4. 颧额缝内侧点（MZ）　颧额缝最内侧点。

（三）面中部标志点

1. 乳突点（Ma）　又名乳突尖点，乳突最下点。
2. 鼻腔最外侧点（Ipa）　梨状孔侧壁最外点。
3. 颧弓点（Za）　颧弓最外缘点。
4. 上颌基点（Mx）　又名颧点，上颌骨颧突下缘与牙槽突交界点。Ricketts 将此点定名为 J 点。
5. 上颌磨牙点（Um）　上颌第一磨牙冠颊侧最外缘点。

（四）下颌标志点

1. 颏点（Me）　下颌下缘中部点。
2. 下颌角前切迹点（Ag）　下颌骨下缘最凹点。
3. 髁突顶点（Cd）　髁突最上点。
4. 喙突点（Cor）　喙突影像最上突点。
5. 髁突中心点（Cc）　髁突影像之中心点。
6. 下颌磨牙点（Lm）　下颌第一磨牙颊侧缘点。

二、正位片的常用分析方法

（一）Hewitt 分析法

Hewitt 于 1975 年介绍了一种研究颅面不对称畸形的方法（Hewitt analysis）。主要通过三角形面积的计算和比较来分析颅面不对称畸形（图 2-6-53）。

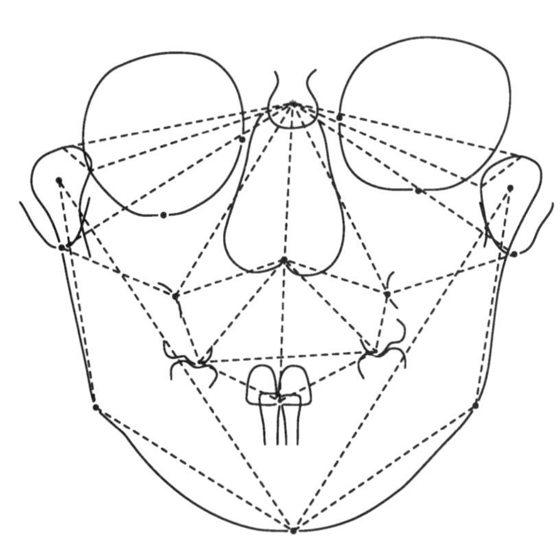

图 2-6-53　Hewitt 三角测量分析

在后前位片上确定蝶鞍中心点、前鼻棘点、颏点、切牙点，以此为面部矢状中线。把面部左右两侧划分为以下几个三角形区，用平面几何的方法计算比较左右两侧对应三角形的面积，以分析颅面不对称畸形的部位：

1. 颅底区　由蝶鞍中心点、髁突顶点和髁突内侧最突点构成。

2. 上颌外侧区　由蝶鞍中心点、乳突点和颧点构成。

3. 上颌上区　由蝶鞍中心点、前鼻棘点和颧点构成。

4. 上颌中区　由上颌第一磨牙近中尖点、前鼻棘点和颧点构成。

5. 上颌下区　由上颌第一磨牙近中尖点、前鼻棘点和双侧上颌第一磨牙近中尖点连线与面部矢状中线交点构成。

6. 牙区　由上颌第一磨牙近中尖点、切牙点和双侧上颌第一磨牙近中尖点连线与面部矢状中线交点构成。

7. 下颌区　由髁突中心点、下颌角点和颏下点构成。

（二）Grummons 分析法

Grummons 和 Kappeyne 于 1987 年为诊断颜面不对称，推荐了一种正位片不对称分析法（Grummons analysis），该分析主要通过六个方面的比较以进行个体两侧的对称性评估。其设计要点如下：

1. 定点　共设计标志点(线)13个,其中6个为中线结构,其余均为左右对称结构(图2-6-54):

(1) Ag(antegonial notch):下颌角前切迹。

(2) ANS(anterior nasal spine):前鼻棘点。

(3) Cg(arista galli):鸡冠点。

(4) Co(condylion, most superior aspect):髁顶点(最上缘点)。

(5) Fr(foramen rotundum):圆孔。

(6) J(jugal process):颧突点。

(7) Me(menton):颏下点。

(8) MSR(mid-sagittal reference line at crista galli):正中矢状参考线。

(9) Nc(nasal cavity at widest point):鼻腔外侧缘点。

(10) Z(zygomatic frontal suture, medial aspect):颧颞缝中点。

(11) Za(zygomatic arch):颧弓(最外缘)点。

(12) A1(upper central incisor edge):上中切牙间切点。

(13) B1(lower central incisor edge):下中切牙间切点。

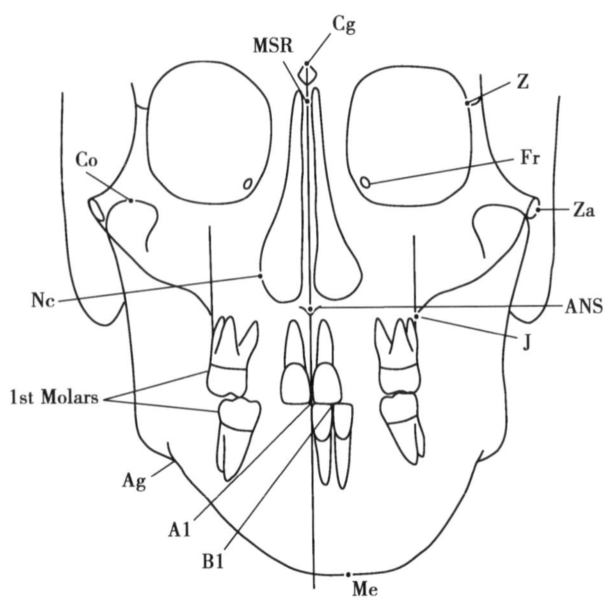

图2-6-54　Grummon分析标志点

(引自:Grummon DC,1987)

Ag. 下颌角前切迹;ANS. 前鼻棘点;Cg. 鸡冠点;Co. 髁顶点(最上缘点);Fr. 圆孔;J. 颧突点;Me. 颏下点;MSR. 正中矢状参考线;Nc. 鼻腔外侧缘点;Z. 颧颞缝中点;Za. 颧弓点;A1. 上中切牙间切点;B1. 下中切牙间切点

2. 水平及垂直参考线

(1) 水平面:颧颞平面(Z-Z);颧弓平面(Za-Za);颧弓下平面(J-J);颏下平面(过Me点作平行于ZZ平面的水平线);以及咬合平面(U6-U6)及下颌角平面(Ag-Ag)(图2-6-55)。

(2) 中线:MSR(mid-sagittal reference),正常为从鸡冠点Cg(或Z-Z水平线中点)引垂直于Z-Z的垂线,该垂线穿过ANS直至颏区,如存在头颅上部畸形,可采用自然头位时的面中部铅垂线影像确定中线。

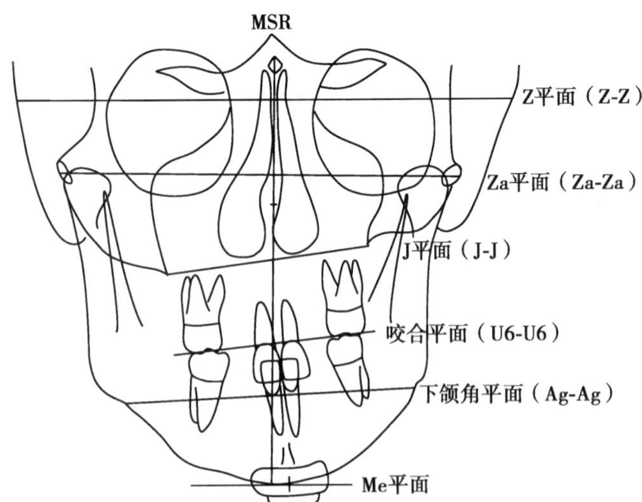

图2-6-55　Grummons分析法常用六个水平面

(引自:Grummons DC,1987)

Z平面(Z-Z);Za平面(Za-Za);J平面(J-J);Me平面(过Me点作平行于ZZ平面的水平线);以及咬合平面(U6-U6)及下颌角平面(Ag-Ag)

3. 分析内容(图2-6-56)

(1) 下颌形态:连接左右Co-Ag-Me形成左右两个下颌三角形,测量其线距、角度、形状,并通过中线比较其对称性改变。

(2) 体积比较:从左右Co向MSR作垂线,并连接Co-Ag-Me形成左右两个四边形,结合上述下颌三角形,可通过计算机重叠,比较左右体积形态差异。

(3) 上下颌不对称比较:从左右J、Ag向MSR作垂线,构成左右上下两对三角形,用以评估上颌/下颌的不对称。

(4) 线距比较:计测左右Co、Nc、J、Ag、及Me点至MSR间垂线距,比较左右差异。

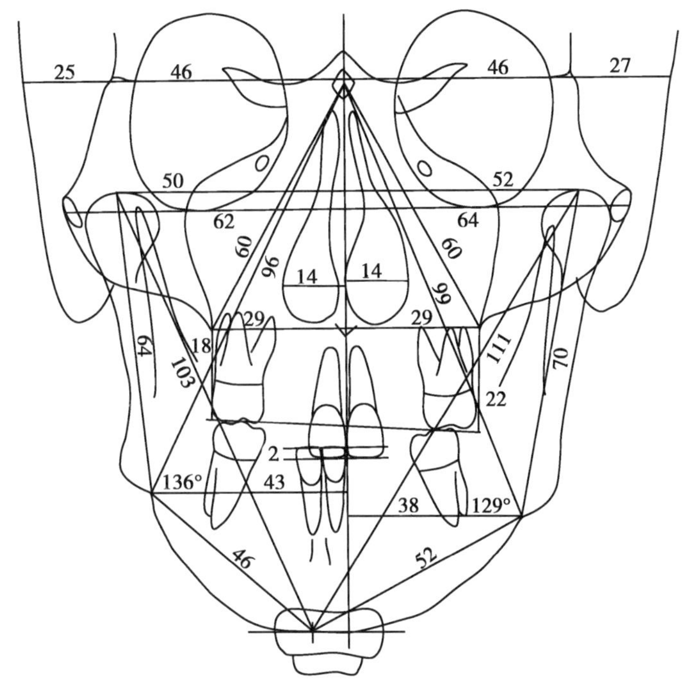

图 2-6-56　一例颜面不对称患者（L. Y.）的正位片 Grummons 法描图分析（图中数字为测量值，可比较左右差异）

（5）上下颌关系：可借助于已暂时拴入口中上下弓丝影像，确定功能咬合面，计测比较上第一磨牙颊尖（在上颌第一磨牙近中颊尖区沿功能咬合平面放置 0.014″弓丝，弓丝应颊向伸延 3mm，以使在 X 线头颅片上易于识别），以及上下切牙（A1、B1）位置及其相对于下颌角水平面（Ag-Ag）、MSR、和 ANS-Me 中线的不对称及牙代偿改变。

（6）垂直比例：沿 Cg-Me（MSR）线，计测以下各点垂直投影点间距的比率及审美正常参考标准为：

上面比：Cg-ANS/Cg-Me　42%

下面比：ANS-Me/Cg-Me　58%

上颌比：ANS-A1/ANS-Me　54%

总上颌比：ANS-A1/Cg-Me　31%

下颌比：B1-Me/ANS-Me　55%

总下颌比：B1-Me/Cg-Me　32%

上下颌比：ANS-A1/B1-Me　97%

（三）Ricketts 分析法

在正位片分析中，Ricketts 设计了五个方面，共 15 项计测项目，通过分析左/右侧、上/下颌及牙列的对称关系变化，并结合侧位片分析（图 2-6-36），全面解析患者的畸形机制，以指导治疗（图 2-6-57，图 2-6-58）。

1. 牙列问题分析（the denture problem）

（1）上下磨牙关系：𬌗平面上，上、下颌第一磨牙颊面点间距（左/右），正常约 1.5mm，应<3mm。

（2）下磨牙间宽度：𬌗平面上，左右下颌第一磨牙颊面点间宽度。用做下牙弓后份宽度分析。

（3）下尖牙间宽度：𬌗平面上，左右下颌尖牙尖之间宽度。

（4）切牙中线：上、下颌中切牙中线之间距离。

2. 上下颌关系分析（maxillo-mandibular relationship）

（5）上下颌宽度（左右）：左/右上颌基点 JL/JR（J 点即 Mx 点，Ricketts 命名为 J 点）分别至左/右全面高线（眶侧点至下颌角点 RZ-AG/ZR-GA 连线）垂距。

（6）上下颌中线：ANS-Me 连线与垂直于眶平面（Lo-Lo）的面正中线间角。正常约为 2°。

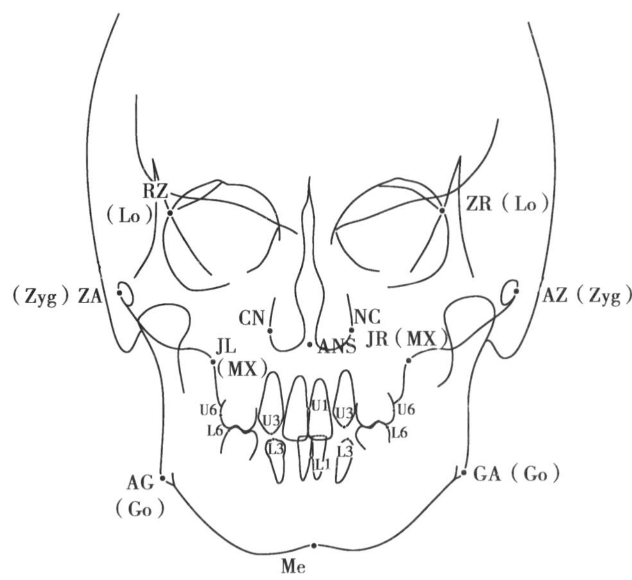

图 2-6-57 Ricketts 正位片分析定点

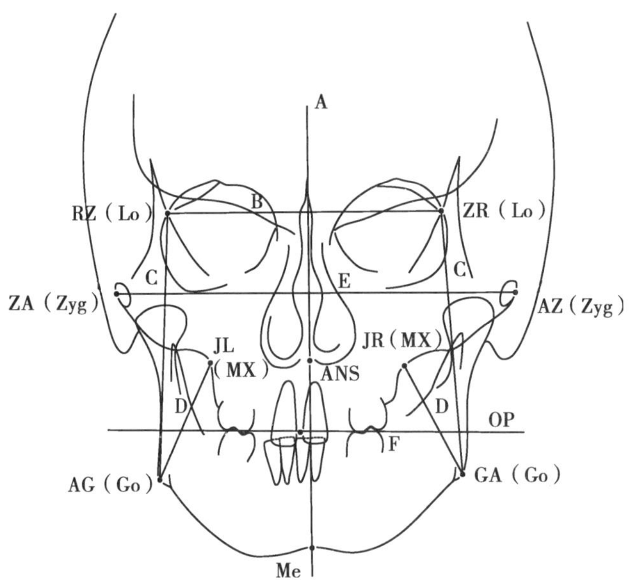

图 2-6-58 Ricketts 正位片分析计测平面

A. 正中矢状平面；B. 眶平面（RZ-ZR）；C. 左右面高（RZ-AG/ZR-GA）；D. 左右基骨高（JL-AG/JR-GA）；E. 颧弓平面（ZA-AZ）；F. 殆平面（L6-R6）

3. 骨-牙关系分析（denture to skeleton）

（7）L6 对上下颌关系（左右）：左/右下颌磨牙颊面点至左/右基骨高线（上颌基点 J 至下颌角点 Go 连线）垂距。

（8）下牙列对下颌中线的关系：下切牙中点至 ANS-Me 连线间的垂距。

（9）殆平面倾斜：殆平面至眶平面间距离的左/右差值。

4. 颅面关系分析（cranio-facial relationship）

（10）左右后部对称角：左/右颧弓最外点-下颌角点-眶侧点角（∠Zyg-Go-Lo）之差。

5. 内部结构分析（internal structure. deep structure）

（11）鼻腔宽度：鼻腔影像的最大宽度。

（12）鼻腔高度：前鼻棘点至眶平面（Lo-Lo）的距离。

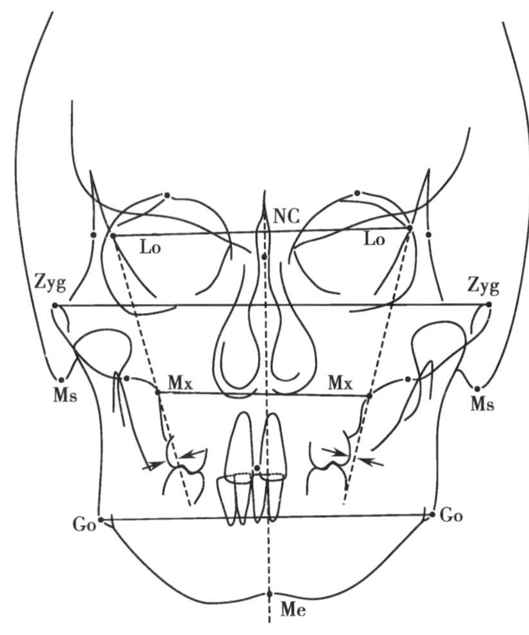

图 2-6-59　Sassauni 分析法

（13）上颌骨宽度:左/右上颌基点(J-J 或 Mx-Mx)间距。

（14）下颌骨宽度:左/右下颌角点(Go-Go)间距。

（15）面宽度:左右颧弓最外侧点(ZA-AZ,或 Zyg-Zyg)间距。

（四）Sassauni 分析法

Sassauni 正位片分析法是与侧位片结合运用的。该方法主要包括骨骼分析、牙分析、对称性分析三部分:

1. 骨骼分析(图 2-6-59)

（1）上面宽:连接双侧眶侧点(Lo-Lo)。

（2）下面宽:连接双侧下颌角点(Go-Go)。

（3）中面宽:可由连接双侧颧弓点(Zyg-Zyg)及连接双侧上颌基点(Mx-Mx)共同评价。

正常人上面宽约等于下面宽,通常上面宽在 7～8 岁后基本稳定,可由牙评价中面宽及下面宽的变化。

2. 牙分析　主要是上颌第一恒磨牙的位置分析,以双侧 Lo-Mx 连线为侧方参考线,测出上颌第一恒磨牙颊侧最突点至此线的距离。正常时 Lo-Mx 连线切过上颌第一恒磨牙颊侧最突点(标准差为±2mm)。对后牙宽度不调者,可协助判断有无骨性因素存在。

3. 对称性分析　通过 NC(即鸡冠颈 Cg)点做 Lo-Lo 平面的垂线,以该垂线为面中轴,评价面中部、下部、牙位置以及颏部的对称性。

理想个体的眶上平面(Ro-Ro)、眶缘平面(Lo-Lo)、颧平面(Zyg-Zyg)、乳突平面(Ms-Ms)大致平行,如果不平行,可参照其中三个最接近平行的平面作出一条平均的平面为基准平面,通过基准平面的中点做垂线,以评价两侧的牙、骨及颏点的对称性。

（五）正位片与侧位片的结合比较

1. 正位片与侧位片的投照条件及放大率应相同。

2. 将正位片描图置于右侧,粗线连接 Lo-Lo,并通过 NC 点作 Lo-Lo 的垂线;然后将侧位片描图置于左侧,使其机械外耳道点与右侧正位片上的外耳道点在同一水平(如正位片上的左右外耳道点不在同一水平,可取其垂距中点),这样就可将侧位片上的任何一点投影到正位片上,以分析比较骨骼的前后向、垂直向及宽度的关系。

3. 分析举例(图 2-6-60)

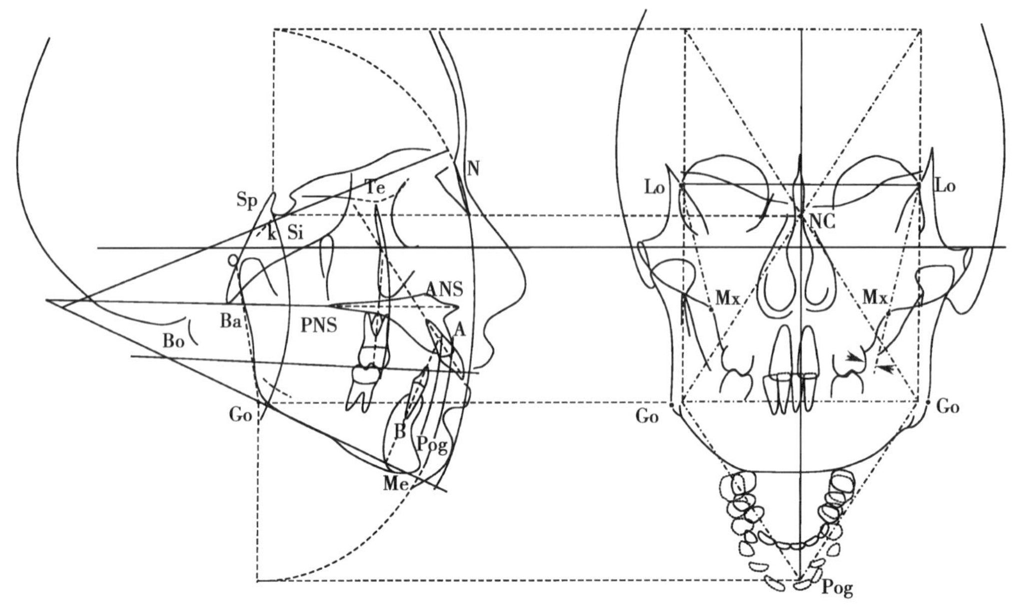

图 2-6-60　病例 R,男,14.2 岁。Ⅱ类 1 分类错聆的正、侧位片对比分析
(引自:Sassauni,1964)

(1) 前后关系:上下颌后缩,下颌体短(与通过 N 点的前弧比较),上下颌关系基本协调(Pog 点约在 ANS 同弧上);上下牙槽基骨后缩(B 点在 A 点基底弧后 6mm);上切牙前突 5mm(与 ANS 弧比较);上颌第一恒磨牙近中位(在中弧近中 1mm)。

(2) 垂直关系:下面高增大[Me 在以前鼻棘点至眶顶(ANS-supraorbitale)为半径的弧外 7mm];上颌第一恒磨牙、下颌中切牙过长(2mm)。

(3) 宽度关系:下颌宽度增大(正位片上 Go-Go>Lo-Lo,与 Lo-Mx 线比较舌向 3mm)。

(4) 对称性:颏部微向左旋,上下中线左偏。

正位片还可对鼻的宽度进行比较:在 8.5 岁时,Bn-Bn 正常值为 25mm 左右,该距明显变小意味着鼻狭窄。鼻狭窄可引起口呼吸,意味着需要增加腭宽度以获得理想的鼻腔宽度。

第六节　常用 X 线头影测量方法——颏顶位片

颏顶位片(basilar cephalometric radiography)是垂直于颅骨冠状面的定位 X 线片。该片可显示颅骨、上颌骨冠状面的形态和位置,上下牙弓及颌骨弓的马蹄形外形及对称情况,硬腭、腭中缝及下颌骨厚度,髁突形态及倾斜度,上下牙弓及颌弓的前后及水平向的相互关系及变异。因此,对颏顶位片的分析有助于复杂牙颌面畸形的诊断和机制探讨,可为正颌外科手术提供骨厚度及水平移动量的定量估计,对颏顶位片的分析还可用于研究颅、颌弓、牙弓的生长及形态变化。对颏顶位片的分析可补充正、侧位片分析的不足,为正畸和正颌外科三维诊断、预测及疗效对比开拓了一个新的视野。临床中较常用的颏顶片分析方法为 Ritucci-Burstone 分析法(Ritucci-Burstone analysis)。

一、颏顶片的标志点

(一) 颅部标志点(图 2-6-61)

1. 棘孔点(FS)　棘孔轮廓中心点。

2. 颅侧点(PCV)　颅骨侧方最突点。

3. 颅中凹点(MCF)　蝶骨小翼后缘最前点。

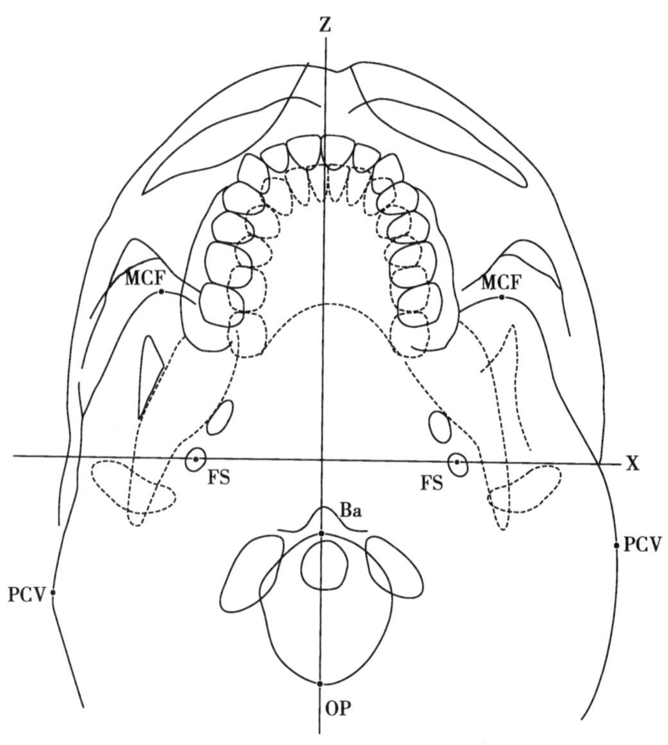

图 2-6-61　颏顶位片上：颅骨标志点及计测分析

4. 颅底点（Ba）　枕骨大孔前缘中点。

5. 颅后点（OP）　枕骨大孔最后缘点。

（二）鼻上颌部标志点（图 2-6-62）

1. 翼上颌裂点（Ptm）　翼上颌裂最后方点。

2. 颊点（BC）　颧骨后弯最前点。

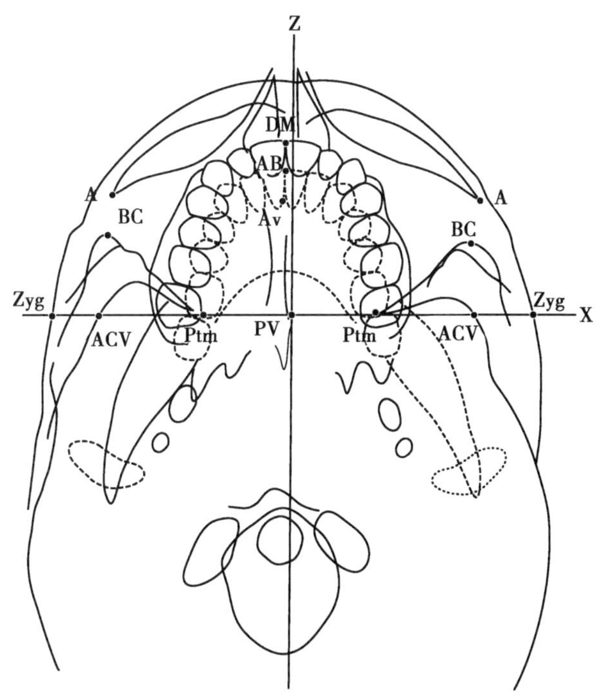

图 2-6-62　颏顶位片上：鼻上颌部标志点及计测分析

3. 颧点(Zyg)　左右翼上颌裂点连线与颧弓外侧缘的交点。

4. 颅前穹点(ACV)　左右颧点连线与颅外侧缘的交点。

5. 角点(A)　位于眼角部即眶侧缘与颧弓交界部。

6. 前犁骨点(AV)　左右角点连线与犁骨交点。

7. 后犁骨点(PV)　左右翼上颌裂点连线与犁骨交点。

8. 上牙弓中点(DM)　上中切牙近中触点。

9. 上牙弓中点(AB)　左右上中切牙根尖处中点。

(三) 下颌部标志点(图 2-6-63)

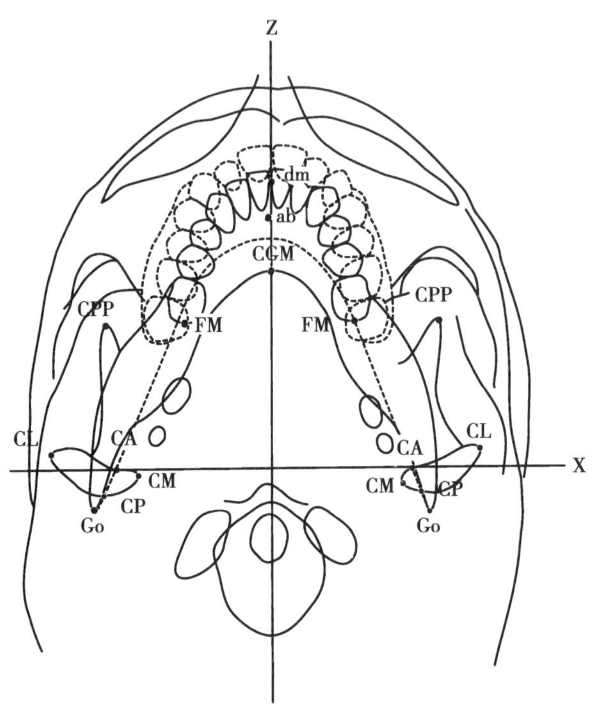

图 2-6-63　颏顶位片上:下颌部标志点及计测分析

1. 下颌角点(Go)　下颌角后缘点。

2. 髁前点(CA)　髁突前缘与下颌体线(通过下颌角点及下颌第一恒磨牙后缘点所引的下颌体影像中点的连线)的交点。

3. 髁后点(CP)　髁突后缘与下颌体线的交点。

4. 髁外侧点(CL)　髁突外侧缘与下颌体线平行线的外切点。

5. 髁内侧点(CM)　髁突内侧缘与下颌体线平行线的内切点。

6. 喙突点(CPP)　喙突最前缘点。

7. 下磨牙点(FM)　下颌最后恒磨牙最后缘点。

8. 下中切牙点(dm)　下颌中切牙冠近中触点。

9. 下牙槽中点(ab)　下颌中切牙根尖中点。

10. 下颌外形线中点(CGM)　沿左右髁突向前作下颌外形线的中点。

二、颏顶片 X 线头影测量的分析方法——Ritucci-Burstone 分析法

(一) 颅骨分析(图 2-6-61)

连接两侧棘孔点构成 X 轴,通过 X 轴上的两侧棘孔点间的中点作垂线,构成 Z 轴。以两轴交点为零点,测量颅底各标志点的前后、左右位置关系,分析颅底的对称性(以颅底各标志点到 X 轴的距离评价左右不对称量,以颅底各标志点到 Z 轴的距离评价前后差异),通过计测上下颌各标志点到 X、Z 轴的

距离以分析颅底和颌骨间对称性的变化。

（二）鼻上颌部分析（图 2-6-62）

以两侧翼上颌裂点连线为 X 轴，通过 X 轴上的两侧翼上颌裂点间的中点作垂线，构成 Z 轴，以两轴交点为零点，计测鼻上颌部各标志点的前后左右位置关系，以评价其对称性（BC 点、A 点同时用 X 轴和 Z 轴评价其前后左右的对称性，其余各点仅用 Z 轴评价其左右对称性）。

（三）下颌部分析（图 2-6-63）

以两侧颏前点连线为 X 轴，通过 X 轴上的两侧颏前点间的中点作垂线，构成 Z 轴，以两轴交点为零点，计测下颌各标志点到 X、Z 轴的距离以分析下颌对称性（其中 CM 点、CP 点同时在 X、Z 轴评价其前后左右的对称性，其余各点仅用 Z 轴评价其左右对称性）。

（四）综合分析（图 2-6-64）

将在同一条件下拍摄的头颅定位侧位片、正位片、颅底位片进行综合分析，以全面分析颅面畸形的发生机制和程度。在正颌外科中为预测手术部位、截骨量及术前术后对比提供较全面准确的资料。如图 2-6-58 所示，将侧位片和正位片以 FH 平面为基准平面，平行对齐，然后以正中矢状线为基准平面使颅底位片在正位片下方对齐，进行直观地分析。

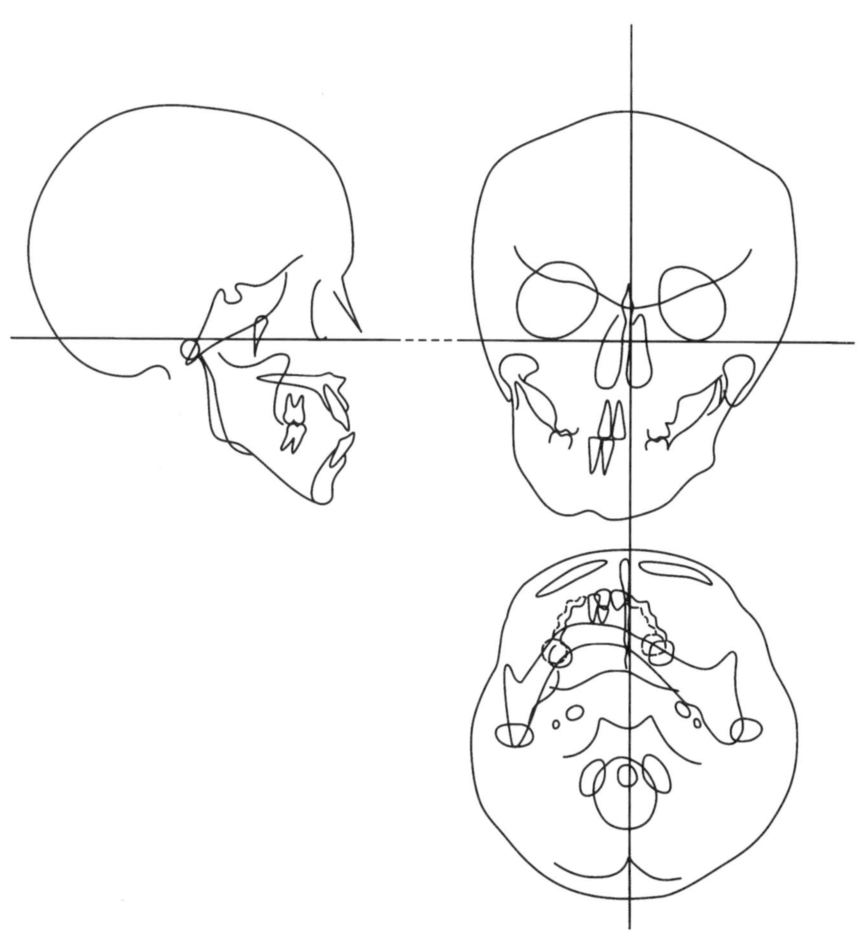

图 2-6-64　综合分析：一例颏面不对称患者的三维（侧位、正位、颅底位）头颅定位 X 线片。可全面显示上、下颌及颅底的三维关系，颌骨体畸形程度、中线偏移及下颌骨厚度等

（张孟平　陈扬熙）

第七章
功能矫形治疗及其方法

功能矫形治疗(orthodontics & dentofacial orthopedics with functional appliances)不同于传统的利用弹簧、橡皮圈、弓丝等机械力的矫治器治疗,而是通过矫治装置改变下颌姿势位,改善口颌系统肌群的功能状况;利用自身所引起的肌力、咬合力等激活口周及面部肌肉的功能,刺激颌骨、牙周组织的生长改建;以及辅以口外矫形力引导颌骨生长,改变颌骨的生长率、生长量、生长方向。是一种充分发挥机体自然生长潜力,矫治生长发育期儿童及青少年的肌性和轻度骨性错𬌗畸形的常用重要正畸手段和方法。

第一节 概 述

一、功能矫形的发展史

功能矫形已有200余年的历史,早期盛行于欧洲,后传至北美,20世纪60年代以后发展迅速。20世纪50年代起我国开始应用。在功能性矫治器的发展应用中,以下学者的工作有着重大影响和贡献:

(一)早期的应用(1900年以前)

1726年,法国的Fauchard第一个使用了一种功能调节矫治器(regulating appliances),用以开展牙弓达到"理想"的弓形。

1861年,美国Kingsley发明了头帽牵引,利用头支抗进行口外力牵引矫治上牙前突,开启了矫形力治疗的先例(图2-7-1)。

1879年,Kingsley又设计出一种典型的咬合跳跃(jumping bite)式矫治器(图2-7-2),在正畸治疗中最早使用前移下颌的方法,被认为是功能性矫治器的先驱。

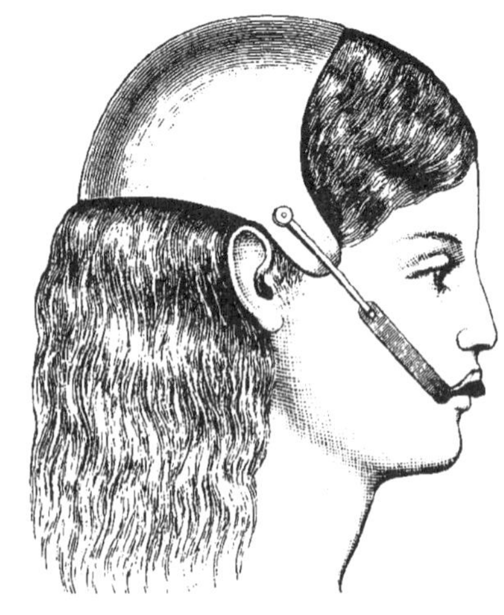

图2-7-1 Kingsley的头帽牵引设计

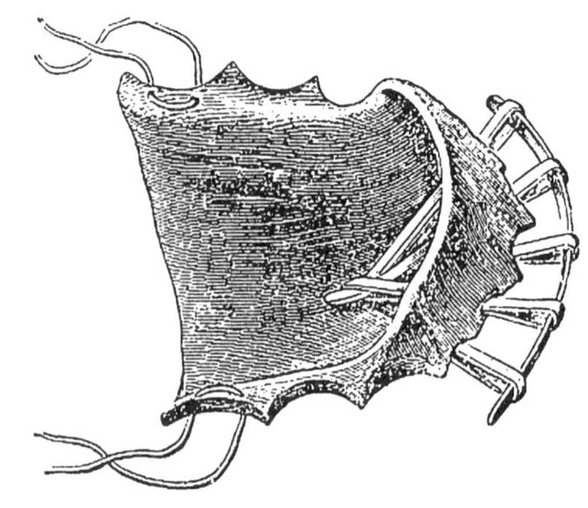

图2-7-2 Kingsley跳跃式咬合板

1808年,美国Catalan设计出单颌斜面板,并结扎于牙上通过金属斜面板导引移动对𬌗错位牙,是利用功能力矫治牙错位的开启者(图2-7-3)。

1884 年，欧洲学者 Roux 首次提出自然力和功能刺激可影响形态的假说，1892～1895 年 Roux 与 Wolff 两位学者共同提出“骨的可塑性”理论，为矫形治疗的未来发展和应用奠定了理论基础。

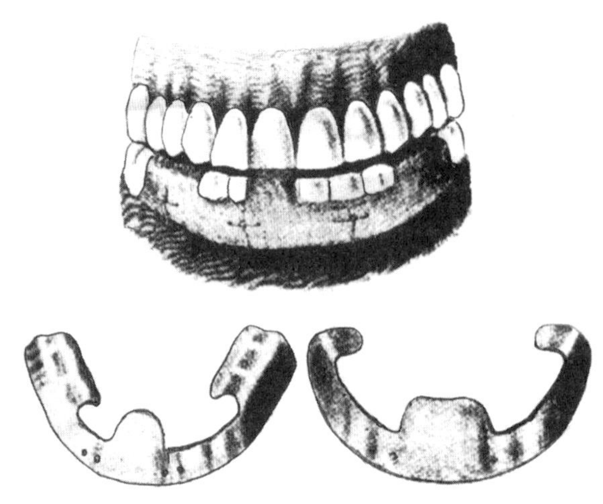

图 2-7-3　Catalan 金属咬合导板

（二）中期进展（1970 年前）

1902 年，法国的 Robin 受 Kingsley 思想的影响，设计出一种“单一体”（monobloc appliances）的矫治器，通过改变下颌的矢状位置，治疗下颌发育不足，他的初衷是防止舌下垂症（glossoptosis）以解除呼吸道不畅。当今广泛应用的生物调节器（bionator），以及治疗 OSAHS 的阻鼾器等，其设计原理就是改变舌的位置，无疑应归功于 Robin 的设计理念。

1908～1936 年，丹麦的 Andresen 医师和德国的 Häupl 医师设计了最初的肌激动器 activator（图 2-7-4），他们是应用功能矫形方法矫治骨性错𬌗畸形的杰出代表。1936 年他们发表《功能性颌骨矫形学》专著，提出“functional jaw orthopedic”，对欧洲功能矫形的开展有较大影响。

1960 年 Balters 以及 1964 年 Bimler 等将 activator 进行改良，使体积更减少，并特别强调舌的位置，认为舌的位置异常是引起错𬌗的原因之一。设计了目前广泛运用的生物调节器（bionator）矫治器。可治疗Ⅱ、Ⅲ类及开𬌗畸形。

1960 年，Moss 通过多种实验提出“功能基质假说”。认为，颅面的生长是对功能需要的反应，局部的、区域性因素在颅面生长发育过程中起主要作用。软骨和骨生长是对功能基质生长的代偿性反应。为解决颅面生长发育，正畸矫治和功能矫形机制研究的实际问题进一步提供了理论依据。

1967 年，德国的 Fränkel 在前人的基础上，创设了功能调节器 Fränkel 矫治器（简称 FR）即功能调节器（functional regulator）。具有独特的设计原理和作用方式，其主要作用在口腔前庭。通过颊屏、唇挡改变口周肌动力平衡。可治疗Ⅰ、Ⅱ、Ⅲ类及开𬌗畸形。

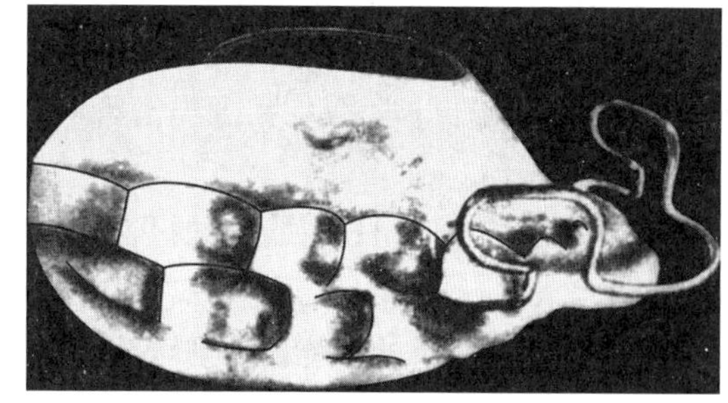

图 2-7-4　Andresen-Häupl activator 矫治器的原始外形

1968 年，Hasund 在肌激动器治疗中使用附于上磨牙的颈牵引，将口外牵引力与肌激动器相结合，开启了“联合式肌激动器”治疗，即联合矫形治疗的设计理念。

此外，二战之后在欧洲，通过 Breitner、Korkhaus、Schwarz、Hotz、Bimler、Balters、Fränkel、Stockfisch 等学者的推广应用，使功能矫形治疗学的概念得到了进一步的发展。欧洲正畸学者推崇功能矫形治疗，强调本体感受器的调节功能，强调骨骼和神经肌肉的重要性，他们认为：“牙齿的位置决定于上下颌骨的关系，而周围神经肌肉的功能活动既可以帮助颌骨位置的建立，也可能使颌骨的位置改变”。不能仅专注于移动牙齿的机械原理，而忽视骨骼及神经肌肉等支持结构的生长导引和促进。正常的形态必须建立在正常的功能基础上。

（三）当代的发展（1970 年后至今）

20 世纪 70 年代末和 90 年代初是正畸矫治器蓬勃发展的时代。1985 年“美国口腔正畸学杂志”（American journal of orthodontics）更名为“美国口腔正畸与牙面矫形杂志”（American journal of orthodontics and dentofacial orthopedics），“牙面矫形”这个术语在口腔正畸界得到了充分的承认。目前，功能矫形治疗已成为错𬌗畸形矫治方法的重要组成部分，并在理论研究及临床应用上有了以下进一步的发展。

（1）矫治器设计：现代功能性矫治器进行了许多改进，不仅形成各具特色的多种矫治器，且向简捷化、成品化、综合应用等方向不断完善和发展。

1979 年，瑞典学者 Pancherz 为了让患者更配合治疗，推荐将功能性矫治器设计成固定式，重新将 1905 年德国学者 Herbst 提出的一种固定功能矫治装置，发表于美国正畸学杂志上，这种将功能性矫治器与固定矫治器结合无疑是功能矫形发展的趋势。称为 Herbst 矫治器（Herbst appliance），并催生推动了目前广泛应用的固定式功能性矫治器，如 Jasper jumper、Forsus、SUS2 等成品固定矫治器等的发展。

1975 年，Stöckli 和 Thuscher 将"联合式肌激动器"治疗进行改进，首先是将口外牵引改成高位牵引，其次将颊面管直接包埋于肌激动器的基托内固定，使两者真正合二为一。1982 年 Van Beek 又在此基础上做了更进一步的改进，设计了头帽式肌激动器（headgear activators，Van Beek 矫治器）。使矫形力的应用更为科学适用。

1982 年，Clark 为了便于全天候施力，不影响进食咀嚼和使用方便，设计了双板矫治器（Twin-Block appliance），并能扩大牙弓及与口外牵引及固定矫治器联合应用，适应证更加广泛，疗效快。20 世纪 70 年代后期起，德国医师 Fränkel 通过在美国 20 多年间的讲学和访问，使功能调节器技术在世界范围内得到了发扬和推广，被称之为 Fränkel 功能调节器（Fränkel functional regulator or Fränkel appliance）。

（2）理论上：Moss 在他的"功能基质"假说的基础上进一步提出"渐成控制（epigenetic control）"的概念。对功能矫形的生物学原理以及功能与形态之间的关系有了进一步的认识，同时也认识到神经肌肉也是治疗的关键。在诊治中应重视气道、口腔功能间隙、头的姿势位在生长矫形中的意义。

（3）应用研究上：现阶段，对使用功能性矫治器进行早期治疗仍有两种观点：一种观点认为应用功能性矫治器可以起到阻断畸形发展和一定程度的矫形作用（Graber、Woodside、Petrovic、Pancherz 等）；另一种观点则提出了质疑，如 Tulloch、Proffit、Bishara 和 Phillips 等认为功能性矫治器对早期Ⅱ类错𬌗的矫治没有效果。认为因为上下颌骨存在差异性生长，最终下颌骨的生长会赶上上颌骨的生长。而赞成早期应用功能性矫治器的学者认为，Ⅱ类错𬌗早期的咬合障碍不去除，它会限制下颌的生长，否则就不会形成成人Ⅱ类错𬌗。

从循证医学的角度，目前关于早期Ⅱ类治疗的系统评价（双期和单期矫治Ⅱ类错𬌗儿童的临床随机对照试验）表明：双期治疗与单期矫治相比较，疗效没有差别。但 Cozza 等对功能性矫治器能否更多促使Ⅱ类患者下颌生长的系统评价则认为，2/3 的病例下颌的总长度有明显的增长。因而对有关上述功能性矫治的 RCT（randomized controlled trial，随机对照试验）系统评价，正如 Darendeliler 所说，RCT 虽是很有价值的疗效评估手段，仍还存在许多变异性问题，需要进一步在生长和遗传学的潜力上进行探讨研究。这些争论还有待于在未来的实践与研究中检验和发展。

最近，人类基因组研究揭示了许多新的信息，已明确有 17 000 个基因与颅面发育有关。生长因子和信息蛋白对颅面生长的调控以及生长对下颌髁突软骨的调控，提示我们在功能矫形的适应证、矫形治疗时机、疗效分析、治疗手段上还需用先进的分子生物学手段进行探讨。同时，我们了解到渐成因素和表观遗传因素可以转向调控基因和其他一些相关形态形成因素的改变。为我们应用矫形的方法或合并应用系统和局部的干预去进行颌面生长不调矫形治疗提供了理论依据。

目前，对功能矫形是否可能促进及如何促进髁突的生长改建？功能性矫治器能否用于生长高峰期已过的成年患者？是否能造成双重咬合和关节损伤等的探讨仍方兴未艾。但功能矫形作为流行百年，临床行之有效的矫治手段，将会随着科学发展和研究的深入而改进、发展，并为未来正畸治疗方法的创新、从量变到质变，奠定基础。

（4）临床应用上：据加拿大多伦多大学统计，功能矫形治疗开展的比例在 1978 年为 20%，以 FR 矫治器为主；在 1982 年为 28%，以 Herbst 为主；1996 年的比例达 35%。

（四）我国功能矫形治疗的应用

我国功能矫形治疗始于 20 世纪 50 年代。20 世纪 80 年代后，在各大专院校口腔正畸科的功能矫形治疗已陆续在临床推广、开展和创新应用，并在临床和基础实验上对功能矫形的矫治机制及矫治疗效进行了较全面深入的系列研究，包括：①病例矫治前后的疗效观察，头影测量，肌电学，下颌运动等方面的临床研究；②模拟功能矫形治疗的生物力学试验研究；③模拟功能矫形治疗的动物实验研究；④体外细胞及组织培养的细胞生物学、生物力学研究；⑤各种功能性矫治器的更新设计，包括改良颏兜前牵引矫治器、治疗 OSAHS 的阻鼾器、下颌前伸器等。从宏观到微观，对功能矫形治疗的机制有了进一步的认识，为临床应用提供了科学的实验依据，促进了功能矫形治疗的发展。功能矫形已成为我国口腔正畸治疗中常用的重要矫治方法和手段。

二、功能性矫治器分类及特点

（一）功能性矫治器类型

1. 功能性矫治器特点　功能性矫治器(functional appliance)绝大多数是可摘式活动矫治器，也可是固定式，它本身并不产生任何机械力，其作用是改变口面部肌肉功能，从而促进正常的咬合改建、引导颌骨发育以及调整颅面生长。矫治器具有以下特点：

（1）通过改变原咬合状态，即𬌗重建，使上下牙列分开，咬合分离，以利用咬合力。

（2）通过下颌骨前伸或后退，激活肌肉，促进或抑制颌骨的生长。

（3）通过上颌骨前牵引或向后抑制，促进或抑制颌骨的生长。

（4）通过选择性地抑制或诱导牙的萌出，重建咬合平衡。

（5）通过主动的口面肌训练，以利于口唇的封闭。

（6）不妨碍牙的替换和萌出及正常功能。

2. 常用功能性矫治器类型　功能性矫治器发展有 200 余年历史，尽管设计形形色色，但归纳起来有以下三大类：

（1）简单功能性矫治器：此类矫治器直接将肌力传递到牙齿，可以单独使用，但多作为其他矫治器的组成部分。如：

1）下前牙联冠式斜面导板；

2）上颌平面导板；

3）上颌斜面导板；

4）唇挡；

5）前庭盾。

（2）肌激动器(activators)：所有这一类矫治器通过改变下颌位置刺激咀嚼肌群，由此产生的力通过矫治器传递到牙齿、颌骨，起到功能性颌骨矫形的作用。属于此类矫治器的还有生物调节器(bionator)，双板矫治器(Twin-Block)，固定功能性矫治器(Herbst 矫治器、Jasper Jumper 矫治器、Forsus 矫治器、SUS^2 矫治器)等。

根据下颌移位程度 Graber 将此类矫治器，分为两大类：

1）肌张力型(myotonic)：下颌移位小，依赖肌肉、腱膜产生的静止张力。大多数肌激动器属此类；

2）肌动力型(myodynamic)：下颌移位较多，利用肌肉的主动收缩移动牙齿，改变牙槽和颌骨形态；

（3）功能调节器(F. K. O, FR)：改变下颌位置，但其主要通过颊屏、唇挡消除唇颊肌的压力，改变肌肉力的内外平衡，从而影响牙弓颌骨的改建。

（4）口外力头帽装置：包括头帽式肌激动器、口外牵引 Twin-Block、面框、J 钩等。

（二）功能矫形治疗优点

（1）功能矫形可起到早期治疗，为颌骨的正常发育创造良好的功能环境。符合预防为主的医疗原则，符合我国毛燮均教授提出错𬌗畸形矫治应本着"解放大自然"的理念。

（2）早期功能矫形治疗，可尽早改善牙面畸形，避免上前牙前突造成前牙易受外伤和牙颌面畸形给小孩的幼小心灵带来自卑的心理影响。

（3）通过早期功能矫形治疗，可缩短第二期矫治时戴固定矫治器的时间，有利于牙周健康，避免固定矫治器矫治所引起的牙根吸收，牙釉脱矿。

（4）经功能矫形治疗后，可使一些边缘病例免于拔牙或者手术，或减小成年后正颌外科手术的范围或者复杂程度。

（5）早期功能矫形治疗有利于髁突与关节窝的改建。

（6）功能矫形治疗操作简便，椅旁时间少，材料便宜，易于推广。

（7）一些功能性矫治器（如 Forsus、SUS²）可与固定矫治器联合应用以提高矫治效率。

（8）可用于发育期儿童矫治后的保持和后续的生长调整。

三、功能性矫治器的原理

功能性矫治器戴入后，其作用大多是通过改变下颌位置及咬合位，使相关的咀嚼肌及口周肌受牵张，肌肉收缩产生的力传递到牙齿、颌骨、骨缝及颞下颌关节，矫治错位牙、促进软硬组织发生适应性变化，重建新的功能形态平衡，达到引导，调控生长及防治错𬌗畸形的目的。功能性矫治器经过一个多世纪的发展，矫治器种类增多，各种矫治器作用方式不完全相同，至今对功能矫形机制的认识仍然存在一些分歧。

（一）生理学原理

1. 功能与形态相互影响、相互制约　1883 年，Roux 从海豚尾鳍实验认识到自然力和功能刺激对形状有着重要影响。继而和 Wolff 共同提出"骨的可塑性"理论。认为骨的形态与功能密切相关，功能可使骨内部结构和形态发生改变。最近一系列的研究使这个理论重新得到重视。他们的假设成为功能矫形的理论基础。目前认为：功能和形态存在相互影响、相互制约的生物学规律。各组织结构正常功能的行使，对促进形态的正常发育有直接影响，特别是在儿童生长发育阶段，功能与形态的密切关系表现得更为突出。

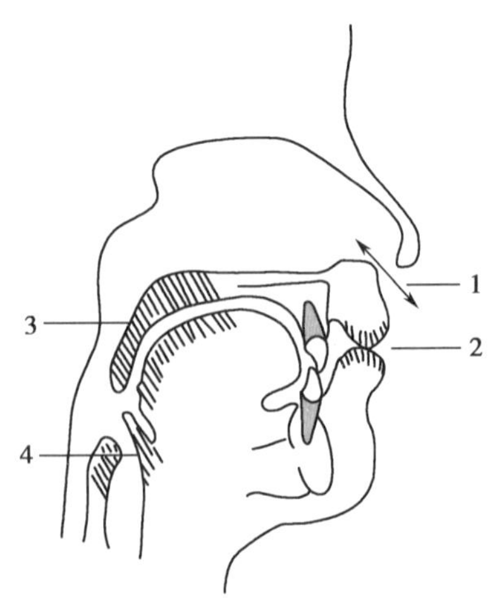

图 2-7-5　口鼻咽腔阀门

1. 鼻腔阀门；2. 口腔封闭的前阀门；3. 口腔封闭的后阀门；4. 会厌阀门

2. 口面功能间隙及功能状态是颅颌面形态发育的条件　按照 Moss（1960 年，1962 年）提出的"功能基质"假说，功能矫形治疗不仅与下颌运动各个肌肉的功能活动水平有关，还与口面区各间隙（functional spaces）及功能状态密切相关。出生后的发育中，颌骨形态的发育，除受遗传因素控制之外，颌骨周围功能间隙的状态也是一个重要的影响因素。功能间隙周围肌肉的活动类型参与调节间隙的大小和形态，并影响包绕硬组织特别是牙槽骨的发育及其形态。

口面复合体作为极其活跃的多功能区，口腔、鼻咽腔功能的正常行使是功能矫形治疗重要的生理学基础。肌功能异常、间隙功能异常均可导致面颌发育畸形。功能性矫治器通过调控肌群间协调性，重建各间隙正常功能活动，阻断异常的生长发育，使牙弓、颌骨的异常形态得到改正和改善，并且通过维持新的肌功能平衡协调，使功能矫形效果达到长期稳定（详见第一章）。

3. 正常的呼吸吞咽功能是建立口腔功能间隙的基础　必须有正常的呼吸、吞咽功能，才能建立起正常的口腔功能间隙和正常的颌骨的生长发育。据报道每人每天吞咽600次左右，每次可产生约685g压力。口鼻咽间隙的正常功能，对消化和呼吸系统起重要作用，口鼻咽各通道阀门的闭合良好是保证口鼻咽间隙功能的基础（图2-7-5）。如果口呼吸、吞咽发生异常，可导致腺体样面容，上牙弓前突，牙弓狭窄，以及开𬌗等。因此功能性矫治的目的，是去除口周肌功能紊乱（据调查约有60%的儿童有不良的姿势行为），恢复正常的呼吸吞咽功能，建立正常的口腔功能间隙，从而建立起新的"功能型"达到新的"形态型"。

（二）生物学原理

功能性矫治器可通过咬合重建（即改变下颌的位置）引发一系列的神经肌肉收缩力的变化，该力必然传递到口腔周围的软硬组织，包括牙周膜、牙槽骨、颞下颌关节、上下颌骨等，促进软硬组织发生适应性变化，刺激颌骨、牙周组织的生长改建，改变颌骨的生长率、生长量、生长方向，充分发挥机体的自然生长潜力，从而达到矫治错𬌗畸形的目的。

1. 颅面骨的三种生长改建方式（详见第一章第四节）

（1）膜内成骨：骨由膜性结缔组织形成。受力后，一侧骨吸收，一侧骨沉积；又可称之为生长塑建（growth remodeling）。当沉积量大于吸收量，骨长大。如下颌支的后缘沉积新骨，前缘吸收，使下颌体增长。膜内成骨为颌骨形态的塑建提供了重要条件。

（2）骨缝成骨：骨缝可受张力而发生生长改建。Moss认为骨缝生长是受其周围基质决定的；Van Limborgh认为骨缝生长受少量遗传因素和大量后天局部因素所控制。上颌骨周围缝的存在，特别是额颌缝、颧颌缝、颧颞缝、翼腭缝四条近似平行骨缝（见图3-13-7），对上颌矫形力前牵引和后牵引治疗起重要作用。

（3）软骨内成骨：Petrovic等于20世纪60年代首次研究证实，哺乳动物（包括人）的软骨有继发性和原发性软骨之分。与一般的长骨骺的原发性软骨有所不同，髁突软骨的生物学特征为：

1）髁突软骨是生长区：除受遗传控制外，还受环境因素影响，活动更活跃。

2）髁突软骨是继发性软骨：与一般的长骨骺的原发性软骨有如下不同：①胚胎发育不同：长骨骺起源于原始软骨，而髁突软骨可能来源于下颌骨膜；②生长激素作用不同：原发性软骨受生长激素作用，而髁突软骨是继发性软骨，除受生长激素影响外，还受局部因素的影响；③软骨的组织结构不同：长骨骺等原发性软骨的分化细胞和分化的成软骨细胞被软骨基质包绕，可隔离给予软骨细胞的生长刺激和抑制的影响，而髁突软骨作为继发性软骨的分化细胞无软骨基质包绕，从而易于接受局部因素的调控。

由于下颌髁突是继发性软骨，是生长区，因而功能矫形力作用于下颌可以改变髁突的生长方向，还可以改变生长速度和生长量。

2. 引导下颌的生物学反应（详见第二章第二节）研究发现，下颌的前伸姿势促进颞下颌关节的生长代谢，减弱了分解代谢，为下颌引导提供了功能矫形中关节改建的生物学基础。

颞下颌关节是一个具有独特代谢性质的器官，有别于髋、膝、肩等软骨内成骨的负重关节。颞下颌关节具有黏弹性，黏弹性影响细胞外基质的合成，髁突的生长潜力与细胞外基质的变化有关。对于髁突功能前伸过程，黏弹性比翼外肌的过度活动起着更为显著的作用（图2-7-6）。

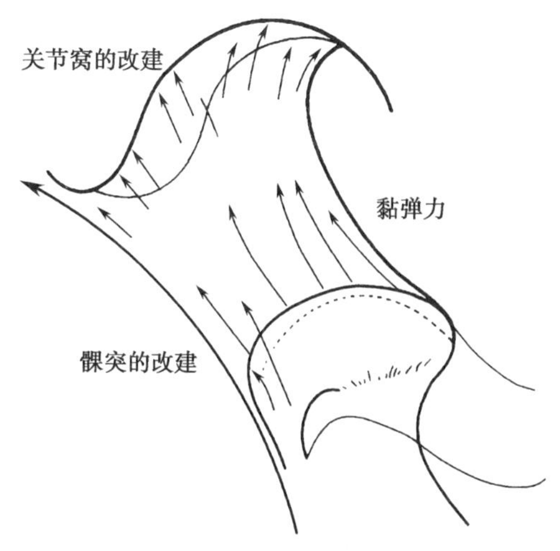

图2-7-6　前导下颌的关节变化

1956年，Zenker研究指出关节盘的后附着是一个脉管性的垫子，它在开口时充盈、闭口时排空，具有"代谢泵"的作用。Sicher 将盘后附着称双板区，Graber 建议将其称为"盘后垫"(retrodiscal pad)。当开口和侧方运动过程中随着压力上升，合成代谢物质被运输并分配到膝状脉管迷路中的微动脉和毛细血管，闭口时过量的血液携带分解代谢的产物被排除。髁突位置前移可加强的新陈代谢并消除 cAMP、前列腺素和前列腺素 E_2 样物质所产生的负反馈调节。

（三）应用原理

1. 力的来源 正常殆的建立，除依靠牙齿的正常发育，还有赖于颌面肌肉的动力平衡。包括：①向前的力；②向后的力；③内外肌力；④咬合力等的动力平衡。

2. 力的类型 无论正畸力还是矫形力，均可分为不同的三种力型：压力、张力、剪切力。组织受力后内部相应的产生压应力、张应力、剪切力。

3. 力的应用 机械性矫治器以压力及其引起的压应力应变为主。功能性矫治器则以张力及张应力应变为主。通过功能性矫治器的各部件产生张应力或压应力，刺激或促进组织结构发生变化，继而产生适应性改变，达到新的平衡。另一方面，即通过力的消除，去除异常的肌功能及受抑制的环境，恢复组织的正常生长潜力，如唇挡和 Fränkel 的颊屏等(详见第二章第一节)。

第二节 功能性矫治的检查分析

功能性矫治器使用的对象主要是处于生长发育期中的青少年和儿童，它不同于一般活动或固定矫治器，其矫治作用是通过改变生长发育中口面部肌肉的功能、充分利用肌张力、咬合力及生长力，促进牙殆发育和颅面生长而完成的。因此，功能矫形治疗进行牙颌面畸形的诊断治疗中，适应证的选择和术前的诊断分析是十分重要而不可缺少的前提条件。

一、功能性矫治的 X 线头影测量分析——Rakosi 分析法

功能性矫治的 X 线头影测量，分析有其不同的侧重点和相应的分析方法。分析计测的内容有以下要点：①确定畸形发生的机制：即确诊是骨性、牙性还是功能性畸形(详见第六章中的"神山分析法")；如果是复合畸形，应能确定其主次。②分析畸形发生的部位和程度：是上颌、下颌、颅底长度的过长或位置的过前过后，还是个别不调或是复合性不调及其差异程度。③判断其生长型及生长趋势：即确定颅骨及上下颌基骨已经表现出或可能表现出的旋转及代偿。④评估牙及牙槽的位置、倾斜程度以及软组织面型改善的可能性变化：即预测功能性矫治对颅面功能和审美的最终影响。

由于功能性矫治器早期盛行于欧洲，所以 Graber 在功能性矫治专著中推荐使用由欧洲著名正畸学家 T. Rakosi 撰写的 X 线头影测量计测方法(Rakosi analysis)。该法同时也沿引了一些欧美国学者如：Swartsz、Björk、Graber、Jarabak 等的常用计测指标(详见第六章 X 线头影测量分析)。Rakosi 所设计的 X 线头影测量项目可归纳为：①面骨分析；②颌骨基分析；③牙-牙槽关系分析三部分。为了使临床医师能全面分析颅面、颌、牙、面的形态变化。本节略去了原设计中一些不常用、重复意义的计测项目。另增补了目前世界上引用较多的几项软组织分析内容，仅供使用者运用参阅。

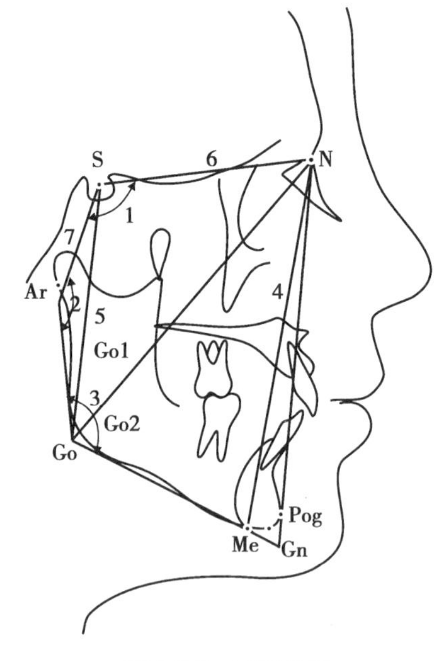

图 2-7-7 面骨分析

（一）面骨分析

1. 计测项目(图 2-7-7)

1) 鞍角(N-S-Ar)：连接鼻根点(N)、蝶鞍中心点(S)及关节点(Ar)所构成的内下角。用以评价下颌髁头相应于颅底的前后及上下位置关系。

2）关节角（S-Ar-Go）：连接蝶鞍中心点（S）、关节点（Ar）及下颌角点（Go）所构成的前角。用以评价下颌位置。

3）下颌角（Ar-Go-Me）：连接关节点（Ar）、下颌角点（Go）及颏下点（Me）所构成的内上角（应注意，下颌角点 Go 系由正切下颌骨升支后缘及正切下颌体下缘的两切线交点）。

上、下颌角：连接 Go 点与鼻根点的 Go-N（又称面深度）线，Jarabak 又将下颌角一分为二。居上者为上下颌角（Go1）；居下者为下下颌角（Go2），该两角之比可以了解下颌体相对于下颌支的旋转及生长变化。

4）前面高（N-Me）：连接鼻根点（N）与颏下点（Me）构成。用以评估前面垂直生长量及辅助评价生长型。

5）后面高（S-Go）：连接蝶鞍中心点（S）与下颌角点（Go）的直线距。用以评价后面垂直生长量及辅助评价生长型。

6）前颅底长（S-N）：连接蝶鞍中心点（S）与鼻根点（N）间的直线距。用以评价颅前底的长度及生长变异。

7）后颅底长（S-Ar）：连接蝶鞍中心点（S）与关节点（Ar）间的直线距。用以评价后颅底的长度及生长变异。

2. 临床意义　面骨计测中的三个角及四项线距指标，主要用于判断颅颌关系及对生长型的影响及颅面生长趋势。

（1）鞍角、关节角、下颌角的补偿作用及意义：在正常人中，鞍角、关节角和下颌角间存在着互相补偿的关系。

1）三个角的总和：据 Björk 的测量研究，在生长发育中，该三个角的总和应相对稳定，约为 396°，以维持正常面型。当三角之和大于 396°时，下颌呈顺时针旋转生长趋势；反之，呈逆时针旋转生长趋势。

2）鞍角：可辅助判断髁突位置靠后或靠前，即下颌后份相对颅底处于后位或前位，同时也可反映出关节窝的前后位或高低位。这一点在临床上应予注意，如果一个下颌后缩患者，鞍角大，关节窝为后上位置，或一个下颌前突患者，鞍角小，显示关节窝为靠前位置，这种由于关节窝位置变异所致的畸形系骨性畸形，均不是功能性矫治器的适应证。

3）关节角：可反映下颌位置。当下颌后缩时此角较大，前突时较小。功能性矫治器治疗能改变关节角，此角可随下颌前移、覆𬌗减小、后牙近中移动而减小；可随下颌后移、咬合打开、后牙远中移动而增大。

4）下颌角：可反映下颌形态及生长方向。下颌角小，如果系下颌平面较水平所致者，生长方向为水平型，功能矫形前移下颌的矫治效果较好；反之，下颌角大，垂直生长型患者，一般不适于用功能性矫治器治疗。

（2）面高比的诊断意义：按照 Jarabak 的面高比率公式：（后面高/前面高）×100%，可判断面部生长型及生长趋势。对于正常平均生长型，该比率应在 0.62～0.65。小于 0.62 为顺时针垂直生长趋势，大于 0.65 为逆时针水平生长趋势。

（3）颅底长度的变化：前、后颅长度随牙龄增长而增长。正常人平均生长型的前颅底长度（S-N）约与下颌基长度（Go-Me）相等。面部生长为水平型者，后颅底较长，面部生长呈垂直型及骨性开𬌗者的后颅底短。后者采用功能性矫治器的预后差。

（二）颌骨基分析

1. 计测项目（图 2-7-8）

（1）SNA 角：又称上牙槽座角。为前颅底平面（SN）与鼻根点-上牙槽座点连线（NA）所形成的后下交角。用以评价上颌相对颅底的前后位置关系。

（2）SNB 角：又称下牙槽座角。为前颅底平面（SN）与鼻根点-下牙槽座点连线（NB）所构成的后下交角。用以评价下颌相对于颅底的前后位置关系。

（3）上下颌平面角（PP-MP）：又称基底角。为上颌平面（ANS-PNS）与下颌平面（MP）形成的前交

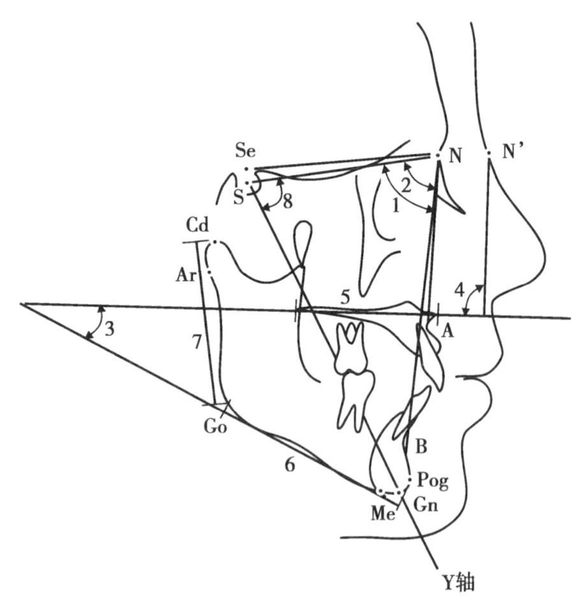

图 2-7-8　颌骨基分析

角。用以评价上下颌骨的垂直关系，下颌倾斜度及面型趋势。

（4）上颌倾斜角（PN-PP）：为鼻垂线 PN（软组织鼻根点 N'所引出的垂直于 Se-N 平面的垂线）与上颌平面（ANS-PNS）的后上交角。用以评价上颌相对于颅底的倾斜度。注意软组织鼻根点 N'点为 Se 点（蝶鞍入口中心点）和 N 点连线的延长线在鼻根部软组织外形线上的交点。国内学者曾祥龙等采用上颌平面角（SN-PP）代替 PN-PP 角。

（5）上颌基长（A-PNS）：由上牙槽座点向上颌平面（ANS-PNS）作垂线交于 A 点，从 A 点至 PNS 点的间距为上颌基长。用以评价上颌基骨的长度及生长量。

（6）下颌基长（Pog-Go）：在下颌平面（MP）上，颏前点（Pog）的垂直投影点至下颌角点（Go）的间距。用以评价下颌基骨长度及生长量。

（7）下颌支高度（Go-Cd）：髁突最上点 Cd 在下颌支后缘切线上的垂直投影点至下颌角点（Go）的间距。用以评价下颌支长度。

（8）Y 轴（S-Gn）及 Y 轴倾角（N-S-Gn）：Y 轴为蝶鞍中心点（S）至颏顶点（Gn）间连线，Y 轴倾角为 Y 轴与前颅底平面的前下交角，用以评价下颌相对于颅底的前后位置及生长方向。注意该 Y 轴角定义与原 Downs 法 Y 轴角不同。

（9）上、下下颌角大小之比：连接 Go 点与鼻根点的 Go-N（又称面深度）线，将下颌角一分为二。上者为上下颌角（Go1）；下者为下下颌角（Go2），计算该两角之比。

（10）上、下颌长度差（ArPog-ArA）：由关节点分别向颏前点（Pog）及上牙槽座点（A）引出两条连线，常通过计测该两段长度之差以评价替牙期下颌生长量。

2. 临床意义

（1）颌骨位置的估计：SNA、SNB（并结合鞍角、Y 轴角）可分别用于评价上颌及下颌相对于颅底的前后矢状位置关系。据国内外学者研究资料，SNA 角随生长的变化量较小，而 SNB 角在不同生长型患者的增长不同：水平生长型 SNB 角增长较大而垂直生长型增长较小。因此，对下颌后缩，水平生长型的Ⅱ类患者，如果下颌较短，年龄较小，将预期有较多的下颌生长，使用功能性矫治器的效果较好。

（2）上、下颌生长发育及治疗预后估计：主要通过上颌基长、下颌基长及下颌支长三个线距值进行评估分析。但临床分析中还应结合其他有关长度与位置关系的计测资料。例如，颏后缩患者，下颌基骨可长也可能短。下颌基骨短，下颌后缩可能多系下颌生长不足所致。如果生长方向正常，用功能前导促进下颌生长的矫治器疗效好。但如果其下颌基骨正常，颏后缩时，下颌后缩有两种可能：①因功能因素造成下颌后位；②因关节窝位置靠后靠上致下颌后缩（结合鞍角分析）。临床上，前者治疗简单，只要去除干扰，下颌即可回复正常位置，后者为骨骼异常，使用功能性矫治器治疗效果不佳。

此外，根据个体的各项长度比值，可估计颌骨的生长发育。据 Schwarz 的研究资料，在具有理想面型的个体中，前颅底长、上颌基长、下颌基长、下颌支长之间有如下比例关系：

前颅底长∶上颌骨长＝10∶7

前颅底长∶下颌骨长＝20∶21

上颌基长∶下颌基长＝2∶3

下颌支长∶下颌基长＝5∶7

据研究，随生长变化，上颌基长/前颅度长的比值较稳定，下颌基长/前颅底长的比值可随牙龄而逐渐增大，而上颌基长/下颌基长的比值逐渐减小，从而提示在生长期中下颌较上颌在长度增长上有较大的生长潜力。因此，对下颌后缩其下颌体短的病例，若生长方向较水平，由于下颌生长潜力大，采用功能性矫治器的预后良好。

在正常人中，下颌支长/下颌基长的比值随生长变化相对稳定，这对预测升支的变化很重要。例如当该比值偏小，显示下颌支生长不足。但如果患者生长方向趋于水平型，使用功能性矫治器时，升支仍还可望有较多增长。如果该比值小而生长方向又系垂直生长趋势，升支将发育不足，后者不是功能性矫治器治疗的适应证。

（3）颌骨旋转及生长方向的分析：主要根据以下5项指标进行判断：

1）上下颌平面角（PP-MP）：可反映上下颌间的垂直位置关系也可用于分析上下颌骨的旋转。生长均衡的正常人，其上下颌平面角随年龄增长有减小趋势，该角与面型有关，水平生长型者明显小于垂直生长型者。

2）上颌倾斜角（Pn-PP）：主要用于分析上颌的旋转，此角大，表示上颌基骨向上向前倾斜。此角小，表示上颌基骨向下向后倾斜。但该角大小与生长型或面型无关，功能性矫治器可以影响该角的大小改变。

3）Y轴倾角（SN-SGn）：可以评价下颌骨颏部的水平及垂直位置及生长方向。

4）上、下下颌角比（Go1/Go2）：角Go1与Go2间的变化差，可以了解下颌体相对于下颌支的旋转及生长变化。当下颌体向下后旋转生长时，角Go2明显增大。

5）下颌长与上颌长线距之差（Ar-Gn减去Ar-A）：可以评价在生长期中，下颌相对于上颌的前后位置及旋转。如果下颌是向前上旋转生长趋势，此线距差将随年龄增大；反之，向后下旋转生长趋势，此线距差将逐渐减小。

此外，上、下颌骨的总体旋转方式，还可以通过上述角度及线距的“增龄测量”综合判断。上颌骨的倾斜一般比较稳定，变化较小，但环境因素如口呼吸、吮下唇等不良习惯，可改变其倾斜度，使上颌前部向上向前倾斜。而上颌前份向下向后倾斜，则多见于下颌向后下旋转垂直生长型患者的自然代偿改变。功能性矫治器治疗，可以改变上颌的倾斜度；下颌旋转在建立面部骨骼垂直比例关系中，起着决定性的作用。下颌的旋转受生长和功能的影响，变化较大。下颌向前上旋转，前面高将缩短，有深覆𬌗趋势。下颌向后下旋转，前面高趋大，呈开𬌗趋势。上、下颌骨的倾斜变化直接影响面高及咬合关系，是形成前牙覆𬌗畸形（深覆𬌗或开𬌗）或代偿正常的重要原因。

根据Lavergne和Gassan（1976年）用金属植入标记的颌骨生长变化研究中，可将上、下颌骨的旋转总体方式分为如下4种类型（见图1-1-67）：

1）上下颌骨聚合旋转型：患者上、下颌骨分别向下及向上相向旋转，导致严重深覆𬌗功能性矫治器疗效差。

2）上下颌骨离散旋转型：患者上、下颌骨分别向上及向下反向旋转，导致前牙开𬌗。严重者需要通过正颌外科方法才能矫治。

3）上下颌骨前上旋转型：患者上、下颌骨均向上向前旋转，下面高趋向变短，但通过代偿，关系可形成正常覆𬌗。

4）上下颌骨后下旋转型：患者上、下颌骨均向下向后旋转。下面高趋向变长，通过代偿可形成正常覆𬌗而不会形成开𬌗。

2008年吴浩、周力等研究发现除以上四种旋转方式外，还存在一些其他旋转方式——亚型，即上颌不旋转，下颌旋转或下颌不旋转，上颌旋转。

（4）下颌的形态学分析：下颌骨的形态与面型相关，临床上三种不同的面型可表现出三种九类相应的下颌形态变化特征，即直颌型、后倾型和前倾型（见图2-5-17～图2-5-19）。并可以此评估其生长方向。头颅侧位X线片上，下颌形态学特征为以下方面：

1）下颌正常面型：下颌体、支发育良好，且下颌体高度（包括牙槽和切牙的高度）与下颌支宽度相等。髁突与喙突几乎在同一水平面上，颏联合发育良好。

2）下颌后缩面型：下颌体发育差，磨牙区较窄，颏联合窄而长，下颌支窄而短，喙突较髁突短，下颌角较大。

3）下颌前突面型：下颌体发育良好，磨牙区较宽，颏联合的前后宽度较宽，下颌支宽而高，下颌角较小。

在生长方向上，下颌前突面型的下颌一般为水平向生长，即使在替牙期为平均生长型或轻度垂直生长型，在往后的几年中，可期望转为水平向生长。而下颌后缩面型的下颌生长很难改变生长方向。

（三）牙-牙槽关系分析

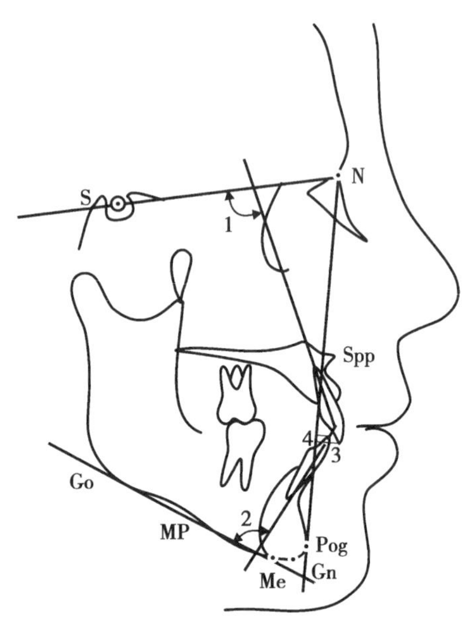

图 2-7-9　牙-牙槽关系分析

1. 计测项目（图 2-7-9）

（1）上中切牙倾斜度（SN-U1）：为上中切牙长轴与前颅底平面的后下交角。用以评价上中切牙的唇舌向倾斜度。

（2）下中切牙倾斜度（MP-L1）：为下中切牙长轴与下颌平面（下颌下缘切线）的后上交角。用以评价下中切牙的唇舌向倾斜度。

（3）上中切牙位置（U1-NP）：为上中切牙切缘点至面平面（N-Pog）的垂直间距。用以评价上中切牙的前后位置。

（4）下中切牙位置（L1-NP）：为下中切牙切缘点至面平面（N-Pog）的垂直间距。用以评价下中切牙的前后位置。

2. 临床意义

（1）切牙位置的估计：据国内曾祥龙的研究，正常中国儿童及青少年的上中切牙倾斜度（SN-U1）在乳牙期平均为90°，恒牙期为104°，并在以后的生长发育中保持不变。上中切牙位置（U1-NP），在乳牙期为7mm，恒牙期为9～10mm，变化不大。下中切牙倾斜度（MP-L1）在乳牙期平均为90°，随生长发育逐渐唇倾至恒牙期约为95°。下中切牙位置（L1-NP），乳牙期为5mm，随生长也逐渐前移至恒牙期约7mm。在各牙龄期的均值可作为判断切牙正常位置的标准。

（2）治疗方法及预后的评估：分析切牙倾斜度的位置对功能性矫治器的使用和矫治设计十分重要。功能性矫治器可使唇倾的上切牙内收直立。如果上切牙牙轴倾斜度正常而位置唇向，需整体移动才能矫治，则应考虑采用固定矫治器进行控根移动。下中切牙舌倾，用功能性矫治器使之竖直及唇向定位很容易。反之，若下颌后缩，下切牙已唇倾，功能性矫治器则需在前移下颌的同时，保持其倾斜度，甚至设计反向力使其直立。无论舌向内收上切牙或下切牙，均需要一定间隙，若有牙拥挤可考虑二期治疗时拔牙。此外，对替牙期患者，还应考虑到下颌生长量及下颌前移后，下切牙最后应有的位置和倾斜度。上下切牙的位置和倾斜度对恢复牙列的功能和美观具有重要意义。

（四）软组织侧面分析

1. 计测项目

（1）颌骨侧面区（JPF）（见图 2-5-17～图 2-5-19）：从软组织鼻根点 N 引出一条垂直于眶耳平面的垂线（Pn），同时，从眶下缘点 Or 引出一条平行于 Pn 的垂线 Po。两垂线间的空间，称为颌骨侧面区（jaw profile field，JPF；据 Schwarz），用以评价颌位（主要是鼻下点及颏点）及面型。

（2）T 角（见图 2-6-47）：从软组织鼻根点 Sn 向软组织颏前点 Pog 作切线 T。此 T 线与 Pn 线相交所形成的交角称为 T 角（据 Schwarz）。用以评价面型及唇位。

（3）E 线（见图 2-5-14）：切过软组织鼻突点及颏前点的切线（据 Ricketts）。用以评价唇位及变化。

2. 临床意义

（1）上颌位置的评估：Schwarz 采用颌骨侧面区评价颌骨的倾斜及前后位。均面型者的软组织颏点均在 JPF 区内，且软组织鼻底点（Sn）均与鼻垂线（Pn）相接触；上颌前突面型的 Sn 点均在 Pn 线过前方位置；上颌后缩面型的 Sn 点均位于 Pn 线的后方位置。此外，口裂的垂直位置，应在面下（鼻底点 Sn，颏下点 Me)的上 1/3 交界处。在应用功能性矫治器时,应尽力保障侧面型的可接受位置。

(2) 下颌位置的评估:Schwarz T 角大小体现了颏部对鼻下的关系,也确定着侧面下颌骨的位置。这在矢状向错𬌗畸形时确定其矫治目标有重要意义。理想侧面型其 T 角大约为 10°。该线正切下唇前缘并平分上唇珠前突部(见图 2-6-47),T 角大于 10°为后缩面型,T 角小于 10°为前突面型。为此,在功能性矫治适应证的选择中应十分注意。例如对 T 角为 10°的下颌后缩患者也不要轻易移动下颌向前,以防产生相反的美容效果。一般而言,当 T 角改变不明显时,侧面和谐度也改变不会很大。但其表现有所变化,T 角轻度增大可给人以温柔感(女性适宜),而轻度减小,则给人以坚毅的感觉(男性适宜)。

(3) 鼻-唇-颏关系的评估:由 Ricketts 所倡导用以评价上、下唇位变化的审美线(E 线),现广泛应用于临床(见图 2-5-14,图 2-6-47)。上下唇与 E 线的间距,随年龄而减小,即儿童较前突的上下唇,可因鼻、颏的发育而逐渐相对后缩而使侧面唇位相对变平直。在应用功能性矫治器中应充分估计这种软组织的增龄改变,以防止过多后缩前牙造成"扁平面容"的后果。

二、功能性矫治中常用的功能分析

口颌系统功能表现的特征是动态的,它是在运动中完成的,是动静交替循环的过程。

在口腔及颜面结构中,参与该运动过程的除中枢神经和口颌局部感受器外,主要涉及口颌部的三个主要功能组成成分:①口面肌群;②牙及咬合;③颞下颌关节。因此,进行功能分析和检查时,必须包括对上述三个方面的全面的动态的评估,才能作出正确的分析结论。

临床功能分析的方法,主要通过面部观察、模型记录、X 线头影测量、肌肉和颞下颌关节运动记录等进行。其中牙颌模型和 X 线头影测量片尽管是静态资料,但通过不同咬合位的记录和重叠对比,可以反映出一定范围内的变化和差异,因此同样具有动态研究价值。功能分析就是通过对这些动态资料的对比研究,发现其功能是否有异常,这些异常可否改变,可以利用哪一种功能去影响改变它,如果某种功能改变后,可能对其他功能产生什么潜在影响,从而,以此为基础对选择不同的功能矫形治疗、矫治器设计、预后及副作用作出评估。

(一) 口面肌功能的检查分析

一)口周肌功能

1. 唇的观察　对唇的观察,一般应在三个功能位置:即安静位、微笑位及动态位上进行评估,后者主要是观察其大多数时间中的唇活动及无意识的唇习惯。

(1) 安静位:在唇肌充分松弛的自然状态下,从功能的角度按上下唇的位置和外形可将唇分为以下三类:

1) 正常唇:当自然放松时,上下唇可轻微接触或仅有极小间隙,上唇红微微前覆于下唇上,唇的形态丰满,色泽正常;唇齿关系为上唇缘约位于上切牙切缘上方 0 ~ 2mm,鼻-唇-颏呈柔和的 S 形自然过渡。

2) 异常唇:常见的有:①解剖性唇过短,表现为开唇露齿,当肌肉松弛时,上下唇不能接触,只有通过口轮匝肌和颏肌的有效收缩才能达到唇封闭;如果造成唇闭合不全的原因是因为上唇过短,早期进行唇功能训练有一定效果。②外翻唇,表现为唇肌松弛,上下唇红过多外露而前突,由于唇肌张力弱,这类患者常表现为下面高不足、下颌后缩或牙性双颌前突(上下切牙唇向倾斜)等。

3) 潜在性异常唇:唇的形态、张力、长短发育均正常,但由于上切牙过度唇倾或下颌过度后缩导致唇的异常封闭(此时为了封闭口腔,舌尖常与下唇接触),下唇常位于上切牙冠舌侧位置,在静止及功能活动时,常使上切牙唇向推移,对下切牙造成舌向压力。此类唇可成为Ⅱ类 1 分类错𬌗及牙颌功能不良的潜在表现。

(2) 微笑位:微笑位是常用的唇观察位,多用于评估牙-牙槽的过度发育、唇的长短异常以及预测正畸治疗的疗效。如果唇长度、唇张力及唇位异常时,微笑位常表现异常,最常见的为牙龈暴露过多,称为"露龈式微笑"。此类唇齿关系异常,可与骨性和生长型有关,多见于Ⅱ^{1}类错𬌗和垂直生长型患者,少见于骨性Ⅲ类错𬌗和水平生长型患者,一般很难通过功能性矫治器改正。

（3）动态位：主要通过与患者交谈，观察唇状态及不自主唇动作，以及通过病史问诊，发现在平常唇运动时表现出的不良唇习惯。最常见的习惯性唇功能紊乱表现有：

1）内吮唇（lip-sucking）：多见于上切牙前突患者，特别是有吮吸及咬下唇习惯者。安静位时，表现为下唇位置异常，下唇红嵌入上切牙舌面区，正面观时多不能见其下唇的唇红区黏膜面，仔细观察下唇面有牙齿压痕。这种无意识吮唇可造成上切牙进一步突出，并妨碍下前牙-牙槽突的向前发育，该习惯常与颏肌的功能亢进有关。

2）外卷唇（lip-thrust）：下唇卷曲外翻，颏唇沟深，颏肌紧张，口裂位置下移，下面高常变短，该类患者多合并有下切牙舌倾、拥挤、颏后缩，并常伴有颏肌功能亢进。

3）开唇（lip-insufficiency）：多见于口呼吸、解剖性短唇的患者。唇前突分开呈口哨状不能正常覆盖前牙，开唇露齿、切牙暴露或前牙开𬌗，唇红干燥，色泽差（图 2-7-10）。

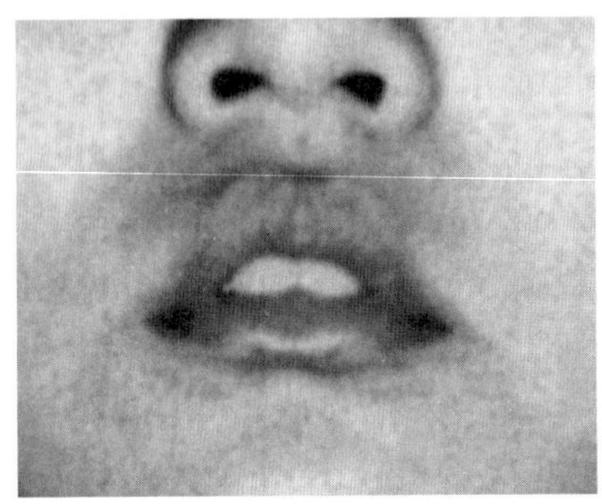
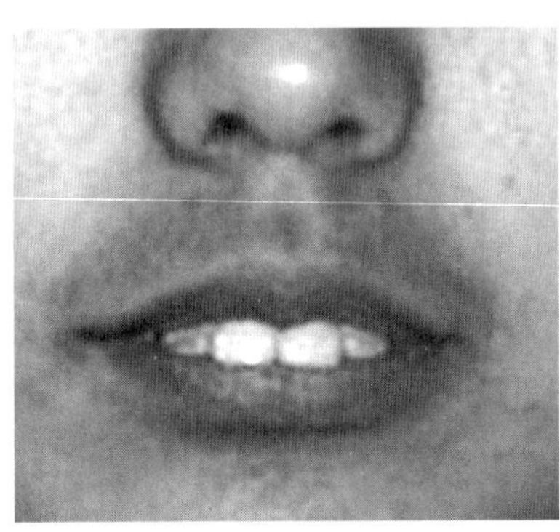

图 2-7-10　开唇露齿

2. 颊的观察　颊肌与唇肌共同构成封闭口腔的外屏障及构成维持牙弓形态的外部功能力系。颊肌的功能主要通过动态位的观察及检查口腔内颊黏膜，以及观察牙弓形态和侧方咬合面形态来进行。最常见的颊肌功能紊乱是吮颊（cheek-sucking）和咬颊（cheek-biting）以及吮指习惯伴随的吮颊动作。吮颊及颊肌功能亢进的患者，口内可见牙弓狭窄，前磨牙及磨牙的牙轴舌倾等。而咬颊患者可在口内颊黏膜咬合线水平查见变白的增生性压痕线（图 2-7-11）以及表现为侧方牙萌出不足或丧失正常的咬合关系，并在相应牙区形成局部小开𬌗、锁𬌗等。

3. 颏的观察　颏唇沟深是颏肌功能亢进的特征。临床上异常的颏肌功能可表现为吞咽时吮唇或外卷唇。无颏唇沟患者在勉强闭合唇时颏前软组织处多出现皱纹（颏靥）。运动中的这一系列功能紊乱可妨碍下颌前牙区的牙-牙槽骨向前发育，可造成下前牙拥挤。此外，下唇将上前牙向前方推移，干扰了正常的唇封闭，可加剧牙的错𬌗程度，临床表现为深覆盖、深覆𬌗。颏肌功能亢进的病例如发生在同一家族，通常是遗传性的，因而，可以通过家族史及问诊检查印证。这类颏肌功能亢进的患者，早期通过下唇挡以及调节唇舌肌功能的功能性矫治器矫治，常能达到明显的效果。但遗传性患者疗效不佳。

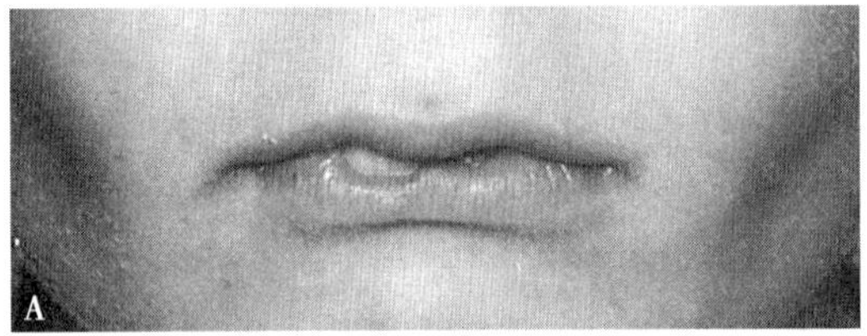

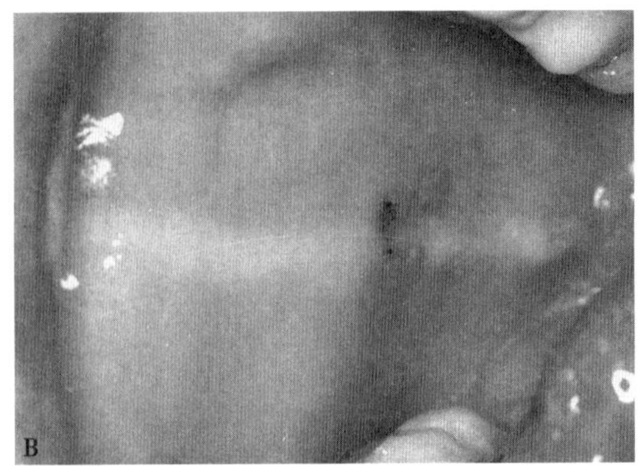

图 2-7-11　吮颊

A. 吮颊习惯；B. 吮颊所致颊黏膜损伤

4. 唇颏软组织位置的评估　评估唇、颏形态位置的方法目前主要采用侧位相片和 X 线头侧位片，特别是 X 线头侧位片，由于它能同时显示面部软硬组织的形态和相互关系，目前已成为临床中常规评价唇及颏位置的主要手段（方法详见第六章）。

5. 唇颊肌力的检查　唇颊肌的活动和静止位置产生的肌力是维持牙弓正常发育或导致异常发育的重要条件。目前,对唇颊肌压力的检查有:气压法、液压法、压力传感器测定法、无线电遥控测量法、光学法等压力测定方法。20 世纪 80 年代后期,我国任薇采用水压法测试了正常青少年唇、舌肌对牙齿的压力。20 世纪 90 年代中期,李克非设计了线绕式电阻应变计式传感器测定正常口唇肌压力对牙弓的压力,以后袁虹开发了半导体压敏传感器及自动测试系统,并对正常及成人骨性Ⅲ类错𬌗口周肌压力进行了比较研究。

二）舌肌功能

舌是口腔内的重要功能器官,直接参与及协同完成口腔咀嚼、吞咽、语言、呼吸等全部功能活动,同时也是牙弓内侧对抗牙弓外侧唇颊肌肌力,协同维持牙弓内外动力平衡的最主要的能力源。舌的大小、形态、位置及功能运动的失调是造成牙颌畸形的重要因素之一。舌的功能检查主要包括以下三个方面:

1. 舌大小及形态的检查　临床上对舌形态和大小的常用评估方法是嘱患者自然张口,从舌静止时在口腔内的充盈度及舌前伸、活动时与周围毗邻关系的观察来进行诊断。通常,舌过大患者,口腔被舌充满,舌周边有牙齿印迹,可表现出下牙弓过宽大、牙间隙、切牙唇倾、开𬌗等。正畸临床中由于舌的形态变化主要影响牙弓(牙-牙槽)形态的发育,不属于基础骨骼结构的问题,因而是功能性矫治器治疗的适应证。

2. 舌姿势位的 X 线头影测量分析　据研究,舌尖的姿势位置与不同类型的错𬌗密切相关,口呼吸和深覆𬌗患者舌根多平坦,Ⅱ类错𬌗患者舌背高拱,舌尖在进入息止颌位时更后缩,而Ⅲ类错𬌗舌位低、舌背平、舌尖更向前,由此可以推测颌骨畸形的病因及预后。

对舌姿势位较精确、简单、重复性好的检查方法,主要是通过计测在定位 X 线头颅侧位片上的舌位进行评估。常用的摄片位为下颌息止颌位及习惯咬合位,拍摄因素的控制应达到使软组织能清晰显影。测量工具为一种特殊的透明刻度尺模板(图 2-7-12A),模板等分 180°角的 5 条线构成 6 个角,每角 30°,线上的刻度精确到毫米(mm)。

为了用透明刻度模板计测舌的姿势位,首先应确定出舌、腭软组织描图上的基准参考线和重叠点(图 2-7-12B)。基准参考线由 Mc-Is1 构成:

Mc 点:为已萌出最后一颗磨牙的远中颈 1/3 点;

Is1 点:为下中切牙缘点;

V 点:为软腭悬雍垂影像的最下点在 Mc-Is1 参考线上的垂直投影点;

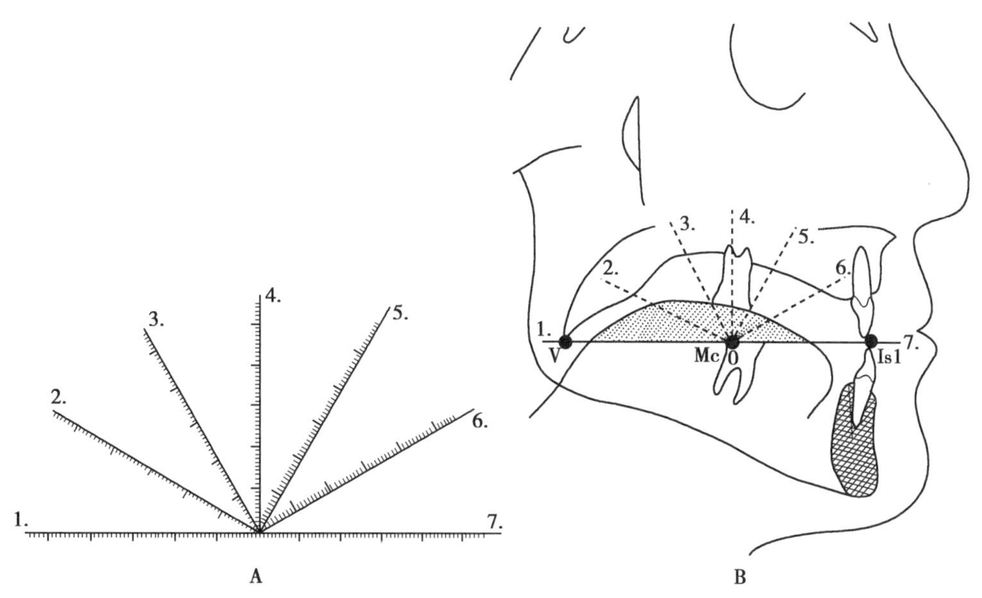

图 2-7-12　用透明刻度模板计测舌的姿势位

A. 透明刻度模板;B. 舌腭软组织描图上的基准参考线和重叠点、基准参考线由 Mc-Is1 构成

0 点:为 V-Is1 连线的中点,系用于计测时的重叠点。

将模板的水平基线与 Mc-Is1 线重叠,计测时使模板上的中点与 0 点重合,通过观察模板上舌面轮廓影像及舌与腭穹隆底影像间的空间距离,并通过模板上的毫米读数,即可较准确定量地测出舌根、舌背、舌尖的形态位置。

3. 舌异常活动习惯的观察

吐舌习惯(tongue thrustion):是临床最常见的舌异常功能习惯。应注意,吐舌习惯对于不同颌骨生长型的病例可造成不同的牙颌畸形表现,并在后期导致牙周炎症状表现。吐舌习惯常常造成以下两类畸形表现:

(1) 开𬌗:垂直生长型病例常表现为前牙开𬌗。吐舌习惯造成开𬌗的机制可能是:①原发性:如扁桃体过大,为保持气道通畅,下颌下降,舌前伸,且形成前牙开𬌗。②习惯性:如弄舌习惯,常将舌放置于局部牙间,可造成该区牙无接触而成开𬌗;此外,婴幼儿时的吞咽动作至牙列建后仍未改变,可导致"吐舌吞咽症"(retained infantile swallowing behavior)也是造成前伸局部开𬌗的原发原因。③继发性:即适应性的,如乳牙早失,特别是后牙失牙后,舌适应性充满失牙缺隙以封闭口腔,可造成侧方牙区的开𬌗,前牙切𬌗或深覆𬌗等。佝偻病由于颌骨垂直发育不良也可形成开𬌗;此时舌的前伸是对骨骼和牙槽形态的适应,此种适应性的舌前伸常又加重其骨骼和牙槽的开𬌗。

(2) 双牙弓前突:水平生长型患者的吐舌习惯多造成双颌前突(或前突伴开𬌗),其上下前牙均表现为唇倾扇形张开(特别是牙周病患者)。水平生长型患者有后牙区吐舌习惯,除在侧方牙区形成开𬌗外,则可因舌的压力影响后牙萌长而形成前牙深覆𬌗。此时,后牙区的息止𬌗间隙比正常偏大。

当确认舌的位置与功能异常是畸形的主要病因时,功能矫形是有效的治疗手段。如果伸舌习惯是对形态的适应,通常在形态畸形矫治后能自动矫治,但年龄较大者仍应在治疗原发病因的同时或治疗后,注意恢复正常舌功能并作较长时间的保持,以及牙周维护,才能取得良好的治疗效果。

确定舌异常功能的检查方法,除上述结合牙颌畸形表现(开𬌗、双颌前突)的观察分析以及问诊外,一般还可通过功能运动中的直接观察记录,例如吞咽或发音时用口镜翻开嘴唇观察等。也可通过特殊的仪器进行检查和记录;如肌电仪、动态摄影录像、不同颌位 X 线头影测量比较、腭摄像神经生理分析等进行。但对舌肌压力的检查由于条件的限制,目前尚未有比较满意的定量分析检查手段,主要仍靠临床观察记录,综合分析进行判断。

三) 吞咽功能

吞咽是口腔完成食物输送的重要功能运动,正常吞咽涉及约 20 条肌肉的协调活动,人的吞咽动作每日约 600 次(睡眠状态下约 50 多次,清醒状态下约 500 多次)。正常吞咽是刺激口颌系统正常发育的重要条件之一。据研究,吞咽运动在胎儿 12 周即已开始,临出生前胎儿羊水吞入量 1 日约 500ml,与刚出生后,母乳的摄入量相等,系为出生后哺乳动作作好准备。

婴儿期的吞咽运动是本能的,从出生后至乳牙萌出的吞咽称为婴儿型吞咽(infantile swallow),随着乳牙的萌出,约在出生后 1 年至 1 年半,婴儿型吞咽逐渐消失,此时由于乳切牙萌出,下颌运动位逐渐稳定,固有口腔与口腔前庭明确区分,舌位后退,以 2 ~ 4 岁为过渡期形成一种后天性的与牙齿萌出相关联的吞咽运动,吞咽瞬间上下颌牙相互咬合接触,舌尖位于上切牙舌面与腭顶相接触,口唇肌基本上看不到明显收缩活动。吞咽一旦完成,下颌立即恢复到息止颌位,称为成熟型吞咽运动(mature swallow)。临床上常利用吞咽运动的观察来辅助观察下颌的正中𬌗位及姿势位。通常从婴儿型吞咽到成熟型吞咽有一个渐变过程,但如果到 4 岁后仍保留着婴儿型吞咽,就属于功能异常,并可成为牙颌畸形的重要成因。

1. 异常吞咽　一般而言,在较大儿童中出现的不正常伸舌吞咽可分为以下三类:

(1) 单纯性伸舌吞咽(simple tongue-swallow),吞咽时唇颏肌收缩,下颌提起,后牙有咬合接触,只是舌尖前伸突入前牙咬合处,形成前牙"梭形"开𬌗。此种单纯性伸舌吞咽,大多为正常鼻呼吸,常伴有吐舌、吮指习惯。此类患者采用功能性矫治器治疗预后良好,早期阻断吐舌习惯后,开𬌗常可自动矫治。

(2) 复杂性伸舌吞咽(complex tongue thrust swallow),吞咽时舌前伸并施压于前方及侧方牙齿,使其无咬合接触，吞咽时由于无升下颌肌群的收缩，只有唇、面、颏肌的收缩，也无正常必须的牙齿接触，多表现为前后牙均成开殆或咬合紊乱，此类患者多有口呼吸及鼻部阻塞疾病。此类开殆的治疗比较困难，必须考虑多种问题的全面矫治，而且治愈后也常需长期保持以防止复发。

（3）滞留性婴儿型吞咽动作（retained infantile swallowing behavior）。此类病例较罕见，系婴儿型吞咽动作延续至恒牙列后，仍有强烈的吞咽反射动作，表现出强烈的嘴唇及颜面肌收缩，好像在做鬼脸。舌刺入前部及两侧牙间可形成大范围开殆，由于颜面及颊肌反射性收缩力大，以至于面神经支配的表情肌不能参与表情，故多呈无表情面孔。此类病例因只有最后磨牙有接触，大多有严重咀嚼困难，食物常放于舌背上，而以舌尖与上腭咀嚼，此种情况预后很差。

2. 异常吞咽常用的检查方法

（1）视诊法：嘱患者咽口水，并在吞咽的瞬间用压舌板分开嘴唇，以确定舌的位置及状态。此外，还可用压舌板压住患者下唇妨碍其颏肌收缩，嘱患者做吞咽动作，如正常者仍可自然吞咽，而不正常吞咽者将妨碍吞咽，因牙齿不接触的吞咽时，下颌必须有强大的颏肌收缩才能使下颌稳定而顺利完成吞咽动作。

（2）染色法：用食品颜料（多用蓝色）涂在患者口内上腭切牙乳头区、腭中缝区及第一磨牙区，嘱患者吞口水，如果正常吞咽，则舌尖及舌背将着色，而不正常吞咽不着色，因为舌背未接触上腭，舌尖未接触上切牙腭侧。而吐舌患者吞咽后仅有着色于舌尖远中区，或舌尖染成一大片蓝色。该检查不可过久，尤其是唾液多者，如果一次不成功，最好改日再测。

（3）触诊法：用手指轻触颞肌，嘱患者吞口水，如正常吞咽，牙齿将有接触。颞肌可感觉到收缩，如果不正常吞咽，牙齿无接触，颞肌无收缩。

除上述临床简便检查方法外，吞咽运动也可通过X线电影摄影（cineradiography）动态地观察个体的吞咽过程并发现异常。也可采用腭动描记法检查吞咽或发音时舌的功能和位置变化。

3. 异常吞咽的矫治　早期主要采用功能性矫治器，如舌屏、舌刺、前庭盾等以改变不正常吞咽时的舌动作，以及破除吮指等习惯。同时还应注意用正畸方法关闭开殆隙以阻断舌进入牙间空隙区。此外，唇的关闭练习也很重要，Fränkel 建议在唇间含一纸片，一日重复几次，或用一纽扣穿入棉线，将纽扣放入前庭区用唇含住，以手牵引棉线以锻炼唇力。这种有意识地关闭上下唇练习，可以辅助改善唇封闭，促进不良吞咽的矫治。

四）呼吸功能

口腔不是主要的呼吸器官，但由于鼻呼吸功能是否正常直接关系到口腔中错殆畸形的发生发展，以及正畸矫治方法的选择及预后，因此，呼吸的检查也是功能分析中十分重要的内容之一。

1. 口呼吸（mouth breathing）　口呼吸是造成某些错畸形的重要病因，口呼吸的成因大致可分为三类：

（1）阻塞性口呼吸（obstructive mouth breathing）：多由于鼻道不畅、鼻塞、不能通过鼻正常呼吸，而被迫形成的用口呼吸。鼻道不畅的原因可能为鼻咽淋巴增生、咽扁桃体过大、扁桃体炎症、鼻中隔不正以及因过敏性萎缩性鼻炎等所致的鼻甲肥大等。

（2）习惯性口呼吸（habitual mouth breathing）：多因患者长期用口呼吸而形成习惯，此类患者有时也有不正常的鼻阻塞，但即使将其阻塞原因除去，其口呼吸也仍然不能纠正而存在。

（3）解剖性口呼吸（anatomical mouth breathing）：此类口呼吸患者多系上唇短或缺损，如果不用大力，上下唇不能完全闭合。该类患者多合并有腭盖高拱，上牙严重前突。

2. 口呼吸的诊治

（1）视诊：必须在患者不注意的情况下进行。通常口呼吸患者的面型多瘦窄，显示出垂直生长型的趋势，唇间隙大，在自然状态，上下唇分开不能正常闭合，常可查见口咽扁桃体长大及鼻部阻塞性疾患。

（2）头侧位X线片：侧位X线片可见不同程度的鼻咽壁淋巴增生而造成鼻咽气道变狭小（详见第五章）。口呼吸患者的舌姿势可有两种类型改变：①舌扁平前伸，舌尖位于下切牙后，处于下前位，常见于前牙反殆患者中;②舌扁平后缩,常见于Ⅱ类错殆病例中。

(3) 鼻阻塞性口呼吸的检查:可通过气动试验、口镜试验及鼻孔动度观察进行。气动试验的方法为:取一小束棉花或小纤维放置于两鼻孔前,观察呼吸时是否震动以判断鼻通气情况。口镜法为:将口镜面放在两鼻孔前,观察镜面是否因通气而形成雾状潮湿面。鼻孔动度观察为:嘱患者闭口呼气及吸气,观察其鼻孔径的变化。通常鼻呼吸患者在呼气和吸气时外鼻孔大小形态有明显改变,而如果发现其改变不明显或无改变,则提示为部分口呼吸或完全为口呼吸。

(4) 口呼吸的治疗:中等鼻阻塞或习惯性口呼吸患者的治疗,大多可通过正畸功能训练(如闭唇)及功能性矫治器(如前庭盾逐渐封闭通气孔的方法)进行。但对严重鼻阻塞性口呼吸患者,首先应请五官科医师检查治疗,不能盲目采用功能性矫治器,因如果扁桃体淋巴结增大,舌代偿性前伸,再加上较大的功能性矫治器放置口内,患者将难以忍受并产生不利后果。

3. 睡眠呼吸暂停综合征(sleep apnea syndrome,SAS) 是一种近年来逐渐受到重视,表现为睡眠中反复出现呼吸暂时停止,对生命具有潜在威胁的常见疾病。根据发病机制,SAS 可分为三型:阻塞型、中枢型及混合型。其中以阻塞型最为常见。近年来学者们多采用阻塞性睡眠呼吸暂停低通气综合征(obstructive sleep apnea and hypopnea syndrome,OSAHS)这一概念。OSAHS 与正畸治疗关系密切。据研究,造成睡眠时这种呼吸功能异常的病因除内分泌疾病、先天性疾病、肥胖、遗传等原因外,也与颌骨畸形、舌肥大、上气道狭窄、错殆类型等密切相关。临床上 OSAHS 患者常表现出骨骼畸形及软组织异常,如下颌后缩、下颌后下旋转、舌位异常、舌及软腭肥大等。而一旦对这类畸形进行治疗,如采用正畸矫治器前导下颌,矫治牙轴增加咬合高度,改变舌和软腭大小位置后,其症状常可得到控制或缓解,因而将该病的正畸矫治作为目前常用治疗措施,已列为正畸学的矫治内容之一(图 2-7-13)。

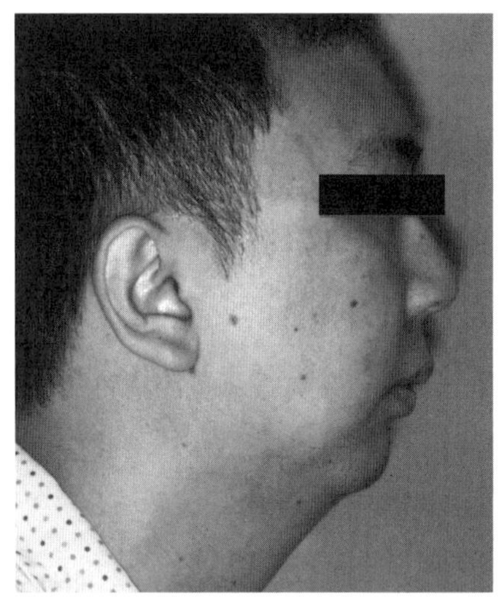
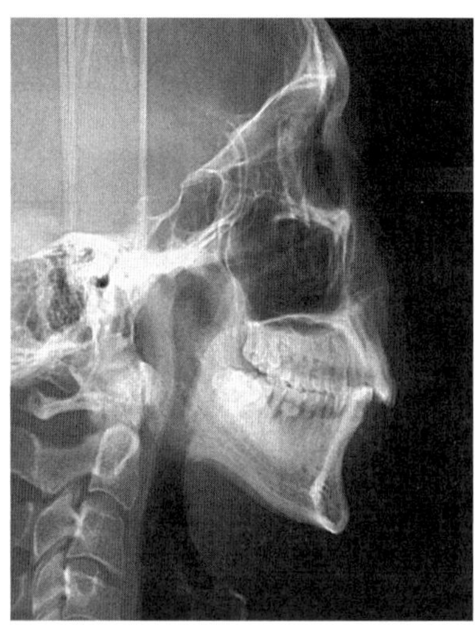

图 2-7-13 睡眠呼吸暂停综合征患者的缩颌及面容

(1) 检查诊断:在 OSAHS 的诊断中,口腔及颌面的检查十分重要,主要包括有:①形态检查:如面部轮廓、颈围、下颌骨小及位置后缩、颞下颌关节、牙等检查;②功能检查:包括舌姿势、舌大小、鼻咽通道、鼻呼吸、咬合运动等;③全身检查:包括对呼吸运动、呼吸反射、呼吸血氧饱和度的检查等。目前常用的检查诊断手段有颅面硬软组织的 X 线头影测量、电子计算机 X 线体层摄影(CT)、磁共振成像(MRI),以及夜间多导仪监测等。由于保持鼻呼吸通畅在 OSAHS 的发病机制中有着十分重要的意义,因此与内科、五官科专家会诊,全面检查上气道,发现或排除可能引起呼吸阻塞的解剖异常应是必不可少的。

(2) 正畸治疗:对 OSAHS 的正畸治疗,功能性矫治器具有较好的疗效,矫治器的设计主要有两类

1) 诱导下颌向前(主要针对小下颌或下颌后缩患者):多采用在口腔占位不大,体积较小的固定功能性矫治器如 Herbst 矫治装置、Jasper Jumper 装置,而不提倡用体积大的双颌式功能活动矫治器。此外,目前临床上多采用一种阻鼾器,其原理同功能性矫治器,它是在下颌前伸位进行殆重建,在此位上分

别在上、下颌制作，类似压膜保持器，但材料较压膜保持器厚、软，然后分别从两侧上颌第一磨牙到下颌尖牙埋入塑料杆，维持其下颌处于前伸位。

2）诱导舌向前：如舌位保持器，作用原理为通过矫治器前方球状物内产生负压吸引舌向前，以防止睡眠期后坠。上述两类矫治器的治疗机制均为直接或间接扩大或稳定上气道，从而为改善阻塞保持气道通畅创造有利的环境条件。

SAS作为一种复杂的疾病，目前尚有许多未知的领域需要探索，但口腔功能性矫治器的运用不失为一种新的较有前途的辅助治疗方法，具有现实的运用价值。

五）咀嚼功能

咀嚼功能的检查方法由于历来人们偏重于对形态的检查和诊治，一直未被重视。随着人们对形态和功能密切相关认识的深入，直至近50年来，才逐渐发展，并在不断深入研究探索中。目前，对咀嚼功能的检查，主要着重于咬合力、咀嚼肌力、咀嚼效能及咀嚼运动形式等方面，包括下颌运动的检查（见后述）。

六）语言功能

在口腔中，对语言功能影响较大的有唇、舌、腭、牙和颌骨，当这些部位由于疾病或其他原因造成缺损或畸形时，必将影响正常的语言功能。如在临床上，当存在唇（如唇无力、唇裂等）、舌（如舌系带短、大舌、小舌等）、牙（如牙弓前突、开䶬）、颌（如上、下颌前突或后缩等）等畸形时，则必然或多或少的妨碍语音表达。因此通过发音的检查，可以了解病因及影响程度。如开䶬患者发齿音（s、z、c）不全，巨舌患者发舌音不全，双牙弓前突患者发唇音（p、m、b）不全等。又如正常人发“s”音时，下颌前移至对刃，上下切牙间隙约为1mm。当安氏Ⅱ类患者发“s”音时，下颌可发现显著前移，而安氏Ⅲ类患者发“s”音时，下颌几乎无前移趋势等。另一方面，由于健康的正常发音组织能发挥代偿作用使发音接近正常，所以适时恢复口颌的正常形态和运动，如早期矫治牙颌畸形、唇腭裂修复、舌系带矫治以及发音训练等，对语音的恢复和发育应是有益的。尽管代偿作用是有限的，而且受缺损原因大小范围、畸形程度的影响，但通过治疗训练，特别是早期矫治，仍有可能改善或重建患者的语言功能。

（二）牙及咬合运动的检查分析

下颌运动分析是功能分析中很重要的部分，可帮助我们在进行功能矫形治疗时了解畸形性质，适应证的选择，重建时下颌前伸和垂直打开量，以及矫治预后的判断。

一）下颌运动检查方法

下颌运动有转动和滑动两种类型，在相互垂直的三个平面（矢状面、冠状面、水平面）上进行。在分析下颌运动时，应注意以下几个方面：①运动类型（转动还是滑动）；②运动方向（在哪一个平面上）；③运动幅度（位移量大小）；④运动与形态的关系；⑤运动的临床意义。

研究下颌运动较理想的方法是进行下颌运动描记，它是下颌功能检查的重要手段。下颌运动描记的类型，可分为以下几种：

1. 按观测部位　分为切牙区描记和髁突运动描记。

（1）切牙区描记：多以下颌切牙区作为观测部位，以此处捕捉到的信息来反映整个下颌的运动状态，目前被广泛采用。

（2）髁突运动描记：髁突不仅与下颌体的运动不完全相同，而且两侧髁突运动也不完全一致，因此切牙区描记不能反映两侧髁突各自的运动特征，此时应以左右髁突区分别作为观察对象，进行髁突运动描记，尤其是在侧向运动以及双侧关节、肌肉的形态或功能不对称不协调时采用。

2. 按运动的方式　分为边缘运动描记、咀嚼运动描记、叩齿运动描记。

（1）下颌边缘运动（border movement）：它是下颌非功能运动，是下颌在上下、前后、左右各个方向上所能达到的最大限度的运动。其范围称下颌边缘运动范围（range of motion，ROM）（见图1-3-5～图1-3-7）。ROM是判断下颌功能的重要指标。边缘运动描记的重复性好、影响因素小、结果客观可靠。

（2）咀嚼运动（chewing movement）：它是下颌功能运动中最重要的运动，反映口颌的功能状况，描记时咀嚼食物或空口咀嚼。

（3）叩齿运动（tapping movement）：即张闭口运动，为最基本的下颌运动。叩齿时，如张闭口道偏斜，提示左右髁突运动不协调。

3. 按描记手段 分为电学法（MKG、SGG）、光学法（SVT）和直接描记法。

（1）MKG（mandibular kinesiograph）：即“下颌运动扫描仪”，由美国 Myotronic 公司研制。SGG（sirognathograph）：由西门子公司生产。MKG、SGG 均采用电磁换能原理，将下颌位移通过固定于下颌区的磁钢位移表达出来，磁钢运动引起磁场变化通过电磁转化为电信号，被显示、打印、贮存起来。

（2）SVT（saphon visitrainer）：下颌运动解析仪，由日本东京口腔科材料研制。SVT 运用光电转换原理，将发光二极管固定于下切牙区，发光二极管的位移信号被光敏传感器捕捉后转换为电信号，被显示，打印和贮存。

（3）直接描记：分为口内法与口外法，口内法如哥特式弓描记，口外法如髁突运动描记。

二）牙尖交错位（ICP）与后退接触位（RCP）的检查分析

牙尖交错位与后退接触位的偏差（ICP-RCP discrepancy 或 CO-CR discrepancy）反映了患者上下颌骨或上下牙列间相互的差异，换言之，上下牙列或上下颌骨的相对关系，应在颌骨关节处于正中位置时比较才有意义。如其 CO-CR 差值相差太多，则临床上应以 CR 的位置为标准，以其与 CO 之差来修正颌骨和牙列的相互关系；否则，任何颌间或牙间的相互关系都不具有临床意义。所以如何测试矫治患者的下颌是否已处于正中或中心（CR）的位置方法极为重要。

临床测试患者 CR 位置的方法有以下几种：

1. 手指引导法 医师以右手拇指轻轻顶住患者的下颌（轻触但切勿推移），同时以示指及中指支持下颌角区，引导患者做开闭口运动，在下颌闭口的同时诱导关节髁突回归到 CR 位置。一般而言，如关节是处于真正的 CR 位置，理论上其张口及闭口时的途径是以 CR 位置为圆心的纯转轴运动。换言之，在张口的幅径 2.5cm 的范围内应是一个纯粹以 CR 为圆心的圆弧运动。

2. 叩齿法（tapping test method） 令患者坐直、头部保持水平，全身放松，再让患者自然轻叩（轻轻咬合）其牙列，此时医师以拇指、示指引导患者做轻快的叩齿运动，数次之后，患者的下颌处于轻放松（relax）状态，此时下颌即处于 CR 的位置。

3. 发音法（phonetic method） 令患者发出某些字母如"s、m"等音，患者在发此音时，下颌较容易处于休息状态，此位置接近于患者 CR。

4. 吞咽法（swallowing method） 令患者吞咽口水，患者在吞咽时下颌容易回归 CR 位置。

5. 卷舌法 令患者向后卷舌，容易引导下颌回到 CR 位置。

6. 肌电图和下颌运动轨迹描记仪测试（EMG or kinesiograph registration） 利用特殊仪器定量描记下颌位置，微机可将下颌位置变化图形动态显示于屏幕上，可以用来确定下颌处于 CR 位置。此法虽精确，但需特殊仪器才能测试。

三）下颌姿势位（PP）与牙尖交错位（ICP）关系的检查分析

1. 下颌姿势位（PP）的确定 下颌姿势位是由头部和身体在重力影响下的姿势所决定，因此要求患者放松、端坐、头直立、两眼平视前方、眶耳平面与地平面平行。为了确定下颌姿势位，患者面部肌肉必须放松，在临床检查中常用以下方法确定下颌姿势位：

（1）发音方法（phonetic method）：患者被告诉发一些字母如“m”、“c”等音 5～10 次，或反复拼念一些单词，经过这些练习后 1～2 秒钟，下颌回到姿势位。

（2）命令方法（command method）：要求患者完成一些动作，如“吞咽”，吞咽后下颌自行回到姿势位。

（3）非命令方法（non command method）：让患者放松，使患者没有被检查感觉，通过讲话分散患者注意力，使患者咀嚼肌放松，让下颌回到姿势位。

（4）组合方法（combined methods）：最适用于儿童的功能分析。首先观察患者吞咽和说话；在能配合的儿童，让患者做叩齿（tapping test）使咀嚼肌放松，此时医师可用拇指、示指引导患者做叩齿运动，这样使下颌回到姿势位。

2. 下颌姿势位（PP）的记录和息止𬌗间隙的获取

(1) 口内直接记录:患者肌肉放松、轻闭双唇,医师肉眼观察后,再用手指轻启双唇,可用毫米规在上下颌前牙区记录殆间间隙;也可用修复学的方法,用蜡直接做口内记录。

(2) 口外直接记录:用垂直距离尺直接在患者面部分别测量姿势位与习惯位时软组织鼻根点至颏下点的距离,两数之差即为息止殆间隙(图 2-7-14)。

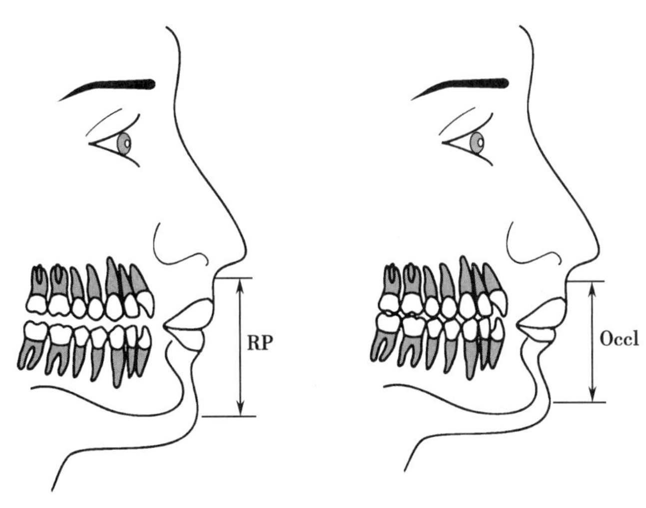

图 2-7-14　口外记录息止殆间隙

(3) 头侧位片记录(roentgenocephalometric registration):两张头侧位片,一张是ICP 位时头侧位片,另一张是下颌姿势位时头侧位片,通过两张片的重叠对比,可测出息止殆间隙大小。

(4) 下颌运动轨迹描记记录(kinesiographic registration):通过下颌运动轨迹描记可以从三个方向记录下颌各种运动和下颌姿势位以及息止殆间隙。

3. 下颌姿势位和牙尖交错位两位置间关系的分析　下颌由姿势位到 ICP 被分成两个阶段:①自由阶段(free phase):即下颌由姿势位到上下牙刚开始接触位(即肌位,MP),这一阶段髁头在关节窝内仅做旋转运动(rotation movement),亦即绞链运动(hinge movement);②咬合阶段(articular phase):下颌由刚开始接触到完全咬合,即从肌位(MP)到 ICP 位,此阶段髁突可能做向前和滑行两种运动。下颌由姿势位到牙尖交错位,对功能分析具有重要意义,它可从三个方向进行分析,即矢状方向、垂直向、横向,其方法可通过 X 线片、模型蜡及仪器分析等实现。

(1) 从矢状平面分析

1) 下颌运动形式的 X 线片重叠分析:下颌由姿势位到牙尖交错位的运动包含髁突在颞下颌关节窝内的旋转和滑行两种运动,可用头影测量分析闭口运动中,旋转和滑动两成分各占比例。通过两张头侧位片,一张是姿势位,另一张是 ICP 位,两张 X 线片重叠比较分析,计测两种下颌位时:基底角(上下颌平面角)之差,及在上颌基线上,颏前点(Pog)与 A 点水平投影距之差(图 2-7-15)。其中,角 BO 与 BR 差异提示有旋转成分;线距 MMo 与 MMr 差距提示有滑动成分。

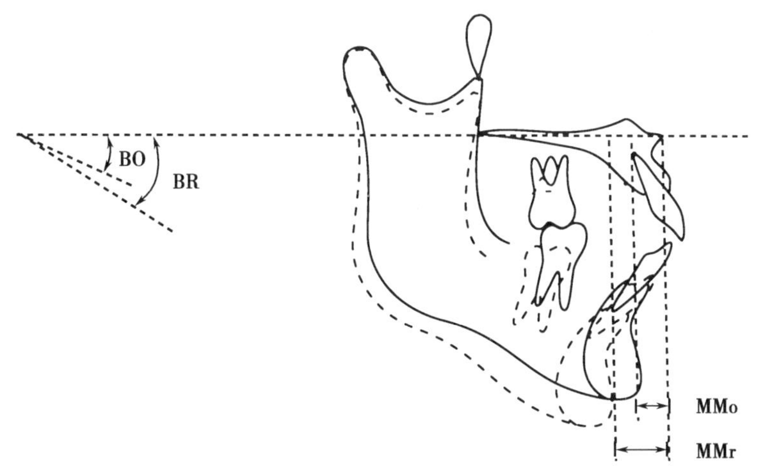

图 2-7-15　下颌运动形式的检查分析

实线:为牙尖交错位图迹;虚线:姿势位图迹;BO. 表示在牙间交错位时的基底平面角;BR. 表示在姿势位时的基底平面角;MMo. 表示在 ICP 位时两垂直线的距离;MMr. 表示在姿势位时两垂线的距离

2）骨性和功能性鉴别的 X 线片重叠分析（神山分析法）：可以通过 X 线头影重叠分析鉴别是否存在功能性错𬌗，该方法是由美国学者 Thompson 于 1949 年最早提出，1964 年经日本学者神山光男改进后的一种 X 线头影测量分析方法（见图 2-6-22）。可判断有无功能障碍，并鉴别分析Ⅱ类和Ⅲ类错𬌗属功能性或骨性畸形。

3）牙位和肌位一致性的模型分析（Moyers 蜡记录法）：肌位和牙位是否一致是评价有无咬合干扰的重要方法，可通过 Moyers 两次蜡咬合法检查，其具体方法如下：首先取患者模型，在口中采取患者正中位时蜡记录，将蜡记录放回模型上，在模型上记录出牙尖交错位（ICP）的上下磨牙关系线；然后第二次在患者口中采取上下颌牙牙尖刚刚接触时，即肌位（MP）的蜡记录，并将蜡记录转移在模型上标记出新的上下磨牙关系线。如果有干扰存在，两次记录线相差平均大于 4mm；如果是干扰所致下颌后缩，下磨牙上的原咬合记录线明显前移；若是干扰所致下颌前突，则原咬合记录线明显后退（图 2-7-16）。

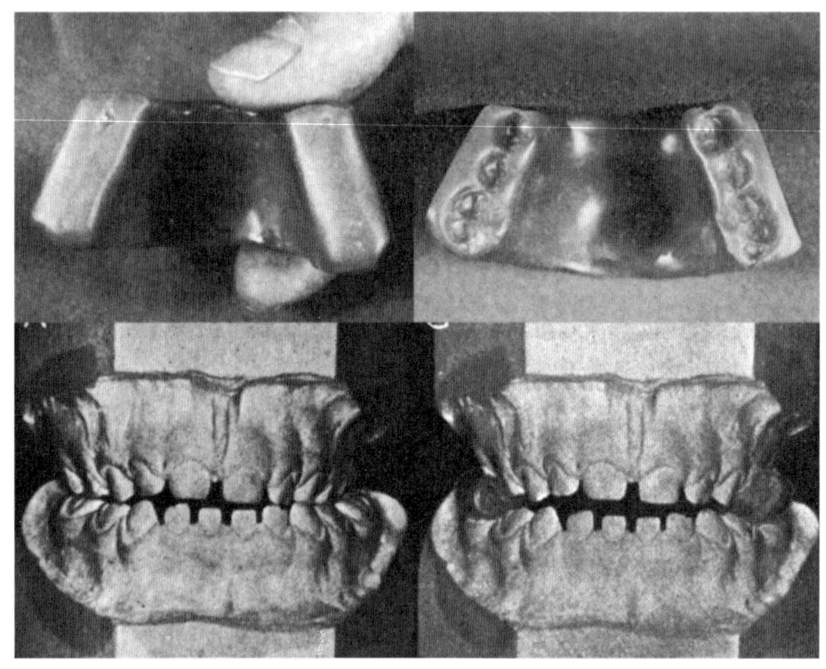

图 2-7-16　牙位和肌位一致性的模型分析（Moyers 蜡记录法）

4）Ⅱ类错𬌗分析（图 2-7-17）：有以下三种情况：

①无功能干扰的Ⅱ类：下颌闭合道是向上向前的（图 2-7-17B），髁头在关节窝内仅做旋转运动而没有滑行运动，这是真性的Ⅱ类错𬌗，没有功能干扰，这种患者用功能性矫治器疗效差。

②有功能干扰的Ⅱ类：髁头在关节窝内既有转动，又有向上向后的移动（图 2-7-17C），这种在临床中常见，属功能性Ⅱ类错𬌗，用功能性矫治器疗效好。

③有功能障碍的Ⅱ类：下颌从姿势位到 ICP 位时，闭合道向上向前，从开始有接触时，由于牙尖有干扰，引导下颌前伸，髁头的运动既有旋转又有向上向前移动，这种闭合道的变化，在Ⅱ类中较为少见（图 2-7-17D）。

5）Ⅲ类错𬌗分析，有以下三型（图 2-7-18）：

①仅有旋转运动没有滑行运动：闭合道向上向前，无功能干扰，是真性Ⅲ类错𬌗，此类错𬌗应早期做矫形治疗（图 2-7-18C）。

②旋转和前滑动：在咬合阶段，下颌闭合道向上向前，此错𬌗是功能性Ⅲ类错𬌗，非骨性，用功能性矫治器矫治效果好（图 2-7-18D）。

③旋转和后滑动：此型临床少见（图 2-7-18B）。

（2）从垂直平面分析

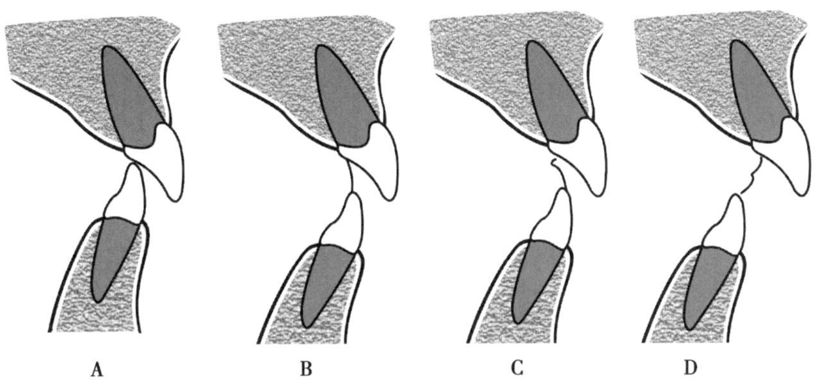

图 2-7-17　矢状面上对Ⅱ类错殆进行功能分析

A. 最大牙尖交错位；B. 从姿势位到最大牙尖交错位仅做旋转运动；C. 下颌闭口运动时有向后的滑动；D. 下颌闭口运动时有向前的滑动

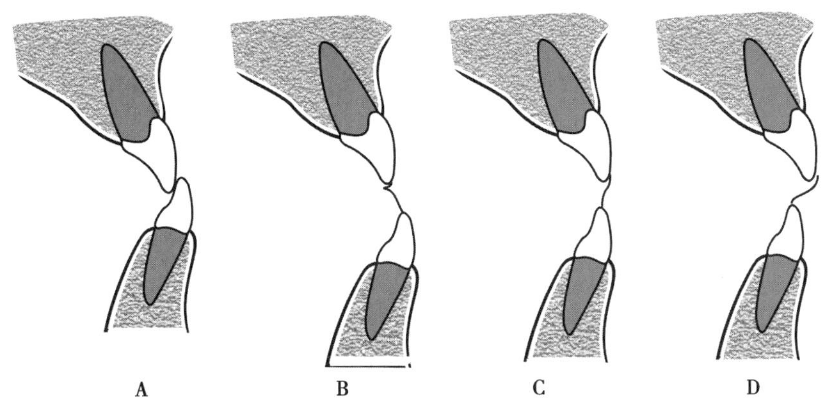

图 2-7-18　Ⅲ类错殆的功能分析

A. 最大牙尖交错位；B. 下颌闭口运动时有向后的滑动；C. 从姿势位到最大牙尖交错位仅做旋转运动；D. 下颌闭口运动时向前滑动

1）真性深覆殆：由于后牙萌出不足所致，表现为息止殆间隙大（图 2-7-19C），有适宜的唇线关系，颏唇沟深；X 线片显示后牙槽高度不足。这种错殆应在替牙期进行矫治，排除抑制后牙萌出的环境因素，使用功能性矫治器特别有效，若患者为水平生长型则疗效更佳。

2）假性深覆殆：由于前牙过度萌出所致，表现为息止殆间隙小（图 2-7-19B），患者唇线关系差，在微笑时有露龈现象；X 线片显示后牙槽高度正常，前牙槽高度增大。该类错殆用功能性矫治器效果差，

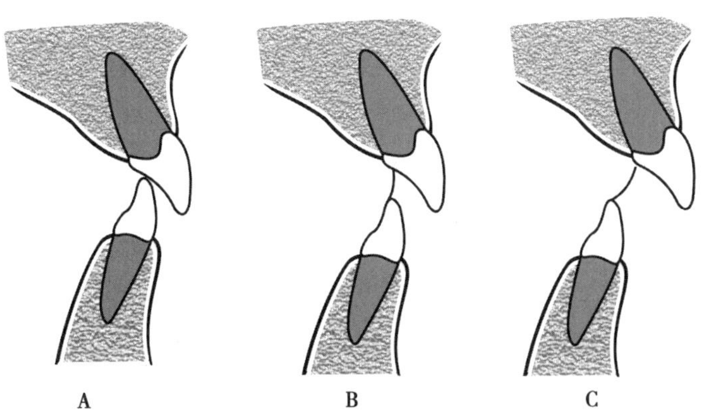

图 2-7-19　深覆殆的功能分析

A. 最大牙尖交错位；B. 假性深覆殆，息止殆间隙小；C. 真性深覆殆，息止殆间隙大

而应采用固定矫治器压低前牙来改正深覆𬌗。

（3）从横向分析

1）张闭口运动观察：在下颌姿势位时，上下两中线一致；在 ICP 位上中线偏离，说明下颌闭合时侧向有干扰，产生了偏移，这属于牙性偏颌，消除牙间干扰便可治愈。常以扩大狭窄的上牙弓实现，是功能性矫治器适应证（图 2-7-20）。

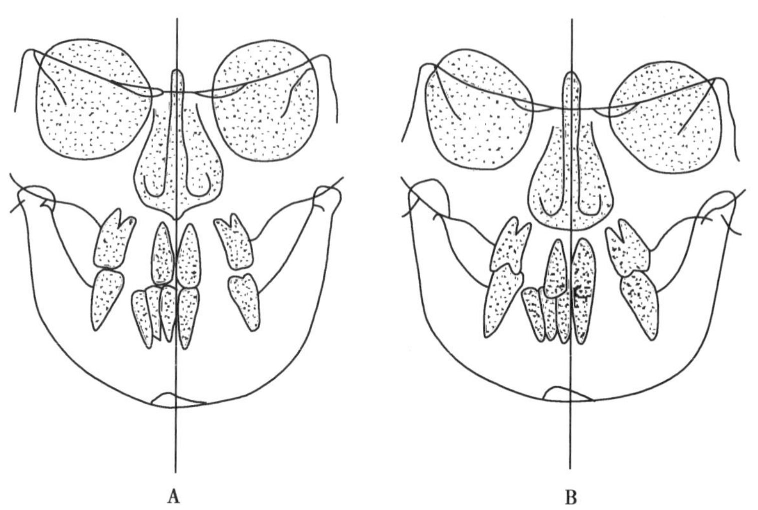

图 2-7-20　下颌中线偏移的正位片分析

A. 姿势位：下颌中线与面中线一致；B. 最大牙尖交错位：下颌中线与面中线不一致

2）正位 X 线片：中线偏移在姿势位及 ICP 位同时存在时，属于骨性偏颌。这种患者不适合功能性矫治器治疗，程度严重的需考虑正颌外科手术。

（三）颞下颌关节的检查分析

在错𬌗畸形的青少年儿童中常伴有一些早期的颞下颌关节症状，及时发现颞下颌关节的早期症状的意义主要有两点：①如果早期 TMJ 症状是由于咬合等方面的功能干扰引起的，就可以通过早期调整关系，矫治牙错位等排除功能干扰，从而预防或终止 TMJ 疾病的不良诱因，起到关节疾病早期防治的作用；②如果这些早期症状是由于关节本身的结构关系不良或紊乱引起的，例如髁突后上移动等，则可通过早期应用功能性矫治器改变肌功能以及创造重建 TMJ 结构的条件（导下颌向前下等），使 TMJ 症状得到改善或治愈。

颞下颌关节疾病的早期症状有：关节弹响、髁突区及咀嚼肌敏感或触痛、功能运动受干扰（下颌运动过度、运动受限或张口偏斜），X 线片上可见关节形态或位置异常。这些症状与颞下颌关节本身的特殊形态结构和运动方式密不可分。熟悉颞下颌关节的基本结构和运动方式是正畸医师必须具备的基本知识。

一）颞下颌关节杂音的听诊

关节弹响是颞下颌关节紊乱病最常见的症状之一。关节运动弹响发生的机制是多方面的，不同病例有不同的发生机制。最常见的是由于髁突与关节结节后斜面或关节窝撞击或髁突和关节盘的不同部位撞击。

在张闭口时产生的关节弹响，有时不需要借助任何器械即可听到；有时将小指插入外耳道即可扪及弹响时产生的响动；有时需用听诊器放置于关节区才能直接听取张闭口时的音响。关节的杂音可分为弹响、捻发音、爆破音，弹响可产生在不同的时间。如开口的早期、中期、末期；或闭口的早期、中期、末期。声响的性质可分为清脆弹响、钝响、摩擦音、爆破音等。在髁突往返运动的同一部位开闭口均发生弹响者称为往返弹响，仅在开口或闭口时发生弹响者称为非往返性弹响。根据声音发生的时程，可推论盘-突不协调的程度。例如，可复性盘前移位是引起关节弹响的最常见原因。由于关节盘前移位，张口时髁头首先必须越过关节盘后带才能达到正常的盘突关系。此时发生瞬间碰撞反跳而产生弹响,一般来说,弹响发生在开口早期,盘移位的程度较小。弹响发生在开口末期,盘移动程度较大;清脆弹响,多提示由关节盘变形反弹引起;钝响可能为撞击骨的声音;捻发音提示关节表面粗糙,有骨嵴增生或滑液过稠或分泌减少;爆破音可能有盘穿孔或盘折叠。

二）触诊

关节区及咀嚼肌触痛也是颞下颌关节紊乱病可能出现的早期症状之一,可通过触诊发现。颞下颌关节触诊可通过以下部位进行:

1. 关节区触诊　位置一般在髁突外耳道前壁处,用示指触压两侧耳屏前的颞下颌关节外侧,如有压痛,提示关节囊有损伤或炎症;用双手小指同时插入双侧外耳道内,对称性触压关节囊后壁,如有压痛,提示关节区有损伤。如果触压时嘱患者做张口运动,可同时感知弹响的时间及震动程度和性质。

2. 咀嚼肌口外触诊　包括颞肌、咬肌、二腹肌、颈肌、斜方肌与胸锁乳突肌;口内包括翼内肌、翼外肌及颊间隙。颞肌触诊从前份开始,然后中份、后份。咬肌触诊先沿颧弓触压其咬肌浅份,然后触肌腹区,最后触下颌角区。触压胸锁乳突肌及二腹肌时,应让患者将头转向对侧,以充分显露肌腹后进行。翼内肌触诊系用示指从口外及口内压触下颌角内侧区。翼外肌触诊,应在示指上戴上指套,让患者下颌偏向对侧,中度张口,用手指分别沿上颌结节向后上触压翼外肌下头。触诊时注意观察其肌张力,扪压痛点或部位,疼痛性质,是触痛还是牵涉痛。

3. 颈椎触诊　触压颞骨乳突下份,系环椎横突部,有的人此突比较明显,触时疼痛。此外,可触压颅后份的颅底与颈椎间,是否有疼痛和不适。

4. 脑神经触诊　可通过扪压眶上切迹、眶下切迹,了解三叉神经有无触痛;扪口内的切牙孔,了解鼻腭神经有无触痛;扪腭大孔,了解前腭神经有无触痛。

青少年儿童早期的关节症状多表现出触压咀嚼肌时有痛感,翼外肌单侧触痛是已有早期关节症状的重要诊断线索。此时,常还需要触诊其他肌肉及肌附丽,以辅助诊断。若双侧触痛,说明功能不良已较明显。

三）张闭口运动检查

检查下颌打开及关闭移动及其在张闭口运动中的前伸、后退和侧方位移,是颞下颌关节功能分析的重要内容。青少年及儿童早期颞下颌关节功能紊乱可表现为下颌张闭口运动中的张口过大、脱位、张口受限、张口时下颌偏移等。影响张闭口运动的因素可来自关节内、关节外和关节囊。

1. 张口受限　临床上粗略估计张口度常用患者的自己的手指为标准,能放入三横指为正常张口度(约为40mm);能放入二横指为轻度受限(约30～39mm);放入一横指为重度受限(小于30mm)。测张口度时应加上覆𬌗估计。造成张口受限最常见的关节外原因是升颌肌痉挛、炎症、挛缩而使肌纤维缩短,其受限程度与肌肉受累程度呈正变关系。此外,关节囊炎性水肿或纤维性变,使囊的大小改变和变性也可造成关节受限。检查时,前者当用力大张口时疼痛,被动牵引可使张口度增大,前伸及对侧运动多不受限。后者前伸及侧方运动同时受限,但关节转动不受影响。关节内的原因可分为两大类:一类是盘突结构紊乱,关节盘前移,使张口受限。另一类是盘-突复合体与关节窝粘连,其开口受限更严重,但多为无痛性。并且用被动的牵引方法不能使张口度增加。

2. 张口型异常　观察患者张口时的下颌运动轨迹,在正常时为直线下降(↓),如有张口异常,可观察到不是直线地向下张开,而是出现偏斜(向一侧),或出现微小偏摆(先偏一侧,后又回复),或出现微小震颤等。单侧偏斜可通过观察下中切牙中线的偏移估计其程度。手扪髁突也能感知两侧髁突运动不一致。造成张口异常的原因多为双侧咀嚼的不协调运动。例如,当翼内肌单侧受累时,张口时下颌向对侧(健侧)偏斜;若单侧颞肌或咬肌受累时,张口时下颌向同侧(患侧)偏斜。但如上述肌肉双侧受累时,下颌可不发生偏斜,但有张口受限。

3. 关节绞锁　即指在张闭口过程中遇到阻碍而不能继续张大或闭合的现象。该症状常出现在弹响消失之后。绞锁可为一过性,即在张闭口过程中短暂受阻。可为张口后不能闭口,呈半脱位,或闭口后不能再张大。关节绞锁是关节盘移位或病变所造成髁突运动中的阻碍所致。

开闭口运动的检查，除上述临床观察外，有条件时应通过下颌运动测定仪进行，这已在上节中介绍，必要时还可辅以肌电图以鉴别肌功能的紊乱和失调。

四）关节 X 线片检查

一般仅对已确定有颞下颌关节功能失调的青少年病例才做关节 X 线片检查，因为与成人相比，儿童及青少年的后期病理性损害相对较少。而且儿童的髁突表面到 15 岁后才逐渐形成完整的骨皮质，在 X 线片上常显示骨白线不清晰，初学者常易误诊为病理改变。关节 X 线片的检查分析主要观察髁突在关节窝中的相关位置，关节间隙的宽度变化以及关节结节、关节窝及髁突的形态和结构有无异常。常用的 X 线检查的选择程序为以下内容：

1. 许勒位片　最常首先选用，系经颅侧斜面投照。可同时显示在张口位及闭口位时左右关节窝、关节结节、髁突及关节间隙的状态。以此可分析关节间隙改变，髁突的运动度，两侧关节的对称性及骨质改变。

2. 髁突经咽侧位片　在许勒位片显示髁突有可疑骨质改变而不能确诊时，应加拍髁突经咽侧位片，可以较满意地显示髁突的骨赘、磨平变短、囊样变等 X 线征。

3. 体层摄影检查　在上述平片检查发现髁突及关节窝有明显形态异常时或许勒位片显示关节间隙不清时，可加拍关节侧位体层片，可从关节外侧至内侧做多层连续体层摄片，一般经关节窝中部矢状面断层最清楚。如怀疑髁突或关节窝形态主要改变在内外向时，可拍摄关节后前位体层片及颅底片进行观察分析。

4. 关节造影　对平片检查发现有关节骨质改变、关节间隙异常、临床怀疑有关节盘穿孔、关节运动受限等症状，需进一步检查时，可做关节造影。关节造影对关节紊乱、关节盘移位、盘穿孔以及关节内软组织病变可作出较明确诊断，有广泛的适应证。一般仅做关节上腔造影即可满足临床诊断需要。如临床或 X 线检查怀疑有下腔病变等时，可增做下腔造影。

5. 其他　如动态 X 线录像检查，特别是造影后动态录像检查，可以观察髁突和关节盘的运动变化过程；CT 以及磁共振检查可以准确显示关节任一层面图像等。

三、功能性矫治的适应证

（一）病例分析要点

在选择应用功能矫形治疗进行之前，特别应通过对病例的全面分析诊断，确定以下几点：

1. 畸形的性质　判断是牙性、功能性或骨性，骨性的程度及遗传背景如何。

2. 面部生长方向　判断患者是哪种生长型，平均生长型、水平生长型或垂直生长型。据 Nanda 的纵向研究认为，在生长发育的早期，即第一恒磨牙萌出后，就可显现出不同的生长型趋势。判断不同的生长型，在治疗设计中是至关重要的，不同的生长型，其治疗原则和方法是不同的。如水平生长型，治疗中一般允许磨牙的伸长，以利于面型的改善，而要控制垂直大小是极其困难的。而垂直生长方向者，切忌磨牙的伸长，以免加重下颌向后下的旋转，使畸形更加严重。同样，要控制水平向的大小也是十分困难的。

3. 生长发育期　判断生长是否处于快速期或减速期，其生长量如何，生长速率如何，不同生长型其生长量是不同的。一般功能矫形开始于青春高峰前期或高峰期，因为此时颅面颌骨的生长量和速率也同样是最大和最快的，矫治可达到事半功倍的效果。

4. 上、下颌骨差异　即需考虑上、下颌骨对外来刺激反应不相同及存在生长期差异。①上颌膜性骨因其结构中有许多未分化的细胞和很高的成纤维细胞的转换率，脉管形成良好，对外来的刺激反应良好。在膜性骨上进行抑制作用特别有效，其纤维玻璃样变和消失，在功能性矫治器压力之后 4 小时即产生，而成软骨细胞要长达 160 小时才于较大的压力下改变。②下颌髁突属继发性软骨，与膜性骨相比，对生长刺激的反应更困难，因为它们的结构可以对抗压缩和功能压力，虽然其对抗没有原发性软骨那么强。继发性软骨的前成软骨细胞转换为成软骨细胞的周期，只有在它们成熟的特定阶段对外来刺激的反应才具有这种独特性。它们的脉管形成率比膜性骨要弱。

由于上下颌骨对外力的反应明显不同。据此特点，可根据畸形形成机制，选择不同时机，不同的手段达到治疗目的。如要抑制上颌的生长，而不希望对下颌产生作用，对矫治不一定局限于快速期，可以在稍后的时期。髁突反应在年幼时进行则更为有利，生长的引导治疗只有在生长活跃期方能完成。

此外，还应充分考虑上、下颌骨生长速率有差异，下颌骨的生长不同于上颌骨的持续生长曲线，下颌骨的生长曲线，中间有一个平稳期，后期再呈上升趋势，表明在功能矫形中，下颌骨后期的生长潜力大于上颌骨的生长。这对于骨性Ⅱ类错𬌗矫治是一个非常有利的条件，也是临床中功能性矫治器主要应用于导下颌向前矫治骨性Ⅱ类错𬌗的基础。

5. 畸形的病因　可评估治疗的难度及预后。具有明显的遗传因素者，则治疗的难度大，疗效较差，保持期较长，预后可能不佳。

6. 治疗分期　即确定治疗步骤。功能矫形治疗按顺序可分为三期：①第一期：为功能矫形前期治疗，即为功能性矫治作好前期准确工作，如上前牙的个别牙错位、反𬌗或舌倾（Ⅱ类2分类）妨碍下颌前伸者，需用一般活动矫治器或固定矫治器矫治。又如：有上颌弓狭窄者，在治疗前期应首先或同时解决上颌宽度异常，必要时可用快速扩弓，以利矢状不调的改善。②第二期：为功能性矫治器戴入后的矫治期。③第三期：即功能性矫治后期治疗，可为维持期保持观察，也可配合固定矫治进行治疗。但不是每个患者均必须经过此三个阶段。

以上，在对错𬌗形成的性质、机制、严重程度、生长潜力和病因有了初步评估，得出较明确的诊断后，还应充分考虑适应证的选择。

（二）适应证

1. 生长发育期的儿童　选择青春前期或高峰期治疗，可取得事半功倍的效果。目前，判断青春期的方法有以下几种：

（1）身高、体重状况：青春期身高、体重有快速增长，个体评价和判断方法可参考1999年叶凌、陈扬熙等测量我国四川省汉族32 524名中小学生的身高、体重绘制出的青少年身高体重标准生长曲线图。

（2）第二性征发育情况：包括喉结出现、腋毛生长、月经初潮等，研究显示目前，青少年性成熟龄有提前趋势。

（3）骨龄：主要通过手腕骨X法评价法（Grave法、Hägg法）以及侧位头颅X线片上的第2～4颈椎形态（Lamparki法）进行预测（见表1-7-1；见图1-1-80，图1-1-81）。国内张世采应用Grave手腕骨的钙化情况得出女孩9～10岁，男孩12～13岁进入快速期；女孩11～13岁，男孩14～15岁进入高峰期；14岁女性，16岁男性进入减速期。

2. 患者合作　是功能性矫治器取得疗效的最重要条件和保证。

3. 肌功能紊乱　如不良唇、舌习惯、咬合干扰等因素引起的功能性Ⅱ类和Ⅲ类错𬌗畸形，以及下颌偏斜等。

4. 轻、中度骨性Ⅱ类错𬌗　下颌发育不足或后缩，下颌具有生长潜力的患者。

5. 轻、中度骨性Ⅲ类错𬌗　下颌能后退至对刃，具有有利的生长型，无明显下颌前突遗传史。

6. OSAHS患者　特别是下颌后缩型阻塞性呼吸睡眠呼吸暂停综合征患者。

7. TMJ功能紊乱的早期患者。

8. 治疗后的保持　青春期，前牵引治疗后，固定矫治器矫治后，或成人正颌手术后，可用功能性矫治器进行保持和肌功能训练。

9. 牙列牙槽弓无严重的畸形。

（三）禁忌及相对禁忌证

1. 无生长潜力的患者不能应用。

2. 严重的骨性畸形，有遗传背景者，一般不采用功能性矫治器治疗。

3. 有神经肌肉疾患或大脑发育不全的儿童不宜应用。

4. 不合作及精神异常者不宜应用。

5. 有关节损伤、关节异常及明显关节病患者不宜应用。

第三节　功能性矫治器治疗中的𬌗重建

一、𬌗重建的概念

𬌗重建(construction bite)指功能性矫治器在三维方向改变下颌位置,使下颌前伸或后退,使咬合打开超过息止𬌗间隙,引发神经肌肉的反射,使下颌重新定位,建立起新的协调的𬌗颌面关系。临床上以咬蜡𬌗确定下颌新位置,此方法称𬌗重建。𬌗重建是功能性矫治器制作必要的关键步骤,也是功能性矫治器作用机制的重要组成部分,起到起搏器的作用。功能性矫治器通过𬌗重建在三维空间内对颞下颌关节、颅面骨缝、萌出的牙齿和牙槽骨进行颅颌𬌗面的重新改建。

二、𬌗重建的方法和步骤

(一) 下颌的三向定位

𬌗重建包括三方面的内容:即下颌的前伸距离、咬合打开的距离和中线问题。

1. 矢状方向　下颌在矢状方向移动的目的是建立中性磨牙关系,因而不同的错𬌗,下颌移动的方式不同。

(1) Ⅱ类:下颌前伸3~6mm,磨牙尖牙呈中性或轻近中。若超𬌗大于7mm,主张逐步前伸每次3~5mm。分步前伸更有利于髁突组织的改建,患者易于适应。

(2) Ⅲ类:下颌最舒适的最大后退位,一般呈切对切。

(3) Ⅱ类或Ⅲ类的亚类:下颌一侧向前(或向后)移动,一侧保持原位置。

(4) Ⅰ类:理论上讲下颌应保持原来的矢状关系位置,但下颌由于垂直打开下颌后移,因此下颌应少量前移2mm左右。

2. 垂直方向

(1) 不超过息止𬌗间隙。

(2) 超过息止𬌗间隙2~4mm(常用)。

(3) 大大超过息止𬌗间隙5~10mm(如矫治开𬌗,压低后牙)。

实验证明,下颌向前1mm,可产生100g力,垂直打开8mm,可产生500g力。𬌗重建时,下颌垂直打开的程度,取决于错𬌗的类型、畸形严重程度、水平前伸量、参考患者生长型、生长潜力、牙槽高度及采用矫治器类型。下颌前伸量较大时,则垂直打开程度相应减少,相反前伸量小,垂直打开大,前伸量加垂直打开量8~10mm(表2-7-1)。

表2-7-1　𬌗重建时下颌水平前移距离和垂直打开高度的参考值

水平前移距离(mm)	垂直打开高度(mm)
3	4
4	3.5
5	3
6	2.5

(引自:赵志河,2000)

2000年胡林华、赵志河等根据12岁男性安氏Ⅱ类1分类儿童的三维重建有限元模型。得出结论,矢状向不同𬌗重建,髁突软骨表面应力分布规律一致,应力值变化不大,因此没有必要一次前伸太多。不同𬌗重建颞肌中束、后束,茎突下颌韧带,蝶下颌韧带的被动牵张随下颌前伸距离增大而增大。颞肌前束和咬肌深层的被动牵引随下颌垂直打开高度增加而增加。𬌗重建时,不宜选择太大的下颌水平前移距离和太小垂直打开高度,也不适合选择太大的下颌垂直打开高度和太小的水平前移距离,前两组搭配的距离较合适。

3. 左右横向　上下中线保持一致,若上中线偏斜,下中线就要与面中线对齐;若下中线偏斜,下颌就以颏下点与面中线对齐。

从长、宽、高(矢状向、横向、垂直向)三个方位设计好下颌的位置后,直接在口内用蜡确定并记录下这一位置。

（二）方法和步骤

1. 前伸练习　首先令患者放松，嘱患者对镜子做下颌前伸，打开练习，可用镜子让患者观看下颌前伸，打开的位置、中线，以及面貌改善的效果，引起患者的兴趣，增强配合的信心。在前伸及打开至所需位置后，维持 2～3 分钟，如此反复 2～3 次，使患者能准确的定位。

2. 蜡记录　用一软的马蹄形蜡堤，厚 5～6mm，宽 7～8mm，稍偏向舌侧放于下牙弓的面上，用彩笔在牙齿上做中线记号，嘱患者校正中线，前伸至所要求的位置咬合，尽量避免咬合时，蜡堤溢出过多，盖住牙上所标记的记号（可及时剪去多余溢蜡），打开的量可借用制作总义齿时测量面下 1/3 垂直距离的方法。

3. 口内核查　在咬蜡𬌗时，除注意下颌前移位置及前移量外，应充分注意上下中线是否一致（颌弓代偿畸形者除外），若中线偏斜，需要令患者放松，重新咬合，直至重建的蜡堤在三维方向上均正确无误，方嘱患者停止咬合。

4. 模型试合　立即用冷水灌冲，若蜡堤尚软取下可能变形，蜡堤取下后放入凉水中完全冷却，再放入口中，检查是否准确无误，同时可将蜡堤放在模型上仔细检查前伸及打开的量，以及中线是否一致，无误后可嘱患者离去。如与设计有任何不符，应重新取蜡堤以建立正确的咬合。

5. 上𬌗架　按蜡𬌗记录将模型转移至普通𬌗架上固定。为便于矫治器制作，一般使模型平转 90°，即模型前后与𬌗架前后成 90°方向固定（图 2-7-21）。

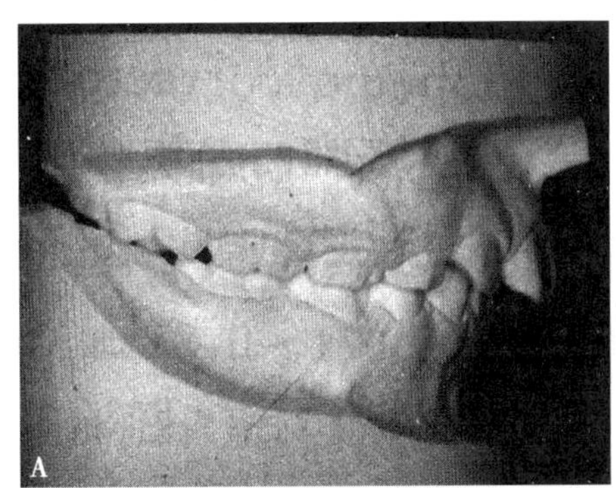

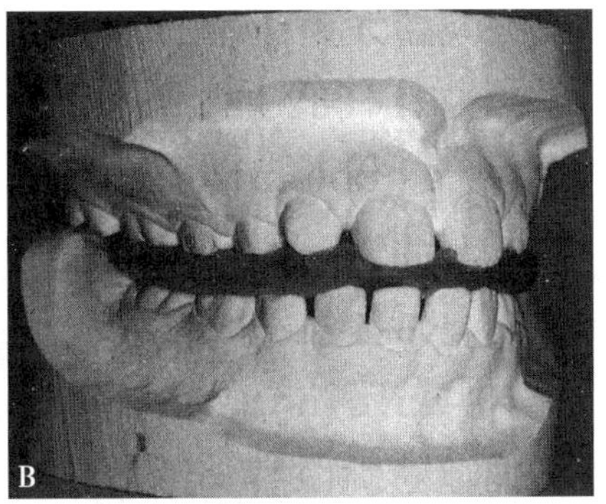

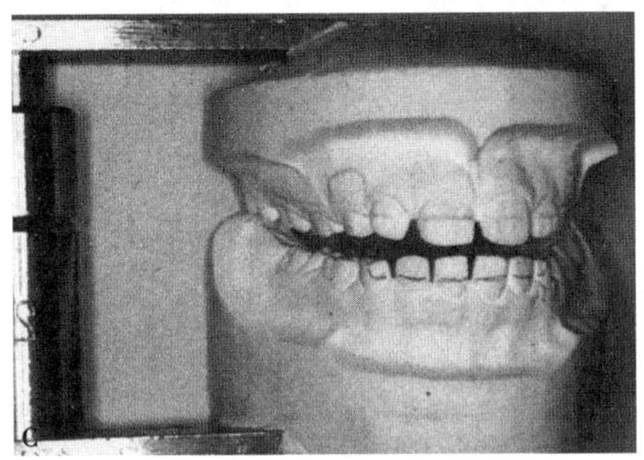

图 2-7-21　𬌗重建

A. 重建前模型；B. 𬌗重建后咬合；C. 𬌗架固定后

第四节　常用功能性矫治器及制作

一、肌 激 动 器

该矫治器的前身是一种改良式的 Kingsley 𬌗板，是源于 Andresen 最初用于其女儿在固定矫治器治疗远中错𬌗结束后，假期中戴用的一种保持器。Andresen 的初始目的是保持疗效、防止复发，但经过 2 个月的野营生活后，他发现女儿的上下颌矢状关系已完全得到矫治，并明显改善了面部的侧貌与美观、疗效稳定，此后他又将其应用在很多生长期的Ⅱ类患者中，也取得了良好的疗效。由此，Andresen认为上下颌基骨及神经肌肉在矢状方向的改变是传统的固定矫治器难以获得的。Andresen从丹麦移居挪威后，认识了奥斯陆大学的Häupl，引发了Häupl探究矫治器所引起的组织学变化的兴趣。Häupl很熟悉Roux骨改建学说，Andresen和Häupl在他们同著书里介绍了此装置及运用，由于该装置能激活肌肉的力量，因此他们称之为activator——肌激动器（又称促动器）（图2-7-4）。

1. 矫治原理　肌激动器是在下颌矢状向前伸及垂直下降（咬合打开），求得新的上下颌关系的位置上制作的矫治器，以此刺激下颌骨的矢状向及垂直生长，同时通过咬合力传导抑制上颌的矢状向生长。由于下颌前伸及下降，使前伸肌（主要是翼外肌）和提下颌肌群（翼内肌、咬肌深层，颞肌前、中份）功能活动增加，肌电活动增强，后收肌（颞肌后份）和降下颌肌（舌骨上肌群、二腹肌前腹）松弛，使原来功能亢进的颞肌后份随着肌张力松弛而功能逐渐减弱并恢复正常，同时下颌前伸也消除了异常的口周肌功能。从而使异常的上下颌骨矢状向关系得到矫治。

2. 矫治器结构及制作　Andresen早期肌激动器的结构为上前牙唇弓（诱导丝）和连接上下颌骨的基托，没有固位卡环，也没有任何产生机械力的加力装置，矫治器戴在口中较松动，主要靠基托、口周肌及咀嚼肌的收缩力使之固位，因此训练了神经肌肉的功能。目前，activator常用基本制作方法如下：

（1）印模模型：应清晰，舌侧暴露完整无阻挡。

（2）㿻重建：在患者口中，一般下颌一次前伸不超过5～7mm，咬合打开约3～4mm做蜡咬合记录。

（3）上㿻架：将上下颌工作模型按㿻重建后的蜡记录关系准确地咬合在一起。为了制作矫治器时操作方便，可将模型平转90°或180°，即将其侧方或后方前露在㿻架的前方固定，以便糊塑上下颌舌侧基托。

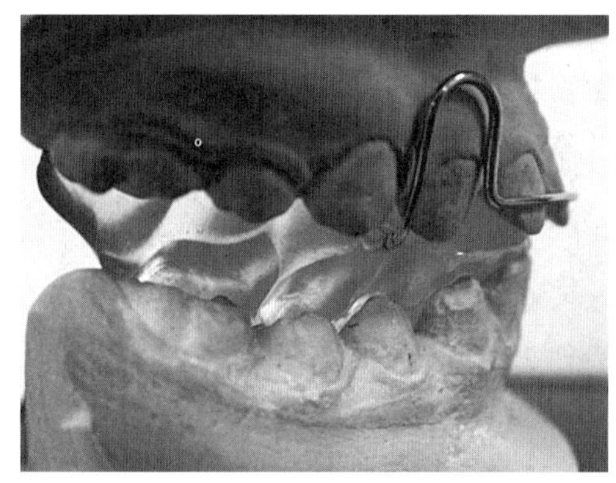

图2-7-22　Ⅱ类的上颌诱导丝

（4）弯制诱导丝：一般用直径0.9～1.0mm的硬不锈钢丝弯制，诱导丝可形同普通的垂直双曲唇弓，也可弯制呈曲向远中的水平双曲唇弓。

（5）基托成形：一般采用自凝塑胶分区糊塑，然后再连成一整体。基托的范围为：上颌至最后一个磨牙，呈马蹄形；下颌基托止于最后一磨牙。

3. 肌激动器的改良设计

（1）诱导丝的不同设计：Ⅱ类及Ⅲ类患者的诱导丝设计有所差异：Ⅱ类可同一般普通的双曲唇弓，Ⅲ类患者的诱导丝水平部应延至下切牙唇侧，唇弓与下切牙中1/3与颈1/3交界区接触此外，也设计有上下均有诱导丝者（图2-7-22～图2-7-24）。此外，通过基托面形态的改变及诱导丝与前牙冠面的接触点的不同，可诱导前牙的不同唇舌向移动（图2-7-25）。

（2）增加固位体：用以增强矫治器固位，减小矫治器的松动度，特别是需附加扩大簧、舌簧等的设

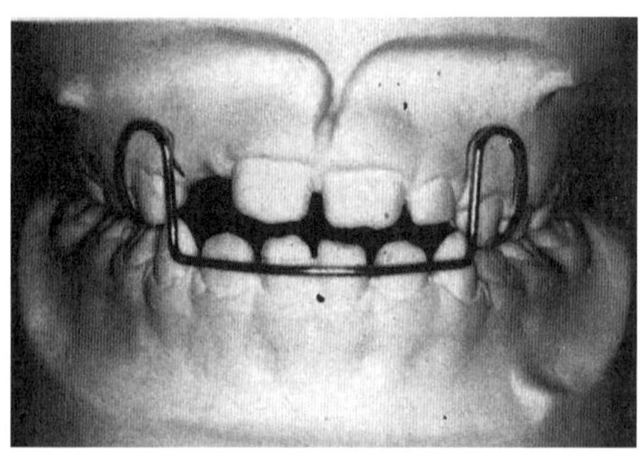

图2-7-23　Ⅲ类患者颌间诱导丝

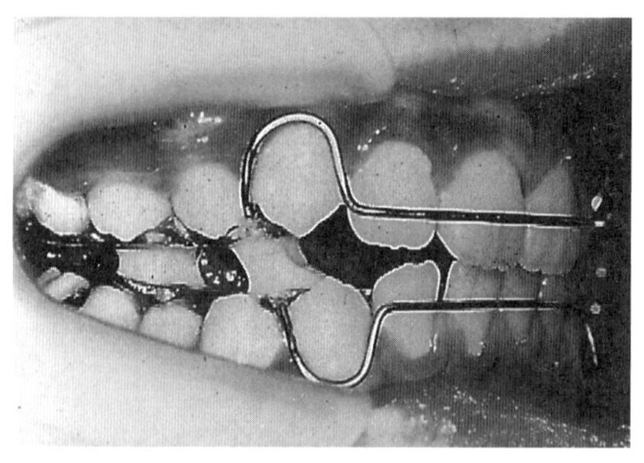

图2-7-24　Ⅱ、Ⅲ类患者同时关闭下前牙间隙的上下诱导丝

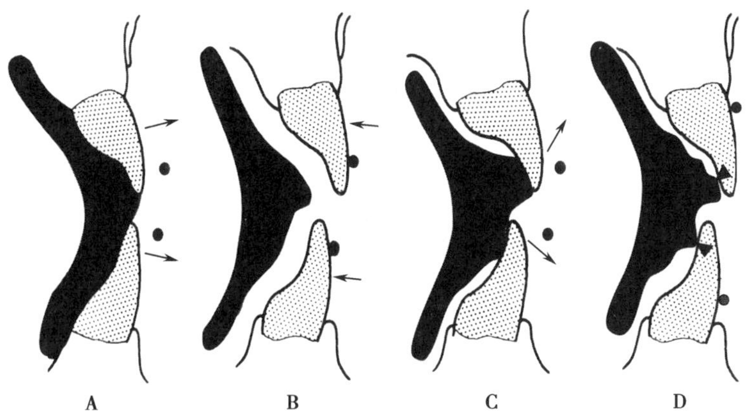

图 2-7-25 诱导丝位置及与切牙唇面的接触

A. 切牙唇向开展;B. 切牙内收;C. 切牙唇倾;D. 切牙转矩

计,以有利于固位加力,有利于初戴患者合作,可增加戴矫治器的时间。常用设计为:

1) 在上颌第二前磨牙与第一磨牙间加球状卡环。

2) 在上颌第一磨牙上加改良箭头卡环。

3) 在上颌最后一个前磨牙上放置单臂卡环,更有利于患者取戴。

(3) 前牙接触面的不同设计:通过下切牙与前部基托接触平面的不同设计可起到稳定下切牙、压低下切牙、让下切牙生长、限量前移下牙等不同作用(图 2-7-26)。

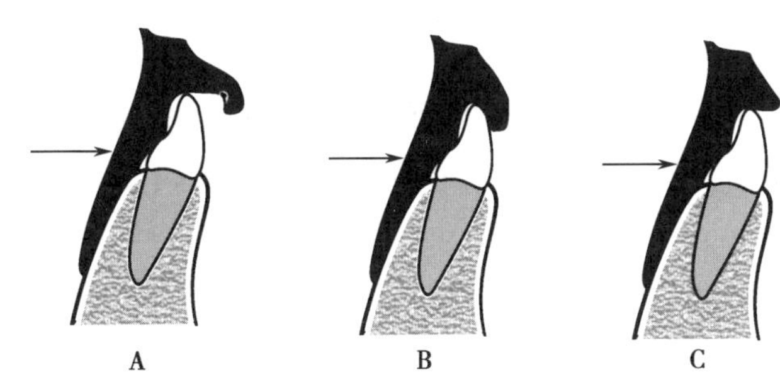

图 2-7-26 activator 前牙接触面的不同设计

A. 下切可唇向移动;B. 下切牙不动;C. 下切牙有限移动

(4) 附加唇挡:当Ⅱ类患者覆盖大、下唇肌与颏肌紧张时,可在下颌附加下唇挡,以支开紧张的唇肌与颏肌,改善其紧张的功能;Ⅲ类患者面中份凹陷,需上颌前份继续发育,应增加上唇挡以支开唇肌,以便上颌前份向前发育。

(5) 附加舌侧辅簧:有个别后牙或前牙舌向错位时,可以在矫治器上加双曲舌簧,同时矫治错位的牙齿(图 2-7-27)。

(6) 附加扩弓簧:上牙弓狭窄须扩大牙弓者,可改为后部双翼斜面,去除前牙区斜面,将上基托部中间锯开并放置扩大螺簧或设计扩大曲,以便后牙扩大,前牙内收(图 2-7-28)。

(7) 附加口外牵引:可在第一恒磨牙区加口外弓颊面管,肌激动器可与口外唇弓或 J 钩合用,进行定向后牵引,以抑制上颌骨的生长(详见头帽式肌激动器)。

4. 矫治应用中应注意的事项

(1) 初戴:应先令其习惯,每天戴 3 ~4 小时,当逐渐习惯后应增加戴矫治器的时间,最好是除进食、上课发言外,其余时间均应戴用矫治器。矫治器戴入后可 1 ~2 周复诊,注意检查颞下颌关节区有无不适或压痛,咬肌、颞肌有无压痛,口内唇、舌侧黏膜与龈组织有无压痛。

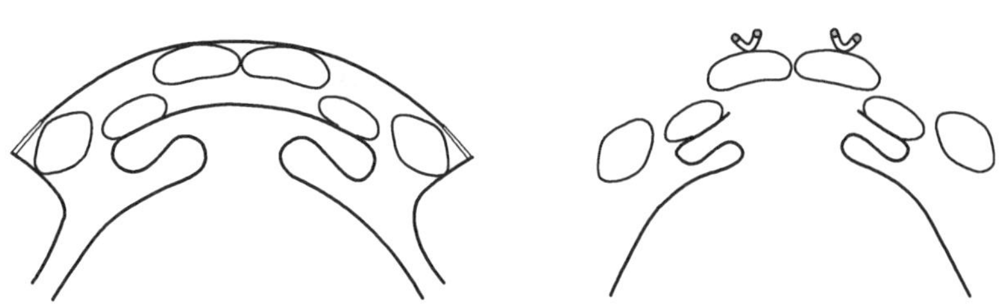

图 2-7-27 activator 附加舌侧辅簧

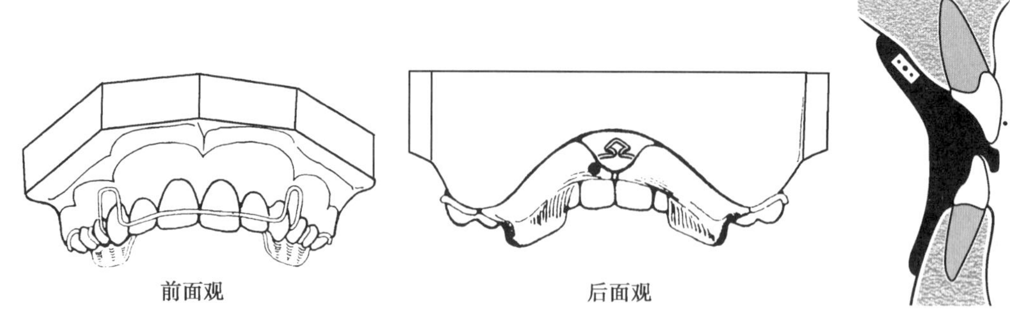

图 2-7-28　activator 附加扩弓簧

（2）复诊：一般 4～6 周复诊一次，复诊时应取下矫治器检查牙排列情况有无改善，牙弓的长度、宽度有无变化，前牙覆盖、覆殆是否减小，后牙关系有无改善以及咬合情况等。应根据不同的畸形与需要调改诱导面，扩弓加力等，以引导颌骨与牙发生所需要的移动。

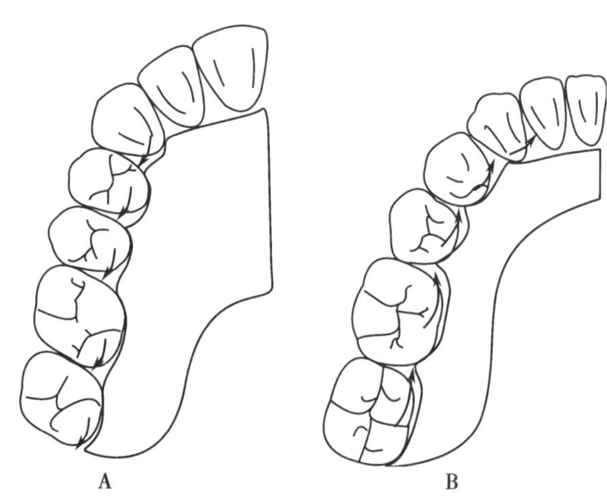

图 2-7-29　Ⅱ类患者

A. 上颌后牙诱导面的形成；B. 下颌后牙诱导面的形成

（3）Ⅱ类错殆患者诱导面的调磨：Ⅱ类错殆患者希望下颌前移，上颌后移，以改正矢状向关系不调，为了让上后牙向远中移动，诱导面的形成应按以下要求进行修整：

1）上后牙：应磨除每个上后牙牙冠舌面远中部分的基托，并使近中部分基托与各个上磨牙的近中舌面紧密贴合形成上后牙向远中的诱导面（图 2-7-29A）。

2）下后牙：与上后牙舌面的修整恰相反，应修整各个下后牙牙冠舌面的近中部分塑料基托，远中部分基托应与下后牙牙冠的舌面远中部分紧密贴合，形成下后牙向近中的诱导面（图 2-7-29B）。

3）上前牙：为了让上前牙向舌侧移动，可磨除上前牙腭侧基托组织面部分塑胶，使基托不与上前牙舌面接触。

4）下前牙：舌侧基托的修整，可视下切牙长轴的倾斜情况而定，如下切牙已向唇侧倾斜，应磨除下切牙舌侧基托少许，使基托不与牙接触，以免下切牙受力后继续向唇侧倾斜。

5）前牙切缘诱导面：Ⅱ类患者下切牙常常萌出过多，塑胶应很好地覆盖在下切牙切缘上以抑制下切牙萌长，下切牙唇面切缘部分应有塑胶覆盖，并呈规则的外形，以防止下切牙受力后向唇侧倾斜(图 2-7-30)。

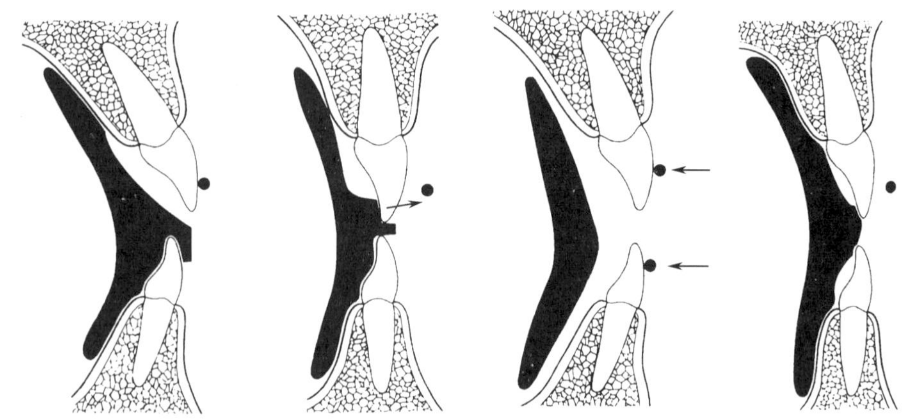

图 2-7-30　上前牙舌侧基托的修整

（4）Ⅲ类错𬌗患者诱导面的调磨：Ⅲ类患者诱导面的修整和形成方法与Ⅱ类患者相反，希望下颌后移、上颌前移以矫治矢状向不调（图2-7-31A，B）。

（5）后牙垂直向生长的调磨：包括上、下颌后牙的垂直向生长抑制和诱导，以及牙冠的颊舌向调整（图2-7-32）。

（6）基托翼长的设计对牙-牙槽的作用：不同的基托翼设计，即翼面与牙面/牙槽面的接触状态决定着牙/牙槽的移动方式（图2-7-33）。

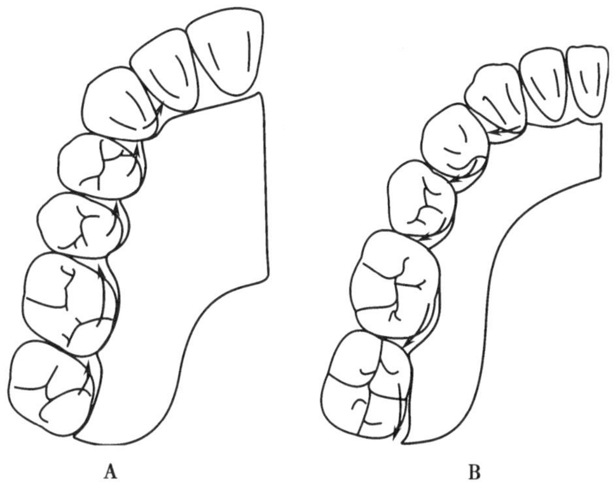

图2-7-31　Ⅲ类患者

A. 上颌诱导面的形成；B. 下颌诱导面的形成

二、生物调节器

生物调节器（bionator）是1965年由Balters提出的一种调节舌位置、促进唇闭合的功能性矫治器。该矫治器的设计特点是：通过钢丝腭杆将双侧塑胶连接成一体，并可借助腭杆调节异常的舌位。下颌塑料基托体积小，唇弓向后延伸形成颊曲，具有颊屏的作用，可以撑开颊肌，消除紧张的颊肌张力，由于该矫治器体积较小，患者容易接受，除进食外可以全天戴用，疗效好，因此目前已广泛用于临床。

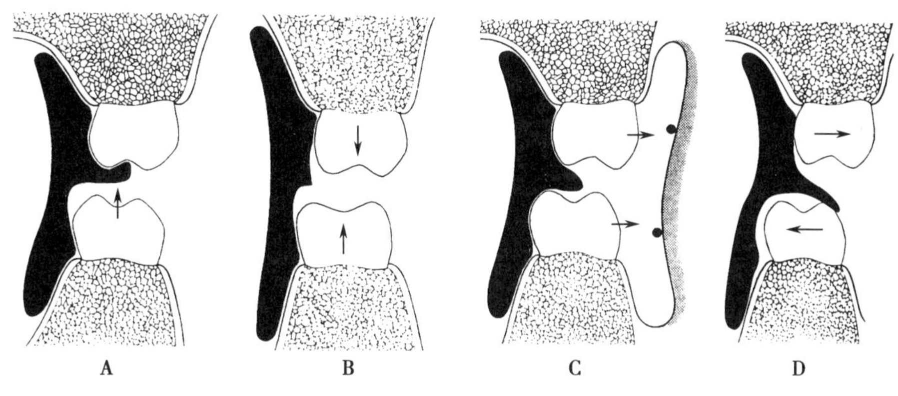

图2-7-32　咬合面的修整

A. 让下后牙萌出；B. 上下后牙伸长；C. 上下后牙均需同时向颊向萌出；D. 上磨牙向颊侧，下磨牙向舌侧

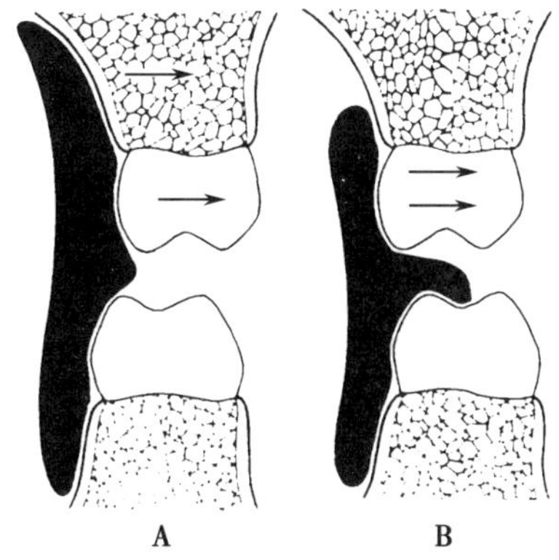

图2-7-33　基托翼长的设计对牙-牙槽的作用

A. 上磨牙-牙槽颊向移动；B. 上磨牙移动

1. 矫治原理　生物调节器是在肌激动器的基础上改进发展而来，但两者的作用不完全相同，生物调节器的特点有以下方面：

（1）强调舌与口周肌间的协调作用：Balters认为舌的位置和功能异常是引起各类牙颌畸形的重要因素。Ⅱ类错𬌗患者舌的位置靠后，导致口呼吸与吞咽功能异常；Ⅲ类错𬌗患者舌的位置靠前，使下颌前移，导致下颌前突，前牙反𬌗；Ⅰ类牙列拥挤的患者，舌在姿势位、功能位时向两侧施加的压力不足，导致牙弓狭窄，而Ⅰ类开𬌗及双牙弓前突的患者常常是舌前伸的功能活动过度所致。生物调节器的设计要点为：①是对原activator基本型的改良，故具有肌促进器的功能作用；②另在颊面设计弓丝曲臂阻断颊肌压力；③在腭部设计有Coffin式曲改善异常舌位（Ⅱ类促舌往前、Ⅲ类促舌头往后），通过矫治器建立协调的口周肌力环境和口颌系统的功能适应性，消除异常的肌功能，阻断畸形的发展，引导牙、颌、面正常生长。

（2）主要调节肌肉的功能活动：bionator 主要是调节肌肉的功能活动，而不是激活肌肉，因此，殆重建时前伸下颌至上下切牙的切嵴对切嵴，不过多地打开咬合。下颌前移后，舌有更大的活动空间，可以训练舌与腭接触，有助于唇闭合，并建立正常的唇、舌功能，从而发挥正常的生长潜力，引导面颌正常生长。

（3）不垂直向打开咬合：Balters 认为，如果打开咬合，矫治器戴入后将与面型和面部的生长方向不适应，影响自身生长潜能发挥；垂直打开咬合后，舌的功能难以控制，尽管当下颌下降咬合打开后，舌可能本能地前移，以维持呼吸道通畅，但常造成患者伸舌和开殆。Balters 提出对于覆盖（超殆）太大的患者，当下颌不能一次前伸到切嵴对切嵴关系时，可以分次前伸下颌。

2. 矫治器结构及制作

（1）生物调节器的类型

1）标准型：标准型的唇弓位于上前牙唇侧，U 形腭杆开口向前，其目的是由于Ⅱ类患者舌位置靠后，嘱患者常用舌舔 U 形腭杆的开口，则可训练舌向前有利于矫治Ⅱ类错殆。用于治疗Ⅱ类错殆，矫治舌后位，也可以用于治疗Ⅰ类错殆，扩大牙弓宽度（图 2-7-34A）。

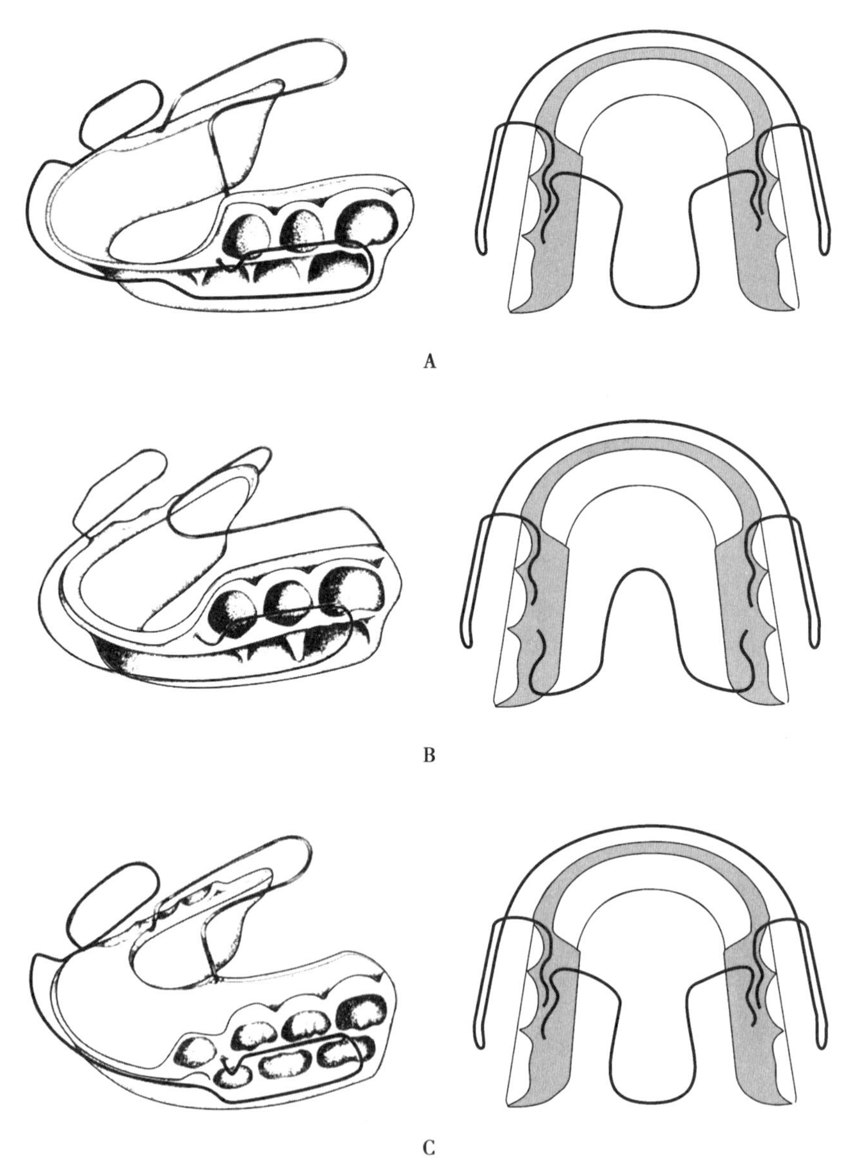

图 2-7-34　生物调节器的类型

A. Ⅱ类标准型；B. Ⅲ类反向型；C. 开殆型（基托增加舌屏）

2）反向型：与标准型不同，唇弓位于下前牙唇侧，U 形腭曲开口向前。适用于治疗治疗Ⅲ类错骀、下颌前突以及所伴有的舌前位（图 2-7-34B）。

3）开骀型：开骀型的唇弓、颊曲、U 形腭曲与标准型相同，仅唇弓的水平部位于上下前牙开骀之间，用于治疗前牙开骀或后牙开骀，也可用于颞下颌关节功能紊乱病例（图 2-7-34C）。

（2）矫治器制作（以标准型 bionator 为例）

1）常规取模、骀重建（前伸至切对切，一般为 3 ~5mm，不打开咬合）、上骀架。

2）唇弓、颊曲的弯制：唇弓常用直径 0. 9 ~1. 0mm 硬不锈钢丝弯制。方法为：取一段足够长度的钢丝，于上切牙唇面中份形成唇弓段，唇弓在双侧尖牙唇面中份弯向下并稍向内，向后至下颌第一前磨牙冠颊面颈 1/3 份时，转向后并与骀平面平行，至下颌第一磨牙近中颊尖处转向上，至上后牙冠颈 1/3 份时再转向前与骀平面平行形成钢丝颊曲（屏）。注意颊曲应离开牙面3 ~4mm 以便撑开颊肌，使牙弓向颊侧扩大，钢丝行至上尖牙与上颌第一前磨牙邻间隙位置处时，通过骀间中点转向腭侧形成连接体（图 2-7-35A）。

3）U 形腭杆的弯制：常用直径 1. 2mm 的硬不锈钢丝弯制。方法为：从双侧第一前磨牙腭侧近中起将丝形成连接体，钢丝至腭部中份弯成 U 形杆，U 形口向前正对第一前磨牙，U 形的曲端约与上颌第一磨牙远中平齐。注意两型 U 形腭杆必须离开腭部黏膜 1mm，以免压迫腭黏膜（图 2-7-34）。

4）糊塑：塑料基托下颌至第一磨牙远中形成马蹄形基托，上颌形成双侧后牙区基托，上颌的前部，左右尖牙之间完全没有塑胶覆盖，U 形腭杆连接双侧后牙区基托。

（3）反向型 bionator 的制作要点

1）唇弓-颊曲的弯制：与标准型相异，唇弓置于下切牙唇面。方法为：先形成位于下切牙唇面中 1/3 区的下唇弓，双侧弓丝平行向后，在下颌第一磨牙近中时再转向上至上颌第二前磨牙与第一磨牙间，上行至上后牙牙冠的颈 1/3 时弯向前与骀平面平行并向前形成钢丝颊曲（屏），注意颊曲应离开牙面 3 ~4mm，双侧钢丝在上颌尖牙与第一前磨牙邻间隙处转入上颌腭侧形成连接体（图 2-7-35B）。

2）U 形腭杆的弯制：沿双侧第一磨牙近中腭侧先将钢丝形成连接体，钢丝弯向后至生物调节器的后界转向上再向前形成曲，使曲端位于腭部前方，正对第一前磨牙处再弯向后与对侧形成对称的外形并形成连接体，则使 U 形曲的开口向后并位于后方，正对第一磨牙远中。

3. 矫治应用中应注意的事项

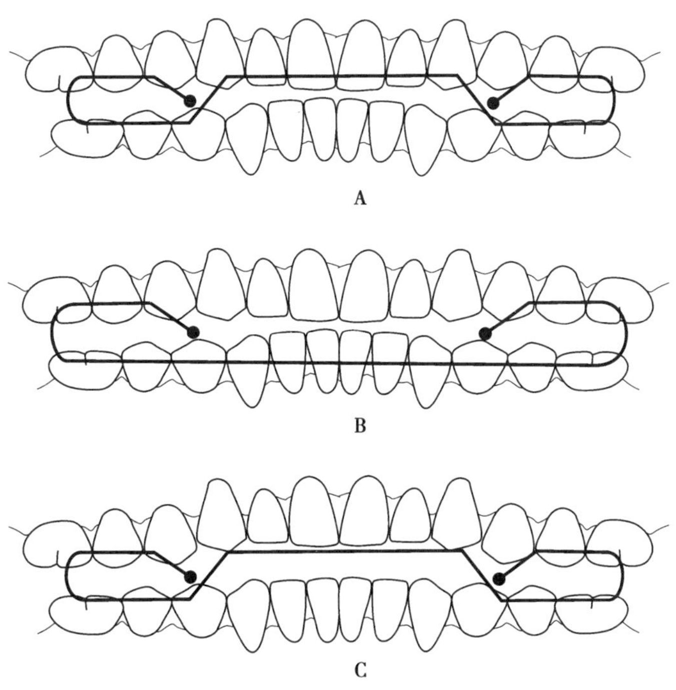

图 2-7-35　生物调节器的唇弓

A. Ⅱ类标准型；B. Ⅲ类反向型；C. 开骀型

（1）殆重建：要求下颌前伸至切嵴对切嵴，不打开咬合，如果超殆过大则应分次前伸，一般前伸3～5mm。

（2）诱导面修整

1）后牙舌面：Ⅱ类患者与肌激动器相同，上后牙舌面修整远中舌面区，近中面与牙紧密接触，以便上后牙向远中移动，下后牙则修整后牙舌侧近中面区，以便下后牙向近中移动；Ⅲ类患者与Ⅱ类患者的修整相反，目的是希望上后牙向近中移动，下后牙向远中移动。

2）前牙舌面：Ⅱ类患者下切牙舌面则视下切牙的排列情况而定，如在矫治过程中发现下切牙向唇侧倾斜过多时，可调磨下切牙舌面塑胶，使之不与下切牙舌面接触，以便下切牙回到正常位置；Ⅲ类患者应缓冲下前牙舌侧基托以便下切牙向舌侧移动。

3）咬合面：开殆患者，为了压低后牙，让前牙萌出，上下后牙面只修去中央窝的塑胶，保持牙尖与塑胶接触；深覆殆患者，应视曲线的情况进行修整，如需上下后牙均伸长时，则应去除上下后牙面塑胶。如只需下后牙伸长，不需上后牙伸长时，可以只去除上后牙面中央窝区的塑胶，上后牙舌尖应与塑胶保持接触，以免上后牙萌长。

三、功能调节器

功能调节器（function regulator，FR）系德国医师 Fränkel 设计并倡导，是近代对功能矫形治疗推广应用中起着很大促进作用的一种有影响的功能性矫治装置。FR 矫治器与传统的肌激动器功能性矫治器不同，矫治器大部分结构都位于口腔前庭，其特点是颊屏离开牙弓，阻挡唇颊肌的压力，使牙弓扩大，以及颊屏、唇挡的边缘延伸至前庭沟底刺激骨膜下骨质增生使牙槽基骨弓扩大。通过使牙槽骨扩大，牙弓整体向颊侧移动，解决不良的姿势行为型，建立正常的口腔功能间隙。引导并促进牙颌正常发育。

（一）矫治原理

1. 调整口周肌的动力平衡　Fränkel 认为肌肉和口周囊性组织，特别是颊肌和口周组织，在替牙阶段对牙弓的发育具有潜在性地抑制影响。不正常的口周肌肉功能产生异常的作用妨碍正常的生长发育。因而他所设计 Fränkel 功能调节器（the Fränkel function regulator，FR）将颊屏和唇挡作为一种肌肉训练器，成为与牙弓形态相适应的“功能性基质”。其作用方式与传统的其他活动功能性矫治器不同的是，力不是由内向外，而是将颊屏作为一种人为的支架结构隔除外部的肌力，使舌发挥作用，促使牙槽突和基骨形态良好的发育，这种未经舌侧加力，仅使内外肌力动态协调平衡而获得的牙弓扩展效果是稳定的。

2. 建立正常的口腔功能间隙　Fränkel 特别强调，戴用 FR 矫治器进行功能矫形治疗不仅仅是解决不良的姿势型，还要建立正常的口腔功能间隙（function spaces）。出生后在功能间隙的发育中，囊性肌肉部分的功能影响增加，肌肉的姿势行为型具有控制间隙的潜能，我们必须建立起功能间隙的概念，因为它很重要，而一般的固定或活动矫治器治疗不能直接改变间隙和扩大囊的体积。FR 功能调节器设计的指导思想之一就是针对此问题，使口腔功能间隙的容积得到改变。

3. 促进基骨的生长　通过颊屏和唇挡的作用，使其伸展到前庭沟底以下，使软组织受到牵拉张力，使颌骨骨膜受牵张刺激，促使骨膜下骨质增生基骨扩大，牙齿产生整体移动。

4. 下颌位置的调整　在改变下颌矢状不调的方法和作用上，FR 调节器与其他功能性矫治器有所不同，FR 是以下颌体积很小的舌托接触下颌黏膜，激活黏膜的本体感受器维持下颌的前伸位，矫治器基本上不接触牙齿，而其他功能性矫治器是以重建下形成的树脂接触牙齿和颌骨维持下颌的前伸位，一次前伸的量可达5～6mm，打开的量超过息止殆间隙，甚至可达8～10mm之多。这样的重建，常使下前牙唇侧倾斜和上前牙过分的舌倾，虽可减少覆盖，但不利于中性关系的建立，而 FR 功能调节器基本上不接触牙齿，而且强调下颌的前伸量每次不超过2～3mm，覆盖过大者可以逐步前伸，打开的量以足够容纳矫治器的横跨钢丝通过即可，不但避免了以上不利的副作用，还可使患者更舒适和更有利髁突的适应性改建和唇封闭练习。

（二）矫治器类型及应用

1. Fränkel 生物调节器的类型（表 2-7-2，表 2-7-3）　目前临床上应用最广泛的 Fränkel 生物调节器是 FR-Ⅱ型和 FR-Ⅲ型。据文献报道在美国应用功能调节器 80% 为 FR-Ⅱ型。以下仅着重介绍 FR-Ⅱ型和 FR-Ⅲ型的制作要点。

表 2-7-2　生物调节器的类型(经典的)

FR-Ⅰ	用于治疗Ⅰ类错殆和Ⅱ类1分类错殆
FR-Ⅱ	用于治疗Ⅱ类1分类错殆和Ⅱ类2分类错殆
FR-Ⅲ	用于治疗Ⅲ类错殆
FR-Ⅳ	用于治疗开殆和双颌前突

(引自:McNamara,1981)

表 2-7-3　生物调节器的类型(流行的)

FR-Ⅱ	用于治疗Ⅱ类1分类错殆和Ⅱ类2分类错殆;治疗某些开殆
FR-Ⅲ	用于治疗Ⅲ类错殆
FR-Ⅳ	用于治疗某些开殆
FR-Ⅰ	用于治疗某些开殆;用于治疗Ⅰ类错殆

(引自:McNamara,1981)

(三) FR-Ⅱ型生物调节器的制作

1. FR-Ⅱ型生物调节器的结构　由颊屏、唇挡、舌托、舌丝、尖牙卡、腭杠等支持丝构成(图 2-7-36)

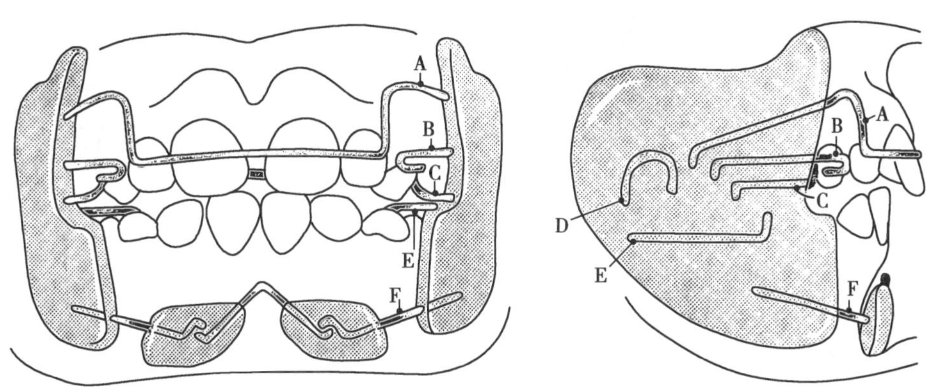

图 2-7-36　FR-Ⅱ型功能调节器的弓丝组成部件
A. 唇弓;B. 尖牙卡;C. 上颌舌弓;D. 腭杠;E. 下舌侧支持丝;F. 唇挡丝

2. FR-Ⅱ型生物调节器的制作

(1) 模型:强调模型必须清晰反映:全牙列、牙槽突、上颌结节、唇颊舌系带、前庭沟,以及整个前庭区黏膜皱襞(图 2-7-37)。模型的边缘要有 5mm 左右的宽度,以利于下一步的修整和铺隔离蜡。

(2) 模型修整:Fränkel 反复强调模型修整是制作有效矫治器最重要的基础保证!

1) 画轮廓线:首先沿前庭沟最凹处,用 4H 铅笔画出前庭沟底线,然后初步确定出上颊屏、下唇挡所在的部位轮廓。

2) 平整模型:在颊屏及唇挡处,平行于前庭沟底线,向外修整出 5mm 的宽度,以便留出铺蜡及充塑胶的厚度(图 2-7-38)。

3) 下唇挡区的修整:深度为从牙槽最凹处向下 5mm,或距下切牙龈缘下约 12mm,方可使唇挡得到适度的伸展。从侧面观,修整后的下牙槽唇面应是垂直的(图 2-7-39,图 2-7-40)。

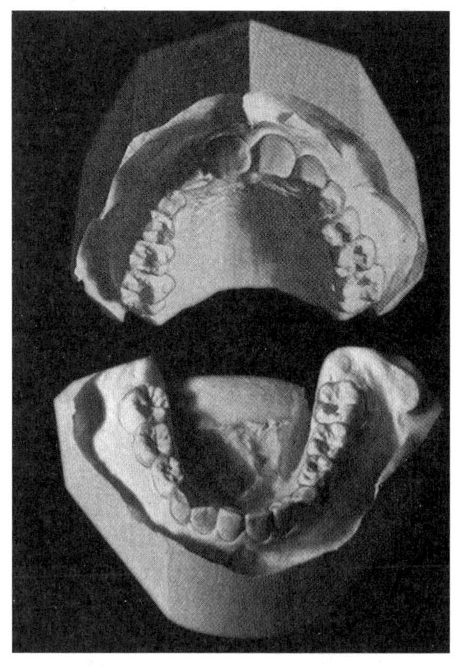

图 2-7-37　完整清晰的上下颌模型

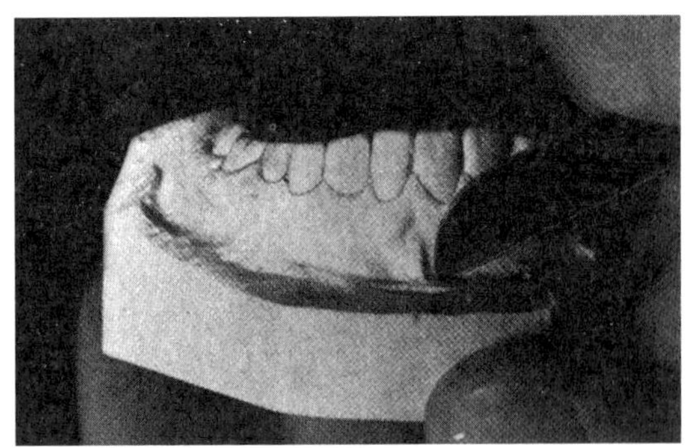

图 2-7-38　平整模型

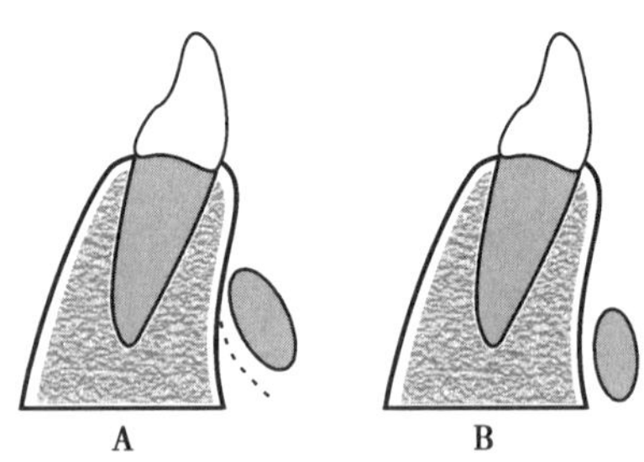

图 2-7-39　下唇挡的位置和唇挡区模型的修整
A. 为不正确的模型修整和不正确的唇挡位置；
B. 为正确的下颌模型唇挡区的修整

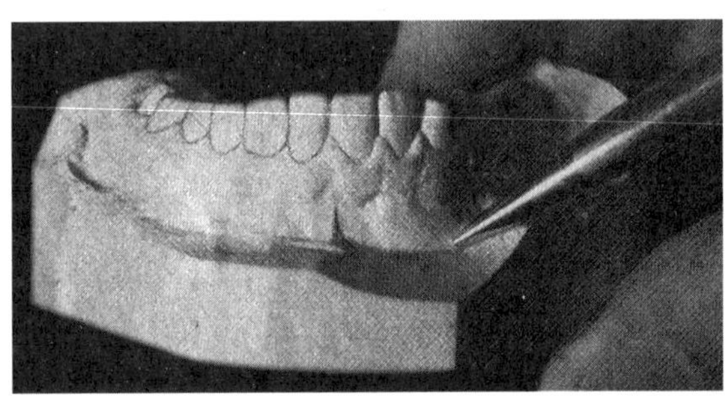

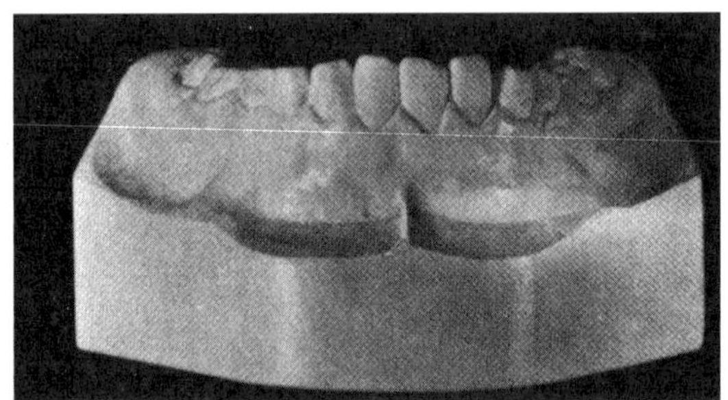

图 2-7-40　下颌模型(下唇挡)的修整及修整后

4）上颌颊屏区的修整：从前庭沟底线，沿牙槽骨的方向往下刻 3～4mm 深度，即为颊屏伸展的量(具体情况还可根据患者局部解剖形状，可用手指触扪进行判断)。为了准确无误也可用游标尺估测。一般前庭沟的参考深度应离上颌后牙龈缘约 10～12mm(图 2-7-41)。

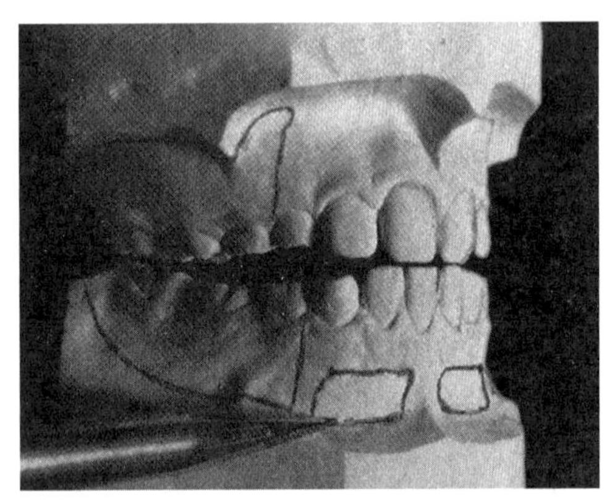

图 2-7-41　上颌模型修整、上殆架，画出唇挡及颊屏铺蜡区

5）注意点：颊屏修整区域，前缘从尖牙牙根区起，后缘至靠近上颌结节处(上颌结节不要求进行修整)。修整时应让出颊系带区。对 FR-Ⅱ型，仅修整需牵引的上颌颊屏前庭沟区、下唇挡前庭沟区，下颌颊屏区不需修整。

(3) 殆重建：①下颌前移量：一般约为 2.5mm (Fränkel 认为最好一次前伸不超过 2.5～3mm)，当覆盖中等(矢状向不调仅有 2～4mm 时)，下颌可前伸至切对切关系；②垂直打开量：约 2.5～3.5mm，不能超过切对切，达到允许钢丝跨过间隙不接触到牙齿即可；③对需前移较大患者，应分步推进，以避免肌肉处于明显紧张状态，使患者更能适应。

(4) 上殆架：将上下颌模型按殆重建的蜡堤记录准确地上于简单的殆架上，殆架上好后，画出下唇挡及颊屏铺蜡区(图 2-7-41)。蜡堤暂不能立即丢弃，以便随时检查殆架关系是否准确、稳定。

(5) 铺隔离蜡：颊屏区铺蜡的厚度视个体牙弓所需开展的量而定，一般为：①在牙齿的区域厚度为 3～4mm；②上颌牙槽区为 2.5～3mm；③下颌牙槽区从牙齿区域的 3～4mm 厚逐步减薄至下颌边缘区的仅 0.5mm 厚(图 2-7-41)。此外，对Ⅱ类 1 分类患者第一前磨牙区牙弓狭窄需扩弓者，牵张区蜡的厚度可稍厚，但过厚的蜡将使矫治器体积过大，患者戴后不适，也不利于唇封闭练习。下唇挡区倒凹明显可适当少许铺蜡，以免矫治器取戴时擦伤黏膜(图 2-7-42)。

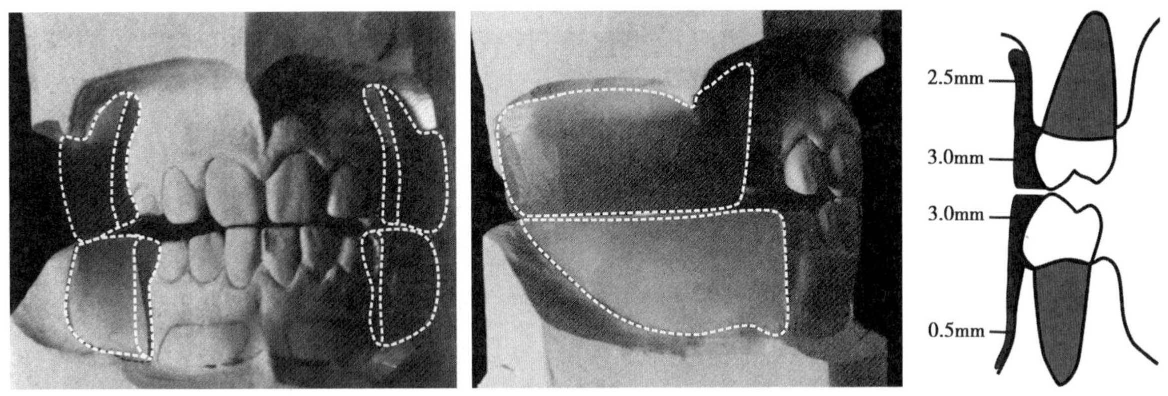

图 2-7-42　颊屏区隔离蜡的厚度

（6）金属丝的制作及作用

1）下颌舌侧支持丝：选用 1.2mm 不锈钢丝弯制。可按图 2-7-43 所示，用一整体丝弯制成形。此外，为了弯制方便，可将钢丝分成三段（图 2-7-43），中段为水平部与下颌舌侧根尖牙牙槽外形相一致，位于下前牙舌侧龈缘之下 2～3mm，并离开黏膜 1～2mm，便于塑胶填充。注意钢丝不要妨碍舌系带。两侧的横跨钢丝由第一、第二乳磨牙或第一、第二前磨牙之间越过，不要接触到上下牙的殆面。其末端形成 90°圆钝弯曲向前进入颊屏，与隔离蜡相距 1mm 便于充胶，进入颊屏的两侧末端须与平面平行，便于以后此部锯开达到下颌逐步前伸的目的。舌侧支持丝也可用一根丝弯制，其优点是舌托不易断裂，但弯制较困难。

舌侧支持丝作用：将舌托与颊屏相连，当下颌逐步前伸时可维持下颌的位置，同时也是矫治器的主要支架。

2）下前牙舌侧丝：选用 0.8mm 不锈钢丝，顺着下前牙的舌侧面，位于舌隆突上，末端沿舌侧支持丝前达尖牙或乳尖牙的远中（图 2-7-43）。

下前牙舌侧丝的作用：阻止下前牙伸长，改善深覆殆。在少数情况下需下前牙唇侧开展，此时可用 0.5mm 或 0.6mm 钢丝弯成舌簧。一旦不需唇向移动下前牙时，仍需改成 0.8mm 的舌侧丝。

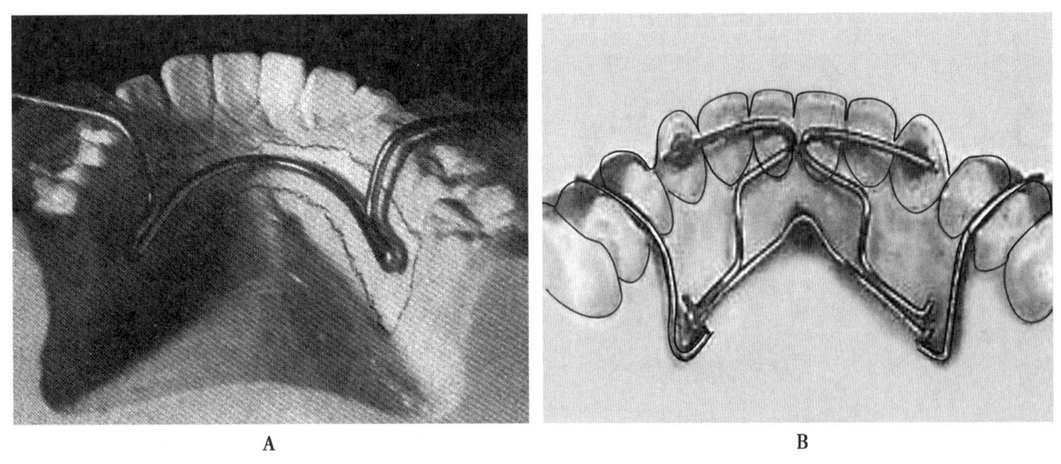

图 2-7-43　下颌舌侧支持丝及下前牙舌侧丝

A. 整体弯制的舌侧支持丝；B. 舌侧支持丝可分三段弯制，前份为舌侧丝

3）下唇挡连接丝：选用 0.9mm 的不锈钢丝弯制，仍可分为三段（图 2-7-44），为让开唇系带中段形成“∧”形缓冲，连接丝应位于龈缘之下约 7mm，离开黏膜 1mm。两侧末端对称平行进入两侧的颊屏。

4）上颌唇弓：用 0.9mm 的不锈钢丝弯制。唇弓的水平部位于上切牙冠的中部，为一圆滑的弓形，不需与个别排列不齐的牙齿接触，两侧由侧切牙的远中向龈方形成一向上的弧形或 U 形曲，曲的顶部

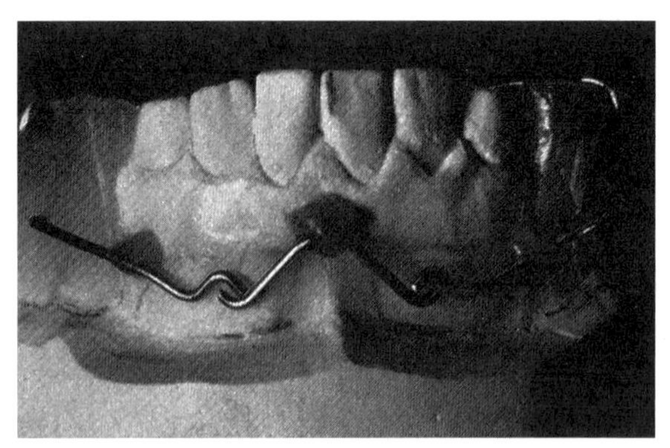

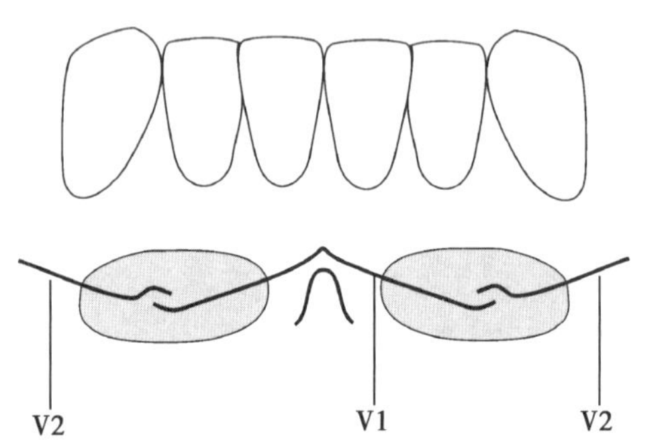

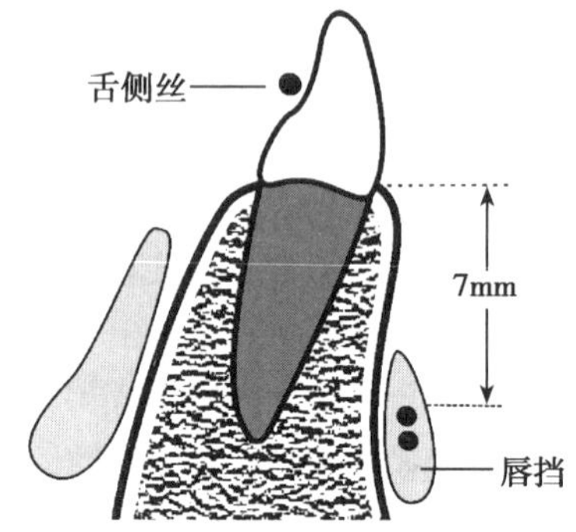

图 2-7-44　下唇挡连接丝位置，两侧段 V2 至龈缘约为 7mm

达尖牙根位置的中部，要有足够的宽度以不妨碍尖牙的萌出为原则，曲要离开黏膜 2mm。若上前牙有间隙，需要内收关闭间隙，可将曲形成类似上颌活动矫治器的 U 形曲（图 2-7-45）。但内收上前牙不是 FR-Ⅱ型矫治器治疗的目的，若内收过多不仅妨碍下颌的前伸，还会使矫治器不能很好的就位于上后牙的槽沟内，使矫治器下垂影响 FR 的矫治效果。

上颌唇弓的作用：连接和稳定矫治器，同时还可将下颌前伸后，伸肌后退之力通过唇弓传递于上颌（类似 activator 的作用），但此力较弱。

5）上颌舌侧弓：0. 8mm 不锈钢丝制作，舌侧弓的中部沿上前牙舌面形成一弧形位于上切牙舌隆突上（图 2-7-46）。两侧由尖牙近中处回弯形成一"Ω"形曲，曲与腭部外形一致离开黏膜 1mm，长度约 5 ~ 6mm，曲的远中段紧贴尖牙和第一乳磨牙槽沟或第一前磨牙之间越过，形成 90°弯曲向上后进入颊屏。

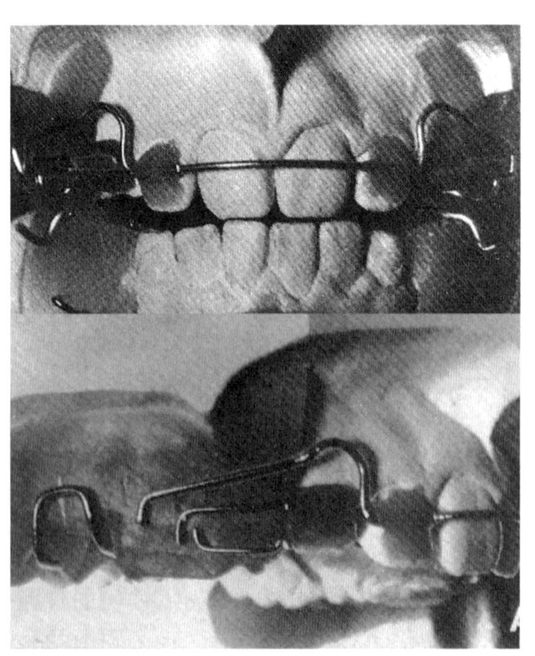

图 2-7-45　FR-Ⅱ型的上颌唇弓

上颌舌侧弓的作用：保持上前牙的位置，防止其继续萌出，以改进深覆殆，以及辅助腭弓增加支抗，使矫治器稳定于上颌。

6）腭弓：用 1. 0mm 的不锈钢丝弯制，在第二乳磨牙远中位置形成与腭穹隆外形相一致的弧形腭弓，腭弓的中部弯一小的向后弯曲的 U 形小曲便于牙弓扩展后，颊屏接触牙槽时可以作必要的调整，腭弓离开黏膜 1 ~ 1. 5mm，两侧分别从第二乳磨牙远中邻面的槽沟处（预先磨出）或前磨牙和第一恒磨牙之间所分的牙间隙处紧密的越过，进入颊屏区，然后垂直往上形成一长 6 ~ 7mm，宽约 5mm 的 U 形曲，离开隔离蜡约 1mm，再往下返回第一恒磨牙，于颊沟处形成支托，支托末端止于中央窝，两侧支托必须平行，便于牙弓向两侧开展(图 2-7-46)。

腭弓和支托的作用:连接和稳定矫治器,另外可起到支抗和使矫治器就位于上颌,同时阻止磨牙向前向下萌出,控制垂直方向的生长发育。若上颌牙一恒磨牙萌出不足,腭弓可从第二乳磨牙远中越过,支托相应的向前放在第二乳磨牙面的颊沟,止于中央窝。

7) 上尖牙卡:尖牙唇侧卡(尖牙诱导丝):选用 0.8mm 不锈钢丝弯制横曲。从颊屏向前方伸出,曲尖端与上尖牙颊面接触,曲后端直接进入颊屏包埋于颊屏中。尖牙卡相当于颊屏在尖牙处的延伸,由于Ⅱ类错𬌗在异常肌功能作用下尖牙间宽度不足,尖牙卡可离开尖牙和牙槽 2～3mm。以消除消除异常的肌功能,使尖牙正常萌长,牙槽宽度得以发育。以时,为了增加尖牙间基骨宽度,颊屏甚至可以延伸到尖牙窝处(图 2-7-47)。

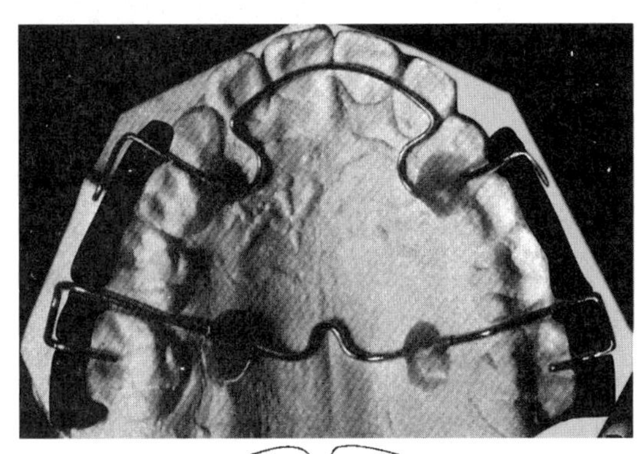

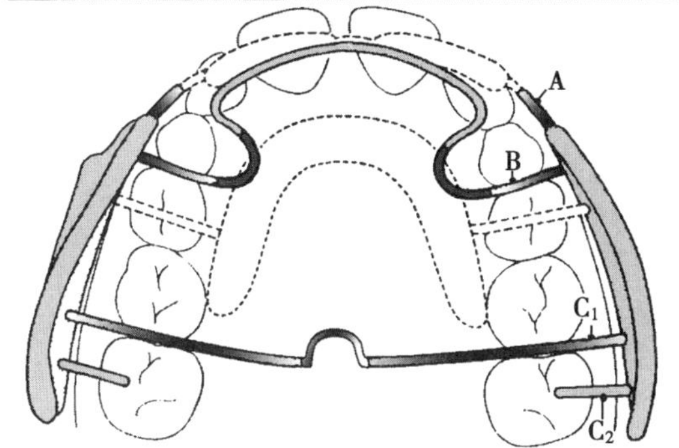

图 2-7-46　FR-Ⅱ型的上颌舌侧弓及腭弓

A. 上唇弓;B. 上舌侧弓;C_1. 上腭弓;C_2. 𬌗支托

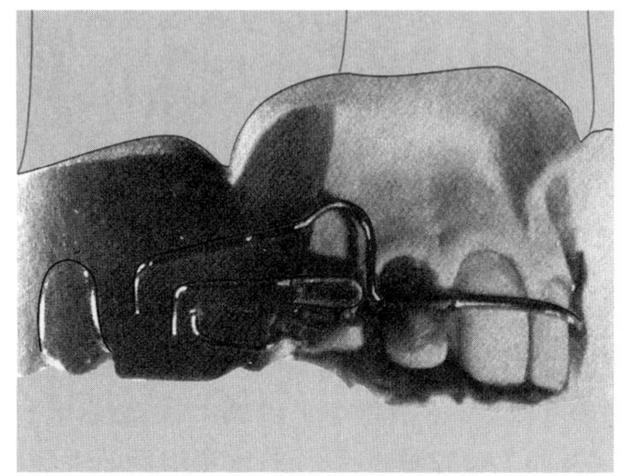

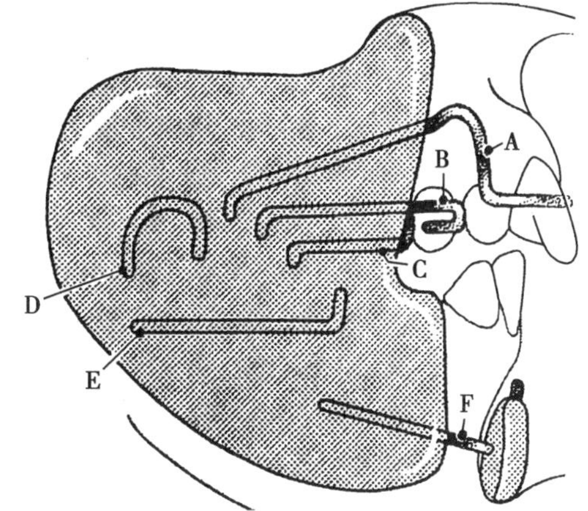

图 2-7-47　FR-Ⅱ型的上尖牙卡(B),注意它与 FR-Ⅰ型的尖牙卡设计不同,仅放于尖牙唇面

尖牙诱导丝的作用:诱导尖牙的萌出、阻断异常肌力和辅助腭弓使矫治器能稳定的就位于上颌。同时,尖牙诱导丝可以调整、导引和矫治轻度尖牙唇向错位。

8) 应注意问题:全部金属丝弯制完成后,应用粘蜡固定。所有进入颊屏的钢丝均应离开隔离蜡约 1mm,以便包埋于塑胶内。避免其外露损伤软组织。

(7) 塑胶部分的制作及作用

1) 下颌舌托:为便于矫治器完成后磨光,先糊塑下颌舌托。舌托的范围(图 2-7-48),上缘离开龈缘 2～3mm,以免妨碍下后牙的萌出,后缘止于第二乳磨牙或第二前磨牙的远中,下缘至口底。由于此区域舌系带的附着,以及放置有舌侧支持丝等,而充填塑胶的范围窄小,因此塑胶可稍厚,约 3～4mm。塑胶硬固后,先打磨抛光放入模型的正确位置上。

舌托的作用:改善口周肌不良姿势行为的一个重要组成部分。舌托仅与舌侧黏膜相接触,不接触下牙。当下颌倾于退回到原来的后缩位时,引起牙槽突舌侧的压力感受,产生感觉传入冲动,刺激牙龈和牙周膜的本体感受器，形成一种负反馈，调控下颌前伸肌消除不良干扰信息，使肌功能恢复正常。

2）下唇挡（图 2-7-49）：用自凝塑胶形成。唇挡的厚度约 2.5～3mm，横断面呈泪滴状，边缘要圆钝光滑。唇挡的外形似一平行的眼镜形，上缘离开龈缘约 4～5mm。

唇挡的作用：消除紧张的颏肌作用，使颏唇沟变浅，促进基骨生长，改善下唇的姿势，利于唇封闭练习。

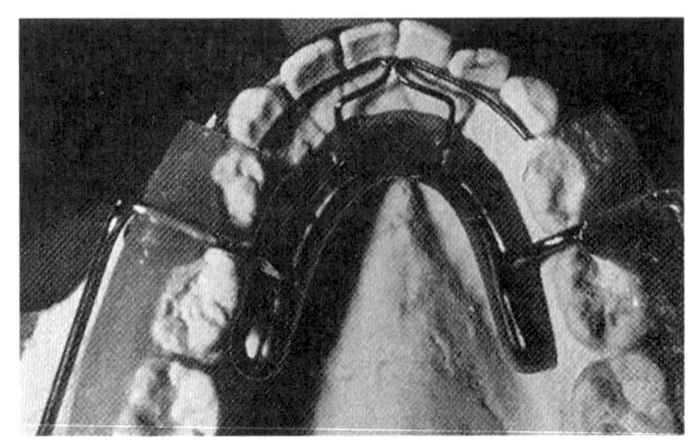

图 2-7-48　FR-Ⅱ型下颌舌托的最先糊塑、磨光及放置

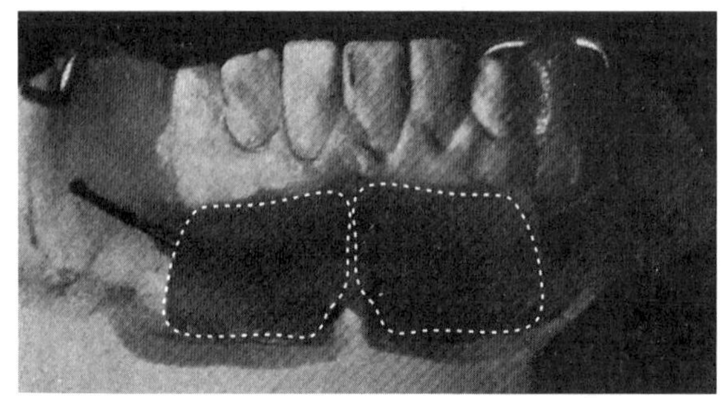

图 2-7-49　下唇挡的糊塑及位置

3）颊屏（图 2-7-50）：先将已完成打磨的舌托和唇挡准确无误地放入模型的正确位置上，继而用蜡条将已铺好的上下颌的隔离蜡连在一起，并使蜡表面光滑。然后，用自凝塑胶糊塑，上颌糊塑的伸展深度达前庭沟底，特别是在上颌第一前磨牙和上颌结节处。上部前缘达上尖牙的根部。颊屏的厚度 2.5～3mm。塑胶硬固后，用热水浸泡后除去隔离蜡，取下矫治器，进行磨光处理，打磨过程中应特别注意矫治器的所有边缘均应圆钝光滑，以免刺激黏膜。

颊屏的作用：可三维方向扩大口腔功能间隙，消除颊肌、口轮匝肌所形成的不平衡结构，牵张刺激上颌侧方基骨的生长（扩大基弓），和训练口周不良的姿势行为。

4）完成后的试合及试戴（图 2-7-51）

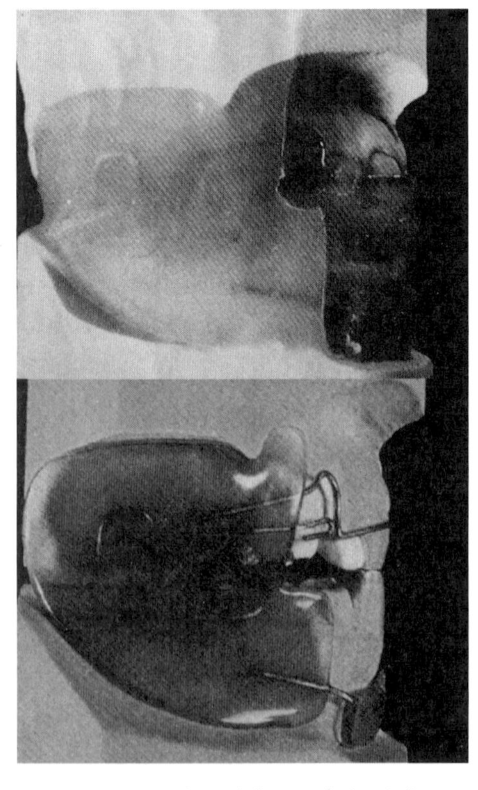

图 2-7-50　颊屏的糊塑及磨光、完成

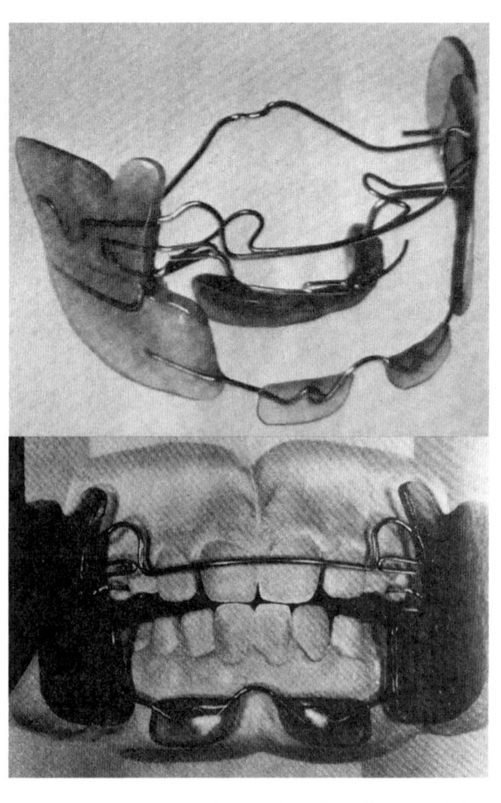

图 2-7-51　FR-Ⅱ型矫治器完成及模型上试合

5）唇挡和舌托的前伸调整：若患者覆盖大于7mm以上，下颌需逐步前伸者，在矫治调整时，为避免重新制作矫治器。可将颊屏的前下部（包括舌侧支持丝、舌托、唇挡）水平、垂直锯开（图2-7-52），以便逐步前伸，伸至所需位置，可于口中用自凝塑胶固定，从口中取下修整磨光。

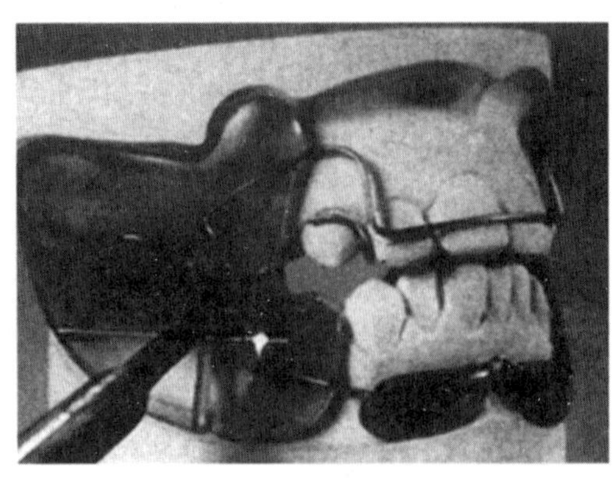
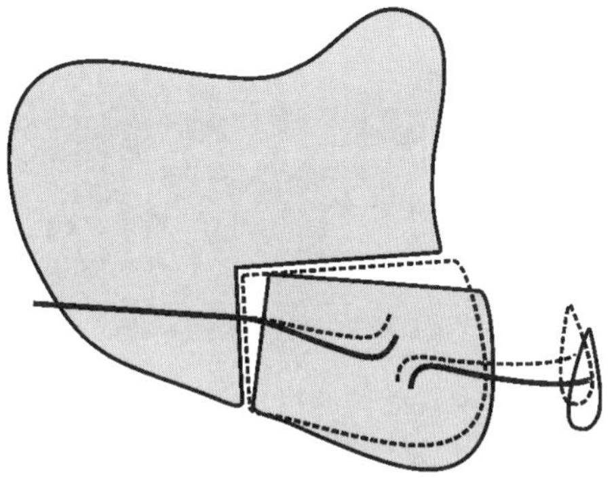

图2-7-52 颊屏的前下部水平、垂直锯开向前下调整

（四）FR-Ⅲ型功能调节器的制作

（1）模型：取模及模型要求同FR-Ⅱ型。

（2）FR-Ⅲ型生物调节器的结构：由颊屏、上唇挡、下唇弓、舌托、舌丝、腭杠等支持丝构成（图2-7-53）。

（3）𬌗重建

1）应尽量地使下颌后退，以脱离反𬌗的锁结为原则，前牙能呈切对切关系为好。对不同程度患者应按个体状况决定分步后退及打开的距离，并取决于反覆𬌗的深度。对反覆𬌗浅者，打开的程度应使上下前牙之间相距2～3mm，使唇封闭时维持最小张力。

2）在临床操作中为使下颌获得最大的后退位，需要请患者下颌放松，医师用拇指放在下颌颏部柔和地轻轻推下颌往后，一般临床上下颌只能退到前牙切对切的关系，在此位置维持1分钟左右，如此反复2～3次，使患者习惯此位置。即可用马蹄形的软蜡放入口中进行重建，注意上下中线必须一致。

3）相对于上颌，FR-Ⅲ型矫治器𬌗重建时下颌的就位方向与FR-Ⅱ型就位方向正好相反，临床上不需分牙和磨除乳磨牙的远中邻面。

（4）模型修整：由于FR-Ⅲ型的唇挡位于上颌，所以FR-Ⅲ型仅在上颌模型上进行修整（图2-7-54），修整上唇挡区时，应仔细的检查触扪患者此区的解剖结构状况，通常上唇软组织可允许唇挡深入前庭沟底约5mm，所以模型上此区可由沟底往上刻5mm左右，颊屏区的模型修整如同FR-Ⅱ型，下颌模型不修整。

（5）铺隔离蜡：FR-Ⅲ型矫治器主要是矫治Ⅲ类错𬌗，达到刺激上颌骨的发育和抑制下颌骨的发育的目的。所以与FR-Ⅱ型不同，为使已完成的FR-Ⅲ型颊屏离开上颌而紧密接触下颌，它仅需要上颌铺隔离蜡，下颌不铺蜡（图2-7-55）。可先在上下颌模型上用铅笔画出颊屏和上唇挡所在区域的轮廓。上颌颊屏区蜡的厚度为3mm左右，若后牙牙弓狭窄，蜡可稍厚。蜡的下缘与上后牙的颊尖齐平。上唇挡区蜡的厚度为2.5～3mm。

（6）金属丝的作用和制作

1）下颌唇弓：FR-Ⅲ型的唇弓放置于下颌，选用1.0mm不锈钢丝弯制，沿着下切牙唇面龈乳头之上（于模型上在此位置刻一极浅的槽沟，主要目的是保证矫治器戴入时唇弓位于牙冠上，减少下切牙的舌向倾斜）（图7-2-56A），两侧至尖牙远中向龈方弯成90°至龈缘下约5mm处，再向后弯曲进入颊屏，两侧末端均与平面平行，并离开黏膜1mm，以便塑胶包埋。

下唇弓的作用：FR-Ⅲ型就位于下颌，所以下唇弓的作用是与腭弓一同起支架和支抗作用以及发挥抑制下颌生长的功效。

2）𬌗支托：可分为下颌𬌗支托及上颌𬌗（反覆𬌗较浅时用）支托两种。

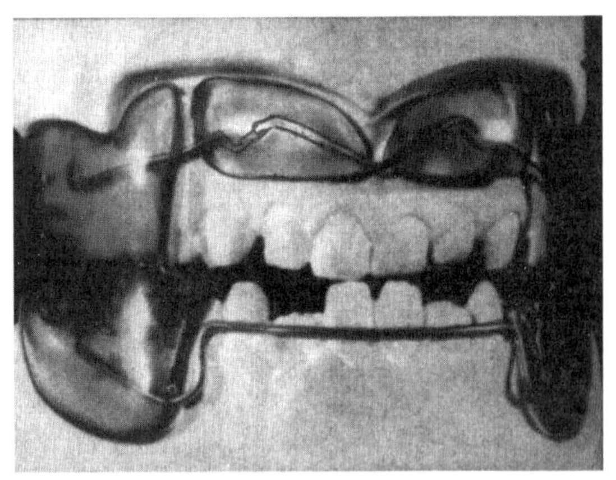

A

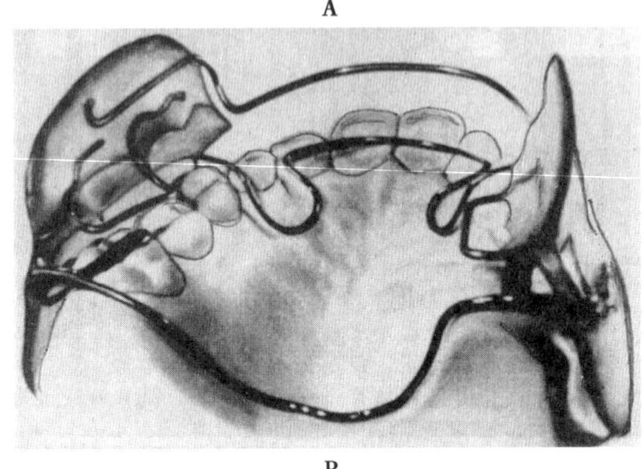

B

图 2-7-53　FR-Ⅲ型功能调节器的组成部件

A. 颊面观（由上依次向下）：上唇挡、颊屏、下颌唇弓；B. 殆面观（由后依次向前）：腭弓、上殆支托、下殆支托、颊屏、上颌舌侧丝、下颌唇弓

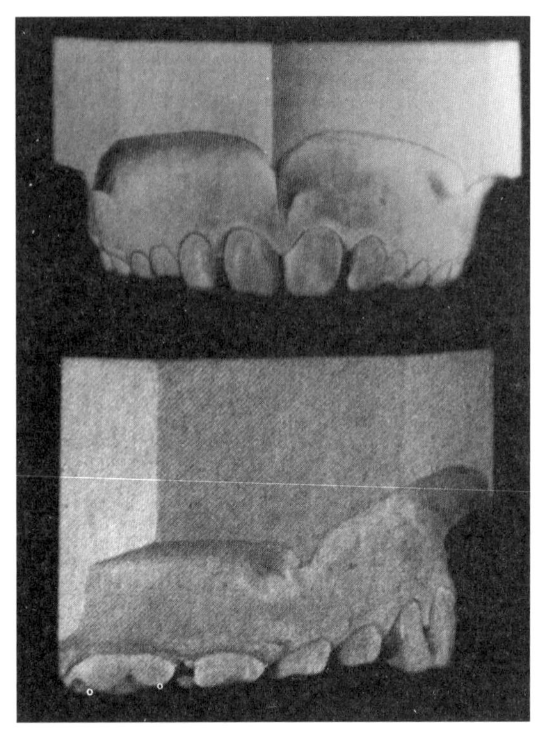

图 2-7-54　FR-Ⅲ型仅做上颌修整，上颌颊屏区模型修整后

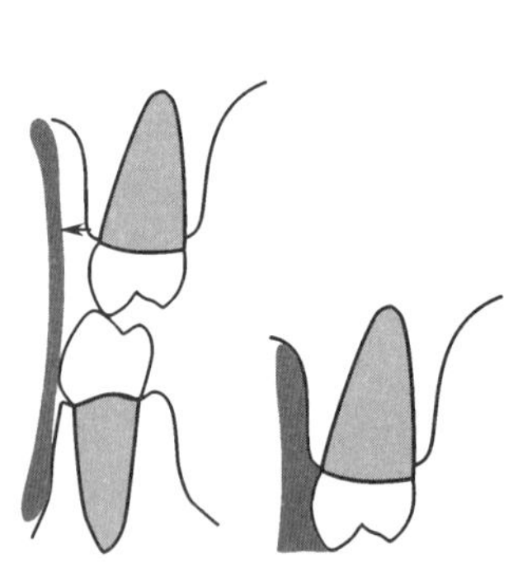

图 2-7-55　FR-Ⅲ型上颌修整后铺隔离蜡：隔离蜡的下缘与上后牙面平齐，蜡厚 2.5～3mm

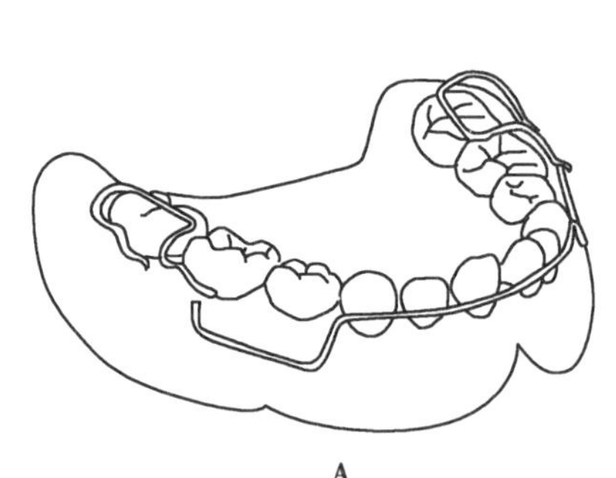

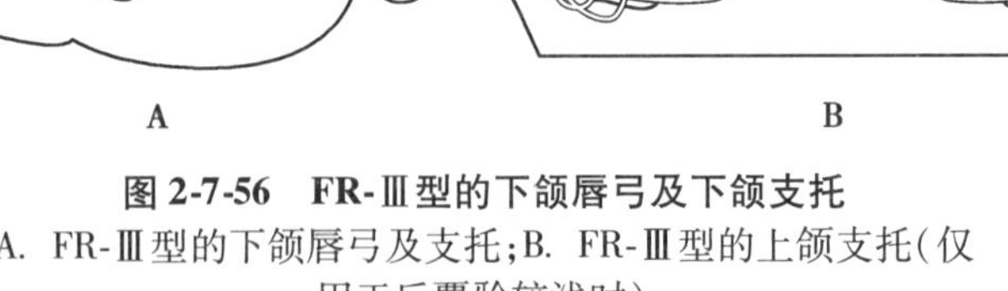

A　　B

图 2-7-56　FR-Ⅲ型的下颌唇弓及下颌支托

A. FR-Ⅲ型的下颌唇弓及支托；B. FR-Ⅲ型的上颌支托（仅用于反覆殆较浅时）

下颌殆支托：选用 0.9mm 不锈钢丝，沿着下颌第一恒磨牙（或第二乳磨牙）的中央沟形成支托，两端沿磨牙近远中向龈方弯曲，离开牙龈进入颊屏（图 2-7-56B）。

上颌殆支托：仅用于反覆殆较浅的Ⅲ类错殆，可在上颌第一磨牙上（或第二乳磨牙）放置上颌支托。选用 0.7mm 不锈钢丝弯制（图 2-7-53B），支托沿着最后一个磨牙的中央沟放置，钢丝呈双股，末端由磨牙的远中面弯向前进入颊屏；其位置在腭弓的下面，其作用为保证殆的打开；一旦反殆解除，即可磨除支托以利于上后牙的向前向下萌出。

殆支托的作用:防止下磨牙向上和向前萌出,而允许上后牙自由向下向前萌出,和保证咬合的打开以利于前牙反殆的矫治。同时与唇弓一起增强 FR-Ⅲ型的下颌支抗。

3）腭弓:选用 1.0mm 不锈钢丝弯制(图 2-7-57),类似于 FR-Ⅱ型的腭弓,两侧末端由最后一个磨牙远中外形高点之下越过,离开隔离蜡约 1mm,进入颊屏,两侧末端相互平行。

腭弓的作用:由于 FR-Ⅲ型矫治器是在下颌尽量后退位时进行重建制成的,所以当矫治器戴入口中时,下颌伸肌有向前复位的趋势,此向前之力通过下唇弓传递到上颌腭弓,促使上颌向前发育。同时腭弓与下唇弓,支托共同起矫治器的支架作用,扩展口腔功能间隙。

4）上颌舌侧丝:形态类似于 FR-Ⅱ型的上颌舌侧弓,但其位置放置和作用都完全不同。选用 0.7mm 不锈钢丝弯制,其中央水平部约位于切牙的舌隆突上,切缘下 2～3mm 处,沿着上切牙的舌面形成弧形;若希望上前牙继续萌出,舌侧丝可不接触舌隆突,当需要开展上前牙向唇侧时,舌侧丝的中部可以分开,形成交叉舌簧,以利于反殆的解除。舌侧丝由尖牙远中越过间隙时应不接触牙齿进入颊屏(图 2-7-57),此点不同于 FR-Ⅱ型。因为 FRⅢ型矫治器的作用是希望上牙列和上颌向前发育。

5）上唇挡连接丝:一般选用 0.9mm 不锈钢丝弯制。在上切牙前庭区形成,其弯制类似于 FR-Ⅱ型的下唇挡连接丝。

（7）塑胶部分的作用和制作

1）上唇挡:FR-Ⅲ型的唇挡外形类似 FR-Ⅱ型的下唇挡,但位于上颌前牙的前庭区(而不是 FR-Ⅱ型的下颌前牙区),伸展面积稍大。唇挡的厚度约 2～3mm,并离开牙槽 2.5～3mm,唇挡的剖面如倒的水滴状,上缘圆钝尽量向上伸展,如此方能牵拉鼻中隔前上颌韧带(septopremaxillary)和骨膜,促使骨沉积和解除上唇压力。

在矫治过程中,由于上颌的向前发育,唇挡可能与牙槽黏膜相接触,此时,可将两侧唇挡连接丝由颊屏中磨出,取下向前调至所需位置,用自凝胶在口中重新定位,使唇挡与牙槽黏膜保持 2.5～3mm 距离,而不必重新制作矫治器(图 2-7-58)。

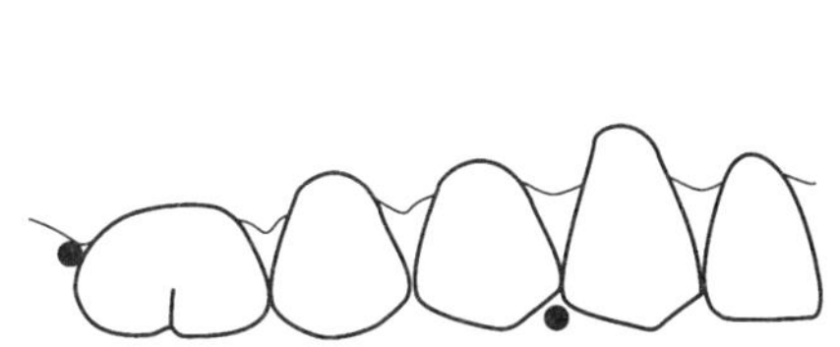

图 2-7-57　FR-Ⅲ型的上颌弓丝越过殆间隙时的位置:上颌舌侧丝不接触牙齿;腭弓仅接触最后一个磨牙的远中龈侧

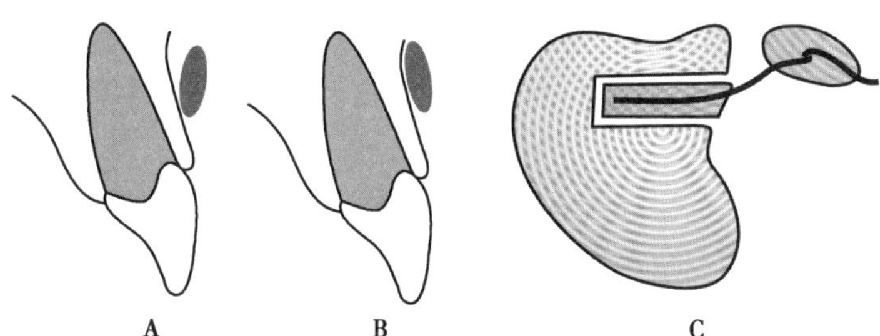

图 2-7-58　FR-Ⅲ型上唇挡及调整

A. 不正确的位置;B. 正确的位置方向;C. 前调整

上唇挡的作用:①解除上唇对上颌发育不足的抑制作用;②牵张上颌前庭沟区的骨膜组织,刺激骨的生长;③将上唇肌力通过唇挡传至下唇弓,对下颌引发负反馈信息,促使下颌后退。

2）颊屏:与前述 FR-Ⅱ型矫治器糊塑的方法基本相同。所不同的是:为抑制下颌的发育,FR-Ⅲ型矫治器的颊屏与下牙/牙槽直接接触,因此一定要避免刺激下牙龈,以避免软组织创伤和溃疡。为此,须适当的缓冲(或磨除)倒凹区,以免摘戴时擦伤黏膜组织。

颊屏的作用:使支抗就位于下颌,通过牵张促使上颌横向开展和矢状向发育,同时抑制下颌的发育。

四、双板矫治器

双板矫治器(Twin-Block)是 Clark 教授于 1982 年发明的一种改良肌激动器。矫治器分上、下颌两部分。它的优点是:不影响咀嚼进食,可全日制配戴矫治器,最大限度刺激生长;制作简单,患者戴用方便,体积较小;可单独对上颌或下颌牙弓的宽度进行控制;可配合牵引,使患者下颌在夜间仍保持在功能前伸位；可立即看到面型的改变，提高患者信心等。但 Twin-Block 矫治器治疗下颌位置调整到位后，前磨牙区暂时无咬合接触，需在保持阶段进一步调整。

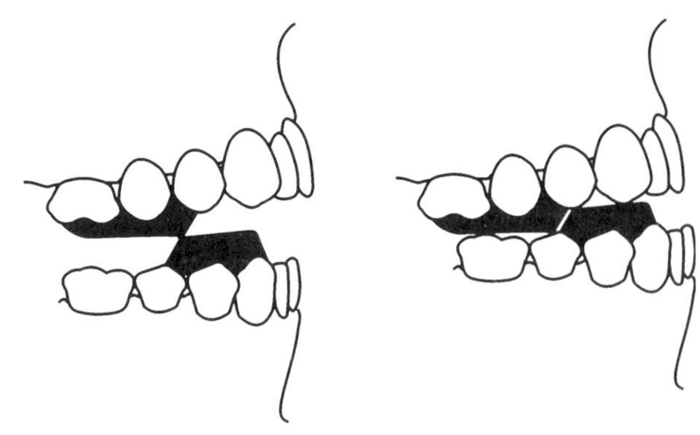

图 2-7-59　上下颌对应的咬合导板

Twin-Block 矫治器最早系用于治疗Ⅱ类下颌后缩畸形，分别由就位在上下颌的具有导斜面的咬合导板组成。上下导板的咬合接触面以 70°角相交，通过咬合时斜面引导力的作用，使下颌骨向前移动，改善上下颌骨矢状向不调。戴用 Twin-Block 矫治器如同戴用义齿一样，允许前方及侧方运动，患者可以戴矫治器进食，较少影响正常口腔功能。另外，根据患者具体情况，可以增加使用矫形力和牵引力，以辅助咬合斜导板增强临床疗效。该矫治器适用于：Ⅱ类错𬌗，下颌后缩，伴有或不伴有上颌前突；Ⅱ类错𬌗，伴有或不伴有垂直生长不调；目前，也有用于Ⅲ类错𬌗，面部不对称畸形等。

1. 矫治原理

(1) 充分利用了咀嚼这一最为主动的口腔功能运动。在咀嚼过程中，这种主动的咀嚼运动所产生强大的功能力是刺激生长的基本决定因素，是一种重要的功能力源。

(2) 通过咬合斜面的诱导迫使下颌适应到一个前伸的咬合状态。通过咬合面的本体接触，咀嚼肌、牙齿以及周围组织内部感受器会在支持骨组织内部产生相应的功能性反应，支持已经改变了的功能平衡状态，矫治异常的上下颌关系（图 2-7-59）。

(3) 作为全日配戴的矫治器，具有全天候运用的优点。通过 24 小时（包括进食、语言、吞咽等时）引起下颌的功能性移位，改变咬合力在牙列的分布，从而矫治发育中牙列的各种错𬌗畸形。

2. 矫治器结构及制作

(1) 可摘式 Twin-Block 矫治器（图 2-7-60）

1) 上颌部分：包括固位卡环、舌簧（需要移动个别牙时）、塑料基托及导斜面。为加强固位，可以增

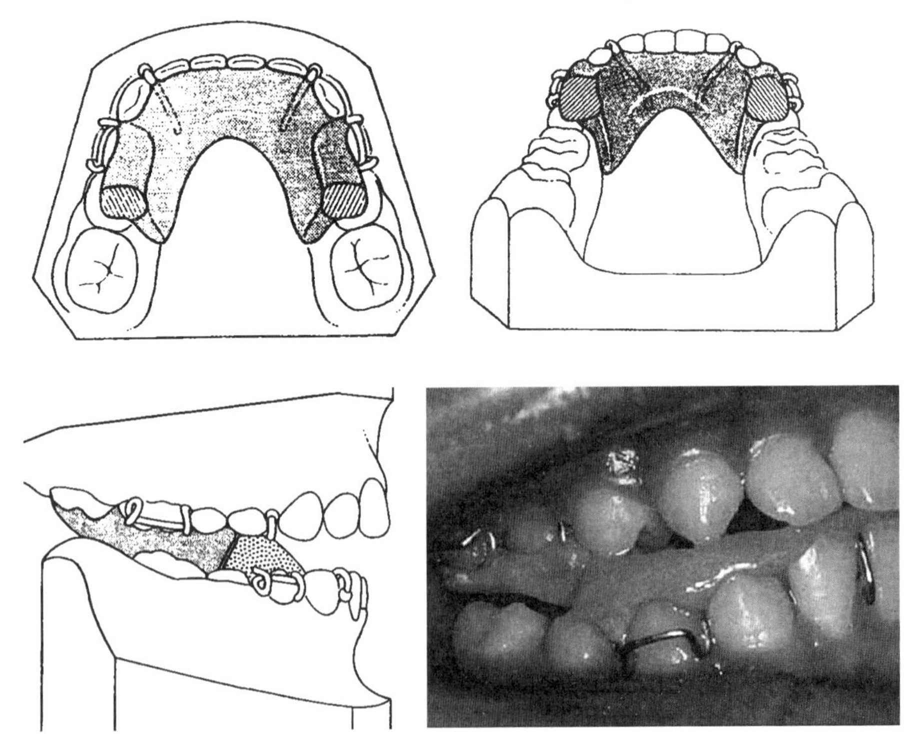

图 2-7-60　Twin-Block（双板）矫治器

加上唇弓或在上颌尖牙远中增加邻间钩。

上颌咬合板塑胶覆盖上后牙的舌尖(图 2-7-59)。在上颌第二前磨牙的近中边缘嵴开始形成向远中的斜面,斜面延伸至相当于上颌第一磨牙近中面处,斜面的角度一般为 70°,覆盖上后牙面的塑胶向远中逐渐变薄形成楔状而结束。

2）下颌部分:包括固位卡环、塑料基托及导斜面,固位卡环由下切牙区的牙间球状邻间钩和4|4上的箭头卡组成。箭头卡可设计为圈形箭头卡(图 2-7-61),即将改良箭头卡的 V 形箭头改为闭合的三角形或圈形箭头,用以增加卡环与倒凹的接触面积,增强固位。下切牙区的牙间球状邻间钩除了增强固位外,还可有效阻止下切牙的倾斜及供口外前牵引下颌用(图 2-7-78)。

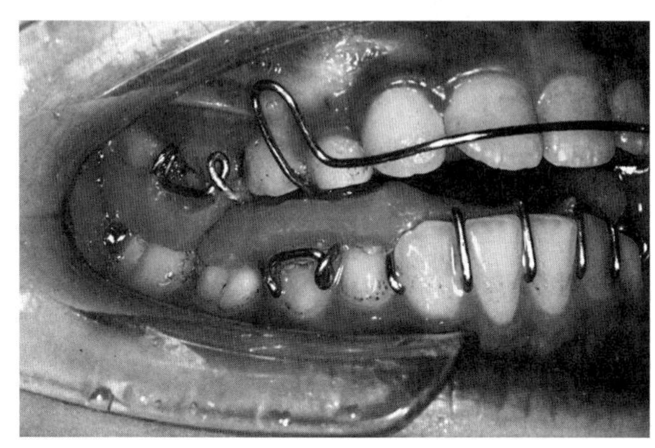

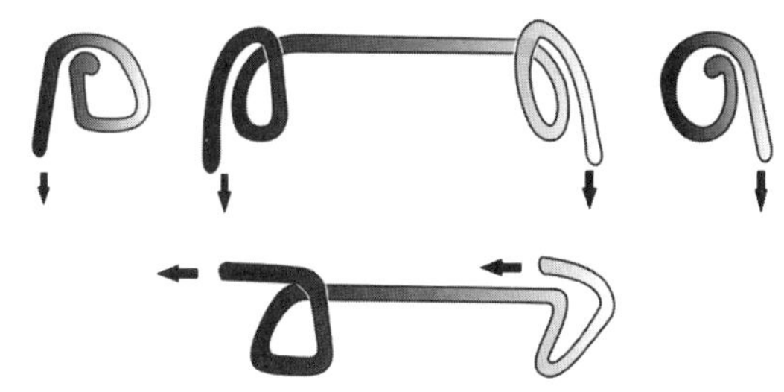

图 2-7-61　球状邻间钩及圈形箭头卡

下颌咬合板塑胶覆盖前磨牙舌尖及基托延及下切牙舌隆突。从下颌第二前磨牙远中邻面位置开始向近中形成斜面,斜面的角度为 70°。尖牙区舌侧基托可微加厚,防止矫治器折断。需要强调的是,下颌塑胶斜面向远中伸展时不能延及下颌第一磨牙位置,否则在矫治深覆𬌗时,下磨牙的萌出将受阻。

(2）固定式 Twin-Block 矫治器:Twin-Block 矫治器可设计为直接粘固在牙齿上。这对混合牙列期牙齿不能提供较好的倒凹固位时特别有用。另外,对于不配合的患者也可将矫治器粘结在牙列上,戴用 1～2 个月后取下,嘱患者自行戴用。

3. 各种改良式 Twin-Block 矫治器

(1）基托上增加扩弓螺旋、弹簧等附件:以扩大矫治功能。例如在上下颌中线处分别使用扩大螺旋,分裂簧等扩大牙弓,或设计舌簧矫治舌倾的上切牙(图 2-7-62)。

(2）反式 Twin-Block 矫治器(图 2-7-63):用于矫治Ⅲ类错𬌗。矫治器的斜面角度也为 70°,但上下方向相反。塑料基托覆盖在下颌磨牙,上颌乳磨牙或前磨牙上。在上颌需加用矢状向扩大螺旋推上前牙向前。Ⅲ类错𬌗患者的上颌一般同时伴有长度和宽度发育不足,因此,扩大螺旋摆放的方向要保证能两个方向上扩大上牙弓。使用反式 Twin-Block 矫治器时,可同时辅助使用Ⅲ类颌间牵引或面具前牵引上颌。

(3）口外牵引 Twin-Block 矫治器(详见后文:口外牵引装置):包括:①上颌口外后牵引:在上颌矫治器6|6箭头卡的桥体上弯有螺旋小管,或焊口外牵引颊面管,以供口外牵引时插入面弓时使用;②改良式面弓牵引:在面弓正中前方处,焊接一个唇钩而成。当患者伴有上颌发育过度时,可使用口外牵引,对上颌施加矫形力,同时,通过唇钩-下颌切牙邻间钩的牵引保持下颌在前伸位。

(4）磁力 Twin-Block 矫治器:有关磁铁材料在正畸和矫形治疗中的作用机制仍在探索当中。磁力 Twin-Block 作用机制是将咬合力量应用到咬合斜面导板上。尽管将磁铁的两极设计成"相互吸引"还是"相互排斥",从技术上讲两者都是合理可行的。但目前所显示的结果,仍存在不少问

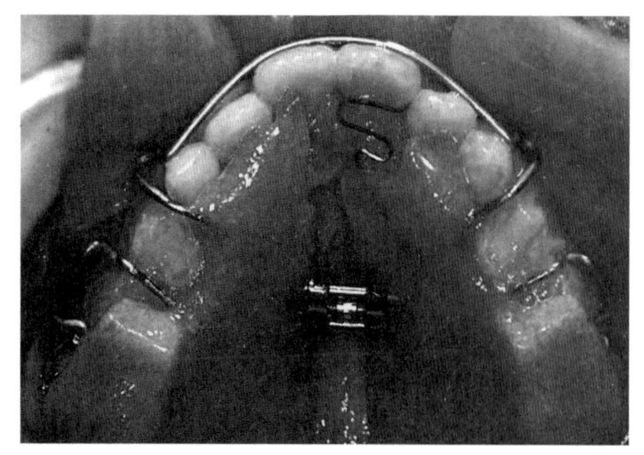

图 2-7-62　可附扩大螺簧及舌簧

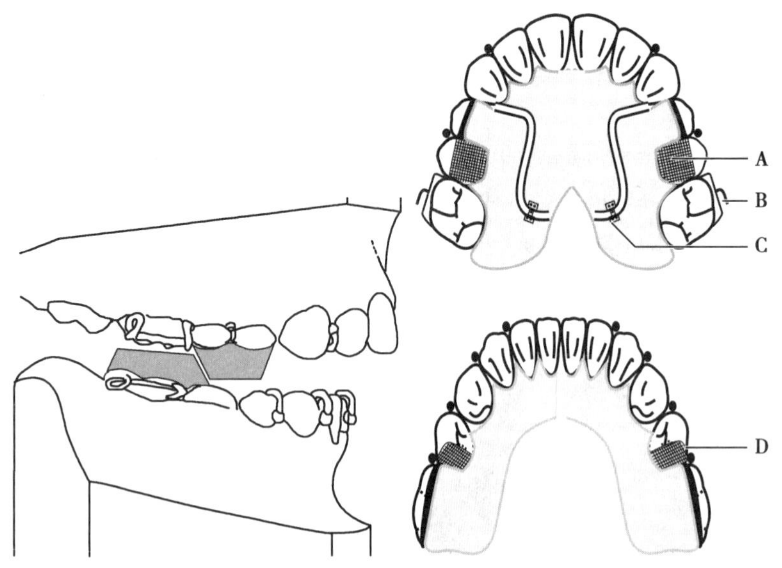

图 2-7-63　反式 Twin-Block 矫治器(治疗Ⅲ类错殆)

A. 上颌斜导面;B. 改良箭头卡及牵引钩; C. 螺旋扩大簧;D. 下颌斜导面

题尚待深入研究和解决(图 2-7-64)。

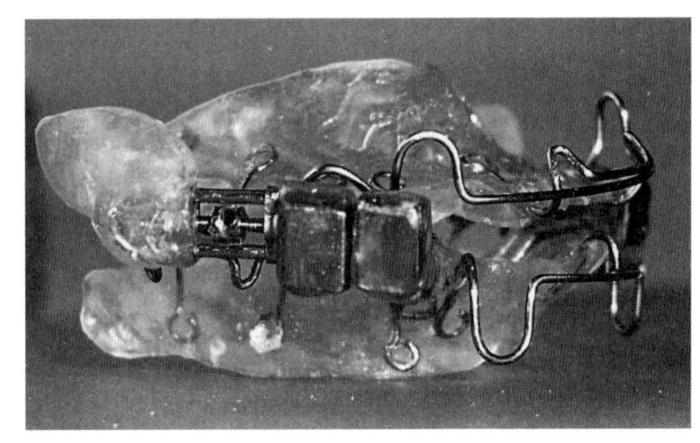

图 2-7-64　磁力 Twin-Block 矫治器(磁铁增加在咬合斜面导板中)

4. 矫治应用中应注意的事项

(1) 殆重建:一般下颌前伸 5～8mm。前牙可呈切对切关系,前牙间打开咬合约 2mm,第一前磨牙区打开咬合约 5～6mm。这时磨牙有 2mm 间隙,以利于下后牙萌出,减少深覆殆;如果患者超殆大于 10mm,以后通过分步在 Twin-Block 矫治器上颌导斜面的近中增加自凝塑胶,使下颌逐步再次前伸。

在治疗过程中逐渐加力再导下颌向前;对于功能性下颌偏斜的患者,重建时应对齐中线。另外在治疗过程中,可通过在单侧增加塑料加力,改正下颌位置不正,中线不齐及颊段关系不调。

(2) 试戴:教会患者当上下颌矫治器咬合在一起时,下颌沿着导斜面前伸。向患者解释 Twin-Block 矫治器的作用原理,取得患者的配合。

患者试戴前 3 天,吃饭时可取下矫治器,但 1 周适应后进食时也要持续戴用矫治器,要让患者明白,只有戴着矫治器吃饭,才能增大矫治力,增强疗效。需要扩弓、颌间水平牵引和口外牵引患者,试戴时矫治器均不调整加力。

(3) 复诊

1) 1 周后复诊。注意矫治器固位情况,有无压痛及黏膜刺痛,可适当缓冲。

2) 扩弓:附置有扩弓螺旋者,从第 2 周开始,才扩大上牙弓。由患者自己每周旋转螺旋 1/4 圈,逐渐扩大上牙弓直到与下牙弓宽度相适应。

3) 深覆殆的矫治:通过逐渐调磨降低上颌矫治器磨牙区殆面的自凝塑胶,每次调磨约

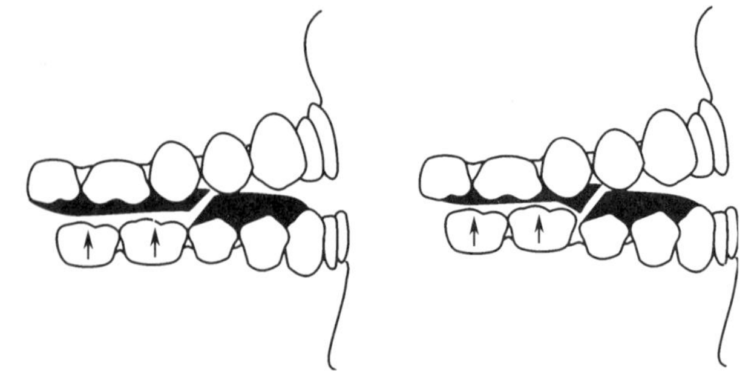

图 2-7-65　通过调节上颌磨牙区咬合板的高度以促进磨牙的萌出

1～2mm，使下后牙和塑胶垫间的距离允许探针自由通过即可。以让下后牙向上萌出，减少深覆𬌗（图 2-7-65），而上颌导斜面在治疗过程中不能降低高度。只有在上颌前伸到位，积极治疗结束时，再调磨上颌导斜面及下颌部分矫治器，改正前磨牙区的开𬌗状态（图 2-7-66）。

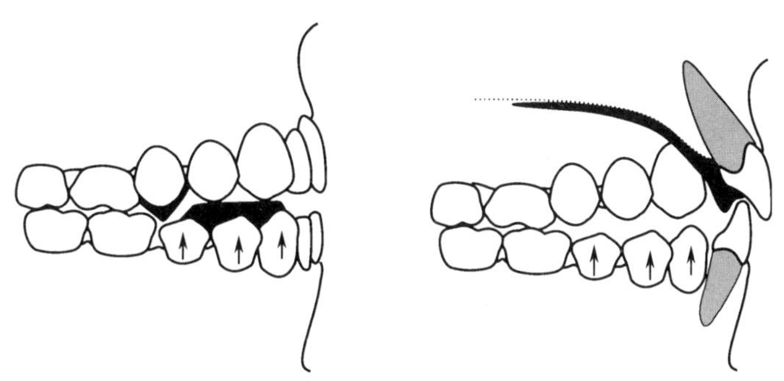

图 2-7-66　在前磨牙区进行最后少量调磨牙𬌗垫以减轻前磨牙区开𬌗状态

4）前牙开𬌗的矫治：磨牙区的塑胶不能调磨，要始终保持塑胶垫与后牙𬌗接触，以抑制后牙伸长。但后期前牙区开𬌗可通过调磨去除前牙区间塑胶，以及前牙可粘结托槽，使用橡皮圈进行颌间垂直牵引，解除开𬌗。

5）保持：一般使用 Twin-Block 矫治器矫治 6～8 个月，继而，使用带有斜面的上颌 Hawley 式活动保持器，保持已矫治了的矢状关系，同时让前磨牙萌出。上下颌前磨牙一般在 4～6 个月达到咬合接触。对于需要进一步排齐牙列的患者，可换用固定矫治器进一步治疗。

五、固定式功能性矫治器

顾名思义，固定功能性矫治器是一类将矫治器固定于牙列上，患者不能任意自行取戴的功能矫形装置。该设计思想最早由德国学者 Herbst 于 1905 年在柏林国际口腔科会议上首先提出。称为 Scharnier 或关节前伸咬合装置。系将下颌骨持续保持在前伸位置，以促使颌骨和肌肉的功能改变，是一种用于治疗Ⅱ类错𬌗的固定式咬合前移装置。1953 年，Herbst 发表了一系列文章介绍使用该矫治器的经验，然而，以后关于 Herbst 矫治器（Herbst appliance）的文献一直未见报道。直到 1979 年，瑞典学者 Pancherz 在美国正畸学杂志上发表论文，阐述 Herbst 矫治器的临床应用及生物学作用，由于该矫治器可结合目前流行的常规固定矫治器协同矫治，不妨碍咀嚼，全天候戴用，才又引起人们的兴趣，并陆续报道了它的有效性。现在，Herbst 矫治器已成为正畸临床医师早期矫治Ⅱ类下颌后缩畸形较常采用的一种功能装置。并且在 Herbst 矫治器设计思想的基础上，诞生了很多类似的更简化、更方便适用的成品化装置，如 Jasper Jumper 矫治器、Forsus 矫治器、SUS2 矫治器等。

（一）Herbst 矫治器

一）矫治原理

利用固定机械装置强迫维持下颌在前伸状态（使不能后退、不能自行取摘）下进行咬合功能运动，充分利用主动的咀嚼运动所产生强大的功能力，以及全日配戴、具有全天候运用的优点，刺激髁突的生长发育、促进下颌的功能性移位，以及咬合关系的重建，从而矫治发育中Ⅱ类下颌后缩患者及牙列的错𬌗畸形。

二）矫治器结构及制作

1. Herbst 矫治器的结构　Herbst 矫治器可以看做是一个限定上下颌保持前伸咬合运动状态，并可作上下颌咬合运动的一个人工关节。它由两侧焊接在带环上的伸缩装置构成。每个伸缩装置由 1 个金属套管、1 根活塞杆、2 个枢轴和 2 个螺丝组成（图 2-7-67）。

金属管的枢轴常焊在上颌第一磨牙，而杆的枢轴焊在下颌第一前磨牙的带环上。螺丝的作用是防止伸缩部件从枢轴上滑脱。金属管的长度取决于咬合前伸的量（一般是前牙切嵴对切嵴）。活塞杆的长度应合适，太短则大张口时可能从套管中滑出；太长有可能向后穿出套管过多刺伤颊黏膜。Herbst 矫

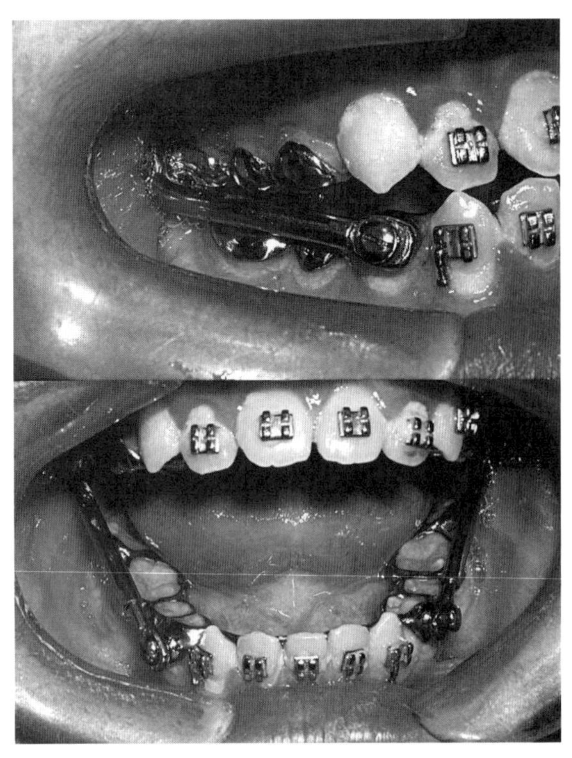

图 2-7-67　Herbst 矫治器

治器可以使口腔做自由开闭口运动及一定的侧方运动。

2. Herbst 矫治器常用类型(图 2-7-68A ~ C)

(1) 不锈钢带环式(stainless stell band design)。

(2) 银合金铸造式(casting alumium alloy design)。

(3) 塑料夹板式(或塑料基托粘结式)(acylic splint design)。

最早提出的 Herbst 矫治器是不锈钢带环式,但是在使用过程中,发现带环容易折断,对下颌前磨牙有压入作用,对有些混合牙列期患者不易使用等问题,经学者们的改良,又提出金属铸造夹板式和塑料夹板式 Herbst 矫治器,以克服上述问题,取得更好疗效。

3. 制作步骤

(1) 不锈钢带环式 Herbst 矫治器

1) 首先,取工作模型及记存模型,并取𬌗重建蜡咬合记录。

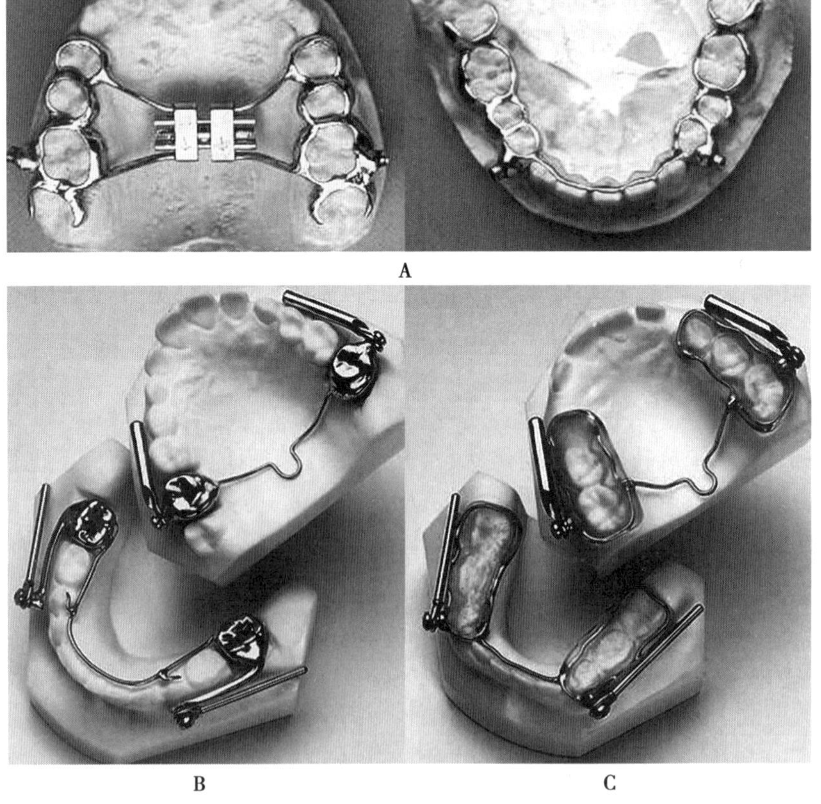

A　B　C

图 2-7-68　三种 Herbst 矫治器

A. 不锈钢带环式;B. 银合金铸造夹板式;C. 塑料夹板式

2）在超硬石膏工作模上修整支抗牙，沿龈缘刻入2～3mm，使用线锯锯开支抗牙近远中侧，注意不要损伤支抗牙。

3）用带环片在修整好的工作模上制作6|6和4|4带环，打磨光滑后在患者口内试戴。然后取下带环，再取工作模，修整支抗牙后，将带环戴在支抗牙上。也可试戴合适后，取印模，将带环翻在模型上。

4）上𬌗架（按𬌗重建蜡记录）。

5）使用正畸微型焊枪将Herbst矫治器的枢轴分别焊接在6|6和4|4带环的颊面。4|4间焊接舌侧丝，64|46间分别焊接连接丝。如果需要，可以在上颌焊接横腭杆或快速扩弓螺旋簧。

6）在𬌗架上装配套管及活塞杆，套管的长度为上颌磨牙带环枢轴至下颌第一前磨牙颊面近中1/3处间的距离。活塞杆比套管长约3～4mm。将多余的套管及活塞杆截断，在𬌗架上做开闭口运动，保证矫治器能自由运动（图2-7-69）。

7）在患者口内试戴矫治器。先把套管用螺丝固定在上颌6|6带环上，用粘结强度好的玻璃离子粘固剂或光固化型复合树脂粘结下颌部分矫治器，再粘结上颌部分矫治器。最后将活塞杆插入套管内，用螺丝将活塞杆固定在下颌4|4带环上。

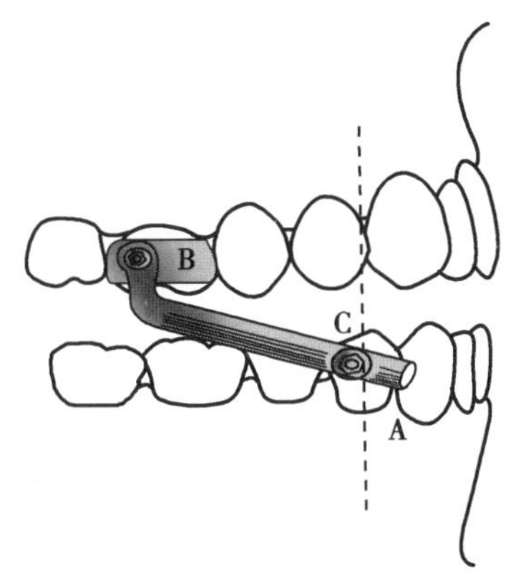

图2-7-69　确定套管及活塞杆的长度（虚线所示）

A. 套管；B. 上颌第一磨牙带环；C. 下颌第一前磨牙带环

（2）银合金铸造式Herbst矫治器

1）取工作模、𬌗重建、上𬌗架同上，但应修整龈缘1～1.5mm，检查倒凹情况，填倒凹。涂分离剂。

2）在工作模上制作蜡型，注意不要太厚，通常在0.6～0.9mm。下颌舌侧杆可稍厚，牙的面部放置小的支托。在𬌗架上检查蜡型有无相互干扰。

3）枢轴可以在上下颌夹板铸造好，再焊接，也可将其固定在蜡型的相应带环处，一起铸造。

4）然后如同带环式Herbst矫治器那样确定套管及活塞杆长度。

5）最后加铸道，包埋，常规铸造，抛光打磨，试戴同上。

（3）塑料夹板式Herbst矫治器

1）取工作模、𬌗重建，上𬌗架，修整模型同上。

2）用直径约1.5mm的不锈钢丝按图2-7-68C弯制增力丝框架。可先从腭侧弯起，转至颊侧，颊侧钢丝位于龈缘至牙尖中1/3处，最后再返回腭侧形成框架，其断点用银焊焊接。如果需要，可在上颌腭侧焊接快速扩弓螺旋。注意钢丝应离开模型1～1.5mm，在下颌舌侧应离开1.5～2.0mm。同上文一样确定套管及活塞杆长度及位置，将枢轴焊接在上下颌相应处的钢丝框架上。

3）将钢丝框架固定在模型上，涂布塑胶，打磨，抛光，试戴。

4. 制作要点（带环式为例）

（1）支抗设计：一般可设计为部分支抗和整体支抗两种：

1）部分支抗：为上颌64|46带环，两带环间分别焊接扁圆形的舌侧丝或颊侧丝连在一起；下颌4|4带环，4|4间焊接扁圆形舌侧弓丝，使之与下前牙接触。

2）整体支抗：整体支抗是在部分支抗的基础上，上颌在4|4唇面粘托槽，做片断弓结扎为一整体；下颌增加6|6带环，舌侧连接丝向后延伸，并焊接在6|6带环舌侧。

3）其他：此外，如果4|4未萌，可用3|3作支抗牙。乳牙列及混合牙列早期可在乳Ⅴ或乳Ⅳ上作带环或冠作为支抗牙。

（2）带环：材料厚度至少为0.15mm，有足够的龈向宽度，以保证带环有一定强度，避免治疗过程中折断。

（3）枢轴

1）两侧上下颌的枢轴焊接时应平行，套管的长度应对称。如不对称，可在𬌗架上调整至相等。

2）上颌枢轴应尽量焊接在6|6远中，下颌枢轴焊接在4|4近中，使上下颌枢轴间的距离增大，以免

大张口时活塞杆从套管中滑出，损伤黏膜及矫治器。

3）套管及活塞杆的枢轴孔在装配前用钻头适当扩大，形成斜面，以增加下颌侧方运动的能力，减少侧方运动时支抗牙所承受的力。

三）矫治应用中应注意的事项

1. 殆重建 一般下颌前伸至切对切关系，前牙垂直向打开3～4mm，注意上下颌中线对齐。

2. 安装 使用粘结强度高的粘结剂先把上颌部分矫治器粘结，再粘结下颌部分矫治器，装配好左右套管及活塞杆，检查开闭口是否能自由运动，活塞杆是否过长，大张口时活塞杆有无脱出等情况。

3. 初戴 常不适应，咀嚼困难。咀嚼肌及颞下颌关节区可能有暂时性轻触痛，触痛的肌肉常为二腹肌的后腹。个别患者有暂时性的关节弹响。嘱患者进软食，作好解释工作。

4. 覆盖过大者 一次不能前伸到位的患者，在治疗过程中根据需要时可在活塞杆上加一小段套管，使下颌再向前伸。

5. 复诊 注意检查矫治器有无折断，带环是否松动。

6. 治疗后 如产生双重咬合，可能由于治疗时间不足引起，可适当延长治疗时间；部分患者磨牙关系过度矫治为Ⅲ类关系，可在保持阶段及正牙阶段解决。

7. 疗程 一般用Herbst矫治器治疗6～8个月后，磨牙达到Ⅰ类关系或轻近中关系，上下颌骨矢状向不调明显改善，此时可停止使用Herbst矫治器，使用activator再保持半年至1年。

（二）Jasper Jumper矫治器

Jasper Jumper矫治器（Jasper Jumper appliance）是Herbst矫治器的改良，能产生持续、轻的弹力，使下颌功能性前伸。是一种和固定矫治器共同使用的、成品组装、快速矫治Ⅱ类错殆的功能性矫治器。Jasper Jumper矫治器主要包括弹性杆、固位杆、固位球、带环及颊面管。它的戴入、加力、取下和保持口腔卫生都很容易，而且不干扰牙的移动，患者对矫治器容易适应（图2-7-70）。

1. 矫治器结构及原理

（1）结构：Jasper Jumper由左右两侧的弹性杆及其附件组成。每侧包括：弹性杆（不同型号）一支，固位球一个，固位针一个，上颌颊面辅弓管一个，下颌就位辅弓一根（可无）。弹性杆具有不同型号，长度从26～38mm不等，每隔2mm增加一个型号。弹性杆中间为不锈钢弹簧，外面包被塑料，两端连接具有小孔的金属接头，以便与固定矫治器相连。弹性杆是Jasper Jumper的作用力部件，能产生28～454g（1～16盎司）的持续力量前伸下颌。

（2）工作原理：当弹性杆弯曲变形后产生推力，当弹性杆伸直时，处于无力状态。一般来说，弹性杆弯曲变形4mm，可产生约227g（8盎司）力，足以推动下颌向前，如果变形大于4mm并不能产生更好的疗效，弹性杆反而由于内应力过大，容易折断。

固位针的作用是将弹性杆连接固定在上颌磨牙颊面辅弓管后方；塑料固位球的作用是附着固定在下颌固定矫治器主弓丝或辅弓丝后，形成阻挡，以使弹性杆穿入主弓丝或辅弓以后形成弯曲变形，产生推力。

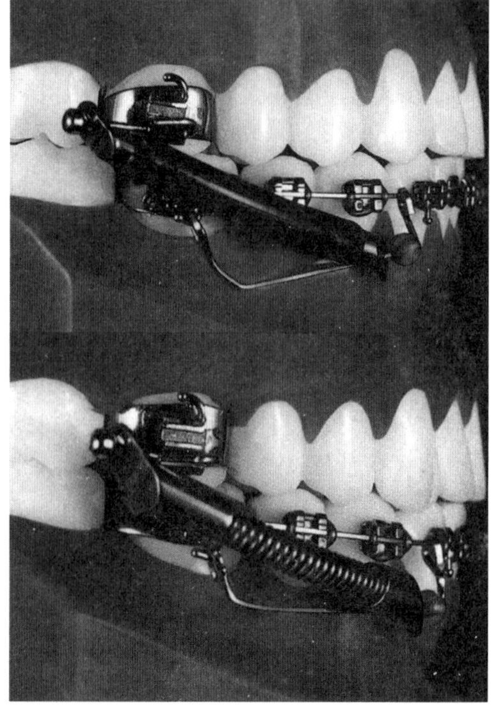

图2-7-70 Jasper Jumper矫治器

2. 矫治器的安装

（1）弹性杆长度及型号：让患者在正中关系咬住不动，然后使用直尺测量上颌第一磨牙颊面辅弓管近中到下颌固位小球远中面的距离。在此长度上加12mm，即是Jasper Jumper矫治器弹性杆的适合尺寸，在成品弹性杆中选择出该型号。如果没有这个规格的弹性杆，可选择大一号的弹性杆，只是在就位时让上颌固位针在磨牙颊面辅弓管中更向后伸出一些便可。注意，每个弹性杆都标有 UR(上颌左侧)或 UL(上颌左侧)及型号。不要把弹性杆倒置或放错左右侧，否则将引起咬合问题及弓丝、托槽的折断(图 2-7-71)。

(2) 弹性杆安置就位

1) 上牙弓的安装：首先将固位针穿入弹性杆的上颌小孔，再将固位针从上颌磨牙颊面辅弓管的远中穿入，将固位针回折。远中端留下 2～3mm，以便弹性杆能自由滑动。

2) 下牙弓的连接：有以下三种方法将弹性杆连接到下牙弓上：

方法一：直接法(图 2-7-72)。在下颌主弓丝方丝尖牙托槽的远中作外展曲，第一前磨牙不粘托槽。先把固位球穿入下颌弓丝固定在外展曲附近，再把弹性杆的下颌孔穿入弓丝，然后结扎弓丝入槽即可。这种方法直接把弹性杆下端附着在主弓丝上，不需要其他附件。但缺点是前磨牙未粘托槽将伸长；且由于弹性杆下端活动范围不大，张口可能受限；如果下颌弓丝折断，弹性杆的力量将全部传递到下前牙，这将使下前牙唇倾、压入，造成开𬌗，拔牙病例使用这种附着方法很难关闭间隙。

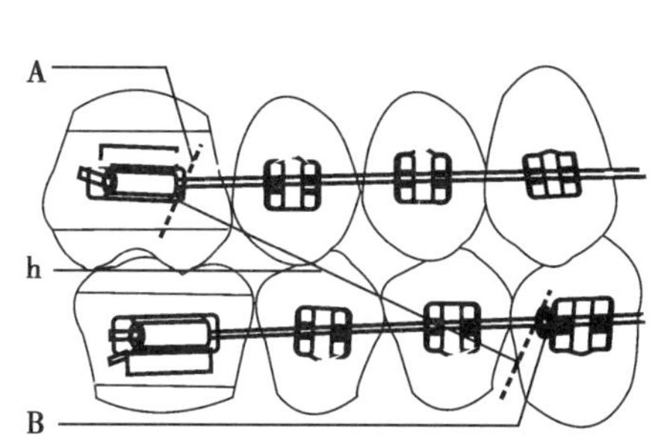

图 2-7-71　确定弹性杆的长度及型号
A. 磨牙带环及颊面辅弓管；B. 固位球；h. 上颌颊面辅弓管至下颌固位球的距离

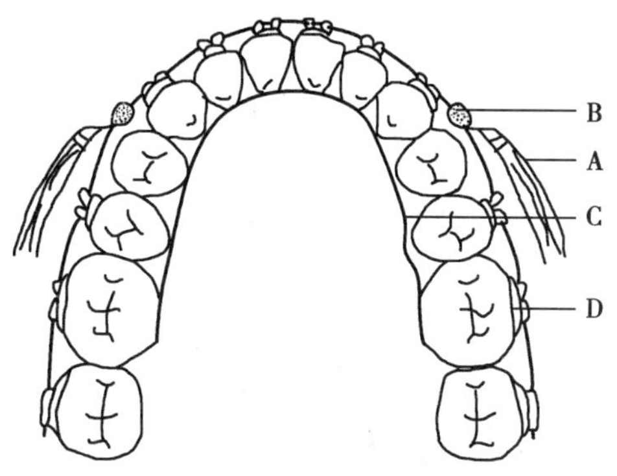

图 2-7-72　下牙弓的直接连接法
A. 弹性杆；B. 固位球；C. 舌侧丝；D. 磨牙带环及颊面管

方法二：辅弓法。使用辅弓将弹性杆连接至下牙弓。将辅弓的近中端增焊特制的固位锁，固位锁附着在下颌尖牙和前磨牙之间的下颌主弓丝上，辅弓远中端越过下颌第一磨牙托槽，弯折固定在其远中，辅弓丝为直径为 0.018 英寸×0.025 英寸方丝。这种方法可使患者自由张口；矫治过程中不影响关闭间隙；弹力的一部分传递至磨牙，如果弓丝折断，对下前牙没有力量。但这方法需要在制作室弯制辅弓和焊接，而且需额外购买固位锁(图 2-7-70)。

方法三：辅弓管法。需在下颌第一磨牙使用颊面辅弓管。用方丝弯制片段辅弓，其近中端弯到尖牙和前磨牙之间的主弓丝上，辅弓远中端做一内展曲，以便辅弓与主弓丝有一定距离，最后将辅弓远中端插入下颌第一磨牙颊面辅弓管。这种方法制作容易，取材便宜，矫治器活动范围大，可以自由张口；如果辅弓折断，对牙弓没有副作用；调整或去除 Jasper Jumper 很容易。如果需要再加力，可在下颌固位球近中加一固位小锁即可。

3. 矫治应用中应注意的事项

(1) 初戴：一般应在固定矫治器治疗约 6 个月时间，牙列基本排齐(具体视情况而定)，直至换用方丝，预备支抗。在固定矫治器治疗阶段，最重要的是预备支抗控制下前牙唇倾。前牙排齐后换用方丝，直至最大型号的方丝能够放入槽沟，弓丝的末端回弯，下前牙可做连续结扎，如果第二磨牙萌出，也可在上面作带环，增强支抗。另外，可在上颌磨牙间使用腭杆，下颌使用舌弓来增加支抗。控制下前牙唇倾，可以在方丝下前牙段做冠舌向转矩，或使用带有转矩的下前牙托槽，防止下前牙唇倾。弓丝的更换由细到粗，直到换为接近槽沟宽度的粗方丝，再考虑放置 Jasper Jumper 矫治器。

(2) 矫治器安装：要仔细检查弹性杆是否能自由滑动，并保证矫治器不压迫牙槽及黏膜。第一次戴矫治器时，让上颌磨牙颊面辅弓管中的固位针尽量向后滑出，使矫治器处于无力状态。

(3) 初始加力：1～2 周后复诊，再将上颌固位针前移，加力；加力后，弹性杆弯曲成弓形，迫使患者下颌前伸。对于正常或低角型患者，弹性杆加力使之产生4mm变形，将产生227g/侧(8盎司)的力。而高角型患者，弹性杆加力后应只变形2mm，每侧产生150g左右的力，防止下颌过度后旋。训练患者缓慢开闭口，避免过大张口。

(4) 再加力：①可将上颌固位针每侧向前拉伸弯折，使上颌磨牙颊面辅弓管后的固位针长度变短1～2mm即可(高角患者每侧变短1mm)，在加力过程中，固位针应始终保持向后伸出颊面管2～4mm；②可在下颌固位球近中加阻挡钩，使固位球向远中移动1～2mm。

(5) 上颌不需扩弓者：为防止弹性杆的副作用使上颌牙弓扩大，上颌应选用硬的较牙弓稍缩小的方丝，或增加横腭杆。下颌则使用最粗的方丝，以及使用舌弓增强支抗等。

(6) 常规医嘱：维持口腔卫生，如果弹性杆滑动不好时，教患者用手指解除锁结，使之自由滑动。避免故意咬住弹性杆，而导致杆折断。矫治器如有脱落及折断，随时复诊。

(7) 疗程：一般使用Jasper Jumper矫治器治疗6～9个月，上下颌骨矢状关系基本协调后，可取出Jasper Jumper矫治器，继续使用固定矫治器完成牙齿的排列。如固定矫治已完成，为进一步稳定上下颌骨矢状关系。可再使用Jasper Jumper矫治器不加力治疗3～4个月，以保持疗效。

(三) 其他固定功能性矫治器

1. Forsus矫治器(Forsus appliance)　由美国3M公司推出，属一种改良Jasper Jumper矫治器，其临床应用及注意事项基本同Jasper Jumper(图2-7-73)。其安装方法可参见其成品说明书。

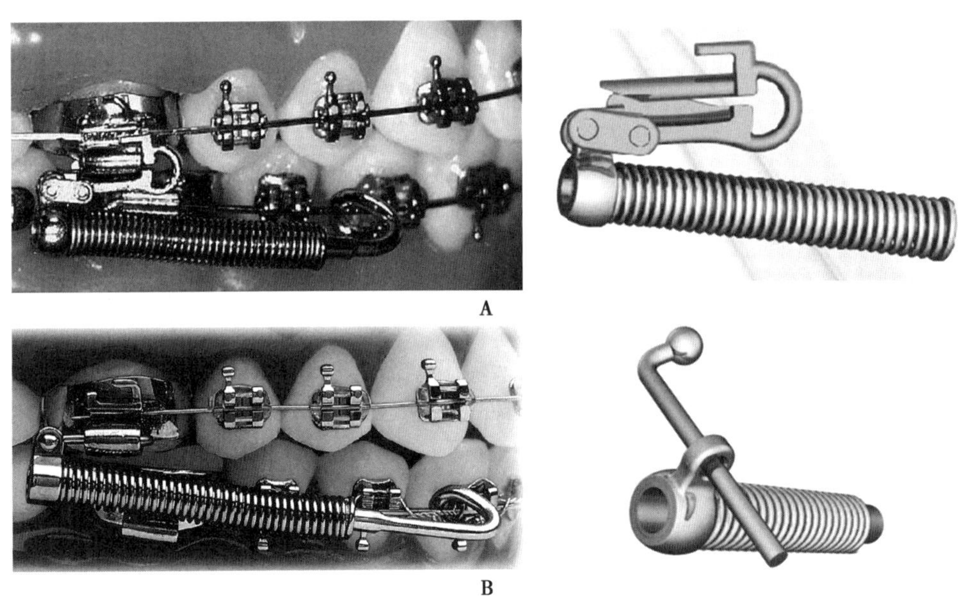

图2-7-73　Forsus矫治器

A. 颌间导管用EZ2夹卡固定；B. 颌间导管用L拴钉固定

2. SUS2矫治器　由德国登特伦(Dentaurum)公司近年推出，也属一种改良Jasper Jumper矫治器，称为Sabbagh Universal Spring(SUS2)矫治器，其临床应用、安装方法及注意事项基本同上(图2-7-74)。

3. MARA"U"矫治器(mandibular anterior repositioning appliance)(图2-7-75)　其原理基本同上述。

六、矫形治疗头帽装置

(一) 头帽式肌激动器

头帽式肌激动器(combined activator headgear, headgear-activator, HGAC)是由口外牵引装置与肌激动器构成的一种新型矫治器，一些比较研究发现：单纯运用口外弓对上颌磨牙、上牙弓乃至上颌骨有明显抑制作用，而肌激动器则更有利于前伸下颌，尤其是下颌颏部位置的改变，因而侧貌改善更理想。

最早将口外颈牵引与肌激动器同时使用治疗Ⅱ类1分类患者的设计始于1967年(Teuscher、

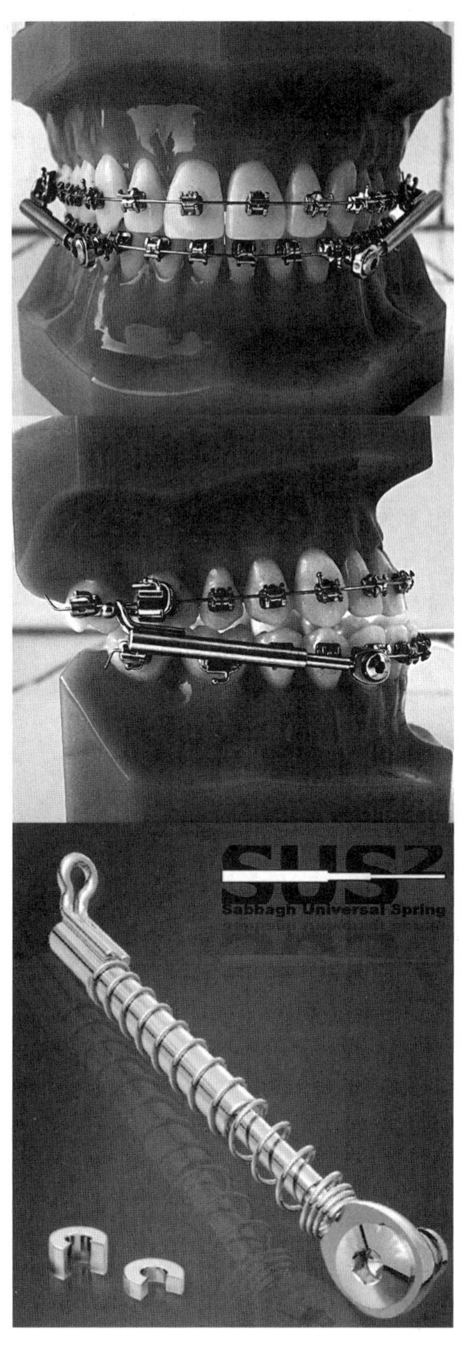

图 2-7-74　SUS2 矫治器

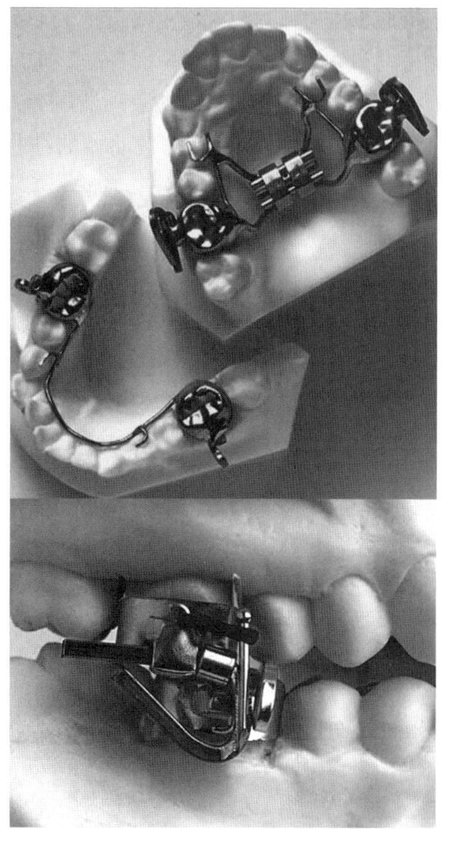

图 2-7-75　MARA"U"矫治器

Hasund、Pfeiffer 等)。1972 年,Pfeiffer 和 Grobety 首次将他们的治疗方法及结果进行报道,但早期的联合矫治器是分别独立的,上颌磨牙带环、口外弓、颈带构成口外牵引部分,而肌激动器是在此基础上取模制作的。该矫治器最大的缺点是颈牵引向下的力会使上磨牙伸长(尽管有肌激动器的𬌗垫部分的抑制作用),从而使下颌后下旋转,抵消了一部分Ⅱ类矫治的效果,故禁忌用于高角、开𬌗的Ⅱ类错𬌗病例。

后来,Teuscher(1980 年)以及 Van Beek(1982 年)将此"联合矫治器"作了进一步改进,目前,Teuscher 型以及 Van Beek 型这两种改良的装置已成为临床上矫治一些青春期Ⅱ类 1 分类患者的常用选择,也是目前为大多数人所接受的头帽式肌激动器的经典类型。其中,Van Beek 改进设计的头帽式肌激动器,除了埋于基托内的口外弓的固位部分,几乎是全基托式的,其最大特点是制作更简便,利用前牙固位稳定性更好,并对上前牙的控制效果更理想。

1. 矫治原理　头帽式肌激动器的作用可分为两部分的协同:口外牵引装置+肌激动器。肌激动器的作用是尽力促进下颌的生长,控制上颌骨的生长,尽可能增加上、下颌骨存在的生长差异量。原理在前一章已做了详尽的讨论，而口外牵引装置部分，即口外力对上颌、上牙槽突、上磨牙的抑制作用，除使用强力牵引外，则与牵引力的方向密切相关。

运用头帽式肌激动器时，牵引力方向十分重要（见图 1-2-11）。研究表明：利用枕支抗时，口外力通过两阻力中心之间时，上颌骨后旋，上牙弓前旋，彼此几乎可以抵消，这时磨牙区、切牙区均无伸长，𬌗平面不变或轻微前旋，因此是达到垂直向控制的最佳设计，即针对多数Ⅱ类错𬌗（下颌平面角正常或偏大的Ⅱ类深覆𬌗）的设计。

对Ⅱ类错𬌗的一些特殊情况，如：Ⅱ类低角患者，则需酌情调整口外力方向，口外弓部分长度一般正对第一磨牙，角度在𬌗平面上 15°～30°以上，即其牵引力的方向更平直些，使下颌能有一些后下旋转；而对Ⅱ类高角开𬌗患者，则需要延长口外弓，加大高位牵引角度；治疗目标中欲压低上前牙为主，则口外弓臂短至尖牙区，有一定的压低上前牙甚至上牙槽的作用效果。

2. 矫治器结构及制作

（1）Teuscher 型头帽式肌激动器的结构及制作

1）将肌激动器的唇弓部分改进成为转矩簧，用来防止可能发生的上切牙内倾。

2）将口外牵引改成高位牵引（头支抗）。

3）将颊面管直接包埋于肌激动器的基托内固定，使两者真正“合二为一”（图 2-7-76）。

（2）Van Beek 型头帽式肌激动器的结构及制作（图 2-7-77）

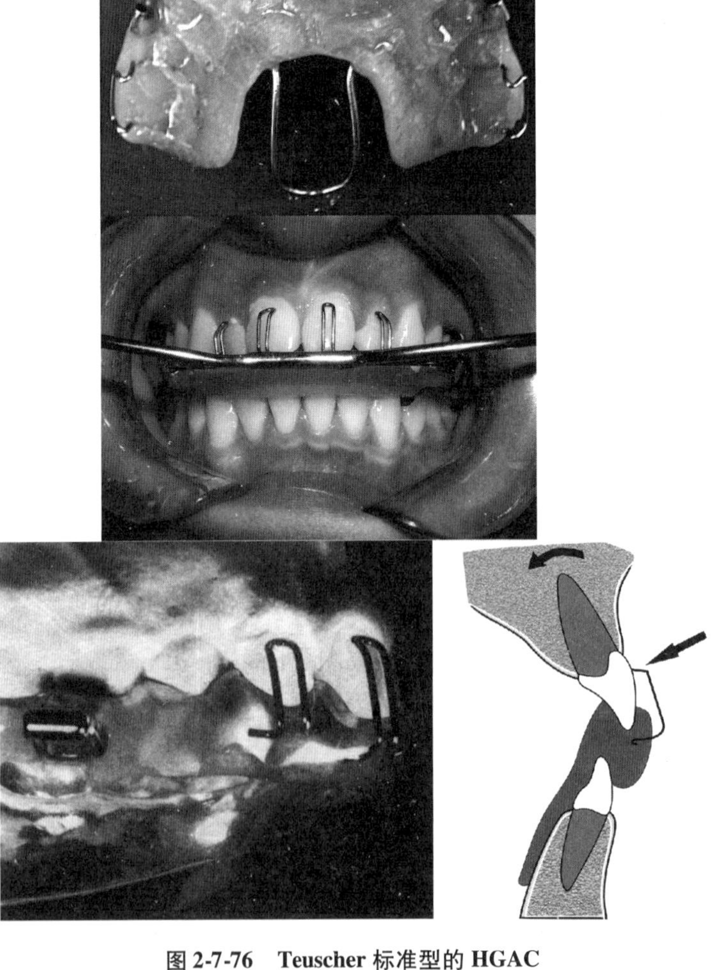

图 2-7-76　Teuscher 标准型的 HGAC

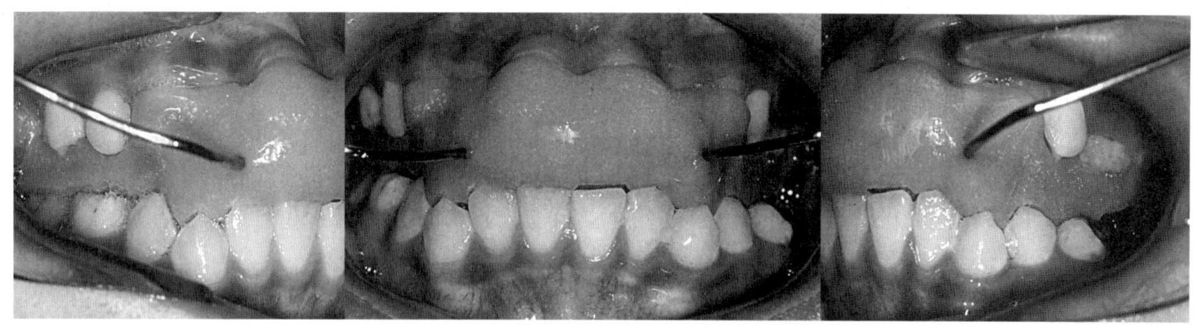

图 2-7-77　Van Beek 的改良型 HGAC

1）基托部分的伸展：后牙牙间部分覆盖前磨牙及磨牙区的腭尖部分；上前牙唇侧包埋至颈缘，起类似转矩簧的作用，同时增强了固位效果。

下颌部分除下颌翼的伸展外，基托与下切牙舌面不接触，超过切缘并覆盖少许唇面，以防止下切牙唇倾。

2）口外弓的位置：约在侧切牙下方处从基托内伸出，其外弓短，在尖牙前方结束，且避开软组织以免牵引时压迫软组织，这样的外弓有最大的压入上前牙的效果。

3. 矫治应用中应注意的事项

（1）适应证

1）骨性Ⅱ类错𬌗：其上颌前突，下颌后缩；

2）骨性高角患者：其下颌角大，下颌有后下旋转生长趋势；

3）露龈微笑：该矫治器有有一定的压低上前牙甚至上牙槽的作用。

（2）临床应用注意

1）𬌗重建时，可一次性前伸到切对切，约 6～10mm，蜡高 5～8mm，垂直生长型病例蜡堤更是要达到 10mm，对上后牙槽高度有较好控制；更甚者如 Gaumond 认为只要患者能耐受，切牙切缘间垂直距离可达 12～15mm。

2）口内矫治器戴好以后，调整口外力的大小和方向，检查力与阻力中心的大概位置关系。

3）口外力的大小一般混合牙列期每侧 200～300g，恒牙列期每侧 400～500g。

（二）口外牵引 Twin-Block 矫治器

1. 矫治原理　在应用 Twin-Block 矫治器矫治Ⅱ类畸形中，可以根据治疗的需要在上颌磨牙上增加口外支抗圆管，通过改良的口外弓（联合面弓）对上颌磨牙上施加内收或者压入的力量。可以控制上颌骨的前突及过长；同时，应用下颌前牵引，可以同时前伸下颌，促进下颌位置的前伸改善。

2. 矫治器结构及制作

（1）改良式联合面弓（图 2-7-78A）：一般在传统面弓正中前方处，焊接一个水平前伸的唇向拉钩而成，唇向拉钩方向垂直向下、向前，唇钩可以与矫治器下切牙球状邻间沟相互牵引。通过唇钩-下颌间牵引，可同时使口外弓与 Twin-Block 矫治器的下颌部分也连在一起。牵引的方向基本为水平向前，并可消除了常规颌间牵引向上的分力。

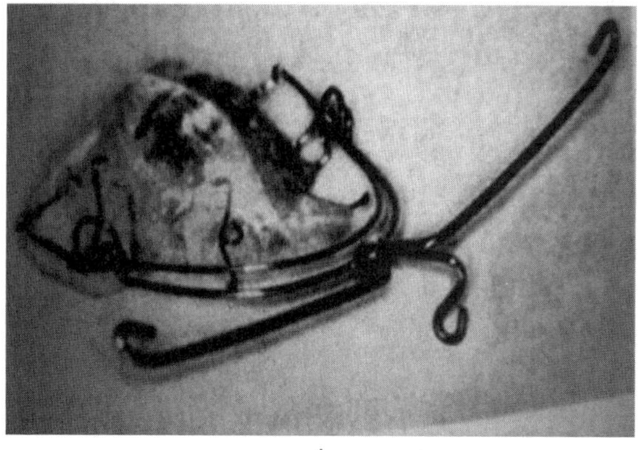

A

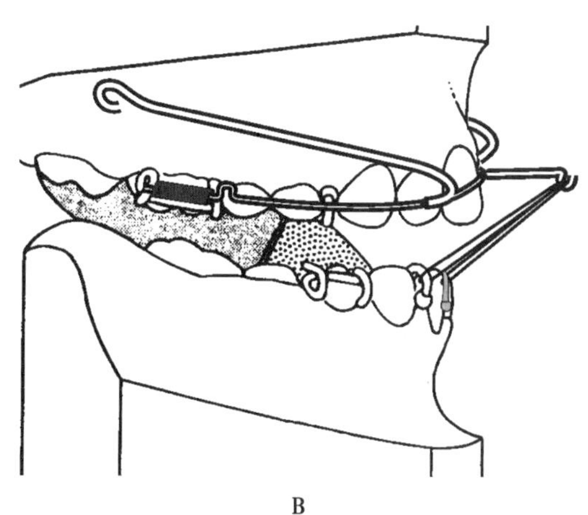

B

图 2-7-78　口外牵引 Twin-Block 矫治器
A. 改良式联合面弓；B. Twin-Block 联合牵引

（2）口外牵引颊面管：设计在上颌磨牙颊侧，颊面管为圆管，内径为1.0mm，可焊接于上颌第一磨牙箭头卡的桥臂上。

3. Twin-Block联合牵引（图2-7-78B）　当患者伴有上颌发育过度时，可在应用Twin-Block矫治器矫治Ⅱ类畸形中，同时使用改良式联合面弓口外后牵引，对上颌施加矫形力，其口外牵引的水平分力抑制上颌复合体矢状向生长。而口外牵引的垂直分力通过Twin-Block矫治器的上颌部分对上后牙及腭侧施加压入力，限制上颌向下生长，这有利于矫治具有垂直向生长不调的Ⅱ类错殆。

4. 矫治应用中应注意的事项

（1）口外牵引应在戴用口内矫治器适应1周后，加用颌间水平牵引和口外牵引。加力前，应调整改良面弓，使口外弓末端稍向上倾斜，高于口内弓平面。口外牵引力的方向通过上颌复合体的阻力中心，口外力每侧为300～500g左右。

（2）下颌前牵引的橡皮圈，多从下颌切牙区的球状邻间钩挂到改良面弓的双曲唇钩上。颌间牵引力约为150g。具有垂直生长型的患者应尽量减少牵引时间。如果下前牙已经唇倾，减小牵引力。

（3）患者适应后，口外牵引多只在晚上使用，因为在晚上患者神经肌肉松弛，下颌不能自主地保持在前伸位，此时使用水平颌间牵引力可补偿此不足，使下颌始终处于前伸位。

（三）bionator结合J钩联合牵引

Janson提倡功能性矫治与口外力联合应用，在一篇关于bionator的回顾性研究中，他发现，大部分矢状关系的改善是牙槽代偿的结果。但是如将生物调节器-口外力联合运用，可以加强对上颌复合体的限制以及下颌前导的矫形治疗效果。为此，可在bionator上做如下改进：①在上切牙唇侧塑胶中加埋环形曲；②在磨牙颊侧塑胶中加埋口外牵引颊面管。根据治疗需要，可分别通过J钩牵引增加上颌向后、下颌向前及垂直方向上咬合打开的效应，使矢状关系进一步改善；也可单独通过头帽面弓可调式的倾斜牵引，或者高位-低位牵引联合，以加强对上颌复合体的限制效应。也可根据需要，同时将前部J钩与磨牙颊面管联合应用，或两者交替连接（图2-7-79）。

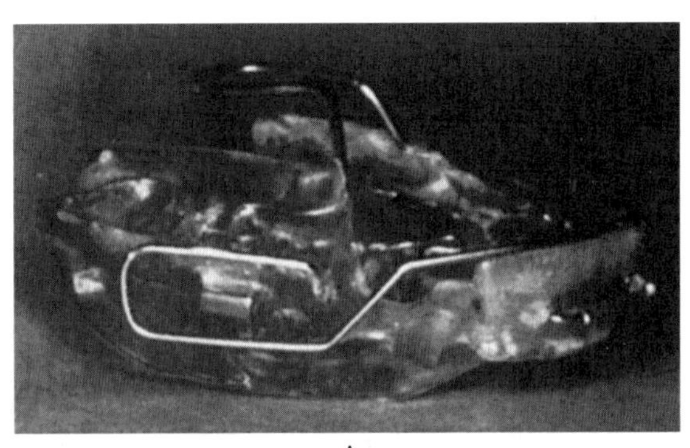

A

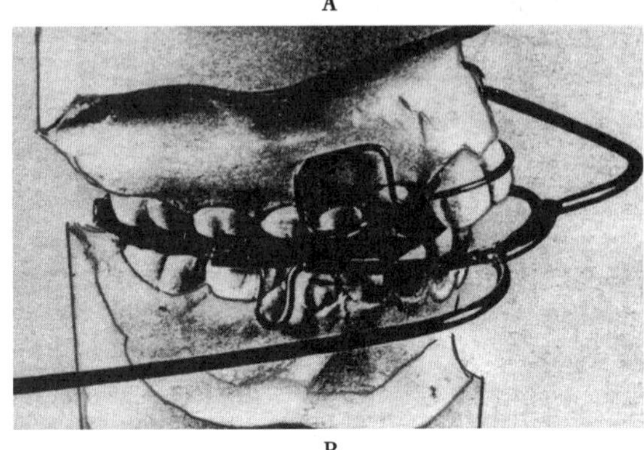

B

图2-7-79　Bionator结合J钩联合牵引

A. 埋制在前牙唇部塑胶中的环形曲（供J钩插入牵引）；B. 埋在磨牙颊面塑胶中的颊面管（可供面弓口外牵引）

（四）Hickham颏兜及其改良

Hickham颏兜（Hickham chin-cap）主要用于Ⅲ类骨性错殆的后牵引矫形治疗，主要治疗早期的下颌前突（图2-7-80A）。改良颏兜（modified chin-cap）是在颏兜上缘附设前方牵引拉钩，并在不改变颏兜用橡胶圈固力于头帽颏兜上的同时，进行前方牵引上颌的改良设计，可以在抑制下颌的同时，促进上颌的向前生长（图2-7-80B）。还有一种改良颏兜称长拉钩颏兜（long hook chin-cap），除颏兜上缘附设前方牵引拉钩外，在颏兜下缘向后伸出两根长拉钩，沿下颌骨外缘形态止于耳后，前牵引的反作用力和长拉钩的向后矫治力通过颏兜对下颌有明显的矫形作用，该矫治器适用于骨性上颌发育不足合并下颌发育过度的Ⅲ类错殆（图2-7-80C）。口外牵引的方式可为联合牵引，也可为长拉钩式。前方牵引力一般以每侧300～500g开始为宜。颏兜牵引力为500～800g。

（五）Delair面具

Delair面具（Delair face mark）由Delair于1972年提出，也叫面罩，它包括额托、颏兜及中间连接部分。前方牵引力一般为500～1000g，该矫治器的主要作用是对上颌的前牵引，对下颌影响较小，故它适用于单纯上颌发育不足的Ⅲ类骨性错殆畸形（图2-7-81）。

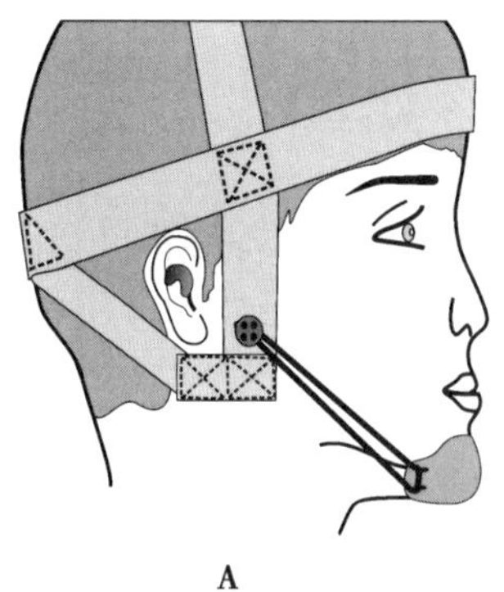
A

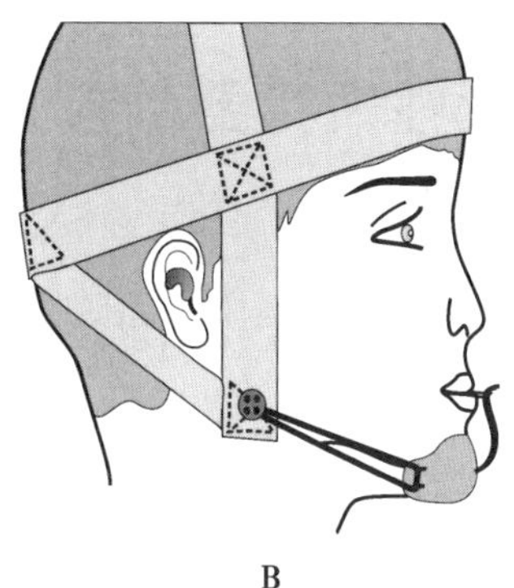
B

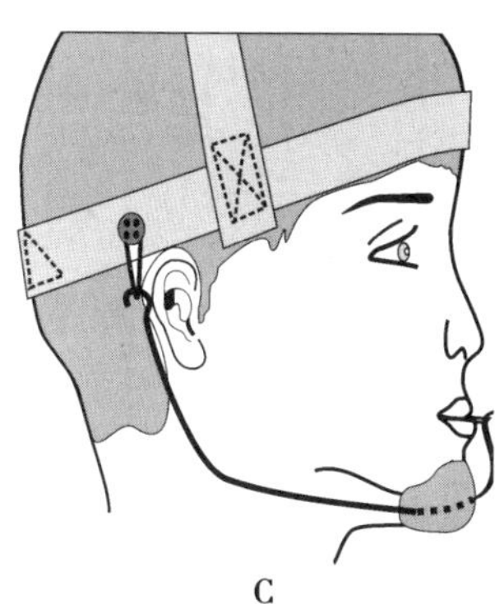
C

图 2-7-80　Hickham 颏兜及其改良

A. Hickham 颏兜；B. 改良前牵引；C. 改良长拉钩牵引

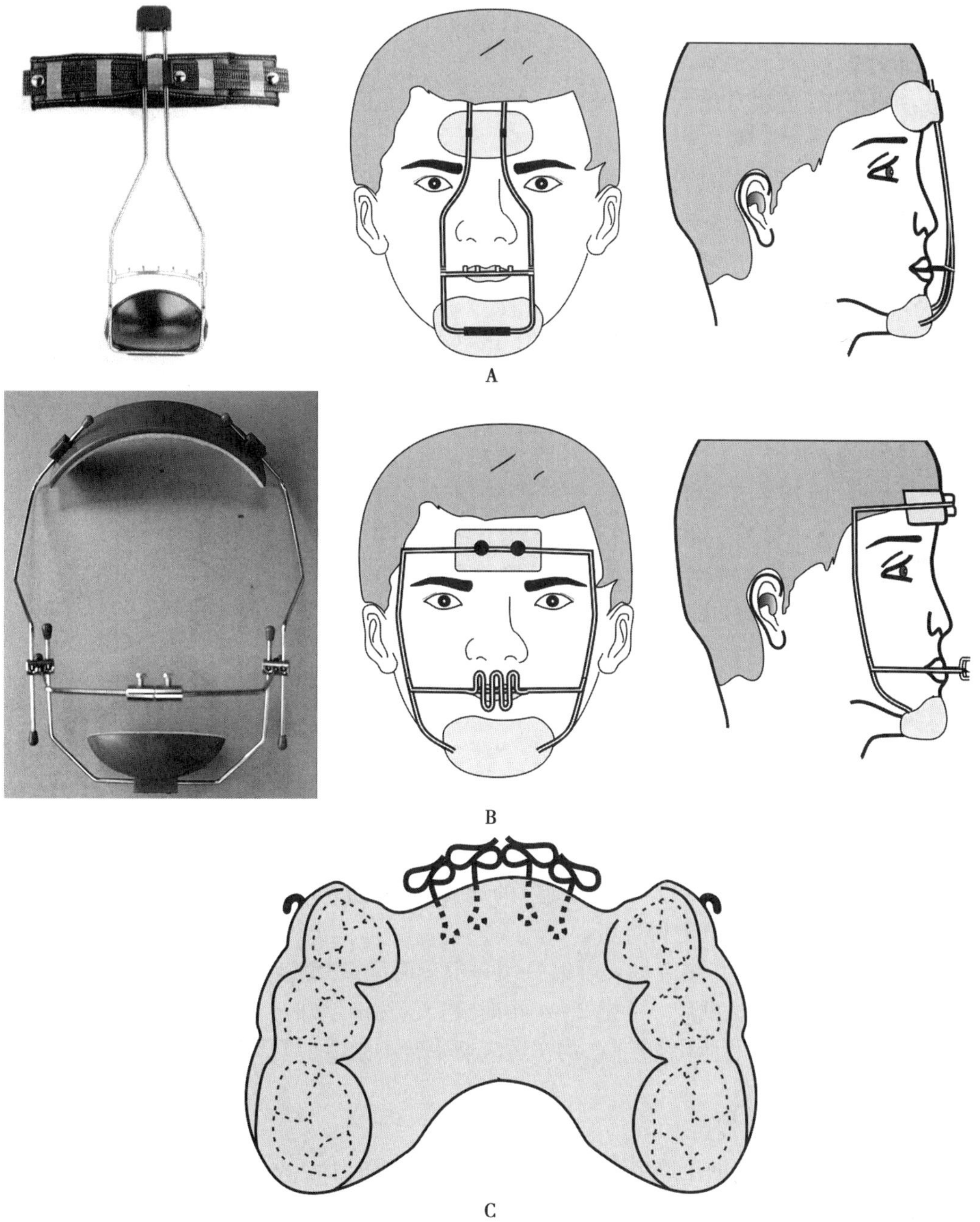

A

B

C

图 2-7-81　前牵引面具

A. Delair 面具；B. Tuebinger 面具；C. 口内结构

第五节　功能性矫治器的应用和复诊处置

在矫形治疗中，很多初学者首先关心是矫治器的选择和设计，但即使选择最好的矫治器也会因适应证、制作或运用不当而失败，除非使用者能严格按照矫治原则去做。所有功能性矫治器的应用中，必须充分注意及遵守以下矫治的基本原则：

一、功能性矫治应用及预后

1. 功能性矫治应用的三原则

（1）适应证的选择：必须严格选择适应证，即选择治疗对象，这是运用功能矫形治疗的第一前提条件（详见本章第二节）。

（2）矫治器的制作：必须严格根据个体畸形机制设计及制作相适合格的矫治器，即选择合适的矫治工具，这是治疗的基石（详见本章第三节）。

（3）患者的合作：必须有患儿合作及家长的配合，即使其能有效地发挥矫治作用，这是成功的保证。

2. 功能性矫治的预后　功能性矫治成功戴入后的预后一般有以下三种情况和可能：

（1）经过治疗，颌骨关系已得到完全改善，牙及咬合关系已建立及恢复正常，不良习惯已去除（例如前牙反𬌗已改正、上下牙弓形态、位置关系已协调、牙列基本整齐咬合稳定无干扰等），此时，可去除矫治器，并不再做进一步治疗。

（2）经过治疗，颌骨关系已得到基本改善，但牙及咬合关系正在建立及恢复正常中（例如下颌后缩已有改正、上下牙弓形态、位置关系已基本协调），如果此时患儿尚处于侧方牙萌出及建𬌗中，或不良习惯尚未完全纠正，咬合尚不稳定者，此时，应继续戴用原功能性矫治器，或设计换用新的功能性矫治器继续戴用，一般多应观察治疗至第二恒磨牙建𬌗后，再决定是否做第二期治疗。

（3）经过治疗，颌骨关系已得到改善，牙弓形态、不良习惯已有一定程度改正（例如Ⅲ类反𬌗已改正、Ⅱ类下颌后缩已有改善等），此时患儿已进入恒牙列初期建𬌗阶段，但其牙列及牙弓尚有严重畸形（拥挤、错位、形态不调等），功能性矫治器仅能调整颌骨关系，不能做牙的精细调整，此时应停戴功能性矫治器，用固定矫治器进入第二期治疗。

二、功能性矫治复诊及处置要点

1. 初戴

（1）戴用矫治器之前，应用手指仔细触摸矫治器，矫治器的所有边缘都必须打磨光滑。

（2）戴入时，应注意取戴是否顺畅、伸展是否足够、固位是否良好。

（3）戴入后，应检查口内软组织有无压迫，特别要注意的是颊舌系带和唇挡区域。矫治器（卡环、基托）与口腔的接触区是否有发白（即受到压迫）的地方应做调磨。但初次戴用矫治器时，千万注意不要将矫治器基托应伸展的边缘磨除得过多。

（4）应有适应期。开始时，患者每天可以只用一部分时间戴用矫治器，以克服口腔异物感。初戴时，晚间可暂不戴用，仅白天试戴用。从戴2～4小时/白天，逐渐增加至8～12小时/白天，才转入夜间戴用。矫治器上所附的所有其他功能装置，均在适应期中暂不激活（包括舌簧加力、调磨诱导、扩弓、口外牵引加力等）

2. 第一次复诊(3天～1周后)

（1）软组织检查：软组织的压迫刺激是最常见的问题，应适当地、小心地缓冲调整造成溃疡、擦伤、压痛等软组织接触区的基托及卡环附件，不可一次磨除过多，然后打磨抛光。只要戴入后，软组织没有发白、压痛处，就可以基本确定矫治器是贴合、无创伤的。

（2）固位性检查：口腔发音运动时应不脱落，口唇能主动闭合，如有明显松动不适，可轻微加力调整卡环，增加固位；应注意让开系带区，不妨碍系带活动，当嘱患者做唇部上下左右运动时，应不脱落及影响固位。

（3）试激活加力：此时，可试做轻微加力激活唇弓、舌簧、分裂簧、口外牵引等，但一次不可加力太大。应注意施力后矫治器仍然固位及无疼痛的刺激反应。如果上颌有扩弓螺旋，从第 2 周开始，可教患者自己每周旋转螺旋 1/4 圈。

3. 第二次复诊（一般 2 周后）

（1）口唇封闭训练和语音训练：检查确定矫治器固位良好且对软组织没有刺激之后，需要让患者完成口唇封闭训练和语音训练。如 FR 矫治器，同其位于口腔前庭，并不影响进行口唇封闭训练和语练的肌肉。方法为：用纸片夹在唇间闭唇，及让患者戴上矫治器，坚持从一数到十等。

（2）继续施力调整观察：并计测调整个体的最适力。

（3）基托诱导面调磨：可试做基托上下颌前牙区舌面、后牙舌面、咬合面的诱导调磨等以促进牙颌的功能移位（见图 2-7-29）。

4. 后续复诊要点（3 周 ~1 个月后）

（1）检查是否能坚持戴用。应该清楚：对于 10 ~12 岁年龄的小孩，即使最为合作的，也很难坚持戴用矫治器。医师每次复诊时，①都应该向患者强调必须坚持戴用矫器，必须让患者明白矫治器本身不会起任何作用，除非按要求去戴用它；②可向患者展示其他戴用功能性矫治器的成功病例，还可预约相同治疗的儿童同时复诊，相互启发、鼓励、比赛谁戴得好，这些方法都可以激励患者坚持戴用矫治器；③应引导儿童注意自身面貌及牙颌畸形的改善；④应该鼓励患者在白天，特别是暑期中，都戴用矫治器，以增加疗效；⑤如儿童合作，矫治器不须调整加力，可每 3 个月复诊一次。

（2）注意矫治器的固位情况。特别是口外施力，可通过卡环加力、重衬垫底等增加固位。

（3）检查有无软组织创伤。每次复诊均应仔细注意口腔内是否有软组织的擦伤、压痕、溃疡，如果有则表明矫治器在口腔中的戴用不适，应缓冲调整。

（4）附件的调整施力：包括唇弓调整、舌簧加力、扩弓簧加力、口内外牵引力调整检查等。对扩弓患者应注意上牙弓扩大后是否与下颌协调，防止过度扩弓。

（5）基托诱导面调磨：如 activator 上下颌前牙、后牙诱导面的调磨、bionator 咬合面的调磨、Twin-Block 逐渐降低上颌矫治器磨牙区的自凝塑胶，让下后牙萌出，以减少深覆𬌗，斜面的近中增加自凝塑胶，使下颌逐步再次前伸等（参见前各矫治器应用注意事项）。

（6）矫治器的修改：包括对下颌一次性不能前移到位的设计，在矫治第一步到位后，应进行唇挡、舌托的前移调位（FR）、斜面的改造（Twin-Block）等修改（参见前述）。

三、结束及保持

1. 结束治疗的指征

（1）一般应在戴用功能性矫治器 3 ~9 个月后；

（2）自然闭合时，颌骨、牙弓矢状向关系已完全得到矫治；ANB 角减小，小于 5°；

（3）面型有明显改善；由凸面型变为较直面型；

（4）咬合时，磨牙关系达中性，前牙超𬌗、覆𬌗减小，前、后牙（切牙、两侧磨牙）有稳定的三点接触平衡；

（5）不良习惯等已改正。

若患者达到以上五个条件，第一期矫治基本结束。但此时治疗并没有结束，矫治效果需要保持，防止复发。

2. 复发及保持

（1）复发：很多人认为功能矫形治疗后不需要保持，这一观点是不正确的。无论什么畸形，无论采用的什么矫治器，牙颌畸形矫治完后都必须保持。功能矫形治疗是通过矫治装置改变下颌姿势位，改善口颌系统肌群的功能状况；利用自身所引起的肌力、咬合力等激活口周及面部肌肉的功能，刺激颌骨、牙周组织、颞下颌关节的生长改建；以及辅以口外矫形力引导颌骨生长，改变颌骨的生长率、生长量、生长方向。但当功能性矫治器治疗结束后，患者仍然继续受生长型的影响；口颌系统神经，肌肉的动力平衡的改建未完成；咬合平衡尚未完全建立；牙周组织、骨缝、颞下颌关节的改建还未完成；口腔不良习惯未破除，以上均是功能性矫治器矫治后复发的可能因素。因此功能性矫治结束后，必须进行必要的保持，以防止复发。

（2）保持：矫治结束，根据患者具体情况，选择保持的方式。在保持时还应配合肌功能训练，调𬌗来加快肌肉，牙齿对新位置的适应，以尽早建立新的神经，肌肉动力平衡，以利于矫治结果的稳定性。保持的方法：

1）继续用原矫治器保持：若患者原戴用的是 FR-Ⅱ型、FR-Ⅲ型生物调节器，一期矫治结束后，可继续用原矫治器保持，因 FR 矫治器不影响后牙的咬合和牙的萌出，患者可晚上戴作为保持，直到后牙咬合关系完全建立，方可进入二期治疗。

2）用平导或斜导作保持器：不再戴用原功能性矫治器（如肌激动器、生物调节器、双板矫治器等）后，一些患者由于此时前磨牙区的咬合关系仍未完全建立，可换用带有斜面或平面导板的简单功能保持器，保持已矫治了的矢状关系，同时让前磨牙萌出。上下颌前磨牙一般在 4 ~6 个月达到咬合接触；侧方牙正萌，矫治仍未到位者，可暂停戴 3 个月后，但应定期复查，根据情况再继续戴用原矫治器，或重换矫治器继续治疗。

3）用 FR-Ⅲ型作为保持器：若患者是骨性Ⅲ类错𬌗，用 Delair 面具类进行了上颌前牵引治疗，当反𬌗解除后，可用 FR-Ⅲ型作为保持器，它不影响后牙的萌出并可用于肌肉训练。

4）不用保持：若患者是反𬌗，当反𬌗已解除时，覆𬌗较深者，可自然保持。

对于替牙后期后儿童需要进一步排齐牙列的患者，保持到恒牙𬌗可进入第二期，换用固定矫治器进一步治疗；排齐牙列，做上下牙咬𬌗的精细调整。

（周力　赵美英　陈扬熙）

第八章
常用方丝弓矫治技术

随着固定正畸矫治技术不断完善改进，以及托槽、弓丝材料的日新月异，在20世纪70年代引领正畸治疗主流并被划分为edgewise技术（方丝弓）及Begg技术（细丝弓）的两大固定矫治方法，现已门派纷立，其技术已交融发展、各扬所长。由于其起因、矫治理念、托槽设计、技术步骤仍各有差异，目前，人们习惯于将现今流行的唇弓/托槽式固定矫治技术表述为：方丝弓技术、直丝弓技术、Begg细丝弓技术、Tip-edge技术等。但追溯其本源，直丝弓技术变革于方丝弓托槽的改进，Tip-edge技术派生于Begg轻力滑动的原理，而所有技术的分支发展，溯源于20世纪30年代初Angle医师的早期唇侧方丝/托槽的设计思想和多托槽固定矫治的创意，其牙移动的方法仍难脱离Angle所设计的通过弓丝/托槽系统进行牙移动的技术理念。因此，了解edgewise托槽、方丝弓设计及其常规矫治步骤和方法，是学习、掌握和运用现代正畸固定矫治技术的基础。

应当说明，edgewise技术的最主要精髓是采用方形丝的刃面（edgewise面）与利用托槽长方形槽沟的不同接触角来控制牙的三向移动。为了形象化表述的原因，20世纪80年代初我国学者将"edgewise appliance"一词翻译为"方丝弓矫治器"，而至今国际上仍通用"edgewise appliance"表述这一技术，可是它早已不是仅采用"方形弓丝"（rectangular wire）。该矫治器除保留使用标准型方丝弓托槽（standard edgewise bracket）为主外，早已将圆丝（round wire）、细丝（resilient wise）、轻力（light force）、滑动（sliping）等概念引入到治疗过程中。不仅是"方丝弓"的运用，而是各种圆形丝、方形丝运用技术的交融，或可称之为"细丝-方丝技术"（light wire-edgewise technique），并形成了有普遍应用价值的常规步骤、方法和共通的程式，成为临床中最为普遍运用的技术方法，也是国内外大专院校学生培训的基础实用技术。熟练掌握了这一技术，包括原理、诊断、支抗设计、常规步骤及严格的弓丝训练等要领后，再学习其他技术如直丝弓、双丝弓、自锁系列等，将会让你"触类旁通"，犹如"越过高山，如履平地"，因此，方丝弓矫治技术应是固定矫治技术学习中必须掌握的基本技术方法。

第一节　方丝弓矫治器的组成及基本装置

一、历史背景

方丝弓技术（edgewise technique）的基本设计思想，源于Angle对牙齿三向控制移动的追求，及以唇侧方形弓丝作为力源，托槽作为传力装置，利用长方形唇弓丝的形变力带动牙列排齐的理念。为此，Angle曾对唇弓-托槽-被移动牙间的锁钥式连接和嵌合式加力方式进行了近40年的不断探索和改革，由于他对创建正畸学科、开拓正畸理论及矫治技术的贡献，被誉为"正畸学之父"（图2-8-1）。

Angle所发表的第一个丝弓式装置，系1899年设计用以扩大牙弓的扩弓装置（expansion arch appliance，E-arch）（图2-8-2A），当时Angle认为，要建立口面间最均衡、最和谐的比例关系必须保留全部牙齿，这样才能发挥口颌系统的正常功能，使之正常发育，因此提出了牙弓决定基骨的理论。在此观点指引下，矫治时他采用了扩大牙弓以排齐牙列。但临床应用后发现，这种E-arch扩弓装置只能使牙齿做唇向倾斜移动，不能达到牙的理想移动，也不能有效控制牙冠及牙根移动，且直接结扎损伤牙龈，不利于牙周健

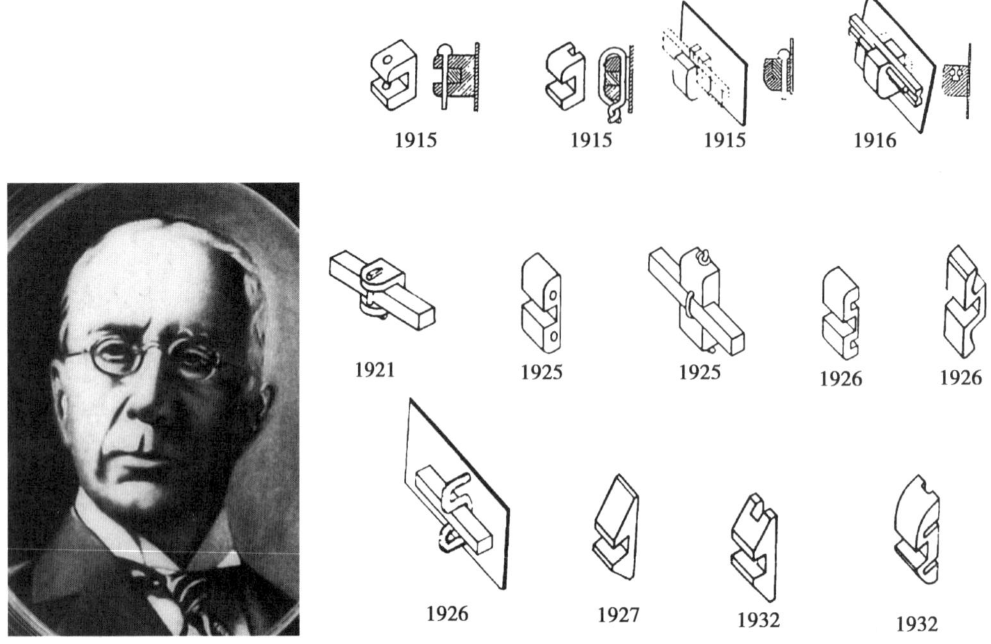

图 2-8-1　Angle EH 及 1932 年前的各型托槽设计

康。1912 年他进一步设计出钉管装置(pin and tube appliance)(图 2-8-2B),弓丝上焊接垂直钉,各个牙上作带环并在带环的唇(颊)面焊垂直于切缘(𬌗面)的垂直小管,弓丝戴入时,通过调整插入管中的钉,以调整牙的移动。钉管装置解决了牙的控制移动问题,但使用很不方便,临床中常需脱焊、调整丝钉位置,技术难度大。而后,1916 年 Angle 又改进设计出带状弓装置(ribbon arch appliance)(图 2-8-2C),在此装置中开始使用长方形弓丝(rectangular wire)及槽沟开口于唇面的托槽,但当时,采用的方形弓丝是以弓丝的宽面(flat wire)接触牙唇面,一直应用了约 12 年多。直到 1928 年,Angle 再次将其改良,采用方形丝的刃面(edgewise 面)接触牙面,称之为新带状弓装置。由于改用断面为长方形的窄面(edgewise 面)接触牙面,Angle 称其弓丝为 edgewise wire,并试图以此实现牙齿理想的三向移动,当时使用的方丝为金合金丝,比较粗大,槽沟为 0.025 英寸×0.028 英寸。1928～1929 年间,Angle 在《Dental Cosmos》杂志上连续介绍了他所设计的这种正畸矫治法:“The Latest and Best in Orthodontic Mechanism”,即最新最佳的正牙方法,称其为“edgewise arch mechanism”(图 2-8-2D),从而奠定了现代方丝弓矫治方法的基础。

由 Angle 理念发展而来的现代方丝弓矫治器,属多托槽矫治装置,但在 20 世纪 60 年代以前,需要制作贴合的带环,将传力托槽通过带环固定于每个牙上,故人们称之为多带环固定式矫治器(multibanded appliance),而 edgewise 原有“使用刃缘”之意,即主要通过长方形弓丝的窄面边缘与托槽方形槽沟间的作用而施力,故称之为 edgewise 矫治器(edgewise appliance)。基于强调方形弓丝的弯制及弓丝力的应用,以及使用标准型方丝托槽是这类矫治器的一个重要特点,鉴于国内学者翻译的原因,国内现习惯称之为方丝弓矫治器,但也有直译为 edgewise 矫治器。

Edgewise 矫治技术中,由于使用截面为长方形的弓丝及刃缘放入长方形托槽槽沟施力,这种嵌合式的面接触,可通过弓丝粗细调节,其受力接触部位的面积越大,则其移动的可控制程度就越高。因而作为一种有效、可三向调控、操作便捷的牙移动的方法,目前在全世界的临床矫治器中,多托槽固定矫治器的应用约占 80%～90%。在我国,自 20 世纪 80 年代以来,经过 20 多年的推广,也已成为正畸治疗的常用主流方法。并且,随弓丝材料的国产化和不断更新,以及在托槽设计中预置牙的调整度,方丝弓矫治技术正越来越向程序化、成品化、简单化方向创新发展。

目前,传统 edgewise 矫治器的改良更新,突出地表现在弓丝及托槽两方面。例如现代 edgewise 技术并不强调全过程使用方形丝治疗。在治疗初期,为利于轻力排齐排平牙列,大多已提倡使用细弹性圆丝。中期治疗中,为减少摩擦,滑动关闭拔牙间隙而使用比槽沟较小直径的圆形或方形硬丝。又例如直

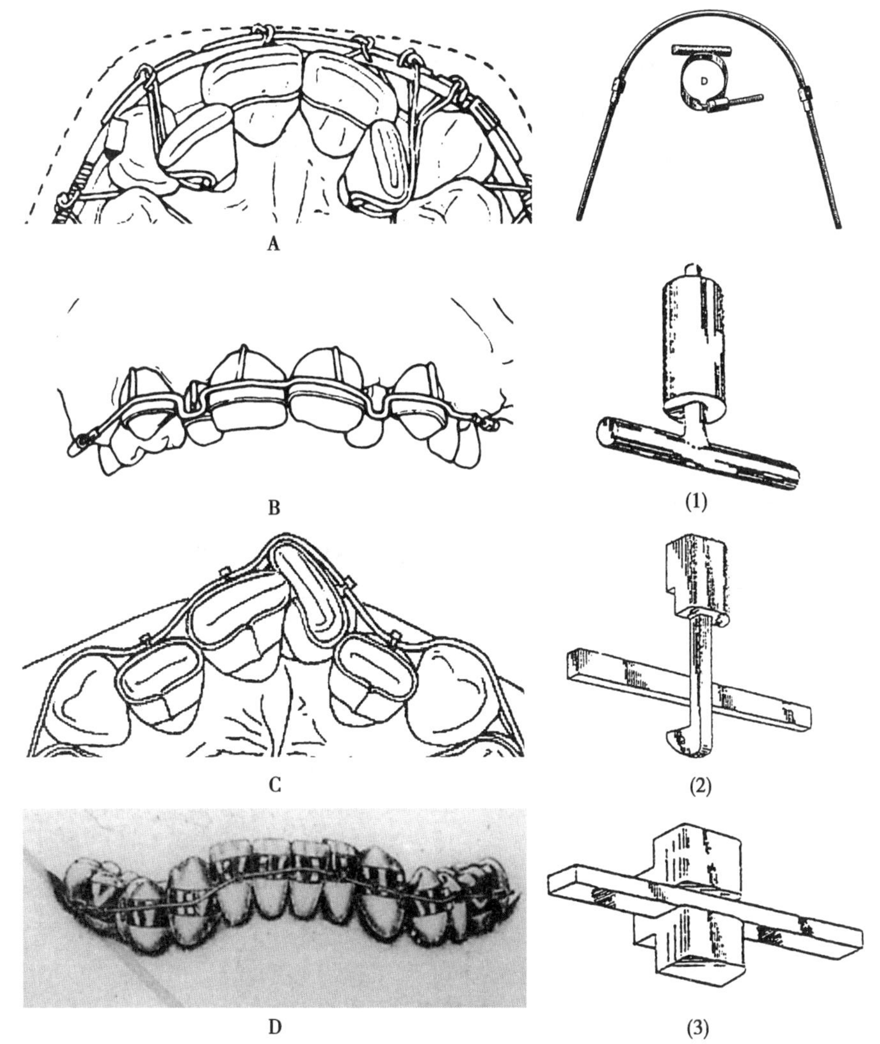

图 2-8-2　Angle 托槽设计

A. 扩弓装置；B. 钉管装置；C. 带状弓装置；D. edgewise 装置

丝弓矫治技术，通过预先将方丝弓矫治技术中需要在弓丝上制作的三个序列弯曲预成于托槽上，从而简化了医师弓丝弯制的操作过程。此外，如自锁托槽技术，通过弓丝性能改良及托槽自锁控制，不仅简化了弓丝拴扎，而且有益于早期治疗中的减小摩擦，有利于牙移动调整。因而这类预成托槽及其矫治技术在临床中推广发展较快。但是，所有这些技术（包括直丝弓系列、自锁系列等）并不能取代弓丝的弯制，仍离不开对方丝调整施力原则和方法的学习和力学原理的掌握。而且正畸治疗主要是针对不同个体、不同牙-牙槽异常及不同骨性不调的代偿性治疗，标准化的牙弓及托槽的预成设计解决不了千变万化的个性化治疗要求，也难以避免"利前不利后"或"利此不利彼"的矫治过程。因此，学习方丝弓矫治技术，不仅是正畸入门必须掌握的基础，同时，作为正畸治疗的主流方法，其技术仍在不断创新，edgewise 技术仍将是广泛应用于矫治临床中的最常用方法之一。

二、方丝弓矫治器的组成和基本操作

（一）常用材料

方丝弓矫治器主要由托槽、带环、矫治弓丝、颊面管及其他附件所组成。

1. 托槽（bracket）　托槽是方丝弓矫治器的重要组成部分，起"传力作用"。弓丝通过放入托槽沟而对牙施以各种类型的矫治力。托槽可由不同材料，如不锈钢、生物陶瓷或复合树脂制成，其宽窄、形态设计也可变化，但其基本结构由：槽沟、翼、基底三部分组成（图 2-8-3）。

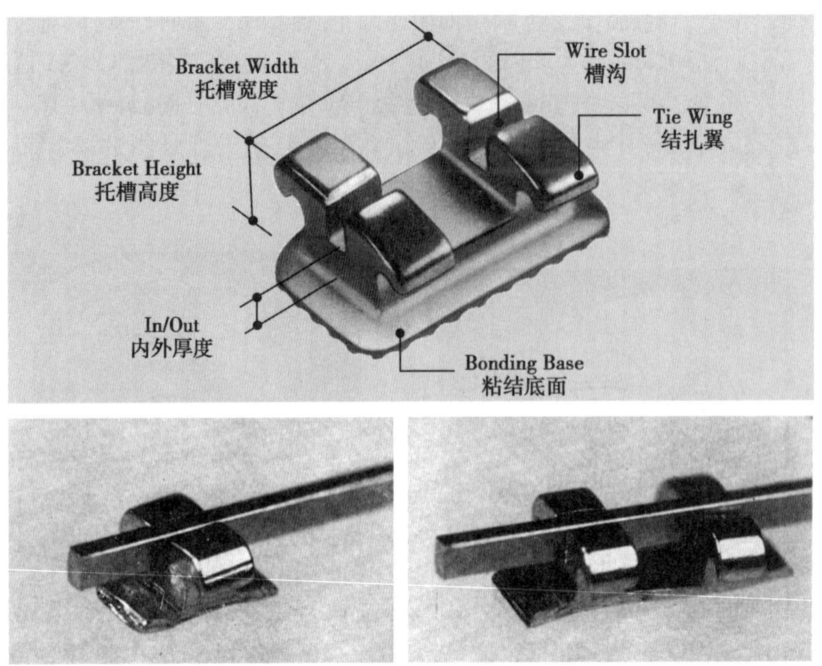

图 2-8-3　edgewise 托槽基本结构

(1) 槽沟(bracket slot):呈唇颊向水平开口,便于弓丝顺畅从唇颊面放入加力,标准方丝弓托槽宽度主要有两类:一类宽 0.46mm(0.018 英寸),另一类宽 0.56mm(0.022 英寸),两种类型的托槽系为配合相应规格的方形弓丝而设计。

(2) 托槽翼(bracket wing):便于结扎固定弓丝,翼上可附拉钩供牵引用。按托槽翼形态可分为单翼托槽、双翼托槽和三翼托槽。双翼托槽与方丝弓间有较大的接触面积,体积及宽度适中,并且也易于对扭转牙的矫治,因而广泛使用。单翼托槽接触面小,利于轻力倾斜移动,但如需改牙扭转时,可选择设计有侧翼簧的托槽如 Lewis 托槽、Lang 托槽等调整加力(图 2-8-4)。

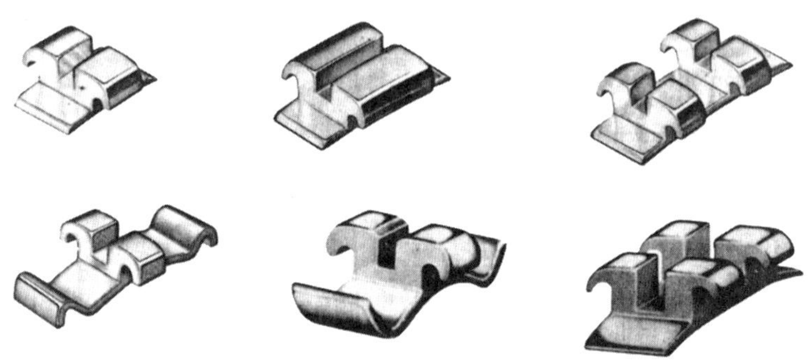

图 2-8-4　常用 edgewise 托槽形态

(3) 基底(bracket base):其形态设计主要为加强与牙面的粘结力,托槽基底面形态与各牙的唇颊面形态相适,托槽具有金属网格或刻蚀的底板(图 2-8-5),通过黏合剂,使托槽牢固地粘结于牙面上。同时,有的托槽基底上附设有横孔、竖孔,供后期插入附件调整,如 Broussard 托槽(图 2-8-113)等。早期的托槽基面为金属片,可焊接在带环上,再通过带环黏着在牙的唇、颊面上。但目前已很少应用,多改为粘结型托槽,用黏合剂直接黏着在牙面上。

2. 带环(band)　考虑到支抗,特别是口外支抗重力的传递要求及一些扭转牙改正中旋转施力等的治疗需要,方丝弓矫治器多要求在支抗磨牙及个别牙(如需改扭转的前磨牙、切牙等)上粘固带环。带环的作用与托槽相同,也是传力装置。带环由不锈钢片或合金片制成。要求与牙齿密贴地黏着,具有良

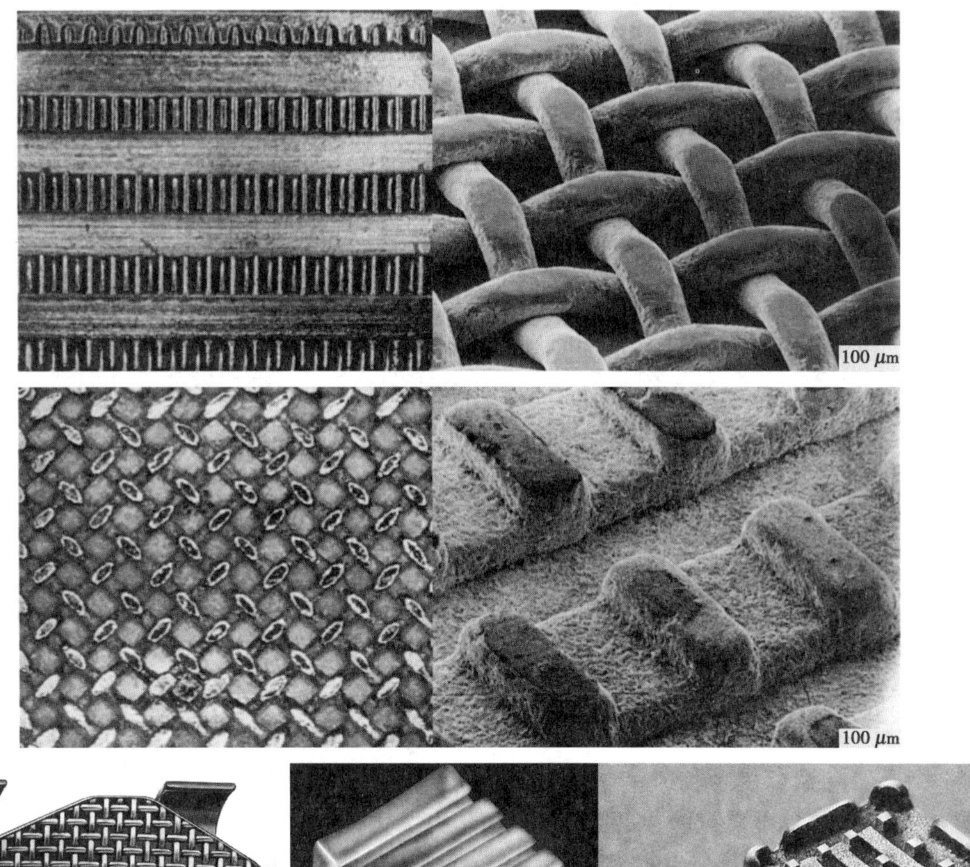

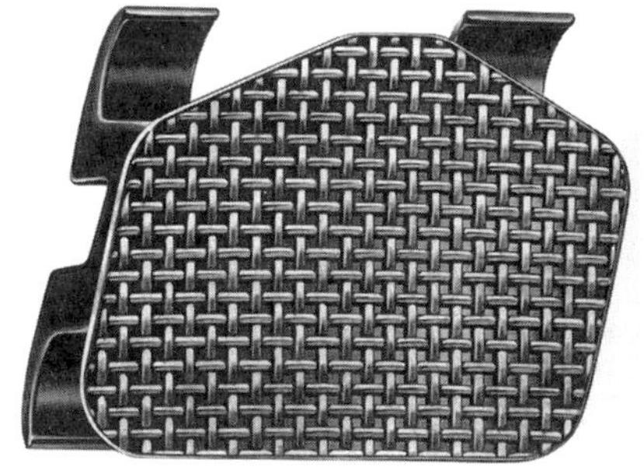

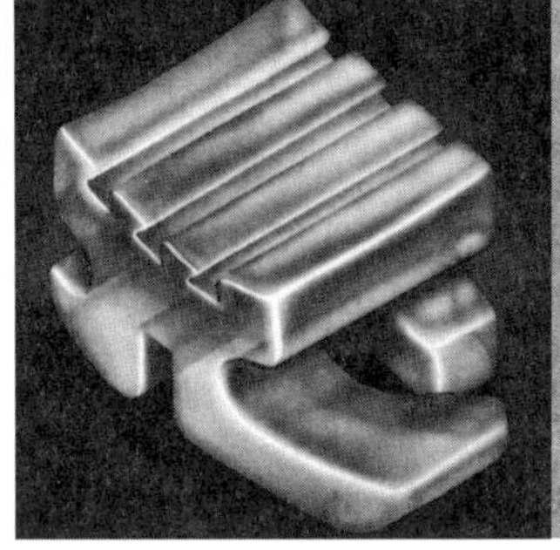

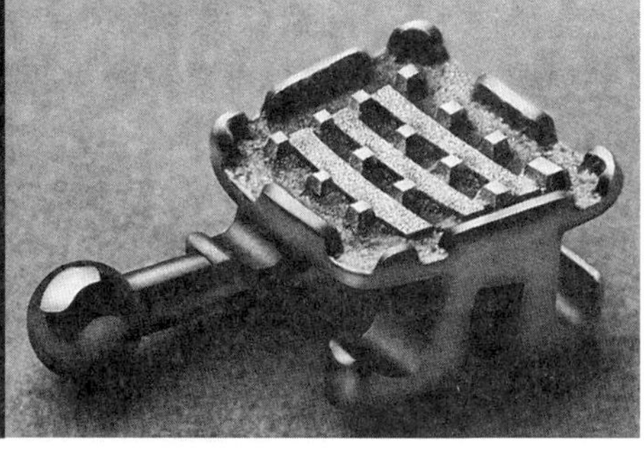

图 2-8-5　常用托槽基底形态

好的固位作用，不能妨碍咬合，对牙龈无刺激。带环可以通过技工个别制作，特别是对形态变异的磨牙。但目前多预制成各种不同大小型号的预成带环而直接选用（图 2-8-6）。

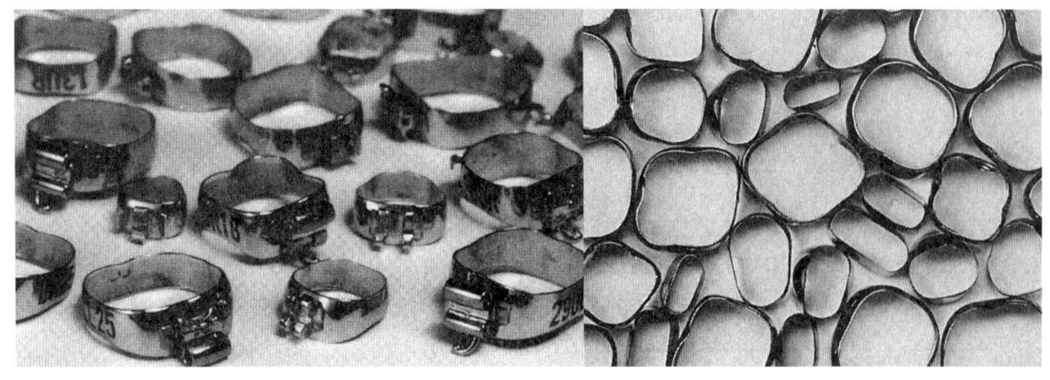

图 2-8-6　预成带环

3. 矫治弓丝（arch wire）　弓丝是固定矫治器中使用的主要力源，通过弓丝上的各种弯曲（水平、垂直、扭转）以达到牙的三向控制移动，就要求弓丝的粗细与托槽沟的大小相符或者略小于槽沟宽度。否则,弓丝放不进槽沟,也达不到矫治效果。

早期的方丝弓矫治器主要用方形丝,但现代方丝弓矫治器的矫治过程,并不是在所有步骤中全使用方形弓丝,而有些步骤,特别是前期阶段的治疗,已广泛使用圆形弓丝(round wire),如圆形钛镍合金丝、透明光纤丝、多股辫状丝等加力。而第二、第三阶段则多使用方形弓丝(rectangular wire),如不同粗细规格的不锈钢丝、钛合金丝、钴铬合金丝等,以对被移动牙进行三向调控(图 2-8-7)。

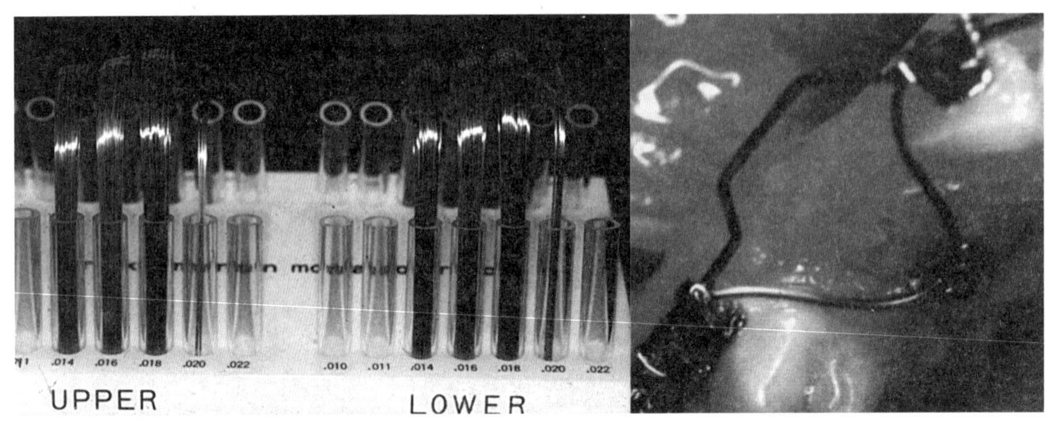

图 2-8-7　成品弓丝

方丝弓技术所使用的弓丝的规格,一方面取决于使用托槽的槽沟规格,另一方面亦取决于矫治的内容,现将一般常用托槽与弓丝适用范围概括于表 2-8-1。

表 2-8-1　常用托槽及弓丝的规格种类

托槽大小 / 弓丝规格	0.018″×0.025″ slot	0.022″×0.028″ slot
圆形丝 round wire	0.012″(0.30mm) 0.014″(0.36mm) 0.016″(0.41mm) 0.0175″(0.045mm) 0.018″(0.46mm)	0.014″ (0.36mm) 0.016″ (0.41mm) 0.018″ (0.46mm) 0.0195″ (0.50mm) 0.020″ (0.51mm) 0.021″ (0.053mm) 0.022″ (0.056mm)
方形丝 rectangular wire	0.016″×0.016″ 0.016″×0.022″ 0.017″×0.022″ 0.017″×0.025″ 0.018″×0.022″ 0.018″×0.025″	0.019″×0.026″ 0.020″×0.026″ 0.021″×0.025″ 0.0215″×0.0275″ 0.0215″×0.028″

方丝弓技术中所使用的弓丝材料大致有以下几类,不同的金属材质性能可供在临床中选择使用(详见第十章 第七节):

(1) 不锈钢丝:有较好的硬度最为常用、价廉。其不同的粗细、方圆、硬软度可用于各期治疗。临床常用者有以下方面:

1) 普通不锈钢丝(进口、国产均有市售);

2) 澳丝(专门的不锈钢圆丝,有粗细硬软约 16 种规格);

3) 辫状丝(麻花丝,由不锈钢细丝编织而成,有较好的弹性)。

(2) 镍钛合金丝:有弹力型、强力超弹型、记忆型、体温响应型(热激活)、加热硬化型等。具有良好回弹性和柔韧性，适于初期排齐和改扭转治疗。但可成形性差、不易焊接、易受口腔温差变化影响。

（3）β-钛丝（TMA）：其弹性及硬度，介于镍钛丝与不锈钢丝之间，适于治疗中后期应用。

（4）钴铬合金丝：有良好弯曲性及加热硬化性，适于复杂曲的弯制。

（5）玻璃纤维丝：透明无色，美观性好，但不能弯曲成形。适于治疗初期排齐应用。

（6）复合弓丝：多为焊接合成，不同段的弓丝具有不同的金属性能，如前段为细圆弹性丝，后段为粗硬方丝，适用不同牙段、不同支抗的牙调整移动。

（7）美学弓丝：多为在金属弓丝表面涂喷一层与牙齿色泽相近的瓷色，且不影响弓丝的性能，如在金属弓丝表面喷涂聚四氟乙烯树脂（Teflon coated wires）等，但存在涂层脱落的问题。

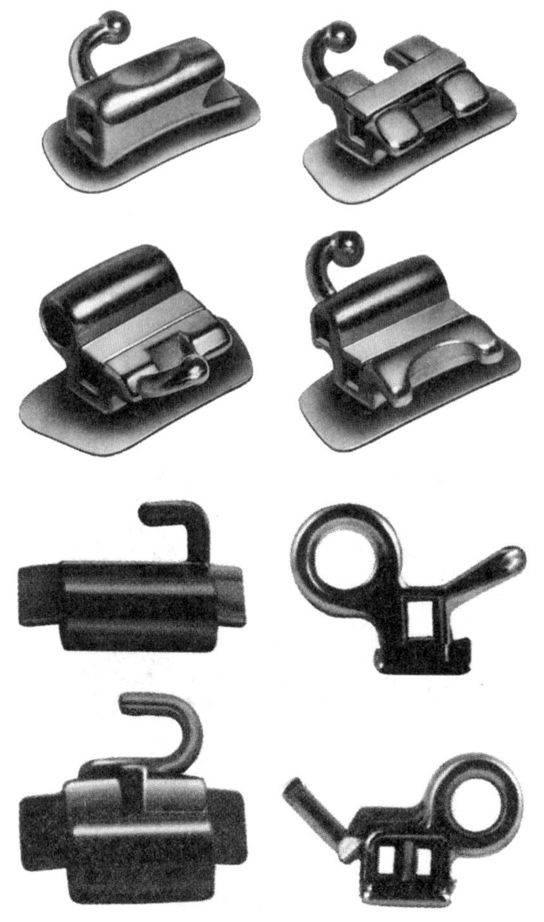

图 2-8-8　各种颊面管

4. 颊面管（buccal tube）　与托槽功能一样，属传力装置。多附于磨牙带环颊侧，供弓丝末端插入，又称为末端管，其优点为固位稳定，便于磨牙支抗和调整施力的作用。Angle 设计的早期颊面管上附有螺旋，以调整弓丝长度及张力。现代方丝弓技术所用的颊面管多用于第一、第二磨牙，供矫治弓丝末端插入管内对牙施力。

颊面管形态设计也有不少变化（图 2-8-8）：

（1）普通型：上颌磨牙颊面管：多设计为两管：①内径为方形的管（常用规格有 0.016″×0.020″、0.018″×0.025″、0.022″×0.028″）为插入方形弓丝用；②形状为圆形的管，口径较粗（内径多为 0.045 英寸及 0.051 英寸）靠𬌗向，系插入口外唇弓用；下颌磨牙颊面管，多为单方管。

（2）改进型：上下方形颊面管除主管外，也有改进增加了 1～2 个辅管，其靠龈方者为辅管，供辅弓丝插入。此外，第一磨牙颊面方管可为掀盖式，便于在第二磨牙粘结颊面管时，可掀去其表盖，弓丝从颊侧直接放入。

颊面管的近中龈方，多附有牵引钩，牵引钩弯向远中。通常成品磨牙带环的颊面均焊附有颊面管，根据临床需求选用。

（3）粘结型：市售颊面管也有本身带基底网者，可供直接黏合于磨牙唇面。临床运用中，如果磨牙颊侧受力不大，多采用此直接粘结式颊面管代替带环固位式颊面管。

5. 其他附件

（1）牵引钩（hook）：早期的方丝弓技术，多采用焊接方法在弓丝上焊小钩，用以进行颌内、颌间（Ⅱ类、Ⅲ类、垂直、斜行等）牵引。目前市售的颊面管上，其龈侧一般均附有末端向远中的小钩。有的托槽翼上（常在上颌侧切牙、上下颌尖牙托槽的远中翼龈方）也附有供牵引用的小钩。此外，有单个市售成品小钩：①滑动式：可套于弓丝上辅助牙牵引移动；②压接式：使用时可夹压或点焊在弓丝上，以达到各种牵引的目的（图 2-8-9）。

（2）舌钮（lingual button）：用于矫治牙扭转、舌倾、埋伏牙牵引等。多粘结于被矫治牙舌侧一定部位，或焊接于带环舌面部位，然后用弹性结扎线或橡皮链牵引矫治（图 2-8-10）。

（3）旋转垫（rotation wedge）：可直接撑垫于双翼托槽的一侧翼下（多放于唇向旋转侧），再压上主弓丝，将另一侧托槽翼拴孔加力，或导入结扎丝拴扎固定加力。常用于矫治牙扭转及扭转的过矫治（图 2-8-11）。

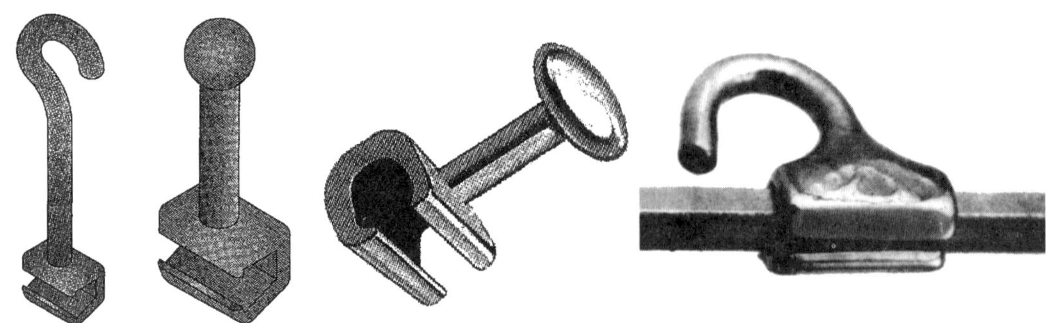

图 2-8-9　牵引钩

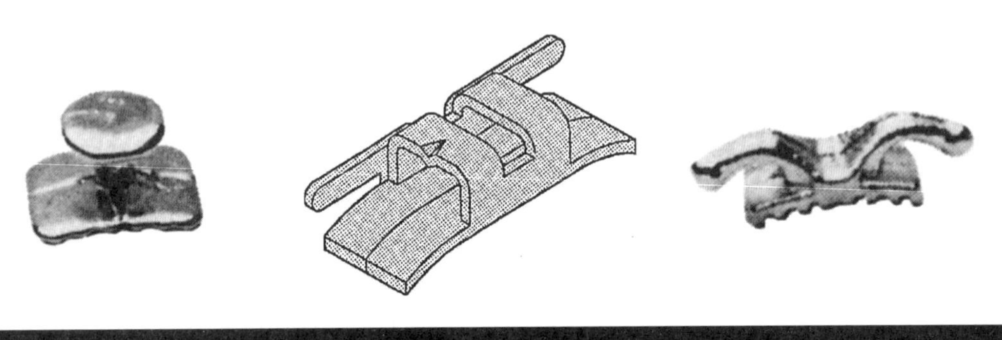

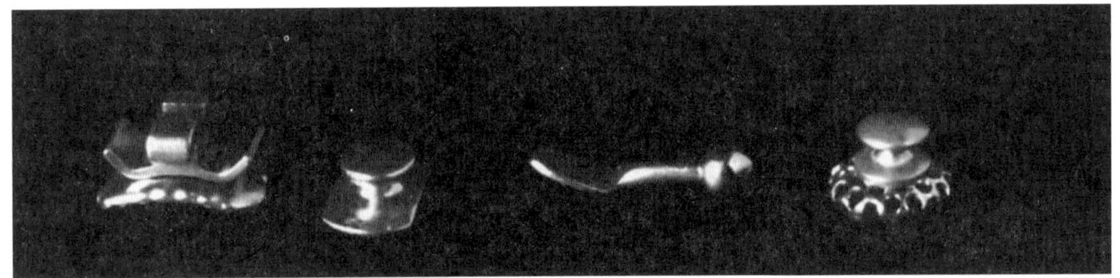

图 2-8-10　舌侧附件

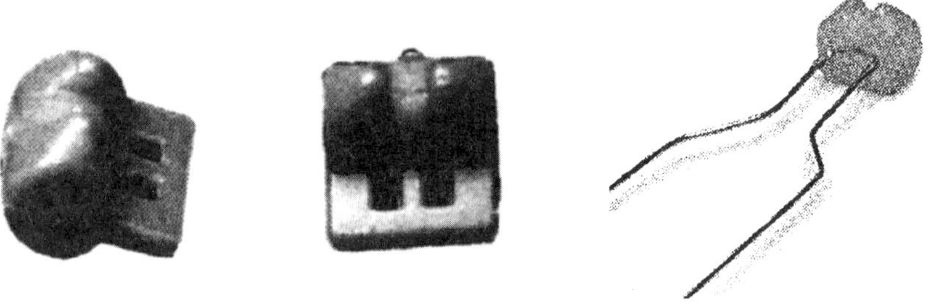

图 2-8-11　旋转垫

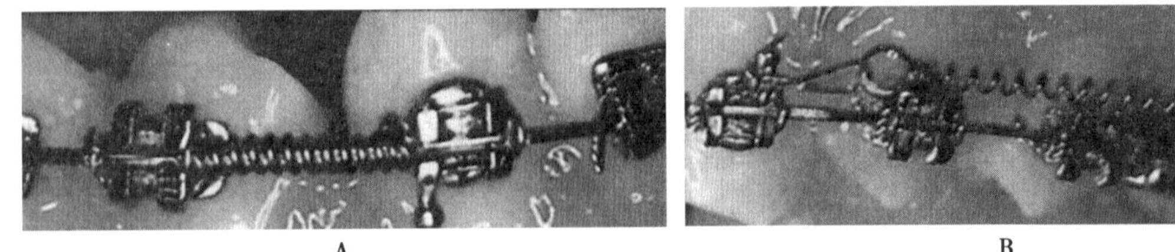

A　　B

图 2-8-12　螺旋簧

A. 扩大簧;B. 牵引簧

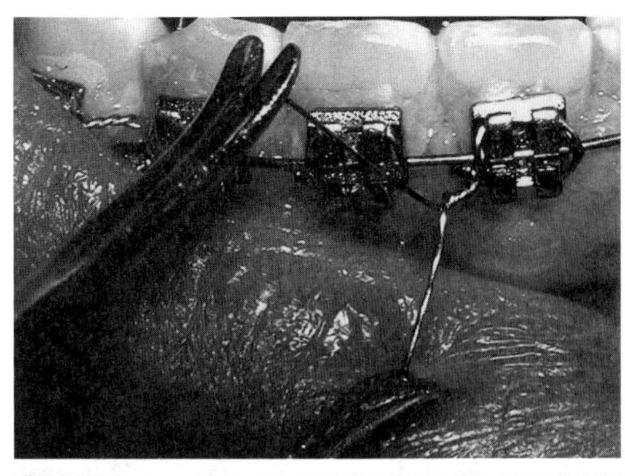

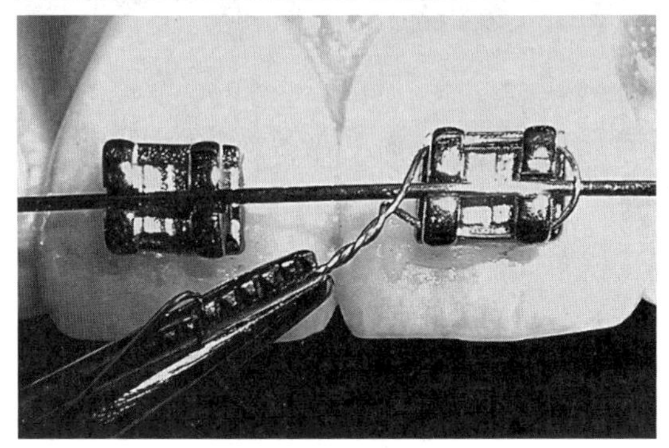

图 2-8-13　结扎丝及结扎

（4）螺旋簧（coil spring）：分为两类：牵引簧及扩张簧，均为成品（图 2-8-12A、B）。①牵引簧：螺旋间无间隙，利用牵拉伸长后的回弹力移动牙；②扩张簧：为螺旋间有间隙，利用压缩后的回弹力推动牙齿移动。例如：推尖牙向远中的尖牙间螺旋簧（intercanine coil spring）即属后者。

（5）结扎丝（ligature wire）：用于弓丝与托槽间或其他附件如舌侧扣、小钩间的结扎，以达到固定以及牵引牙移动的目的。常用的有两类：图 2-8-55C，附牵引钩，较粗（0.31mm），结扎后利用小钩进行牵引；图 2-8-13 为一般常用结扎丝（0.25mm），较前者细。此外，还有更细者（0.20mm），常用于 8 字结扎或牙间加力。

（6）橡胶圈（latex elastic）：市售有成品，多用于口内（intraoral）颌内及颌间Ⅱ类、Ⅲ类、垂直、斜行等牵引。其常用规格如表 2-8-2。

表 2-8-2 中各种规格是以其直径大小分类，在每一种规格中，又分为：柔力 71g（2.5oz）、中等力 128g（4.5oz）、重力 184g（6.5oz）。使用时应根据情况选用，一般被牵拉 1 倍长时可发挥最佳力值。

另一类为专用作口外（extraoral）牵引，如 headgear 等用的橡胶圈。其形态较粗，其力多采用两种：柔力 227g（8oz）；重力 455g（16oz）。参见下表 2-8-3：

表 2-8-2　口内橡胶圈的规格

口内（intraoral）	○	○	○	○	○	○	○
直径（英寸）	1/8″	3/16″	1/4″	5/16″	3/8″	5/8″	3/4″
直径（毫米）	3.2mm	4.8mm	6.4mm	7.9mm	9.5mm	16mm	19mm

表 2-8-3　口外橡胶圈的规格

口外（extraoral）	○	○	○	○
直径（英寸）	1/4″	5/16″	3/8″	1/2″
直径（毫米）	6.35mm	7.9mm	9.5mm	12.7mm

此外，临床上多使用的橡胶圈还有：①用于关闭间隙及牵引加力的弹力链（elastic chains & power chain）；根据链圈间距一般有三种：长距（long）、短距（short）、无距（closed），供选用。②用于分牙用的橡胶圈（radio-opaque separators），使用专门的分离钳操作。③用于结扎用的橡胶圈（elastic ring ligatures），可有多种颜色供儿量选用，以及其他结扎牵引用橡胶产品，如弹性结扎线（elastic thread ligatures）等（图 2-8-14）。

（7）辅簧（auxiliary spring）

1）正轴簧（uprighting spring）：现代方丝弓技术，初期多采用细圆丝，由于弓丝径多小于槽沟径，实际上也是一种有限的倾斜移动。此外，个别倾斜严重的牙，常需扶正后才能放入弓丝，为此，常需对倾斜牙进行正轴。正轴簧的作用是竖直冠根（crown and root paralleling）。目前一些托槽基底上附垂直竖孔

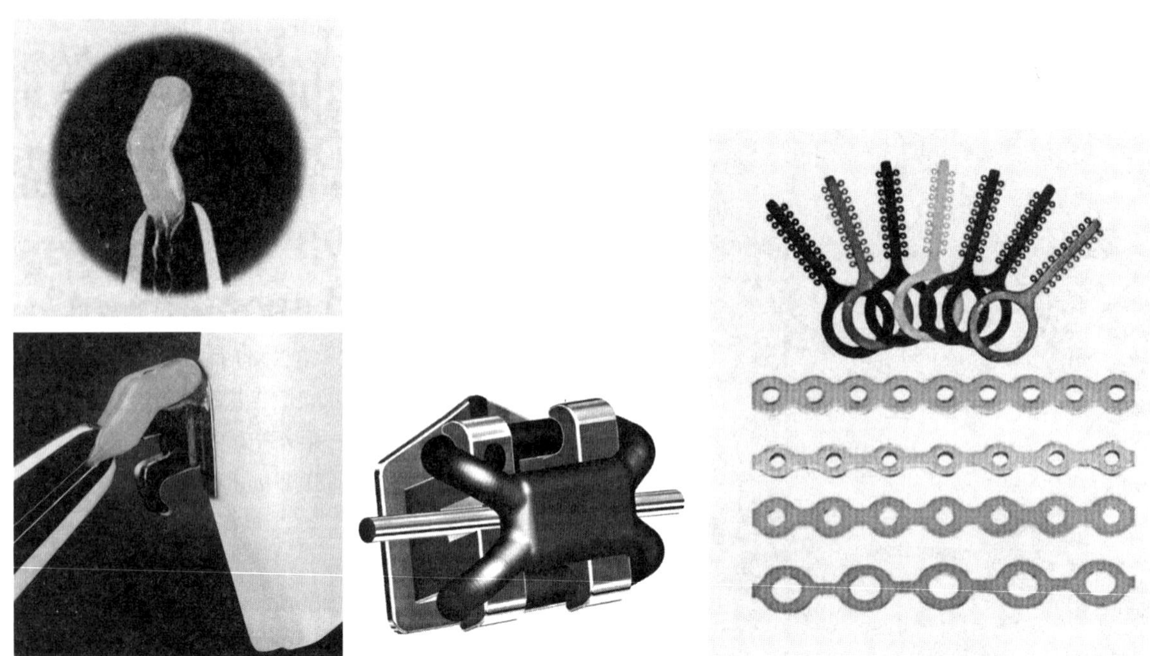

图 2-8-14　各类橡胶圈

的设计，如布萨托槽（图 2-8-113），就是供正轴簧插入正轴或改扭转时使用。图 2-8-15A、B 为两种简单的正轴簧设计。

2）旋转簧（rotating spring）用以协助改正牙扭转（图 2-8-15C）。

3）尖牙后移簧（canine retractor spring）用以协助尖牙远中移动（图 2-8-116）。

（二）方丝弓技术的基本操作

方丝弓技术的基本操作过程包括：带环的戴入、托槽的粘结、弓丝的弯制、拴扎固定、牵引加力等。

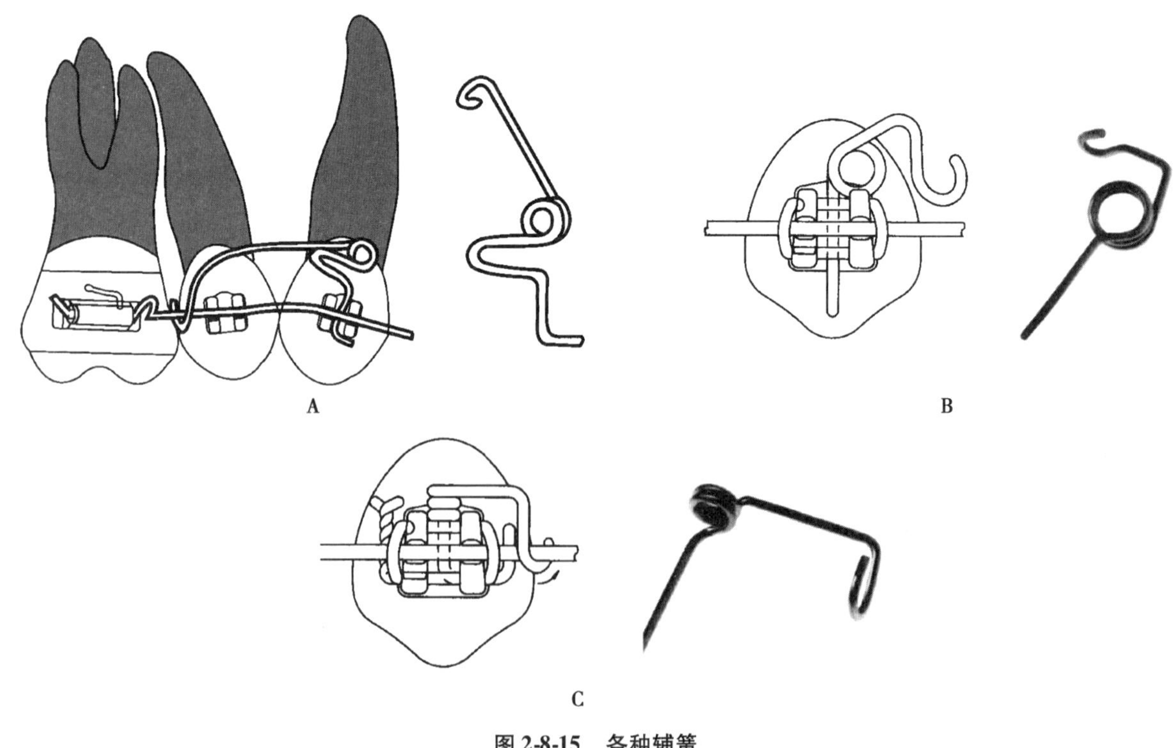

图 2-8-15　各种辅簧
A、B. 正轴簧；C. 改扭转簧

1. 带环的戴入（由于目前已有各种成品带环供市，故带环的制作过程不做特别介绍）

（1）分牙：要顺利放入带环，必须将要戴入带环的牙齿与相邻牙进行分离，常用分牙方法有以下三种（图 2-8-16）：

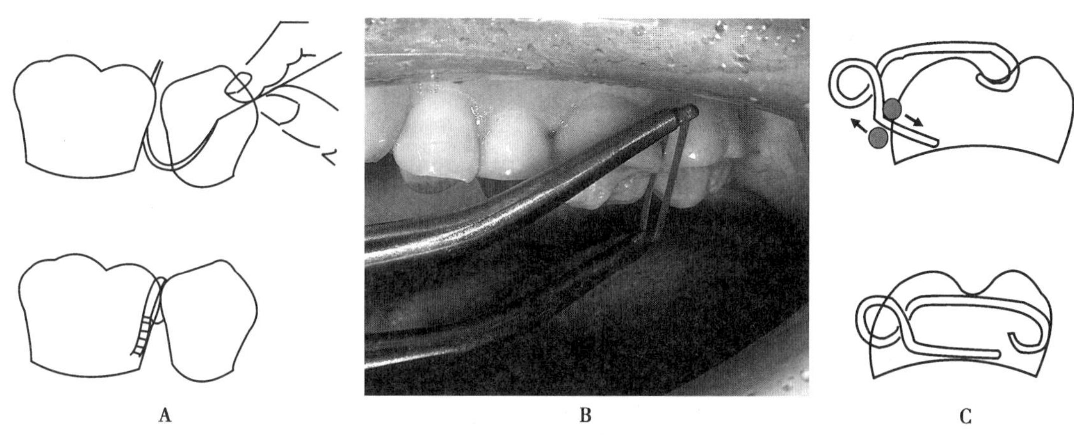

图 2-8-16 常用分牙方法

A. 细铜丝分牙；B. 橡胶圈分牙；C. 分牙簧分牙

①细铜丝：在牙间穿入细铜丝（穿入前应将铜丝末端压平，并形成弧形）拴拧后，末端应埋向牙面，以免刺伤牙周组织及颊黏膜。

②橡胶圈：用特制的分离钳（elastic separating plier）将分牙用橡胶圈压入欲分离的牙间。

③分牙簧：用麦氏镊、持针器夹持分牙簧插入牙间。

（2）带环的试戴：成品带环可在模型上先比试挑选适合后戴入。当牙体畸形严重或特殊需要时，可取模用间接法制作个别带环，也可在椅旁按直接法在口中制作完成。注意：试戴入带环后，咬合侧应暴露出功能尖，并与牙面，特别是沟裂部压贴紧密，不下沉，无撬动。龈侧一般应离龈缘 2mm。不应对龈有压伤（用口镜检查牙龈不发白）。

（3）带环的粘结：一般用含氟的玻璃离子黏合剂，粘结位置应正确、稳定、贴合。否则，带环位置下沉，会造成牙周创伤、带环移位，会导致磨牙创伤、松动、前牙开𬌗等。

2. 托槽的粘结　在托槽的粘结中，应注意从正确的方向观察牙齿及调整托槽位置。

（1）托槽的位置：托槽在牙面的固定位置必须正确，否则会影响矫治的效果。由于牙齿的形态及轴倾程度等不同，以及不同的矫治原则，如拔牙矫治与不拔牙矫治，故托槽粘结的位置也有不同要求。

1）高度：是指由牙尖或切缘至托槽沟的垂直向距离。不同的学者有各自不同的平均标准高度设计，临床上使用托槽定位尺测定。但应注意对不同差异的牙要做一定调整。例如，咬合不正而无咬合接触磨耗的牙、冠缺损的牙、矫治后需修复的牙、萌出不足的牙、过度扭转的牙、有咬合创伤的牙、牙槽萎缩的牙等，在测距时应作必要调整。国人一般常用的参考高度如图 2-8-17。

2）轴倾度：正常的牙齿排列后，其牙冠的长轴在牙面上的位置有一定的近远中生理倾斜度，因而，托槽的位置亦需要考虑有一定的轴倾度（详见第九章）。另外在拔牙矫治中，要求牙齿保持良好的冠根平行移动，也需要托槽在牙面形成一定的轴倾度以利于牙根的同时受力，而随牙冠同方向移动。临床操作中，可按“菱形四边”方向微倾放置托槽，使其倾斜方向与菱形边平行方向一致（图 2-8-18A），常用拔牙及不拔牙的托槽倾放置方向如图 2-8-18B。

3）近远中位置：原则上，托槽的中心应与牙冠的唇（颊）面中央一致。但应充分考虑其矫治后复发及牵引中旋转的可能性，常需过矫治。①扭转牙：托槽粘结位置应微靠舌向扭转侧（以利于改正扭转）；②拔牙后：应微偏拔牙隙侧（以防邻牙向拔牙隙旋转）；③磨牙颊面管：一般应平行于牙弓并微偏近中侧，以防磨牙前移中近中旋转（图 2-8-19）。

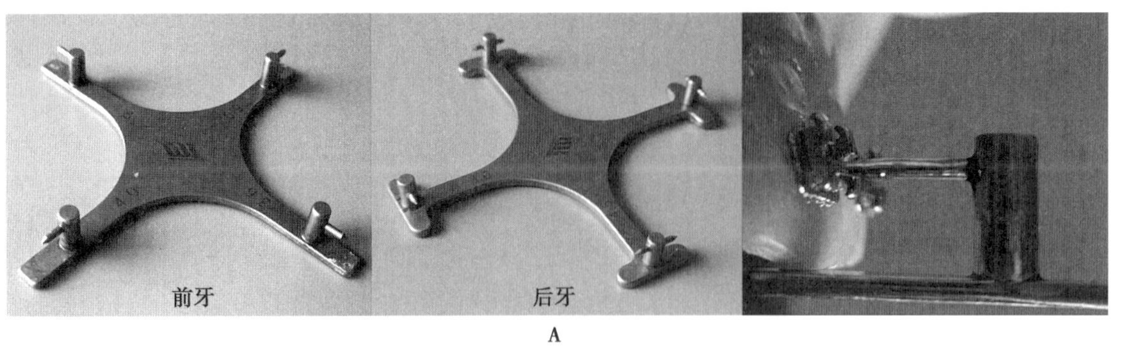

A

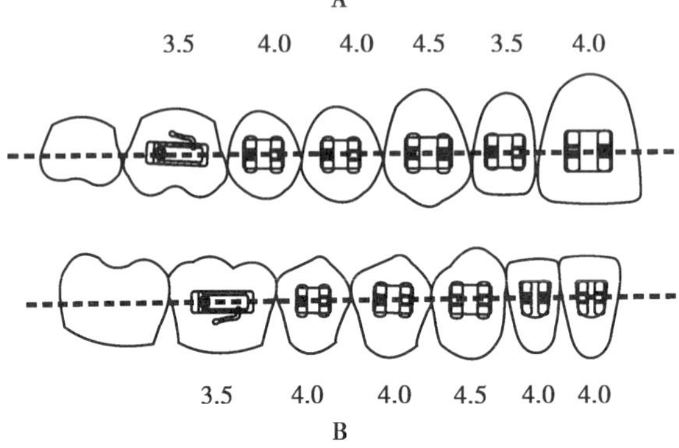

B

图 2-8-17　常用托槽粘结参考高度

A. 用刻度尺(bracket positioning gauge)定位托槽高度;B. 常用托槽高度参考位置

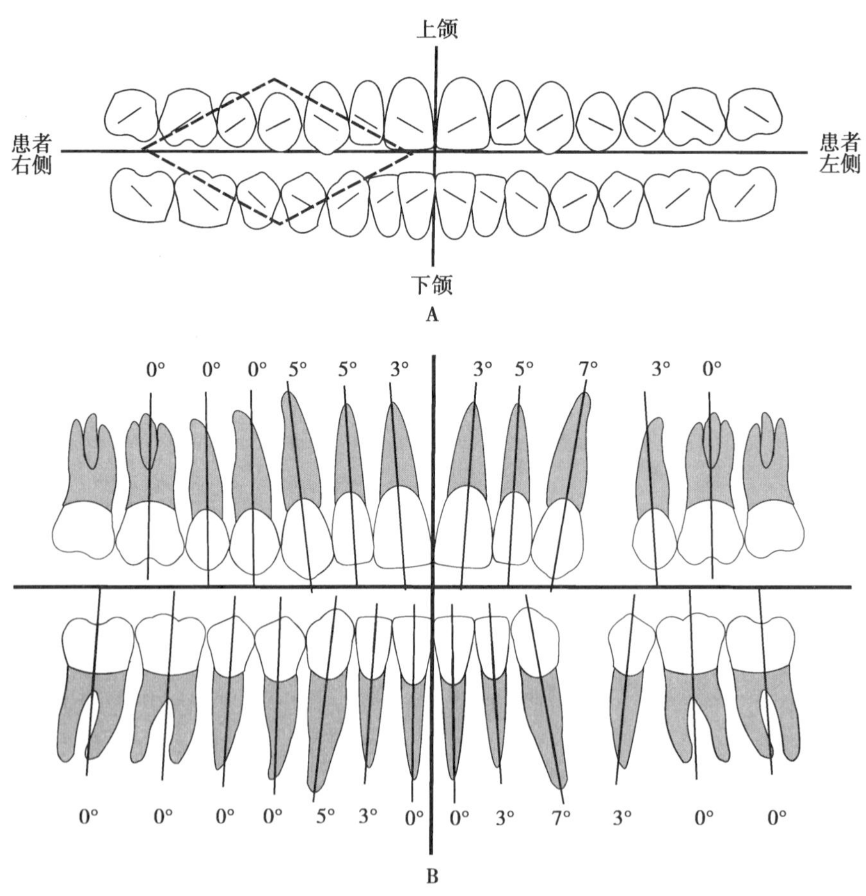

B

图 2-8-18　托槽倾斜参考角度

A. 调整托槽倾斜的菱形边参考线;B. 非拔牙及拔牙的倾斜角度差异

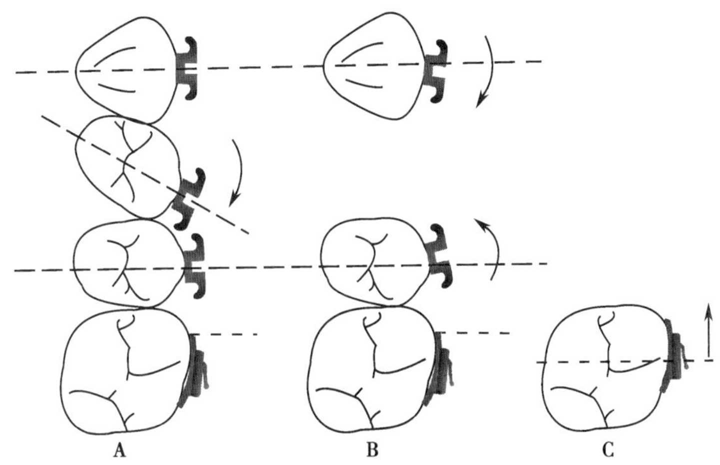

图 2-8-19　托槽及颊面管近远中参考位置

A. 扭转牙置于偏舌向扭转侧；B. 拔牙后置于偏缺隙侧；C. 颊面管置于略偏近中

（2）托槽粘结方法

1）直接粘结（direct bonding system，DBS）是 20 世纪 70 年代以来在正畸临床上广泛应用的一项技术，将托槽用黏合材料直接黏着于牙面上替代了原来在每个牙上制作带环，被认为是口腔正畸领域中的一项重大革新。直接粘结具有以下优点：①节省操作时间和材料；②简化了操作；③在一些萌出不全牙上也可应用；④由于不必采用带环，矫治完成后不遗留牙间隙；⑤若采用透明托槽可减小对美观的妨碍。

2）间接粘结（indirect bonding technique），也是目前推广的方法，即预先在模型上完成托槽定位，再用硅橡胶或塑胶壳罩转移到患者牙上完成粘结。后者定位准确，简化了椅旁操作，但需技工室操作，较费时是其缺点，现多用于舌侧托槽的粘结。

3）分步粘结：临床上，并不是一开始就必须对每颗牙粘结托槽，对过度拥挤扭转的牙、错位严重的牙、覆殆过深的牙、阻萌的牙、牙周病松动的牙等，可示情况先不粘结托槽，待间隔开拓足够及牙周条件改善后，再分步粘结托槽。

（3）操作步骤

1）清洁牙面：以细磨光粉用杯状橡皮轮清洁牙面，清水冲洗，酒精擦洗后吹干。

2）牙面酸处理：用小棉花片或吸水纸片浸透酸蚀剂，涂敷在牙面要黏着的位置，敷贴范围应略大于托槽板面积。处理时间为 60～90 秒。除去敷贴棉片后，以清水冲洗牙面并吹干，处理后的牙面呈白垩状。

3）粘结：隔离唾液，保持牙面完全干燥。按要求调制黏合材料，取适量黏合材料涂于托槽基背板上，置于所要求的牙面位置上并稍加压。

4）边缘处置：粘结加压后，应再观察托槽位置，可用口镜协助。注意粘结厚度不宜厚，以薄且密贴最佳，应去除边缘溢出的多余的材料，封闭边缘。调整后不能再移动托槽（光固化者用紫外光处置），当黏合剂完全固化（约 7～10 分钟）后，托槽即可承受矫治力。

3. 矫治弓丝的弯制　方丝弓矫治器所使用的矫治弓丝要求良好的弹性，以及稳定性。在方丝弓矫治器的矫治过程，并不是在所有步骤中全程使用方形弓丝，特别是第一阶段排齐牙齿的步骤中现多采用圆形弓丝（round wire）。而第二、第三阶段则多使用方形弓丝（rectangular wire），所使用的弓丝的规格，一方面取决于使用托槽的槽沟规格，另一方面亦取决于矫治的目标。

（1）标准弓及方丝弯制中的三个序列弯曲

1）标准弓（standard arch form）的选择及预成：标准弓是按平均值预成的，临床上目前已有各种大小规格的成品弓丝可供选用，故不必再在矫治前先弯制，使用时根据个体牙弓形态大小选择并稍加调整即可。但若取材于非预成的弓丝，则需要使用弓丝钳或弓丝弧度形成器（arch former），按个体模型上的牙弓大体形态，先形成具有一定牙弓形态的弧度，并确定弓丝的中点（即中切牙中缝点），然后调整弓丝

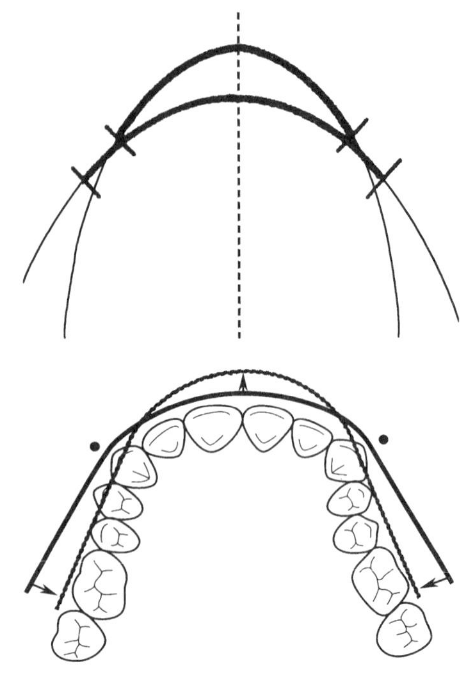

图 2-8-20　弓形的调整(尖牙和第一恒磨牙间宽度)

弧度,主要是调整 3—3 间宽度及 6—6 间宽度(图 2-8-20),使与预成图上的弧度或模型上预计矫治后的弧度基本一致。

标准弓的形态按大小一般分为宽、中、窄三型;若按形态观可分为:尖圆、卵圆、方圆型三类(见图 2-10-40),弯制或选择标准弓形时,应注意对照个体模型、面型(个体面型多与弓形相似),把握以下几点:

■ 前牙间宽度(尖牙间):决定前牙弓弧形(尖窄、圆宽)及前牙突度;

■ 中段弓形(尖牙-磨牙):

- Bonwill-Hawley 弓为直线
- Brader 弓为明显弧线
- Ricketts 弓为轻度弧线

■ 后段牙弓宽度(第一恒磨牙间):决定着后段牙弓宽窄及后牙颊向或舌向倾斜;

■ 咬合曲线:决定着上下咬合协调和预后。

在方丝弓的弯制中,有 3 个基本的序列弯曲是常规的,即三个方向(水平、垂直、扭转)的序列弯曲,系按矫治牙做不同方向移动的需要而设计。在弯制弓丝中应注意手法:钳喙主要起夹持弓丝的作用,弯制弓丝主要依靠指腹压力,系手指的指腹动,不是钳动,同时,应注意使钳缘与弓丝的夹持角度成 90°,以避免弓丝扭旋(图 2-8-21)。

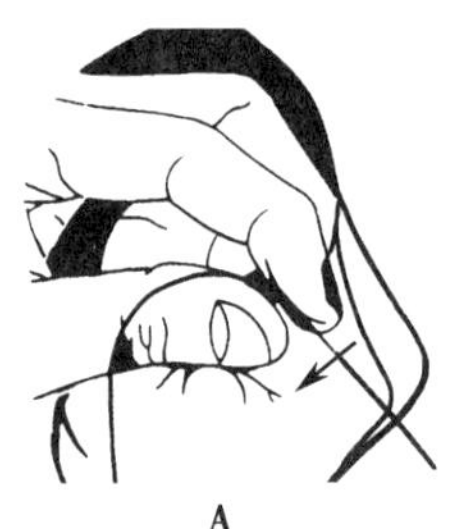

A

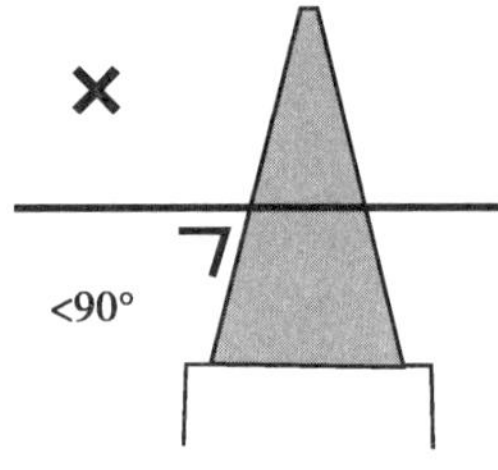

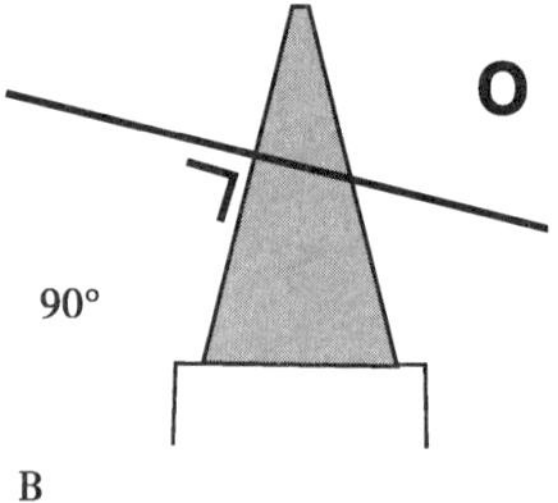

B

图 2-8-21　弓形的弯制

A. 手指动,不是钳动;B. 夹持角度成 90°

2) 第一序列弯曲(first order bend):是在矫治弓丝上作水平向的一些弯曲,主要引导牙做唇舌向调整移动,常用有 4 种基本类型的弯曲:内收弯(inset),外展弯(offset)、内倾弯(toe-in)、外倾弯(toe-out)(图 2-8-22)。

■ 内收弯(inset):具体弯制方法是用小尖头技工钳夹紧所需作内收弯的部位,在钳子的近中侧将弓丝向舌侧弯,远中侧则向唇、颊侧弯,该部位即呈内收弯。

■ 外展弯(offset):弯制方法是与内收弯的弯制方法相反,即在钳子的近中侧将弓丝向唇、颊侧弯,而远中侧向舌侧弯。

■ 内倾弯(toe-in):系水平向的末端调整,即从末端颊面管近中夹持弓丝,将其末端沿水平面向内弯曲。可调控支抗磨牙做远中舌向旋转,及抵抗磨牙近中颊牵引前移时可能产生的近中舌向旋转力。

■ 外倾弯(toe-out):系水平向的末端调整,即从末端颊面管近中夹持弓丝,将其末端沿水平面向外弯曲。可调控支抗磨牙远中颊向旋转,常用于磨牙的调整移动。

上颌弓丝的第一序列弯曲:主要包括在两侧中切牙与侧切牙间弯制内收弯及在两侧侧切牙与尖牙间、两侧第二前磨牙与第一恒磨牙间弯制外展弯,及在磨牙颊面管前部将末端弓丝舌向内倾弯或向颊方的外倾弯。

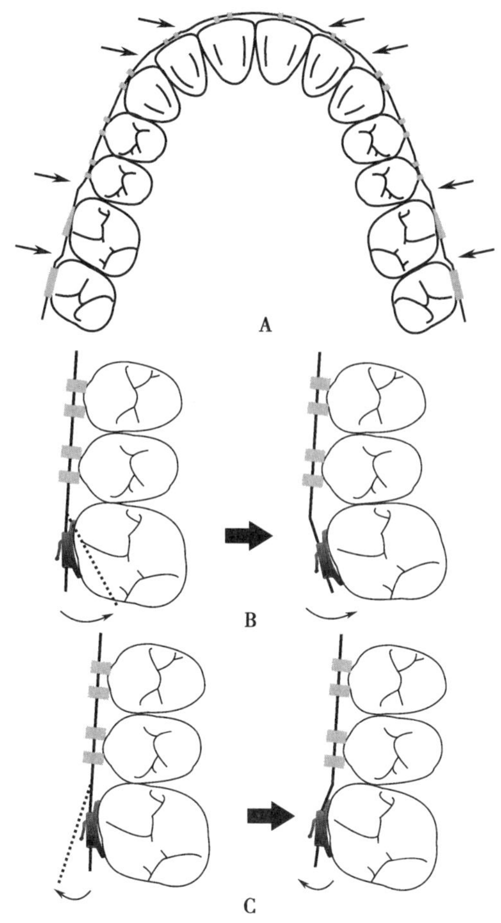

图 2-8-22 弓丝第一序列常用基本弯曲

A. 侧切牙内收弯、尖牙和磨牙外展弯;B. 末端内倾弯;C. 末端外倾弯

下颌弓丝的第一序列弯曲:主要包括在两侧侧切牙与尖牙间,第一前磨牙近中面后移 0.5mm 处,及第二前磨牙与第一恒磨牙邻接部位后 1mm 处作外展弯,而无内收弯。弓丝末端亦需作向舌侧的内倾弯曲或颊向外倾弯曲。下颌弓丝开始弯制时,其前部的基本弧度应与预成弓形图上之前部弧段离开 1mm,以使适应上下前牙间存在的正常覆盖关系。这样完成第一序列弯曲后的上下弓丝能完全协调一致(图 2-8-23)。

第一序列弯制后,弓丝应完全保持水平,而不应出现任何其他方向的扭曲,上下弓形协调(图 2-8-23,图 3-16-28)。弓丝弯曲完成后的上下颌弓丝代表正常牙弓水平向的自然生理弧度,弓丝拴扎入托槽后,通过弓丝弹力对轻度舌、唇、颊向错位及扭转的牙进行矫治移动,可使牙齿的排列逐渐达到正常生理形态位置。

3）第二序列弯曲(second order bend):是矫治弓丝在垂直向的弯曲,这类弯曲可使牙升高或压低,亦可使牙前倾或后倾。常用第二序列弯曲有:后倾弯(tip back bend)、前倾弯(tip forward bend)、屋顶样弯(gable bend)、前牙轴倾弯(axial positional bend)。

■ 后倾弯(tip back bend):弯制方法是将技工钳夹住所需作后倾弯的部位,在钳子远中将弓丝向龈方弯曲(约 30°),近中部则将弓丝向𬌗方弯。在弓丝邻近末端管的前部做向龈方的弯曲,常称为末端后倾弯。

■ 前倾弯(tip forward bend):弯制方法同上,只是钳子近远中所弯的方向与后倾弯相反,钳子远中向𬌗方弯而近中向龈方弯。在上下颌弓丝弯制以上各弯方法相同。

第二序列弯曲中,选用后倾弯还是前倾弯,一般依不同类别的错𬌗而定,后倾弯有防止支抗牙前倾的作用力,在打开前牙深覆𬌗,或舌向移动前部牙齿的一些病例中选用。此弯放置的部位,常在第一、第二前磨牙及第一恒磨牙的靠前部位。前倾弯的应用与后倾弯相反,可有伸长前牙作用,故常用在前牙开𬌗的病例。而设计在弓丝中份局部的前-后垂直向倾弯,又称刺刀样弯曲(bayonet bend),多用于个别牙

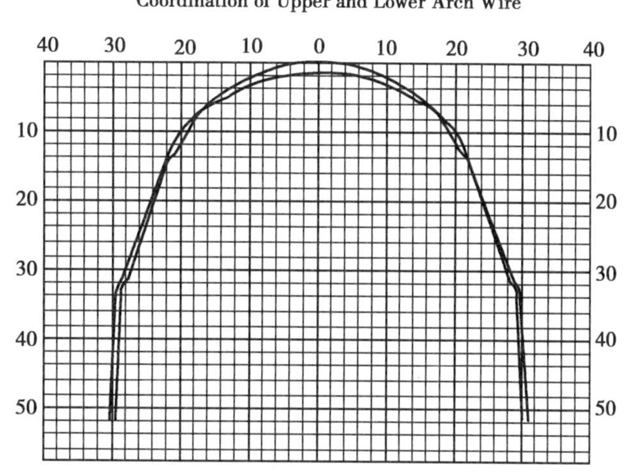

图 2-8-23 第一序列弯曲及上下协调后的形态关系

改轴倾（图 2-8-24）。

■ 屋顶样弯（gable bend）：系在弓丝上形成的垂直向“∧”状弯曲。多与垂直曲、关闭曲（closing loop）同用。主要用于近远中控根移动。在关闭拔牙间隙时控根，可一定程度防止缺隙两侧的牙冠在关闭过程中向缺隙侧倾斜（图 2-8-25）。

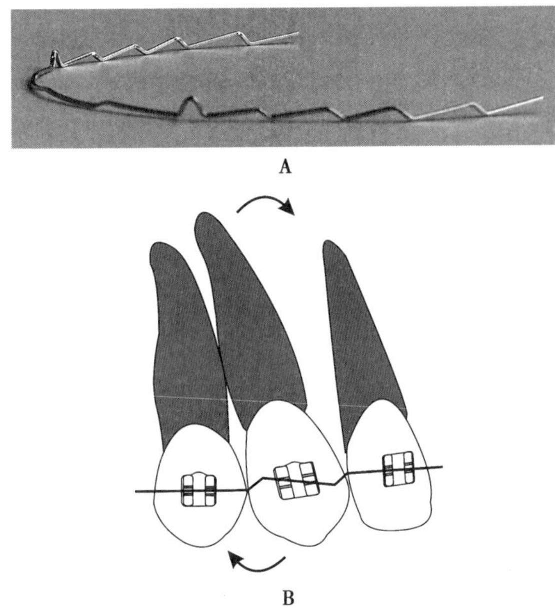

图 2-8-24　第二序列弯曲
A. 后倾弯；B. 垂直向刺刀样弯

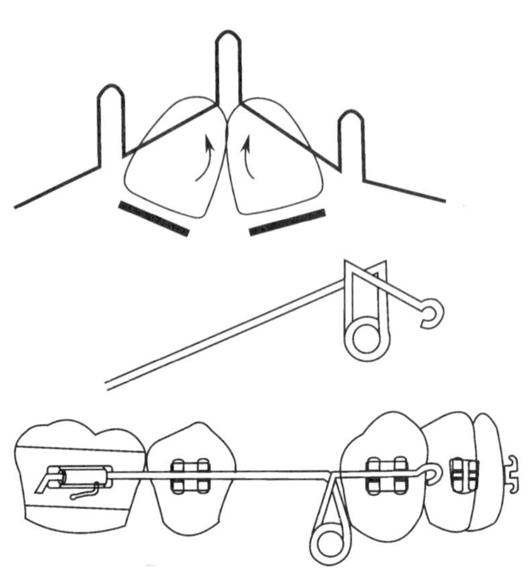

图 2-8-25　第二序列弯曲（屋顶样弯）

■ 前牙区轴倾弯（axial positional bend）：系在上颌中切牙及侧切牙部位弯制，使切牙保持正常𬌗时的轴倾度，以维持切牙区的良好外观。故又称前牙美学弯，正常𬌗侧切牙的轴倾度应大于中切牙的轴倾度，下切牙一般不作轴倾弯，因为正常𬌗下切牙的轴倾角不大（图 2-8-26）。

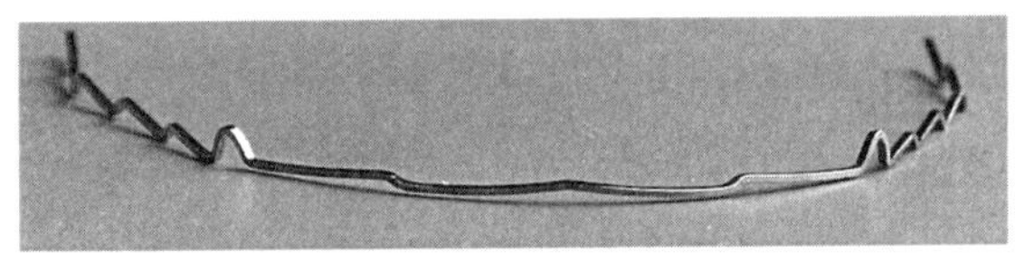

图 2-8-26　第二序列弯曲（前牙轴倾弯）

属于矫治弓丝的第二序列弯曲较多，如各种水平及垂直关闭曲（closed loop）、牵引钩曲（tie back bend），以及弓丝在颊面管末端的末端后锁弯（cinch back bend）（详见后述）。

在方丝弓矫治器的应用中，第一、第二序列弯曲，均可在圆形弓丝或方形弓丝上弯制。

4）第三序列弯曲（third order bend）：只能在方形弓丝上完成。这类弯曲是在方形弓丝上形成唇舌向转矩（torque）扭曲度，产生转矩力，这也是方丝弓技术的最大特点。转矩力的应用主要为对矫治牙的牙根做唇颊、舌向的控根移动，及可在拔牙矫治病例中增加前牙支抗、控制前牙冠的唇舌向倾斜，保持牙根平行。转矩移动可分为：

■ 根舌向转矩（lingual root torque）。

■ 根唇（颊）向转矩（labial root torque）。

由于转矩力本身存在一对力偶，故根舌向转矩亦即为冠唇向转矩（labial crown torque），而根唇（颊）向转矩亦即为冠舌向转矩（lingual crown torque）。对牙齿施以根舌向转矩力时可使牙根舌向移动及牙冠唇向移动；而对牙施以根唇（颊）向转矩力时，可使牙根唇（颊）向移动及牙冠舌向移动（图 2-8-27）。但在临床上，我们所强调的转矩，主要应用于对根的唇舌向控制。

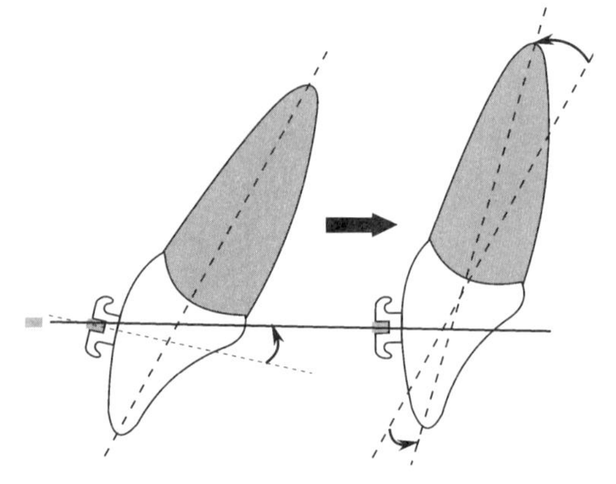

图 2-8-27　牙根唇向转矩示意图

在矫治弓丝上作转矩弯曲时，多需要有两把专用的转矩钳。在做切牙根舌向转矩时，将两把转矩钳以钳头相对的方向夹住弓丝需进行转矩弯曲的部位（图2-8-28），左手持钳夹于所需加扭矩力弓丝之远中侧，钳头方向朝向唇侧，右手持钳夹于所需加扭矩力弓丝之近中侧，钳头方向朝向舌侧，两钳子的头部相互靠上，以左手钳子夹紧固定不动，右手钳子在夹紧弓丝的情况下做向龈向的旋转，而使产生转矩，转矩的大小与所作旋转的程度有关。这样弯制的转矩为根舌向转矩。若在左手钳子夹紧固定不动，右手钳子紧夹弓丝的情况下做𬌗向的旋转，则产生的转矩为根唇向转矩。

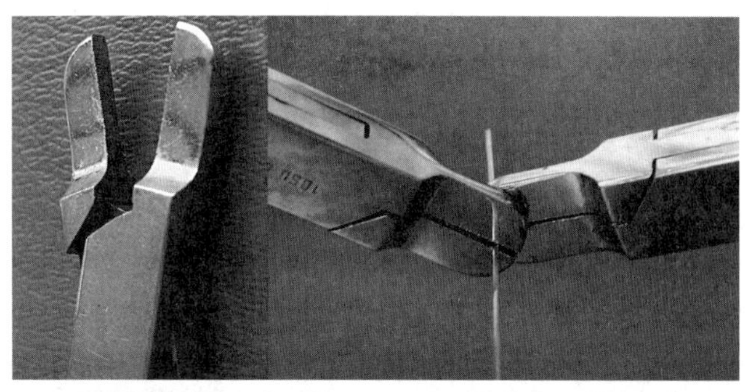

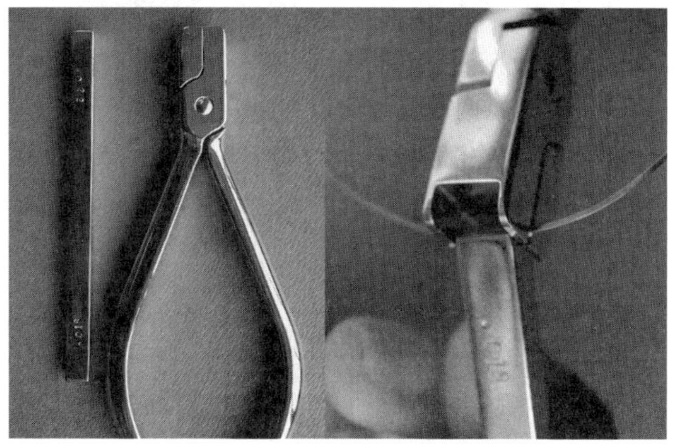

图2-8-28　转矩钳的应用

第三序列弯曲，即转矩弯是方丝弓矫治器中的一个重要特征，是对牙齿进行控根移动的关键步骤。可在弓丝的前牙段、后牙段或局部牙位上进行，根据需要移动的方向而定。以控制上切牙的根向舌侧移动为例，在方形弓丝上作了根舌向转矩弯曲后，该弓丝段与托槽方形槽沟间已从原来方向一致而被扭曲形成了一定的转矩角，转矩角大小可通过在图表上计测（图2-8-29）。

当形成转矩角后应将整体弓丝弄平，放于平面板上检验，使其能平放于水平面完全接触而无隙，而仅仅是弓丝被转矩段的内缘或外缘与平面成角。因此，安放有转矩的弓丝放入颊面管及托槽沟中时，需要稍做旋转后才能插入。

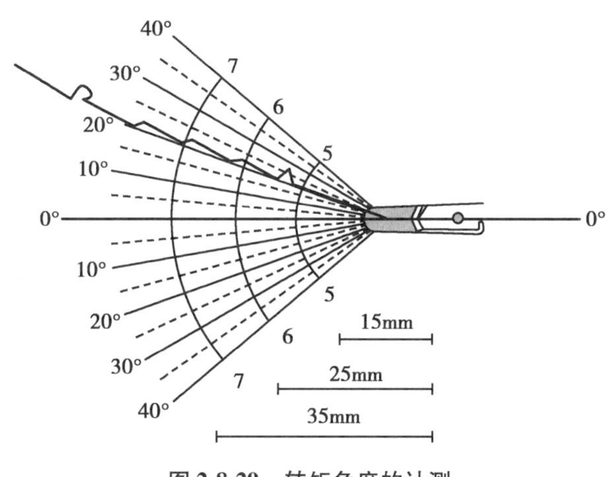

图2-8-29　转矩角度的计测

当弓丝插入托槽后，由于弓丝的根舌向转矩力而使牙根向舌侧移动，而牙冠唇向移动，这种牙齿移动的转动中心比牙齿倾斜移动时转动中心的位置更靠近牙冠。假设转动中心的位置与切缘间距和根端间的距离之比为5∶4，则当牙冠向唇向移动5mm时，牙根将向舌侧移4mm。若同时在牙冠上施以使牙冠向舌向的倾斜移动矫治力时，由于转动中心一般在牙根根尖1/3处，而切缘至转动中心距与根尖至转动中心距之间的比为 5∶1，当使牙冠舌向移动 5mm 时，则根尖唇向移动 1mm。而这一使牙齿倾斜移动的矫治力与上述转矩力共同作用在牙齿上时，则牙冠部可因使唇移 5mm 的力与使舌移 5mm 的力相互抵消而不做移动。而牙根部则因舌移 4mm 之力与使唇移 1mm 之力相减，而使牙根舌向移动 3mm，达到控根移动的目的。因而转矩弯曲为了控根移动，往往要在牙上与另一个矫治力共同作用才能达到牙根移动而牙冠不动的目的。

近年来，直丝弓转矩力的应用，即通过预制成不同倾斜角度的槽沟的托槽来获得，而不在弓丝上弯制转矩，其结果亦能获得转矩力。

（2）常用的各种弓丝曲：在方丝弓矫治器的应用过程中，为排齐牙齿及关闭拔牙间隙等，需要在弓丝上弯制各种形状的弹力曲作为加力单位。常用的有以下的一些弹力曲（图 2-8-30）：

1）垂直曲（vertical loop）：有开大垂直曲（open vertical loop）及闭合垂直曲（closed vertical loop）两种。开大垂直曲主要用来开大间隙，特别是在 2 个开大垂直曲连用而作为 1 个加力单位时，则具有使牙舌向、唇、颊向、扭转、升高、压低等作用（图 2-8-53，图 2-8-55）。闭合垂直曲可用来关闭间隙（图 2-8-75）。

2）带圈垂直曲（vertical helical loop）：比垂直曲的弹性更好，且矫治力较温和而持久，也分为开大带圈垂直曲（open vertical helical loop）及闭合带圈垂直曲（closed vertical helical loop）。

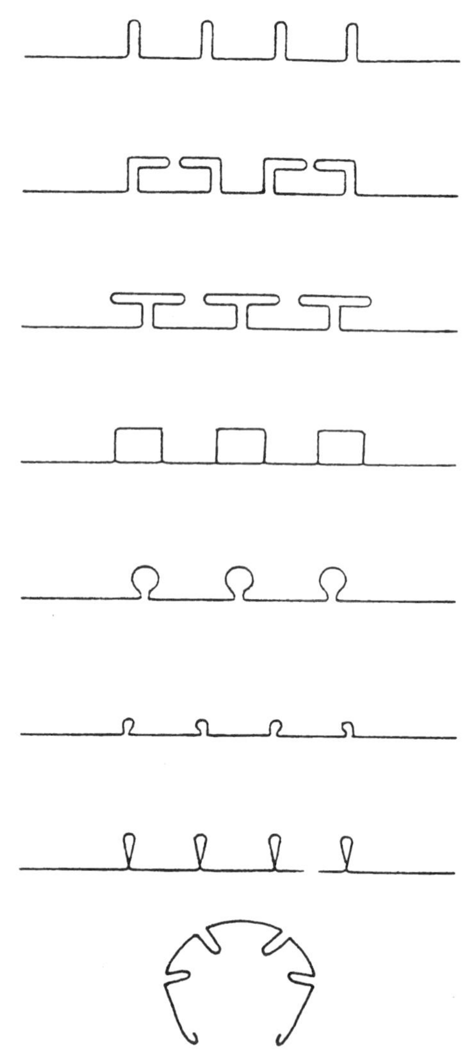

图 2-8-30　常用弓丝曲弯制练习卡

3）水平曲（horizontal loop）：可用来压低、升高及扭正牙齿，单个水平曲常与其加力单位组合共用，对拥挤错位的牙进行矫治，并可作为颌间牵引的拉力钩来使用。

4）带圈水平曲（horizontal helical loop）：比水平曲的弹性更好，使矫治力较温和而持久。

5）匣形曲（box loop）：主要对牙有压低、升高及对牙轴倾斜有矫治作用。

6）欧米加曲（omega loop）：常在弓丝末端作为与圆管末端结扎之用，亦有称之为末端结扎曲。

7）小圈曲（helical loop）：一般小圈曲作为牵引钩用。

各类矫治曲可在圆形弓丝上或方形弓丝上来弯制，各种类型的弹力曲常在一个矫治弓丝上，因矫治的不同需要而组合应用，弯制尺寸大致相同（图 2-8-31）。

（3）弓丝的作用及选择

1）利用弓丝本身良好的弹性力带动牙移动：当弓丝被弯曲或扭转成各种形态后，在弹性限度内受力变形时，有趋于回复到原来位置的作用，临床上将这种成形弓丝结扎在矫治牙的托槽上，利用其弹性回复作用，对矫治牙产生矫治力，从而达到所需要的牙移动。此时应选择采用弹性较好的细丝，选择槽沟较宽、摩擦系数小的托槽，以利于滑动排齐。

2）应用弓丝的稳定不变性作为固定和引导：即利用弓丝本身的刚度和不易变形能力，做成与牙弓形态相一致的弓丝。这类弓丝结扎在支抗牙或需矫治的牙上，本身主要起引导和支持作用以及转矩控根移动。此时牙齿的移动作用力可以是外加的，最常用的是借助于弹力线、橡胶弹力牵引圈或螺旋弹

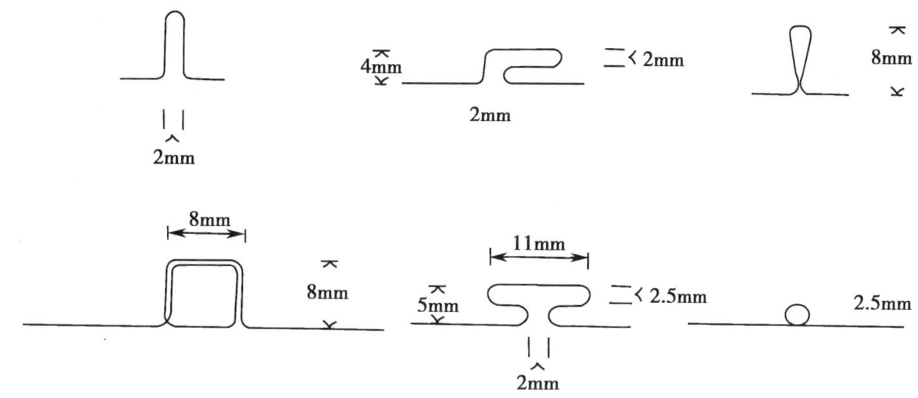

图 2-8-31　常用弓丝曲参考尺寸

簧,而使矫治牙移位或改正上下颌间关系。此时多采用硬度较强的粗方丝。

临床中,一般而言,如果需要矫治牙滑动,弓丝径一般应小于槽沟径 0.002 英寸(0.05mm)以上,相差 0.004 英寸(0.10mm)以上更好。如果需做转矩施力、维持弓形或支抗固位,则弓丝径与槽沟径应基本一致,相差在 0.002 英寸之内为佳。

4. 弓丝与托槽间的拴扎固定　弓丝力必须通过托槽转递至牙齿,因此,弓丝与托槽间的连接方法及拴扎固定的松、紧、密、疏对牙移动也有很大影响。常用的拴扎固定方法有以下方面:

(1) 结扎丝(ligature wire):常用的结扎丝由不锈钢细丝制成,有三类:①带附钩的结扎丝,较粗(0.31mm),结扎后可利用其附钩进行牵引;②普通结扎丝(0.25mm),较前者细,用于常规拴扎;③细结扎丝(0.20mm),常用于 8 字结扎或加力(图 2-8-51)。

为方便结扎操作,普通结扎丝成品分为两类:短丝型或长丝型;前者用麦氏镊夹持施力,后者多用专用结扎钳加力。结扎时应注意以下几点:①结扎丝收紧部位应在弓丝上方或下方,如果在弓丝唇面,易造成留头处压埋时形成尖角,刺激唇颊黏膜;②结扎丝留头一般不应大于 4mm,末端应压向牙冠面,避免刺激黏膜;③结扎加力松紧应因牙而异,对支抗牙应紧结扎,对被移动牙应松结扎,对位置相差太大的牙可悬吊结扎,从而逐渐拴入槽沟;④多牙间 8 字连续结扎一般可起到牙间调整加力作用,而牙间铰链式结扎多用于稳定牙间关系。

(2) 橡胶圈(elastic ring ligatures):可节省弓丝扎入及取换时间;减少对黏膜刺激;可对扭转牙持续加力;上下交叉式拴扎可减小摩擦;可提供不同颜色圈供个性喜好选择等优点。不足的是易附着菌斑,受口腔温度变化影响较大及摩擦力大等。

(3) 弹性线拴扎(elastic thread):弹力线拴扎多用于偏离主弓丝距离较远牙齿的牵引,如舌向错位牙、低位埋伏牙及用于改过度扭转牙及前牙间隙关闭等,通过拴扎的紧松可以调节控制加力的大小,适于轻力的应用。

(4) 非结扎法:为减小弓丝结扎和拆取的烦琐操作,多年来临床学家们从托槽结构上进行了改良,如插销式、掀盖式等,已有多种设计流行供应。目前流行的有 Quick 托槽、Damon 托槽、Speed 托槽、Smart-Clip 托槽,以及 Jacketz 托槽夹盖等直丝系列以及非直丝系列(图 2-8-32)。但非结扎式的弓丝-托槽加力仍还有很多待改进之处,如对不同摩擦力的调整控制、牙间牵引、严重错位牙及过度扭转牙改正等。但从简化操作上,无疑是受临床医师欢迎的改进方向。

5. 常用牵引方法　在方丝弓技术方法中,弓丝是主要力源,通过其调整加力对牙列的排齐、间隙的关闭、上下牙弓大小协调等起很大作用,但另一个附加力源——橡胶圈弹力也十分重要,它在移动牙齿,调整牙弓三维关系,特别是中后期调整咬合接触关系中,也起着必不可少的重要作用。利用橡胶圈牵引进行颌内、颌间关系调整的牵引方向、力量大小选择,应根据不同患者的矫治状态和需要,遵循因人而异、从小到大试合、力量适宜的原则。

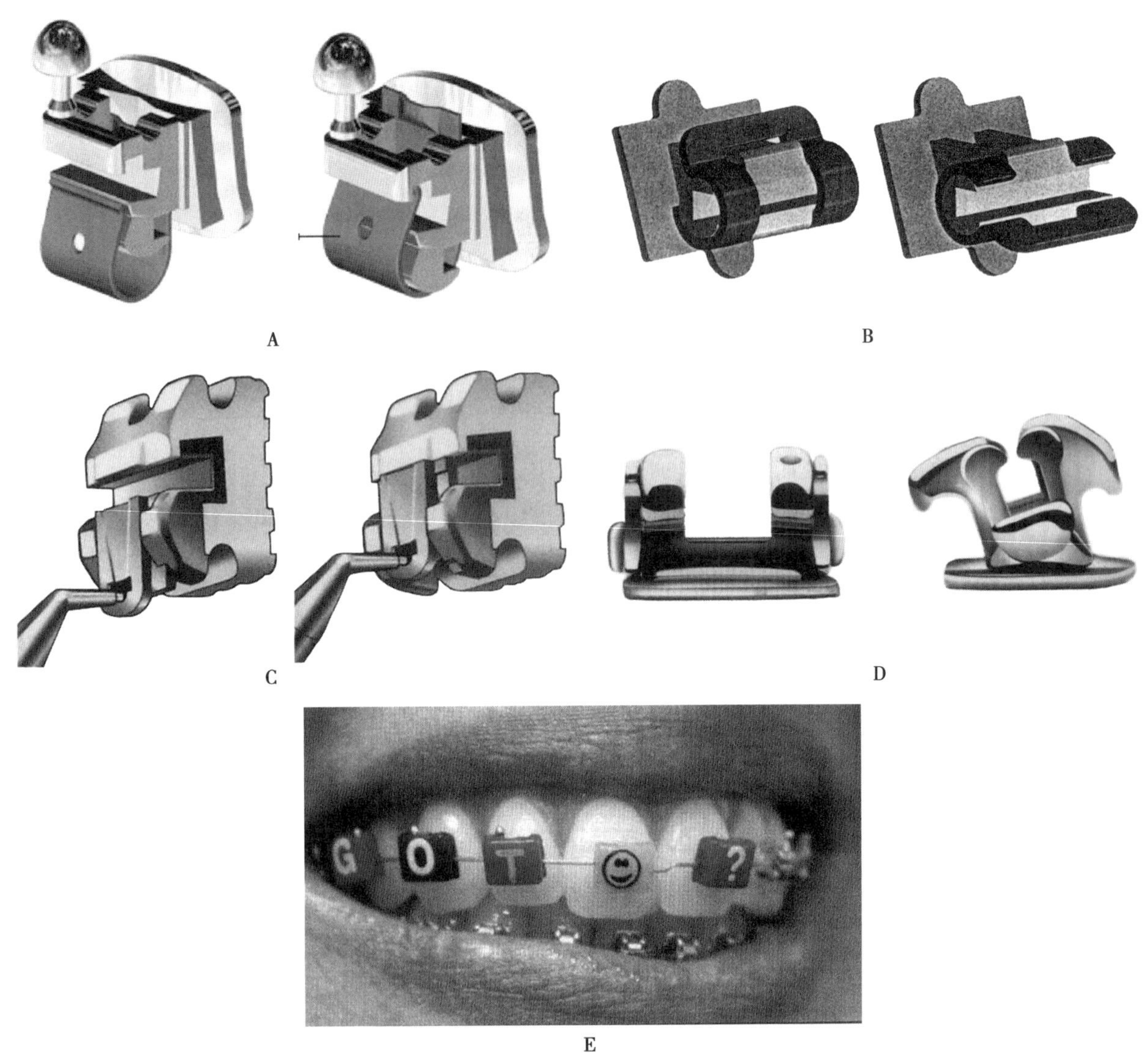

图 2-8-32　常用自锁托槽

A. Quick(主动式)托槽;B. Speed(被动式)托槽;C. Damon(Ⅲ型)托槽;D. Smart-Clip 托槽;E. Jacketz 托槽

采用橡胶圈牵引的形式可为:Ⅱ类、Ⅲ类、斜行、三角形、梯形、W 形、对称、不对称等(图 2-8-33)。由于橡胶圈力在口腔环境中的力量在 24 小时约衰减过半,故一般均嘱患者每日更换橡胶圈一次。对采用橡胶圈加力的患者,必须定期按时复诊检查,否则任其患者自行更换,常易致牙松动、支抗丧失等无可挽回的不良后果。

三、方丝弓矫治技术中支抗及力的应用

在方丝弓技术中,要达到理想的治疗效果及牙列的良好咬合关系,就必须有效地控制牙的移动,即有效地运用力的作用/反作用原理,让需要移动的牙移动,让不需要移动的牙不动。所谓支抗(anchorage)用简单的中文字面意义表述,是指正畸牙移动治疗中"支持作用力、抵抗反作用力"的固定力系。临床上成功的病例就是在正确诊断和设计中,纯熟运用支抗的结果。支抗的设计和运用体现着医师的诊疗技术水平。关于支抗的生物力学概念及分类(详见第二章),以下仅就方丝弓技术中常用支抗的临床分类及方法简介如下:

(一) 临床支抗分类及力的设计

支抗的目的是为了有效地控制牙的移动量及移动方式,对临床支抗力的应用大小和设计,不同的学

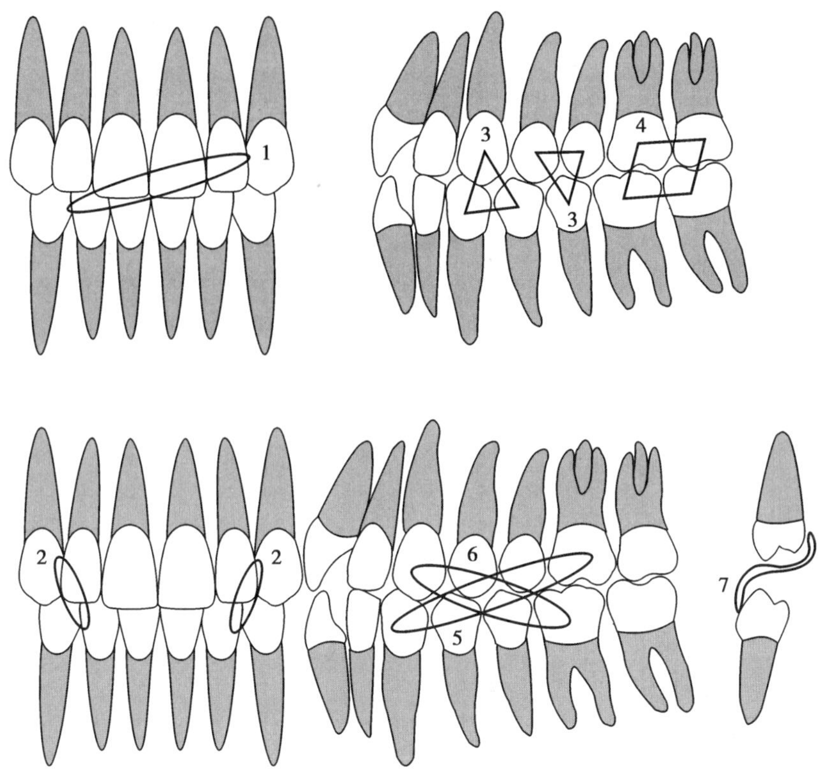

图 2-8-33　不同的牵引方式

1. 斜行牵引;2. 垂直牵引;3. 三角形牵引;4. 四边形牵引;5. Ⅲ类牵引;6. Ⅱ类牵引;7. 交叉牵引

者根据自己的研究有不同的标准。以下以Ⅱ类患者为例,简述其支抗的分类及力的设计问题。

1. Tweed 对支抗的临床分类　Tweed(1966 年)以下颌磨牙作为支抗源,为防止其后牙在治疗中前倾及牙伸长,提倡进行支抗预备(anchorage preparation),并将其分为以下三度:

(1) 第一度支抗设计(first degree):患者颜貌属正常,ANB 角 0°~4°,不调量 10mm 以内,其支抗预备仅预先使支抗磨牙牙冠向远中倾斜。第一度支抗的预倾度为:当远中预倾完成后,Ⅱ类牵引的牵引力方向与牙轴的交角在 90°以下,后牙不致因牵引而伸长为度(图 2-8-34)。

(2) 第二度支抗设计(second degree):患者侧貌表现为Ⅱ类畸形,ANB 角 4.5°左右,下颌骨向前生长潜力较大,需做Ⅱ类牵引者。支抗磨牙远中预倾斜程度:应比第一度支抗更大。

(3) 第三度支抗设计(third degree):侧貌明显表现为Ⅱ类畸形,ANB 角 5°左右,不调量 14~20mm,支抗预备应使支抗磨牙牙冠更远中倾斜,远中预倾斜度,以其远中牙冠进入牙龈水平为度。

2. Stoner 对支抗的临床分类　上述 Tweed 的分类主要根据加强后牙支抗,通过使支抗磨牙后倾程度为出发点来考虑,并未涉及治疗中后牙前移的实际评估情况。

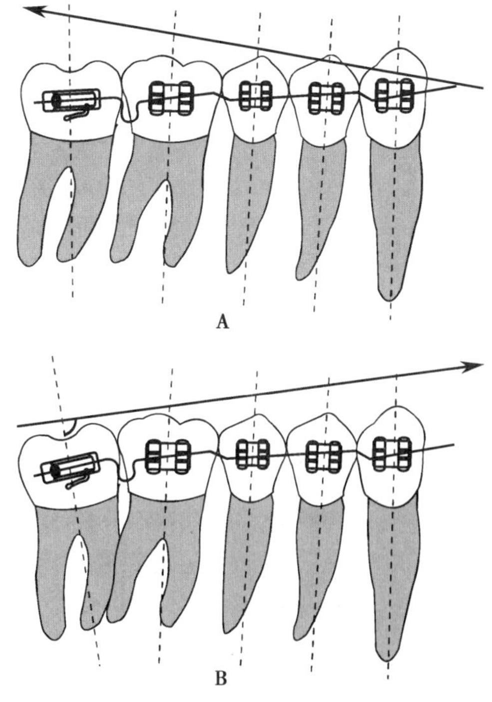

图 2-8-34　Tweed 支抗设计

A. 使支持磨牙远中倾斜;B. 牵引力方向与牙轴交角<90°,减小伸出力(引自:Tweed CH. Angle Orthod,1936)

而临床中,特别是拔牙病例,其后牙前移量的估计更为重要。为此,Stoner(1975 年)根据拔牙后允许下后牙前移量为度,将支抗分为以下三类(图 2-8-35):

(1) 最小支抗(minimum anchorage):此种设计允许下后牙前移量超过拔牙隙 1/2 以上。

(2) 中度支抗(moderate anchorage):允许后牙前移量为拔牙隙的 1/4~1/2 之间。

(3) 最大支抗(maximum anchorage):允许后牙前移量不能超过 1/4 拔牙隙。

按照 Stoner 的上述分类,在临床实施中,我们可以通过充分估算可利用牙间隙的大小,采用不同的支抗措施和方法,完成既定的设计目标。例如当拔除前磨牙,前牙排齐后仍尚有余隙,且不再需要切牙舌向移动时,我们可选择最小支抗设计,让后牙前移关闭间隙,甚至为防止切牙舌倾而采用制动转矩辅弓(图 2-8-36)维持下切牙的直立状态。又如,对需要限制后牙前移,以便将更多的拔牙间隙用于前牙矫治的患者,我们可酌情选择中度支抗或最大支抗设计,临床上常用的方法为设计颌内支抗(如腭杠、腭托、舌弓、唇挡等)、颌间支抗(单颌为抗基牵引对颌若干牙齿)、颌外支抗(面弓、面框、J 钩等)种植体支抗以及牙的差动力支抗(如二步法先移动尖牙,后移动前牙,以多数牙做支抗改正个别牙扭转以及牵引埋伏牙等)来达到治疗目的。

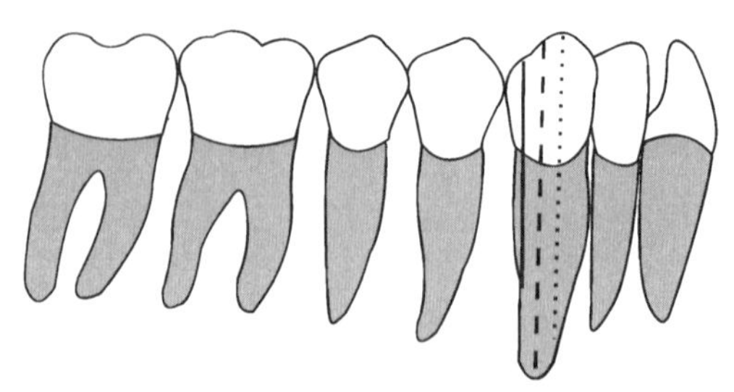

图 2-8-35　Stoner 支抗分类

实线:最大支抗;虚线:中度支抗;点线:最小支抗(引自:Stoner MM. The edgewise applince today. ed. Graber TM, Philadelphia, 1975, 556-572)

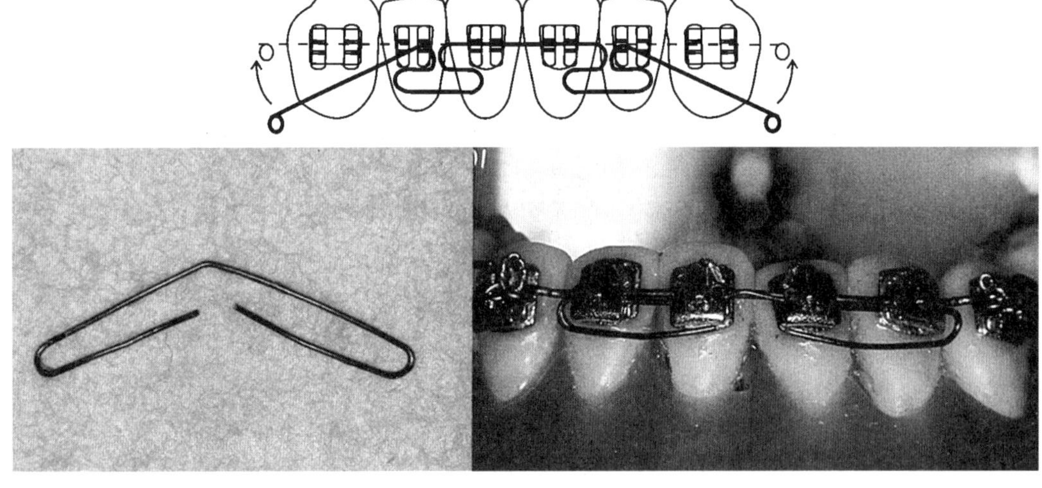

图 2-8-36　用于加强下前牙支抗的制动辅弓

(二) 临床常用支抗方法

应用于方丝弓技术中加强支抗的临床运用方法已如生物力学相关章节所述,可分为牙支抗、黏膜支抗、骨及骨皮质支抗、药物支抗等;前三类主要是利用口腔结构中的牙齿、黏膜、牙槽骨以及头颈等,通过弓丝、基托、种植体、头颈部外牵引装置等以增加对矫治中不利的反作用力的抵抗,控制抗基牙的相对稳定。而药物支抗是在牙周局部运用药物(促进或抑制药)以影响局部骨改建从而影响其局部牙移动的方法,由于该法尚停留在动物试验阶段,故目前仅作为一种途径介绍。关于支抗中的生物力学原理,可参考第二章的有关内容。

1. 牙支抗　方丝弓技术中所用的牙支抗方法,主要通过:①增加抗基牙数目,这是最常用的方法,包括组牙间结扎固定牵引、腭杠、舌弓等牙弓间联接等;②弓丝曲的分段弯制设计,即通过在整体弓丝的不同区段,设计弓丝弯曲/不弯曲,使各段与矫治牙产生不同弹性和稳定性,不同的力学效应,以实现不同的支抗要求,如支抗磨牙的预备后倾弯(如 Tweed-Merrifield 的 10×2 远中移动后牙)、Jarabak 的多曲弓、Burstone 的 T 形关闭曲设计等；③调整嵌合摩擦力，如紧结扎/松结扎、应用片段弓、复合弓丝（如后段为横截面大的粗方丝、前段为横切面小的细镍钛的复合型丝）等，实现不同的支抗要求。

临床中，诸如两步法关闭间隙（为增加支抗牙的数目，先移动尖牙向远中后，再舌移前牙关闭间隙）；多曲弓的前方垂直牵引（前牙区垂直牵引，可使后牙竖直）；辅弓移动牙齿（见图 2-8-44；用 Malligan 辅弓扩大后牙弓、用焊接辅弓矫治第二磨牙）；锁𬌗牙的交互牵引等均为牙支抗方法的应用。

方丝弓技术中，上述牙支抗的原理应溯源于 Storey & Smith 有关拔除第一前磨牙后，尖牙与支抗第二前磨牙和第一磨牙间差动力（differential force）移动的实验（图 2-8-37）。他们的研究发现：

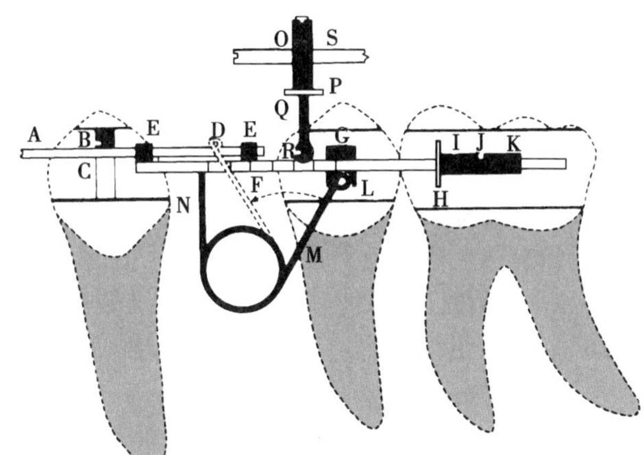

图 2-8-37　Storey & Smith 的差动力实验（引自：Storey E，Smith R. Australian J Dent. 1952，56：11-17）

（1）当施加 150～250g 的力时，仅尖牙移动，后牙不动；

（2）当施以 300g 力时，尖牙与磨牙相互移动（reciprocal movement）；

（3）当施以 300～500g 力时，磨牙近中移动，尖牙不动。

研究发现，牙移动的力与根的牙周膜面积有关，选择不同的拔牙部位，影响着前后支抗牙力值改变（见图 1-2-23）。认为这是一种不同力效应的差动力牙移动，即相同大小的力作用于不同牙周膜面积的牙齿产生的不同牙移动反应。其机制可解释为：①当施以一定限度轻力时，刚好是牙周膜面积较小的尖牙牙周纤维受刺激改建的最适力值，但尚达不到牙周膜面积较大的后牙牙周改建刺激的力值，故尖牙移动，后牙不动；②中等力时，刚好达到两者各自牙周膜刺激改建的适合力值范围，则两者均发生移动；③而较大力时，由于尖牙远中牙周膜透明样变，停止移动，但恰好在后牙牙周刺激改建的适合力值范围，则产生了仅后牙近中移动。这种差动力移动的理论不仅有益于指导我们在方丝弓技术临床中考虑牙支抗的设计，而且被作为 Begg 细丝弓技术的理论基础之一被广泛应用。

在 Begg 细丝技术牙移动中，由于托槽细弓丝间的点式接触设计，其前牙整体内收的轻力参考值为 70g 左右、前后牙相互移动的中等力值为 100g 左右、仅后牙前移的参考较大力值为 150g 左右。方丝弓技术中由于托槽的宽翼设计、托槽-弓丝间尺寸差异、材料间磨损系数的不同等，差动力值可有较大变化，但上述 Begg 及 Stoner 提供的力值可作从小到大的力值选择参考。

2. 黏膜支抗　系指采用口腔黏膜组织面作为抗基进行牙移动，或抵抗不需要的牙移动的方法。如设计腭托、唇挡、颊屏、活动矫治器基托等的支抗形式，以加强抗基牙的稳定等，其设计方法将在后文中介绍（详见后述常用辅助装置）。

3. 骨及骨皮质支抗的概念：

（1）骨支抗（skeletal anchorage system，SAS）：系利用牙槽骨及颌骨作为抗基的支抗方法，主要通过修复种植体、外科钛板或微种植钉等与骨的机械附接，或与骨的生物结合来提供矫治所需的正畸支抗力，是一类十分有效的口内临时骨支抗手段。该支抗方法，特别是微种植钉支抗，目前是正畸支抗研究的热点，其详细内容及应用方法可后面章节的介绍。

(2) 骨皮质支抗(cortical bone anchorage):系指正畸牙移动中,利用牙根与骨皮质间的接触与非接触关系以调整对牙移动支抗力控制的方法。正畸牙移动是在牙槽中的改建移动,牙槽骨及颌骨是支持牙齿承受外力的基础。尽管从细胞水平上看,牙槽骨的骨细胞性质相同,但从骨的物理结构角度分析,它有着两种完全不同的特征:一种能承受并支持牙齿受力,呈高密度板层状且血管相对较少的外层皮质骨;再一种系由疏松骨小梁所构成并富含血管的内部松质骨。骨松质由于具有空隙,血管丰富,因而利于骨组织改建时各种成分的代谢并易受外力作用的影响。所以,在牙移动时,应尽量使牙根避开血管较疏少的骨皮质,让其在松质骨中移动。

所谓"骨皮质支抗"方法,即是为加强牙齿的支持抵抗力,采用"强力"(heavy orthodontic force)让牙根靠近皮质骨。在此强力作用下,使本来就血供疏少的皮质骨受压部位供血进一步减少,导致致密的板层状皮质骨生理活性下降,从而达到限制牙齿改建移动的目的。也就是说,"骨皮质支抗"是一种借助于皮质骨的致密性并限制骨的血液供给,以抵抗皮质骨的骨改建,从而达到限制牙齿移动的方法。反之,在需要积极地进行牙齿移动时,则应注意保持牙根周围组织丰富的血液供给,施以轻力,以获得有效牙移动中破骨细胞及成骨细胞活动所必需的生理反应环境,即让牙齿保持在松质骨中移动。20 世纪 80 年代初,Ricketts 等学者为进行牙齿有效生理移动所倡导的生物渐进治疗法(bioprogressive therapy),在设计中就是按照此理论,在需要移动牙齿时,注意使其牙根离开致密的皮质骨,让其进入具有丰富血管的松质骨内,以促进其移动和组织改建。反之,当需要加强支抗时,则应使牙根贴靠附近的致密皮质骨,从而达到限制牙移动的目的。

口腔内不同部位的牙齿具有不同的牙槽骨支持关系。无论是需要将牙根移向皮质骨以加强支抗或在矫治过程中避开皮质骨以利于牙移动,了解各牙的支持骨状态均十分重要。图 2-8-38 显示从牙槽骨厚薄上看,下前牙区唇侧皮质骨薄而舌侧厚,下磨牙区舌侧薄而颊侧厚。各牙根在牙槽骨上与骨皮质的

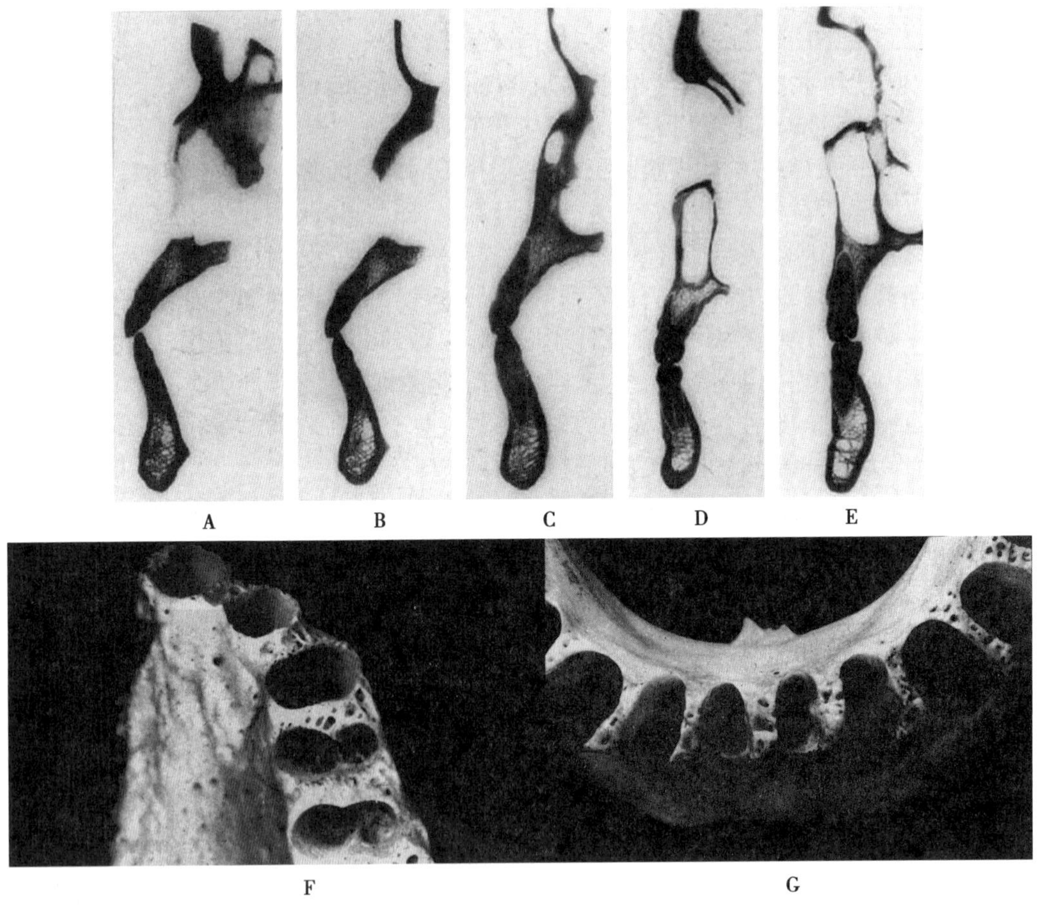

图 2-8-38　牙与骨皮质关系

A. 中切牙;B. 侧切牙;C. 尖牙;D. 第一前磨牙;E. 第二前磨牙;F. 上颌牙槽;G. 下颌牙槽(引自:Ash MM,1984)

毗邻关系也各不相同。这对设计下颌牙的移动及支抗控制十分重要。例如，在临床中，一般初期用细圆丝压低前牙，平整(leveling)牙弓曲线，由于应力向外，常造成切牙轴唇倾，从而导致下切牙根向舌侧皮质骨倾斜靠拢，致使根尖"固定"。这势必限制下切牙的进一步压入移动。如继续下压施力，可造成下切牙以根尖为轴进一步向唇侧倾斜，并造成下前牙唇侧牙槽骨的吸收。为此，在完成下切牙移动中，Ricketts 等采用桥形多用途唇弓(utility arch)，在其切牙区设计 15°～20°冠舌向转矩，以使牙根向唇侧，同时做压入移动；Tweed 等设计了预备支抗并在Ⅲ类牵引的同时压低下前牙；一些学者对下切牙区拥挤唇倾的前牙采取拔除个别下切牙以防止排齐时下切牙的唇倾。这类设计都是使下切牙根避开舌侧皮质骨，保持在松质区，以达到下切牙有效压入移动的效果。同理，对已舌倾的下磨牙，由于其牙根靠贴厚的颊侧骨皮质，如再施与Ⅱ类牵引力，将导致其磨牙的进一步舌倾及舌侧牙槽骨的吸收。反之，在正畸牙移动中先竖直下磨牙，再施以适当的持续力，就能获得理想的牙移动效果。

四、方丝弓矫治技术中的常用辅助装置

(一) 口外辅助装置

此类辅助装置主要应用于唇侧，以头、颈、额、颏作为抗基辅助支抗，可最大限度地控制牙移动。常用有口外牵引弓、颏兜、面框等三类。

1. 口外牵引弓(headgear)　又可分为面弓、丝弓(J 钩)两型。

(1) 面弓(face bow)：主要由各型面弓及头帽(或颈带)构成。可用于抑制磨牙的近中移动以及抑制上颌骨的向前生长等。面弓的设计可因不同的治疗目的而各有差异，借助于橡胶圈的力量与头帽(或颈带)相连，以头颈为支抗源达到控制磨牙移动的目的。

面弓的牵引方式一般有三种：低位、水平、高位牵引。在这三种牵引方式中，又由于口外弓的长短及口外弓与口内弓的倾斜度不同，可对支抗牙产生不同的移动作用。为此，Greenspan(1970 年)、Benauwt(1972 年)等按口外弓的长度、位置、牵引方向进行了分类(图 2-8-39)，并对短、中、长三种不同外弓长度，及与𬌗面成向上 30°、平行、向下 30°交角的高位牵引、水平牵引及低位牵引所至支抗磨牙移动的 27 种类型进行了研究得出以下结果：

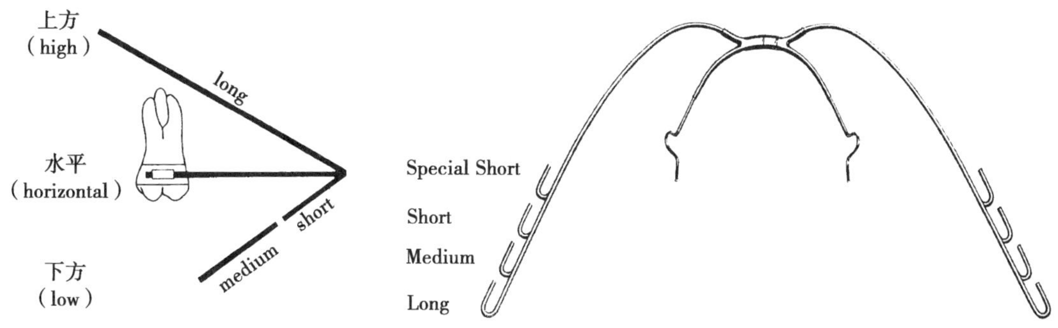

图 2-8-39　Greenspan 面弓分类(引自：Greenspan R A. Am J Orthod，1970，58-486)

1) 低位牵引(low pull & cervical gear)：多用颈支抗(neck band)。由于口外弓的长/短及位置向上方/水平/下方倾斜不同，可产生 9 种支抗磨牙的移动形式。但其主要作用，基本上是将支抗磨牙向远中倾斜移动并使牙微伸长(图 2-8-40A)。

2) 水平牵引(horizontal/medium/straight pull & occipital headgear)：是最常用的一种口外牵引形式，多用联合头帽以枕作为支抗。其作用为：当口外弓倾斜向上方时，主要为磨牙远中移动及轻度伸长；口外弓为水平时，无论口外弓长、中、短，主要为磨牙远中移动；口外弓为下方位时，主要为牙远中移动及轻度压入(图 2-8-40B)。

3) 高位牵引(high pull & high occipital headgear)：主要为头枕支抗，作用为：使磨牙压入及轻度远中移动。当口外弓长度(短/中/长)及口外弓相对于口内弓倾斜位置(向上/水平/向下)不同时，同样的高位牵引也将产生不同的磨牙冠根倾斜移动(图 2-8-40C)。

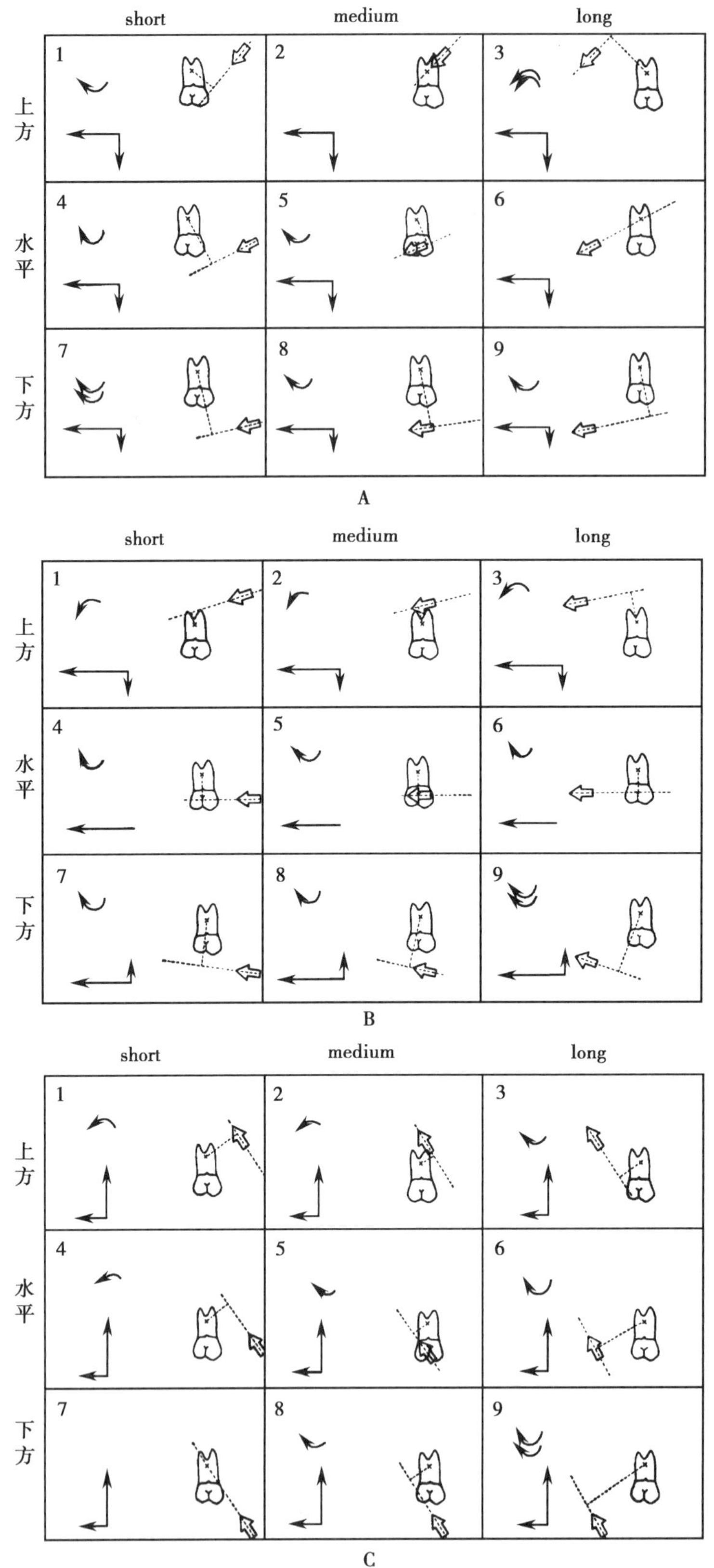

图 2-8-40 不同牵引所至支抗磨牙移动的 27 种类型

A. 低位牵引(颈带);B. 水平牵引(联合);C. 高位牵引(头帽)(引自:Benauwt A. J Clinical Orthod,1972,6-456)

4）推单侧磨牙向远中：是口外弓应用中比较特殊的应用类型，可选择专门的偏侧焊接的口外弓，其外弓着力点应在推磨牙侧。如果系普通面弓改良的左右不对称臂（一侧臂长，另一侧臂短）进行颈牵引，据 Jacobson 的研究，此时，如果两侧施力均等，短弓为平衡力侧，长弓为推磨牙向远中的施力侧，但同时可产生一定的侧向分力（图 2-8-41）。

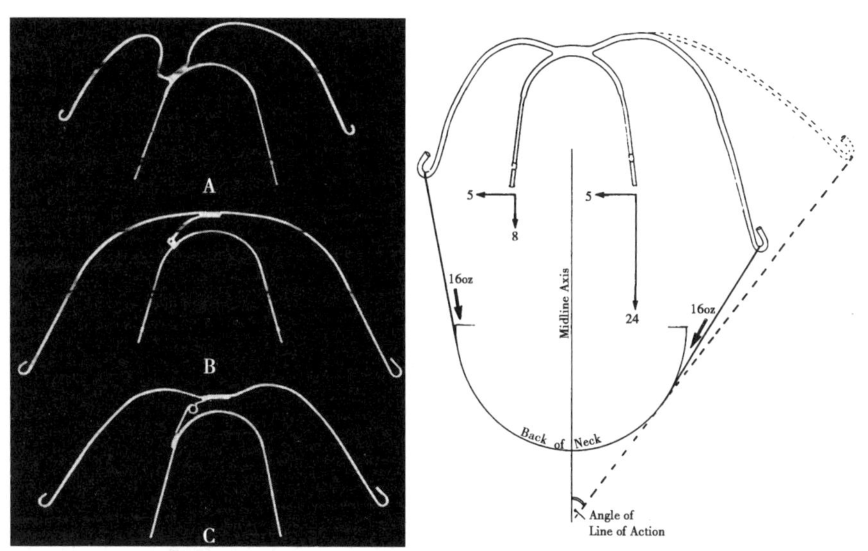

图 2-8-41　推单侧磨牙向远中的面弓及 Jacobson 的实验（引自：Jacobson A. Am J Orthod，1979，75（4）：361-368）

（2）J 钩（J-hook）：也称丝弓（图 2-8-42），也是方丝弓矫治技术中常用的一种口外牵引装置。主要用于以头、枕、颈作为抗基的上颌切牙的压入移动、上前牙列的远中移动、尖牙的远中移动以及增强磨牙支抗或远中移动磨牙等。使用时，钩端多挂于口内主弓丝上的附钩上，而在另一端用橡胶圈牵引于头帽或颈带上，牵引方式与面弓相同，可分为低位、水平、高位牵引，由于直接作用在矫治唇弓丝上，故无内弓、外弓之分。可通过不同的唇弓丝设计、不同的牵引方向、不同的钩挂位置达到不同的矫治效果。

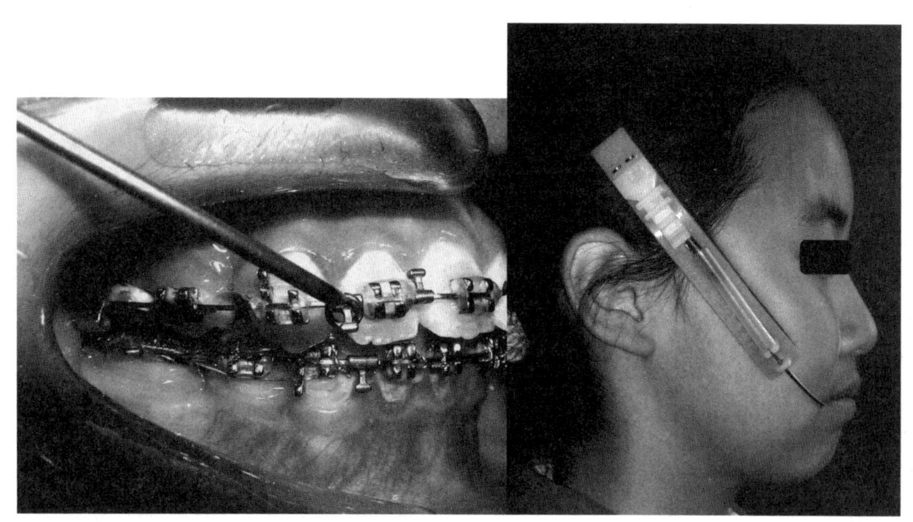

图 2-8-42　J 钩牵引

面弓（face bow）及丝弓（J-hook）两型口外牵引装置的适应范围可归纳如表 2-8-4。

2. 面框牵引（reverse headgear）　或称面罩、面具。常用于Ⅲ类错䶮，利用额托、颏兜、面支架固力，橡胶圈力向前牵引促进上颌向前并抑制下颌向前生长。此时，口内主弓丝应与各牙紧结扎，颊面管末端应作闭锁弯（cinch back bend）或将颊面管前的阻挡曲与颊面管拉钩间作紧拴扎（tie back bend）。必要

表 2-8-4 两型口外牵引装置的适应证

面弓(face bow)	丝弓(J钩)
抑制上颌生长	抑制上颌生长
磨牙远中移动	上牙列远中移动
磨牙压入	上切牙压入
矫治单侧磨牙关系	尖牙远中移动
磨牙支抗	磨牙支抗

时可设计腭托、腭杠等，也可设计舌弓，并用结扎丝横穿过牙间将唇弓丝与舌弓丝拴扎固定在一起。此外，口内牵引钩一般设计于尖牙处（口角位置），橡胶圈牵引力可为500～2000g，根据不同病例而异，晚间戴用不应少于12小时（图2-7-81）。

（二）口内辅助装置

1. 唇侧辅助装置　方丝弓技术中口内唇侧常用的辅助装置有唇挡、扩弓辅弓、前牙压低辅弓等三种。

（1）唇挡（lip bumper）：利用唇肌张力，以防支抗磨牙前移。对在白天不能坚持口外牵引的患者，唇挡能在白天维持其支抗力。同时，能去除过多紧张的唇肌压力、维持间隙以及推磨牙向远中等（图2-8-43；详见第七章）。

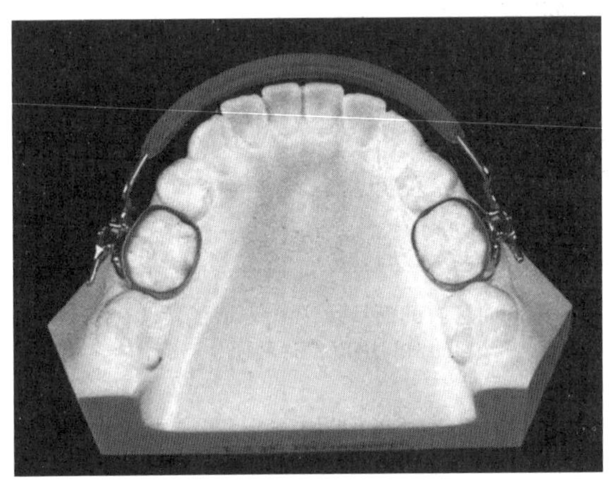

图 2-8-43　唇挡

（2）Malligan辅弓（Malligan auxiliary arch）：在临床主要用于弓形的调整及后牙弓的扩大，对前牙前突、后牙弓狭窄者较为适宜，一般选用直径0.7～0.8mm的不锈钢丝弯制。末端钩应加力于主弓丝上，钩端圆钝，不对黏膜造成刺激，最好不要插入磨牙口外弓管中，以避免磨牙冠受力而颊倾（图2-8-44）。

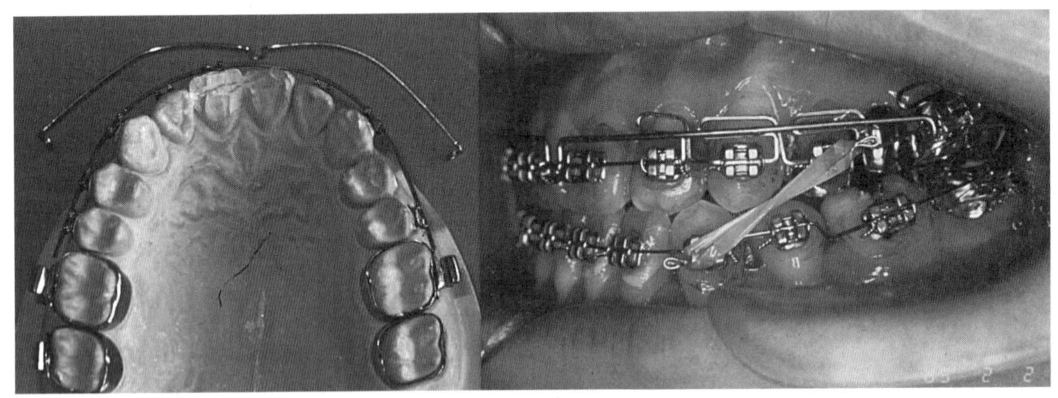

图 2-8-44　Malligan 辅弓

（3）前牙压低辅弓：主要应用于打开咬合。一般用直径1mm的圆形不锈钢丝弯制，戴入后注意训练闭嘴咬合，进食及口腔清洁时取下辅弓（图2-8-45）。

2. 舌侧辅助装置　在方丝弓技术中，舌侧辅助装置由于不干扰唇侧弓丝的加力、有益美观、可防止磨牙旋转及冠的颊舌向倾斜等，临床中最为常用。可根据不同病例设计不同舌弓基托式、丝弓式固位体，辅助矫治磨牙位置不正、加强支抗、防止支抗磨牙的非理想移动等。以下4种为临床中较常应用舌

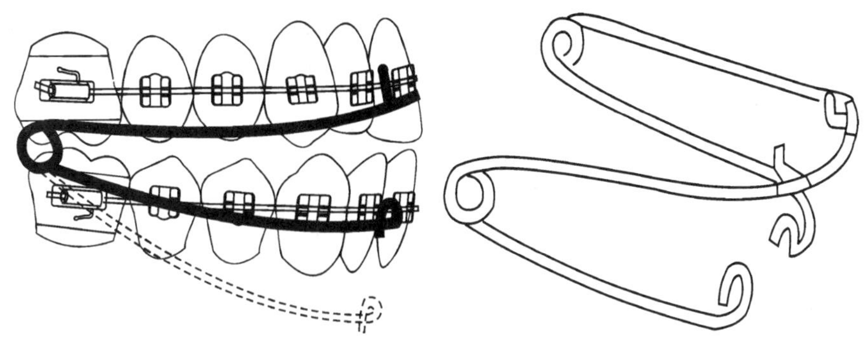

图 2-8-45　前牙压低辅弓

侧辅助装置设计：

（1）Mershon 舌弓（Mershon lingual arch）：为 1897 年由 Mershon 倡导设计。该舌弓的作用可维持牙弓长度，防止支抗磨牙舌倾、近中漂移和旋转（图 2-8-46），可作为基弓（在弓上焊弓簧）矫治舌向错位牙，以及可用于扩大牙弓等。

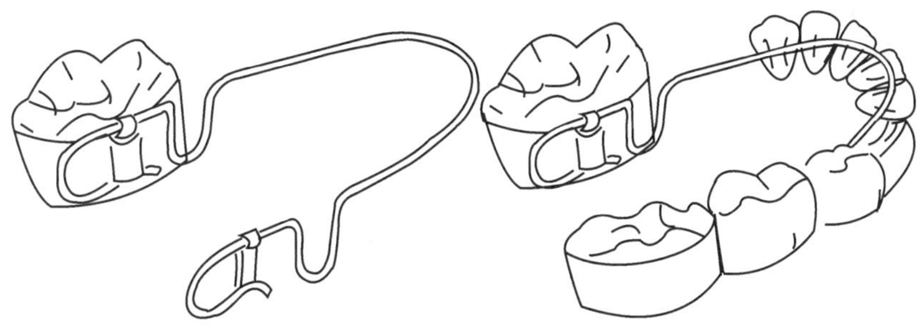

图 2-8-46　Mershon 舌弓

（2）横腭杆（transpalatal arch，TPA）：又称腭杠（Goshgarian palatal bar），为 Goshgarian 倡导设计，利用同时插入两侧磨牙舌面管的平衡连接杠，可防止支抗磨牙舌倾、近中移动、旋转等以加强其支抗力（图 2-8-47）。

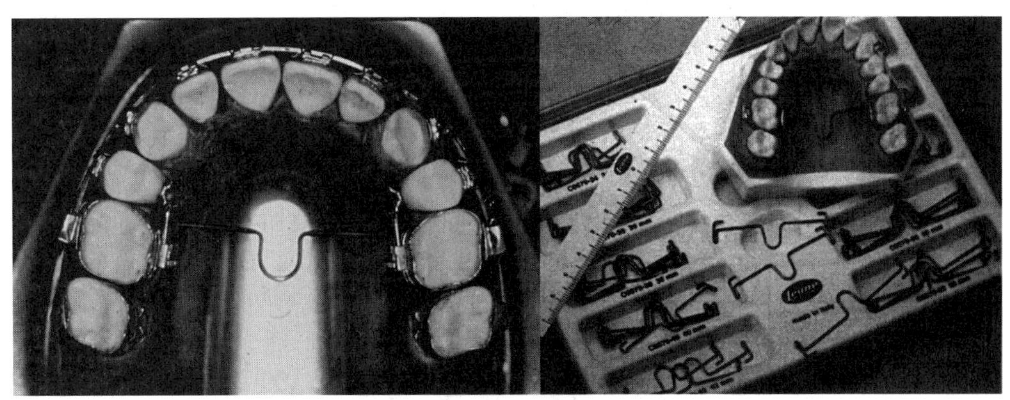

图 2-8-47　横腭杆（TPA）

（3）腭托（nance holding arch）：由 Nance 最先倡导设计。利用腭侧黏膜作为抗基，防止支抗磨牙舌倾、近中移动及旋转等。Ricketts 建议将腭托臂焊接于其磨牙舌侧近中，以加强防止其颊向前牵引受力时发生近中舌向旋转。也有医师在腭托上附舌簧，利用其基托同时改正前牙的扭转舌向错位（图 2-8-48）。

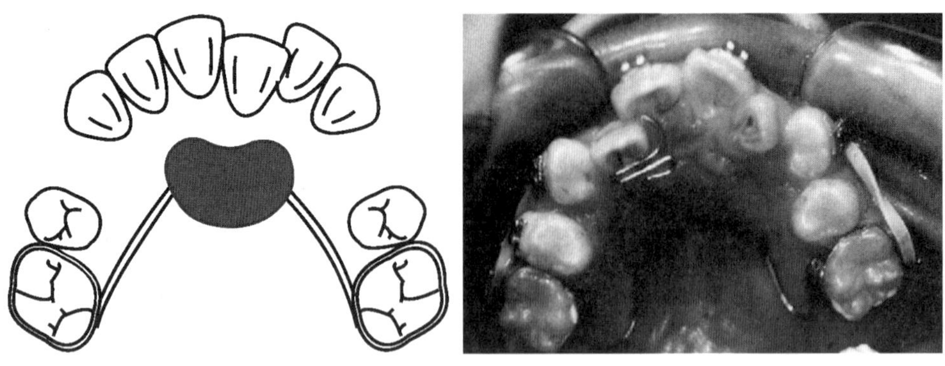

图 2-8-48　Nance 腭托

（4）舌侧扩弓装置：在方丝弓临床中，舌侧扩弓装置使用较多，可设计为固定式（带环固位）或活动式（通过插入舌面管固位或卡环固位）。可为自行调节（螺簧式）或温度调节（热激活镍钛丝），并分为快扩、慢扩两类。由于腭中缝在青春期已骨嵌合，如治疗中需要通过快扩牵张腭中缝扩大牙弓，一般应在15岁前，否则主要表现为牙-牙槽的唇颊倾斜效应。常用的扩大装置有：镍钛扩弓簧（NiTi-expander）、活动式扩弓簧（Removable appliance）、粘结式扩弓簧（Bonded appliance）、四眼圈簧（Quad Helix）、Hyrax 扩弓矫治器、Haas 扩弓矫治器等（图 2-8-49）。

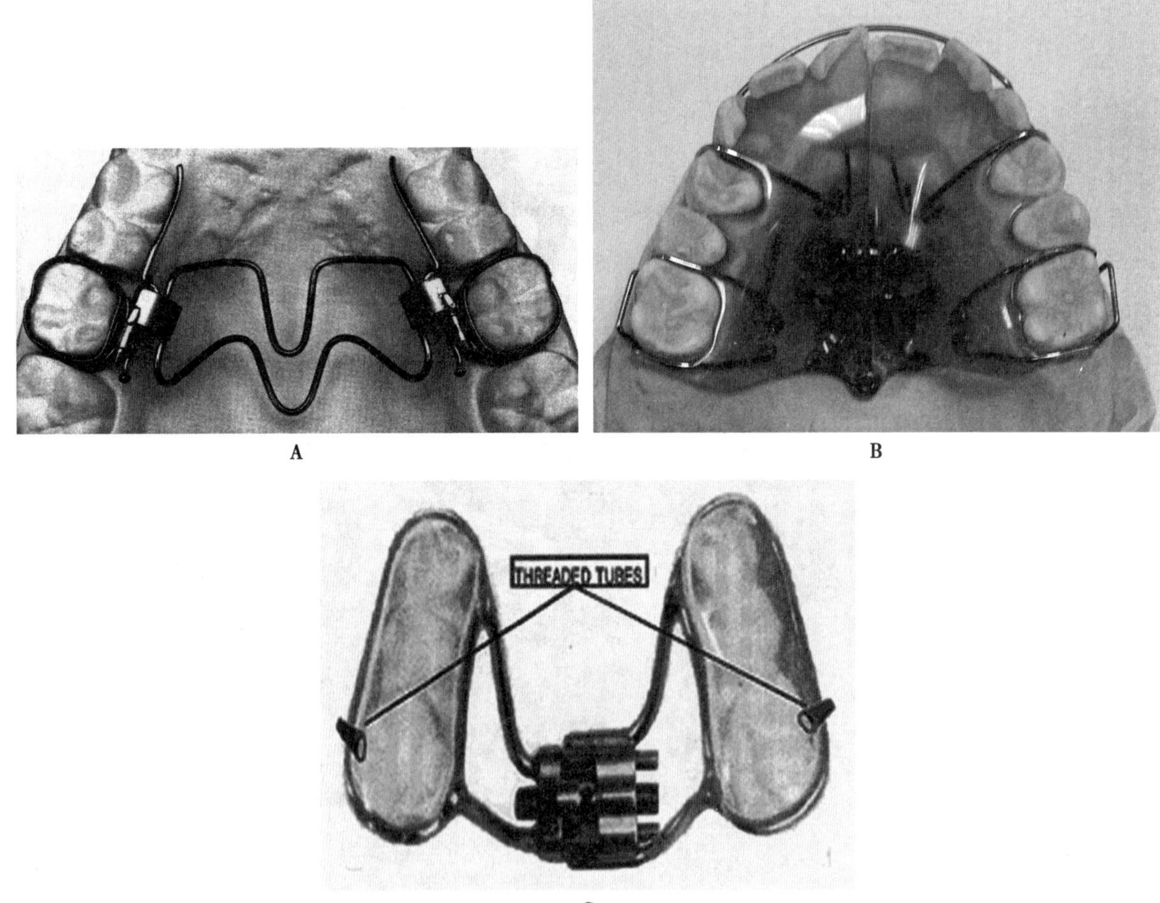

图 2-8-49　舌侧扩弓装置

A. 镍钛扩弓簧；B. 卡环固位式扩弓簧；C. 殆垫粘结式扩弓簧

第二节　现代方丝弓矫治技术的基本步骤和方法

现代方丝弓技术(edgewise technique)强调个体化的设计和施力,托槽粘结也可做灵活调整,但在矫治的步骤上存在着一些共同的可操作顺序。在所有的正畸矫治病例中,一般而言,可分为拔牙与不拔牙矫治两类,其矫治基本内容是相似的,只是拔牙矫治的病例中增加有关闭拔牙间隙的步骤,现仅以Ⅱ类1分类(伴前牙拥挤),拔除4颗第一前磨牙,需做间隙关闭处置的典型矫治为例,概述方丝弓矫治技术的基本治疗步骤和方法。一般可分为:①预备治疗;②主动治疗(牙移动);③被动治疗(保持)三个分期。为便于理解,以下将其分为5个阶段分述:

1. 第一阶段　预备治疗。
2. 第二阶段　排齐和整平牙列。
3. 第三阶段　调整中线、关闭拔牙间隙和矫治磨牙关系。
4. 第四阶段　咬合关系的精细调整。
5. 第五阶段　保持。

一、第一阶段:预备治疗

预备治疗的目的不仅是为正式开始方丝弓固定矫治器治疗作好准备。同时,也是充分利用个体生长时机,借用自身的生长力、咬合力、肌力等进行颌骨、牙弓及牙错位畸形的早期调整,确定颌位(正常的CR位),以及减轻后期牙代偿治疗的难度。此阶段可包括:①早期骨性畸形的矫形引导;②去除牙的错位干扰(阻断治疗)及理想颌位(髁头位)的观察;③上下牙弓形态的协调(扩弓治疗);④拔牙诊断;⑤支抗预备。

(一) 早期功能矫形治疗

对确诊为轻、中度骨性发育畸形且尚有生长潜力的青少年患者,应根据患者的骨性畸形机制,早期设计适合的口外矫形力装置和口内功能及活动矫治器以引导上下颌骨的协调生长、去除咬合干扰及协调上下牙弓的发育、调整肌功能的平衡。由于男、女孩生长发育的骨成熟龄一般差异为2年左右。通常,男孩采用口外矫形力的较理想年龄是12~14岁左右(还应结合身高、手骨片、性征等资料),而女孩患者为10~12岁左右。应特别强调的是:矫形治疗的时机不可失而复得。对患者而言,每过一天也许就要减少一天有益的生长反应可能性。因此,必须将此作为治疗设计时的第一考虑。

(二) 咬合板(occlusal appliance or splint)的运用

对某些有功能𬌗障碍的正畸患者,在固定矫治前可先应用咬合板3~6个月,其优点是:①有利于正常的𬌗发育和建𬌗:如个别前牙反𬌗、扭转等,采用咬合板上的附簧做预矫治(阻断治疗)后,将为下一步托槽的粘贴及排齐整平牙列等治疗带来事半功倍之效;②简化固定弓丝的弯制:对尖牙唇向低位错位患者,利用平面咬合板上所附的曲簧,预先将错位尖牙一定程度推导入牙弓,可大大降低固定治疗中弓丝弯制调节的难度和减少因整体弓丝力所致的如邻牙旋转、冠倾、往返移动等负面牙移动效应(详见本章第三节中的"Northwest技术");③正常颌位的确定:平面咬合板戴入后,去除错位牙对正常下颌运动的功能干扰,随髁头在关节窝正中𬌗位的恢复,可正确判断正常的颌位,不仅对功能畸形的诊断,而且对治疗的预后稳定十分有益。

(三) 扩弓治疗

很多Ⅱ类口呼吸患者、Ⅱ类下颌后缩患者及Ⅲ类上颌发育不良患者表现出上牙弓狭窄、上下牙弓宽度不调,常需扩大狭窄的上牙弓,以适应矫治后牙弓前后及咬合关系的调整。常用的扩弓方法有慢速扩大和快速扩大(rapid maxillary expansion,RME)两类,前者可采用带分裂簧的活动扩弓矫治器,每周加力一次;后者多采用带螺旋器的固定扩弓矫治器,每日早晚各加力1/4周(扩大0.4mm)。从组织改变上看,前者的扩弓是以牙轴的倾斜为主,后者则为腭中缝的扩大。应根据不同患者的牙弓狭窄表现,选择不同的治疗手段,对于轻、中度的牙弓狭窄,扩弓辅弓及四圈簧等常在以后的治疗期中选用。通常腭中缝的快速扩大应在15岁前进行。一般都在拔牙前进行,以提供尽可能多的支抗。

扩大牙弓之后一般需保持3个月,快速扩弓后所需保持的时间更长。尽管如此,扩弓之后总会有一定程度的复发,所以适度的过矫治是必要的。应当明白,由于侧方的界限,企图通过扩展牙弓来获得间隙是非常有限的。

(四) 拔牙评估

是否拔牙和应拔除的牙数及牙位问题,在治疗前诊断设计中通过面型分析、模型计测、X线头影测量分析等不难确定(边缘病例除外)。例如Ⅱ类患者,如果患者前牙过度唇倾、拥挤部位主要表现于前牙区者,一般考虑拔除上下四个第一前磨牙,这有利于面型和牙列畸形的改善,且功能影响较小并可缩短疗程;如果系下颌不足时,也可考虑拔上颌两个第一前磨牙和下颌的两个第二前磨牙,这更有利于磨牙关系的调整;如果系面下不足、下颌后缩,则可先前导下颌达正常关系后,再确定是否拔牙;如果为下颌体/牙槽基骨发育不足,前导改善有限,也可考虑代偿性只拔除上颌两颗前磨牙等。通常,拔牙后1周即可开始固定正畸治疗。此外,对一些仅需最小支抗的前牙拥挤患者,可在拔除第一前磨牙后,暂不上弓丝,随尖牙的向远中"自动漂移"调整,将缩短固定矫治时间。

(五) 支抗预备(anchorage preparation)

方丝弓固定矫治器的支抗设计十分重要,这是因为宽翼托槽与方形弓丝间的摩擦力大以及它的牙移动主要方式是整体移动而不是仅需弱力的倾斜移动形式。例如:Ⅱ类错𬌗患者拔牙后,如果支抗控制不好,上颌后牙前移,前牙内收失控,必然造成上牙前突畸形不能矫治而治疗失败。因此,对一个有经验的医师而言,支抗设计是最为重要的问题。前已述及。临床上控制支抗的方法可通过弓丝的弯曲、弓丝粗细的选择、牙间的差动力牵引设计以及腭弓、腭杆、腭托、唇挡、舌弓、口外面弓、J钩等来实现。近年来骨支抗技术越来越广泛地运用于临床,特别是微种植钉支抗的运用,为我们开拓了新的简易有效的口内支抗方法。但在不同年龄期使用中,应充分考虑其牙槽骨质及发育的特点,选择好适应证,才能起到有益的效果。

二、第二阶段:排齐和整平牙列

对于大多数牙颌畸形患者而言,就诊的主要目的是希望排齐牙齿。而几乎所有的错𬌗患者,都有多少不同的牙错位、牙列拥挤,以及存在着不同程度的覆𬌗覆盖过度或不足。覆𬌗过大者常系下牙弓的司匹曲线(curve of Spee)弯曲过大,或上牙弓的补偿曲线不足或反补偿曲线所致。此外,上下牙弓狭窄、牙量和骨量不调等也是造成牙错位、深覆𬌗、深覆盖、开𬌗的原因。因此,在预备治疗结束后,应首先将牙齿排列整齐并将牙弓𬌗曲线排平。所谓排齐(alignment)是指改正牙齿的拥挤错位,将牙还位于该牙弓上应有的正常生理位置,其中包括控制切牙牙轴的近远中、唇舌向位置及后牙牙轴的近远中、颊舌向位置,即牙弓长度和宽度的调整及改善牙弓的形态。而整平(leveling)指将不正常的或病理性代偿的上下牙弓𬌗曲线变平,即通过前牙的压入或后牙的伸长,或两者共同的作用以改善异常𬌗曲线,解除锁结,打开咬合,使之利于下阶段治疗中牙齿及颌骨的重新定位及颌间咬合关系的调整。

由于在不同的个体间,牙及牙弓的形态有着明显的差异,因而在考虑这期的治疗目标时,还应考虑到个体牙与牙弓形态及大小的变异特征。只有保持及调整好该患者个体正常时的牙位及牙弓形态,才可以获得更稳定的结果。因此,应根据每一个体的具体情况来考虑其牙弓的治疗目标(包括拔牙、不拔牙或拔哪颗牙等),以达到牙的排齐及𬌗曲线的整平。

(一) 排齐牙列(alignment)

前已述及,多托槽固定矫治器中排齐牙齿的机械力源主要是钢丝的弹力。将设计好的个体标准弧形弓丝拴扎在与各牙冠粘连成一体的固定托槽(bracket)上,借助于弧形弓丝的回弹力及附加一些牵引力,可以达到使错位牙移动入牙弓的目的。通常,大多数错位牙的牙根都比牙冠更接近其正常的位置。这是因为在替牙过程中,牙的错位大多是受到后天病因的影响而使牙冠偏离了正常萌出道的结果。因此,当需要排齐牙齿时,多数情况其根尖位置完全可能是正常的并不需要牙根移动,这就为第一阶段治疗中,通过牙冠的倾斜移动(唇舌或近远中移动)以达到牙齿排齐提供了理论根据。

1. 装置的选择　以牙倾斜移动的理论为出发点，在这一阶段治疗中，对矫治装置（弓丝及托槽）的选择应当注意以下几方面的问题：

（1）弓丝的力量：用于第一阶段排齐牙齿治疗的弓丝应选用细而富于弹性的柔性弓丝，采用轻的、持续的力，产生有效的牙倾斜移动。应避免使用强力的弓丝。为利于牙齿沿弓丝滑动调整，对严重错位及扭转牙的牵引矫治，应做松结扎。对偏离牙弓较远错位的牙，第一次结扎不可将弓丝强迫拴入槽沟中。为防止牙受力过大，可采用分次加力逐渐就位的方法。推荐选用被动式自锁托槽、高弹性镍钛细圆丝及弹性结扎线结扎施力。

（2）弓丝的粗细：选择弓丝时，应使弓丝横径小于托槽沟的宽度，以便于弓丝能在托槽中自由地近远中滑动和适当的自由倾斜。在弓丝与托槽沟间至少需要 0.002 英寸（0.05mm）的间隙，而 0.004 英寸（0.10mm）间隙最为合适。例如，在方丝弓技术中，当使用 0.018″槽沟的托槽时，选用的弓丝粗径应为 0.016″，而用 0.014″最佳。如果用 0.022″规格的托槽时，弓丝应选择 0.018″直径者最为理想。

（3）弓丝的形态：最好使用圆丝，而不用长方形弓丝。此阶段特别应避免使用与托槽沟径密合一致的方形弓丝。因为此期的主要目的是移动牙冠的位置以达到排齐，而不是控根。市售的一些高弹性方丝弓，如 0.17″×0.25″镍钛方丝，虽然在使用说明中述及能在排齐牙齿时使用，但此阶段使用欠妥，因为如果控制不好，它将产生不必要的和不合意的牙根移动及前牙的过度唇倾，导致后牙支抗丧失。但初期排齐牙齿并不是绝对不用方丝，对于不拔牙及前牙整齐的病例，为了更早地获得对切牙倾斜度的控制，也可选用较细的弹性好的方形多股麻花丝或正方形镍钛丝（0.016″×0.016″）作为初始弓丝，以控制冠倾（图 2-8-50）。

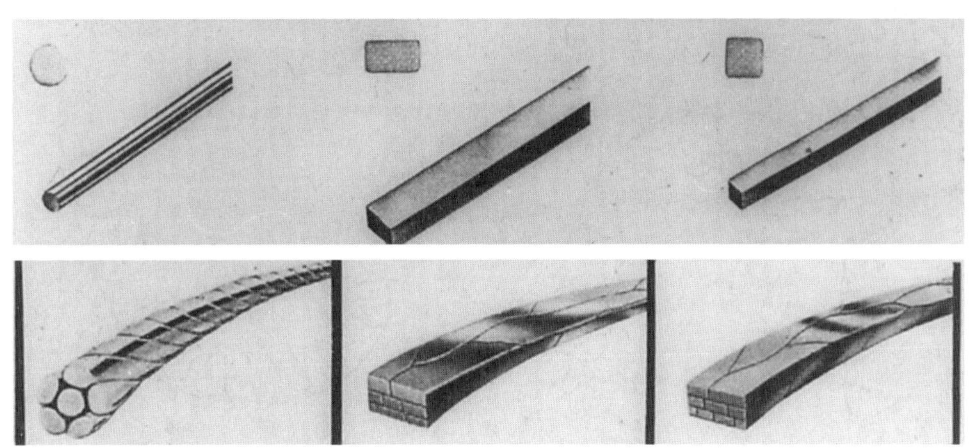

图 2-8-50　常用弓丝的形态

（4）托槽的选择：固定矫治器的托槽是将弓丝的矫治力传递到被矫治牙上的主要传力装置，它的不同大小、形态及宽度影响着托槽间的距离。在生物力学及矫治器节中已述及，当增加两承力点之间的距离（跨度）时，其钢丝的强度迅速减小，而弹性增加。因此，对宽的托槽而言，因相对减小了相邻两牙上托槽的间距（承力点间距离），这样将导致弓丝强度加大，而弹性减小，牙齿将承受不利的强力。此外，随着托槽宽度增加将增加弓丝与托槽间的接触面积，从而增加了滑动中的摩擦力而不利于牙移动。由此，仅从牙倾斜移动效果上看，横径小而槽沟宽的托槽最有利于牙的移动，并有利于弓丝发挥柔和的弹力。一般而言，单翼托槽横径窄，因而可提供较大的弓丝活动范围及点接触关系，有利于牙的倾斜移动。而双翼或三翼托槽横径较宽，需要通过弓丝性能的改良、弓丝粗细的选择，以及通过托槽间弓丝的曲（loop）增加弓丝在托槽间的长度等途径，以获得轻的持续矫治力。虽然常用双翼方丝弓托槽较宽，摩擦力增大，但其优点是对牙扭转的改正以及控制牙的整体移动十分有效。

目前，用于初期排齐牙齿的弓丝种类较多，如粗细不同的不锈钢丝、多股细丝、钛-镍合金丝、β-钛丝（TMA）、钴铬合金丝、复合弓丝、及光纤丝等。而常用的托槽类型主要以 0.022″规格及 0.018″规格槽沟为主（表 2-8-1）。

2. 常用排齐牙齿的方法

(1) 用高弹性弧形弓丝排齐:现代方丝弓技术对牙列的排齐,主要通过唇侧弧形弓丝的回弹力实现。排齐过程中牙的移动主要是唇舌向,近远中的倾斜移动和改扭转,要求所产生的矫治力应柔和而持久。所以:

1) 多首选弹性力大而刚度小的细圆丝弓,主要有成品钛镍合金丝弓、光纤玻璃丝弓和辫状细丝弓等,以提供柔和持久的作用力。

2) 弧弓形态应与患者个体牙弓形态及颜面形态相近似,以利于逐渐达成稳定的个体𬌗。

3) 矫治加力:应由弱至强,逐渐增加。

临床中,当用弧形弓丝排齐拥挤牙列时,弹性弓丝的应力为向外扩张作用,由于旋转中心在根方,易导致前牙冠唇/颊向倾斜。对一些病例,会造成后期治疗调整的往返运动,对牙周不利,并加重第二阶段后牙支抗的负担。为防止排齐过程切牙过度唇倾失控及往返移动,为有利于拥挤切牙的调整,在采用细圆丝排齐牙列时,可考虑做“尖牙向后结扎”(图 2-8-51),及设计末端后锁弯(cinch back bend)。即①在尖牙托槽与磨牙颊面管间作 8 字结扎牵引;②将弓丝末端在颊面管远中处作末端回弯(镍钛丝末端需经退火处理后才能回弯),在引导尖牙远中移动的同时,控制前牙的唇向移动。这样后牙在排齐过程中虽然可能会有少量的前移,但减轻了第二阶段的支抗负担(图 2-8-52)。

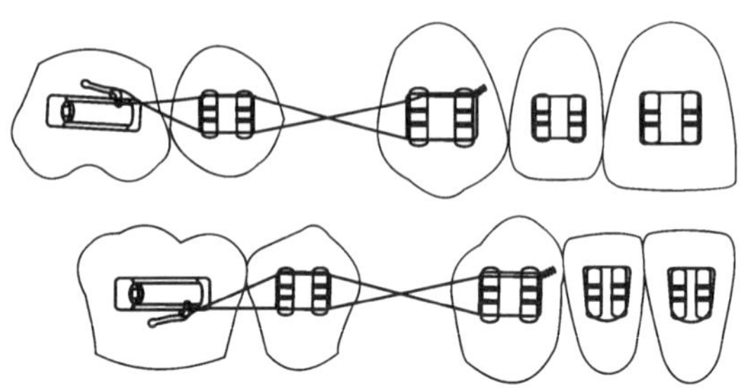

图 2-8-51　尖牙后结扎(用 0.25mm 或 0.20mm 结扎丝)

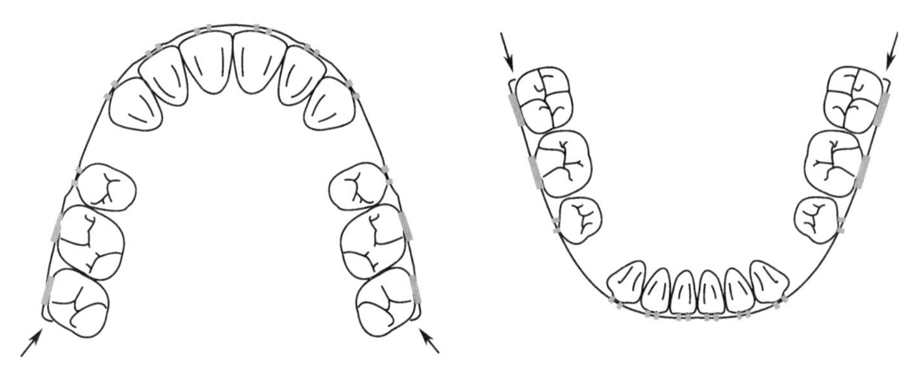

图 2-8-52　末端后锁弯

(2) 用不锈钢丝弧弓排齐:如果采用刚度较硬的不锈钢丝作为此期治疗的弓丝,为获得牙间柔和的力值,可通过选用较细的弓丝及在弓丝上形成多曲来增大其弹性(图 2-8-53)。常用的弓丝曲有垂直开大曲、水平曲、T 形曲等。垂直曲适于水平及近远中方向的力调整。而水平曲及 T 形曲更兼有垂直向调整(适用于将高位牙/低位牙排入牙弓)的功能,但弯制更难。不锈钢丝的优点是价廉、易弯制成形,由于刚度更好,可用做拔牙后牙弓长度的维持、咬合打开、颌间牵引、局部开展间隙等,而且对弓形的保持、牙弓上局部牙的调整移动及支抗后牙的控制较好。所以,有的医师一开始就偏向于选用不锈钢丝弯制垂直开大曲排齐牙列。但不足之处为弓丝弯制较为费时,患者异物感较重,常刺激黏膜。

对错位严重的牙,弓丝不必一次入槽,可先用弹力线或拴扎丝定向牵引,然后逐步拴入托槽沟中。

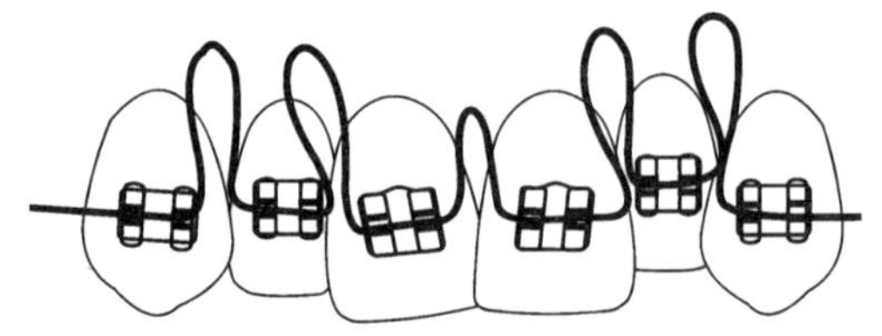

图 2-8-53　用带垂直开大曲的不锈钢弓丝排齐前牙

同样,在使用不锈钢丝弧弓排齐时,为防止切牙过度唇倾失控及往返移动,在弧弓末端常设计颊面管前的

Ω 阻挡曲，并通过在 Ω 曲与颊面管间用细丝紧结扎，控制前牙的唇向移动并维持弓形及牙弓长度。

（3）尖牙牵张减压：多数前牙拥挤都表现出尖牙近中倾斜或低位，可通过先牵引尖牙向远中，即"牵张减压"的方法来排齐前牙。可设计整体牙弓、后牙片段弓或上下颌对应牙弓作支抗，向远中牵引尖牙，或在尖牙间置螺旋簧施力。一旦尖牙向远中移动，前牙大多会自动松解排齐（图 2-8-54）。

向远中牵引尖牙，并不都要在整体镍钛丝、不锈钢等全弓丝上使用"尖牙向后结扎"的方法，对一些切牙拥挤严重、牙松动、牙重叠甚至不能粘结托槽的病例，完全可考虑采用后牙片段弓+横腭弓作为支抗，先牵尖牙向远中"减压"，待前牙拥挤及牙弓形态自动调整改善后，再上全弓继续下一步治疗。对一些支抗要求不高的病例，甚至也可在拔牙后暂不粘托槽，让前牙（多用于下切牙）在唇、舌肌等的作用下促其一定程度的自动"漂移"，待其调整（一般 3～6 个月）到一定程度后再行进一步矫治。

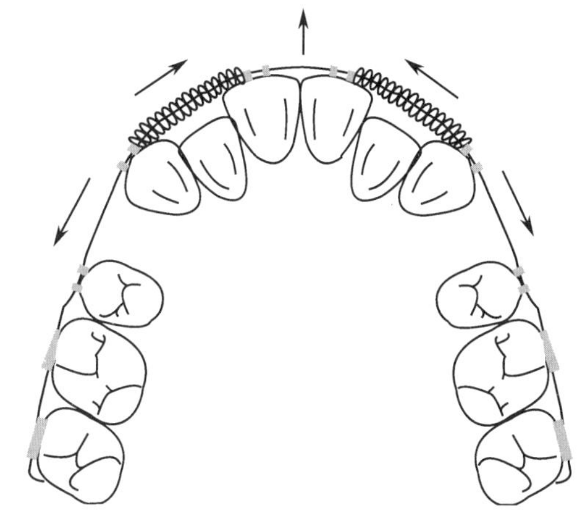

图 2-8-54　开大螺旋弹簧移动尖牙

远中移动尖牙的方法，临床中最常用的有以下五种，原则上一定要选用较硬的主弓丝并注意加强后牙支抗的维持。

1）开大螺旋弹簧：用牙间开大螺旋弹簧（open coll spring）推尖牙向远中。螺旋簧常设计为整体放置于两尖牙之间，或分段放置于中切牙与尖牙之间（图 2-8-54）。如果采用后者，则应将中切牙作连续结扎，以防止中切牙外翻。弹簧长度以尖牙到位后切牙能排齐为度。将弹簧压缩后放置于需开拓的间隙之间固定，利用弹簧复原的力量持续推尖牙向远中移动。由于此方法力量柔和，有一定限度，并对后牙的作用力小，常可选作最大支抗的设计中应用。

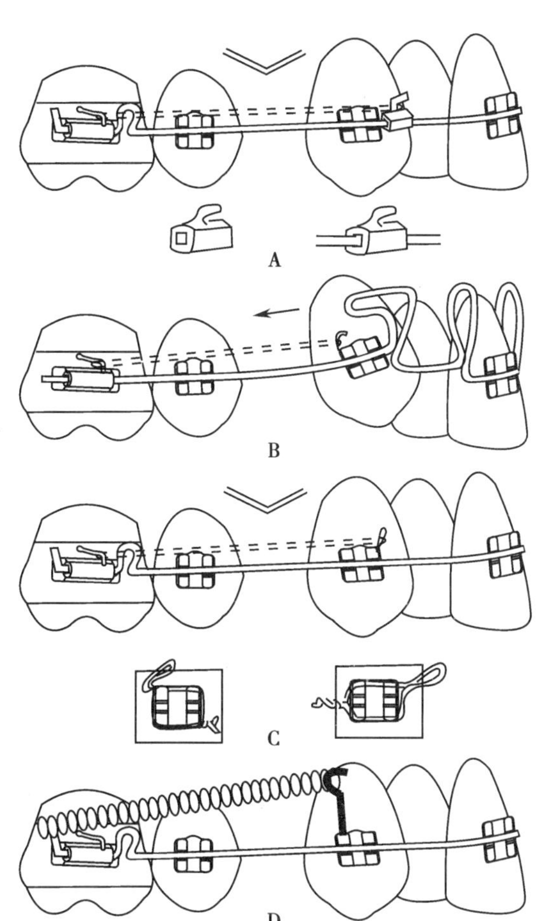

图 2-8-55　颌内牵引移动尖牙
橡皮圈牵引（A～C）、拉簧牵引（D）

2）颌内牵引：拔除第一前磨牙后，以后牙为支抗，采用橡皮圈、关闭螺簧（close wound）、开大螺簧（open wound）或关闭曲辅弓（图 2-8-56B）等进行颌内牵引也是一种常用于移动尖牙向远中的方法。为了控制后牙前移，此时常需在后牙增加支抗设计，如将带环作在第二磨牙上及采用横腭杆、唇挡等。同时应在主弓丝的磨牙颊面管前设计 Ω 曲及后倾弯，以维持牙弓长度及防止磨牙前移。为利于尖牙远中移动，尖牙应做松结扎，尖牙的牵引钩，可用较粗的结扎丝作成小钩直接结扎于尖牙上，也可在尖牙前穿入活动式小钩。通常牵引力的大小应小于 100g。颌内牵引的方法在需中等支抗的病例中应用较为理想（图 2-8-55）。

3）片段弓（sectional arch technique）：临床中对一些允许后牙部分前移的病例，也可用局部片段弓移动尖牙向远中。片段弓多用方丝弯制。常用的片段弓设计有 Burstone 的片段弓加预成鞭形弹簧或 T 形曲牵引（图 2-8-106A）、Gjessing 的钻石曲设计（2-

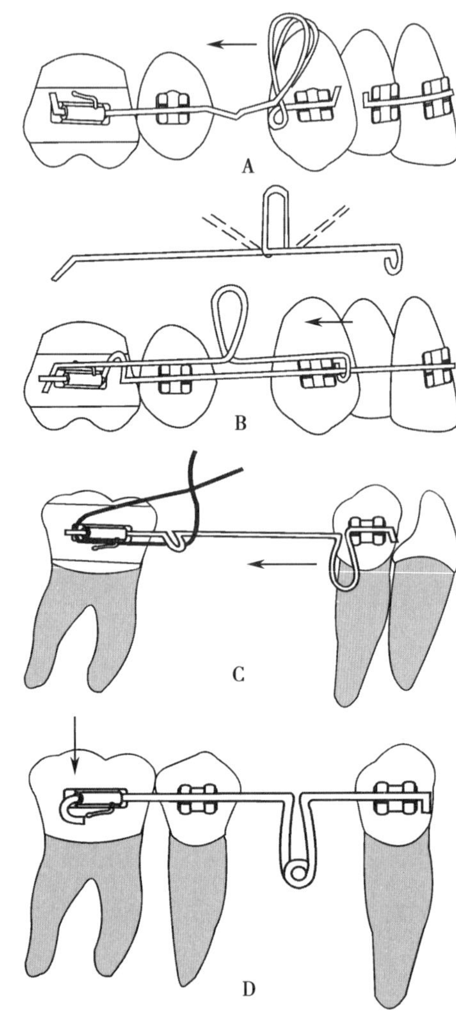

图 2-8-56 片段弓移动尖牙

A. 钻石曲;B. 关闭曲辅弓;C. 关闭曲拴扎加力;D. 关闭曲后锁弯加力

8-56A)、关闭曲辅弓(2-8-56B)以及片段方丝弓关闭曲等。使用 Burstone 局部弓时,由于附加的鞭形弹簧已考虑了预应力的释放,故不必多次加力。而后两种片段弓设计,常需每次牵引片段弓向远中移动,以使关闭簧力能持续作用于尖牙上。为此,可采用在颊面管远中抽拉加力末端后锁弯(cinch bend)的方法,或拴扎加力的方法(tie bend),即在颊面管前方,距颊面管一定距离(以使能后移)设计牵引曲或焊拉钩,通过每次收紧牵引钩与颊面管间的拴扎丝,赋予关闭曲簧应力,或牵引其末端弯曲的方法,促使其尖牙远中移动(图 2-8-56C、D)。

4) 弓丝曲加牵引:对尖牙轻度唇向低位的病例,主弓丝放入尖牙托槽将十分困难,可在尖牙近中设计水平垂直曲,缓解弓丝对尖牙的过大压力,同时辅以远中橡皮牵引或关闭曲牵引,逐渐让尖牙向远中就位。而对尖牙低𬌗错位较严重的病例,则不必立即在尖牙上放置弓丝,而应在弓丝尖牙区形成𬌗向的阶梯曲避开尖牙(但弓丝不应接触下牙咬合)。此时,主弓丝用于固位,先用橡皮牵引方法移尖牙向远中及向𬌗方,待尖牙移至适当位置后,再换镍钛弓丝直接拴入尖牙托槽中,继续做牵引移动,最后达到尖牙到位的目的(图 2-8-57)。

5) J 钩:用口外支抗将 J 钩直接挂于尖牙托槽近中弓丝上,或挂在尖牙前滑动牵引钩上,使用较轻的口外力,做水平牵引,也可达到远中移动尖牙的效果。此方法多用于需最大支抗设计的病例。

3. 扭转牙的矫治(rotation control) 对于扭转牙齿,方丝弓技术强调在治疗早期开拓间隙进行预备治疗及后期做适度的过矫治,因为:①扭转的存在使弓丝不能完全入槽,不能实现对牙位的精确控制;②扭转的存在使得间隙难以准确关闭,影响建立良好的磨牙关系;③早期矫治扭转和适度地过矫治有利于稳定。

间隙充足是扭转牙排齐入牙弓的先决条件。通常,前牙的改扭转需要间隙,而后牙扭转改正后可获得间隙,只有当牙弓上开拓出足够间隙后,错位及扭转牙才能顺利矫治入牙弓正常位置,因此,局部开展出足够的间隙,应是错位及扭转牙改正的先决条件。

矫治牙齿的扭转可以用以下方法:

(1) 利用托槽翼结扎施力:方丝托槽多设计为双翼,横径较宽,因而最有利于扭转的改正。也可选用带侧翼的托槽(Lewis、Alexander 托槽等)。轻微的扭转可以直接结扎弓丝入槽(图 2-8-58A),较严重的可以用加旋转垫辅助矫治(图 2-8-58B)。

(2) 利用弓丝曲力:在弓丝上弯制曲,如水平方向的刺刀样曲(bayonet bend)、垂直曲,然后用弹力线(橡胶圈)结扎施力(图 2-8-59)。

(3) 利用辅助弹簧:可选用一些辅助弹簧,如改旋转簧、T 形簧、镍钛高弹辅丝等插入托槽孔改正扭转牙(图 2-8-60)。此时主弓丝应为硬丝,以维持弓形。

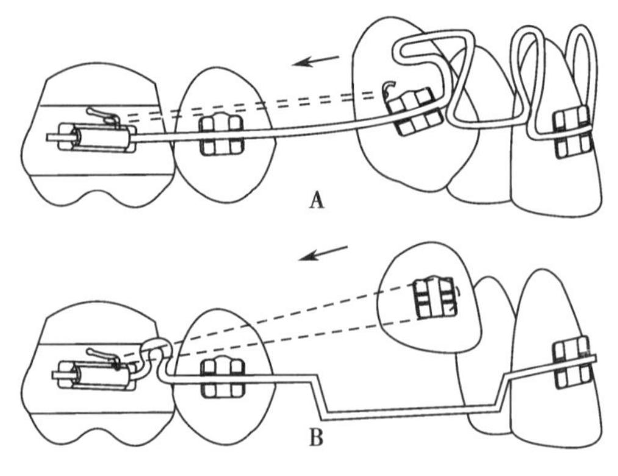

图 2-8-57 弓丝曲加牵引移动尖牙

A. 同时排齐前牙;B. 低位尖牙的牵引

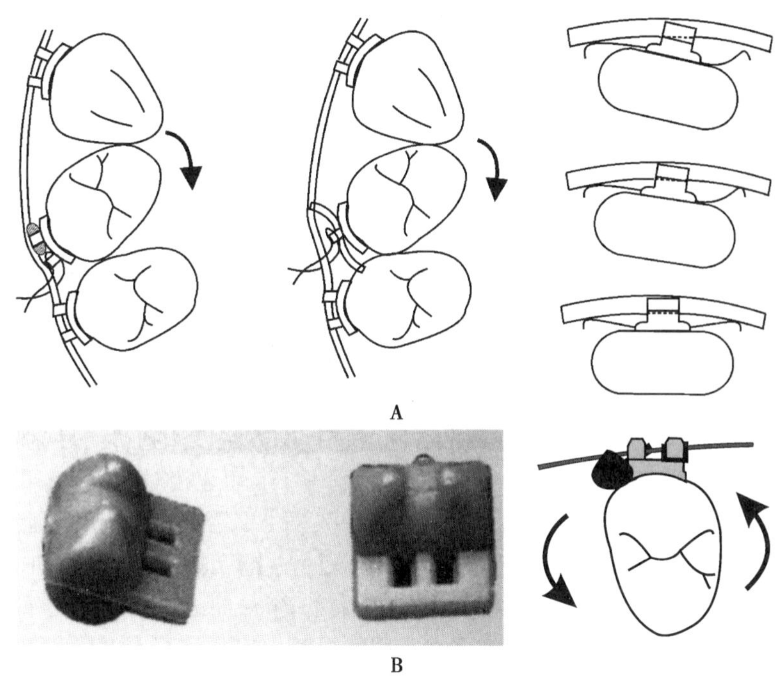

图 2-8-58
A. 利用托槽翼矫治扭转牙；B. 旋转垫辅助矫治扭转牙

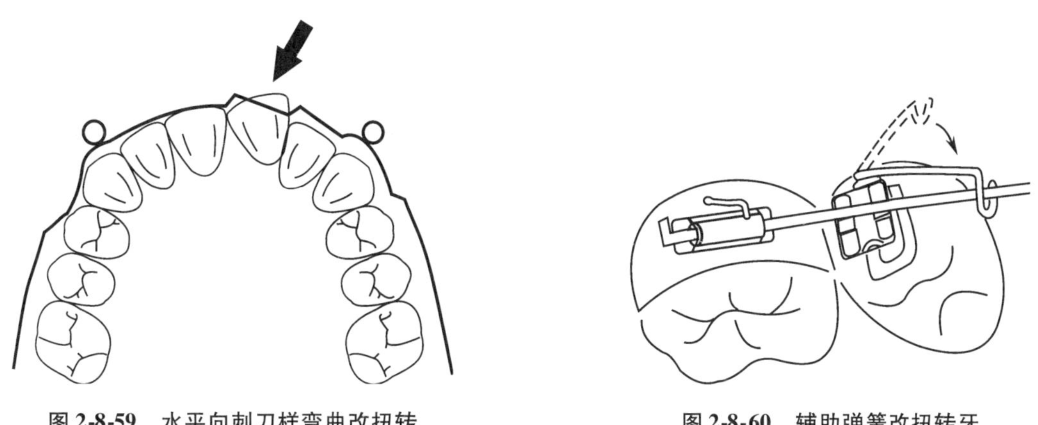

图 2-8-59　水平向刺刀样弯曲改扭转

图 2-8-60　辅助弹簧改扭转牙

（4）利用交互牵引：在扭转牙舌侧粘舌钮（button）、拉钩（hook）、附环及附夹（eyelet and staple）等，通过相对的牵引形成力偶来转正牙齿。严重扭转的牙应制作个别带环固位，应注意此牵引必须在较粗的硬不锈钢主弓丝（0.016″以上）上进行，一般应在扭转牙的近远中邻牙部位弯制阻挡曲，以防止牙弓的变形和维持所需间隙。牵引时力量应轻柔适度，以牙不松动为佳。如果有松动，应检查有无咬合创伤并及时进行调磨、升高咬合等处置。对扭转牙的矫治，有经验的医师多提倡“过矫治”，并应在后期“延长保持期时间”以防复发（图 2-8-61）。

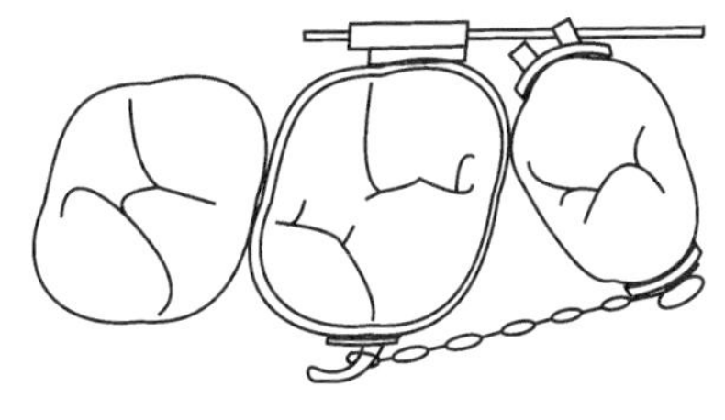

图 2-8-61　力偶牵引改扭转牙

（二）整平䊵曲线（leveling）

前牙深覆䊵、深覆盖及过陡的纵䊵曲线是Ⅱ类错䊵的常规表现。整平牙弓䊵曲线的目的是：①去除治疗中的咬合障碍；②改善及矫治垂直向的错䊵畸形；③为方丝顺利入槽，调整颌间咬合关系创造条件。䊵曲线异常的矫治常需要贯穿整个治疗过程，是方丝弓矫治技术中难度较大的问题。以下仅以Ⅱ类深覆䊵患者牙弓异常䊵曲线的改正，讨论整平问题。

牙弓整平的原则：①不同的畸形机制、不同的生长型及发育阶段应采取不同的方法；②在压低前牙时要使用持续的轻力，应在骨松质界限内，应防止前牙冠过度唇倾，避免根尖更靠近舌侧骨板而使压入受阻；③严重深覆𬌗的整平应贯穿矫治过程的始终；④一般而言，整平应在牙齿排齐后进行，以利于弓丝入槽施力。

整平的方法：需要根据其机制及患者生长发育的阶段而定。对于前段牙-牙槽过长，下颌平面角较大而生长发育已基本停止的深覆𬌗患者，整平应以压低前牙为主；而对于后段牙-牙槽过低造成或下颌平面角较小的深覆𬌗病例，则要用升高后牙的方法。甚至有时采用下切牙微唇倾代偿的方法。因此，在深覆𬌗病例的"整平"治疗中，正确判断深覆𬌗机制及口唇形貌改善的需要，才能选择不同的治疗方法，即采用将切牙压入，还是让后牙伸长，或者两者同时进行的方法以达到矫治目标。

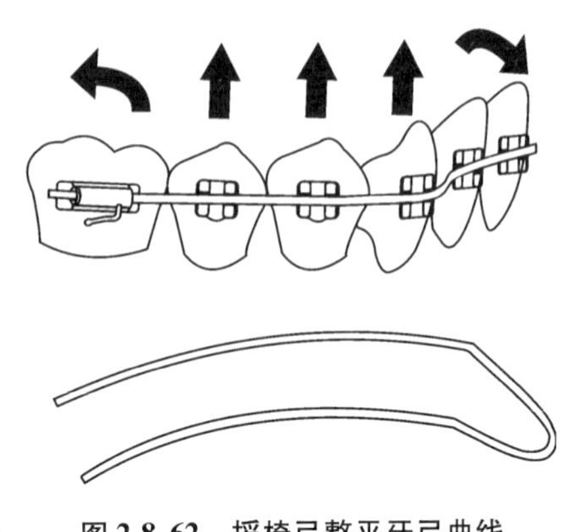
图 2-8-62　摇椅弓整平牙弓曲线

1. 通过后牙伸长（切牙相对压入）整平牙弓曲线的方法

（1）摇椅弓：对大多数患者来讲，要使后牙伸长，最常用的方法是在上颌弓丝上形成一个过度弯曲的补偿曲线，而将下颌弓丝形成反向的 Spee 曲线。由于牙的垂直移动需要一定的力，因而所用的弓丝应有一定的硬度，才能达到后牙伸长改正𬌗曲线的目的。而弓丝的硬度又与弓丝的直径有关，并涉及托槽类型。

对 edgewise 技术而言，如果用 0. 018″规格托槽，最初应选 0. 014″镍钛丝或 0. 014″带曲不锈钢丝，首先进行牙齿的排齐，此时为了同时进行牙弓𬌗曲线的平整，可将上述弓丝的上𬌗弓丝形成过大的补偿曲线，下颌弓丝弯曲成反向的 Spee 曲形（又称摇椅形弓），拴入牙弓（图 2-8-62）。第二步再换用 0. 016″硬不锈钢丝，作成同样的弧形拴入牙弓。通常，当硬不锈钢丝拴入后才能满意地完成牙弓𬌗曲线的平整。

如果选用 0. 022″规格的 edgewise 托槽，可首选 0. 0175″双股细丝或 0. 016″镍钛合金丝先进行牙齿的初步排齐，继而再用 0. 016″的硬不锈钢丝作成反向或过度的弯曲，拴入托槽沟内改善牙弓曲线，最后再用 0. 018″的硬不锈钢丝完成牙弓𬌗曲线的基本排平。临床上，0. 018″的弓丝基本上都能达到𬌗曲线最后基本平整的目标。很少再需要 0. 020″的弓丝。

（2）颌间牵引：对一些非拔牙治疗的患者，有时可选择较粗硬的弓丝（但因粗的弓丝常难以放入 0. 018″规格的槽沟内，因此最好选用 0. 022″规格的托槽）。此外，可用图 2-8-63 所示的方法，在切牙区加一个𬌗平面板，后牙区采用颌间垂直牵引或Ⅲ类（使下磨牙增长）、Ⅱ类（使上磨牙增长）颌间牵引的方法。也可考虑采用口外弓低位牵引的方法，以达到升高上颌后牙的目的。但应特别注意，临床升高后牙的方法，在长面型或下颌平面角大的病例中应慎用，以避免造成面型更长的不良后果。

2. 通过压入切牙平整牙弓曲线的方法

（1）连续长臂弓：用连续长臂弓绕开侧方牙（包括前磨牙及尖牙）直接压低切牙，此方法对恒牙列早期中，仍有生长潜力，特别是青春发育高峰期前患者的切牙压入最有效。弓丝作用的机械原理是磨牙竖直，磨牙远中倾斜，同时，将切牙压入。最常用的有 2×4 技术及 Ricketts 设计的桥形多用途唇弓（详见后述）。在 edgewise 技术中，由 Ricketts 设计的桥形多用途唇弓（utility arch）是一种长臂弓，多采用细的正方形丝，作成桥形弯曲，绕开侧方牙列，在磨牙与侧切牙间，通过颊面管前弓丝的后倾弯，直接作用于切牙使咬合打开。同时，在方丝的切牙区作轻微的冠舌向转矩，使切牙根向唇侧转矩移动，则可防止切

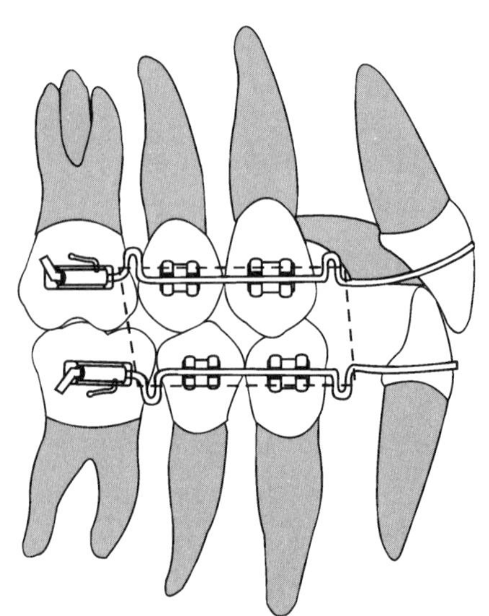
图 2-8-63　前牙咬合板+后牙区颌间牵引整平牙弓曲线

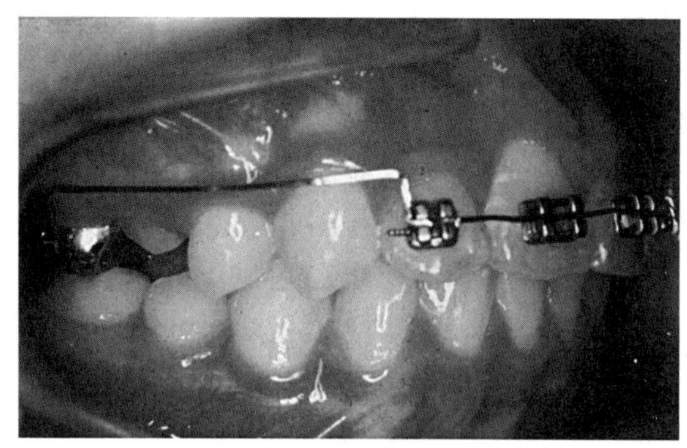

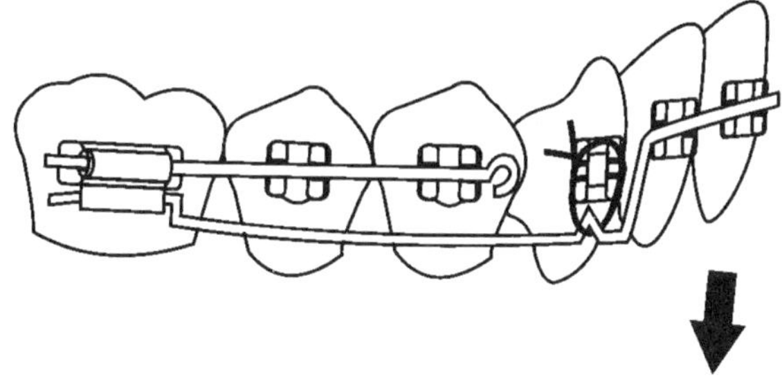

图 2-8-64　Ricketts 多用弓及加力

牙在压入时的唇向倾斜。此外，该弓丝还可设计通过向远中收紧弓丝的末端牵引切牙向舌侧等，具有多种作用。国内常将其称为“多用弓”。

应当注意：长臂弓对切牙的压入力量，一定要保持轻的持续力。为此，弓丝直径的选择，不应粗于 0.016″。Ricketts 推荐使用的弓丝系一种较柔软的 0.016″×0.016″钴铬合金正方形丝。该丝极易弯曲成形，成形后稍经加热处理即变硬。这种丝可以防止磨牙受到过大的力量，同时也可在切牙部作转矩弯曲。此外，加力时可不必拆下弓丝，直接用长鼻钳或日月钳在弓丝上加力即可（图 2-8-64）。

长臂弓在使用中也存在两大缺点：①后部支抗力只作用于第一磨牙，此时磨牙伸出力约为切牙压入力的 4 倍，常可导致磨牙伸长及远中倾斜，这对短面型病例（肌张力强）及对尚有生长潜力的年轻个体并无大的问题，但对生长已停滞，下颌平面角大的平均面型或长面型患者，磨牙伸长后随之而来的下颌下后旋转，对矫治后面型的美学效果是很不利的。此外，磨牙一旦后倾也将减小切牙的压入力量。因此，为抵抗弓丝对磨牙的反作用力，临床上常应采用一些加强磨牙支抗的辅助方法，例如，在上磨牙上附加口外弓作高位牵引（high-pull），将第二前磨牙和第一、第二磨牙分段用局部方丝连续结扎在一起，增加第一磨牙支抗的稳定性，以及在上颌腭部设计腭杠、腭托等；②长臂弓设计均对切牙产生唇向倾斜力量（即使采用桥形多用弓在切牙段设计了转矩，也难完全避免），特别是对于一些需拔牙矫治上切牙前突的病例，这种唇倾力不仅对向后关闭拔牙间隙不利，而且切牙的唇倾移动改变了弓丝的力点，将对磨牙产生更大的不利支抗力，造成磨牙前移，导致拔牙间隙丧失、矫治失败，为了有效地控制前牙唇倾，目前临床上还常采用下述辅弓设计的方法，以减小导致切牙唇倾的分力。

（2）辅弓法

1）局部弓加辅弓法：为了控制切牙的力点及稳定后部支抗，Cetlin 设计了一种双弓丝（Cetlin double arch wire），即在切牙段用 0.018″×0.025″的不锈钢方丝作成阶梯形避开侧切牙，仅固定于中切牙上，并在局部丝两端约在侧切牙远中位置形成小圈。此为前牙区的片段弓。同时用另一根 0.018″的整体不锈钢圆丝形成过度弯曲的弧形放入颊面管内，使弓丝前份达龈黏膜转折部，然后将该丝压下，与片段弓的小圈拴扎（图 2-8-65），由于片段弓的小圈位于上颌中切牙阻力中心后方，将会产生一定的负转矩，故在压入切牙的同时，对矫治唇向倾斜的中切牙有一定的转矩效果。

此外，Burstone 设计了一种局部弓加辅弓的方法，以达到有效的切牙压入移动并避免切牙的唇向倾

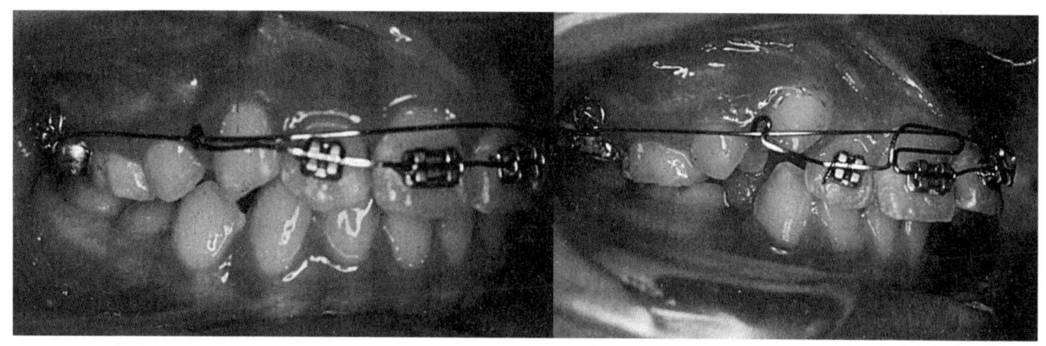

图 2-8-65　Cetlin 辅弓及改良

斜，此方法需要在第一磨牙颊面管龈方增加一个辅助方颊面管，首先根据需要在已排齐的后牙（包括第二前磨牙、第一磨牙及第二磨牙）托槽沟内放入一段与槽沟尺寸相同的方丝，将后段牙齿连成一稳定的整体并连续结扎紧。同时，用0.9mm直径不锈钢丝弯制成腭弓或舌弓，连接左、右后段牙弓，进一步稳定了后牙弓，以抵抗不合适的设计及其不良移动。

为了压入切牙，Burstone建议使用设计有圈簧的0.018″×0.025″不锈钢方丝或0.019″×0.025″β-钛丝（TMA）制作辅弓。辅弓的后端放入第一磨牙上的辅助方颊面管内，并调节辅弓角度，使其能对切牙产生轻力（约每颗牙0.15N），然后将辅弓前段牵至切牙托槽龈侧位置（不进入托槽沟），与切牙间的局部弓丝直接结扎拴连（图2-8-66）。采用此种局部弓的设计，后牙区局部弓及舌弓获得的磨牙区支持力，即磨牙的伸出及后倾力与切牙的压入力量可基本平衡，并且对切牙将产生一个舌向力矩，以对抗其唇倾。

2）整体弧弓加辅弓法：在实践中另一种常用的方法为：在前述加大弓丝弧曲的全弓丝拴入打开咬合的基础上仿Burstone的设计，也增加一根用0.018″硬不锈钢丝弯制的辅弓，将辅弓后段插入磨牙颊面管的辅弓管中，形成适度的后倾弯（以前臂达龈黏膜转折沟为度），压下辅弓前段，在切牙间及尖牙远中部与主弓丝拴扎（注意，不是拴扎入托槽中而是拴扎于托槽翼龈侧），这样既可加大主弓丝前部的压入力量，达到打开咬合的目的，又可一定程度防止切牙唇倾（图2-8-67）。使用此型辅弓时，由于辅弓后段力量主要作用于第一磨牙，故应同样常规考虑加强磨牙支抗设计以保持磨牙的稳定。

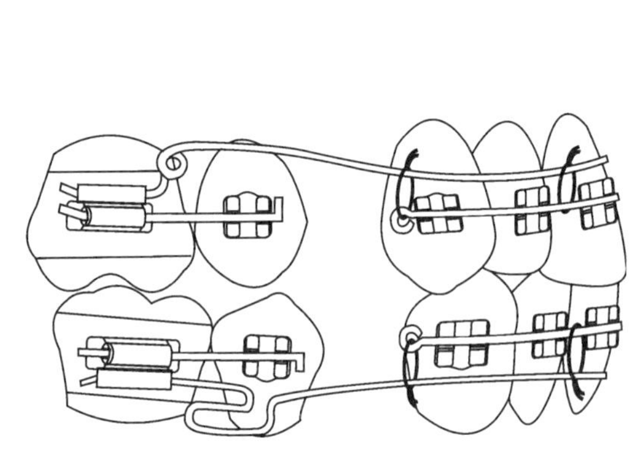

图2-8-66　Burstone局部弓加辅弓

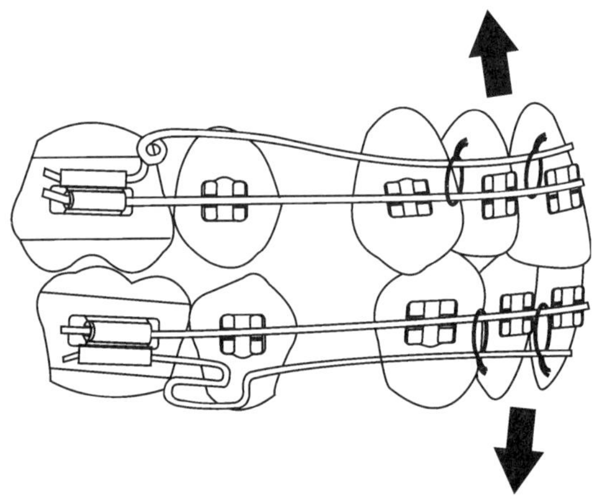

图2-8-67　仿Burstone整体弧弓加辅弓

3）活动式辅弓：该法系在主弓丝打开咬合的基础上所设计的一种可摘式辅弓装置。辅弓可由患者自己戴用，在进食或清洁时卸下。其制作方法为：选用直径为1.0mm、长约30cm的不锈钢丝，首先按患者上颌牙弓形态弯制成相应弧形弓，然后在其两侧第一磨牙远中位置（约距中点5cm）向下各形成颈间垂直方向的弹簧圈，将弹簧圈游离端反折向前，再沿下颌牙弓弯成相应下弧形弓。为了使辅弓能固位并施力于切牙部，在辅弓的上弓丝段相当于双侧中切牙与侧切牙间位置，用铜丝（直径0.8～0.9mm）各焊一小钩，钩端先指向牙面再向上弯曲，以便插入就位于上颌主弓丝上。在辅弓下部游离末端约在两侧下中切牙与侧切牙间部位，各向牙面方向弯曲形成挂钩（图2-8-45）。通过调节双侧弹簧圈的臂角，可控制力的大小。使用时，将辅弓上弓丝段的小铜钩插入上颌中切牙与侧切牙间主弓丝上，然后再将辅弓双侧下段的挂钩压挂于下颌侧切牙近中的主弓丝上，即可起到同时压低上颌及下颌切牙的作用。该辅弓取摘方便，容易清洗，缺点是不易控制平衡且对颊黏膜有一定刺激。

（3）水平曲或阶梯曲压低切牙：对一些上颌反补偿曲线或下颌Spee曲线过大的病例，为达到持续轻力压低切牙的目的，可在双侧尖牙近中（伴拥挤时）或远中（需同时压低尖牙时）设计水平曲，常用弓丝为0.014″或0.016″直径的硬不锈钢丝。在进行水平曲弯制时，应注意使水平曲方向朝向远中，才能发挥有效的压入效果（图2-8-68，见图1-2-64）。此外，也可设计切牙区的阶梯形弯曲或靴形弯曲压低切牙（图2-8-69），但阶梯不宜过大，以1～2mm为度。此法也适用于个别后牙垂直向位置的调整及后期咬合打开的过度矫治。

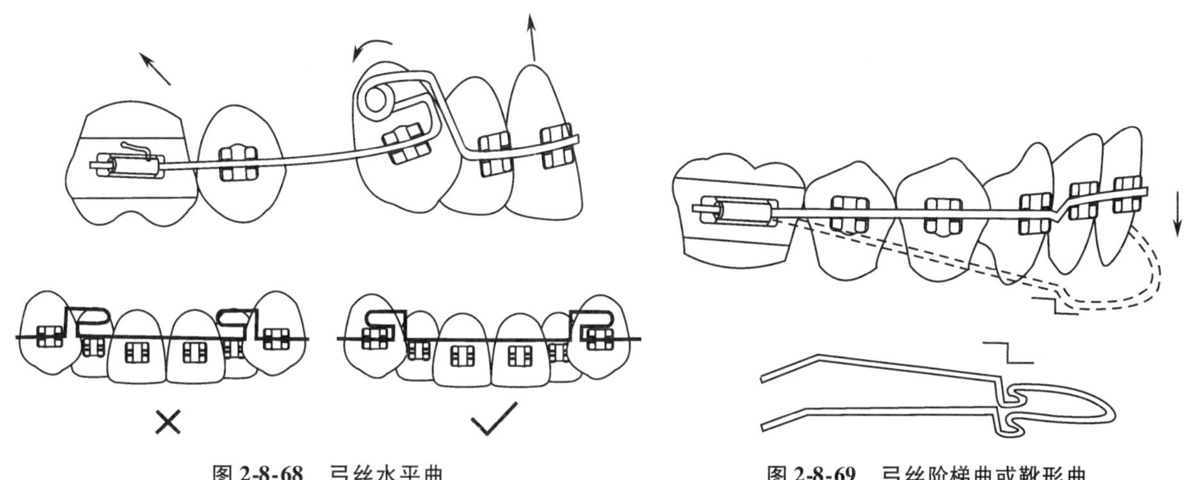

图 2-8-68　弓丝水平曲

图 2-8-69　弓丝阶梯曲或靴形曲

（4）口外弓（J 钩）：利用口外牵引力辅助压低切牙，可以既不影响后牙支抗，又能将切牙压入（图 2-8-42）。其方法是使用 J 钩装置。J 钩可以用直径为 1.2mm 的不锈钢圆丝自行弯制，也有市售成品。其用途较多，如牵引尖牙、前牙、牙弓、颌骨向远中等。在用于压低切牙时，将其末端钩挂于切牙段弓丝上（一般放在尖牙近中钩前或侧切牙近中），利用头帽高位牵引（上切牙压入）或颈带低位牵引（下切牙压入），可以产生切牙压入的效果。在使用 J 钩中应注意的是力的方向和大小，以避免不必要的牙移动和创伤。

3. 牙弓形态的调整　不同患者的牙弓有可能是尖形、方形、狭窄、不对称等，由于长期代偿性适应，特别是成年人，上下牙弓形态可在错位的形态上形成磨耗及咬合平衡。因此，为了达到下一阶段牙弓矢状关系的调整，必须为重新建立正常的、协调的牙弓形态作好准备。但临床操作上，牙弓形态的调整治疗一般不需专门进行，除前述严重上颌狭窄病例在第一阶段治疗中使用扩弓装置外，通常只需在排齐牙齿及排平牙弓𬌗曲线的治疗中进行，每次均严格注意上下弓丝形态个体标准化及上下牙弓协调就行，借助弓丝的弹性回复力，可逐步达到上下牙弓形态调整。

4. 排齐、整平过程中的几个临床问题

（1）复诊处置：固定装置戴入后，一般应观察 1 周，复诊时注意检查有无弓丝滑动及末端刺伤，结扎丝或弓丝对黏膜割伤，溃疡、过敏等，并及时对因处置或采用保护蜡、胶导管等；应注意了解有无牙疼痛、牙松动、牙倾斜伸长等，及时给予托槽位置、弓丝力量的调整；应注意口腔卫生，检查刷牙方法、牙龈健康；应督促患者遵医嘱复诊，一般每月一次；对托槽难就位患者，必要可辅以咬合垫，或先避开咬合异位粘结，而通过弓丝形成阶梯调整，或延后粘结。

（2）埋伏阻生牙：排齐整平治疗中最常见到的埋伏阻生牙是尖牙和中切牙。对于阻生的牙齿，首先由 X 线片或 CT 确定位置和萌长方向。能牵引助萌者，应首先开拓出足够的间隙后，才进行翻瓣暴露。一般应在排齐整平后才进行，并应十分注意加强主弓丝的固位力及设计阻挡曲维持间隙，尽量减小牵引中邻牙的受力变位。通常，对唇侧埋伏阻生前牙采用翻瓣隧道式牵引比直接切开暴露牙冠的牵引对附着龈的保持更有利。若埋伏阻生牙有局部粘连，牵引效果不佳，则必须在局部轻轻松解后才能牵引到位。

（3）上中切牙间隙：中切牙间隙多由多生牙或唇系带粗壮、附丽过高引起。多生牙一般应尽早拔除。基于上唇系带可随牙槽生长而向上提升退移，过早进行上唇系带修整，术后其瘢痕反而阻碍上中切牙闭合，故唇系带异常者，应先在牙弓排齐整平关闭中缝后，或矫治开始时，行唇系带切除术并切断中缝处的纤维，立即矫治，以免复发。

（4）后牙正锁𬌗：单个磨牙锁𬌗，一般应在排齐整平前尽早矫治，并且应注意去除阻碍锁𬌗牙回位的阻力。常用方法为拔去阻碍的邻牙（如阻生第三磨牙），以及先使锁𬌗牙脱离锁结。然后，在上、下颌锁𬌗牙间进行交互牵引（根据情况可同时辅以Ⅱ、Ⅲ类牵引）。为此，成人患者常需同时用𬌗垫或平面导板抬高咬合，使锁𬌗牙在矫治过程中脱离接触（也可在磨牙𬌗面加塑增高）。青少年患者一般可不用𬌗垫或平导；多数后牙锁𬌗，可在扩/缩牙弓的同时，采用单个逐一移动锁𬌗牙，或辅以“骨皮质切开术”的方法解决。此外，锁𬌗牙矫治过程中，常应用弓丝或种植钉压低接触牙，使脱离接触，也可适当调磨未磨耗的功能尖，但应注意最后的调𬌗，一般应在牙列基本矫治后时再考虑，以免牙尖过多的调磨而有损功能。

综上可见，排齐牙齿，改善牙弓形态，使咬合曲线平直是本阶段的治疗目的。牙排齐整平后，每个牙冠都基本上位于牙弓内的正确位置，托槽沟基本平行，咬合平面基本平整无颌间移动干扰，此时，即可将四个上切牙及四个下切牙，分别用结扎丝 8 字连续法扎紧，进入下一矫治阶段。但不同的病例，牙颌畸形的程度有很大差异，对一些患者仅需单一的最初弓丝就能达到排齐和排平，甚至达到满意的治疗目的而结束治疗。而对另一些病例，仅排齐牙齿就需要数月时间，而排平牙弓𬌗曲线还需要更长的时间。但作为治疗的原则，重要的是一定要达到牙齿基本排齐及𬌗曲线基本整平后，才能转入下一阶段治疗。

三、第三阶段：调整中线、关闭拔牙间隙和矫治磨牙关系

当治疗第三阶段开始时，牙齿已经排列整齐，牙弓上过大或反向的𬌗曲线也得到基本矫治。此时治疗的目的，是矫治磨牙的咬合关系及前牙的中线关系，并在调整前、后牙关系的同时，关闭牙弓上的间隙（剩余间隙或拔牙间隙），并使软组织侧貌得到改善。这一阶段的关键是通过正确的支抗设计，控制牙齿前、后、左、右的牙移动的比例及牙移动后的最佳位置。

1. 就支抗控制而分，临床上可采用一步法或两步法。

（1）一步法（en mass retraction）：前牙（含切牙及尖牙）排齐后，整体后移，一步到位关闭剩余间隙。

（2）二步法（two step retraction）：先移动尖牙向远中到位后，再整体后移切牙，二步到位关闭剩余间隙。

2. 就移动技术而分，可根据患者的条件，采用滑动法或关闭曲法。

（1）滑动法（sliding mechanics）：利用弓丝在托槽间的滑动（减轻摩擦力），用橡胶圈弹性力牵引关闭间隙。

（2）关闭曲法（closed loop mechanics）：利用弓丝与托槽紧结扎（增大摩擦力），用弓丝垂直关闭曲的回弹力，关闭间隙。

由于一步法及滑动法在直丝弓矫治技术及 Begg 技术章节中有详细描述，本章仅重点介绍在方丝弓矫治中常用的二步法及关闭曲法。但作为本阶段的治疗，在处理间隙关闭之前，首先应考虑牙列中线不正的矫治问题。

（一）中线的矫治（correction of midline discrepancies）

中线的矫治是正畸治疗中较普遍的问题。因为这将涉及颜面的美学效果，并影响牙列咬合关系的稳定。中线关系的矫治时机应抓紧在治疗一开始即进行，在排齐牙列时，就应充分考虑中线的矫治。因为此时将中线矫治比较容易，特别是对称拔牙的病例，由于前牙列两侧均有间隙，可以利用这些间隙进行调整，如果拖延至拔牙间隙已经关闭，再矫治中线就十分困难了。

造成中线偏移的原因可以是牙性的，如替牙障碍、失牙、牙弓差异、咀嚼习惯，以及第一期排齐牙齿过程中用力不均衡等，也可以是骨性的，由于发育障碍、外伤等所致。对于骨性中线不正的病例，采用正畸方法治疗是有限的，常常需要配合外科正畸进行矫治。

在方丝弓矫治技术中，中线的改正多采用滑动法技术，除可以采用交叉橡皮圈牵引方法外，也可采用以下方法。

1. 颌内非对称力法　对上颌中线的矫治，是正畸中特别重要的问题，这是因为上颌中线比下颌对美容的影响更明显。此时，可在增加上颌后牙支抗的基础上，在牙弓左右侧施以不同的力量，一侧用向前的推力（如用打开曲或开大螺簧等），另一侧用向后的拉力（关闭曲、关闭螺簧、橡皮牵引等），控制前牙的左右滑动，以调整中线关系（图 2-8-70）。

2. 颌间非平衡力牵引法　用不平衡的Ⅱ类或Ⅲ类力牵引，以调整中线关系，通常是在双侧牵引的

同时,在单侧施以更大的力,这比仅在一侧进行牵引而另一侧不牵引的效果更好(图 2-8-71)。但如果系一侧后牙已完全矫治,而另一侧还有间隙未矫治的病例,则完全可以采用单侧的橡皮牵引方法,但正常侧一般应有颌间垂直牵引固位。

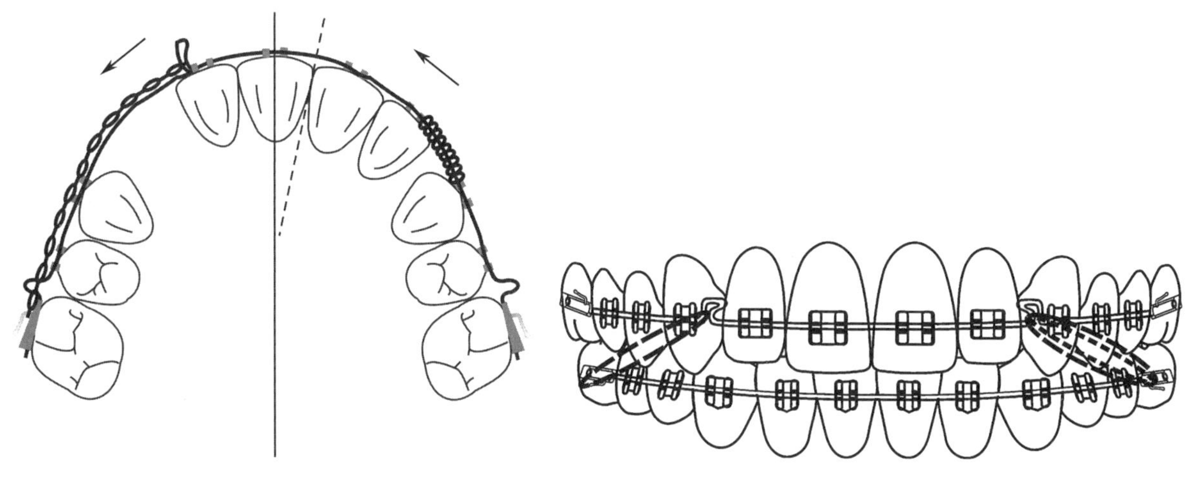

图 2-8-70　颌内非对称力改中线　　图 2-8-71　颌间非平衡力牵引改中线

3. 单颌固定牵引法　对上颌中线正常,下颌中线不正的患者,可以在上颌用较粗的方丝弓紧结扎固定牙弓,下颌则选用较细的圆丝弓(以利于牙滑动),然后采用适当的颌间斜行牵引,通过下前牙的单侧滑动,改正下中线(图 2-8-72)。

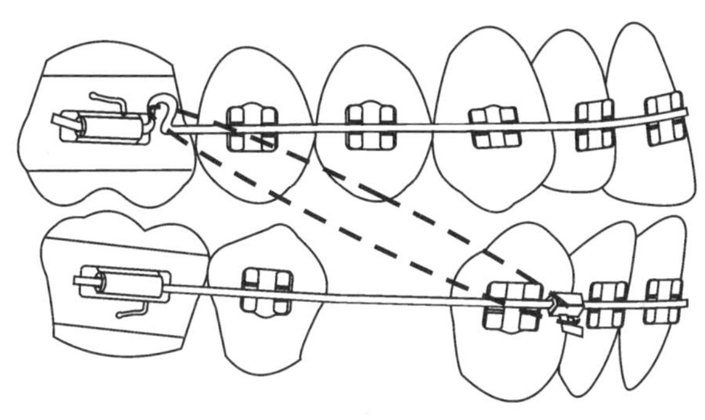

图 2-8-72　单颌固定牵引改中线

4. 颌弓形态调整法　很多下颌中线不正的病例系因为牙弓形态不对称,单侧狭窄或侧方牙的倾斜所致。此时,应根据颌弓的形态,及时调整相应部位的弓丝,如系狭窄,则将该区弓丝微扩张,利用弓丝的弹力逐渐恢复其牙弓的正常形态,从而达到上、下牙弓协调、对称。对一些较严重的病例如单侧锁𬌗,必要时还应以上、下颌间交互支抗做唇舌向交叉牵引,以改正之。当颌弓形态协调后,通常中线也随之矫治(图 2-8-73)。

临床上,中线的矫治,常常不是一次即成。在临床中重要的是应随时注意中线的情况,在第二阶段排齐前牙的同时,及时调整中线关系,为第三期的治疗可以减少许多麻烦。

(二) 关闭拔牙间隙(closure of extraction spaces)

关闭拔牙间隙,实际上从治疗的第一阶段排齐牙齿时就开始进行。第二、第三阶段切牙中线的矫治过程,事实上也是关闭间隙的牙移动过程。因此,要获得最终合意的间隙关闭结果,从治疗一开始就应在切牙及中线关系的改正中,控制拔牙间隙两侧牙的相对移动量,要做到此点关键是支抗的设计。

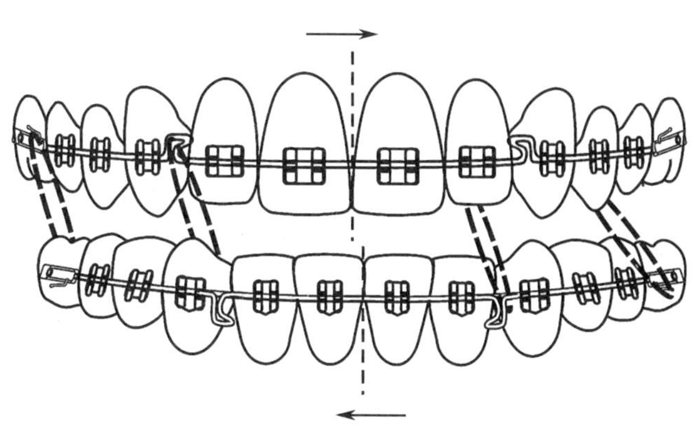

图 2-8-73　颌弓形态调整改中线

前面有关章节中已述及,Stoner 根据拔牙后允许后牙前移的量,将支抗分为三类,即最小支抗、中度支抗及最大支抗。在方

丝弓矫治技术中,临床常用的支抗方法及弓丝设计如下:

1. 最小支抗的间隙关闭方法　最小支抗要求在间隙的关闭中允许后牙前移量超过间隙的1/2以上,即磨牙的前移量可超过前牙的后退量。由于临床中,更多的情况是控制后牙的前移,因而要实现允许后牙较多前移的最小支抗比较容易。一般仅在弓丝拔牙隙段上做一些简单的"∧"形弯曲等设计,以控制磨牙做整体移动即可。但是要控制切牙的最小量后退,如临床上切牙冠舌倾的病例却比较复杂。

在方丝弓矫治技术中,控制前牙最小量后移的方法一般有以下五种:

(1) 尽可能将更多的侧方牙归并入牙弓前段支抗中连成一个整体,以增大前牙区的支抗牙单位量。为此,常根据情况尽可能拔除牙弓后份的牙,如第二前磨牙、第一磨牙,使拔牙间隙后移,从而为增大牙弓前段支抗单位创造有利的条件。

(2) 选择与槽沟尺寸相当的方丝,并在方丝弓的切牙段形成冠唇向转矩,使其保持切牙冠的唇倾斜位,同时将后段方丝用砂纸磨圆、细,这样,在牵引切牙竖直的过程中,增加了前牙的稳定性,并且减小了后牙弓丝与槽沟间的摩擦力,从而为后牙更大相对前移创造了条件。

(3) 逐一移动法,即以前方牙列为整体支抗,每次单一移动一颗后牙向前,例如,拔除第一前磨牙后,将6颗前牙连接在一起,先单独移动第二前磨牙,继而将到位的前磨牙与前牙连接在一起,以8颗牙为支抗单位,再单独移动第一磨牙等。

(4) 制动辅弓:在前牙区设计辅弓拴扎固定,加强前牙转矩力,以控制前牙冠舌倾或后移(见图2-8-36)。

(5) 使用口外力,如采用面框,并设计前牵引钩,牵引移动后牙向前,从而能获得尽可能不影响前牙位置的后牙向前移动。此法多用于一些先天性失牙或非正畸拔牙的病例,但此种方法,需戴用面框,而且应尽可能全天戴用,同时对牵引力的要求也较严格,因而在学龄少年中常难接受,故比较少用。

2. 中度支抗的间隙关闭方法　多数正畸患者都可归入中度支抗的类型,即在拔牙间隙的关闭中,前牙后退与后牙前移的比率为1∶1或3∶2,也就是仅允许磨牙前移占去1/2～1/3的间隙量。在方丝弓矫治技术中,要控制中度支抗的前牙移动及关闭拔牙间隙,主要通过由方丝弓弯制的关闭曲及调整后牙的支抗单位来实现。

(1) 关闭曲法(closed loop mechanics):关闭曲的设计是多种多样的,曲的力量又与弓丝的粗细、曲高、曲间距以及托槽间距等因素密切相关。但临床上,关闭曲的设计,主要应考虑到以下三个要求:①曲形简单易制,对患者刺激小;②能自动控制力的限度(fall safe),即当患者不能按期复诊时,此力在间隙关闭到一定限度即停止,保持每月约1mm的牙移动,以防止难以挽回的非理想移动;③不仅能使牙冠移动,也能产生牙根移动(控根移动)。

根据上述条件,临床上常选用以下三种垂直形关闭曲,用以实现edgewise技术中中度支抗关闭拔牙间隙。关闭曲可用圆丝弯制,但更多用方丝弯制,以便控制转矩及加大被移动牙段与弓丝间的摩擦力(详见生物力学章节)。

1) 匙形曲:如图2-8-74A常用0.016″×0.022″或0.019″×0.025″的不锈钢方丝弯制,前者用于0.018″规格的托槽,后者用于0.022″规格的托槽。该曲具有合适的硬度,利于转矩,曲高7mm(下颌为6mm),由于曲顶为椭圆形匙孔状,其实际曲长可达10～12mm。曲脚密贴,力量柔和,并有利于调节及力的自控。

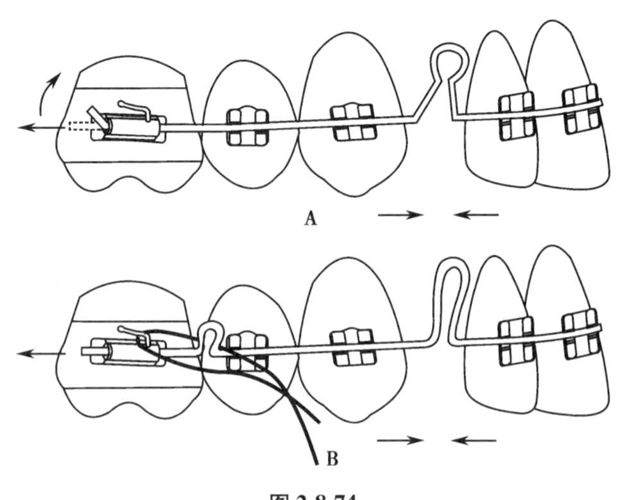

图2-8-74
A. 匙形曲;B. 泪点曲

2) 泪点曲:如图2-8-74B。同样应选用与托槽沟宽相应的不锈钢方丝弯制,曲高7mm

(下颌为6mm),曲顶至曲底呈一泪点形,底部密接。此曲弯制较匙形曲容易,但力量不如匙形曲柔和。应充分注意:①当采用弓丝末端向后牵拉回弯的方法调控关闭曲,或用弓丝牵引钩向后端结扎的方法调控关闭曲时,在上述两类垂直曲的曲底部,通常应形成每边15°~20°的"∧"形弯曲(gable bend),以产生控根的整体移动力;②在设计曲时,曲应放置于预计间隙关闭后的牙冠间中心位置,而不是现在间隙的中心位置,例如,在拔除第一前磨牙的情况下,曲应放于尖牙远中边缘部位置(距尖牙中轴5mm左右);③每次加力的方法为:夹持磨牙颊面管远中的弓丝末端向远中牵引,如果后段方丝与托槽间摩擦力太大,可用细砂纸微将后段方丝磨圆细,以利于牵引;④每次使曲打开后,应将各牙拴扎紧固定,使其摩擦力加大不滑动,以利于曲力回复时带动牙列关闭移动。通常,利用以上关闭曲的力量,每次打开曲1mm,可以顺利完成中度支抗关闭间隙牙移动。

3) T形曲:曲高6~7mm,水平臂长约11mm,垂直臂间应密接,施力时打开。常用于尖牙近/远中及磨牙前移间隙的关闭,也可用片段弓技术中间隙的关闭(详见本章后Burstone片段弓技术及第二章生物力学)(图1-2-43)。T形曲由于附加了水平曲,不仅可以近远中关闭间隙,而且可以进行牙移动中垂直方向的控制(压入、伸出)等。

临床上常用的关闭曲,还有各种设计较多,如Bull曲、垂直关闭曲、三角状关闭曲等(图2-8-75),也多运用于不同的病例中。

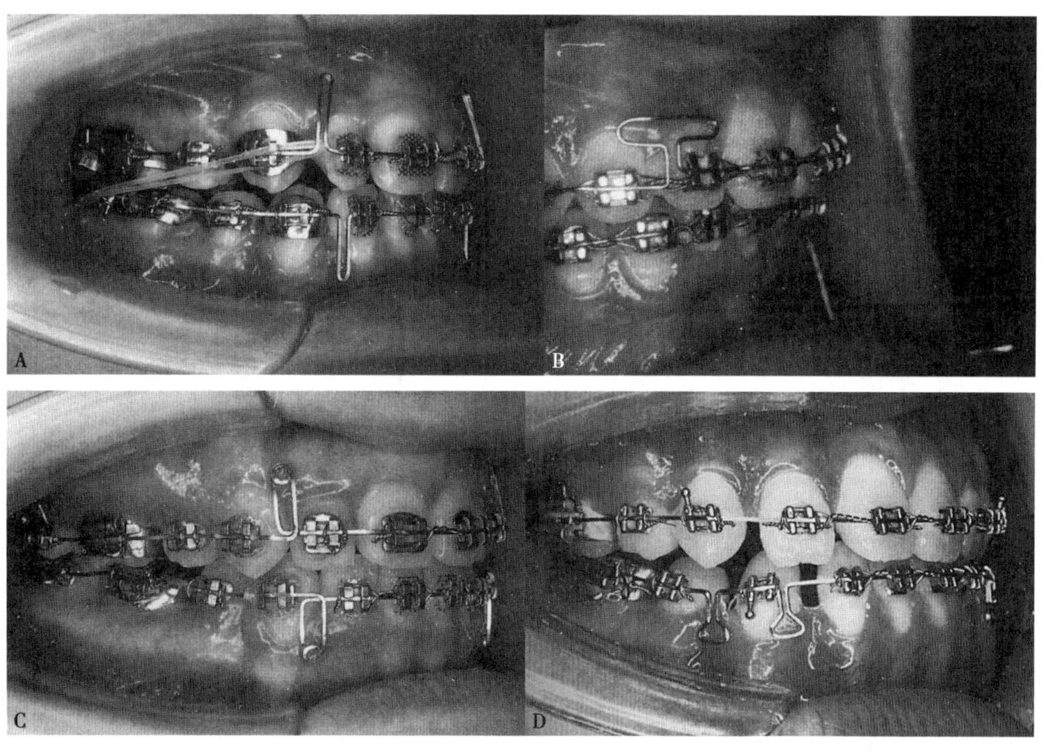

图2-8-75

A. Bull曲; B. T形曲;C. 垂直关闭曲;D. 三角状关闭曲

(2) 除设计出良好的关闭曲并严格控制加力大小外,为了实现中度支抗的间隙关闭,临床中常需要采用改变前后牙支抗单位的技术方法,以控制后牙的过量前移。此时拔牙间隙的关闭常分两步进行。

1) 两步法

第一步:牵引尖牙向远中:采用0.016″的不锈钢硬圆丝,并在弓丝的磨牙颊面管近中处设计阻挡曲阻止磨牙前移,同时用橡皮筋、螺旋弹簧、J钩等牵引尖牙向远中滑动到位。

第二步:用关闭曲及牵引关闭间隙:当尖牙后移到位后,继而将后移的尖牙与后面的牙连成一个支抗单位,再换用适当的方丝,如前述在侧切牙远中设计匙形曲或泪点曲,利用关闭曲的力量(必要时加颌间牵引)内收4颗切牙,关闭间隙。

分两步进行间隙关闭，通常可以达到3∶2的前后牙移动量，尽管治疗时间延长，但方法简单，效果稳定。在国内目前多使用0.022″规格的方丝弓托槽，所以，先用0.016″圆丝设计移动尖牙到位，然后再换0.019″×0.025″方丝关闭切牙远中间隙是目前临床中最常应用的方法。

2）一步法：在中度支抗的间隙关闭中，当拔除第一前磨牙并排齐前牙后，临床上也可不用先移动尖牙，而采用直接完成拔牙间隙的关闭，但此时必须加强后牙支抗。例如 Burstone 的局部弓技术，方法为首先分别将前牙及左、右后牙分段拴结，合并成单一部分，并用腭杠将左、右后牙稳定地相连在一起以加强后牙支抗，然后在前牙段与后牙段之间用0.018″ β-钛丝（TMA）弯制的 T 形收缩弹簧关闭拔牙间隙。弹簧的一个臂垂直地插入尖牙托槽管中，另一臂与0.017″×0.025″的 TMA 弓丝焊接一起，并将此段弓丝放入磨牙辅助管中固定（图 2-8-104）。通过牵引磨牙辅助管后方的弓丝末段张开收缩簧，可以起到收回前牙段并关闭拔牙间隙的效果。此法的缺点是自动控制力较差，由于前后段无固定连接，如果患者一旦发生单侧弹簧破坏，复诊又不准时，将造成难以挽回的结果，因此，在运用此技术时，必须缩短观察周期以避免发生意外。

3. 最大支抗的间隙关闭方法　最大支抗的间隙关闭，意味着前牙后退与后牙前移间的比率为2∶1～4∶1，即后牙前移量最大不能超过拔牙间隙的1/3。这对一些前牙特别拥挤以及严重超殆的患者特别重要，否则难以达到满意的治疗效果。

最大支抗设计的临床方法，在 edgewise 技术中有很多发展，常用的方法有以下四种：

（1）在磨牙区增加舌弓、腭杠等装置：可以将前牙后缩与后牙前移的比率改变为2∶1。

舌弓一般用0.9～1.0mm 的不锈钢圆丝弯制，一般将其焊接在磨牙带环的舌侧，或采用活动式插入舌管固定（图 2-8-46）。

Burstone 将舌弓改良为由后方水平插入的设计，以便于插取及调整。由于下舌弓系从磨牙管的远中而不是近中插入，并且应使下舌弓位于下切牙的舌隆突位置，避免影响切牙的后退。Ricketts 改良了 Nance 腭托，将其由后向前弯曲后焊入磨牙带环舌侧近中部，以控制磨牙的旋转（图 2-8-123）。通常，上颌支抗装置的弓丝应质硬、稳定。除非必要时，一般不主张在腭弓上制作扩大曲。

舌弓、腭弓及腭托应根据患者的支抗要求在治疗的第一、第二阶段中使用，但拔牙间隙关闭后，在第三阶段治疗时应及时去除，以免影响其最终咬合位置的调整。

（2）尖牙、切牙分步后移：此法通常应在采用舌弓、舌杠、腭托的基础上，采用两步法，先将尖牙后移到位，然后将前后牙段各分别拴连成单一部分，再用关闭曲关闭间隙。此时可产生3∶1的缩回比率。前已述及尖牙后移的方法很多，如橡皮圈或橡皮链牵引、弹性线结扎、螺旋弹簧、J 钩牵引等向远中推移，一般临床中尖牙远中移动的理想力为70～110g，即可获得较好的尖牙移动。

Ricketts 在其生物渐进矫治技术中（bioprogressive therapy），用0.016″×0.016″方丝，设计了一种尖牙无摩擦后移的弹簧片段弓，也是一种移动尖牙的好方法。此法一般结合桥形多用途唇弓（utility arch）压低并后移切牙的同时将尖牙后移（图 2-8-125），可控制磨牙前移量在1/4以内。但此种技术需在磨牙上附辅助管，缺点是力的自动控制差，因此必须严密注意患者的定期检查调整。

此外，采用 J 钩先单独作用于尖牙，移动尖牙向远中，由于不涉及口内其他牙的牵引，故能得到最大支抗的尖牙移动效果，因此口外力支抗是比较好的一种方法。但力量不能太大，以免造成牙周膜组织坏死、粘连，反而使牙不移动。

（3）口外力加强后牙支抗：设计上颌口外唇弓、J 钩等以加强后牙支抗或直接移动前牙向远中。此法可将前牙后移与后牙前移比率增加为3∶1或4∶1。

对上颌后段使用口外力支抗是临床中最有效的一种明显而直接的加强支抗设计，也可以对下颌磨牙采用口外力，但对下颌一般更实际的加强支抗方法是对上颌磨牙用口外力，下颌弓丝作预备支抗弯曲（第二系列弯曲），同时用Ⅲ类橡皮圈牵引达到加强下颌支抗的目的。

用口外唇弓（face bow）加颌间橡皮圈牵引的方法始于 Tweed。他在双颌前突的治疗中，最初用口外弓及完整的上颌牙弓为支抗，先用Ⅲ类牵引后退下前牙。而上前磨牙的拔除仅是在下切牙已经完全后移完成之后。最后以Ⅱ类牵引及上磨牙向后倾的预备支抗来关闭上牙间隙。但如前所述，颌间牵引的指征仅为后牙有生长潜力的病例，否则将造成不必要的下颌后旋，这一点必须注意。

口外支抗的方向决定着其对磨牙的施力方向，因此，在设计中必须严格按照生物力学及矫治器有关章节中已述的原则进行。口外支抗的最大缺点是患者有不适感，并在很大程度上取决于患者的合作，因此尽管方法有效，其应用范围是有限的。

（4）骨支抗：采用骨板或种植钉作为抗基的支抗方法，可获得最大的支抗效果，甚至有人称之为"绝对支抗"（absolute anchorage）。特别是微种植钉支抗方法，由于方法简单，效果稳定，可克服口外支抗不适感，依从性小，现已广泛应用于临床中。

（三）矫治磨牙关系（correction of molar relationship）

临床上矫治磨牙关系的主要方法有三种：①早期利用矫形力（口外支抗）促进或抑制颌骨的差异性生长；②利用拔牙间隙进行前后牙的移动以调整咬合；③Ⅱ类或Ⅲ类牵引，使牙及牙槽相对移动，从而达到磨牙的Ⅰ类关系。

1. 利用口外矫形力促进颌骨的特异性生长　口外矫形力可影响早期颌骨的生长。青春发育期患者，由于尚有部分生长潜力，如能及时采用口外矫形力，多可收到较好的治疗效果。但使用此法时，对于男性与女性青春发育期时间的明显差异必须做到心中有数。通常，男性少年的青春期靠后，骨骼成熟期更慢，男女一般相差 2 岁左右，即 13 岁的女孩平均约与 15 岁的男孩发育阶段相同。因此，对女孩而言，15 岁时要从生长引导来改变颌骨及磨牙关系，已难实现。一般来说，临床中，使用口外力的理想年龄是 12～14 岁的男孩（当然还应结合身高、手骨片、性征等资料），而女性患者的矫形应在此之前抓紧时机进行。

此外，还应充分了解上颌及下颌骨的发育过程有一定差异：在生长发育过程中，上颌骨的生长是持续的渐进过程，而下颌生长在青春期前有一段缓慢期，至青春高峰期再迅速增长并持续至成年。因此，在青春期促进下颌生长以改善Ⅰ类磨牙关系的潜力较大，临床上利用上、下颌骨的这种生长时间差，用口外矫形力抑制上颌或促进下颌生长，以调整磨牙关系，是可行的。

应当说明，时机不会失而复得。本章将颌骨矫形引导的内容放入第二阶段进行讨论，主要是基于矫治磨牙关系是第二阶段治疗的主要目的，以便于分步叙述。临床中对一些需通过促进颌骨生长来矫治磨牙关系的患者，特别是女性患者，从治疗一开始就应当首先考虑应用口外力，而没有理由等到完成牙齿排齐及牙弓基本排平之后。因为，对患者而言，每过一天就要减少一天有益于生长反应的可能性。

对骨性错𬌗早期应用口外力的主要目的是促进或限制颌骨生长，通过调整颌骨前后关系来改善其磨牙关系。但控制口外力的强度也能直接作用于牙齿调整磨牙关系，特别是用较小的口外力施加于第一磨牙时，例如对一些伴有上磨牙前倾或前移的病例，此时适当的口外矫形力（每侧 200～400g）可以直接竖直及后移上磨牙，改正磨牙关系。而对一些需前牵引上颌及抑制下颌生长，从而改善磨牙关系的患者，由于上颌弓代偿性狭窄，应同时注意上颌弓与下颌弓宽度的调整，常需适当扩大上颌弓（去代偿），以适应牵引上颌弓后部与下颌间咬合关系的对应协调。口外牵引的各种方法、力学设计以及使用要点（详见第二章生物力学）。

2. 利用拔牙间隙及差动力牙移动调整磨牙关系　前已述及，正畸拔牙有两种原因：①为排齐拥挤的前牙提供出必需间隙，同时避免造成过大的切牙前突；②当口外整形力已不能调整颌骨的Ⅱ类或Ⅲ类关系时，可为矫治切牙前突及尖牙和磨牙的咬合关系提供出间隙位置。有关拔牙的指征，在治疗计划一章中已经详述。临床中一般选择拔牙的部位为：第一前磨牙、第二前磨牙、第二磨牙及第一磨牙等。本节为讨论利用拔牙间隙的磨牙调整方法，以恒牙列早期常见Ⅱ类 1 分类患者的拔牙部位为例简述之。

（1）选择性拔除上、下颌前磨牙，用颌间差动力牵引改正磨牙关系：在 edgewise 技术中，通过选择性拔除不同部位的前磨牙，通过改变上下牙弓前后段支抗单位的方法，再进行颌间牵引也可达到磨牙关系的差动力调整效果，从而简化其治疗设计及缩短疗程。临床中常用于矫治Ⅱ类错𬌗的拔牙措施是选择拔除上颌第一前磨牙，而下颌拔除第二前磨牙。此时，下磨牙近中已无阻力，支抗减小，故在Ⅱ类牵引下将容易向前调整移动达到Ⅰ类磨牙关系（图 2-8-76A）。同理，单纯Ⅲ类错𬌗的矫治，如果拔除上颌第二前磨牙及下颌第一前磨牙，在Ⅲ类颌间牵引下，由于上磨牙段支抗减小，磨牙前移容易，故有利于Ⅲ类磨牙关系的迅速调整（图 2-8-76B）。

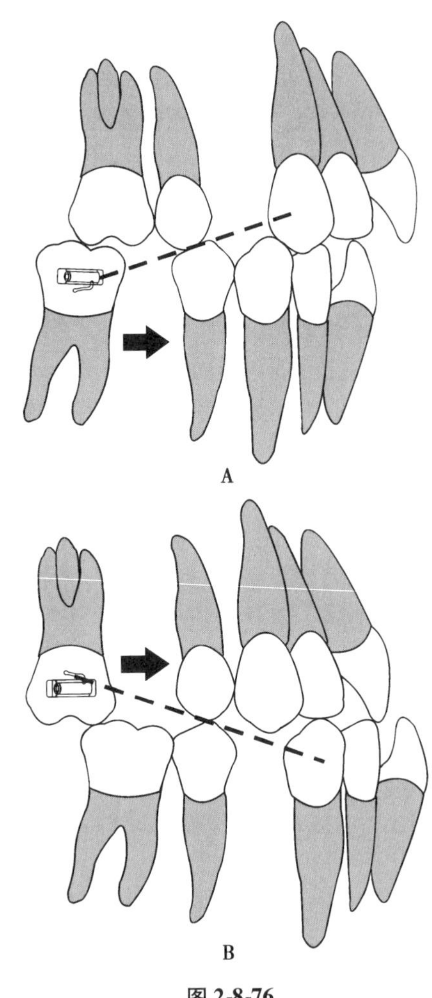

图 2-8-76
A. Ⅱ类错殆拔除前磨牙的选择;B. Ⅲ类错殆拔除前磨牙的选择

选择性拔牙后,采用Z形牵引方法可用于改正磨牙关系,在进行颌内牵引的同时,增加颌间牵引,有利于牙列的相对移动及磨牙关系的调整。由于 edgewise 托槽摩擦力大,向远中移动相对困难,一般在进行Ⅱ类牵引时,为避免上后牙前移,通常应增加上后牙的支抗(口外弓或腭杠等)。

(2) 拔除上颌第二恒磨牙,推上后牙远中移动改正磨牙关系:推上颌磨牙向远中以矫治Ⅱ类错殆伴拥挤的非拔牙治疗方法,在活动矫治器的应用中已不陌生。尽管通过向后移动上颌磨牙获得间隙并矫治了Ⅱ类磨牙关系。但头影测量研究显示,这是有条件的。现已清楚,上磨牙的远中定位只是对那些尚有大量垂直生长及上颌牙生长潜力的患者才能实现。否则,即使患者十分合作并能长期坚持使用面弓口外牵引,要达到使上磨牙后移 2mm 也是非常困难的,除非拔除上第二恒磨牙。并且拔除上第二磨牙后,还必须很好地戴用口外唇弓才能向后移动上颌磨牙,矫治磨牙关系。

对Ⅱ类畸形患者,当7拔除后,要达到磨牙关系的调整,关键有两点:①使用中等强度的口外牵引力(每侧 200～400g);②进行长期持续时间的牵引(12～14 小时/日以上)。只有这样才能移动磨上牙向远中,但向远中移动速度较慢,必要时建议采用口内摆式矫治器。

应注意,拔除7后,一般不主张用颌间Ⅱ类牵引来远中定位上第一磨牙。因为,这种牵引所造成的下牙弓近中倾斜移动比上第一磨牙远中移动大得多,甚至可造成磨牙的Ⅲ类关系。如果一定要用Ⅱ类牵引,则必须退后至下第二磨牙上作牵引钩,同时将下牙弓用与托槽尺寸相近的较粗方丝扎紧固定并作支抗弯曲或口外支抗,阻止下颌牙弓向前倾斜,而在上颌则选用较细(比槽沟窄 0.004 英寸为好)的弓丝以利于被牵引牙在弓丝上向后滑动。并且应逐一牵引第一磨牙,继而前磨牙向远中。牵引力不应超过 100g 以使差动力最适于保持下牙弓不动,而仅上牙逐一后移,最终达到全牙弓关系的矫治。

对缺少第三磨牙牙胚的患者,一般不主张拔除第二磨牙,因为这将减少后牙的咀嚼单位,严重影响其预后功能。

(3) 拔除第一恒磨牙:拔除第一恒磨牙的病例,大多系第一恒磨牙因早期患龋病或釉质发育不良,而不得不拔除者。在恒牙列早期,如果拔除了第一磨牙,由于后牙支抗单位仅有第二磨牙,因此,在利用此拔牙间隙时,应充分注意矫治力的大小及支抗的设计,以防止第二磨牙前移而丧失间隙。必要时,可采取推迟拔除单颌第一恒磨牙(上颌或下颌)的方法,如下颌前牙拥挤病例先拔下颌第一磨牙,上颌暂不拔牙,以完整的上颌为支抗;上颌前牙拥挤病例先拔上颌第一磨牙,以整体下颌为支抗,以利于前牙向后调整移动。此时,正确地设计支抗,合理地控制磨牙前移量是治疗成败的关键。反之,对临床中需切牙最小后移的病例(见后最小支抗节)拔除第一恒磨牙显然是合理而有效的一种途径,但此时应注意第二磨牙的状态及第三磨牙是否存在,以避免造成后牙咀嚼功能减弱。

3. 颌间橡皮圈牵引　不同的牵引钩设计及不同的牵引方式将对牙列及牙列中前后牙的移动产生不同的效果,治疗中应给予充分注意。图 2-8-77 举例显示了施行Ⅱ类颌间牵引(A)及Ⅲ类颌间牵引(B)时不同牵引钩设计的牙移动差异。

对非拔牙及无牙列间隙的早期错殆病例,直接用颌间橡皮圈牵引,通过牙弓的相对移动改正磨牙关系也是常用方法之一。使用Ⅱ类牵引时,下颌弓将向近中移动,而仅有少量的上颌弓远中移动,以此达

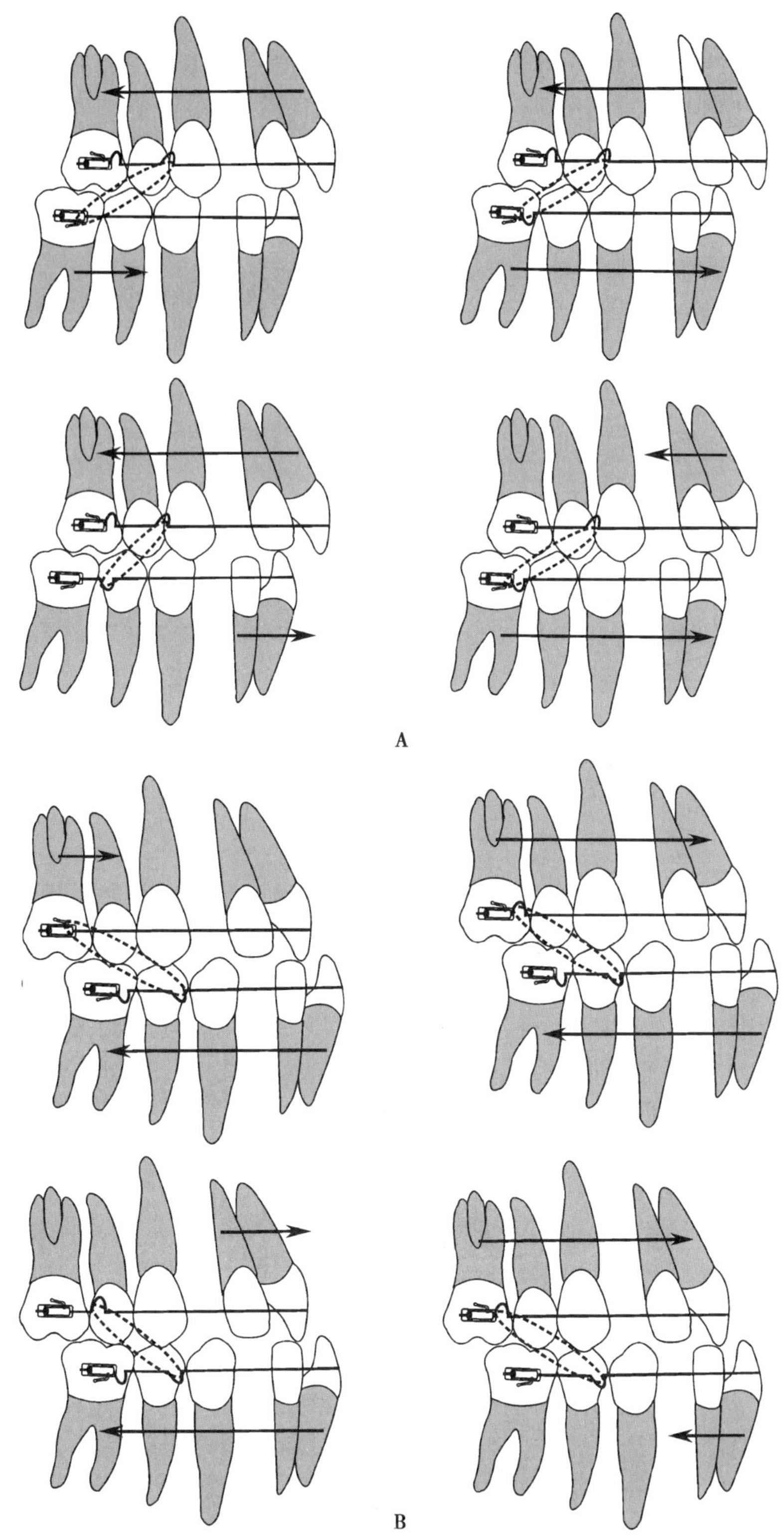

图 2-8-77　不同的牵引钩设计及牵引效果（长箭头：示全牙弓移动；短箭头：示局部牙弓移动）

A. Ⅱ类牵引；B. Ⅲ类牵引

到磨牙关系的矫治。青春高峰期少年，由于下颌骨的生长潜力仍大，故Ⅱ类牵引能起到明显效果。

Edgewise 技术中，为了减小垂直分力使颌间牵引力更趋于水平向，一般可考虑先用适合的方丝弓固定上、下颌，同时将带环作至第二恒磨牙上，且在侧切牙远中翼（不是通常在尖牙近中）及第二恒磨牙近中设牵引钩。这将比在尖牙近中和下颌第一磨牙近中设牵引钩更为理想。因为其牵引的水平分力更大，而垂直分力更小，故更有益于磨牙前后关系的调整，同时也在一定程度上防止磨牙的伸长。同理，Ⅲ类颌间橡皮圈牵引时，可导致上磨牙伸长以及因上磨牙的过度伸长而导致下颌向后下旋转（图 2-8-78）。防止的方法除与Ⅱ类牵引相似，设计增大水平分力外，还可设计上磨牙的口外力高位牵引（high-pull headgear）等。总之，颌间牵引对磨牙造成的垂直拉长问题及由此导致的下颌骨向后下旋转，临床上必须十分注意。因而采用长期颌间牵引矫治磨牙关系的方法必须十分谨慎和小心。

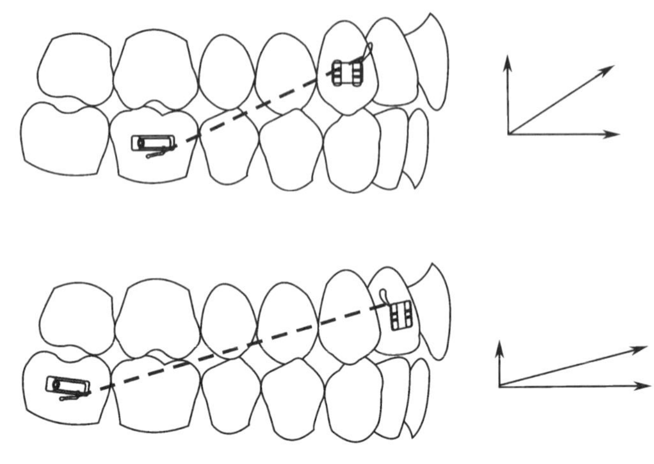

图 2-8-78　减小后牙伸长的牵引

四、第四阶段：咬合关系的精细调整

第三阶段治疗结束后，牙齿（指牙冠）已经排齐，拔牙间隙关闭。上下颌磨牙间也达到Ⅰ类咬合关系。但这些远未真正达到治疗目标中牙齿的生理咬合位置，更未达到牙列平衡和美学上的矫治要求。此时可能存在的问题有：①拔牙隙两侧牙齿由于倾斜移动，尽管牙冠已合拢，但牙根仍在原位改变不大，因而牙轴是倾斜的；②由于前牙舌向内收过度，切牙冠多呈不正常的舌倾；③上下牙列垂直关系，由于牙冠的倾斜及颌间橡皮牵引力的使用可出现过度深覆𬌗及前牙或后牙区呈开𬌗关系；④中线可能仍未完全矫治；⑤由于牙冠大小变异造成的咬合问题，尚需妥善解决。因此，第四期治疗的宗旨，就是通过进一步的精细调整，最后矫治上述可能出现的问题，完善上、下牙列的咬合关系，尽可能使其达到理想、美观的治疗目标。

（一）牙弓及牙列关系的理想化

1. 竖直牙根转正牙根　使牙根轴达生理平行，是维持矫治后牙齿的正常生理功能和咬合稳定的重要保证。方丝弓矫治技术在前期的牙冠移动中，常常也同时进行了控根移动，牙根的倾斜度一般不大，也比较容易竖直。通常，在此阶段采用的竖直牙根方法有如下三种；①利用方丝弓的第二系列弯曲，即在弓丝上设计与牙冠倾斜方向对抗的近远中力矩弯曲（如“∧”形弯曲、刺刀样弯曲）来逐步矫治根的倾斜；此法常用于一些轻度根倾的病例。并且，应选用弹性较好的 0.017″×0.025″ β-钛丝（TMA）或直接用镍钛合金丝为好。②对于侧方牙齿的牙根竖直，如尖牙、第二前磨牙牙根的竖直可采用在弓丝上弯制附加曲的方法，常用有 T 形曲及箱形曲等可以辅助其牙根的转正，同时可关闭最后的少量间隙（图 2-8-79）。此外，在主弓丝上附置弹性辅弓丝，将辅弓丝从颊面管一直延至尖牙部拴扎于全部侧方牙的托槽上，也可逐步达到竖直牙根的效果（图 2-8-80）。③利用 edgewise 托槽的翼间垂直槽距设计各种正轴弹簧（图 2-8-81）竖直牙根。此时主弓丝一般不能用太粗的钢丝（以免弹簧插入困难），而太细的弓丝又常易致弓丝变形影响牙弓形态，因此，对深槽沟的 edgewise 托槽使用正轴簧最为理想。

2. 切牙冠根的转矩移动　在第二阶段关闭间隙的过程中，常易造成切牙冠过度内倾，对中国人来说，由于人种的特征，正常切牙前突度较大，这种内倾带来的后果尚不明显，但对于牙前突度小的白种人来说，矫治过度内倾的切牙，是常规的重要治疗步骤。

方丝弓矫治技术用于切牙根转矩的方法，主要通过在弓丝切牙段作转矩扭曲，然后插入槽沟内达到

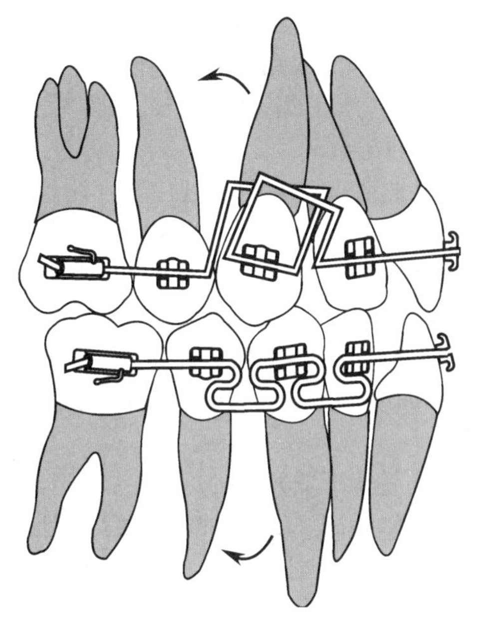

图 2-8-79　用 T 形曲及箱形曲正轴

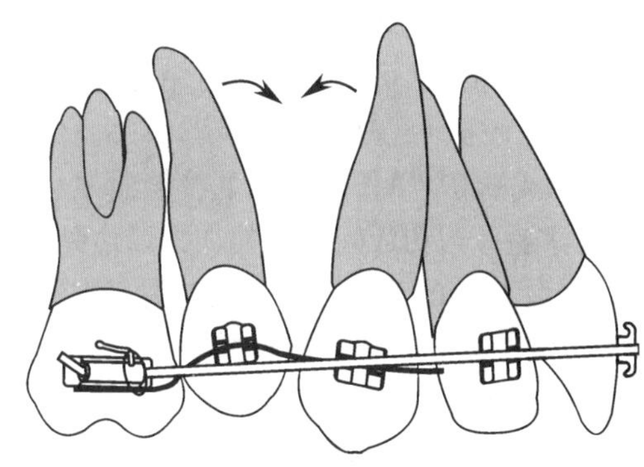

图 2-8-80　弹性辅弓丝正轴

切牙根的舌向移动。一般来说，对 0.018″规格的 edgewise 托槽，采用 0.017″×0.025″的弓丝有较好的转矩效果；对 0.22″规格的 edgewise 托槽，最好使用具有良好弹性的 0.021″×0.025″ β-钛方丝弓来完成切牙的转矩移动，至于弓丝对各牙的转矩角度，可参照正常𬌗中国人的参考标准。

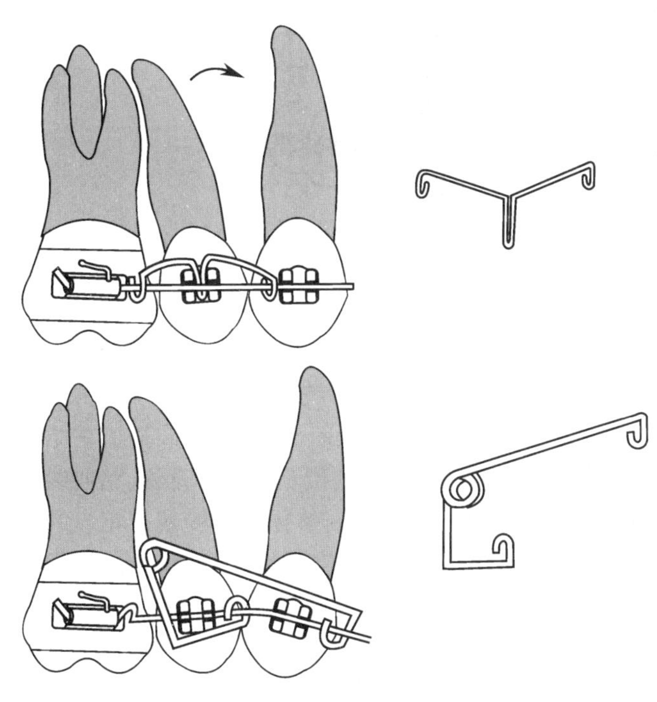

图 2-8-81　用正轴弹簧正轴

在 edgewise 托槽上也可使用与 Begg 技术相似的转矩辅弓进行切牙根的转矩移动，国外有成品转矩辅弓出售，使用时主弓丝多采用圆丝而不是方丝。但也有将辅弓焊接于方形主弓丝上的第三阶段成品转矩弓出售。

值得提及的一种转矩辅弓是 Burstone 设计用于Ⅱ类 2 分类错𬌗患者的一种转矩弓（图 2-8-82），对上切牙需较长距离转矩移动，而侧切牙相对少量移动时使用最为有效。使用时，将辅弓末端伸入磨牙颊面辅助管中，弓前份置于中切牙锁槽沟内扎紧，即可达到中切牙转矩的目的。

3. 垂直关系的矫治　在第三阶段治疗结束后，前后牙的垂直关系一般不会有太大的问题，但有时也可出现前牙或后牙开𬌗或前牙深覆𬌗等，因此需要在第四阶段进行调整改正。

（1）前牙深覆𬌗的改正：在矫治前牙深覆𬌗前，首先应当分析出现此问题的原因。除了第一阶段排平牙弓𬌗曲线不彻底以及治疗过程中牙弓𬌗曲线发生变化外，此时，最重要的应注意观察上唇与上切牙的关系并对比治疗前的变化。因为在此阶段，前牙深覆𬌗常因上颌切牙在长期Ⅱ类牵引下微拉长所致，对此，最好的解决办法是使用多曲方丝（见后多曲方丝弓技术）但不加前牙牵引，或使用一个压入上切牙的辅弓（图 2-8-67）。如果此时上牙弓用的是方丝弓，为达到切牙压入的效果，还可将主弓丝从尖牙远端剪断形成局部弓丝然后将切牙段弓丝

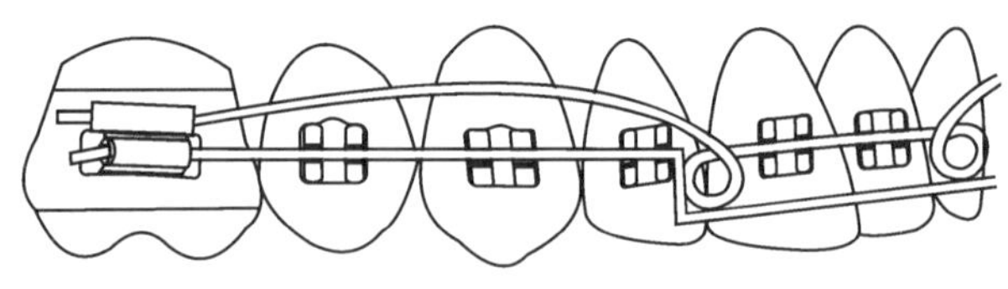

图 2-8-82　前牙转矩辅弓

与辅弓结扎，以达到最大压入切牙的目的（图 2-8-66）。但如果用圆丝，则不能将弓丝从侧切牙远中剪断做片段性压入，因圆丝滑动，弹力改变可导致牙弓变形。

在此期使用辅弓时，还应特别注意保持牙弓的侧方形态，为此，可根据患者的需要设计腭杠或舌弓，以防止上磨牙向远中过度倾斜。对需要将切牙压入较多的患者，设计腭杠十分必要。但对切牙少量压入的病例，可不必考虑再用腭杠。

对𬌗曲线尚未彻底改正的深覆𬌗，且仍有生长潜力的患者，此期改深覆𬌗的最好办法是重换一圆形弓丝（0.016″或 0.018″）作成加大的补偿曲线（上颌）或反 Spee 曲线（下颌），放入牙弓内再次排平。此外，也可设计辅弓与切牙间的结扎加力以达到满意的压入效果。

（2）前牙开𬌗的改正：同深覆𬌗的处理方法一样，首先应当辨明形成开𬌗的原因，对症施治，才能正确调整颌间关系和改正前牙反𬌗。最常见的开𬌗原因多系下弓丝太平直或反曲线导致下切牙过度压入所致，此时最好的办法是调整下颌弓丝，赋予其正常𬌗曲度，让下切牙适当伸长（注意不是拉长上颌切牙），以恢复固有的下颌曲线，从而改正开𬌗。此间采用的下弓丝最好换用较细的圆丝。

如果前牙开𬌗系托槽粘结位置不当（太靠近𬌗方）所致，则可以重新调整托槽位置，或在弓丝上相应部位形成垂直阶梯状补偿弯曲来矫治。此外，临床上多在下颌弓丝上改放一细圆丝（0.016″或 0.018″），并形成微小的𬌗曲线和必需的垂直阶梯弯曲，而上弓丝一般用保留的整体方丝弓固定上颌牙列。然后，在上、下切牙间应用颌间轻力牵引上下切牙区，以关闭开𬌗隙（图 2-8-83）。

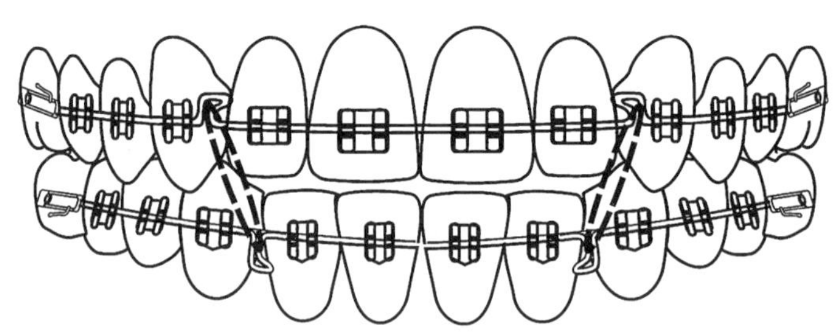

图 2-8-83　用前牙颌间牵引关闭剩余开𬌗隙

如果开𬌗系后牙过多伸出所致，则矫治的方法比较困难，必要时应采用头帽及口外弓做高位牵引，而且如果系过多生长所致者，此牵引应继续到生长基本完成为止，并且应有较长的保持。

（3）后牙区开𬌗的改正：后牙区的开𬌗，常可因恒牙早期前磨牙牙冠萌出不足，造成托槽粘结时位置太近𬌗方，或因治疗中托槽脱落或重粘位置不正，导致后牙牙冠倾斜、错位及矫治不充分、𬌗曲线未排平等因素所致。如果后牙区无咬合接触是由于托槽位置的差异，应重新调整托槽位置或在相应的弓丝位置做阶梯曲调整；如果系牙齿倾斜、扭转所致，则应改正牙轴，进一步竖直牙齿；如果系𬌗曲线及上下牙弓关系不理想，则应再次用弓丝排平𬌗曲线，最好用镍钛方丝并用后牙颌间垂直牵引的方法改正。后牙区颌间牵引的方法可因不同的目的进行不同的颌间牵引设计如箱形、三角线、平行四边形牵引等，必要时在后期可剪断上颌方丝（当上颌补偿曲线不足时，将方丝从上尖牙远中处剪断）或剪断下颌方丝（下颌 Spee 曲线过度时，从下尖牙远中剪断方丝），然后再进行垂直颌间牵引，注意通常仅剪断单颌方丝即可，不需同时将上、下方丝都从侧方剪断；如果后牙开𬌗系磨牙后倾（因治疗中弓丝过度后倾弯）或前倾（因牵引所致磨牙牙冠前倾），则可在磨牙区用橡皮圈垂直牵引改正（图 2-8-84）。

4. 继续改正中线及调整牙齿大小的差异　有关中线矫治的各种方法，已在第三阶段治疗中做了详细介绍。矫治中线可一直持续至第四阶段，由于中线关系能局部反映出牙弓间的平衡协调和后牙关系的对应性，同时也与面部的美观、协调密切相关，因此，在第四阶段治疗中应继续作相应的矫治。第四阶段存在的中线不正有以下几种类型：

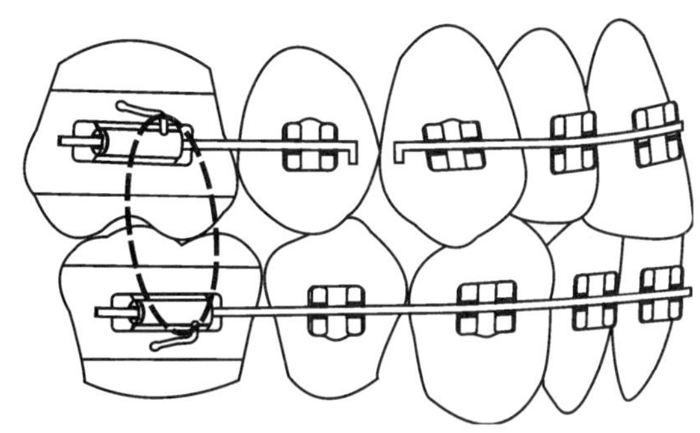

图 2-8-84　后牙颌间垂直牵引

(1) 牙性：由牙齿位置引起的上颌牙弓或下颌牙弓中线的偏斜所引起。临床上应鉴别中线的不正是由于上颌牙弓还是下牙弓的偏斜所致，上颌牙弓的中线对美观影响较大，矫治时以上颌牙弓的中线为基准，一般不应该让上颌牙弓去对偏斜的下牙弓中线。对下牙弓中线偏斜者，上牙弓用粗的方丝控制其位置，下牙弓用 0.018″(0.46mm) 或 0.020″(0.51mm) 的不锈钢圆丝，在两侧分别进行Ⅱ类和Ⅲ类牵引，必要时再在前牙区做斜行牵引(图 2-8-85)。对上牙弓中线偏斜者，则在下颌用粗方丝，上颌用 0.018″(0.46mm) 或 0.020″(0.51mm) 的圆丝，进行相应的牵引。中线不正常需要一定程度的过矫治。

(2) 功能性：个别牙齿的倾斜干扰或上下牙弓横向位置的轻度不调，可以引起下颌位置的偏斜。对个别牙干扰者通过调整个别牙的位置或调𬌗，此后下颌的位置及中线可自动得以调整；单侧上颌牙弓狭窄者可调整弓丝形态，必要时使用颌间交互牵引；若上、下牙弓中线在主动改变下颌位时虽能对齐，但在下颌姿势位(息止颌位)时下颌偏向一侧，可最后通过单翼式活动保持器调整。

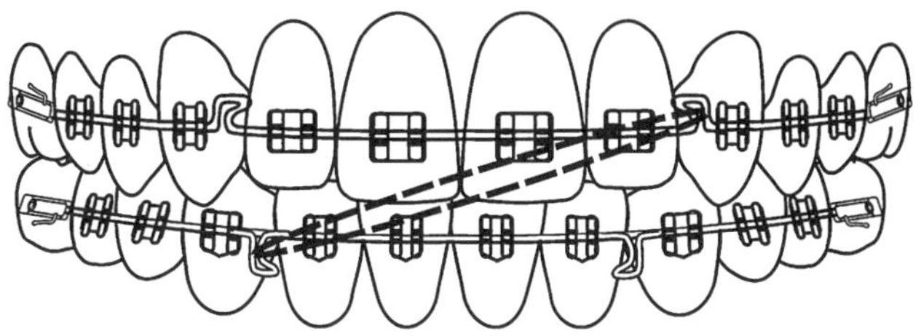

图 2-8-85　颌间斜行牵引调整下中线

(3) 骨性：对轻度的下颌骨性偏斜可通过调整牙齿的位置及牙轴倾斜来补偿。重度的骨性偏斜则只能通过外科(如颏成形)手术矫治。

(4) 在影响中线关系以及上下牙弓的正常对应关系的因素中，值得重视的问题是上下牙大小的差异和不调，特别是在治疗完成阶段，为达到最好正常𬌗的治疗目标精细地处理这种不调十分重要。为此，对上、下牙弓 Bolton 指数不调的个体，在治疗一开始就可采用邻面去釉(interproximal enamel stripping)即片切较大牙齿的邻面釉质部来逐步达到上、下牙量一致，此过程可延续至治疗的保持阶段。在最终治疗结束时，片切减径的方法，不仅能协调上下颌牙量，同时由于片切加大了邻间接触面，也增大了牙弓后期疗效的保持和巩固。但应注意，考虑到牙邻面釉质厚度一般为 0.75～1.25mm，故每侧去釉厚度一般应不超过 0.25mm 为度。

对临床中较常见的上颌侧切牙变异(圆锥牙、过小牙)所致牙量不调的病例，在第四阶段治疗中通常应保留出侧切牙的正常大小间隙位置，用螺旋弹簧开大，或弓丝上形成阻挡曲保持间隙。一直到保持期后，再采用塑料或烤瓷冠面修复其外形，以达到满意稳定的咬合及美学效果，同样对个别牙冠缺损(外伤或龋坏)致中线不正病例的治疗，按保留其原牙位置间隙及后期修复的办法，同样能取得很好的效果。

此外，对上下牙量轻度不调者，根据病例情况一般还可采用牙代偿的办法处理。例如利用转矩力，使上切牙微前倾来掩饰过大的上切牙，或用上切牙微内倾来掩饰过小的下切牙，以及加大或减小尖牙的倾斜角等，通过轻微增大覆𬌗或覆盖，完全可以掩饰上下牙量的不调关系。

(二) 牙弓的最后调整——美学弓

当完成上述治疗后，为达到牙弓的理想和美学目的，还应进行上、下牙弓最后的精细调整和定位。标准 edgewise 技术，在治疗的最后阶段，对牙及牙弓的最后精细调整设计有常规化的理想弓、美学弓完成步骤，即利用方丝弓托槽，在方丝弓上按个体牙弓的大小、牙轴倾斜度、转矩度完成理想弓的第一、第二和第三系列弯曲(直丝技术可不作弯曲)，同时，协调上、下弓丝。并在弓丝上形成上下和谐的 Spee 弯曲。然后将弓丝拴紧入各牙托槽，一般即可达到理想弓的目标。

然而，即使将每个患者的牙都精确按标准定位，也难以完全达到上下牙弓的咬合关系。由于弓丝与托槽相适越精确，需要的弯曲也越多，而用直丝托槽尽管预成角度、转矩及厚度，但对个体而言也难免无差异，因而简单的标准弯曲或直丝托槽必然造成其牙位不完全位于咬合位上。所以，在实践中，大多数情况还需要用颌间橡皮牵引进行辅助调整才能最终达到治疗所要求的牙位。

此外，edgewise 技术中大多使用了Ⅱ类或Ⅲ类牵引，并且为防止复发常以过度矫治为治疗目标（常规方法是超矫治 1～2mm），这种过度矫治是否适当，最后常需经受咬合考验。为此，在进行 edgewise 标准完成弓的精细调整之后，即在最后结束治疗进入保持期前可采用以下两个步骤进行自我调整考察：①在正畸矫治器撤除前 4～8 周应终止颌间橡皮牵引，允许其弹回以观察变化；②在治疗最后阶段，观察牙齿在没有粗弓丝存在时是否也能进入牢固的咬合关系。

后者多换入较细的直径为0.016″或0.018″的不锈钢硬圆丝以提供牙移动的自由度，同时弓丝上也必须形成必要的生理第一及第二系列弯曲。自我调整过程中一般多不必采用颌间橡皮牵引。但临床实践中如果需要，也可以适当使用一些牵引并进行适当的调𬌗，常能促进自我调整的牙尽快进入最终的咬合。

如果上述两种最后检验结果满意，第四阶段的主动治疗即告结束。此时牙齿在生理位置上已完全排齐，上下牙弓形态协调，覆𬌗、覆盖正常，中线无偏斜，尖牙及磨牙均为Ⅰ类咬合关系，咬合稳定。

五、第五阶段：保持

当第四阶段治疗结束后，即可拆除牙上的带环及托槽。对患者来说，或许认为矫治已经完成。但作为正畸治疗全过程，则意味着另一个重要阶段“被动治疗阶段”才刚刚开始，因为被矫治的牙和牙列常处于极不稳定的状态，仍有回复到矫治前的趋势。由于下述原因的存在，常导致正畸治疗结果的不稳定和复发：①牙周膜及牙槽改建未恢复平衡；②咬合平衡尚未建立，牙齿处于不稳定的位置；③肌动力平衡尚未建立；④口腔不良习惯的继续存在；⑤不利生长型的继续存在。因此，必须再持续相当一段时间，控制牙位和咬合矫治状态，逐步地（而不是突然地）撤去正畸力装置或设计新的维持装置、调整咬合、促进组织改建、防止畸形复发。这就是保持阶段的治疗目标。

矫治后是否复发或需要长期（甚至终生）保持，也取决于矫治的设计、时间过程、技术措施，取决于患者的畸形程度、生理条件、发育年龄以及遗传影响等。由于大多数的正畸治疗属“代偿性”治疗，在新的牙𬌗颌面平衡代偿尚未完全达成稳定前，复发的可能性永远存在。但可以在方丝弓矫治器矫治中，采取以下措施防止复发：①诊断设计时：应充分考虑牙颌面的生长发育，扩弓治疗要严格选择适应证，且不超过一定的限度，确定矫治目标时要注意牙代偿的限度，应建立其与骨面的正确关系；②正畸矫治中：要注意建立下切牙与基骨的直立关系以及合适的上下切牙角，应注意使拔牙隙两侧牙齿的牙根相互平行，对错位牙齿、异常覆𬌗覆盖及颌间关系做适度的过矫治；③矫治完成后，通常需要根据具体情况采用不同的方法进行维持。

1. 与生长有关咬合改变的保持问题　相对而言，青春期患者局部牙周和牙龈因素所导致的牙移位复发是较短时间能解决的问题。而颌骨的生长差异在此期疗效的保持中由于时间更长显得更为重要。前已述及，青春期仍存在一定的生长潜力，这种生长力所导致颌骨的改变完全可能影响已经矫治完成的效果。临床上这种由于生长力所造成的变化多体现在颌骨生长的前后方向及垂直方向上（横向方向比较少）。因此对尚有生长潜力患者的Ⅱ类、Ⅲ类深覆𬌗、开𬌗等错𬌗畸形矫治后的保持问题应予特别仔细和留心。

（1）Ⅱ类错𬌗矫治后的保持：青春期患者过度矫治是控制Ⅱ类畸形牙位复发的重要方法，在矫治第五阶段中就应充分给予注意。因为即使采用良好的保持器，在治疗后牙位调整引起 1～2mm 的前后向变化是完全可能的，特别是施用Ⅱ类牵引的患者，一旦停止牵引，此种回复性牙移动常很快发生。而过度矫治，将为这种回复提供一定的补偿。

控制Ⅱ类畸形矫治后颌骨生长所致复发的方法一般有两种：第一种是采用较长期的晚间口外牵引（面弓等），以抑制上颌向前生长。第二种是使用功能性矫治器，如 activator、bionator 型功能性矫治器，以保持牙齿原位置及原咬合关系。对有严重骨骼问题的患者，保持时间应长于 12～14 个月，最好能持续到生长已基本停滞为止。

(2) Ⅲ类错𬌗矫治后的保持:对恒牙初期患者,由于下颌相对于上颌仍有较大的生长潜力,随着下颌的生长,Ⅲ类畸形复发的可能性较大。同Ⅱ类畸形一样,保持器选择口外力装置(如颏兜)及功能性矫治器均可。但如使用口外力时,必须正确判断下颌生长的方向。临床上盲目的颏兜牵引常造成下颌后下旋转的后果,对此须十分小心。一般来说,中度Ⅲ类问题,用功能性矫治器或定位器完全能保持治疗后的咬合关系。如果正畸治疗后,复发系由下颌过量生长所致,则应成人后选择外科正畸的方法,此时保持常是无效的。

(3) 深覆𬌗矫治后的保持:大多数错𬌗畸形的矫治都包括深覆𬌗矫治的内容。对深覆𬌗矫治后的保持方法,一般多采用可摘式小𬌗平面板保持器,此时保持器上的基底板同时也起到咬合平面板的作用,可限制下切牙的伸长。垂直生长多继续到青少年后期,因此深覆𬌗矫治后的保持,多需持续数年的时间,但后期不必全天戴用,仅晚上戴入即可。

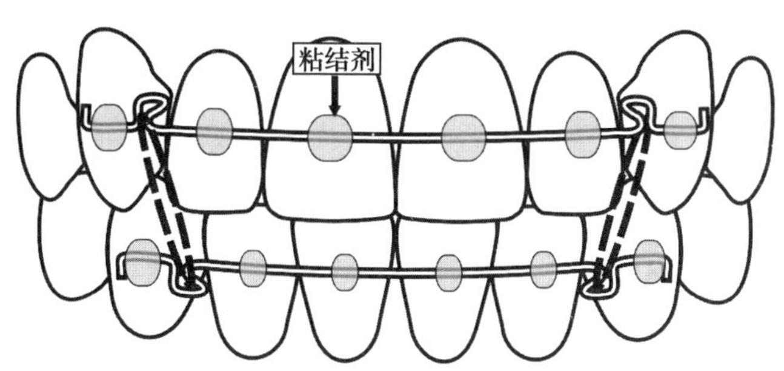

图 2-8-86　开𬌗的局部弓丝颌间牵引保持

(4) 前牙开𬌗矫治后的保持:应注意开𬌗患者矫治完成后,不宜采用压膜式塑胶膜保持器,建议采用 Hawley 式保持器并应注意使高位唇弓置于切牙近龈方,即最大周径线近龈侧,从而阻止其退缩复发。此外,也可在切牙部唇面暂时粘固附牵引钩的局部弓丝,并维持颌间轻力牵引,以保持其已达成的覆𬌗接触关系(图 2-8-86)。开𬌗矫治后复发的原因除可能系磨牙继续生长、已矫治切牙的回缩,以及下颌向下后旋转生长外,一些不良吞咽及舌习惯也可能是复发的原因。临床上,磨牙过长常是开𬌗复发的重要原因,因而,控制开𬌗患者上磨牙过萌是保持的重要途径。常采用的方法是高位牵引,用口外力控制磨牙生长或者采用后牙高𬌗垫的可摘式保持器。如采用后牙区高𬌗垫的 activator 或 bionator 等功能性矫治器装置,以过度牵张的肌力对抗后牙萌长。应注意此种后牙萌长及过度垂直生长常持续至青春后期,故此期间,患者充分合作,长期坚持戴用保持器是保持成败的关键。

2. 保持期牙周组织的改建　一般来说,当恒牙列初期的错𬌗畸形通过正畸力移动牙齿到位后,在新位置咬合力作用下,牙周韧带(periodontal ligament)的重建还需要 3~4 个月以上的时间。而牙龈中的胶原纤维(collagenous fiber)和弹性纤维(elastic fiber)的改建过程比牙周韧带慢。胶原纤维的改建需 4~6 个月。弹性嵴上纤维的改建更慢,在去除矫治器后,还需 1 年以上的时间。鉴于正畸治疗复发的重要原因之一是弹性纤维特别是嵴上纤维的回弹,有学者推荐用外科辅助的方法克服牙周纤维的回弹,这样能节省不必要的过度矫治操作及保持的时间。

牙周外科手术的辅助治疗方法,一般应在牙矫治到位,并使其在新位置保持 3 个月后才能进行,常用的方法有以下两种:

第一种方法是由 Edwards 改进的嵴上纤维环切术(circumferential supracrestal fiberotomy, CSF)。即在局麻下用细刀尖插入牙龈沟直达牙槽骨嵴,沿唇及舌龈缘环切断牙周纤维。术后不需要包扎牙周,患者仅有轻微的不适感(图 2-8-87)。

第二种方法是在每一牙龈乳头中心作一垂直切口,避开龈缘,在龈缘下 1~2mm 处伸入颊、舌骨嵴处切断牙周纤维(图 2-8-88)。

上述手术通常在矫治器最后拆除前几周进行。如果选择在撤除时进行,则应立即戴入保持器。显然第一种手术在撤去矫治器时进行比较容易,可避免矫治器弓丝的干扰。而后一种方法不受矫治器的干扰,故可提前进行手术。但由于创伤在龈内部,手术不宜推延到撤除时才做,以免戴入保持器时产生伤口压痛。据报道此两种方法所起的保持效果都是相同的。

3. 下切牙拥挤矫治后的保持　骨的继续生长不仅影响咬合,还可改变牙位,特别是下切牙拥挤患

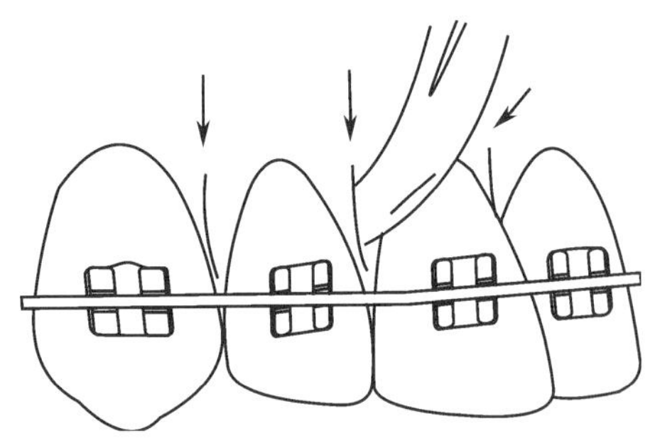

图 2-8-87　嵴上纤维环切术

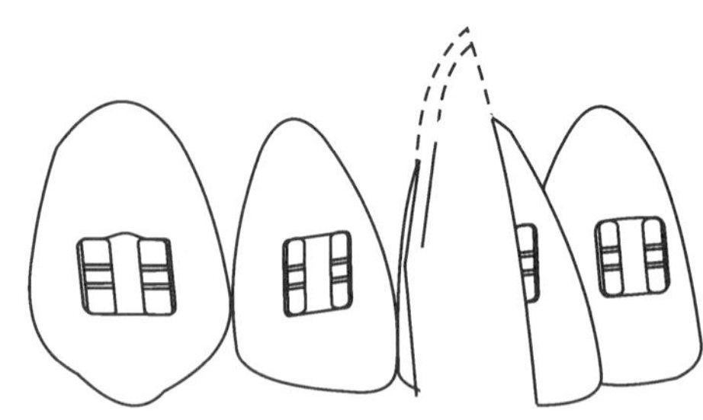

图 2-8-88　嵴间纤维切断术

者在排齐下切牙后的复发问题,在临床中比较突出。大致有以下观点:

(1) 下颌向前下旋转生长:将使唇肌压力作用于切牙,导致切牙舌向倾斜。目前认为这种下颌继续生长是正常或Ⅲ类患者形成下切牙拥挤的主要原因之一。因此,青春期患者下切牙区的保持多应持续至生长停滞,直到成年为止。

(2) 第三磨牙的萌长:有关第三磨牙萌长是否造成前牙拥挤复发的问题,尚有不同争论。但由于第三磨牙的萌出,通常将持续至青少年后期才能确立。一般而言。对恒牙列早期患者,延长保持时间直到第三磨牙萌出(牙列完全稳定)的观点,对保持疗效较好。

(3) 下切牙磨耗不足:H. Peck 和 S. Peck 发现,整齐排列的正常人下切牙,其牙宽度(MD)与牙厚度(FL)之比率约等于 1(MD∶FL≥1)。通常,不超过 0. 92,侧切牙不超过 0. 95 时,才能保持稳定。如果此比率增大,则拥挤易复发,故提出对大多数患者应减小其下切牙近远中宽度以增大其稳定性。这与 Begg 有关澳大利亚土著人的牙齿因为生理磨耗大而减少了畸形发生的理论基本一致。而在临床中,使切牙邻面由点接触变成面接触时,也确能起到有效的稳定作用。因此,在保持期采用片磨下切牙间邻面的方法,不仅能为重新排齐拥挤切牙开拓间隙,同时也增大了邻间接触面,缩小了 MD/FL 比率。从而起到下切牙保持稳定的目的。

邻面去釉(strippin)的方法,建议采用金刚砂条片锯(tooth separator)进行片切。主要片切触点处,且釉质的片磨不能太多,一般每面不能超过 0. 5mm(图 2-8-89),并应同时采用 Hawley 式活动保持器的唇弓重新调整和排齐下切牙。此外,设计一个在模型上预先将牙片切排齐的尖牙至尖牙间局部活动保持器,对复发切牙拥挤病例的重新矫治和保持也可起到较好的效果。

4. 保持器(retainers)的设计和选用　常用的保持器一般有可摘式保持器、固定保持器及功能性保持器三大种类。

(1) Hawley 式活动保持器:最常用的一种可摘式保持器。由于设计简单、可靠,故使用最广。但此保持器的缺点是患者常取摘,易丢失折断;此外,由于其唇弓刚好通过尖牙远中的拔牙隙,如果设计制作时固位贴合不良,常易造成尖牙远中间隙复发(图 2-8-90)。

(2) Begg 式活动保持器:适于矫治后牙间尚有少量余隙尚未完全关闭者。可通过连续长臂上的双曲加力,达到牙冠紧密接触的目标。但该矫治器不适于矫治后切牙轴较唇倾的病例,因为长臂易向龈方

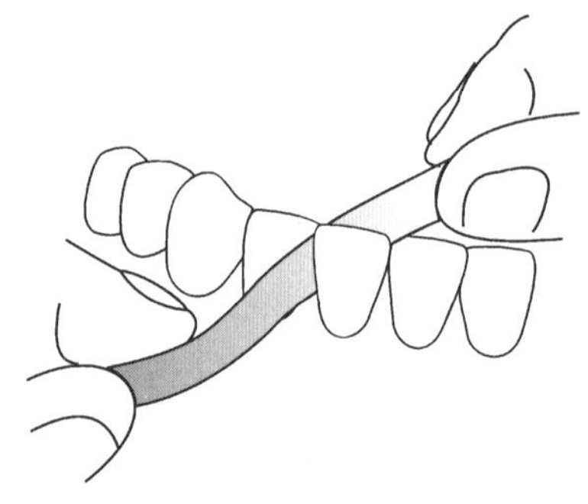

图 2-8-89　邻面片切去釉

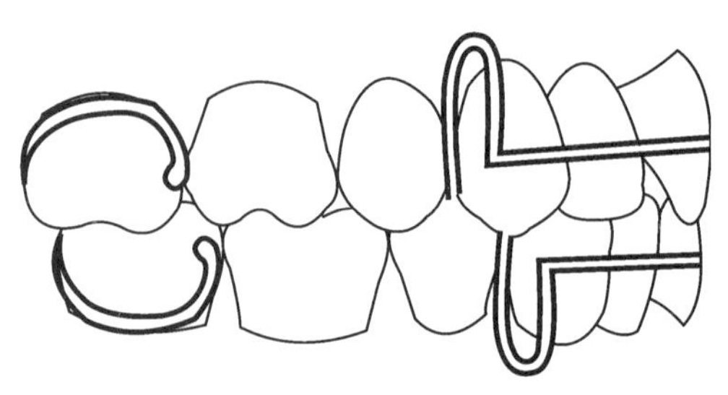

图 2-8-90　Hawley 式保持器

滑动而影响固位（图 2-8-91）。

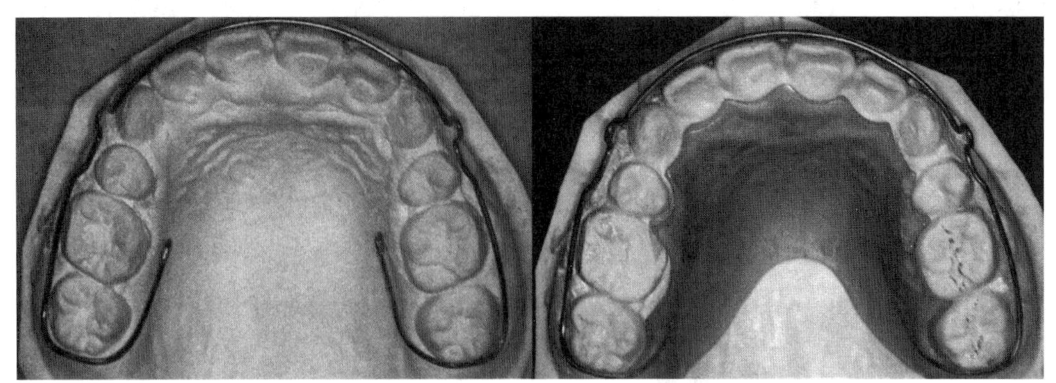

图 2-8-91　Begg 式保持器

（3）夹板式活动保持器：适用于牙周病矫治后的患者及口 唇形态缩的患者。牙周患者的保持器应在进食时戴用，而进食后取下清洗后再戴入，以保护牙列健康及稳定（图 2-8-92）。

（4）舌侧弓丝式固定保持器：目前，为很多人提倡使用，特别是下前牙区。一般采用 0.0175″多股辫状丝在前牙舌（腭）侧，第一前磨牙之间，沿舌隆突嵴形成一连续弓丝，再用粘结剂将其与前牙舌面分别粘固在一起固定。该保持装置不影响美观，对口腔功能妨碍小，不必取摘是最大优点，其缺点是一定程度影响口腔卫生（图 2-8-93A）。

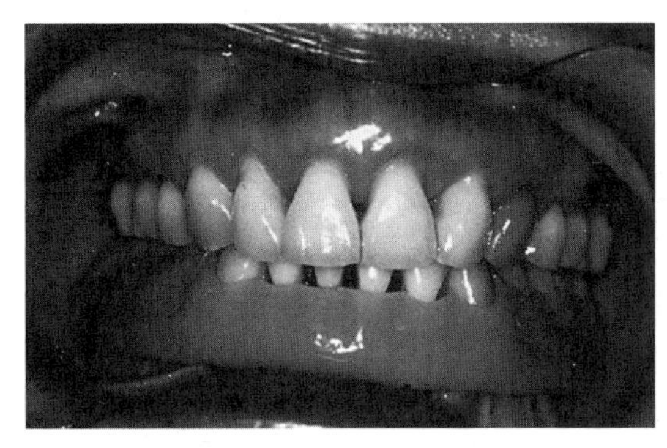

图 2-8-92　夹板式保持器

采用舌丝或固定保持器时，舌侧丝的口内粘结多在拆除固定矫治器唇弓丝前进行，为便于固位丝的口内粘固，可先将已在模型上弯制适合好的舌侧固位丝放入口内就位，立即用结扎丝穿过牙间隙，暂时与唇弓丝拴扎定位，然后进行常规隔湿、吹干、粘固。粘固剂不能全部糊满弓丝，应点状粘结，留出牙间缝隙处，以保持生理牙动度。待舌固定丝粘固后，再撤去唇侧全部固定装置及结扎丝。

随着材料的进步和更新，目前更推广采用一种高强度玻璃纤维复合树脂（fiber-reinforced composite，FRC）代替舌侧金属丝作为舌侧固定保持器材料。该材料和方法较金属丝粘固法更为快捷、方便，但其疗效尚待评价（图 2-8-93B）。

（5）功能性保持器：也是一种活动矫治器装置，将功能矫治器作为保持装置完全不同于在青春高峰期时促进骨生长的目的，相反是为了一定程度限制骨的继续生长以及调整和保持牙位置的矫治后状态。因此，应根据矫治后的咬合关系进行改良设计。常用的功能性保持器有斜面导板、𬌗平面板、肌激动器（activator）等。其作用是限制前牙或磨牙生长、在一定范围内调整咬合差异；此外，在功能矫治器上，适当调整上切牙的舌侧边缘嵴，常能起到进一步调整覆𬌗、覆盖关系的效果（详见第七章）。

（6）正位器（positioner）：该矫治器的制作一般是在撤去固定装置前 4～6 周进行，先制作牙模型，并留取蜡记录，在技工室修整去除模型上的带环、托槽及间隙等，重新排列调整石膏牙的位置关系达理想位。然后，在理想位制作全塑胶定位器。戴入口腔后，由于正位器的塑料是一种软树脂，故能逐渐改正最后一些小范围的牙不齐达理想位置。正位器戴入后，最初每日白天应做 4～6 小时轻咬压训练，并全天戴用，以利于牙的最后精确调整。正位器对控制恒牙列初期仍有少量生长潜力患者的矫治后保持也有效果。正位器的缺点是体积太大、比较不适，同时对咬合道的要求十分严格，因此制作上必须十分精确。该装置国外也有各型成品出售（图 2-8-94）。

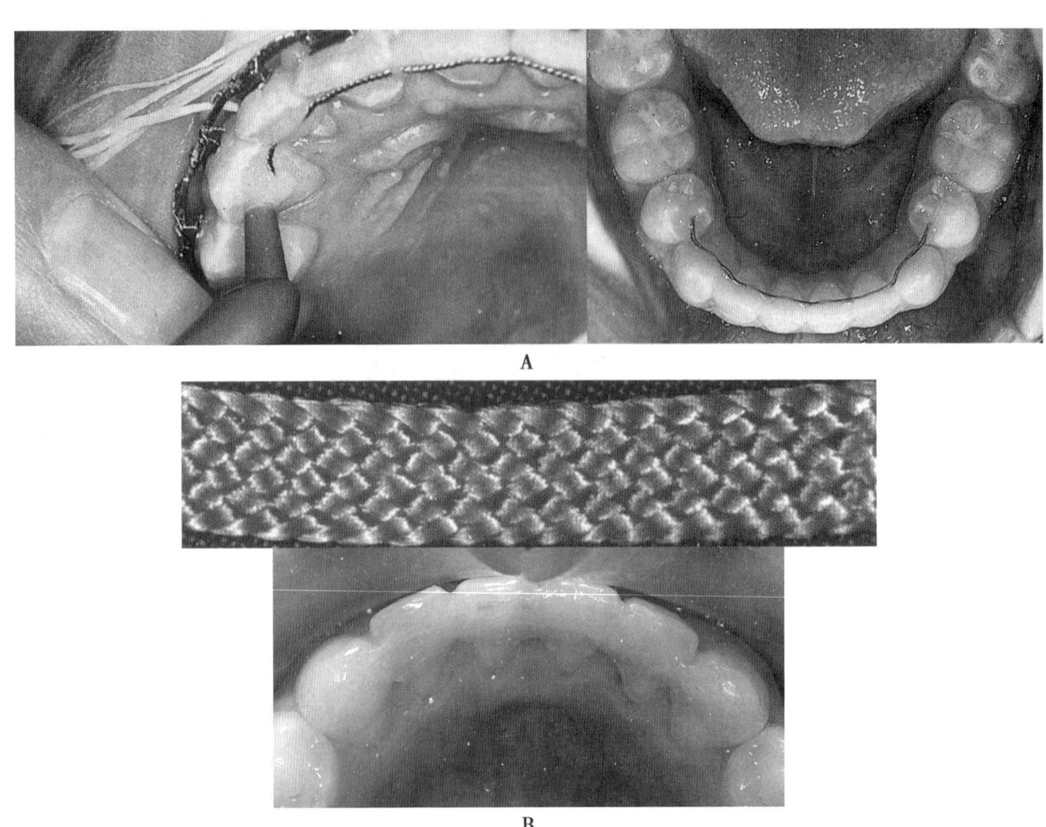

图 2-8-93　舌侧固定丝保持器
A. 辫状不锈钢细丝；B. 高强固位纤维

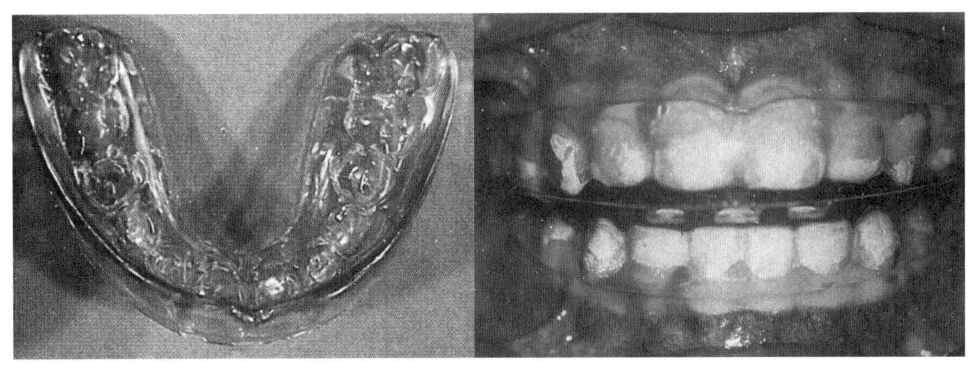

图 2-8-94　正位器

（7）压膜式保持器：是目前已广泛应用的一种膜套型保持器。该保持装置类似定位器，制作简单，直接取模压制而成，因为透明，不影响美观，较受患者欢迎。但干扰咬合运动、易脆损是其缺点，为此，目前有各种改进（图 2-8-95）。

5. 保持器的戴入和调整　通常，用固定矫治器进行各类错殆畸形矫治后，几乎所有的患者都需要保持。保持器的戴入和固定装置的撤除一般同时进行，为减小带环去除后牙间余隙的影响，可在 1～2 周前，先撤去带环（特别是压膜式保持器）。在固定装置撤除后，应立即做洁牙治疗，充分去除牙面及颈缘残留的粘结物和牙石、垢积物等，并立即戴入保持器，教给患者清洗方法。一般戴入保持器 1 周后，应做复诊检查调整。

保持器在前 3～6 个月内必须全天戴用，吃饭时可以摘下（除永久夹板固位的患者外）。以后保持器可部分（晚间）戴用，连续时间应至少 12 个月，以允许牙龈组织完成重建过程。非生长型患者此时即可停止保持。但对仍有生长潜力的患者，应延长保持器的部分戴用时间到生长完成为止。对有特殊需

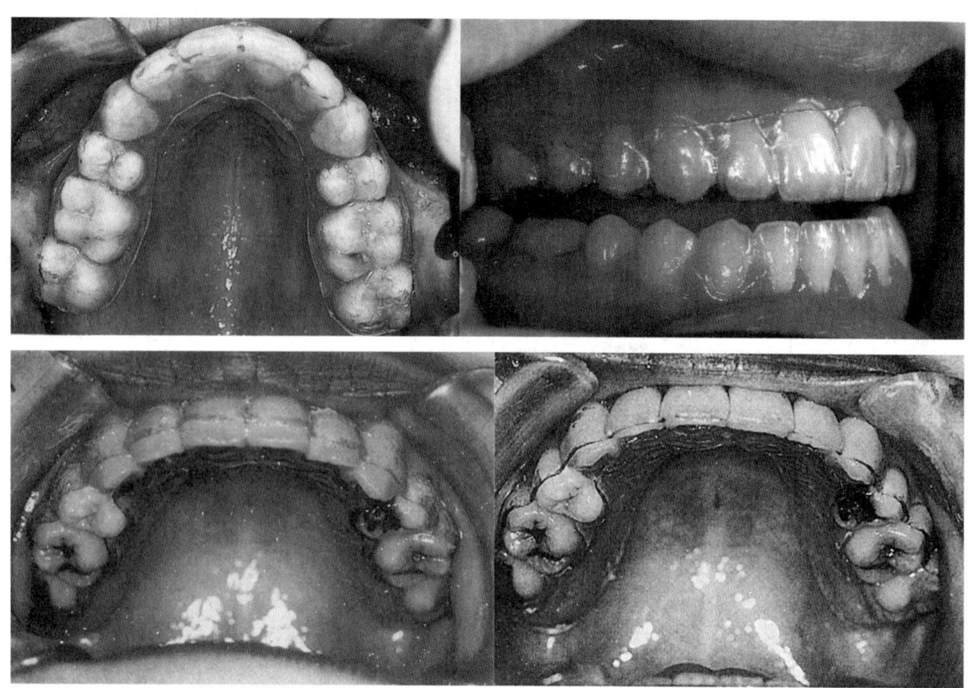

图 2-8-95　压膜式保持器及改进

要的患者则应增加部分戴用时间，并辅以片切（邻面去釉）、口外力和功能性矫治器的使用等。对超限矫治后，牙弓及牙列仍处于不稳定位置的病例，如过度扩弓排齐牙列等患者，复发是难免的，除非进行长期保持。因此，在治疗计划前就应充分注意，并制订出必要的预后措施，才能获得稳定的治疗结果。

第三节　现代方丝弓矫治技术的特点和主要流派

现代方丝弓矫治技术的主要特点有两点：一为仍基本采用传统设计的标准型 edgewise 托槽作为传力装置，托槽选择相对简单、经济、定位容易、可调整；二是仍主要通过医师对弓丝的熟练弯制运用，灵活地控制矫治牙各个方向的移动，以体现个体化的治疗要求。方丝弓标准托槽完全能满足使牙齿做近远中、唇颊舌向及殆向等各方向的移动，并且通过方丝的弯制能做到随意控根移动。当然，控根移动只是相对而言，并非绝对，施力于生物体终究不同于机械体。但该传统技术通过对不同患者、不同弓丝的三个序列弯曲完成牙齿的个体化（非标准化）控根移动和适合个体的牙颌畸形代偿治疗，其效果是肯定的。

现代方丝弓技术不排除在托槽上做预成改进，包括在局部和全牙区（如 Ricketts 在前牙区、Burstone 在前后牙上）设计预成冠角、轴倾角、转矩角度的托槽，以简化弓丝弯制。甚至，也不排斥在矫治后期换用标准直丝托槽，以方便后期的牙调整。但方丝弓技术强调，预成于托槽的角度只是简单的平均值，任何试图仅用一根不作任何弯曲的标准弧弓丝是决不能达成理想的个体正常殆的。

作为传统方丝弓技术改革发展的精髓之处，主要体现于个性目标的认识、个体限界的认识、弓丝的弯制改进、弓丝力的运用设计和革新（包括支抗设计、弓丝预成，甚至弓丝的计算机设计及自动弯制）以及可个性化灵活调整的托槽位置粘结。上述特点可从一些标准方丝弓技术流派的技术特点上，豹窥一斑。本节将选择几种有代表性的 edgewise 技术方法，对各家的治疗特征和程序，简单做归纳介绍。

自 Angle 之后，以传统 edgewise 托槽以及弓丝三个序列弯制作为基础和核心的一些有影响的方丝弓系列流行技术大致有：

Tweed-Merrifield 技术	（Tweed、Merrifield）
Northwest 技术	（Fischer、Lewis）
片段弓技术	（Bull，Burstone）
布萨双力技术	（Broussard）

生物渐进矫治技术　　(Ricketts)
2×4 技术　　(Malligan)
MEAW 技术　　(Kim)

一、Tweed-Merrifield 技术

(一) Tweed 的贡献

1930 年 Angle 辞世,Tweed 作为学生和后继者,发扬并推广了 edgewise 矫治方法。特别是 Angle 之后 edgewise 矫治技术的发展,离不开 Tweed 对方丝弓矫治理念和技术改革的贡献。他所倡导的原理、原则和 Typodont 弓丝弯制训练是现代方丝弓矫治技术的基础。

1. Tweed 最大的贡献　有以下几个方面:

(1) 总结提出正畸治疗的目标:有以下 4 点:①颜面外形线达最好的平衡和协调;②治疗后牙列稳定;③正常的口部形态;④有效的咀嚼功能。

(2) 提倡拔牙治疗:基于在按照 Angle 不拔牙理论中 80% 患者复发失败以及面型改善欠佳的认识,他建议对一些病例的 4 颗第一前磨牙拔除再进行矫治,并于 1936 年、1941 年、1944 年及 1945 年连续发表论文,总结了他的观点。

(3) 提出下切牙对基骨的关系十分重要,以此界定了牙弓的前部界限。他的研究认为,解决下切牙对基骨的良好关系,可改善颜貌,并得到稳定的咬合。

(4) 强调支抗的重要性:主张用口外弓加强上颌支抗的同时,采用Ⅲ类牵引、组牙支抗预备下颌整体支抗,报道了使用支抗预备(anchorage preparation)后取得良好效果的病例。

(5) 提出了他的 Tweed 三角(the diagnostic facial triangle)X 线头测量分析诊断法。

1966 年 Tweed 在其所著的《Clinical Orthodontics》一书中,总结并详述了在拔牙及不拔牙病例中使用的 edgewise 法矫治技术和令人信服的效果,被称为 Tweed edgewise 技术方法。Tweed 主要使用的是 Angle 单翼托槽(single width bracket 0.022″×0.028″ slot)。他所倡导的弓丝三个序列弯曲及 Typodont 训练是学习方丝弓固定矫治技术必修的基本功课(图 2-8-96)。

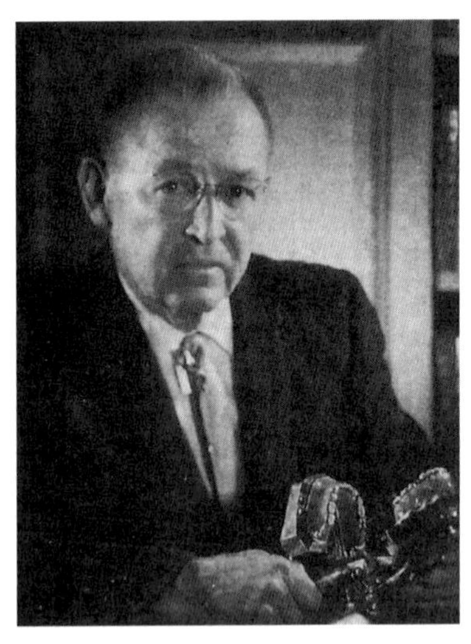

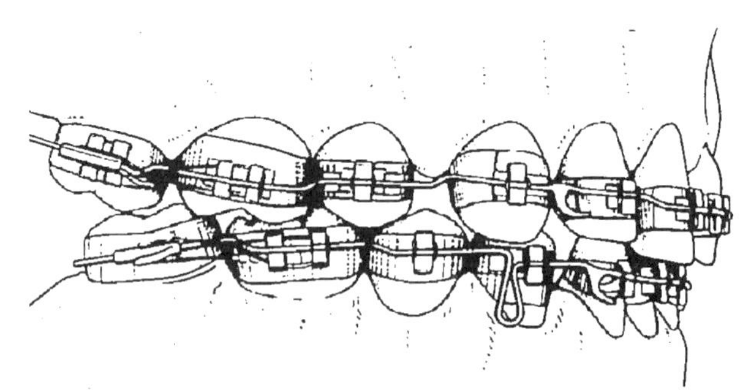

图 2-8-96　Tweed 及预备支抗

2. Tweed edgewise 矫治技术的治疗特征和程序(Ⅰ类双颌前突、拔牙治疗病例)

(1) 上下牙列排齐、排平(alignment, leveling);

(2) 下牙列支抗预备(anchorage preparation in mandibular arch),同时,下尖牙逐步远中移动(partial retraction of mandibular cuspids);

(3) 下切牙逐步舌向移动(partial retraction of mandibular incisors)(以上使用:上颌 headgear+颌间Ⅲ类牵引);

(4) 上牙列支抗预备(anchorage preparation in maxillary arch),同时,全牙的远中移动(distal enmasse movement of teeth);

(5) 上切牙部分舌向移动(partial retraction of maxillary incisors)(以上使用:下颌 cervical gear+颌间Ⅱ类牵引);

(6) 下尖牙到位-下切牙到位(complete retraction of mandibular canines and incisors)(上颌使用 headgear+颌间Ⅲ类牵引);

(7) 上尖牙到位-上切牙到位(complete retraction of maxillary canines and incisors)(上颌使用 headgear+颌间Ⅱ类牵引,或下颌 cervical gear);

(8) 理想弓(artistic positioning)(必要时上颌 high pull headgear,及下颌 cervical gear);

(9) 关闭全部剩余间隙(closure of all spaces);

(10) 保持(retaining)。

(二) Merrifield 的继承和发展

Merrifield 系 Tweed 的学生,1953 年赴美国 Tuscon(图森)学习 Tweed 技术,随即加入教员行列。1960 年成为 Tweed 的合作者,并被指定为 Tweed 的接班人,直至 1970 年 Tweed 去世。Merrifield 将 Tweed 理论和技术发扬光大,提出了实用而有效的通过方向性力控制获得更为精确的牙齿移动新观念。至今,图森的 Tweed-Merrifield 国际正畸研究和教育基金会(Tweed-Merrifield International Foundation for Orthodontic Research and Education)仍被视为全球学习推广标准方丝弓矫治理念及基础技术培训的基地。

Merrifield 总结提出,正畸治疗的目标应最大限度地达到以下 7 点:

(1) 牙列稳定与美观。

(2) 有效行使功能。

(3) 保障牙、颌骨、关节及软组织的健康。

(4) 与面部平衡协调。

(5) 促进正常生长及达正常代偿。

(6) 牙列与口颌面最佳和谐(这一目标仅在前五个目标已达到时方可实现)。

(7) 符合伦理、道德和仁爱。

Merrifield 强调正确的诊断是最大限度地解决各个问题的关键,提出了 Tweed-Merrifield 定向力矫治技术(Tweed-Merrifield directional force technology),在矫治过程方面,Tweed 时代所需的 12 组弓丝被减少到 4～5 组,矫治器的制作更为简单直观,治疗时序也更明确(图 2-8-97)。

1. Merrifield 对方丝弓矫治技术的创造性发展　大致可归纳为:

(1) 牙弓空间范围的概念(提出牙移动范围有限性,图 2-8-98)

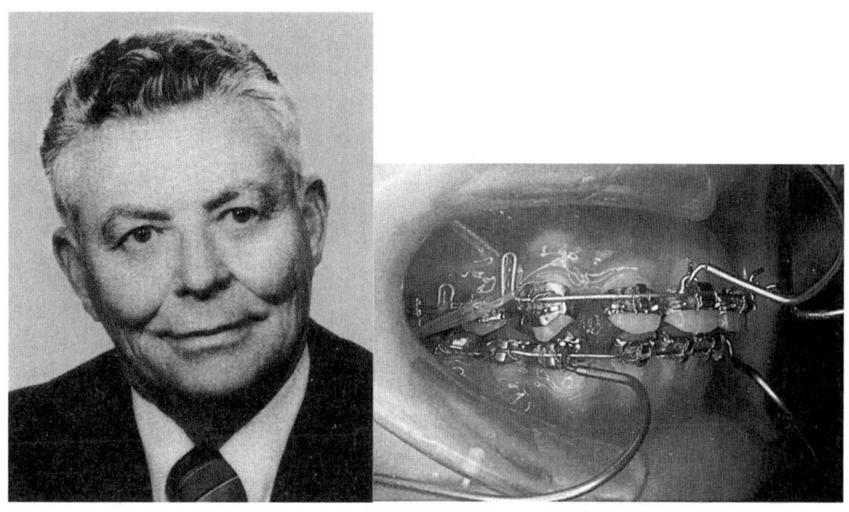

图 2-8-97　Merrifield 及其顺序性定向力技术

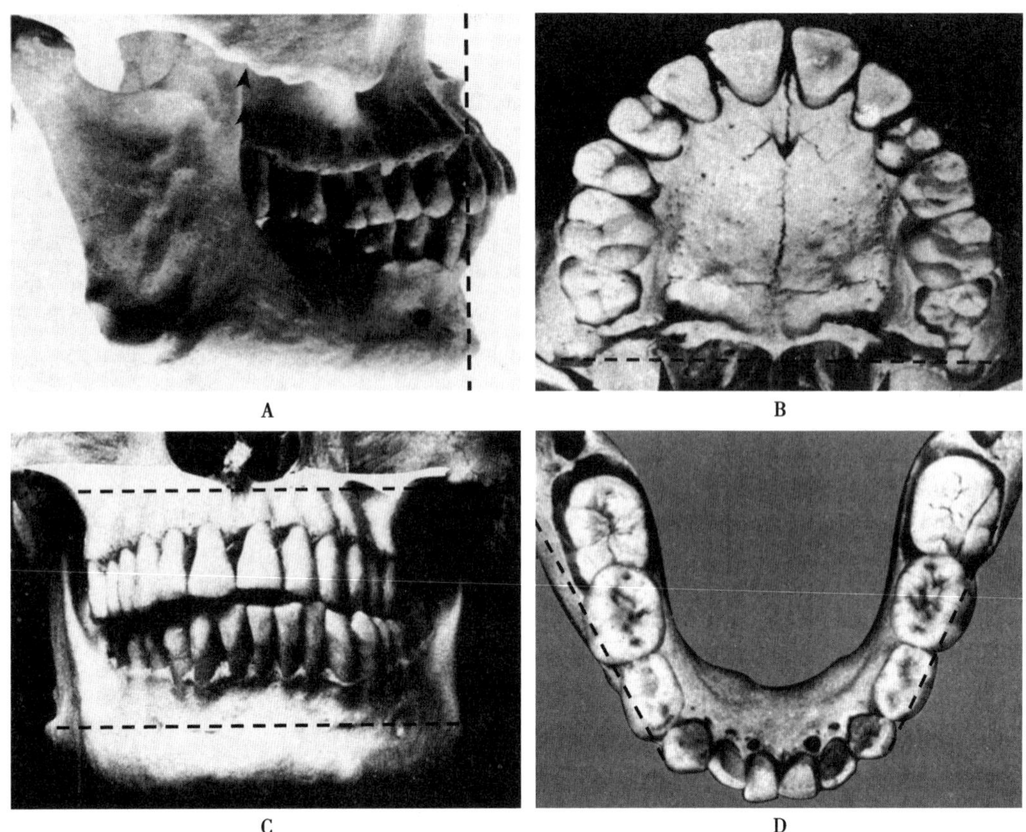

图 2-8-98　牙列的四个空间移动限制

A. 前方限制；B. 后方限制；C. 垂直向限制；D. 侧方限制

1）前方限制：牙齿向前移动不能离开基骨。对过度唇倾代偿者，应拔牙矫治；

2）后方限制：上颌不能超越上颌结节；下颌不能造成磨牙后垫区的磨牙阻生；

3）垂直向限制：垂直向增加不应造成面下过长，不能有损于颜面协调、平衡与稳定；

4）侧方限制：扩弓不能颊移过度而有损于牙弓稳定及功能。应保障个体的正常肌力平衡，咬合力线平衡。

（2）面美学评价（提出了侧面轮廓改善的有效范围和评价标准，图 2-8-99）

1）下颌切牙必须在基骨内竖直；

2）Z 线与鼻的关系协调：良好的侧面外形线平分鼻下平面与上唇相切，并与下唇相切或下唇微后；

3）Z 角平均为 70°～80°，青少年稍小 2°～4°；

4）上唇厚≈颏部厚；

5）面高指数：正常为 0.70±0.05。

（3）全牙弓间隙分析法（提出了合理全面的鉴别诊断分析系统）

1）牙弓前、中、后段的间隙分析；

2）拔牙和非拔牙的鉴别（涉及下切牙直立及唇颏侧貌的改善）；

3）难度系数（difficulty coefficient）及间隙处理原则。

（4）有序的定向力技术：①有序地安放托槽；②有序地移动牙齿；③有序地下颌支抗预备；④垂直方向的定向力控制；⑤适当的治疗时机。这五个基本概念为主线，建立了有序的定向力技术（sequential directional force technology）矫治体系，它作为一种经典的标准方丝弓矫治技术方法，充分体现了严谨、科学的诊治理念，稳定、美观的效果，以及对患者的关爱奉献精神。

2. Tweed-Merrifield 定向力矫治技术的治疗特征和程序（Ⅱ类上颌前突、拔牙治疗病例）

（1）牙列预备（denture preparation）

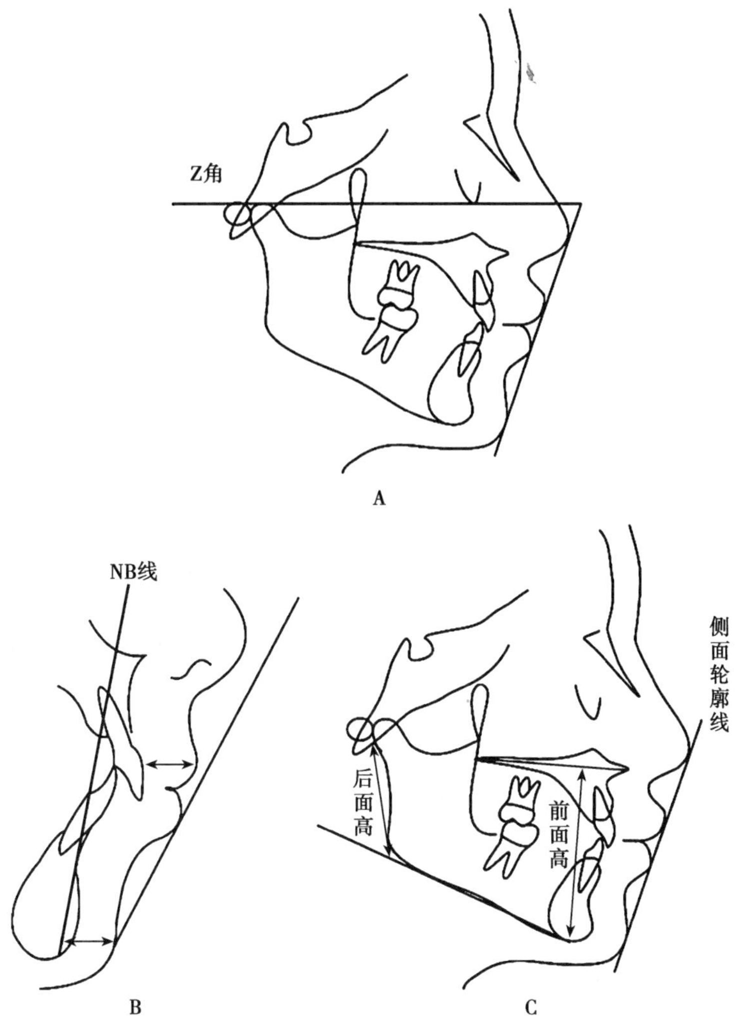

图 2-8-99　面美学评价

A. Z 线及 Z 角；B. 上唇/颏厚度；C. 前/后面高比

1）1、3、5、7 粘托槽带环；

2）整平、改扭转牙；

3）后移尖牙至到位（J 钩高位牵引）；

4）第二磨牙牙支抗预备至后倾 15°。

（2）牙列矫治（denture correction）

1）全部补齐托槽；

2）上下牙用关闭曲关闭隙至完；

3）继续 J 钩高位牵引调整；

4）上𬌗曲线保持、下𬌗曲线整平。

①序列支抗预备［10×2 体系（用 Readout 读数值）］

第二磨牙支抗（在上期已完成）；

第一磨牙支抗预备；

第二前磨牙支抗预备。

②Ⅱ类力系统（classII force system）的使用（用于Ⅱ类关系病例）

上颌前方 J 钩高位牵引；

颌间Ⅱ类牵引；

颌间前方偏Ⅱ类垂直牵引。

(3) 牙列完成(denture completion)

1) 上、下颌 0.0215″×0.028″弓丝;

2) 美学弓;

3) 颌间牵引;

4) Tweed 殆(过矫治)。

(4) 牙列恢复(denture recovery)

1) 仅保留尖牙及第一磨牙托槽,余去除;

2) 上尖牙间链状牵引、后部连续结扎;

3) 下颌连续结扎;

4) 2 周后换保持器,让其从后牙无接触的 Tweed 殆(transitional occlusion)自行调整至功能殆。

二、Northwest 技术

在 Tweed 论文发表稍后,以 Lewis、Fischer 为首的西北大学(美)学者们发表了 Northwest 法。Lewis 等学者是 Tweed 拔牙矫治理论的支持者,此法与 Tweed 法一样,也属拔牙病例的治疗法。采用较窄的槽沟为 0.018″×0.025″的托槽。对恒牙初期Ⅱ类伴拥挤,特别是上颌尖牙唇向低殆错位间隙丧失或不足的病例,主张拔牙后先暂用咬合导板(active plate),并附以曲簧移动尖牙入牙弓,继而,再于牙列上放置方丝弓托槽做固定矫治治疗。他们提倡采用一种下尖牙至尖牙间的螺旋弹簧(intercanine coil spring)推尖牙向远中。为防止下后牙近中移动,常在下颌使用口外牵引装置(headgear)是其特征。Northwest 法也是方丝弓矫治系列中一种有影响的技术方法(图 2-8-100)。

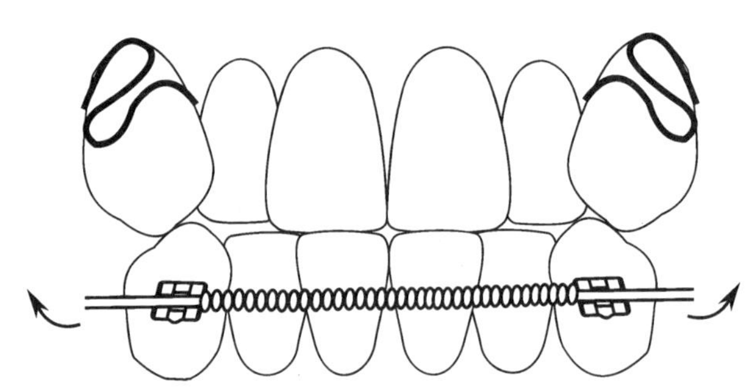

图 2-8-100　Northwest 技术
上颌咬合导板附尖牙移动簧及
下尖牙间螺旋扩大簧

Northwest 矫治技术的治疗特征和程序(Ⅱ类上颌前突、拔牙治疗病例)

1. 上颌尖牙萌出前,拔除第一前磨牙。

2. 咬合导板(Hawley type)　导板基托上附曲簧推尖牙向远中;升高咬合、去除咬合干扰;基托固位保持上后牙稳定支抗。

3. 下颌尖牙远中移动(可采用尖牙间开大螺簧)。

4. 上颌尖牙远中移动及下前牙舌向移动,关闭间隙(下关闭曲,当使用Ⅱ类颌间牵引时,下颌设计 headgear 牵引以稳定支抗)。

5. 上前牙舌向移动,关闭间隙(上关闭曲+Ⅱ类颌间牵引+下颌 headgear 牵引)。

6. 标准弓。

7. 保持。

三、片段弓技术

(一) Bull 法(Bull technique)

在 Tweed 论文发表稍后,Bull 发表了其在拔牙病例中设计使用 edgewise 矫治方法,采用槽沟为 0.018″×0.025″的 edgewise 托槽。其特征为:介绍了一种局部片段弓(sectional wire)用以牵尖牙向远中移动。该法提出,在矫治Ⅱ类错殆时,为达到矫治后磨牙Ⅰ类关系:①允许下尖牙远中移动中,下颌后牙稍稍前移;②下切牙远中移动中,也允许下颌后牙稍稍前移;③上尖牙远中移动中,允许下后牙微前移或保持原位;④当下后牙前移到位后,舌移上切牙时,应十分注意控制上后牙不动。并建议在一些病例中采用殆平面板(bite plate)以解除咬合干扰。以 Bull 命名的垂直关闭曲(Bull loop)至今仍在方丝弓技术牙移动中广泛应用(图 2-8-101)。

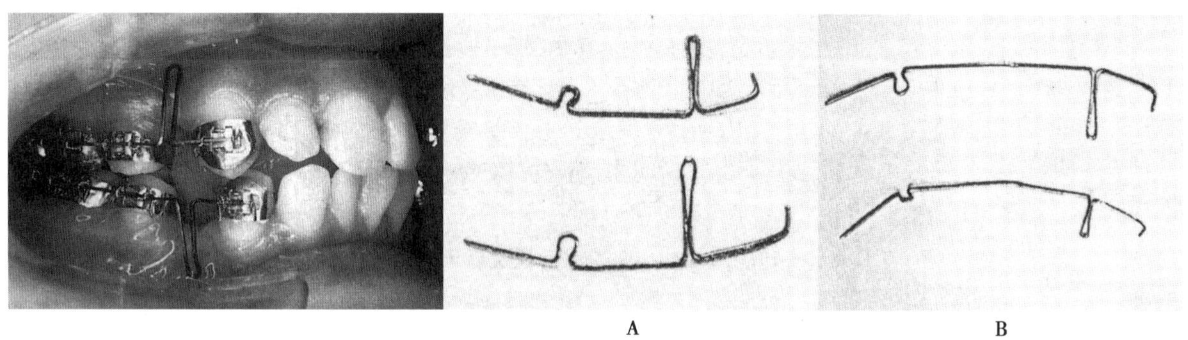

图 2-8-101　Bull 牵尖牙向远中的片段弓及垂直关闭曲
A. 上颌片段弓;B. 下颌片段弓

Bull 矫治技术的治疗特征和程序(Ⅱ类拔牙病例)

1. 仅侧方牙上托槽　用完整的全弓丝(圆丝弓)排齐排平侧方牙列。

2. 尖牙及切牙向后移动　先下颌牙,后上颌牙。

(1) 下颌

1) 下尖牙远中移动:方丝片段弓(关闭曲)移下尖牙向远中到位;

2) 下牙弓排齐排平:下切牙上托槽,圆丝整体弧弓,排齐排平下牙弓;

3) 下切牙舌向移动:方丝整体弧弓(关闭曲)移下切牙向舌侧。

(2) 上颌

1) 上尖牙远中移动:方丝片段弓(关闭曲)移上尖牙向远中到位;

2) 上牙弓排齐排平:上切牙上托槽,圆丝整体弧弓,排齐排平上牙弓;

3) 上切牙舌向移动:方丝整体弧弓(关闭曲)移上切牙向舌侧。

3. 标准弓。

4. 保持。

(二) Burstone 片段弓技术

片段弓技术 sectional arch technique 真正作为一种理论上较系统完善,并自成一家的以弓丝力分段、预成、调控为主的现代固定矫治方法,系 1962 年由 Burstone 提出。尽管目前 Burstone Orthos™ 托槽在各牙上已预成了一定的序列弯曲角度,但主要是为减少托槽的定位调整。其技术的原理仍应归属于强调弓丝弯曲设计的典型 edgewise 技术范畴。该技术的特点为:提出将牙弓内的牙单位分区段固定成几个单位,提出了分段治疗的弓丝预设计及预调整加力方法。其优点可归纳为以下五个方面:

1. 简化了支抗设计　将牙弓内的牙齿分区段固定成几个单位后,容易获得不同片段区的不同支抗力系设计,以实现希望的牙移动。例如,将牙弓分成前牙段、左颊侧段、右颊侧段三个片段后,在拔除前磨牙(拔除 4)的病例中,简单将后牙颊段磨牙及前磨牙(后牙 5、6、7)排齐后,颊段即可视为一个大的多根牙固定系,如果再通过横腭弓或腭托将左右两颊段相连而合为一体,后牙段支抗大大加强,将更有利于前牙段后收而后牙段不动的牙移动效应(图 2-8-102)。

2. 可提供弓丝力的分段选择　分段化提供了在同一牙弓不同片段使用不同横截面、不同材料弓丝的可能性。例如,复合弓丝的应用,在后段使用刚度大的粗方丝,而前段使用弹性大的细圆丝,可达到同时在前牙弓排齐改扭转,而后牙段整平固定,即实现在同一牙弓不同区段,根据需要同时进行不同力牙移动调整的治疗选择。

3. 便于力的精确调控　通常治疗中,当连续弓拴入后,由于作用力和反作用力主要体现于两相邻牙间,互相作用,常导致不想移动的牙齿移动,常需弯制较复杂的弓丝曲做局部缓冲调整。片段化后,弓

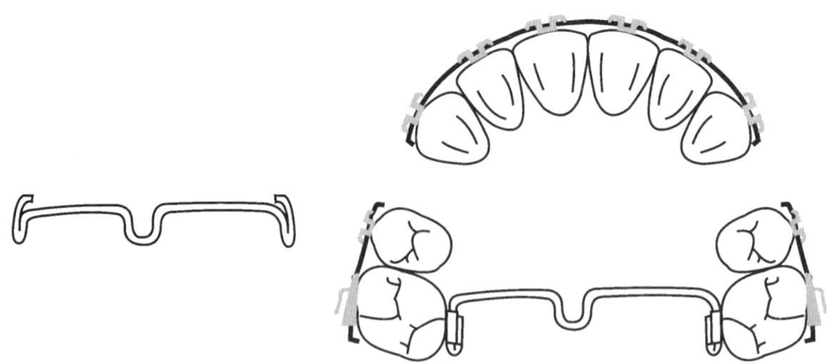

图 2-8-102　Burstone 的牙弓分段及后牙支抗设计

丝的作用力和反作用力存在于片段间，并增大了施力点间的距离，有利于在局部相对稳定的条件下进行力的局部调控，而间距加大也更有利于柔力的使用。

4. 利于弓丝的预成和预调整　Burstone 设计出了片段弓不同类型的预制弹簧，如压入簧、尖牙内收簧、TMA 关闭簧（不同支抗的前牙整体内收/后牙整体前移）、横腭弓等，这些不同类型的曲簧能根据 M/F率设计，较精确地预设出加力毫米值所传递的力，也很容易校正调整。

5. 提高了临床效率　牙列的片段弓治疗，简化了复杂的全弓丝弯制；预成弹簧可不必常规更换，减少了弓丝的调整；在牙弓片段之间作细微调整，避免了对不需移动的牙反复加力，从而大大节省了医师的临床椅旁工作时间。

Burstone 片段弓矫治技术的治疗特征和程序（Ⅱ类深覆䝉、拔牙病例）

1. 托槽及定位

（1）托槽：采用 0.022″×0.028″的双翼托槽。设计有如下改进：

1）尖牙托槽：龈方翼附 0.017″×0.025″的垂直辅助管及弯向远中的拉钩（图 2-8-103A）；

2）第一磨牙颊面管：无论上下颌，在龈方翼设计有 0.017″×0.025″的水平辅助管及弯向远中的拉钩，而在上颌第一磨牙䝉方翼上，附置有 0.045″的圆形管供口外弓插入（图 2-8-103B）；

3）第一磨牙舌面管：为自锁式，槽沟为 0.032″×0.032″，供横腭弓插入，维持牙弓宽度、防止磨牙扭转及增强支抗（图 2-8-103C）；

4）目前片段弓技术中使用的 Burstone Orthos™托槽预成有第一、第二和第三序列弯曲设计，目的为减小弓丝的弯曲。

（2）定位

1）托槽高度：首先按后牙设置，尽可能靠近龈向（平均为 3.5 ~ 4mm），上牙应不陷入牙龈，下牙应不干扰咬合；

2）托槽角度：应参考全口牙位曲面体层 X 线片的牙根平行情况，应考虑到代偿治疗结束后最后的上下䝉对位关系及䝉曲线关系而作出相应角度的调整；

3）近远中关系：托槽一般放于近远中的中央，与切缘及颊尖平行。有严重扭转者应微放于偏舌向扭转侧。以正中䝉完成治疗者，上颌第一磨牙近

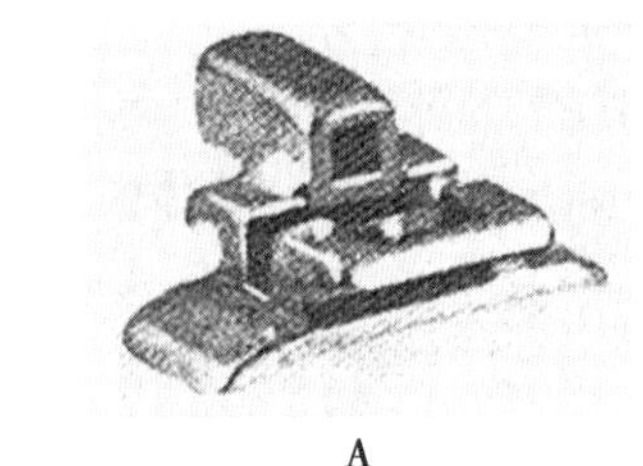

A

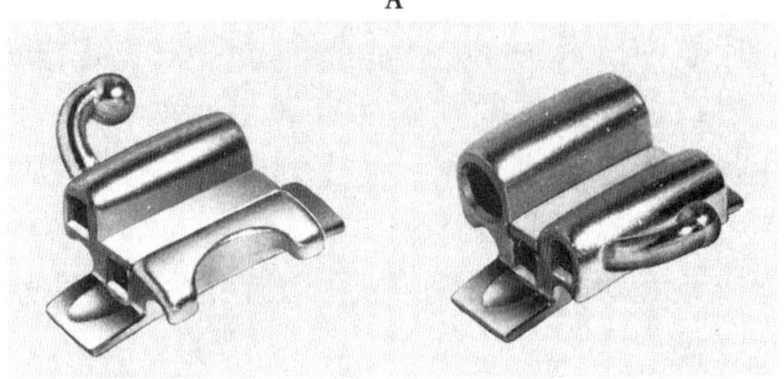

B

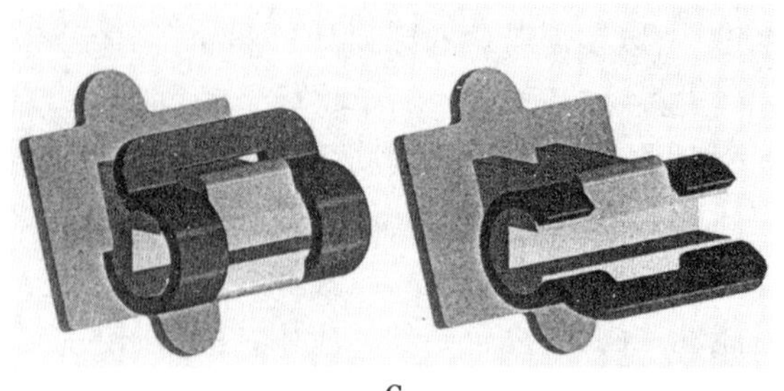

C

图 2-8-103　托槽及附管
A. 尖牙托槽；B. 第一恒磨牙颊面管；C. 第一恒磨牙舌面管（自锁式）

中应微向颊侧旋转，以远中𬌗完成者，上颌第一磨牙近中应微向腭侧旋转。为此，可通过增减基底粘结剂厚度解决。

2. 弓丝　倡导使用刚度及弹性介于不锈钢丝及镍钛丝之间，且易于焊接的β-钛丝（TMA）及高弹性镍钛丝、不锈钢丝。

3. 支抗设计　同 Stoner 支抗分度划分为三类，Burstone 主要通过片段辅弓丝 T 形曲的前后臂长比（即曲的位置）及辅弓丝前后角度的弯曲调整控制不同的牙移动。即通过不对称前后臂长控制支抗力；通过形成不对称角度以控根移动（见图 1-2-43 ~ 图 1-2-45）：

（1）最大支抗：前牙内收（后牙前移<拔牙隙 1/4）。

1）使用 TMA 复合辅弓（0.017″×0.025″主弓上焊 0.018″T 形弹簧）（图 2-8-104A）；

2）0.017″×0.025″TMA 片段辅弓上形成 T 形曲，将 T 形曲偏向后放置（图 2-8-104B）。

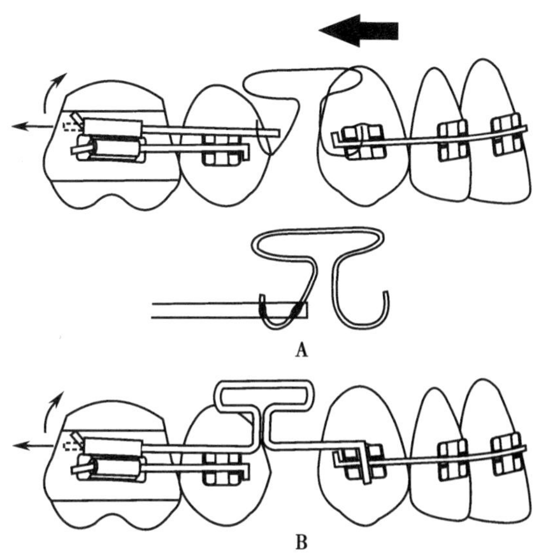

图 2-8-104　T 形辅弓
A. 内收切牙的复合辅弓（最大支抗）；B. T 形关闭辅弓（最大支抗）

（2）中度支抗：前牙内收及后牙前移（后牙前移在 1/4 ~ 1/2 拔牙隙之间）。0.017″×0.025″TMA 片段辅弓上形成 T 形曲，T 形曲位于片段正中央位置。

（3）最小支抗：后牙前移（后牙前移>拔牙隙 1/2）。

1）0.017″×0.025″TMA 片段辅弓，使 T 形曲形成不对称角度，即后臂曲度加大；

2）0.017″×0.025″TMA 片段辅弓，将 T 形曲偏向前放置；

3）0.017″×0.025″TMA 片段辅弓，T 形曲位于中央位置+口外前方牵引。

4. 治疗程序

（1）牙齿的排齐

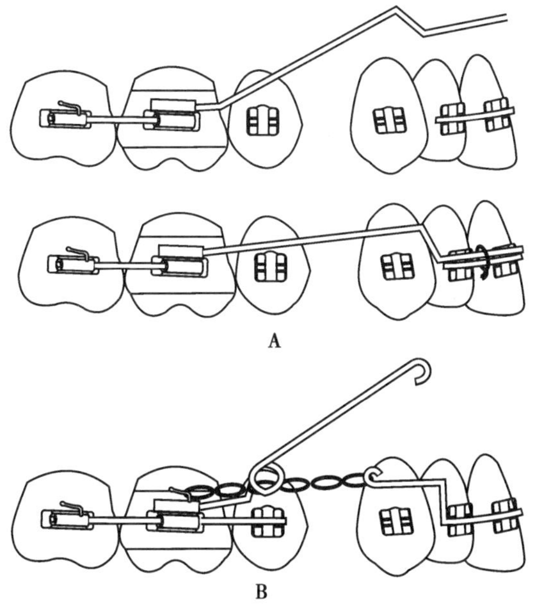

图 2-8-105　压入辅弓（簧）
A. 切牙压入辅弓；B. 切牙压入辅簧

1）可采用完整的全弓丝：超弹性镍钛丝或不锈钢丝曲；

2）可采用片段弓丝：片段 TMA 弓丝、复合弓丝，牵尖牙向后；

3）排齐可在整平、关闭拔牙间隙等各期同时进行。

（2）深覆𬌗的改正

1）前牙压低：压入辅弓（图 2-8-105A）；压入辅簧（图 2-8-105B）；

2）后牙伸长：摇椅弓或伸长辅簧（下牙弓）；摇椅弓+口外弓颈牵引（上牙弓）等。

（3）间隙关闭

1）尖牙后移：可用 TMA 带曲簧的复合辅弓、TMA 带曲片段弓（图 2-8-106A）；为防尖牙牵引后移的扭转，可用避开切牙的前牙片段弓稳定尖牙，控制尖牙后移中的扭转（图 2-8-106B）；

2）切牙内收：也可用避让开尖牙和第二前磨牙的最大支抗内收切牙的边旁弓（图 2-8-107）或辅弓上直接弯制 T 形关闭曲的内收片段弓（图 2-8-104）。

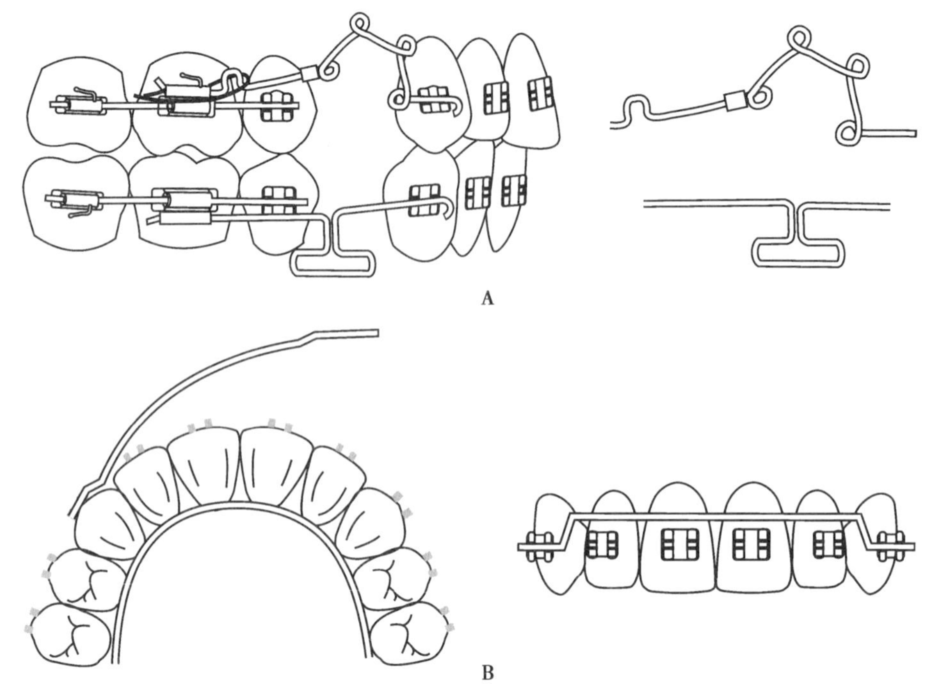

图 2-8-106　尖牙辅弓
A. 尖牙后移的复合辅弓（上颌）及片段弓（下颌）；B. 迈开切牙的旁侧弓及抗尖牙扭转弯

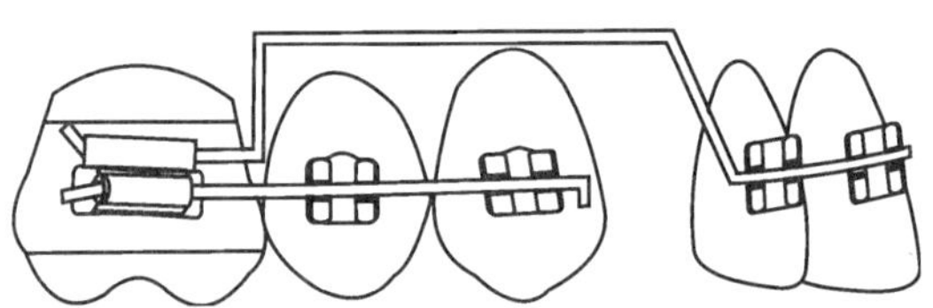

图 2-8-107　最大支抗内收切牙的边旁弓

（4）牙根的（控根）矫治

1）尖牙根的控根移动：上尖牙可用避让开尖牙的连续弓+矫治簧；下尖牙可用尖牙处带曲的后牙片段弓（图 2-8-108）；

2）切牙的控根移动：避让开切牙的连续弓（在切牙托槽处形成唇向台阶避开切牙，为防止间隙复发应作后结扎及末端回弯）+切牙根转矩辅簧（0.021″×0.025″的 TMA 弯制；图 2-8-109）；

3）前后牙段的控根移动：分别将前、后牙段紧结扎，用 0.017″×0.025″TMA 弯制带圈或不带圈的片段辅弓形成力偶，远端插入颊面辅管，近端插入尖牙垂直管（图 2-8-110A、B）；或弯制悬臂式弹簧，近端插入尖牙垂直管，远端簧臂远中钩挂入第一、第二磨牙间主弓丝上（图 2-8-110C）。

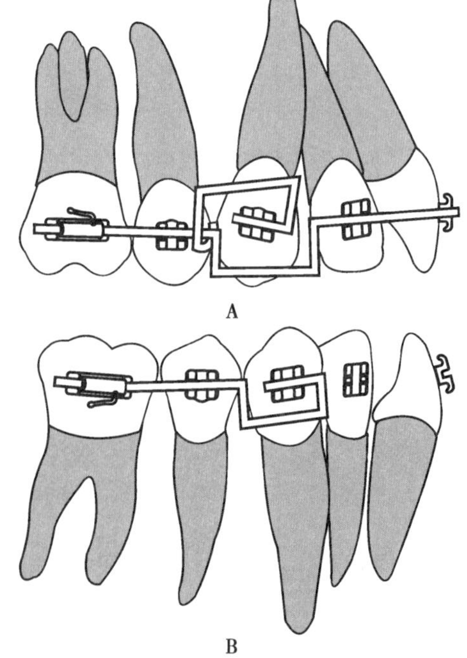

图 2-8-108　尖牙控根
A. 迈开尖牙的连续弓+悬梁式尖牙矫治弹簧；B. 尖牙处带曲的片段弓

四、布萨双力矫治技术

系 20 世纪 60 年代初由 G J. Broussard 与 C J. Broussard 所创立。该技术产生的背景是鉴于早期的 edgewise 技术所使用的弓丝较粗，刚性大而弹性小，难以有效地利用弓丝的

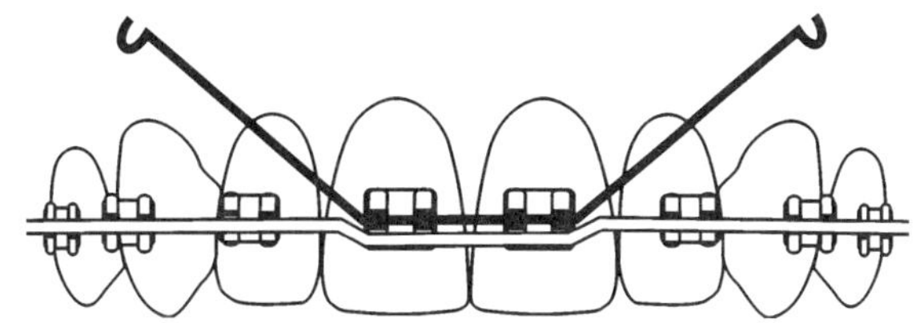

图 2-8-109 切牙控根
迈开切牙的旁侧连续弓+切牙转矩辅簧(TMA 弯制)

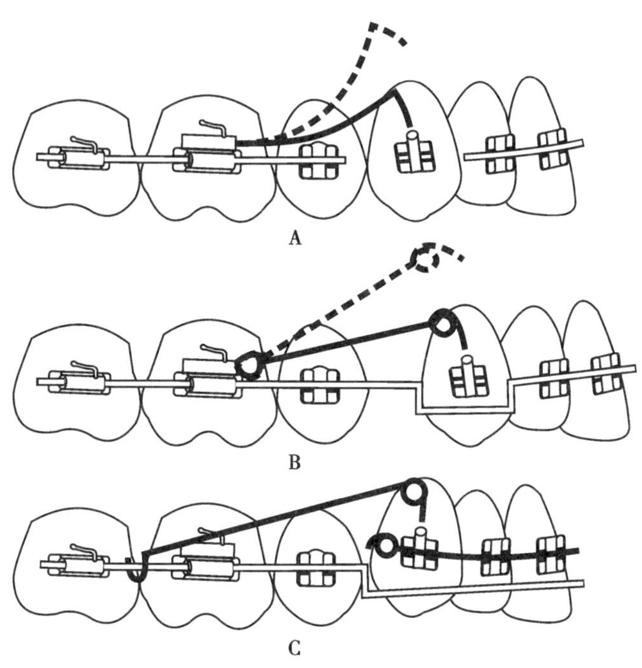

图 2-8-110 前后牙段控根
A. 不带圈辅弓;B. 带圈片段辅弓;C. 悬臂式弹簧

形变力;其后另一种流行的 Johnson 双丝弓矫治技术(Johnson twin wire appliance,图 2-8-111)。虽利用两根细唇弓丝,但需要舌弓增加矫治支抗,且牙齿的精确移动仍难控制;继而稍后,受 Begg 细丝轻力原则的影响。另一种在 edgewise 双翼托槽上,采用细圆丝轻力的 Jarabak 细丝弓矫治技术(Jarabak light wire technic,图 2-8-112),虽然在治疗初期使用较细的圆丝,且在弓丝上设计多曲增加了弹性,但需要熟练的技巧,椅旁工作时间长,且多曲的存在易刺激黏膜。为此,考虑到既需要利用弓丝的刚性来产生或维持理想牙弓形态,又需要利用弓丝的弹性来产生轻力以移动牙齿。Broussard 设计并提出了主要通过:①方丝托槽的改进及颊面管的改进;②辅簧的系列设计,而自成一家的矫治技术方法——双力方丝弓矫治技术。国人译为“布萨技术”(Broussard two force edgewise technique)。

1. 布萨托槽(Broussard bracket)(图 2-8-113)

(1) 托槽基:在标准方丝弓托槽基上增加了一个 0.018″×0.046″的矩形垂直孔,用于放置辅簧进行牙移动加力。

(2) 托槽宽度:分为宽窄两类:宽托槽用于上中切牙与侧切牙及上下颌第一磨牙;窄托槽用于上下颌尖牙、前磨牙及下颌切牙。有时上侧切牙和下颌第一磨牙也可用窄托槽。

(3) 槽沟:也分为两种类型(0.018″×0.020″及 0.022″×0.028″),但考虑到 0.018″规格的托槽对粘结位置要求更严格,摩擦力相对大,不利于牙齿的滑行移动,故更倡导使用槽沟为 0.022″规格的托槽。

该技术不提倡使用预成转矩托槽,原因为:①此类托槽制作要求严格,费用较高;②治疗初期,很难确定不同患者应有多大转矩;③粘贴位置要求严格,比较费时;④常要求强行结扎方能达到预转矩效果,

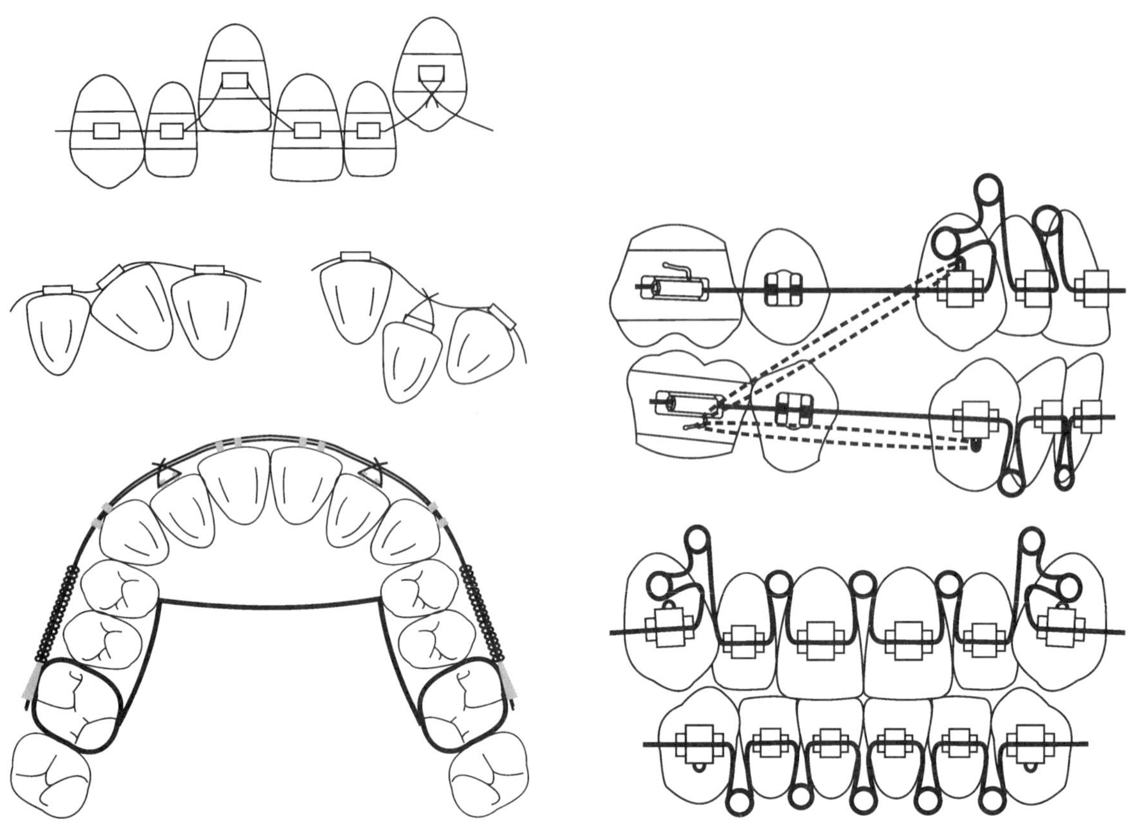

图 2-8-111　Johnson 双丝弓矫治技术

图 2-8-112　Jarabak 细丝弓矫治技术

但这容易引起牙根的吸收；⑤一旦将托槽粘贴于牙齿上，因角度被确定并且被标准化了，很难灵活运用于不同机制患者的个体化治疗。

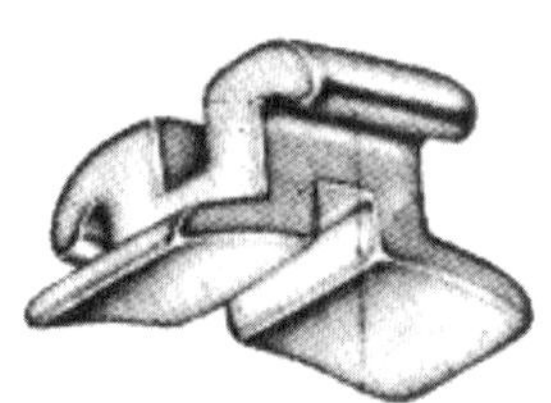

图 2-8-113　Broussard（布萨）托槽

2. 布萨颊面管　使用截面为 0.022″×0.028″的单颊面管。颊面管上也设置有 0.018″×0.046″的矩形垂直孔，用于插入辅簧用。颊面管设计有 4.6mm（长形）及 6.0mm（超长形）两种。颊面管远中端与带环间留有间隙，便于挂牵引橡皮圈或使辅簧的臂部通过。一般情况下颊面管点焊于第二磨牙带环上，而在第一磨牙上常使用托槽。

3. 布萨辅簧

（1）T 形簧：外形似英文大写字母“T”（图 2-8-114），该辅簧有一个垂直突，两个横臂及其两个末端钩，使用时将垂直突插入托槽垂直孔中，两个钩挂于主弓丝上。T 形辅簧用 0.012″～0.016″的细圆不锈钢丝弯制，可用于矫治的各个阶段，主要作用有：①改正牙扭转；②将牙齿向唇或舌侧方向移动；③升高或压低牙齿（通过从上/下不同方向的插入）；④当牙齿错位明显难以进行结扎时，起结扎作用；⑤可利用 T 形的垂直突来协助挂牵引用橡皮圈，以进行Ⅱ类、Ⅲ类、垂直（将垂直突延长）或 J 钩牵引（将一侧钩形成小圈）（图 2-8-115）。

（2）尖牙远中移动辅簧：可代替结扎并减少尖牙远移过程中的摩擦力、纠正尖牙远中舌向扭转，在

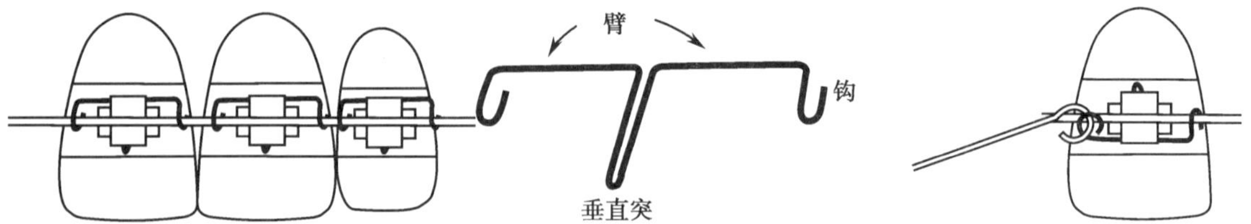

图 2-8-114　T 形簧

图 2-8-115　将 T 形簧一侧挂钩形成小圈，进行 J 钩牵引

尖牙远移过程中维持尖牙长轴垂直。每次加力时，牵拉至垂直关闭曲底达交叉重叠即可。但在使用布萨尖牙远移辅簧时，一般不在主弓丝的尖牙处弯制外展弯(offset)，这样做的目的是防止尖牙唇倾使牙根压向牙槽骨舌侧骨板，增加尖牙远移过程中的摩擦力。布萨尖牙远移辅簧的形态及使用如图 2-8-116 所示。

(3) 多曲辅簧：布萨多曲辅簧可含两个或多个垂直曲，用 0.012″～0.016″的不锈钢细圆丝弯制。主要作用是：①改正牙扭转；②转正牙轴；③开大或关闭间隙；④将牙根向唇侧或舌侧移动；⑤整平牙弓；⑥将尖牙向远中方向移动；⑦使牙根平行或呈放射状。布萨多曲辅簧的形态及临床使用如图所示(图 2-8-117)。

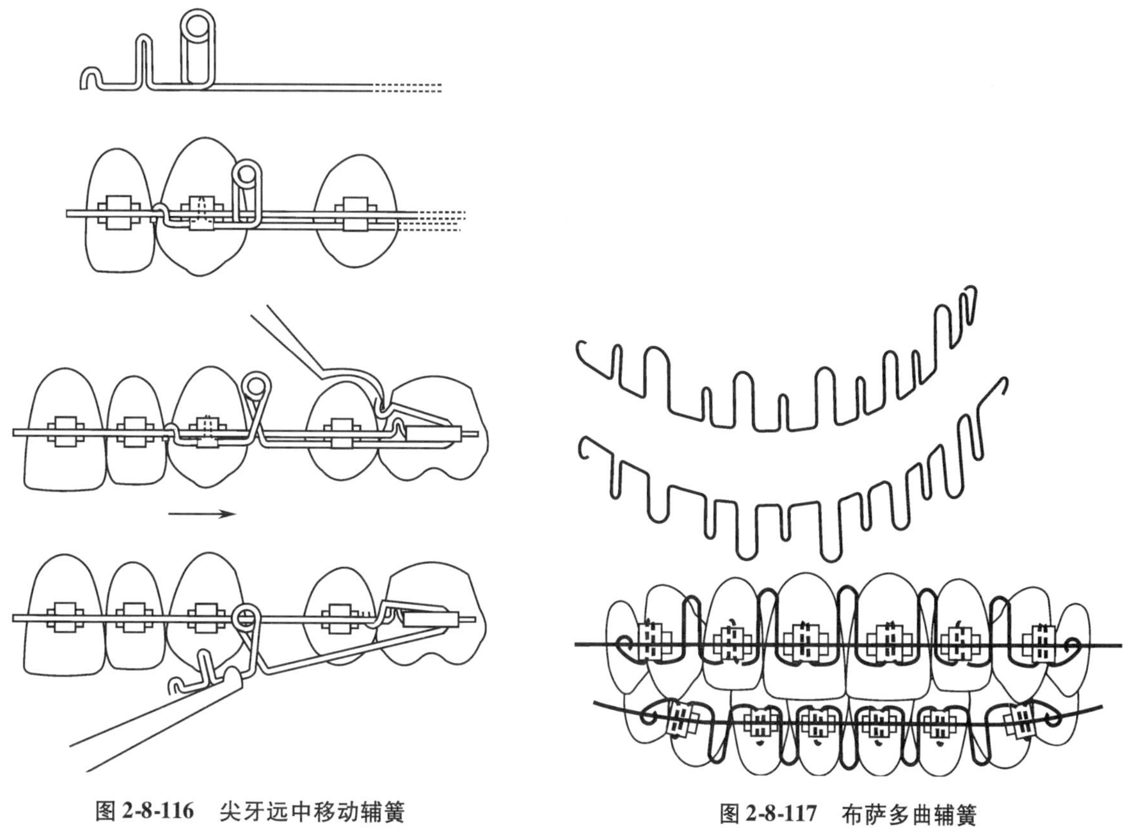

图 2-8-116　尖牙远中移动辅簧

图 2-8-117　布萨多曲辅簧

(4) 磨牙正轴簧：主要用于磨牙正轴、改扭转及改善磨牙近中尖的下沉，也用来纠正前牙轴倾或旋转，以及拔牙关闭间隙中纠正尖牙及前磨牙的倾斜度。布萨正轴簧由垂直曲、固定臂以及一个带圈的正轴臂组成。在应用布萨正轴簧时应注意下列几点：①正轴簧的垂直突长应超出颊面管或托槽垂直孔少许，以增加弹簧的稳定性；②最好应使用结扎丝将正轴簧的垂直突固定于垂直孔中；③正轴簧远中固定臂应隐蔽，挂入后对黏膜无勾挂刺激；④不应使用过大的力，可增加臂长及螺圈减少力值；⑤在放入布萨正轴簧时，应防止其损伤口腔软组织。正轴簧的形态及临床应用如图所示(图 2-8-118)。

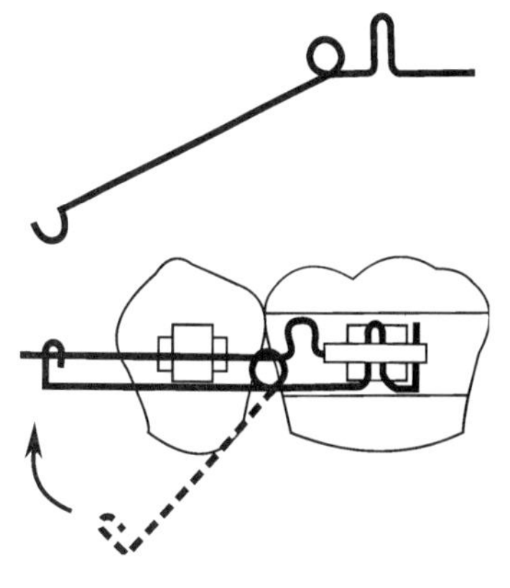

图 2-8-118　布萨磨牙正轴簧

Broussard 矫治技术的治疗特征和程序(Ⅱ类、拔牙治疗病例)

1. 布萨矫治技术的主要特征　布萨双力方丝弓矫治技术的主要特点系在所用托槽及颊面管上设计了矩形垂直孔，此外，在颊面管远中端与基底板间留有间隙，便于插入及牵挂橡皮圈或辅簧。治疗中，主弓丝产生第一个力，用于建立并维持个体理想协调的弓形，辅簧产生另一个轻力，用于移动牙齿。通过双力的应用，从而避免了因主弓丝较粗对其他牙所产生的不利牙移动，并使这类不利的副作用力、在系统中被减少或消除。

2. 矫治程序

（1）第一步：牙弓整平与尖牙远移。

1）主要目标：整平牙弓的Spee曲度，纠正扭转、倾斜的牙齿、修正牙弓形态。当前牙排齐后，可继续将尖牙向远中移动到位，使中切牙-侧切牙整齐无间隙为一体，及左、右尖牙-前磨牙-磨牙也各自整齐成一整体，即前、左、右三段。若此时牙弓仍欠平整，还需要再次整平牙弓，故该技术将牙弓整平与尖牙远移合二为一，为矫治的第一步。

2）弓丝：此期主弓丝主要采用不锈钢圆丝，可由细至粗，尺寸有0.012″、0.014″、0.016″等。一般在磨牙处，应弯制外展弯（或刺刀状曲），以逐步建立或维持正常的前磨牙与磨牙颊舌向关系。至于在弓丝上是否弯制后倾曲、末端内收弯、停止曲等。要依据矫治所需支抗来定。若矫治所需支抗为最小支抗，一般就无需弯制后倾曲、末端内收弯及停止曲等。若矫治所需支抗为最大或中等支抗，则有必要弯制上述一些弯曲。

3）整平排齐的方法：对于扭转、倾斜、唇舌向错位严重的牙齿，此期可通过使用T形曲等辅簧予以纠正。

4）尖牙远中移动方法：布萨推荐使用其所设计的尖牙远移辅簧。该辅簧所释放的力比较柔和持久，具有防止尖牙牙冠向远中方向倾斜的作用。对于要求最大支抗的病例，也可以改良的T形簧配合J钩牵引移尖牙向远中（图2-8-115）。当尖牙远移到位且牙弓平整后，即可以进入矫治的第二步。

（2）第二步：切牙舌向移动。

1）前提条件：四个切牙必须排列整齐、无间隙呈一整体，尖牙远移到位并与前磨牙、磨牙成一整体，以及牙弓基本平整。

2）主弓丝：应换成方丝，弓丝于切牙远中余隙处设计垂直+水平复合曲，水平曲可控制垂直方向上的移动，压低切牙，避免覆𬌗加深。垂直曲可以产生水平方向上的移动，是切牙向舌侧移动的主要力源（图2-8-119）。

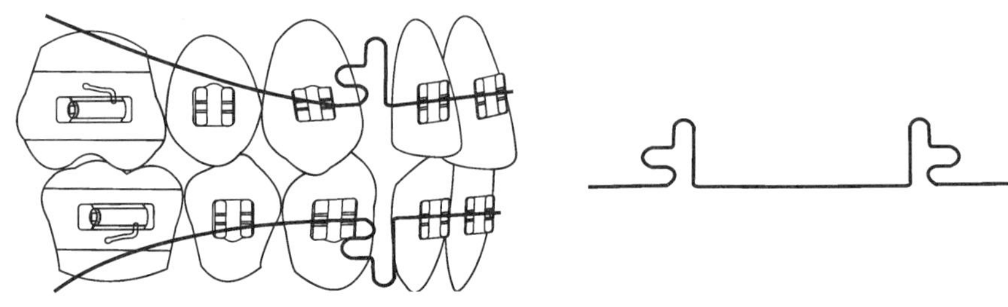

图2-8-119　切牙内收的垂直+水平复合曲设计

3）切牙舌移：主弓丝一般应保持水平，一般在切牙区加正转矩，对于覆𬌗较深者，可以增加摇椅曲。利用主弓丝曲使切牙舌向移动的加力方法为：每次从颊面管远端向远中牵拉并回折加力（cinch back），或在颊面管前预弯制停止曲或焊上铜丝钩，用结扎丝拴扎收紧加力（tie back）。当剩余间隙完全关闭，整个牙弓基本平整后，即可进入矫治的第三步。

4）辅簧：可继续用辅簧调整个别牙的移动及转正。

（3）第三步：理想弓完成。理想弓：一般选用尺寸与托槽槽沟吻合的弓丝。在弓丝上需协调形成与该个体牙弓相适的弓形，应弯制相应的三个序列弯曲：①第一序列弯曲，包括上颌侧切牙内收弯、尖牙外展弯、磨牙外展弯，磨牙处尚需弯制一定度数的末端内收弯；②第二序列弯曲主要是弯制一定的切牙轴倾弯，在磨牙处弯制一定的后倾曲等；③第三序列曲指的是在方丝上增加相适的的正、负转矩，以控制牙齿的唇（颊）舌向倾斜度。关于理想弓丝的弯制与使用，与前述标准方丝弓矫治技术的临床操作同，可参考有关章节内容。

五、生物渐进矫治技术

生物渐进矫治技术（bio-progressive therapy）系20世纪70年代后期由Ricketts医师所创新的一种方丝多用弓、片段弓系列矫治技术。Ricketts的贡献涉及方丝弓矫治治疗的诊断、理论和治疗多方面。

（一）有特色的X线头影测量分析法（详见第六章）

1. Ricketts头影测量分析法的不同点

（1）采用解剖耳点确立眶耳平面；

（2）采用功能咬合平面评价牙位置关系及变化；

（3）面生长轴的提出（Pt-Gn）；

（4）采用PTV评估上颌第一磨牙位置的变化；

（5）采用A-Pog评价下切牙突度及位置；

（6）采用审美线（E-plane）及面平面（N-Pog）评价侧貌。

2. 较全面的结构分析　对正位、侧位片近50项数据的统计分析，使对上下牙间、颌骨间、牙与颌骨、口唇位置、颅面关系及内部结构的相互关系有更综合全面的研究。

3. 设计了生长及治疗预测VTO　即“直观矫治目标”（visual treatment objective）的预测分析法设计及疗效的5项重叠比较。

4. 将计算机技术应用于头测量分析及资料整理　以收集的2000病例为基础，建立了短期（治疗期间）及长期（生长结束）的计算机生长预测及治疗计划分析系统及资料储藏分析系统。

（二）生理支抗概念的提出

1. 骨皮质支抗的提出　参见本章前述方丝弓技术中的支抗。

2. 肌力与面型（facial type）　将患者按肌力分为：均面型（mesofacial type）；短面型（brachyfacial type）；长面型（dolichofacial type）。

（三）有特色的弓丝力系设计及治疗程序

1. 将牙弓分为5段　切牙、尖牙、前磨牙、第一磨牙、后份磨牙段（图2-8-120）；

2. 独特的弓丝的设计　局部弓、多用弓的联合运用；

3. 有效的压低切牙及控制整体前牙内收的方法（图2-8-121，图2-8-128）；

4. 注意尖牙的保护　在骨松质中移动尖牙及设计（图2-8-122）。

（四）矫治学特点

1. 材料

（1）托槽：0.018″规格系统的标准edgewise双翼托槽（及在上颌切牙及上下尖牙设计有一定转矩的托槽）；目前也有全牙的预成托槽，但目的为简单化后期弓丝弯制。

（2）颊面管：设计有龈方的辅颊面管（供多用辅弓放置）。

（3）弓丝：初期　　镍钛丝

　　　　中期　　0.016″×0.016″方丝

　　　　后期　　0.017″×0.025″方丝

（4）辅助装置：与标准方丝弓相同。

2. 渐进性治疗　早期咬合引导，建立正常口颌发育环境；功能矫治、矫形治疗；局部弓等。

3. 支抗设计

（1）最大支抗：改良式Nance腭托（图2-8-123）、口外弓；

（2）中度支抗：四眼簧（W簧）扩弓、多用弓、局部弓先牵尖牙后关切牙；

（3）最小支抗：相互牵引、拔除4，牵磨牙向前。

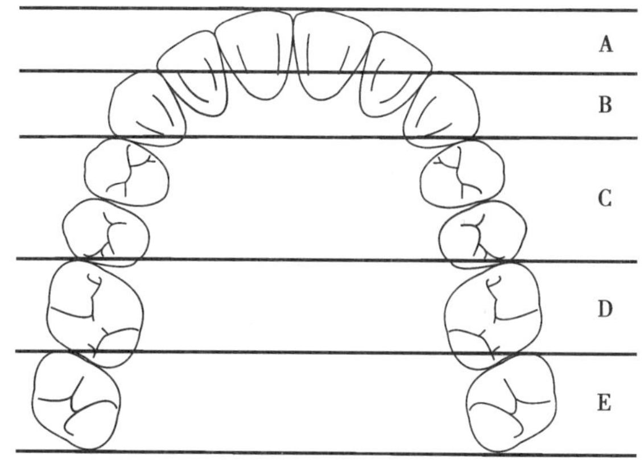

图2-8-120　Ricketts牙弓的分段

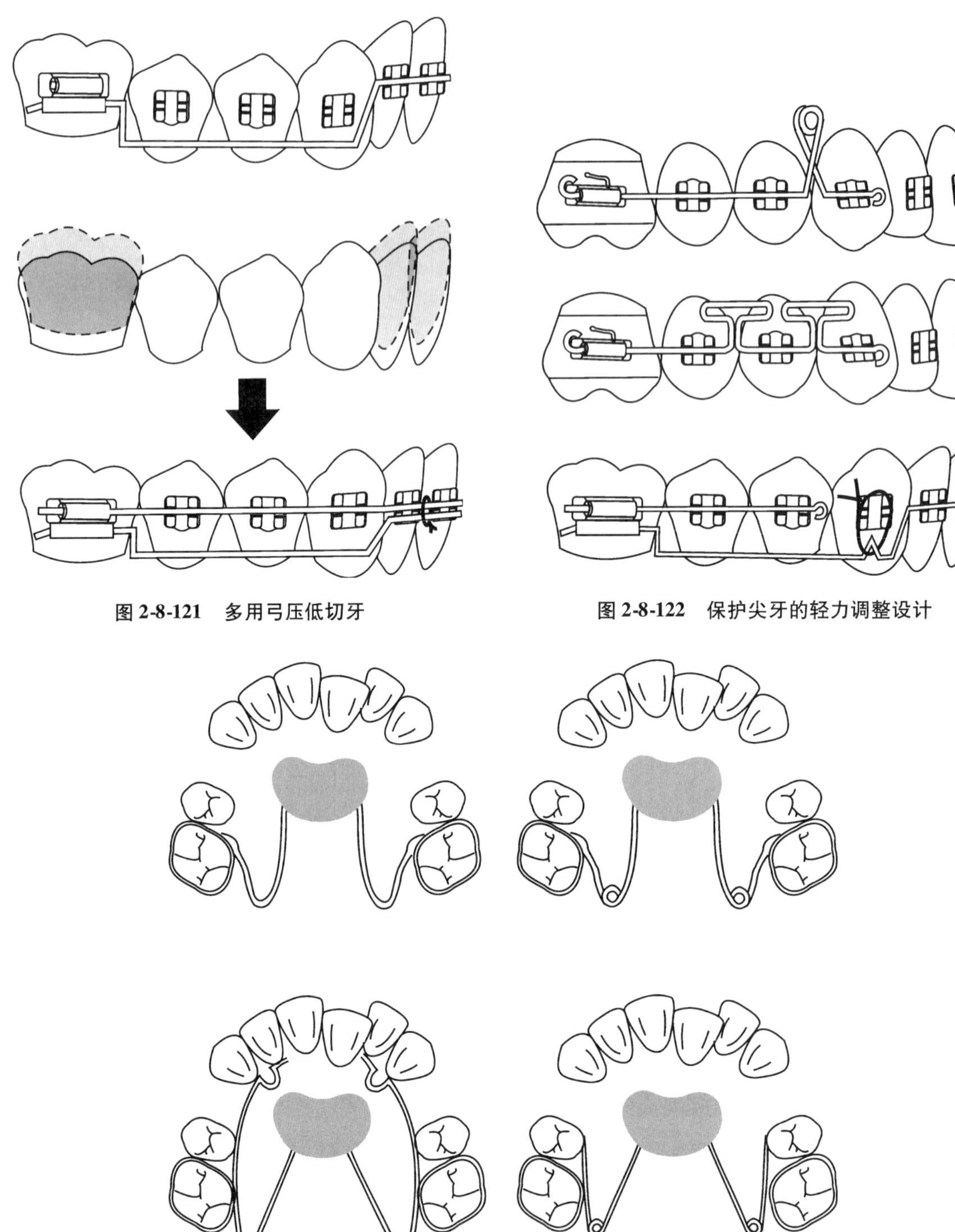

图 2-8-121　多用弓压低切牙

图 2-8-122　保护尖牙的轻力调整设计

图 2-8-123　Ricketts 改良的 Nance 腭托，可防支抗牙旋转

（4）利用方丝末端弯曲进行下磨牙支抗预备的四种方法（图 2-8-124）：

1）磨牙冠远中竖直（后倾弯 45°）；

2）磨牙冠远中舌向旋转（内倾弯 30°）；

3）磨牙根颊侧转矩（负转矩 5°）；

4）磨牙冠颊侧扩移（外展弯 10mm 单侧）。

（五）生物渐进矫治技术的治疗特征和程序（Ⅱ类 1 分类、拔牙治疗病例）

1. 上、下牙弓分段（切牙、尖牙、后牙）排齐

（1）上颌腭托，必要时口外弓；

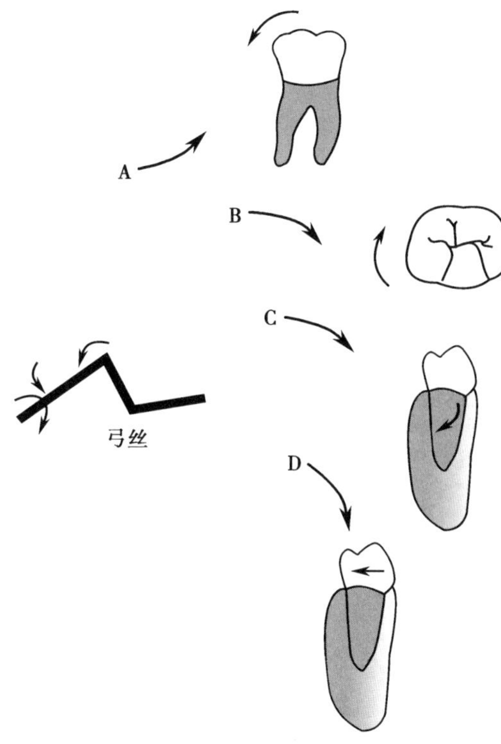

图 2-8-124　磨牙支抗预备的 4 种方法

A. 冠远中竖直；B. 冠远中舌向旋转；C. 根向颊侧转矩；D. 冠颊向扩移

（2）连续标准弓+牵引曲；

（3）颌间牵引调整。

（2）可用镍钛片段弓。

2. 尖牙远中移动及压低前牙（图 2-8-125）

（1）多用弓（插入辅管）主要压低切牙，然后才牵压尖牙；

（2）片段弓加曲（插入主颊面管）牵尖牙向远中；

（3）尖牙的轻力压低及防止其移动中扭转（图 2-8-126）。

3. 尖牙竖直及切牙内收（图 2-8-127）

（1）多用弓（设计不同曲）内收切牙段；

（2）片段弓（设计曲、转矩）调正尖牙。

4. 关闭剩余间隙

（1）去除腭托；

（2）不同的多用弓关闭间隙（图 2-8-128）；

（3）颌间牵引（Ⅱ类）。

5. 标准弓（0.016″×0.016″→0.016″×0.022″→0.018″×0.022″）（图 2-8-129）

（1）换连续弓（入主管）；

（2）上下弓丝协调，颌间牵引。

6. 咬合最后调整（0.017″×0.025″）（图 2-8-130）

（1）去除尖牙、前磨牙托槽；

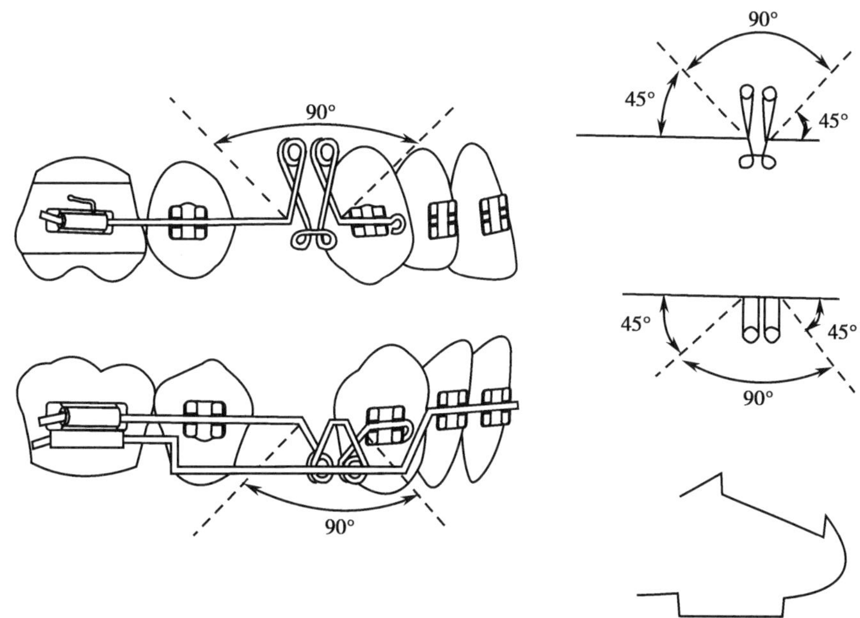

图 2-8-125　多用弓压低切牙及片段弓移尖牙向远中

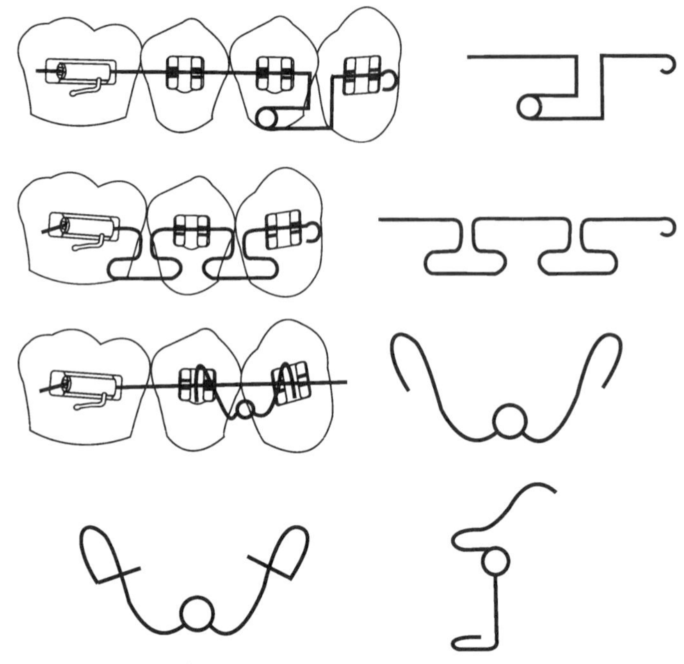

图 2-8-126　尖牙的轻力压低及移动中扭转的防止

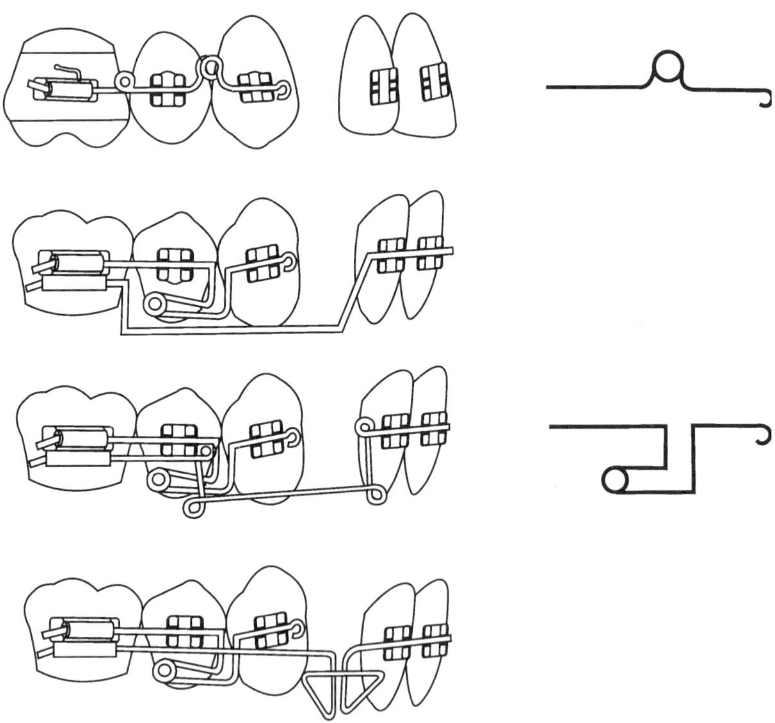

图 2-8-127　尖牙直立及切牙内收

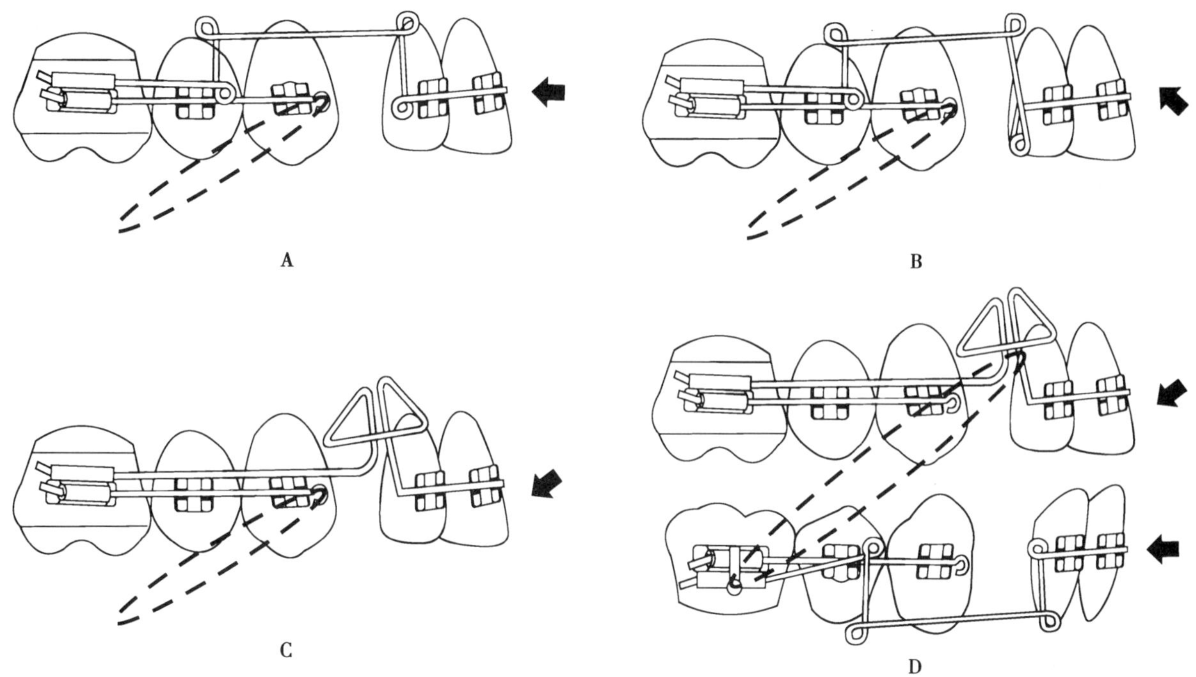

图 2-8-128　关闭间隙的不同多用弓设计

A. 上切牙整体内收；B. 上切牙整体内收及压入；C. 上切牙倾斜内收；D. 上倾斜内收、下整体内收（箭头示切牙移动方向）

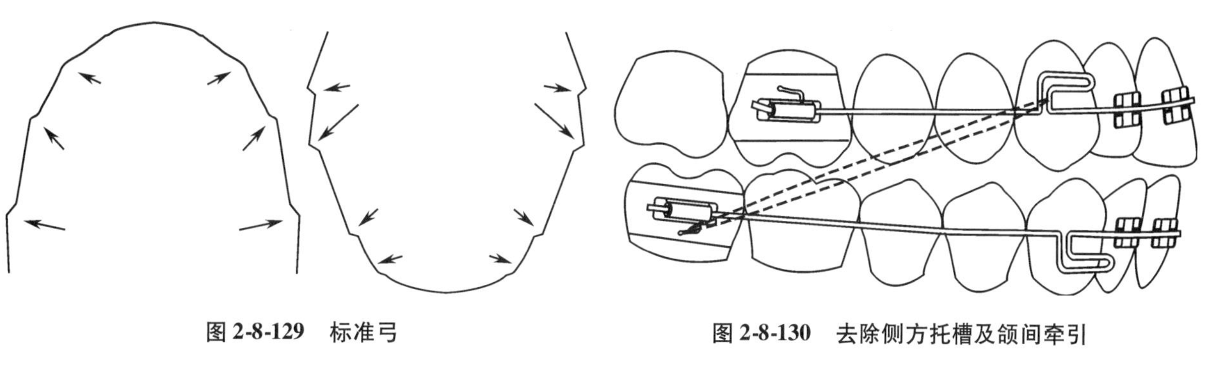

图 2-8-129　标准弓

图 2-8-130　去除侧方托槽及颌间牵引

六、2×4 技术

系 1982 年 Malligan 医师根据力学原理提出的一种方丝弓矫治技术，在前方 4 个切牙粘贴 0.022 系统标准方丝弓托槽，支抗磨牙粘带环，组成 2×4（two by four arch，Malligan）矫治体系而定名。在临床应用中，有时也可增加前牙托槽，从而演变出 2×6、2×8 等。该技术可采用圆丝、方丝进行牙调整移动。由于侧方牙未放置托槽，形成长臂力系，故在弓丝设计中，特别应注意掌握其不同弯曲位置及成形后，对被矫治牙的力作用方向和作用原理，以正确指导临床运用。

（一）力学原理（详见第二章）

1. 平衡原理（图 2-8-131）　在静态系统中，力和力矩处于平衡状态。在弓丝矫治器力系中，长臂弓丝两端的力和力矩遵从平衡原理。

（1）弓丝两端力或力矩相等时，处于平衡状态；

（2）力或力矩不等时，系统将产生旋转以达到平衡。

2. 跳板原理（详见第二章，图 1-2-61）　弓丝的不同臂长，影响着力的强弱。犹如跳板，在受重力发生弯曲变形时，同样的力，长度增加 1 倍，仅需 1/8 的力即可产生相同的弯曲，或采用相同的力将产生 8

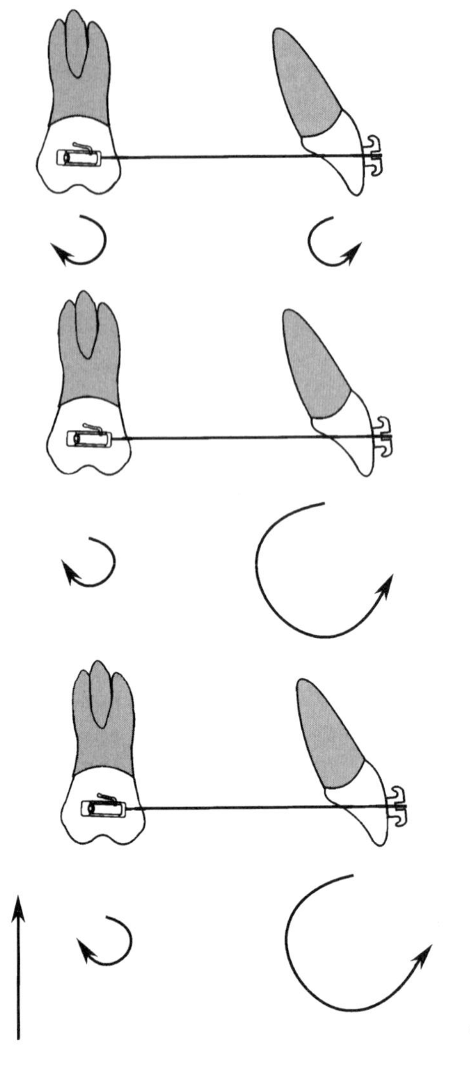

图 2-8-131　平衡原理

静态系统中，力和力矩处于平衡状态；当两端力或力距不等时，系统将产生旋转力

倍的弯曲变形。因此，当在长臂弓丝的不同部位，弯制一定角度的曲时，臂长不同，弓丝两端的受力将完全不同。

3. 悬梁原理（详见第二章，图 1-2-63）　在悬梁结构中，在悬梁附着点力矩最大，从附着点向远端逐渐减小，至重力处力矩为零，此处为纯力。利用悬梁原理在弓丝一端施以纯力，另一端形成有大小相符、方向相反的力矩的理论，临床上可通过施以纯力压低或伸长牙以改正覆𬌗，利用转矩力控制牙支抗。

4. Malligan 的中心曲与非中心曲力学原理　两受力牙齿之间，弓丝上的曲一般可分为两种：①形成两边等长的臂；②形成两边不等长的臂，即长臂端（long segment）与短臂端（short segment）。为此，根据曲的位置可划分为两种状态：中心曲与非中心曲。所产生的力也将各不相同（图 2-8-132）。

（1）垂直方向的曲：两牙间弯制弓丝垂直向曲，拴入托槽后的力学效应为以下方面：

1）中心曲：仅对前后两端的牙产生垂直向（倾斜）力矩。

2）非中心曲：除产生不同的近远中向力矩外，还产生不同大小的垂直向力。

3）其长臂端为压入力，短臂端为伸出力。

（2）水平方向的曲：两牙间弯制弓丝水平向曲，拴入托槽后的力学效应为以下方面：

1）中心曲：仅对前后两端的牙产生水平向（旋转）力矩。

2）非中心曲：除产生不同的唇（颊）舌向力矩外，还产生不同大小的水平向力。

3）其长臂端为舌向压入力，短臂端为颊向移出力。

（二）中心曲与非中心曲的临床力学效应

1. 圆丝上

（1）垂直向磨牙后倾曲（非中心曲，短臂靠近磨牙）

1）磨牙：伸出力，冠后倾转矩力（图 2-8-133A）；冠舌向转矩力（图 2-8-133B）。可致磨牙伸长、磨牙冠远中倾斜及舌向倾斜。

2）切牙：压入力，唇向转矩力。可致切牙压入、切牙冠唇倾。

（2）水平向磨牙内倾曲（非中心曲，短臂靠近磨牙）

1）磨牙：颊向移动力，冠远中旋转矩力，冠颊向转矩力（图 2-8-133C）。可致磨牙颊倾、磨牙冠远中旋转。

2）切牙：舌向压入力，冠舌向转矩力。可致切牙舌倾、切牙冠近中旋转。

2. 方丝上　由于方丝弓前段可形成转矩，当切牙段弓丝加转矩后，放入托槽沟内，会产生与垂直向后倾弯一样的作用力。如果磨牙段后倾弯角度等于切牙转矩度，在垂直方向上两个力抵消，只有力矩存在。而如果前后角度不等，垂直方向上的力还会存在，可出现磨牙及切牙区不同的牙移

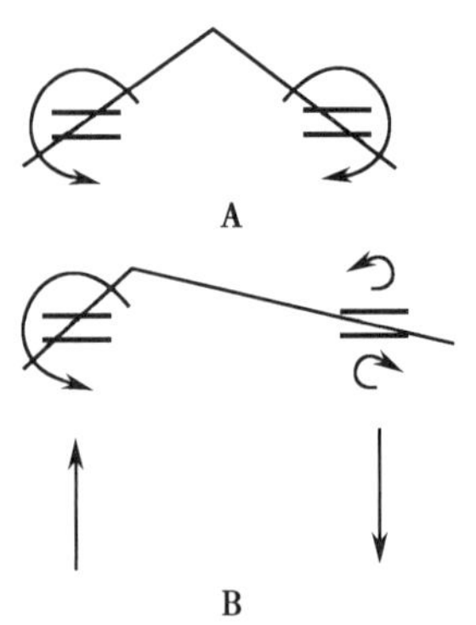

图 2-8-132　中心曲与非中心曲的力学效应

A. 中心曲；B. 非中心曲

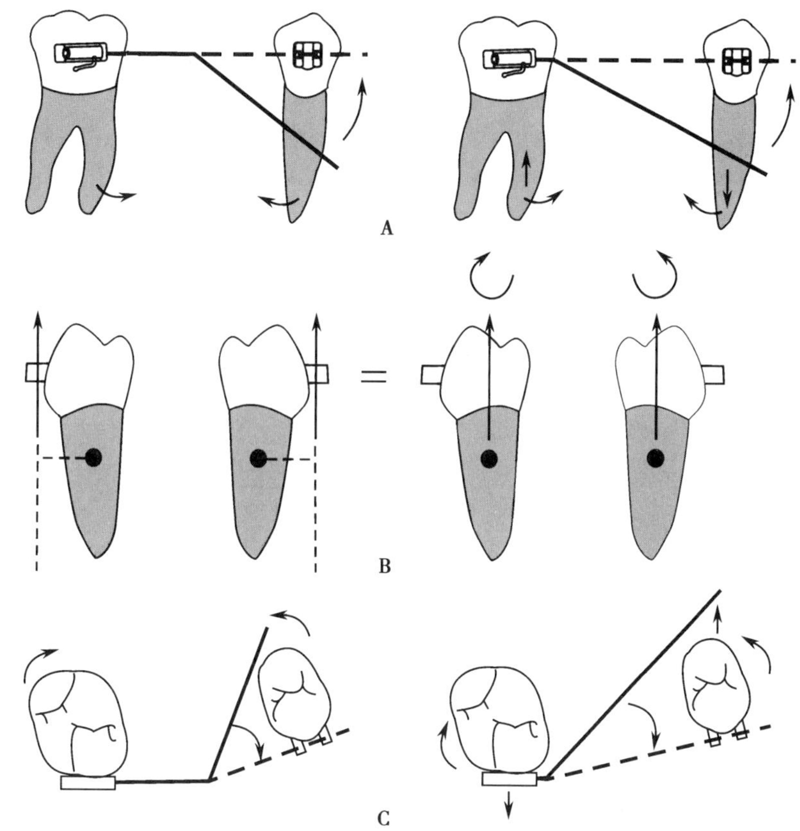

图 2-8-133　圆丝上后倾曲的力学效应

A. 磨牙后倾曲：中心曲仅使邻牙根转矩，非中心曲短臂端使磨牙升高；B. 磨牙升高时：颊侧力点与牙旋转中心形成力矩，使磨牙舌倾；C. 磨牙内倾曲：中心曲仅使邻牙旋转，非中心曲短臂端可造成磨牙冠颊倾

动效应。其前牙转矩弯角度与磨牙后倾弯之间有以下对应关系（图 2-8-134）：

（1）磨牙后倾弯=切牙转矩弯：仅有转矩力。

（2）磨牙后倾弯<切牙转矩弯：前牙伸长、磨牙压低。

（3）磨牙后倾弯>切牙转矩弯：前牙压低、磨牙伸长。

为此，在方丝弓弯制上，利用方丝弓前牙段的转矩及其与后段后倾弯角的不同，可应用于前牙打开咬合、磨牙升高等的控制。

（三）2×4 矫治技术治疗特征和程序

2×4 技术由于仅需简单粘结少量托槽，操作简易，故多用于替牙期及恒牙初期的一些简单病例，例如，早期前牙反𬌗、开𬌗、关闭间隙等。而长臂弓的非中心曲及中心曲设计中涉及的力学原理则常运用于Ⅱ、Ⅲ类等畸形矫治中。

1. 牙性前牙反𬌗（图 2-8-135）

（1）上弓设计 Ω 曲唇向开展，矫治内倾上切牙；

（2）下弓垂直关闭曲内收，矫治前倾下切牙；

（3）末端后倾曲伸长磨牙、压低前牙打开咬合，解除切牙锁结；

（4）必要时Ⅲ类牵引，尽快调整切牙咬合关系。

2. Ⅱ类错𬌗

（1）末端后倾弯：弓丝的短臂（末端弯）靠近磨牙，长臂作用于切牙（如 Ricketts 弓、Begg 弓、Burstone 弓等设计均同理）可以伸长磨牙、压低切牙，打开咬合。

（2）适当的前牙区方丝转矩：适用于控制切牙压入时的唇倾及对抗一些不利的弓丝曲力的作用。

（3）必要的Ⅱ类牵引：可改善前牙覆𬌗关系，但应注意牵引力可导致下磨牙受颊向伸出力产生舌倾的问题。

（4）磨牙区方丝的转矩弯：考虑到颊侧磨牙伸长时将因力矩作用而舌倾，应尽早考虑应用方丝及赋予磨牙冠的颊向转矩力。

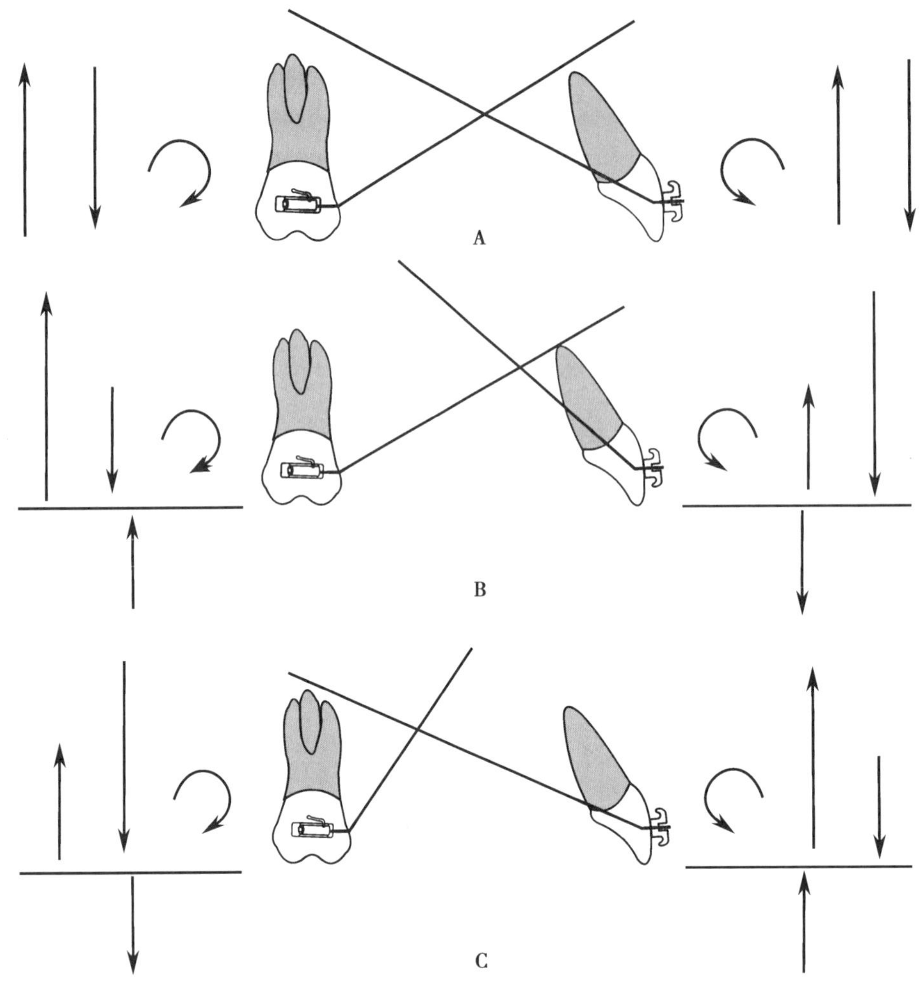

图 2-8-134　方丝后倾曲与前牙转矩弯的关系

A. 磨牙后倾角度=前牙转矩度；B. 磨牙后倾角度<前牙转矩度；C. 磨牙后倾角度>前牙转矩度

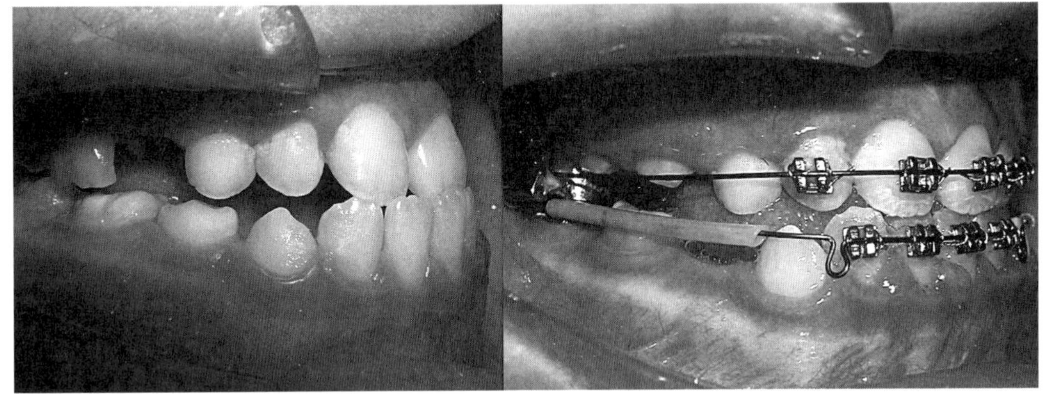

图 2-8-135　2×4 矫治器矫治反殆

3. 其他

（1）开殆：利用 2×4 矫治器做局部的前牙颌间垂直牵引是牙性开殆的最简单设计；此外，临床上可利于设计靠前的弓丝前牙前倾曲（圆丝）及转矩弯（方丝）伸长前牙。

（2）竖直磨牙：设计磨牙后倾弯可伸长和后倾磨牙，同时可致磨牙舌倾；长臂末端的水平内倾弯，可致磨牙冠远中旋转，但同时因为短臂的伸出力可致磨牙颊移。以上问题均应在治疗中给予充分注意，并及时通过方丝转矩的应用对抗之。

七、多曲方丝弓技术

系20世纪70年代由美籍韩国正畸医师kim倡导，选用0.018″标准edgewise托槽，并以侧方牙区弯制多个连续L形水平曲为特征的一种标准方丝弓矫治技术，临床显示，该多曲弓丝力系对矫治一些难度较大的开𬌗、反𬌗、偏颌等畸形及对后牙咬合的后期调整有独特疗效。多曲方丝弓技术（multi-loop edgewise arch wire，MEAW）有如下三大诊治特点：

（一）简易诊断评估方法（图2-8-136～图2-8-138）

Kim采用了头侧位片5个参考平面所构成的4个角的相关分析，提出判断骨面生长及拔牙指征的三个参考指数：

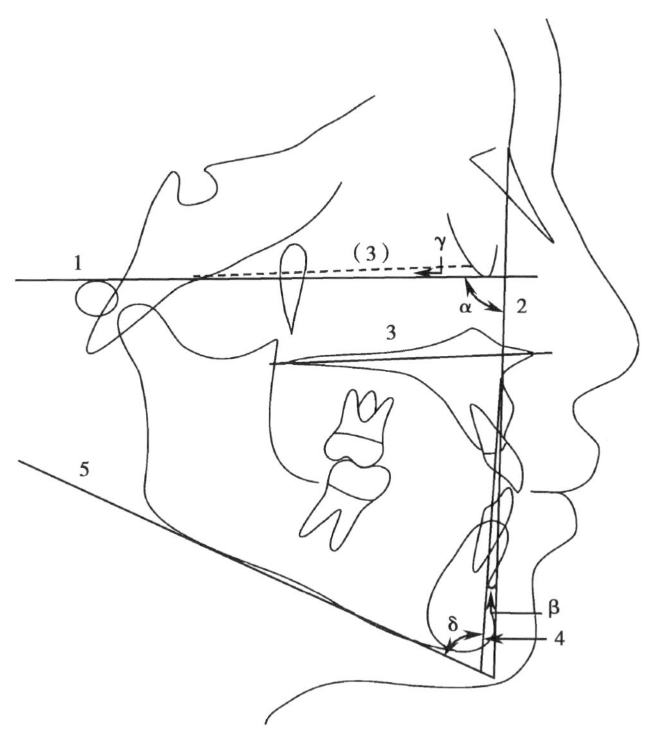

图2-8-136　Kim分析的参考平面及计测角　参考平面：1. 眶耳平面（FH）；2. 面平面（FP）；3. 上颌平面（PP）；4. A-B平面；5. 下颌平面（MP）。

相关的角：α. 面角（∠FP/FH）；β. 面平面与A-B平面交角（∠FP/A-B）；γ. 上颌平面角（∠PP/FH）；δ. A-B平面/下颌平面交角（∠A-B/MP）。

注：PP对FH呈前下倾斜记为正“+”，PP对FH呈前上倾斜记为负“-”；B点位于A点前方记为正“+”，B点位于A点后方记为负“-”（引自：Kim MM. Am J Orthod，1974，65：586；1978，73：619）

1. 垂直向异常指数（overbite depth indicator，ODI）　Kim通过119名正常𬌗和500名有开𬌗、正常覆𬌗、深覆𬌗三种前牙垂直关系的错𬌗儿童X线头测量分析，从15项指标中发现：①A-B平面-下颌平面的夹角（∠A-B/MP）；②上颌平面-眶耳平面的夹角（∠PP/FH）与切牙覆𬌗深度呈正相关。将该两角之和称为覆𬌗深度指数ODI（overbite depth indicator），该指数的正常值范围为73°±5°；ODI越大，越趋于覆𬌗加深。他提出，在诊治中，应充分考虑ODI表现出的倾向（表2-8-5）：

表2-8-5　APDI、ODI大小与畸形倾向

小	均值	大	
Ⅱ类倾向←——	APDI（81°±4°）	——→	Ⅲ类倾向
开𬌗倾向←——	ODI（73°±5°）	——→	深覆𬌗倾向

$$ODI=\angle(A\text{-}B/MP)+\angle(PP/FH)\approx 73°\pm 5°$$

例如，对一个ODI为65°的患者，如果在治疗前未表现出开𬌗，但随着矫治进行，将可能出现开𬌗。同理对一个ODI为85°的患者，则应注意其深覆𬌗倾向。并认为ODI大小与牙移动速度呈反比关系，因ODI越小，上下颌平面倾斜度大，上下后牙轴近中倾斜度也大，使向前咬合分力增大，牙移动速度加快，

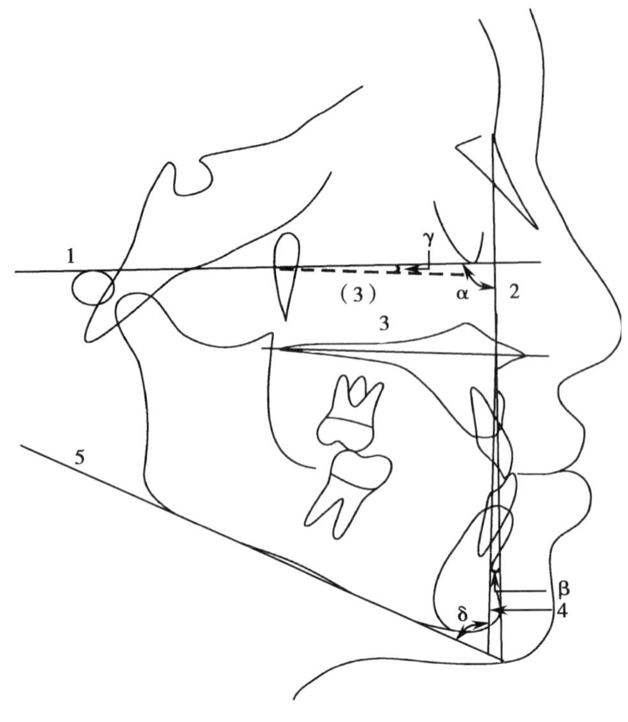

图 2-8-137　一位Ⅲ类错𬌗患者的 ODI、APDI 分析

该病例垂直向异常指数：ODI＝δ(∠A-B/MP)＋γ(∠PP/FH)＝61＋2＝63；小于正常，开𬌗趋势大。前后不调指数：APDI＝α(∠FP/FH)＋β(∠FP/A-B)＋γ(∠PP/FH)＝91＋3＋2＝96；大于正常，骨性趋势大

这也是高角病例后牙支抗易失的原因。

2. 前后不调指数(APDI)　Kim 通过 102 例正常𬌗及 874 例错𬌗畸形儿童的模型及 X 线头影测量研究发现：①面平面与眶耳平面(FP/FH)；②面平面与 A-B 平面(FP/A-B)；③上颌平面与眶耳平面(PP/FH)所呈角度之和与第一磨牙矢状向错位的距离高度相关，称其为前后不调指数 APDI(anterior-posterior dysplasia indicator)即：

$$APDI=\angle(FP/FH)+\angle(FP/A\text{-}B)+\angle(PP/FH)\approx 81^\circ \pm 4^\circ$$

提出：该指数的正常值范围为 81°±4°：①对Ⅱ类患者而言，APDI 愈小，骨性Ⅱ类可能性愈大；②对Ⅲ类患者而言，APDI 愈大，骨性Ⅲ类可能性愈大(表 2-8-5)。

在临床计测中，APDI 的大小，可仅测一个角度：即 PP/A-B 交角的大小即可，如图 2-8-138 所示，因几何作图显示该角(θ)大小为：$\theta=180-\beta-(180-\alpha-\gamma)=\alpha+\beta+\gamma$。

3. 拔牙指数(extraction index，EI)　Kim 建立了根据 4 项参考指标：①ODI；②APDI；③上下中切牙夹角(ⅡA)；④上下唇与审美平面间距(EL-LP)。相加之和计算拔牙指数(extraction index，EI)的两个公式，供判断拔牙与不拔牙参考(图 2-8-139)。

(1) 公式 1(当上下中切牙角ⅡA>130°时)：

$$EI=ODI+APDI+(\text{Ⅱ}A-130)/5-(EL-LP)$$

(2) 公式 2(当上下中切牙角<130°时)：

$$EI=ODI+APDI-(130-\text{Ⅱ}A)/5-(EL-LP)$$

(3) 评价

1) EI>155：尽可能不拔牙；

2) EI＝150～155：临界病例；

3) EI<150：拔牙。

评价时，应结合模型分析拥挤度，同时参考 ODI、

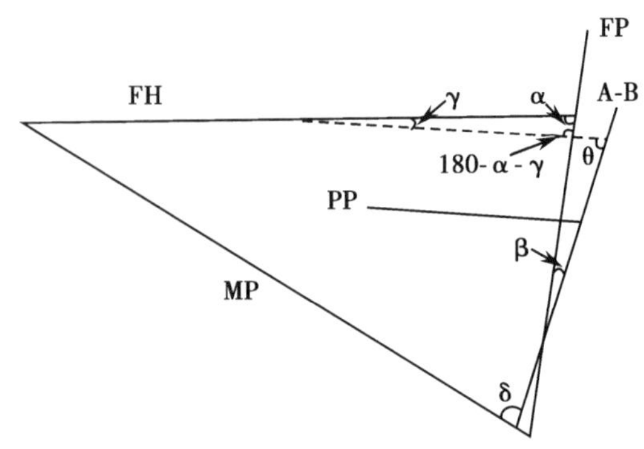

图 2-8-138　APDI 的简略计测法

根据几何作图三角关系，θ 角(∠PP/A-B 角)大小等于 α＋β＋γ 三角之和，故仅计测 θ 角大小即可得 APDI 值：APDI＝α(∠FP/FH)＋β(∠FP/A-B)＋γ(∠PP/FH)＝θ(∠PP/A-B)

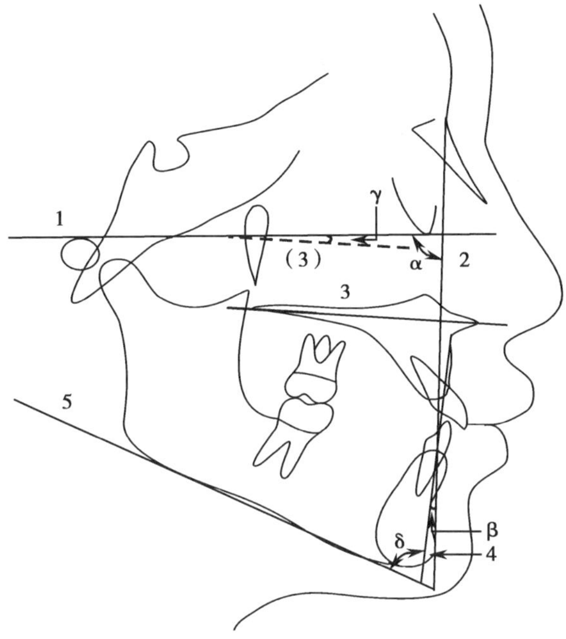

图 2-8-139　一位Ⅱ类错骀患者的拔牙指数及分析
该病例ⅡA<130，适用公式 2：EI = ODI + APDI-(130-ⅡA)/5-(EL-LP)，即 EI = 72+86-(130-14)/5-(20+30)= 149.8；EI<150，应考虑拔牙

APDI 大小，再决定其拔牙否；建议对开骀病例如需拔牙，尽可能拔偏后的牙(7 或 8)，因多数开骀系后牙槽过长。尽可能保留第一恒磨牙。

（二）独特的多曲弓丝设计

Kim 多曲弓的设计增加了托槽间弓丝长度，利于持续轻力的应用；多曲方丝的三向序列调整，利于前后牙良好咬合关系建立。

1. 多曲方丝弓的弯制

（1）材料：0.016″×0.022″不锈钢丝（用 0.018 英寸托槽），弓丝长度约需 30cm。

（2）准备

1）排齐牙，矫治扭转牙，关闭全部间隙（牙移动提倡采用镍钛螺簧）；

2）检查托槽位置是否正确；

3）拍头 X 线侧位片，确定上切牙与上唇关系，以确定矫治后的理想咬合平面；

4）根据后牙轴与理想骀平面的倾斜度，决定是否用 MEAW 竖直后牙。

（3）弓丝弯制（图 2-8-140）

多曲方丝弓弓丝(上颌)

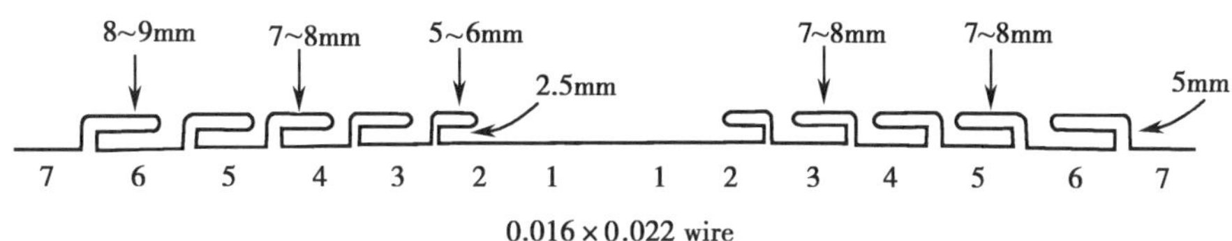

多曲方丝弓弓丝(下颌)

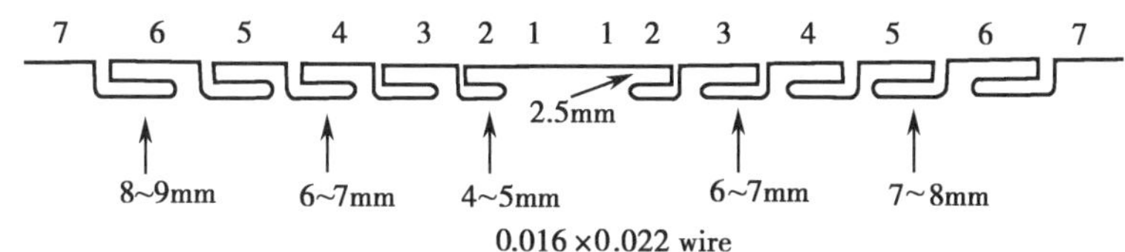

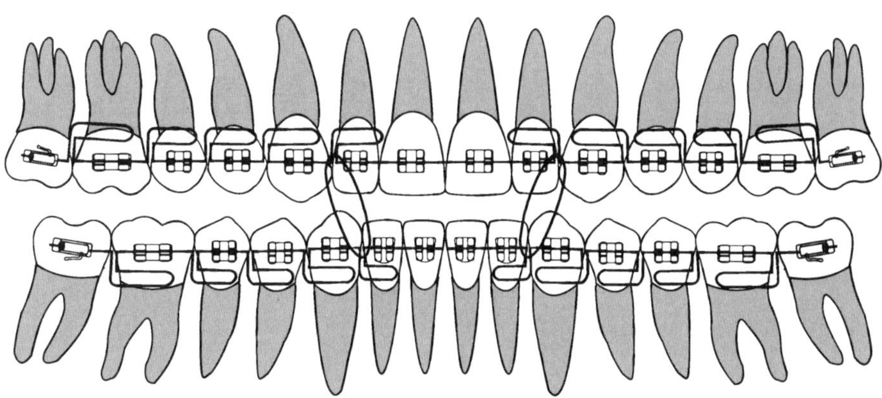

图 2-8-140　Kim 标准多曲方丝弓弯曲

1）取研究模，用于弓丝弯制参考；

2）先形成前牙区理想弧度；

3）从侧切牙开始，由前向后依次弯制左右 L 形曲；

4）形成后倾弯，一般从第一前磨牙开始，至第二磨牙；

5）上颌形成加大的纵𬌗曲线；下颌形成反 Spee 曲线；

6）详细检查弓丝对称性；

7）L 形曲不能压迫牙龈组织。

2. 多曲弓的调整和灵活运用

（1）后倾弯（tip-back bend）：常规用于竖直磨牙、排平及调整咬合平面（图 2-8-141A）；

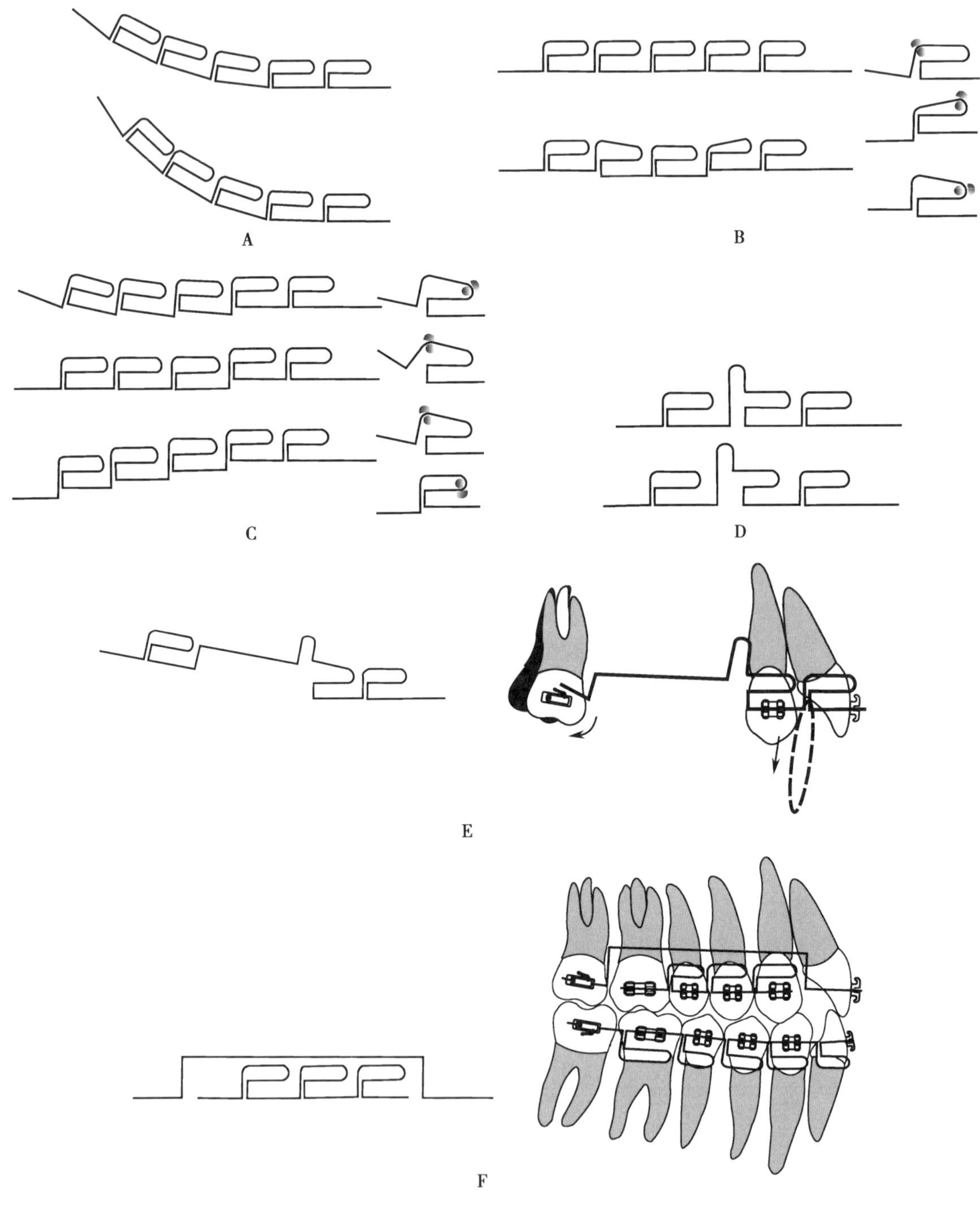

图 2-8-141　多曲弓的调整和运用

A. 后倾弯；B. 上阶梯弯；C. 下阶梯弯；D. 组合曲；E. 长臂弓；F. 双丝弓

（2）上阶梯弯（step-up bend）：用于后期后牙压入调整（图 2-8-141B）；

（3）下阶梯弯（step-down bend）：用于后牙伸出调整（图 2-8-141C）；

（4）组合曲（combination loop）：用于后期牙列咬合调整（图 2-8-141D）；

（5）长臂弓（modified offset archwire）：用于远中移动及竖直最后磨牙（图 2-8-141E）；

（6）双丝弓（double archwire）：同时进行排齐及磨牙竖直（图 2-8-141F）。

（三）颌间牵引力的应用

研究发现，Ⅱ类错𬌗的生长机制多趋于𬌗平面偏陡，而Ⅲ类错𬌗的𬌗平面趋平。为改善𬌗平面形态，该技术主张通过多曲弓的颌间垂直牵引，使Ⅱ类原较陡的𬌗平面转平，而让原Ⅲ类较平的𬌗平面变陡。颌间定向垂直牵引，是调整咬合平面，矫治牙颌畸形必不可少的措施。

1. 前牙区的垂直牵引（图 2-8-142A） 应全天戴用。牵引力：闭口时约 50g；中等张口时约 150g。

2. 斜行牵引（图 2-8-142B） 一般应全天戴用。牵引力：闭口时约 50g；中等张口时约 150g。

3. 其他牵引 参见图 2-8-142C。

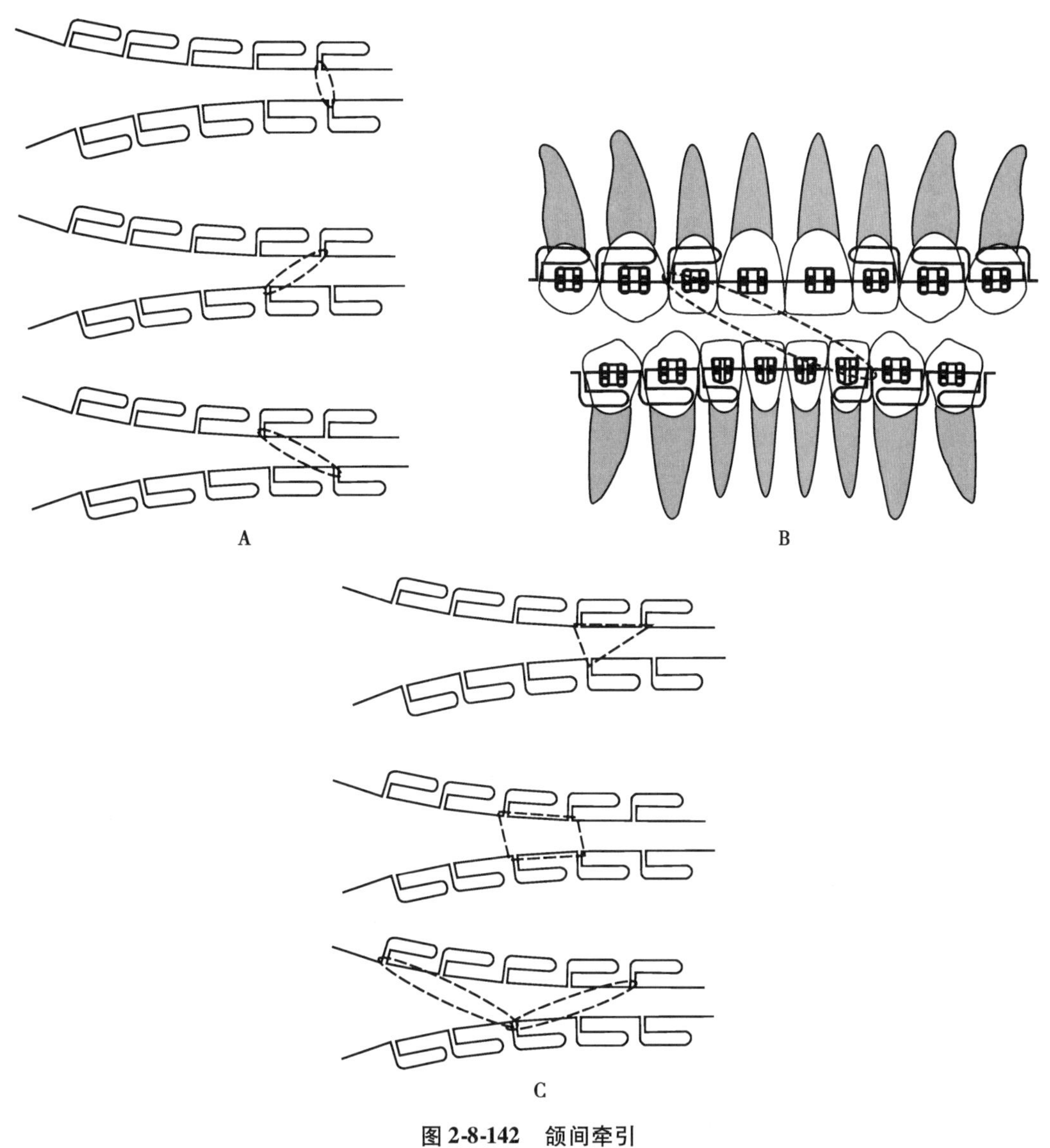

图 2-8-142 颌间牵引

A. 前牙区牵引；B. 斜行牵引；C. 其他牵引

（四）MEAW 矫治技术的治疗特征和程序（以开𬌗矫治为例）

1. Ⅰ类开𬌗矫治

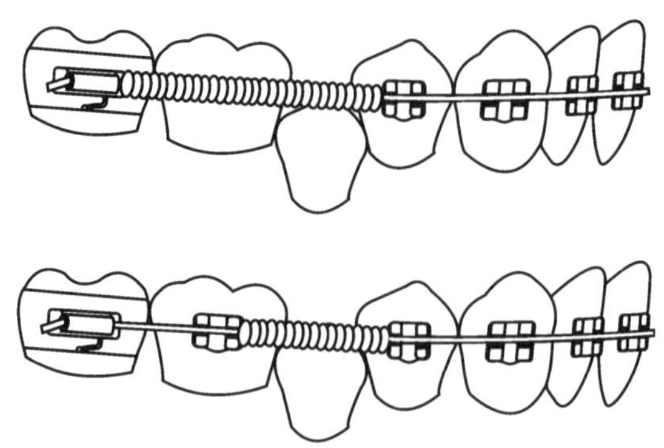

图 2-8-143　镍钛螺旋推磨牙向远中

（1）排齐、排平：可用 0.018″圆丝及 0.017″×0.025″镍钛方丝；

（2）竖直磨牙、关闭全部间隙：提倡用镍钛螺旋推簧依次推磨牙向远中（图 2-8-143）；

（3）确定咬合平面：常根据 X 线片、模型及正面观察患者上切牙切缘与唇线（lip line）的适宜关系（正常约 4mm）来确定（图 2-8-144）；

（4）设计多曲弓，注意前牙区垂直牵引（可用 0.016″×0.016″，0.016″×0.022″不锈钢方丝；图 2-8-145）。

2. Ⅱ类开𬌗的矫治

（1）排齐、排严、关闭间隙（注意扩上弓及避免上第一磨牙近中舌向扭转）；

（2）竖直磨牙、关闭间隙：除竖直磨牙外，应注意磨牙旋转的控制；

（3）确定咬合平面；

（4）上弓多曲（0.016″×0.022″）；下弓（0.017″×0.025″）方丝后倾弯（图 2-8-146）；

（5）Ⅱ类牵引（必要时加垂直牵引）。

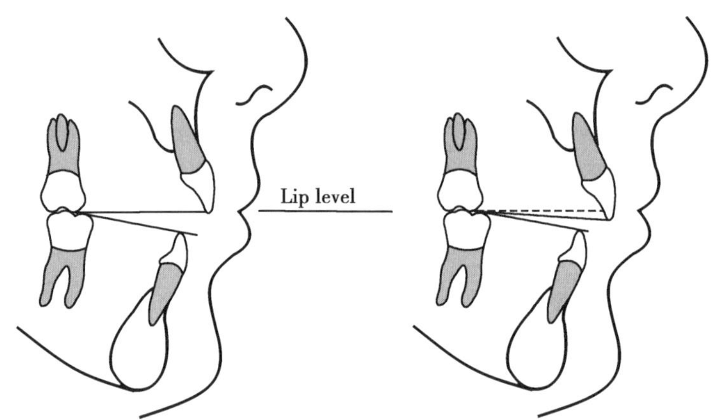

图 2-8-144　参考唇闭合线确定咬合平面

3. Ⅲ类开𬌗的矫治

（1）排除需手术的严重骨性开𬌗；

（2）排齐、排平、关闭间隙；

（3）确定咬合平面；

（4）上弓方丝（0.017″×0.025″）作后倾弯；下弓多曲（0.016″×0.025″）（图 2-8-147）；

（5）Ⅲ类牵引（或加垂直牵引）。

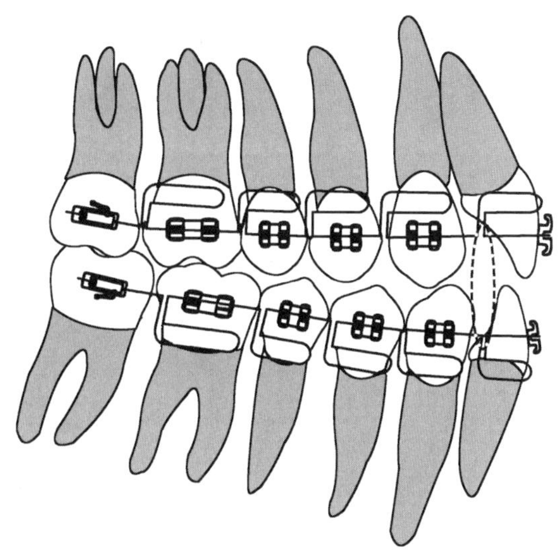

图 2-8-145　Ⅰ类开𬌗前牙区垂直牵引

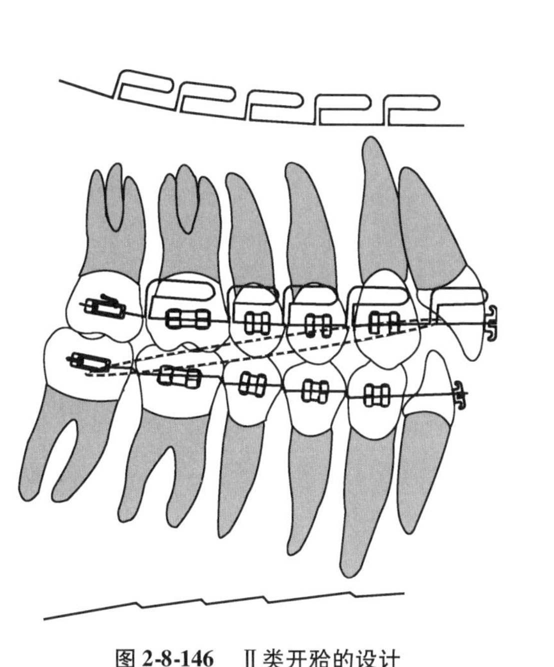

图 2-8-146　Ⅱ类开𬌗的设计

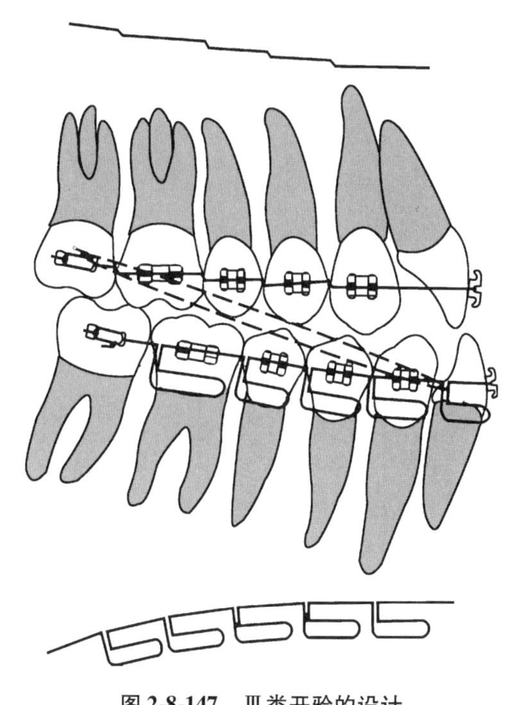

图 2-8-147　Ⅲ类开𬌗的设计

小　结

综上所述，从 Tweed-Merrifield、Burstone、Kim 等各种不同 edgewise 技术流派的共同治疗技术方法和矫治理念上可以看出：①现代方丝弓技术不强调托槽的“精确”标准化预成，但强调托槽位置的个体化调整；②不专门强调简化弓丝的弯制，而强调充分发挥弓丝力的主动应变调整；③不强调为“方便”而不想要“过程”，而强调医师个人诊治技能的训练、弓丝力的灵活运用和诊断治疗理念的完善。

正畸治疗的对象是复杂的，其畸形的个体表现程度、机制各不相同，正畸治疗中很大部分是对骨、牙等形态异常、发育不调等畸形的“代偿性治疗”，故治疗目标是“个别正常𬌗”，而不是“平均标准𬌗”及

"理想殆"。因此,现代方丝弓矫治器的矫治方法应是针对多变的个体畸形,不应有一成不变的固定的模式,即"法无定法"。在矫治材料的选用如托槽、弓丝的规格,弓丝弹力曲的选用组合及矫治设计等方面均可有许多不同。现代方丝弓技术作为一种经典的基础矫治手段,在融汇其他矫治技术的同时,仍将继续改革发展着。

（陈扬熙　陈雨雪）

第九章

Begg 细丝弓及 Tip-edge 矫治技术

20 世纪初 Angle 提出固定矫治技术以来，很多学者提出了各种矫治方法和各类矫治技术，可以在三维空间方向控制牙齿的移动，按照牙齿移动的方式，可将固定矫治技术分为两大类。一类是整体牙移动(bodily tooth movement)技术，其代表是 edgewise 技术和各类直丝弓技术；另一类是差动牙移动技术(differential tooth movement technique)，主要是 Begg 细丝弓技术和 Tip-edge 差动直丝弓技术。差动牙移动方式，是指首先使牙冠倾斜移动，然后再直立牙根，最后达到牙的整体移动。

Begg 细丝弓矫治技术是口腔正畸界著名的澳大利亚 Begg 医师于 20 世纪 30 年代开始研制，并根据其 20 ~ 30 年的临床经验和科学研究创立、发展而来。1954 年他在 J. A. D. A 杂志上公布了这一技术方法。当时对正畸界有很大的震动，很多正畸医师对他的矫治疗效很感兴趣，几十年的临床实践证明，这是一项高效能的矫治技术。

Tip-edge 差动直丝弓矫治技术是以 Begg 细丝弓技术的原理为基础，同时吸收了 edgewise 技术和直丝弓技术的优点建立的矫治技术。因此，为了更好地学习和认识 Tip-edge 差动直丝弓矫治技术，必须首先学习 Begg 细丝弓矫治技术。

第一节　Begg 细丝弓矫治技术

一、Begg 细丝技术产生的历史背景

1924 ~ 1925 年 Begg 医师在美国加利福尼亚州的 Angle 口腔正畸学院学习口腔正畸技术。他参加了 Angle 矫治器的研制，学习了 edgewise(方丝弓)矫治技术和 Angle 医师的矫治理念，要保留 32 颗牙齿才能发挥口颌系统的功能，才能使面颌正常生长发育，在这种理念的指导下他协助 Angle 医师治疗了很多患者。

1926 年 Begg 医师回到澳大利亚，在澳大利亚南部的阿德莱德市从事口腔正畸的诊疗工作。在临床上他使用了 edgewise 矫治器，按照 Angle 医师的理念和倡导的不拔牙矫治原则治疗患者。但是，许多患者矫治后的侧貌不满意，且很多患者出现了严重的复发现象。1928 年他开始对牙量过多的患者采用减径或拔牙的矫治方法。Begg 医师在这方面的经验与美国 Tweed 医师 10 年后所做的减数矫治工作意义一致。在拔牙病例的矫治中，Begg 医师发现 edgewise 矫治器在打开咬合、减轻深覆𬌗和快速关闭拔牙间隙方面的效果都不够理想。于是，他在 1929 年开始使用圆丝弓代替方丝弓。但在方托槽上即使用圆丝也会引起不利的牙移动，口内的支抗消耗较大，打开前牙咬合的时间仍比较长。为了避免这些问题，Begg 弃用了宽翼的方托槽，开始使用过去曾使用过的带状弓托槽，只是其槽沟口朝向龈方，而不是朝向𬌗方，这就创建了 Begg 矫治器的托槽。

在 Begg 托槽(Begg bracket)上，他使用细圆丝、轻力，可使牙齿沿着尽可能小的阻力方向自由地近远中向、颊(唇)舌向倾斜移动，牙齿可以被压入或伸出，也可以旋转移动，同时需要的口内支抗比较小。

20 世纪 40 年代，Begg 与澳大利亚墨尔本大学的金属冶炼专家 Wilcock 合作研制出一种冷拉伸、热处理的特制的不锈钢弓丝。它的硬度和弹性两者间趋于平衡，几乎无应力衰减的特性。这种特制的弓丝使 Begg 医师能顺利地打开前牙的咬合，同时可以有效地控制牙弓的形态，保持磨牙的稳定性。在此

基础上，Wilcock 还生产了适用于 Begg 矫治器的托槽，拴钉和颊面管等附件。

在 Begg 研制新矫治器的同时，他还对澳大利亚大陆土著人的头颅骨进行了研究，发现土著人的牙齿磨耗很严重，但没有发现错㬨。1939 年他写出了题为“人类颌骨和牙弓在演化过程中的减小和退化”的论文，为他以后制订的细丝技术矫治错㬨提供了理论基础。1954 年，Begg 总结了牙齿磨耗方面的研究工作，在 J. A. D. A 上发表了著名论文“石器时代的人类牙列”。在文章的末尾，他公布了他的新技术——圆丝弓技术，在改良的带状弓托槽上使用直径为 0. 016 英寸（0. 41mm）、0. 018 英寸（0. 46mm）以及 0. 020 英寸（0. 51mm）的不锈钢圆丝。展示了错㬨患者治疗前后的牙㬨模型，文章引起了很大的反响，受到了很多著名的正畸学专家关注。

1956 年 Begg 又发表了文章介绍了差动力的概念，为他设计的新矫治器奠定了又一个理论基础。采用 Begg 技术矫治的各类错㬨患者均收到满意的疗效，缩短了疗程，再一次证明他的技术和理论能够获得满意的治疗效果。他的文章吸引了全世界的正畸学者，很多人都学习这一技术，吸取它的优点。该技术的理论和实践对正畸学的发展起到了推动作用。此后 Begg 医师不断地改进和提高该技术的诊断标准，使矫治器标准化，不断地提高诊断和治疗水平，不断地完善该技术。

二、Begg 细丝技术的原理

Begg 医师研究了澳大利亚石器时代原始人的牙列及其生活方式后，发现他们的牙齿在切缘、㬨面及邻面磨耗很严重，牙列无拥挤、无旋转、前突和阻生等错㬨畸形。因此，Begg 认为上下牙弓的㬨关系在人的一生中不是恒定的解剖状态，而是不断调整变化的。其原因是由于咀嚼过程中牙齿的㬨面与邻面不断地磨耗，牙齿的体积逐渐变小，牙齿不断地向近中移动，并以萌出的形式垂直向㬨方移动，磨耗又为牙的排列提供了间隙，因此错㬨比较少见（图 2-9-1）。而现代人由于生活环境变化，饮食由生变熟、由粗变细、由硬变软，咀嚼活动明显减少，牙齿磨耗的程度显著地降低。所以拥挤、错位等错㬨畸形明显增加。Begg 认为既然现代人由于缺乏生理性磨耗，因此在矫治牙列拥挤时不能保留 32 颗牙齿，主张减数或减径，以减少牙量，使牙量和骨量协调。

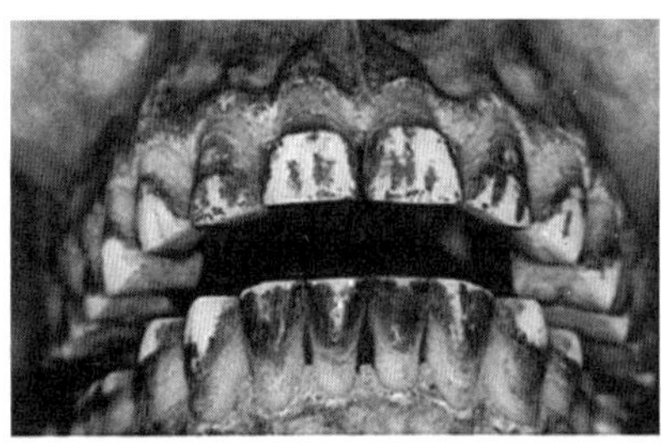

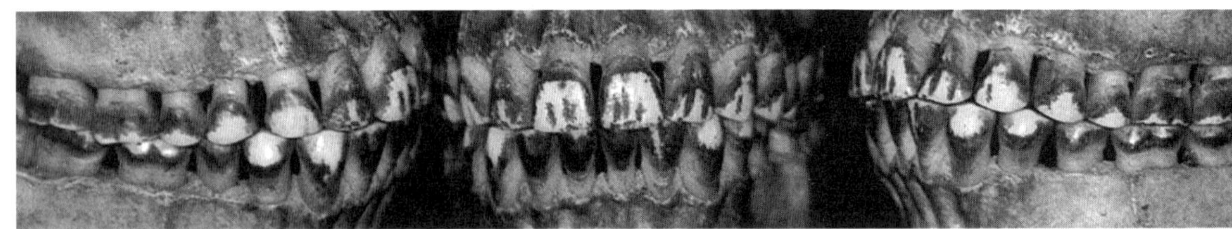

图 2-9-1　土著人过度磨耗的牙代偿

Begg 主张用轻力来移动牙齿，即用足以引起牙齿倾斜移动的最小、最合适的力，先倾斜移动牙冠、后倾斜移动牙根，最后达到牙齿的整体移动。而方丝弓矫治器要求牙整体移动，就需要较大的矫治力，支抗要求高。而 Begg 矫治器采用细丝、轻力、倾斜移动牙齿、用差动力控制支抗。差动力的组织学基础是各个牙牙根的牙周膜面积不同（见图 1-2-23），用多根磨牙作抗基牙来倾斜移动单根的尖牙。Begg 根据轻力使牙倾斜移动及差动力的原理设计和控制支抗，并依据这些原理设计矫治器。Begg 采用细圆丝、窄托槽、内径为 0. 9mm 的磨牙圆管，使矫治器系统的摩擦力尽可能地减小。移动牙齿需要的力值小，利用差动力原理和弓丝的支抗弯曲来设计和控制支抗，打开咬合。此外，也通过面颌部的生物力学系统如肌力、咬合力、咀嚼习惯、咀嚼类型、下颌运动方式以及牙体、牙周的组织结构等的协同作用共同建立动力学支抗来快速移动牙齿。

三、Begg 细丝技术的基本要求

1. 不扩大牙弓,牙齿应位于基骨之上。
2. 切牙应转矩到正常的唇舌向位置上。
3. 牙根应彼此平行。
4. 牙齿应过度矫治,以免复发。
5. 不用口外支抗,不增强支抗。
6. 不远中倾斜后牙,不推磨牙向远中。

Begg 通过近远中向、唇(颊)舌向倾斜移动牙齿,使近远中向倾斜的牙根直立,通过转矩使牙根唇舌向移动到正常位置上并使牙齿位于牙槽骨中。

四、Begg 细丝技术的诊断要点

选用 Begg 细丝技术矫治的病例与用其他固定矫治器治疗一样,应全面检查,包括病史、一般临床检查与特殊检查,列出问题,对问题进行综合分析,对畸形进行分类,分清畸形的性质、部位和严重的程度,是什么生长型,平均生长型、水平生长型、垂直生长型,均角、低角或高角病例,得出正确的诊断,提出解决问题的方法,选出最好的矫治方案,预计疗程、预测疗效以及需要的经费等。

对牙列拥挤病例是否要拔牙的问题,除常规使用 Steiner 分析法(详见第六章)外,Begg 提倡使用上下切牙与 AP 线 AP line 的关系,如表 2-9-1。

表 2-9-1 上下切牙与 AP 线的关系

	白种人(mm)	中国人(mm)
上中切牙与 AP 线	-1~5	西安 男 8.29±2.12 女 8.23±1.96
下中切牙与 AP 线	-2~3	成都 男 4.03±2.13 女 3.31±1.82 西安 男 5.02±2.03 女 4.89±1.66

切牙至 AP 线的距离黄种人大于白种人,与面型有关,黄种人为凸面型,白种人为直面型。在使用该项指标分析时注意以下五点:

1. 在作拥挤程度分析时,若可用间隙远远小于必需间隙间,排齐下牙列时使下切牙前移过多,以至于下切牙距 AP 线前过多时可考虑拔牙(图 2-9-2A)。

2. 平整殆曲线需用间隙,使下切牙前移过多,以至于下切牙距 AP 线前过多时可考虑拔牙(图 2-9-2B)。

3. 改正磨牙远中殆关系,下磨牙前移,导致下切牙移到 AP 线前过多(图 2-9-2C)。

4. 上切牙需转矩牙根向舌侧,A 点发生后移改建,改建后 AP 线位置发生变化,是否致使下切牙移到 AP 线前过多(图 2-9-2D)。

5. 估计生长期儿童下颌继续向前生长的生长量,生长后是否使下切牙在 AP 线前过多(图 2-9-2E)。

以上五点均使下切牙前移至 AP 线前过多时则应考虑减少牙量,对拔牙矫治的病例,拔哪些牙则应根据具体情况决定(详见矫治牙列拥挤的相关章节)。

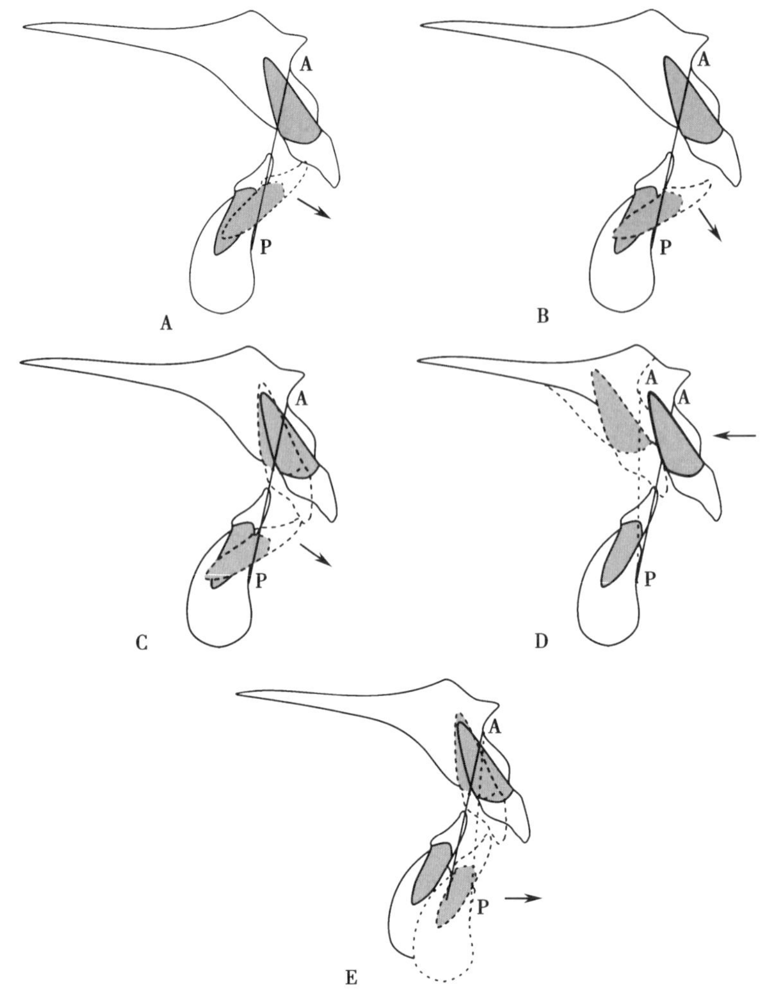

图 2-9-2　下切牙与 AP 线的关系

五、Begg 细丝弓矫治器的组成

1. 托槽(bracket)　Begg 托槽的槽沟宽 0. 5mm、深 1. 15mm,槽沟开口向龈方,托槽底的形态分为平底与弧底两种,平底用于切牙,弧底用于尖牙与前磨牙(图 2-9-3)。

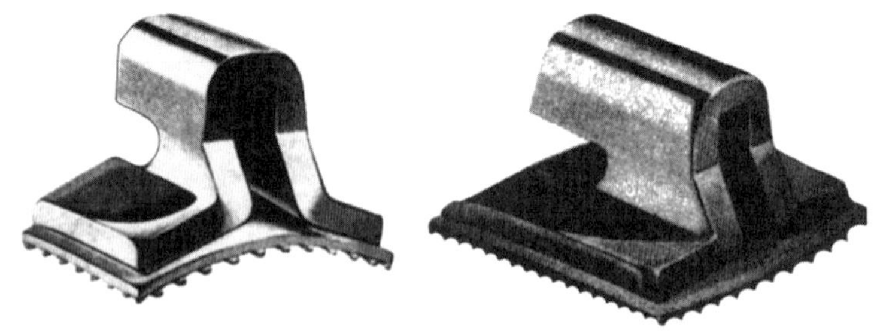

图 2-9-3　Begg 托槽:平底、弧底

2. 磨牙带环(band)　多选用成品带环。

3. 磨牙颊面管(buccal tubes)　常用长 0. 0175 英寸(6. 35mm)、内径 0. 036 英寸(0. 9mm)的圆管(round tube),以及长 5. 8mm、内径 1. 83mm×0. 61mm 的扁圆管(flat oval tube)。扁圆管适用于牙根较小的抗基牙如第二恒磨牙及倾斜的抗基磨牙,通过弓丝末端回转弯曲成双弓丝插入扁圆管内以增强支抗并控制和改正磨牙近远中、颊舌向倾斜。临床上,可选用焊有颊面圆管和拉钩的磨牙带环,使用更为方便(图 2-9-4)。

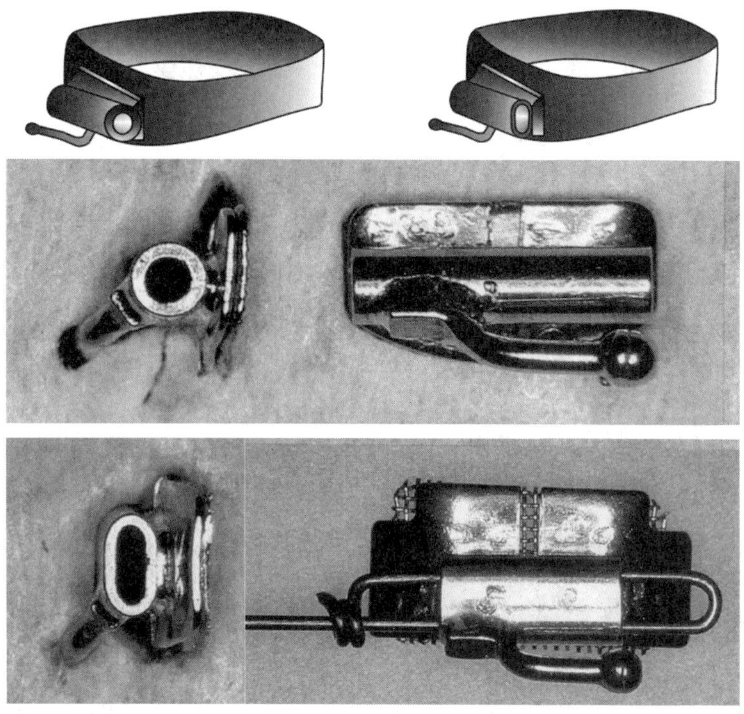

图 2-9-4 附拉钩的颊面管：圆形、椭圆形

4. 澳丝（Australian light wire） 常用 0.014 英寸（0.36mm）、0.016 英寸（0.41mm）、0.018 英寸（0.46mm）、0.020 英寸（0.51mm）澳大利亚特制的不锈钢圆丝，其刚度与弹性的性能最好。

5. 锁拴（pin） 锁拴可将放入槽沟中的弓丝固定在槽沟内，以便弓丝产生的矫治力将错位牙矫治。常用的锁拴有安全锁拴、钩状锁拴、高帽锁拴、T 形锁拴及边旁夹（by-pass clamp）。根据矫治需要选用。高帽锁拴用于尖牙上可作牵引用，T 形锁拴用于第二期治疗时放在下颌尖牙上，使尖牙直立不再向远中倾斜，以便后牙前移以关闭间隙，也可用于后期配合带状方丝弓转矩牙齿等（图 2-9-5）。

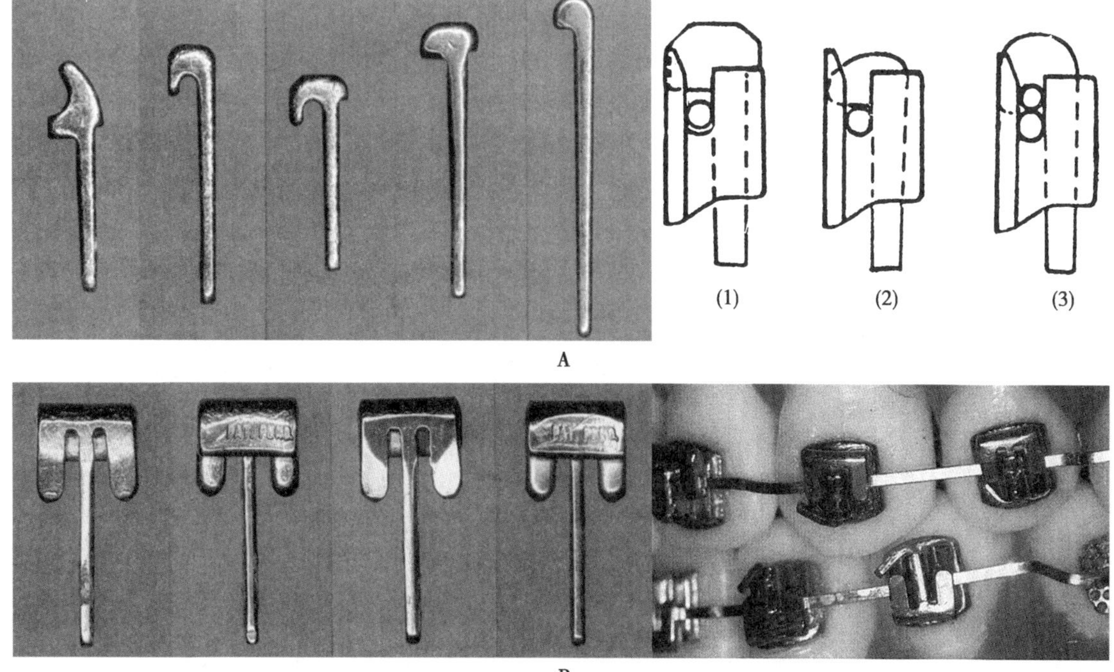

图 2-9-5
A. 各种拴钉；B. T 形拴钉及方丝转矩

6. 弹簧(spring)　竖直弹簧(uprighting spring)用以近远中向竖直牙根。旋转弹簧(rotating spring)用以矫治牙齿唇(颊)舌向旋转。成品的竖直弹簧及旋转弹簧附锁拴,以上两种弹簧均左右成对(图 2-9-6)也可以自行弯制。

7. 转矩辅弓(torquing auxiliaries)　唇舌向转矩牙根至正常位置(图 2-9-7)。

8. 舌侧牵引装置　拉钩、舌侧纽扣。

9. 橡皮圈与弹性线　常用 9.53mm、7.94mm、6.35mm、乳胶橡皮圈(2oz)、细弹性线、链状橡皮圈。

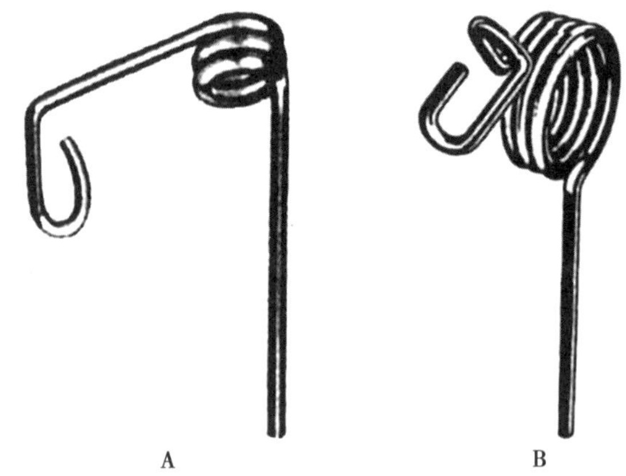

图 2-9-6　旋转簧(A)和竖直簧(B)

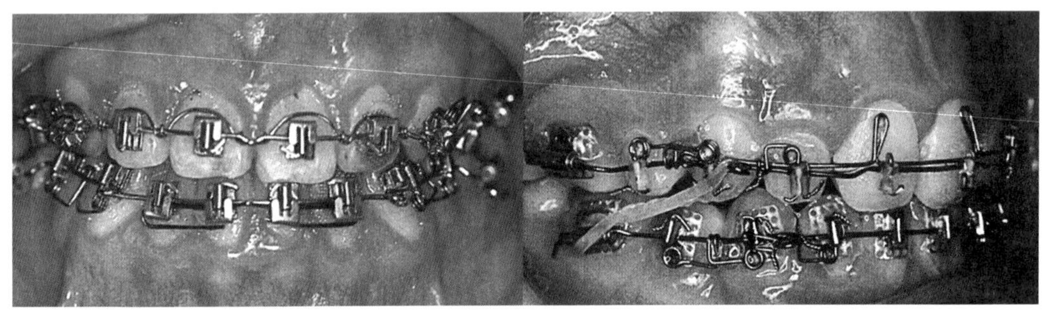

图 2-9-7　转矩辅弓

六、适应证及临床应用

(一) 适应证

Begg 细丝弓矫治技术可以用于治疗恒牙列期各类牙源性及轻度骨性错𬌗畸形的非拔牙病例及拔牙病例等常见的错𬌗畸形病例。替牙列期简单的错𬌗畸形病例的矫治也可使用此技术。它改正深覆𬌗、打开咬合的疗效最好。

(二) 临床应用的步骤、方法及注意事项

1. 分离抗基牙(与方丝弓技术同)。

2. 选择磨牙带环,可选用附圆管及拉钩的磨牙带环在其舌侧近中焊接舌钮或拉钩。

3. 确定托槽的位置,直接黏着托槽,切牙用平底,尖牙与前磨牙用弧底,托槽底应与牙冠唇颊面外形一致,托槽的位置应位于牙冠唇颊面的中份,槽沟底距切缘或牙尖 4mm,仅上侧切牙距切缘 3.5mm;如果尖牙的牙尖未磨损可以增加 0.5mm,即槽沟底距上下尖牙牙尖 4.5mm,旋转牙托槽可略靠旋转侧,以便于矫治旋转牙,为了更好地打开咬合改正深覆𬌗,可以将托槽粘在切牙靠切缘方约 0.5mm(图 2-9-8)。

(三) 拔牙矫治病例的矫治步骤与方法

以拔除四个第一前磨牙的安氏Ⅱ类Ⅰ分类错𬌗病例为例,其治疗的方法与步骤如下:

1. 第一期治疗

(1) 矫治目标

1) 打开咬合:前牙建立浅覆𬌗,或对刃𬌗的前牙𬌗关系以矫治深覆𬌗。

2) 排齐、排平牙列:排齐拥挤的前牙,矫治个别牙错位及旋转,矫治异常的𬌗曲线。

3) 改正后牙𬌗关系:改正后牙的反𬌗与锁𬌗。

4) 关闭牙列间隙:如果前牙唇向倾斜有散在间隙时应将间隙关闭。

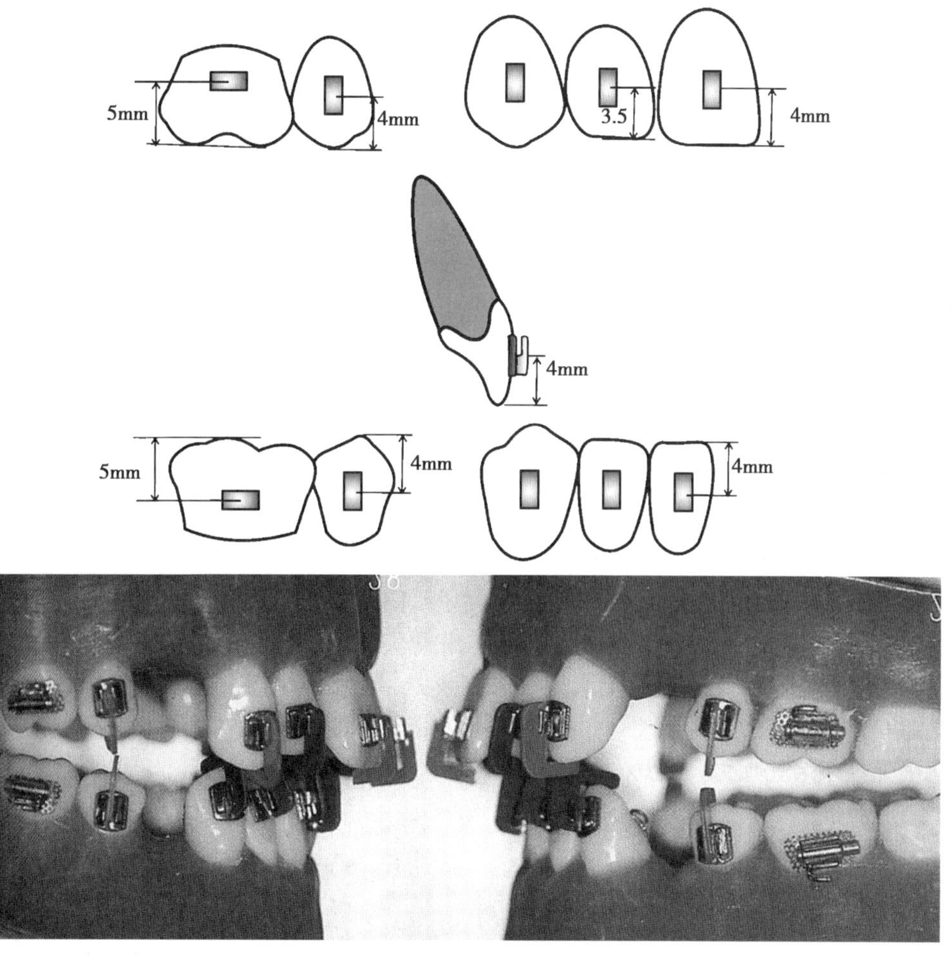

图 2-9-8　托槽位置的确定

5）矫治磨牙关系：将磨牙的远中𬌗关系改正为中性𬌗关系。

6）过度矫治：所有的畸形均要求过度矫治以免畸形复发。

（2）矫治方法：常用 0.016 英寸的澳大利亚不锈钢特制弓丝弯制，如果拥挤严重可以弯制附多个垂直曲的弓丝，曲长 6～7mm、宽 1mm，以增加弓丝长度、增强弹性，以便弓丝放入槽沟内。也可以用不锈钢丝平弓加钛镍辅弓或高弹性的麻花弓丝，辅弓弹性好可以放入槽沟内。如用多曲弓丝矫治牙列拥挤，弓丝在尖牙间托槽的近中段应比实际的牙弓长度每侧略长 1mm，即弓丝弯制时的颌间牵引环位于尖牙托槽的远中，当弓丝的颌间牵引环放入尖牙托槽近中时有推尖牙向远中的作用，但不能过长，如过长则有移切牙向唇侧的作用（图 2-9-9）。

上切牙前突，牙齿间有间隙且牙无明显错位时，可以用平弓，弓丝的颌间牵引环应视间隙的多少，放在尖牙托槽近中 2～3mm（图 2-9-10）。如系拥挤排齐后用的平弓，颌间牵引环应距尖牙托槽近中 1mm。颌间牵引环应与弓丝呈正切关系，弓丝在尖牙远中作外展弯曲，以便弓丝位于第二前磨牙的托槽颊侧，也可以先不粘第二前磨牙托槽，以免托槽对弓丝产生干扰，弓丝在第二前磨牙与第一磨牙的邻间隙处作

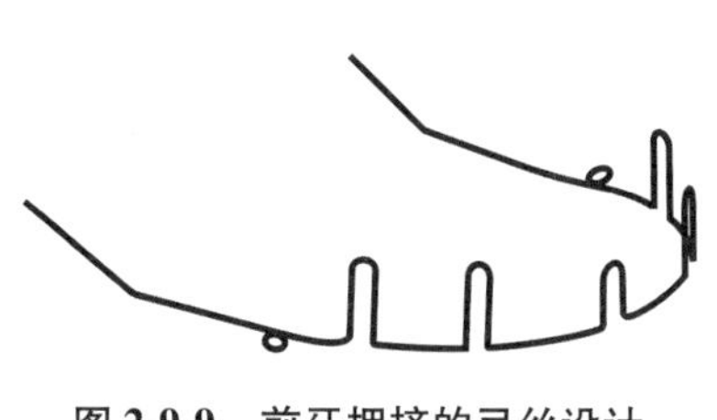

图 2-9-9　前牙拥挤的弓丝设计

图 2-9-10　前牙间隙的弓丝设计

后倾弯35°~45°，即上颌弓丝末端向上弯曲，下弓丝末端向下弯曲。当弓丝放入带环的圆管内时，弓丝的前段位于上下唇的黏膜转折处。当弓丝锁入槽沟时产生垂直向压入力，可将切牙压入，打开咬合（图2-9-11）。

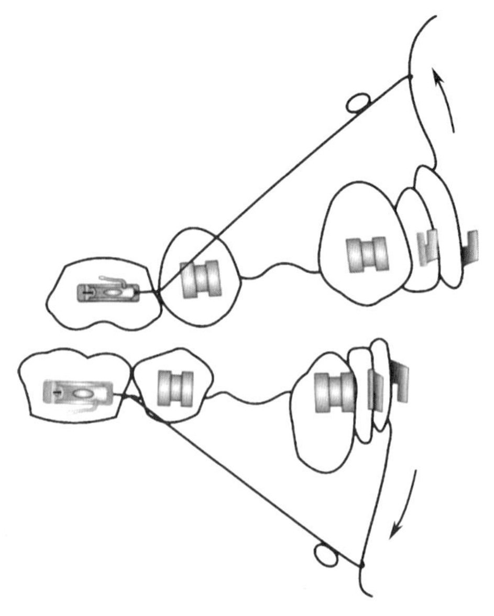

图2-9-11　弓丝插入颊面管后的状态

用结扎丝将颌间牵引环与尖牙托槽拴结固定（图2-9-12），如第二前磨牙粘有托槽可用结扎丝将弓丝松松地固定在第二前磨牙托槽的外面，或用By-pass固定在第二前磨牙托槽的外面（图2-9-13）。

Ⅰ类及Ⅱ类错𬌗病例应用Ⅱ类颌间牵引，从上尖牙近中的颌间牵引环到下磨牙的颊侧拉钩，Ⅲ类错𬌗病例则应用Ⅲ类颌间牵引，即从下尖牙近中颌间牵引环至上磨牙颊侧拉钩进行牵引，一般选用3/8英寸的乳胶细橡皮圈产生2盎司（1oz=28.3g）的牵引力。Ⅱ类病例用Ⅱ类牵引的目的是使上尖牙向远中移动，排齐上切牙并使之向舌侧移动，下磨牙向近中移动。为了防止颌间牵引橡皮圈将上尖牙压向舌侧，弓丝在尖牙近中应作外展弯（offset），使弓丝离开尖牙托槽唇面1mm。同时为了防止颌间牵引橡皮圈将支抗磨牙压向舌侧，弓丝在磨牙区应作得宽一些，以对抗橡皮圈对磨牙的压力。为了便于尖牙更好地向远中移动，可以在尖牙舌侧粘结纽扣并与磨牙舌侧的拉钩间用弹性线结扎加力，注意力不可过大。

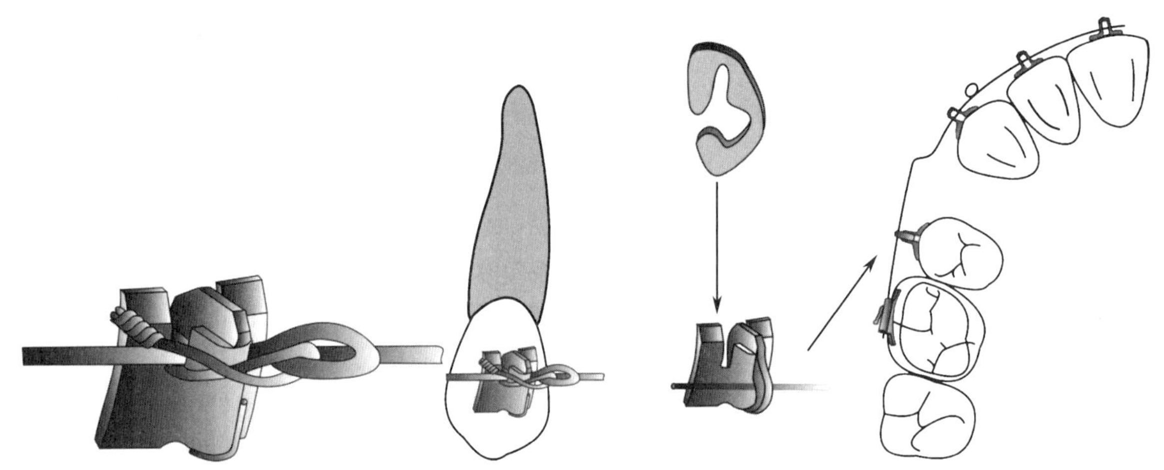

图2-9-12　唇弓与尖牙托槽拴结固定　　图2-9-13　By-pass与第二前磨牙的关系

第一期治疗结束时，前牙咬合应打开，深覆𬌗、深覆盖应改正，前牙排齐，旋转、错位牙得到矫治，前牙的间隙关闭，切牙反𬌗、个别后牙的反𬌗、锁𬌗均应改正，此时切牙轻微内倾，尖牙冠向远中倾斜，前牙呈浅覆𬌗或切缘对切缘关系，磨牙呈中性𬌗关系。第一期治疗的目标全部达到后才能进入第二期，第一期治疗结束后牙𬌗情况如图2-9-14。

（3）常见问题和解决方法

1）咬合不易打开：其原因多系弓丝的弹性与刚度不够，其次是弓丝的支抗弯曲的曲度不够或Ⅱ类颌间牵引橡皮圈的牵引力过大。如果出现这些情况，应针对问题加以解决，可以换弹性好、刚度强的特制澳丝弯制弓丝，增大支抗弯曲至35°~45°，用3/8英寸细橡皮圈产生2oz（约56g）力。

2）上尖牙被压向舌侧：其原因是弓丝在尖牙区弧度不够，Ⅱ类牵引时橡皮圈压迫尖牙所致。如果尖牙已压到舌侧，可以更换在尖牙近、远中附垂直曲的0.016英寸弓丝，并将尖牙段的弓丝调整至唇侧，使之远离尖牙唇面，戴入弓丝时将尖牙段弓丝放入槽沟内，可以将舌向错位的尖牙移向唇侧，待尖牙位

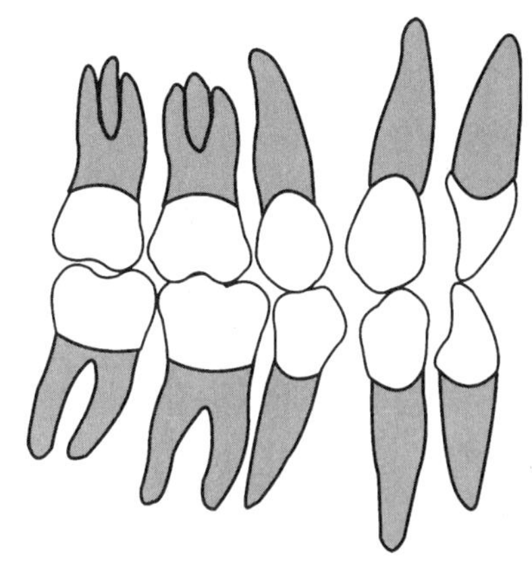

图 2-9-14　第一期治疗结束时的咬合情况

置正常后再换第一期矫治弓丝，可在尖牙近中作外展弯，使尖牙段弓丝离开尖牙唇面约 1mm，且尖牙段弓丝应呈弧形与尖牙唇面外形一致。

3）下颌支抗磨牙向舌侧倾斜：常见的原因是弓丝在磨牙区宽度不够，颌间牵引橡皮圈力过大而将下磨牙压向舌侧。应取下下颌弓丝调整弓丝外形，增大下颌弓丝磨牙区宽度，暂停Ⅱ类牵引 1～2 周，待磨牙位置正常以后再行Ⅱ类牵引。

4）支抗磨牙松动：常见原因是圆管内径过小磨牙受力过大，弓丝末端不恰当的外展或内倾弯曲（Toe-out、Toe-in）过多，支抗弯曲曲度过大。处理的方法应根据问题调改弓丝外形，按要求弯制弓丝，如果磨牙圆管过小，应换内径为 0.9mm 的圆管，如磨牙已出现松动应取下弓丝休息，并检查磨牙有无创伤及早接触点，如有则应调改咬合。

5）支抗磨牙向远中倾斜过多：多系弓丝的支抗弯曲的曲度过大所致。可以调改弓丝外形，减小支抗弯曲的曲度，或取下弓丝休息几天待磨牙自行调整以后再戴入已减小支抗弯曲曲度的弓丝。

6）支抗弯曲后移至磨牙颊面圆管内妨碍牙齿继续移动：其原因是牙移动后牙弓长度缩短所致。处理的方法是取下弓丝重新调改外形。

7）对殆牙咬触弓丝：其原因常为支抗弯曲距磨牙颊面圆管过远或圆管位置靠近殆方。可以调改弓丝支抗弯曲位置，或改变圆管位置。

8）磨牙远中殆关系不易改正：磨牙远中殆关系一般在第一期治疗快结束时才得到改正。一些病例如果磨牙关系难以改正，但其他矫治目标均已达到时，可留在第二期治疗时解决。

9）弓丝后移与第二磨牙接触致矫治效果停止：由于牙移动后，前段牙弓缩短，弓丝后移与第二磨牙接触或刺伤软组织，每次复诊时应仔细检查，及时剪短弓丝末端。

2. 第二期治疗

（1）矫治目标

1）保持第一期治疗取得的矫治效果。

2）关闭全部余留的拔牙间隙。

（2）矫治方法：用 0.018 或 0.020 英寸的特制不锈钢澳丝，弯制平弓，在尖牙近中 1mm 处作颌间牵引环。为了保持前牙浅覆殆或切对切的关系，弓丝在第一磨牙与第二前磨牙之间作后倾弯 5°～10°，使弓丝前段位于切牙的龈缘处，以便保持切牙已打开咬合的效果，尖牙远中作外展弯，弓丝末端作少许内倾弯，以对抗磨牙前移时向近中舌侧旋转（图 2-9-15）。用第二期安全锁拴将弓丝锁在槽沟内。戴入上下颌颌内牵引橡皮圈及Ⅱ类颌间牵引橡皮圈，做 Z 字形及反 Z 字形牵引，每条橡皮圈施力约 28g，一侧 3 条橡皮圈，两侧共 6 条橡皮圈，舌侧用弹性线结扎，颊舌侧合力使磨牙向近中移动，前牙也可能向远中、舌侧倾斜移动以关闭余留的拔牙间隙。如果不希望前牙向舌侧倾斜过多，可以在切牙上戴入控根辅弓以对抗切牙向舌侧倾斜过多，或在尖牙上戴入使尖牙冠向近中根向远中的竖直弹簧，以增强前牙支抗并防止尖牙向远中倾斜过多，如伴有中线不齐时可以调整颌间牵引力的方向，使中线得到改正（图 2-9-16）。

第二期治疗结束时，拔牙间隙应完全关闭，磨牙前移至中性殆关系，前牙可能较第一期结束时更向舌侧倾斜，尖牙冠向远中倾斜，根斜向近中更多（图 2-9-17）。如果无个别牙旋转、错位等可直接进入第三期治疗。如果个别牙还有旋转，弓丝尚不能完全进入托槽沟等时还需做第三期前期治疗。

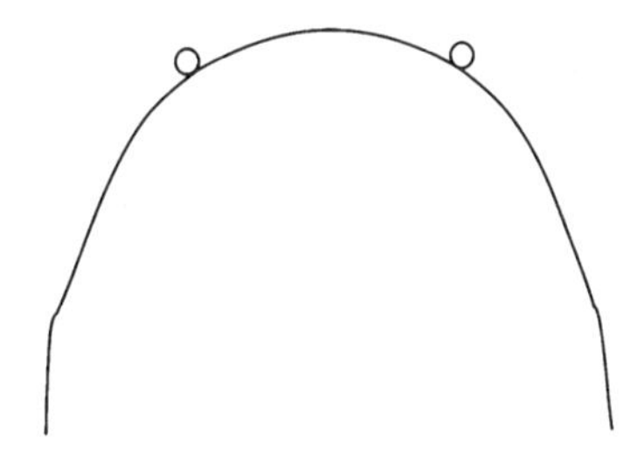

图 2-9-15　第二期弓丝末端内倾弯

（3）常见问题和解决方法

1）弓丝末端与第二磨牙接触或与软组织接触妨碍间隙关闭：原

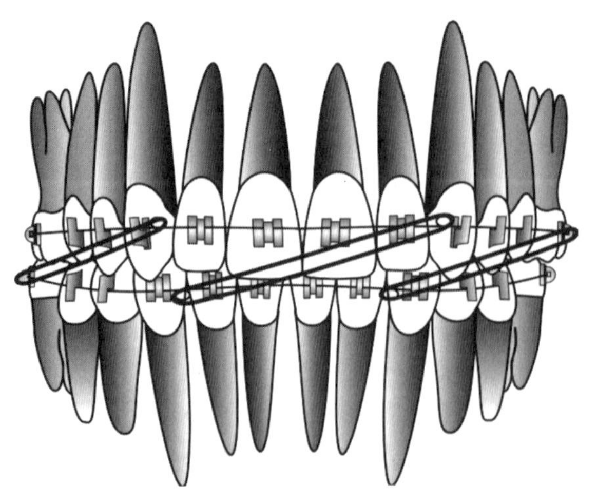

图 2-9-16　改正中线牵引

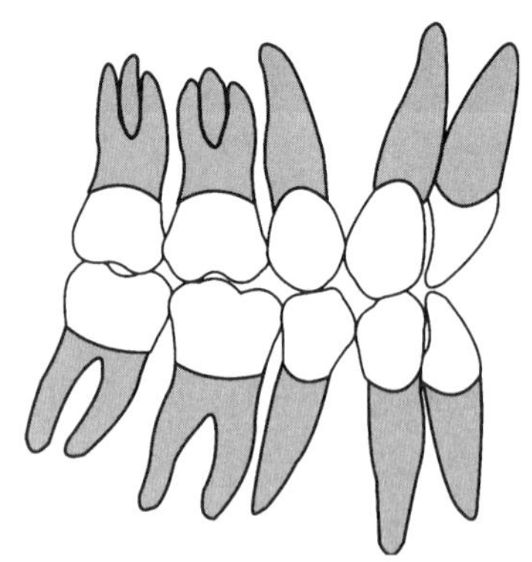

图 2-9-17　第二期治疗结束时的咬合情况

因是随着间隙关闭牙弓减短，可剪去末端弓丝使之不妨碍间隙关闭。

2）磨牙近中舌向旋转：其原因是弓丝太细、刚度不足，受力后变形，或弓丝末端未作防止磨牙近中旋转的 Toe-in 弯曲，或橡皮圈的牵引力过大。解决的方法：最好换 0.020 英寸的特制澳丝制作弓丝，调改弓丝外形，弓丝末端作 Toe-in 弯曲，颌内牵引用 5/16 英寸细橡皮圈，颌间牵引用 3/8 英寸细橡皮圈，舌侧从尖牙到磨牙近中用弹性线结扎，注意不可扎得太紧。这样牙弓内外同时加力可快速关闭间隙，也可防止磨牙旋转。

3）磨牙向舌侧倾倒：多系弓丝宽度不够，或牵引力过大所致。解决的方法：应加大弓丝宽度，选用标准尺寸的细橡皮圈进行颌内及颌间牵引。

3. 第三期前期治疗

（1）适应证

1）尖牙、前磨牙、磨牙旋转未矫治；

2）个别后牙反𬌗、锁𬌗未完全矫治；

3）前磨牙、磨牙无𬌗接触；

4）前牙咬合未打开到浅覆𬌗或切对切关系、覆𬌗还较深；

5）上下牙弓的三向关系尚未达到第二期治疗结束时的要求。

有以上的任何一种情况时均需进行第三期前期治疗。

（2）矫治方法：再将弓丝换为 0.016 英寸的不锈钢澳丝弯成平弓，如需保持已改正的旋转切牙，可在旋转牙处的弓丝上作水平向的箭弯曲（bayonet bends）或 V 形弯曲，以便保持已矫治的旋转牙不复发，磨牙近中作外展弯。下颌弓丝在磨牙近中作外展弯的同时弓丝的末端略向龈方与颊侧，以便弓丝插入圆管。在尖牙与前磨牙之间的 D 点作 5°的 V 形弯转，使弓丝的前段位于切牙的龈缘以保持咬合打开的效果。弓丝在磨牙圆管的后方必须弯曲，以保持牙弓的长度，防止已关闭的间隙再度出现（图 2-9-18）。上下颌弓丝均应略宽于牙弓，如有旋转牙可按需旋转的方向戴入旋转簧，戴入旋转簧

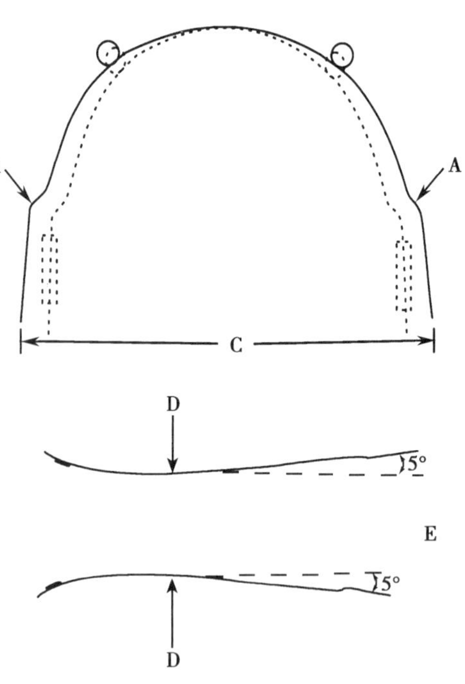

图 2-9-18　第三期前期弓丝的弯制

时，先将弹簧弹力臂正对旋转牙的唇（颊）面，将其固位臂垂直插入托槽沟内，再将固位臂末端弯转压在旋转牙的近中或远中唇（颊）面，然后将弹簧的弹力臂挂在旋转牙处的主弓丝上（图 2-9-19）。

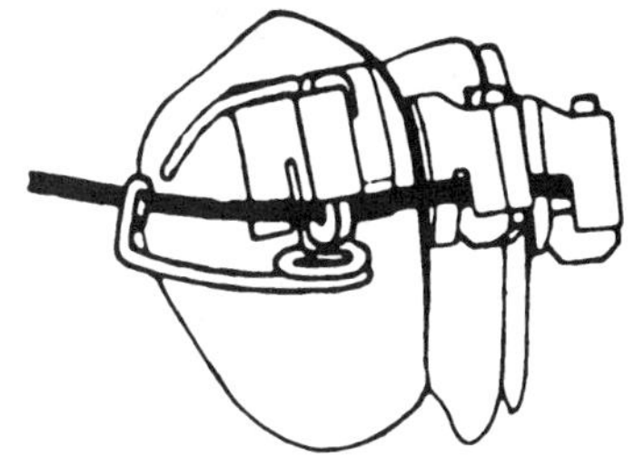

图 2-9-19　戴入旋转簧

当第三期前期的矫治目的达到后再换弓丝进入第三期治疗。

4. 第三期治疗

（1）矫治目标

1）保持第一、第二期治疗所取得的矫治效果。

2）唇舌向转矩前牙的牙根到正常位置。

3）近远中向竖直牙根到正常的位置上。

（2）矫治方法：用 0.020～0.018 英寸的澳大利亚不锈钢丝弯制上下颌平弓丝。上颌弓丝从中线起略窄于上牙弓，弓丝的末端位于第一磨牙殆面从近中颊尖到远中舌尖，以免戴入辅弓和竖直弹簧后弓丝受力扩大使后牙向颊侧移动，如上牙弓小，后牙为反殆的患者，为了保持已改正的效果则不应缩小上颌弓丝的宽度，以免后牙反殆复发。下颌弓丝应比下牙弓一侧宽 1mm，以免颌间牵引时将磨牙压向舌侧（图 2-9-20）。

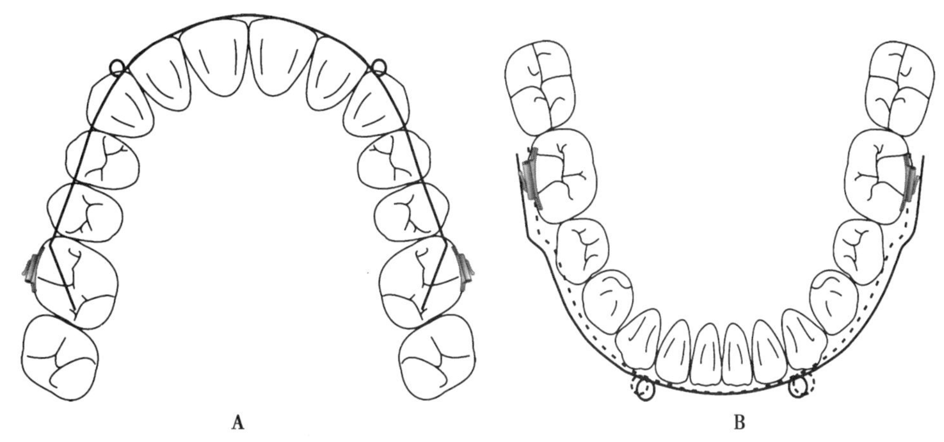

图 2-9-20　第三期的弓丝设计
A. 上颌弓丝；B. 下颌弓丝

如为Ⅲ类错殆病例，上下颌弓丝的制作与上述相反，即上颌弓丝应比上牙弓宽，下颌弓丝可略窄于下牙弓，以免Ⅲ类颌间牵引时将上磨牙压向舌侧。

上下颌弓丝在尖牙远中作轻微的打开咬合的后倾弯，磨牙与第二前磨牙间作外展弯，同时作少许磨牙支抗弯曲，支抗弯曲的曲度下颌略大于上颌，如果磨牙牙冠斜向远中，为了便于弓丝插入圆管，可略加大支抗弯曲，以便弓丝能顺利戴入（图 2-9-21）。

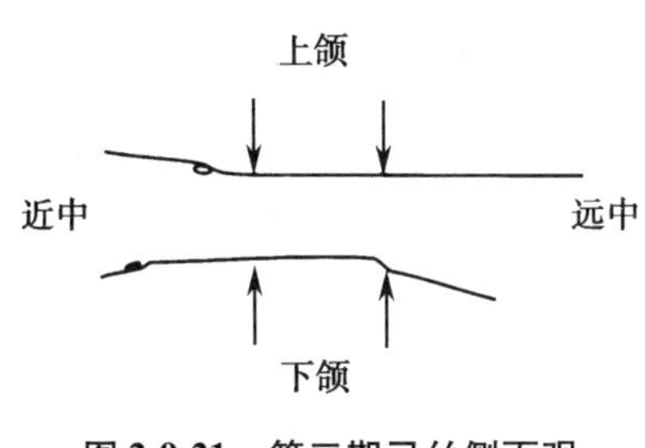

图 2-9-21　第三期弓丝侧面观

前牙牙根转矩辅弓的制作：常用 0.016 英寸的不锈钢澳丝弯制或选用成品辅弓（图 2-9-22）。多用于Ⅱ类 1 分类病例上切牙内收后牙冠向舌侧倾斜，根靠唇侧需转矩根向舌侧者。如果需转矩牙根向唇侧，如Ⅲ类病例的上切牙或Ⅱ类病例下切牙牙冠唇倾过多需将上或下切牙冠转矩向舌侧，牙根转矩向唇侧时，可用牙冠向舌侧的辅弓，常用 0.016 英寸的不锈钢澳丝弯制或选用成品辅弓（图 2-9-23）。戴入辅弓时将曲插入前牙邻间隙区主弓丝的舌侧，让辅弓放在切牙牙冠的切缘。

竖直弹簧（uprighting spring）：常用于近、远中向竖直尖牙与第二前磨牙的牙根。第三期治疗时尖牙牙冠常斜向远中、牙根斜向近中，第二前磨牙牙冠斜向近中、牙根斜向远中，竖直弹簧按照牙根需移动的方向从龈方放入托槽内，弹簧柄末端绕托槽殆方弯向一侧，并将弹簧挂在主弓丝上。如为自制竖直弹簧因不带拴钉，应将弹簧与主弓丝结扎在一起以免弹簧的垂直分力将被竖直的牙伸长而高出牙弓殆面。

为了使已关闭间隙的牙弓在竖直牙根时不再出现间隙，必须将上下颌弓丝末端在磨牙颊面管后方紧贴颊面管处弯向龈方，以保持牙弓长度，还可将尖牙与第二前磨牙结扎在一起，以免竖直牙根时出现间隙（图 2-9-24）。

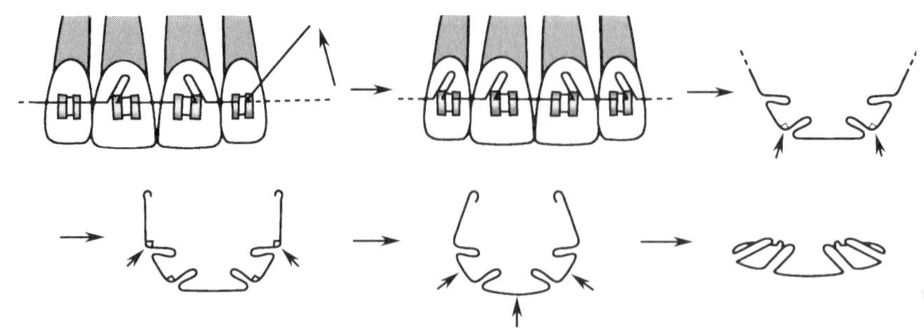

图 2-9-22　辅弓弯制过程图

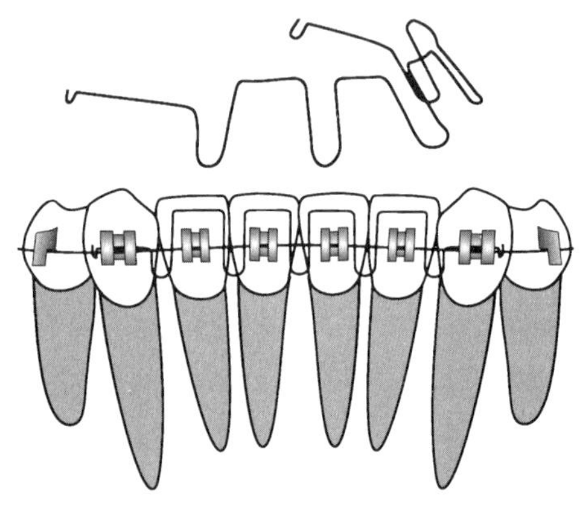

图 2-9-23　转矩牙根向唇侧的辅弓

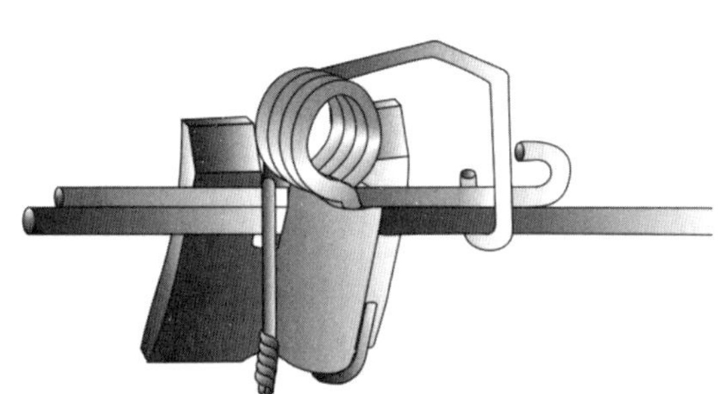

图 2-9-24　弹簧与主弓丝结扎

如上、下颌磨牙牙冠向远中倾斜咬合接触不良时，可在上磨牙带环的拉钩处与下磨牙颊面管远中的弓丝间挂入 1/4 英寸的橡皮圈进行颌间牵引（图 2-9-25）以调整咬合接触。

（3）常见问题和解决方法

1）牙弓中又出现间隙：常见的原因是主弓丝的末端未作保持牙弓长度的弯曲，转矩切牙根时牙冠向唇侧移动，增加了牙弓长度，因此牙弓内又出现间隙。为了防止牙弓中又出现间隙，在第三期的主弓丝末端必须紧贴磨牙圆管后方弯向龈方或殆方（图 2-9-26）。如果已出现间隙，则应关闭间隙以后再进

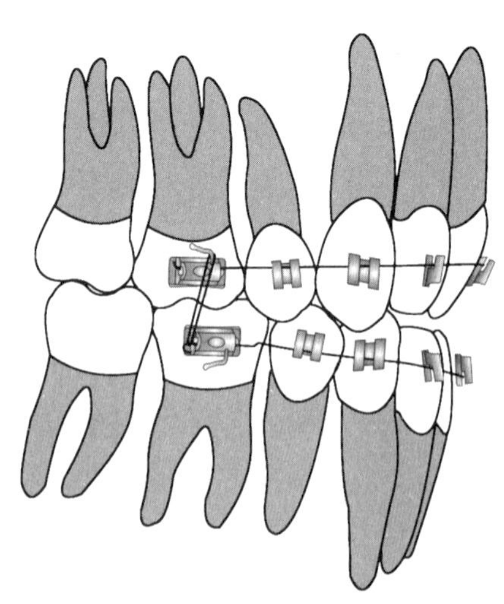

图 2-9-25　磨牙 1/4 橡皮圈牵引

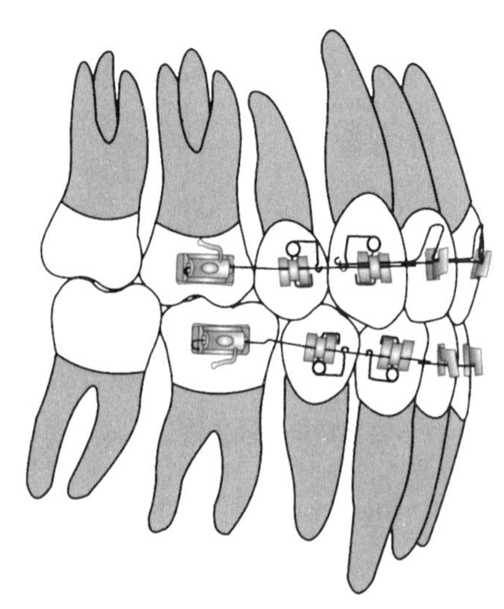

图 2-9-26　第三期治疗弓丝及弹簧与辅弓

入第三期治疗。

2）戴竖直弹簧的牙齿向𬌗方伸长:原因是自制的弹簧不附拴钉,竖直弹簧的垂直向分力将牙移向𬌗方。解决方法:如果用自制竖直弹簧,必须将托槽与主弓丝结扎在一起,以免牙伸长。

3）矫治完成后又出现间隙:原因多系新的𬌗平衡未建立,有𬌗干扰。应仔细调改咬合,坚持长时间配戴保持器。

（四）不拔牙病例的矫治步骤与方法

不拔牙病例的矫治只有第一期和第三期治疗。没有第二期关闭拔牙间隙的问题。

1. 第一期治疗

（1）矫治目标

1）排齐牙列,矫治错位牙、旋转牙。

2）关闭前牙间隙。

3）将内倾或前突的切牙排列到正常位置。

4）打开咬合、排平牙弓、改正深覆𬌗。

5）矫治反𬌗、锁𬌗牙。

（2）矫治方法:常用 0.016 英寸的不锈钢澳丝弯制弓丝,如牙列拥挤的患者可弯制附垂直曲的弓丝,或用平弓丝加钛镍辅弓丝,排齐牙列的同时打开咬合。弓丝的弯制方法如前述。用 3/8 英寸的细橡皮圈进行颌间牵引。如切牙有倾斜时可以戴入竖直弹簧直立牙齿。不拔牙病例不需第二期治疗,当第一期治疗的目标达到以后,可以酌情进入第三期治疗。

2. 第三期治疗

（1）矫治目标

1）移动牙根:唇舌向转矩牙根。

2）矫治牙长轴:竖直牙齿。

（2）矫治方法:用直径 0.018 ~ 0.020 英寸不锈钢澳丝弯制平弓丝,弯制的方法与拔牙病例第三期相同,酌情应用转矩辅弓及竖直弹簧。

第三期治疗结束时,牙齿应排列整齐,牙轴正常,前牙覆𬌗、覆盖正常,后牙中性𬌗关系,以上目的完全达到以后,牙、牙弓、咬合三向关系完全稳定之后,可以取模作固位器。

七、Begg 细丝技术的优缺点

1. 优点

（1）该矫治器系统产生最轻、最合适、相对持续的力,有利于牙周组织改建。

（2）最轻的力使牙齿产生倾斜移动,先倾斜移动牙冠,后倾斜移动牙根,在较短的时间内排齐牙列,牙齿最后达到整体移动。

（3）弓丝在托槽与圆管内产生的摩擦力最小,不妨碍牙齿自由地移动,支抗磨牙受力小。

（4）通过切牙压入、磨牙伸长咬合容易打开,深覆𬌗容易矫治,特别是对生长期的患者。

（5）利用差动力原理设计支抗、控制支抗,不用口外支抗,不必增强支抗。

2. 缺点

（1）对旋转牙的矫治不如方丝弓矫治器的宽托槽方便,而要用旋转簧或多垂直曲弓丝,且弓丝要作改旋转牙的调整。

（2）对前磨牙及磨牙颊舌向控根移动比较困难。

（3）医师必须操作熟练,否则不易通过弓丝的弯制和各类弹簧及辅弓的制作和应用控制牙齿达到希望移动的位置。

第二节　Tip-edge 差动直丝弓矫治技术

差动直丝弓矫治技术是在 20 世纪 80 年代后期由 Kesling 医师提出的,差动直丝弓技术是将方丝弓技术、直丝弓技术和Begg细丝弓技术的优点巧妙的结合在一起，去除了两种技术不足之处，使这一新的差动直丝技术达到了更为完美的程度，从而被很多学者视为21世纪的矫治技术。

一、差动直丝弓技术产生的历史背景

Kesling医师最初也是用方丝弓技术矫治错聆患者，他在实践中发现方丝弓技术打开咬合比较困难，支抗要求高。当Begg医师的文章发表后他非常感兴趣，在学习和了解Begg技术的矫治原理、牙移动方式、差动牙移动、诊断、矫治器设计、矫治方法和矫治步骤后感到该技术可在很小的力作用下能使牙齿快速移动，打开咬合比较容易，消耗的支抗少。在临床上，Kesling医师一直致力于如何将方丝弓技术、直丝弓技术和Begg技术的优点整合在一起。具有丰富临床矫治经验的Kesling医师认为Begg托槽和拴钉不利于推广使用，从龈方放入弓丝不方便且容易使托槽脱落。

他认为牙齿移动是单向移动，即牙齿不是向远中移动就是向近中移动，不是伸出移动就是压入移动，不是唇向移动就是舌向移动，决不是既向近中又向远中、既伸出又压入、既唇向又舌向的双向移动。作为一种高效能的正畸技术，应能对所有错聆畸形患者进行矫治，无论拔牙矫治病例还是非拔牙矫治病例。拔牙间隙近中的牙齿应向远中移动，拔牙间隙远中的牙齿可向近中移动，支抗磨牙应维持直立。在施加轻力的基础上能按需要的方向牙齿自由地倾斜移动，这样就能达到快速差动牙移动，打开咬合。根据这些理念Kesling医师着手研制新的矫治技术，设计新的托槽。他认为理想的托槽应像方丝弓托槽那样容易操作，弓丝唇向进入槽沟，既能使牙齿自由地倾斜移动，又能使辅弓、弹簧和比较硬的圆丝、方丝放入槽沟，直立牙根。在新设计的托槽上应能提供差动牙移动并设置预定的最终牙冠的倾斜度和转矩角度，调整托槽的厚度以消除方丝弓技术的第一序列弯曲；通过托槽基底的倾斜度变化反映各个牙转矩的角度，以消除方丝弓技术的第三序列弯曲。将托槽的槽沟改变成能使牙冠倾斜移动，然后又能使根直立，并能使牙齿达到最终预设的正常倾斜度，这样就能在三维方向控制牙齿位置。

二、差动直丝弓技术的简介

差动直丝弓技术于20世纪80年代后期由Kesling提出，20世纪90年代年代引入我国，它具有直丝弓技术和Begg技术的优点，在我国已推广使用。

Tip-edge托槽(Tip-edge bracket)唇面观为去掉传统方丝弓托槽槽沟对角线的两个楔形三角块，这样增大了托槽沟的宽度，牙冠就可以倾斜移动，托槽上附加有旋转翼和垂直槽沟加强了对旋转和倾斜度的控制。由于槽沟设计为0.022英寸×0.028英寸，又去掉了两个三角具有更大的空间，利于牙齿倾斜移动，也利于弓丝更换逐步变粗时不会变形或弯曲。托槽的侧翼可以对抗牙移动时发生旋转，托槽翼在弓丝的后方不易看见，托槽体能看见的部分较窄、美观。托槽上设计有垂直沟，可以插入竖直弹簧、旋转弹簧、T形拴钉，也可以穿入结扎丝矫治舌向错位的牙齿。托槽的槽沟和基底预设置有各个牙近远向倾斜的冠角和颊舌向的转矩角，并通过基底的厚度调整消除了弓丝的第一序列弯曲，减少了弓丝的弯制难度。由于在托槽上去掉了两个对角线的三角，弓线放入预设有冠角的尖牙托槽沟中不弯曲，从而不会伸长切牙，加深切牙的覆聆，优于直丝弓托槽(图2-9-27A～F)。

弓丝从唇侧放入，可用结扎丝或橡皮圈方便地进行固定，优于Begg技术(图2-9-27G、H)。此外，弓丝上的颌间牵引环从Begg的水平向改为垂直向，相当于在尖牙近中作了一个外展弯(offset)，颌间牵引时可防止橡皮圈将尖牙压向舌侧(图2-9-27I)。

差动直丝弓技术同样运用差动牙移动的原理，用较小的力先倾斜移动牙冠，再直立牙根，通过两次倾斜移动达到牙整体移动的目的。通常在倾斜移动牙冠时使用的小力或轻力为2oz(56g左右)，使根尖周面积大的支抗磨牙不受影响，而根尖周面积较小的前牙可以向远中倾斜移动。当前牙移动到正常位置而需后牙前移时，可用所有的前牙作支抗，可将力增加到8～10oz(226.80～283.50g)，以便后牙前移以关闭拔牙间隙。

由于差动直丝弓技术的托槽具有直丝托槽的一些基本特点，因此，在第三期治疗时除了可以采用

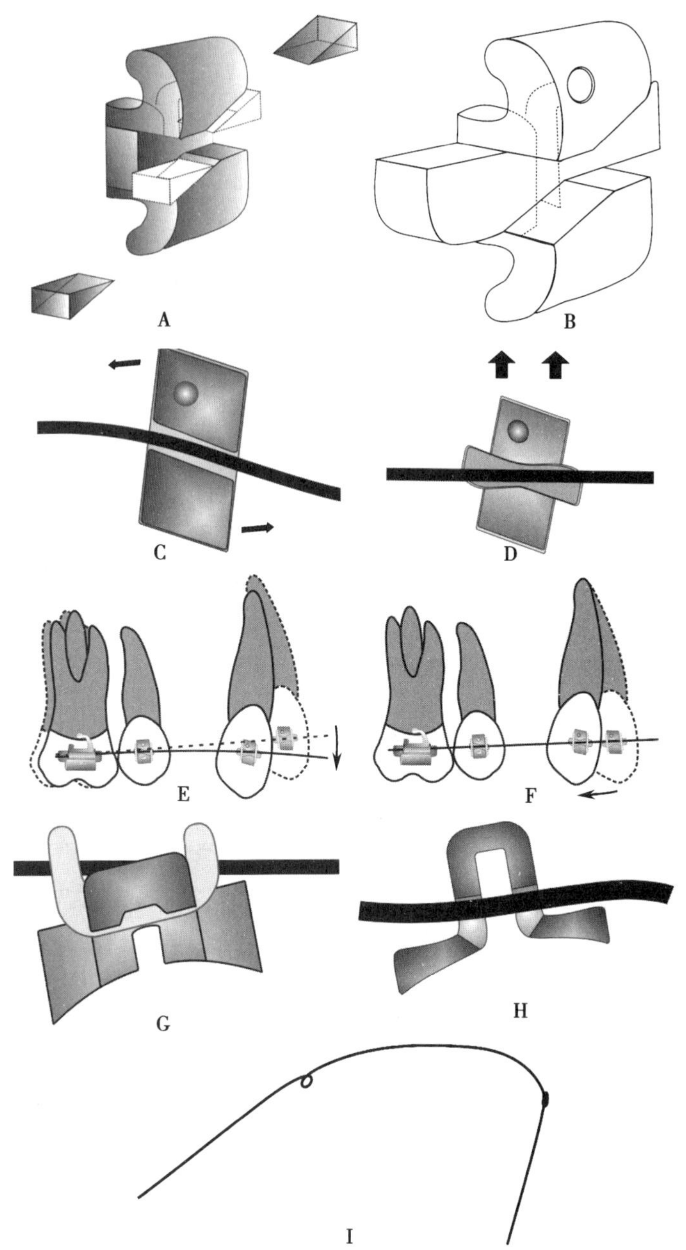

图 2-9-27　Tip-edge 托槽

A、B. 槽沟的改良；C ~ F. 有利于牙的调整移动；G、H. 唇侧槽沟有利于弓丝放入；I. 垂直向牵引环的设计

Begg 技术的转矩辅弓和竖直弹簧外也可以用方丝弓控制转矩，用特有的 Tip-edge 弹性结扎橡皮圈控制牙齿近远中向的倾斜度。

三、差动直丝弓技术的诊断要点

差动直丝弓技术的诊断要点与 Begg 技术一样，全面地检查分析患者的病史、收集临床检查所得资料和 X 线头影测量结果与全口牙位曲面体层 X 线片等资料，列出全部问题，提出解决各个问题的方法，得出正确的诊断，选择最适合患者的矫治方案、预计矫治的疗程及疗效、经费预算等。

在头测量分析中除常规的测量指标外，与 Begg 技术一样比较重视上、下切牙与 AP 线的关系（详见 Begg 技术诊断相关章节）。根据切牙与 AP 线的关系，结合常规测量项目和临床牙殆模型及牙颌面检查决定是否拔牙，拔哪些牙。

四、矫治器的组成及特点

1. 托槽的设计特点　在传统方丝弓托槽上去掉对角线的两个三角形楔形块（图 2-9-27A、B），托槽槽沟为 0. 022 英寸×0. 028 英寸，去掉两个三角后垂直空间可达 0. 028 英寸，利于牙冠倾斜移动，拔牙间隙近中的所有牙的牙冠可向远中倾斜，尖牙可向远中倾斜 25°，切牙可倾斜 20°。第二前磨牙可以向近中倾斜移动 20°。槽沟底向两侧伸有翼可以抗旋转，槽沟的壁作为正轴面，可通过正轴簧、控根辅弓或第三期治疗选用方丝弓来达到牙齿近远中向、唇（颊）舌向应有的位置。托槽的后方附有垂直沟，可插入正轴簧及旋转簧。在每个牙的托槽上预成有近远中向的冠角，托槽的基底预成有唇（颊）舌向转矩的角度，并通过调整基底的厚度消除了弓丝的第一序列弯曲（图 2-9-28）。在托槽的龈方远中做了区分上下、左右的标记，以免错乱。

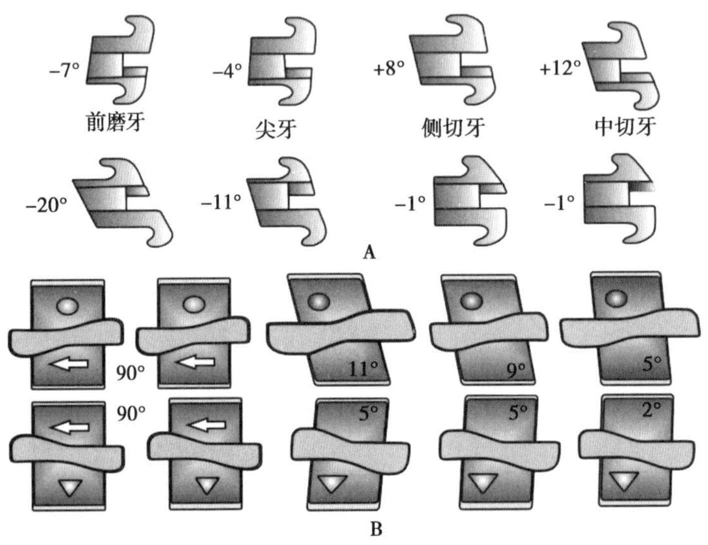

图 2-9-28　Tip-edge 托槽的设计特点

A. 预成转矩角；B. 预成冠角

2. 磨牙颊面管　颊面管上有方管、圆管及拉钩，圆管内径 0. 036 英寸位于龈方，以便于支抗弯曲度大的圆丝放入，方管为 0. 022 英寸×0. 028 英寸，位置与托槽沟一致，方管上的盖可以取下，便于后期方丝放入，此设计保证方管与前磨牙托槽的槽沟位于同一水平，便于咬合打开以后直丝弓顺利入槽（图 2-9-29）。

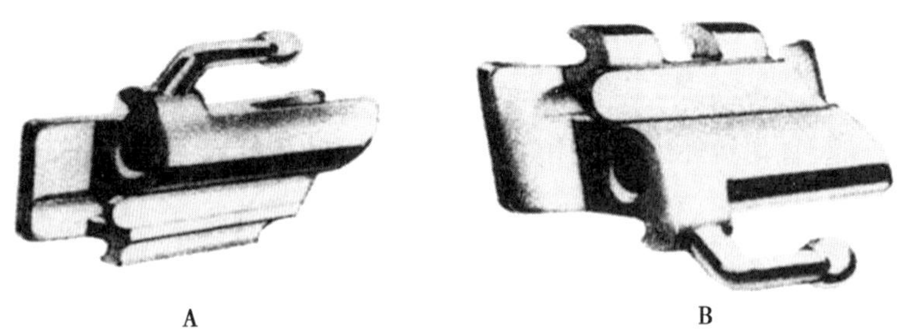

图 2-9-29　磨牙颊面管

A. 上颌；B. 下颌

3. Tip-edge 弹性圈或环　Tip-edge 弹性圈是一种用来固定弓丝并防止牙齿近远中向倾斜移动的特制的弹性结扎圈，置于弓丝及托槽之间的舌侧楔状突起置入托槽去掉的两个三角中用来控制牙齿近远中向倾斜，以保持牙齿直立，一般在第三期治疗时才用，第一、第二期治疗时仅用结扎丝或弹性结扎圈（图 2-9-30）。

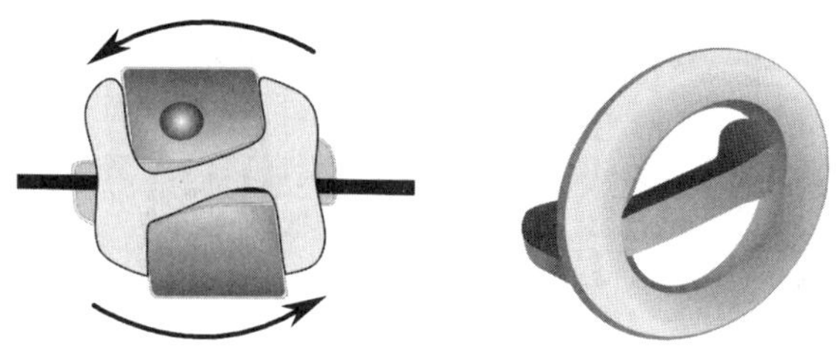

图 2-9-30　Tip-edge 弹性圈

4. 旋转簧　用 0.014 英寸的澳大利亚圆丝弯制，呈顺时针、反时针旋转簧，一般从龈方插入，根据需要选用（图 2-9-31）。

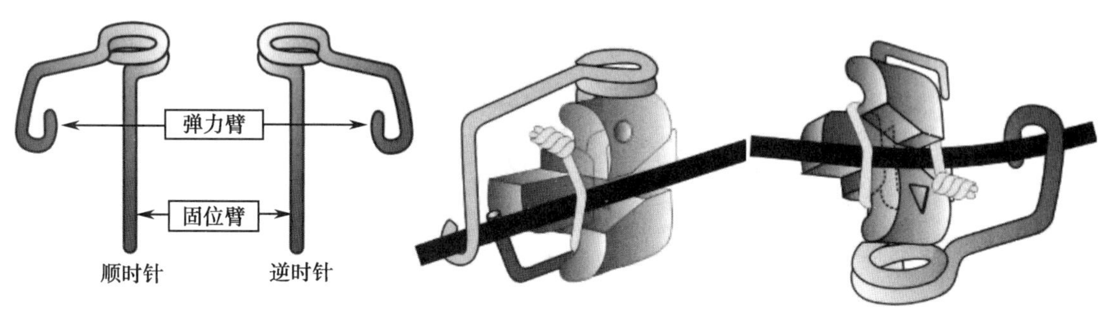

图 2-9-31　旋转簧

5. 正轴簧　用 0.014 英寸的澳大利亚圆丝弯制，有标准型和边旁型两种，各类均有顺时针、反时针正轴簧（图 2-9-32）。

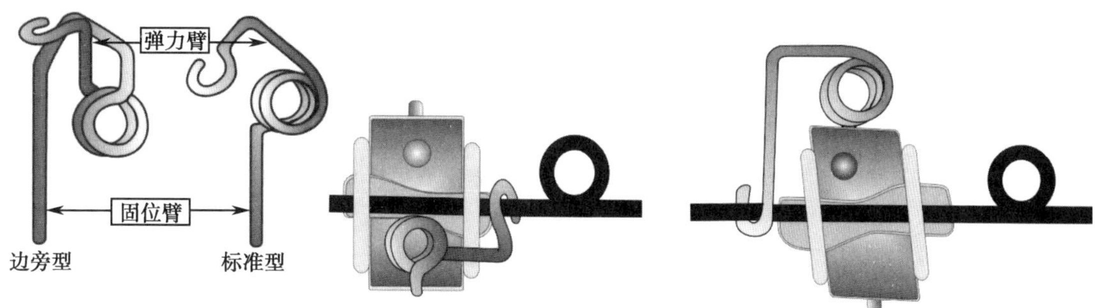

图 2-9-32　正轴簧

6. 动力拴钉或 T 形拴钉　动力拴钉可从龈方或切方插入托槽的垂直槽沟中，由于加长了拴钉背呈帽状，主要作为牵引钩用；T 形拴钉可分为左右 90°及 10°拴钉，由于加宽了拴钉臂，可用于改扭转、正轴及控根（图 2-9-33）。

7. 常用弓丝　通常用 0.016 英寸澳大利亚特制圆丝作为初始弓丝可在弓丝上作垂直曲排齐拥挤的前牙，后倾弯 35°～45°可打开咬合。或用 0.016 英寸平弓丝加钛镍辅弓排齐前牙。在第二、第三期应使用与托槽槽沟相同的 0.022 英寸澳大利亚特制圆丝以抵抗𬌗力，防止复发，保持牙弓外形，支持关闭间隙时增大的牵引力以及对抗第三期治疗时控根辅弓产生的张力。

第三期治疗时也可用 0.0215 英寸×0.028 英寸的方丝弓完成对牙齿转矩的控制。可以合并使用正轴簧矫治牙齿近远中的倾斜度，同时用 Tip-edge 弹性结扎圈维持牙直立（图 2-9-30，图 2-9-34）。

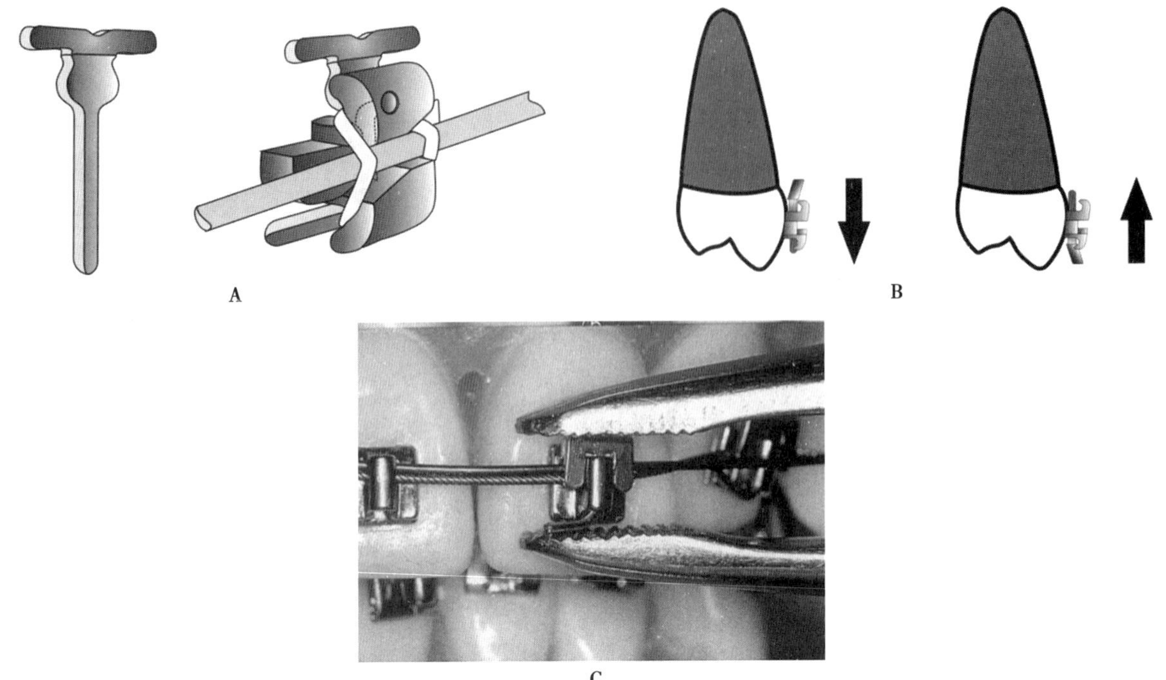

图 2-9-33
A. 动力拴钉,可作牵引钩;B. 可从𬌗方及龈方戴入;C. T 形拴钉,可改扭转

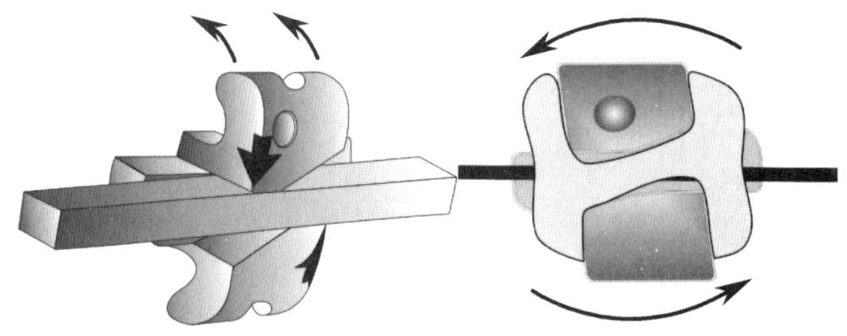

图 2-9-34　用方丝转矩同时应用 Tip-edge 弹性结扎圈维持牙直立

五、矫治程序及方法

与 Begg 细丝技术一样分为三期进行治疗,每期的治疗目的明确,治疗方法类似,完成目标后再进入下一期的治疗。

(一) 拔牙与不拔牙病例托槽的粘结

1. 不拔牙病例托槽的粘结(图 2-9-35)。
2. 拔除 4 个第二前磨牙托槽的粘结(图 2-9-36)。

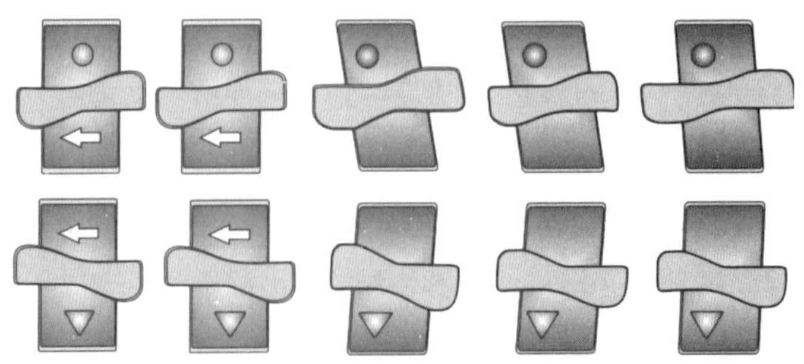

图 2-9-35　不拔牙病例托槽的粘结

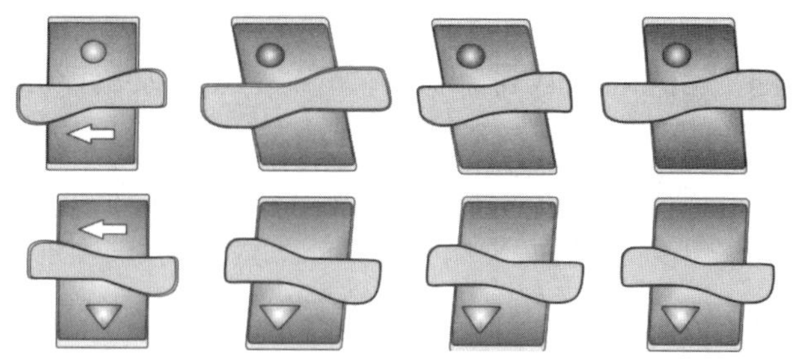

图 2-9-36　拔除 4 个第二前磨牙托槽的粘结

3. 拔除 4 个第一前磨牙托槽的粘结,上下颌第二前磨牙托槽左右对换(图 2-9-37)。

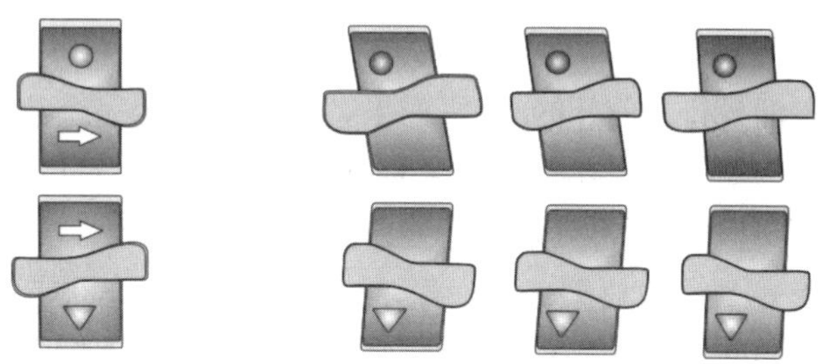

图 2-9-37　拔除 4 个第一前磨牙托槽的粘结

4. 拔除上颌第二前磨牙,下颌第一前磨牙托槽的粘结,下颌第二前磨牙托槽左右应对换(图 2-9-38)。

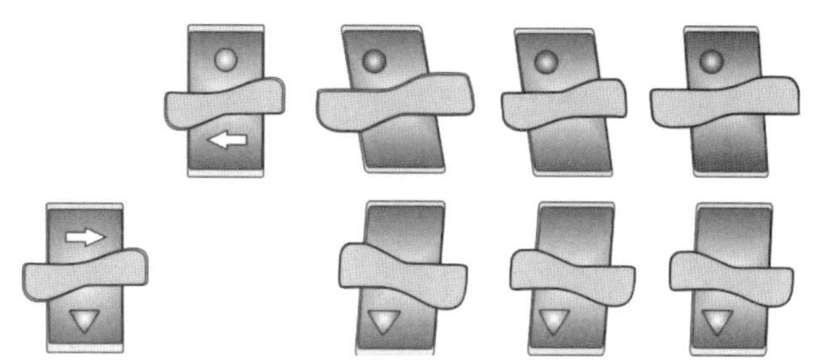

图 2-9-38　拔除上颌第二前磨牙,下颌第一前磨牙托槽的粘结

5. 拔除上颌第一前磨牙,下颌第二前磨牙托槽的粘结,上颌第二前磨牙托槽左右应对换(图 2-9-39)。

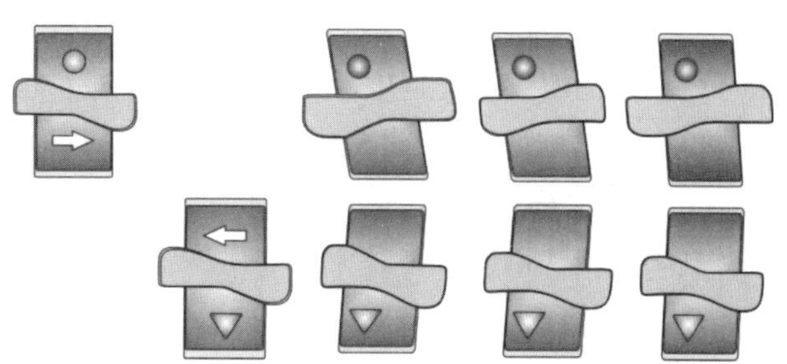

图 2-9-39　拔除上颌第一前磨牙,下颌第二前磨牙托槽的粘结

6. 拔除 4 个第一磨牙托槽的粘结法与非拔牙病例相同。

(二) 矫治程序与方法(与 Begg 细丝技术基本相同)

1. 第一期治疗

(1) 打开或关闭前牙咬合:使用 0.016 英寸不锈钢特制澳丝弯制弓丝,弓丝上做 35°～45°的后倾弯曲以打开前牙咬合，用3/8英寸2oz橡皮圈行颌间牵引。

（2）解除拥挤：用平直主弓丝加前牙段排齐辅弓，如果尖牙远中没有间隙的非拔牙病例，可在主弓丝上弯制多个垂直曲，可向唇侧开展牙弓。

（3）关闭前牙间隙：在平直的主弓丝上，将弹力圈从一侧尖牙近中的𬌗间牵引圈环向另一侧尖牙近中的𬌗间牵引环上，橡皮圈位于前牙唇面，松结扎以利于牙齿滑动，关闭前牙间隙。

（4）过度矫治旋转的尖牙和前磨牙：可用旋转弹簧矫治旋转牙，也可在旋转牙舌面粘结纽扣再用弹力线结扎在主弓丝上。

（5）矫治后牙反𬌗或锁𬌗：改变单颌或双颌的弓丝宽度，上下后牙交互颌间牵引并配合弓丝收窄或增宽以改正后牙反𬌗或锁𬌗，有时也可用上颌快速扩弓扩大上牙弓的宽度，牙弓扩宽的后牙反𬌗患者，矫治后应保持一段时间以免复发。

（6）矫治后牙的近远中𬌗关系：按需要持续进行颌间牵引。

以上六个目标中最重要的是打开前牙的咬合，如果磨牙关系尚未完全达到中性关系可以在第二期治疗时再继续矫治。深覆𬌗严重的患者在打开咬合时为了避免前磨牙对弓丝发生干扰，第一期治疗时前磨牙上可以不粘托槽，咬合打开以后再处理前磨牙的问题。

2. 第二期治疗　不拔牙的病例没有第二期治疗，第二期治疗的目标主要是关闭牙弓中余留的拔牙间隙。应用与托槽沟宽度相同的0.022英寸的澳丝，其目的是使牙齿不倾斜过多，弯制成平弓，保持牙弓外形，支抗弯曲5°~10°，弓丝末端作少许Toe-in弯曲。

（1）保持所有在第一期治疗时取得的矫治结果

1）保持已打开的前牙对刃𬌗关系：用0.022英寸硬弓丝，减少支抗弯曲至5°~10°，使弓丝前份与牙龈平行，以维持咬合打开。

2）保持已排齐的前牙：用结扎丝或弹力链将前牙紧结扎，保证弓丝位于槽沟内并与托槽的抗旋转翼接触。

3）保持已关闭的前牙间隙：用弹力链或结扎丝进行尖牙间六个前牙的结扎。

4）保持已矫治的旋转牙：弓丝与托槽结扎紧，或与邻牙或磨牙的颊舌侧附件扎在一起，以防止复发。

5）保持已矫治的反𬌗与锁𬌗后牙：可用收窄或扩大的0.022英寸的主弓丝保持疗效，必要时继续进行颌间交互牵引。

6）继续矫治磨牙的近远中关系：继续颌间牵引。

（2）关闭余留的拔牙间隙：用5/16英寸细橡皮圈做上下颌颌内水平牵引与颌间牵引，每侧3根橡皮圈，呈Z形及反Z形牵引，牵引力6~10oz，由于弓丝末端有适当的Toe-in弯曲，可防止磨牙前移时向近中舌侧旋转。

为了防止前牙继续后倾可在尖牙上放置冠向近中、根向远中的正轴簧，也可在切牙上用转矩辅弓以防止切牙过度内倾，或用方丝防止前牙牙冠向远中或腭侧倾斜过多。

3. 第三期前期治疗　在第二期治疗结束牙弓内间隙已完全关闭，但个别牙旋转尚未完全矫治，或第二前磨牙位置可能由于萌出不足或因托槽位置不合适，0.022英寸弓丝还不能入槽时，应进行第三期前期治疗。

方法：根据需要上下颌或单颌换用弹性好的0.016英寸硬圆丝继续排齐整平，矫治旋转牙。经过6~12周后，前牙咬合打开、牙齿排齐、后段牙弓咬合良好，才能进入第三期治疗。

4. 第三期治疗

（1）保持第一、第二期取得的矫治结果：与第二期列举的保持第一期效果的方法相同。注意必须将主弓丝在磨牙颊面管远中处紧贴颊面管并弯向龈方或近中，以保持牙弓长度避免间隙再度出现。

（2）所有牙齿达到理想的轴倾度：方法为用 0.022 英寸特制澳丝作主弓丝，或用 0.022 英寸×0.028 英寸或 0.0215 英寸×0.028 英寸的方丝作主弓丝放入竖直弹簧。如用圆丝作主弓丝，除用竖直弹簧外，还需放入转矩辅弓。

1）对需要竖直的牙齿可用竖直弹簧矫治牙齿的近远中倾斜度达正常冠角，槽沟的直立面可防止过度矫治。

2）用 Tip-edge 结扎圈能维持或使牙齿达到最终的倾斜度。

3）转矩辅弓可使牙根做唇或腭（舌）向移动达正常的转矩度。

4）如用与托槽槽沟大小一致的方丝弓时可配合使用边旁竖直弹簧或竖直弹簧，使各个牙达到合适的轴倾度及正常的冠角。

第三期治疗时不能将尖牙与切牙结扎在一起，在竖直牙齿时通常会出现间隙，此时尖牙可沿主弓丝滑向远中，为侧切牙及中切牙竖直提供间隙，以便各个牙取得最佳近远中轴倾角（冠角）。当各个牙的冠角均正常后，才能取下竖直弹簧和普通结扎皮圈，换用 Tip-edge 弹性结扎圈。

（三）Tip-edge 技术矫治要点

Kesling 医师认为差动直丝弓矫治技术取得良好的矫治效果与以下七个要点密切关联，是它们协同作用的结果。

1. 诊断和矫治设计时要考虑引起牙齿近中迁移和垂直向萌出的固有力，错位牙及异常颌骨关系的过矫治，这些是治疗成功的关键。

2. 从矫治开始所有牙同步地向在牙弓内的最终位置移动。

3. 在第三期治疗时，根移动的力与主弓丝的力分开，转矩辅弓用于唇舌向根移动，竖直弹簧用于牙根近远中移动。

4. 用最合适的牵引力产生理想的差动牙移动。移动牙沿阻力最小的路线移动到正常位置，由于使用的力很小（2oz），依靠口内装置完全可以控制。

5. 用圆而硬的澳大利亚特制的细弓丝，可以垂直向控制牙齿，打开咬合，保持牙弓正确外形。

6. 应用磨牙颊面管防止磨牙近远中倾斜，并允许弓丝近远中向自由滑动。

7. 除支抗磨牙外，其他牙均粘结 Tip-edge 托槽，以控制牙齿旋转，并沿着理想的方向自由倾斜、自由滑动，该托槽是本技术的重要基石，否则差动直丝弓技术的优点就没有了。

以上七点是保证采用本技术治疗成功的关键。

六、差动直丝弓新技术

20 世纪初期 Kesling 医师提出差动直丝弓新技术（Tip-edge plus）。该技术主要是针对第三期治疗，改进了使倾斜的牙齿竖直的方法，使该技术更加实用、简化。

1. 托槽的改进　在托槽殆-龈方向的中份增加水平管，此水平管与垂直管垂直，形如“+”字，故称为 Tip-edge plus（图 2-9-40）。

托槽水平管内径为 0.020 英寸，以便 0.012 英寸、0.014 英寸、0.016 英寸镍钛竖直弓丝插入，插入方法为先依次分别从左右中切牙近中插入托槽底部的水平管内，再沿侧切牙、尖牙、前磨牙的水平管插入，直至双侧第一磨牙颊面圆管内（图 2-9-41）。此外，下颌侧切牙的冠角由 5°改为 2°，与下中切牙相同（图 2-9-42）。下颌磨牙颊面管去掉殆方的两个翼状突起，以减少殆干扰（图 2-9-43）。

2. 牙的竖直和转矩　新技术矫治的第三期利用水平管及镍钛弓丝竖直牙齿的方法为：先用 0.012 英寸镍钛弓丝和 0.0215 英寸×0.028 英寸方丝弓竖直和转矩牙齿（图 2-9-44A），以后可换 0.014 英寸 Ti-Ni 弓丝。必要时可酌情换至 0.016 英寸 Ti-Ni 弓丝直立牙齿到正常位置（图 2-9-44B、C），一般约需时间 4 ~6 个月。由于采用 Ti-Ni 竖直弓丝直立牙齿，就可以不戴入竖直弹簧和不挂 TiP-edge 弹性结扎圈，而代以一般的结扎圈或用结扎丝结扎。

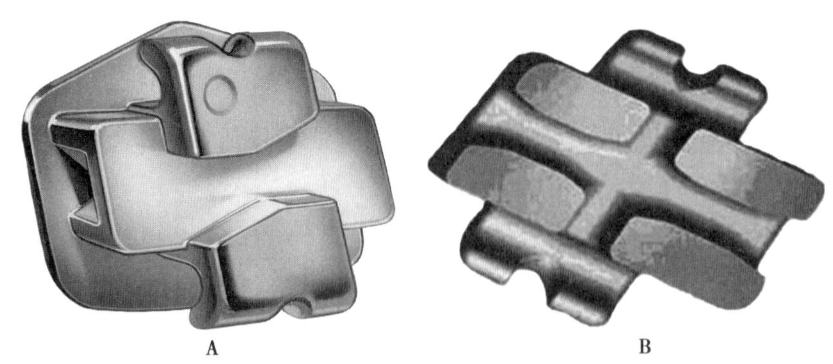

图 2-9-40
A. 托槽前面观;B. 托槽背面观

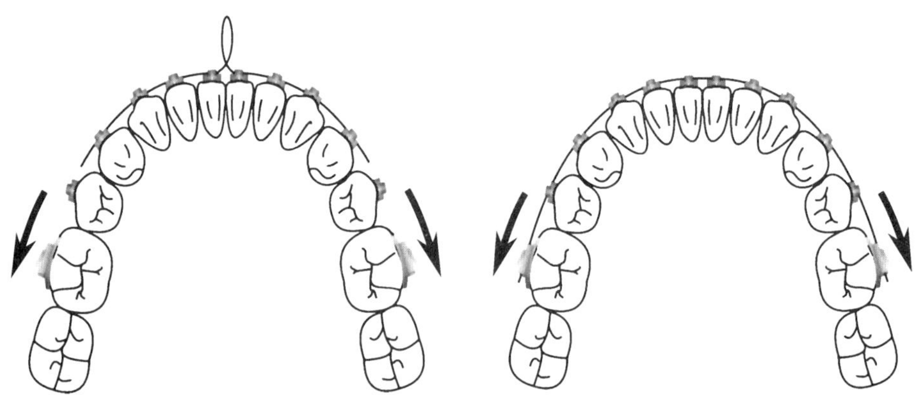

图 2-9-41　弓丝穿入水平管的方法

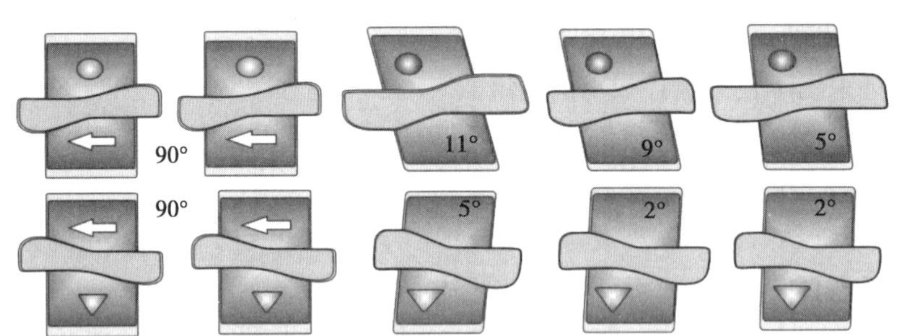

图 2-9-42　下颌侧切牙的冠角由 5°改为 2°,与下中切牙相同

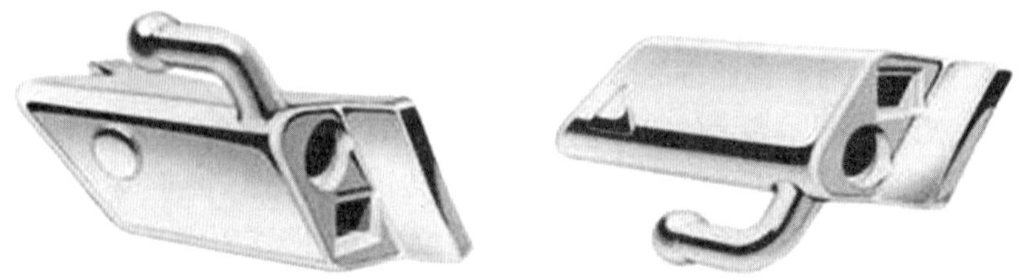

图 2-9-43　下颌颊面管去掉殆方的两个翼状突

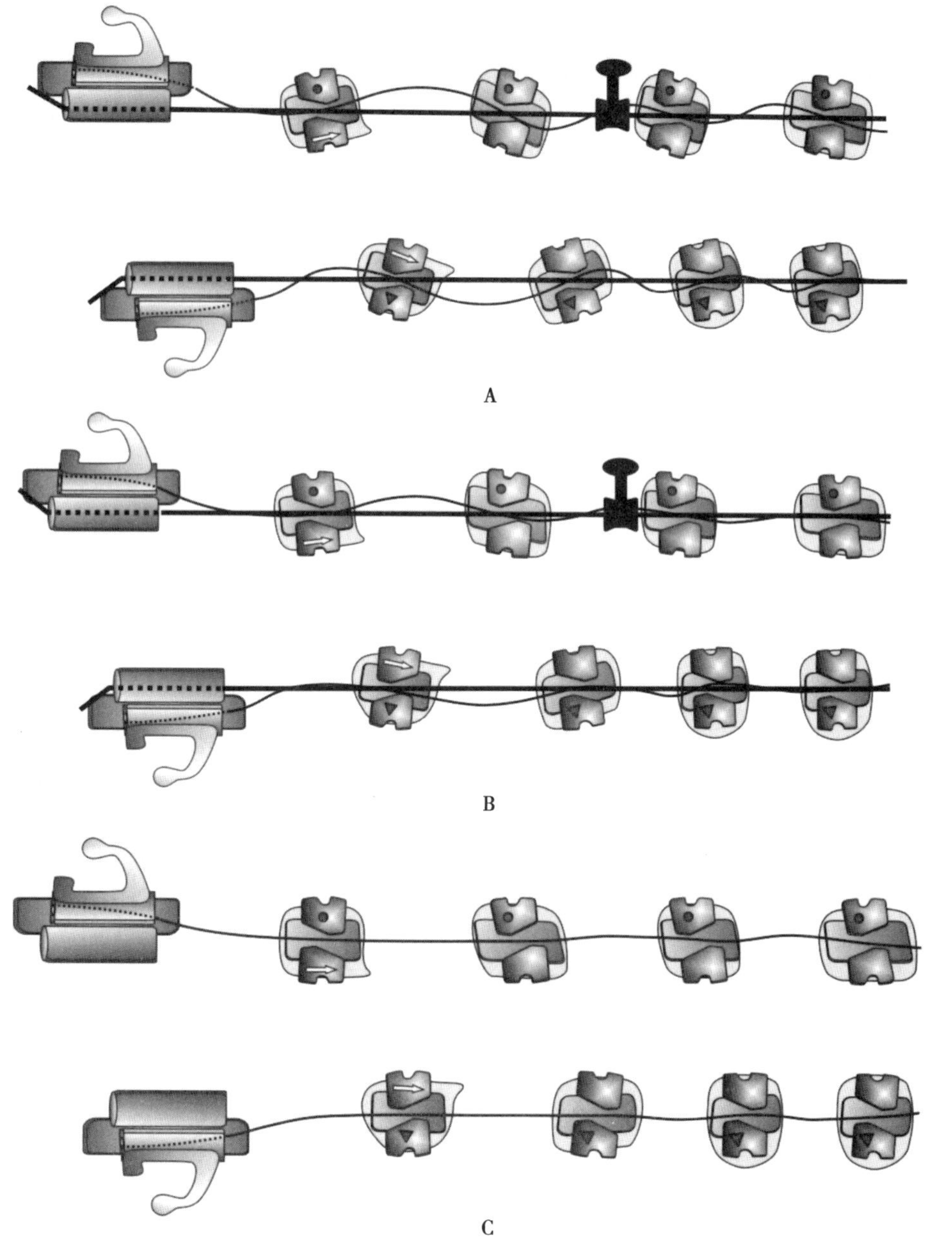

图 2-9-44　弓丝的选择

A. 第三阶段开始：主弓丝为 0.0215 英寸×0.028 英寸不锈钢丝；辅弓为 0.012 英寸镍钛丝。B. 第三阶段中期：主弓丝同前；辅弓丝可用 0.014、0.016 英寸镍钛丝。C. 第三阶段结束：注意辅弓槽沟内仍有多余正轴角度以保证达到最大转矩角

3. 用镍钛弓丝竖直牙齿的优点

（1）无刺激，增加患者舒适感；

（2）可控制旋转；

（3）如个别牙还需放置竖直弹簧时不产生反向竖直力；

（4）所有牙均接受竖直力，没有牙被遗漏；

（5）减少开支；

（6）调整主弓丝时不必取出竖直弓丝；

（7）镍钛辅弓变形产生的力直接加在各个倾斜的牙上，而不加在主弓丝上；

（8）更美观和卫生；

（9）放置结扎丝或结扎圈方便；

（10）允许患者到采用方丝弓技术的诊所就医。

4. 竖直弹簧的应用 利用水平管竖直后，一般不必戴入竖直弹簧，故患者舒适，医师操作简化。通常在拔牙病例中一般仅用竖直弓丝即可。在非拔牙病例中，如只需个别牙直立时则可选用竖直弹簧。竖直弹簧也有如下优点：

（1）取、放弹簧时不必取下主弓丝。

（2）可放在个别牙上。

（3）可调节弹簧产生更大的竖直力。

（罗颂椒）

第十章
现代直丝弓矫治技术

正畸临床中,方丝弓矫治器(edgewise appliance)和Begg矫治器是主要的矫治装置。由于需要在弓丝上弯制大量的曲才能完成牙的最后良好定位,临床医师应进行专门的专业训练才能掌握这些技巧,同时临床上要耗费大量的椅位时间。因此,很多学者都在尝试寻找在托槽上预先设置某些装置以减少复杂的弓丝弯制,从而提出了预成矫治器(pre-adjusted or pre-angulated appliance)的设想和尝试。

20世纪60年代末,Andrews研究了正畸矫治后,以及120名未经正畸治疗的正常殆恒牙列,提出了正常殆六项标准(six keys to normal occlussion),并对最佳正常殆与矫治后殆进行比较,在此基础上,于20世纪70年代初设计出直丝弓矫治器(straight wire appliance,SWA)系列托槽与颊面管。该矫治器用托槽定位牙齿,很少弯制弓丝,不仅简化临床操作、缩短就诊时间,而且避免了因弓丝弯制误差造成的牙齿往返移动,使牙齿定位更精确、迅速,疗程也得以缩短。Andrews直丝弓矫治器经过Roth、McLaughlin、Bennett等改进,现在已为越来越多的正畸医师使用。

由于直丝弓矫治器由Andrews申请专利、注册为商标,由Lawrence Andrews开发的A公司生产,经Roth改进后仍沿用此名称,但其他的预成矫治器(pre-adjusted or pre-angulated appliance)尽管也有预成的第一、第二和第三序列弯曲,都不能称为直丝弓矫治器。而中文习惯上将这两者都统称为直丝弓矫治器。

20世纪90年代初,直丝弓矫治器和矫治技术逐渐被介绍入中国,Roth系统和Alexander矫治体系是当时的主流。Roth系统也是全世界范围内应用最广泛的直丝弓矫治器,它是在Andrews直丝弓矫治器设置的基础上,根据功能殆及过矫治原理而做了改进,采用一种设置以适用于大部分的正畸患者。各国学者已认识到种族间差异对直丝弓矫治器使用的影响,为此,日本(小坂肇)开发出了东方人预成直丝弓矫治器OPA-K(oriental pre-adjusted appliance-Kosaka),中国学者也对中国人牙齿形态等特征进行了大量研究,并进行了直丝弓矫治器的设计开发。1999年四川大学华西口腔医学院正畸科(罗颂椒等)开始与杭州新亚公司共同研发适合于中国人使用的直丝弓矫治器,经过不断对托槽厚度、角度以及托槽基底形态的研究和改进,最后取名为基于中国正常殆人牙殆特征而设置的HX直丝弓矫治器,2002年起四川大学华西口腔医学院正畸科临床全面使用HX直丝弓矫治器。此外,北京医科大学(曾祥龙等)也推出了基于国人使用的Z2直丝弓矫治器等。

第一节　正常殆六项标准

一、咬合接触关系

上第一恒磨牙近中颊尖咬合于下第一恒磨牙近中颊沟,上第一恒磨牙远中边缘嵴咬合于下第二恒磨牙近中边缘嵴;上第一恒磨牙近中舌尖咬合于下第一恒磨牙中央窝。除上述上下第一恒磨牙咬合接触关系外,上下前磨牙颊尖相互嵌合,上前磨牙舌尖咬合于下前磨牙中央窝,上尖牙咬合于下尖牙和第一前磨牙之间,上切牙覆盖下切牙,上下牙弓中线一致(图2-10-1~图2-10-3,图2-10-5)。

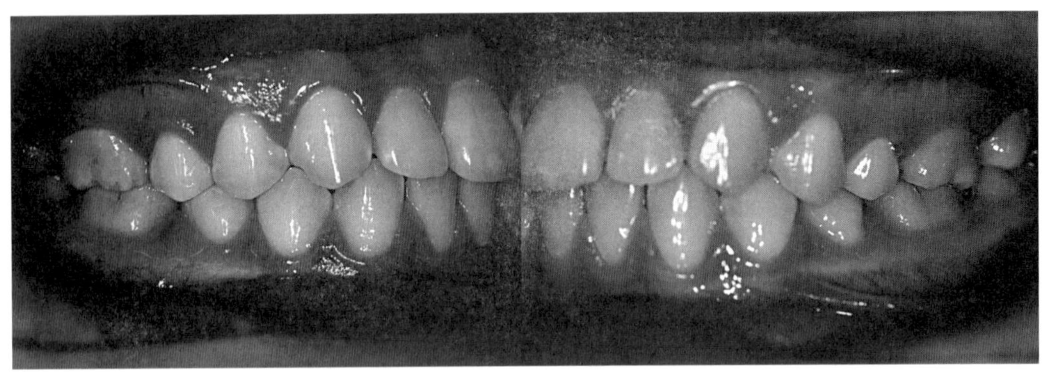

图 2-10-1　颊面观：上下颌磨牙、前磨牙、尖牙的交错嵌合关系

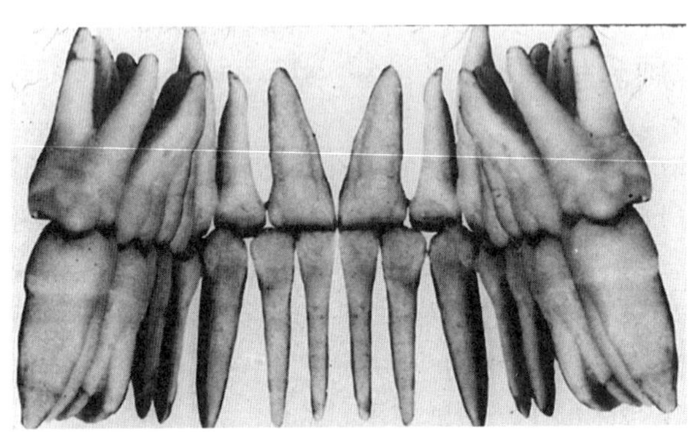

图 2-10-2　舌面观：上下颌前牙及后牙舌尖交错嵌合关系

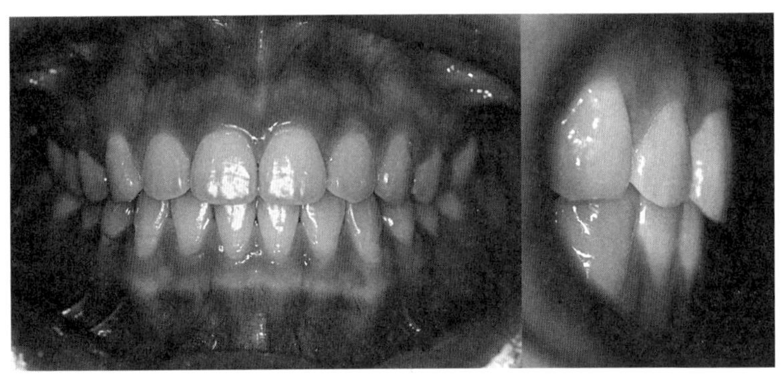

图 2-10-3　前牙正侧面观：上下颌牙弓中线一致，覆盖及覆𬌗关系

二、近、远中倾斜(冠角、轴倾角)

牙齿临床冠长轴与𬌗平面垂线所组成的角为冠角(crown angulation)或轴倾角(tip)，代表牙齿的近、远中倾斜程度。临床冠长轴的𬌗端向近中倾斜时冠角为正值，向远中倾斜时冠角为负值。正常𬌗的牙冠都向近中倾斜，冠角为正值(图 2-10-4，图 2-10-5)，表示只有当上第一恒磨牙有适当的近中倾斜度时，才能形成良好的牙尖交错关系。

三、唇(颊)-舌向倾斜(冠倾斜、冠转矩)

牙齿临床冠长轴与𬌗平面垂线间的夹角称为牙冠倾斜或冠转矩(torque)，反映牙齿的唇(颊)舌向倾斜度。上切牙向唇侧倾斜，为正转矩；下切牙冠接近直立(图 2-10-6)；从尖牙起，上、下后牙牙冠都向舌侧倾斜，为负转矩，磨牙比前磨牙更明显(图 2-10-7)。

牙冠轴倾角和转矩角的关系：前牙转矩角增大，轴倾角将成比例减小。例如前牙加 20°根舌向转

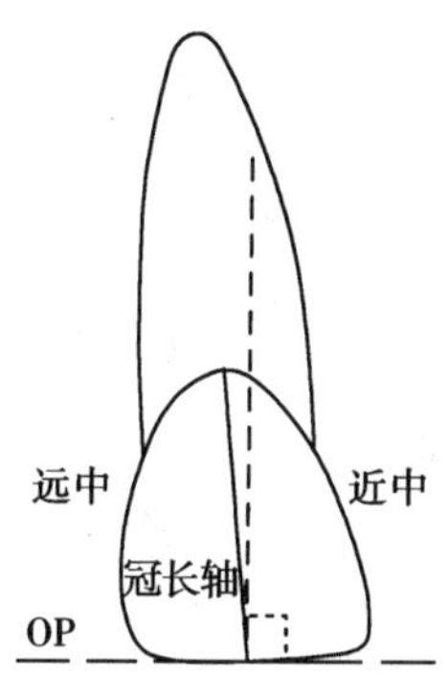

图 2-10-4　前牙冠角

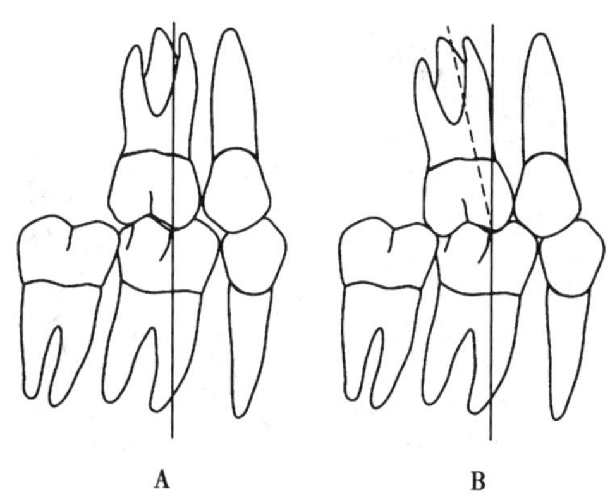

图 2-10-5　磨牙冠角与咬合的关系

A. 上第一磨牙牙冠若直立，尽管其近中颊尖咬合于下第一磨牙近中颊沟，但与下第二磨牙没有咬合接触，上第二前磨牙也与下第一磨牙没有咬合接触；B. 上第一磨牙牙冠有适当的近中倾斜角度，则其远中颊尖远中面可与下第二磨牙近中颊尖近中面咬合接触，上第二前磨牙颊尖远中面也可与下第一磨牙近中颊尖近中面咬合接触，从面形成良好的牙尖交错关系

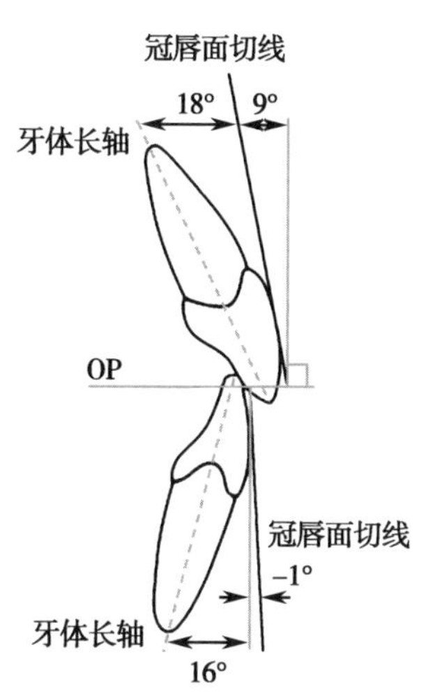

图 2-10-6　上下切牙冠转矩及切牙间交角关系：上切牙牙冠为正转矩，下切牙牙冠负转矩

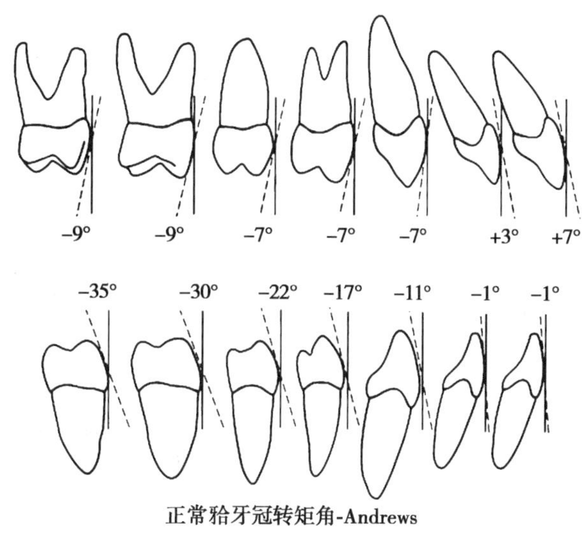

图 2-10-7　Andrews 正常𬌗上下颌牙列牙冠转矩（角度）示意图

矩，中切牙和侧切牙将出现 5°的根近中倾斜。

四、旋　　转

正常𬌗应当没有不适当的牙齿旋转。后牙旋转后占据较多的近远中间隙；前牙正好相反，占据较少的近远中间隙（图 2-10-8）。

五、间　　隙

正常𬌗牙弓中相邻牙齿都保持相互接触，无牙间隙存在（图 2-10-8）。

六、𬌗曲线

正常𬌗的纵𬌗曲线较为平直，或稍有 Spee 曲线曲度，Spee 曲线深度在 0～2.5mm。Spee 曲线较深

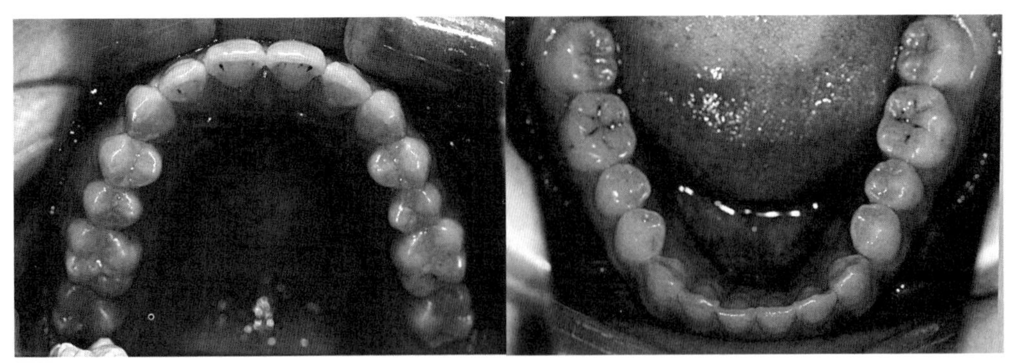

图 2-10-8　牙齿都保持相互接触，无牙旋转、无牙间隙存在

时，上颌牙齿可利用的𬌗面受限，上牙弓间隙不足以容纳上牙。颠倒的 Spee 曲线为上颌牙齿提供的𬌗面过大，上牙的间隙过多（图 2-10-9）。

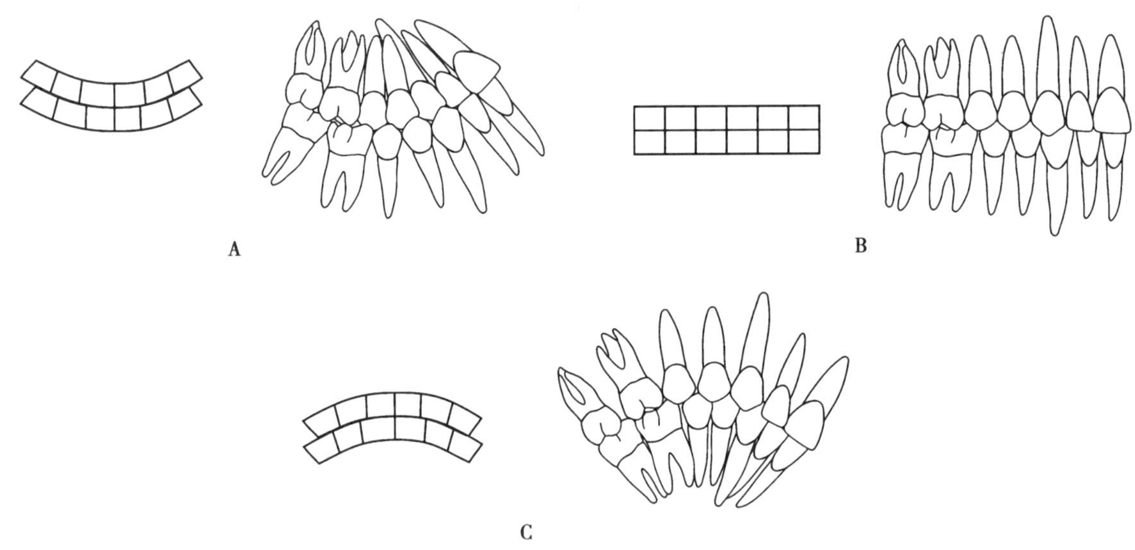

图 2-10-9　纵𬌗曲线

A. 过大的下颌纵𬌗曲线，下牙列出现间隙，上牙列拥挤，妨碍正确的牙尖交错咬合的建立；B. 正常𬌗的纵𬌗曲线较为平直，上、下颌牙列排列整齐，没有间隙，也没有牙列拥挤；C. 反的下颌纵𬌗曲线，上牙列出现间隙，而下牙列出现拥挤，妨碍正常咬合的建立

Andrews 认为，未经正畸治疗的正常𬌗群体中牙𬌗可能存在某些差异，但却都会符合上述六项标准，偏离其中任何一项或几项，即会造成𬌗关系异常。正常𬌗六项标准是𬌗的最佳自然状态，也是正畸治疗的目标之一。

七、中国正常𬌗人牙𬌗形态特征

牙齿大小、形态和排列存在种族差异。1992 年，四川大学华西口腔医学院罗颂椒等按 Andrews 的正常𬌗研究方法对成都地区正常𬌗人的牙𬌗模型进行了牙、𬌗及牙弓形态的测量研究，同时绘制了标准牙弓图形，并按该测量结果由杭州新亚公司开发了相应的直丝弓托槽。其后，北京医科大学曾祥龙、杨新海又对北京地区正常𬌗人群进行研究得出正常𬌗的三维模型测量结果。这些研究数据均可以作为直丝弓矫治器国产化的基础。与 Andrews 研究的白种人正常𬌗结果相比，中国正常𬌗人牙位有如下特点：

1. 中国人上颌中切牙与侧切牙的牙冠突距相差仅 0. 2mm，即中国人上侧切牙与中切牙的冠唇面几乎在一个平面上，而白种人上侧切牙较中切牙冠唇面较偏舌侧；中国人下颌第一磨牙牙冠突距 3. 1mm 较白种人的 2. 5mm 大 0. 6mm，即下第一磨牙较第二前磨牙颊面更近颊侧（图 2-10-10）。

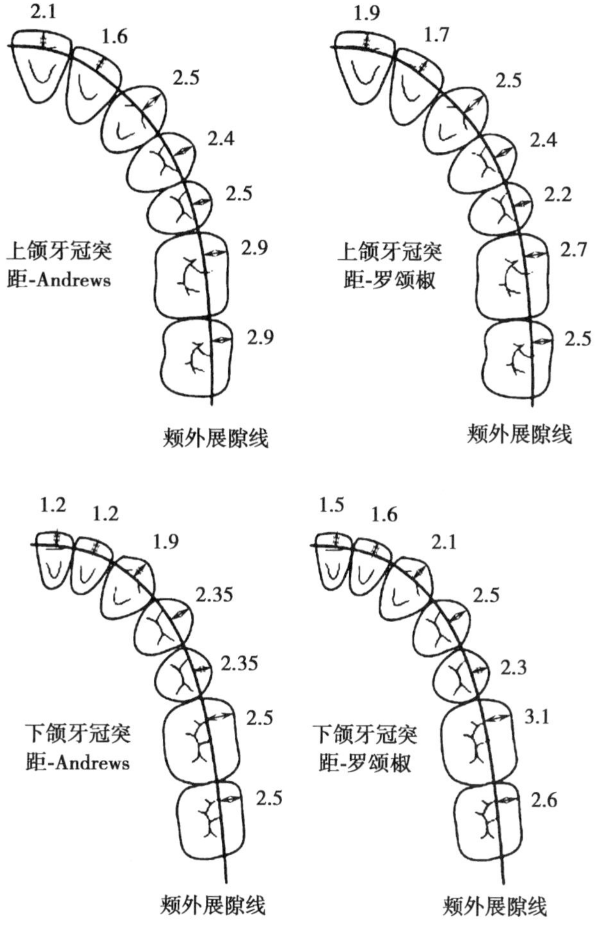

图 2-10-10　Andrews 与罗颂椒测量中国正常𬌗人牙冠突距比较

2. 中国人前牙的冠角(轴倾角)较白种人小,而下颌后牙的冠角较白种人大,即中国人的前牙近远中倾斜度较小,而下后牙向近中倾斜较明显(图 2-10-11)。

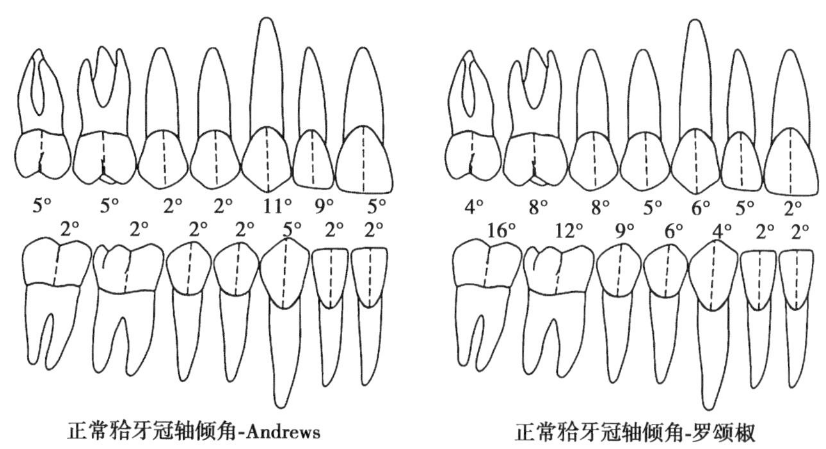

图 2-10-11　Andrews 与罗颂椒测量中国正常𬌗人牙冠轴倾角比较

3. 中国人上切牙牙冠正转矩较白种人略大,下颌磨牙牙冠的负转矩也较白种人大(图 2-10-12)。

4. 上颌第一恒磨牙补偿角为 5°,仅为白种人的一半(图 2-10-17)。

5. Spee 曲线曲度 2±0. 7mm。

这种差异导致当时全部照搬国外方丝弓矫治技术时弓丝弯制方面的改进,例如,上颌美学弓弯制时侧切牙部位的内收弯应弯制得很小或不做弯曲,下第一磨牙外展弯应弯制得更大一些等。但当时对这种差异

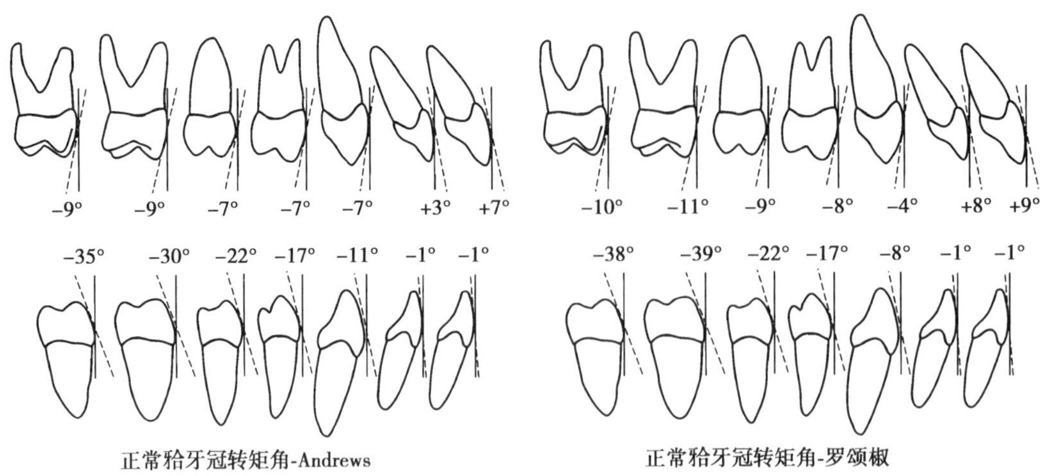

图 2-10-12　Andrews 与罗颂椒测量中国正常𬌗人牙冠转矩比较

认识得并不充分。中国正常𬌗人牙齿形态与白种人有显著的差异，而与日本人大致相似，但也有一定差别。

第二节　直丝弓矫治器设计原理

托槽和颊面管是矫治器的关键部件。为了使矫治后错位牙达到正常𬌗的六项标准，即每个牙有不同的近远中向倾斜、唇（颊）舌向倾斜及内、外侧位置，标准方丝弓矫治器需要在弓丝上弯制三种序列弯曲，而直丝弓矫治器的托槽和颊面管已包含这些设置而不必在弓丝上作弯曲。

一、消除第一序列弯曲

通过调整托槽基底部厚度来完成。正常牙齿在牙弓中的唇（颊）-舌位置有所差别，若以牙齿唇（颊）面的最突点至牙齿外展隙连线的距离代表牙冠突度（图 2-10-10），各个牙齿的冠突度都不相同，这种差别在上牙弓较下牙弓更明显。例如上颌侧切牙较靠舌侧、冠突度较小；尖牙较靠唇侧、冠突度较大；第一、第二磨牙较靠颊侧、冠突度较大。

标准方丝弓矫治器需要在弓丝上弯制第一序列弯曲使牙齿到位并保持在这一位置；直丝弓矫治器通过调节托槽底的厚度（图 2-10-13），自动完成这种牙齿移动，使牙齿在牙弓中保持正确的唇（颊）舌位置关系。上颌第一磨牙颊侧尖连线与牙齿接触点连线成 5°角（图 2-10-17）；下颌第一恒磨牙近中颊尖与远中颊尖连线和牙齿接触点连线平行。以此设计磨牙带环颊面管的补偿角（offset），上颌磨牙颊面管远中厚度大于近中，下颌磨牙颊面管近远中厚度相同。

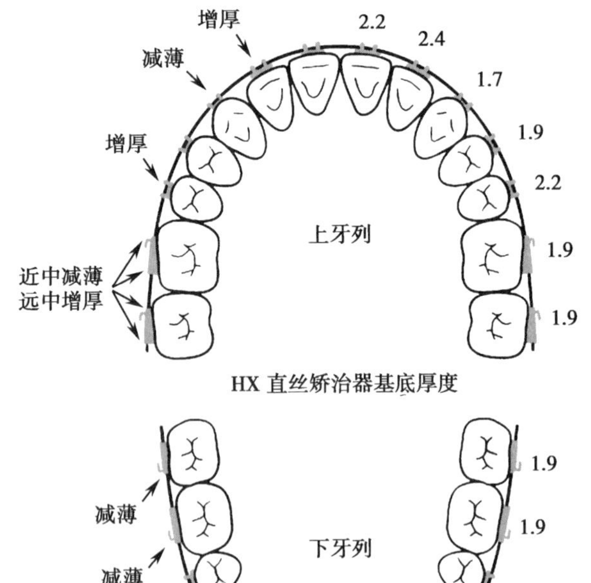

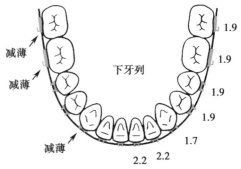

图 2-10-13　直丝弓矫治器通过调节不同牙位的托槽基底厚薄来消除方丝弓矫治器中弓丝的第一序列弯曲。图中为 HX 直丝弓矫治器托槽基底厚度设置（单位 mm）

二、消除第二序列弯曲

使槽沟近远中向位置与𬌗平面有一定夹角（图 2-10-14）。以上颌尖牙为例。正常上颌尖牙牙冠长轴𬌗端向近中倾斜，与𬌗平面垂线成 11°

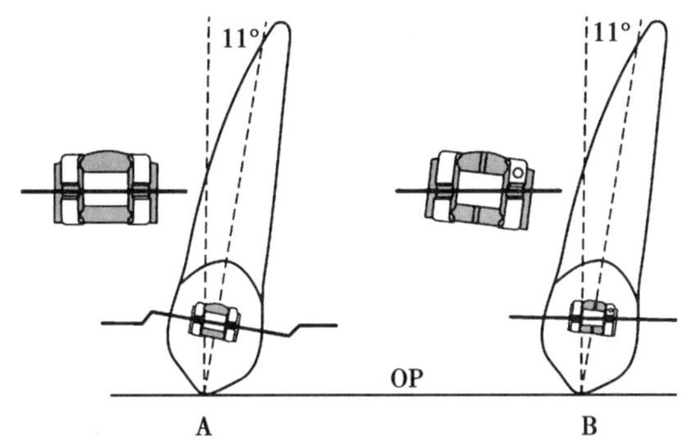

图 2-10-14　托槽槽沟的倾斜以消除方丝弓矫治器中弓丝的第二序列弯曲

A. 方丝弓托槽；B. 直丝弓托槽

夹角。标准方丝弓矫治器在黏着托槽时，将托槽近中向殆方适量倾斜或在弓丝上弯制第二序列弯曲来使牙齿达到这种位置。直丝弓矫治器托槽的槽沟包含 11°角，弓丝纳入槽内时将自动产生 11°的冠向近中倾斜力，当弓丝恢复原来的平直形状时牙齿就完成了所需要的移动，冠向近中倾斜 11°。

直丝弓矫治器的托槽，根据不同牙齿的位置，在槽沟上加入了不同的近远中倾斜角度，这种倾斜都是使牙齿向近中倾斜或使牙齿直立。注意此角度依据临床冠长轴确定而不是整个牙齿的长轴。

三、消除第三序列弯曲

使托槽底部殆龈向基底厚度不同，而设置直丝弓矫治器的第三序列弯曲（图 2-10-15）。例如正常上颌中切牙牙冠稍向唇侧倾斜 9°。标准方丝弓矫治技术中需在唇弓上弯制+9°的第三序列弯曲，当弓丝纳入槽内时，上中切牙才能维持其正常的冠唇向根舌向倾斜度。直丝弓托槽在中切牙托槽基底的龈方增加厚度、殆方减薄厚度，形成了+12°角（增加的+3°角是为了过矫治）。当直丝纳入槽沟后，中切牙自动产生合适的冠唇向倾斜角度。同样，此角度不是依据牙根长轴而是依据临床冠唇侧突度的切线的测量结果。

除上颌四颗切牙之外的所有牙齿牙冠均为负转矩，因此除这四颗切牙以外，其他牙齿的直丝弓托槽基底厚度均为殆方较厚、龈方较薄，使这些牙齿的牙冠有不同程度的舌向倾斜。

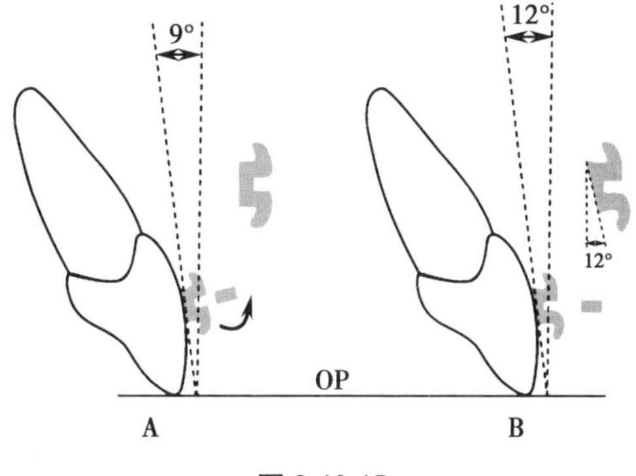

图 2-10-15

A. 方丝弓托槽基底龈殆向厚度相同，弓丝扭转才可使中切牙牙冠正常地唇向倾斜；B. 上颌中切牙直丝弓托槽增加龈向基底厚度、减薄殆向基底厚度形成正转矩，以消除方丝弓矫治器中弓丝的第三序列弯曲

转矩置于托槽基底部是 Andrews“全程式化”直丝弓矫治器的特征之一；而将转矩置于托槽槽沟底部而不是基底部，即槽沟底部的倾斜度变化，为“部分程式化”矫治器；标准方丝弓托槽没有预设置，为“非程式化”矫治器。方丝弓矫治器需通过弓丝在每颗牙部位弯制不同方向、不同大小的转矩弯曲来建立合适的冠转矩，部分程式化矫治器尽管用平直弓丝也能达到每颗牙的转矩调整，但不如全程式化矫治器的效能高，不能完全消除弓丝弯曲（图 2-10-16）。由于专利权的保护作用，转矩置于托槽基底的全程式化矫治器称为直丝弓矫治器（straight appliance），而转矩置于槽沟的部分程式化矫治器称为预成矫治器（pre-adjusted appliance），我国习惯将这两者均称为直丝弓矫治器。

四、抗旋转与抗倾斜

对于拔牙病例，为防止拔牙隙两侧牙齿在受牵引移动时发生倾斜、旋转，Andrews 在相应牙齿的托槽上增加了抗旋转（offset 或 anti-rotation）、抗倾斜（anti-tip）设计。例如拔除第一前磨牙病例，为了防止关闭拔牙间隙时前、后段牙弓向拔牙间隙倾倒和旋转，增加尖牙托槽近中、第二前磨牙托槽远中基底厚度，在关闭拔牙隙之前排平期使尖牙和第二前磨牙分别向近中和远中旋转（图 2-10-25）；增加尖牙的轴倾角，使之牙冠更向近中倾斜。

五、自动牙齿旋转

直丝弓矫治器大多采用双翼宽托槽，配合高弹性弓丝的使用，可以自动完成旋转牙的矫治，大多数情况下不需要在弓丝上弯制相应的弹簧曲。

六、磨牙带环与颊面管

直丝弓矫治器磨牙颊面管的设计包含三种角度：轴倾角（tip）、转矩角（torque）和补偿角（offset）。分别控制磨牙的近远中倾斜、颊舌向倾斜和近远中尖的颊舌向旋转。Andrews、Roth、MBT 和 HX 设计数据有所差别。

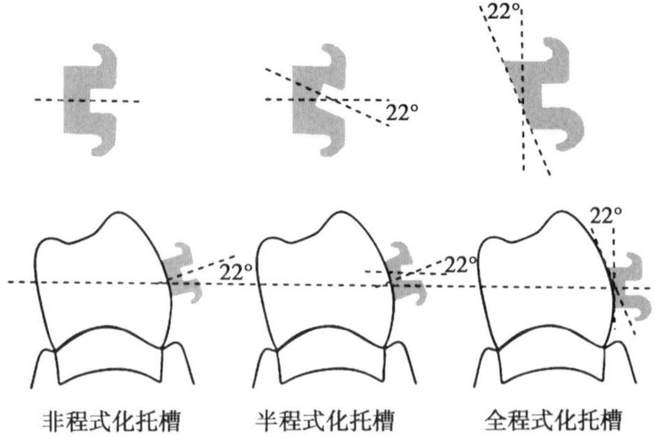

图 2-10-16　非程式化托槽、半程式化托槽与全程式化托槽

上颌第一磨牙冠颊面的解剖外形是近中颊尖位于远中颊尖的颊侧，该两个颊尖点连线与牙齿接触点连线形成的角称为补偿角（图 2-10-17）。方丝弓矫治器中其颊面管近远中基底的厚度相同，弓丝常规在颊面管近中的外展弯上再作远中向舌侧倾斜的内倾弯（toe-in），直丝弓上颌第一磨牙颊面管的远中基底厚度较近中厚，弓丝便不再需要弯制内倾弯曲，Roth 设置补偿角为 10°，HX 设置为 5°。下颌第一磨牙颊面管补偿角为 0°。

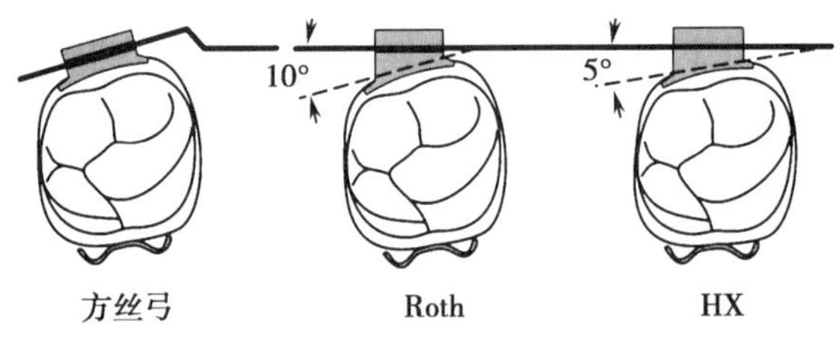

图 2-10-17　上颌第一磨牙补偿角及设置

上颌第一恒磨牙带环的颊面管一般有两管式和三管式两种。两管式为主弓管和口外弓管；三管式为主弓管、辅弓管和口外弓管，主弓管居中。下颌磨牙颊面管一般为单管式，有时可为两管式或三管式。

当第二恒磨牙放置颊面管后，粗弓丝从第一磨牙颊面管穿过后不易穿入第二磨牙颊面管，第一磨牙颊面管经改进，可通过专用钳去除颊侧管壁，此时颊面管变成托槽，可用结扎丝将弓丝结扎，弓丝很容易穿入第二磨牙颊面管。所有磨牙颊面管的近中龈方附有牵引钩，舌侧可选择性使用舌侧钮供牵引用。

近年来由于制作工艺的提高，颊面管底部也可制作成与托槽相同的网状基底，不需经焊接于带环上而直接粘结于磨牙颊面，粘结强度能满足临床常规治疗需求。如需使用口外弓、唇挡、舌侧附加横腭弓或腭托等，还是需要带环以加强粘结强度。

第三节　直丝弓矫治器的种类

矫治器部件主要包括托槽、磨牙颊面管和矫治弓丝。直丝弓矫治器托槽、颊面管的设计有特殊的考虑，并且经历了发展与变化。

一、Andrews 直丝弓矫治器

1970 年 Andrews 依据其研究的 120 例正常𬌗测量数据，首先设计出标准型直丝弓矫治器（standard SWA）用于不拔牙病例（表 2-10-1），随后他又对之进行改进，根据 ANB 角、拔牙与不拔牙、支抗需求而设计了平动型直丝弓矫治器（translation SWA）（表 2-10-2）。

Andrews 认为，对拔牙病例，拔牙隙两侧牙齿需整体移动，只有使用平动矫治器才能在避免弯制弓丝的原则下使前后牙齿精确地移动。平动直丝弓矫治器的切牙托槽同标准型的选择原则相同，依据患者 ANB 角的不同切牙托槽的冠唇舌向倾斜度（torque）不同，而尖牙、前磨牙、磨牙托槽颊面管还增加了“抗旋转”、“抗倾斜”两种设计，如图 2-10-18。例如，拔牙病例前牙向远中移动距离越大，尖牙越易向远

表 2-10-1　Andrews 标准直丝弓矫治器设置(standard SWA,非拔牙用)

		U1	U2	U3	U4	U5	U6,U7	
厚度(mm)		1.8	2.25	1.4	1.5	1.5	1.0	
冠轴倾角(tip)(°)		+5	+5	+11	+2	+2	+5(磨牙中性关系)	
							0(磨牙远全远中关系)	
冠唇(颊)舌向倾斜角(torque)(°)	0<ANB<5	+7	+3	-7	-7	-7	-9	
	ANB>5	+2	-2					
	ANB<0	+12	+8					
旋转(°)		0	0	0	0	0	-10(磨牙中性关系)	
							0(磨牙远全远中关系)	
		L1	L2	L3	L4	L5	L6	L7
厚度(mm)		2.3	2.3	1.6	1.15	1.15	1.0	1.0
冠轴倾角(tip)(°)		+2	+2	+5	+2	+2	+2	+2
冠唇(颊)舌向倾斜角(torque)(°)	0<ANB<5	-1	-1	-11	-17	-22	-30	-35
	ANB>5	+4	+4					
	ANB<0	-6	-6					
旋转(°)		0	0	0	0	0	0	0

注:旋转角度正值表示冠向近中旋转,负值表示冠向远中旋转

表 2-10-2　Andrews 平动型直丝弓矫治器设置(Translation SWA)

			不拔牙病例(°)	拔牙病例(°)		
				最小支抗	中度支抗	最大支抗
尖牙(远中移动)	上颌	轴倾角	11	13	14	15
		抗旋转	0	2	4	6
	下颌	轴倾角	5	7	8	9
		抗旋转	0	2	4	6
第一前磨牙(远中移动)	上颌	轴倾角	2	4	5	6
		抗旋转	0	2	4	6
	下颌	轴倾角	2	4	5	6
		抗旋转	0	2	4	6
第二前磨牙(近中移动)	上颌	轴倾角	2	0	-1	-2
		抗旋转	0	-2	-4	-6
	下颌	轴倾角	2	0	-1	-2
		抗旋转	0	-2	-4	-6
磨牙(近中移动)	上颌	轴倾角	5	3	2	1
		抗旋转	-10	-12	-14	-16
		冠转矩	-9	-13	-14	-15
	下颌	轴倾角	2	0	-1	-2
		抗旋转	0	-2	-4	-6

注:抗旋转角度正值表示冠向近中旋转,负值表示冠向远中旋转

中倾斜和旋转；后牙也更易向近中旋转，并需更多地向远中竖直为前牙更多地内收提供支抗。因此，Andrews 采用增大尖牙的冠近中轴倾角度，使牙冠更近中旋转的抗旋转设计，同时减小前磨牙、磨牙的冠近中轴倾角度，使冠远中旋转的抗旋转设置，以对抗矫治过程中不利的副作用。这些设置根据前牙向远中移动距离，即对支抗要求的增加而增大，同时减小了上颌磨牙的冠转矩使之更舌倾。

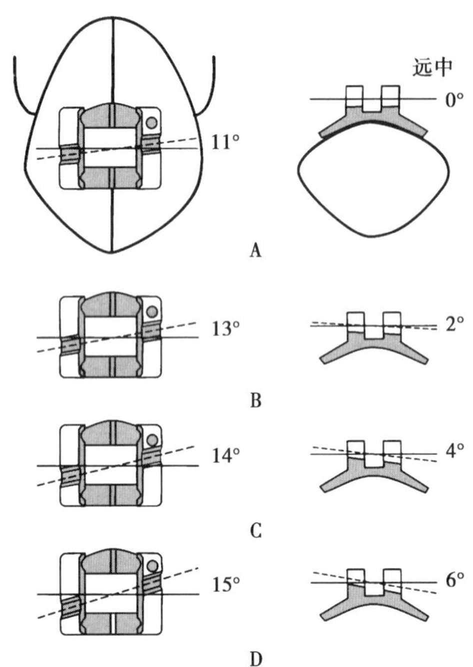

图 2-10-18　Andrews 直丝弓矫治器上颌尖牙托槽设置

A. 非拔牙病例的尖牙托槽轴倾角和抗旋转设置；B. 最小支抗拔牙病例，增加 2°抗倾斜角和 2°抗旋转角；C. 中等支抗拔牙病例，增加 3°抗倾斜角和 4°抗旋转角；D. 最大支抗拔牙病例，增加 4°抗倾斜角和 6°抗旋转角

Andrews 为了使牙齿整体移动，设计了较长的尖牙龈方牵引钩（power arm）（图 2-10-19），目的是使牵引力尽量通过尖牙的阻力中心而使其整体移动。

Andrews 的初衷是使他的矫治器能做到"全程式化"并适于每一种骨面型的特定患者，但结果却事与愿违。十余种托槽系列，每一系列每个牙齿的设计又各不相同，如此繁杂的系统，临床选择使用很不方便。

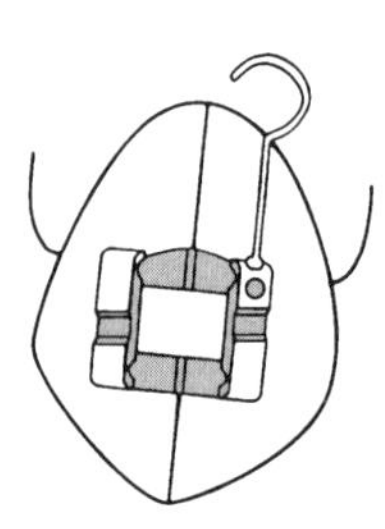

图 2-10-19　较长的尖牙托槽龈方牵引钩、垂直标志线及远中翼龈方标志点

二、Roth 直丝弓矫治器

Roth 根据功能殆治疗目标和临床多年应用 Andrews 直丝弓矫治器的经验，于 1976 年对 Andrews 托槽进行了改良。Roth 改良后的直丝弓矫治器托槽是目前国际上最常用的直丝弓系统，其设置见表 2-10-3。

Roth 的功能殆治疗目标为：

1. 尖窝接触位时，髁突位于关节窝正中，Ⅰ类殆关系。
2. 正中殆时，后牙受力均匀，殆力沿牙长轴方向。
3. 正中殆时，后牙保护前牙，后牙接触前牙稍分离。
4. 前伸殆时，前牙保护后牙，前牙接触后牙稍分离。
5. 侧方殆时，为尖牙保护殆，仅工作侧尖牙接触余牙稍分离。

Roth 改良的直丝弓托槽主要设计思想为：

1. 一种托槽系列适合于大部分患者。
2. 托槽所包含的角度可以完成牙齿三维方位的轻度过矫治。
3. 允许牙齿轻微倾斜移动，而不像 Andrews 托槽那样完全整体移动牙齿。
4. 粘结时上侧切牙、下前牙托槽的位置稍近切缘，以有利深覆殆的矫治（图 2-10-27）。

Andrews 和 Roth 都没有对直丝弓矫治器提出明确的治疗方法，其整个治疗方法均沿用标准方丝弓矫治力系，只是在治疗后期，特别是第三期，由于不必弯制过多的第一、第二和第三序列弯曲而使治疗变得较为容易。

三、MBT 直丝弓矫治器

McLaughlin 与 Bennett 根据自己多年使用直丝弓矫治器的经验，特别是根据使用他们提出的滑动法关闭拔牙间隙的需要，1989 年起在 JCO 连续发表文章对直丝弓矫治器的托槽设计进行了改良；在此基础上，1997 年，McLaughlin、Bennett 和 Trevisit 提出 MBT 直丝弓矫治器（表 2-10-3），不仅对 Roth 直丝弓矫治器的设置进行改良，还提出了采用持续性轻力、尖牙后结扎、末端回弯、滑动关闭拔牙间隙等现代矫治理念，进一步减少弓丝弯制，提高矫治效率和质量。MBT 矫治器与 Andrews-Roth 矫治器主要差别在于：

表 2-10-3　Andrews、Roth、MBT、Alexander 和 HX 直丝弓矫治器轴倾角、转矩角设置

		U1	U2	U3	U4	U5	U6	U7
托槽基底厚度	Roth	0. 7mm	1. 3mm	0. 7mm	0. 7mm	0. 7mm	0. 3mm	0. 3mm
	HX	2. 2mm	2. 4mm	1. 7mm	1. 9mm	2. 2mm	1. 9mm	1. 9mm
旋转				4°	-2°	-2°	-14°	-14°
轴倾角	Andrews	5°	9°	11°	2°	2°	5°	5°
	Roth	5°	9°	13°	0°	0°	0°	0°
	MBT	4°	8°	8°	0°	0°	0°	0°
	Alexander	5°	8°	10°	0°	0°	0°	0°
	HX	4°	6°	7°	0°	0°	0°	0°
转矩角	Andrews	7°	3°	-7°	-7°	-7°	-9°	-9°
	Roth	1°	8°	-2°	-7°	-7°	-14°	-14°
	MBT	17°	10°	-7°	-7°	-7°	-14°	-14°
	Alexander	14°	7°	-3°	-7°	-7°	-10°	-10°
	HX	15°	10°	-3°	-7°	-7°	-9°	-9°
		L1	L2	L3	L4	L5	L6	L7
托槽基底厚度	Roth	1. 3mm	1. 3mm	0. 7mm	0. 4mm	0. 4mm	0. 4mm	0. 4mm
	HX	2. 2mm	2. 2mm	1. 7mm	1. 9mm	1. 9mm	1. 9mm	1. 9mm
旋转				2°	-4°	-4°	-4°	-4°
轴倾角	Andrews	2°	2°	5°	2°	2°	2°	2°
	Roth	2°	2°	7°	-1°	0°	-1°	-1°
	MBT	0°	0°	3°	2°	2°	0°	0°
	Alexander	2°	2°	6°	0°	0°	-5°	-6°
	HX	1°	1°	5°	0°	0°	0°	0°
转矩角	Andrews	-1°	-1°	-11°	-17°	-22°	-30°	-35°
	Roth	-1°	-1°	-11°	-17°	-22°	-30°	-30°
	MBT	-6°	-6°	-6°	-17°	-22°	-20°	-10°
	Alexander	-5°	-5°	-7°	-11°	-17°	-22°	-27°
	HX	-4°	-4°	-5°	-12°	-17°	-25°	-15°

注：该表 Andrews 直丝弓托槽设置为 ANB 角 0°～5°标准非拔牙病例使用

1. 转矩设置于槽沟底部，Roth 称之为部分程式化矫治器；

2. 减小上、下前牙特别是尖牙的轴倾角，这样更有利于前牙向远中滑动，减少对后牙支抗的要求；

3. 增大上切牙牙根舌向转矩角和下切牙牙冠舌向转矩角，以减少后期控制上颌切牙牙冠唇向、下颌切牙牙冠舌向倾斜而过多的弯制第三序列弯曲；

4. 增大上磨牙牙冠舌向转矩角，减小下尖牙和后牙特别是磨牙牙冠舌向转矩角，从而有利于后牙在基骨中直立、在松质骨中移动；

5. 有一半病例上第二前磨牙托槽底厚度减薄，减小上第一磨牙近中旋转；

6. 在外形上尖牙和前磨牙托槽不再附有牵引钩(power arm)；

7. 根据不同的病例情况，托槽粘结位置不同，更有利于牙齿转矩等方面位置的精确定位。

四、中国人 HX 直丝弓矫治器

针对不同中国人审美、牙𬌗特征的差异，四川大学华西口腔医学院设置了 HX 直丝弓矫治器(表 2-10-3)，主要特征有以下方面：

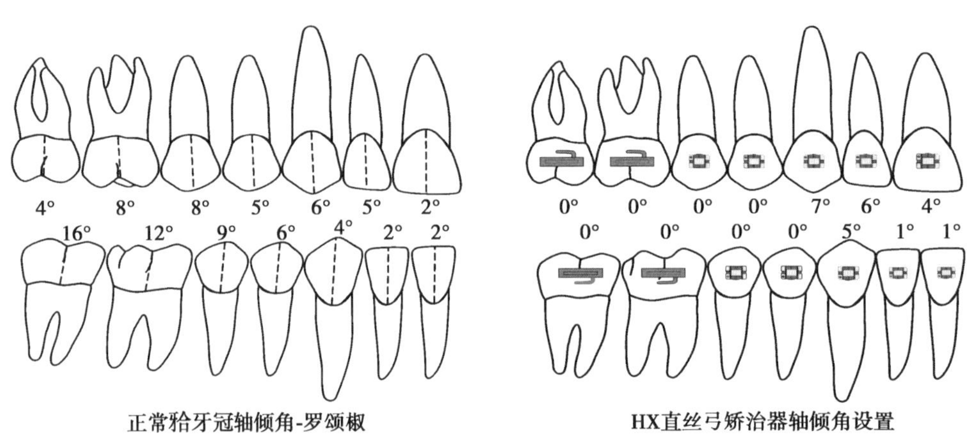

图 2-10-20

A. 中国正常𬌗人牙冠轴倾角；B. HX 直丝弓矫治器轴倾角设置

1. 上颌侧切牙　托槽厚度仅较中切牙厚 0.2mm，较 Roth 托槽的 0.6mm 差距明显减小。上颌第二前磨牙较第一前磨牙的托槽厚度厚 0.3mm，以补偿上颌第二前磨牙冠突距较小(图 2-10-13)。上颌第一磨牙颊面管：补偿角 5°，为 Roth 设置值 10°的一半(图 2-10-17)。

2. 轴倾角　后牙轴倾角均设置为 0°，上前牙和下尖牙托槽的轴倾角设置较正常𬌗人略增大(但较 Roth 设置值减小)，目的是在拔牙病例中使后牙远中倾斜、前牙近中倾斜，以对抗牵引关闭拔牙隙时前、后牙段分别向拔牙隙的倾斜(图 2-10-20，图 2-10-21)。

3. 后牙转矩(图 2-10-22)　Andrews 根据正常𬌗白种人后牙的冠转矩测量值设置其直丝弓矫治器转矩。MBT 矫治技术中均增大了后牙的冠转矩，又以下颌后牙冠转矩增加明显，其原理是他们认为后牙牙根直立于基骨中更有利于牙周健康、𬌗力传导。在临床中也发现使用 Roth 直丝弓矫治器时，下后牙特别是下第一磨牙舌倾，需在下颌弓丝上额外弯制正转矩。HX 直丝弓矫治器设置时，我们将后牙特别是下后牙矫治器的转矩均增

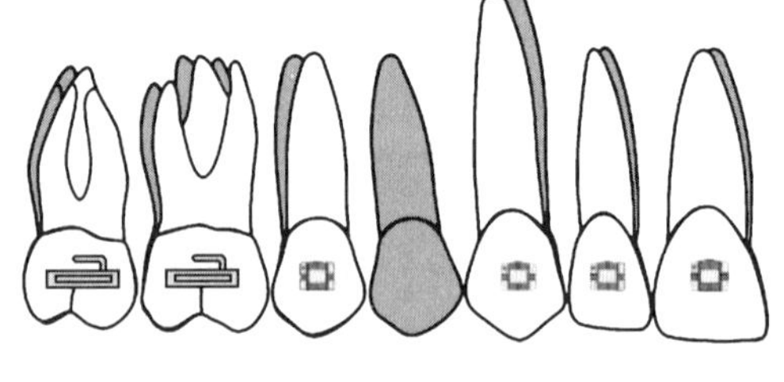

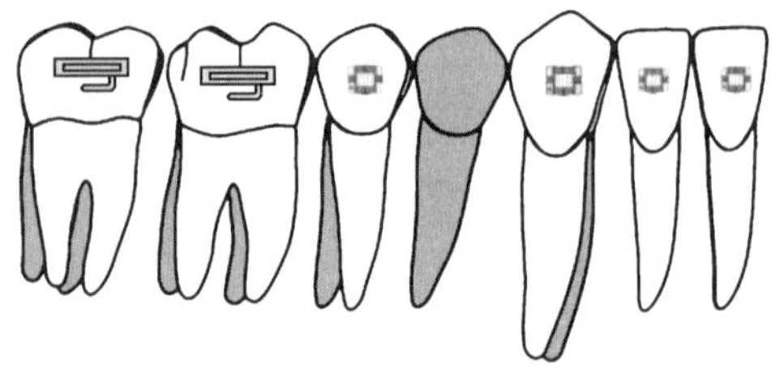

图 2-10-21　HX 直丝弓矫治器轴倾角设置与正常𬌗人(阴影)的对比

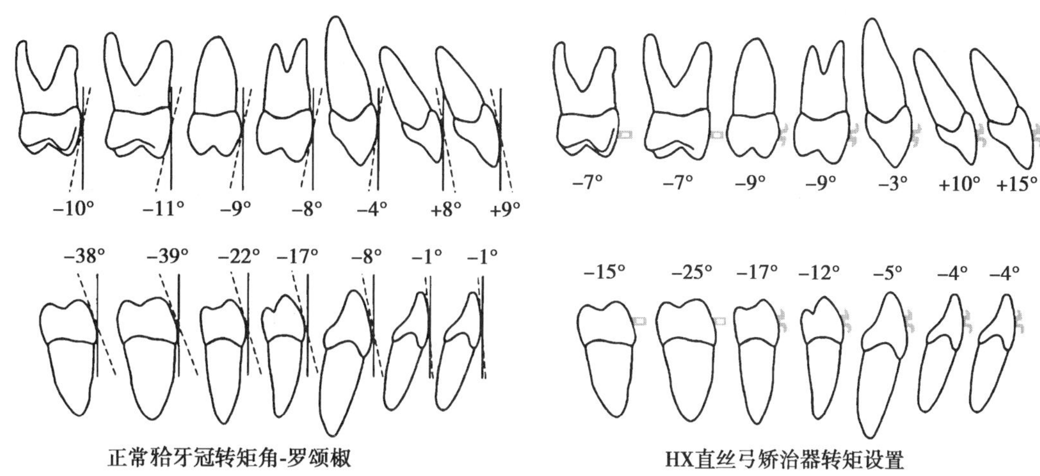

图 2-10-22　中国正常𬌗人牙冠转矩及 HX 直丝弓矫治器转矩设置

大，以期使其更好地直立于基骨内（图 2-10-23）。

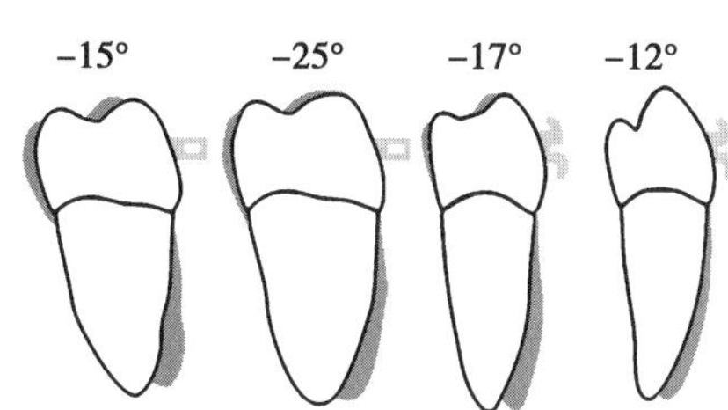

图 2-10-23　HX 直丝弓矫治器下后牙转矩设置：较正常𬌗人增大，以使其直立于基骨内

4. 前牙转矩（图 2-10-22）　中国正常𬌗人上切牙正转矩较白种人略大；此外，使用Ⅱ类牵引或者拔牙病例内收上切牙时，因施力点位于阻力中心𬌗方，上切牙常表现为冠较根更多的舌向倾斜移动，为了使上切牙更好地表现为整体后移，常需在上切牙段额外弯制较大的正转矩。这两个理由使我们在设置上切牙转矩时均较正常𬌗人的正转矩更大（图 2-10-23），该设置值也较 Roth 设置值大。使用反𬌗曲线方丝弓矫治深覆𬌗病例，特别是在配合Ⅱ类牵引力作用下，下切牙常唇倾，为了对抗这种不利的副作用，我们减小了下切牙托槽的转矩设置值，较正常𬌗人更舌倾，目的是使下切牙在改正深覆𬌗时不唇倾、上切牙有更大的空间后移（图 2-10-24）。从设置的角度来说，HX 较 Roth 设置的上切牙更唇倾、下切牙更舌倾。尖牙转矩设置与正常𬌗人测量结果相近。

5. 抗旋转设置（图 2-10-25）　关闭间隙时，牵引力作用于阻力中心颊侧，前、后牙段均有向拔牙隙旋转的趋势。为对抗此副作用，设置尖牙、第一前磨牙 4°近中旋转角，第二前磨牙 4°远中旋转角。

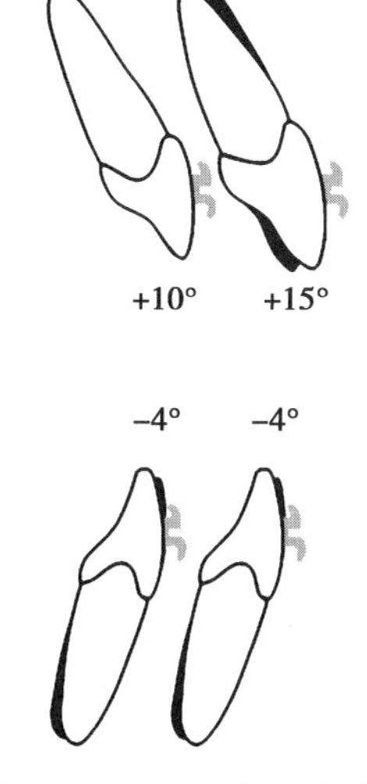

图 2-10-24　上切牙托槽转矩设置：较正常𬌗人增大，下切牙托槽转矩设置较正常𬌗人减小

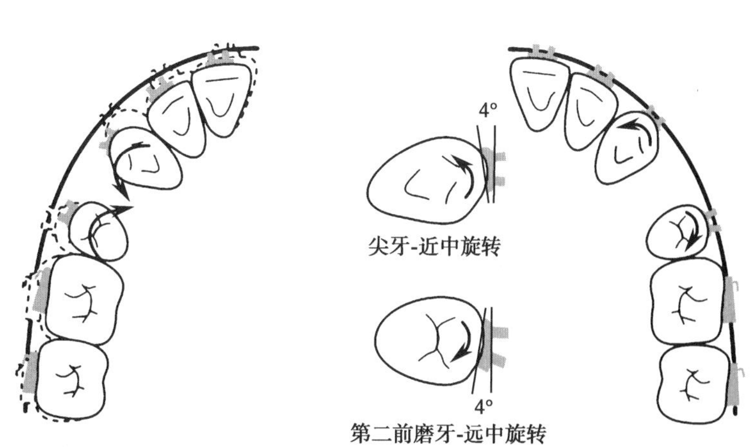

图 2-10-25　抗旋转设置：尖牙近中基底厚度较远中略厚，形成 4°旋转角度；第二前磨远中基底较近中略厚，也形成 4°旋转角度

6. 冠面外形　研究每颗牙唇颊侧托槽粘结部位的解剖外形时发现,切牙该区域基本为一平面;而尖牙、第一前磨牙、第二前磨牙冠唇颊面中心区域有不同曲度的𬌗龈向弧度,同时牙冠的近远中向曲度在每颗牙的𬌗向、中心区、龈向部位的弧度也不相同,托槽粘结部位的牙冠表面近远中向和垂直向均为不相同曲度的类球面形态。因此,设计托槽时,在每颗牙的托槽底板均应设置有与牙冠解剖外形相适应的近远中向、𬌗龈向弧度,保证托槽粘结时托槽底板与牙面完全贴合,有利于提高粘结强度,并且矫治器的转矩设置才能充分、准确地表达。

第四节　直丝弓矫治器的安放

一、托槽识别

Andrews 以及其后的 Roth、MBT、HX 等直丝弓矫治器,虽然在设计数据上有所差别,但却有以下共同的基本特征:

1. 0.022 英寸×0.028 英寸槽沟、双翼宽托槽;
2. 所有托槽所包含的数据设计都相对于牙冠;
3. 直丝弓矫治器每个牙的托槽或颊面管设置均不相同,专牙专用。区分标志为:每个托槽的远中龈侧翼上都有永久性识别标志(图 2-10-19);
4. 每个托槽的中心部位有一垂直标志线,粘贴时使该线与牙面的临床冠长轴相重合,槽沟中心点与临床冠中心相一致,有助于托槽位置的正确粘结(图 2-10-19)。

二、托槽定位标准

标准方丝弓矫治器用固定的托槽槽沟至牙尖或𬌗平面高度来确定托槽的位置。由于患者之间牙齿大小和形状的差异,用托槽高度所确定的托槽位置在不同患者牙冠上的部位是可变的,从而引起直丝弓托槽预设置的转矩和内收外展设置发生改变。因此对于直丝弓矫治器,用托槽高度确定托槽位置是不可靠的。

直丝弓矫治器用临床冠中心(图 2-10-26)来确定托槽的位置。"临床冠"指牙龈健康的替牙晚期和

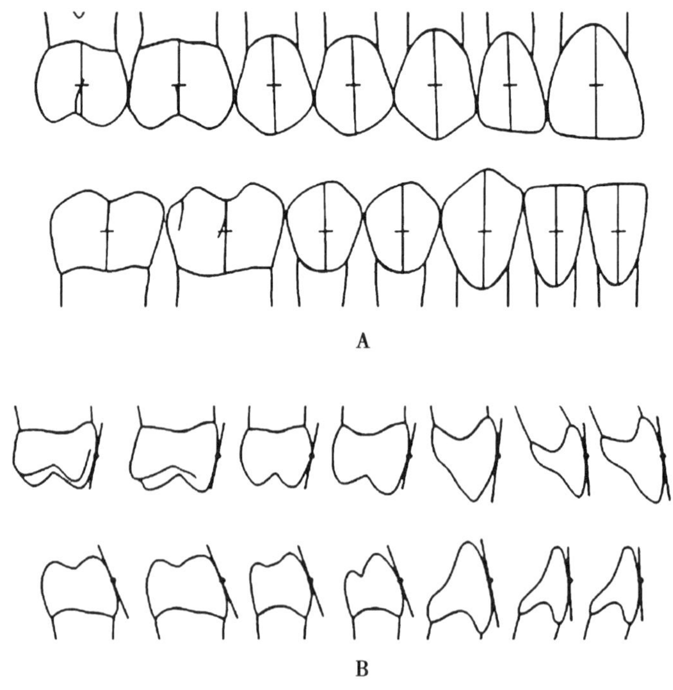

图 2-10-26　临床冠、临床冠长轴及临床冠中心(FA)
A. 正面观;B. 侧面观

成人牙列肉眼见到的牙冠。从解剖上看，临床冠高度为从釉质牙本质界至切缘或牙尖的距离减去1.8mm。“临床冠中心”是临床冠长轴与牙冠水平线的交点，即临床冠高度一半的距离。磨牙的临床冠长轴为颊面的主垂直沟，其余牙齿的临床冠长轴位于中发育嵴之上，此发育嵴在牙冠唇(颊)面中部，由龈方至殆方，是牙冠的最凸部；从近远中方向看，临床冠长轴用平行于中发育嵴(或主垂直沟)且与唇(颊)面临床冠中点相切的直线代表。牙齿的临床冠高度可以因牙齿大小不同而不同，但临床冠中心却保持恒定，因此 Andrews 用临床冠中心定位托槽位置。

实际粘结时将托槽槽沟、颊面管的中心点与临床冠中心点相重合，托槽垂直标志线与临床冠长轴相重合，托槽翼上标志点放于牙齿的远中龈方。Roth 将上颌侧切牙、下颌前牙托槽粘结于较其临床冠中心点略靠殆方0.5mm 的位置(图 2-10-27)。严重深覆殆病例，为打开咬合，最好将切牙托槽更近殆方 0.5mm 粘结，而开殆病例，视开殆程度，将切牙托槽向龈方0.5～1.0mm 粘结，开殆越大，切牙托槽位置越靠龈方。

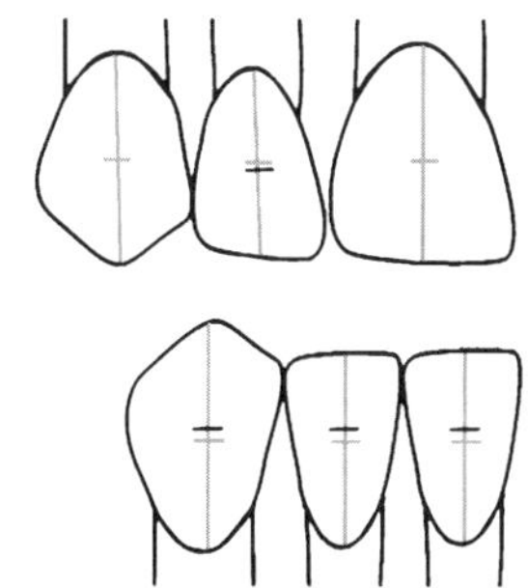

图 2-10-27　Roth 将上颌侧切牙、下颌前牙托槽粘结于较其临床冠中心点略靠殆方的位置

McLaughlin 等认为目测法确定牙齿的临床冠中心会使托槽的位置产生误差，发现直丝托槽槽沟中心点并非完全位于牙齿的临床冠中心点，许多牙齿难以确定冠面轴点，上颌第二磨牙颊面管应位于临床冠中心殆方0.5～1.0mm 处，下颌尖牙、前磨牙托槽应位于临床冠中心殆方 0.5mm 处。因此，在 MBT 矫治技术中推荐使用 Dougherty 定位器和托槽定位表确定托槽的位置(表 2-10-4)。

表 2-10-4　MBT 托槽定位表*

	U7	U6	U5	U4	U3	U2	U1	上颌
A	2.0	4.0	5.0	5.5	6.0	5.5	6.0	+1.0mm
B	2.0	3.5	4.5	5.0	5.5	5.0	5.5	+0.5mm
C	2.0	3.0	4.0	4.5	5.0	4.5	5.0	平均
D	2.0	2.5	3.5	4.0	4.5	4.0	4.5	-0.5mm
E	2.0	2.0	3.0	3.5	4.0	3.5	4.0	-1.0mm
A	3.5	3.5	4.5	5.0	5.5	5.0	5.0	+1.0mm
B	3.0	3.0	4.0	4.5	5.0	4.5	4.5	+0.5mm
C	2.5	2.5	3.5	4.0	4.5	4.0	4.0	平均
D	2.0	2.0	3.0	3.5	4.0	3.5	3.5	-0.5mm
E	2.0	2.0	2.5	3.0	3.5	3.0	3.0	-1.0mm
	L7	L6	L5	L4	L3	L2	L1	下颌

*注：C 为临床冠中心至切缘或牙尖距离的平均值，大多数人牙冠大小及托槽粘结位置时使用；A、B 为较大牙冠，托槽粘结位置远离切缘或牙尖；D、E 为较小牙冠，托槽粘结位置靠近切缘或牙尖

三、托 槽 粘 结

1. 目测法确定各牙齿的临床冠中心，酸处理时仅使中心局部的釉质脱钙。
2. 将托槽中心对准临床冠中心放置，切牙托槽位置可稍殆向。
3. 将托槽中心的垂直标志线调整与牙齿临床冠长轴重合，托槽位于牙冠唇、颊面近远中的中份。

四、特殊病例的托槽粘结

直丝弓矫治技术提倡不需弯制弓丝，而错殆畸形各种各样，千变万化，在矫治一些特殊病例时需调

整托槽粘结位置，或选用不同设置值的托槽，以避免临床医师将时间花费在弯制弓丝上。

1. 安氏Ⅲ类错殆　直丝弓托槽上切牙的转矩为正转矩，即冠唇向根舌向的转矩。Ⅲ类病例本身存有上颌发育不足，当改正反殆后，上切牙往往唇向倾斜，这时应采用冠舌向、根唇向的负转矩，以刺激上颌骨前份的向前发育，保持上切牙矫治后的直立和美观。因此，对安氏Ⅲ类错殆常将上颌四个切牙托槽颠倒180°粘结，使其正转矩变为负转矩，避免在弓丝上给上切牙弯制负转矩（图2-10-28）。

2. 侧切牙腭侧错位、个别牙反殆、个别舌侧错位上切牙唇向移动、反殆解除后，常常是牙冠至正常位置而牙根仍舌向，若将错位牙托槽颠倒180°粘结，其转矩变为冠舌向、根唇向的负转矩，当使用方丝弓将其唇向移动时，以及后期的控根移动，自动产生使牙根唇侧移动力而不需另外行转矩弯曲。

3. 上侧切牙先天缺失或因畸形牙正畸需要等原因拔除时　用尖牙代替侧切牙的位置，由于上尖牙与侧切牙的外形明显不同，为了美观的需要，矫治前或矫治后可将尖牙的牙尖、外凸的唇面调磨平整代替侧切牙，但尖牙牙根突出于牙槽骨，矫治时尚需控制其转矩，使位于唇侧的牙根向舌侧控根移动。上侧切牙托槽的转矩为12°，上尖牙托槽为负转矩，若将其倒置，则负转矩变为正转矩，可部分控制尖牙根向舌侧移动。若在矫治前已将尖牙唇面突出的外形调磨平整，也可直接选用侧切牙的托槽。

4. 上下基骨狭窄　这种情况下，尖牙牙冠舌倾而牙根与缩窄的基骨唇侧骨皮质接触，而本身尖牙托槽的转矩即为根唇向的负转矩，这样，尖牙牙根易形成骨皮质支抗而不发生移动（图2-10-29）。MBT矫治技术提出，正常卵圆形牙弓的尖牙使用常规的-6°转矩托槽，牙弓轻度缩窄、尖牙轻度舌倾者选用转矩角为0°的尖牙托槽，而牙弓明显缩窄的尖圆形牙弓应使用+6°转矩托尖牙托槽，目的是竖直尖牙使其牙根位于牙槽骨中央，有利于正畸牙移动。

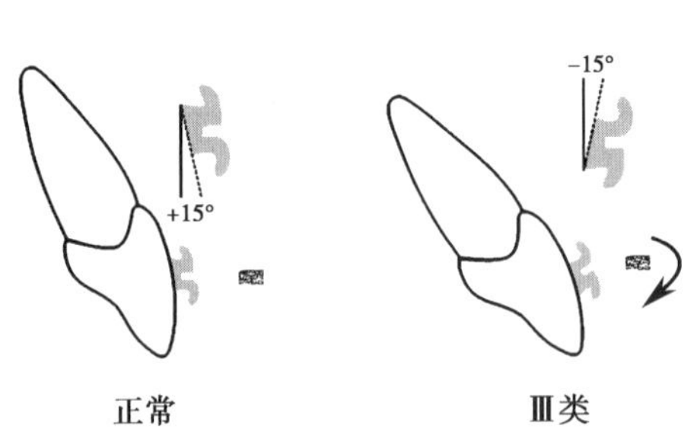

图2-10-28　安氏Ⅲ类错殆及侧切牙完全舌侧错位托槽的黏着

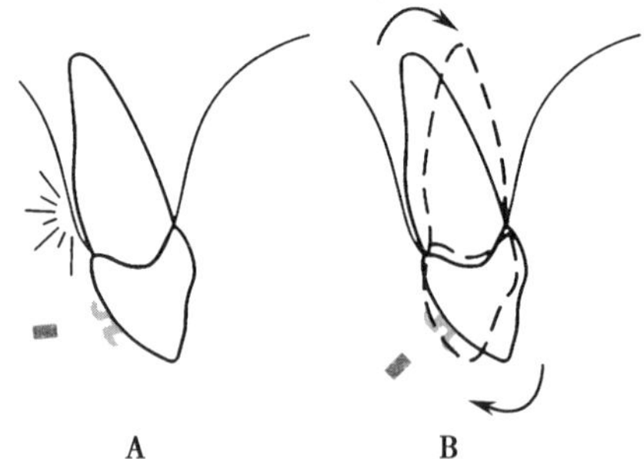

图2-10-29　上下基骨狭窄时尖牙冠转矩的设置

5. 仅拔除上颌两个前磨牙而下颌没有拔牙的病例　应使上后牙近中移动形成完全远中的后牙关系，上颌第一磨牙的近中旋转有利于这种关系的建立，可选用没有补偿角的颊面管（图2-10-30）。

6. 旋转牙粘结　一般情况下，所有的托槽粘结都是以临床冠中心点为参照放置，托槽位于牙齿近远中向的中央。而对于改正旋转牙，粘结托槽时我们推荐将托槽粘结靠近旋转侧（图2-10-31），结扎时紧结扎旋转侧的托槽翼。这样易于改旋转和过矫治，且不必在弓丝上弯制曲。

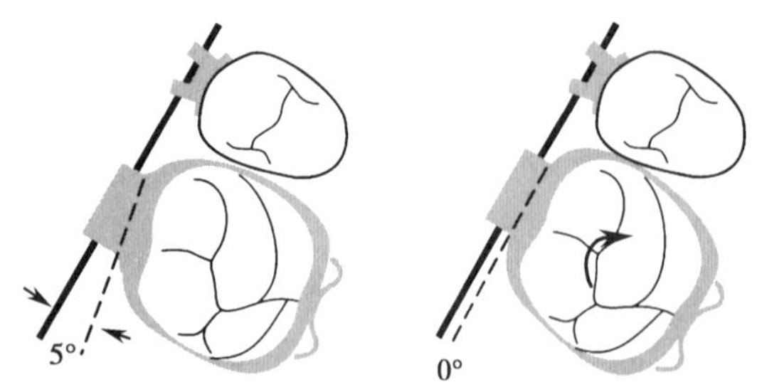

图2-10-30　仅拔除上颌两个前磨牙、下颌未拔牙病例，应选用没有补偿角的上第一磨牙颊面管

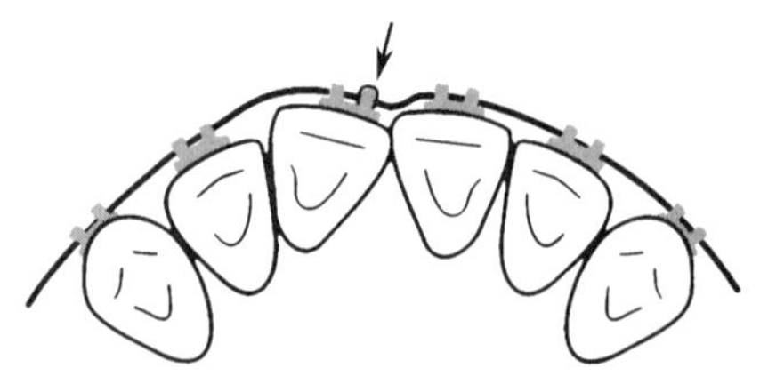

图2-10-31　中切牙近中旋转，则其托槽可放置于牙冠近中位置，结扎时只结扎托槽的近中翼

7. 切缘缺损切牙的粘结　切牙因外伤或磨损使切缘轻度缺损、不齐，影响美观。可修整切缘外形，使切缘平齐后再粘托槽。也可估计修整切缘的距离，托槽位置向龈方移动此距离(图 2-10-32)。托槽位置的龈方移动距离不应超过 2mm，其原因是过多修磨切缘可能产生牙本质暴露、过敏等症状，而切牙伸长过多，基颈缘形状不对称，影响美观。

8. 过尖牙尖牙齿的粘结　个别初萌尖牙和前磨牙的牙尖因没有磨耗，或者这些牙的解剖形态即是过尖的牙尖，影响美观(图 2-10-33)。应调磨过尖的牙尖、恢复正常形态后再粘结托槽。如需分次调磨者，应估计需降低牙尖高度的距离，在粘结托槽时使托槽位置向龈方移动同样的距离。

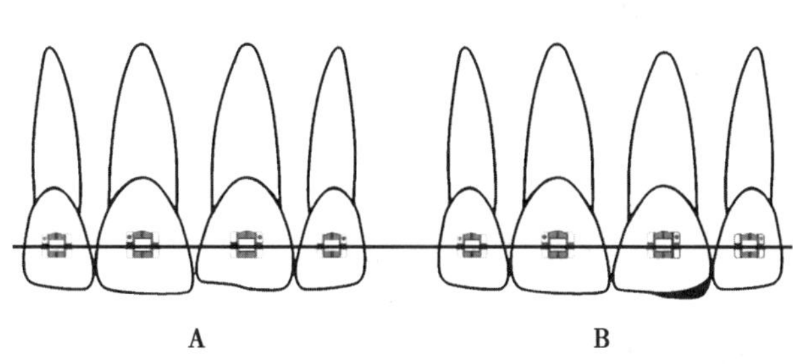

图 2-10-32　切缘缺损切牙的粘结

A. 将切缘缺损切牙的托槽黏着于靠龈方，伸长之；B. 修整切缘，使其接近正常形态

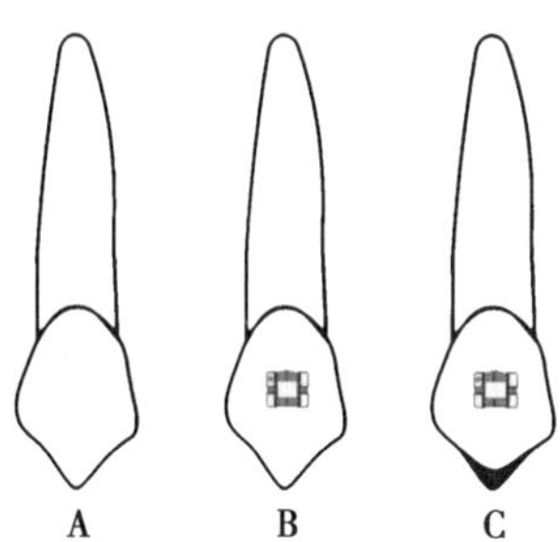

图 2-10-33

A. 过尖的尖牙牙尖；B. 粘托槽时位置靠龈方；C. 修整牙尖形态

五、托槽粘结的常见错误

1. 近远中向错误　由于视线角度的影响，粘结前磨牙托槽时最易出现近远中向错误，托槽位置靠近中或远中，或者近中或远中黏合剂厚度不一致，使前磨牙发生近中或远中向旋转(图 2-10-34)。粘结前磨牙托槽时医师体位应在 12 点位置，并通过口镜从𬌗向检查。在最初放置托槽时，应先加压，使托槽各面黏合剂厚度一致，然后再调整托槽位置。

2. 垂直向错误　即𬌗龈向错误，托槽位置靠𬌗方或龈方，排齐排平后牙位不在一个水平面上，这是较容易出现的错误(图 2-10-35)。其原因常是由于牙齿位置萌出不足、错位牙牙龈附着差异、引起的视觉误差所致。对萌出位置不足的牙齿或牙龈增生的牙齿，应估计牙的临床牙冠最突的中心点，而不是根据已有的牙冠高度来判断其中心点。过小的侧切牙，侧切牙舌侧错位、牙龈增生时，易将其托槽粘结于𬌗方位置，此时先正确粘结中切牙托槽，根据侧切牙牙槽沟中心点至切缘距离较中切牙者小 0.5mm，或较尖牙者小 1.0mm 来估计，便很容易正确地粘结。此外，对称性粘结，如粘结 A 区第二前磨牙后，即粘结 B 区第二前磨牙，也能够左右比较、调整托槽的正确位置。

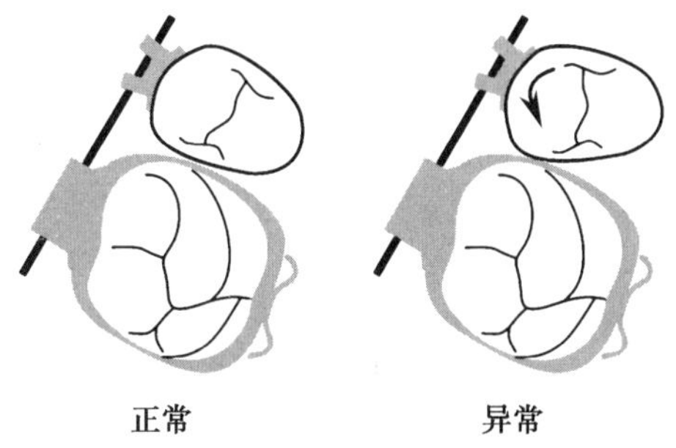

图 2-10-34　托槽粘结的近远中向错误引起牙齿旋转

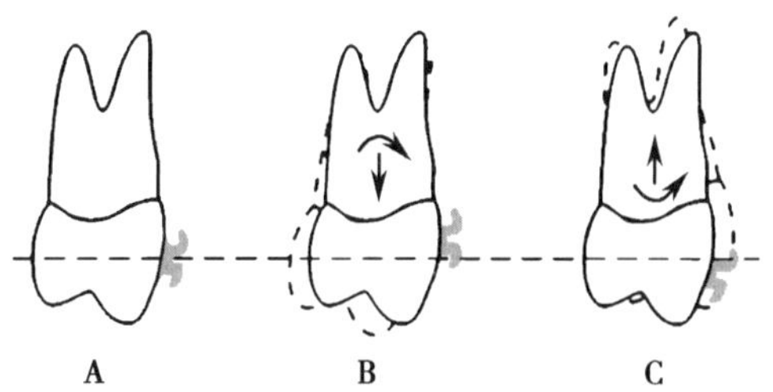

图 2-10-35　托槽的垂直向错误，不仅会使牙齿高低不齐，还会引起转矩的改变，前磨牙托槽偏龈方，使之颊尖伸长、舌倾；偏𬌗方，则颊尖压低、外翻、舌尖伸长

3. 旋转错误　托槽的垂直标记线与临床冠长轴不一致，改变了牙齿的近远中向倾斜角度(图 2-10-36)。如果能确定牙冠的临床冠长轴，这种错误是很容易纠正的。

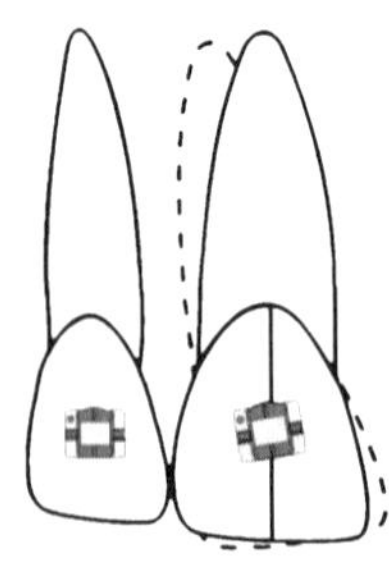

图 2-10-36 托槽的旋转错误,托槽的垂直标记线与临床冠长轴不一致,该中切牙牙冠将过于向近中倾斜

4. 其他 磨牙颊面管也易出现垂直向和近远中向错误。上磨牙颊面管易靠龈方,从而引起其伸长、前磨牙开殆。下第一磨牙颊面管因上磨牙颊尖的阻挡,粘结时只能靠龈方,当牙齿移动或咬合打开后,注意重新确定其位置。而磨牙颊面管近远中向的错误将使其发生旋转。

第五节 直丝弓矫治器的矫治弓丝

一、直丝弓矫治器弓丝使用顺序

1. 遵循"从软到硬、从细到粗、从圆到方"的原则

(1) 初始弓丝为0.014″或0.016″钛镍丝,更换至0.018″钛镍丝,排齐牙列。

(2) 继之使用0.016″、0.018″的不锈钢丝,继续排齐并整平牙弓。

(3) 然后用0.019″×0.025″钛镍方丝作为过渡弓丝。

(4) 0.019″×0.025″不锈钢方丝继续整平,打开咬合1~2个月,再转入间隙关闭。

(5) 关闭曲使用0.018″×0.025″不锈钢丝,滑动法使用0.019″×0.025″不锈钢丝。

(6) 治疗最后阶段使用0.020英寸×0.025英寸或0.021英寸×0.025英寸方丝最终完成牙位的轴倾角、补偿角和转矩角。结束前使用细圆丝至少6周,以使牙弓形态在唇(颊)舌、肌的作用下少量调整,并使个别牙齿垂直方向上定位,关系更紧密。

正畸临床上并没有一套一成不变的、适用于所有病例的弓丝使用顺序,应根据具体情况具体分析。在治疗不同阶段,弓丝选择应考虑弓丝材料的三个性质:弓丝粗细、横截面形状(圆丝或方丝)、弹性模量。表2-10-5列出的弓丝使用顺序是根据经验总结的一般规律,适于多数牙列不齐的病例,较严重拥挤、Ⅱ类、Ⅲ类病例根据病情需要酌情选用附加弓丝。

表 2-10-5 弓丝使用的一般原则与附加弓丝选用

	尺寸(英寸)	弓丝材质	用途
一般原则	0.014	超弹性钛镍丝	排齐初期
	0.016	超弹性钛镍丝	排齐后期
	0.018×0.025	超弹性钛镍丝	排齐后期
	0.019×0.025	不锈钢丝	工作期
附加弓丝	0.012或0.013	超弹性钛镍丝	严重拥挤的排齐,牙周病病例的排齐
	0.018	超弹性钛镍丝	排齐后期
	0.019×0.025	反殆曲线钛镍丝或不锈钢丝	改正严重深覆殆
	0.019×0.025	预成转矩钛镍弓丝	前牙转矩矫治
	0.019×0.025	TMA	局部转矩的调整
	0.021×0.025	TMA	局部转矩的调整

2. 选择矫治弓丝的特点

(1) 较多地使用高弹性弓丝,特别是超弹性钛镍合金弓丝。镍钛圆丝普遍地应用于治疗早期,镍钛方丝既可用于治疗早期,也可以用于治疗完成时。

(2) 不锈钢圆丝和方丝仍广泛使用,是工作期最主要的弓丝。很少使用与托槽槽沟尺寸相同的不锈钢方丝弓作为完成弓丝,若需使用则代之以 0.021 英寸×0.025 英寸 β-钛丝(TMA)或超弹性钛镍丝,以避免转矩力过大。

(3) 很少弯制弓丝,弓丝更换较少。

二、直丝弓弓形

正畸矫治弓丝的弓形主要有以下三种:

1. Bonwill-Hawley 弓形(图 2-10-37)　1963 年,Boone 将 Bonwill-Hawley 弓形重叠于数字模板上,从而产生了广泛应用于方丝弓矫治技术的“标准弓形图”。前牙段在以六个下前牙牙冠宽度总和为半径的一段圆弧上,后牙段沿直线排列。

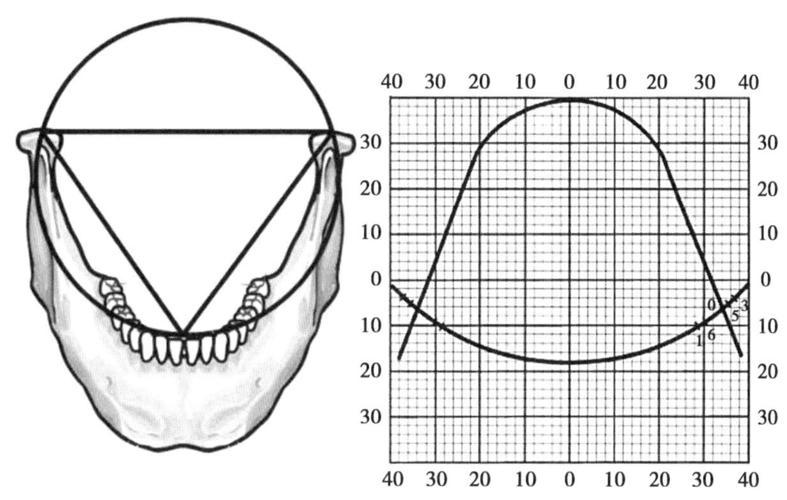

图 2-10-37　Bonwill-Hawley 弓形

2. Catenary 弓形(图 2-10-38)　1949 年 MacConail 指出牙弓形态可用椭圆-抛物线(ellipse-parabola)来描述,后牙段牙弓不是一根直线而是呈一定的曲线规律,大多数牙弓形态与悬链线曲线(catenary curve)相吻合。用金属链以牙弓周径为长度、以两侧第一恒磨牙为悬挂点悬挂形成的曲线,由于第二、第三磨牙位置稍舌向,该曲线与第一磨牙前的牙弓形态相一致,而较牙弓后部稍宽。是目前成品预成弓丝常用的弓形。

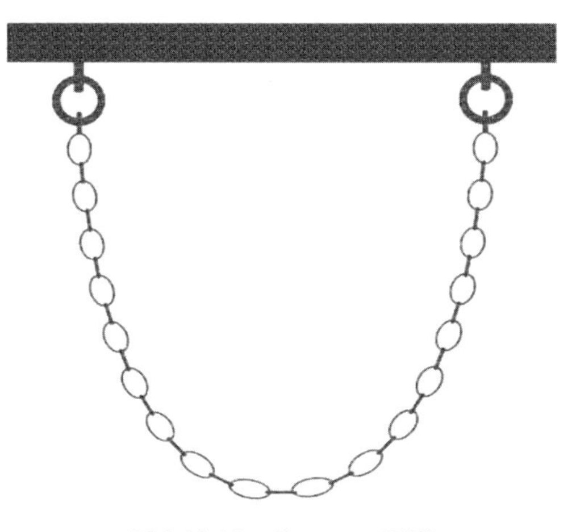

图 2-10-38　Catenary 弓形

3. Brader 弓形(图 2-10-39)　1972 年 Brader 认为牙弓形态是受舌、唇、颊肌等周围软组织的约束而成形,并根据三焦椭圆数学模型设计出 Brader 弓形。前段与 Catenary 曲线相似,前磨牙区较正常宽,后段逐渐内收,与第二、第三磨牙正常位置更接近。该曲线与牙弓后段形态相吻合,但尖牙段宽度较窄。

Felton 等将牙弓形态划分为三种类型(图 2-10-40):尖圆形、方圆形和卵圆形。当将其重叠在一起时,其差异主要在尖牙之间宽度,方圆形与尖圆形相差最大,差异范围大约 6mm。这三种牙弓形态与面型相协调一致。

矫治弓丝在治疗整个过程中都应当具有与牙弓

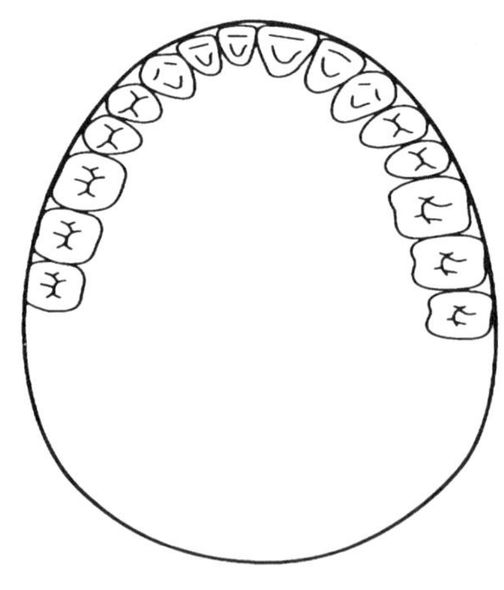
图 2-10-39　Brader 弓形

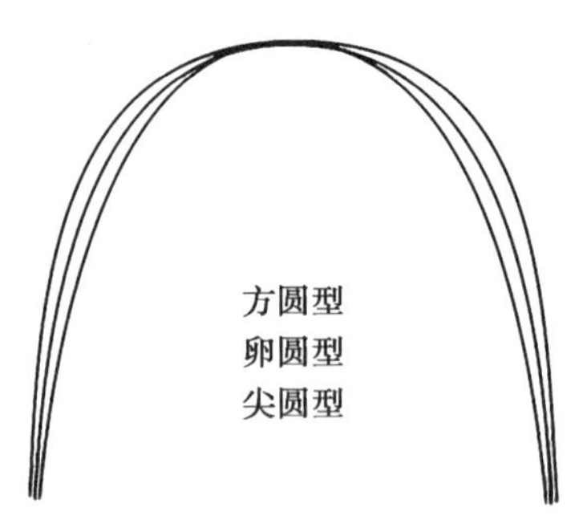

图 2-10-40　尖圆型、方圆型和卵圆型牙弓形态

一致的基本形态，即标准弓形。Roth 推荐使用 Tru-arch 弓形（图 2-10-41）。MBT 技术推荐根据患者治疗前牙弓形态使用尖圆形、方圆形和卵圆形三种弓形。标准弓形需根据患者牙弓形态进行少量调整。

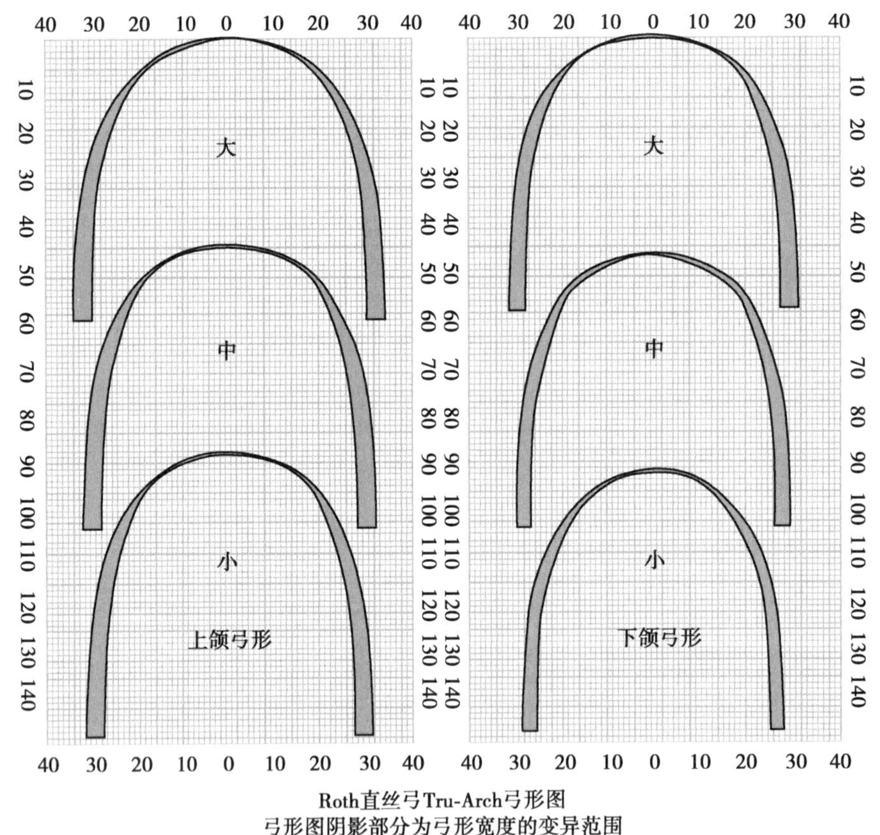

图 2-10-41　Roth 直丝弓 Tru-arch 弓形

我们研究发现中国人尖牙间宽度较宽。根据在正常𬌗模型上托槽和颊面管粘结时的槽沟位置间宽度，我们拟合了适用于中国人使用的 HX 直丝弓矫治器标准弓形图（图 2-10-42）。

Andrews 在 1990 年提出的正畸六个要素（six elements）中的要素Ⅰ（element Ⅰ）中指出，矫治弓丝弓形不应有标准模板，而应根据患者个体化的基骨弓形态绘制其个体化的弓形，该弓形与患者本身的 WALA 线（见图 2-5-1）一致。

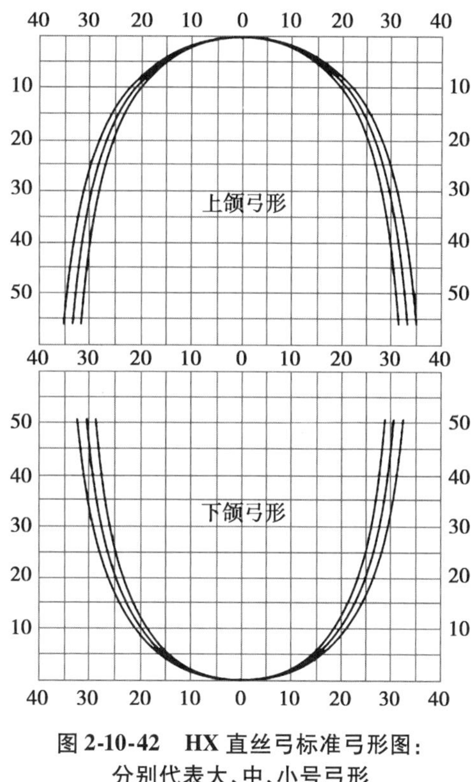

图 2-10-42　HX 直丝弓标准弓形图：分别代表大、中、小号弓形

第六节　矫治程序

直丝弓矫治器的基本形态来源于方丝弓矫治器，与方丝弓矫治技术一样，可人为地将治疗过程分为三个治疗阶段：

第一阶段：治疗早期，排齐牙列与整平牙弓。

第二阶段：工作期，在关闭拔牙隙（拔牙病例）或牙弓剩余间隙（非拔牙病例）的同时，矫治磨牙关系，建立正常前牙覆𬌗覆盖。

第三阶段：治疗后期，牙齿位置与𬌗关系的完善。

经过 10 年的临床改进和 7 年的临床全面使用，HX 直丝弓矫治器的设置经历的数千例病例的验证，证明其对牙颌面畸形的正畸治疗是成功的。同时，四川大学华西口腔医学院正畸科的医师们也将自己的临床经验不断总结、提炼，形成具有特色的 HX 直丝弓矫治技术。

一、第一阶段：排齐牙列与整平牙弓

此期矫治目标为牙列不齐的排齐，改正深覆𬌗、排平𬌗曲线。由于直丝弓矫治器中已预成有内收外展、轴倾角、转矩角，整平牙弓即为使矩形的槽沟排列为一条线。与方丝弓矫治器相比，直丝弓矫治器的这些预设置使初期的排齐排平治疗具有以下特点：

1. 直丝弓矫治器排齐与整平阶段前牙的不利移动　直丝弓矫治器的前牙托槽包含有轴倾角，当前牙特别是尖牙位置不正，冠远中倾斜时，第一根弓丝入槽后，尖牙托槽的轴倾角使尖牙冠近中倾斜，从而引起切牙的伸长和唇倾，覆盖加大，覆𬌗加深（图 2-10-43）。这种不利移动的的程度与尖牙托槽设置的轴倾角大小有关，也与尖牙牙冠远中倾斜度有关。尖牙牙冠越向远中倾斜，或尖牙托槽的近中轴倾角越大，切牙唇倾、伸长的副作用越明显。Roth 上颌尖牙托槽轴倾角为 13°，HX 上尖牙托槽的轴倾角为 7°，相比较而言，HX 矫治器的这种不利移动程度较轻。

如果在排齐的同时使用牵引力远中牵引尖牙以防止前牙唇倾，由于初始弓丝较软，即使使用较小的

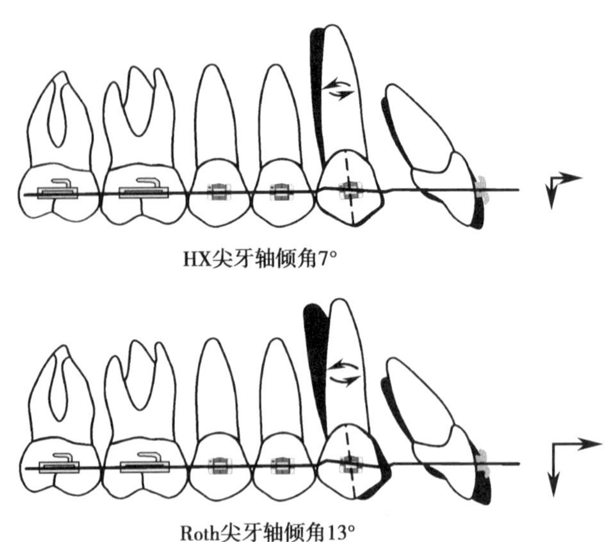

图 2-10-43　尖牙托槽的轴倾角使尖牙冠近中倾斜，从而引起切牙的伸长和唇倾，覆盖加大，覆𬌗加深

牵引力，也往往超过弓丝本身的刚度，弓丝变形，尖牙向远中倾斜，第二前磨牙将向近中倾斜，Spee 曲线曲度加深、前磨牙区开𬌗；尖牙向远中倾斜，尖牙托槽槽沟近中部位更加𬌗向，因而进一步加深前牙的覆𬌗；同时容易发生磨牙前倾、旋转，牙弓形态也有可能改变，牙弓中段缩窄，拔牙间隙明显减小。

2. 矫治要点

（1）轻力原则：牙齿排齐阶段应用细的、弹性好的、圆形、持续矫治力的弓丝，超弹性钛镍丝是首选，循序渐进地更换弓丝，保持矫治力的持续、柔和。例如尖牙唇侧低位、切牙拥挤，此时应用细的钛镍丝，尖牙扎入槽沟，而切牙松结扎或不结扎。最好选用低弹性模量的超弹性钛镍丝和热激活钛镍丝，产生的矫治力并不会随牙列严重错位弓丝变形较大而增大，并且也不会因错位牙向正常位置移动弓丝变形减小而矫治力量衰减明显，释放的是衰减缓慢的轻力。严重牙列错位病例使用热激活超弹性钛镍丝，因其在室温下变软容易结扎就位，超过口腔温度的情况下才激活释放矫治力，患者也容易适应加力初期的不适。

在低弹性模量弓丝应用于临床之前，正畸医师是通过不断增加不锈钢丝的横截面积，即由细至粗、由圆形至方形更换弓丝来排齐牙列、完成牙位调整，矫治早期往往通过弯制水平曲、垂直曲等增大弓丝长度的方法能来增大弓丝弹性，Burstone 称之为“弓丝横截面变化的正畸”（variable cross-section orthodontics）。弹性好的钛镍合金丝的出现，特别是近年来低弹性模量的超弹性、热激活钛镍合金丝的推出，使正畸治疗变得更容易。临床医师通过选择不同弹性模量的弓丝完成牙位的调整，Kapila 称其为“弓丝弹性模量变化的正畸（variable modulus orthodontics）”。

0.018 英寸×0.025 英寸超弹性钛镍丝是牙列排齐排平期过渡至工作期的过渡弓丝，使用时间一般为 2～3 个月。

（2）细丝上不能使用牵引力：因其使前后牙段向牙弓中份倾斜，加重深覆𬌗，拔牙病例后牙支抗丧失。

（3）尖牙后结扎（laceback）：防止排齐时前牙前倾和伸长、尖牙近中倾斜、保持现有的牙弓长度使之不再增加。用 0.20mm 直径的结扎丝从牙弓最远中的磨牙颊面管至尖牙托槽之间进行“8”字形连续结扎，结扎力度合适为宜，再安放主弓丝。复诊时，将变松的结扎丝再次拧紧，或者重新更换结扎丝即可。在整个排齐平整阶段，不论弓丝更换与否，每次都要做这种处理，直至开始关闭拔牙间隙为止（图 2-10-44）。

重度支抗采用种植体加强支抗病例，为了尽量减少对支抗磨牙的影响，排齐牙列时尖牙可与种植体结扎在一起（图 2-10-45）。

所有拔牙、非拔牙病例，只要不希望尖牙牙冠前倾者都应采用尖牙后结扎，目的是减少尖牙冠因其

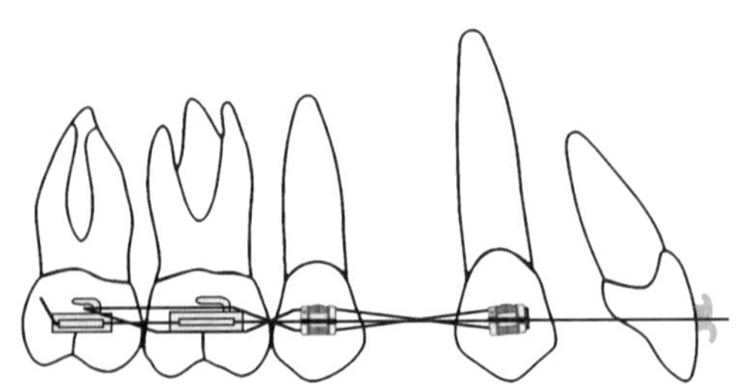

图 2-10-44　尖牙后结扎与弓丝末端回弯

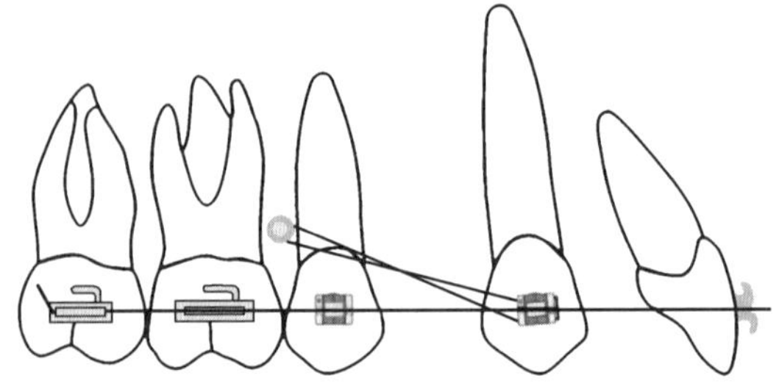

图 2-10-45　尖牙后结扎至种植体上

轴倾角排齐时对切牙的唇倾和伸长的副作用。有研究发现，尖牙后结扎处理后，尖牙牙冠远中移动、牙根也向远中竖直（图 2-10-46），尖牙与侧切牙之间可出现间隙，切牙可因唇肌的张力而后移。后结扎力量若过大，尖牙远中移动较多，但极易发生磨牙近中移动、支抗丧失。

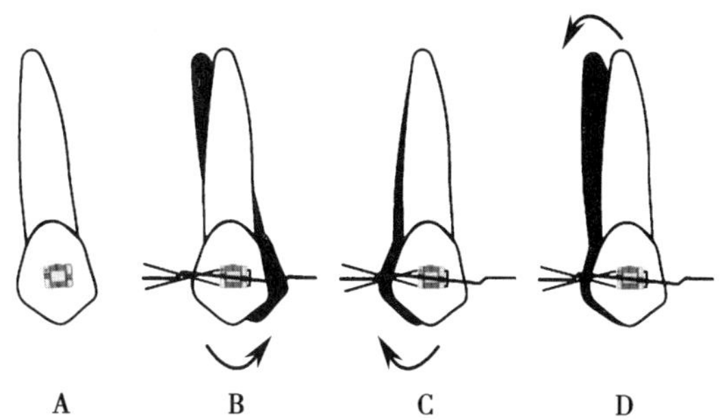

图 2-10-46　尖牙后结扎效应

A. 正常位置尖牙；B. 无尖牙后结扎，尖牙向近中旋转至正常位置，牙冠近中移动；C. 尖牙后结扎后，初期牙冠略向远中移动，后期；D. 排齐尖牙轴倾角的矫治力使其牙根远中移动，尖牙位置正常

（4）弓丝末端回弯（cinch back）：将颊面管后方的末端弓丝紧贴颊面管向龈向弯折（图 2-10-44）。钛镍弓丝末端要经过退火处理以便于弯折。其目的并不能保持牙弓长度、防止前牙唇倾，只是回弯后弓丝末端不再刺激颊黏膜。当使用不锈钢圆丝排齐牙列时，可在磨牙颊面管近中弯制“Ω”曲，然后用结扎丝将“Ω”曲与颊面管牵引钩结扎，称之为弓丝后结扎（tie-back），可防止牙弓长度增加、前牙唇倾。

（5）第二恒磨牙特别是下第二恒磨牙尽早使用带环：可以增加后牙的支抗单位，同时有利于排平过大𬌗曲线。

（6）改正深覆𬌗：是第一期治疗的主要目的之一。前牙段使用种植体、J 钩、多用途弓等手段压低前牙改正深覆𬌗的方法，均可根据患者的具体情况而采用。多数情况下使用连续的平直不锈钢方丝弓不断整平，必要时可将其弯成摇椅形、反𬌗曲线曲度的弓丝，配合Ⅱ类牵引可有效改正深覆𬌗。该反𬌗曲度弓丝一般用 0.018 英寸×0.025 英寸或 0.019 英寸×0.025 英寸不锈钢方丝弯制，曲度最深部位在第一、第二前磨牙（弓丝长度只达第一磨牙），若第二磨牙纳入矫治，则曲度最深部位在第二前磨牙和第一磨牙。此时，切牙段将形成冠唇倾的正转矩，后牙段也是冠颊向的正转矩。上下颌后牙段的正转矩都应消除（图 2-10-47，图 2-10-48）。

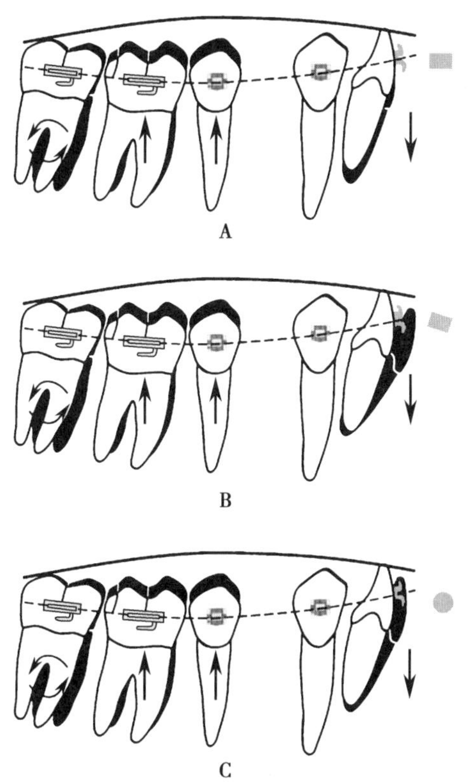

图 2-10-47　反𬌗曲度弓丝矫治深覆𬌗的示意图

A. 方丝弓消除切牙段转矩后，可压低下切牙，升高第二前磨牙和第一磨牙，第二磨牙远中竖直；B. 方丝弓未消除切牙段转矩；C. 或使用圆丝时，下切牙唇倾，而压低不明显

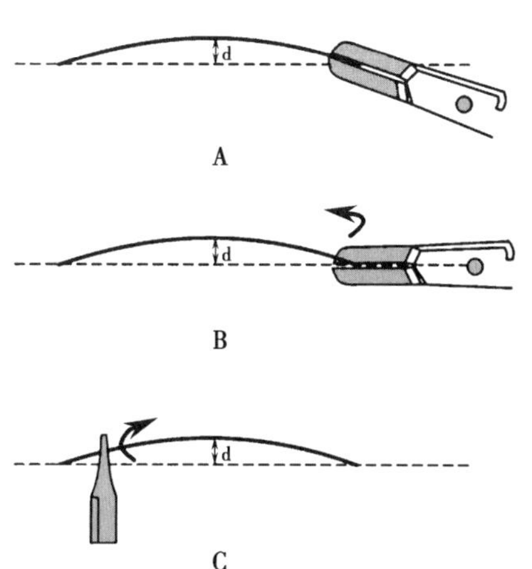

图 2-10-48　消除反𬌗曲度方丝弓的转矩

A. 切牙段未消除转矩时；B. 应在切牙段施加正转矩，钳子与弓丝末端在同一平面上，而弓丝中段抬高；C. 弓丝后段施加负转矩，使两侧钳子在同一平面上

下切牙的唇倾在绝大多数病例都是很不利的，因此必须在下切牙段消除这种不利的弓丝弯曲。HX直丝弓矫治器切牙设置-4°的负转矩的目的之一也是不希望下切牙唇倾。

上切牙牙长轴向近中倾斜，使用过大𬌗曲度弓丝压低上切牙的施力点——托槽位于其阻力中心唇侧，不论是否消除上切牙段的过大的正转矩，均会引起上切牙唇倾。因此，上颌使用过大𬌗曲度弓丝时，一定要配合上前牙的向后牵引。上颌的颌内牵引会引起后牙的支抗丧失，在加强支抗的情况下可行。Ⅱ类牵引不仅可消除上切牙唇倾的效应，其升高下磨牙的作用也有利于深覆𬌗的改正（图2-10-49）。

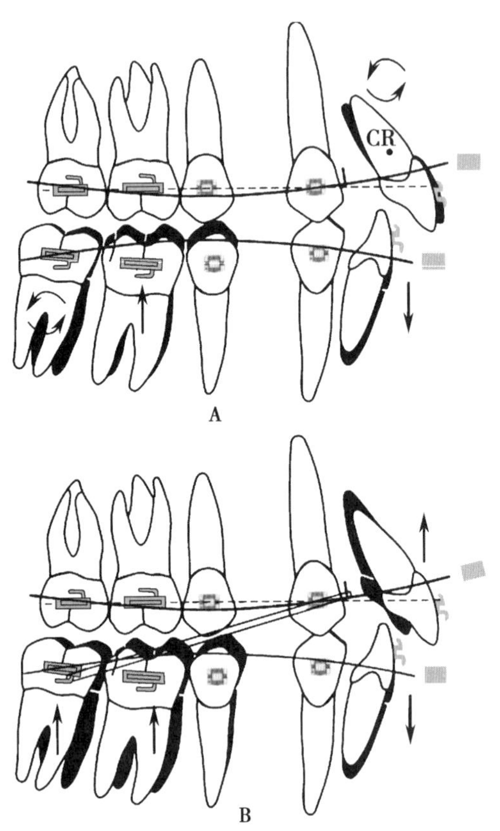

图 2-10-49

A. 上颌使用过大𬌗曲度方丝弓，即使消除切牙段的正转矩，上切牙仍唇倾；B. 尽管未消除其正转矩，在Ⅱ类牵引力作用下，上切牙却能压低、整体后移

我们不主张下颌使用反𬌗曲度的圆丝、钛镍方丝弓来改正深覆𬌗。圆丝对下切牙的唇倾是没办法控制的。没有消除后牙段和切牙段正转矩的成品反𬌗曲度钛镍丝会引起切牙更加明显的唇倾、后牙外翻。若牙列还未排平，只能使用钛镍丝时，则可选用0.019英寸×0.025英寸切牙段带+20°转矩的成品反𬌗曲度钛镍丝。

（7）在托槽槽沟未完全排平之前，最好不要进入关闭拔牙间隙阶段：大多数病例在0.018英寸×0.025英寸或0.019英寸×0.025英寸不锈钢方丝就位后1～2个月，牙弓才能完全整平。严重深覆𬌗病例整平时间更长。

3. 支抗　直丝弓矫治器前牙托槽均有不同程度的冠近中倾斜的轴倾角，排齐时前牙冠易近中移动，尽管尖牙后结扎减小了切牙的唇倾，但却加重了磨牙的负担。直丝弓矫治器矫治的第一期较方丝弓矫治器容易出现支抗丧失，是支抗要求最高的时期。可使用方丝弓技术中口外弓、种植支抗、腭杠、腭托、舌弓等各种加强、保护支抗的措施。

矫治早期若急于求成，非但不能缩短治疗时间，反而造成后牙前移，支抗丧失，其原因有以下方面：

（1）迅速排齐托槽。矫治力过大，消耗后牙支抗；

（2）迅速排平过大的Spee曲线，后牙近中𬌗方萌出移动；

（3）竖直远中倾斜的尖牙；

（4）早期使用粗方丝弓，因上切牙托槽冠转矩为冠唇向、根舌向的正转矩，前牙冠唇倾，增加使后牙向近中移动的反作用力；

（5）用唇弓扩弓，牙弓是前窄后宽，扩弓时使后牙向窄的近中方向移动。

二、第二阶段：关闭拔牙间隙、矫治磨牙关系

拔牙间隙的用途为解除拥挤、改正中线、调整磨牙关系，大多数的Ⅰ、Ⅱ类病例还需要内收前牙、改善前突的唇形。在关闭拔牙隙时首先应计算清楚该间隙的用途，及前、后牙各自的移动距离。

表2-10-6是Proffit根据其临床经验总结的不同拔牙部位切牙、磨牙分别最多和最少向拔牙间隙移动距离的规律（拔牙间隙约7.5mm/侧）。例如，拔除第一前磨牙后，磨牙最小也要近中移动2mm，最多可近中移动5mm，切牙最多可后移5mm，最少也要后移3mm。目前在种植体绝对加强后牙支抗情况下，磨牙可完全不前移，拔牙间隙可全部用于解除拥挤、前牙内收。

表 2-10-6　Proffit 总结不同拔牙部位牙移动规律(mm/侧)

拔牙部位	可解除前牙拥挤	切牙后移		后牙前移	
		最大	最小	最大	最小
中切牙	5	3	3	1	0
侧切牙	5	3	2	1	0
尖牙	6	5	3	2	0
第一前磨牙	5	5	3	5	2
第二前磨牙	3	3	0	6	4
第一磨牙	3	2	0	8	6
第二磨牙	2	1	0	—	—

定量控制前后牙段向拔牙间隙移动距离是矫治成败的关键。图 2-10-50 为未加强支抗情况下方丝弓矫治技术中拔除第一前磨牙病例,前牙与后牙向拔牙间隙移动的比例。在三种关闭间隙机制情形下达到此比例:①在尖牙与第二前磨牙间用关闭曲法一步法关闭拔牙隙;②二步法,先滑动移尖牙向远中,再滑动关闭尖牙与侧切牙间间隙;③Begg 技术中的先内倾前牙,再将前牙向舌侧控根。本节就Ⅰ、Ⅱ类病例关闭拔牙间隙的一般规律和常用方法进行介绍。

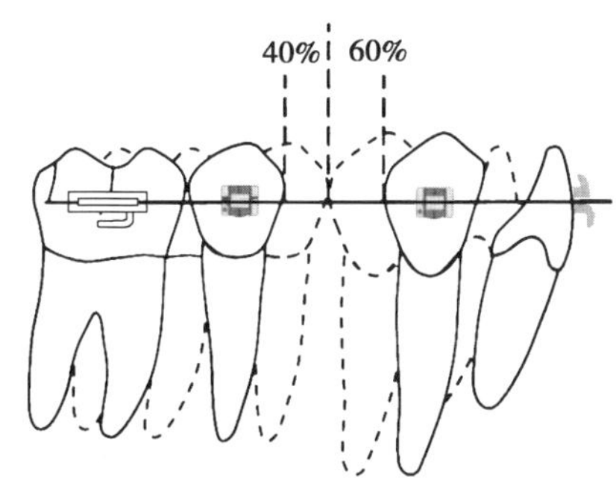

图 2-10-50　前后牙段向拔牙隙移动比例

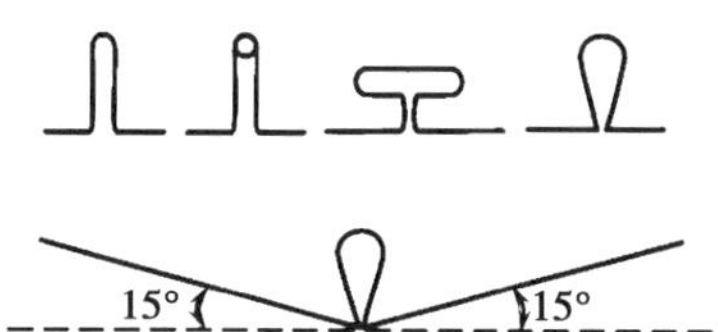

图 2-10-51　各类关闭曲:关闭曲在其近远中各弯制 15°第二序列弯曲,以利于前后牙段整体移动

1. 关闭曲法关闭拔牙间隙　直丝弓矫治器源于方丝弓矫治器,可以顺理成章的使用关闭曲法关闭拔牙间隙。关闭曲法(closing loop)使用 0.018″×0.025″方丝弯制,方丝弓矫治技术中的各种关闭曲均可使用(图 2-10-51)。间隙关闭过程中,应注意发现并处理可能影响牙齿移动的因素,调整控制支抗,保持牵引力的稳定,使间隙关闭能顺利完成。根据支抗需要,可选择先移尖牙向远中,再关闭尖牙近中的间隙,此时关闭曲位于侧切牙远中(图 2-10-52);也可直接同时内收六个前牙,此时关闭曲位于尖牙远中。

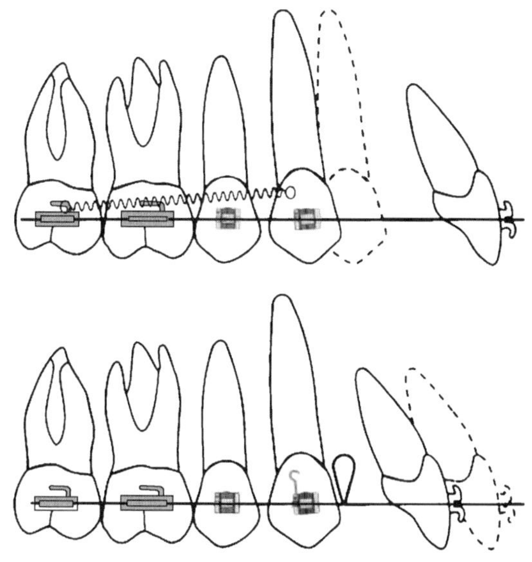

图 2-10-52　为了节约后牙支抗,可先移尖牙向远中,再使用关闭曲二步法关闭曲关闭拔牙间隙

单独移尖牙向远中后,尖牙常发生远中倾斜、远中旋转。这时应重新使用钛镍丝再排平(re-leveling),甚至需在尖牙近、远中各弯制垂直曲改正,再关闭尖牙近、远中间隙。

Roth 提出的双匙孔形关闭曲(Roth double T loop)(图 2-10-53)可较好地控制间隙关闭过程中的牙移动,0.018 英寸×0.025 英寸不锈钢丝在尖牙近、远中弯制两个关闭曲。其优点有以下方面:

（1）用一根弓丝便可完成间隙关闭；

（2）结合了完全倾斜移动和滑动移动的优点；

（3）允许医师选择关闭间隙的途径：打开尖牙远中关闭曲，关闭尖牙远中间隙，打开尖牙近中关闭曲，关闭尖牙近中间隙；

（4）控制尖牙在间隙关闭过程中的旋转。

2. 滑动法关闭拔牙间隙　滑动法关闭拔牙间隙由 Bennett 和 McLaughlin 于 1989 年提出，该法吸收了 Begg 技术组牙移动方式，使用较柔和的力，在方丝上一次完成 6 个前牙的后移和控根，使拔牙间隙关闭。滑动法是直丝弓矫治技术特有的关闭拔牙间隙的方法。自锁托槽的运用，使直丝弓矫治器在关闭拔牙间隙时更容易、对支抗的考虑更少。

（1）弓丝：0.022″×0.028″托槽用 0.019″×0.025″不锈钢方丝，提供了最大的刚度稳定牙弓形态，并有足够余隙使弓丝通过后牙槽沟滑动。更粗的弓丝限制自由滑动；而较细的弓丝不易控制前牙的转矩和覆𬌗。弓丝应超出颊面管远中约 2mm，有利于弓丝沿颊面管滑行。

（2）托槽完全直线化（图 2-10-54）：这是滑动法关闭间隙的前提条件。在开始关闭间隙之前应使用 0.019″×0.025″不锈钢方丝整平 1～2 个月，待方丝能在托槽和颊面管内自由滑动时再使用牵引力关闭间隙。整平过程中要将尖牙或牵引钩与磨牙颊面管牵引钩相结扎。

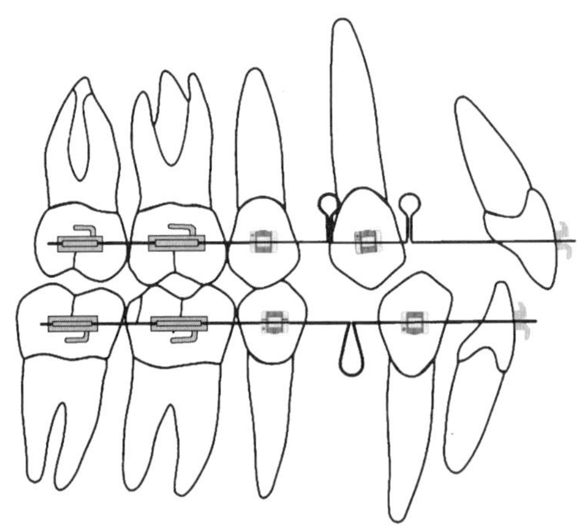

图 2-10-53　上颌先移尖牙向远中后，再用 Roth 双匙孔形关闭曲关闭拔牙间隙，下颌除严重拥挤一般可整体同时内收六个前牙

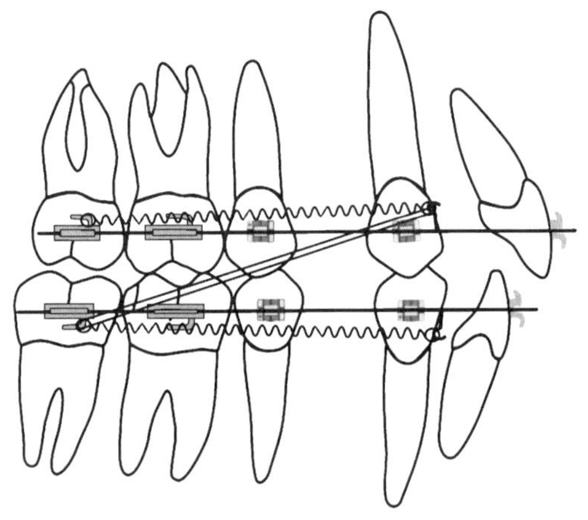

图 2-10-54　滑动法同时内收六个前牙关闭拔牙间隙。要求托槽槽沟良好整平，排列成一条线。上下颌分别使用颌内牵引，选择性使用Ⅱ类牵引

（3）牵引力：牵引钩位于尖牙托槽近中弓丝上。牵引力力值在 50～150g，多数情况下为 100g。

（4）牵引方式：镍钛螺旋弹簧能产生持续的轻力，提供了最有效、最稳定的关闭拔牙隙的牵引力与施力方式。但它不易清洁，对口腔卫生保持不好者，也可使用更换橡皮圈或弹性后结扎关闭拔牙隙。Ⅱ类病例可选择性使用Ⅱ类牵引改正磨牙远中关系。由于下颌骨质密度较大下后牙不易前移，许多Ⅰ类病例也需选择性地使用Ⅱ类牵引。使用患者自行更换的橡皮圈时，间隙关闭初期用 3.5oz 的 5/16 英寸橡皮圈行颌内牵引，间隙关闭后期用 3.5oz 的 1/4 英寸橡皮圈，Ⅱ类牵引一般选用 3.5oz 的 3/8 英寸橡皮圈（图 2-10-54）。

（5）应在控制上前牙正转矩的前提下关闭拔牙间隙。上切牙托槽位于其阻力中心𬌗方，当牵引后移前牙，特别是使用Ⅱ类牵引时，上切牙发生的是牙冠较牙根后移较多的控制性倾斜移动，上切牙直立、伸长，覆𬌗加深（图 2-10-55A）。当需上切牙整体后移时，应特别重视控制上切牙的转矩和垂直向位置。首先要保持轻力，不能因为牙移动较慢而使用较重的力；其次在上切牙段弓丝弯制正转矩。HX 直丝弓中切牙托槽转矩设置为 15°，较正常𬌗者的 9°增大了 6°，其目的就是为了保持上切牙后移时为整体移动（图 2-10-55B，图 2-10-24）。而在较严重的Ⅱ类病例，或需上切牙后移较多改善前突面型病例，就显得正转矩增加得不足。此时，应在上尖牙近中段弓丝对上切牙额外弯制 15°左右的正转矩。

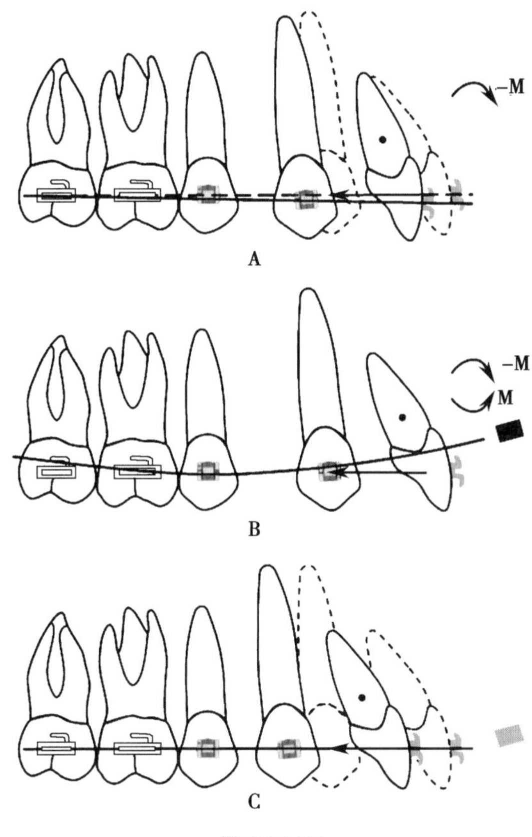

图 2-10-55

A. 上切牙托槽处受向后牵引力，形成冠舌向根唇向负转矩-M，上切牙直立、伸长，覆𬌗加深；B. 上切牙段弯制正转矩，或使用过大𬌗曲度弓丝，产生冠唇向、根舌向正转矩 M，与向后牵引力共同作用下；C. 上切牙整体后移

（6）为防止覆𬌗加深，可将弓丝弯制成反𬌗曲度弓形或在拔牙隙处弯制后倾弯（图 2-10-49，图 2-10-55）。下颌弓丝切牙段应消除这种弯曲形成的正转矩。而上颌过大𬌗曲度弓丝在上牙段形成的正转矩，正好可补偿上前牙后移动时的正转矩不足，同时也可更好地控制上前牙的垂直向位置，减少其伸长，达到更好地整体内收。

（7）关闭拔牙间隙时，后牙段有向近中倾斜、尖牙向远中倾斜，以及前后牙段向拔牙隙旋转的副作用（图 2-10-57，图 2-10-58）。正常𬌗的后牙均不同程度的近中倾斜，HX 直丝弓矫治器的后牙轴倾角设置为 0°；正常尖牙有 6°的近中倾斜，HX 尖牙托槽设置增加其近中轴倾角达 7°，目的就是为了对抗后牙前移过程中的近中倾斜和尖牙的远中倾斜（图 2-10-20，图 2-10-21）。同时尖牙、前磨牙托槽还有抗旋转设置（图 2-10-25）。当牵引力为轻力时，大多数情况下牙齿不会倾斜、旋转，而是整体移动。但若牵引力过大或弓丝不够粗，则易出现后牙近中倾斜、尖牙远中倾斜，以及前后牙段向拔牙间隙旋转、牙弓缩窄。

（8）在滑动关闭间隙的过程中，根据需要来控制支抗。

（9）影响滑动的因素

1）牙弓整平不够：托槽槽沟完全直线化是使用滑动法关闭拔牙间隙的必要条件，否则，残余的转矩、旋转或倾斜将加大滑动时的摩擦阻力；

2）三种滑动阻力：即使牙弓完全整平，弓丝与托槽之间也存在旋转阻力、倾斜阻力和转矩阻力，对滑动不利（图 2-10-56）；

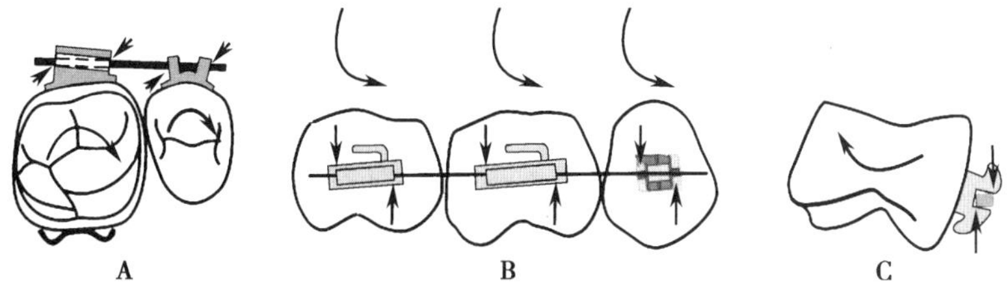

图 2-10-56　滑动阻力

A. 旋转阻力，后牙近中旋转后，弓丝与托槽、颊面管近中颊侧、远中舌侧早接触形成阻力（如箭头所示，下同）；B. 倾斜阻力，后牙近中倾斜，托槽、颊面管近中𬌗方、远中龈方早接触形成阻力；C. 转矩阻力，后牙舌侧倾斜，方丝弓与槽沟壁早接触形成阻力

3）矫治器部件损坏：托槽与颊面管损坏、弓丝弯折以及结扎丝、牵引钩形变等造成的阻挡，均可影响自由滑动，此时需更换损坏的部件；

4）弓丝长度不足，弓丝未超出颊面管，则弓丝末端会“卡”在颊面管内不能滑行。这时，应更换弓丝；

5）牙齿阻挡：对𬌗牙齿或托槽的干扰有时会阻挡间隙的关闭，下牙弓较常见。需要重新粘结托槽，或调磨相应牙齿的托槽结扎翼，有时甚至要暂时去除托槽，待干扰消除之后再重新粘结。另外，应当注意新萌出的磨牙有可能影响弓丝的向后滑动，颊面管后的弓丝应适时剪短，保持在2mm左右；

6）组织因素：拔牙区龈组织堆积，拔牙区骨皮质过薄，埋伏多生牙，下沉牙等都可能造成滑动阻力增加；

7）牵引力过小：常见于低角病例或间隙关闭接近完成时。

在每次复诊时应当仔细检查上述情况是否存在并及时予以处理。

3. 间隙关闭过快不利的影响　较快地关闭拔牙间隙并不是一件对治疗有利的事，不仅不能缩短疗程，也会影响矫治后的牙面美观的良好咬合功能的建立。拔牙间隙关闭过快的不利影响有：①上切牙转矩丧失，过于直立，影响美观和后牙中性关系的建立、上颌拔牙间隙的完全关闭；②前牙段和后牙段向拔牙隙倾斜，后牙前移，支抗丧失（图2-10-57）；③拔牙区前后牙段向拔牙隙旋转，牙弓缩窄（图2-10-58）；④上磨牙颊倾、下磨牙舌倾；⑤拔牙区龈组织堆积，牙移动速度减慢。

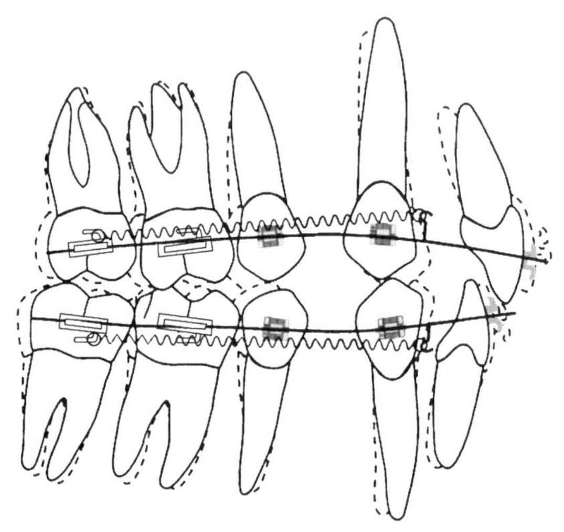

图2-10-57　关闭间隙时，牵引力作用于阻力中心殆方，本身即有后牙向近中倾斜、尖牙远中倾斜的趋势。若矫治力过大，或弓丝较细，则后牙明显近中倾斜，尖牙远中倾斜，切牙内倾、直立、伸长，前牙覆殆加深，尖牙和前磨牙段开殆

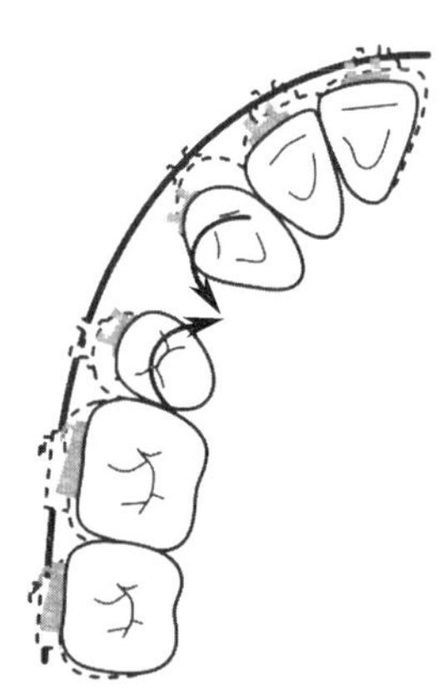

图2-10-58　关闭间隙时，牵引力作用于阻力中心颊侧，前、后牙段均有向拔牙隙旋转的趋势。若矫治力过大，或弓丝较细，则前后牙段明显向拔牙隙旋转，牙弓缩窄，间隙减小

因此，不论使用哪种方法关闭拔牙间隙，矫治力都不应太大，速度也不应太快，欲速则不达。轻的持续性矫治力是矫治成功的关键之一。

三、第三阶段：完成阶段

直丝弓矫治器为各阶段的治疗提供了方便，但受益最多的应当是完成阶段。与标准方丝弓矫治器相比，在矫治器安放准确的前提条件下，直丝弓矫治器预成的三个序列弯曲使临床医师在完成阶段仅仅需要少量的工作。在治疗的全部过程中，前90%的工作由矫治器完成，而后10%工作则需要医师自己。

但是，个体之间牙冠形态、大小的变异，使得直丝弓矫治器预成三序列弯曲并非完全适于每一个患者；同时前期治疗中因托槽位置粘结误差、转矩控制不当、支抗控制失误等因素，以及过矫治的考虑，完成阶段的调整仍然是非常重要的。

完成阶段的目标是按正常殆六项标准和功能殆目标对牙位与殆关系进行精细调整。使用HX矫治器，完成病例时应仔细分析现有牙位与正常殆测量值之间偏差有多少，根据患者矫治前骨骼关系异常程度制订的矫治目标是否已全部达到，分析没达到的部分是哪种原因并在尽可能的情况下进一步调整。此期更多的是对牙位做最后的精细调整，达到轴倾角、转矩、旋转、间隙等的完善。

在牙位精细调整之前，最先要检查的是功能状态下殆是否协调。牙尖交错位ICP位与下颌正中关系位CR一致，尽管这非常难于做到，也应将这两个位置尽量协调，且临床检查无殆干扰。下颌在各个方向的运动范围内都不应有𬌗干扰(图 2-10-59),包括:下颌前伸时上颌四颗切牙与下前牙均匀接触,其他牙齿均没有接触;正常情况下上颌侧切牙较中切牙低 0.5mm,若侧切牙过长,下颌前伸时会出现早接触;若过短,则开𬌗,且不美观。侧方咬合时,仅工作侧尖牙接触,工作侧其他牙齿、平衡侧所有牙齿均不应有接触。侧方咬合时平衡侧绝对不应有𬌗接触,工作侧尖牙保护𬌗最理想。若工作侧是后牙、尖牙均匀接触的组牙保护𬌗也是较理想的状态。评估功能运动时𬌗接触方式后再制订牙位最后调整的位置。

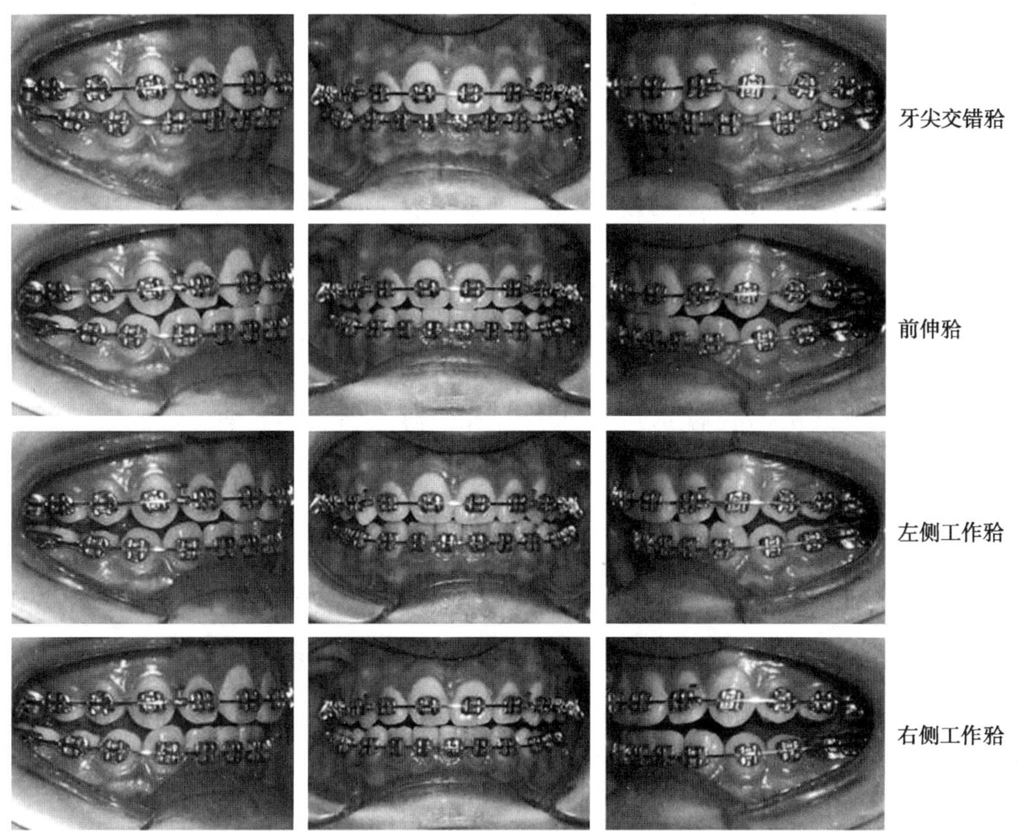

图 2-10-59　功能运动范围内都不应有𬌗干扰

完成阶段虽有许多问题需要考虑,但并非每一个病例都需要进行每一项工作。以下是第三期矫治中常需要调整的问题:

1. 调𬌗　错位牙移动到新位置后,其边缘嵴等部位未经正常咬合磨耗,常早接触形成𬌗干扰。中国人是蒙古人种,切牙舌侧为铲形,即近远中边缘嵴特别突出,常造成早接触,牙齿松动。一旦出现早接触,在治疗的每个时期都应调𬌗,而不应等到第三期才开始。

2. 托槽位置的重新再定位　经验丰富的医师也常有将托槽位置粘错的时候,且许多患者矫治初期尖牙或前磨牙萌出不足、牙齿严重错位,第一次粘贴托槽时难于做到位置准确。此外,牙齿经长距离移动后,原先以为正确的托槽位置可能变得不正确。因此,第三期首先要做的就是检查托槽位置,并根据评估功能运动时𬌗接触方式后制订最后的牙齿位置,将位置不当的托槽重新粘贴,完成牙位的内外侧位置、轴倾角、补偿角和转矩角。

3. 轴倾角调整　前牙、前磨牙、磨牙都有不同程度的近中倾斜。调整托槽的垂直向标志线与冠长轴重合,再从细丝至方丝的更换排齐,轴倾角都能达到设计位置。

4. 牙根平行　牙冠轴倾角合适,牙根一般都已平行。拔牙病例为防止间隙复发,拔牙隙两侧牙齿的牙根需更靠近一些。如拔除第一前磨牙病例,上颌尖牙牙根应更向远中,牙冠有 7°的近中轴向倾斜。

5. 转矩的调整　完成前牙、后牙的转矩。正常情况下,上切牙为 8°~9°正转矩,下切牙直立,后牙均为负转矩,且下颌更明显。前、后牙良好转矩能保证牙根位于松质基骨内、𬌗力的良好传导,以及牙槽骨的健康。

全尺寸方丝弓可完成转矩调整，如0.021英寸×0.025英寸钛镍丝或0.021英寸×0.025英寸TMA丝，弓丝完全入槽，最好使用0.25mm较粗的不锈钢结扎丝。TMA丝可弯制，还可行局部微调。不主张使用该尺寸的不锈钢方丝，因其刚度太大，不易完全入槽，同时力量太大，易引起牙根吸收。

拔牙病例关闭拔牙间隙时对前牙良好转矩的控制是该期调整成功的关键。例如，较长时间的Ⅱ类牵引，上颌弓丝较细或者上切牙弓丝正转矩不足，常造成上切牙的舌倾；若已过度舌倾，在第三期再在切牙段施加过大正转矩，往往效果不佳，且易引起牙根吸收。这种情况应在关闭拔牙隙时即注意控制，上颌使用足够粗的方丝弓，并且有适当的正转矩。

6. 轻度过矫治　旋转牙、过大船曲线深覆船往往需要过矫治。

7. 适当的颌间牵引　在矫治第三期，Ⅱ类或Ⅲ类磨牙关系均应已矫治，轻度颌间关系不调可使用长Ⅱ类或长Ⅲ类牵引。矫治前的中线不齐也应在工作期矫治。

前磨牙段的轻度开船、轻度的Ⅱ类或Ⅲ类关系可选择性使用短Ⅱ类、短Ⅲ类牵引，既改正了垂直向不调，又可协调矢状关系。

完成阶段的全过程中要注意防止牙弓间隙的重新出现。

良好的牙齿轴倾度、转矩、内外位置，以及ICP位良好的Ⅰ类船接触、功能船平衡，是矫治效果能得以保持的前提条件。在拆除矫治器之前，应使用1～2个月的细圆丝，以利于牙齿的生理移动、定位，以使牙弓形态在唇（颊）舌、肌的作用下和咬合力作用下少量调整，达平衡位置。在此期间，没有牙位的复发、间隙的复发，才可行保持。

第七节　常用矫治弓丝、性能及应用

早在公元前400年希波克拉底（Hippocrates）就在他的书中描述牙齿不整齐的矫治。希腊的黄金时期Etruscan人（罗马人的祖先）使用矫治器保持牙列间隙防止牙列因缺牙导致的牙弓塌陷，古埃及罗马人的坟墓中也发现牙齿用黄金丝捆扎在一起。因此最早的牙齿矫治材料便是黄金丝。

20世纪初，美国正畸学者Angle在他发明的数种矫治装置以及方丝弓矫治器中的正畸弓丝主要是金合金材料（14-18 karat gold），还有黄铜丝（brass）和镍钢材料（nickel silver）。此类金属材料具有光泽度好、易成形、刚度较小的优点，可以全尺寸地放入方丝弓托槽槽沟内，对牙位可进行三维位置的控制；但其屈服强度低、价格昂贵使它们的应用范围受限。1929年奥氏体相的不锈钢丝以其较大的强度、高弹性、抗腐蚀、价格便宜等性能而逐渐取代金合金丝成为最主要的正畸弓丝。随后，钴铬合金丝（cobalt-chromium）、钛镍丝（nickel-titanium）、β-钛丝（beta-titanium）、多股不锈钢丝（multistranded stainless steel）、热激活钛镍丝等正畸弓丝应用于临床，使正畸治疗变得更简易。

正畸治疗不同时期，选择合适的合金丝种类、尺寸是矫治成败的关键因素之一。近年来，正畸弓丝的种类越来越多，其性质差异也较大，虽然扩大了正畸临床选择的范围，但也给临床医师的选择带来一些困惑。本节将介绍正畸金属弓丝的一般力学性能和种类、性质及其临床应用的原则。

一、正畸弓丝的一般力学性能

理想的正畸弓丝应具有以下性能：高强度、较大的有限回弹、低的刚度、良好的可成形性、高的贮存弹力能力、高生物相容性和环境稳定性、低表面摩擦力、可焊接能力等。正畸弓丝弹性形变回弹产生的轻的、衰减缓慢的、持续的矫治力是移动牙齿的理想矫治力源。

正畸常用弓丝的力学应力-应变关系如图2-10-60（见图1-2-58，图1-2-59）。描述其材料力学特性术语有：刚度（toughness，stiffness）、弹性限度（good range）、弹性（springness）、低摩擦（low friction）、有限回弹（springback）、强度（strength）、回弹能力（resilience）、可成形性（formable）、生物相容性（biocompatibility）、可焊接性（weldable）、美观（aesthetics）等。

1. 刚度（stiffness）　又称为负荷形变率（load deflection rate）。与材料的弹性模量（modulus of elas-

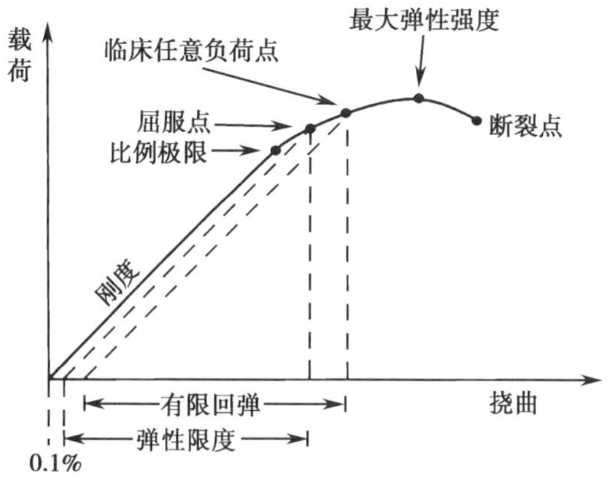

图 2-10-60　正畸弹性弓丝的挠曲-载荷形变

ticity,E)成反比。低刚度或低负荷挠曲率的弓丝有以下益处:①提供较小力值的能力;②在卸载过程中,力的持续时间长;③更容易和精确地控制力的大小。弓丝刚度低即弹性好,表明弓丝可产生轻矫治力,随着错位牙移动弓丝变形量减小而仍能维持合适的矫治力,并且易于弯制弓丝而达到所需矫治力量。

2. 弹性限度(elastic limit)或称比例极限(proportional limit)　弓丝从弹性形变过渡至塑性形变(不可回复变形)时的点。

3. 有限回弹(springback)　即最大弹性变形能力,又称之为最大挠度、激活范围等。临床上弓丝形变(临床任意负荷点)往往超过其弹性限度,弓丝回弹时不能回复到最初的位置,弓丝变形点与回复点之间的弓丝变形量即为弓丝的有限回弹。可计算为材料的杨氏强度(yield strength,YS)与弹性模量(modulus of elasticity of the material,E)之比(YS/E)。高有限回弹意味着弓丝较大的变形后仍能回复到初始状态的能力。

4. 强度(strength)　弓丝抵抗破坏的能力,即能承载负荷的极限力值。可计算为刚度与弹性限度之和。

5. 回弹能力(或称弹性区 resilience)　又称回弹模量(modulus of resilience,MR),贮存能量(stored energy),是移动牙齿所贮存的回弹能力量(图 1-2-59 中阴影部分面积),是强度和弹性的结合,回弹能力(区)越大,移动牙齿能量越多。

6. 可成形量(formability)　弓丝在塑性形变至折断之间的范围,高成形性弓丝易于弯制而不易折断(图 2-10-61)。

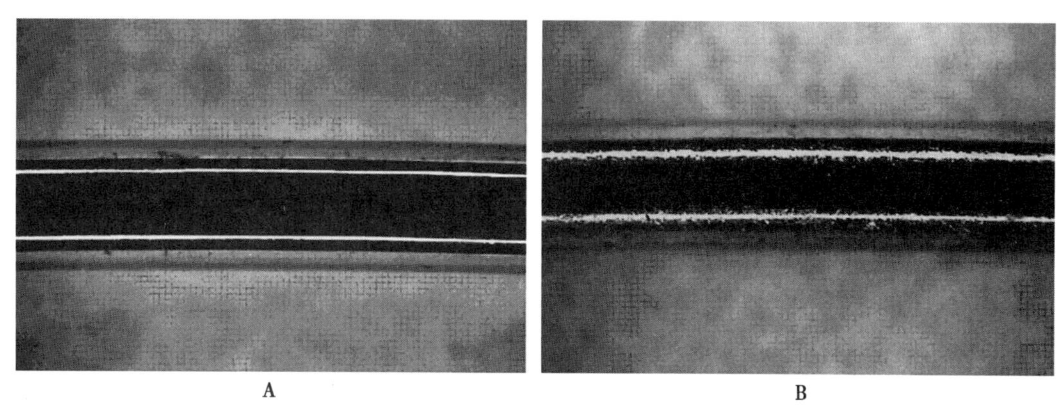

图 2-10-61　不同弓丝表面光洁度将影响其摩擦力大小
A. 较光洁的弓丝表面;B. 较粗糙的弓丝表面

7. 生物相容性(biocompatibility)和环境稳定性(environmental stability)　生物相容性为弓丝的抗腐蚀能力和组织耐力,环境稳定性为弓丝在口腔内经历足够长时间仍能保持其理想性能的能力。

8. 可焊接性(join ability,weldable)　可焊接其他弓丝作为矫治附件。

9. 摩擦力(friction)　弓丝与托槽槽沟、弓丝与结扎丝之间的摩擦力将影响牙齿移动、支抗丧失,理想的移动牙齿的正畸弓丝材料其表面摩擦力应尽量小。弓丝材质、表面光洁度以及弓丝尺寸、横截面形状均将影响其摩擦力,粗丝较细丝、方丝较圆丝摩擦力大,TMA 丝较钛镍丝摩擦力大,不锈钢材料者最小。弓丝表面越光洁摩擦力越小(图 2-10-61),良好的抛光工艺和表面离子注入技术可提高弓丝表面的光洁度。

10. 牵张(tension)、弯曲(bending)和扭曲(torsion)　弓丝的牵张、弯曲和扭曲性能是临床选择的基本参数。弯曲性能是弓丝在第一、第二序列方向的弯曲能力,扭曲是弓丝在第三序列方向的弯曲能力。图2-10-62比较了临床常用的不锈钢丝、β-钛丝和普通钛镍丝的在弯曲(A)和扭曲(B)二种变形条件下的负荷形变关系。表2-10-7和表2-10-8比较了0.016英寸和0.018英寸不锈钢丝、β-钛丝和普通钛镍圆丝和0.019英寸×0.025英寸方丝的弹性性能,表中均把不锈钢丝的性能设为1.0。可见:不锈钢丝有最大的强度和刚度、最小的弹性回弹能力和工作范围,钛镍丝有最小的强度和刚度、最大的弹性回弹能力和工作范围,β-钛丝介于两者之间。相比较而言,钛镍丝能产生持续的轻力,有利于移动牙齿。

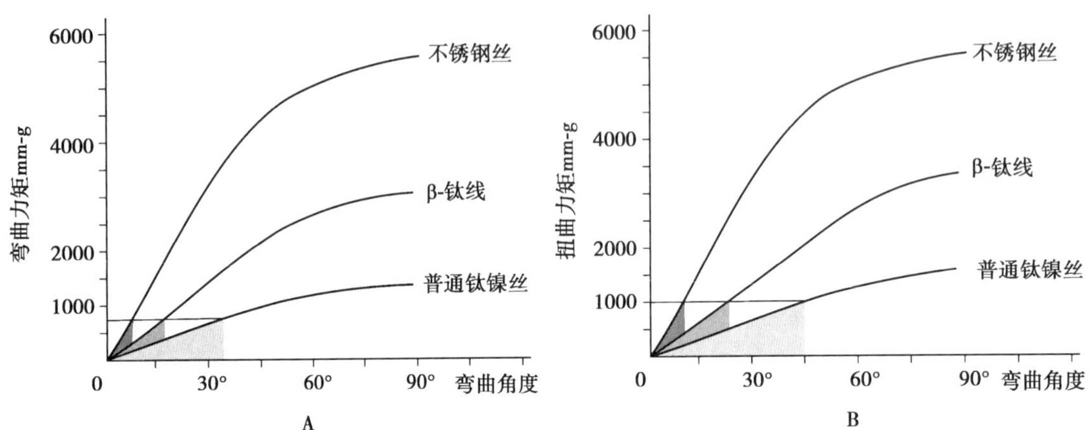

图2-10-62　显示不锈钢丝、β-钛丝和普通钛镍丝的弯曲性能(A)和扭曲性能(B)比较。曲线的斜率为弓丝的负荷形变率(load-deflection)或刚度(stiffness)。图中阴影部分为在特定弯曲和扭曲变形时弓丝的回弹能力(stored energy)

(引自:Drake SR,Wayne DM,Powers JM,et al. Am J Orthod,1982,82:206-210)

表2-10-7　0.016英寸和0.018英寸不同材质弓丝弯曲时的弹性比率

	强度		刚度		工作范围	
	0.016英寸	0.018英寸	0.016英寸	0.018英寸	0.016英寸	0.018英寸
不锈钢丝	1.0	1.0	1.0	1.0	1.0	1.0
TMA丝	0.6	0.6	0.3	0.3	1.8	1.8
普通钛镍丝	0.6	0.6	0.2	0.2	3.9	3.9

表2-10-8　0.019英寸×0.025英寸不同材质弓丝弯曲和扭曲时的弹性比率

	强度		刚度		工作范围	
	弯曲	扭曲	弯曲	扭曲	弯曲	扭曲
不锈钢丝	1.0	1.0	1.0	1.0	1.0	1.0
TMA丝	0.6	0.6	0.3	0.3	1.8	1.8
普通钛镍丝	0.6	0.6	0.1	3.9	4.0	5.4

11. 老化(aging)　正畸弓丝在口腔内随时间延长会出现老化现象,主要表现为摩擦力增加、矫治力传递减弱、超弹性降低和易折断,这种变化以钛镍丝较不锈钢丝更明显。

二、正畸弓丝的分类

按材料分类可分为:不锈钢丝、钴铬合金丝、钛镍合金丝、复合材料弓丝等;按表面涂层可分为:离子植入型(聚四氟乙烯树脂,Teflon coating)、喷雾涂层型、套管型;按形态分类可分为:圆形、矩形、多股三种形态。

本文根据临床常用矫治弓丝材料分别加以叙述。不同材料弓丝的力学性能比较见图 2-10-63 和表 2-10-9。可见超弹性钛镍丝的弹性最好,其弹性模量为普通钛镍丝的一半;不锈钢丝弹性最差,刚度最大。

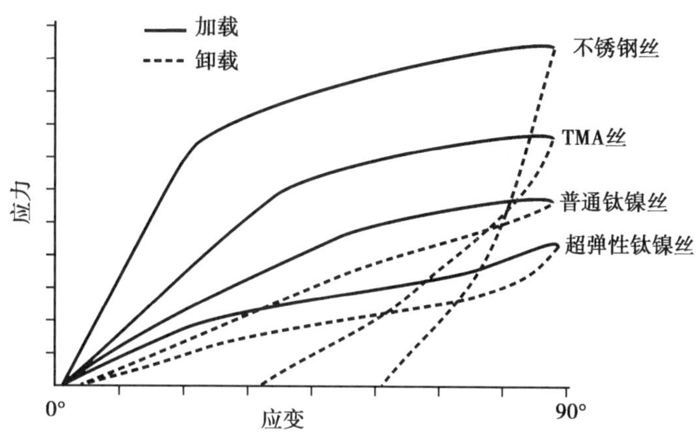

图 2-10-63 不同材质弓丝应力-应变关系图

表 2-10-9 不同材质弓丝的刚度比较(不锈钢丝的刚度设为 1.0)

	不锈钢丝	TMA 丝	普通钛镍丝	超弹性钛镍丝
刚度比率	1	0.42	0.26	0.12

(一) 不锈钢丝

不锈钢丝(stainless steel wires)最早应用于正畸临床始于 20 世纪 30 年代,但最终取代黄金合金弓丝成为正畸治疗最主要的弓丝是在 20 世纪 60 年代。其原因主要为:①黄金合金丝太软,而不锈钢丝刚度高;②不锈钢丝可以做得更细些,托槽也可更小些,有利于美观;③不锈钢丝有很好的防腐性能、冷加工硬化制作容易、摩擦力更低。

不锈钢丝含 71% 铁、18% 铬、8% 镍,以及少于 0.2% 的碳。在不锈钢中进行碳的淬火冷处理,有利于提高不锈钢的屈服强度和弹性模量。不锈钢丝弯制后残余应力明显地影响其弹性。弓丝弯制曲、弹簧后进行热处理可释放残余应力,增加刚性。Marcotte 推荐 399℃ 热处理 11 分钟。Funk 推荐将不锈钢丝加热至其变成草黄色即可。

不锈钢丝是正畸治疗的主要弓丝。其优点是具有一定的弹性和刚度、价廉、易弯曲、可焊接,在托槽沟中的摩擦力比其他弓丝小;缺点是移动牙齿时,因刚度大,牙移动后力值变动幅度大,在排齐较严重的错位牙时,常需选择直径较小的钢丝或弯制曲,并且需经常加力及更换弓丝。

1. 澳丝(Australian wires) 20 世纪 50 年代澳大利亚正畸医师 Begg 和金属冶炼专家 Wilcock 研制出澳大利亚特种不锈钢,一般简称为“澳丝”,它是以较粗的弓丝经热处理后于冷却状态下拉伸至一定规格而成。这种材料强度大,弹性好,它的刚度与弹性之间趋于平衡;弹性恢复能力较强,不易变形;应力衰减极慢,当外力消失时弓丝形变也完全恢复,在矫治过程中使牙齿移动较大距离而不必重新加力。这些特性保证了在迅速打开咬合的同时又能控制牙弓形态和保持磨牙的稳定性。“澳丝”与 Begg 托槽共同成为 Begg 技术成功的基础之一。但其脆性较大,弯曲时应缓慢进行,避免形成锐角而使弓丝折断。只有圆丝规格。

2. 多股弓丝(multistranded wires) 又称辫状丝、麻花丝,由多股细的不锈钢丝缠绕而成,横截面有圆形和矩形两种规格。其刚度与同直径的钛镍丝相当,但可弯制成形,适于前期排齐牙列的治疗。但摩擦力相对增大,末端不光滑,易刺伤牙龈是其缺点。

3. 华西牌不锈钢丝(H_8 wires) 1991 年开始,四川大学华西口腔医学院与攀枝花钢铁研究院合作,以澳丝性能系数为参考,采用特殊的技术路线和工艺,研制出独具特色成分、综合力学性能和弹性能达到澳丝(special plus)水平、部分性能优于澳丝的 H_8不锈钢丝系列产品。

(二) 钴铬合金丝(cobalt-chromium wires)

含40%钴、20%铬、15%镍、15%铁、7%钼和2%锰。商品名有Elgiloy、Azura和Multiphase。Elgiloy有四种类型:软的(蓝色)、柔软的(黄色)、半弹性的(绿色)、弹性的(红色的)。蓝色的Elgiloy最软,弯曲变形的成形性最好,将其热处理后可增加其刚度而成形性降低。黄色的Elgiloy较蓝色的成形性差但弹性增加。红色的Elgiloy弹性最好,而成形性最差,热处理后弹性更增大但最易折断。除红色的Elgiloy丝外,其他的钴铬合金丝均较不锈钢丝的弹性差,但经热处理后弹性与不锈钢丝相近。热处理温度为482℃,时间为7~12分钟。

钴铬合金丝最大的优点是较不锈钢丝易于弯制成形而不易折断,临床上常用于弯制各种曲、弹簧,而热处理后其弹性与不锈钢丝相似。但钴铬合金丝与槽沟的摩擦力较不锈钢丝大。

(三) 钛合金丝(titanium alloys wires)

1. 钛镍合金丝(nickel-titanium alloys wires)　20世纪60年代初,美国海军军械研究所实验室在冶炼制造一些“指状”镍钛合金棒时,偶然发现了镍钛合金的形状记忆效应。镍钛合金弓丝的英文名“nitinol”,Ni代表镍,Ti代表钛,nol为海军军械研究所的缩写。由于镍和钛两种元素均无细胞毒性,因此,镍钛合金很快在生物医学工程系统中得到推广和应用。钛镍合金丝(nitinol)最初于1971年引入正畸治疗,含52%镍、45%钛和3%的钴。最初的钛镍合金丝并没有形状记忆功能。种类较多,其商品名有Niti、Nitinol、Orthonol、Sentinol和Titanal等。不同品牌的钛镍记忆合金丝由于生产工艺不同而性能略有差异。其最明显的优点是具有很大的弹性回复能力,在较大的变形状况下均能回复到初始状态,并且使之变形的力较不锈钢丝小很多,其弹性模量是不锈钢丝的1/4。因此,钛镍合金丝的主要用途为矫治初期拥挤的改正、旋转改正、牙列排齐排平等时期。

钛镍记忆合金丝经热处理后会改变其力学性能。热处理后改变其晶体结构从而产生“记忆”功能。“形状记忆”(shape memory)即当弓丝加热至其相变温度(transitional temperature range,TTR)时恢复至最初生产时的形状的能力。首先在高温下将弓丝弯成理想形状,冷却后,弓丝可受外力而变形,但当加热至其相变温度时将回复至最初高温下所成形状。这是因钛镍记忆合金丝的结晶体从马氏体(martensitic phase)转变成奥氏体(austenitic phase)的缘故。

钛镍记忆合金丝尽管在牙列排齐排平过程中的诸多优势,但也有缺点:①与托槽槽沟的摩擦力较不锈钢丝大;②可成形性差,在直丝弓矫治技术中适用,而不适用于需弯制各序列变曲的方丝弓矫治技术;③过度弯曲将影响其弹性回弹能力,甚或引致其折断,因此不推荐使用钛镍记忆合金丝弯制各种曲。颊面管远中弓丝末端因钛镍记忆合金丝成形性差不易弯折而常引起患者不适,这时可在口外将末端退火而可在口内打弯(cinch-back)。

(1) 与钛镍记忆合金丝相关的名词

1) 奥氏体相(austenite):温度相对高或卸载(去除外力)时,钛镍合金丝形成的紧密接触的六面体结晶体状态,形变时产生的应力较大。

2) 马氏体相(martensite):温度相对低或加载(受到外力)时,钛镍合金丝形成的四面体结晶体状态,形变时产生的应力较小。

3) 相变(phase transformation):钛镍记忆合金丝的结晶体在马氏体与奥氏体之间的转变(图2-10-64)。

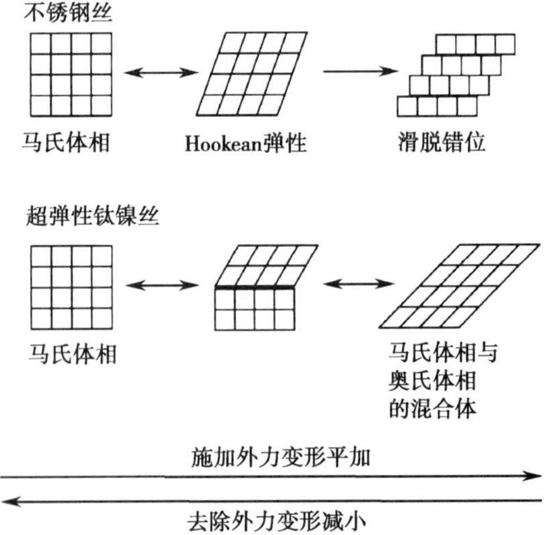

图2-10-64　受力后晶体结构变化示意图

不锈钢丝受外力后,在弹性限度内晶体结构发生可逆性的Hookean弹性变形,过大外力导致不可逆性的滑脱错位(slip);超弹性钛镍丝受外力后随形变增加,其马氏体相结晶体结构逐渐变化为马氏体相与奥氏体相相混合的结晶体结构(twins),这种变化过程是可逆的。热激活钛镍丝随温度升高,结晶体结构也发生类似的可逆性变化,表现出超弹性

4）相变温度（transition temperature range，TTR）：钛镍记忆合金丝的结晶体在马氏体与奥氏体之间的转变时的温度。它不是一个点，而是一个范围。

5）形状记忆效应（shape memory effect，SME）：弓丝可受外力而变形，但具受机械外力或热刺激后恢复至初始形状的能力。包括热激活效应和超弹性效应。

6）超弹性（superelasticity）：又称拟弹性（pseudo elasticity），钛镍丝受外力变形后（但没有产生塑性形变，仍在其弹性形变范围内），当外力去除卸载后钛镍丝有回复到原来形状的能力。机械外力或热量增加引致的马氏体向奥氏体相变的过程中，当两种结晶体均混合存有时，应变增加明显，而应力变化不明显，这种情况下弓丝产生的是持续的、衰减缓慢的矫治力（图 2-10-65），当矫治严重错位牙时能保持弓丝产生恒定的理想矫治力。

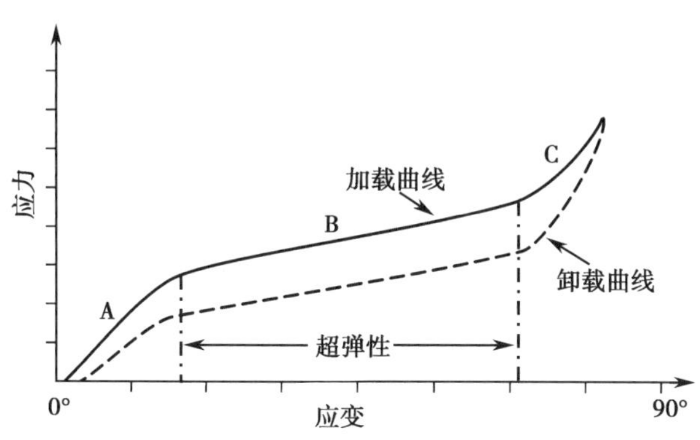

图 2-10-65　超弹性钛镍弓丝应力-应变示意图

A 段弓丝少量变形的初期，随弓丝变形产生的应力成比例增大；B 段为马氏体和奥氏体混合阶段，弓丝变形中期，弓丝变形明显而产生的应力增加不明显；C 段弓丝极度变形，产生的应力也成比例的增大

7）热激活效应（thermoelasticity）：当温度降低时钛镍合金丝的奥氏体相转变为马氏体相时期，和当温度升高时钛镍合金丝的马氏体相转变为奥氏体相时期的超弹性的温度效应。

（2）钛镍合金丝的种类

1）马氏体稳定型合金丝（martensitic stabilized alloys）：这是最早的普通钛镍合金丝，如 Nitinol。室温下和口腔环境中均为稳定的马氏体相，在正畸治疗过程中不发生相变现象，因而不具有超弹性，卸载过程中力的衰减比较迅速，也不具有形状记忆功能；其成形性差、脆性大，而且不能焊接，热处理后弹性消失。

2）奥氏体超弹性合金丝（austenitic active alloys）：这类合金丝主要由奥氏体构成，有少量马氏体相，具有形状记忆功能、超弹性和非常好的弹性回复能力。无热激活效应。奥氏体活性合金丝受初始外力时产生奥氏体相的弹性变形，可因弓丝继续变形而引发马氏体相变，此过程中随应变增加产生的应力没有明显增加，又称为超弹性弓丝。

20 世纪 80 年代由中国北京有色金属研究总院研制成功的中国镍钛丝（Chinese Ni-Ti）即属于此类“超弹性镍钛合金弓丝”。Burstone 等发现中国镍钛丝回弹性是普通型镍钛丝的 1.6 倍，而刚度却只有它的 36%；加载曲线和卸载曲线的应力-应变斜度很平，即该弓丝能提供持续的轻力；卸载曲线随加载力的大小而改变，即加载载荷较小时刚度较大，加载载荷较大时刚度反而较小。

3）马氏体超弹性合金丝（martensitic active alloys）：室温下主要为马氏体，具有温度激活效应，又称为热激活合金丝。室温下很软，易变形，口腔内温度时弹性立即增加，从而产生移动牙齿的矫治力，一旦相变全部完成，口腔温度便不再对弓丝弹性产生影响。奥氏体与马氏体间的相变温度范围应很窄，因为室温与口腔内温度的差异并不大。例如，GAC 公司生产的 Sentalloy 丝是一种马氏体超弹性合金丝，引发相变与相变结束的温度如表 2-10-10。

表 2-10-10　钛镍合金丝的相变温度

奥氏体转变为马氏体	开始相变温度	14℃
	相变结束温度	7℃
马氏体转变为奥氏体	开始相变温度	34℃
	相变结束温度	43℃

4）钛镍铜铬合金（nickel titanium copper chromium alloys，CuNiTi）：属奥氏体活性超弹钛镍合金丝。在钛镍合金中加入铜可增加其强度，减小滞后现象（hysteresis）（即弓丝加载与卸载之间转换时的应力水

平的差异、能量丧失)(图 2-10-67),能准确确定奥氏体相变的相变温度。铜使相变温度超过口腔内温度,而 0.2% ~0.5% 的铬使该相变温度降低。

Ormco 公司生产的 CuNiTi 弓丝有四种类型:CuNiTi 1 型:奥氏体相变温度为 15℃,拟弹性,重力,不常用;CuNiTi 2 型:奥氏体相变温度为 27℃,拟弹性,适用于痛阈平均或较高、牙周健康、需矫治力恒定牙移动快速的患者;CuNiTi 3 型:奥氏体相变温度为 35℃,热激活能力,适用于痛阈平均或较低、牙周健康或略差、需轻的矫治力的患者;CuNiTi 4 型:奥氏体相变温度为 40℃,热激活能力,适用于痛阈很低、牙周健康较差、需轻的矫治力、初始弓丝为方丝的患者。

Tomy International 生产的 L & H Titan wires 也是一类低滞后超弹性钛镍合金丝(low-stress hysteresis Ni-Ti alloy wires)。通过二步热处理(600℃处理 5 分钟,280℃处理 180 分钟)并加入铜减小了钛镍合金丝的应力滞后,并减小了弓丝释放的应力水平,产生持续的轻力,此外,该弓丝与托槽槽沟的摩擦力也较小,有利于拥挤牙沿弓丝的滑动。

成品的 0.019 英寸×0.025 英寸反𬌗曲线钛镍丝(reverse curve nickel titanium arch wires)能有效改正深覆𬌗,大约需 3 个月的时间。前牙段预成 20°正转矩的平的和带反𬌗曲线的钛镍弓丝(pretorqued nickel titanium arch wires)也有成品出售。

2. β-钛合金丝(titanium molybdenum alloy)

(1) TMA:含 80% 钛,10% 钼,6% 锆和 4% 锡。TMA 的刚度为不锈钢丝的 1/3,2 倍于马氏体相的钛镍合金丝,成形性优于不锈钢丝,可焊接。因此,适用于牙位精细调节的矫治结束前期,特别是转矩控制。反𬌗曲线带 T 形曲的 TMA 弓丝适用于同时内收及压低前牙。TMA 丝表面粗糙,摩擦力较不锈钢丝和钛镍合金丝大。

(2) 低摩擦 TMA:离子植入技术(ion implantation)是一种防止弓丝表面腐蚀、磨损的处理技术。GAC 公司和 Ormco 采用氮离子(nitrogen ion)加速渗透注入弓丝内部,以减小弓丝表面的摩擦力,Ormco 公司声称可减小 TMA 54% 的表面摩擦力,称为低摩擦 TMA。

3. 钛铌结束期弓丝(titanium niobium finishing arches,TiNb/FA)　最近才推出的一种矫治结束前细调节牙齿三维方向位置的弓丝,不含镍,刚度只有 TMA 的 60%,易于弯制。

(四) 复合材料弓丝(composite plastics)

将两种或两种以上形态的材料(如 wonder wire),或者数种不同性质的材料结合在一起生产出来的、在弓丝不同部位具有不同弹性性质的弓丝。Forestadent 公司生产的 Triple Force 弓丝是复合材料钛镍合金丝的一种,在前牙段弹性好可释放较轻的矫治力,前磨牙段释放的矫治力增加,磨牙段矫治力最大。GAC 公司生产的 Sentalloy Bioforce 弓丝也是一种钛镍复合材料丝,在中切牙释放 80g 矫治力,从侧切牙、尖牙、前磨牙至磨牙释放矫治力递增,磨牙处可达 320g。

(五) 美学弓丝(aesthetic wires)

与牙齿色泽相近的正畸弓丝出现已有数年,但临床上仍然很少使用。最早的美学弓丝是在金属弓丝表面喷涂一层塑胶(plastic coated),颜色与牙齿色泽相近,但力学性能很差,并且其色泽还会变色,很快被淘汰。在金属弓丝表面喷涂聚四氟乙烯树脂(Teflon coated wires),涂层可做到非常薄,并可减小钛镍弓丝的摩擦力。表面喷涂最初是在钛镍合金丝表面,现在也可在不锈钢丝表面喷涂,但仍然存在涂层脱落的问题。

1992 年 Talass 设计了透明、同心圆层状结构纤维的弓丝,称之为 Optiflex,弹性模量小。

1997 年 Kusy 研制出单向纤维加强型聚合体复合材料弓丝(unidirectional fibre-reinforced polymeric composites,UFRPs),由树脂与陶瓷材料组成。先将其这两种材料磨碎,再在电磁波照射下聚合,其中陶瓷纤维呈单向排列成线状或网状结构。这种美观弓丝的色泽与牙齿颜色相近,弹性较好,弹性模量介于钛镍丝与 TMA 丝之间,但摩擦力较大。

陶瓷托槽配合美学弓丝使用,对患者而言,美观不言而喻。但此类弓丝因其力学和生物相容性的不足,大多只适用于矫治初期,工作期仍然以钛镍丝和不锈钢丝为主。

三、正畸弓丝的临床选择

1. 牙齿排齐阶段　应用细的、弹性好的、圆形、持续矫治力的弓丝，超弹性钛镍丝是首选，热激活超弹性钛镍丝具有温度响应能力、可产生持续的轻力，是理想的初始牙列排齐的弓丝。新的低弹性模量超弹性钛镍合金方丝弓在矫治的早期也可使用，如在Damon自锁矫治系统中推荐使用0.014英寸×0.025英寸、0.016英寸×0.025英寸的CuNiTi方丝，可减小弓丝与槽沟之间的余隙（play），有效控制牙齿唇（颊）舌向错位、旋转，一般情况下对牙齿转矩没有影响，严重错位牙可进行部分转矩的矫治。0.018英寸×0.025英寸超弹性钛镍丝是牙列排齐排平期过渡至工作期的过渡弓丝，使用时间一般为2～3个月。

2. 关闭间隙、调整磨牙关系　拔牙病例关闭间隙、不拔牙病例的颌间牵引调整磨牙关系阶段，应用弓丝的原则是采用粗的、矩形、刚度大的弓丝以稳定牙弓形态，不锈钢丝是最佳的工作期弓丝，0.018英寸×0.025英寸是最常用的尺寸，直丝弓矫治技术中推荐0.019英寸×0.025英寸不锈钢丝。圆的、细的、钛镍丝等弹性好的弓丝不适于该期。

3. 结束期　精细调整牙位时期，特别是使用直丝弓矫治器时，托槽内预成的内收外展、牙冠轴倾角、冠转矩都应通过选择合适的正畸弓丝而得以充分体现；而方丝弓矫治器因需通过弓丝弯制而完成牙位的三维位置调节，具有良好弹性而又具有良好可成形性的TMA方丝是较好的选择，较大尺寸的0.021英寸×0.025英寸的超弹性钛镍丝适用于直丝弓矫治器的结束阶段。

第八节　正畸托槽及材料的改进及新进展

一、正畸托槽的进展及应用

1723年现代牙医学的开拓者法国人Fauchard年发明“细丝带”扩弓装置（bandeau），他使用黄金或白银做成的矫治装置、指簧，甚至还有手指的压力来矫治牙齿不齐，是Angle的E-arch矫治器的雏形。1819年法国人Delabarre介绍一种丝槽（wire crib）装置矫治牙齿，开创了现代正畸的先河。随后Schange发现丝槽可提供足够的支抗并可制作与牙粘结的底座，为近代方丝弓矫治器（edgewise）奠定了基础。

Edward Angle被尊称为现代正畸学之父（第八章中已述及），他的贡献不仅在于他提出了错殆畸形的分类和矫治原则，同时也因他创造性地发明了新的现代固定矫治器——即放置于牙冠唇侧托槽的设计和长方形弓丝的运用，使牙冠和牙根在三维方向均得到很好控制。该方丝弓矫治器成为现代固定矫治器的最有力的代表。而托槽（bracket）也成为贴附于牙面的、将弓丝矫治力传递至牙齿的特定装置，托槽与弓丝之间主要通过拴扎丝、橡胶圈连接施力。

1935年Stolzenberg报道了第一例自锁托槽（Russel lock appliance），采用螺帽将弓丝放置入方丝弓托槽槽沟，并可通过螺帽旋进的深浅来控制弓丝与槽沟的摩擦力。

1930年Johnson提出无结扎的双丝弓矫治装置（Johnson friction cap）（图2-10-66，图2-8-111）。20世纪40年代，华西协和大学（现四川大学华西医学中心）周少吾、邓述高等从美国留学归来后，即在国内开始使用该矫治技术，这也是我国最早开展的现代固定矫治技术。

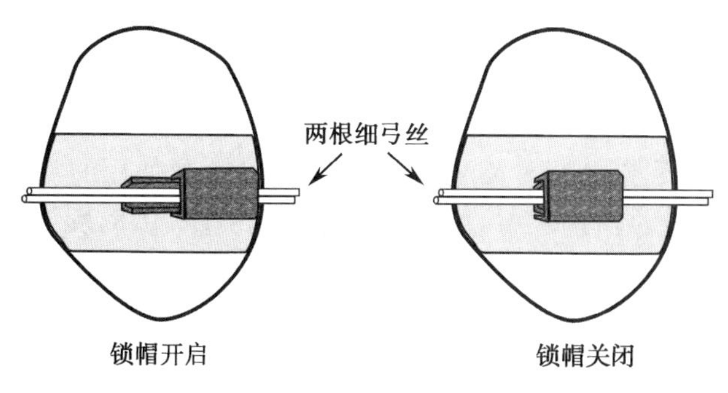

图2-10-66　双丝弓自锁托槽及弓丝

1953年Steiner将不锈钢丝使用的托槽槽沟尺寸改良为0.018英寸×0.028英寸，以替代黄金合金丝使用的0.022英寸×0.028英寸的托槽槽沟。1955年Buonocore提出85%磷酸酸蚀釉质30秒以加强树脂与釉质的粘结强度，这为以后托槽与釉质的直接粘结奠定了基础。

20世纪70年代，自锁托槽再一次引起正

畸医师的兴趣,加拿大 Strite 公司制作了弹簧片锁结弓丝的不锈钢材质的 Speed 托槽。自锁托槽的研制与应用也成为近年来国际上托槽、矫治技术改进的热点之一。

同期,Andrews 发明了直丝弓矫治器(straight wire appliance),在托槽上预成内收外展、轴倾角、转矩,以避免、减少方丝弓矫治技术中调整牙位时的弓丝弯制,托槽在矫治力传递方面起到了更大的作用。

Begg 作为 Angle 的学生,他于 20 世纪 20 年代学成回澳大利亚后继续对带状弓进行改良,保持了原有的带状弓托槽但把它殆龈向颠倒,使槽沟朝龈向,引进 20 世纪 30 年代出现的不锈钢丝,研制高强度高弹性的澳丝,并增加控制牙根位置的附加弹簧,称之为 Begg 矫治器和 Begg 矫治技术。Begg 矫治系统也是影响深远的现代固定矫治器与矫治技术。

之后,一直有学者将方丝弓矫治器与 Begg 矫治器的优点结合起来,一种设计是在同一个托槽上既设计有方丝弓槽沟又有 Begg 槽沟,另一种是将方丝弓托槽槽沟的近、远中去角,既保持了 Begg 技术中牙冠的倾移动又能通过方丝弓控制牙齿的近远中倾斜度和转矩,称为 Tip-edge 矫治器。以后,又在其槽沟底部增加了一水平向的封闭的槽沟,将钛镍丝穿过这些小管有助于牙齿的排齐,称为 Tip-edge Plus 矫治器。

20 世纪 80 年代,托槽颜色与牙齿色泽相似的美观托槽问世,与传统的不锈钢材制不同,称为陶瓷托槽,一种由单晶氧化铝制成,另一种由多晶氧化铝制成。随后又出现了高强度的多晶氧化锆材质的陶瓷托槽。低摩擦、美观的、高强度的托槽材料一直是正畸界研究的热点。

近年,一种无托槽透明塑料基托式"隐形"矫治器开始应用于临床,它通过计算机辅助设计牙移动规律及矫治后效果,通过制作数套或数十套牙模,达到矫治错位牙的目的。尽管目前仅适于矫治简单病例,对于要求更加美观又不易被人察觉的正畸患者而言是一种很大的进步。

二、现代正畸托槽的改进

在 Angle 之后,自 20 世纪 60 年代,Begg 矫治技术提倡的细丝轻力、差动力理论得到正畸界认可,Begg 托槽一度在世界范围内广泛流行。但目前托槽式矫治器的发展远远超过了最初的设计,不仅保留了方形弓丝在方形槽沟中的基本理念,又汲取 Begg 技术中轻力原理,同时新的弓丝材料如钛镍丝的出现、发展,使得方丝托槽/方丝弓矫治器在牙齿三维方向位置的控制更加有效,目前托槽式矫治器系列几乎成为唯一使用的固定矫治器。

现代正畸标准托槽的结构主要分为三部分(见图 2-8-3):结扎翼、体部、粘结面底面。槽沟位于托槽体部。绝大多数金属托槽均为不锈钢材质。对托槽的基本要求有:①高强度,咬合力、矫治力作用下托槽、槽沟不变形,摩擦力作用下不损坏槽沟表面结构。②高精度,托槽表面光滑圆钝,利于清洁,对患者黏膜刺激小;槽沟光洁度高,摩擦力小有利于滑动;如果转角圆钝将影响方丝弓转矩效能。③合适大小,不影响正常咬合,又能传递足够矫治力,患者异物感小。④较强的粘结强度,其底板外形与牙面贴合,并有足够固位形利于黏合剂与托槽的机械和化学结合。⑤生物相容性好,不释放有毒物质,高耐腐蚀性,长期在口腔环境中而不受腐蚀变性。

现代多托槽矫治器系列的发展主要有以下方面:

(一) 托槽槽沟尺寸设计

Angle 最初设计的方丝弓托槽尺寸为 0.022 英寸×0.028 英寸,配合同尺寸的黄金合金弓丝以实现对牙位三维位置的控制。随不锈钢丝的出现,同尺寸的不锈钢丝刚度过大,不利于牙位控制。1953 年 Steiner 提出不锈钢丝使用的托槽槽沟尺寸为 0.018 英寸×0.028 英寸,以替代黄金合金丝使用的 0.022 英寸×0.028 英寸的托槽槽沟。目前方丝弓矫治器的槽沟尺寸主要有两种规格:①0.018 系统:有 0.0185 英寸×0.030 英寸、0.018 英寸×0.025 英寸、0.018 英寸×0.028 英寸三种规格;②0.022 系统:有 0.022 英寸×0.028 英寸、0.022 英寸×0.030 英寸两种规格。

(二) 托槽宽度设计

有宽托槽(双翼)和窄托槽(单翼)两种类型。托槽越宽,方丝弓对牙冠转矩和牙根控根移动的控制能力越强,此外,宽托槽利于牙齿旋转改正。临床常用托槽宽度为牙冠宽度的一半。而窄托槽增大了托槽间弓丝的跨距(span),即增大了矫治系统的弹性,有利于传递轻力和牙列拥挤的排齐。直丝弓矫治技术常采用双翼托槽。

(三) 托槽大小设计

较小、较薄的托槽有利于牙齿清洁、避免咬合干扰和增加患者的舒适度,较小的托槽还可增大弓丝的托槽间跨距,产生轻力。这要求托槽的材质具有很高的强度,较小、薄的 mini 型托槽一般使用高强度的 17-4 不锈钢制造。结扎翼高度的调整可减小咬合干扰、利于结扎和牙面清洁。

(四) 自动牙齿旋转设计

如 Lewis 单翼托槽,在弓丝下方、托槽体部近远中向伸展的金属弹簧翼可很好控制牙齿旋转。双翼托槽能有效改正牙齿旋转。

(五) 横、竖管使用

单翼或双翼的托槽体部、弓丝下方增加垂直向或水平向槽沟,利于旋转、竖直弹簧等附件使用。一般尺寸为 0.020 英寸×0.020 英寸。

(六) 底板设计

托槽的底板是连接托槽体与牙面粘结的部位,要求它能与牙面形成良好的粘结。如何增大托槽与牙面的粘结能力一直是研究者们努力的一个方向底板外形的改进。最初的尖牙、前磨牙托槽底板设计为仅有相同的近远中向弧度,没有殆龈向弧度,托槽与牙面贴合性差,易脱落。牙齿的唇(颊)面外形具不同的形态,切牙唇部基本平坦,尖牙、前磨牙唇、颊面托槽粘结部位是一种类圆球形,龈殆向具一定弧度,近远中向也具一定弧度,并且殆向、龈向及槽沟部位的近远中向弧度不同。托槽底板外形设计应与不同牙齿的解剖外形相一致,才能保证托槽与牙面的贴合、增强固位。现代的切牙托槽底板一般设计为平面,而尖牙、前磨牙根据不同牙位设计了不同的底板弧度。

粘结面形态的改进。最初因加工工艺的原因,托槽底板设计为有倒凹的燕尾形,或在底板上设计不同形状的凸起,加强机械固位。后设计一层网状结构,经激光焊接至底板,或者通过喷砂处理使其表面更粗糙,增大与粘结剂接触面积而加强固位。近年来还通过在底板喷涂化学物质增加粘结剂与底板的化学结合固位能力。

一般将托槽体设计在基底板的中央,下颌前磨牙往往因咬合干扰不能粘结于正确的牙冠位置。有设计将托槽体放置于底板龈方避免上颌牙对下前磨牙龈方结扎翼的咬合干扰。同理,上颌前磨牙也将体部置于底板龈方,以克服因前磨牙萌出不足造成的槽沟位置不正确。

(七) 直丝弓托槽设计

Angle 设计的方丝弓矫治器均为相同的设计,Tweed 通过弓丝上弯制三个序列方向的弯曲来调整不同牙齿至其生理位置。而 20 世纪 70 年代 Andrews 设置的直丝弓矫治器,将弓丝三个序列的弯曲均设置在托槽上,提高了托槽的传力效能,也极大地提高了临床矫治效率。其设计详见直丝弓矫治技术一节。

(八) 自锁托槽设计

采用 0.010 英寸不锈钢丝将弓丝结扎入托槽翼已较 Angle 时代的黄铜结扎丝进步了许多,但仍较费时费事。如何结扎,以及结扎方式改进摩擦力一直是正畸学界研究的课题。20 世纪 70 年代弹性乳胶橡皮圈因其容易使用而开始广泛代替不锈钢结扎丝,但摩擦力较大并没完全取代不锈钢结扎丝。

20 世纪 30 年代出现的 Russel lock 自锁矫治器及 Johnson 双丝弓矫治器均在无结扎丝、降低摩擦力方面做了有益的尝试。经过三十多年的停滞,20 世纪 70、80 年代又重新引起人们的关注。带闭锁弹簧夹的 Speed 托槽、带滑动闭锁片的 Edgelock 自锁托槽相继问世,它们都可快速地闭锁和开启,提高更换弓丝的速度。但这并非自锁托槽的最大优势,因无结扎丝对弓丝的主动压力而明显减小托槽沿弓丝滑动时的阻力才是这类矫治器的最大优势。摩擦力降低,不仅有利于滑动,也使弓丝用于移动牙齿的矫治力降低,更符合轻力的原则。21 世纪初,各正畸公司相继推出数种自锁矫治器,主要有 Speed、Ormco 公司的 Damon、GAC 公司的 Innovation、Forestadent 公司的 Quick,3M Unitek 公司的 Smart-Clip 等自锁矫治系统。

关于自锁矫治器一直有主动(active)与被动(passive)两种类型的争论(图2-10-67)。其焦点是当闭锁装置闭锁时对弓丝有无主动的压力,以及这种压力对矫治有无益处。被动型锁帽为坚硬的硬夹,弓丝与其接触不会引起锁夹变形,从而不会产生额外的摩擦力,如Damon系统。主动型在使用细丝时锁帽对弓丝滑动无影响,而在使用0.018英寸×0.018英寸、0.016英寸×0.022英寸以上方丝弓后弓丝与弹簧锁夹产生弹性接触,从而锁夹对弓丝产生主动的压力,如Speed、Innovation、Quick系统。一种理论认为这种主动压力将产生额外的摩擦力影响牙齿移动,而另一种理论认为这种主动压力有利于控制牙齿的转矩。自锁矫治器制作工艺复杂、精度要求高,价格昂贵。

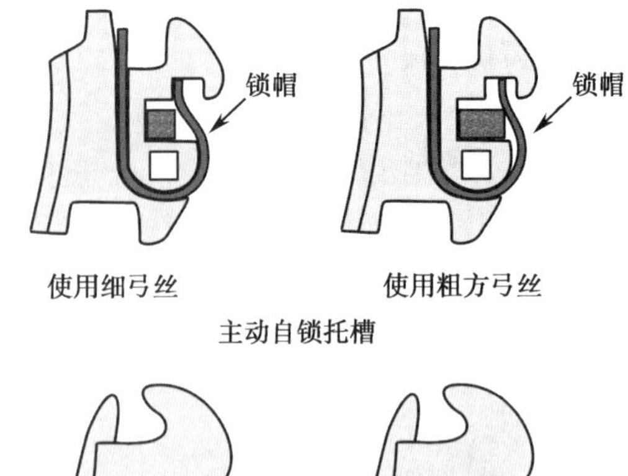

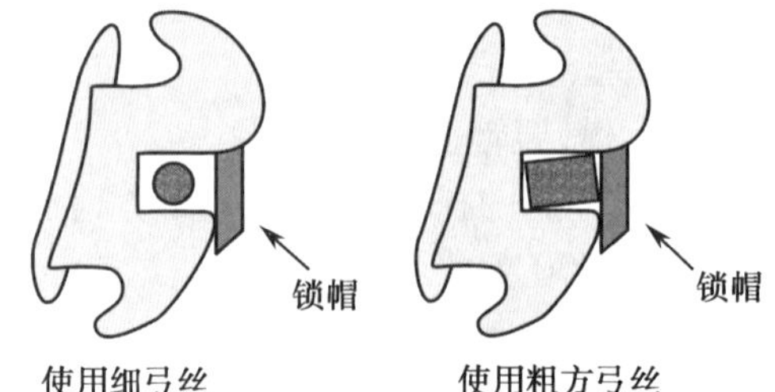

图2-10-67　主动与被动自锁托槽

(九)美观托槽设计

美观托槽的改进从三方面进行:①改良金属托槽外观、减小其体积;②改变托槽制作的材料;③舌侧托槽。

1. 改良金属托槽外观、减小其体积　最初的美观托槽是在金属托槽表面涂一层与牙齿颜色相似的涂料,但效果差,其原因是涂料与金属连接不好、仍然是半透明不美观(poor translucence)。减小金属托槽体积并不能完全改变其不美观的问题。

2. 改变托槽制作的材料　现代美观托槽主要有以下三种材料改进类型:①树脂(resin);②树脂、陶瓷、玻璃、玻璃纤维、金属等两种材料的混合体;③陶瓷(ceramic)。

(1)树脂类托槽(resin bracket):又称为塑料托槽。早期用聚碳酸酯制作美观托槽,但只适用于矫治早期,因其随时间延长而变色、强度不足不能适于长期矫治的需要、结扎翼易磨损需更换托槽,特别是转矩时槽沟变形。聚氨酯是近年来制作美观托槽的推荐材料。

树脂托槽除其强度低易磨损之外,材料本身的生物膜吸附作用(biofilm adsorption)也会影响托槽的性质。这种吸附作用受树脂材料本身性质的影响:孔隙率(porosity)、吸附性(sorption)、易腐蚀性(susceptibility to corrosion)和生物退变性(biodegradability)等。树脂托槽在体内由于疲劳、磨损、温度波动、酸碱度波动、潮湿以及聚碳酸酯树脂的弹性模量大等原因,可出现老化(aging)现象,硬度降低。

(2)树脂与其他材料的混合体

1)陶瓷加强型、玻璃纤维加强型和金属加强型的树脂托槽(ceramic, fiberglass reinforced resin brackets):这类托槽比聚碳酸酯托槽更耐用,但这些材料与树脂结合强度能否维持整个矫治时期仍值得怀疑。陶瓷、玻璃纤维和金属均能加强托槽对抗弓丝转矩的强度。这类托槽还在不断改进之中,有可能挑战陶瓷托槽;

2)半美观托槽(semi-aesthetic brackets):如Ormco公司Damon 3自锁系统,托槽体部、底部为树脂,而槽沟及锁帽为MIMmed金属(金属-绝缘材料-金属)。新一代Damon 3矫治器经有限元分析托槽受力后两种材料易于分离的缺点,在金属体部与树脂连接的底部、结扎翼部位放置金属加强臂以加强两种材料的连接强度。

(3)陶瓷托槽(ceramics):1987年诞生陶瓷托槽。陶瓷是一种先成形、后加热硬化的材料,包括黏土、玻璃、宝石和金属氧化物等形式。正畸托槽陶瓷材料主要是三氧化二铝(alumina),单晶或多晶体形式。另一种陶瓷托槽材料为二氧化锆(zirconia)。

1)单晶与多晶三氧化二铝陶瓷托槽(monocrystalline MCA & polycrystalline alumina PCA brackets):三氧化二铝陶瓷托槽的优点有:外形好、抗腐蚀性强、强度高;缺点有:可塑性差、制造困难且昂贵。单晶三氧化二铝陶瓷托槽的制造首先是将人造蓝宝石挤压成形,加热,然后退火使其表面韧化从而降低托槽的应力集中;而多晶三氧化二铝陶瓷托槽的制造是将悬浮于树脂中的氧化铝颗粒注射入铸型中,烧结以使之融合，最后制造出托槽。单晶与多晶陶瓷和不锈钢的性能比较见表（表 2-10-11），可见两种陶瓷明显较不锈钢的硬度大，单晶陶瓷的抗张强度最大，即硬度最大。单晶陶瓷透明，色泽及美观效果最好。但陶瓷材料的脆性大、易碎、抗折强度低是其缺点。

表 2-10-11　单晶与多晶陶瓷和不锈钢的性能比较

性　　质	MCA	PCA	不锈钢
硬度（Rockwell）	97.5	82.5	5～35
抗张强度（psi×1000）	260	55	30～40
抗折强度（MPa）	2～4.5	3～5	80～90

2）氧化锆托槽（zirconia brackets）：氧化锆托槽不透明，但较氧化铝托槽摩擦力小。

3. 舌侧托槽（lingual appliance）　舌侧托槽的提出、设计和运用已有30余年的历史。托槽放置于牙齿舌侧，克服了唇侧托槽暴露于外的缺点，隐形而不影响美观，但舌侧放置托槽增加了医师操作的难度，对正畸医师的技能要求更高，椅位时间也很长。同时舌侧托槽间距小，弓丝的矫治力系的准确控制和施力范围更狭窄。此外，对患者而言，不如唇侧矫治器舒适，也一定程度上影响舌功能、咀嚼功能和发音功能。

与唇侧矫治技术相比，舌侧托槽矫治仍然是一种新兴的矫治技术。但它特别满足了许多急于治疗自己的畸形，又不想影响美观的患者的需要，也给医师同时开拓了病源。目前，正畸医师可以选择预成舌侧托槽系统，或者程序化的个体化舌侧托槽系统；临床中也可以选择仅治疗简单的前牙拥挤或者进行单颌或全口矫治。随着舌侧矫治技术的不断发展，将会有更多的正畸医师和患者将选择舌侧矫治。

小　　结

直丝弓矫治器由于在托槽和颊面管上预成第一、第二和第三序列弯曲，使医师在临床操作中减少了许多不必要的弯制弓丝的时间，牙齿定位更精确、迅速，疗程缩短，是一种简洁、高效的矫治器。其特点有以下方面：

1. 托槽位置准确与否最重要；
2. 第一期是直丝弓矫治过程中对支抗要求最高的时期；
3. 牙列整平、托槽槽沟的整平贯穿治疗始终；
4. 直丝弓技术优越性的在第三期得到最充分的发挥。

不论是全程式化的直丝弓矫治器，还是部分程式化的预成矫治器，它们都是在方丝弓矫治器的基础上的革新，托槽和颊面管仍为方丝弓托槽的基本形状，因此，作者认为，直丝弓矫治技术是方丝弓技术的一个分支、一大进步，使用直丝弓托槽和颊面管而运用方丝弓技术完全是可行的。错殆畸形各种各样，不能千篇一律地用一种模式进行矫治，治疗过程中应根据不同情况采用不同的技巧，这就需要有深厚的方丝弓技术、各类其他矫治方法的基础。对于初学者来说，一开始便使用直丝弓矫治器，只要会粘托槽，入门是很容易的，但要将病例做好、能面对各类畸形，还需要有扎实的正畸学基本理论和操作技巧。

HX 直丝弓矫治器是在研究中国人正常殆牙殆特征的基础上，根据治疗力系特点而设计的适合于中国人使用的直丝弓矫治器。尽管只有一种设置，对多数病例能达到良好的矫治效果，同时一种设置也不可能最好地适于所有的病例，应具体问题具体分析，根据牙齿形态、错殆畸形的发病机制而制订相应最好的矫治方案和方法。

直丝弓矫治器也有其不足之处。首先，托槽粘结非常重要，第一期最好应将托槽位置粘准确，而这是不容易达到的，第三期时常需重新粘贴托槽位置。其次，前牙的轴倾角使前牙覆殆、覆盖加大，尽管可采用尖牙后结扎等手段避免了这种不利影响，但无形中增加了对后牙支抗的要求，第一期是直丝弓技术中最需要注意支抗的阶段。第三,存在个体间差异,一种托槽和颊面管预设置不能满足每一个个体的需要,并且错位牙的类型多样,因此在弓丝上弯制曲不可避免。第四,即使是同一个体,不同的牙冠表面形态、轮廓不同,托槽粘结后使得托槽预设的内收外展和转矩设置发生改变,在弓丝上弯制曲也是不可避免。所以,不能认为使用了直丝弓矫治器,医师除粘贴托槽、选用成品牙弓形态的平直弓丝外便不再需要弯制弓丝了,对支抗的考虑、牙位的微调仍是常需要做的工作。

如何减小弓丝与托槽间摩擦力、提高牙在弓丝上滑动的效率一直是困扰正畸界的一个难题。自锁托槽矫治器(self-ligature bracket)是目前摩擦力最小的一种矫治器,也是较容易使用、简单、有效的矫治手段。

弓丝的材质、截面形态和长度共同决定其力学性能,是正畸临床选择弓丝种类时需考虑的因素,也是影响矫治成败的关键因素之一。而托槽的尺寸、形态、槽沟和底板设计不仅影响其粘结性能,还对牙齿移动在三维方向上的控制有直接影响。近年来材料学的飞速发展促进了正畸材料的革新和进步,开发力学特性、生物相容性及美观性能俱佳的材料将为正畸学新的跨越带来福音。

(白　丁)

第十一章
舌侧矫治技术

自从一百多年前，正畸学之父 Angle 发明并完善固定矫治器以来，矫治器的矫治原理并未发生根本性的变化，托槽通过带环或粘结剂固定于牙齿唇侧，唇侧弓丝通过唇侧托槽加力并移动牙齿。20 世纪 70 年代以来，一种全新的矫治技术——舌侧托槽固定矫治技术出现于日本和美国。进入 21 世纪后，舌侧矫治技术得到很大的发展。特别是近年来，随着舌侧矫治器(托槽及弓丝)的成品化、个体化，以及定位粘结方法的改进、自锁托槽系列的出现等，多托槽舌侧矫治技术已成为正畸临床，特别是成年人正畸中可供选择应用的重要矫治手段和方法。

第一节　概　　述

一、舌侧矫治器的出现及发展

(一) 舌侧矫治器的出现

舌侧固定矫治技术最早出现于日本和美国。大约在 1975 年，日本神奈川齿科大学的藤田欣野(Kinya Fujita)独立研发了自己的舌侧托槽及舌侧弓丝系统，并将独特的舌侧弓丝命名为蘑菇状弓丝(mushroom arch wire，图 2-11-1)。1976 年在日本，藤田为他的舌侧矫治系统申请了专利。他于 1977 年 11 月在美国申请专利，于 1980 年 7 月得到批准。1978 年他将自己发明的舌侧装置发表于《日本矫正齿

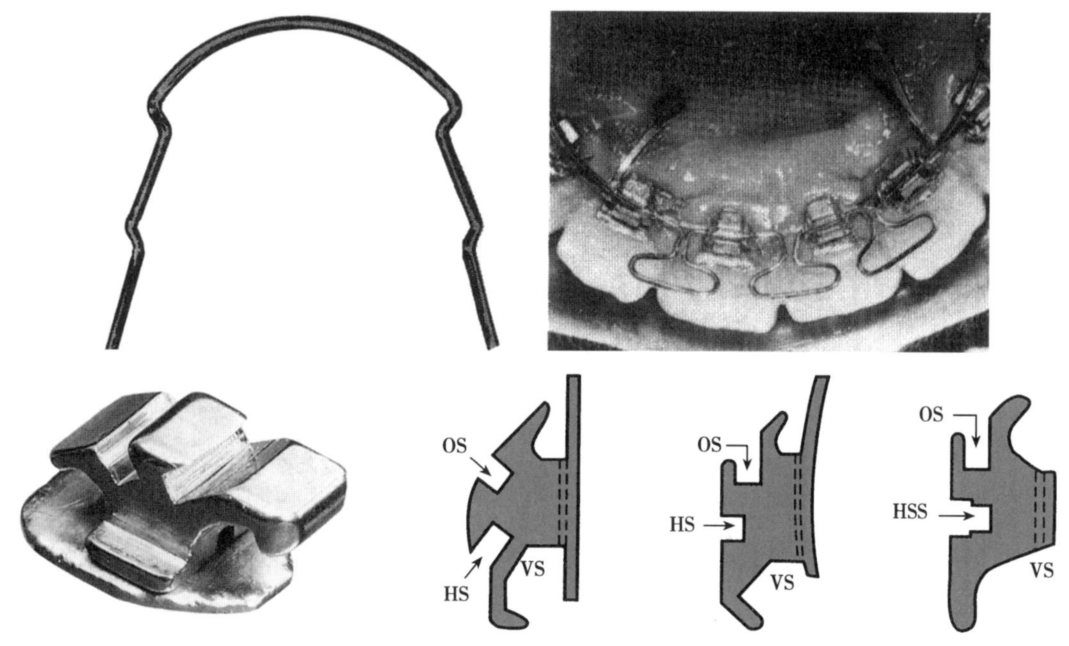

图 2-11-1　Fujita(藤田)托槽及蘑菇状弓丝

OS-咬合槽沟：排齐、改扭转；HS-水平槽沟：滑动、转矩、固定腭杠；VS-垂直槽沟：放入辅钩、挂橡胶链弹簧等；HSS 双槽沟：放腭杠等

科学会杂志》上，于1979年在美国正牙杂志上发表了第一篇英文舌侧矫治文章，系统地介绍他的舌侧矫治系统和蘑菇状弓丝。

大约在相似的时间1975～1976年，美国加利福尼亚州Craven Kurz将塑料透明托槽粘结在前牙的舌侧，金属托槽粘结在后牙舌侧，治疗了一些简单的病例，取得了比较好的效果。Kurz最初于1976年11月向美国专利局申请了他的舌侧矫治器，但是后来放弃了。Kurz于1981年4月重新申请了专利，1982年6月得到美国专利局的批准（图2-11-2）。

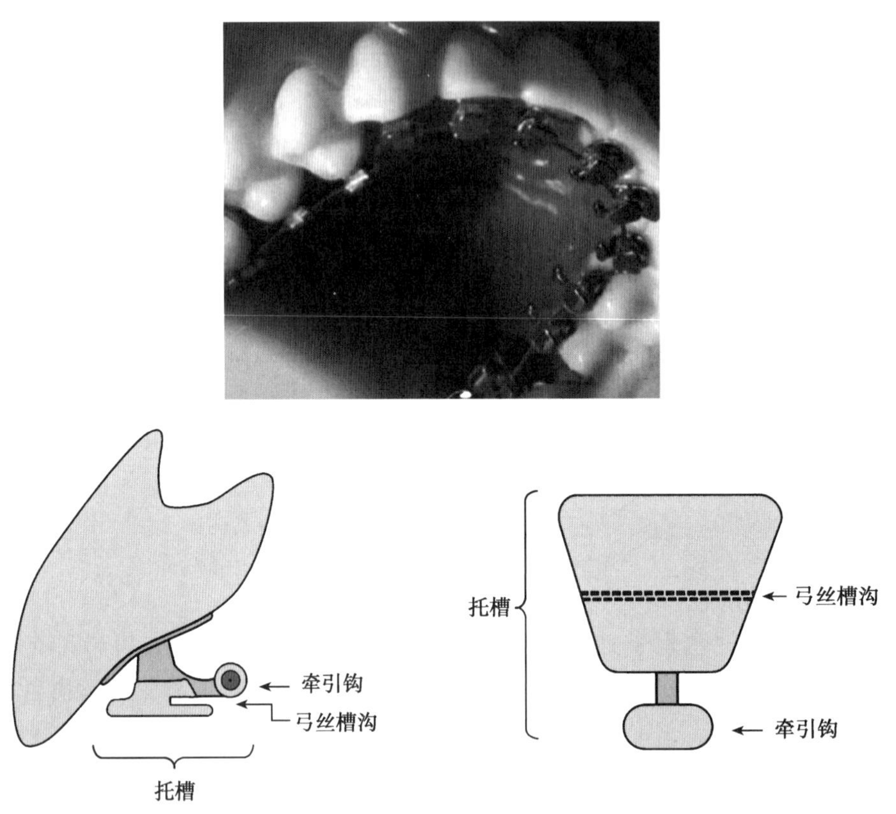

图2-11-2　Ormco-Kurz系统（第7代）

（二）舌侧矫治器在美国的发展

1979年，Dr. Kurz和Ormco公司合作，共同开发了Ormco-Kurz舌侧矫治系统。早期舌侧矫治巨大的商业前景，促使Ormco公司在1980年12月成立了专门的工作组（Lingual Task Force），其中有来自全美各地的几位正畸医师（Craven Kurz，John Gorman，John Smith，Richard Alexander，Moody Alexander，Bob Scholz）和Ormco公司的工程师。成立这个小组的目的是为了研究和开发舌侧矫治系统，并进一步推广应用Ormco-Kurz舌侧矫治系统。舌侧矫治器的发明，曾在美国引起轰动，首先是在正畸医疗界，然后是商界和大众，都对这种新型的矫治器寄予了很大的希望。由Ormco公司支持的Lingual Task Force举办了大量的讲座，培训了大量的正畸医师学习舌侧矫治技术。在1981年9月Lingual Task Force举办了第一期舌侧矫治技术培训，有38名正畸医师参加，到1982年3月就已有总共550名正畸医师接受了舌侧矫治技术培训。而此时Lingual Task Force还没有一个完整的舌侧矫治结束病例。舌侧矫治技术就是在本身并不十分成熟的情况之下，大规模地推广应用。而当时，公众甚至正畸医师对舌侧矫治中的特殊方面也认识不够，以为仅仅是将托槽从唇侧换到舌侧。这样一来，治疗中就产生了许多意想不到的难题。许多正畸医师在没有完全了解舌侧矫治特点的情况下，匆匆开始病例的治疗，结果在花费了2～3年的时间后，又不得不换成唇侧矫治器。另外在1987年，透明不变色的唇侧陶瓷托槽STARFIRE在美国推出。这种托槽较以往的金属托槽在美观上有了极大的改善，正畸医师也无须再专门学习独特的舌侧矫治技术。这样，舌侧矫治的热情在美国正畸界和大众媒体中很快地消退了。例如，在美国治疗的舌侧病例从1983年不足1000例,猛增到1984年的约4000例,然后又很快降到1988年的约1000例,之后才缓慢上升。造成这种现象的原因是舌侧矫治技术在还没有成熟的情况之下,就过早地推向大众;大众对舌侧矫治有过高的期望;对正畸医师的舌侧矫治技术培训并不十分充分。

与美国的情况相反,舌侧矫治在欧洲和日本得到了稳步地发展,从事舌侧矫治的正畸医师和治疗的病例都在逐渐增加。欧洲和日本在2001年所治疗的舌侧病例均超过了4000例,比美国的多出1倍。现在欧洲和日本从事舌侧矫治的正畸医师也远远多于美国。这也反映在出版物的发行上,迄今为止,现有的两本舌侧矫治英文专著的主编和许多编者都来自于欧洲和日本。早期对舌侧矫治技术的贡献多来自于美国的正畸医师,特别是Ormco公司支持的Lingual Task Force,但是近十多年来则是日本、德国、意大利和法国等国的学者,他们在舌侧矫治新技术、新方法的推出中起了很大的作用。尽管很难估计每一年治疗的舌侧矫治病例的具体数字,可以肯定的是治疗的病例每年都在增加,尤其在日本和欧洲。

经过20世纪80、90年代的低谷,进入21世纪后舌侧矫治在美国的发展也逐渐恢复。近年来个体化舌侧矫治技术得到很大的发展。最早在德国出现,后在美国由3M公司进行推广。Densply GAC也推出了其舌侧矫治系统,尤其适合简单的前牙拥挤或矫治后复发的病例。德国Dentaurum公司也在美国推广独特的不含镍的舌侧矫治系统。并且近年来美国各口腔科学校正畸专业的研究生培训中也开始增加舌侧矫治的内容,这些学生毕业后也会不断应用和推广舌侧矫治。在我国,近十年来,舌侧矫治技术的应用、国人舌面形态的研究探索,以及个体化舌侧矫治系统的国产化研制也在逐渐开展、探索和推广应用中,并已推出国产化的个体托槽CBCT扫描配合CAD/CAM设计制作系统,多托槽舌侧矫治技术已成为正畸临床,特别是成年人正畸中可供选择应用的重要矫治手段和方法之一。

二、舌侧矫治器的优缺点

(一) 舌侧矫治器的优点

1. 不影响美观　舌侧矫治器最突出的优点是不影响口唇的美观。与唇侧矫治器相比,舌侧矫治器是真正的隐形矫治器。同陶瓷托槽相比,舌侧矫治器相对更加隐蔽、美观。绝大多数患者都不愿矫治器外露,成年患者更是这样。因此舌侧矫治器在成年人中更容易推广。

上颌舌侧托槽与下颌舌侧托槽相比,对舌刺激性小,患者更易接受。在舌侧矫治的早期,有些学者建议上颌使用舌侧矫治而下颌采用唇侧矫治,既美观又舒适。

2. 不会对唇颊侧牙面造成损伤　采用舌侧矫治器,也不会出现唇、颊侧牙龈组织的炎症及增生。在常规唇侧治疗中,保持口腔卫生十分重要,因为唇侧的牙龈的炎症和组织增生都会影响美观。

3. 可帮助改正不良舌习惯　舌侧托槽类似于舌刺,对有伸舌吞咽,吐舌习惯患者可以起到帮助舌功能训练,改正不良习惯的作用。

4. 减缓关节症状　上颌舌侧托槽的咬合平面,类似于一个咬合板,将上下颌分开,使下颌位于一个中性的位置,解除不良咬合干扰和异常肌力的闭锁作用,便于医师发现肌位和牙位的不协调。Williamson采用肌电仪(electromyographic)发现当前牙与金属相接触时,殆力会减小,这样可以进一步减小关节的负担。

5. 保持唇面光洁　采用舌侧矫治器,唇侧釉质不会被酸蚀和粘结;唇侧牙面也不会因为去除托槽、去除粘结剂而造成损害;也避免唇侧矫治时托槽周围由于菌斑堆积而造成的釉质脱钙。在常规唇侧治疗中,极少的牙面脱钙或龋坏都会影响美观,而舌侧矫治即使粘结的舌侧釉质有少量的脱钙或龋坏,也不会影响美观。但这也并不是说,舌侧矫治中保持良好的口腔卫生不重要,相反,由于舌面较难以清洁,舌侧托槽和弓丝的存在使良好的口腔卫生更难保持。患者需要更加配合,花费更多的时间用牙刷和牙线来清洁,否则会出现牙龈的炎症、牙周疾病、及进一步的牙槽骨吸收。因此不能保持良好口腔卫生的患者,不适于采用舌侧矫治。

6. 不易发生龋坏　有趣的一点是,舌侧托槽基底附近的牙面并不易发生龋坏,这与唇侧矫治有很大的不同。其原因可能是牙齿舌面的唾液流量较大,能够避免釉质的脱钙,并促进脱钙的釉质再矿化。但是如果由于粘结剂不足,人为导致托槽底面与牙面间造成间隙,则极易产生龋坏;如果粘结剂过多,粘结时又没有完全去除多余的粘结剂，则粘结剂会造成悬突，不断刺激牙龈组织，导致牙龈和牙周组织的炎症。尽管舌侧牙龈的炎症和组织增生相对来说不会造成美观上的障碍，但是舌侧的炎症，更加棘手，更难处理。

7. 利于观察牙及唇齿关系的改变　采用舌侧矫治器，由于唇侧没有托槽和弓丝的阻碍，医师和患者会观察到任何细微的治疗改变，患者能够看到牙齿情况的改善，这也会提高患者配合治疗的积极性。治疗过程中，由于患者的嘴唇和侧貌不会因为托槽和弓丝的存在而改变位置，医师和患者能够对治疗给予更客观的评价。

总体来说，舌侧矫治器的最大优点是美观。Fritz 对 98 个舌侧矫治病例进行问卷调查，发现进行舌侧矫治的病例多为 40 岁以下的女性，她们绝大多数都是因为美观的原因拒绝常规唇侧矫治而选择舌侧矫治。

（二）舌侧矫治器的缺点

1. 对口腔卫生的要求更高　与唇侧托槽不同，舌侧托槽一般都距离龈缘较近，对于上颌侧切牙、下颌切牙、磨耗的尖牙、下颌前磨牙和第二恒磨牙更是如此。一般来说舌侧托槽龈侧边缘距离龈缘最好有 1.5mm 的空隙。若距离过短，托槽边缘和粘结剂的机械摩擦会导致牙龈炎症。炎症产生的组织肿胀会进一步导致菌斑和牙结石堆积。

溢出托槽底面的粘结剂是造成牙龈炎症的主要因素，前已述及，如果粘结剂过多，粘结时又没有完全去除多余的粘结剂，则粘结剂会造成悬突，导致牙龈和牙周组织的炎症。因此彻底去除多余的粘结剂就十分重要。但是如果由于粘结剂不足，人为导致托槽底面与牙面间造成间隙，则极易产生龋坏；为了避免临床中因粘结所造成的失误和保持良好的粘结后口腔卫生环境。间接粘结已成为舌侧矫治的必要粘结手段，可让医师有充分时间去除多余的粘结剂。

2. 对舌、语音及咀嚼功能的影响　就像唇侧托槽和弓丝会损伤唇、颊组织一样，舌侧矫治器也必定对舌造成损伤，进而影响语言功能。

已有不少学者研究了舌侧矫治器对发音和语言的影响，获得的结论也不尽相同。Mariotti 等研究了舌侧矫治和唇侧矫治分别对患者语音的影响。结果发现：舌侧矫治整体上对语音有轻度的影响；舌侧矫治对语音的影响较唇侧矫治更大，延续时间也更长；舌侧矫治器对“s”，“sh”，“t-d”，“th”等音节发音的改变小于 10%，这种改变一般治疗开始 1 个月内消失；矫治器戴用后 1～9 个月，有不显著的语音改变；舌侧矫治患者对语音的主观评价也是一般随着舌头对矫治器的适应，影响在 1 个月内消失；仅上颌采用舌侧矫治的患者，与上下颌同时采用舌侧矫治的患者相比，更容易适应矫治器，也更少有语音改变。

Miyawaki 在 1999 年报道了对 111 个舌侧矫治病例在保持阶段的问卷调查结果，结论不尽相同。尽管对患者交代了避免和减轻不适的医嘱，仍有 57%～76% 的患者存在舌部疼痛，咀嚼纤维食物困难，难以发含有“s”和“t”的音节及刷牙困难。虽然随着治疗的延续，各种不适有所减轻，仍有 20%～46% 的患者在治疗结束前仍能感觉到舌侧矫治器所带来的不舒适感。由上颌舌侧托槽引起的舌部疼痛和语言障碍与下颌舌侧托槽几乎相同，且覆𬌗越深，舌部疼痛和牙齿疼痛的程度越大，咀嚼纤维食物越困难；覆盖越大，舌部疼痛的程度也越大。

Fillion 对其治疗的患者进行的问卷调查，发现矫治器放置后，最易出现的问题是舌头接触矫治器引起咀嚼和语言受影响。尽管舌侧矫治器影响发音，约有 82% 病例在治疗开始的 1 个月以内，语言会恢复正常。如果第二磨牙没有托槽和弓丝，患者则相对容易适应矫治器所带来的不适。尽管拔牙病例和非拔牙病例对矫治器的适应没有什么差别，但有 28% 的拔牙病例存在咀嚼困难，而非拔牙病例仅有 12% 有咀嚼障碍。深覆𬌗病例的咀嚼困难较非深覆𬌗病例也更加明显。

鉴于舌侧矫治器可引起许多不适，Fillion 建议在治疗开始之前，一定要预先对患者进行说明，让患者充分了解舌侧矫治器可能带来的不适。并且由于治疗开始后，会有一段适应期，适应期的长短也会根据畸形的不同及个体差异而有所不同。因此，在患者有重要的社交活动，或学生有重要的考试之前，最好不要开始进行治疗。也不要同时粘结上下颌的托槽，最好先粘结单颌，待患者适应至少 2 个月后，再粘结对颌。

上颌矫治器对舌头造成的刺激一般在 2 ~3 周后消失。如果患者的舌体较大或有伸舌习惯,则下颌矫治器造成的刺激需要更长的时间来适应。容易造成舌头不适的多数是前磨牙和磨牙的托槽。医师或患者自己可在刺激舌头的托槽或弓丝上,覆盖硅橡胶、光固化的膏剂或正畸蜡。对于刺激特别严重,影响正常功能的病例,可以制作覆盖牙齿的软性咬合板。咬合板在舌侧覆盖所有的托槽和弓丝,并覆盖牙的咬合面和部分唇颊面。这种咬合板一般在晚上戴用,也可在白天舌头休息时戴用。由于咬合板由软性材料制成,并不会阻碍牙齿的移动,并且在治疗进行一段时间后,可重新制作咬合板。

3. 椅旁操作时间的影响　舌侧矫治技术发展的早期,由于采用直接粘结,托槽定位不准确椅旁操作时间将大大增加。Gorman(1988 年)认为舌侧矫治较唇侧矫治需要更多的椅旁操作时间,花费时间平均增加 1/3,甚至达 1/2;而 Artun(1987 年)的经验是,舌侧矫治较唇侧矫治至少增加 100% 的椅旁操作时间。随着间接粘结技术的发展,个体化托槽的出现,技工室技术的提高,托槽定位更加精确,托槽粘结的强度更高,记忆合金弓丝的出现等都大大缩短了椅旁操作时间。因此,Fillion 认为他进行舌侧矫治所需的椅旁时间同唇侧矫治没有显著差异。

三、舌侧矫治器的治疗特点

舌侧矫治器并非仅仅将唇侧矫治器变换位置,从唇侧换到舌侧。当托槽从唇侧移至舌侧后,首先产生的问题是下切牙对上前牙托槽的剪切力(Ⅲ类错𬌗,则是上切牙对下前牙托槽的剪切效应)。通常下前牙接触到上前牙舌面,易造成上颌托槽脱落。为了解决这个问题,Ormco-Kruz 托槽特别设计了一个咬合平面。当下前牙接触上前牙舌侧托槽时,咬合平面将剪切力转换成为使托槽更加稳固的垂直向力(图 2-11-3)。尽管咬合平面有许多优点,但是其本身也有缺点,Artun 认为咬合平面的存在可能引起磨牙症(bruxism),导致牙齿磨耗的产生。他所治疗的一个患者的下切牙切缘因此而磨耗了约 2mm。

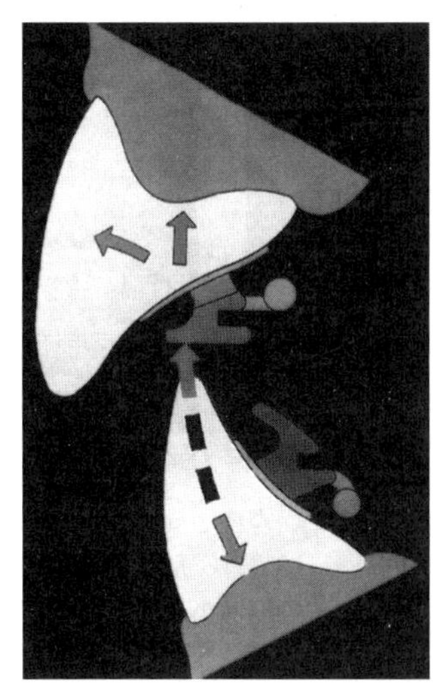
图 2-11-3　Ormco-Kurz 托槽的咬合平面

有了咬合平面后,虽然上颌托槽不易脱落,但是下牙咬合在咬合平面后会出现咬合打开,后牙区开𬌗。咬合打开在低角,短面型患者是有利的。由于后牙分离,磨牙和前磨牙在没有对合的情况下,会很快萌出,一般在 3 ~5 个月内重新建立咬合。在此时提供了很好的机会,进行磨牙的竖直,后牙的近中向移动和改正后牙反𬌗。若不希望后牙萌出,则可用高位头帽牵引及腭杆来控制后牙高度。随着牙弓的排齐和排平,后牙的咬合也将逐级改善,也可在后牙𬌗面用树脂(acrylic)进行加高。随着治疗的进行,覆𬌗的改善,后牙𬌗面的树脂也将逐渐磨去,直至完全去除。

在治疗开始之前,应该向患者讲述可能遇到的问题,后牙开𬌗,下前牙接触上牙托槽等,并且因此而造成对咀嚼的影响。由于托槽对舌面的刺激,在矫治开始的几个月内,味觉可能会有一定程度的减退。与唇侧矫治类似,在治疗的过程中应避免进食过硬,过黏的食物。如果在治疗的开始,由于矫治器导致咀嚼困难进而影响进食,应该进食流质,保证患者有充足的营养供应。

一般来说,患者更注重上牙的美观,这是因为咀嚼、语言和社交,大多数是暴露上牙,下牙多被下唇遮盖。而下颌粘结舌侧托槽对发音、语言影响最大,这是因为舌头的活动对下牙舌侧托槽最敏感,相反上牙舌侧托槽对舌头的刺激则不大。基于此,许多学者主张在上颌粘结舌侧托槽,下颌粘结唇侧托槽,这样一来,既保持了美观,又维护了功能。

另外,舌侧矫治中,由于上颌前牙舌侧托槽会造成咬合升高,下颌旋转。并且咬合升高后,后牙脱离接触,上下颌后牙段的横向及垂直向运动较难控制。

舌侧矫治在下面几个方面与唇侧矫治相比有明显的优势:

1. 前牙的压入　由于托槽粘结在牙齿舌侧,托槽间距及弓丝长度较唇侧矫治器均有所减小,这也要求使用更轻的力进行牙移动。由于上颌前牙舌侧托槽专门设计有咬合平面的存在，当下颌前牙接触咬合平面时，则对下前牙有垂直向的压入力。这种下前牙咬合在平面上产生的垂直向力还可起到防止上前牙伸长，甚至压低上前牙的作用。根据Kruz的经验，作用于咬合平面的脉冲样力有利于增加牙根尖处的血液循环，到达快速牙齿移动而较少牙根吸收的效果。除了前牙的压入，由于咬合升高，后牙脱离接触，后牙会有被动伸长。这对于治疗在深覆𬌗病例特别有利，而高角病例或是正常面型，不需要后牙段伸长，则可在后牙𬌗面制作咬合板。

2. 牙弓的扩大　用舌侧矫治，较唇侧矫治容易实现上牙弓的扩大。可能的原因是：舌侧矫治对牙弓施加的作用力是从内向外，从舌侧向唇侧，相对说来从内向外更易获得牙弓的扩大。唇侧矫治扩大牙弓时，容易导致牙齿的唇向倾斜；采用舌侧矫治则牙齿相对而言不会过度倾斜。其可能的原因是舌侧矫治时施加的力更接近牙齿的阻力中心。

3. 正畸治疗中实现下颌的重新定位　当患者有颞下颌关节功能障碍时，常常需要先治疗关节问题，再进行正畸治疗。如果采用唇侧矫治，一般先戴用𬌗板，直到肌肉和关节症状解除后，再粘结托槽。如果采用舌侧矫治，粘结托槽后由于前牙托槽的咬合平面使上下牙脱离接触，这样一来起到咬合板的作用。此时在磨牙咬合面采用树脂加高，保持前牙和后牙的三点接触，可模拟常规𬌗板进行关节治疗，并同时进行正畸矫治。这样的优点是不但能大大缩短治疗时间，并且正畸治疗时可通过颌间牵引帮助下颌引导至正确的位置。

4. 上磨牙的远中移动　采用唇侧矫治技术远中移动磨牙，容易导致磨牙的远中、腭向旋转。舌侧矫治技术则相对较容易进行上磨牙的远中移动。以上颌第二磨牙为例，从𬌗面观其阻力中心接近于腭侧。在远中移动第二磨牙时，先将螺旋簧放于第一、第二磨牙之间，此时第二磨牙的移动基本为整体移动，仅在后期有轻微的颊向旋转。这种轻度的颊向旋转很容易在颊侧用片段弓予以纠正。

第二节　舌侧矫治器的组成

一、托　　槽

（一）预成托槽

1. Ormco-Kurz托槽　历史悠久的舌侧矫治系统，从1976年至今，前后共有7代。第7代由1990年至今，上牙咬合平面呈心形，下牙咬合平面面积增大，前磨牙托槽近远中距加大，以利于更好地控制旋转和控制角度（better angulation）。拉钩变短，其下面的凹陷加大，以利于牵引。磨牙托槽设计为末端管或帽盖（hinge cap）。第7代Ormco-Kurz托槽（Gen 7 Complete）由Ormco公司生产，是一种方丝弓托槽，其槽沟宽度有0.018英寸和0.022英寸两种选择（图2-11-2）。槽沟水平向，开口向舌方。托槽设计最重要的一个方面是上下前牙的咬合平面（图2-11-3）。

2. Fujita（藤田）系统　在1979年美国正牙杂志发表的文章中，Fujita（藤田欣野）介绍了他发明的舌侧矫治系统。Fujita托槽的槽沟开口向𬌗方，而Kruz托槽槽沟开口向舌侧或腭侧。Fujita在托槽近远中向中央有可插入拴钉的槽沟，便于固定弓丝。另外在𬌗龈向另有辅助槽沟。弓丝放置后，可采用拴钉固位，也可用常规结扎丝结扎或弹性结扎。

1999年，Dr. Hong和Sohn对Fujita托槽系统进行了改进，增加了一些槽沟。在Fujita前牙和前磨牙托槽有𬌗向、舌向和垂直向三个槽沟；磨牙则有五个槽沟：一个𬌗向，两个舌向槽沟和两个垂直向槽沟（图2-11-1）。

3. Unitek托槽　与Fujita托槽相似，Unitek托槽槽沟的开口向𬌗方。𬌗方开口，使弓丝放置、就位、取出都更加方便。槽沟开口向舌方，在关闭间隙时，弓丝容易脱出槽沟，此时需要紧密结扎；而槽沟开口向𬌗方则没有这方面的问题。其磨牙舌面管的近中1mm有向𬌗方的开口，这样方便弓丝进入舌管。这种托槽最早报道于20世纪80年代，后来并未大规模推广。

4. Begg托槽　Paige在1982年的文章中提出使用Begg托槽进行舌侧矫治。他最先采用的是TP

256-500 Begg 托槽，后来是 Unitek 公司出产的 Unipoint 联合托槽（Unipoint combination bracket），也是 Begg 托槽的改型。Unipoint 托槽有两个水平槽沟，一个放置主弓丝，Paige 使用另一个水平槽沟在治疗早期帮助解除拥挤。其治疗的基本原理也同 Begg 矫治技术类似。由于 Begg 托槽并未大规模推广，采用 Begg 托槽进行矫治的文献报道也很少。

5. STb 托槽（STb light lingual system）　日本医师 Takemoto 和意大利医师 Scuzzo 推出的以他们名字命名的 STb 托槽（Scuzzo Takemoto bracket）。托槽的高度仅为 1.5mm，大大地减少了对患者的刺激。这种托槽的槽沟开口向牙齿的舌面，弓丝的就位是从托槽的龈方向殆方。该托槽的近远中宽度大大减小，这样一来，更便于口腔清洁；由于弓丝的托槽间距增加，利于弓丝完全放入槽沟，及对转矩进行控制。STb 托槽由 Ormco 公司生产，可治疗涉及第二磨牙的复杂病例。另外也有 STb Social 6™治疗简单病例（图 2-11-4）。

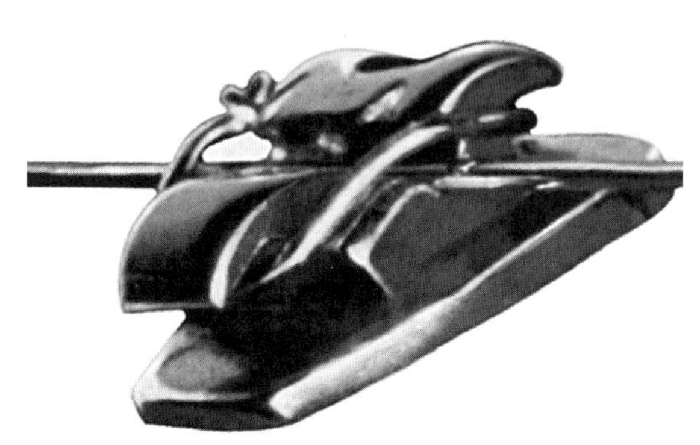

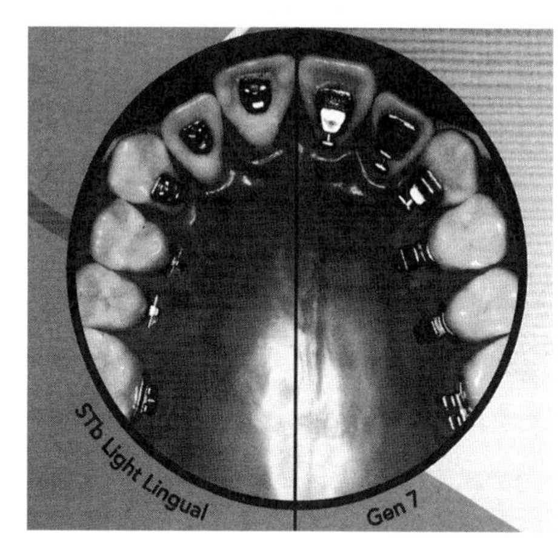

图 2-11-4　STb 托槽及与 Ormco-Kurz 托槽第 7 代（Gen7）比较

6. Dentaurum 直丝托槽　由德国 Dentaurum 公司 2005 年推出，号称第一个不含镍的舌侧矫治系统。托槽的设计为弓丝由殆方进入槽沟，便于操作。Dentaurum 托槽需要有自己的弓丝、器械、及托槽定位系统。

7. Densply GAC 的 In-Ovation-L^MTM托槽系统　2007 年之后推出，Densply GAC 舌侧托槽分为简单和复杂两个系统。其简单系统仅粘结应用于第一前磨牙之前的畸形，也是唯一的一种局限治疗的托槽系统。特别适用于简单的上下前牙的拥挤或矫治后复发病例的治疗。托槽粘结采用直接粘结，从一侧尖牙到另一侧尖牙，或第一前磨牙到第一前磨牙。托槽上缘距离切缘 1mm，治疗也不涉及磨牙。弓丝从舌侧进入槽沟。复杂系统则应用于复杂病例，需要间接粘结，治疗涉及磨牙。Densply GAC 也有自己的舌侧自锁托槽系统，In-Ovation-L 自锁托槽。

8. 舌侧自锁托槽系统　同唇侧托槽相比，舌侧托槽的结扎较困难，费时。另外，弓丝在槽沟中有向舌方脱位的趋势，这在槽沟开口向舌方的托槽系统尤甚，如 Ormco-Kurz 托槽。因此舌侧自锁托槽的优势就特别的明显，增加弓丝的就位，利于牙齿的控制，节约椅旁操作时间。现市场上有四种舌侧自锁托槽：Forestadent 托槽（德国 Forestadent 公司）、Adenta Evolution 托槽（德国 Adenta GmbH 公司）、In-Ovation-L 托槽（美国 Densply GAC 公司）和 Phantom 托槽（瑞典 Gestenco International AB 公司）（图 2-11-5）。其中 Phantom 托槽为透明陶瓷托槽，其他三种均为金属托槽。三种金属自锁托槽的高度都很低，以降低对患者的刺激。这些舌侧自锁托槽系统仍旧是预成托槽，复杂的病例还是需要定位系统进行粘结。

（二）个体化托槽

前面讨论的 Ormco-Kurz、Fujita、Dentaurum、Densply GAC 舌侧托槽系统等都是常规的预成托槽，由于牙齿舌面形态较唇颊面变异更大，成品化生产的托槽无法完全适合舌侧牙面。这将会导致不均匀的粘结表面，粘结力下降，甚至会影响托槽的精确定位。近来，随着计算机辅助设计/制造（computer-aided design/computer-aided manufacturing，CAD/CAM）的发展，真正意义的个体化矫治器终于在德国出现。

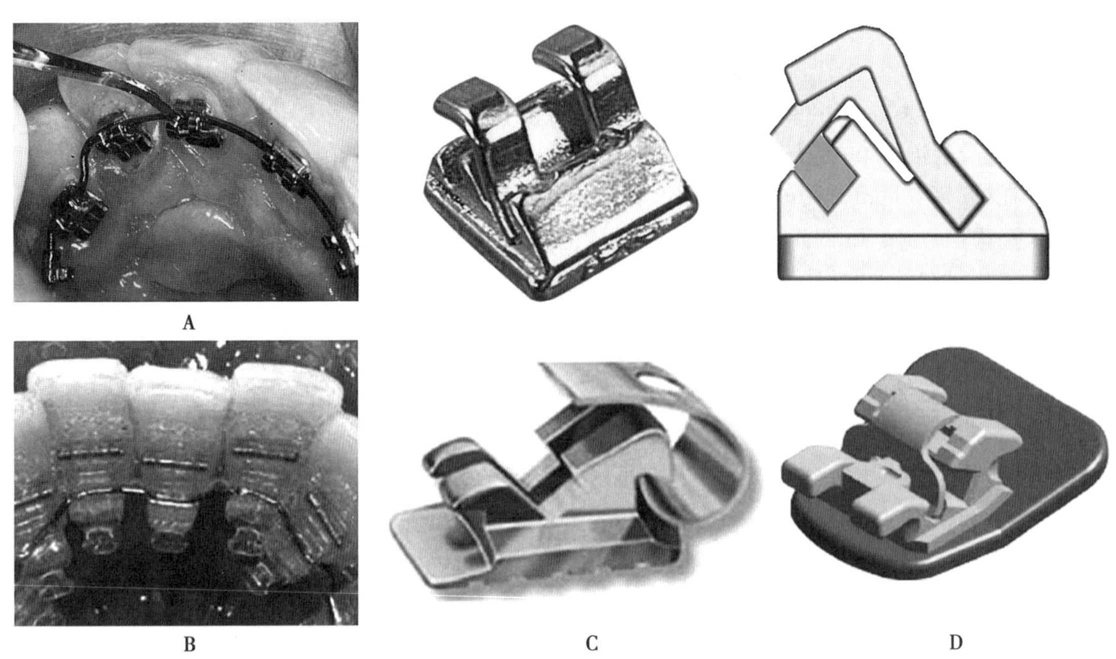

图 2-11-5　四种舌侧自锁托槽系统

A. Forestadent 自锁托槽系统；B. Adenta Evolution 自锁托槽；C. In-Ovation-L 自锁托槽；D. Phantom 自锁托槽

个体化托槽最初由德国的 Wiechmann 发明，于 2002 发表在"Journal of Orofacial Orthopedics"。托槽的制作一般分为几个步骤：首先取标准印模，然后印模扫描成为三维数字图像存入计算机，此三维图像由成千上万个细微的三角形构成（扫描的分辨率至少是 0.02mm）；通过计算机上的特殊软件可观察和处理图像；根据数字图像和每个牙齿的形态，最先产生个体化的虚拟托槽基底，基底最大限度的伸展以提供最大化的粘结力和最佳的形态嵌合效果。

早期采用 Vickers 合金，托槽基底的厚度约为 0.2～0.3mm，后来发现托槽基底强度不足，基底的厚度增加至 0.4mm 并使用硬度更高的金合金（310kp/mm^2，Vickers 合金的硬度为 235kp/mm^2）。个体化托槽的基底最大限度延伸，这不但可增加粘结力，托槽基底和牙面形态互相吻合（form-fit properties）可以提供一种嵌合自锁效果。这因此会基本上排除不正确粘结的可能，并无需使用粘结剂的高度来调整托槽的位置（TARG™）。

常规制作的托槽有几种缺陷：难以粘结和去除（debond）；最后调整阶段（finishing stage）难以控制；托槽妨碍舌头，影响语言发音。根据 Wiechmann（2002 年）的研究，将第七代 Ormco-Kurz 托槽和个体化托槽粘结在相同患者（20 个病例）的不同牙弓部位，患者感觉个体化托槽更加舒适，容易适应，产生更少的不良反应，托槽的脱落率也更低。

托槽基底以上的部件，如槽沟、托槽翼都尽可能减小体积，有以下几个优点：体积小对发音影响小；弓丝更靠近牙齿，不必要的杠杆作用力也尽可能地减小；进食时咀嚼产生的对托槽的剪切作用力也会减少。

个体化托槽脱落后的再粘结也更加容易。由于托槽的基底尽量伸展，覆盖牙齿舌面的大部分，这样一来托槽基底和牙面有嵌合效果。托槽脱落后即可直接粘结，无需再重新定位和使用个别托盘。当下前牙之间的舌面特征不是很明显时，可以在制造过程中在托槽的槽沟和托槽翼加入一定的辨认标识，以辅助粘结。在美国市场上，个体化托槽最初由 LingualCare 公司命名为 ibraces，进行生产和销售。2009 年 3M Unitek 收购了 LingualCare，个体化托槽更名为 Incognito™（图 2-11-6）。

当前美国市场上流行的舌侧托槽系统有：3M Unitek 的 Incognito™，Densply GAC 的 In-Ovation-L^{MTM}、Dentaurum 托槽系统及 Ormco-Kurz 托槽系统。在我国，近年来也已有国产的个体化舌侧托槽问世推出，标志着这一技术在我国正快速发展。

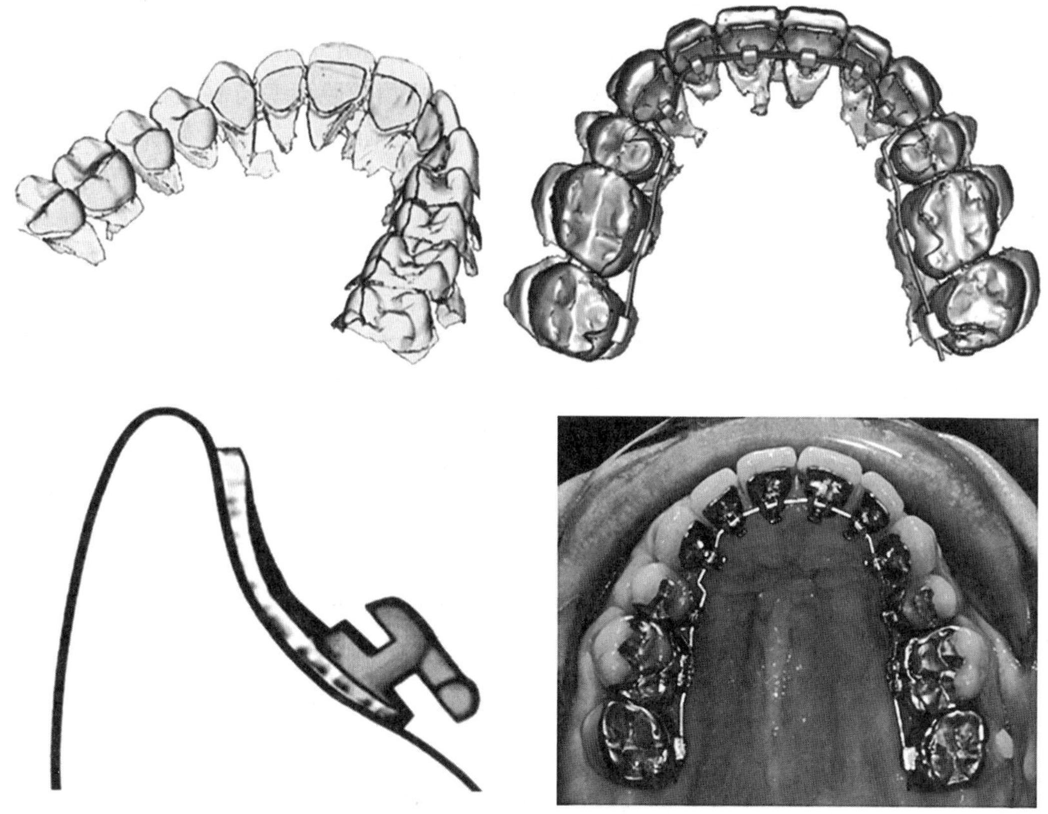

图 2-11-6　个体化托槽系统

二、弓　丝

（一）预成弓丝

由于舌侧矫治的特点，矫治弓丝同唇侧矫治弓丝有很大的不同。Fujita（藤田）提出的蘑菇状弓丝（mushroom arch wire），如今仍然是舌侧矫治必需形态弓丝（图 2-11-1）。各个公司都有各自的成品弓丝供正畸医师选择。

（二）计算机化弓丝弯制（bending art system，BAS）系统

BAS 系统是第一个进行个体化弓丝的设计和弯制计算机辅助设计和制作（CAD/CAM）系统。它可进行个体化弓丝的第一、第二和第三序列弯曲的弯制，弓丝的选择从不锈钢丝，到 TMA 和 Ni-Ti 丝。BAS 系统适用于所有的方丝弓托槽，无论托槽粘结在唇侧还是舌侧，无论槽沟宽度是 0.018″还是 0.022″。BAS 系统由三个部分组成，一个口内的摄像头（stereoscopic），计算机及相应软件，弓丝弯制单位。BAS 系统的工作原理是先由 CCD 摄像头摄取口内牙齿及托槽的影像，然后正畸医师在计算机上确定治疗的目标和牙齿应达到的三维空间位置并绘出弓丝的形状，最后系统进行弓丝自动弯制。BAS 系统制作的弓丝应用于个体化托槽系统。

第三节　舌侧矫治的粘结方法

一、历 史 进 展

最初的舌侧矫治器类似唇侧矫治器，采用托槽直接粘结，但是由于舌面形态较复杂且多变异及医师难以直视，采用直接粘结很难取得托槽的精确定位；并且钉突状侧切牙、严重磨耗牙、部分萌出牙及东方人的切牙铲形结构都增大了治疗的难度。因为托槽位置的细微偏差，都会产生不必要的牙移动，增加治疗时间。随着舌侧矫治技术的发展，间接粘结代替直接粘结，成为舌侧矫治的常规粘结方法。

间接粘结这个概念最早是在1972年由Silvermin和Cohen提出的，与直接粘结相比较，间接粘结具有定位准确、牙面残余粘结剂较少、椅旁操作时间短等优势，随着近几十年来间接粘结术的迅速发展，该技术已广泛运用于唇侧和舌侧正畸的托槽定位中。现舌侧托槽的脱落率与唇侧托槽比较相对较少。Zachrisson报道间接法粘结的唇侧托槽的脱落率一般大于10%，而Artun采用舌侧矫治器治疗了10个病例，总共粘结的145个舌侧托槽的脱落率是2.8%，其结果同Alexander、Kurz等的研究结果相似。其原因可能是上颌前牙托槽咬合平面的存在改变的受力方向，另一个可能是牙齿与金属接触，会降低咬合力。

Chumak(1989年)采用体外试验比较了唇侧粘结和舌侧粘结的差异，在53个上前磨牙、37个下前磨牙及37个下切牙的唇面和舌面粘结托槽，然后测试其剪切强度。试验采用的唇侧托槽和舌侧托槽均来自于同一公司，且粘结剂和粘结方法也完全一致。上下前磨牙及下切牙的舌侧的剪切强度值均大于唇侧的剪切强度值，但是其差别没有统计学差异。由于舌侧牙面没有唇侧牙面规则，若用豪氏钳将舌侧托槽的底面进行调整，使其与牙面更吻合，则舌侧粘结的剪切强度值显著大于唇侧粘结的剪切强度值(上前磨牙，$P<0.01$；下前磨牙，$P<0.001$)，但是调整托槽底面对下切牙的粘结没有影响。由于下切牙舌侧既有凹面也有凸面，不似前磨牙舌侧均为凸面，这造成托槽底面无法与切牙舌侧完全吻合，使粘结强度不能提高。另外，在托槽去除时，舌面出现“新月形”折线(仅有釉质的折裂，无釉质的脱落)和釉质断裂、脱落的比例远远大于唇面(上前磨牙，舌侧:67.9%，唇侧:5.7%；下前磨牙，舌侧:62.2%，唇侧:13.5%；下切牙，舌侧:43.2%，唇侧:18.9%)。可能的解释是舌侧釉质厚度较薄，或是舌侧釉柱的排列方向容易造成折裂。尽管离体死髓牙的实验结果同活体牙应有所不同，临床实际应用中也应当小心勿造成釉质的损伤。

Wang(1993年)等将唇侧前磨牙托槽粘结在前磨牙的颊侧和舌侧，然后测试抗拉强度。尽管舌侧粘结托槽的抗拉强度略高，但是却没有统计学差异。Chumak的试验使用的是专门的舌侧托槽，测试剪切强度；Wang则将唇侧托槽粘结于舌侧，测试抗拉强度。尽管存在设计的不同，从这两个试验的结果显示舌侧粘结的强度至少不小于唇侧托槽的粘结强度。

托槽的粘结可采用光固化粘结剂和化学固化粘结剂。直接粘结托槽多采用化学固化粘结剂。舌侧矫治使用光固化粘结剂进行间接法粘结有许多优点。粘结剂的凝固时间可以控制，有时间去除托槽边缘多余的粘结剂。粘结剂无需调拌，不会因为带入空气而影响粘结的效果。King(1987年)等采用牛牙研究了不同化学固化和光固化粘结剂的粘结效果。通过对比舌侧托槽粘结的抗拉强度和抗剪强度，发现光固化粘结剂的粘结强度低于化学固化粘结剂。尽管如此，作者认为光固化粘结剂已足够应用于实际临床，其粘结强度足够抵抗正常的咀嚼力。

二、托槽和带环的粘结

(一) 常用托槽定位和粘结技术

粘结是舌侧矫治中极其重要的一环。除天然牙外，托槽还可粘结至烤瓷牙冠，金属或金合金牙冠。粘结前，无论烤瓷牙冠或金属牙冠都需进行喷砂粗化处理(sandblast)，一般应用micro etcher及50μm大小的氧化铝颗粒，并使用相应的金属或瓷单体(primer)。总体来说，舌侧面较唇侧面有更多的变异，如点隙、沟裂、突起、舌隆突等，使粘结难度增大。因此，Dr. Kelly建议在粘结前用低速手机打磨牙的舌侧表面。

目前，已介绍开发的舌侧托槽定位粘结方法较多，如美国、日本的CLASS系统、Hiro系统、Convertible Resin Core系统、TARG系统，德国的INCOGNITO系统，韩国的KIS系统、Orapix系统等。以下简介五种舌侧托槽常用间接粘结方法：

1. Ormco-Lingual Task Force介绍的托槽粘结

(1) 粘结步骤：在取印模之前，应该彻底检查全口的牙齿。上颌侧切牙如有畸形牙尖、牙中牙等畸形，应进行修复。过深的窝沟也应进行充填。如果舌侧面有银汞合金充填物，应替换为树脂充填。如果下颌前磨牙的舌侧牙尖过于短小，可采用树脂加高处理，以利于托槽的粘结。

印模从患者口中取下后，检查是否有气泡存在。如果在牙齿的舌侧表面有气泡，则必须重取。采用强度高的人造石来灌制模型，这是因为技工室的制作程序较多，石膏模型容易磨损。印模最好立刻灌制，翻制的模型由于不够精确，不能用于技工室制作。

在技工室将托槽定位于模型上后，制作个别托盘，然后将托槽转移到个别托盘中。

粘结时可先从上颌开始，按上、下、左、右顺序分区（象限）粘结。这样有利于隔湿，并使患者容易适应。打磨、抛光牙面，隔湿，酸蚀90秒。一般一次仅酸蚀和粘结一个象限的牙齿。酸蚀之后，彻底冲洗牙面6～8秒，然后干燥。在粘结之前，无需在患者口中再试戴个别托盘。粘结开始前10分钟，在托槽底面涂抹一层薄的粘结剂，10分钟后在每个酸蚀的牙面涂抹一层粘结剂。托盘应一次就位，避免托槽底面的粘结剂接触其他牙面。就位后用2～3个手指均匀地施加与托槽底面垂直的力。至少2分钟内不应移动手指或改变压力，否则易使托槽移位，粘结失败。2分钟后可放松手指，但并不取下托盘，此时可开始粘结第二象限的牙齿。待第二象限牙齿的粘结超过2分钟后，再将第一象限的托盘取下。同样的顺序粘结下颌牙齿，在粘结的同时应注意控制舌头的位置。

粘结之前是否对牙面进行微喷砂（microblasting）处理，还有争论。Reisner 和 Fillion 的研究表明，尽管在体外经微喷砂和酸蚀处理并不会增加托槽的粘结力，但在口内由于难以达到牙面的彻底清洁，微喷砂仍是清洁和预备所粘结牙面的最好方法，并能增加粘结效果。

（2）注意事项：由于托槽的粘结一般需要托槽底面和牙面紧密接触，因此精确的取模和印模的翻制也就极其重要。任何对釉质和修复体的修整，都应在托槽的粘结之前进行；而分牙和拔牙都应在托槽粘结之后进行。

若采用 Ormco-Kurz 托槽，前牙托槽的结扎应使用橡皮圈双重结扎（double-over tie）。即先用橡皮圈套入托槽翼，再将弓丝放入槽沟，然后将橡皮圈从龈侧翼取出绕过弓丝再套回𬌗侧托槽翼。这样才能保证弓丝完全进入槽沟，并在弓丝加力时不会脱出槽沟。后牙的结扎可采用类似于唇侧矫治的结扎。

2. CLASS 系统（custom lingual appliance set-up service）　即个体化舌侧矫治器定位系统，是一种广泛应用的舌侧托槽定位和粘结方法。这一方法考虑了牙齿舌侧表面的解剖学差异。其原理是根据患者的原始模型翻制工作模型，在工作模型上进行诊断性排牙，得出根据治疗计划，将要获得的理想的、最终的牙弓排列模型。然后在理想的模型上进行托槽的定位，再将定位的托槽分别转移到患者的原始模型上。最后在原始模型上制作个别托盘，采用个别托盘将托槽转移至患者的口中进行间接法粘结。其粘结步骤为以下方面：

（1）取模，排牙：高质量和精确的印模是第一步。印模的灌制应采用较硬的模型材料，如人造石或代型石。原始模型应准确，没有气泡。原始模型送至技工室后，用水胶体（hydrocolloid）材料再翻制一副模型。然后标记翻制模型上的所有牙齿，再将每个牙齿分别从模型上锯下。根据医师的治疗计划，减数、减径或扩弓，技工重新排牙。排牙时应该协调上下牙弓，咬合关系，牙齿的倾斜度和转矩，前牙的覆𬌗、覆盖等。排牙完成后，再用蜡恢复牙龈的形态，并保证牙齿舌侧表面没有残余的蜡影响托槽的粘结。此时的排牙模型就是正畸治疗将要达到的治疗的目标。

（2）在排牙模型上定位托槽：接下来的步骤是将托槽定位于理想的排牙模型上。排牙模型的𬌗平面最好与水平面平行，这样在定位托槽的时候可有一个固定的平面，以供参考和协调。在牙齿舌面定位托槽时，要保证前、后牙，左侧和右侧的托槽均有合适的托槽高度，协调一致。然后将已确定位置的托槽粘结在牙齿舌面。粘结时有厚度为0.018″或0.022″的不锈钢模板帮助粘结托槽。金属模板与水平面平行，分为前牙段和后牙段。前牙段为弓形，与牙弓弧形一致。模板边缘进入托槽槽沟，帮助移动托槽至牙面合适位置。模板的作用类似于治疗最后的结束弓丝。同理，后牙段也有相似的金属模板帮助定位，所不同的是模板边缘类似直线，以保证前磨牙和磨牙托槽能够直线排列。已定位托槽的排牙模型，可用相机或复印机记录模型的二维图像，作为将来弯制最后的理想弓丝的模板（图2-11-7）。

（3）转移托槽至初始错𬌗模型：现托槽已定位于排牙模型上，此时制作单个牙的复合树脂条带，并将托槽精确地定位于初始错𬌗模型上。这样每个托槽均有一个复合树脂条带，帮助将托槽从排牙模型转移到初始模型。托槽完全转移到初始模型后，再用相机或复印机记录初始模型的二维图像，作为治疗

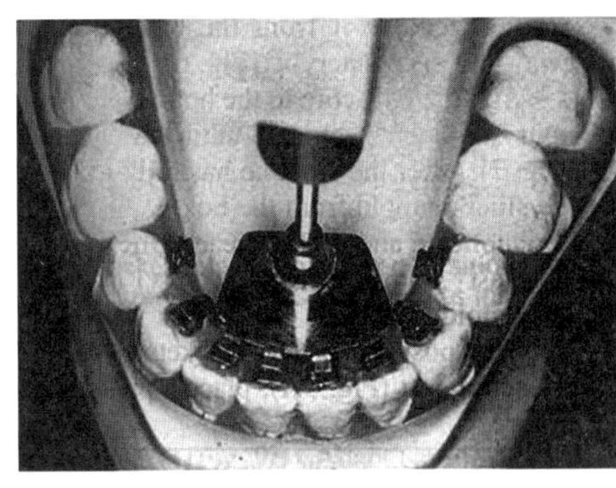
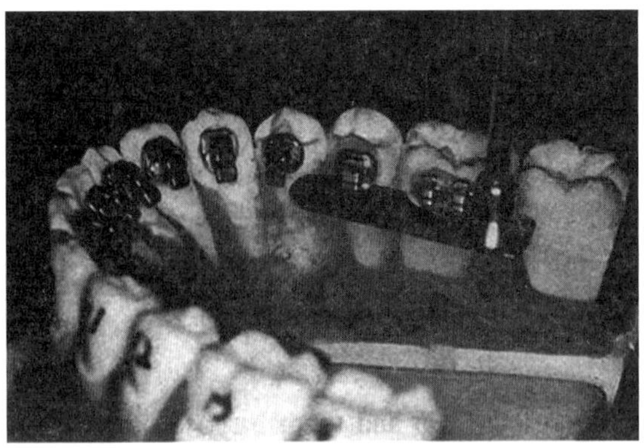

图 2-11-7 CLASS 托槽定位

开始时弯制初始弓丝的模板。

（4）制作转移托盘，转移托槽至患者口中并粘结：托槽转移到初始模型后，在初始模型上制作转移托盘。首先应做模型预备，过深的牙齿邻接面，过大的倒凹需用光固化凝胶填塞。舌侧托槽的拉钩需用硅橡胶覆盖，防止拉钩埋入转移托盘，以保证托槽在粘结时能从转移托盘中顺利脱离。转移托盘由两部分组成，先在模型和托槽上制作由软性树脂的内层，然后再在内层上制作硬树脂外层。粘结时先将托槽及内层放入患者口中，保持托槽与牙面相接触，接着就位硬树脂外层，并均匀施加压力，使托槽底面的粘结剂和牙面紧密接触。制作时转移托盘可分成前牙段和两个后牙段三个部分，以利于医师进行粘结。

CLASS 系统对初始模型的精确度要求很高。它不但需要临床医师有详尽的治疗计划和医嘱，同时要求技工室有较高的制作水平，熟悉牙齿的解剖形态，排牙过程和托槽的定位及转移等等。由于制作步骤较多，其中任何一步出现差错，都会影响最后的托槽定位和粘结。

3. TARG 系统（Torque and angulation reference guide system） 1984 年由 Ormco 公司开发。TARG 的工作原理是以较规则的牙齿唇面作为参照，将托槽按照一定的高度粘结于不规则的舌面。由于舌面形态变异较大，以唇面为标准，则将托槽的粘结更加精确。TARG 有一个测量转矩的标尺，当模型固定在基座上，标尺根据唇面形态可测量出每个牙齿的转矩度。根据转矩数值，此标尺可以确定每个牙齿的水平面。每个牙齿舌侧托槽的槽沟与此水平面相平行。托槽的定位是从切缘以下一定的垂直高度，沿牙齿的长轴中央粘结（图 2-11-8）。

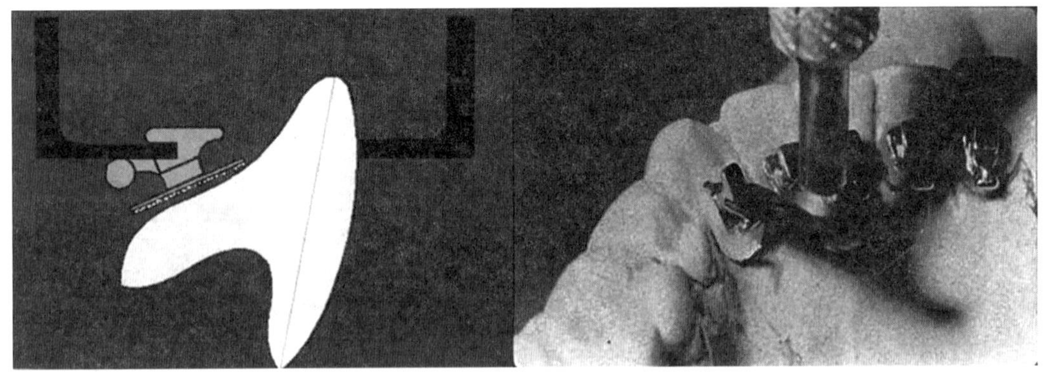

图 2-11-8 TARG 粘结

TARG 的优点是无需重新进行排牙（set-up），可以直接在牙齿模型上放置托槽，相对较节省时间。其缺点是没有考虑牙齿厚度对托槽位置的影响，因此弓丝必须弯制第一序列弯曲来排齐牙齿。

4. TARG™系统（thickness measurement system）

（1）粘结方法：1987 年由 Didier Fillion 在 TARG 的基础上发展而成。TARG™可以测量牙齿唇舌向厚度，用托槽粘结来代偿牙齿厚度的差异，以此达到前牙（或后牙）间托槽槽沟到唇面的距离相等。也就是说，6 个前牙的舌侧托槽槽沟底至牙齿唇侧表面的距离均相等，4 个前磨牙的舌侧托槽槽沟底至牙齿颊侧表面的距离均相等，4 个磨牙亦然。这样一来，除了尖牙和前磨牙间的弯曲，前磨牙和磨牙间的弯曲之外，无需弯制第一序列弯曲。TARG™与 TARG 相比，增加了可以测量宽度的卡尺（caliper），卡尺连接 2 个水平刃。一端接触牙齿唇面，另一端接触托槽槽沟，从卡尺可读出水平刃两端的距离。在一定的托槽粘结高度下，卡尺测量出 6 个前牙的槽沟底至唇面距离。选取其中的最大值作为标准，其他牙齿通过增加粘结剂的厚度，使 6 个前牙的托槽槽沟底至唇面距离相等。对于前磨牙和磨牙分别采用相同的程序，使托槽槽沟底至牙齿颊面距离相等。在定位托槽的同时，还应记录托槽的高度、倾斜度、转矩和厚度，这将便于托槽脱落后的重新粘结（图 2-11-9）。

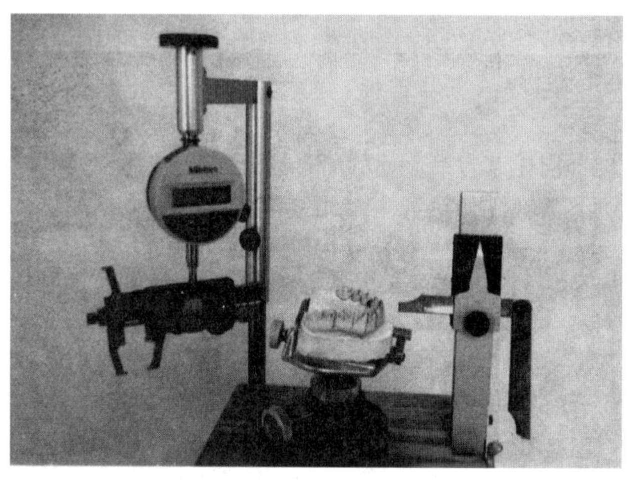

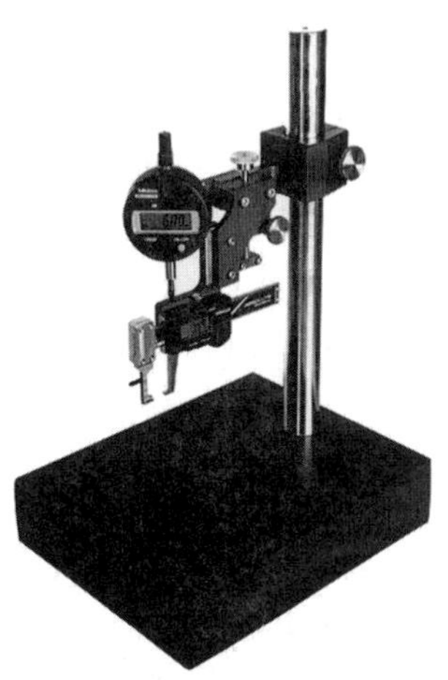

图 2-11-9　TARG™

TARG™由于使托槽粘结达到一定程度的标准化，相对于 TARG 简化了弓丝的弯制，更加节省时间。TARG™和 TARG 都无须重新翻制模型，也不需排牙。在技工室将每个托槽定位于牙齿后，通过转移托盘将模型上的托槽转移至患者口中进行粘结。转移托盘的制作可先采用低粘（low-viscosity）的硅橡胶，充分覆盖托槽及牙齿舌面，待其凝固后再涂盖高粘（high-viscosity）的硅橡胶。低粘硅橡胶不会对托槽施加压力，保证在转移和粘结过程中托槽位置的稳定。高粘硅橡胶有一定的强度，保证单颌粘结时，托盘不会变形。托槽的粘结一般均采用无充填物树脂（unfilled resin）。粘结时需注意的是，粘结后托槽的高度会降低约 13%，托槽也将更接近龈缘。因此，应完全去除溢出的多余粘结材料，以避免刺激牙龈组织。

（2）注意事项

1）托槽脱落后的重新粘结：①使用最初的转移托盘，从托盘上分离要粘结的单个牙齿区域，放入托槽进行粘结；②根据最初粘结前记录的托槽高度、倾斜度、转矩和厚度，重新制作一个小的硅橡胶转移托盘，进行粘结。

2）拥挤病例的粘结：在有拥挤存在的情况下，很可能无法将托槽完全粘结至正确的位置，或可能将托槽粘结在正确的位置，但却无法将弓丝放入槽沟。此时，可先将托槽的位置略偏离牙齿中线，以利于弓丝入槽沟，待拥挤得到部分改善后，再重新粘结托槽至正确的位置。

Didier Fillion 除了发展 TARG™，还同时进一步引入了 DALI 程序（dessin del'arc lingual informatise），及计算机化舌侧弓丝描绘。由于每个牙齿托槽位置的数据均已获得，且前牙间、前磨牙间及磨牙间托槽槽沟底至相应牙齿唇颊面的距离均相同。此时可根据这些信息，由计算机绘制出牙齿理想排列时的牙弓形状，进而绘制理想的弓丝形状。这样，弓丝的弯制完全在口外进行，具有简单，方便，且更加精确的优点。

5. Hiro 系统　1998 年，Toshiaki Hiro 医师对 CLASS 系统进行了一定的改进，设计了 Hiro 系统，之后

Kyoto Takemoto 和 Giuseppe Scuzzo 对该系统进行了一定的改良。该系统与 CLASS 系统类似，也需进行治疗前的预排牙，依照排牙后的模型利用 0.018 英寸×0.025 英寸的不锈钢方丝制作个体化的舌侧弓形，每颗牙的托槽则依据这根弓丝的位置来定位于牙上。然后为每颗牙单独制作转移托盘，将托槽粘结到口内。该系统的优势在于为每颗牙单独制作的粘结定位器，提高了定位准确性。但间接粘结技术都需要个别托盘或转移托盘，将定位好的托槽从模型转移至口内。下面介绍托槽粘结的详细步骤。

（1）清洁和抛光：粘结之前，牙齿的舌侧表面必须进行清洁和抛光处理。

（2）隔湿：能否控制舌头，防止唾液污染牙面，是成功粘结的关键。舌侧矫治所使用的开口器同唇侧矫治的不同，需增加一软垫将舌头略推向后部，使之无法接触牙齿舌面，并且应用负压吸引。

（3）酸蚀：涂抹酸蚀剂于牙面，避免酸蚀到牙邻面交界处。

（4）冲洗和吹干：每个牙冲洗 10～15 秒，以完全去除酸蚀剂。在托槽粘结之前都应保持牙面干燥，若酸蚀后舌头或唾液接触牙面，应重新进行酸蚀。

（5）涂抹单体（primer）和粘结剂。

（6）放置个别托盘（individual tray）：个别托盘为单个牙的复合树脂条带（树脂冠套，resin core），复合树脂从牙的唇或颊侧 1/3，经过切缘或骀面，在延伸至舌侧面并包裹部分托槽。由于复合树脂条带分别记录了单个牙的牙面形态特征，就可以转移托槽，并将托槽精确地定位口内的牙齿上。此时将托盘放置于牙面，让粘结剂自行凝固或光照射每个牙至少 20 秒使其固化（图 2-11-10）。

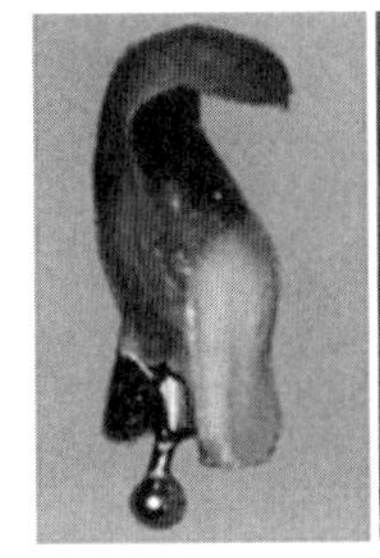
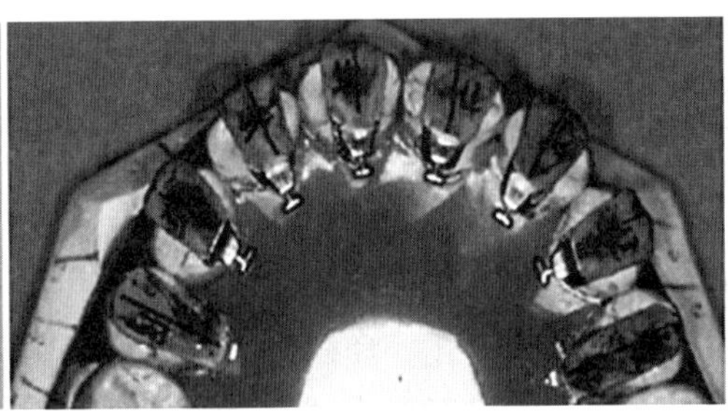
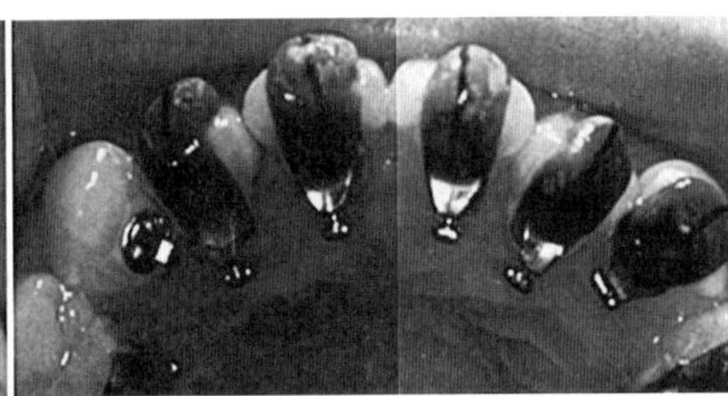

图 2-11-10 Hiro 粘结系统

（7）去除托盘或固位装置：用低速钻针去除帮助托槽定位的树脂核。如果治疗中发生托槽脱落，树脂粘结剂和托槽基底分离，应完全去除粘结剂后，换用新的托槽；如果粘结剂和牙面分离，则可用丙酮去除托槽底面的粘结剂，使用原托槽继续粘结。

（二）带环的粘结

一般采用光固化玻璃离子水门汀黏合剂（light-cure glass ionomer cement）。上颌带环在舌侧勿放置过于龈向，否则会产生过大的根舌向转矩，并应防止带环向远中倾斜。带环上托槽或舌管的高度应位于舌侧临床牙冠高度的中央。舌管的放置可略偏近中，这样可防止磨牙向远中旋转。在拔牙病例，带环可向近中倾斜 5°，以增加后牙支抗和防止磨牙前倾。与上颌带环类似，下颌带环也应勿放置过于龈向，以防产生过大的根舌向转矩。下颌磨牙舌管可放置于近远向中央。

第四节 舌侧矫治的生物力学

一、舌侧矫治的生物力学特点

舌侧矫治器较唇侧矫治器除了更加美观外，还有生物力学上的优势。这是因为舌侧矫治器弓丝及托槽作用的力点距阻力中心（center of resistance，CR）更近。单根牙的阻力中心一般在牙根长轴，从牙槽嵴顶至根尖长度的 1/3 处。牙周附着的变化（牙周炎）或牙根的变异都会引起阻力中心的改变。多根牙的阻力中心一般在根分叉处。上颌磨牙由于腭根长而粗壮，从骀面看，阻力中心略偏腭侧；下颌磨牙的阻力中心则在𬌗面的中央。

舌侧矫治器的一个优点是作用力距阻力中心更近，它的直接作用是牙移动更接近于整体移动。以前牙为例，粘结于舌侧表面，托槽在垂直向到阻力中心的距离较粘结于唇侧而缩短。这就是说，在垂直向移动牙齿，作用力更接近阻力中心，牙移动更接近整体移动。从𬌗面看，舌侧托槽一般位于牙长轴上，而唇侧托槽在牙长轴的唇侧。因此，当近远中向力作用于舌侧托槽时，牙齿将倾斜移动；而近远中力作用于唇侧托槽时，除倾斜移动外，作用力还会产生一个使牙齿转动的力矩。

二、牙移动中的力学

若等量大小的垂直向压入力和水平向内收力同时作用于前牙的舌侧或唇侧托槽，产生的效果会有所不同。等量的压入力和内收力加于舌侧托槽，其合力将通过阻力中心舌侧，产生牙冠向舌向、𬌗向，牙根向唇向的倾斜移动。而等量的力作用于唇侧托槽，合力一般将通过阻力中心，产生向根方、舌侧的整体移动。因此舌侧矫治，内收前牙时，应减小水平向内收力，增大垂直向压入力和控根。

舌侧矫治时，牙弓的半径变小，托槽间距离缩短。由于弓丝的硬度（stiffness）与其长度的立方成反比，托槽间距缩短将大大增加弓丝作用到牙齿上的力。Moran 比较了 6 个前牙的舌侧托槽和唇侧托槽间距，发现舌侧托槽间距与唇侧托槽间距之比为 1∶1.47。根据这个比率，研究了相同条件下弓丝硬度的变化。他发现由于舌侧弓丝长度缩短，弯制第一和第二序列弯曲，舌侧弓丝的硬度约为唇侧弓丝硬度的 3 倍；而弯制第三序列弯曲，舌侧弓丝的硬度则是唇侧的 1.39 倍。因此，舌侧矫治中弓丝的硬度选择应较唇侧矫治弓丝的硬度低。

三、支抗控制

支抗的控制（anchorage control）是正畸治疗的一个重要方面。如何利用支抗，有效地移动牙齿，尽量减少支抗牙的移动，防止支抗丧失（anchorage loss），无论在唇侧矫治或是舌侧矫治中都是需要谨慎处理的问题。

Geron 对比了 87 例采用唇侧方丝弓矫治或舌侧方丝弓矫治，需要最大支抗的病例的治疗结果，发现唇侧矫治的支抗丧失显著大于舌侧矫治的支抗丧失。Gorman 比较了采用唇侧矫治和舌侧矫治各 60 个病例的治疗前后头影测量片，发现从治疗前后各头影测量值上看，唇侧矫治和舌侧矫治没有显著差别。尽管上切牙的垂直向位置有差异，但是这也源于治疗目标不同所导致，而并非矫治器的差异所导致。

第五节　治疗计划和步骤

一、治疗计划

病例的选择：尽管舌侧矫治的对象主要是成年患者，但这并不是说每个成年患者都适合采用舌侧矫治。仔细、谨慎地选择病例是医师能否开展舌侧矫治的关键。由于成年患者多伴有牙周疾病、失牙，在治疗计划的制订过程中，不可避免地要与其他专科医师一起对病例进行研究和评估，最后才获得最终计划。

治疗计划的制订需依据病例的诊断、各种治疗手段的优缺点、患者的要求、花费及时间等。由于舌侧矫治的特点，同样的病例在唇侧矫治和舌侧矫治中的治疗计划会有很大的差别。例如，舌侧矫治中的支抗储备较大，尤其在下牙弓。唇侧矫治需拔除下颌前磨牙的病例，若在舌侧矫治中也拔除前磨牙，则导致下前牙内收过多，前牙深覆盖，后牙支抗丧失过少，磨牙Ⅱ类关系。因此舌侧矫治需制订特殊的治疗计划。

总体上，唇侧矫治可治疗的病例都能进行舌侧矫治。这其中又分为容易、困难及禁忌病例。正畸医师在开始进行舌侧矫治的初期，应选择简单适于舌侧矫治的病例。当对舌侧矫治技术比较熟悉，经验也较多时，再着手治疗复杂的病例。

（一）适应证

1. 低角深覆𬌗；
2. 牙间隙；
3. Ⅰ类轻度拥挤；
4. Ⅱ类2分类；
5. Ⅱ类，拔除上颌第一前磨牙，下颌第二前磨牙；仅拔除上颌第一前磨牙；或双颌轻度前突，拔除4个第一前磨牙，但支抗要求不高。

（二）困难病例

1. Ⅱ类，4个第一前磨牙拔除；
2. Ⅲ类倾向；
3. 后牙反𬌗；
4. 外科正畸；
5. 高角；
6. 开𬌗。

（三）禁忌证

1. 不合作及无法保持口腔卫生；
2. 患者有不切实际或过高的要求；
3. 临床牙冠很短；
4. 严重牙周疾病；
5. 严重颞下颌关节疾病。

当然，病例的难易分类并非绝对。随着技术的发展，器材的更新，舌侧矫治的应用范围也越来越广。或许现在的困难病例，在5年或10年后变成了简单病例。

二、治疗步骤

类似唇侧矫治，舌侧矫治的治疗也分为排齐（aligning）、排平（leveling）、旋转控制（rotational control）、打开咬合（bite opening）、控根移动（torque control）、内收前牙（consolidation and retraction）和精细调整（detailing and finishing）。

（一）第一阶段：排齐和排平（alignment and leveling）

1. 最初的治疗目标

使用轻力开始牙移动；

给予患者一定的适应期；

开拓间隙，解除旋转；

逐步将弓丝完全放入托槽；

逐步排齐和排平牙弓；

视治疗情况，可以开始控根移动。

舌侧矫治中有一个常见的问题，是在中度和重度拥挤中很难在一开始将托槽粘结到正确位置或弓丝完全就位，这种情况在唇侧矫治中并不多见。

在大多数情况下，初始弓丝可采用0.0175″的Respond弓丝。在治疗的初始，牙的移动较少，让患者能够适应矫治器。如果是拥挤非拔牙病例，第二根弓丝采用0.016″ TMA，在第一磨牙或第二磨牙前弯制阻挡曲。弓丝就位前略开大阻挡曲，用以扩大牙弓，开拓间隙。待间隙足够时，弓丝再完全就位并改正扭转。当扭转已改正，牙齿初步排平后，可换用有足够硬度的0.0175″×0.0175″ TMA方丝，目的是获得完全的排平和牙齿的转矩。在简单的非拔牙病例，此弓丝就可作为结束弓丝。若是需要进行牵引的病例，接下来可换用0.0175″×0.025″的不锈钢方丝，并在末端结扎回弯（tieback），以保证在弹力牵引时维持牙弓的稳定。经过牵引，磨牙已达到Ⅰ类关系，然后换用0.016″不锈钢圆丝作为结束弓丝。

如果是拔牙病例，第二根弓丝也可使用0.016″ TMA，但没有阻挡曲，此时应仅结扎弓丝可以入槽的牙齿。获得了初步的排平之后，取下此弓丝并保留。然后换用0.016″×0.022″的不锈钢方丝，并结扎尽可能多的牙齿。后牙段连续结扎，尖牙采用8字结扎使之向远中拔牙间隙移动，以解除前牙的拥挤。须注意的是尖牙向远中移动的程度仅以解除前牙拥挤为限。接下来在换用保留的第二根0.016″ TMA，完全进入槽沟并改正扭转。然后换用0.0175″×0.0175″ TMA方丝达到完全排平并获得足够的转矩，在上颌可用0.0175″×0.025″ TMA以更好地控制转矩。

2. 旋转的改正（rotation control）　采用唇侧矫治，弓丝就位放入托槽后，牙弓有向唇颊侧扩大的趋势，这有利于拥挤和旋转的改正。舌侧矫治则正好相反，舌侧托槽和弓丝使牙弓有缩小的趋势，使拥挤和旋转的改正更加困难。

旋转的改正一般应在间隙开拓以后再进行。非拔牙病例，可采用螺旋弹簧开大间隙，邻面釉质片切或在第一磨牙近中加前移曲（advancement loop）。前移曲一般仅用在第一阶段。

拔牙病例应先远中移动尖牙，提供间隙改正切牙的旋转。一旦6个前牙排平，就开始同时内收。

（二）第二阶段：间隙的关闭和磨牙调整（space closure and molar adjustment）

舌侧矫治中，拔牙间隙的关闭一般采用6个前牙同时整体内收（en masse retraction）。尽管在唇侧矫治中，经常先移动尖牙，然后再同时内收4个切牙，但是这在舌侧矫治中会产生美观和生物力学方面的问题。

从美观上讲，单独内收尖牙，会在侧切牙远中产生间隙。患者寻求舌侧矫治，都对美观有很高的要求。因此，最好不要在前牙区人为造成间隙。

从力学上看，舌侧弓丝在尖牙和前磨牙间有较大的内收弯（inset）。若先内收尖牙，则尖牙和前磨牙靠拢，托槽间距离变小。无论采用滑动法或关闭曲法（sliding & loop mechanisms），将导致频繁更换或修改弓丝，弓丝作用范围也减小。

因此，舌侧矫治一般采用整体内收6个前牙。

当牙弓完全排齐和排平之后，就可开始进行间隙的关闭。换用0.016″×0.022″的不锈钢方丝，上颌弓丝形状为Spee曲线，下颌为反Spee曲线。前牙段和后牙段分别连续结扎。采用滑动法内收前牙，应将链状橡皮圈挂在尖牙和第二前磨牙之间。将弹力牵引作用于最短的距离，这一点很重要，否则会导致牙弓在水平向和垂直向的变形。

1. 前牙整体内收的方法　常用的内收方法有滑动法（sliding mechanics）和关闭曲法（closed loop mechanics），或两者兼用。采用哪种方法，一般考虑的因素有：支抗的要求、患者的愿望、医师的倾向。采用关闭曲法内收前牙，当关闭曲打开时，容易造成弓丝脱出托槽，使之失去对转矩的控制。

当采用滑动法内收时，弓丝会完全就位在托槽中，其作用力可通过托槽作用于牙齿，有利于控制牙齿的移动。另外，弓丝上弯制的曲或弯越少，矫治器对患者的刺激也越小，患者的感觉也会越舒适。从这一方面来看，滑动法要优于关闭曲法。以第一前磨牙拔除为例，前牙排齐后，以8字结扎将6个前牙连为一体。弹性牵引作用于尖牙和第二前磨牙之间，并非尖牙和磨牙。弹性牵引作用于拔牙间隙两侧有利于避免侧向弯曲效应（material bowing effect）。第二前磨牙至第二磨牙可结扎连为一体，以加强支抗。

另外，在内收前牙时，由于拔牙间隙的存在，会影响美观。此时可制作一塑料树脂桥体，粘结于第二前磨牙颊侧，用于在颊侧遮挡拔牙间隙。应注意在下颌运动的任何时候，此桥体都不能接触其他牙齿。随着拔牙间隙的关闭，逐渐磨短桥体的近中，直至最后完全磨除桥体。

开始内收前牙之前，牙弓应已排齐和排平。拔牙病例，应该常规应用口外弓和横腭杆。后牙颊侧段也应排平、排齐，颊侧弓丝硬度大于舌侧弓丝。

对支抗要求较高的病例，可结合口外弓、J钩和头帽牵引。J钩可放置于舌侧尖牙和侧切牙之间。另一种方法是制作透明树脂咬合板，覆盖上颌前牙唇面3/4、切缘和部分舌面，并在唇侧侧切牙远中预先埋置拉钩，以供牵引。用咬合板牵引内收前牙，可同时压低前牙达到控根的效果。

关闭曲法多用在上牙弓，常用的有三种垂直关闭曲，即T形曲（T-loop）、带圈的关闭曲（closed helical loop）、关闭曲（closing loop）。

2. 间隙的关闭时易出现的问题及处置

（1）牙弓矢状向弯曲效应（bowing effects，图2-11-11）：在前牙整体内收时最易出现的问题是牙弓矢状向弯曲效应。如前所述，内收前牙时，若内收力过大，容易导致前牙，特别是上前牙的舌向倾斜移动。其结果是造成上下前牙的早接触，前牙无法内收，后牙前移，倾斜，后牙脱离接触，开骀。

如果要达到整体移动前牙，舌侧矫治较唇侧矫治需要更大的垂直向压入力。这是因为采用舌侧矫治器更容易使前牙舌侧倾斜。因此，为了避免前牙内收时的矫状向弯曲效应，应该减小内收力，弓丝采用屋顶状弯曲（gable bend）和补偿曲线（上颌）来增大前牙的垂直向压入力，并且前牙区应有根舌向转矩。此时弓丝的选择可用高弹性的TMA（0.017″×0.025″）。为了防止磨牙的近中倾斜，可应用口外弓。

（2）牙弓水平向弯曲效应（transverse bowing effect，图2-11-12）：当整体内收前牙，同时采用口外弓（headgear）加强支抗，这时上颌磨牙不断受到近中颊向旋转的作用力。这是因为内收前牙，上磨牙舌侧受到近中向牵引力；采用口外弓，上磨牙颊侧受到远中向力，这会导致上牙弓宽度在磨牙区缩窄，前磨牙区增加。这种现象叫牙弓水平向弯曲效应，一般多出现于上颌，而下颌则不常见。

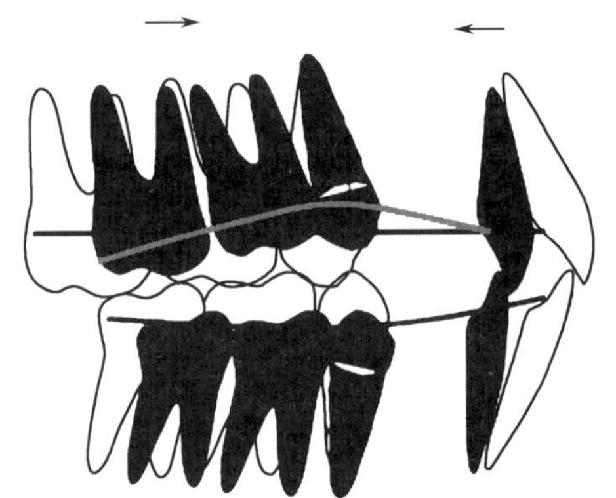

图2-11-11　牙弓矢状向弯曲效应

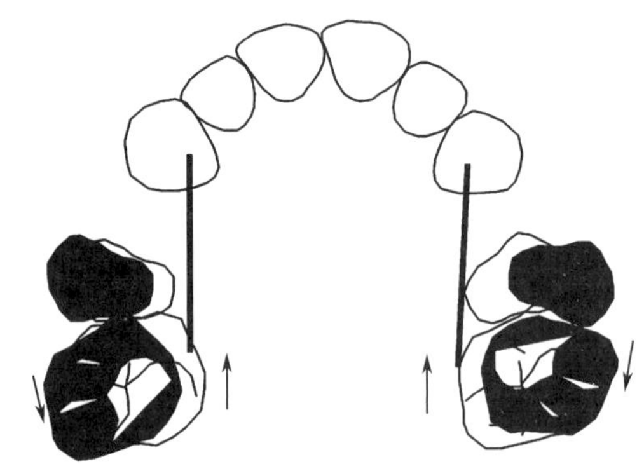

图2-11-12　牙弓水平向弯曲效应

解决的方法：为了防止上磨牙向近中颊向旋转，上磨牙托槽可略向近中粘结，并且选用远中外展弯小的托槽。当使用口外弓时，应加以横腭杆（TPA），控制牙弓宽度，并预设防止上磨牙近中颊向旋转的力。横腭杆插入两侧第一磨牙舌面的舌面管中，用结扎丝或橡皮圈固定，腭杆应离开腭部黏膜2mm。另外，也可用弓丝连接第一和第二磨牙颊面管，对抗磨牙的旋转。

为了防止前磨牙区宽度增大、磨牙区缩窄，上颌弓丝在牙弓后段也应设计成为“八”字形，即弓丝在前磨牙区缩窄，在第一磨牙区开始扩展，到第二磨牙弓丝宽度扩大约一个牙尖的宽度。这样一来，牙弓后段弓丝的形状与牙弓弓形变化的方向相反，可抵消前牙内收时，牙弓后段的变化。

在舌侧矫治发展的初期，许多临床医师推崇在前牙舌侧粘结托槽，而后牙则在颊侧粘结托槽，认为这样一来既能保证美观，又有利于控制牙齿的移动。但是随着舌侧矫治技术的逐渐完善，现在认为这样会导致后牙颊侧倾斜，前磨牙区宽度增大。相反控制牙弓宽度最简单而有效的方法是从一侧第二磨牙至另一侧第二磨牙的连续舌侧弓丝。因此第二磨牙最好也纳入治疗计划，在其上粘结托槽或带环。第二磨牙纳入的优点还有：可维持牙弓正常的形态，在内收前牙时增加后牙的支抗，并减少后牙区膨出宽度增加的出现。如果是前牙开骀病例，而排齐第二磨牙可能加重畸形，则不必治疗第二磨牙。

有些病例，在上颌前牙内收完成以后，上前牙显得过于竖直。造成的原因可能是，在关闭曲加力打开时，弓丝脱离槽沟，没有完全作用于牙齿。此时，弓丝上的转矩就没有起到相应的作用。另外，由于空间的限制，舌侧托槽的结扎并不像唇侧托槽的结扎，那么容易且结扎得很紧密。

（三）第三阶段：调整殆关系（finishing）

拔牙间隙关闭后，可在0.017″×0.025″的不锈钢方丝上进行颌间牵引调整磨牙关系。弓丝末端应回弯，以避免拔牙间隙复发。当磨牙关系调整至Ⅰ类关系后，换用0.016″的不锈钢圆丝作为结束弓丝，弓丝末端也应回弯。

对于内收前牙后，前牙的控根，若是采用方丝弓矫治器和方丝，则内收前牙的同时也可兼顾控根移动。控根的程度可通过方丝的尺寸大小不同来控制，弓丝越粗则控根的效果越好。例如0.017″×0.025″的TMA的控根效果较0.016″×0.022″的不锈钢弓丝为好。

颌间牵引改正磨牙关系。一般来说颌间牵引尽量延迟到矫治后期，此时弓丝有足够强度来抵抗颌间牵引造成的牙弓形变。由于牵引距离过短，且垂直向分力偏大，舌侧Ⅱ类牵引并不如唇侧牵引有效。此时可在尖牙唇侧粘结纽扣，进行第二磨牙至尖牙的唇侧Ⅱ类牵引。

间隙完全关闭，磨牙关系正常，已获得正常的牙弓形态和牙齿的转矩后，此时需进行进一步的精细调节，达到美学弓。由于此时若采用很粗的方丝，可能会导致不必要的牙齿转矩和高度的明显变化。因此可采用细一些的圆丝，如0.016″的TMA或不锈钢丝。一般在第二磨牙远中将弓丝末端回弯，以防止出现间隙。局部采用垂直牵引和生理形态曲，使牙弓最后达到最好的咬合。

（四）第四阶段：保持（retention）

舌侧矫治的保持类似于唇侧矫治。一般采用的方法有正位器、舌侧固定保持和活动保持器等。

在治疗结束前，若是咬合关系还不十分完善，此时可采用正位器调整咬合关系。正位器的优点是可以很快将牙齿稳定于牙槽骨中，并且于调整关节窝、髁突和关节盘关系，但不要使用正位器来改正较严重的扭转和控制转矩。另外正位器也无法防止拔牙间隙的复发。因此一般正位可戴用的时间可从几周至几个月，然后换用常规的保持器。

正位器的制作应先用面弓转移关系至半调节殆架，并记录正中关系。重点是肌肉在生理休息状态时，髁突应处于正常的位置。这对有颞下颌关节内紊乱的病例尤其重要。正位器在固定托槽和弓丝去除后应立刻戴上，一般患者在几周内会很快适应。

粘结的固定舌侧保持器可应用0.0175″或0.0195″的Respond丝，在模型上弯制。保持器一般粘结在6个前牙的舌侧，高度不应引起咬合干扰。为防止拔牙间隙复发，保持器可延伸并包括尖牙远中的牙齿。根据需要，可在夜间戴用常规保持器。

对于所有的正畸患者来说，防止复发的关键在于医师对患者的教育、患者的合作，医师根据不同的易导致复发的问题设计不同的保持器，还有牙根相互平行和良好的牙间交错咬合关系。

Lingual Task Force经过治疗结束100多个病例后总结了舌侧矫治的12个要点。直到今天，这些经验依然对正畸医师具有指导意义，可减少治疗中出现的问题，获得最好的治疗效果：

1. 应采用TARG进行托槽的定位　保证托槽的高度、水平向位置、转矩和倾斜度的准确。
2. 必须进行间接粘结　没有准确的粘结，无法取得好的治疗效果。
3. 所有的第二磨牙应粘结或上带环　因为咬合平面的存在会导致游离的第二磨牙过度伸长。
4. 磨牙的附件应准确地粘结或焊接　附件位置过于偏龈向，会导致磨牙萌出。
5. 先获得间隙，再改正扭转　因为舌侧弓丝的长度小于牙弓的长度，如果在没有获得足够间隙前，就改正扭转，则扭转反而会加重。
6. 弓丝应有正常的弓形形态　在没有咬合功能保护的情况下，异常的弓丝形态会导致牙弓变形。
7. 不能在细丝情况下进行牙齿内收　这样会导致牙弓在水平向和垂直向的变形。
8. 在间隙关闭之前应建立牙齿正常的转矩　否则无法保证能够同时关闭间隙并获得Ⅰ类关系。
9. 前牙应使用橡皮圈双重结扎　这是因为双重结扎才能保证弓丝完全入槽。

10. 应整体内收6个前牙 如果先内收尖牙，尖牙到位后，再内收4个切牙，由于尖牙和前磨牙之间有外展弯，每次加力时都需更换新的弓丝。

11. 治疗后期精细调整 由于牙齿的转矩都已正常，此时应采用细丝。因为前牙间托槽间距小，细丝更容易完全入槽。

12. 最好采用正位器进行保持。

第六节 舌侧矫治器在正颌及特殊畸形矫治中的应用

舌侧矫治联合正颌手术治疗骨性畸形的报道较少，Hugo 于 2000 年的文章较系统地对此进行了介绍。他采用上颌舌侧托槽、下颌唇侧托槽进行治疗，大部分患者为Ⅱ类下颌后缩，需外科前徙下颌，也有Ⅲ类、开𬌗病例等。舌侧正颌治疗同唇侧矫治类似，都需要进行去代偿，上下牙弓协调，排齐和排平。

一、正颌术前舌侧矫治应注意的问题

1. 尖牙间宽度 由于上颌尖牙舌侧托槽有减小尖牙间宽度的趋势，Hugo 建议在上牙弓人为扩大尖牙间宽度约 1.5mm/每侧。这样可容许手术中下颌充分前移，并去除了托槽的干扰，达到Ⅰ类关系。手术后的正畸治疗则很容易将尖牙再排齐，恢复尖牙宽度。

2. 前磨牙和磨牙宽度 为了使上、下颌前磨牙和磨牙间宽度相协调，正畸医师应确保舌侧托槽及弓丝在手术中和术后不妨碍咬合。

3. 术前模型 正颌手术前几天，应取印模。模型外科的目的是发现并去除任何可能影响手术的咬合干扰。

4. 术前准备 手术之前，在上下牙唇侧粘结与牙齿颜色相近的附件，以便术中和术后的颌间牵引。粘结的附件可以是塑料舌钮或塑料托槽。

5. 术后矫治 术后应进行颌间牵引，牵引对于重建本体感觉，引导正常咬合关系有重要作用。一般在唇侧使用三角形，小Ⅱ类或Ⅲ类牵引。术后的正畸治疗至少需要 3 个月，3 个月内最好 2 周复诊一次，并特别注意防止舌侧矫治器干扰咬合。这是因为咬合干扰会导致后退接触位和牙尖交错位的不协调。随着颌间牵引的逐渐去除，唇侧的塑料纽扣也减少直至完全去除。对于有开𬌗倾向的患者，颌间牵引和塑料纽扣的使用时间可适当延长。

6. 保持 在去除托槽和带环 1 周内，可戴正位器，然后换用透明保持器。

二、特殊畸形的矫治

1. Ⅱ类下颌后缩 对于下颌后缩畸形，经常出现的问题是上颌舌侧托槽会干扰咬合。此时，如果舌侧托槽的体积越小，则越不易干扰咬合。因此，Hugo 建议使用 Mini-Begg 托槽(3.3mm×3mm)，甚至可酌情磨除部分基底和垂直槽沟，更进一步减小托槽体积。尽管一般认为牙齿舌面临床牙冠高度的最低限度是 7mm，临床牙冠过低导致托槽无法放置，但是 Begg 托槽可打破这个限制，用于临床牙冠过低的患者。

2. 开𬌗的矫治 尽管舌侧矫治并不是治疗开𬌗病例的最好方法，前牙开𬌗仍旧可进行舌侧治疗。Geron 建议对于开𬌗患者应该使用平弓丝，避免采用带有补偿曲线的弓丝。因为带有补偿曲线的弓丝为了防止牙弓矢状向弯曲效应，会压低上前牙。而对于开𬌗患者应该伸长上前牙；另外应采用细丝以降低摩擦和支抗的需求，减少颌间牵引的使用；开𬌗患者多有不良舌习惯，或舌头位置靠前，此时舌侧托槽有抑制舌不良习惯，训练舌头的作用。

小　结

尽管舌侧矫治技术出现已经有30余年,但同唇侧矫治技术相比,仍然是一种新兴的矫治技术。其难度并不多于唇侧矫治技术,对有些畸形的矫治比唇侧矫治更加容易;它是满足了许多急于治疗自己的畸形,又不想影响美观的患者的需要,也给医师同时开拓了病源。正畸医师可以选择预成托槽系统,或者程序化的个体化托槽系统;也可以选择仅治疗简单的前牙拥挤或者进行单颌或全口矫治。随着舌侧矫治技术的不断发展,相信更多的正畸医师和患者将选择舌侧矫治,也会有越来越多的舌侧矫治的文献报道出现。

（叶　凌）

第十二章 无托槽隐形矫治技术

无托槽隐形矫治技术是近些年来出现的一种新型正畸矫治技术，因为采用塑胶压膜成形固位并施力于牙齿，Graber 将其列入透明塑胶矫治器类，英文名“clear plastic appliances”，这种活动式透明压膜矫治器，不用粘结托槽，不影响唇面美观，我国学者将其译为“无托槽隐形矫治器”。

第一节 概 述

一、无托槽隐形矫治器及发展背景

无托槽隐形矫治器治疗的基本方法和原理可溯源到原来用于保持正畸疗效或实现后期的牙调整的“正位器”（positioner）方法。

早在 1945 年，Kesling 医师为实现固定矫治后期的牙齿微小调整移动，就提出通过石膏模型排牙，然后在已经人工调整排齐的牙模上，应用弹性塑胶材料制作的装置实现正畸保持期咬合关系的微小调整，也就是所谓的“正位器”（图 2-12-1）的概念。此后，该矫治器一直主要用来对固定矫治后的咬合进行精细调整，以及应用于正畸主动矫治完成后制作保持器。

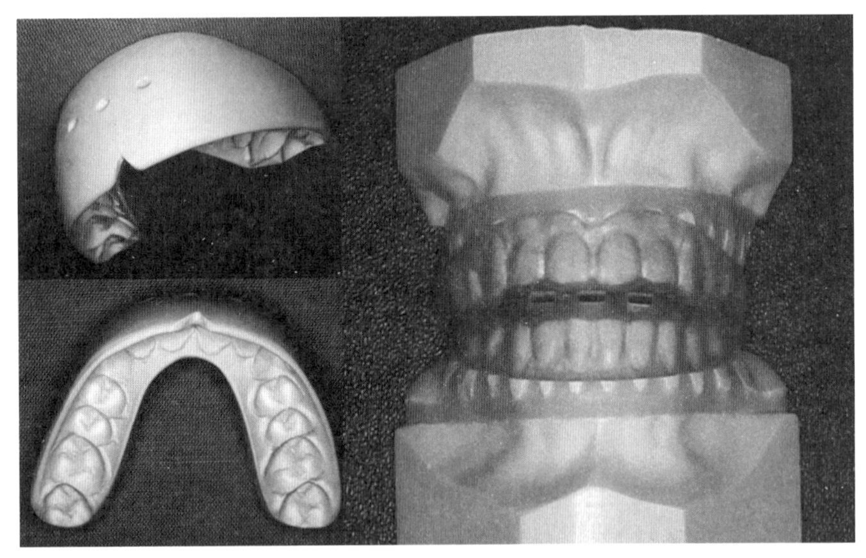

图 2-12-1 正位器

1971 年，Ponitz 介绍了一种类似的采用透明塑胶成形的透明保持器，用蜡将牙齿预先调整在理想位置的模型上，实现有限的正畸牙移动。由于透明塑胶的隐性效果，此后，利用热压膜透明塑胶矫治器进行正畸治疗后的保持及实现正畸牙移动，越来越受到正畸医师与公众的欢迎。

1993 年，以 Sheridan 为代表的医师提出了利用邻面去釉（interproximal enamel reduction，IPR）方法进行渐进性排牙的 Essix 技术；该技术基本应用了 Kesling 的方法，但是几乎每次的牙移动都需要一次新的排牙实验，所以几乎每次复诊都需要重新制取印模（图 2-12-2）。

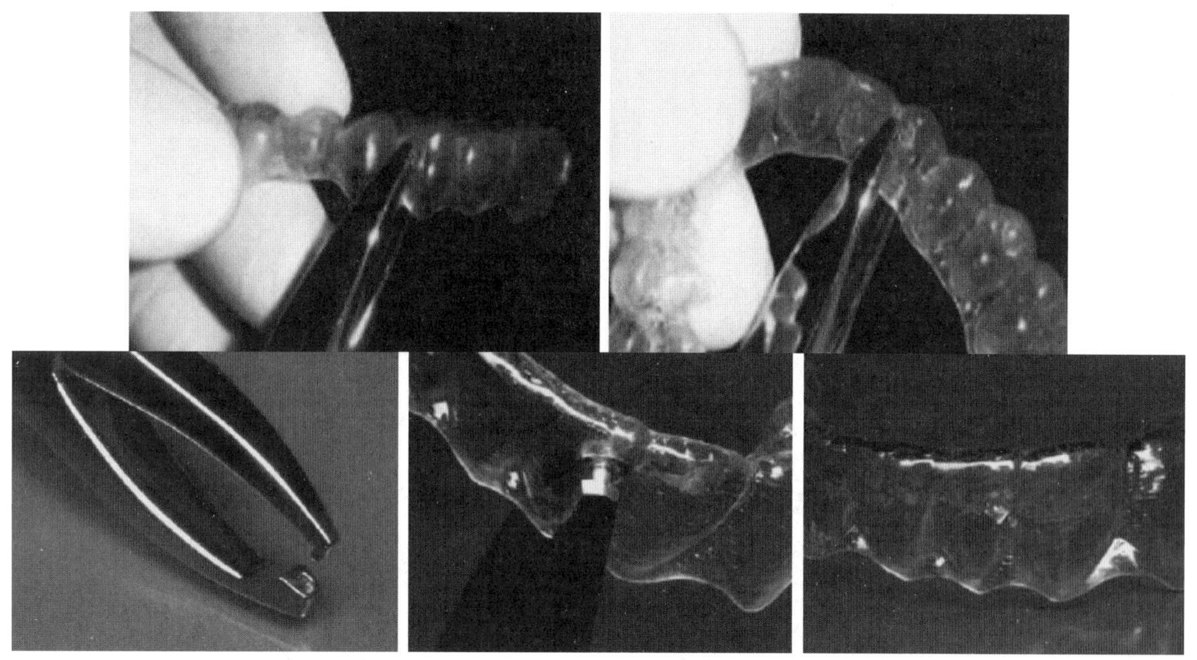

图 2-12-2　用于矫治牙颌畸形的透明塑胶矫治器(Essix 矫治器)

20 世纪 90 年代,随着计算机软硬件技术、图像采集与处理技术、三维数字化成像技术等的飞速发展,计算机技术在口腔正畸学领域得到了越来越广泛的应用,从而促进了运用计算机模拟设计,制作系列无托槽隐形矫治器的改进、革新及发展,并带来了口腔正畸诊断和治疗技术的又一次巨大变革。直到 1998 年,Align 公司充分利用 CAD/CAM 技术的优越性,结合先进的快速成形技术,开发出了能一次性实现 0.25~0.3mm 牙移动的序列隐形矫治器,极大地提升了正畸矫治器的美观效果,迎合了广大成年患者不愿接受传统唇侧固定矫治器治疗的需求。随着正畸矫治技术的革新和装置的隐蔽性不断改善和成年患者不断增多,可以预见,将会有越来越多的成年人患者选择更加美观的舌侧或透明隐形矫治器治疗。

利用无托槽隐形矫治器实现正畸牙移动的系统可分为两类:一类为以美国路易斯安那州梅泰里市 Raintree Essix 公司(Raintree Essix,Metairie,Louisiana)所生产的 Essix 为代表的技术;另一类为以美国加利福尼亚州圣克拉拉市 Align Technology 公司(Align Technologies,Santa Clara,California)所生产的 Invisalign 为代表的技术。Invisalign 系统是通过计算机辅助三维诊断、设计、制造等系统生产出的一系列个性化的透明矫治器,患者通过按时配戴、定期更换来达到矫治目标的一种新型正畸技术;而 Essix 技术则主要是正畸医师在治疗过程中通过对矫治器进行不断调节来控制矫治力的大小和方向、创造间隙来达到矫治错位牙的目的(图 2-12-3)。

1. Essix 技术　1993 年 Sheridan 教授提出的"Essix"技术(Essix technique),从矫治材料、器械以及矫治程序等方面进一步推动了热压膜成形矫治技术的发展和应用,该技术所有的排牙操作都是在石膏模型上完成的,但可以针对不同的畸形进行个性化的设计;同时,由于采用了透明塑胶代替了活动矫治器的有色塑料基托及钢丝卡环固位,有效地提高了矫治器的"隐蔽性"及"美观性"的效果(图 2-12-4;图 3-17-13)。

2. Invisalign 技术　Invisalign 矫治理念的提出及研究开发,最早源自美国 Stanford 大学的 Kelsey Wirth 和 Zia Chishti 两名 MBA 学生。Chishti 曾接受过成人正畸治疗,像很多患者一样,治疗完成以后,Chishti 并没有很好地配戴保持器而导致下颌牙列拥挤一定程度的复发;后来 Chishti 又戴上了覆盖式的透明矫治器重新排列复发的下牙列。因纠结于这类覆盖式矫治器的低矫治效率,Chishti 萌发了一个使用多个矫治器并结合计算机三维重建技术来有效移动牙齿的想法。基于 Chishti 这个富有创造性的想法,Chishti 和 Wirth 联合两个正畸医师、一个计算机软件工程师共同在美国加州 Palo Alto 的车库中于

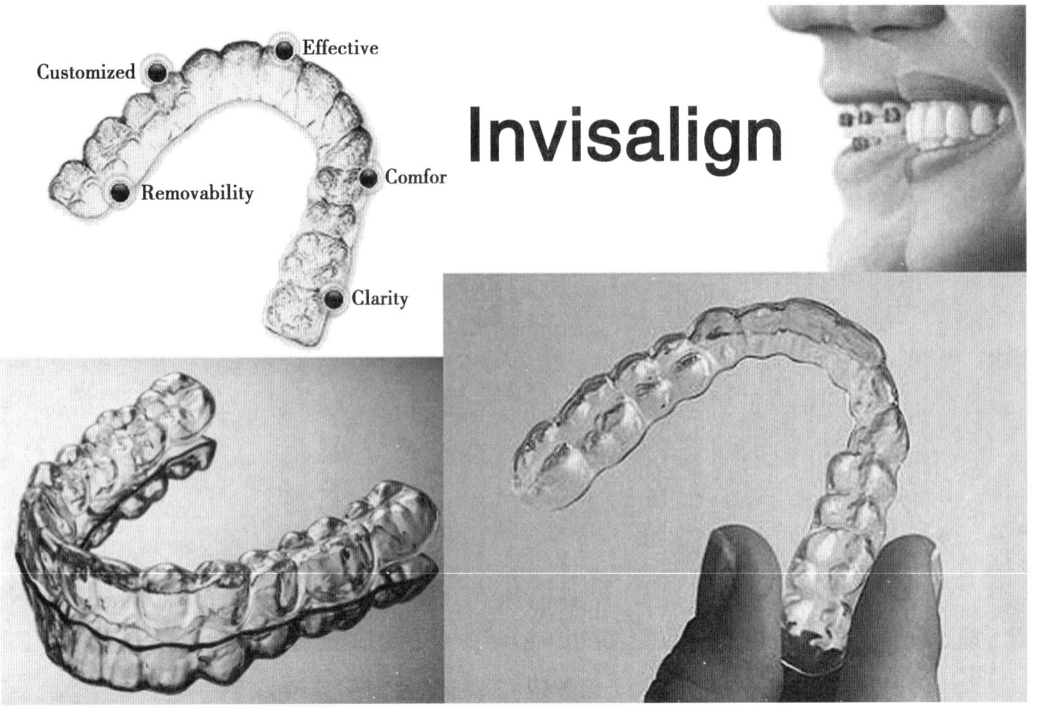

图 2-12-3 无托槽隐形矫治器(Invisalign)

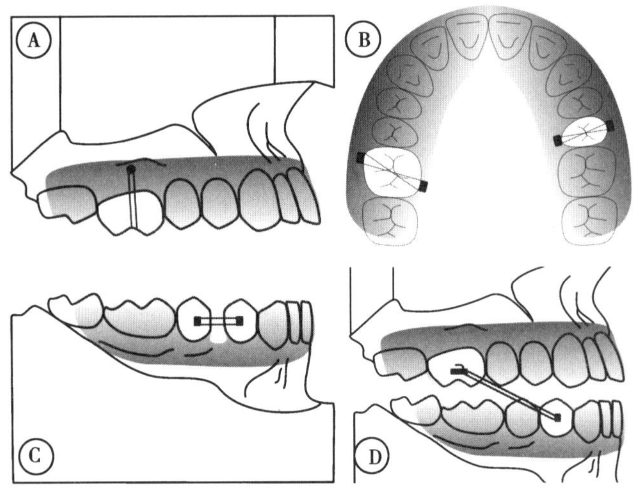

图 2-12-4 Essix 矫治器的个性设计

A、B. 压低磨牙;C. 颌内牵引;D. 颌间牵引

1997 年 4 月组建了 Align 公司,研发推出了具有革新意义的计算机辅助设计无托槽隐形矫治器技术,并命名为 Invisalign 技术。

无托槽隐形矫治技术充分地将日新月异发展的计算机三维图像技术和快速成形技术有机和深入的结合起来,实现了矫治过程的计算机模拟和无托槽隐形矫治器的批量生产,尤其是满足了更多成人患者对矫治器美观性、隐蔽性和便捷性的要求。使美观式正畸矫治器进入了一个崭新的阶段,为广大正畸医师提供一种崭新的治疗理念和治疗手段,极大地满足了更多患者,是一百多年来口腔正畸矫治技术发展的又一次飞跃和革新。本章重点介绍 Invisalign 系统的矫治特点及临床应用。

二、基本工作原理与关键技术

无托槽隐形矫治技术(Invisalign)的基本工作原理可以归纳为以下四个步骤:①借助于先进的激光扫描技术、层析扫描技术、工业化 CT 技术等可以将常规的口腔阴模或石膏阳模进行三维扫描和重建;②重建后的数字化模型可直接在计算机上进行各个方位的旋转观测、放大缩小、任意切面的观测等功能,并对牙齿、牙弓、基骨等测量项目进行自动测量;③结合可视化三维图像处理及激光快速成形技术,可以模拟临床矫治设计和牙齿的移动方式与步骤,进行可视化三维牙颌畸形的矫治,并将每个矫治阶段的三维牙颌模型进行三维快速激光成形;④在成形的母模上制作每个阶段的透明压膜隐形矫治器。

无托槽隐形矫治器的设计和制作主要基于:牙颌模型数字化技术、矫治过程计算机辅助设计技术、光固化快速成形技术以及热压模成形技术为主的几项关键技术。

1. 牙颌模型的数字化技术　牙颌模型数字化技术(digital technique of dental cast)是无托槽隐形矫治技术的基础。在牙颌模型数字化的基础上,可对错𬌗畸形进行数字化的诊断设计、数字化矫治过程设计以及无托槽隐形矫治器的加工和生产。在牙颌模型的数字化技术中,主要包括激光扫描技术、层析扫描技术、工业化 CT 扫描技术等。

激光扫描技术是指将一束激光投射于被扫描的物体上,然后记录对应的反射激光束,通过将被扫描物体转动到几个预设的位置进行扫描,可得到不同视角的多个扫描记录,将这些不同视角的扫描记录拼合后,就可以获得被扫描物体的三维立体图像。层析扫描技术是将硅橡胶印模灌制成石膏模型,然后用环氧聚氨酯树脂将模型进行包埋,树脂包埋的模型被专用扫描设备上的旋转刀片进行破坏性层析扫描,这样就可以获得整个模型的连续性的层析扫描图像;与此同时,扫描设备可将获得的层析扫描数据传输到连接的计算机中进行模型的三维重建。由于层析扫描技术的操作流程仍比较复杂,而且还需要先灌制模型,目前随着技术的进步,如今已可以应用工业化 CT 扫描技术直接对印模进行扫描来进行模型的三维重建,而无需再进行模型的灌制和包埋过程(图 2-12-5)。

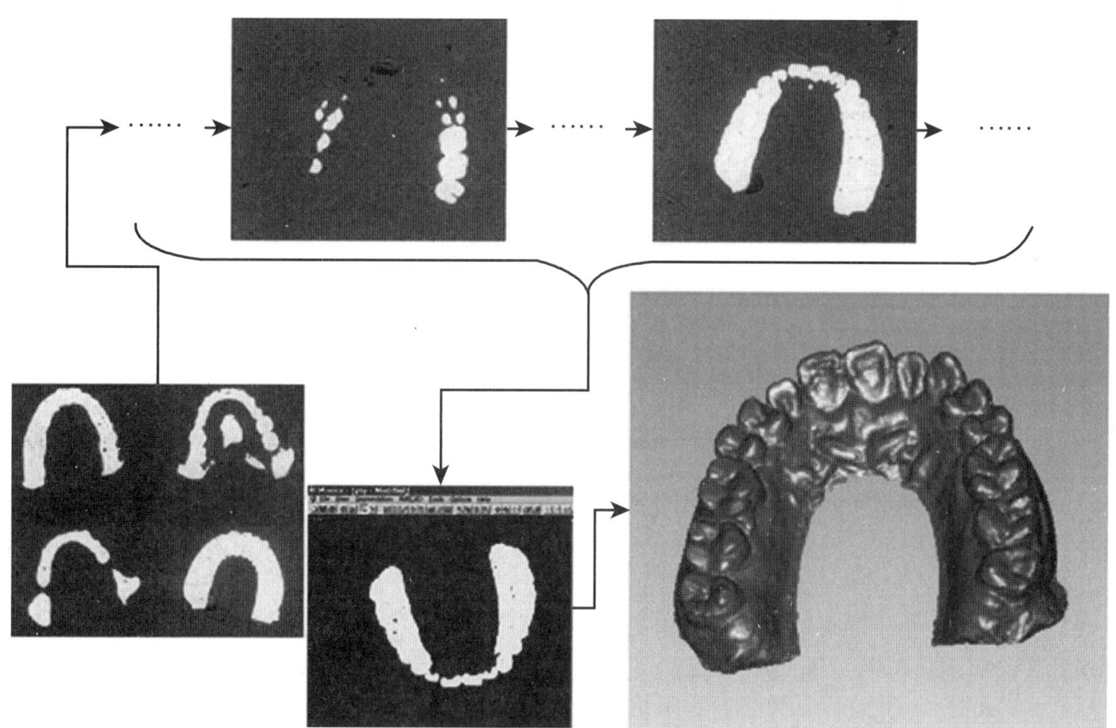

图 2-12-5　牙颌模型的数字化扫描

2. 矫治过程计算机辅助设计技术　在任何错𬌗畸形的诊断和治疗设计中,牙颌模型的测量和分析具有十分重要的作用。传统的石膏模型由于存在占用空间、易破损性、无法进行横截面的观测等问题,且模型测量的测量方法也还是费时的手工测量，在测量时间、精度、测量项目等方面都严重影响着临床治疗的疗效。而计算机技术和三维重建技术的快速发展给三维牙颌模型的重建与诊断带来了新的机遇。借助于先进的激光扫描技术、层析扫描技术等可以将常规的口腔阴模或石膏阳模进行三维扫描和重建；重建后的数字化模型可直接在计算机上进行各个方位的旋转观测、放大缩小、任意切面的观测等功能。在测量方面，可对牙齿、牙弓、基骨等测量项目进行自动测量。

矫治过程计算机辅助设计技术是以数字化牙颌模型为基础，实现和分析矫治方案，并以加工数字模型的形式输出方案。严格意义上，这是一种“翻译”过程，即把临床医师所确定的矫治方案翻译成计算机描述的虚拟矫治过程，其翻译的思想原则来源于临床医师对病例的认识与判断。而在这其中，相关牙齿移动与分析的软件是其中的核心技术。早在 1997 年无托槽隐形矫治技术开始应用时，软件就被认为是组成这项技术的关键，而这些软件的主要功能包括牙颌模型的三维数字化重建、牙颌模型的三维数字化诊断分析、牙齿的切分、牙齿的移动、虚拟牙龈的生成、治疗效果的三维动态演示与修改等。例如，在 Align 公司的 Invisalign 技术中，针对牙颌矫治过程主要的软件包括用于数字化模型前处理（模型修整、牙齿切分、咬合调节等）的 Tooth Shaper 软件，以及用于分步牙齿移动、设置附件、虚拟牙龈生成等的 Treat 软件等。

3. 光固化快速成形技术　牙颌的几何形状，尤其是正畸患者的牙颌几何形状，是非常复杂和不规则的，且由于患者的个体差异和矫治过程中每一阶段的牙颌三维形态的渐变，因此，不存在任何两个相同的矫治器。无托槽隐形矫治器的制造采取高精度的光固化快速成形技术（stereo lithography appearance，SLA）来批量定制加工矫治过程中的牙颌模型，并以此为基础加工无托槽隐形矫治器。光固化快速成形技术的基本原理是，光固化快速成形机中装有很多液态的光敏树脂，在某一特定波长的光波下发生固化。在这个波长时，一束激光照射到物体的横截面，一层液态光敏树脂就供应到这个发生层的上面，在激光的照射下发生反应。这个过程不停地重复直到最后一层发生反应，结果就得到了所需要的固体形态。

4. 热压膜成形技术　热压膜成形技术（thermoplastic molding technology）的基本原理是，将一片热塑性塑料加热到一定温度时，材料本身会出现软化现象，这时，如果在材料上施加一定的机械外力或者空气性正压力，则塑料片就会沿着其下面物体的表面形状塑造成形。压力成形设备根据压力的来源方式不同分为正压式和负压式。利用光固化快速成形技术，将根据治疗设计形成的阶段性数字化牙颌矫治过程加工成为树脂状的实体模型，然后再通过热压膜成形技术加工出一系列的无托槽透明塑胶隐形矫治器。

第二节　无托槽隐形矫治技术的优缺点和适应证

一、无托槽隐形矫治技术的优缺点

随着无托槽隐形矫治材料及辅助手段的不断完善，以及正畸医师临床经验的不断增加，无托槽隐形矫治技术在临床上的应用不断得到深入和推广。基于该技术的本身技术原理和特点，其主要的优点和局限性包括以下一些方面：

1. 优点

（1）美观隐蔽：隐形矫治器采用透明的高分子材料制成，配戴上矫治器以后不易被周围人所察觉出，因此在矫治过程中不会过多地影响患者的形象，同时方便摘戴，对日常生活影响小；因此，对于演员、主持人等特殊职业的人群来说，隐形矫治器是一个良好的选择。

（2）方便舒适：由于隐形矫治器的结构简单，不像固定矫治器中的托槽和弓丝等结构会有可能刺激唇颊黏膜和周围软组织，因此，患者配戴上隐形矫治器后的异物不适感较小。

（3）安全可靠：隐形矫治器设计过程中借助于计算机辅助设计技术对矫治力和矫治量进行严格控制，确保了矫治过程的安全性；由于隐形矫治器的结构相对简单，因此，发生矫治器破损而刺伤口腔软组织等意外的机会较少，即使发生了矫治器的损坏或者丢失，都很方便重新制作。

（4）操作简便：由于矫治器配戴简单且矫治量在矫治器加工过程中已确定，医师的椅旁操作时间、患者复诊时间和复诊次数均明显减少；同时，由于隐形矫治器结构中没有带环、弓丝和托槽等，临床配戴和调节矫治器的过程都比较简单。

（5）清洁卫生：由于隐形矫治器是可摘戴的，因此患者可以保持他们日常的口腔卫生习惯，进行常规刷牙和使用牙线，不受托槽和弓丝的束缚。相对于固定矫治器，隐形矫治器治疗期间更容易保持良好的口腔卫生，从而避免了牙龈炎、牙齿脱矿和变色等常见矫治并发症的出现。

（6）疗效预测：借助于计算机辅助设计技术在矫治器设计中的应用，可以在矫治进行前了解并告知患者整个矫治过程和矫治结果，有利于矫治方案的修改、确定，以及进行良好的医患交流和探讨。

2. 局限性

（1）矫治前的评估、诊断、方案设计：正畸医师必须结合自身的经验水平和患者的实际牙颌情况进行详尽的矫治前评估，作出正确、全面的诊断和治疗设计，然后将精确的硅橡胶印模寄送到专门的公司进行周密的治疗方案设计、确定及制作加工，对医师的专业化水平要求较高。

（2）患者的配合：无托槽隐形矫治器是一种活动矫治器，所以患者的治疗动机和良好配合对于获得理想的矫治效果是非常关键的，比如严格按照治疗计划进行矫治器的序列更换，每天保证配戴 22 小时以上，少喝热饮以免矫治器变形或着色，防止矫治器因无色透明而遗失等。

（3）拔牙病例及骨性畸形：应用无托槽隐形矫治器治疗拔牙病例及骨性畸形增加了治疗的难度，且疗效难易保证。在拔牙病例中，无托槽隐形矫治器很难实现关闭拔牙间隙后的牙根平行化，即使使用附件辅助，其效果也非常有限。

（4）前牙覆𬌗：无托槽隐形矫治器矫治前牙开𬌗效果不佳，其对深覆𬌗的疗效一直存在争议，一项回顾性研究发现无托槽隐形矫治技术不能有效改善深覆𬌗，PAR 指数低于 40%。

（5）精确的牙移动及咬合调整：作为一种活动矫治器，无托槽隐形矫治器很难同时在三维方向上实现牙齿的精确控制，如关闭拔牙间隙后的牙根平行控制，牙齿的竖直、旋转、伸长等移动。由于缺乏有效的颌间作用机制，无托槽隐形矫治器在咬合的精细调整方面略显不足，如牙冠的颊舌向倾斜、咬合接触、咬合关系、前牙覆盖等。

（6）治疗时间：无托槽隐形矫治器是经计算机辅助设计的一系列有严格次序的活动矫治器，需要按照既定方案逐个移动目标牙齿，所以，严格、精确的治疗方案设计尤为重要。如果在治疗中途需要修正治疗方案，那么整个疗程则会大大延长。

目前，无托槽隐形矫治技术仍处于不断的发展和进步阶段，其应用中尚存在一些问题有待解决。一般而言，无托槽隐形矫治器主要用于轻、中度牙列拥挤或间隙、能通过压低或唇倾前牙得以矫治轻、中度深覆𬌗、非骨性畸形的牙弓缩窄、正畸治疗后的轻度复发等情况。对于拥挤量超过 5mm、骨性矢状向不调超过 2mm、正中𬌗位与正中关系位不调、严重旋转错位（>20°）、严重倾斜错位（>45°）、开𬌗、牙齿伸长移动、临床牙冠太短、多个牙缺失等病例的治疗效果尚不太理想，其相应的材料、临床应用技术等也尚待进一步提高。

二、临床常见适应证

临床初步应用表明，在以下几种情况下，无托槽隐形矫治技术可以获得具有良好预测性的治疗效果：

1. 对于矫治器美观性和隐蔽性有较高要求的患者　对于多数在青少年时期已经进行过固定矫治器治疗的成人患者来说，他们常常不愿意再次接受影响美观的固定矫治器的治疗；同时，作为成人患者，他们对牙列美观以及矫治器的美观性和隐蔽性更为关注。

2. 对于需要较简单牙齿移动的患者　如果患者的错𬌗畸形程度较轻，治疗设计只需要通过简单地轻度牙齿唇向开展或是轻度牙弓扩大，那么，这类患者也适宜选择无托槽隐形矫治技术。

3. 对于牙周状况不良或是对龋齿有易感性的患者　有研究表明，经过无托槽隐形矫治以后，患者口内的菌斑量和牙龈炎程度都比矫治前有很大程度地减低。相对于固定矫治器而言，无托槽隐形矫治器能一定程度上减少了菌斑的附着，并使牙齿的邻面更容易清洁，因此，更适合于对龋齿易感的患者。

4. 对于需要修复治疗的患者　无托槽隐形矫治系统中的应用软件也可以用来观察预期修复治疗的治疗效果。通过这类软件的牙列图像显示,可以对不同修复治疗设计的实际效果进行多次的改变和对比选择,最终确定修复设计方案以后再开始正式的治疗。当修复科医师首先将牙列缺失修复后的视觉效果图展示给患者以后,患者就能更好地理解预期要实施的治疗内容和治疗效果。

5. 对于有短根牙或者对牙根吸收具有易感性的患者　有研究表明,经过隐形矫治的患者都未观察到可测量性牙根吸收的发生。因此,对于牙根较短或者是对牙根吸收具有易感性的患者,选择无托槽隐形矫治并进行合理的牙齿移动设计和牙齿移动量的控制,对于牙根吸收的发生具有有效的预防意义。

6. 对于覆𬌗较浅或者是有轻度开𬌗的患者　配戴隐形矫治器以后,由于咬合力的原因都会使后牙受到压入力的作用,因此,通常在隐形矫治治疗中,患者的覆𬌗都会增加 1～2mm。因此,对于覆𬌗较浅或者是前牙有轻度开𬌗的患者,结合患者的错𬌗情况以及患者对矫治器的要求,可以考虑选择隐形矫治器。

7. 对于有重度牙齿磨耗的患者　由于隐形矫治器的本身结构覆盖在后牙𬌗面上,这些𬌗面的塑料部分就起到了类似𬌗垫的作用,一定程度上可以防止牙齿磨耗的发生。因此,对于具有重度牙齿磨耗或者有夜磨牙习惯的患者来说,无托槽透明塑胶隐形矫治器(clear plastic appliance)也是一个可以考虑的选择。

8. 对于口内已有多个修复体的患者　如果患者口内已经有多个烤瓷牙、合金冠或者其他类型的修复体,如果要在这些修复体上粘结或者去除固定矫治器的托槽及其他附件,势必会给这些修复体带来一定的损害,而隐形矫治器则可以避免这些情况的发生。

9. 对于轻度反𬌗的患者　由于无托槽隐形矫治器可以使上下颌后牙之间脱离反𬌗的锁结关系,并为牙齿间的相互移动提供了光滑的斜面,因此,隐形矫治器可较好地控制前牙及后牙的反𬌗。

第三节　临床矫治步骤及操作技巧

一、矫 治 步 骤

1. 患者的知情同意　在治疗开始之前,应具体、详细、全面地向患者介绍隐形矫治与传统固定矫治技术的主要区别,隐形矫治的主要特点、治疗程序及预期疗效等情况,并需强调隐形矫治是一种活动矫治方法,良好的疗效需要患者的全面合作;治疗设计中可能根据需要增加一些附件,在部分牙齿或者在上、下颌的牙齿上粘结部分固定矫治器,以便进行个别牙齿精确位置以及牙弓间关系的调整;另外,也有必要向患者简单介绍矫治器的使用和保养情况。

2. 获取临床资料　临床医师需要提供患者完整、详尽的检查和诊断资料,包括临床检查记录病历、记存模型、X 线片(头颅侧位片、全口牙位曲面体层 X 线片等)、面像及口内像等,将所有资料寄往隐形矫治器的加工生产公司后,隐形矫治公司的设计专家小组根据提交病例的治疗难度、是否适合隐形矫治、医师的设计方案、医师的隐形矫治经验等具体情况,与医师进行交流探讨得到确认后,再通知医师开始制取硅橡胶印模和咬合记录。

3. 制取硅橡胶印模(silastic impression)　为了获取牙齿清晰、解剖形态准确的印模,通常采用具有准确性高、稳定性好的硅橡胶印模材料。取模、灌模后,将超硬石膏模型连同无托槽隐形治疗计划表寄往隐形矫治器的生产加工公司,通过层析扫描进行牙颌模型的数字化三维重建,最后通过快速成形技术和热压膜成形技术加工制作出患者的系列无托槽透明塑胶隐形矫治器。

4. 咬合记录的获得　由于目前技术上还无法获得具有虚拟化铰链轴的虚拟化 Typodont 𬌗架,因此所有的咬合记录都是在正中𬌗位获取。临床上常用具有较高精确度和空间稳定性的硅橡胶材料,该材料使用方便、能在口内迅速凝固、具有足够的操作时间。在获得正确咬合记录的基础上,通过相应软件的处理,就可以获得真实的上下颌牙列的咬合接触状态。

5. 隐形矫治的动态可视化与确认　在数字化牙颌模型的基础上，根据获得了的上下颌牙列的咬合关系，无托槽隐形矫治设计的专业人员就可应用相应的软件将重建好的虚拟化三维模型进行“切分”处理，分离开每个单独的牙齿，按照临床医师确定的矫治计划来分阶段、单独地或同时移动牙齿而最终矫治错𬌗畸形，这是一个动态的可视化过程。根据支抗设计的要求，设计出每一个步骤可以同时移动牙齿的数量；也就是说，对于支抗要求低的病例，可以设计同时移动多个牙齿。一般情况下，每一步牙齿移动的距离不超过0.25～0.3mm。

通过Align公司的ClinCheck等类似软件，临床医师可以根据制订的治疗计划对每一步牙齿移动的设计进行必要的修改，一旦修改完成，则最终的治疗设计就全部完成。经仔细检查校对ClinCheck文件以后，如果没有发现任何问题，临床医师可接受此设计，正式授权隐形矫治器的生产与运输；如果有任何不满意之处，医师也可直接进行修改。

6. 隐形矫治器的加工和生产　临床医师确认了ClinCheck的治疗设计，就意味着授权了公司通过光固化快速成形的加工技术，将计算机中每一个治疗步骤的三维牙颌模型转换成应用特殊塑料制作成的实体模型。然后，利用热压膜成形装置在塑料实体模型上制作隐形矫治器。隐形矫治器的打磨、激光蚀刻、消毒、包装过程都通过自动化操作和控制来实现。

二、常用临床操作技巧

1. 邻面去釉（interproximal enamel reduction，IPR）　在无托槽隐形矫治技术开始应用的病例中，对于轻、中度的牙列拥挤病例，常采取邻面去釉来获得间隙的治疗设计。

（1）邻面去釉的适应证

1）非龋病易感性个体；

2）牙体组织有足够的宽度，且其形态适合邻面去釉；

3）解除前后牙区的轻、中度牙列拥挤；

4）改善因牙周病等造成的牙龈间隙；

5）纠正上下颌牙齿之间的牙量不调；

6）协调牙弓两侧牙齿的形态；

7）减轻牙弓前突的程度而避免拔牙治疗。

（2）邻面去釉的禁忌证

1）龋病易感者，或有大面积充填体的患牙；

2）过小牙或牙冠形态异常（如牙冠最宽处在龈方而不是𬌗方）；

3）对冷热刺激较敏感者；

4）口腔卫生较差者；

5）重度牙列拥挤（>8mm）或者牙弓前突程度严重的患者。

（3）邻面去釉的原则

1）选择正确的适应证；

2）保证在安全范围内去釉（最大去釉量不超过原牙釉质厚度的50%，牙齿邻面釉质的厚度为0.75～1.25mm，同时邻面釉质存在正常的生理磨耗，这是邻面去釉法的解剖生理基础）；

3）临床操作规范；

4）在制取硅橡胶模型之前完成保守去釉量；

5）矫治过程中可能结合临床实际情况追加去釉量。

（4）邻面去釉的注意事项

1）用专用器械实施邻面去釉；

2）注意保护周围的软组织；

3）应在牙齿扭转矫治之后再进行邻面去釉，只有充分排齐后才能在正确的触点位置进行邻面去釉；若必须在扭转牙部位进行邻面去釉，则需在分牙后进行；

4）前牙的邻面去釉可能会因外形的改变而影响美观，操作前要与患者沟通。

（5）邻面去釉的技巧

1）先在石膏模型上进行排牙试验，确定准确的去釉量；

2）把握好去釉的量、部位和时机；

3）先用牙线确定是否有邻接触点存在。如果没有邻接触点，应该用间隙测量尺测量出已有的间隙，邻面去釉后的间隙减去已有的间隙即为实际增加的邻面去釉量；

4）复诊时用牙线检查触点，确认牙齿是否实现了预期的移动量；

5）在邻面去釉记录表上详细记录去釉量和去釉时间；

6）邻面去釉完成后，对邻面实施抛光并涂氟化物凝胶防龋；

7）测量间隙时不要用力把测量尺压入间隙，应轻力感触去釉量的大小。

（6）邻面去釉的临床操作方法：邻面去釉的常用临床操作方法有三种，即高速金刚砂车针、慢速金刚砂片和手用金刚砂纸，操作时要尽量避免伤及龈乳头及唇舌软组织（图 2-12-6）。

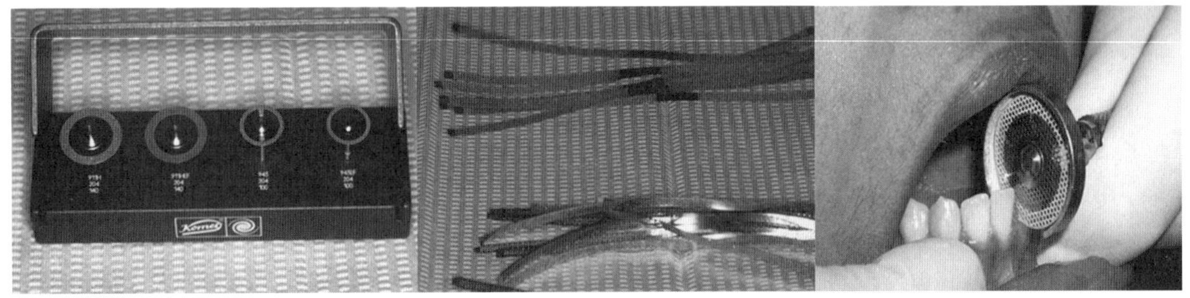

图 2-12-6　邻面去釉

2. 附件（attachment）的应用　在固定矫治技术中，由矫治弓丝等部件产生的矫治力是借助于托槽、颊面管等传递到错位的牙齿上。在无托槽隐形矫治技术中，虽然在通常情况下，牙齿的表面是不需要粘结任何部件的，但在一些情况下，基于牙齿移动距离、移动方式、支抗设计、矫治器的固位等考虑，无托槽隐形矫治技术中需要设计和粘结附件（图 2-12-7）。附件的主要应用是使矫治器在移动牙齿过程中更好地控制牙齿，另外，在一些情况下，通过附件可以增强矫治器的固位力。

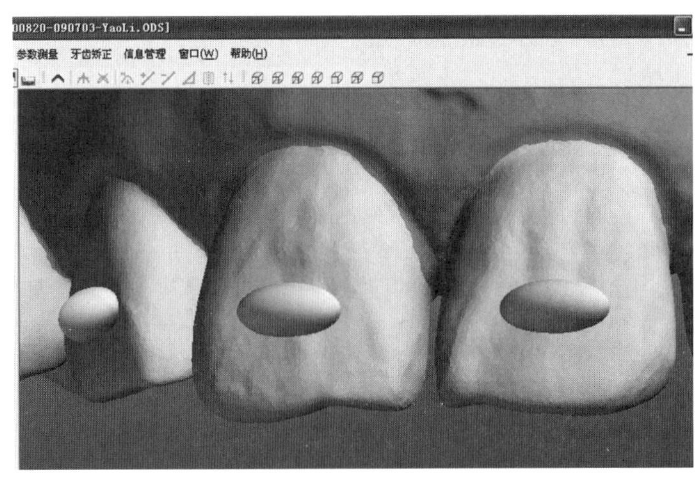

图 2-12-7　附件及粘结

附件常用于下述情况：牙齿解剖形态不能提供矫治器在其上密合就位所需的倒凹；为临床上实现牙齿的某种移动提供足够支抗而需要提高矫治器的夹持力；由于牙齿移动生物力学和矫治器施加矫治力的方式所限，不使用附件就无法施加临床需要的特定方向矫治力。

根据设计附件的目的不同，附件主要分为三种类型：协助移动型附件，加强固位型附件以及提供其他辅助功能的附件。①协助移动的附件能起到引导或帮助相应牙齿发生伸长、旋转和平移等移动的目的；②加强固位的附件则是针对一些固位力不强的情况，如临床冠短、倒凹不足、牙齿缺失或被拔除以及牙齿间大小差异明显等，通过设计加强固位的附件来增强矫治器的固位力；③辅助型附件可以是直接放置于目标牙齿上来行使功能，也可以放置于牙弓内其他牙齿上，或者放置于对侧牙弓的牙齿上与其他的组分（如弹性牵引圈）联合作用。

虽然附件的设计在无托槽隐形矫治技术中已经较为广泛使用，但是有关附件的详细设计规则仍在不断探讨中。目前，也尚无可常规应用和设计的各种型号和形状的商业化产品。

在隐形矫治病例的设计内容中，临床医师应根据治疗计划合理、科学和有效地设计不同部位、不同作用、不同形态、不同大小的附件，并详细地在治疗计划表格中清楚的说明；针对一些隐形矫治临床经验尚比较缺乏的医师，隐形矫治器生产公司的设计专家也会根据需要，对临床医师设计内容中有关附件的设计提出意见和建议，并与临床医师最终商讨确定以后，再进行隐形矫治器的加工和生产。

3. 过矫治（overtreatment）　在固定矫治技术中，对于牙齿错位较严重而比较容易复发的牙齿，如对于过度扭转的牙齿，在矫治设计时为了防止牙齿矫治以后一定程度的复发，常常会设计适量的“矫枉过正”，这就是固定矫治技术中过矫治的概念。因此，固定矫治技术中的过矫治是指将预见到治疗结束后有复发可能的牙齿排列到超过矫治量的位置；而在隐形矫治技术中，也有过矫治的设计，但其概念与固定矫治中的过矫治概念是有所区别的。在隐形矫治中，当牙齿的最终排列位置已接近矫治目标但仍与原计划有偏差时，这时就可能需要添加装置来产生能实现理想结果的额外矫治力，这样为达到过矫治目的而增加的矫治器就能更有效地将牙齿移动到目标位置。因此，隐形矫治中的过矫治就是指在矫治设计中设计出牙齿排列超过“理想”位置的状态，其目的是为了抵消因牙齿排列落后于矫治目标而可能造成的偏差。

4. 临床应用模式　通过分析近年来国内外口腔正畸临床应用无托槽隐形矫治技术的情况，目前应用无托槽隐形矫治技术的主要临床应用模式有以下方面：

（1）上、下颌同时应用隐形矫治；

（2）上颌隐形矫治+下颌常规固定矫治；

（3）下颌后段固定矫治治疗+前牙段隐形矫治；

（4）个别严重错位牙齿的局部片段固定矫治+上、下颌隐形矫治；

（5）治疗前阶段固定矫治+后阶段隐形矫治；

（6）隐形矫治治疗+精细调整阶段固定矫治；

（7）固定矫治后局部拥挤或间隙复发的隐形矫治。

第四节　隐形矫治器的应用分级预测及配戴

为了能更好地运用无托槽隐形矫治器，正畸医师可根据自身针对该技术的掌握程度和临床经验，按照由易到难的方式，逐步摸索使用隐形矫治技术，不断提高临床水平与应用技巧。可预测性是指无托槽隐形矫治技术的计算机模拟矫治结果在临床实践中实现的可能性。以下可预测性的分级评估，可供临床应用参考。

一、治疗预测评估

按照矫治结果的可预测性，可将临床病例分为三类：①高度可预测性病例是指能够精确实现模拟矫治目标的病例；②中度可预测性病例是指需要有一定无托槽隐形矫治经验的医师进行治疗，方能精确实现模拟矫治目标的病例；③低度可预测性病例是指需要有丰富的隐形矫治及固定矫治经验的医师进行治疗，方能精确实现模拟矫治目标的病例。

（一）可预测性分类

1. 高度可预测性病例

（1）临床牙冠有足够高度、能够良好配合的成人患者；

（2）关闭<4mm 散在间隙；

（3）2～4mm 的唇、颊侧扩弓；

（4）有足够间隙的切牙扭转；

（5）拔除下切牙的矫治；

（6）Ⅰ～Ⅱ度深覆𬌗病例；

（7）牙性反𬌗病例。

2. 中度可预测性病例

（1）牙齿的控根移动；

（2）远中移动后牙超过 4mm；

（3）需要进行颌间牵引的治疗；

（4）牙周条件差的病例；

（5）牙冠萌出高度已够，但配合不佳的青少年病例；

（6）前牙轻度开𬌗，需要前牙内收的非拔牙病例；

（7）前牙中度开𬌗，需要拔牙内收牙弓的病例。

3. 低度可预测性病例

（1）前磨牙及下颌尖牙重度扭转的治疗；

（2）前突无内收间隙需要拔牙的治疗；

（3）前磨牙拔除病例中，需要前移后牙的治疗；

（4）临床牙冠偏短的患者；

（5）不能配合戴用矫治器的患者。

（二）病例选择

临床上，可根据病例的难易程度及医师的经验水平来选择适应证及相应的矫治方案（下列的符号意义：●初级　■中级　◆高级）。

1. 牙量骨量不调（拥挤、间隙）

（1）拥挤

1）轻度拥挤

● 扩弓/唇倾/邻面去釉

2）中度拥挤

● 扩弓/唇倾/邻面去釉

■ 拔除下颌切牙（图 2-12-8）

■ 远中移动磨牙

3）重度拥挤

● 扩弓/唇倾/邻面去釉

■ 拔除下颌切牙

■ 远中移动磨牙

■ 拔除前磨牙联合固定治疗

（2）间隙

1）轻度间隙

● 关闭所有间隙

● 集中间隙后修复治疗

● 通过 IPR 内收下牙增大覆盖，再内收上牙关闭间隙

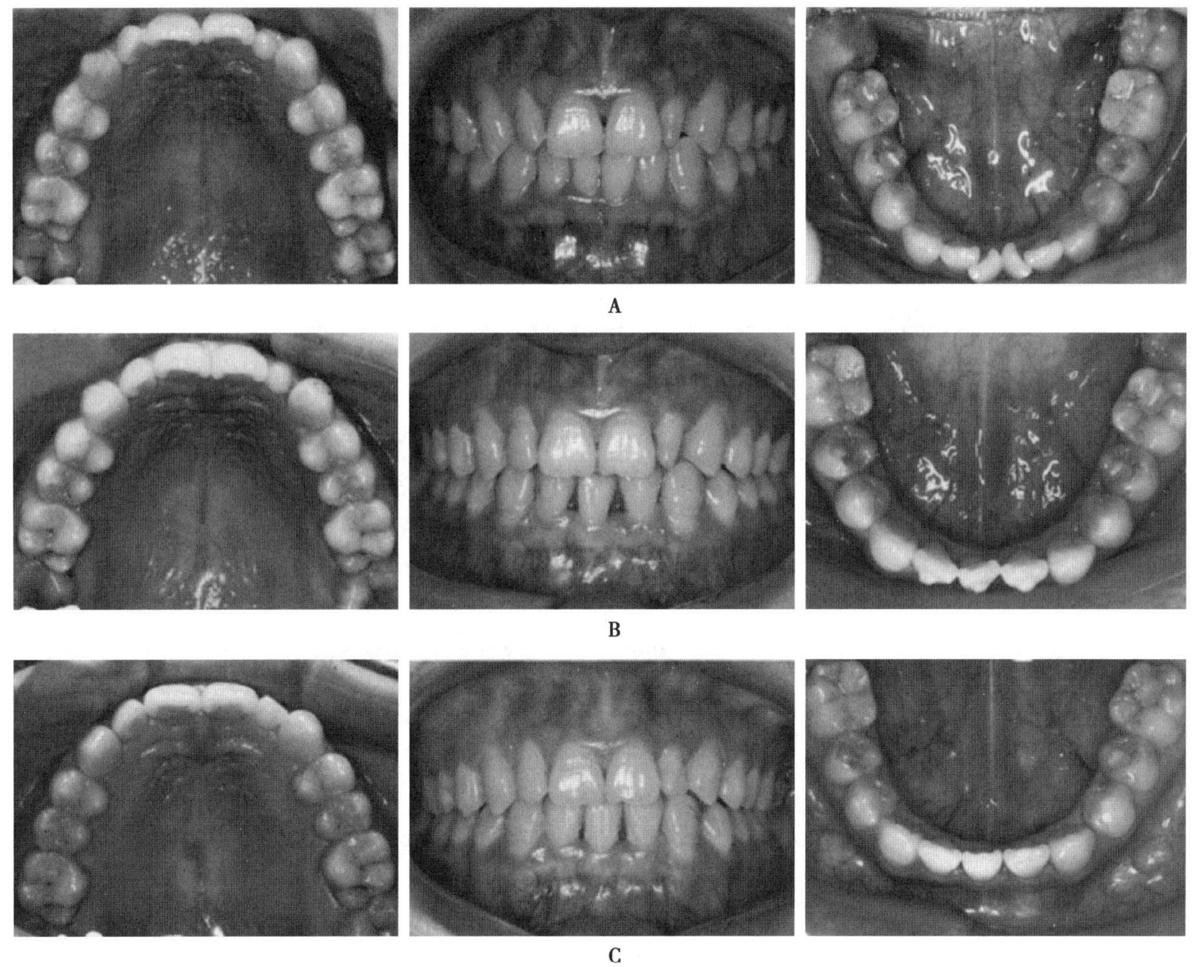

图 2-12-8　中度拥挤拔除 1 颗下切牙病例
A. 治疗前;B. 治疗中;C. 治疗后

2）中度间隙
- ● 关闭所有间隙(图 2-12-9)
- ● 集中间隙后修复治疗
- ● 通过 IPR 内收下牙增大覆盖,再内收上牙关闭间隙

3）局部间隙
- ● 关闭所有间隙
- ● 集中间隙后修复治疗
- ■ 关闭所有间隙,必要时辅助方法或固定矫治

4）重度间隙
- ● 集中间隙后修复治疗
- ■ 关闭所有间隙,必要时辅助方法或固定矫治
- ■ 通过 IPR 内收下牙、增大覆盖后,再内收上牙、关闭间隙

2. 长度不调(Class Ⅱ,Class Ⅲ)

(1) Class Ⅱ

1）牙性
- ■ 保持Ⅱ类关系,仅排齐牙列
- ◆ 远中移动磨牙,需配合Ⅱ类牵引
- ◆ 邻面去釉(IPR)

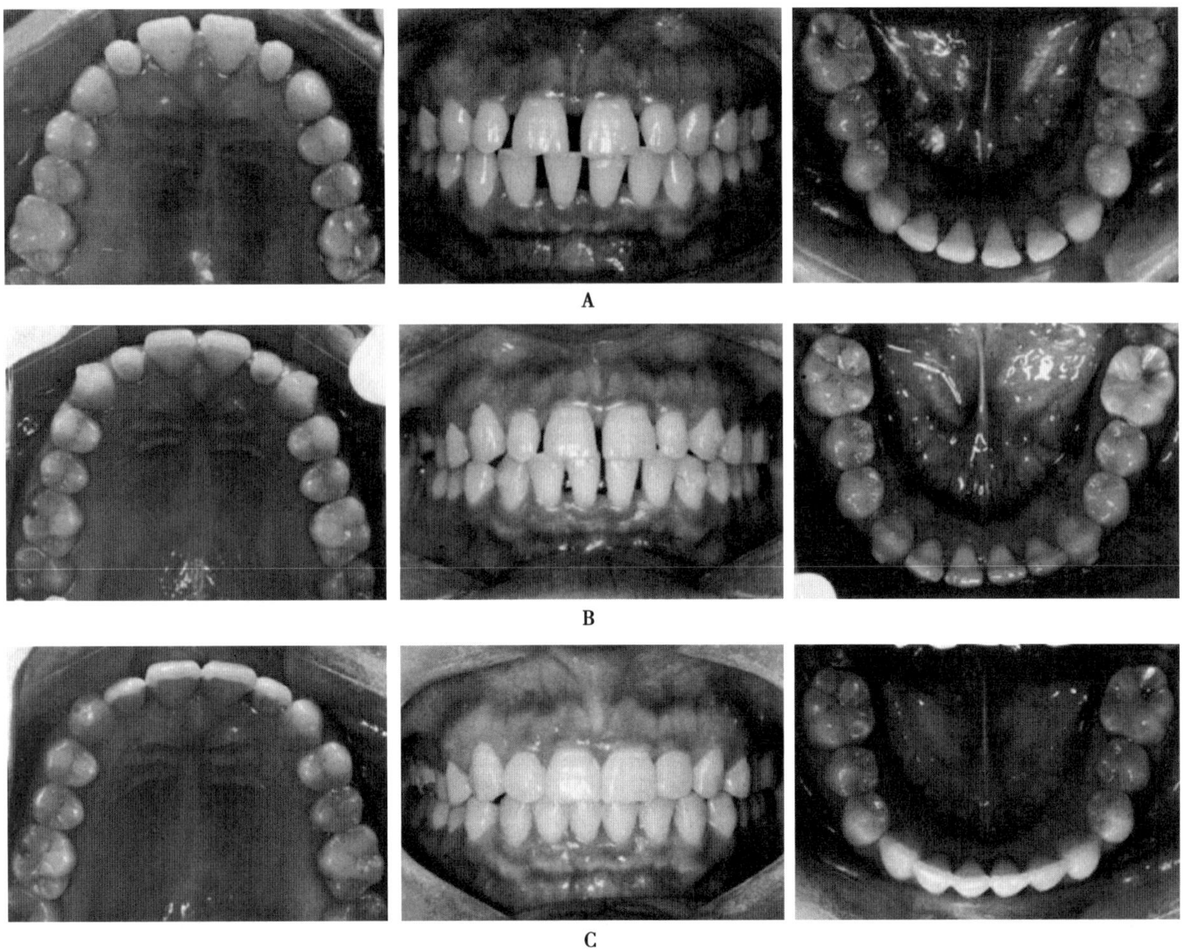

图 2-12-9　关闭间隙病例
A. 治疗前；B. 治疗中；C. 治疗后

◆ 拔牙病例，隐形矫治器配合附件和（或）固定矫治器

2）骨性

■ 保持Ⅱ类关系，仅排齐牙列

◆ 远中移动上颌磨牙，改善Ⅱ类关系，或 IPR

◆ 尖牙至磨牙 IPR

◆ 术前用隐形矫治器排齐后进行正颌外科手术治疗

◆ 拔牙病例，隐形矫治器配合附件和（或）固定矫治器

（2）Class Ⅲ

1）牙性

■ 保持Ⅲ类关系，仅排齐牙列

◆ 隐形矫治器前移上颌前牙，需配合Ⅲ类牵引

◆ 前移上颌前牙为修复开辟间隙，通过拔牙和Ⅲ类牵引关闭间隙，内收下牙

◆ IPR 后内收下颌前牙

2）骨性

■ 保持Ⅲ类关系，仅排齐牙列

◆ 拔牙掩饰治疗

◆ 隐形矫治配合外科手术治疗

3. 宽度不调（牙弓狭窄、反殆或锁殆）

(1) 牙弓狭窄

1) 牙性

A. 双颌

◆ 扩弓

B. 单颌

● 扩弓

■ 缩小对船牙弓

2) 骨性

A. 上颌骨骨缝未融合(儿童)

■ 保持狭窄的牙弓,仅排齐

◆ 快速扩弓后再用隐形矫治器排齐

B. 上颌骨骨缝已融合(成人)

● 保持狭窄的牙弓,仅排齐

◆ 手术扩弓后再用隐形矫治器排齐

(2) 反船

1) 牙性

A. 前牙

■ 前移上颌牙或内收下颌牙

B. 后牙

颊向

● 保持反船,仅排齐牙列

■ 扩弓或缩小对颌牙弓

舌向

■ 扩弓或缩小对颌牙弓

2) 骨性

A. 前牙

见 Class Ⅲ

B. 后牙

◆ 手术扩弓后再用隐形矫治器排齐

4. 高度不调(深覆船、开船)

(1) 深覆船

1) 切牙过度萌出

■ 用附件压入切牙

◆ 维持深覆船,仅排齐牙列

2) 后牙萌出不足或过度磨耗

■ 维持深覆船,仅排齐

◆ 排齐后再行后牙修复

◆ 隐形矫治并用辅助方法升高后牙

(2) 开船

1) 牙性

A. 切牙唇倾

■ 内收切牙,相对伸长

B. 切牙直立

◆ 通过附件绝对伸长

2）骨性

■ 维持开骀，仅排齐牙列

◆ 术前隐形矫治排齐牙列，然后手术

二、无托槽隐形矫治器的配戴及复诊

1. 配戴的注意事项　为了让患者在能较早地适应隐形矫治器的配戴和使用，通常在具有矫治力的系列隐形矫治器戴入之前，先制作一个无矫治力量设计的类似透明保持器的装置，在隐形矫治器制作加工的 1 个月时间里，可以让患者充分熟悉将来隐形矫治器的配戴、清洗等方面的配合，从而也能更快地适应隐形矫治器的配戴。

临床配戴正式的矫治器时，应向患者详细介绍隐形矫治器的配戴、清洗和保护方法，包括以下几个方面内容：

（1）在戴用隐形矫治器之前，建议患者一定仔细阅读隐形矫治器的使用说明书，从而对隐形矫治器的摘戴、清洗以及正确刷牙和使用牙线等事项有全面的了解。

（2）除正常进食、进水、刷牙以及使用牙线外，其他时间都应正确配戴矫治器，并保证每日配戴至少 22 个小时左右。只有配戴隐形矫治器，才会发挥其治疗作用。

（3）应当向患者进行说明，根据治疗的需要，有时会在某些牙齿上粘结一些与牙齿颜色相同的附件，其作用是能更加顺利地移动牙齿。

（4）应告知患者平时应尽可能地将上下颌牙齿轻轻地咬合在一起，尤其是在每次更换一副新隐形矫治器以后最初的 3～4 天时，这样可使矫治器更加容易就位并有效发挥其矫治效能。

（5）告知患者只有当目前使用的矫治器完全就位且牙齿与矫治器之间不存在任何空隙的时候，才可以使用下一副矫治器；否则，应继续配戴目前的矫治器直到所有牙齿与矫治器之间的空隙消失，即使是已经到了该更换矫治器的时候。

（6）嘱咐患者一定要按照医师的医嘱根据矫治器的序号配戴及更换矫治器。通常情况下，配戴每副矫治器的时间为 2 周，但如果每日配戴时间少于 22 小时的话，则配戴每副矫治器的时间有时需要延长数天到 1 周。切忌一定不能无顺序地混乱配戴矫治器。

（7）当不戴用矫治器的时候，一定将矫治器存放在矫治器盒子中以防止损坏或者遗失。

（8）一定要保存好最近已经使用过的至少 3 步的矫治器，以防止出现目前正在使用的矫治器不慎丢失或矫治器无法就位等情况。在这些情况下，正畸医师也许会逆着原矫治器使用的顺序找到并重新使用上一副配戴良好的矫治器。

（9）隐形矫治治疗结束以后，都必须配戴透明的保持器以保持治疗效果。通常情况下，需要患者全天配戴保持器 6 个月时间，然后长期只是在夜间睡眠时配戴保持器。

2. 复诊中的检查内容

（1）隐形矫治器配戴是否合适，是否有固位不良、固位过紧的情况并进行分析和调节；

（2）观察是否发生了预期设计的牙齿移动；

（3）检查是否需要进行进一步的邻面去釉以及去釉量的大小；

（4）检查附件是否有脱落的情况，是否可以完全就位等；

（5）对于邻面接触过紧而牙齿移动不理想的牙齿，应邻面处理，松解牙齿的接触关系。

小　　结

虽然采用透明覆盖式矫治器移动牙齿的概念早在 1926 年就提出了，然而 Invisalign 技术却是第一次真正将现代高新数码技术应用到无托槽矫治器的设计、制作理念中，为正畸治疗提供了一种方便、实用、高效、快捷的方法。我们可以想象，如果无托槽隐形矫治技术中缺少了作为其标志性计算机技术和先进的加工生产技术的创新性，那么，要想生产出具有如此高精度的大量隐形矫治器将会是非常困难的。自从 1998 年无托槽隐形矫治技术开始出现直至今天，该技术一直处在不断的进步和发展进程当中，从而不断更好地迎合临床医师及其患者们的种种需求。

回顾历史，在口腔正畸学的每一次快速发展和进步中，都伴随着相关关键技术的发展和进步，无托槽隐形矫治技术就是在跨入 21 世纪以后口腔正畸学领域出现的一个新生事物、一种新兴的治疗理念和技术，而该技术的出现也是顺应了人们追求美观、舒适、健康的现代治疗观，可能在目前的技术条件下，无托槽隐形矫治技术仍无法满足人们所有的正畸要求，但相信随着这项技术的不断进步与完善，会有越来越多有正畸需求的人群从中获益。

（白玉兴　韩向龙）

第三篇　临床与治疗

第十三章
牙颌面畸形的早期矫治

早期矫治是对处于生长发育早期儿童进行牙颌畸形防治的重要手段，是口腔正畸学中不可缺少的重要组成部分，也是临床实践中常常被患者及家长咨询的问题。

牙颌畸形是儿童在生长发育过程中由于遗传因素和环境因素，如疾病、营养不良、内分泌紊乱、口颌系统的功能异常、替牙障碍、不良的口腔习惯等因素的影响，妨碍了儿童全身和牙、𬌗、颌面的正常生长发育，形成的牙颌面发育畸形。畸形一旦发生，将对患者的口颌系统功能、颜面美观、全身机体和心理健康造成不同程度的影响。由于人体生长发育的时间持续很长，一般男性在20岁以后，女性在18岁左右生长发育才基本完成，有的错𬌗畸形将随着儿童的生长而越来越严重。因此在儿童生长发育的早期，通过牙诱导、𬌗诱导和生长诱导，对可能发生和已经发生的错𬌗畸形进行及时和正确的处理与矫治，防止畸形发生，阻断已发生的畸形进一步发展，引导牙、𬌗、颌面朝正常方向生长，是口腔正畸学中重要的内容之一，也是口腔正畸专科医师(the orthodontist)和口腔全科医师(the general practitioner)的任务之一。

第一节　早期矫治的概念

早期矫治(early orthodontic treatment)是在儿童生长发育的早期阶段，一般指乳牙列期及替牙列期，即3.5～12岁之间的儿童，对其进行的较为简单的正畸预防和治疗，通过预防和治疗引导牙、牙列、𬌗、颌面部正常生长。生长发育早期儿童的牙列、𬌗、颌面部骨骼、肌肉的生长，是人体一生中最活跃的生长阶段，生长的速度快、变化大，组织细胞代谢最活跃，牙周组织及颌骨的可塑性大，对矫治力的反应好，适应性强，改建快，因此利用生长力顺势矫治，常可取得事半功倍的疗效。

一、基本概念

1. 早期矫治的内容　包括预防性矫治、阻断性矫治。预防性矫治(preventive treatment)是在胎儿及幼儿阶段，通过母体营养和疾病的控制、幼儿健康的预防保健、充分发挥口颌的正常功能、尽早去除可能导致牙颌畸形的因素等，促进口颌系统软硬组织朝正常方向生长发育。阻断性矫治(interceptive treatment)是对已经出现的早期畸形、不良习惯等进行较为简单的正畸治疗及肌功能训练，防止畸形进一步发展，减轻错𬌗畸形对口颌系统生长发育的影响。预防矫治与阻断矫治两者之间只有时间上的区别，预防矫治为“防患于未然”，阻断矫治是去除“星星之火”以阻止其燎原。

2. 早期矫治的时间　包括胎儿在母体内生长发育、分娩及出生后的较长一段时期。一般而言，在乳牙𬌗完成(2.5～3岁)前，牙列尚未成形，幼儿一般无法合作，这个阶段的主要任务是观察、预防。临床上实施正畸早期矫治的时间，从年龄来说是3.5～12岁；从Hellman牙龄上看，大多是指对乳牙列完成期(牙龄ⅡA)，至替牙列后期(牙龄ⅢB、ⅢC)。美国正畸医师学会(American Association of Orthodontists，AAO)建议儿童7岁前应接受正畸普查，认为早期矫治的益处有：诱导颌骨正常发育、协调牙弓宽窄、调整萌牙次序、减少前突牙外伤机会、纠正口腔不良习惯、增进儿童美观和自信、简化和缩短后期矫治疗程、减少恒牙阻生、去除语音障碍及为恒牙萌出做缺隙的保持和扩展等。

有关正畸矫治择期的争论由来已久。就大多数儿童而言，普遍认为11~13岁第二恒磨牙萌出前后，即早期恒牙列期，从骨龄看，正处于青春发育的生长高峰前期及高峰期的儿童，顺应生长发育，为开始正畸矫治的最佳时机。而对第二恒磨牙已建𬌗完成的恒牙列早期，已过生长高峰期的儿童的正畸治疗，一般不列入早期矫治的范畴，而归属于恒牙列初期常规正畸治疗的范围。

Hellman 牙龄发育阶段：

Ⅰ　乳牙𬌗完成前期；

ⅡA　乳牙𬌗完成期；

ⅡC　第一恒磨牙开始萌出期；

ⅢA　所有的第一恒磨牙及前牙萌出完成期；

ⅢB　乳磨牙脱落、后继前磨牙开始萌出期；

ⅢC　第二恒磨牙开始萌出期；

ⅣA　第二恒磨牙萌出完成期；

ⅣC　第三恒磨牙开始萌出期；

ⅤA　第三恒磨牙萌出完成期。

其中，字母A、B、C分别表示为attainment（完成）、between（进行中）、commencement（开始）的缩写。Hellman 牙龄表示法多用于生长期儿童正畸诊断表述中。

3. 早期矫治的目的　儿童期牙颌畸形的临床表现主要涉及牙、牙列、颌骨、颜面及功能等方面的障碍，早期防治的目的是维护和创造口颌系统的正常生长发育环境，建立有利于正常建𬌗的咬合功能运动环境。包括：①预防并及时去除一切妨碍牙、𬌗、颌面生长发育的不良习惯及因素；②保持乳牙列的健康、完整和正常功能运动；③密切观察及促进替牙列期乳恒牙的替换，引导儿童正常地从替牙列过渡到恒牙列；④改善不良的颌骨生长型关系，引导上下颌骨的协调发育，促进儿童牙、𬌗、颌、面正常发育及抑制其不良生长，从而促进儿童生理和心理健康的正常发育。

二、早期矫治的方法

早期矫治时最常用的方法是牙诱导、𬌗诱导和生长诱导，通过这些方法引导牙、𬌗、颌面正常生长发育。

1. 牙诱导（tooth guidance）　替牙列时期恒牙萌出时位置异常，当分析清楚产生异常的原因后，应及时去除病因，诱导牙齿移动到正常的位置上。最常见的是乳牙迟脱的患儿，当及时拔除乳牙后，已错位萌出的恒牙常可自行调整到正常的位置上；相反，如未及时拔除迟脱的乳牙常造成恒牙错位。此外，如果下颌第一前磨牙萌出时位置不足，有阻生的趋势时，可以片切下颌第二乳磨牙牙冠的近中面，为下颌第一前磨牙萌出提供间隙，以诱导下颌第一前磨牙正常萌出。

2. 咬合诱导（occlusive guidance）　当存在咬合干扰或一些不良的口腔习惯，使乳牙𬌗或替牙𬌗发生异常时，应当及时去除一切障碍，以诱导𬌗正常发育。例如乳前牙反𬌗的患儿，由于哺乳姿势不正确，长期平躺吃奶瓶，下颌过度前伸，或下颌习惯性前伸形成肌源性乳前牙反𬌗时，应及早地纠正不良习惯，改正乳前牙反𬌗，消除乳尖牙𬌗干扰，引导𬌗正常发育；如果不及时矫正，畸形将随着生长发育而发展成严重的骨性反𬌗。再如个别患儿上颌个别切牙舌向错位、内倾或切牙舌侧舌隆突过大，妨碍下颌近中生长调位而形成磨牙远中𬌗关系时，应及时纠正切牙舌向错位、内倾，以便下颌随生长而向前调整，以诱导患儿从磨牙远中𬌗关系调整为中性𬌗关系。序列拔牙也是一种𬌗诱导的方法，应用于替牙𬌗期，通过拔牙手段矫治严重的牙列拥挤。

3. 生长诱导（growth guidance）　生长诱导是生长发育期儿童，当存在影响全身和颌面部正常生长因素存在时，通过全身的和颌面部的治疗方法，及时去除可能的影响因素，引导牙、𬌗、颌面朝正常方向生长。全身因素如佝偻病儿童，由于患者营养摄入不均衡，造成骨质疏松，下颌骨的形态在升下颌与降下颌肌肉的张力作用下常发生变形,从而造成牙颌面发育畸形。因此应早期进行全身治疗,补充营养,增加钙的摄入,阻止佝偻病的进一步发展,引导儿童全身及牙、𬌗、颅面正常生长。再如,上下颌骨存在差异性生长,出生时下颌相对上颌而言处于远中位置,由于下颌生长快于上颌的生长,下颌将逐渐调整到正常位置。但如果存在妨碍下颌生长的因素,则将影响其正常生长调整。正畸医师应及时去除影响因素,通过早期矫治引导下颌正常地向前下生长,使上下颌关系在三向协调。

第二节　早期矫治的特点

一、生物学特点

这一阶段,儿童全身生长发育较快,𬌗关系处于乳牙列建𬌗和乳、恒牙列替换期,颅面骨骼也处于快速生长改建期,同时在心理上也处于快速发育的不稳定时期。患儿自身生长发育潜力大,细胞代谢活跃,牙周组织及颌骨可塑性大,对矫治力反应好,对矫治的适应性强,十分有利于畸形的矫正。同时,由于该期患者的畸形特征往往未完全表现出来或表现得不充分,一些骨性畸形或生长型可能会延续到生长发育停止,容易造成诊断错误或矫治不彻底。

二、临 床 特 点

1. 矫治时机　错𬌗畸形早期矫治时机的把握非常重要,由于儿童在此期生长发育速度快,特别是在替牙列期牙𬌗变化快,通常应根据牙龄、骨龄及智龄(患者合作状态)判断。

(1) 乳牙列的矫治:最好在3.5～5.5岁之间矫治,此时乳牙根已发育完全,且未开始吸收,患儿配合好,矫治效果好。如矫治过早,幼儿常不能合作;矫治过晚,乳切牙已开始吸收,加力时乳切牙容易脱落。

(2) 混合牙列的矫治:如前牙反𬌗,一般应在恒切牙的牙根基本发育完成时再进行,一般在8～9岁左右;如在牙根发育不全时过早矫治或使用的矫治力过大,常影响恒切牙根的发育,造成牙根吸收。

(3) 颌骨畸形的早期矫形治疗:应在生长高峰期前及生长高峰期进行,年龄约在9～12岁前(男性约晚于女性1～2年)进行。如治疗过早,因颌骨生长未完成,矫正后需长期观察和维持,从而人为地延长了治疗时间。

(4) 扩大上颌基骨宽度的治疗:应在腭中缝完全融合前进行,一般不应大于15～17岁;否则牙弓的扩大主要为牙的颊向倾斜,且疗效不稳定。

2. 矫治器　选用的矫治器应简单,临床多选用活动矫治器、功能性矫治器和局部固定矫治器(如2×4技术),一般不选用复杂的固定矫治器。

3. 矫治力　早期矫治的施力应根据治疗的对象(牙或颌骨)不同而异,通常对牙的矫正应采用柔和的轻力,而对颌骨的矫形治疗应施用重力。

移动牙应选用轻而温和的矫治力,以诱导牙移动到正常位置,施力的位置应尽量靠近牙颈部,以便牙尽量地接近整体移动。特别是移动乳切牙时应用轻而温和的力,着力点在牙颈部,以便乳切牙尽量达到整体移动,并引导恒切牙牙胚随之移动;如对乳切牙施力过大,冠根反向倾斜移动,乳牙根将压迫恒切牙牙胚使之舌侧移位。

促进颌骨生长而进行矫形治疗时,则应选用较大的力值。如前牵引上颌骨、刺激上颌骨周围的骨缝生长,一般初始前牵引力每侧可达500g,在矫治器固位允许的情况下,尽量加大力值至每侧1000g。选用功能性矫治器矫治下颌后缩的患者时,采用功能性矫治器,使下颌再定位后产生肌力进行治疗,也要注意在重建咬合中,不能过度移动下颌位置,一般初次不超过5～7mm,如下颌严重后缩可分次前导完成治疗。用颏兜抑制下颌生长时,矫治力一般每侧300～400g,不能超过500g。否则过大的力可使下颌骨变形,下颌体后下旋,下颌角前切迹深,给以后可能进行的外科正畸联合治疗造成困难。

4. 矫治疗程　矫治疗程不宜太长,矫治装置应简单,在口内戴用的时间不宜过长,一般不超过6～12个月,可间断观察后再继续戴用,否则将因矫治器的限制而妨碍牙、𬌗、面的正常发育。

第三节　早期矫治的优缺点

早期矫治是在儿童生长发育的早期阶段进行的正畸治疗。在这一阶段，儿童全身生长发育较快，颅面骨骼也处于快速生长改建期，𬌗关系处于牙列替换和恒牙列建𬌗阶段，同时在心理上也处于快速发育期。所以，在这一阶段进行矫治既有其优点，又有缺点。

1. 早期矫治的优点

（1）早期矫治处于生长发育快速期，可充分利用生长发育优势，消除引起畸形的病因，阻断畸形的进一步发展，引导面颌正常生长。

（2）在患者年龄较小时进行矫治，选择的矫治方法和矫治器简单，对社会活动的影响较小。

（3）早期去除畸形干扰后，减少了后期治疗的复杂性，矫治效果可以更好，费用较低。

（4）早期矫治可及时消除畸形，防止畸形给儿童造成心理和生理上的伤害。

（5）错𬌗畸形的早期预防或矫治，可降低畸形的严重程度，免除今后可能的正畸治疗或降低治疗的难度。

2. 早期矫治的缺点

（1）早期进行矫治时，患者的畸形特征往往未完全表现出来或表现不充分，容易造成诊断失误或矫治不彻底。

（2）由于早期矫治过程正处于生长发育阶段，一些骨性畸形或生长型可能会延续到生长发育停止，因而矫治时间可能较长，甚至反弹复发。

（3）早期矫治所涉及的有关生长发育方面的知识较多，要求医师对这些知识有较全面的掌握和灵活应用，否则容易造成医源性损害。

（4）早期矫治一般使用活动矫治器，难以准确定位牙齿。同时，选择矫治器不当及使用时间过长，可能妨碍患者的生长发育。

（5）患者年龄较小，依从性较差，需要儿童及家长密切配合。

第四节　儿童早期牙𬌗及颌骨的特征

儿童早期牙𬌗、颌面随着生长发育不断地发生变化，因此，了解乳牙及替牙列期𬌗及上下颌骨的生长发育特点，有助于对早期发生的错𬌗畸形进行正确的诊断和治疗。本章主要结合临床简要地介绍乳牙列、混合牙列及上下颌骨的生长发育特点（详见第一章）。

一、乳牙列的特点

1. 乳牙列形态　共20个牙齿，乳切牙与乳尖牙的宽度较小，乳磨牙宽度较大。前牙排列长轴比较垂直（图3-13-1），牙弓呈卵圆形，前牙呈正常覆𬌗、覆盖，且相对稳定。

2. 乳牙列间隙　4岁以前大多数儿童前牙之间无间隙，4岁以后随着恒牙胚的发育以及颌骨生长，牙弓前部的前牙之间出现散在"生长间隙"，亦有学者称为"生理间隙"，以及出现灵长类间隙（图3-13-2）。

3. 终末平面　在乳牙𬌗中，第二乳磨牙多呈中性𬌗关系。终末平面平齐最多，其次为近中阶梯，最后为远中阶梯。若终末平面为平齐，上下第一恒磨牙萌出后为尖对尖的轻度远中𬌗关系，这种𬌗关系经过牙替换后间隙的调整可建立磨牙中性𬌗关系（图3-13-3）。

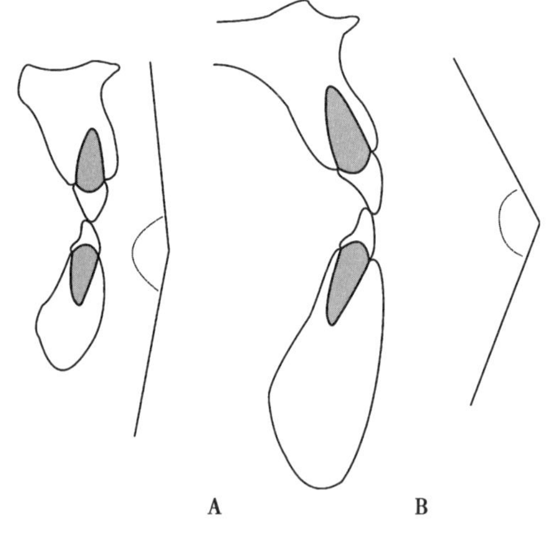

图3-13-1　乳牙较直立

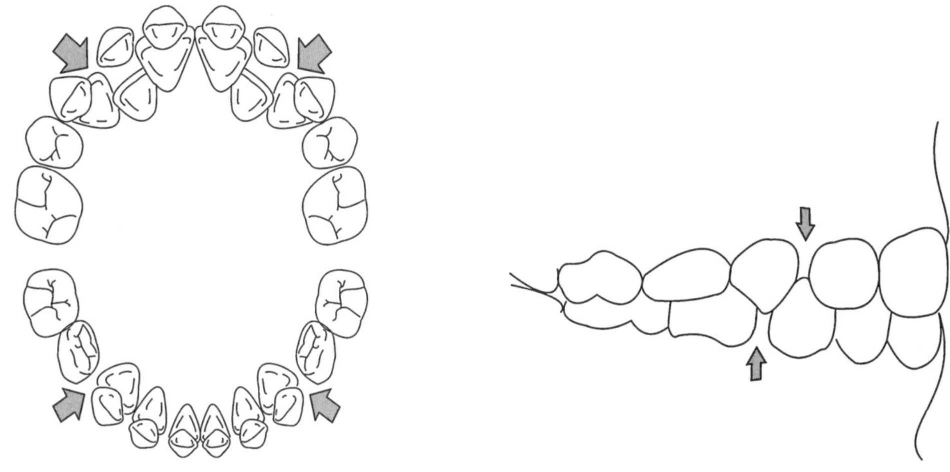

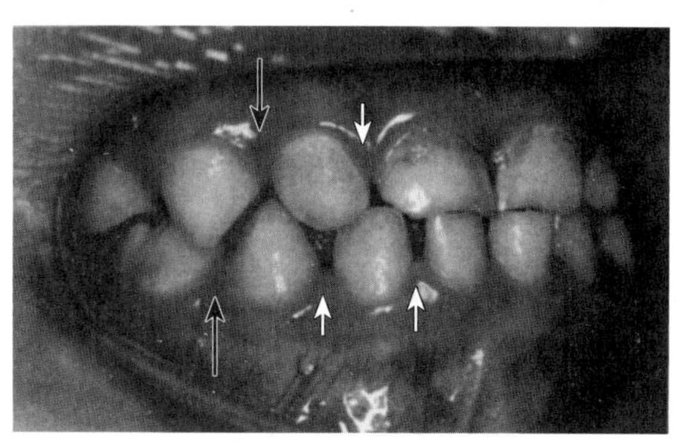

图 3-13-2　灵长类间隙

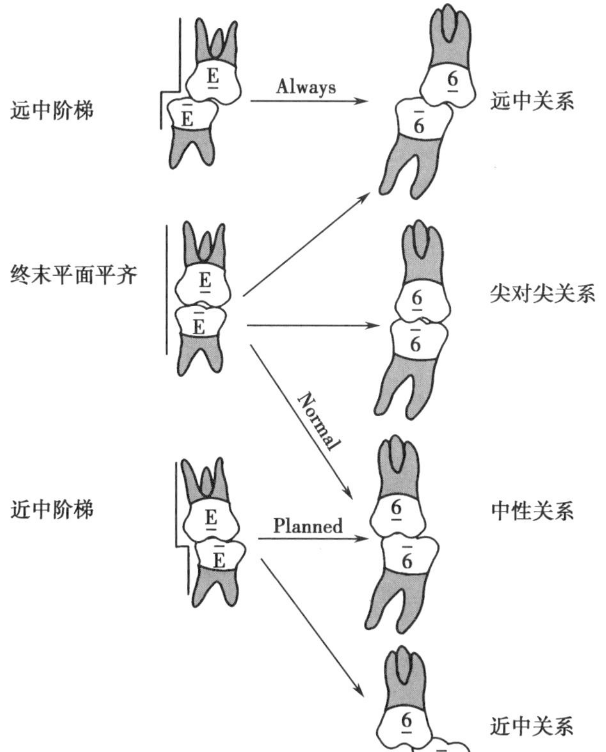

图 3-13-3　乳磨牙远中面关系与磨牙关系调整

二、替牙列的特点

6岁以后至12岁左右乳恒牙替换，为替牙列期，也称混合牙列期。该期的牙列及𬌗变化快，常出现一些生理性的暂时性错𬌗，这些错𬌗可能随着生长发育、牙的替换而逐渐自行调整，可观察而暂不矫治。例如：

1. 暂时性中切牙间隙　上颌中切牙萌出后牙冠向远中倾斜，中切牙之间出现间隙，此种情况多系侧切牙牙胚压迫中切牙牙根所致。只要能排除其间隙非系多生牙、唇系带附丽异常、不良唇舌习惯等所致者，随着侧切牙萌出中切牙冠的倾斜与间隙常可自行调整，决不要贸然去进行关闭（图3-13-4）。临床上常有基层医师或家长由于担心和着急，而用橡皮圈套入两门牙进行关闭中切牙间隙，从而造成橡皮圈滑入龈内，导致中切牙伸长而不得不拔除，对此，必须引起高度重视和警惕。

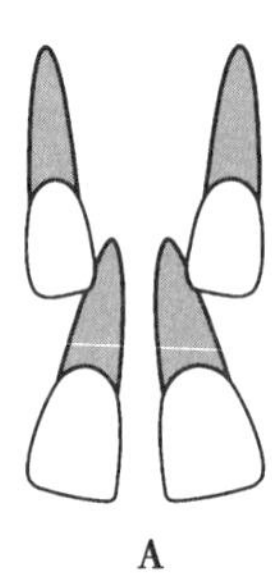

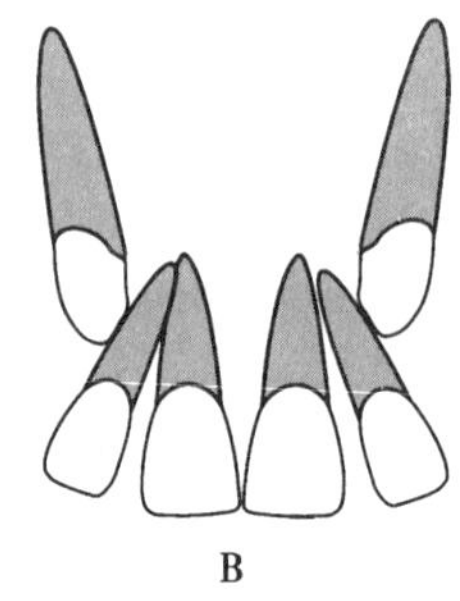

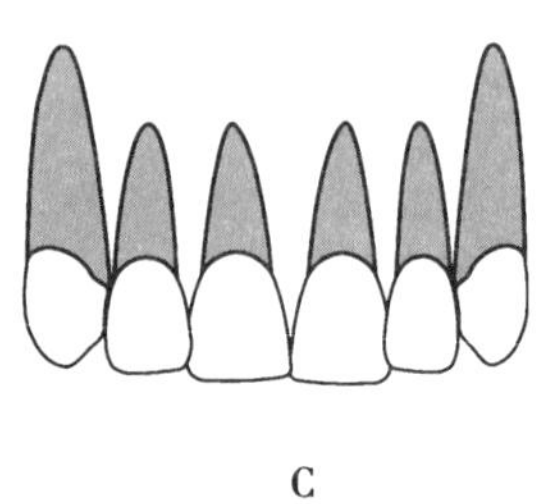

图3-13-4　暂时性错𬌗前牙间隙倾斜

A. 暂时性中切牙间隙；B. 暂时性侧切牙冠远中倾斜；C. 尖牙萌出后排齐

2. 暂时性侧切牙远中倾斜　上颌侧切牙萌出后牙冠向远中倾斜，其原因是尖牙牙胚压迫侧切牙牙根所致，随着第一前磨牙、尖牙的萌出，颌骨的发育，常可自行调整。

3. 暂时性前牙深覆𬌗　一般不超过Ⅰ°～Ⅱ°，无明显上切牙舌倾者多为暂时性畸形，随着下颌骨的生长发育，后牙替换后牙槽高度的增长，特别是第二恒磨牙萌出，前牙深覆𬌗可以自行调整。

4. 暂时性切牙轻度拥挤　这是由于存在切牙债务（incisor liability），常常随着尖牙唇侧萌出（图3-13-5）及恒前磨牙（较之乳磨牙近远中径小）的替换常可自行调整（图3-13-6）。

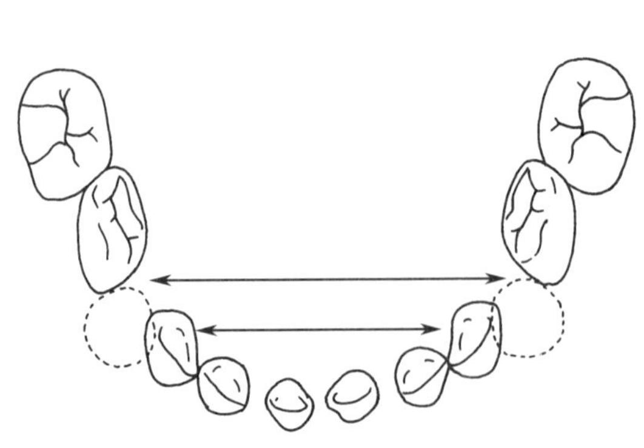

图3-13-5　尖牙间宽度增加

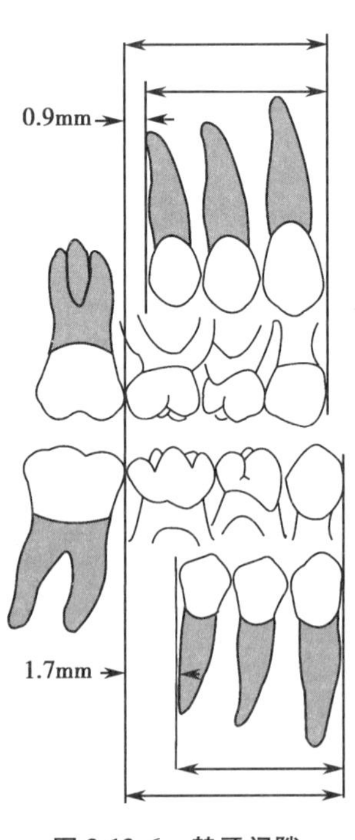

图3-13-6　替牙间隙
（leeway space）

5. 暂时性第一恒磨牙远中关系　该关系随前牙更替及后牙建𬌗时，因上下颌替牙间隙（leeway space）的差异，下磨牙前移量大于上磨牙前移量以及颌骨生长，将逐渐调整为中性咬合接触关系。故属暂时性错𬌗。

三、上颌骨生长发育的特点

上颌骨的生长主要靠骨缝间骨沉积及相邻组织器官的生长而生长。

1. 上颌骨周围的骨缝，特别是额颌缝、颧颌缝、颧颞缝、翼腭缝四条骨缝的缝间生长，使上颌骨的长度和高度增加（图 3-13-7）。

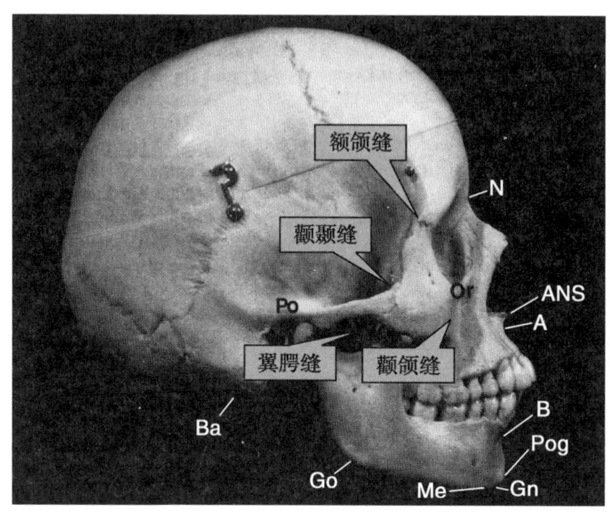

图 3-13-7　鼻上颌复合体的骨缝

2. 上颌窦的扩大使上颌骨的长、宽、高增长。

3. 鼻中隔软骨的生长牵引上颌骨向前下生长。

4. 上颌结节后缘随着磨牙的萌出、新骨沉积而使上颌长度增长。

5. 牙槽突的增长使上颌骨的高度增长。

6. 腭中缝的生长使上颌骨的宽度增大，腭盖随着上颌骨和牙槽的生长逐渐下降，并由平坦的腭盖形成腭穹。

上颌骨的生长完成的顺序为宽→长→高，在 18 岁左右生长发育完成。上颌骨周围的骨缝在青春生长期后开始融合。腭中缝在 15 岁左右开始骨化，25 岁时骨缝融合，因此对上颌矢状向发育异常的患者，早期施以矫形力可以促进或抑制骨缝的生长。由于上颌骨的宽度生长完成的时间较早，如儿童有颊肌功能过强和吮颊等不良习惯时，应进行早期治疗消除异常的肌功能，且扩弓治疗应在 15 岁之前进行。

四、下颌骨生长发育的特点

下颌骨是颅面部唯一能活动的骨骼，借颞下颌关节与颅骨相连。在本书第一章中已详细述及，下颌骨呈 V 字形生长，主要靠下颌髁突软骨的增生和下颌骨表面的增生改建以及牙齿的萌出。上下颌骨间存在差异性生长，即下颌生长时间较上颌骨晚，但速度快于上颌的生长，从而使下颌骨的位置逐渐向前下调整到正常位置，使上下颌骨矢状向关系协调。下颌骨生长完成的时间，男性约在 20～22 岁，女性约在 18～20 岁。面部生长型可分为三种：平均生长型、垂直生长型和水平生长型。下颌骨的生长或位置异常应早期矫治，去除𬌗干扰及肌功能异常，让其正常生长。如果下颌骨发育过度，则抑制下颌骨的生长；下颌骨发育不足，应早期促进下颌骨的生长，使上下颌骨协调生长。

第五节　临床常见错𬌗畸形的早期矫治

一、预防性矫治

1. 胎儿时期　母体的健康、营养、心理及内外环境对胎儿的早期发育十分重要。在妊娠期的前 40 周，尤其是妊娠初期头 3 个月，胎儿在母体内生长发育迅速，各种遗传和物理、化学因素非常容易造成先天发育畸形；而妊娠后期又是神经系统发育重要时期，因此，母亲的身体和精神的健康是优生和避免畸形的关键。为此，孕期母亲应注意以下问题：

（1）应保持良好的心理状态，心情愉快。

(2) 应重视孕期营养的摄取。摄入丰富的含糖、蛋白质、脂肪、钙、磷、铁等无机盐类食物和多种人体需要的维生素,补充叶酸,以保障胎儿在母体内能正常生长发育。

(3) 应避免病毒性高热疾病及性病,如流感、疱疹等。妊娠早期,这类病毒感染的疾病,常常影响胎儿的面、颌部早期生长发育。据报道,母亲在妊娠3~4个月内患风疹,其胎儿畸形可高达15%~20%,可能造成牙发育不全、牙缺损、唇腭裂、小颌畸形、小头畸形、先天性心脏病等。如发生这类疾病,一般可能自然流产或采取人工流产。

(4) 应避免接受过量的放射线照射,避免接触有毒、有害物质及污染的环境。特别时电脑辐射、手机辐射、高压电线辐射以及有毒的工厂车间,这些都是导致胚胎致畸,甚至死亡而流产的重要原因。

(5) 应避免摄入烟、酒、咖啡,避免服用一些化学药物以及吸毒等。这些均可妨碍胎儿在子宫内的正常生长发育,造成一些影响牙及颜面美观和功能的发育畸形。

(6) 采用自然产分娩时,避免分娩时的辅助操作对颅面造成损伤而致畸形。

2. 婴儿时期

(1) 使用正确的喂养方法:提倡母乳喂养,喂养的姿势为约45°的斜卧位或半卧位。正确的喂养姿势和足够的吮吸时间(每次约半小时),可以刺激婴儿唇颊肌、舌肌、口周肌的功能运动,促进面颌部的正常生长发育。如果采用人工喂养时,最好使用仿生的扁形奶头,使之与口唇外形吻合;此外,奶头孔不宜过大或过小,以便婴儿有足够的吮吸功能活动,刺激面颌部的正常生长。不论母乳喂养,还是人工喂养,婴儿都不能睡着吮奶,因为长期睡着吃奶,可能使下颌过度前伸、偏斜而形成上下颌骨矢状向及横向位置不调。

(2) 养成正确的睡眠位置:婴儿多数时间是在睡眠和床上活动,应经常更换睡眠的体位与头位,以免因长期处于同一姿势,使头部受压变形而影响面颌的正常生长。睡眠姿势对颌面部形态的影响,在出生后第1个月的婴儿身上影响最大。

(3) 破除不良习惯:婴儿时期可因吮吸活动不足或缺乏与周围亲人的情感交流,而常有口腔不良习惯,如吮拇、吮指、吮咬唇或咬物等。如果发现有口腔不良习惯,应尽早破除。长时间的口腔不良习惯将影响牙齿及面颌部的正常生长发育。但对于1~2岁之前的幼儿的一些习惯,可能为一种正常的心理需求,可不必强行纠正。

3. 儿童时期

(1) 饮食习惯:应避免偏食,教育儿童养成良好的饮食习惯。儿童时期全身和颅颌面的生长发育很快,应注意补充富含营养和一定硬度的食物,促进和刺激牙颌正常发育。

(2) 防治全身及颌面部疾病:如有扁桃体过大、鼻炎、鼻窦炎时,应尽早治疗,以维持呼吸道通畅,从而避免用口呼吸习惯。长期呼吸功能异常的患儿,常可造成牙颌畸形。此外,一些影响生长发育的急性高热性疾病或慢性病也应尽早治疗,否则将影响牙齿及颌骨的发育。

(3) 防龋:防龋是儿童时期口腔预防保健的重要任务。由于乳牙列2.5~3岁建𬌗,直至12岁左右才被恒牙替换完,持续时间较长。因此,儿童时期保持乳牙列的健康完整十分重要。应用含氟的防龋牙膏刷牙,使用氟片及含漱液;养成儿童良好的刷牙和口腔卫生习惯,睡前不能吃糖等甜食;第一恒磨牙萌出后可通过窝沟封闭术避免龋坏的发生。如已发生龋坏,应及时治疗,恢复乳牙冠的正常外形以保持牙弓的长度,才能保障后继恒牙顺利萌出并建𬌗。例如一侧后牙龋坏时患儿常用对侧咀嚼,易形成单侧咀嚼习惯;如双侧后牙龋坏常导致下颌前伸,用前牙咀嚼,可能形成前牙反𬌗。同时由于第一磨牙自动前移而使牙弓长度减短,导致前磨牙萌出时位置不足,造成牙齿错位、牙列拥挤、前磨牙阻生、个别牙反𬌗或锁𬌗等错𬌗畸形。

(4) 掌握儿童心理:婴幼儿缺乏亲人爱抚,则会影响其身心及智力发育,表现出胆小、孤独、迟钝等。疲倦、饥饿、不安全感、身体不适等均可导致幼儿吮指等不良习惯。另外,年龄稍大的儿童仍有吮指行为,常引起同学的讥笑和大人的责难,可造成患儿某种程度的心理伤害。因此,家长纠正不良习惯时决不能单纯采取责备、打骂的方法,这时家长、老师、医师相互配合,给予正确的心理指导及恰当的治疗,才能获得良好的效果。

二、阻断性矫治

（一）不良习惯的早期矫治

1. 舌习惯(tongue habit)

(1) 临床表现:舌习惯包括吐舌、伸舌和舔牙习惯。吐舌和伸舌习惯中,舌位于上下前牙之间,舌肌的压力抑制了前牙的垂直向生长,形成前牙开骀。下颌骨有时也伴随舌而前伸,形成下颌前突或反骀。另外,由于舌前伸放于上下颌牙齿之间,使颊肌张力增加,导致牙弓缩窄,后牙伸长,下颌向顺时针方向旋转。舔牙习惯造成唇颊肌与舌肌的肌力不平衡,引起的畸形因所舔部位而异。舔上前牙,使上前牙唇倾,形成深覆骀深覆盖;舔下前牙,使下前牙前突,造成反骀;同时舔上、下前牙时,可导致双颌牙弓前突;牙弓前段还可出现广泛性间隙或局限性开骀。

(2) 矫治方法

1) 消除病因并对儿童进行心理辅导,及时阻断异常舌习惯和舔牙习惯。

2) 通过健康宣教使家长了解正确的知识,教育儿童改正不良舌习惯。

3) 对已形成的错骀畸形早进行矫治。常用带腭刺、腭网或腭屏的活动矫治器治疗舌习惯及其继发畸形(图 3-13-8)。

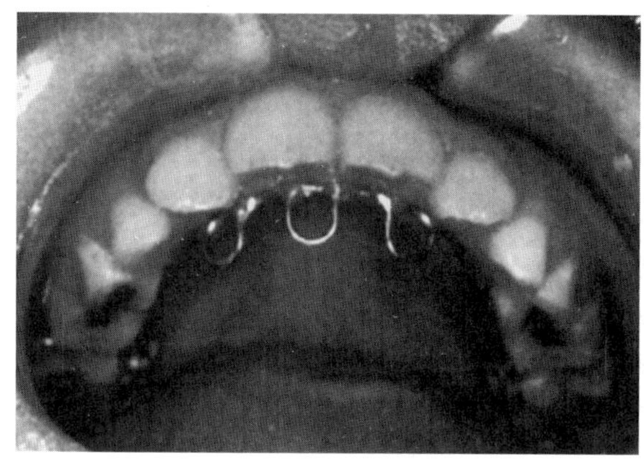
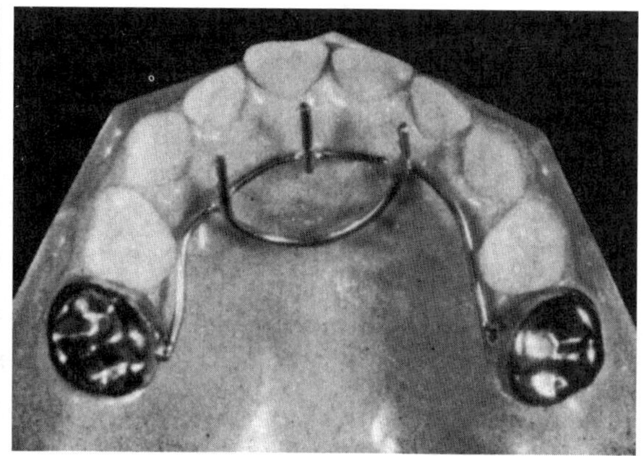

图 3-13-8　腭刺

2. 吮咬习惯及唇习惯(lip habit)　常见的吮咬习惯有吮指、咬唇、吮颊和咬异物。吮咬习惯常发生在婴儿时期,由于吮吸活动不足、过早断奶、无意识动作或缺乏与家人情感交流,常常在哺乳时间之外或睡眠时吮吸手指、吮颊、吮唇等,多数儿童可随年龄的增大,被其他活动所取代而消失,一般不会产生不良作用。但这种吮咬活动如果持续到 3 岁以后,则属于口腔的不良习惯,将对牙颌面产生不良影响。吮咬习惯引起的错骀畸形包括由被咬物引起的局部畸形和由于肌力平衡破坏造成的其他牙颌面畸形。

(1) 临床表现:常见吮咬习惯有以下五种,可形成不同的错骀畸形:

1) 吮拇指,由于拇指放在上下前牙之间可造成上切牙前突、下切牙内倾、前牙开骀,拇指上常可查见咬痕(图 3-13-9)。同时,因吮拇时唇颊肌收缩,颊肌的压力增大可使上牙弓缩窄、腭穹隆高拱、后牙伸长,下颌向下、后旋转,出现长面型。

2) 吮其他指,与拇指不同,其他手指的放置,多将下颌引导向前而使下颌过度前伸,造成切骀或反骀。

3) 吮咬唇,如咬上唇,下颌常前伸,上前牙区唇肌张力过大,妨碍上牙弓前段的发育,易形成前牙反骀;如吮咬下唇,常造成上前牙舌侧压力过大而使上前牙前突,同时下切牙唇侧压力过大而使下切牙内倾,妨碍下牙弓前段的发育,下颌后缩,临床上较为常见。

4) 吮咬颊,由于吮咬颊部,牙弓颊侧的压力过大,妨碍牙弓宽度的发育,可使上下牙弓狭窄,或形成后牙开骀。

5) 咬物,如咬铅笔、咬衣服、啃指甲等,在咬物的位置上常呈局部小开骀。

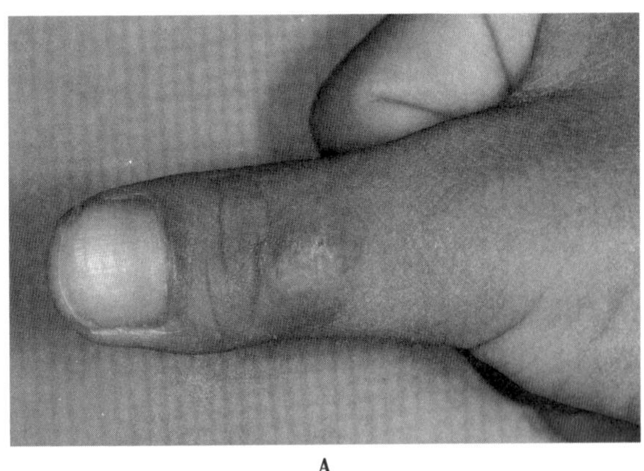
A

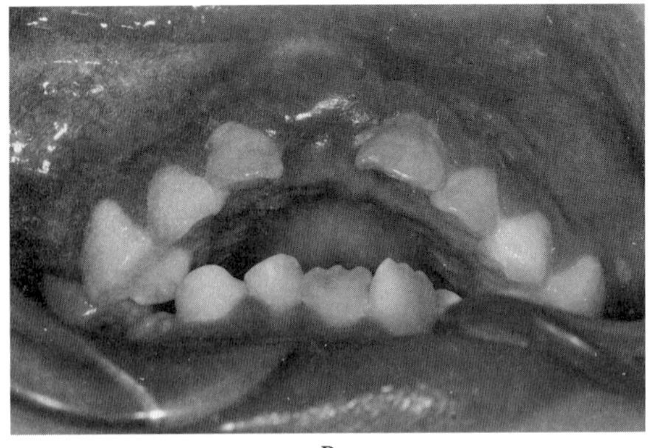
B

图 3-13-9 吮指习惯
A. 拇指咬痕;B. 吮指所致前牙开骀

(2)矫治方法

1)心理治疗,阻断不良习惯的形成和发展。在婴儿期,一方面可用正常的喂养方式和亲密的母婴交流,消除婴儿心理上的不安和孤独感,引导形成正确的吮咬习惯;另一方面,可在患儿手指或被咬物上涂抹苦味药水或戴指套,阻断异常的条件反射。在儿童期及青少年期,利用儿童自身逐渐加强的自我意识,通过教育,取得儿童合作,促使其自行改正不良习惯。家长的监督和提醒也是强化其自我意识的重要方法。

2)矫治器治疗:对于难以单纯从心理上改正的不良习惯,或已造成某些严重畸形者,在乳牙列期或混合牙列期即可戴用一些破除不良习惯的矫治器,阻断不良习惯,同时辅助心理治疗,阻断异常的条件反射。常用矫正装置可用短腭刺、腭网、唇挡、带刺唇弓和颊屏等的活动矫治器改正不良吮吸习惯。对有前突和广泛性间隙者,可用带双曲唇弓或改良唇弓的活动矫治器,通过唇弓加力关闭间隙。对局部性间隙,可用附单曲纵簧、圈簧或弓簧等活动矫治器,或局部固定矫治器,用较温和的力量关闭间隙。对深覆骀和深覆盖者,可在活动矫治器的基托上附平面导板或斜面导板(图 3-13-10,图 3-13-11)。

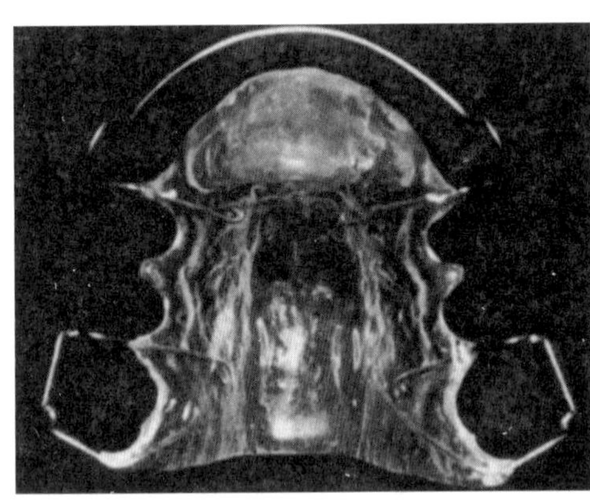

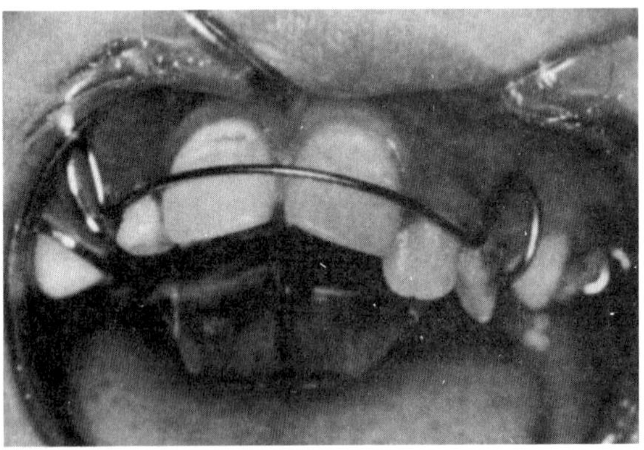

图 3-13-10 斜面导板

3. 异常吞咽

(1)临床表现:牙齿萌出完成后,儿童仍保持婴儿型吞咽动作进行吞咽,为异常吞咽(abnormal swallowing)。婴儿型吞咽是乳牙萌出前的吞咽方式,即伸舌并放在上下颌龈垫之间,唇、颊收缩形成唧筒状吸奶并进行吞咽。在牙齿萌出完成后,婴儿型吞咽逐渐被正常的吞咽动作所取代。异常吞咽习惯常常与异常伸舌习惯相伴行,甚至难以弄清其因果关系。伸舌吞咽可表现出两种不同的错骀畸形,水平生长型患儿常表现为双牙弓前突,垂直生长型者常表现为前牙开骀。

(2)防治方法:①消除病因,改变婴儿的进食方式,使婴儿型吞咽顺利过渡到正常吞咽方式;②通

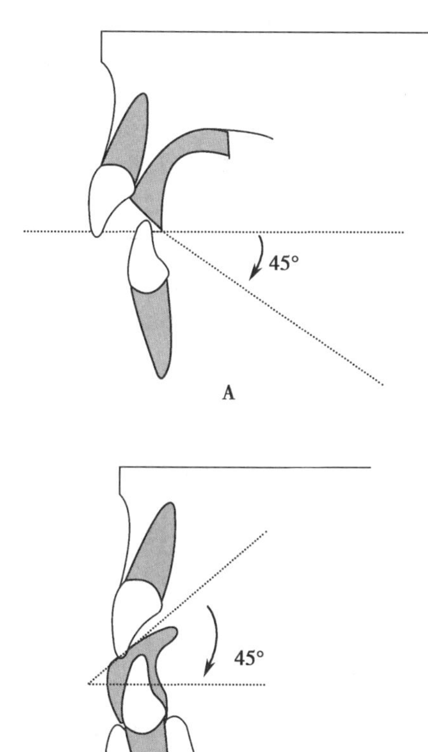

图 3-13-11　斜面导板斜度
A. 上颌斜面导板；B. 下颌斜面导板

过健康宣教，使家长了解正确的知识，教育儿童改正不良吞咽习惯和舌习惯，并训练正常的吞咽方式；③对已形成的错𬌗畸形及早进行矫治。

4. 口呼吸习惯　由于鼻呼吸道异常，如鼻炎、鼻窦炎、鼻甲肥大、腭扁桃体或咽扁桃体肥大等，引起鼻通气道阻塞或部分阻塞，患者被迫长期部分或全部用口呼吸，称口呼吸习惯（mouth breathing habit）。也有少数患者无鼻呼吸道异常，为习惯性口呼吸。

（1）临床表现：口呼吸患者由于长期习惯张口呼吸使下颌及舌下降，唇肌松弛、开唇露齿、唇外翻、上前牙前突、上牙弓狭窄；由于气道从口腔通过妨碍硬腭的正常下降，腭穹隆高拱；由于张口时后牙持续萌出而使下颌向下、向后旋转，形成开𬌗和长面畸形。

（2）临床诊断：检查时应了解鼻及咽呼吸道是否通畅。①最简单的鼻气道检查方法是让患者闭口，让其深吸气、呼气，正常时外鼻翼会扩动，即鼻孔的大小及形态随呼吸而变化；若用少许棉花放在鼻孔前，呼吸时可明显见到棉花飘动。②此外，也可用一块双面镜平放在患者鼻孔与口裂之间，1～2 分钟后观察镜子的口面和鼻面的镜面是否有雾气，可判断是否由口呼吸。

（3）防治方法：首先应治疗慢性或急性鼻呼吸道疾病，必要时切除过大的扁桃体，待鼻呼吸道完全通畅后，再酌情进行矫治；年幼的儿童，畸形尚不严重时，除教育其不用口呼吸外，可用前庭盾、不透气的特制口罩，遮盖患者口部迫使其用鼻呼吸，改正口呼吸习惯；同时加强口唇肌功能训练，针对口呼吸所引起的各种畸形，采用相应方法进行矫治。

5. 偏侧咀嚼习惯　因一侧后牙龋坏未治而产生疼痛，或一侧牙为残根、残冠而用单侧咀嚼，称偏侧咀嚼。长期单侧咀嚼习惯可使下颌功能侧发育过度、失用侧发育不足，功能侧咀嚼肌、翼内肌发达、失用侧肌张力不足。

（1）临床表现：面部左右侧不对称，失用侧面部显丰满；下颌偏向一侧，颏点及中线偏斜，甚至形成单侧反𬌗；磨牙关系可能一侧为中性𬌗或远中𬌗、另一侧为近中𬌗，妨碍儿童口颌系统的发育和正常的功能运动。长期单侧咀嚼可形成偏颌畸形。

（2）矫治方法：尽早治疗乳牙列的龋牙，拔除残冠残根，去除𬌗干扰，修复缺失牙，并嘱患者必须双侧咀嚼，改正单侧咀嚼习惯。如已形成错𬌗且恒牙已完全萌出的患者，根据错𬌗的情况进行一般性矫治。

（二）牙数目异常的早期矫治

1. 多生牙（supernumerary tooth）

（1）病因及表现：由于遗传或牙胚在发育过程中牙板断裂，残余上皮发育形成一个或数个多于正常牙齿数目的牙齿组织，又称额外牙或多生牙。锁骨颅骨发育不良综合征（Marie-Sainton syndrome）因造牙活动增强，萌牙却受抑制，常表现为多生牙及萌出受阻，并伴有锁骨缺失。

乳牙列中多生牙罕见。在混合牙列的儿童中，其发生率为 0.3%～3.8%，有时也在恒牙列患者中出现多生牙。在腭裂、牙槽突裂的患儿中多生牙的发生率可高达 37%。

多生牙最常见于前牙区，前磨牙区和磨牙区也可发生。数目一般为一个或多个，形状多不规则，圆锥形、钉形较多见，偶尔也有与恒切牙外形相似者。多生牙一般向𬌗方萌出，但在中切牙区有的多生牙阻生于颌骨内或冠根倒置阻生。

（2）危害：由于牙弓中存在多生牙，常使正常的恒牙迟萌、错位萌出或阻生，进而引起牙弓前突或拥挤；未萌的多生牙压迫恒牙根，可引起恒牙倾斜、间隙、旋转错位或牙根吸收；少数未萌多生牙也可对恒牙无影响或形成牙源性囊肿。

（3）诊断：X线牙片或全口牙位曲面体层X线片可准确地作出诊断。临床检查可见萌出的多生牙形状异常，牙齿数目较正常多，常伴有恒牙错位。未萌多生牙亦常使恒牙错位、扭转，或在牙弓中出现间隙。

（4）矫治：对已萌出的多生牙，宜尽早拔除，以便恒牙自行调整。不能自行调整时，可用简单的矫治器进行矫治。但对于形态、大小和位置正常，而恒牙错位，矫治困难，或恒牙严重龋坏，可考虑保留多生牙而拔除恒牙（图3-13-12）。

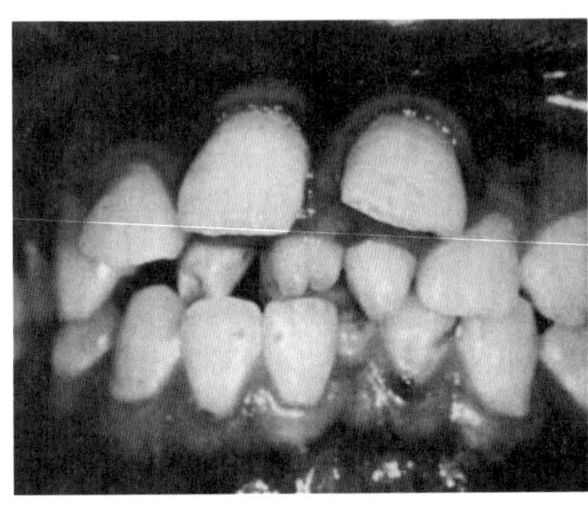
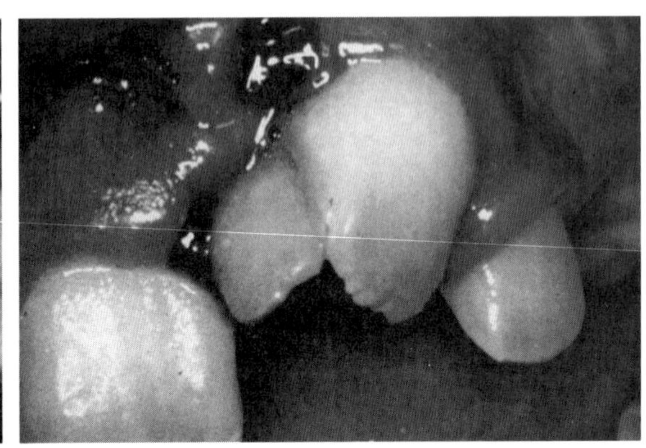

图3-13-12　多生牙

阻生的多生牙和冠根倒置于牙槽骨中的多生牙，对于已经压迫恒牙，造成畸形或牙根吸收，以及形成囊肿者，应尽早拔除。但如果多生牙位置高，不压迫恒牙牙根，不妨碍恒牙的移动，同时外科手术拔除困难时，可以定期观察暂时不予处理。

2. 牙先天缺牙　牙先天缺牙是指一个或多个牙胚发育不足，使牙组织不能分化形成牙齿。多见于恒牙列中，其发生率约为2.3%～6.0%。乳牙列中先天性缺牙较少，1984年对成都市乳牙殆调查中，先天缺乳牙约占2.9%。另外，外胚叶发育不全综合征的患者可能有全部或多个牙先天缺失，称为无牙畸形或少牙畸形。这些患者往往还有毛发稀少、皮脂腺与汗腺分泌减少，指甲发育不全等特征。

（1）病因及表现：遗传因素、局部根尖感染破坏恒牙胚，外胚叶发育不全患者和某些系统性疾病，如佝偻病、结核病、梅毒等都可导致先天性缺牙。

一般来说，缺失牙好发部位多为功能牙段最远中部位的牙。如切牙段缺失，则一般为侧切牙，前磨牙段缺失一般为第二前磨牙，磨牙段缺失一般为第三磨牙。罗颂椒报道在正畸患者中，缺失最多的牙为下颌切牙，其次为上颌侧切牙、下颌第二前磨牙和上颌第二前磨牙。Dolder等报道牙缺失最多者依次为下颌第二前磨牙、上颌侧切牙、上颌第二前磨牙和下颌切牙。

（2）危害：如果先天性缺牙伴有邻牙移位，可造成牙弓长度缩短，使上下牙弓关系不协调，引起相应畸形：上颌侧切牙先天缺失，则上颌牙弓长度缩短，形成前牙切殆或反殆；下切牙先天缺失可使下牙弓长度缩短，前牙失去正常的殆接触关系，形成深覆殆或深覆盖，严重者可引起下颌骨发育不足或位置异常，形成骨性畸形；前磨牙先天缺失则可能出现磨牙关系异常。单侧先天性缺牙还可能出现中线偏斜，影响面部美观。

（3）诊断：根据临床病史（拔牙或外伤史）、口腔及模型检查，特别是全口牙位曲面体层X线片可准确地诊断恒牙早失。

（4）矫治：根据缺牙的数目、位置、牙排列和殆关系，患者侧貌和生长发育状况，以及乳牙和间隙情况，可选择以下方法。

1）保存乳牙，暂时观察：适用于牙齿排列整齐，乳牙牙根未吸收、稳固，仍能发挥功能，殆关系基本正常者。

2）开展间隙，义齿修复：主要用于前牙缺失和多数牙先天缺失。适用于邻牙未移位或移位较少，牙弓中余有间隙，其他牙齿关系正常，无拥挤或前突，经修复后可得到更好的矫治效果者。另外，先天性缺牙造成牙弓长度缩短，引起上、下牙弓或颌骨关系异常，甚至影响面部侧貌者，也可通过开辟间隙，修复失牙，恢复牙弓长度，建立正常的前牙关系，协调上下颌骨关系。多数牙先天缺失，不能通过邻牙移位来替代者，需集中间隙进行修复，以恢复咀嚼功能；单侧前牙缺失后中线偏斜，后牙关系基本正常，而患者对前牙美观要求较高者，应进行适当的矫治，使中线恢复正常，再酌情修复前牙（图 3-13-13）。

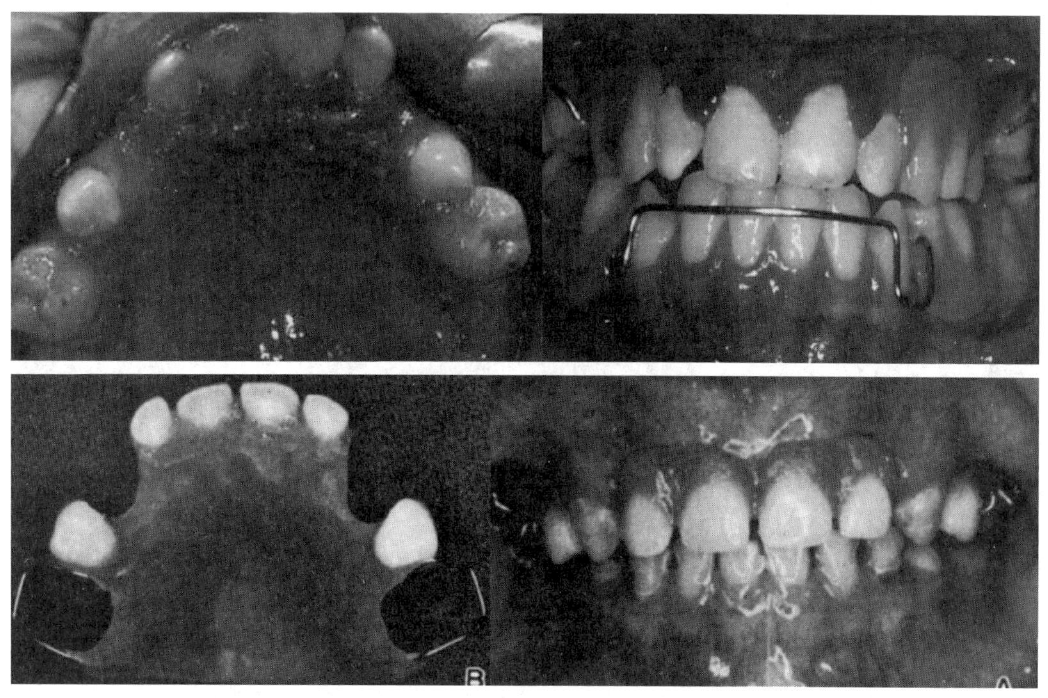

图 3-13-13　先天性缺牙及暂时性修复调整

3）关闭间隙，用邻牙替代失牙：多用于前磨牙先天缺失，通过磨牙前移替代，磨牙近中移动时应防止牙冠倾斜，注意调殆防止殆干扰；也适用于失牙侧牙弓内牙齿排列整齐，颌骨大小正常，而对殆牙弓牙列拥挤或前突。上颌侧切牙缺失后，可将尖牙移向近中代替侧切牙，此时应将尖牙外形进行调改，并降低第一前磨牙的腭尖，以便其前移。

4）减数或减径对殆牙，使上下颌协调：例如先天缺失两个下切牙，牙排列整齐，而上牙列拥挤或前突，可通过上颌减数或减径，矫治前突或拥挤，使上、下牙弓协调，建立正常的前牙覆殆覆盖关系。

5）功能矫形治疗，协调上下颌基骨关系：适用于下颌先天性缺牙造成牙弓长度缩短，引起上、下牙弓或颌骨关系异常，甚至影响面部侧貌者。可在患者青春发育高峰期前或青春发育高峰，使用功能性矫治器，促进下颌骨生长，协调颌骨关系，调整前牙覆殆覆盖。

3. 乳牙早失（premature shedding of deciduous tooth）

（1）病因及表现：病因一般为龋坏、外伤、恒牙胚引起乳牙根过早吸收和医师处理不当而过早拔除。乳牙过早缺失影响正常的咀嚼活动，进而可影响到颌骨的正常生长发育和恒牙胚在颌骨中的正确位置，造成牙替换异常，如牙错位、牙列拥挤等。

（2）危害：常见乳牙缺失部位及其危害有以下方面：

1）下乳尖牙早失：常在下切牙萌出时因严重拥挤而使下乳尖牙的牙根吸收而早脱，或医师使用序列拔牙不当过早地将下乳尖牙拔除以期排齐下切牙，结果导致下切牙向远中移动，下牙弓前段缩短使上下牙弓大小不协调，常造成深覆殆。

2）个别乳磨牙早失：乳磨牙龋坏未治疗而成残冠、残根，牙髓感染致乳磨牙早失，第一恒磨牙常常向前移位占据乳磨牙的间隙，以致后继前磨牙萌出时因位置不足而错位萌出。

3）多数乳磨牙早失：无论单侧或双侧多数乳磨牙早失，将明显影响儿童的咀嚼功能，妨碍颌骨正常生长发育，并造成单侧咀嚼和前伸下颌用切牙咀嚼的习惯，可能造成单侧后牙反殆或前牙反殆。

（3）诊断：口腔检查发现乳牙缺失，X线片显示后继恒牙牙根尚未发育或仅形成不到1/2，牙冠殆面有较厚的骨质覆盖即可诊断为乳牙早失。

（4）矫治：一般应通过间隙分析，判断畸形的原因、部位和严重程度。根据分析结果，采取不同的方法进行预防和阻断矫治。

1）间隙维持：间隙维持适应于一个或多个乳牙早失，后继恒牙存在，且距其萌出时间在6个月以上，牙弓长度和周长未减小，但有减小趋势。根据失牙的数目、位置和后继恒牙的发育情况，间隙维持可选用丝圈式间隙维持器、部分义齿式间隙维持器和固定舌弓式间隙维持器等（图3-13-14，图3-13-15）。

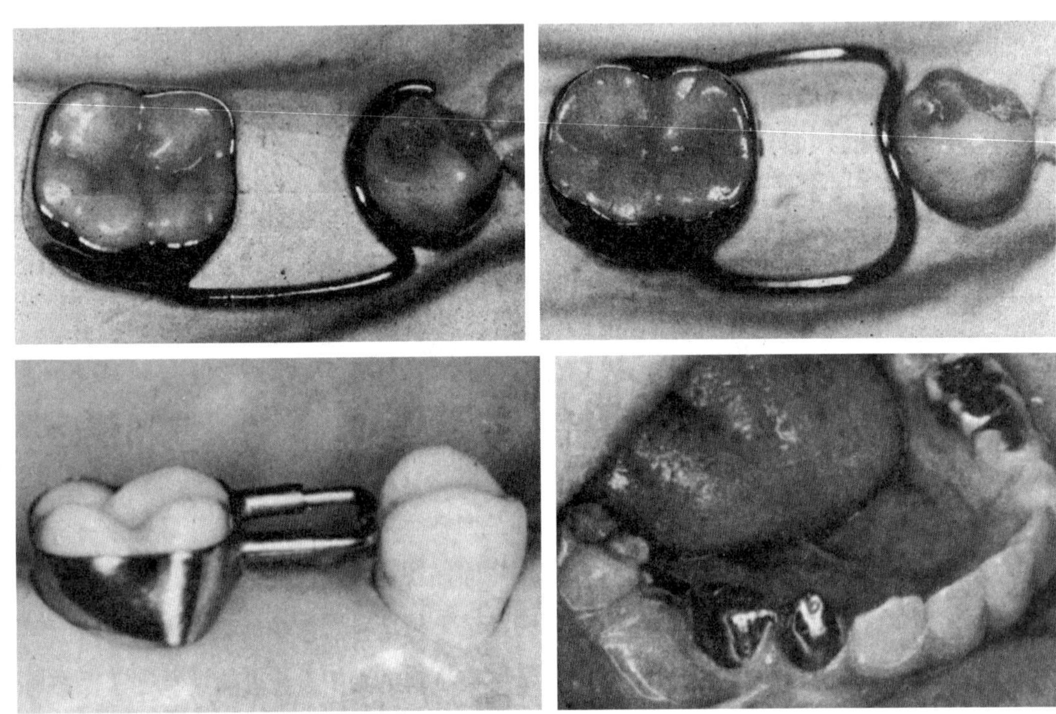

图3-13-14　丝圈式间隙维持器

2）间隙恢复：间隙恢复适用于牙列中一个或多个乳牙早失，第一恒磨牙近中移动或前牙舌倾，造成牙弓中间隙丧失，预计间隙恢复后可有足够间隙容纳所有牙齿，以利于牙列的正常替换和调整者。常用的间隙恢复矫治器有口内指簧活动矫治器、下颌活动舌弓、唇挡和口外弓牵引等。

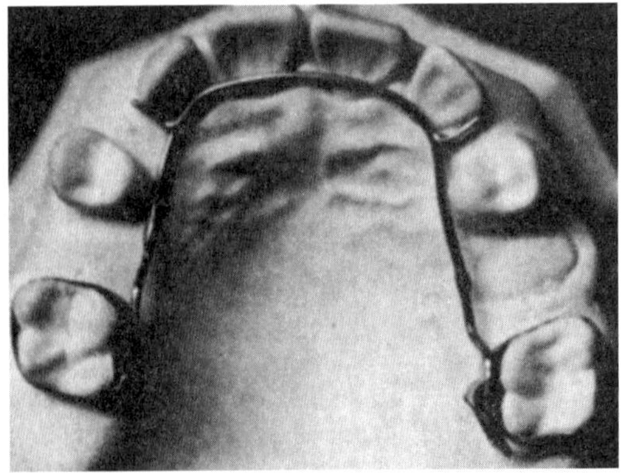

图3-13-15　固定舌弓式间隙维持器

4. 恒牙早失（premature loss of permanent tooth）

（1）病因及表现：常见病因多为龋坏、外伤和医师处理不当而过早拔除等。各个部位的牙齿均可能受累。临床多因外伤造成前牙缺失；第一磨牙因龋缺失；或医源性错误拔除上颌尖牙或下前牙。

（2）危害：临床表现可因恒牙缺失的部位、数目和时间长短不同，造成不同的功能和美观损害，并可能继发引起其他牙颌畸形。恒牙早失破坏了牙弓的完整性，缺隙两侧的牙向缺隙区移动、倾斜，而使上下牙弓的殆关系紊乱；影响下颌功能运动，使咀嚼功能受障碍。前牙缺失不仅影响美观，而且造成前牙覆𬌗覆盖关系异常，严重者甚至可导致颌骨发育异常。

（3）诊断：根据临床病史（拔牙或外伤史）、口腔检查和X线牙片可准确地诊断恒牙早失。

（4）矫治：矫治原则和方法与先天性缺牙类似。

（三）牙形态、大小、位置异常的早期矫治

1. 过大牙（macrodontia）　比一般牙齿明显偏大的牙称过大牙，或称巨牙。有广泛性巨牙和个别性巨牙之分。广泛性巨牙是指全口所有牙齿都有比正常牙齿大，多由于垂体功能亢进引起，较为罕见；个别性巨牙是指个别牙齿大于正常牙，其形成原因不明，应与融合牙相区别。

巨牙畸形可造成局部牙齿错位或拥挤。在不影响美观的情况下，可调磨巨牙，纠正畸形；或按拥挤进行治疗。

2. 过小牙（microdontia）及锥形牙　小于正常牙齿的牙称为小牙，有广泛性小牙和个别性小牙之分。广泛性小牙是指全口所有牙齿都有比正常牙齿小，但形态正常，多由于垂体功能减退引起，较为罕见；个别性小牙是指个别牙齿小于正常牙，较常见于上颌侧切牙和第三磨牙，常伴有牙齿形态异常，如形成锥形牙。

小牙畸形可造成局部间隙，一般保持局部间隙进行修复，恢复其正常大小和形态。

3. 融合牙（fused teeth）　由两个正常牙胚融合形成，乳牙多于恒牙，可能有遗传倾向，与牙齿数目退化减少有关。

融合牙可造成局部间隙，可保留间隙，恢复两个牙齿的形态和大小。间隙较小者，可关闭间隙。

4. 萌出位置异常

（1）病因及表现：牙量骨量不调、恒牙胚异位、第一恒磨牙牙冠过大，第二乳磨牙远中面过突，且牙颈部缩窄，以及第一恒磨牙萌出时产生锁结都可造成恒牙萌出时方向偏离正常位置，又称异位萌出。常见于第一、第二磨牙和下切牙异位萌出。

（2）危害：可致牙列间隙、牙列拥挤，造成邻牙牙根吸收等。常为患者就诊的主要原因。

（3）诊断：通过临床观察、模型分析及X线牙片、全口牙位曲面体层X线片、CBCT扫描可确诊。

（4）治疗

1）异位萌出牙仅部分萌出或未萌出时，应定期观察。对已引起邻牙损害者，应对其进行治疗。若相邻乳牙已无保留价值，可拔除并作间隙保持。

2）如果第一磨牙牙冠部分萌出，但位置向近中倾斜时，可用黄铜丝结扎紧产生的力将磨牙移向远中，改变其萌出道，以便其正常萌出。

3）如果第二磨牙萌出道异常，可在第一磨牙上做带环，焊伸向后的牵引钩，在第二磨牙牙冠远中部分粘结纽扣，与牵引钩间挂橡皮圈，使第二磨牙向远中、𬌗方移动，以纠正异常的萌出道。

4）下切牙异位萌出时常造成乳尖牙牙根吸收、早脱，可用固定舌弓维持牙弓长度，防止下切牙向远中倾斜及第一乳磨牙向近中移动。

（四）替牙及恒牙萌出异常的早期矫治

1. 乳牙滞留（deciduous tooth retention）

（1）病因及表现：乳牙超过正常替换时期而未脱落称为乳牙滞留或乳牙迟脱。病因可为：①恒牙胚的位置异常、萌出道异常，或恒牙胚先天缺失，使乳牙根全部或部分未被吸收而滞留；②因乳磨牙严重龋坏致根尖周感染，造成乳牙根粘连而滞留；③少数乳牙滞留是由内分泌疾病所引起，如垂体和甲状腺功能不足。

（2）诊断：临床检查乳牙未脱，恒牙已开始萌出，常见为恒下切牙和上侧切牙舌向错位萌出、上尖牙唇向萌出而相应的乳牙未换。乳磨牙如发生粘连，临床可见乳磨牙较周围牙下沉，X线牙片可确诊乳磨牙是否粘连。

（3）矫治

1）应尽早地拔除滞留的乳牙，以便恒牙在萌出的过程中自行调整。

2）乳下切牙滞留、恒下切牙舌向萌出的患者，在拔除乳下切牙后，舌向错位的下切牙一般能向唇侧调整到正常的位置。

3）上侧切牙舌向萌出，如已与下切牙建立咬合关系，并形成反𬌗时，常需要矫正。

4）上尖牙错位萌出的患者，一般应进行正畸治疗。

5）乳磨牙粘连的患者，拔除粘连的乳磨牙后，应密切观察后继前磨牙的萌出。如果前磨牙牙根已基本形成但又无法自行萌出时，应根据患者的情况全面考虑后再进行正畸治疗。

2. 恒牙早萌（premature eruption of permanent tooth）

（1）病因及表现：大多是乳牙根尖周感染，破坏了牙槽骨及恒牙胚的牙囊，使后继恒牙过早萌出。此时，恒牙牙根尚未形成或刚开始形成（其长度不足 1/3）。早萌牙常轻度松动，易受外伤或感染而脱落。

（2）诊断：恒牙早萌通过临床检查和 X 线片直接确诊。

（3）矫治：可用阻萌器阻止早萌牙萌出，阻萌器一般是在丝圈式间隙维持器上焊结钢丝，防止恒牙过早萌出。定期观察牙根发育情况，如牙根已形成 1/2 以上时，可取下阻萌器让其萌出。

3. 恒牙迟萌（delayed eruption of permanent tooth）

（1）病因及表现：恒牙在应萌出的时期未萌，而对侧同名牙已萌出时，称恒牙迟萌。常见病因可为：①乳磨牙早脱后，邻牙向缺隙倾斜或移位，使牙弓长度变短、间隙不足而使恒牙阻生；②乳磨牙龋坏继发根尖周感染，牙根与牙槽骨粘连，妨碍后继恒牙的萌出；③恒牙胚错位或恒牙萌出道异常，阻碍其他恒牙萌长；④多生牙、龋齿充填物或残根使恒牙萌出道受阻；⑤囊肿、牙瘤、牙龈纤维组织增生或恒牙萌出道上有致密的骨组织，妨碍恒牙的萌出；⑥全身疾病，如甲状腺功能不足，影响恒牙胚的发育而导致迟萌。

（2）诊断：临床上，萌出道异常的恒牙常见邻牙牙根有吸收，如牙根吸收太多并波及牙髓时常有疼痛，甚至松动、脱落。牙片显示未萌恒牙牙根已大部形成，但位置异常，部分或全部阻生。

（3）矫治

1）分析迟萌、阻生的原因，尽早拔除迟脱的乳牙、残根、残冠、多生牙，切除囊肿、牙瘤和致密的软硬组织，消除导致迟萌的原因。

2）如恒牙牙根已形成 2/3 以上而萌出力不足时，可用外科手术开窗、暴露牙冠并立即在牙冠上粘结纽扣或托槽，同时使用活动矫治器或固定矫治器，用橡皮圈、弹力线等进行牵引，逐渐引导牙齿萌出至牙弓内。

在导萌前，应通过 X 线片（全景片、咬合片、牙片及 CBCT），了解牙齿的在颌骨内的位置，精确定位牵引方向。对有间隙不足或牙胚错位者，经间隙分析后，可先用螺旋弹簧局部开展间隙，为迟萌牙的萌出准备足够的位置。在导萌时，对牙长轴方向或牙齿位置异常者，应酌情适当调整牵引方向，使阻生牙不与周围其他牙相接触；牙齿萌出后，进一步改正牙轴和牙位，逐渐牵引牙齿进入牙弓。替牙列期的牵引助萌，多采用活动矫治器设计（图 3-13-16）。

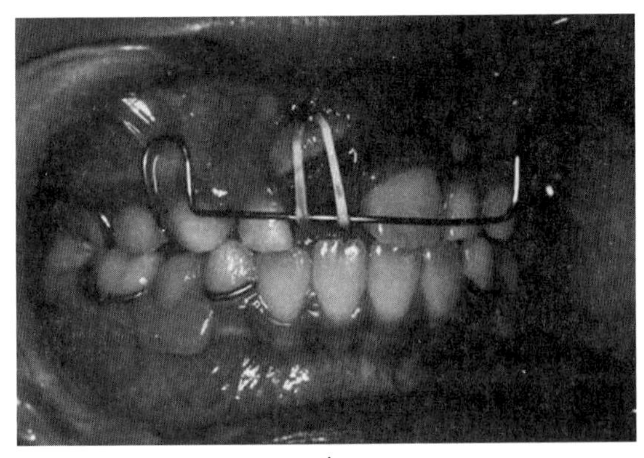

A

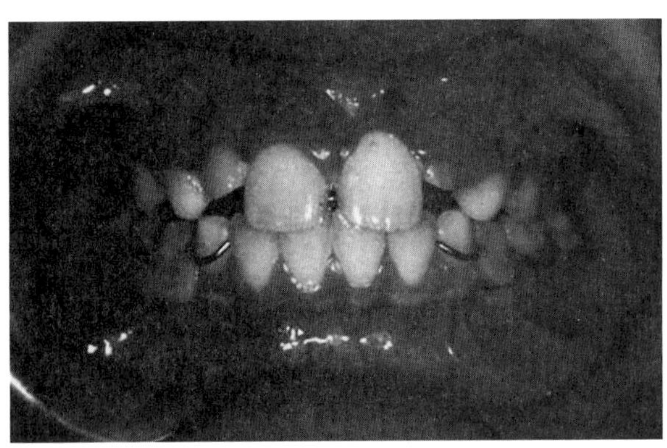

B

图 3-13-16 替牙列期异位恒牙的牵引

A. 牵引前；B. 牵引后

（五）牙列拥挤的早期矫治

牙列拥挤是指现有牙弓弧形长度不能容纳牙齿数目而引起的错殆畸形。乳牙列期牙列拥挤较少，混合牙列期较多但可能自行调整。由于牙萌长可刺激及促进牙槽及颌骨的生长调整，一般不主张过早拔牙矫治，对早期牙列拥挤矫治的关键是疏导及观察。仅对有遗传背景，及严重阻碍生长发育及妨碍咬合者，才考虑序列拔牙治疗。

一）病因及表现

主要是牙量骨量不调，也可能是替牙期乳牙早失、磨牙前移引起。临床表现为牙齿错位、排列不齐、重叠，又可表现为牙列前突，覆盖过大。

二）诊断和鉴别诊断

由于混合牙列期处于乳、恒牙交替的阶段，牙弓和颌骨处于快速生长期，可能存在暂时性拥挤，常常难以准确判断拥挤程度。所以应对牙列拥挤进行间隙分析，作出正确的诊断，排除暂时性拥挤。如为暂时性畸形应进行观察，替牙过程中常可自行调整；如为永久性畸形，则分为轻度、中度、重度拥挤，再根据情况酌情处理。混合牙列期间隙分析的具体方法可详见检查诊断章节。

三）治疗原则

1. 轻度牙列拥挤的矫治　拥挤量不足 4mm 的轻度牙列拥挤患者，可通过间隙恢复法恢复牙弓长度。可应用口内金属唇挡消除异常的肌张力，并借唇肌的力量推磨牙向后；也可使用口外弓推磨牙向后，恢复牙弓长度，解除拥挤。

2. 中度牙列拥挤的矫治　混合牙列期拥挤量为 4～8mm 的中度牙列拥挤患者，由于很难预计生长调整变化，一般也不进行早期矫治，以观察为主。采用间隙监护、片切乳磨牙邻面，定期观察至恒牙列期，再酌情按牙列拥挤矫治。但对一些伴有个别恒牙反殆、阻碍咬合及颌骨发育调整的错位牙，可设计简单矫治器进行矫正，以保障正常的建殆过程及上下颌骨的生长调整。

3. 严重牙列拥挤的矫治　对拥挤量大于 8mm 确诊为严重牙列拥挤及有拥挤倾向家族史的患儿，可观察至替牙期结束，按牙列拥挤矫治；也可采用序列拔牙法治疗。但采用序列拔牙法应十分慎重，因为疗程长达 3～4 年，患者必须合作，且必须在有丰富临床经验的正畸医师监控下才能进行。此外，采用序列拔牙法的病例一般不可能完全调整得很理想，常需在恒牙列期再做进一步矫治。目前用现代固定矫治器技术对牙列拥挤的矫治并不困难，如果医师经验不足，患者不能坚持定期复诊时，宁可观察，等待恒牙替换结束，拥挤程度确定后，再进行拔牙矫治。

四）序列拔牙治疗

序列拔牙（serial extraction）系在适当的牙齿萌出替换期，按一定顺序主动逐次拔除待替的乳牙，最后拔除上下双侧各一颗恒前磨牙，以解除牙量骨量不调所致的拥挤，利于恒牙的顺利萌出和整齐地排列于牙弓，并建立良好的咬合功能的一种早期拔牙治疗方法。

1. 序列拔牙的理想条件

（1）相对严重的真性遗传性牙量骨量不调；

（2）混合牙列期，正在发育成Ⅰ类恒牙关系的近中阶梯；

（3）切牙覆盖小；

（4）切牙覆殆小；

（5）面型为直面型，或轻度牙槽前突。

2. 序列拔牙法的治疗程序

（1）拔除乳尖牙：当侧切牙萌出时严重拥挤、错位，约在 9 岁左右时拔除乳尖牙，让侧切牙利用乳尖牙的间隙调整到正常的位置。

（2）拔除第一乳磨牙：9～10 岁时拔除第一乳磨牙让第一前磨牙尽早萌出。

（3）拔除第一前磨牙：序列拔牙法的目的是最终拔除第一前磨牙，让尖牙萌出到第一前磨牙的位置上（图 3-13-17）。

3. 序列拔牙法的注意事项

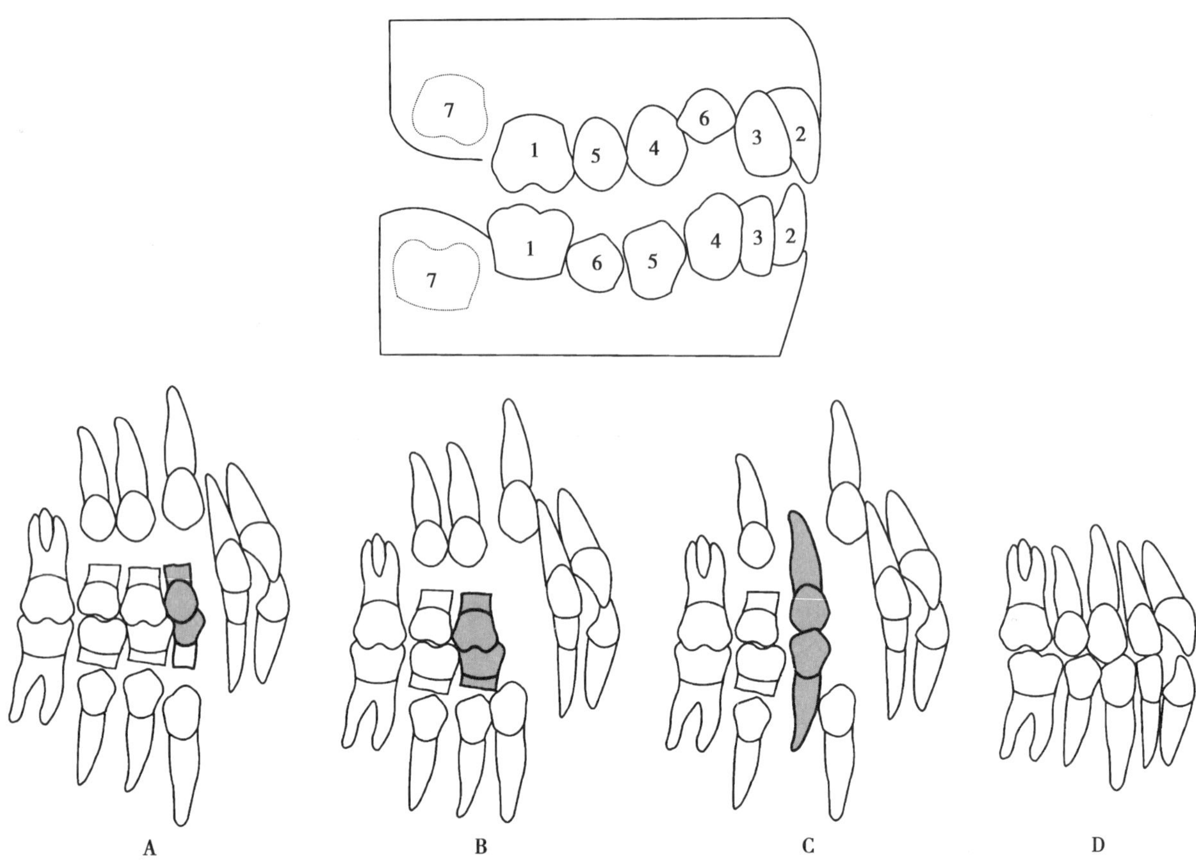

图 3-13-17　Moyers 牙萌次序及序列拔牙

A. 拔除乳尖牙；B. 拔除第一乳磨牙；C. 拔除第一前磨牙；
D. 尖牙萌出到第一前磨牙位置

（1）长期监控：序列拔牙是一种较长期的治疗过程，需要正畸医师历时数年的严密监控，定期复查和患儿的良好合作。一般每半年应拍摄全口牙位曲面体层 X 线片及取牙殆模型记录观察，以便对拔牙间隙、拔牙部位、拔牙时机进行正确判断，必要时应及时调整治疗计划，甚至终止采用序列拔牙治疗。

（2）深覆殆问题：使用序列拔牙法时，在拔牙后的自行调整过程中，拔牙隙邻近的牙齿可能向缺隙倾斜或遗留间隙，造成前牙舌向移动，牙弓前段缩小。此外，由于尖牙萌出时，牙弓宽度通常还要发育，如果过早拔除了下乳尖牙，可因下牙弓前段缩小而加深前牙深覆殆。因此，也有的人主张将采用序列拔牙时间推迟到 10 岁以后，即在下尖牙萌出、颌骨宽度增长后再做间隙分析。此时，如下尖牙萌出完全无间隙，则可拔除下第一乳磨牙，让下第一恒前磨牙提早萌出后再拔除。也可同时拔除下第一乳磨牙及恒第一前磨牙牙胚，让下尖牙萌出于下第一前磨牙的位置上。而上颌由于牙萌出的次序是第一前磨牙先于尖牙萌出，如果上尖牙完全无间隙萌出，则及时拔除上颌第一前磨牙以利于上尖牙萌出至上第一前磨牙的位置上。

（3）后期矫治：采用序列拔牙法的病例，一般不可能自行调整得很理想，特别是扭转、错位的牙齿多不能完全到位。因此，常需在恒牙列期时再进行必要的二期固定矫治器矫治，即对牙位、牙弓形态及咬合关系做进一步精细的调整。

（六）矢状向不调的早期矫治

牙和牙槽、颌骨及颅底在大小、位置和生长方向上发生前后向不调，并引起颅颌面畸形，称矢状向不调（sagittal disharmony）。这些器官在结构和位置上的不调可能互相代偿，而减轻畸形；也可能互相叠加，而加重畸形。在这些结构中，有些可以通过矫形力进行影响而发生较大改变，如牙弓、牙槽和颌骨。而有些结构目前则难以改变，如颅底结构。因此，对于牙齿、牙槽、颌骨和肌肉异常造成的畸形进行诊断和鉴别诊断，弄清错殆畸形的形成机制，才能选择正确治疗时机和手段，取得良好的疗效。此外，矢状向不调的患者往往还常伴有垂直向或水平向关系不调。

一）Ⅰ类错殆（磨牙中性关系）的早期矫治

在乳牙列期和混合牙列期，牙性矢状关系不调最常见的表现为前牙覆盖过大，即上前牙前突，而磨牙一般为中性殆关系。

1. 病因机制

（1）口腔不良习惯，如吮指习惯、咬下唇习惯和舔上前牙习惯等，都可引起上前牙前突。

（2）上前牙区多生牙、下前牙先天缺失也可使上前牙前突或相对前突。

2. 临床表现　上前牙唇倾，常存在散在间隙；上牙弓缩窄，长度增加；下前牙内倾或拥挤，前牙深覆盖和深覆殆；下牙弓 Spee 曲线增大；磨牙一般为中性殆关系。患者面部表现为上唇外翻、前突，下唇位于上前牙舌侧，开唇露齿，唇闭合困难。严重者可能上颌磨牙前移，上前牙间无间隙。

3. 矫治原则和方法　去除病因，改正不良习惯，矫治已经出现的畸形。常用矫治器有腭刺、腭屏等改正口腔不良习惯。上前牙前突的早期矫治常常使用活动矫治器。根据不同需要，可增加不同矫治部件，达到不同的矫治目的。在活动矫治器上，可用唇弓关闭前牙间隙，内收前牙；也可用前庭盾治疗前突的切牙并改正不良习惯；对牙弓缩窄者，可先扩大牙弓；前牙深覆殆者，可在上颌矫治器上增加平面导板，抑制下切牙伸长并压低下前牙，改正深覆殆；对前牙无间隙，后牙前移者，可先用口外弓后牵引，推磨牙向后，再矫治前牙前突。

二）Ⅱ类错殆的早期矫治

下颌第一磨牙近中颊沟相对位于上颌第一磨牙近中颊尖远中的各种错殆统称为Ⅱ类错殆。Ⅱ类错殆是临床常见的错殆畸形之一。临床实践中，Ⅱ类错殆既可表现牙、牙槽和牙列在矢状方向上的不调，也可表现为上、下颌骨在矢状方向上的不调。因此，Ⅱ类错殆不仅包括磨牙远中关系的错殆，也包括颌骨和牙弓远中关系的错殆。

1. 病因机制　Ⅱ类错殆的形成原因错综复杂，除矢状关系异常外，常伴有垂直高度异常。不同错殆机制形成的Ⅱ类错殆，其临床表现也不同。

Rakosi 按Ⅱ类错殆的形成机制分为四类，并阐述了其形成机制（详见第十五章）：

第一类：上下颌骨正常，上牙弓及牙槽前突，下切牙舌倾或直立；

第二类：下颌后缩或发育不足，上颌正常；

第三类：上颌前突，下颌正常；

第四类：上颌前突和下颌后缩共同存在，局部牙齿可能错位。

国内外学者研究发现，Ⅱ类错殆形成的机制多为第二类，即下颌后缩，而上颌骨一般正常，上颌前突者很少。虽然上颌前突患者较少，但大多数患者都表现出上牙弓前突。此外，面部的垂直高度发育异常也是Ⅱ类错殆的重要特征。研究发现，半数以上的Ⅱ类患者都有垂直高度不调。其中，高角患者所占比例较大，且患者的下颌平面角越大，Ⅱ类面型越严重。这类患者矫治困难，治疗效果不佳。

因此，矫正Ⅱ类错殆时，不仅要考虑矢状方向的异常，而且还要根据垂直高度上的异常制订矫治方案，才能使牙殆关系和面型均得到较大改善。

2. 临床表现

（1）颅底骨结构的异常：前颅底增长，导致面中份前突；后颅底增长因颅底角钝，使髁突位置靠后，下颌位置后缩及后下旋转。

（2）上、下颌骨矢状向的异常：下颌可表现为位置后缩，或下颌体、下颌支长度发育不足；上颌骨位置基本正常或前突、发育过度。但有的患者也可表现出上颌位置后缩。

（3）牙、牙列矢状向关系的异常：前牙表现为深覆殆，深覆盖。Angle Ⅱ^{1}错殆上前牙前突，上牙弓缩窄，牙弓长度较长。而 Angle Ⅱ^{2}错殆上前牙内倾，牙弓前段方圆，下前牙可表现为拥挤和内倾。磨牙关系为远中关系。侧貌为凸面型，颏部后缩。

（4）伴有颌骨垂直关系不调：常由上、下颌骨或殆平面旋转引起，因而表现为腭平面、殆平面和下颌平面异常，高角（后下旋转）或低角（前上旋转）。

3. 早期矫治原则　通常需结合 X 线片头影测量结果、模型和临床资料进行综合分析判断，再制订矫治方案。

（1）在生长发育高峰期或高峰前期，促进下颌骨的生长，与上颌骨协调；

（2）抑制发育过度或位置前突的上颌骨；

（3）通过诱导牙齿萌出，对牙槽进行生长控制，防止牙及牙槽的异常生长；

（4）通过移动牙齿和牙槽，改善后牙咬合关系和前牙覆𬌗、覆盖；

（5）改正口腔不良习惯，进行肌功能训练，矫正异常的肌肉功能，恢复正常的肌肉活动。

4. 矫治方法

（1）改正口腔不良习惯，消除病因，进行肌肉训练。Ⅱ类错𬌗，特别是下颌后缩畸形，常有不良吮咬习惯，如吮拇指、咬下唇习惯等，造成口周肌肉及咀嚼肌功能异常，妨碍下颌正常地向前下生长和调整。所以临床矫治时，在改正牙错位、改正前牙内倾、扩大上牙弓的同时，应破除不良习惯，并进行肌肉训练。

（2）功能矫形治疗：常用的功能性矫治器有上颌斜面导板、FR、activator、bionator、Twin-Block、Herbst 矫治器等，适用于面下 1/3 短或正常、下颌发育不足或位置后缩、上颌骨基本正常或轻度前突、上牙弓前突的患者（图 3-13-18，图 3-13-19）。对Ⅱ类 2 分类患者，可先改正内倾的上切牙长轴后再进行功能性矫治。常用的功能性矫治器的不同适应证、结构制作、作用方式及应用详见第七章。

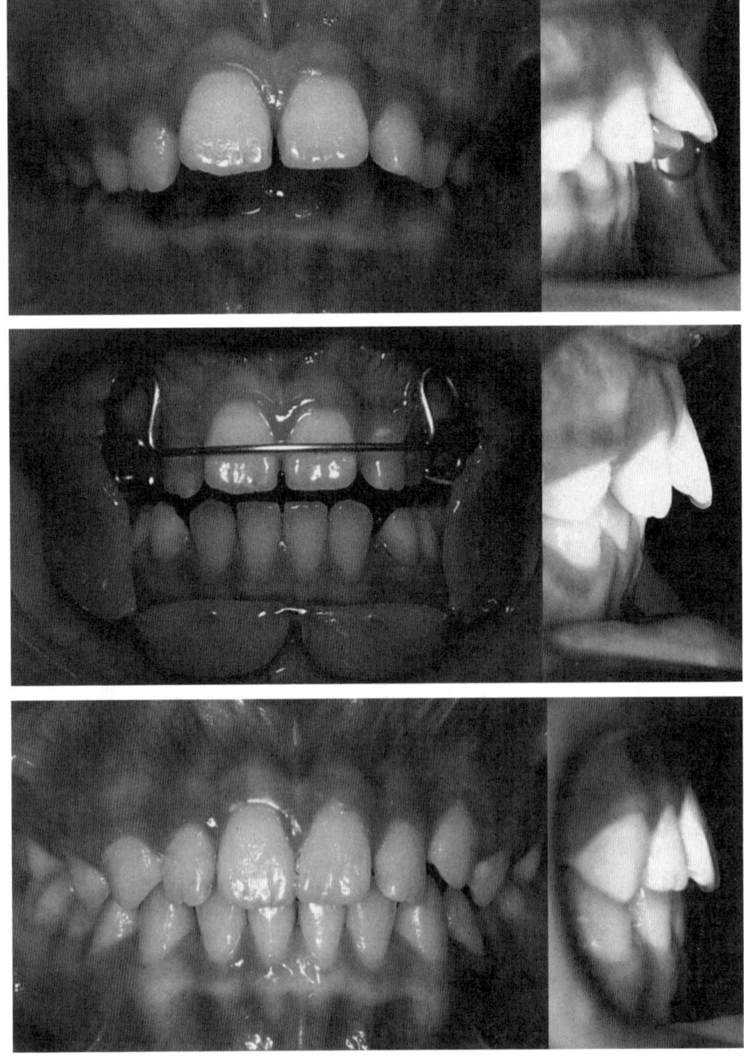

图 3-13-18　Fränkel 矫治器治疗Ⅱ类错𬌗

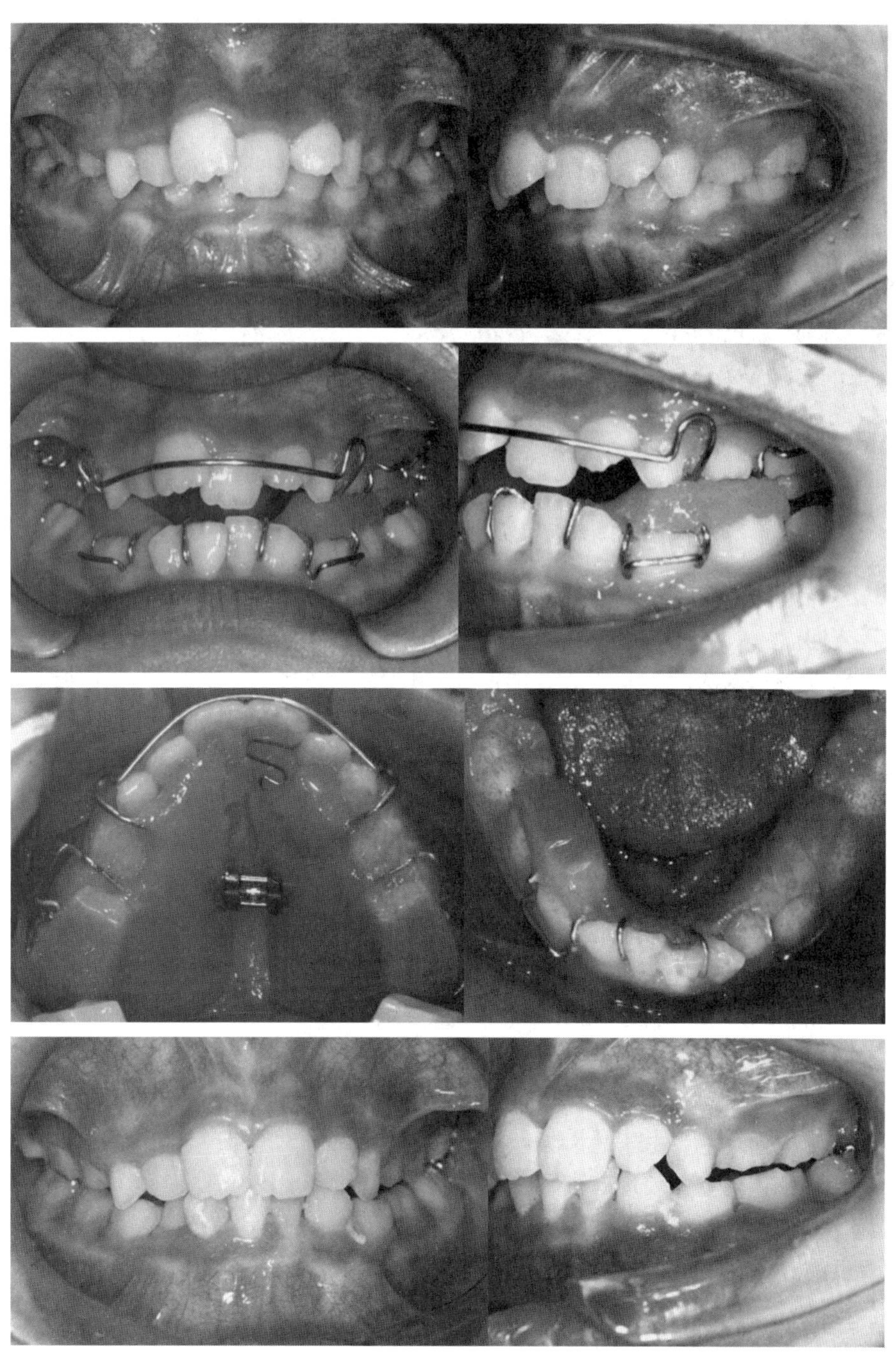

图 3-13-19　Twin-Block 矫治器的应用

（3）口外矫形力治疗：通常以头、枕或颈部作支抗（图 3-13-20），使用口外弓（face bow）和头帽进行牵引。适用于上颌骨或上牙槽发育过度的患者，通过口外弓后上牵引以抑制上颌生长，等待下颌骨生长与上颌骨协调。牵引力一般为 250～500g，牵引方向与𬌗平面成后上 30°～35°角。

（4）矫形力+功能矫形治疗：结合使用功能性矫治器和口外牵引进行联合矫治，如头帽型肌激动器（headgear activator，HGAC），抑制上颌生长的同时，促进下颌向前下生长，协调上下颌骨关系。适用于上颌发育过度，下颌生长不足或位置靠后，所引起的骨性上颌前突和下颌后缩共存的患者。

（5）伴有垂直高度不调患者的治疗：低角患者的垂直高度较低，是功能性矫治器的适应证；高角患者的垂直高度过大，上颌骨、下颌骨及𬌗平面后下旋，可使用口外高位牵引结合口内矫治器控制垂直高度的生长，但较为困难。口外牵引方向通过上颌及上牙弓阻力中心之前，使上颌复合体及上牙弓前上旋转，下颌相应的前上旋转，改善𬌗关系和Ⅱ类面型。此外，也可用磁力矫治器，压低过度生长的上牙槽，

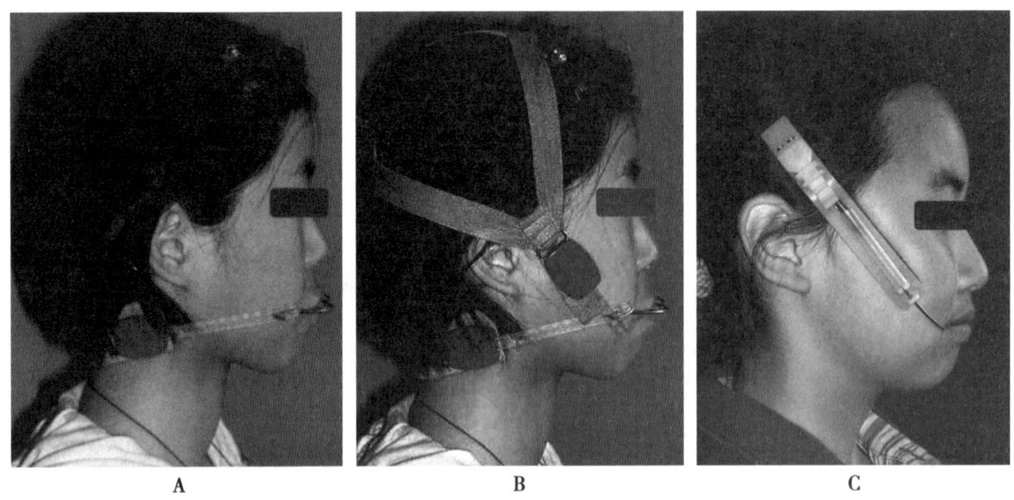

图 3-13-20　以头、枕、颈作支抗的口外牵引
A. 颈牵引；B. 联合牵引；C. 高位牵引

改变颌骨的旋转方向。

（6）对下颌过小畸形及关节强直等患儿的治疗：由于涉及手术以及颌骨牵张成骨（DO）等问题，应与正颌外科充分会商后，才能作早期联合处置。

三）Ⅲ类错𬌗的早期矫治

Ⅲ类错𬌗是指下颌第一磨牙近中颊沟位于上颌第一磨牙近中颊尖近中的一种错𬌗畸形。Ⅲ类错𬌗的形成机制复杂，临床常将下颌骨、下牙槽和下牙列位于上颌骨、上牙槽和上牙列近中的各类错𬌗畸形统称为Ⅲ类畸形。

1. 病因机制　Ⅲ类错𬌗的形成原因错综复杂，除矢状关系异常外，常伴有宽度异常。不同错𬌗机制形成的Ⅲ类错𬌗，其临床表现也不同。

Moyers 按Ⅲ类错𬌗的形成机制分为四类，常在临床中被广泛应用：

第一类：肌性错𬌗畸形：多由于𬌗障碍或吮唇、前伸下颌等不良习惯造成下颌位置前移，属肌功能性下颌前突。骨性结构基本正常，但如不及早矫治，可能造成牙性或骨性Ⅲ类错𬌗。

第二类：牙性错𬌗畸形：主要由于牙齿矢状向位置不正常引起，基骨基本正常；

第三类：骨性错𬌗畸形：主要表现有三种：①面中份发育不足：上颌骨发育不足或位置靠后，下颌基本正常；②下颌前突畸形：上颌基本正常，下颌骨发育过度；③面中份发育不足，同时伴下颌前突：由上颌发育不足或位置后缩，以及下颌骨发育过度共同导致。

第四类：混合性错𬌗畸形：为以上两种或三种的混合因素所致。

这四类畸形中，均可能合并有垂直向以及宽度方面的畸形改变。在早期矫治中，对功能性及牙性的Ⅲ类错𬌗（又称假性Ⅲ类错𬌗），一般判断及矫治较易；对骨性（又称真性Ⅲ类畸形）的早期诊断较难，应特别小心。

2. 临床表现　主要为反𬌗（可为前牙反𬌗、全牙列反𬌗，常伴有偏颌咀嚼），下颌前突、面中份扁平、侧貌为凹面型。

3. 诊断及鉴别诊断　对真性Ⅲ类畸形或假性Ⅲ类错𬌗的诊断和鉴别诊断，根据临床检查、头影测量分析和模型分析，可分为以下几方面：

（1）骨骼关系检查：ANB 角$<0°$，但假性Ⅲ类错𬌗（肌性和牙性）的上、下颌骨大小正常，主要表现为下颌位置前移（Pcd-S 减小）；真性Ⅲ类畸形，则有颌骨大小异常，或伴有颌骨位置异常。其机制可为：①上颌不足：上颌相对于颅底位置后缩（SNA 角减小），主要表现在上颌骨长度（Ptm-A）减小，或者上颌位置后缩（Ptm-S）减小；②下颌前突：下颌相对于颅底位置靠前（SNB 角增大），下颌骨发育过大，下颌体、下颌升支和下颌综合长度增加，一些患者甚至有颅底结构异常，使 TMJ 和下颌骨位置前移；③复合

机制：上、下颌都表现出畸形，具有上述部分或全部特征。

值得注意的是，假性Ⅲ类畸形长期未经矫治，可能发展为真性骨性Ⅲ类畸形。因此，在检查确诊断后，应予尽早矫治。

（2）牙列及𬌗关系检查：前牙关系通常为反𬌗，个别情况下因前牙拥挤而表现为前牙切𬌗或浅覆𬌗、浅覆盖。一般假性（肌性和牙性）Ⅲ类错𬌗常有上前牙舌倾，下前牙唇倾；而真性骨性Ⅲ类畸形，可表现出上前牙代偿性前倾，下前牙直立、舌倾等牙代偿特征。

后牙关系一般均为Ⅲ类关系。但应注意，上颌磨牙有时近中移动，而出现假性Ⅰ类关系。另外，假性Ⅲ类畸形在闭口时，常常从Ⅰ类关系滑至Ⅲ类关系，而真性骨性Ⅲ类异常闭口前后均为Ⅲ类关系。

上颌及上牙弓长度发育不足的患者，由于上牙弓长度缩短，常常伴有牙列拥挤。下颌发育过度，下牙弓长度增加的患者，下牙列往往排列整齐，也有一些患者下牙列存在间隙。

有的患者伴有宽度不调，可能有上牙弓缩窄，下牙弓过宽，形成后牙反𬌗。

（3）侧貌和肌功能检查：姿势位时，假性Ⅲ类患者侧貌自然、协调，轻咬到牙齿接触时，有咬合障碍或个别牙错位；再进一步咬到正中𬌗位时，可有明显下颌前移现象，侧貌变成凹面型，面下1/3前突，闭口道曲线不平滑；另外，用手后推下颌时，下颌可退至切对切关系；真性Ⅲ类畸形在息止颌位和正中𬌗位时均为下颌前突，侧貌可能有面中份凹陷或下颌前突、颏前突等，闭口道曲线平滑。用手后推下颌时，下颌不能后退。

4. 早期矫治原则

（1）消除病因，去除不良习惯，恢复正常肌功能，为上、下颌骨的正常生长创造条件；

（2）矫正异常的牙齿倾斜度和牙槽骨的异常矢状关系；

（3）促进发育不足或位置后缩的上颌骨向前生长；

（4）抑制发育过度的下颌骨。

5. 矫治方法　前牙反𬌗的早期矫治，应去除不良习惯，消除𬌗干扰，让下颌后移至正常位置，以免畸形严重发展。患儿在3～4岁时，只要能合作即可开始治疗，短时间内可以取得良好的治疗效果。如果在6～7岁时才来求治，常常因乳恒切牙替换而暂时无法矫治。根据前牙反𬌗的不同表现，选用不同的矫治方法：

（1）咬撬法：乳前牙反𬌗、反覆𬌗浅者，可采用调磨法和咬撬法。即调改未磨耗的乳尖牙和乳切牙，使下颌闭合运动时无𬌗干扰。同时应改正患儿前伸下颌习惯。

（2）活动矫治器

1）乳前牙反𬌗、反覆𬌗中度者：可选用上颌𬌗垫式附双曲舌簧矫治器，推上前牙向唇侧并后退下颌，𬌗垫的高度以脱离前牙反𬌗的锁结关系为准，可不设计后牙卡环，直接采用全基托式固位，仅乳切牙区设计舌簧，为加强基托固位，颊侧基托应包至乳尖牙；如果乳尖牙也有反𬌗，可待乳前牙反𬌗矫正后再矫正。反𬌗解除后，应注意调改上下乳前牙的咬合早接触点，并分次调磨后牙𬌗垫，使后牙建立咬合（图3-13-21）。

2）乳前牙反𬌗，反覆𬌗深者：可以设计下颌联冠式斜面导板矫治器（图3-13-22）。

3）下切牙唇向错位伴间隙所导致恒切牙反𬌗患者：一般用下颌活动矫治器附后牙𬌗垫，用双曲唇弓加力，舌向移动唇向错位的下切牙，解除反𬌗。

（3）功能性矫治器：如FR-Ⅲ型矫治器、联冠斜面矫治器、反向唇弓促进器等，主要用于假性Ⅲ类错𬌗畸形（肌功能性和牙性），也可用于轻度骨性Ⅲ类患者（上颌轻度发育不足，下颌发育正常，下颌可后退到切对切）。口内功能性矫治器，可充分利用口唇及咬合肌力，促进上颌骨长度和宽度的生长，抑制下颌骨的生长，解除反𬌗，改善颌面部肌功能状态。

（4）功能矫形装置：常见有面框型前牵引矫治器、改良颏兜型前牵引矫治器，以及颏兜后牵引装置。矫正装置由口外支抗部分、口内平面𬌗垫式矫治器和弹力橡皮圈三部分组成。

1）面框型前牵引矫治器：主要用于上颌骨发育不足的Ⅲ类骨性畸形，前牵引力量较大，口内为固定

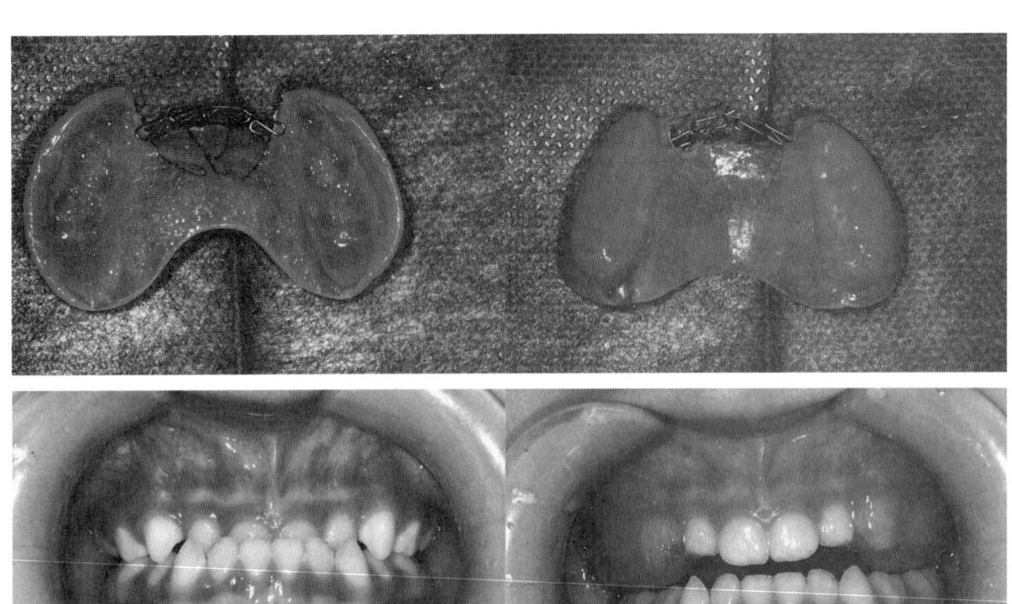

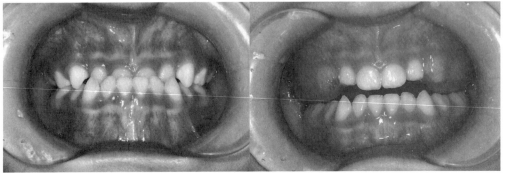

图 3-13-21　矫治乳牙反殆的殆垫式矫治器

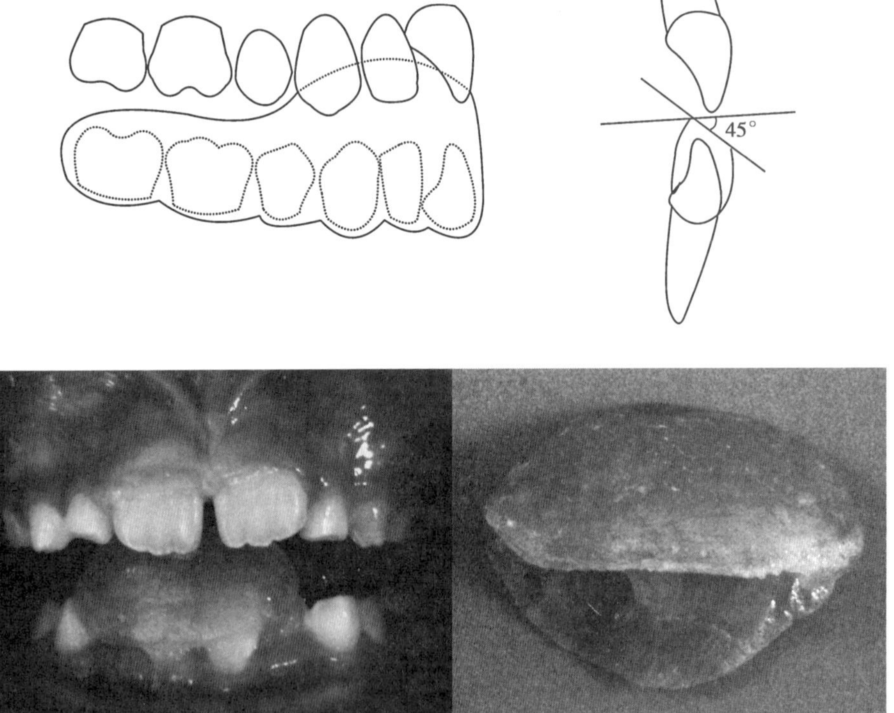

图 3-13-22　下颌斜面联冠导板

矫治器固位时，前牵引力可为500～1000g/侧。通过口外牵引力刺激上颌骨及上牙槽向前生长，上牙弓前移和上前牙适当前倾，解除反殆，改善面型。口内如为活动矫治器可加舌簧等附件，改正个别牙齿错位（详见第七、第十六章图），但牵引力应适当减小，否则易致矫治器脱落。

2）改良颏兜型前牵引矫治器：主要用于上颌发育不足，伴有下颌前突的患者。通过向前方的牵引力，刺激上颌骨向前生长和移位，及上牙弓前移、上前牙前倾；同时通过下颌颏兜的作用，抑制下颌的向前生长，并使下前牙适当内倾，解除反殆，改善面型（见图2-7-80）。

口外牵引力一般为每侧400g或以上，力过大则易致口内活动装置脱落，乳牙列可适当减小牵引力。每日戴用10～14小时，一般3～6个月即有明显效果。牵引力方向一般向前下，可根据面下1/3的垂直高度、颌骨及殆平面的旋转进行相应的调整。反覆盖过大的乳前牙反殆患儿，可先戴头帽、颏兜后移下颌并抑制下颌骨的生长，待反覆盖减小后，再视反覆殆的深度，选择适当的口内矫治器进行矫治。

3）颏兜后牵引：一般用于上颌发育基本正常，下颌生长过度，下颌位置偏前的患者。通过口外牵引力抑制下颌生长，后退前伸的下颌骨，并使下前牙内倾（图3-13-23）（详见第七、第十六章图）。

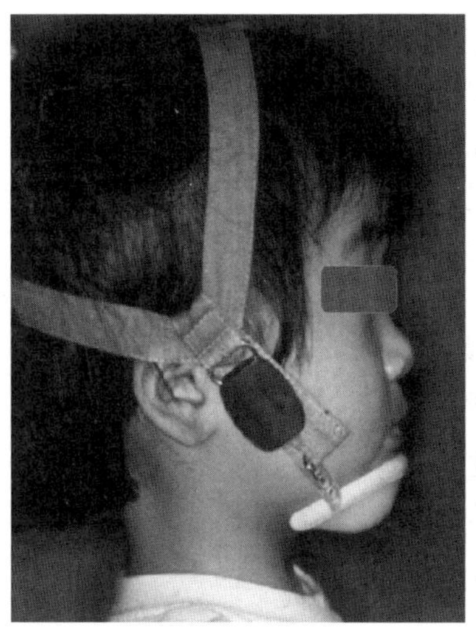
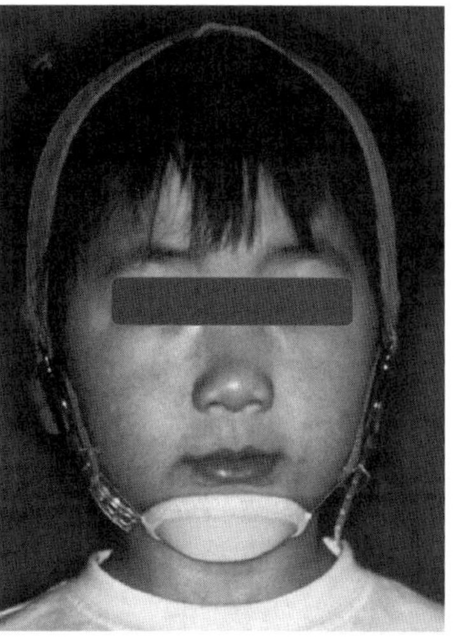

图3-13-23 Hickham颏兜抑制下颌生长

牵引方向通常沿颏联合至髁突连线方向，向上向后用力。但注意向后牵引力幼儿一般200～300g左右即可，不能施力过大而使下颌骨变形、下颌角前切迹加深、下颌体下旋、前下面高增大，从而影响面型。若口内上、下牙列有反殆存在，可选用上颌殆垫式活动矫治器，同时矫治牙齿反殆。对有家族遗传倾向的下颌发育过度患者，应尽可能延长牵引时间，减少复发。

对遗传趋势很强、下颌发育明显过大的严重Ⅲ类骨性畸形儿童患者，应等到成年后做正颌外科手术进行全面治疗。不能用颏兜强行抑制下颌生长，因为过大的矫形力可使下颌骨变形，给以后的正颌外科手术带来困难。对唇腭裂（如修补、植骨术）、关节疾患、外伤等所致的Ⅲ类错殆的早期矫治应与外科会诊后才能进行正畸矫治。

（七）垂直向不调的早期矫治

上下牙弓、牙槽高度及颌骨垂直向发育异常所致的错殆畸形，为垂直向不调，分为深覆殆和开殆两种错殆畸形。

一）深覆殆

深覆殆是上下牙弓及颌骨垂直向发育不足所致的一种错殆畸形，主要形成机制为牙弓与颌骨高度发育不足、前牙区的牙及牙槽高度发育过度、后牙及后牙槽高度发育不足。深覆殆患者往往伴有长度不调。深覆殆根据上前牙前突还是内倾，可分为前突型深覆殆（Angle Ⅱ^1）和内倾型深覆殆（Angle Ⅱ^2）。

1. 病因及机制

(1) 骨发育异常:遗传因素及全身疾病可造成下颌支发育过长、下颌下缘平面较平、下颌呈反时针旋转生长型。儿童时期全身慢性疾病致颌骨发育不良、后牙萌出不足、后牙牙槽高度发育不足导致下颌向前上旋转。

(2) 肌功能异常:患者咀嚼肌张力过大,有紧咬牙习惯,当牙尖交错位咬合时,咬肌、翼内肌张力过大,抑制后牙牙槽的生长。

(3) 牙替换、牙数目、牙列位置异常:多数乳磨牙或第一恒磨牙早脱,先天缺失恒下切牙或乳尖牙早脱,双侧多数磨牙颊、舌向错位严重和后牙过度磨耗,都可使颌间垂直距离降低,产生深覆𬌗,影响颌骨的正常生长发育。

(4) 不良习惯:咬上唇习惯,下唇唇肌张力过大,下唇覆盖上切牙牙冠1/2以上。

2. 临床表现

(1) 内倾型深覆𬌗:典型的表现有以下方面:

1) 上中切牙内倾:上侧切牙或尖牙唇向,上牙列拥挤,下切牙内倾拥挤。

2) 牙弓呈方形:牙弓长度变短,下牙弓 Spee 曲线曲度过大;上牙弓 Spee 补偿曲线常呈反曲线。

3) 前牙深覆𬌗:覆盖常小于3mm,甚至为0~1mm,上切牙舌面与下切牙唇面接触,呈严重的闭锁𬌗,并可能引起创伤性牙龈炎、急性或慢性牙周炎,导致牙槽骨吸收,牙齿松动。

4) 磨牙关系:通常为远中𬌗关系;如仅为牙弓前段不调,磨牙可能呈中性𬌗关系。

5) 下颌后缩:处于功能性远中𬌗位或远中𬌗位,下颌前伸及侧向运动受阻,只能做开闭口铰链式运动,下颌角较小,有的患者下颌支过长,下颌平面角小。

6) 面型:多呈短方面型,面下1/3高度较短,下颌角区丰满,咬肌发育好。唇肌张力过大,下唇有时外翻,颏唇沟深,颏发育良好。

7) 功能:ICP位紧咬时,各肌电位均增大,颞肌后份功能亢进。下颌运动长期受限的患者,可能出现咬肌、颞肌、翼内肌压痛,下颌髁突后移位,关节后间隙减小,张口受限等颞下颌关节功能紊乱症状。

(2) 前突型深覆𬌗:典型表现为上前牙前突,下牙弓 Spee 曲线陡,前牙深覆𬌗,下前牙咬在上前牙舌侧龈组织或硬腭黏膜上,覆盖大;磨牙关系通常为远中𬌗关系;患者面型一般正常,唇肌张力小,唇闭合不全,下唇有时外翻,颏唇沟深。

3. 诊断及鉴别诊断

(1) 牙(及功能)性:主要为上下颌前牙及牙槽过长,后牙及后牙牙槽高度发育不足所致,颌骨的形态、大小基本正常,面部畸形不明显。

(2) 骨性:不仅有前牙及牙槽发育过度、后牙及后牙槽高度发育不足问题,同时伴有颌骨与面部的发育畸形。头影测量显示:ANB角增大,PP、OP、MP三平面离散度小,后、前面高的比例大于65%(S-Go/N-Me),下颌平面(MP)角小于正常。下颌骨支、体短,下前面高短,下颌骨呈水平生长型;上颌骨正常和轻度发育过度。

4. 矫治方法

(1) 牙性深覆𬌗:治疗原则是破除不良习惯,改正切牙长轴,抑制前牙的过度生长,促进后牙及后牙牙槽的生长。

常用上颌活动矫治器,在内倾的上前牙舌侧设计双曲舌簧及平面导板,去除咬合锁结,矫正上切牙内倾,改正深覆𬌗,让下颌及下切牙自行向前调整。待上切牙牙轴改正,深覆𬌗改善后视下颌情况作简单活动或固定矫治器(如2×4矫治器),排齐下前牙,改正下切牙内倾和曲度过大的Spee曲线。

对于先天缺失恒下切牙导致的深覆𬌗,如面型正常,上牙弓及上颌骨正常,可考虑下牙弓局部开展间隙,协调上下牙弓,改正深覆𬌗,间隙以后修复治疗;如磨牙远中关系,上颌基本正常,可使用斜面导板或功能性矫治器前伸下颌,改正磨牙关系,促进后牙萌出,协调前牙覆𬌗覆盖;如患者上前牙前突,可考虑上颌减数拔牙,内收上前牙,与下牙弓协调,改正深覆𬌗。

(2) 骨性深覆𬌗:治疗原则是破除不良习惯,解除妨碍下颌骨发育的因素,促进下颌骨发育,刺激后牙及后牙槽的生长，抑制前牙及前牙槽的生长，引导面、颌部正常生长。

一般应先使用上颌活动矫治器矫正上切牙长轴，解除闭锁殆；再采用功能性矫治器，引导下颌及下牙弓向前生长，并促进后牙及后牙槽生长，改正深覆殆。

对替牙期前突型深覆盖患者，也可采用简单固定矫治器治疗，利用颌内或颌间牵引，解除咬合干扰，排齐内收上前牙、矫正深覆盖，改正磨牙关系。

对于伴有上颌骨发育过度的前突型深覆盖患者，应考虑早期使用口外矫形力，即以头、枕或颈部作为支抗，使用头帽口外弓向后牵引，抑制上颌骨生长，等待下颌骨生长，改善磨牙关系，协调面型（图 3-13-24）。

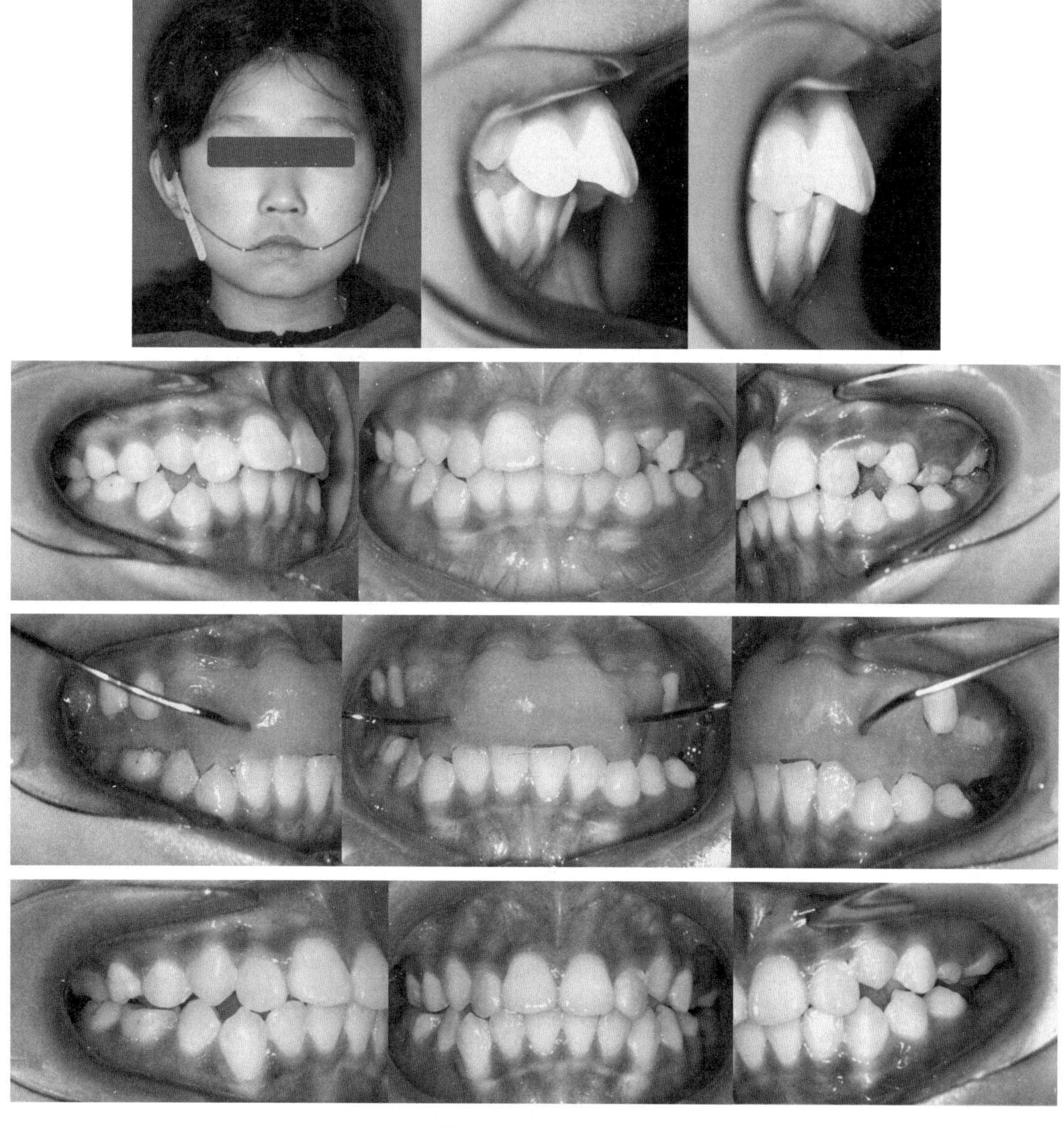

图 3-13-24 口外牵引联合矫治器（Van Beek）早期治疗上颌前突

二）开殆

开殆畸形是指上下牙列在正中殆位及下颌功能运动时无殆接触，上下牙弓及颌骨垂直向发育异常的一种错殆畸形。开殆患者除高度异常外，还伴有颌面部长度、宽度不调。开殆分为牙性及骨性两类。

开骀可以是局部的，也可能是广泛性的。

1. 开骀的分度与范围

（1）分度：开骀分为三度，上下切牙垂直分开3mm以内为Ⅰ度；3～5mm为Ⅱ度；5mm以上为Ⅲ度。

（2）范围：开骀的范围可以涉及前牙、前磨牙、磨牙；有的患者仅为局部的前牙或后牙区开骀，也有的患者是广泛性开骀。严重的开骀患者可能仅最后一对磨牙有骀接触，这将严重影响患者口颌系统的功能，特别是咀嚼功能及语音功能。

2. 病因

（1）口腔不良习惯：约占造成开骀总病因的68.7%。常见的不良习惯为吐舌习惯，其形成的前牙区开骀间隙呈梭形，与舌的形态一致。此外，如伸舌吞咽、吮拇、咬唇等均可造成前牙区开骀，咬物习惯（如咬铅笔等）可能在咬物的位置形成局部小开骀。

（2）全身疾病：严重佝偻病的患儿由于骨质疏松，在提下颌肌群与降下颌肌群的作用下，下颌骨发育异常，下颌支变短、下颌角大、下颌角前切迹深，下颌体后下旋转，形成开骀畸形。

（3）遗传因素：有的患者为垂直生长型，在生长发育过程中上颌骨向前上旋转，下颌骨后下旋转，形成开骀，这可能与遗传有关。

3. 形成机制与鉴别诊断

（1）牙性：主要为牙及牙槽的问题，颌骨发育基本正常，面部无明显畸形。即前牙萌出不足、前牙牙槽高度发育不足或（和）后牙萌出过长、后牙牙槽发育过度。

（2）骨性：骨性开骀患者除牙及牙槽的问题外，主要表现为颌骨发育异常。患者下颌支短、下颌角大、角前切迹深、下颌平面陡、下颌平面角（FH-MP）大，PP、OP、MP三平面离散度增大，Y轴角大，下颌呈顺时针旋转生长型，后、前面高比（S-Go/N-Me）小于62%，垂直生长型；面下1/3过长，严重者呈长面综合征表现，可能伴有上、下前牙及牙槽骨的代偿性增长。

4. 临床表现

（1）前牙开骀：前牙及前磨牙开骀，严重时还可能伴有磨牙开骀。

（2）前牙萌出不足，前牙槽发育不足，后牙萌出过多，后牙槽发育过度；上下牙弓形态、大小、位置可能不协调，上颌矢状补偿曲线曲度增大，下颌矢状骀曲线曲度平或呈反曲线。

（3）磨牙关系：可能呈中性骀、远中骀或近中骀关系。

（4）上颌形态可能正常或宽度发育不足，腭穹隆高拱，其位置向前、上旋转；下颌骨发育不足，下颌支短、下颌角大、角前切迹深，下颌体向前下倾斜度增大，下颌骨向下、后旋转。

（5）面型：严重的开骀患者呈长面型，面下1/3过长，微笑时露上前牙牙龈，面部宽度减小。

（6）舌的位置：不正常，常位于下前牙舌侧，吞咽时占据开骀间隙。

（7）功能：开骀患者咀嚼功能及语音功能明显受损，且随着开骀程度及范围的增大，功能受损更为严重，咀嚼肌张力不足。

5. 治疗原则及方法

（1）牙性开骀：首先应去除病因，破除伸舌习惯，再根据开骀形成的不同机制选择正确的治疗方法。

混合牙列期可用活动矫治器加舌屏、腭刺改正伸舌习惯。如后牙萌出过多时可在后牙区加骀垫以压低后牙；年幼儿童一般在破除不良习惯后，上下切牙可以自行生长而改正开骀；如患者年龄较大，切牙牙根已完全形成，不能自行调整时，可在开骀的上下切牙上粘托槽进行垂直牵引。必要时也可同时戴后牙骀垫及破除舌习惯的矫治器。加强舌肌、咀嚼肌的功能训练。

（2）骨性开骀：分析病因，如系全身因素（如佝偻病）引起的畸形，则应配合补钙及全身治疗。

生长发育高峰期及期前的患者，除可用前述矫治器外，还应配合颏兜进行口外垂直牵引，控制垂直高度的生长，口内矫治器的后牙骀垫应制作得较高，以便抑制后牙生长，刺激下颌髁突的生长和下颌支增长，解除开骀。

另外，轻度骨性开骀的患者，如处在生长发育高峰期及期前，也可考虑使用功能性矫治器治疗。严重骨性开𬌗应观察至成年后手术矫正，以彻底改善面型美观及功能。

（八）宽度不调的早期矫治

宽度不调是由牙齿、牙槽及上下颌骨在冠状向位置关系异常，或口颌系统神经肌肉功能异常造成的一类错𬌗畸形。临床表现为上下牙弓横向关系异常，可分为后牙反𬌗、后牙锁𬌗和偏颌畸形。

1. 病因

（1）偏侧咀嚼不良习惯：一侧乳磨牙因龋坏或早失，患者长期用健侧行偏侧咀嚼。

（2）替牙障碍：乳牙早失或滞留，恒牙胚位置异常，导致恒牙舌侧或颊侧异位萌出。

（3）𬌗障碍：𬌗干扰引起下颌偏向一侧。

（4）遗传因素及全身疾病：如先天性唇腭裂所致上下颌骨宽度不调，偏面萎缩综合征引起的牙弓及面部宽度不调。

（5）颌面部外伤：下颌髁突先天或后天的损伤导致下颌发育不对称，可能引起面部发育不对称。

（6）髁突良性增生：一侧下颌髁突增生，引起下颌和面部不对称生长。

2. 错𬌗机制、临床表现及诊断　畸形发生的部位和范围不同，其临床表现也不同，这是鉴别诊断的重要依据。错𬌗机制分为以下三种：

（1）牙性畸形：主要为个别或多个牙齿未处于牙槽骨中央，向颊/舌倾斜，导致后牙呈反𬌗或锁𬌗。但上下颌基骨的大小、形状基本正常，面部形态在息止颌位正常。

（2）肌性畸形：正中颌位时，牙齿关系可为反𬌗或偏颌畸形；但开口时上、下中线一致，闭口至ICP位时下颌发生偏斜。下颌功能运动时异常明显，常常伴有颞下颌关节症状。

（3）骨性畸形：主要表现有颌骨生长或形态异常，即上、下颌骨基骨宽度不一致，或上、下颌骨不对称性生长，同时伴有牙及牙槽宽度不调。面部形态明显异常。

3. 矫治方法

（1）及时治疗龋牙，恢复咀嚼功能，改正偏侧咀嚼习惯。

（2）调𬌗：仔细调改尖牙及乳磨牙咬合的早接触点，以便下颌尽早调整到正常的闭合道位置。

（3）单侧𬌗垫式活动矫治器，在健侧做𬌗垫升高咬合，双曲舌簧推移舌向错位的后牙向颊侧，解除后牙反𬌗。

（4）双侧后牙反𬌗的矫治，应早期扩大上牙弓以改正后牙反𬌗。可选用附双侧上颌后牙平面𬌗垫活动矫治器，腭侧中份用分裂弹簧或扩大螺旋，以扩大上牙弓，或采用四圈簧扩弓矫治器扩大上牙弓，改正双侧后牙反𬌗。

（5）对于颌面部外伤、髁突良性增生、偏面萎缩综合征等导致的面部发育不对称，在混合牙列期可尝试功能矫形治疗，但全面治疗需成年后进行正颌外科手术治疗。

（6）先天性唇腭裂所致上下颌骨宽度不调，患者的治疗涉及面广，应由颌面整形外科医师、正畸医师、耳鼻喉科医师、语音医师和心理医师等组成治疗小组，早期进行序列治疗，在不同的阶段采用不同的治疗方案及措施。

（黄宁　罗颂椒）

第十四章 Ⅰ类错殆畸形的矫治

在正畸临床矫治中，对牙颌畸形分类的目的，除了能对畸形的特征进行概括、表述和便于相互交流外，更重要的是能以此联想该畸形的机制和指导制订矫治计划。由于在多数错殆畸形的症状表现中，矢状向关系的紊乱最为多见和明显，因而，Angle 分类作为一种矢状向错殆的分类方法，一直被广大正畸医师公认，是沿用至今的最简明且广泛应用的错殆分类方法。

Angle Ⅰ类错殆(Class Ⅰ malocclusion)最初仅是指表现为磨牙关系中性，上下牙弓前后关系正常的一大类错殆畸形。但随着人们对牙颌面硬软组织及其生长认识的深入，以及对畸形机制中垂直向、水平向结构变化的全面了解，对原 Angle 分类中Ⅰ类、Ⅱ类、Ⅲ类错殆的概念，尽管仍以牙殆关系为中心，但已涉及整个牙、殆、颌、面的总体概念。在实践中，虽然人们仍将这一类临床上表现为磨牙关系中性，上下牙弓大小、形状和矢状向发育关系基本协调，颜貌及口内外肌力基本正常的畸形表述为 Angle Ⅰ类错殆(以下称Ⅰ类错殆)。但所表达的畸形概念，已远非仅对磨牙矢状向关系的定义，并引申出Ⅰ类骨性、Ⅰ类面型等。一般而言，在表述为 Class Ⅰ类的错殆畸形中，其机制为牙-牙槽骨畸形者，如个别牙错位、单纯牙列拥挤等，对颜面侧貌的影响较小；而涉及牙槽基骨及颅骨、颌骨畸形者，如双颌前突、骨性开殆等对颜面侧貌的损害较明显。以下仅就表现为Ⅰ类错殆关系的几种常见畸形及其临床矫治要点进行讨论。

第一节　牙列拥挤的矫治

牙列拥挤(crowding)主要是由于牙量、骨量不调，牙量大于骨量，即牙弓长度不足以容纳牙弓中全部牙齿而引起。拥挤不仅出现在Ⅰ类错殆畸形中，各类错殆畸形中都可出现拥挤，约占错殆畸形的60%～70%，表现出牙齿错位、低位、倾斜、扭转、埋伏，阻生或重叠等。而上下牙-牙槽前突则可视为牙列拥挤的一种前牙代偿性排列，本章讨论的重点为矢状向关系为Ⅰ类的牙列拥挤的矫治。

牙列拥挤除牙齿排列不齐，影响功能和美观外，还常常导致龋齿、牙周病及颞下颌关节异常的发生，并影响心理、精神健康。一般而言，临床上可以把牙列拥挤分为单纯拥挤和复杂拥挤两类，以便于在治疗中制订计划和估计预后。单纯拥挤是指由于牙体过大、乳牙早失、后牙前移、替牙障碍等原因造成牙量与骨量不调(牙量过大或牙槽弓量不足)所致的拥挤。单纯拥挤可视为牙性错殆，一般不伴有颌骨与牙弓关系不调，面型基本正常，也没有肌肉及咬合功能的异常和障碍。复杂拥挤除由于牙量，骨量不调造成的拥挤外，还存在牙弓及颌骨发育不平衡，有异常的口颌系统功能或咬合功能障碍失调，并影响患者的面型。

一、牙列拥挤的病因

造成牙列拥挤的原因是牙量、骨量不调，牙量(牙齿总宽度)相对大，骨量(牙槽弓总长度)相对小，牙弓长度不足以容纳牙弓中的全数牙齿。牙量、骨量不调主要受遗传和环境因素的影响。

(一) 进化因素

人类演化过程中咀嚼器官表现出退化减弱的趋势。咀嚼器官的减弱以肌肉最快，骨骼次之，牙齿最慢，这种不平衡的退化构成了人类牙齿拥挤的种族演化背景。

（二）遗传及先天因素

颌骨的大小、形态和位置及相互关系在很大程度上受遗传因素的影响，这也是家族中有类似牙列拥挤的患者非拔牙矫治后易复发的原因。此外，先天因素在颌骨的生长发育过程中，对其形态的形成也产生十分重要的影响。凡是影响出生前胚胎期发育的因素，例如母体营养、药物、外伤和感染等都会影响后天颌骨、牙及㖞的发育，导致牙列拥挤畸形。牙齿大小、形态异常，通常有遗传背景。过大牙、多生牙常造成牙列拥挤。

（三）环境因素

乳恒牙替换障碍在牙列拥挤的发生中起着很重要的作用。

1. 乳牙早失　乳牙因龋齿、外伤等原因过早丧失或拔除，后继恒牙尚未萌出，可造成邻牙移位，导致缺隙缩小，以致恒牙错位萌出或阻生埋伏，形成牙列拥挤。特别是第二乳磨牙早失造成第一恒磨牙前移，将导致牙弓长度减小，恒牙萌出因间隙不足而发生拥挤。

2. 乳牙滞留　乳牙因牙髓或牙周组织炎症继发根尖周病变时，引起牙根吸收障碍（牙根部分吸收或完全不吸收，甚至与牙槽骨发生固着性粘连形成乳牙滞留）。乳牙滞留占据牙弓位置，使后继恒牙错位萌出发生拥挤。

3. 牙萌出顺序异常　牙齿萌出顺序异常是导致牙列拥挤等错㖞的常见原因。例如第二恒磨牙比前磨牙或尖牙早萌，第一恒磨牙近中移位，缩短了牙弓长度造成后萌的牙齿因间隙不足而发生拥挤错位。

4. 咀嚼功能不足　食物结构也对牙量、骨量不调产生影响。长期食用精细柔软的食物引起咀嚼功能不足，导致牙槽、颌骨发育不足、磨耗不足而出现拥挤。

5. 肌功能异常　口唇颊肌的肌功能异常，如吮唇、弄舌、下唇肌紧张等均可导致牙列拥挤，以及拥挤矫治后的复发。

二、牙列拥挤的诊断

（一）牙列拥挤分度

即牙弓应有弧形长度与牙弓现有弧形长度之差，或必需间隙（required space）与可利用间隙（available space）之差可分为：

（1）轻度拥挤（Ⅰ度拥挤）：牙弓中存在2～4mm的拥挤。

（2）中度拥挤（Ⅱ度拥挤）：牙弓拥挤在4～8mm。

（3）重度拥挤（Ⅲ度拥挤）：牙弓拥挤超过8mm。

（二）单纯性牙列拥挤的诊断

全面的口腔检查，并结合X线头影测量，模型分析及颜面美学（特别是面部软组织侧貌，即上下唇与审美平面的关系，鼻唇角的大小）是正确诊断的基础。通过X线头影测量，结合模型测量可排除骨性畸形的存在，从而区分单纯拥挤和复杂拥挤并计测出拥挤度。在模型计测中，除牙不调量（拥挤量）的计测外，还应加入Spee曲线曲度，切牙唇倾度等因素的评估，即：牙弓内所需间隙=拥挤度+平整Spee曲线所需间隙+矫治切牙倾斜度所需间隙等。

一般而言，牙弓平整1mm，需要1mm间隙；切牙唇倾1mm，则可提供2mm间隙。此外，Bolton指数的计测可了解上下颌牙量比是否协调，明确牙量不调的部位；Howes分析可以确定患者的根尖基骨是否能容纳所有牙齿；并以此全面预测其切牙及磨牙重新定位的可能位置及关系，预测牙弓形态改变及支抗设置时可能获得的间隙量。而头影测量结合颜面及肌功能运动分析，则可以判断肌肉及咬合功能是否异常，特别是唇的长短、形态、位置和肌张力是否能容纳牙排齐后的牙弓空间变化量，是否能达到较满意的面容，这对治疗预后是非常重要的。最后，综合分析决定是否用非拔牙或拔牙矫治。在临床中对拥挤的治疗，关键在于确定是否拔牙。

（三）复杂拥挤的诊断

复杂牙列拥挤是指合并有牙弓及颌骨发育不平衡，唇舌功能异常或咬合功能障碍失调的牙列拥挤畸形。

在这类拥挤中，除由于牙量、骨量不调可造成牙列拥挤外，颌骨生长发育异常导致的牙齿代偿移位，更加重了拥挤程度。因此，在诊断中首先应确定治疗骨骼发育异常对拥挤的影响及预测生长可能导致的进一步拥挤。结合模型使用X线头测量分析，特别是Tweed-Merrifield的间隙总量分析法（详见第二章模型分析；见图2-6-21）、Steiner的臂章分析和综合计测评估表（见图2-6-35），以及Ricketts的治疗目标直观预测（VTO），对这类拥挤的诊断和治疗设计很有帮助（见图2-6-38）。

三、牙列拥挤的矫治

（一）单纯性牙列拥挤的矫治原则

牙列拥挤的病理机制是牙量、骨量（可利用牙弓长度）不调，一般表现为牙量相对较大，而骨量相对较小。因此，牙列拥挤的矫治原则是减少牙量或（及）增加骨量，使牙量与骨量基本达到平衡。

1. 减少牙量的方法　①减少牙齿的宽度，即邻面去釉；②拔牙；③矫治扭转的后牙可获得一定量的间隙。

2. 增加骨量的方法　①扩大牙弓（包括牙弓的长度和宽度）；②功能性矫治器如唇挡、颊屏等刺激颌骨及牙槽的生长；③推磨牙向远中，可增加牙弓的可用间隙；④外科手术延长或刺激颌骨的生长，如下颌体L形延长术、牵张成骨术（DO）等可增加骨量。在制订矫治计划时应对病例作出全面分析，决定采用减少牙量或增加牙弓长度或两者皆用的矫治方案。一般而言，单纯拥挤的病例，轻度拥挤采用扩大牙弓的方法，重度拥挤采用拔牙矫治，中度拥挤可拔可不拔牙的边缘病例应结合颌面部软硬组织的形态、特征及切牙最终位置的控制和家属的意见，严格掌握适应证，选择合适的方法，也可不拔牙矫治。

（二）不拔牙矫治

对轻度拥挤或一些边缘病例，甚至中度拥挤者，通过扩大牙弓长度和宽度及邻面去釉等以提供间隙解除拥挤，恢复切牙唇倾度和改善面型。但扩弓是有限的，应注意扩弓的稳定性，其横向扩弓量一般最大不超过3mm（图3-14-1），特别是原发性拥挤（指遗传因素所致）扩弓的预后不如继发性拥挤（环境因素引起的拥挤）的效果好。

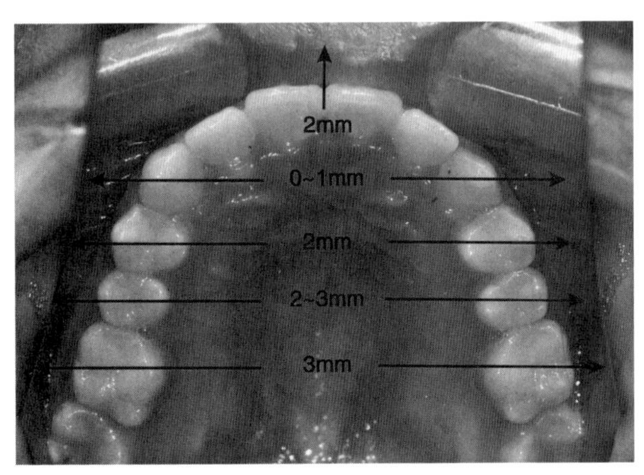

图3-14-1　牙弓的扩大量

1. 扩大牙弓弧形长度

（1）切牙唇向移动：适于切牙较舌倾，覆𬌗较深，上下颌骨与牙槽骨无前突、唇形平坦的病例。多采用固定矫治器，也可用活动矫治器及唇挡等。

1）固定矫治器：其方法是在各牙上黏着托槽，用高弹性的标准弓丝（0.36mm，0.4mm，β-钛丝）或设计多曲弓丝，或加Ω曲使弓丝前部与切牙唇面部离开1～2mm左右间隙，将弓丝结扎入托槽内；每次加力逐渐打开Ω曲；对内倾性深覆𬌗的病例，可用摇椅形弓丝，上颌加大Spee曲线，或多用途弓，将内倾的切牙长轴直立，同时增加了弓牙弓长度，达到矫治拥挤的目的。

2）活动矫治器：用活动矫治器时，在前牙放置双曲舌簧推切牙唇向移动排齐前牙。切牙切端唇向移动1mm，可获得2mm间隙，较直立的下切牙唇间移动超过2mm，可导致拥挤的复发。这是因为唇向移动的切牙占据了唇的空间位置，唇肌压力直接作用在下切牙的唇面的结果。临床中，下切牙的拥挤是最常见的错𬌗畸形。据报道，对15～50岁（白人）研究结果表明：下切牙无拥挤及拥挤度在2mm以内者占50%，中度拥挤（拥挤度在4mm以上）者占23%，严重拥挤为17%。下切牙的拥挤随年龄增加而增加（有些正常𬌗也发生拥挤）且主要发生在成人早期，第三磨牙的萌出与拥挤增加是否相关尚有争议，有学者认为可能系多因素（包括种族、年龄、性别以及第三磨牙的存在等）所致，但还应进一步研究。下前牙拥挤矫治后容易复发且很普遍，复发原因为多种混合因素作用的结果。尤其是下前牙区，嵴上纤维组织对矫治旋转的复发有重要作用。除口周肌肉作用外,还包括矫治计划、牙齿的生理性移动、牙周组织的健康、咬合、唇张力过大等,建议下前牙拥挤矫治后戴固位器至成年初期以保持治疗效果。

3）唇挡:传统常用于增强磨牙支抗,保持牙弓长度,矫治不良习惯等。现代正畸临床中对替牙期或恒牙列早期可用唇挡矫治轻到中度牙列拥挤,多用于下颌,也可用于上颌;既可单独作为矫治器使用,也可与固定矫治器联合使用。

唇挡常用直径为 1. 14mm(0. 045 英寸)的不锈钢丝制成。两端延伸至第一恒磨牙并于带环颊面管近中形成停止曲,以便调整唇挡位置,末端插入颊面管。唇挡大致分为有屏唇挡和无屏唇挡。有屏唇挡于两侧尖牙间制作自凝塑胶屏,无屏唇挡则于不锈钢丝上套制的一塑料管,以及多曲唇挡(图 3-14-2)。多曲唇挡的制作方法为:用直径 1mm 的不锈钢丝从上下颌两侧尖牙间形成前牙垂直曲和前磨牙区的调节曲,上颌前牙垂直曲高 7 ~8mm,宽 4 ~5mm 共 4 个或 6 个曲(避开唇系带);下颌前牙区在尖牙区形成高 5 ~6mm,宽 3 ~4mm 的垂直曲,前牙区可形成连续波浪状;前磨牙区的调节曲高、宽均为 3 ~4mm。前牙垂直曲和调节曲的底部应在一个平面上,在紧靠颊面管前形成内收弯作为阻止点。唇挡及其延伸部分将唇颊肌与牙齿隔开,消除了唇颊部异常肌压力,而舌肌直接作用于牙齿和牙槽上,从而对切牙唇向扩展(切牙前移 1. 4mm/年,切牙不齐指数减少 2. 2mm/年),牙弓宽度的扩展(有屏唇挡磨牙间宽度增加 4. 2mm/年,特别是前磨牙间宽度增加最明显: 3|3 扩展 2. 5mm, 4|4 4. 5mm, 5|5 5. 5mm),由于唇挡位于口腔前庭,迫使唇肌压力不再直接作用于前牙,而是通过唇挡传至磨牙。唇肌作用在唇挡上的压力为 100 ~300g,测得唇挡作用在下磨牙的力在休息状态下为 85g,下唇收缩时的最大力值为 575g,一般大于自然状态下 1. 68g 的力即可使牙齿移动,因此,唇挡可产生推磨牙向远中、直立或整体移动(2mm 左右)。同时唇挡伸至前庭沟牵张黏骨膜,刺激骨膜转折处骨细胞活跃,骨质增生。用唇挡矫治牙列拥挤可获得 4 ~8mm 间隙,因此,唇挡是早期解除轻到中度拥挤的一种有效方法,为牙列拥挤的早期非拔牙治疗提供了一条新思路。

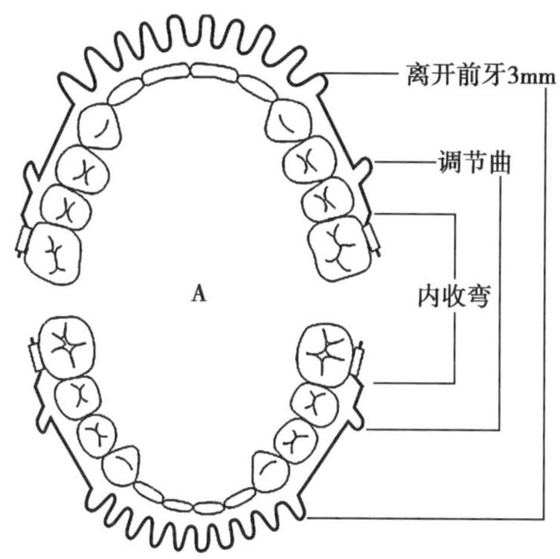

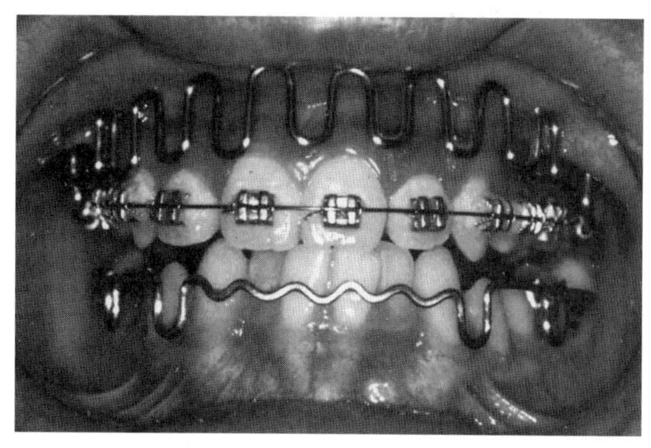

图 3-14-2　丝弓式唇挡

唇挡的形态,位置以及与唇部接触面积等因素对切牙的作用影响很大。一般唇挡置于切牙的龈 1/3 且离牙面和牙槽 2 ~3mm;后牙为 4 ~5mm。唇挡应全天戴用,必须提醒患者经常闭唇,以便发挥唇挡之功效,1 个月复诊 1 次,并进行必要的调节。对拥挤的病例建议用有屏或多曲唇挡更为妥当。因为,有屏唇挡与唇部接触面积大,唇挡受力也大,从而对牙的作用越大,疗效更好。

(2）局部开展:对个别牙错位拥挤的病例,可在拥挤牙部位相邻牙齿之间用螺旋推簧进行局部间隙开拓,排齐错位牙,注意增强支抗(图 3-14-3)。

(3）宽度的扩展:牙列拥挤的患者牙弓宽度比无拥挤者狭窄,采用扩大基骨和牙弓宽度的方法可获得一定间隙供拥挤错位的牙排齐并能保持效果的稳定。但是后牙宽度扩大超过 3mm 效果不稳定,且可能导致牙根穿破牙槽骨侧壁的危险。牙弓宽度的扩大有以下方法:

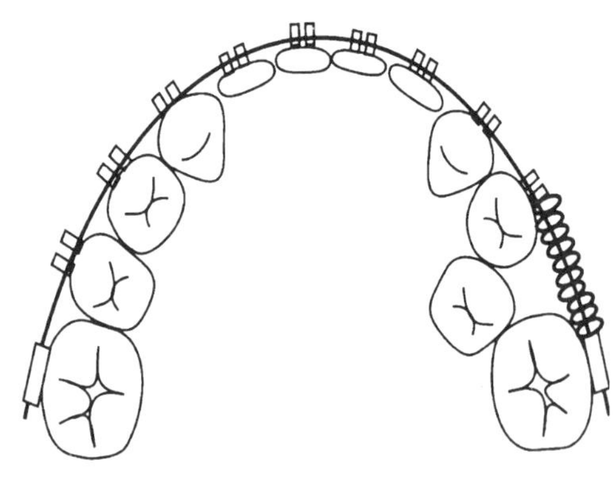

图 3-14-3　局部开拓间隙

1）功能性扩展：对轻度或中度牙列拥挤伴颌弓宽度不足者，可采用功能性扩展。多用功能调节器或下唇挡达到目的。牙弓外面的唇颊肌及其内面的舌体对牙弓-牙槽弓的生长发育及形态，牙齿的位置起着重要的调节和平衡作用。功能调节器（FR-Ⅰ）由于其颊屏消除了颊肌对牙弓的压力并在舌体的作用下牙弓的宽度增加。此外，唇挡、颊屏等对移行皱襞黏膜的牵张也可刺激牙槽骨的生长，建议采用此种方法通常需要从混合牙列中期开始治疗并持续到生长发育高峰期结束。

2）正畸扩展：扩弓矫治器加力使后牙颊向倾斜移动可导致牙弓宽度的增加。常用于牙弓狭窄的青少年及成人。扩弓治疗每侧可获 1～2mm 间隙。常用唇侧固定矫治器为：增加弓丝宽度、以一字形镍钛丝或等配合四眼圈簧（quad-helix，QH）（图 3-14-4）及其改良装置扩弓，同时排齐前牙；也可在主弓丝上配合直径 1.0mm 不锈钢丝形成的扩大辅弓（如 Malligan 骑师弓，图 2-8-44）；还可根据患者颌弓、牙弓大小、腭盖高度、需要扩大的部位及牙移动的数目选用不同形状、大小、数目的扩弓簧，放置在舌侧基托一定位置的活动矫治器，舌侧螺旋扩大器及附双曲舌簧扩大矫治器（图 3-14-5A～D）达到治疗目的。

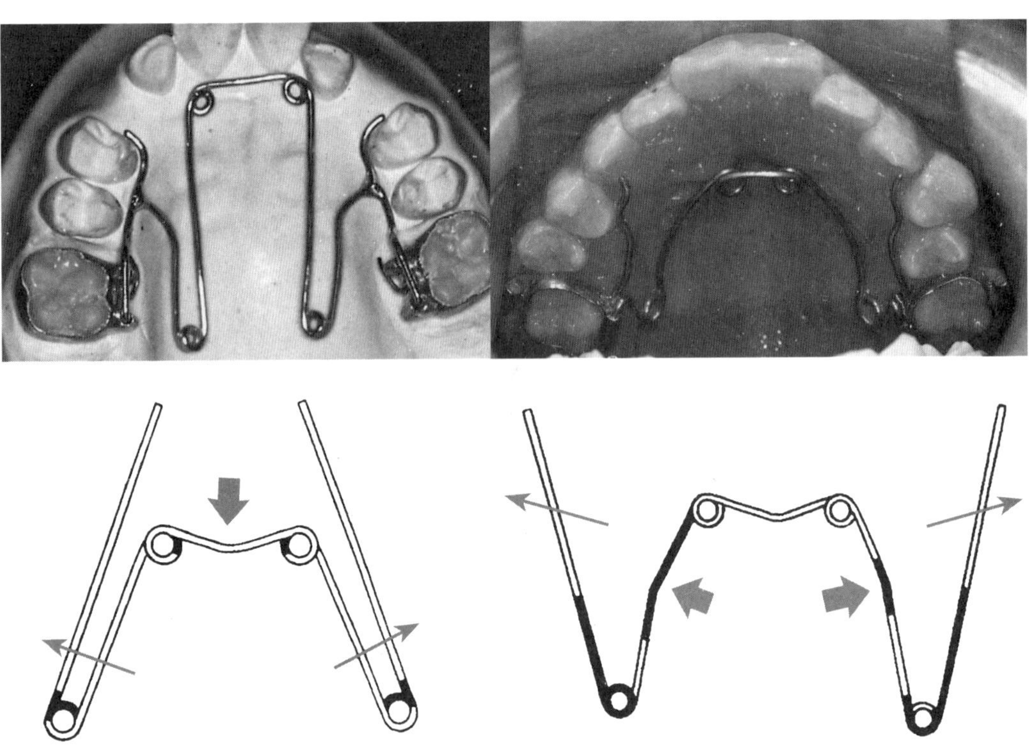

图 3-14-4　四眼圈簧（quad-helix，QH）扩弓

3）矫形扩展：上颌骨狭窄，生长发育期儿童（8～15 岁）通过打开腭中缝，使中缝结缔组织被牵张产生新的骨组织，增加基骨和牙弓的宽度，后牙弓宽度最多可达 12mm（牙骨效应各占 1/2），上牙弓周长增加 4mm 以上，可保持 70% 左右的效果。患者年龄越小，新骨沉积越明显，效果越稳定。成年患者必要时配合颊侧骨皮质松解术。在生长发育期儿童腭中缝开展时，产生下颌牙直立，牙弓宽度增加的适应性变化；而有些病例应同时正畸扩大下牙弓，才能与上牙弓相适应。在腭开展治疗以后，停止加力，应保持 3～6 个月，让新骨在打开的腭中缝处沉积。去除开展器后更换成活动保持器，开展后复发倾向较明显，部分患者在未拆除扩展器时就会发生骨改变的复发，建议患者戴用保持器 4～6 年。

腭中缝扩展分为：①快速腭中缝开展：每日将螺旋开大 0.5～1.0mm，每日旋转 2 次，每次旋转 1/4

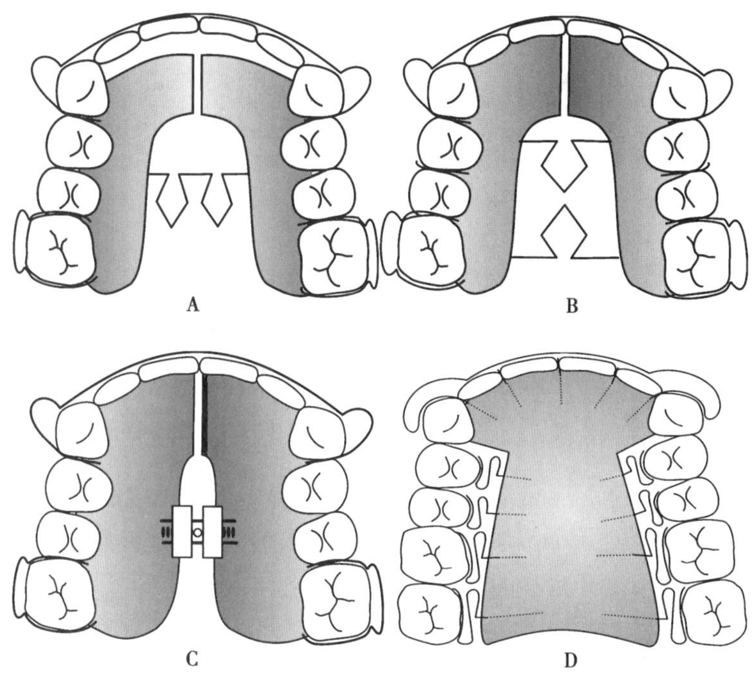

图 3-14-5 活动式扩弓装置

A、B. 双菱形活动扩弓矫治器；C. 螺簧式；D. 舌簧扩弓矫治器

圈，连续 2～3 周，所施加的力最大可达 2000～3000g，使腭中缝快速打开，可获得 10mm 以上的开展量，其中骨变化 9mm，牙变化 1mm。快速腭中缝开展其矫形力的大小和施力速度超过了机体反应速度，学龄前儿童一般不能用重力开展，否则并发鼻变形（呈弓形隆起），影响美观。②慢速腭中缝开展：加力慢、小，每周将螺旋打开 1mm，（每周旋转 1～2 次，每次旋转 1/4 圈），产生约 1000～2000g 的力，在 2～3 个月内逐渐打开腭中缝。可获及 10mm 的开展量（骨、牙各 5mm）。以较慢的速度打开腭中缝，腭中缝组织能较好地适应，近似于生理性反应，且效果两者基本相同，但慢速扩展较快速扩展更稳定。最常采用的方法是 Hyrax 扩弓矫治器（图 3-14-6）和 Hass 扩弓矫治器（图 3-14-7）。

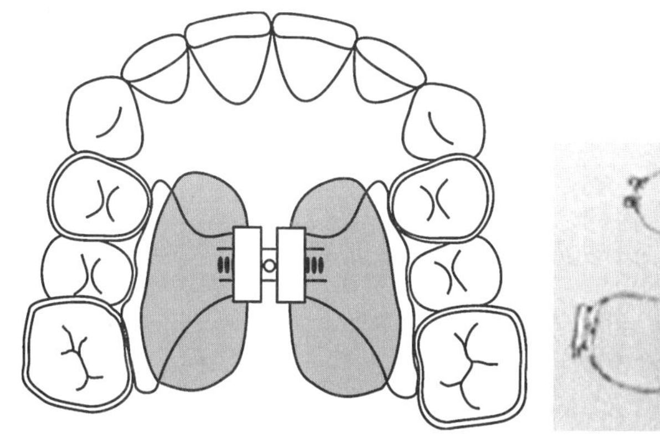
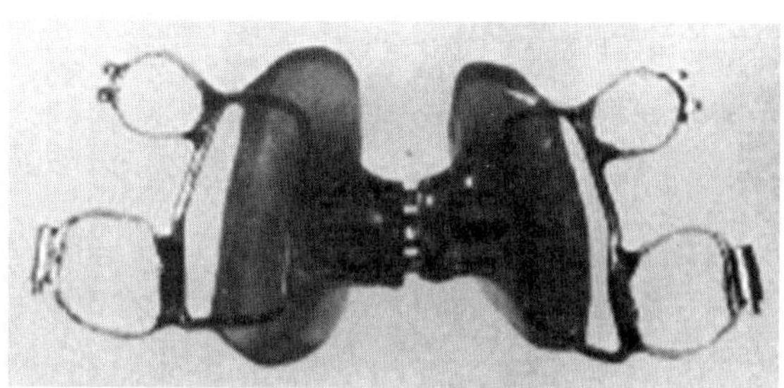

图 3-14-6 Hyrax 扩弓矫治器

（4）推磨牙向远中移动（distal movement of the molars）：适应证为：①上颌牙列轻、中度拥挤；②第二乳磨牙早失导致第一磨牙近中移动，磨牙呈轻远中关系；③上颌结节发育良好，第二恒磨牙未萌，且牙根已形成 1/2，无第三磨牙或拔除的患者；临床上多通过 X 线片显示第三磨牙形态，当第三磨牙形态位置基本正常时，拔除第二磨牙，将来以第三磨牙替位。磨牙远中移动常用的方法有以下几种：

1）Pendulum 矫治器（Pendulum appliance）：即钟摆式矫治器，基本设计为：Nance 腭托增加支抗，及插入远移磨牙舌侧的弹簧（图 3-14-8）。

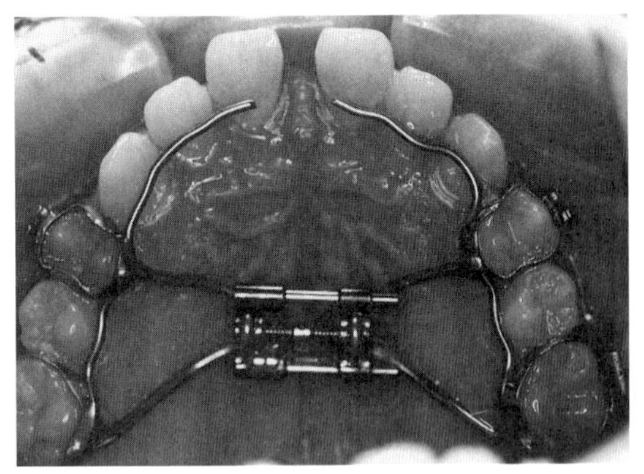
图 3-14-7　Hass 扩弓矫治器

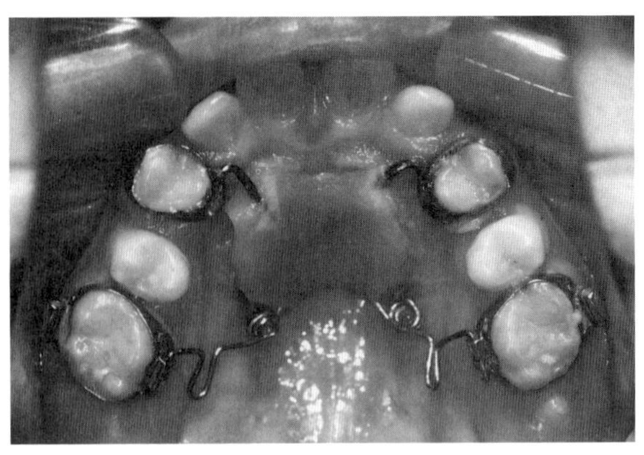
图 3-14-8　Pendulum 矫治器推磨牙向远中

2）Jones Jig 矫治器（Jones Jig appliance）：Nance 腭托增强支抗，0.75mm 颊侧活动臂钢丝，其远中附拉钩以及可自由滑动的近中拉钩，中间为镍钛螺旋弹簧。滑动拉钩在向后与第二前磨牙托槽结扎时压缩螺旋弹簧，产生约 70～150g 磨牙远移的推力，每月复诊一次（图 3-14-9）。

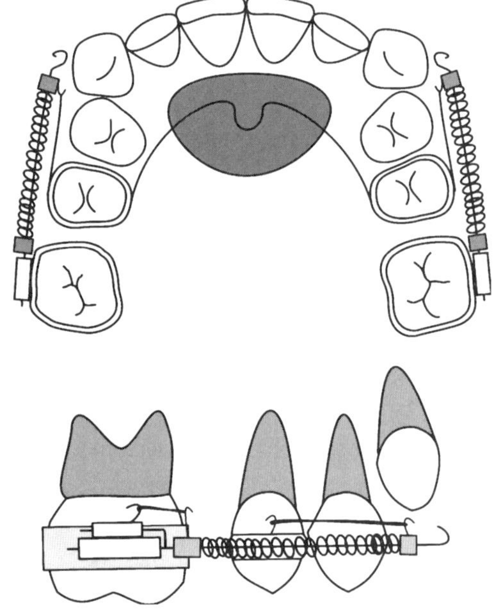
图 3-14-9　Jones Jig 矫治器

3）Distal Jet 矫治器：腭托管上安置滑动的固定锁，其内的滑动弓丝插入磨牙舌侧管，压缩弹簧产生磨牙远中整体移动的推力（图 3-14-10）。

4）Lupoli 矫治器：加力的螺钉焊接在前磨牙和磨牙带环上，压缩腭侧反折钢丝的螺旋产生推力并锁定。患者自行调节螺钉加力；方法为每日 2 次，每次 1/4 圈。优点：磨牙快速整体移动，能控制牙移动方向，基本无支抗丧失，效果稳定（图 3-14-11）。

5）磁斥力远移磨牙：用改良 Nance 腭托增加支抗，1.14mm（0.045 英寸）不锈钢丝形成蛇形曲，曲的近中焊接在第一前磨牙带环唇侧，远中抵住磨牙带环颊面管近中，磁铁被分别用 0.014 英寸结扎丝紧扎固定在磨牙带环牵引钩近中和蛇形曲上，此时磁铁应相互接触产生 225g 起始推力，形成蛇形曲的目的在于随着牙齿的移动，近中磁铁可在曲上向远中滑动，确保磁力的持续和恒定（图 3-14-12）。

6）Ⅱ类牵引推磨牙向远中：上颌弓丝上的滑动钩，并用约 100g Ⅱ类颌间牵引推上磨牙向远中移

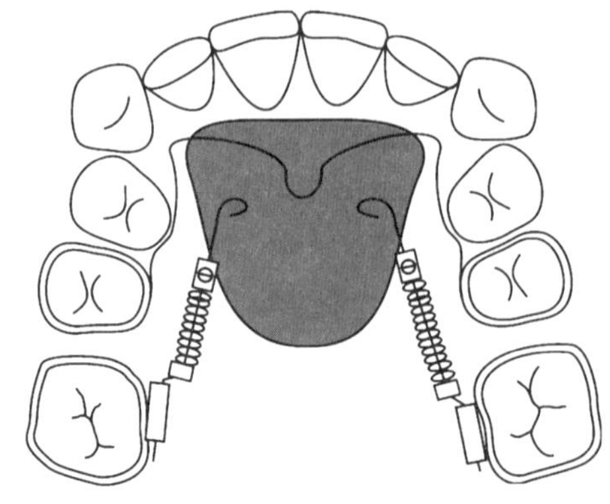
图 3-14-10　Distal Jet 矫治器

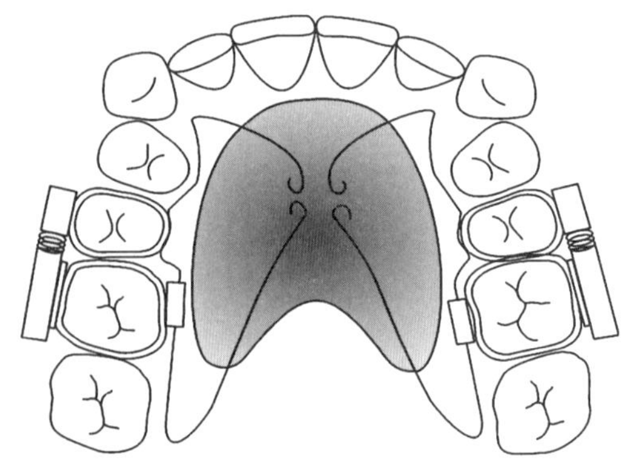
图 3-14-11　Lupoli 矫治器

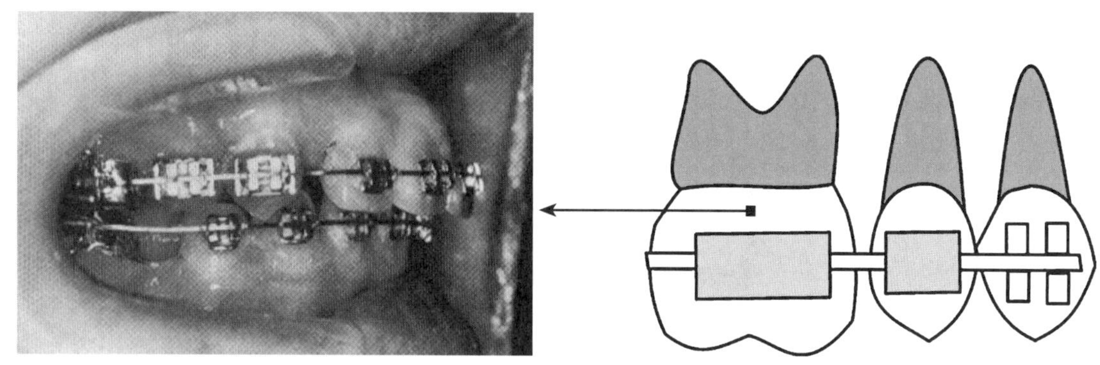

图 3-14-12　磁力矫治器及磁斥力远移磨牙

动，但下颌用与锁槽沟大小密合的方丝弓以防止下切牙唇倾并保持牙弓宽度（图 3-14-13）。

7）螺旋弹簧推磨牙向远中：下颌磨牙因其解剖位置和下颌骨的结构特点，推磨牙向远中较难，其移动量取决于第二、第三磨牙是否存在。某些病例，可照 X 线片，如果$\overline{8}$形态、位置基本正常或$\overline{7}$不能保留，此时可拔除$\overline{7}$以减少磨牙远移阻力，将来以$\overline{8}$替位$\overline{7}$。一般采用固定矫治器的磨牙后倾弯，螺旋弹簧（图 3-14-14），下唇挡等配合Ⅲ类颌间牵引，远移或直立下磨牙，防止下切牙前倾；还可采用 MEAW 技术。

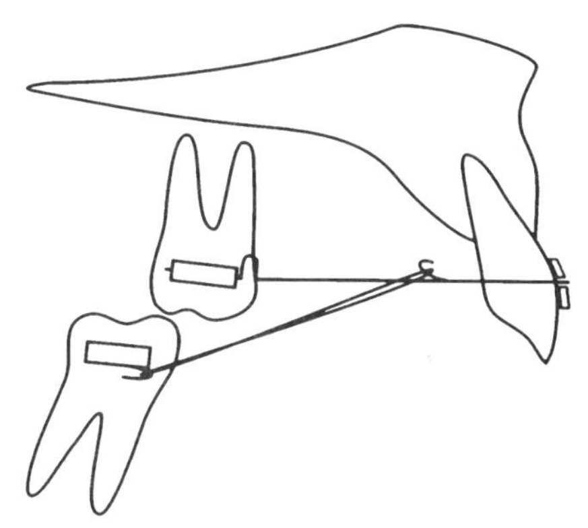

图 3-14-13　Ⅱ类牵引推磨牙向远中

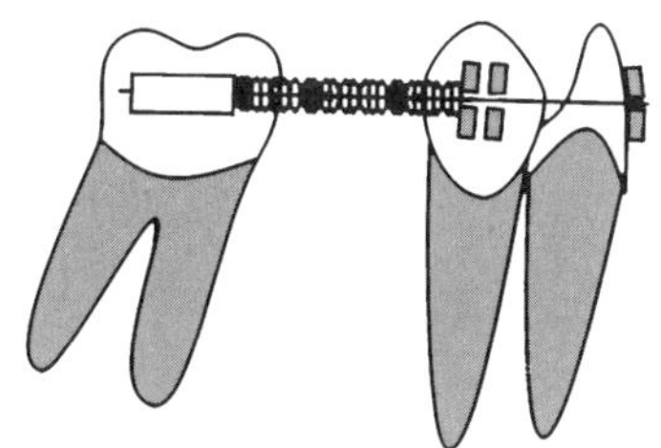

图 3-14-14　螺旋弹簧推磨牙向远中

8）活动矫治器：活动矫治器采用分裂簧或螺旋扩大器推磨牙向远中，其反作用力使切牙唇向移动（图 3-14-15A、B）。

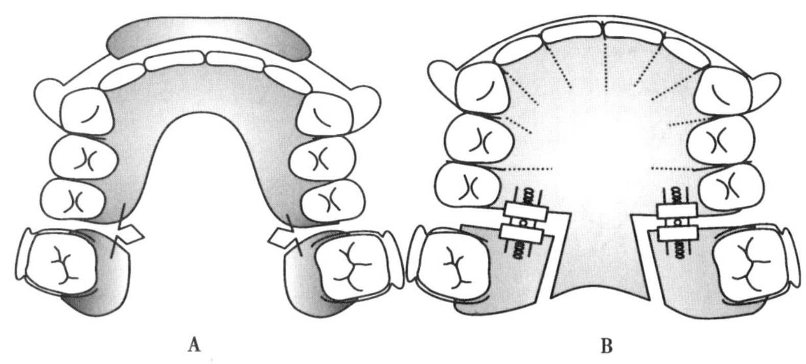

图 3-14-15

A. 分裂簧推磨牙向远中；B. 扩大螺旋簧推磨牙向远中

9）口外弓推磨牙向远中：口外弓附螺旋弹簧配合口外牵引，12～14 小时/天，300g 左右的力推磨牙向远中可获得较多的间隙，但应根据患者的面部垂直向发育调整牵引方向（图 3-14-16）。

10）骨支抗推磨牙向远中：采用骨支抗力系移成人的下颌磨牙向远中，局麻下将微种植体植入下颌支前缘或下颌体（上颌颧牙槽嵴根部、腭部等）种植体与骨发生骨整合效应形成绝对骨支抗单位。如果

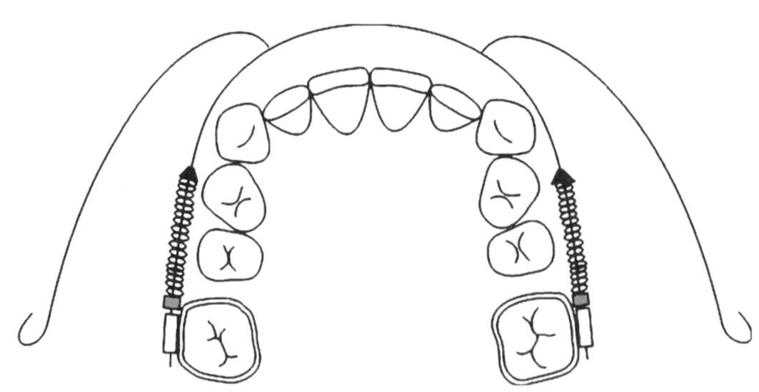

图 3-14-16　口外弓推磨牙

第三磨牙存在应拔除，为磨牙远移提供间隙，采用固定矫治器平整，排齐牙齿后用硬的 0. 018″×0. 025″或 0. 019″×0. 025″不锈钢丝和螺旋弹簧推磨牙向远中，第一前磨牙与种植体紧结扎增强支抗，下颌第一磨牙向远中移动平均约 3. 5mm，最大可达 7. 1mm（图 3-19-6）。

（5）邻面去釉（IPR）：邻面去釉不同于传统的片磨或减径。此法一般是对第一恒磨牙之前的所有牙齿，而不是某一、两个或一组牙齿；邻面去除釉质的厚度仅为 0. 25mm，而不是 1mm 或更多；此外，两者使用的器械和治疗的程序也有区别。牙齿邻面釉质的厚度为 0. 75 ~ 1. 25mm，同时邻面釉质存在正常的生理磨耗，这是邻面去釉法的解剖生理基础。在两个第一恒磨牙之间邻面去釉最多可获得 5 ~6mm 的牙弓间隙。

1）适应证：邻面去釉的适应证要严格掌握。主要针对：①轻中度拥挤，不宜拔牙的低角病例；②牙齿较大或上下牙弓牙齿大小比例失调；③口腔健康，少有龋坏；④成年患者。

2）治疗程序：邻面去釉须遵循正确的程序并规范临床操作。①固定矫治器排齐牙齿，使牙齿之间接触关系正确。②根据拥挤或前突的程度确定去釉的牙数，去釉的顺序从后向前。③使用粗分牙铜丝或开大螺旋弹簧，使牙齿的接触点分开，便于去釉操作；最先分开的牙齿多为第一恒磨牙和第二前磨牙。④使用涡轮弯机头，用细钻去除邻面 0. 2 ~0. 3mm 釉质，再做外形修整，同时对两个牙齿的相邻面去釉；操作时在龈乳头方颊舌向置直径 0. 51mm（0. 020 英寸）的钢丝，保护牙龈和颊、舌软组织，去釉面涂氟。⑤在弓丝上移动螺旋弹簧，将近中牙齿向去釉获得的间隙移动。复诊时近中牙齿的近中接触被分开，重复去釉操作（图 3-14-17）。⑥随着去釉的进行，牙齿逐渐后移，并与支抗牙结扎为一体。整个过程中不用拆除弓丝，当获得足够间隙后前牙能够排齐。⑦整个治疗时间 6 ~12 个月。

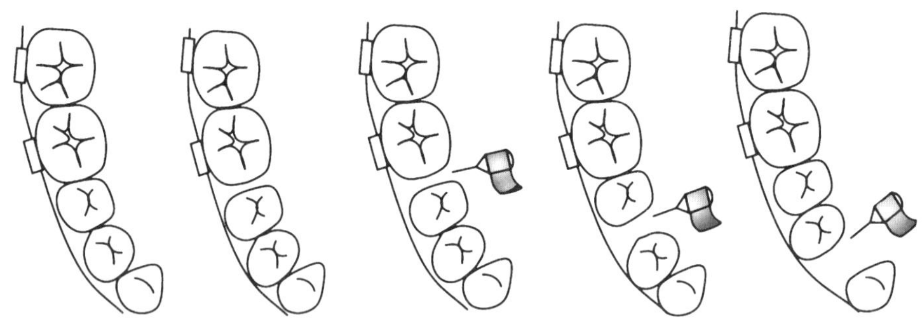

图 3-14-17　邻面去釉

（6）无托槽隐形矫治器（Invisalign）：此种矫治器是 20 世纪开展的一种新的正牙技术，其基本原理是：牙齿移动时经过若干微小阶段才能达到最终位置。在牙移动的每个微小阶段精制一个新的透明塑胶托称排牙器（aligner），患者通过戴一系列排牙器，牙齿通过若干个微小移动，则可达到排齐的目的。

排牙器采用计算机辅助技术，通过扫描患者的研究模型，获得三维图像，通过 tooth shaper 软件、treat 等系列软件处理，得到操作程序化的有效治疗方案并提供有效治疗装置，必要时可进行修改得到最终治疗方案。正畸医师可给患者及家属演示治疗过程，进展和最终治疗结果对牙齿的移动进行直观的三维观察，医患之间进行交流，达到教育，激励增强患者信心的目的。一般而言，患者每 14 天或按医嘱更换一副矫治器,1 个月复诊一次,直到牙齿排齐并进行固位。该方法最适用于轻度拥挤或拥挤的边缘病例通过扩大牙弓排齐拥挤牙。此种矫治器美观、舒适、卫生,深受患者(特别是成人)的欢迎。但是,作为一种新的治疗方法,尚在进一步研究完善中(详见第十二章)。

(三) 拔牙矫治

拔牙问题在诊断设计中是一个十分重要的问题,决定每一个患者是否拔牙,拔多少牙,拔哪些牙,即拔牙设计是否正确,将直接影响矫治效果,而拔牙设计取决于矫治设计的理念。由于早期 X 线头影测量技术尚未引入正畸,对生长发育的认识不足及正畸治疗的对象主要是生长期儿童患者。正畸之父 Angle 主张不拔牙(即保留全口牙齿),以确保矫治后牙齿排列整齐、美观和良好的口腔功能。后来,Tweed 研究证明,矫治时过度扩大牙弓,追求保留全口牙齿,则矫治后导致复发。20 世纪 20 年代 Begg 研究结果表明,原始人由于食物粗糙,牙齿在咬合面及邻面均发生磨耗,与现代人比较,原始成年人的牙列在近远中面磨耗量每侧大致相当一个前磨牙的宽度。而现代人由于食物精细,导致咀嚼功能降低,表现出咀嚼器官不平衡退化,表现出牙量相对大于骨量,所以拔牙矫治逐渐为人们接受,到 20 世纪 70 年代拔牙病例占的百分比很高。20 世纪 80 年代对拔牙病例进行纵向回顾性研究发现,拔牙矫治并不能防止复发,特别是防止下前牙拥挤的复发,以及矫治技术的提高,检查诊断更加先进科学,设计更加严密;对一些有生长潜力的患者,即使有明显拥挤,也常采用不拔牙矫治达到理想的疗效。拔牙矫治还与医师的诊治水平、设计倾向及患者家属的意向有关。尽管如此,拔牙矫治应根据严谨的生理学基础:即咀嚼器官在颌骨、肌肉、牙齿等部位退化的不平衡因素,或口腔不良习惯作用下造成的骨量小于牙量以及不良习惯引起上下牙弓形态、大小或者牙弓与基骨形态、大小失调而造成上前牙前突,并且应严格遵循拔牙的普遍原则及方法。本节就相关问题叙述如下:

1. 拔牙目的　牙列拥挤是最常见的错殆症状,正畸拔牙的主要目的是为解除拥挤和矫治牙弓前突提供足够的间隙,此外,上下牙弓的近远中关系不调,磨牙关系的调整通常也需要用拔牙的方法提供必要的间隙才可能达到目的。单纯牙列拥挤只涉及牙和牙槽,拔牙的主要目的是解除拥挤,是否拔牙主要根据拥挤的严重程度。一般而言,轻度拥挤采用扩大牙弓的方法;中度拥挤(多数)要拔牙,其中可拔牙可不拔牙的边缘病例结合面部软硬组织形态,选择合适的手段,能不拔牙的尽可能不拔牙,重度拥挤通常采用拔牙矫治。复杂拥挤拔牙的目的除消除牙列拥挤外,还要改善上下牙弓之间近远中关系不调和垂直不调,以掩饰颌骨畸形达到全面矫治牙颌畸形的目的。

2. 考虑拔牙的因素　在诊断中通过模型和 X 线头颅侧位片进行全面分析。在决定拔牙方案时应考虑以下因素:

(1) 牙齿拥挤度:每 1mm 的拥挤,需要 1mm 间隙消除。拥挤度越大,拔牙的可能性越大;

(2) 牙弓突度:前突的切牙向舌(腭)侧移动,每内收 1mm,需要 2mm 的牙弓间隙;

(3) Spee 曲线的曲度:前牙深覆殆常伴有过大的 Spee 曲线,为了矫治前牙深覆殆,需使 Spee 曲线变小或整平需要额外间隙;

(4) 支抗设计:是拔牙病例必须考虑的首要问题。在矫治时应根据前牙数量、牙列拥挤量及磨牙关系调整等情况,严格控制磨牙前移量,采用强支抗(即后牙前移应控制在拔牙间隙的 1/4 以内),中度支抗(即矫治中允许后牙前移的距离为拔牙间隙的 1/4 ~1/2,弱支抗至少 1/2 以上)。

(5) 牙弓间宽度不调:上下牙弓间牙量不调或 Bolton 指数不调。在决定拔牙矫治时,除了考虑上述牙-牙槽因素外,面部软硬组织结构,特别是上下颌骨的形态,相互关系及其与牙槽间的协调关系等重要因素也需考虑。因为拔牙矫治既影响牙槽结构,也通过牙槽、牙弓变化影响面颌部的形态及其相互关系。这包括垂直不调和前后不调的程度。

1) 垂直不调:垂直发育过度即高角病例拔牙标准可适当放宽,而垂直发育不足即低角病例拔牙应从严。其原因有三点:①下颌平面与下切牙间的补偿关系:多数高角病例颏部显后缩,治疗时切牙宜直立,使鼻-唇-颏关系协调,轻直立的切牙还可代偿骨骼垂直不调,同时建立合适的切牙间形态和功能关系;反之,多数低角病例颏部前突,切牙应进行代偿性唇倾有利于面型和切牙功能。②拔牙间隙关闭的难易:高角病例咀嚼肌不发达,颌骨的骨密度低,咀嚼力弱;支抗磨牙易前移、伸长,关闭拔牙间隙较容易且磨牙的前移有利于高角病例伴有前牙开骀倾向患者的矫治。相反低角病例咀嚼肌发达，咀嚼力强，骨致密，支抗磨牙不易前移、伸长。主要由前牙远中移动完成拔牙间隙的关闭，而前牙的过度内收不利于前牙深覆骀的矫治。③磨牙位置改变对下颌平面的影响：采用远移磨牙或扩大牙弓的方法排齐牙列时，可造成下颌平面角的开大，这对高角病例的面型和前牙覆骀均产生不利影响，但对低角病例有利。

2）前后不调：面颌部前后不调的程度，对上下颌骨基本正常时常采用对称性拔牙以保持上下颌骨关系的协调。但 Bolton 指数明显不调则可进行非对称性拔牙；当上颌前突或正常，下颌后缩恒牙列早期病例，首先采用功能性矫治器协调上下颌骨关系，然后根据上前牙前突程度，牙列拥挤度及磨牙关系的调整等决定上下颌对称性或非对称拔牙或只拔上颌牙齿；当上颌正常或发育不足（后缩），下颌前突治疗时，可轻度前倾上切牙和舌倾下切牙以代偿Ⅲ类骨骼不调，此时可考虑下颌拔牙，但上颌拔牙要慎重，必要时可拔除第二前磨牙有利于磨牙关系的调整。当上下颌及牙弓均前突可采用上下颌对称性拔除前磨牙以利于内收前牙。此外，拔牙矫治还要考虑上下唇的突度和中线的对称性等。

利用 Kim 拔牙指数即垂直向异常指数（ODI）与前后异常指数（APDI）之和结合上下中切牙间夹角及上下唇的突度的指标决定患者是否拔牙。

$$\text{拔牙指数}=\text{ODI}+\text{APDI}+\frac{|\text{上下中切牙夹角}-130|}{5}-(\text{上下唇突度之和})$$

其中|上下中切牙夹角-130|：表示上下中切牙夹角与 130 之差的绝对值。上唇突度：上唇突点位于审美平面之前为“+”，之后为“-”；下唇突度：下唇突点位于审美平面之前为“+”，之后为“-”，单位为 mm。当拔牙指数>155 时，不拔牙的可能性大（尽可能避免拔牙）；当拔牙指数<155 时，拔牙的可能性较大（见图 2-8-137 ~ 图 2-8-139）。

3. 拔牙部位的选择　对确定需要拔牙的患者，重要的是拔牙部位的选择。此选择主要是从牙齿的健康状况，拔牙后是否有利于牙齿的迅速排齐，间隙的关闭和侧貌观唇是否前突及错骀的类型等考虑。拔牙愈靠前，更有利于前牙拥挤，前突的矫治；拔牙越靠后、后牙前移越多，有利于后牙拥挤的解除和前牙开骀的矫治。一般而言，临床中常采用的拔牙部位首先拔除病牙，然后为第一前磨牙、第二前磨牙、第二磨牙以及第三磨牙等。

（1）拔除$\frac{4|4}{4|4}$或$\frac{4|4}{\ \ |\ \ }$：最适于前牙拥挤或前突，鼻唇角小，唇前突的患者。当拔除第一前磨牙后可提供最大限度的可利用间隙，明显地简化前牙排齐的第一阶段的治疗过程，改善唇部美容效果。同时还能最小量地改变后牙咬合，从而有利于维持后牙弓形的稳定和后牙的正常关系。在矫治设计时，拔牙间隙的利用的预测，估计非常重要，应严格根据患者的牙弓形态，充分考虑选择不同的支抗设计才能达到理想的治疗目标。此外，在关闭拔牙间隙应注意保持牙弓宽度以及尖牙，第二前磨牙的接触和牙根平行，以获得永久稳定的效果。

（2）拔除$\frac{5|5}{5|5}$：对前牙区拥挤或牙弓前突较轻，颜面及唇形较好，不需要改变前牙倾斜度及唇位，但后牙拥挤或磨牙关系需要调整，特别是下颌平面角大的前牙开骀或开骀趋势的患者。此外，第二前磨牙常在形态表现出畸形及阻生错位等必须首先拔除。但是如果牙列拥挤主要表现在前牙区或分布较广泛时，会给治疗带来很大困难，延长疗程。此时必须十分谨慎地设计支抗以防止磨牙前移，间隙丧失。

（3）拔除$\frac{4|4}{5|5}$：适于上前牙拥挤或前突明显，下切牙轻度拥挤或前倾，磨牙呈远中关系，需要调整磨牙关系的患者。

（4）拔除$\frac{5|5}{4|4}$：适于上前牙区拥挤或前突较轻，不需改变上切牙倾斜度和唇倾度，下颌平面角较大的Ⅲ类患者。

（5）拔除第二恒磨牙：对单纯拥挤的患者很少选择拔除第二恒磨牙。但是，有时为了简化疗程和达到更好的治疗效果也可选择拔除该牙。如上牙唇倾前突，但侧貌正常或上颌及上牙弓前突，但下颌基本正常，或因第二乳磨牙早失，造成第一磨牙近中移位导致磨牙关系异常，而第二磨牙已经建骀，或前牙轻度拥挤伴开骀以及开骀趋势高角病例可以选择拔除该牙矫治开骀。但一般而言，由于拔除第二磨牙间隙远离需矫治的拥挤部位，同时，也使第三磨牙的萌出变得复杂，造成在第三磨牙萌出后还需进行再次矫治，因此使疗程延长。但对后牙弓发育差，第三磨牙严重阻生的患者，由于拔除第二磨牙后，有助于第三磨牙的替位萌出，因此可选择拔除二磨牙。但此时第三磨牙形态，位置正常，以便将来替位萌出。如果第三磨牙先天缺失，原则禁忌拔除第二恒磨牙。

(6) 拔除下切牙：适于单纯下切牙拥挤，拔 1 个下切牙可达到迅速排齐和稳定的结果。也适于上下前牙 Bolton 指数不调，例如上颌侧切牙过小，下前牙量过大，拔除 1 个下切牙，有利于建立前牙覆骀覆盖关系并保持稳定结果。

(7) 其他：在拔牙矫治的病例中，临床上大多采用对称性拔牙，但也可由于一些牙的畸形，严重错位，龋坏、牙周病、骀障碍等必须首先拔除丧失功能的病牙。此外，在单纯拥挤治疗中除非第一恒磨牙严重龋坏外，通常严禁拔除第一恒磨牙，特别是决不能考虑对称性拔牙而拔除对侧第一恒磨牙，因为从生理功能、疗程和治疗难度、结果都不能这样选择。上颌中切牙严重弯根，骨内横位阻生压迫邻牙根或外伤折断线在龈下 1/3 以上无法保留者可拔除，上中切牙拔除后，可利用拔牙间隙解除拥挤，或以侧切牙近中移位并修复为中切牙外形，同时应以尖牙前移代替侧切牙并改形；对于侧切牙完全腭侧错位，尖牙与中切牙相邻已无间隙，或侧切牙呈锥形、严重错位，且上中线可接受者，可拔除锥形侧切牙，以尖牙近中移动代替侧切牙，可以简化疗程；第三磨牙与下切牙的拥挤有无关系尚存争议，所以第三磨牙的拔除与否，不应它是否引起牙列拥挤而决定，而应以它是否成为“病原牙”为依据。

(四) 复杂拥挤的矫治

对复杂拥挤的治疗，包括伴Ⅱ类、Ⅲ类错骀畸形，唇腭裂、成人及骨性畸形的治疗详见以后章节。此时拔牙的目的除解除牙列拥挤外，还要改善上下牙弓之间前后向关系、横向关系和垂直关系不调，以掩饰颌骨畸形，因此正确选择拔牙部位特别重要，除上述单纯拥挤中拔牙考虑外，还必须结合对其他畸形的矫治设计。例如对伴Ⅱ类上颌前突的拥挤病例，当仅在下牙弓存在拥挤时，可拔除上颌第二磨牙和下颌第一前磨牙(但此时必须有形态及位置正常的上颌第三磨牙牙胚存在)，这样既有利于推上颌牙列向远中，也有利于下颌拥挤的矫治；而当下颌无拥挤，仅上颌前突伴拥挤时，则考虑只拔除上颌第一前磨牙，可在矫治上颌拥挤的同时，则上切牙代偿后移，以解除上颌前突畸形。在伴有其他牙颌畸形的复杂拥挤中，牙列拥挤的矫治，应在治疗第一阶段进行。与常规正畸步骤一样，随着拥挤的解除，应进一步精确地控制间隙的关闭，平行牙根，转矩牙轴，建立稳定的咬合关系，最后达到全面矫治牙颌畸形的目的。

第二节　双颌前突的矫治

一、双颌前突的病因

病因尚不清楚，一般认为与遗传有关系。唇肌张力不足及口呼吸也是重要病因，此外，与饮食习惯有些联系，例如长期吮吸海螺等壳类、吮吸某些有核小水果，如桂圆、荔枝、杨梅等。南方沿海地区发病率较高。此类畸形还常伴有吮颊、异常吞咽等不良习惯。伸舌吞咽习惯对垂直生长型可至开骀，而对水平生长型则可致双牙弓前突。

双颌前突也是临床常见的牙颌畸形之一。双颌前突可为双颌骨(上、下颌骨)的前突(bimaxillary prognathism)或双牙-牙槽骨的前突(bimaxllary dental protrusion)，前者较少见，但在临床中，通常均将其统称为双颌前突(bimaxillary protrusion)。双颌前突畸形(双颌牙-牙槽的前突)可视为牙量-骨量不调，即前牙拥挤的一种代偿性前突排列形态，磨牙关系多为Ⅰ类关系，但也有Ⅱ类、Ⅲ类关系者。本文仅讨论磨牙为Ⅰ类关系的临床问题。

二、双颌前突的诊断

双颌前突患者表现为明面的凸面型，上下颌骨或牙槽骨前突，上下前牙唇倾，唇肌松弛，闭唇困难。头影测量显示:∠SNA 与∠SNB 均大于正常值(上、下颌前突者),上下前牙唇倾,上下切牙间角小于正常值。但是,上、下颌骨的正常前突具有明显种族差异,通常黑种人比黄种人显突,而黄种人又比白种人显突,我国广东一带的人具有典型的凸面型。因此,在进行双颌前突的诊断时,应根据国人的标准进行头测量分析,并充分考虑种族、年龄、面型及唇形的特征,不可盲目沿用西方人的标准。双颌牙-牙槽前突可单独存在,也可在骨性双颌前突中存在,诊断一般容易,X 线头测量分析可提供上、下牙倾斜前突的定量信息。

三、双颌前突的矫治

即时消除不良习惯,进行唇肌训练,必要时使用矫治器矫治。

(一) 双颌骨前突的治疗

对上、下颌骨前突患者的治疗,在恒牙列早期多采用牙代偿以掩饰骨前突的方法,通常在上下颌同时对称拔牙(多为第一前磨牙),缩短上下前段牙弓(内收上下前牙)以掩饰骨骼发育异常。治疗的手段是采用固定矫治器,因为它不仅能有效控制前牙的后退,牙根的平行,还能通过切牙转矩有效地改善牙槽部的前突状态。通常对轻、中度患者,单独用固定正畸治疗多能获得较好的效果及满意的面型改善。对较严重病例,从牙的代偿上可获得很满意的咬合关系,但面容的改善常常不足,而对于更严重的患者及具有明显遗传倾向的病例,则应待成年后考虑外科-正畸的方法,例如局部截骨术(segmental osteotomy)等进行矫治,那时,正畸治疗的目的是改善牙齿美观及咬合,而外科则矫治其骨骼的畸形及改善侧貌,最终达到完美的效果(图 3-14-18)。

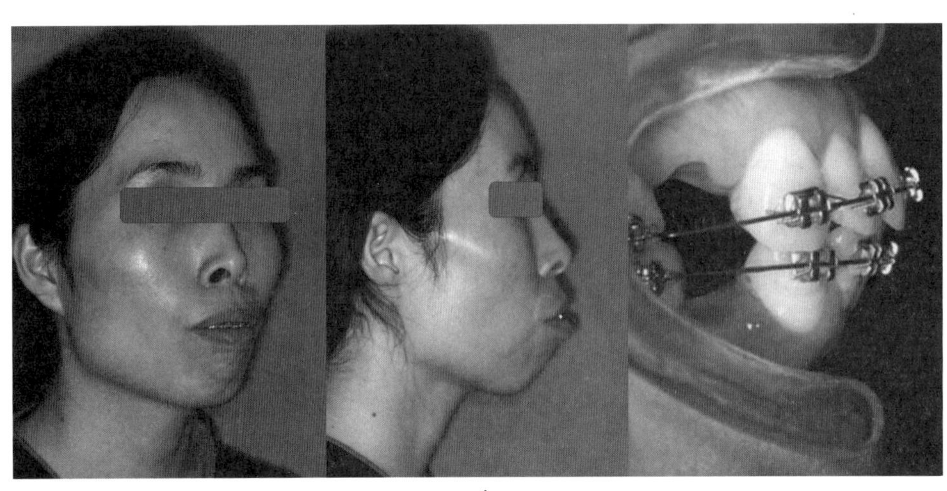

A

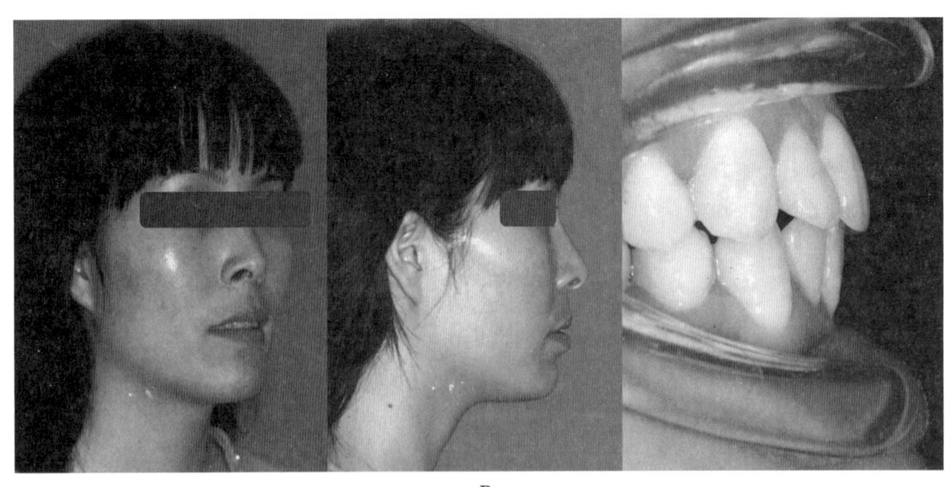

B

图 3-14-18　双颌前突的正颌治疗

A. 术前;B. 术后

（二）双颌牙-牙槽前突的治疗

恒牙列早期上下颌的牙-牙槽前突患者的治疗，除早期应消除不良习惯，训练唇肌外，主要采用固定矫治器矫治。此时，前牙舌向移动是治疗其病因而不是代偿，因此效果更佳。

1. 扩大牙弓内收前牙　对轻度双颌牙-牙槽前突伴牙弓狭窄的患者采用扩大上下牙弓（必要时配合减径，或邻面去釉法），利用间隙内收前牙（详见扩弓矫治牙列拥挤的方法相关内容）。

2. 拔牙矫治　可参考第八章 Tweed 法矫治双牙弓前突的标准程式。对中、重度双颌前突采用拔$\frac{4|4}{4|4}$用固定矫治器治疗双颌牙前突，其常规步骤如下：

（1）拔除$\frac{4|4}{4|4}$，以利前牙舌向内收；

（2）支抗设计多应考虑中等及最大支抗设计，即在上颌采用口外支抗或口内支抗（如 Nance 腭托，腭杠以及弓丝支抗弯曲等），也可延迟拔除$\underline{4|4}$，待下尖牙到位后再拔除，以利于在牵引中保持后牙Ⅰ类关系的稳定；

（3）下牙弓作后牙支抗弯曲，用Ⅲ类牵引先移动下尖牙向远中到位后，将其与下后牙连续结扎成一个支抗整体；

（4）待下尖牙到位后，再移动上尖牙向远中。尖牙到位后将其与上后牙连续结扎成一个支抗整体；

（5）关闭下前牙间隙，用Ⅲ类牵引切牙向后关闭切牙远中间隙；

（6）关闭上前牙间隙，用Ⅱ类牵引向后关闭上切牙远中间隙；

（7）调整上下牙弓关系及咬合、关闭剩余间隙，达到理想弓；

（8）保持。

对双颌牙前突伴有拥挤或Ⅱ类畸形或Ⅲ类畸形病例的治疗。在矫治设计中除按上述方法消除前牙前突外，还要同时考虑拥挤及磨牙关系的矫治。此时，除注意拔牙部位的选择外，更应考虑支抗的设计及牵引力的使用，使其能充分利用拔牙间隙，达到同时矫治拥挤及牙颌前后关系不调等畸形的目的。矫治方法可参考拥挤，Ⅱ类及Ⅲ类各种畸形矫治方法进行。

第三节　牙列间隙的矫治

牙列间隙（spacing）是指牙与牙之间有空隙为特征的一类错殆畸形。由于除先天性多数牙缺失及一些先天综合征外，大多数牙列间隙患者多表现为后牙Ⅰ类磨牙关系，故归入本章讨论。牙列间隙的机制多为牙齿的大小与牙弓及颌骨大小不调，即牙齿的总宽度小于牙弓的总长度，牙排列稀疏、牙间形成间隙，间隙的位置、数目、大小，视形成因素而异。

一、牙列间隙的病因

（一）遗传因素

遗传因素导致的牙间隙，常见于颌骨发育过大或牙体过小畸形，个别牙过小如上侧切牙锥形，形成局部间隙（多数牙过小形成全牙列间隙），个别患者造成骨量明显大于牙量，表现为全牙列间隙。此外，由于肢端肥大症等全身疾病所致的颌骨发育过度，也可形成散在性小间隙。

（二）不良习惯

因舔牙、吮吸拇指、咬唇等所致的牙间隙多表现为前牙唇倾，前牙间散在间隙，前牙深覆殆、深覆盖。

（三）舌体过大和功能异常

舌体过大（如巨舌症）和功能异常，作用于牙弓内侧的舌肌力大于牙弓外侧的口周肌的功能作用力，从而形成牙列间隙。

（四）先天性缺牙

因缺牙部位不同，临床表现也不同。先天性缺牙部位以上颌侧切牙、下切牙、前磨牙多见。切牙先天缺失导致邻牙移位，可见中线偏斜。如果上切牙先天缺失，前牙可出现浅覆盖或对刃殆关系。下切牙先天缺失时，常见局部邻牙移位，出现局部较大间隙，前牙深覆𬌗、深覆盖。

（五）拔牙后未及时修复

因龋齿、外伤、牙周病等原因拔除后，未及时修复，则出现邻牙移位，倾斜及对𬌗牙伸长，从而出现间隙及𬌗紊乱。

（六）牙周组织疾病

因牙周病所致间隙表现为前牙唇倾，前牙散在间隙。此外，唇系带异常、多生牙拔除、恒牙阻生等也可出现间隙。牙列间隙影响美观，是造成食物嵌塞、损伤牙周组织引起牙周病。

二、牙列间隙的诊断

一般而言，临床上可以把牙列间隙分为中切牙间间隙和牙列间隙，以便于在矫治中制订正确矫治计划。

诊断时，首先要注意牙齿的数目，其次是牙齿的大小、形态、先天性缺牙、阻生牙、多生牙，颌骨发育过大，判明造成牙间隙的不良习惯等，计测出牙列间隙的总量对矫治的设计和预后估计是十分重要的。其方法为：

（一）直接测量法

间隙较大或集中时，可用双脚规或游标卡尺直接测量各间隙的大小，并求其总和。

（二）间接测量法

间隙小或分散，例如3|3散在牙间隙，可用软铜丝，从尖牙的远中触点开始，沿尖牙尖及切牙切嵴，至对侧尖牙远中触点止，弯成一弧形，然后拉直此丝，测量其长度，即3|3牙弓的长度。再分别测量3|3各牙牙冠宽度总量，两者之差即牙间隙总量。

三、牙列间隙的矫治

矫治原则：去除病因，即破除不良习惯，舌体过大导致的间隙，必要时做舌部分切除术。增加牙量或减小骨量：增加牙量是指集中间隙修复，但应遵循美观、咬合接触好的原则；减少骨量是指减小牙弓长度关闭间隙。在临床矫治设计中究竟是采用集中间隙修复或关闭间隙，要根据缺牙数患者的年龄，形成间隙的原因，间隙所在部位与𬌗关系和患者及家属协商决定。

（一）中切牙间间隙的关闭

临床中，因中切牙间多生牙，唇系带纤维组织粗壮，附丽纤维过多嵌入切牙间而导致中切牙间隙的患者多见。一般在混合牙列进行治疗，但恒牙列早期就诊者也较多。对多生牙所致间隙的治疗原则及方法如后述（见多生牙）而对系带异常所致的中切牙间隙则必须适时结合外科系带矫治术。应当注意，仅通过手术使中切牙间隙自动关闭的观点是错误的。相反，由于手术后瘢痕的形成，将使中切牙间隙关闭更难。

最好的方法，是在系带矫治手术前（或手术后立即进行）排齐牙齿及关闭间隙治疗。常采用中切牙托槽间弹簧关闭法、局部弓丝加橡皮圈牵引滑动关闭法及磁力关闭法（图3-14-19～图3-14-21）。一般而言，若中切牙间隙小，在手术前就可以将间隙完全关闭；如果间隙大，而且系带粗壮附着位置低，间隙关闭困难，则应在正畸治疗中（剩小量间隙时）施行手术，术后立即继续进行正畸关闭间隙，这样完全关闭剩余间隙与伤口愈合同时完成，将能使不可避免的手术瘢痕稳定在牙齿的正确位置内，才不会产生关闭障碍和复发。

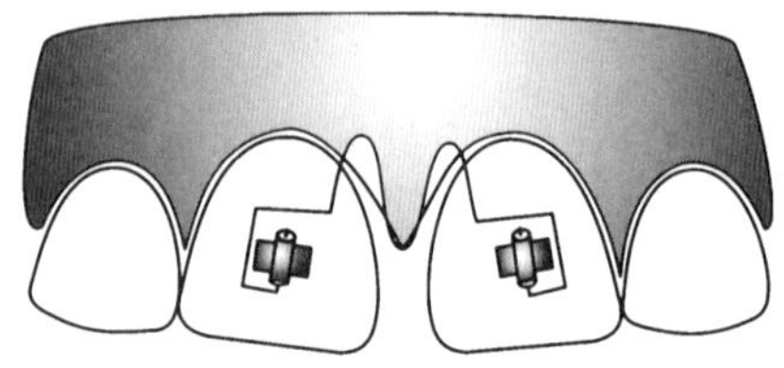

图3-14-19　弹簧关闭中切牙间隙

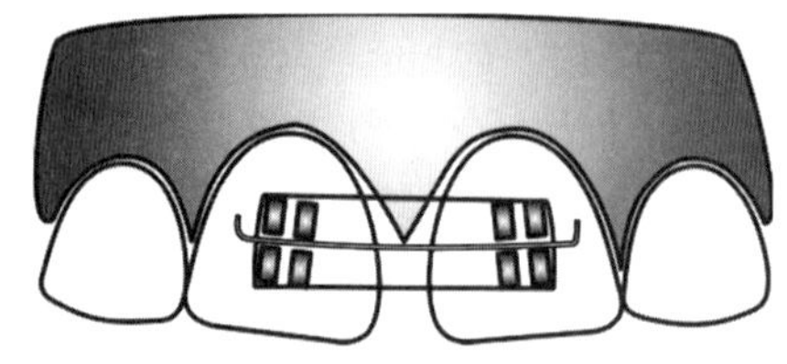

图3-14-20　橡皮圈牵引关闭中切牙间隙

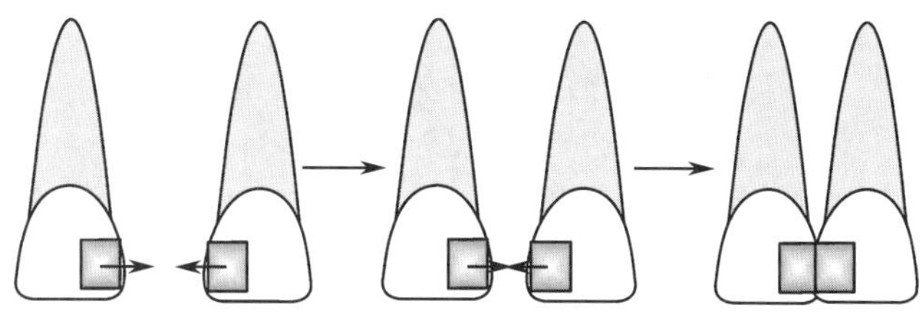

图 3-14-21　磁力关闭中切牙间隙

应当注意，系带矫治手术的关键是牙间纤维组织的切除，并不需要将系带本身组织大量切除，只需做一简单切口，并深入中切牙间隙区，仔细切除与骨连接的纤维，然后精细地缝合，就完全能达到预定的治疗目的。此外，中切牙间隙关闭后大多有复发趋势，因此建议用嵴上韧带环切术（circumferential supracrestal fibretomy，CSF），或嵴间韧带切断术，以及舌侧丝黏着固定进行长期的保持（见图 2-8-87，图 2-8-88）。

（二）牙列间隙的矫治

1. 缩小牙弓关闭间隙　若前牙间隙，牙弓又需要缩短的患者，可内收前牙关闭间隙。若同时存在深覆殆，深覆盖应在内收前牙间隙时打开咬合。内收前牙可用活动矫治器的双曲唇弓加力，若存在深覆殆，可在活动矫治器舌侧加平面导板，先矫治深覆殆，然后再内收前牙关闭间隙。如需要矫治不良习惯，可在活动矫治器上附舌屏，舌刺或唇挡丝。若关闭间隙需要牙齿进行整体移动或需要调整磨牙关系，采用固定矫治器通过间隙关闭曲或牙齿沿弓丝滑动缩小牙弓，关闭间隙并配合颌间牵引矫治后牙关系。

对上下前牙散在间隙需关闭的病例，一般应先关闭下颌间隙后，再关闭上颌间隙，同时应充分估计间隙关闭后的覆殆、覆盖关系，必要时压低切牙。此处，还应随时注意保持磨牙的正常殆关系。当间隙关闭后，保持十分重要，应按保持的要求戴用，调改咬合，才能防止畸形的复发（图 3-14-22）。

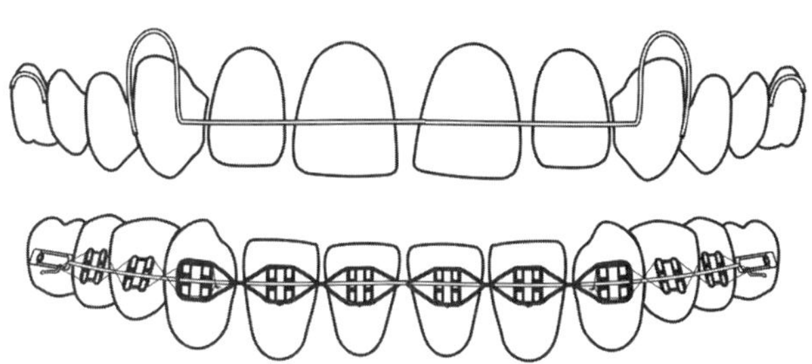

图 3-14-22　上颌用活动矫治器唇弓和下颌用固定矫治器橡皮圈关闭间隙

2. 集中间隙修复或自体牙移植　当牙弓长度正常牙齿总宽度不足（例如先天性缺牙、拔牙后及牙体过小）导致的牙间隙，则应集中间隙采用修复（例如义齿、冠桥、种植）或自体牙移植的方法。在进行矫治设计时，应根据间隙分布、牙体形状、咬合关系等决定修复或自体移植的部位和牙齿移动的方向，应尽可能不影响上牙弓中线，并保持对称关系。在下牙弓可不必考虑中线，主要考虑有利于咬合关系和修复或自体移植。临床上集中间隙多采用固定矫治器，因为多数病例常见邻牙倾斜移位，对殆牙伸长，前牙深覆殆等问题。此外，邻牙应竖直，移动牙牙根应平行，正畸治疗中对缺失牙较多的病例，很难获得支抗，可采用微种植体支抗法，或者固定矫治器与活动矫治器联合应用的方法，即在活动矫治器上设计后牙义齿，使前牙深覆殆打开，以便在下前牙上黏着托槽。同时有义齿的活动矫治器可增加后牙支抗，防止关闭间隙时后牙近中倾斜移动，矫治结束尽快处理间隙。这样既可恢复功能和美观，又可保持矫治效果。

第四节　开𬌗的矫治

开𬌗(open bite)系牙-牙槽或颌骨垂直向发育异常。临床上主要指表现为前牙-牙槽或颌骨高度发育不足,后牙-牙槽或颌骨高度发育过度,或两者皆有的前牙开𬌗;前牙开𬌗常伴有长度、宽度不调,神经肌功能异常。临床中表现为在正中𬌗位及下颌功能运动时前牙及部分后牙均无𬌗接触。此类畸形常伴有形态、功能及面容障碍,直接影响患者的心理状态,甚至影响未来的职业选择。因此,及时地预防、诊断及治疗开𬌗具有深远的社会意义。开𬌗在人群中的发病率约为6%,是正畸临床中常见的一类复杂且治疗后易复发的一类畸形。

一、开𬌗的病因

(一) 遗传

开𬌗病因为多因素综合作用的结果。目前对遗传导致开𬌗的畸形,学者们尚有争论,尚待进一步研究。但是在临床上,不能忽视遗传因素在开𬌗形成的作用,包括以下方面:

1. 遗传因素　常为多基因遗传。许多学者对开𬌗的遗传学研究发现,有的开𬌗患者有家族性开𬌗趋势,头影测量表明,其颅面结构相似。有的患者在生长发育过程中,上颌骨前部向上旋转,下颌向下后旋转的不利生长型,可能与遗传有关。

2. 遗传病

(1) 常染色体畸变:如先天愚型,先天性的卵巢发育不全综合征常伴有开𬌗畸形。

(2) 基因突变:如锁骨颅骨发育不全症,抗维生素D性佝偻病患者常伴开𬌗畸形。

(3) 多基因遗传病:如大多致唇腭裂患者的牙槽裂区呈开𬌗畸形。

(二) 口腔不良习惯

长期口腔不良习惯(oral habits)造成开𬌗患者约占造成开𬌗总病因68.7%。其中,吐舌习惯占43.3%。舌的大小姿势和舌肌功能是形成前牙开𬌗的重要因素,其形成的前牙开𬌗间隙呈梭形,与舌的形态一致。此外,吮拇、吮指习惯占10.1%,伸舌吞咽、咬唇、咬物、口呼吸等肌功能异常均可造成前牙开𬌗。开𬌗导致口唇闭合障碍,从而形成代偿性舌过大。

(三) 末端区磨牙位置异常

常见末端区后牙萌出过度及后牙区牙槽骨垂直间发育过度。多见于下颌第三磨牙前倾或水平阻生,其萌出力推下颌第二磨牙向𬌗方,使其𬌗平面升高而将其余牙支开,若患者同时伴有舌习惯,则可形成广泛性开𬌗。

(四) 佝偻病

严重佝偻病患儿由于骨质疏松,在下颌升降肌群的作用下使其下颌骨发育异常,形成仅少数后牙接触的广泛性开𬌗。

(五) 颞下颌关节疾病

髁突良性肥大、外伤等所致的关节疾病改变正在生长发育的髁突及下颌骨生长的进程和方向,从而导致开𬌗。

(六) 医源性开𬌗

临床中由于对畸形的诊断,矫治计划或矫治力的使用等不当,造成支抗丧失,后牙伸长前倾等造成开𬌗。

(七) 内分泌疾病

甲状腺功能不全者常呈张口姿势,舌大而厚并伴伸舌习惯形成开𬌗。垂体疾病,儿童在骨骺未融合之前垂体分泌生长激素过多形成垂体性舌巨大畸形,因而造成开𬌗和牙间隙。在骨骺融和之后发生肢端肥大症。

二、开殆的诊断

开殆是一笼统的临床现象，此类畸形除开殆外，还有其他表现不一的临床特征，为了更好地分析畸形产生的原因和形成机制，制订出合理的矫治计划，进行有效的治疗，必须对开殆分类。前牙开殆有很多种分类法，本章仅介绍临床中常用的分类法。

（一）按开殆形成的病因和机制分类

1. 功能性开殆　由口腔不良习惯如舌习惯、吮指等造成的开殆。主要发生在乳牙列和混合牙列期。

2. 牙-牙槽性开殆　牙-牙槽性开殆，在临床上较为常见，多因长期不良习惯产生的压力限制了前牙-牙槽正常生长发育，从而导致前牙开殆。一般面型，骨骼基本正常。

3. 骨性开殆　骨性开殆可由于颌骨垂直发育异常，颌骨旋转等因素造成，开殆常导致唇舌肌功能异常以适应骨骼发育的异常，此时口腔不良习惯是这些发育异常的结果而并非病因。骨性开殆可分为：

（1）骨性Ⅰ类开殆：患者表现为开殆，颌骨在矢状向为正常的Ⅰ类关系；

（2）骨性Ⅱ类开殆：患者表现为开殆，颌骨在矢状向为Ⅱ类关系；

（3）骨性Ⅲ类开殆：患者表现为开殆，颌骨在矢状向为Ⅲ类关系。

（二）Angle 分类

1. Angle Ⅰ类开殆　上下颌第一磨牙为中性殆关系，前牙开殆。

2. Angle Ⅱ类开殆　上下第一磨牙远中殆关系，前牙开殆。

3. Angle Ⅲ类开殆　上下颌第一磨牙为近中关系，前牙开殆。

（三）垂直向开殆分度

正中殆位时，上、下前牙切缘之间在垂直向存在的间隙，分为三度：Ⅰ度：间隙<3.0mm，Ⅱ度：间隙在3～5.0mm，Ⅲ度：间隙>5.0mm。

（四）诊断

开殆的形态改变取决于后下面高的大小并反映在下颌支、下颌角及下颌高度的改变。

1. 功能性开殆　主要与口腔不良习惯紧密相关，常见于乳牙列及混合牙列早期。

2. 牙-牙槽性开殆　此型开殆系指牙-牙槽垂直关系异常，即前牙萌出不足，前牙槽高度发育不足或（和）后牙萌出过度，后牙槽高度发育过度，颌骨发育基本正常，面部无明显畸形。

3. 骨性开殆　主要表现为下颌骨发育异常，下颌支短，下颌角大，角前切迹明显，下颌平面角（FH-MP）大，PP、OP、MP 三平面离散度大，Y 轴角大，下颌呈顺时针旋转生长型，前上面高/前下面高<0.71，S-Go/-N-Me<62%，面下 1/3 过长，严重者呈长面综合征。上牙弓狭窄，后牙槽高大，可能伴有上下前牙及牙槽高度代偿性增长，常有升颌肌功能活动低下，甚至出现肌功能紊乱。侧貌可显示为正常面型、凹面型或长面型，这是骨骼近远中不调所致。

临床上将牙颌畸形垂直向异常指数（ODI）、前面高比等作为诊断有无前牙开殆及开殆趋势较好的指标（详见第八章第二节多曲方丝弓技术相关内容）。对国人而言，当 ODI 72.8°时，表现为开殆或具有开殆趋势。ODI 越小，骨性开殆的可能性越大。乳牙开殆的特征为：ODI、ANB 角均小，下颌支（Ar-Go）短，其中 ODI 是一敏感的指征有助于诊断开殆趋势，以达到早期诊断，早期治疗的目的。临床中评价开殆患者的预后对此类患者是选择正畸治疗或正颌外科非常重要。除考虑畸形的严重程度，年龄、生长发育状态和生长潜力，结合医师的水平及患者的要求外，可采用面高指数（ANS-Me/N-Me<0.57，指数愈小，预后越差），下颌平面角（FH-MP 在 16°～18°时，正畸治疗效果很好，在 28°～30°疗效欠佳；在 32°～35°效果不肯定，大于 35°效果差）；1-MP 角等于或大于 89.5°时常常选择正畸治疗。对年龄较大，生长发育基本停止，下颌角前迹较深，1-MP 角较小，颏部前突的前牙骨性开殆病例多采用正颌外科矫治。

三、开殆的矫治

前牙开殆特别是骨性开殆的治疗和保持是最困难的正畸问题之一。因为许多患者不仅有牙-牙槽或颌骨异常，还伴有神经肌肉的异常。一般认为牙-牙槽型开殆比骨性开殆容易治疗，预后也好。矫治开𬌗的原则是找出病因,并尽可能抑制或消除,根据开𬌗形成的机制,对患者前牙及后牙-牙槽骨进行垂直向调控是成功治疗的关键。同时肌功能训练是非常重要的辅助手段,可达到消除或改善开𬌗,稳定疗效的目的。

(一) 功能性及牙性开𬌗的矫治

这类开𬌗主要由不良习惯引起。特别是舌肌功能异常所致的伸舌吞咽、吐舌习惯及肌功能异常所导致开𬌗。首先判明和消除局部因素,从7～9岁80%的儿童可自行关闭开𬌗,进行肌功能训练,关闭开𬌗间隙。

1. 医疗教育　首先对患儿及家属说服教育,说明不良习惯的危害性,请家长、老师监督提醒儿童戒除不良习惯。

2. 治疗与开𬌗发生有关的疾病　治疗扁桃体炎、鼻炎、腺样增殖(adenoid)、舌系带异常、巨舌症、关节病等相关的疾病。

3. 矫治器破除不良习惯　对舌习惯、舌位置异常、伸舌吞咽等不良习惯的儿童戴用带有舌刺(舌屏、腭网)的矫治器,咬唇习惯的儿童戴用唇挡,年幼患者一般在破除不良习惯后,上下切牙可自行生长萌出关闭开𬌗间隙。

4. 肌功能训练　颅面形态受咀嚼肌大小、形态和功能的影响,提下颌肌影响面部的宽度和高度,被拉长的肌肉可辅助矫治开𬌗。因此,开𬌗儿童进行咀嚼肌训练,可导致颌骨形态发生改变,下颌明显自旋。所以肌功能训练是改善口腔周围肌肉异常功能,利用口腔周围的肌力来改善开𬌗,稳定效果十分重要的手段。

(1) 口腔周围肌肉功能异常:在做肌功能训练时,必须判明患者在吞咽及姿势位时各肌肉异常状态。例如舌异常的患者,在吞咽时舌向前伸出,在安静时舌位于上下前牙之间。

(2) 咀嚼肌异常:伸舌吞咽时舌位于上下前牙之间,所以,在吞咽时不能保证下颌在咬合位,因此,咀嚼肌力逐渐减弱,口不闭合,口轮匝肌肌力常常较弱。

(3) 肌肉训练方法:异常的肌功能大多是无意识状态下发生的,并反复持久地存在,要去除很困难,若患者不合作,训练不会获得成功。所以,让患者充分了解训练的目的,认识到目前异常肌肉状态及其危害性,以激发患者产生改变这种异常功能的愿望后,再教患者肌肉处于何种状态才是正常的,而且必须开始正确的训练。①舌训练:教患者学会舌摆在正确的位置并能进行正确运动,例如正确吞咽及在语言、吞咽和休息时使其舌放在正确位置和正常运动并养成习惯。但有的病例,舌已适应了牙齿的位置并行使相应功能。此时,则首先矫治开𬌗后,再进行肌功能训练(如在腭盖处放置口香糖,然后用舌将其压贴压开,并保持舌在此位置进行吞咽的训练方法)以保持疗效。②咀嚼肌训练主要指颞肌、咬肌的强化训练。儿童学咬软糖,每天咬5次,每次1分钟。青少年及成人尽可能做紧咬牙,并做大张闭口运动或做正常吞咽动作时紧咬牙(chenching exercise),使咀嚼肌伸长、强壮以达到治疗和防止开𬌗复发的目的。③口轮匝肌的训练、肌功能训练的方法可参见第十二章内容。

5. 矫治器治疗　单纯采用上述方法已难以矫治已形成的开𬌗畸形,并且这种开𬌗间隙反过来可导致不良习惯的加重。所以,应尽早关闭开𬌗,阻断其开𬌗和不良习惯的恶性循环。在临床治疗中,牙性前牙开𬌗矫治比较容易,多采用固定矫治器治疗(特别是MEAW技术),在上下牙列黏着托槽,用上下协调弓丝。①一般上弓丝应作成反纵𬌗曲线,下弓丝作成过度的Spee曲线拴入,同时在开𬌗区的弓丝上形成颌间牵引钩;②多曲弓丝,在后牙区形成水平多曲并加大后倾弯,前牙区采用颌间垂直橡皮圈牵引矫治;③或在Ni-Ti方丝或不锈钢方丝上形成“摇椅形”弓丝。加前牙垂直牵引矫治开𬌗,均可达到关闭前牙开𬌗隙的疗效。

当开𬌗关闭后,应用咬合纸检查是否所有的牙都恢复了接触关系并进行调𬌗。固定矫治器一般保持到获得正常吞咽和唇舌功能后才更换为活动保持器。常用Hawley式保持器、前牙粘结式牵引唇弓及后牙𬌗垫等保持。

(二) 骨性开𬌗的矫治

骨性开𬌗主要由于颌骨垂直向发育异常、颌骨旋转等因素造成,临床中骨性开𬌗常导致唇、舌肌、咀嚼肌功能异常以适应骨骼发育的异常,此时口腔不良习惯是这些发育异常的结果而不是病因。因此,尽早解除开𬌗病因,控制颌骨的异常生长发育和改变其生长方向,关闭开𬌗间隙非常重要。

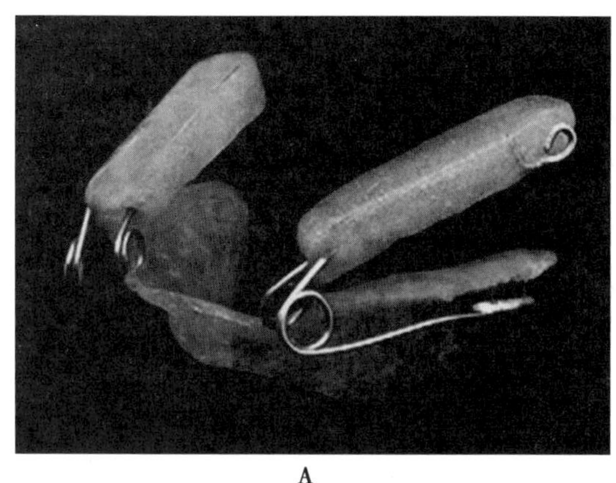
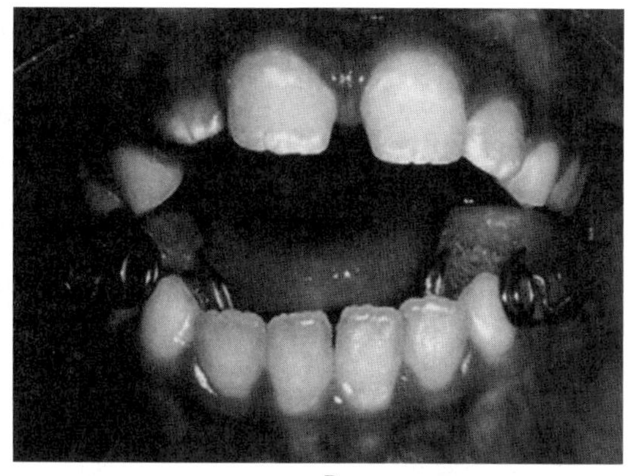

A　　B

图 3-14-23　殆垫式功能性矫治器

在青春发育高峰期前改变生长治疗的关键是抑制上颌骨和上后牙的垂直生长，并辅以咀嚼肌训练。常采用的矫形装置包括：后牙殆垫颊兜垂直向牵引，殆垫式功能性矫治器（图 3-14-23），腭托式垂直加力矫治器（图 3-14-24），固定功能性矫治器（图 3-14-25），种植支抗压入（图 3-14-26），殆垫式功能性矫治器高位牵引，头帽（压后牙，改变殆平面）高位牵引，磁斥力殆垫式矫治器头颏牵引及固定矫治器高位牵引等（必要时辅以后牙颊侧骨皮质松解术），将后份牙-牙槽骨压入或限制其生长，使下颌前上旋转，以调整颌骨关系，但需保持到生长发育停止。此外，同时尽可能地利用前牙区牙-牙槽骨的代偿性伸长，以关闭开殆间隙（方法同牙-牙槽开殆，采用颌间牵引）。对生长发育停止的成人患者，轻、中度开殆采用增加牙代偿的掩饰骨骼的畸形及 MEAW 技术。严重者采用微植体骨支抗压入磨牙的技术；对由于下颌向下后旋转或（和）后牙萌出过度造成的成人严重骨性前牙开殆病例，可采用钛螺钉种植体（直径 2.3mm，长 14mm）植入上颌双侧颧突和下颌颊侧牙槽骨，3 个月后用链状橡皮链或密螺旋弹簧牵引，上下磨牙压入，下颌向前上旋转，后缩的颏前移，开殆关闭，面下 1/3 减少，达到类似正颌外科的疗效，且植入术的创伤很小，疗程短。

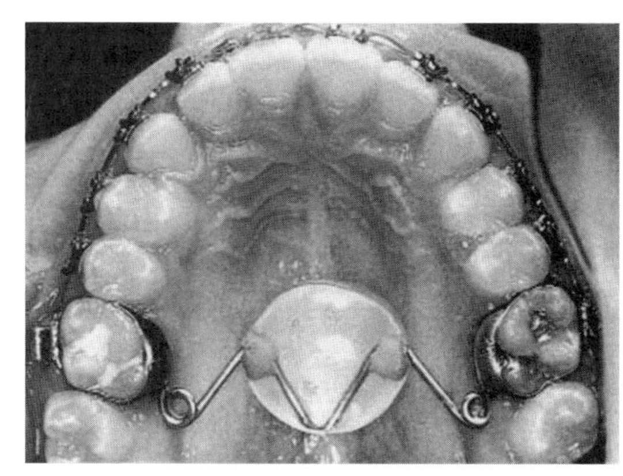

图 3-14-24　腭托式垂直加力矫治器（利用舌肌上抬）

对特别严重的骨性开殆（例如长面综合征，Ⅲ类骨性开殆），则应在成人后采用外科-正畸的方法才能完全矫治畸形。

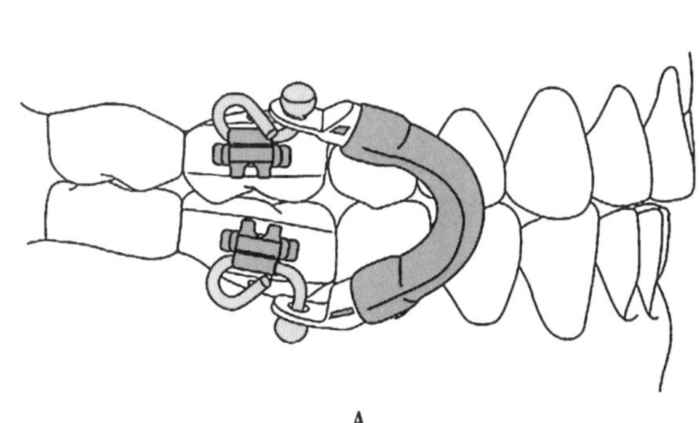
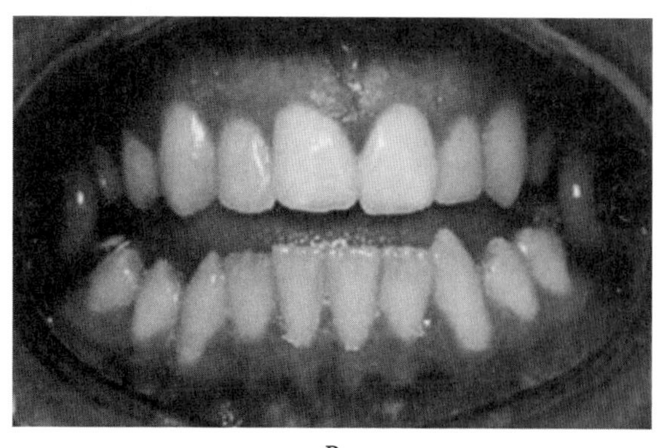

A　　B

图 3-14-25　固定功能性矫治器

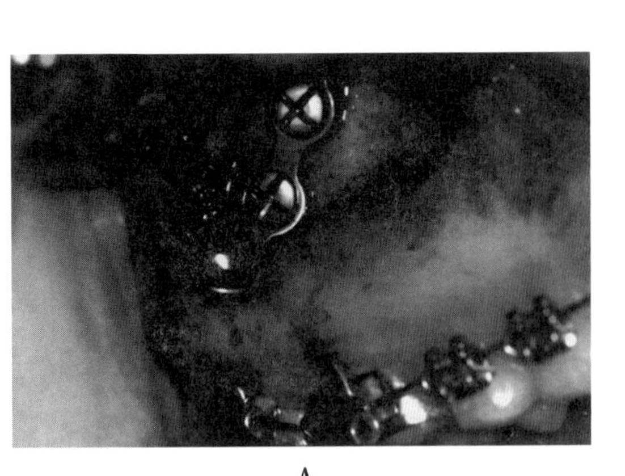

A

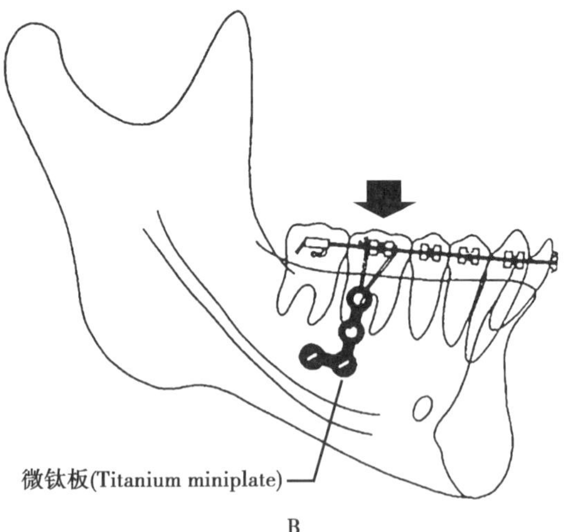

B

图 3-14-26　种植支抗压入

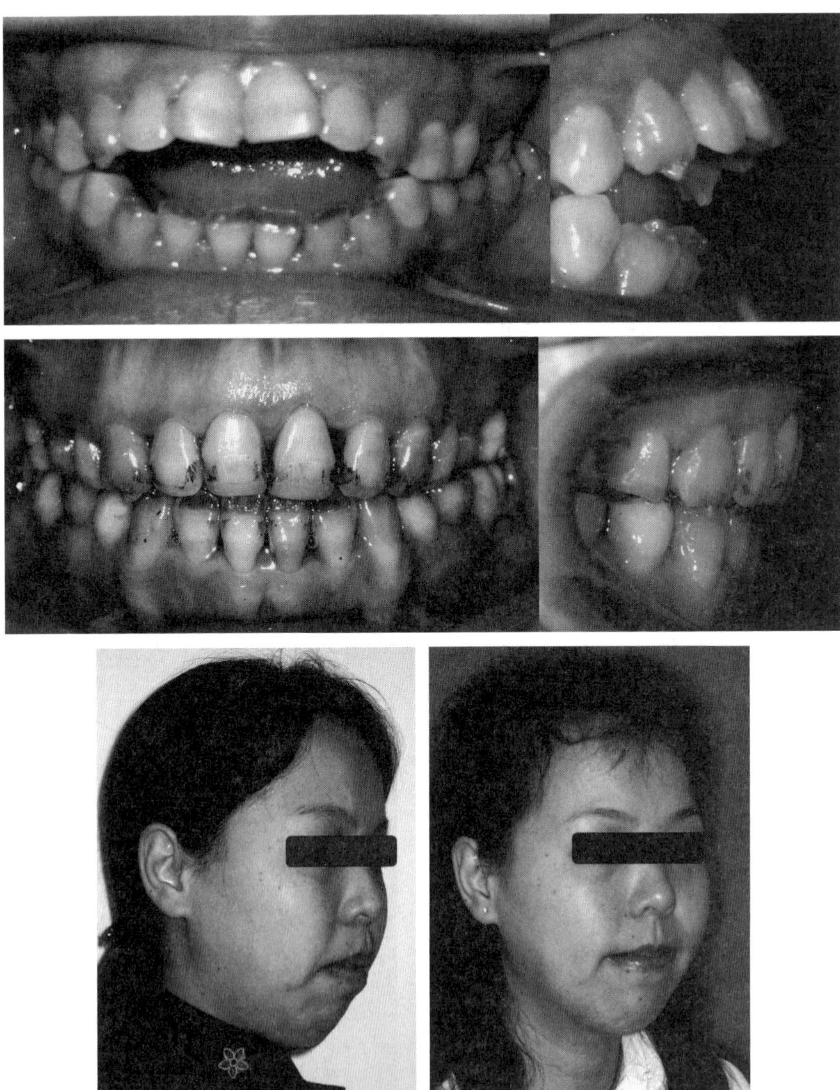

图 3-14-27　拔除前磨牙矫治开骀

（三）拔牙矫治

1. 拔除第三磨牙或第二磨牙　拔除第三磨牙或第二磨牙（以第三磨牙替位）适用于面型较好无明显前牙拥挤或前突的病例。后牙前移引起"楔状效应"，使咬合接触点前移，有助于前牙开𬌗的关闭。拔除第三磨牙有利于第二磨牙的萌出，有利于第一、第二磨牙向远中竖直；有些病例第三磨牙过度萌出或近中阻生升高，第三磨牙拔除后可降低后牙高度，消除病因。如果第三磨牙未萌，X线片牙冠形态基本正常可拔除第二磨牙以第三磨牙替位。采用MEAW技术，通过直立压低磨牙改变异常的𬌗平面达到关闭开𬌗的目的。

2. 拔除前磨牙　对突面型，有明显前牙拥挤或伴双颌前突的病例拔除前磨牙，前牙内数的"钟摆效应"使上下切缘的距离减少，有助于关闭开𬌗。这一拔牙模式多采用滑动技术在平整和关闭间隙的过程中就可关闭开𬌗，同时也应常规施用前牙垂直牵引（图3-14-27）。

3. 拔除第一恒磨牙　常用于第一恒磨牙龋坏、釉质发育不良、错位、缺失，而后牙槽过长的病例。应注意治疗中后牙的垂直向控制及注意防止其后牙前移而影响前牙的内收（图3-14-28）。

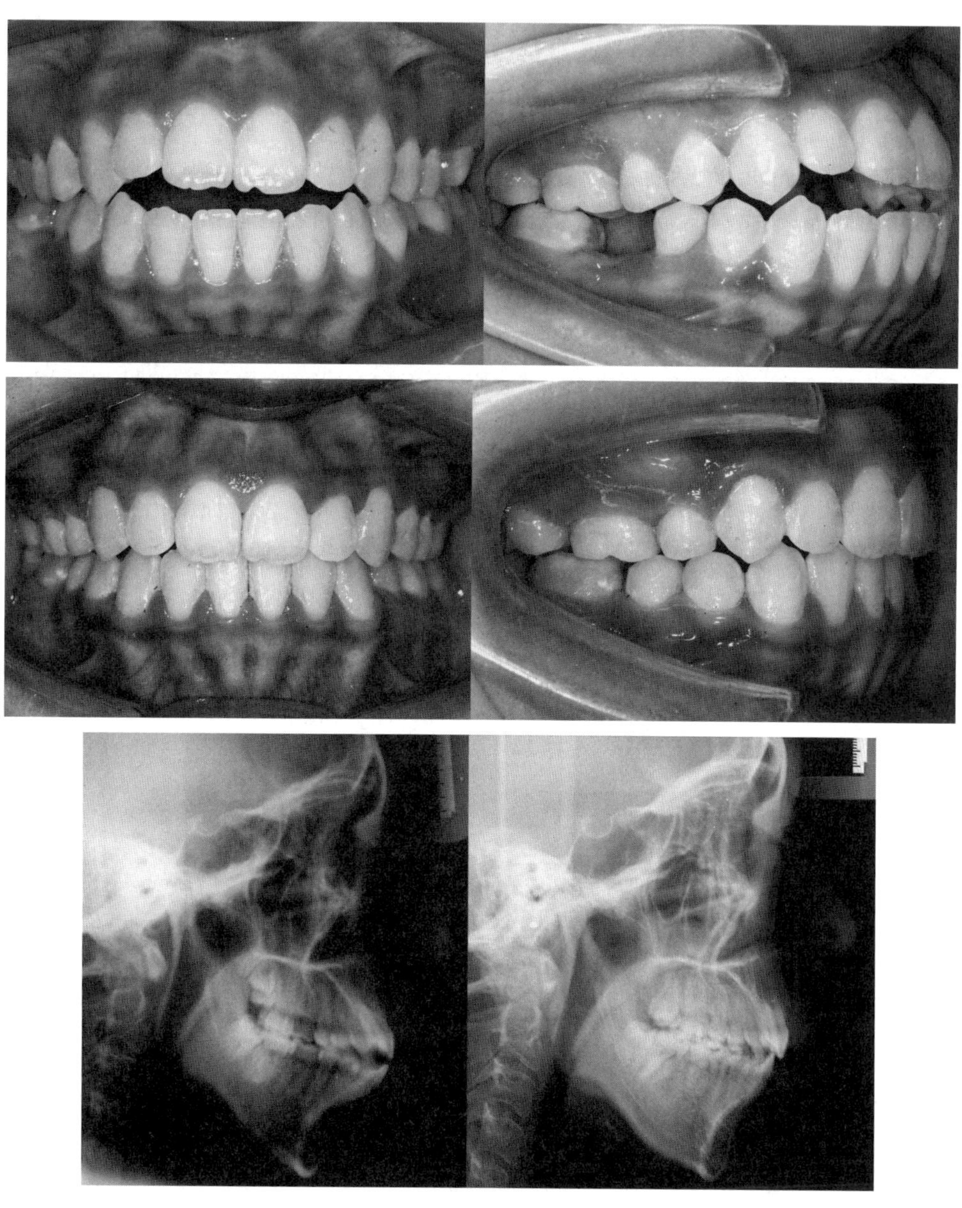

图3-14-28　拔除磨牙矫治开𬌗

第五节　其他常见特殊问题的处理

恒牙列期其他常见问题的处理，是指临床中常见的先天性缺牙、后天性缺牙、多生牙、畸形牙、牙迟萌、阻生牙、错位牙及牙外伤等一大类，因牙萌出、牙数、牙形、牙折断及牙位异常所致的畸形，此类畸形可能是单一的，也可能是复合的，常同时伴有牙弓、颌骨畸形。本节仅介绍不涉及牙-牙槽弓前后向、横向及垂直向问题的单一的牙异常矫治，故将其纳入Ⅰ类错𬌗矫治的内容。

一、牙数异常的矫治

恒牙列期常见的牙数异常有先天性缺牙（个别牙、2个牙或多数牙先天缺失）、后天性缺牙（外伤或龋坏）及多生牙。先天性缺牙中最常见部位为上颌侧切牙、下切牙、下颌第二前磨牙及第三磨牙。亚洲人群发病率为5%～10%，儿童患病率为2.8%，一般认为单个或多个恒牙缺失而不伴全身系统性疾病者是常染色体显性遗传的不完全表达。后天性缺牙多为第一恒磨牙（龋齿）及中切牙（外伤等）；多生牙发生的部位多在上中切牙间。单纯缺牙所造成的后果常为牙间隙等，而多生牙除占据正常牙之间的间隙外，同时将导致余牙拥挤、错位。对缺牙导致错𬌗畸形的正畸治疗，主要原则是尽力恢复牙弓上各牙应有的正常位置，即重新开拓出原缺牙的位置间隙后再用义齿修复，种植或自体牙移植。对计划采用种植牙的患者应开拓足够大的间隙，因为，种植牙与邻牙间的距离过小，可造成邻牙边缘牙槽骨的吸收，因此建议开拓的间隙较原缺失牙稍大。此外，应竖直邻牙且牙根应平行（包括根尖区），以便植体植入在适当的位置；也可采用完全关闭失牙间隙用邻牙代替的替补方法。而对于多生牙的病例则应尽早拔除多生牙，关闭间隙，恢复并达到正常的咬合关系。

1. 上颌侧切牙缺失　恒牙列早期上颌侧切牙缺失后，常导致中切牙移位及尖牙扭转，表现出牙间隙、中线不正等。要达到理想的矫治效果，常采用固定矫治器。如果治疗的目的是用义齿或冠桥修复、自体牙移植，可采用螺旋弹簧重开间隙，矫治中切牙的位置、中线及尖牙扭转。如果计划采用种植牙修复缺牙间隙，在牙移动中应保护好唇侧骨板并要注意开拓足够间隙（至少5mm）。在正畸牙移动中要避免邻牙压入移动，防止以后复发而加重种植牙的𬌗下错位。如果治疗的目的是以尖牙替代侧切牙（常见于伴有拥挤的患者），则必须让尖牙及全部上颌后牙前移。在前移过程中应注意以下几点：①应使替位后的尖牙牙根与中切牙牙根基本平行；②应改磨尖牙的形态，使唇面扁平，切缘呈方形并与下切牙形成正常覆𬌗、覆盖关系（图3-14-29）；③仔细正确地定位全部后牙，使达成Ⅱ类咬合关系。

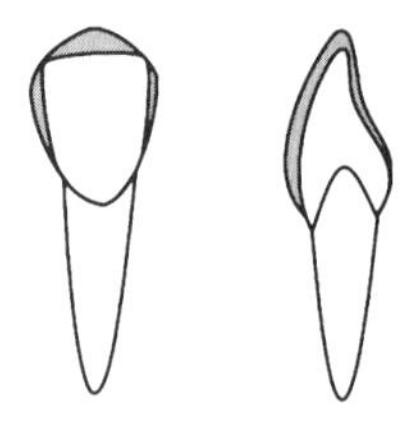

图3-14-29　磨改尖牙以代替侧切牙

在临床中，有关侧切牙缺失的正畸方法，一定要充分向患者说明预后，应与修复科医师会商，并完全征得患者本人及家长同意后进行。

临床操作中最常遇到的困难是第一前磨牙移入尖牙部位时产生的𬌗干扰，故应在第一前磨牙近中移动中逐渐磨减其舌尖，同时第一前磨牙的托槽位置应适当向龈方调高，以确保其伸长，取代尖牙的位置和形态。用尖牙取代侧切牙，一般多以组牙功能𬌗达到正常咬合更佳，同时，也应特别注意磨牙的位置，应通过调𬌗以确保咬合关系的平衡稳定。

2. 下颌切牙缺失　恒牙列早期常见1个或2个下切牙缺失，常造成切牙移位，出现牙间隙、深覆𬌗、深覆盖。如果治疗的目的是采用义齿、冠桥及种植牙修复缺牙，应首先唇侧开展下前牙，然后采用螺旋弹簧集中间隙，同时应充分矫治前牙的位置等，为进一步修复、种植处理创造良好的条件。如果治疗的目的是关闭间隙（常见于邻牙近中倾斜、拥挤者），应达到尖牙和后牙前移并应使其牙根生理平行，其矫治方法及注意点与上颌侧切牙缺失后尖牙替位的治疗基本相同。由于牙周组织退缩，特别是成年人有牙周疾患者，有时即使达到牙根生理平行也会出现三角形的小间隙，此时通过对钟形牙冠减径、牙龈手术、冠形修复等，则可消除间隙增加牙弓的稳定性，然后再修改尖牙的形态，使其与下切牙的形态相似。

3. 下颌第二前磨牙及第一恒磨牙缺失　下颌第二前磨牙先天性缺失人群的发病率为2.5%～4%，其中60%为双侧缺失，此外，也可因牙异位萌出或龋坏等原因而后天被拔除。其后果多造成下颌第一磨牙前倾、前磨牙间隙等。对第二乳磨牙滞留，其牙根少量吸收的病例，可先观察并保留至第二乳磨牙脱落后再处理。一般而言，第二乳磨牙在11～20岁间近中根应已吸收60%，远中根吸收约40%，;20岁以后该牙基本上不再发生牙根进一步吸收，如果第二前磨牙先天缺失，而此时滞留的第二乳磨牙牙根尚好，且有功能，也可保留观察；如果治疗时希望用冠桥修复或自体牙移植，可采用局部固定矫治器或活动矫治器曲簧重新转正竖直第一磨牙并恢复第二前磨牙的失牙间隙。同时注意保护第一磨牙近中根面牙槽骨板的高度和健康。如果计划种植牙，必须在近远中及颊舌向都应开拓足够的空间。但对恒牙列早期的患者而言，治疗的目的大多希望用正畸的方法关闭缺牙间隙，一般采用固定矫治器，矫治中要仔细注意支抗及牵引力的使用即可达到目的，最好不用活动矫治器，因为它很难达到牙根的平行，从而影响治疗后磨牙的生理功能、平衡和稳定性。

第一恒磨牙是最易因龋坏而丧失或拔除的牙。牙丧失后常致第二恒磨牙前倾。对下颌第一恒磨牙缺失需要修复的患者，如有第二恒磨牙前倾者，同理，也应先转正第二恒磨牙，其方法也可采用长臂弹簧（图3-14-30）。

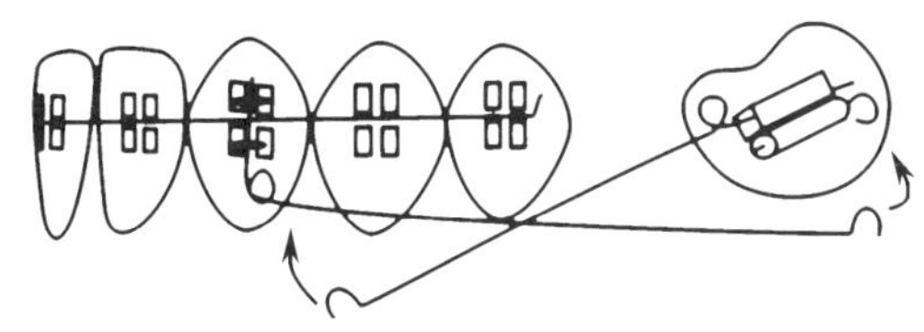

图3-14-30　竖直前倾磨牙的长臂弹簧设计

4. 上颌中切牙缺失　恒牙列早期中切牙缺失多因外伤或龋齿所致。中切牙缺失的矫治，应根据缺牙的数目、咬合、年龄、间隙情况，牙的形态等因素选择修复、种植、自体牙移植以及正畸关闭间隙的方法。除应考虑恢复中切牙功能外，更重要的是恢复其形态，这对面部美观十分重要。如果失牙不久，则绝大多数属修复、种植或自体牙移植问题。但对早期中切牙缺失后，邻牙倾斜移位或伴拥挤者，常采用正畸关闭缺失间隙——用侧切牙代替中切牙，此时的正畸治疗应达到使后牙前移并应使其牙根生理平行。通常采用固定矫治器，其矫治方法和注意点与侧切牙缺失后尖牙替位的治疗基本相同。只是侧切牙移至中切牙位置并正轴后，由于其牙冠小，还应进一步修复中切牙冠外形（临床上多用塑胶冠、烤瓷冠等）。因此，为保证中切牙形态的修复，在正畸牙移动中保留足够的三维空间间隙十分重要，如果患者侧切牙牙冠的大小与中切牙相似，结合患者的意见，侧切牙上托槽位置应适当向龈方调高，以确保其伸长。完全关闭失牙间隙，用侧切牙替位中切牙，并修改对侧中切牙，使其与替位的侧牙相似。同理，对同时向前移位的尖牙、前磨牙及磨牙也应做相应的形态处理和调𬌗，以达到美观及咬合关系平衡稳定。

5. 多数牙缺失　多数牙缺失，可因先天性缺牙及后天的外伤、龋齿等引起。除先天性外胚层发育不良（无汗型）综合征外，缺失的牙数较少，造成的畸形一般不太严重。大多数病例的治疗原则为：早期去除咬合干扰，维持咬合间距，引导正常咬合运动、正常建𬌗及尽早集中缺牙间隙并竖直牙根，然后在间隙部位用义齿或种植牙（由于恒牙列早期的患者正处生长发育期，建议待生长发育基本停止后种植，这期间可采用暂时义齿修复）修复缺牙，恢复牙列的完整和正常咬合关系。矫治时可采用活动矫治器及固定矫治器，为了有效控制牙冠牙根移动，精确定位及准备修复间隙，建议采用固定矫治器效果更好，如有支抗不足的问题，可采用种植体骨支抗技术。

6. 多生牙　多生牙患者常在替牙期进行治疗，但也有各种原因至恒牙早期才就诊者，这时最多见为中切牙间多生牙或侧切牙区多生牙造成前牙或侧切牙的拥挤或切牙前突等症状。其治疗方法，首先拔除多生牙，然后采用固定矫治器关闭拔牙间隙，排齐牙齿转正牙根，最后精细调整前后牙咬合关系。临床上，单纯关闭拔牙间隙的方法很多（详见前述），但更重要的是调整好前后牙的正常咬合关系。因此，对恒牙列早期多生牙的矫治，多应与拥挤及前突的治疗同期进行，需要固定矫治器才能获得满意的效果，对位置较深且不影响恒牙根生长发育的多生牙，也可不处理或定期观察。

二、畸形牙的矫治

通常，牙体过大多产生牙列拥挤；过小牙、畸形牙（例如切牙呈圆锥形等）多造成牙列间隙。对于过大牙所产生的拥挤和过小牙所导致的牙列间隙的正畸治疗见前文的叙述，这里仅介绍上侧切牙过小及畸形的治疗。

上侧切牙呈圆锥形或牙体过小是比较常见的形态异常，人群发病率女性为2%～5%，男性比女性稍低，左侧最多见，有强烈的遗传趋势。一般认为，此畸形牙可能代表一个或多个基因对发育不全反应的轻度表达。牙发育延迟，牙根发育短小，对因单纯上侧切牙畸形所致间隙的矫治方法一般比较简单，即采用纵簧、垂直曲或螺旋弹簧等尽可能地恢复正常侧切牙的大小间隙位置，将间隙全部集中于侧切牙区，同时调整中切牙的中线，最后采用塑料牙面恢复其大小和形态或用烤瓷贴面等固定修复方法。对上侧切牙发育过小或牙根太短甚至未发育，而不能为上颌尖牙的萌出提供引导，造成上尖牙腭侧错位的病例，上侧切牙冠根比例不宜做冠修复者可拔除上侧切牙，让尖牙代替侧切牙，其矫治方法及注意点见前述上颌侧切牙缺失。

三、阻生牙的牵引助萌

阻生牙是因骨、牙或纤维组织阻挡而不能萌出到正常位置。轻度阻生的牙齿可能萌出延迟或错位萌出；严重时牙齿可能埋伏于骨内成为埋伏牙。该畸形在临床中较常见，在Ⅰ、Ⅱ、Ⅲ类错𬌗中均有发生。人群发病率为1%～2%，阻生、埋伏牙常发生在下颌第三磨牙、上颌尖牙、上颌中切牙及下颌第二磨牙。其原因：①遗传因素：人类咀嚼器官的退行性演化所致牙量大于骨量（牙弓长度发育不足）；②牙胚异常发育；③异位萌出道：乳牙早失或滞留（乳牙根非典型性吸收）恒牙位置异常，空间缺乏，骨质致密；④牙根根尖孔早闭，牙旋转，萌出顺序异常；⑤病理：多生牙、牙瘤、囊肿、肿瘤、唇腭裂、外伤等，或因外伤（特别是乳牙外伤）、手术、先天性疾病或其他原因使牙囊受损。此外，上颌第一前磨牙牙根弯曲造成尖牙阻生，亦可导致自身迟萌或阻生。阻生牙阻碍邻牙萌出和移位，造成邻牙在正中咬合时无接触、牙列拥挤、咬合紊乱，阻生牙可能发生粘连，牙髓失活，邻牙根吸收及损伤局部牙周膜等。阻生牙的牙囊可形成囊肿，对口腔功能美观影响较大，是正畸临床疑难病症之一。拔除阻生牙可能损伤邻牙或局部牙周膜。

1. 阻生牙的检查与诊断　对阻生牙进行精确定位是选择手术方法的依据和成功矫治的首要条件，临床医师也可正确地估计治疗的难度。检查诊断的方法：视诊、触诊和X线检查。

（1）视诊：医师观察阻生区是否有黏膜膨凸或对邻近牙的影响，例如位于唇侧的阻生尖牙，它可能会压迫侧切牙根间腭侧移动，牙冠间唇侧偏斜，侧切牙相对于中切牙前倾。

（2）触诊：水平或倒转阻生的切牙有时可触及切缘，但有时与尖牙骨突和尖牙易混淆。此外，如果阻生牙区有乳牙滞留，应检查其动度。如果松动，这表明有可能牙根吸收，阻生牙正在萌出，但不能以此肯定恒牙正在萌出，应进一步检查。

（3）X线检查：在基层医院，对上颌尖牙阻生，可通过在不同角度照X线咬合片、根尖片、全景片、头颅侧位片进行诊断分析。其方法为：①在不同水平角度拍两张口内牙片；②一张上颌前咬合片，一张侧位片；③一张根尖片，一张上颌前咬合片；④一张全景片和一张前咬合片。

通过临床和X线检查，在判断上颌尖牙阻生（发生率为0.92%～2.56%）的同时，可发现：①恒牙迟萌或乳牙滞留；②在阻生尖牙唇侧或腭侧有无正常恒牙隆凸；③上颌尖牙阻生时，有无恒侧切牙迟萌、远中倾斜或移位；④上颌尖牙阻生时，侧切牙牙髓失活和动度增加。

常规X线片影像重叠，分辨率低且为二维图像，各组织面结构重叠，沿射线方向的投影无空间分辨率而不能提供相邻结构和阻生牙完整的三维信息、阻生牙牙根和邻牙的关系等。必要时采用CT、MRI、PET等断层显像，通过三维重建获得立体逼真的图像。

目前，CBCT的广泛应用为阻生牙的精确定位、了解其骨内阻生状态、周围毗邻组织吸收和牙根微小损伤，提供了更常规的辅助诊断手段，现已广泛应用于阻生牙位置的常规诊断中。

正畸临床中常见上颌尖牙及上颌切牙的阻生，有时也会碰到其他牙的阻生。阻生的切牙、尖牙和前磨牙矫治方法基本相同。

2. 埋伏阻生牙的矫治

（1）助萌矫治法：对萌出间隙不足，萌出道受阻，X线片示牙齿形态及位置基本正常，根尖未完全形成且无病理表征的病例，通过拔除多生牙，开拓间隙并保持间隙后让埋伏阻生牙自然萌出后进行常规正畸治疗。对切牙和尖牙的阻生多采用局部开展，第二前磨牙的阻生多采用推磨牙向远中；若尖牙，第二前磨牙阻生间隙严重不足者采用拔牙矫治。

（2）阻生牙的牵引助萌，阻生牙通过口腔检查，X线牙片甚至CT、CBCT或MRI定位后，通常通过以下四个步骤进行矫治：①开展足够间隙；②手术开窗：去除任何阻碍萌出的软硬组织并暴露牙齿；③结扎牵引；④正畸机械力牵引导入牙弓排齐。

1）开展间隙：对间隙不足、错位、不能自然萌出，形态正常、无病变的阻生牙，应在牙弓上准备足够的间隙是必然的条件，才能顺利移入牙弓。为此，对牙弓位置不足者可用活动或固定矫治器螺旋弹簧开展间隙，待间隙开展完成后再进行牵引治疗。阻生牙的移动中可能遇到阻生牙的固着性粘连的情况。必要时应进行脱位处理（其方法见后述）才能顺利将阻生牙移入牙弓内，此点在临床中必须注意。

2）手术开窗：牙齿的正常萌出是通过附着龈而不是牙槽黏膜，否则龈缘很不美观并造成牙周问题，因此，手术暴露阻生牙时，皮瓣的设计及手术切口十分重要，应充分考虑不影响阻生牙萌出后龈缘形态的美观。手术暴露时，尽可能少地去除软硬组织，以去除阻碍牙冠外牵的部分组织，并能暴露牙冠以粘结牵引装置为宜，避免牙冠暴露超过2/3或暴露釉质牙本质交界处，否则会造成较严重的牙龈萎缩和骨组织的丧失。对错位的阻生牙根据其在牙槽骨内的位置可采用不同的手术方法。腭侧错位的阻生牙，因为腭侧的骨板和黏膜较厚，很少能自行萌出而需手术开窗助萌；一般采用直接暴露法，切开黏膜，去除覆盖在牙冠的软硬组织，粘结牵引装置，直接牵引。腭侧为角化黏膜，治疗后牙周附着较满意，能获得较好的附着龈。

唇侧位的阻生尖牙有以下三种手术方法：①开放式助萌术：在平齐牙冠部位水平切开，去除牙冠上的软、硬组织，暴露牙冠，粘结牵引装置如托槽、舌钮、牵引钩（图3-14-31）等，行直接牵引；但该法常导致萌出道丧失，切口愈合快且难以获得美观的附着龈。②根尖向黏骨膜暴露法：系开放式助萌法的改良，龈瓣的蒂在根尖部位，切口对着阻生切牙的切缘和尖牙的牙尖，向根尖方向翻瓣，手术切口应从牙槽嵴顶或至少包括3mm的附着龈，以便附着龈能转移到牙冠暴露的部位。③闭合式助萌术：切开黏骨膜，暴露要粘结牵引装置的牙冠部位，粘结牵引装置后，可引出金属牵引丝钩，缝合切口做闭合式牵引。该法患者感觉舒适，能获得较好的龈缘外形，医师可直观阻生牙移动萌出，但附着龈牙槽骨丧失较多，角化龈组织减少，若托槽脱落需再次手术和黏着托槽。

3）正畸牵引：让埋伏牙尽早出龈暴露十分重要，在手术开窗后，尽可能沿牙的生长方向开始牵引，

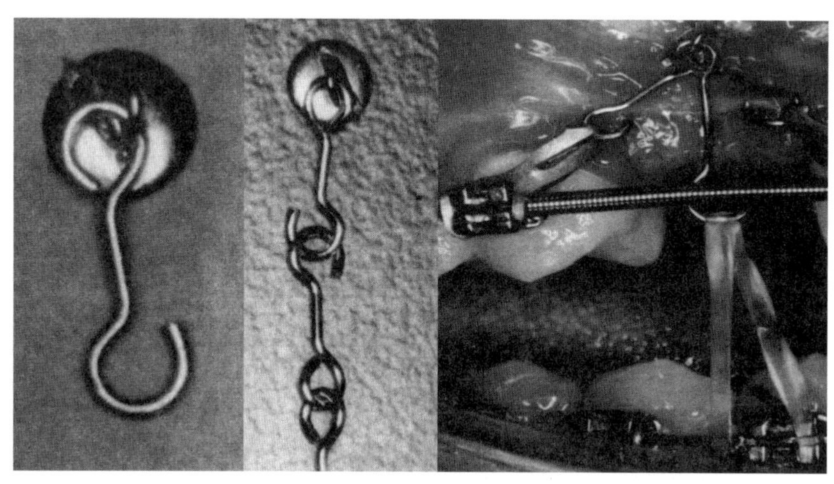

图3-14-31　成品牵引钩

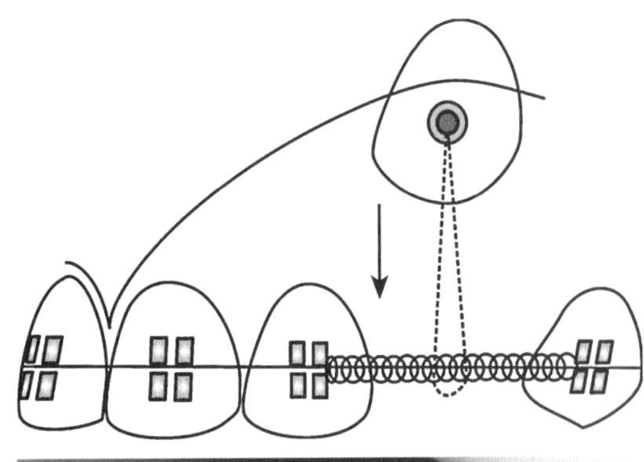

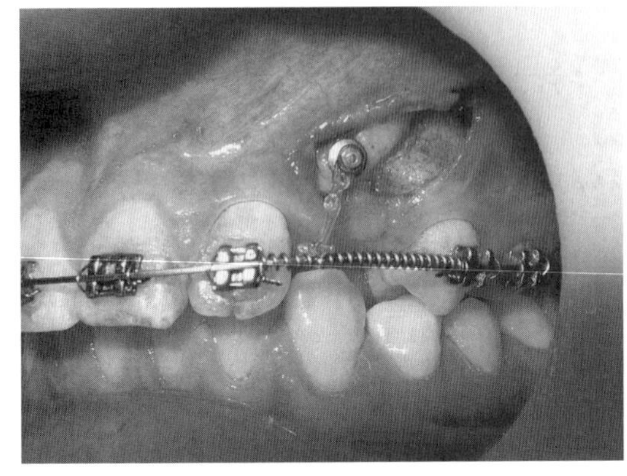

图 3-14-32　固定矫治器牵引埋伏牙

在腭侧者，则应尽力先使其穿破龈而出。一般立即可用弹力线、橡皮链等牵引移动阻生牙，但应有足够的支抗，可用活动或固定矫治器牵引（图 3-14-32，图 3-14-33），也可用辅弓如 Ni-Ti 丝或垂直曲，该方法作用范围大、力持久；还可用磁力移动阻生牙即在阻生牙冠上粘结一块磁铁，利用其附着在矫治器上的磁铁间的引力，牵引阻生牙快速移动，磁铁可附着在矫治器的任何部位，因此，可以控制磁力的大小和方向。但无论用哪种装置，都应用轻而持续的牵引力，一般小于 100g，牵引不宜过快，以免引起附着龈丧失、龈退缩及边缘牙槽骨吸收。

如果阻生牙与邻牙牙根紧密接触，应首先移动阻生牙，使其与邻牙分开并绕过邻牙的牙根消除萌出道上的障碍，再向其正常位置牵引，不可强行牵引移动；否则，可能造成邻牙根的吸收或支抗牙的压低、倾斜。一般牵引阻生牙通过牙槽嵴顶萌出，否则牙齿通过黏膜萌出，或太靠近黏膜龈结合部，将造成附着龈丧失并影响牙龈外形美观。

4）正畸排齐：当阻生牙被牵引至接近咬合面时，应将牙冠上的附件去除，更换为标准托槽。继续采用常规排齐牙齿及排平殆曲线的方法，例如用细的镍钛直丝或不锈钢丝上设计水平曲、T 形曲或箱状曲等，将牙齿排入牙弓位置，但需加强支抗，避免牙弓变形。

3. 不同牙位阻生牙的矫治　临床中阻生牙的发生以第三磨牙最高，其次为上颌尖牙、上颌中切牙和下颌第二前磨牙等。阻生牙的病因，检查诊断和正畸治疗的基本原则和方法已做叙述，现将不同牙位阻生牙的特殊问题介绍如下：

（1）上颌尖牙：上颌尖牙阻生的发病率在人群中为 1%～2.2%，白种人中腭侧阻生最常见（占 85%，为唇侧阻生的 3 倍），而国人上颌尖牙唇侧阻生较为常见。上颌尖牙是全口牙中发育时间最长、部位最深、萌出道最困难的牙齿，所以阻生的可能性很大，其中后续能自然萌出者很少，常需手术暴露和正畸助萌。上颌尖牙阻生有 50% 的病例导致邻牙（上侧切牙）根吸收。上颌尖牙正常萌出年龄为 11～13 岁，如果患者在 10 岁左右，乳尖牙不松动，尖牙没有萌出征象（唇或腭侧无隆凸）等，则尖牙可能发生阻生或异位，需拍摄 X 线片，以排除可能的病理改变，预测尖牙可能的萌出途径。当尖牙近中倾斜，侧切牙牙根无吸收，则需拔除乳尖牙，让尖牙远移至正常位置。如果尖牙牙冠覆盖侧切牙牙根不超过 1/2，一般而言，尖牙可正常萌出；如果超过 1/2，应早期拔除乳尖牙，恒尖牙正常萌出的机会约 64%，如果侧切牙牙根开始吸收，表明尖牙严重错位阻生，此时除拔除乳尖牙外，需开窗牵引尖牙到正常位置并在恒牙列初期进行综合治疗。阻生尖牙的治疗有三种方法，即观察、再定位（手术再植或正畸助萌并排齐）和拔除。观察：定期拍摄 X 线片观察尖牙的发育萌出情况并排除病理改变。手术再植法：首先采用固定矫治器开拓间隙，手术中应尽可能少地去除骨组织，防止尖牙的折断。由于尖牙的角度，牙根长，手术再植较困难可能导致失活、牙根吸收及牙周膜丧失等并发症。手术开窗正畸助萌（助萌排齐）临床效果最好，但治疗时间长。

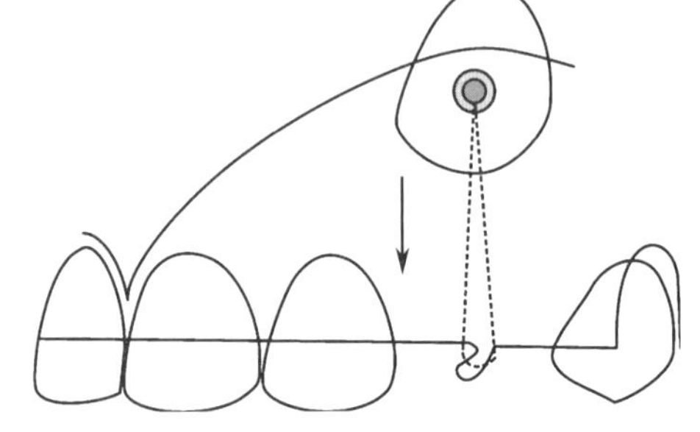

图 3-14-33　活动矫治器唇弓钩牵引埋伏牙

（2）上颌中切牙阻生：儿童上颌中切牙萌出时间平均 7～8 岁，上中切牙阻生约占 2.3%，男性略多于女性，多发生于单侧，也可发生在双侧。首先，多见于乳切牙外伤导致恒中切牙的异常发育，使恒中切牙牙根弯曲，发育延迟，根冠形成异常造成埋伏，尤其是嵌入性外伤，嵌入力使乳牙向牙槽窝深部错位，导致牙胚破坏或发育障碍。受伤时患儿年龄愈小，后继牙的后遗症越严重。其次为乳牙早失或滞留造成恒牙萌出延迟或阻生，这可能与牙槽嵴顶部的纤维组织形成有关。此外，乳牙因龋齿滞留或早失使恒牙间隙不足而阻生以及位于中切牙萌道的多生牙、牙瘤、囊肿，导致中切牙萌出受阻；还有萌出道异常（与拥挤有关）及间隙缩小造成中切牙阻生。一般而言，上颌中切牙不对称性萌出的时间相差约为 4 个月，如果超过 4 ~6 个月需 X 线片确定阻生中切牙的发育，包括冠、根的形态，有无弯曲，短根，发育是否较正常侧中切牙延迟，有无多生牙。阻生中切牙常位于唇侧，可应用 X 线片确定牙齿的位置、方向，与邻牙关系等。常用 X 线片有全景片、牙片、上颌咬合片，如果发现根弯曲或冠根成角度，可拍摄头颅侧位片或 CT 和 MRI 多层面图像重建确定阻生牙的情况，对弯根成角、判断难以牵引萌出、畸形发育、影响邻牙萌长及牙列拥挤倾向的埋伏中切牙，可尽早拔除，以利后期治疗调整。上颌中切牙阻生应早期诊断、早期治疗，8 岁前可获得较好疗效。手术暴露，多从唇侧进行，如果位置表浅可直接黏着托槽，如果位置较深，则宜做 U 形转移龈瓣开窗术。对水平阻生或倒置的中切牙，牵引附件应尽量黏着在牙齿的切缘，牵引力的方向应与牙长轴尽量垂直以减小萌出移动的阻力并防止根尖吸收，通过牙齿在牙槽骨内进行，翻转移动使其萌出。临床上多采用 0. 014 英寸不锈钢形成垂直曲的辅助唇弓，其垂直曲的高度视牙齿位置决定，将阻生牙做唇向或腭向牵引或用弹力线结扎牵引。正畸治疗中常并发牙根吸收（可能与牙根形态异常或施力的类型、大小等因素有关）以及龈缘组织不足和牙槽骨丧失，因此，应做龈缘成形术以增进美观。

（3）下颌第二磨牙阻生：下颌第二磨牙下萌出的时间，男性平均年龄为 12. 5 岁，女性为 12 岁，但个体差异大。下颌第二磨牙阻生在临床中常见，可因萌出障碍或混合牙列推磨牙向远中倾斜所致。此时，阻生的下颌第二磨牙轻度阻生前倾时，最简单的矫治方法是在第一磨牙和第二磨牙间安放一分离器（图 3-14-34）。松解两牙的接触点，使第二磨牙自行萌出。有时第一磨牙带环阻挡第二磨牙的萌出，可暂时去除带环，改为粘结式颊面管。对严重阻生病例，在第二磨牙牙根长度已完全形成后，可在第一磨牙上设计一个向远中的压缩弹簧曲，同时在第二磨牙冠面粘结一个舌钮，将舌钮与弹簧间用弹力线或弹力链相连。先初步竖直第二磨牙，继而在已暴露的第二磨牙牙冠颊面粘结颊面管或附件，再用转正弹簧、弹力弓丝等竖直牙冠和牙根，直到完全矫治（图 3-14-35）。

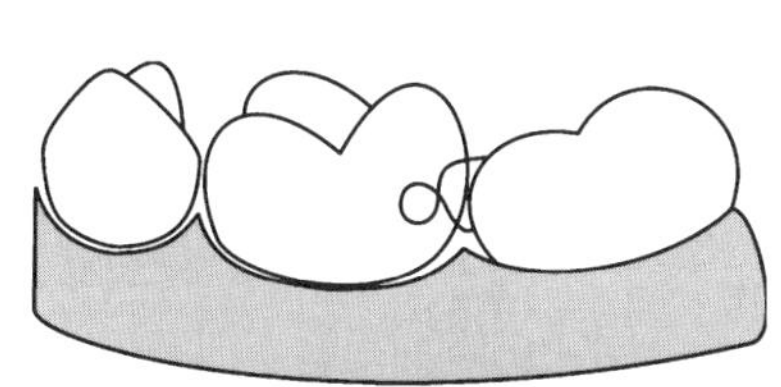

图 3-14-34　分牙簧引导前倾阻生的磨牙萌出

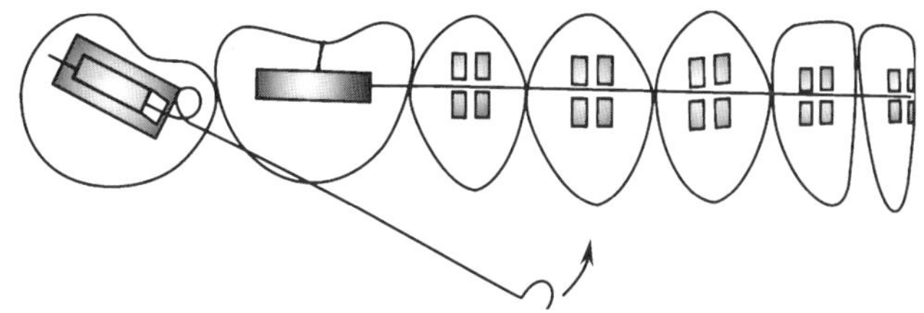

图 3-14-35　竖直阻生第二磨牙

4. 固着粘连牙（ankylosis）　第一磨牙，上颌尖牙及上颌切牙是恒牙中最易发生固着性粘连的牙齿，尽管与创伤史有关，但目前病因尚不清楚。

对固着性粘连牙的矫治，通常采用外科、正畸及修复三种方法配合矫治。常用方法的步骤为：首先进行手术开窗，暴露出牙冠，手术脱位（非常仔细脱位），然后采用与前述阻生牙矫治相同的正畸牵引方法将其逐渐移到理想的位置并矫治。但在治疗中常发生再粘连，因此牵引失败的情况常有发生。对不能完全牵引到位又发生粘连的牙齿，可保持已移动的位置，待牙颌生长结束后再用冠等修复的方法恢复其咬合接触。另一种方法是通过手术开窗后，先将粘连牙脱位（不需根管充填），直接移位于一个改善的位置，即自体牙移植（autogenous transplantation），在移植愈合期中，应仔细严格地注意保持和固位。此时，移植牙一定不能放置于一个可能承受咬合创伤的位置，应完全避免咬合接触，直至移植牙的牙周已经重新形成牙槽突，再进行正畸治疗并进行最后调位，对不能开窗牵引的阻生牙，也可手术脱位再植。

5. 牙周病与阻生牙正畸治疗的关系　阻生牙牙周病与正畸助萌有密切关系。在治疗中需对治疗后患者的阻生牙及邻牙进行牙周指数评估，有 1% ~2% 的阻生牙和邻牙发生明显的牙周破坏，包括较深的牙周袋、牙槽骨吸收、阻生牙牙根发生内吸收或外吸收，甚至最终拔除。尽管全身因素和局部因素都影响正畸萌出阻生牙周健康，但主要由以下局部因素所致：

（1）菌斑的控制：龈下菌斑是牙周病发生和发展的主要病原学因素。阻生牙的牵引装置和粘结剂促进了菌斑聚积，并且增加了菌斑控制的难度和对软组织的刺激。临床中对龈炎和菌斑没有控制的患者不应做正畸治疗，对轻、中度牙周病患者可适当控制菌斑，保持口腔卫生，使用电动牙刷和使用洁齿剂等，对牙周病加重或难以治疗的患者应由牙周医师做龈下菌斑的控制，例如制订口腔卫生计划，使用防腐剂冲洗或喷雾以及洁治等治疗方法。

（2）牙周结构特点：牙周破坏常发生于阻生牙的邻间区（特别是上颌阻生尖牙的近远中的牙周组织），正常牙周膜 X 线间隙≥1mm；而邻间区牙周膜间隙小于 1mm 且缺乏网状骨，特别容易受损，如果增加网状间隙可以防止骨的吸收或变慢，此外，该区清洁困难。

（3）不适当的正畸力：正畸力太大可能造成软组织纤维撕裂伤和透明性病变，因此，临床上应施用轻而持续的助萌力以完成阻生牙的移动。

此外，外科手术也可导致龈萎缩、骨组织丧失、角化组织减少、牙周愈合延迟及龈炎等。因此，临床中应改良手术设计，X 线显示手术部位为二维（近远中）影像，若有条件采用 CT、CBCT 或 MRI 以获得阻生牙和相邻牙及牙周组织更多信息。对暴露腭侧阻生尖牙者，从根尖方向到相邻牙的龈缘做 4 ~5mm 切口，以保留牙周膜的完整性。将阻生牙和相邻牙牙周受损或破坏减至最小。正畸医师应监测牙周情况，必要时由牙周医师治疗牙周炎，如果监测显示牙周病原体在病理水平，应当用局部特异性或全身抗生素治疗。

四、第二恒磨牙的处理

在综合正畸结束时常见第二磨牙错位迟萌，通常需要正畸排齐上下第二磨牙。

第二磨牙做带环或在正畸后期粘结颊面管，采用较粗的弓丝保持牙弓形态，用弹性好如 Ni-Ti 辅弓排齐，也可在第一磨牙的辅管中安入不锈钢丝形成的 T 形曲（图 3-14-36）；还可用部分 Ni-Ti 弓丝直接插入第一磨牙的辅管和第二磨牙的颊面管中，用较粗/较硬的主弓丝保持牙弓的形态，而 Ni-Ti 产生轻而持续的力，使第二磨牙排入牙弓上，该法在临床中最常使用、最简单、效果最好（图 3-14-37）。

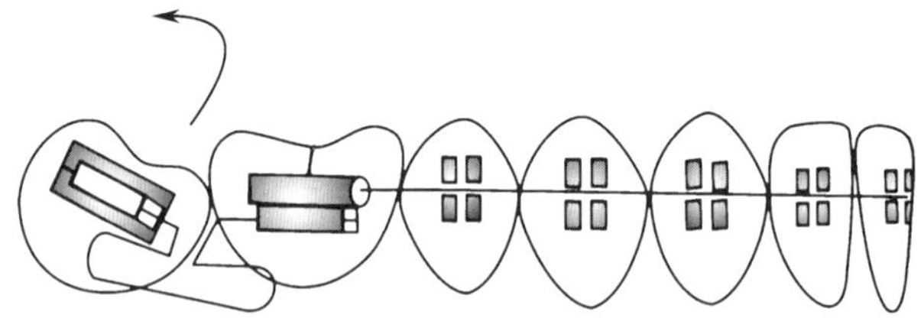

图 3-14-36　T 形曲排齐第二磨牙

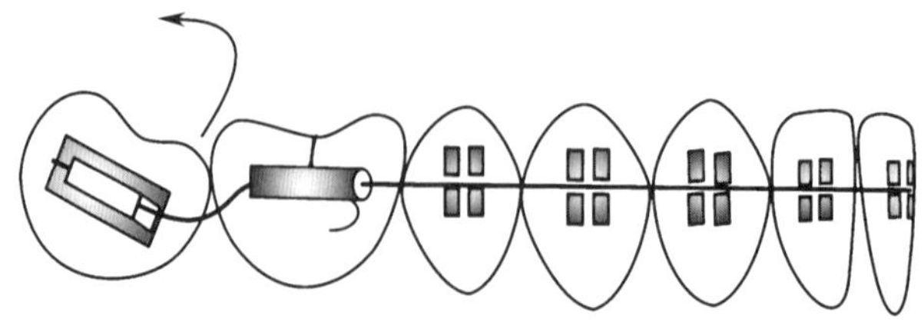

图 3-14-37　镍钛排齐第二磨牙

五、牙外伤的处理

牙外伤是常见的临床问题之一，儿童牙外伤发生率为4%～30%，在4岁左右，9～12岁以及男性18岁是牙外伤发生的高峰期，男性多于女性。上切牙的位置和形态易导致上切牙外伤(特别是中发牙)最多见；牙严重唇侧错位，安氏Ⅱ类，唇闭合不全，唇发育不良不能覆盖切牙，覆盖大于6mm等使切牙外伤的危险大大增加，因此，对覆盖大于7mm以上的儿童，建议早期采用活动矫治器或固定矫治器矫治过大覆盖以防止或减少牙外伤的发生。恒牙外伤常可导致釉质或牙本质折裂(裂纹)最多见，其次为切缘或切角缺损，其预后良好，多采用树脂材料恢复外形，改善美观；牙外伤也可导致牙根纵裂或牙根折断、撕裂、脱位等严重后果。对牙根折断超过根长1/3以上者应拔除剩余牙根；对牙齿发生移位、脱位者，应立即进行复位；对于牙根折断线在牙槽嵴下，但未超过1/3根长者，可考虑进行修复(必须条件为：冠根比至少为1:1)，此时，可保留牙根进行正畸伸出移动后再进行修复；对牙撕脱、脱位者，冠根完整或基本完整的病例，可采用再植术。

1. 外伤性牙移位　外伤性牙移位的患者，常常需要正畸复位。受伤时应立即进行治疗，通常用指压法复位并用细丝或尼龙纤维线固定7～10天，此时牙齿可出现生理性动度，则不用夹板固定，经过一段时间就会稳固。许多病例的受伤牙固定在新的位置时，常采用轻而持续的力复位。对受伤牙应诊断有无牙髓病；对移位严重损伤牙髓，可能需作牙髓治疗且受伤牙可能变成死髓牙。因此，定期拍摄多方位牙片，以了解受伤牙的病理变化，必要时做根管治疗。

如果受伤牙已发生垂直向移位，应尽快开始正畸牵引复位，以防止粘连，改善根管治疗时器械进入的通路。一般采用固定矫治器矫治。如果牙齿受到挤压或脱臼，则牙齿的支持骨已经减少，复位后不应做正畸压入，以避免引起骨组织吸收，可通过减少牙冠长度以改善冠根比例和美观。

2. 折断牙牙根的伸出移动　牙齿在龈下水平或斜线折断，但不超过1/3根长时，即剩余牙根长度足以支持牙冠修复，可采用手术脱位再植或正畸伸出移动牙根的方法，以便根管治疗及修复。前者可造成骨组织破坏和牙根敏感等并发症，因此，通常采用正畸伸出移动(因为可避免手术再植的并发症)后修复。

(1) 诊断和治疗计划：拍摄折断牙X线片，判明龈下折断的类型(图3-14-38)、折断方向(对治疗计划最重要)、牙周组织的健康、牙根的长度及形态。单根牙正畸伸出移动最理想，多根牙正畸伸出移动，可导致根分叉暴露，影响治疗效果。此外，必须检查咬合关系，对殆牙是否允许放置满意的修复体以及评估冠根比例(至少为1:1)。一般而言，首先进行正畸伸出移动，然后再做根管治疗，以便治疗操作方便；对牙髓损伤和坏死临床症状明显的病例，根管治疗完成后再进行剩余牙根的正畸伸出移动，其伸出移动的时间，因患者的年龄、牙周膜的活力及伸出量的不同有所差异。一般疗程为3～6周则可完成伸出移动。

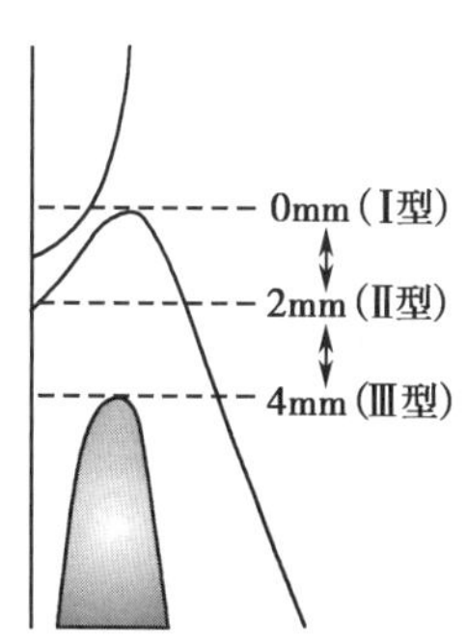

图3-14-38　龈下折断的类型

(2) 剩余牙根的正畸伸出移动：要达到较满意的治疗效果，对牙弓内间隙不足者，可采用活动矫治器或螺旋弹簧等开拓间隙，然后在剩余牙根的殆面安放牵引装置，可用弹力线、橡皮链等牵引移动剩余牙根；牵引装置应有较好的支抗，可用活动矫治器牵引或采用固定矫治器牵引。也可用细的镍钛直丝或不锈钢弓丝设计曲等(图3-14-39)，将剩余牙根伸出移动，其速度约为每周1mm。严禁用连续弓丝直接进行伸出移动，因为，可造成邻牙伸长并向剩余牙根间隙倾斜，导致修复间隙缩小并破坏其触点。最好的方法是用磁力使剩余牙根伸出移动，则可避免上述问题发生。通常采用性能好的永磁铁(如钐钴磁铁和钕稀土磁铁)，根据磁力的物理特性及电磁原理形成临床上所需的正畸磁铁，并置于不锈钢封套内或涂薄层硅橡胶以防止磁铁腐蚀，计算出不同距离所需力值(一般牙根伸出约1～4mm，图3-14-40)。磁力的大小(临床中一般牙伸出力大约50～60g)。

将一块磁铁粘结在剩余牙根殆面，另一磁铁埋于与牙根上已固定磁铁相对应的活动矫治器的基托内，根据两磁铁间距离所产生的引力进行调节（一般范围0～4mm）。

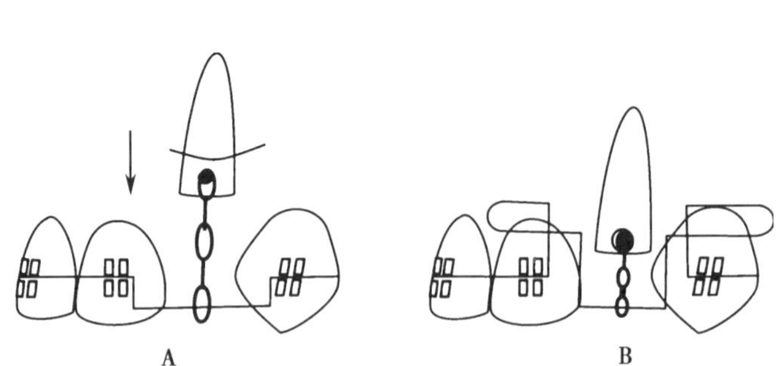

图3-14-39 橡皮链圈牵引剩余牙根伸出移动

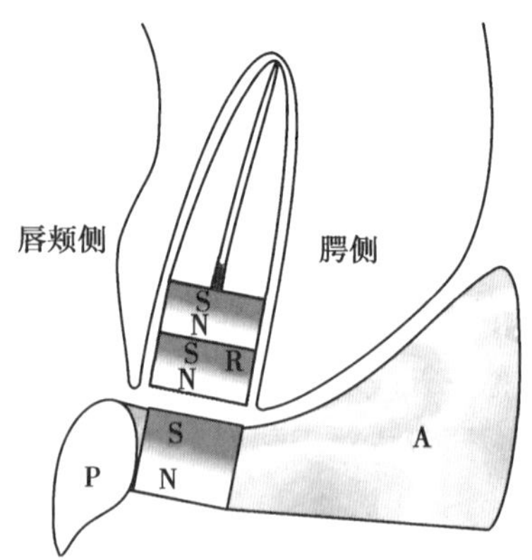

图3-14-40 磁力牵引中切牙牙根伸出（P为暂时牙冠）

在临床中，采用磁力将剩余牙根伸出的常见步骤为以下方面：

（1）拍X线牙片：了解牙根和牙周情况，完成根管治疗。

（2）定位：将3mm×2mm柱形钕铁硼磁铁黏着在剩余牙根殆面，其上暂时重叠一个同种材料同体积的磁铁块（高2mm，即为伸出移动的距离）。

（3）上下颌取印模，灌模：制作义齿式上颌活动矫治器，用暂时塑胶义齿以恢复功能、美观。在活动矫治器与牙根上磁铁完全对应的基托内理入一个（5mm×5mm×2mm）同种材料的磁铁。

（4）牙根伸出移动：暂时放置在已稳固黏着在剩余牙根殆面上的磁铁块，戴入上颌活动矫治器。此时牙根殆面上的磁铁与活动矫治器内磁铁间的间隙为2mm，产生约50～60g引力使剩余牙根伸出移动。患者每日戴矫治器约22小时（除进食外），每隔2周复诊一次，嘱患者保持口腔清洁。

（5）磁力的调节：如果剩余牙根伸出移动大于2mm时，在牙根磁铁的上面重叠两个同种（3mm×2mm）磁铁，形成一个较高的柱形磁铁（直径×高＝3mm×4mm），当牙根伸出移动与矫治器上的磁铁发生接触时，去除牙根最上面的磁铁，则牙根再继续伸出移动2mm。

（6）保持：牙根伸出移动结束后，牙周纤维仍被已牵张的牙周组织不断牵拉和尚未能重建稳定，因此治疗结束后建议做嵴上牙周纤维切除术，使形成人为的的手术瘢痕稳定牙根在正确的新位置，以防止复发，或者采用牙根过度伸出移动的方法防止复发。治疗结束需用保持器保持2～5个月后，用烤瓷冠修复。此种方法产生轻力（约50～60g），持续可调节（力范围50～240g）伸出力，无摩擦，磁铁不疲劳，牙根伸出移动快，无并发症，易清洁等优点。

3. 外伤性脱落牙的再植 外伤性脱落牙的再植是将冠根完整或基本完整的外伤性脱出牙再植于自身的缺牙位置。外伤性脱落牙以上颌中切牙发生最多，约占60.5%，其次为上颌侧切牙，约占32.7%；常发生于青少年（6.5～20岁），约占98%。此种方法适用于青少年特别是正在生长发育期的患者，此时期恒牙根尖孔大，牙周膜纤维神经血管粗大，吻合力很强，血液循环丰富，抗感染力强，因此脱落牙再植通常能达到满意的临床效果。再植牙的愈合过程是牙周膜和牙髓再生修复的过程，因此，再植牙是否能获得牙周膜重建和保存牙髓活力，关键在于及时、正确处理牙污染。一般应注意以下五点：

（1）离体的时间：尽可能短（一般在1小时左右）；

（2）清洁、消毒处理：应遵循组织胶体参透压和生物学的基本原理，用生理盐水反复冲洗，为了保护牙周膜和牙骨组织可用低浓度抗生素生理盐水短时间浸泡脱落牙齿；

（3）严禁剥除根上的牙周膜及根髓：在清理牙槽窝凝血块时，严禁搔刮牙槽窝壁上的牙周膜和牙槽神经并尽可能保存，才有可能使再植牙复位后的牙周膜、牙髓、神经和血管对接吻合、生长成活；

（4）固定、调殆：限制受伤牙活动，避免刺激，有利于伤牙修复愈合。一般固定4～6周。术后加强口腔卫生，适当地使用抗生素是再植牙成功的重要因素之一。

（5）功能性刺激和锻炼：后期对再植牙进行功能性刺激和锻炼，可促进血液循环，防止牙根吸收或骨性粘连的发生。

（赵碧蓉）

第十五章
Ⅱ类错殆畸形的矫治

Ⅱ类错殆畸形(远中错殆)系包括牙、牙弓、颌骨及颜面的前后关系不调,磨牙表现为远中殆关系的一大类牙颌畸形,也是临床上最常见的牙颌畸形类型,其发病率为15% ~20%,占正畸患者的49%,仅次于Ⅰ类错殆畸形。从Ⅱ类畸形的发生机制上看,它包括牙、牙弓及颌骨、肌肉等各种不同因素间的诸多协调障碍,以及颌骨仍存在的部分生长潜力,这常使相应的诊断及治疗复杂化。

Ⅱ类错殆畸形不仅仅发病率较高,而且对患者的颜貌和功能影响往往较严重。鉴于其形成机制较为错综复杂,也是正畸诊断治疗中的难点。因此,有必要对该类畸形的矫治进行深入的探讨。

第一节　Ⅱ类错殆畸形病因

绝大多数Ⅱ类错殆是发育畸形,可由遗传、先天、环境等内外因素的影响和变异所致。正确全面地了解Ⅱ类错殆的病因对早期防治、制订矫治计划和评估预后十分重要。

一、遗传及先天因素

牙的大小、数目、位置均受遗传因素的影响。有学者研究表明,Ⅱ类错殆上下颌前牙比、后牙比、全牙比均小于Ⅰ类和Ⅲ类,这反映Ⅱ类错殆畸形患者上颌牙齿相对于下颌牙齿偏大且不呈比例。此外,上前牙区多生牙、下切牙区先天性缺牙也可致前牙深覆盖。这些因牙齿大小、数目异常所造成的Ⅱ类错殆畸形受遗传因素控制。严重的Ⅱ类骨性错殆畸形,如下颌发育过小、上颌发育过大也受遗传因素的影响。此外,在胚胎发育中先天因素的影响,如母体营养、感染、压迫等也是形成Ⅱ类错殆的重要病因。

二、环 境 因 素

(一) 局部因素

包括口腔不良习惯和替牙障碍。

1. 口腔不良习惯　某些口腔不良习惯如长期吮拇指、咬下唇及舔上前牙都可给上前牙长期施以唇向压力，导致上前牙唇向倾斜；同时使下前牙舌向倾斜、拥挤，从而造成前牙深覆盖（图3-15-1）。

2. 下颌乳磨牙早失　可使下牙弓前段变小,导致前牙覆盖增大。

3. 萌出顺序异常　如上颌第一恒磨牙早于下颌第一恒磨牙萌出,或上颌第二恒磨牙早于下颌第二恒磨牙萌出,或上颌第二恒磨牙早于上颌尖牙萌出,均可能造成远中殆,使前牙呈深覆盖。

(二) 全身因素

1. 鼻咽部疾患　例如慢性鼻炎、腺样体肥大等造成上气道狭窄导致形成口呼吸习惯。口呼吸时,头部前伸,下颌连同舌下垂、后退,易形成下颌后缩畸形;由于上前牙唇侧和上后牙腭侧失去正常压力,而且两侧颊肌被拉长压迫上牙弓,可形成上牙弓狭窄、前突、腭盖高拱。最终表现出前牙深覆盖、磨牙关系远中(图3-15-2A)。对于某些口呼吸患者(图3-15-2B)甚至存在明显的家系遗传特征。

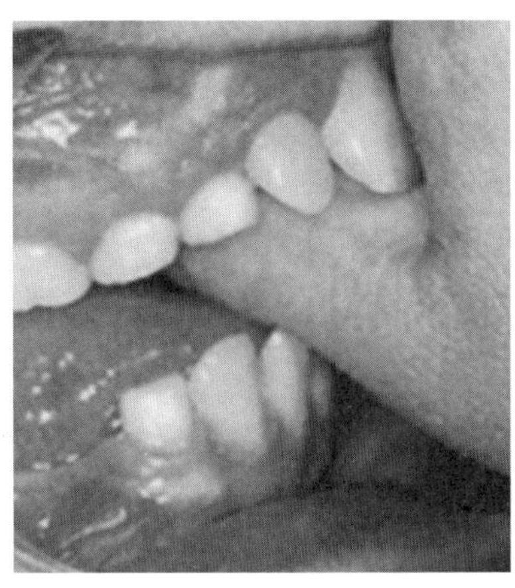
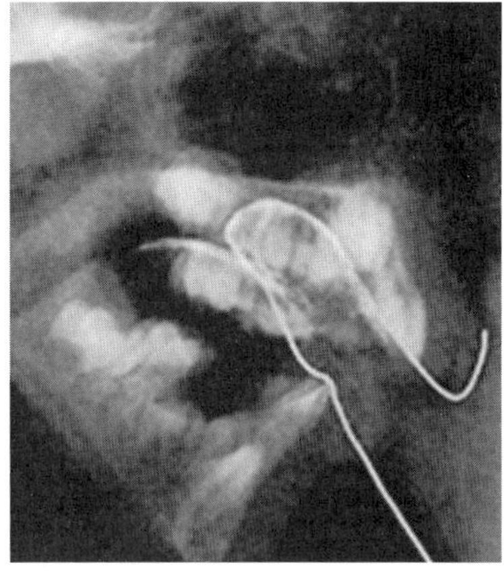

图 3-15-1　吮指习惯导致上前牙唇向倾斜，下前牙舌向倾斜，前牙深覆盖

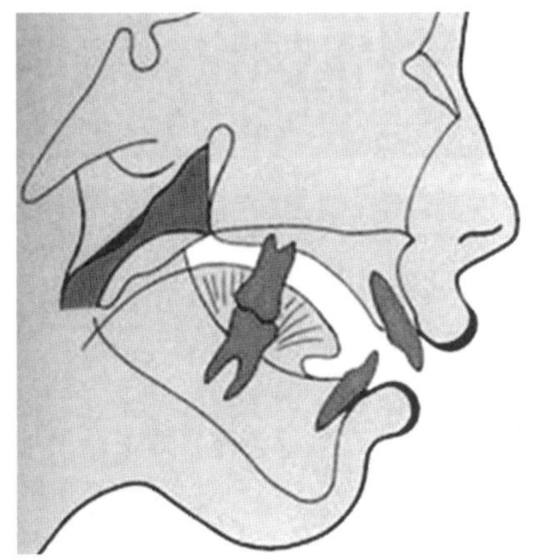
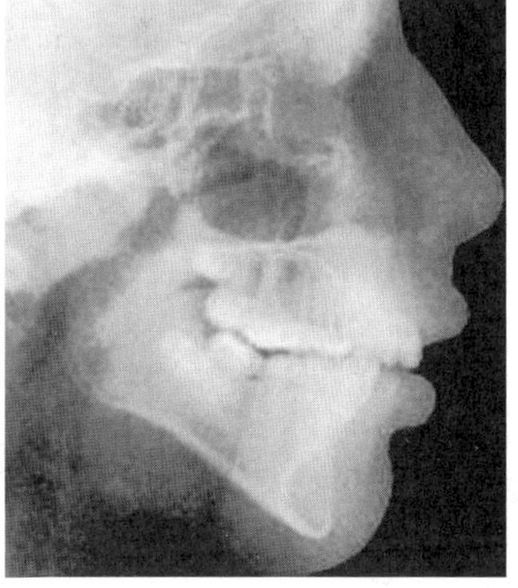

图 3-15-2A　口呼吸习惯所致畸形示意图

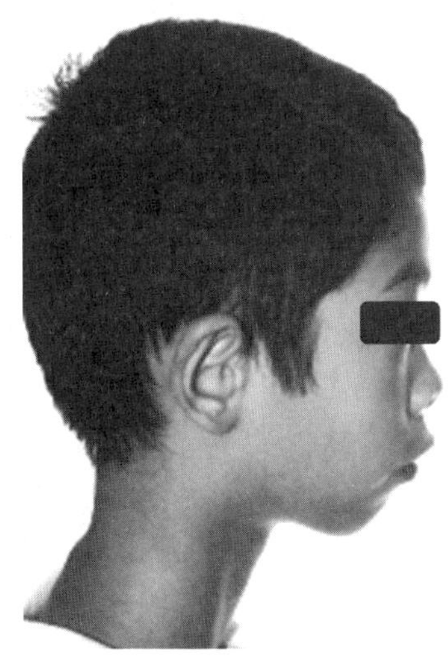
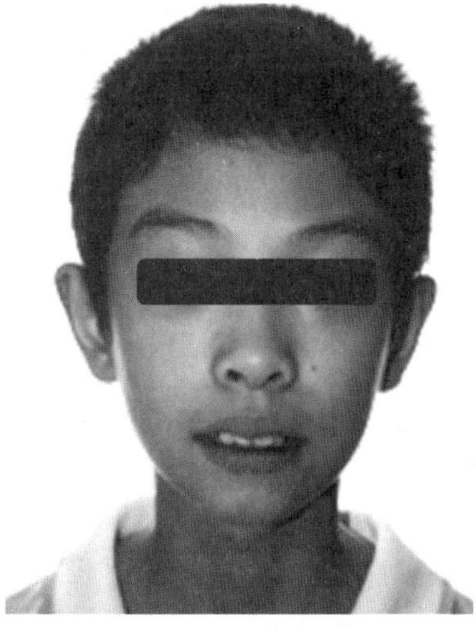

图 3-15-2B　口呼吸患者面像

2. 全身疾病　如钙磷代谢障碍、佝偻病等，肌肉及韧带张力弱，引起上牙弓狭窄，上前牙前突和远中殆关系。

第二节　Ⅱ类错骀畸形的分类

一、Angle 分类法

Ⅱ类错骀的概念和定义系源于 Angle 的分类。

Angle 分类法是沿用至今的一种简单实用的牙颌畸形分类方法。Angle 认为,上颌骨一般不会发生错位移动,上颌第一恒磨牙位于上颌骨上,其位置相对恒定,而下颌骨是可动的。近、远中错骀都是由于下磨牙或下牙弓错位移动造成的。因此,Angle 以上颌第一恒磨牙为基准,依据下颌第一恒磨牙与上颌第一恒磨牙咬合时的位置关系,将下颌第一恒磨牙及下牙弓相对于上颌第一恒磨牙及上牙弓远中位置的错骀定义为Ⅱ类错骀(见图 2-5-32)。并且,将下颌后移 1/4 个磨牙或半个前磨牙距离,即上下颌第一恒磨牙的近中颊尖相对时,称为轻度远中错骀;若下颌第一恒磨牙再后移,即上颌第一恒磨牙的近中颊尖咬在下颌第二前磨牙与第一恒磨牙之间,则称为完全远中错骀。

(一) Angle Ⅱ类的分类

1. Ⅱ类 1 分类　表现为磨牙远中错骀关系,伴有上颌切牙的唇向倾斜。覆盖增大,多为凸面型,同时可伴有吮下唇、口呼吸等(图 3-15-3)。

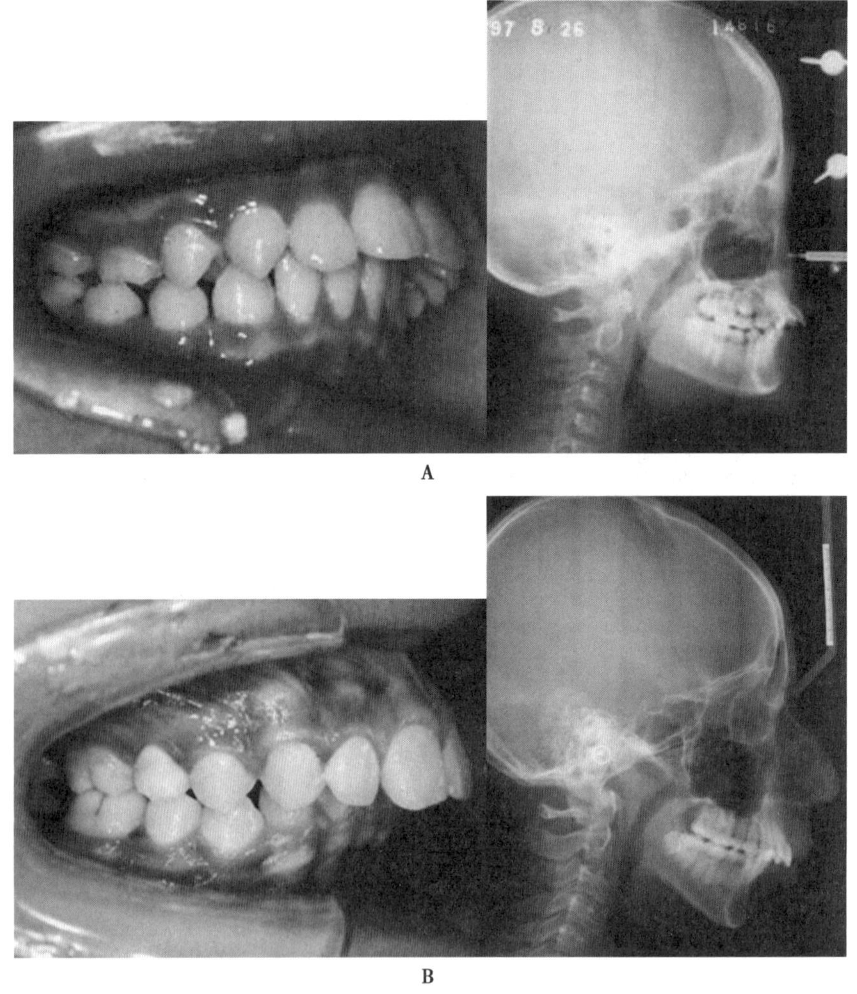

A

B

图 3-15-3　Angle Ⅱ类 1 分类错骀

A. 低角病例;B. 高角病例

2. Ⅱ类1分类亚类 一侧磨牙为远中𬌗关系，另一侧磨牙为中性𬌗关系，临床表现多与Ⅱ类1分类相同(见图2-5-32)。

3. Ⅱ类2分类 表现为磨牙远中错𬌗关系，伴有上颌切牙的舌向倾斜，且覆𬌗加深，牙弓呈方形等(图3-15-4)。

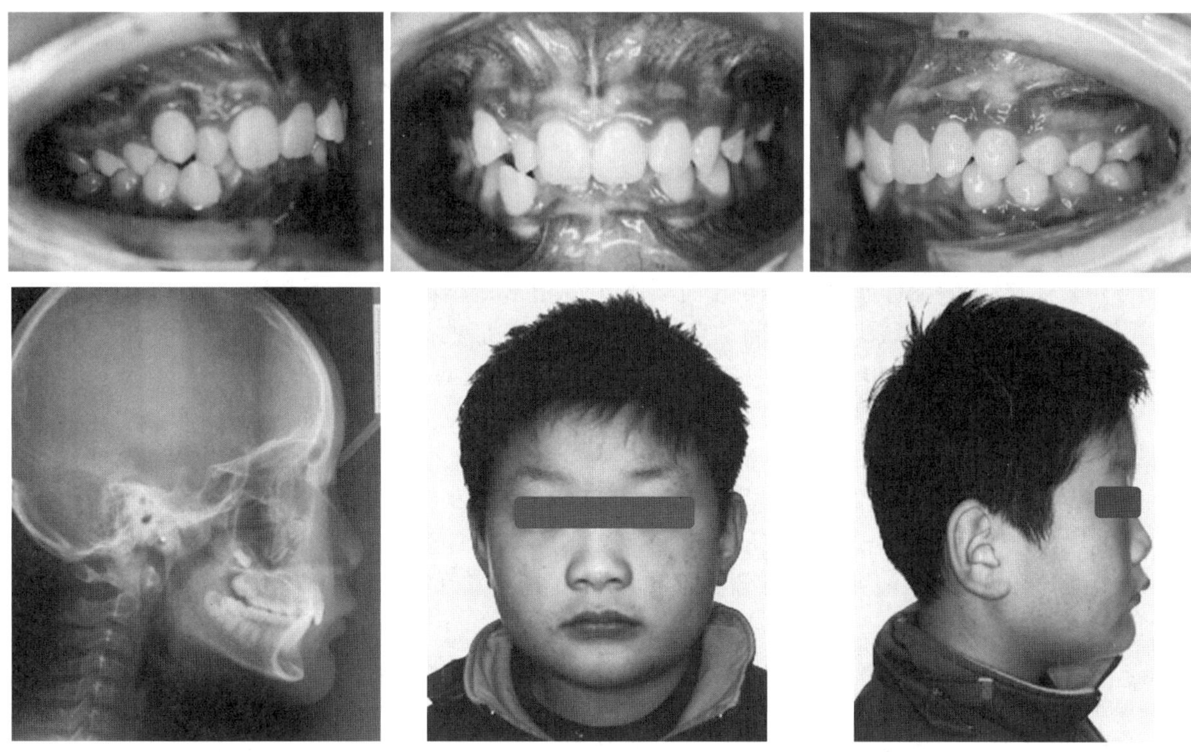

图3-15-4 Angle Ⅱ类2分类错𬌗

4. Ⅱ类2分类亚类 一侧磨牙为远中𬌗关系，另一侧磨牙为中性𬌗关系，临床表现与上Ⅱ类2分类同(图2-5-32)。

(二) Angle分类的不足

采用Angle分类法表述Ⅱ类错𬌗畸形的类型，相对简明，易于掌握并便于临床交流，是临床最常运用的分类方法。但应用时，必须充分认识其局限性和以下不足：

1. 上颌第一恒磨牙的位置并非绝对恒定 在乳牙列期及混合牙列期可因乳牙龋坏等原因而导致牙冠宽度的减少或牙齿早失，并造成其位置移位。

2. 未考虑到颌骨与颅面间的相互位置关系 某些远中错𬌗原因有可能是上颌骨或基骨弓长度或位置的异常，而不仅仅是下颌骨或下牙弓的问题。

3. 仅针对第一恒磨牙矢状向关系进行分类，而高度及宽度不调则没有提及 Simon指出，Angle分类忽略了牙与颅面的关系，未考虑到从横向、矢状向及垂直向等三维立体地来描述，因而不能全面明确反映Ⅱ类错𬌗形成的机制。

4. 忽略牙量和骨量不调 Ⅱ类错𬌗的重要形成机制不能忽略牙量和骨量之间的不调，而Angle分类法中却没有涉及。

因此，Angle的Ⅱ类错𬌗分类仅仅是一个较粗的简略的诊断交流表述，还需要结合临床分类、病因机制等进一步分类以利于准确的诊断，以及治疗计划的拟定。

随着对错𬌗畸形认识的发展，如今，Ⅱ类畸形的概念，已从磨牙及牙弓间关系的认识扩大至颅颌骨关系的认识，从单纯的静态牙颌关系扩大到动态咬合运动关系，以及颜面型生长变化关系，从单纯的矢状向关系分类扩大至三维机制的变化。因此，对Angle畸形分类的描述在很多文献中多不再冠以“安氏”前缀，而多直接以“Ⅱ类1分类、Ⅱ类2分类”描述(class Ⅱ division 1, $Ⅱ^{1}$; class Ⅱ division 2, $Ⅱ^{2}$),

即在传统的分类基础上赋予了新的概念和内容。

二、Moyers 分类法

Moyers 分析法(Moyers analysis)认为:对Ⅱ类错殆畸形患者不仅要考虑牙齿、牙弓的分类问题,还应考虑面型的协调与补偿。因此,正畸医师不能够忽视骨骼、肌肉功能的问题。

Moyers 认为,牙颌畸形患者由于病因不同,治疗目的及预期效果不同,所选择的矫治器也不同。因此,为了更全面地了解错殆涉及的组织,以制订出正确的治疗方案,有必要对错殆进行了病理学分类:

(一) 骨性

颌骨是上下牙弓的基础,对它所处的矢状向关系位置进行分类,利于诊断和制订治疗计划。颅面复合体中,任何骨骼的形状、大小、比例和生长异常均为骨性畸形。例如,Ⅱ类磨牙关系可因下颌骨发育不足、下颌位置后移、上颌发育过度、上颌位置前移等所致,并表现出典型的骨面型特征。目前,临床上往往采用侧貌观察及定位 X 线头侧位片测量来评估牙颌畸形患者的面型特征,根据上下颌骨发育情况及前后向相对位置关系,以 ANB 角的大小,将侧面分为三种骨面类型:

Ⅰ类骨性:上下颌骨的相对位置关系正常,为直面型,ANB 角在 2°~4°之间;

Ⅱ类骨性:上颌前突或下颌后缩,或两者兼有,为凸面型,ANB 角大于 4°;

Ⅲ类骨性:下颌前突或上颌后缩,或两者兼有,为凹面型,ANB 角小于 1°。

其中,就Ⅱ类骨面型的病理机制,又可分为:

1. 上颌异常　即上颌前突,可以表现为基骨(SNA 角增大)、牙槽骨(SNPr 角增大)或牙齿(1-SN 角增大,切牙唇倾)的异常。

2. 下颌异常　即下颌后缩,可以表现为下颌(体、支)形态较小或形态正常而位置靠后。如果形态正常,蝶鞍角较大或较平,关节窝位置相对靠后,其治疗方法的选择取决于生长余量和生长方向。水平生长型或平均生长型的病例,常规肌激动器疗法可以获得成功;而垂直生长型患者,前移下颌很难长久维持,同时需考虑前导下颌后将加重垂直向不调。

3. 联合异常　即上颌前突伴下颌后缩,以及颌骨向后下旋转生长等。

(二) 肌性

长期持续的口面肌功能异常,可引起牙齿位置及颌骨发育异常。单纯的Ⅱ类肌性错殆常由吮下唇、口呼吸及人工喂养姿势不正确等不良习惯所致。此外,下颌闭合道异常以及由于存在殆干扰常引起下颌功能性后缩或偏斜颌位等,在乳牙列期儿童中多见。肌性Ⅱ类错殆畸形诊断必须进行相应的功能分析,包括头影测量、肌电测量、模型和牙列的测量,尤其是口颌系统动态的功能分析,如息止殆位和牙尖交错位的检查、颞下颌关节的检查、颅面功能紊乱的检查等。由于不良的肌肉神经功能因素所导致的Ⅱ类错殆畸形,诸如上切牙内倾而限制下颌骨的前伸,应尽早去除不良的神经肌肉因素,并进行功能性矫治。

(三) 牙性

牙齿的数目、形态、大小及位置异常所致的Ⅱ类错殆,如因乳磨牙早失或滞留导致的磨牙远中关系的错殆畸形,只表现为牙齿的Ⅱ类关系,而没有明显骨性不调因素,即 ANB 角可以是正常的。

一般而言,临床上单纯的牙性、肌性或骨性Ⅱ类错殆畸形不多,这几型错殆常常同时存在,相互影响。除此之外,Moyers 依据Ⅱ类畸形的发生机制,结合牙及颌骨的前后异常划分为 A~F 六型(图 3-15-5),有助于有的放矢地设计矫治方案。

1. 矢状向 A 型　上下颌骨关系及侧貌正常,上牙弓前突。其特征为有正常骨侧貌,主要畸形表现为上前牙及牙槽弓前突;

2. 矢状向 B 型　上颌及上牙弓前突,下颌正常。其特征为上颌及上牙弓前突(面中份前突),但下颌正常;

3. 矢状向 C 型　上下牙弓前突,下颌发育不足、后缩。其特征表现为下颌发育不足、下颌后缩(面

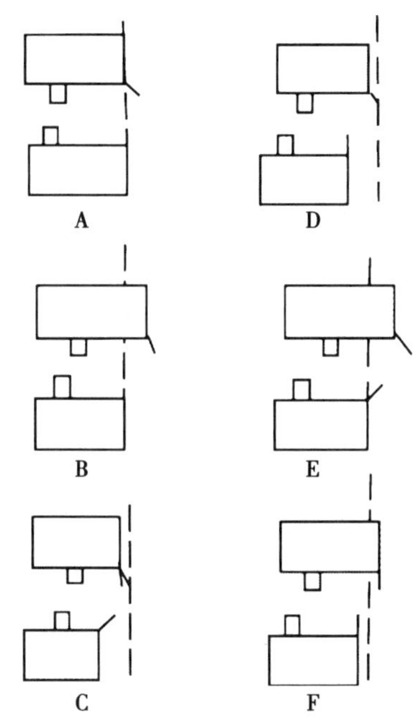

图 3-15-5　Moyers Ⅱ类畸形分类（Watson 1979，Moyers 1980）

A. 上前牙前突（侧貌正常）；B. 上颌及上前牙前突（面中部前突）、下颌正常；C. 上下切牙唇倾，上、下颌骨发育不良、（面下部后缩）；D. 上颌牙-牙弓前突、下颌不足、下切牙无代偿前突；E. 上颌前突、下牙前倾；F. 轻度上颌前突、下颌后缩（中度骨骼Ⅱ类侧貌）

下份后缩），上下切牙唇倾，前突；

4. 矢状向 D 型　上牙弓前突，下颌后缩。其特征为下颌发育不足，但下切牙不代偿性前突，主要变现为上颌牙-牙槽弓前突；

5. 矢状向 E 型　上颌及上牙弓前突，下颌发育不足，下切牙唇向倾斜。其特征为上颌前突伴双颌牙-牙槽弓前突；

6. 矢状向 F 型　上颌微前突，下颌稍后缩。其特征为Ⅱ类磨牙关系，中度骨骼Ⅱ类侧貌（上颌微前突，下颌微后缩）。

三、牙颌矢状向机制分类法

（一）Bell 颌、面六关系分类

Bell 等医师认为，影响牙颌面形态的基本因素有 5 个，即颅部、上颌复合体、上颌牙列、下颌牙列和下颌骨。此 5 个因素间有 6 个重要关系，决定着牙颌面矢状向的形态特征，即上颌骨与颅部的关系、下颌骨与颅部的关系、上下颌骨间关系、上颌牙列与上颌骨的位置关系、下颌牙列与下颌骨的位置关系、上下牙列间的相对位置关系，并以此将Ⅱ类颌面型分成以下 5 种类型（图 3-15-6）：

1. 上牙列-牙槽骨前突型（图 3-15-6A）　即上牙列前突，下牙列正常。若上牙列前突不严重，可考虑不拔牙矫治，通过推磨牙向远中及颌间牵引来建立磨牙中性关系。若上牙列前突严重，则应拔除上颌第一前磨牙，内收上前牙，最后达到完全远中的磨牙关系，及正常的前牙覆𬌗、覆盖关系。

2. 下牙列-牙槽骨后缩型（图 3-15-6B）　即上牙列基本正常、下牙列后缩。若下牙列后缩不严重，或患者仍有一定生长潜力时，应导引下颌或下牙列前移，建立磨牙中性关系。若下牙列后缩较严重且无生长潜力时，应在导引下牙列前移的同时，推上磨牙向远中，或上颌拔牙以内收前牙，从而建立协调的上下牙列间关系。

3. 上颌骨前突型（图 3-15-6C）　即Ⅱ类错𬌗是由上颌骨前突所致，但下牙列及下颌骨位置基本正常。此时的综合性治疗属掩饰矫治，即通过上下牙列间牙齿的相对移动来掩饰骨性上颌前突。当上颌骨前突不严重时，可不拔牙矫治，即推上磨牙向远中，导引下牙列向近中。若上颌骨前突较严重时，则应拔牙矫治，即上颌拔除第一前磨牙，内收前牙，建立正常的覆𬌗、覆盖关系，磨牙关系则维持完全远中关系。

4. 下颌后缩型（图 3-15-6D）　上颌骨基本正常，仅下颌后缩。若下颌后缩不严重时，可导引下牙列前移，掩饰下颌发育不足。当下颌后缩较严重时，则需推上磨牙后移，必要时上颌减数，内收前牙，以掩饰下颌后缩畸形。

5. 混合型（图 3-15-6E）　在临床工作中，像上述典型的 4 种Ⅱ类错𬌗类型仅占少数，多数Ⅱ类错𬌗是 4 种类型的混合型。在我国儿童中，最常见的Ⅱ类错𬌗类型是上颌骨前突、下颌骨后缩、上牙列前突，下牙列也轻度前突。因此，矫治原则是推上磨牙向远中，拔上下颌第一前磨牙（某些完全远中Ⅱ类错𬌗，可拔除下第二前磨牙），通过上下牙齿的移动来矫治Ⅱ类关系。掩饰上下颌骨间的不协调。

（二）Rakosi 分类（Rakosi classification）

同样，Rakosi 根据牙-颌骨的矢状向关系，按Ⅱ类错𬌗的机制将Ⅱ类错𬌗分为 5 型，即①牙性；②功能性；③上颌前突异常；④上颌前突异常伴后上旋转；⑤下颌异常，以及上述各型的混合性（图 3-15-7）

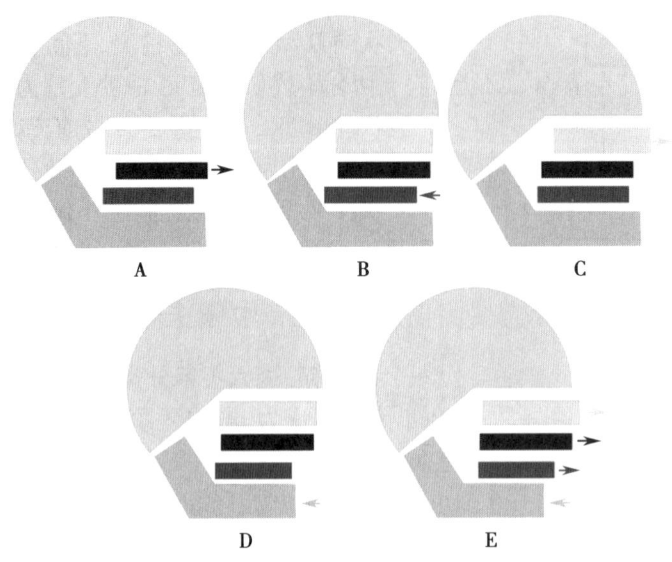

图 3-15-6　Bell Ⅱ类错𬌗畸形的颌、面六关系分类(Bell,1992)

A. 上牙列-牙槽骨前突型;B. 下牙列-牙槽骨后缩型;C. 上颌骨前突型;
D. 下颌后缩型;E. 混合型

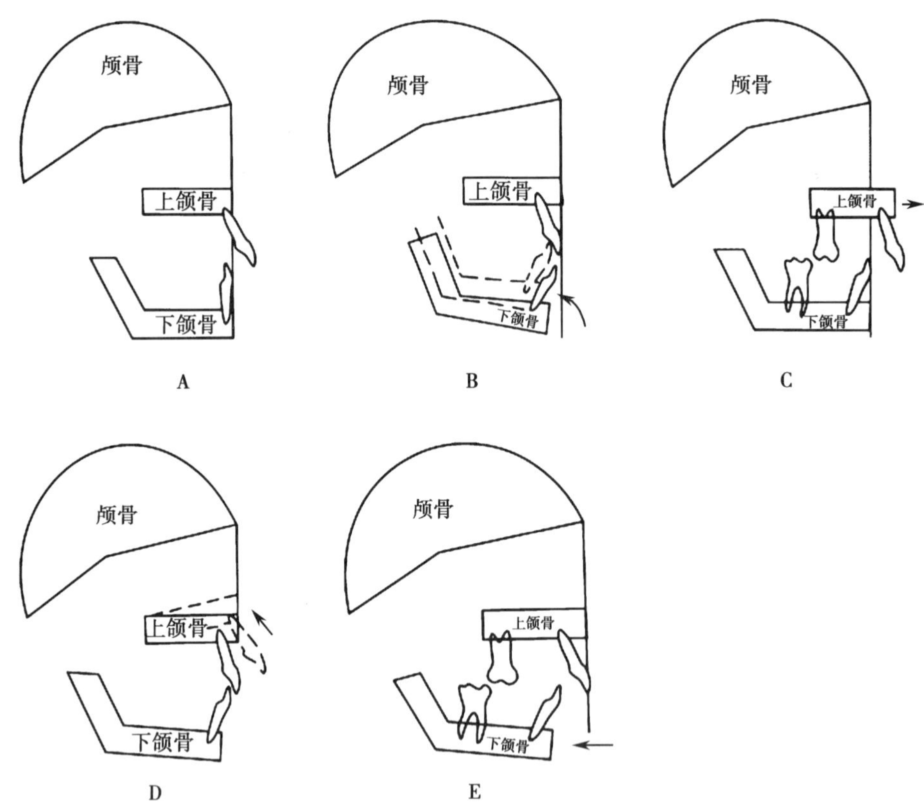

图 3-15-7　Rakosi Ⅱ类错𬌗畸形分类(Rakosi 1992)

A. 牙性;B. 功能性;C. 上颌前突;D. 上颌前突、上旋;E. 下颌异常

(三) 山内分类(山内和夫、作田守,1986 年)

此外,山内和夫对Ⅱ类错𬌗的牙-牙槽弓-颌骨矢状向关系进行了更详细的分类,将其分为 6 类 11 型(图 3-15-8),以进一步指导Ⅱ类错𬌗的临床治疗。

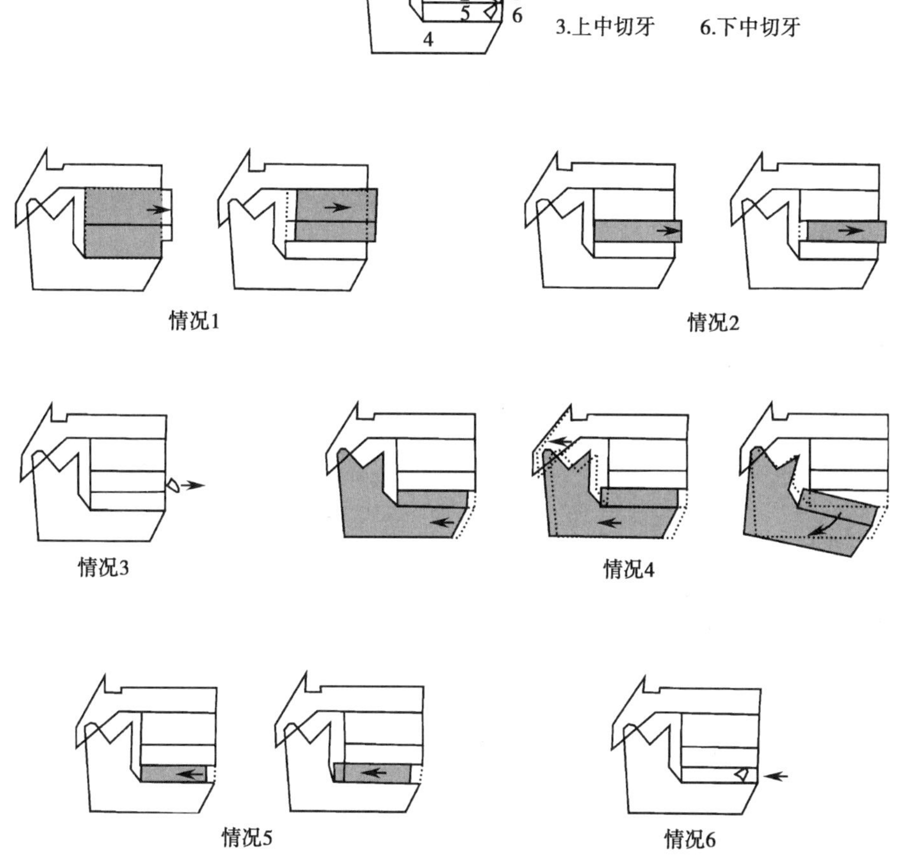

图 3-15-8　山内和夫Ⅱ类错殆畸形分类(山内和夫,1986)

第三节　Ⅱ类错殆畸形的诊断

一、深覆殆和深覆盖

前牙深覆殆和深覆盖是Ⅱ类错殆畸形最典型的临床表现之一,按照 Angle 的分类方法,Ⅱ类 1 分类患者常可见上前牙唇倾、开唇露齿、前牙深覆盖、深覆殆等临床表现。而Ⅱ类 2 分类患者则可见上切牙舌倾或者上中切牙舌倾而侧切牙唇倾,前牙深覆殆。因此,国内毛燮均将Ⅱ类 1 分归于长度不调、将Ⅱ类 2 分类归于长度不调加高度不调;詹淑仪等川医(现四川大学)分类法则将Ⅱ类 1 分类及Ⅱ类 2 分类错殆按临床分类表述为:前突型深覆殆、内倾型深覆殆两类(表 3-15-1)。

表 3-15-1　Ⅱ类错殆的常用临床分类

Angle 分类	毛氏分类	川医分类
$Ⅱ^1$	$Ⅱ^2$、$Ⅱ^4$	前突型深覆殆
$Ⅱ^2$	$Ⅱ^2$+$Ⅳ^1$	内倾型深覆殆

1. 前牙深覆盖(deep overjet)　常是Ⅱ类 1 分类患者主诉要求解决的主要问题。深覆盖又称超殆大,是指在水平方向上,上前牙切缘至下前牙唇面的距离过大。正常时,上前牙切缘至下前牙唇面的水平距离不超过 3mm,超过 3mm 者为深覆盖。深覆盖的机制可以是上下牙弓及上下颌骨矢状方向上发育

异常，主要表现为上牙弓或上颌骨长度发育过度或位置靠前，下牙弓或下颌骨长度发育不足或位置靠后。

根据覆盖程度的大小，将深覆盖分为三度：

Ⅰ度：上前牙切缘至下前牙唇面的水平距离在 3～5mm 之间；

Ⅱ度：上前牙切缘至下前牙唇面的水平距离在 5～8mm 之间；

Ⅲ度：上前牙切缘至下前牙唇面的水平距离在 8mm 以上。

2. 前牙深覆𬌗（deep overbite） 常是Ⅱ类 2 分类患者（及Ⅱ类 1 分类患者）最关切求治的主诉要求。深覆𬌗是指在垂直方向上，上前牙盖过下前牙的距离过大。正常时，上前牙牙冠咬合于下前牙冠切 1/3 以内，或下前牙切缘咬合于上前牙舌侧切 1/3 以内，超过 1/3 以上者称为深覆𬌗。深覆𬌗的机制可以是上下牙弓及颌骨垂直方向上发育异常，主要表现为牙弓与颌骨高度发育不调，前牙区牙及牙槽高度发育过度，后牙区牙及牙槽高度发育不足。

根据覆𬌗程度的大小，将深覆𬌗分为三度：

Ⅰ度：上前牙牙冠覆盖下前牙冠长的 1/3 以上至 1/2 处，或下前牙咬合在上前牙舌侧切 1/3 以上到 1/2 处；

Ⅱ度：上前牙牙冠覆盖下前牙冠长的 1/2 以上至 2/3 处，或下前牙咬合在上前牙舌侧切 1/2 以上到 2/3 处（或舌隆突处）；

Ⅲ度：上前牙牙冠覆盖下前牙冠长的 2/3 以上，甚至咬在下前牙唇侧龈组织处，或下前牙咬合在上前牙腭侧龈组织或硬腭黏膜上。

二、定位 X 线头影测量分析

Ⅱ类错𬌗畸形的形成与遗传因素、生长发育等因素关系密切，而定位 X 线头影测量是判断颅颌面软、硬组织形态及其生长发育趋势，诊断畸形发生部位及机制，预测Ⅱ类错𬌗畸形疗效的重要方法之一，主要包括颅面硬组织与软组织测量两方面。

（一）颅面骨骼硬组织分析

对颅面骨骼的检查，定位 X 线头影测量主要包括侧位片、正位片、颏顶位片及全景片等方法。侧位片的分析主要包括 Downs 分析法、Wylie 分析法、Tweed 分析法、Steiner 分析法、Sassauni 分析法、Ricketts 分析法、McNamara 分析法、神山功能分析法、Di Paolo 四边形分析法，以及各种头影图迹重叠比较法；正位片及颏顶位片的分析方法包括：正位片分析法（Sassauni 分析法）、颅底（颏顶位）片的分析法（Ritucci-Burstone 分析法）等（详见第六章）。

（二）颅面软组织的形态测量

Ⅱ类错𬌗畸形软组织形态与正畸治疗目标密切相关。因此，在正确制订正畸治疗计划前，定量分析判断软组织的形态及变化，进行软组织的头影测量分析，是重要的临床辅助诊断手段。软组织的测量分析法主要包括 Burstone 法、Holdaway 分析法，以及一些常用于软组织分析评估参考的线、角等，如 Steiner 的 S 线、Ricketts 的 E 线、Merrifield 的 Z 角等（详见第六章）。

（三）Ⅱ类错𬌗的 X 线头影测量应用及意义

理论上，只有正确分析Ⅱ类错𬌗畸形颅面软硬组织各部分结构之间的相互关系和形成机制，方可确定颌位及牙齿矫治的理想位置，从而制订出正确可行的矫治方案。同时，如何评估Ⅱ类错𬌗畸形的机制、主要性质及部位？如何选择Ⅱ类错𬌗的适宜的矫治手段和时机？如何评估不同矫治手段和矫治时机的具体疗效？哪些分析指标更能有助于疗效评价？这些均离不开头影测量这一简单、方便的定量化分析手段，如关于口外弓等对Ⅱ类错𬌗畸形的矫治效果经 X 线头影测量后才得以明确和澄清。此外，接受正畸-正颌联合治疗的严重Ⅱ类骨性畸形需应用 X 线头影图迹进行剪裁、模拟拼对手术后牙颌位置，得出术后牙颌、颅面关系的面型图，以确定手术的部位、方法及所需移动或切除颌骨的数量，为手术提供参考依据。进一步而言，X 线头影测量还可以用来研究Ⅱ类畸形矫治前后的下颌运动、息止𬌗间隙和下颌由息止位至最大牙尖交错位时髁突、颌位等位置运动轨迹等方面的功能分析。一般而言，X 线头影测量在Ⅱ类错殆主要应用如下：

1. 牙性与骨性Ⅱ类错殆的鉴别　牙性Ⅱ类错殆往往表现为软、硬组织侧貌畸形不明显，上下颌基骨与颅基底部尽管可存在矢状向关系不调，但上下颌基骨间差异小。上颌切牙唇向倾斜导致覆盖增加，而下颌切牙因口颌系统肌肉的补偿可表现为舌向或拥挤。头影测量表现为前后向及垂直向骨性关系正常，∠ANB、∠SNA 及∠SNB 正常，A、B 点在殆平面上投照点间的距离，在水平向 A、B 相对于 N 点的距离正常，上颌及下颌的线性测量正常，下切牙相对于 NB 线、下颌平面及 FH 平面的相对位置正常，只是上切牙相对于 NA 线、SN 及 FH 平面前突。

而上颌发育过度的骨性Ⅱ类错殆其上颌侧面轮廓较突，A 点前移[∠SNA 增大、∠SNPr(上颌牙-牙槽骨)增加]。上切牙可前倾(∠U1-SN 增加)或直立拥挤(Ⅱ类2 分类)，下颌发育不足的Ⅱ类错殆其下颌可能大小正常而位置后缩或后旋，相对于颅面骨骼处于后位(∠SNB 减少)，下颌髁突处在关节窝的后位，蝶鞍角增加而趋于更平坦。

较严重的Ⅱ类错殆可能存在手术与非手术的选择，明确骨性畸形性质和程度极为关键。有学者将骨性Ⅱ类错殆的生长因素归为八类：①下颌骨前后向生长发育；②下颌骨的垂直向生长发育和下颌角角度；③上颌骨的倾斜；④上颌骨的前后向生长发育；⑤上颌骨垂直向生长发育；⑥后部牙槽突的生长发育；⑦前颅底的长度；⑧颅底角角度。这八个因素在骨性Ⅱ类畸形的形成过程中各有其作用。因此，凡是可以测定以上颅颌面结构的 X 线头影计测指标均可以辅助判断Ⅱ类错殆的性质。诸如∠ANB、A-B 平面角、AF-BF、AXB 平面角、A/B 间距(Wits 值)等。

2. 骨性与功能性Ⅱ类错殆鉴别　当Ⅱ类错殆的下颌息止殆位正常而闭合途径不正常时，在习惯位存在着强迫性后缩，常伴有覆盖增加和后牙的低位即功能性Ⅱ类错殆。此时，后牙在习惯位时∠SNB 减少，但息止殆位时明显改善。下颌基底骨正常，不存在生长不足，早期可以选择功能性的阻断性治疗。一般通过软组织面型分析及姿势位与咬合位 X 线片比较，可以初步判断Ⅱ类错殆的骨性或功能性。

2009 年，刘亚非以接受功能性矫治的Ⅱ类错殆患者及放弃治疗的Ⅱ类错殆患者为观察对象，从常用的软硬组织测量项目中排除自然生长的影响因素，应用数学方法分 5 个步骤从 58 个头影测量项目中逐步筛查出影响Ⅱ类错殆功能性矫治效果的主要指标，58 个项目中包括 33 项硬组织测量项目和 25 项软组织测量项目，发现影响Ⅱ类错殆功能性矫治效果的主要指标为 U1-NA(mm)、∠U1-NA、APDI、Ls-EP，可客观、精确地评价Ⅱ类错殆功能性矫治的效果。下颌发育不足可能由于下颌、下颌体过小而导致下颌后下旋转，常引起后面高减小、下颌平面角变陡、ANB 角和颌突角增加，覆盖增大。A/B 间距的加大暗示着 Wits 分析正值的增加，同时 A 点相对 N 点正常而 B 点相对 N 点后移。

3. 垂直向和矢状向差异　有研究发现在Ⅱ类 1 分类错殆畸形的矢状向诊断中，上下颌突度与∠SNA、∠SNB、APDI(面平面与 FH 平面夹角+FH 与腭平面夹角+面平面与 A-B 平面夹角之和)、FA(面平面与眼耳平面同 FH 相交之后下角)是高度相关且有同等意义的，而线距比角度的测量更直观且容易理解。

上颌垂直发育过度可表现出前面高增加，下颌平面角增大。与下颌发育不足一样，上颌垂直发育过度通常也是∠ANB 增大，∠SNA 正常，∠SNB 减小，颌突角增大，覆盖增加，尽管通常可见 A、B 点投射于殆平面的距离(Wits 值)增大，但这种变化可因为殆平面的变陡而弱化。当此次两点投射于一真正的水平参照线时，这种前后向的骨性不调就显得非常明显，就像下颌发育不足的患者一样，此类患者也具有相对于 N 点，A 点的前后位置正常而 B 点靠后。这种前后向的不调常引起牙齿的代偿，就像下颌发育不足的情况一样，出现下切牙的唇倾。对于上颌垂直发育过度的病例，具有鉴别意义的垂直向头影测量特征包括：前下面高的增加，较陡的下颌平面角，相对于腭平面位置更靠下的上颌磨牙。如果垂直发育过度包括上颌前部，上颌切牙也会位于相对于腭平面更靠下的位置。上颌前后向发育过度与其他所有骨性Ⅱ类关系一样，其头影测量特征表现为∠ANB 增大，Wits 值增加，面突度增加；通常∠SNA 增大，但∠SNB 可能是正常的。同其他类型的骨性Ⅱ类关系一样，也存在着矢状向的牙齿代偿，表现为下切牙的唇倾。在观测头影测量指标时，前颅底平面过陡或是 N 点的前移，都会对所测量角度的大小造成影响。

4. 生长型与后续生长的判别　考虑到Ⅱ类错殆畸形的生长型及后续生长的影响，还可以采用 X 线头影测量重叠图明确Ⅱ类畸形的生长型和相应的生长状态。传统的头影测量分析方法常使用 S 点和

FH平面,或SN平面作为重叠参照系统以分析颅颌面的生长变化。此外,将种植钉植入Ⅱ类畸形的颅颌面骨中,以种植体为参照点重叠系列拍摄的定期系列X线片也可以揭示生长型和生长的变化,限于伦理学的要求已极少应用。

总之,在临床上应用X线头影测量评价Ⅱ类错𬌗时,要充分考虑颅面复合体中所存在的复杂的补偿和比例关系,多种测量方法的结合有助于明确诊断。

第四节 Ⅱ类1分类错𬌗畸形

Ⅱ类1分类错𬌗畸形表现是上下牙/牙槽弓、颌骨矢状向关系不调,相对而言上牙/牙槽弓、颌骨过大或位置靠前,而下颌骨(牙弓)过小或位置靠后。上前牙唇倾、前突、覆盖大是其特点。该Ⅱ类错𬌗多伴有牙列拥挤、牙弓狭窄等,且根据颌骨生长及旋转方向不同,可伴有深覆𬌗或开𬌗症状等。

一、分类及机制

口颌系统包括牙齿、骨骼和神经肌肉三大系统,其中任何一部分或几部分出现异常均可产生错𬌗,Ⅱ类1分类错𬌗畸形的分类,按其病因机制可分为以下几型:

(一) 牙性

牙性前牙深覆盖主要是由于上下前牙的位置或数目异常造成,磨牙关系有可能呈中性。常见于混合牙列及恒牙列,上下颌骨之间以及颅面关系一般较为正常。

(二) 功能性

由于神经肌肉反射异常引起的下颌功能性后缩。异常的神经肌肉反射可以因口腔不良习惯引起,也可为𬌗因素所致。例如,当上牙弓尖牙和后牙间宽度不足时,下颌在尖窝交错时被迫处于后缩位置,形成磨牙远中关系、前牙深覆盖,而姿势位时的关系正常。由于深覆盖和后牙的后退咬合,闭合道可能是异常的或强迫性后退的。在习惯性咬合时SNB角较小,但在姿势位时SNB角增大。通常下颌基骨大小正常,不存在发育不足。功能性下颌后缩,上颌一般发育正常,磨牙为远中𬌗关系,若使下颌前伸至中性磨牙关系时,上下牙弓矢状向关系基本协调,面型明显改善。

(三) 骨性

主要是颌骨发育异常包括大小、形态、相对位置关系的异常等产生的错𬌗,导致下颌骨相对于上颌骨处于远中错𬌗关系。

(四) 混合性错𬌗

由于同时存在上述两种或三种因素而产生的错𬌗畸形,在替牙期若不及时阻断异常的神经肌肉活动则会影响颌骨发育,到恒牙期形成骨性Ⅱ类错𬌗。因此,临床上牙齿、骨骼和肌肉三种因素可同时存在,在诊断时要区分哪种因素是原发和主要的。

功能性和骨性前牙深覆盖,远比单纯牙性者多见。应根据家族史、个人史及患者的健康状况,分析错𬌗的病因机制,再根据牙、𬌗、颌面的检查及头影测量分析得出的错𬌗的类型,将两者结合起来综合分析,以作出正确的诊断。

二、临床表现与诊断

(一) 颜貌特征

1. 凸面型 由于上颌或上牙及上唇前突或相对前突,Ⅱ类1分类患者多为突面型。∠ANB增大,上下中切牙角减小,软组织面突角多小于160°,临床上常将典型的并有骨性问题患者的面型又称为Ⅱ类面型(详见第四、第五章)。

2. 面下1/3短 除单纯牙性畸形外,多数Ⅱ类患者均表现为下颌后缩、后旋。无论是垂直生长型或水平生长型、无论是Ⅱ^1、Ⅱ^2,两种Ⅱ类错𬌗均表现为面下1/3不足,口裂位置多居于面下1/2处(不是正常的上中1/3交界处)。而前伸下颌后,侧面型大多有所改善。

3. 唇张力不足　上唇前突、下唇卷缩外翻、上下唇在自然状态下往往不能自主闭合，常使上切牙缺乏控制并随之唇倾，严重者伴有露龈笑。部分深覆盖过大者尽管上下唇可闭合，但下唇往往位于上切牙舌侧，吮下唇习惯，吞咽时出现舌与下唇接触而产生的口腔前部封闭。如果上切牙内收后，下唇能覆盖上切牙牙冠切 1/3，上下唇能闭合而达到前部封闭，治疗的稳定性就好。反之，如果下唇不能控制已矫治后的上切牙位置，在口腔前部，舌与下唇接触的前部闭合仍然存在，那么治疗的稳定性较差。

轻度Ⅱ类 1 分类错𬌗的病例且唇能闭合者，吞咽类型基本正常。较严重的病例，舌与下唇接触使口腔前部封闭，患者的吞咽类型必然发生相应的改变。极少数患者，有原发性异常吞咽。异常吞咽是引起切牙关系异常的一种病因，即使覆盖减少也不能达到稳定。前牙深覆盖常伴有前牙深覆𬌗。畸形程度较轻的患者表现为上牙弓前突，上下唇闭合较困难；畸形程度较重的患者表现上唇翻卷、短缩并出现开唇露齿。

4. 颏后缩　由于下颌不足、位置靠后，Ⅱ类错𬌗患者的颏位置多后缩，可有两种表现：$Ⅱ^{1}$患者多表现为无颏突，颏突不明显，而$Ⅱ^{2}$患者颏发育较好，多表现为颏唇沟深（图 3-15-9）。

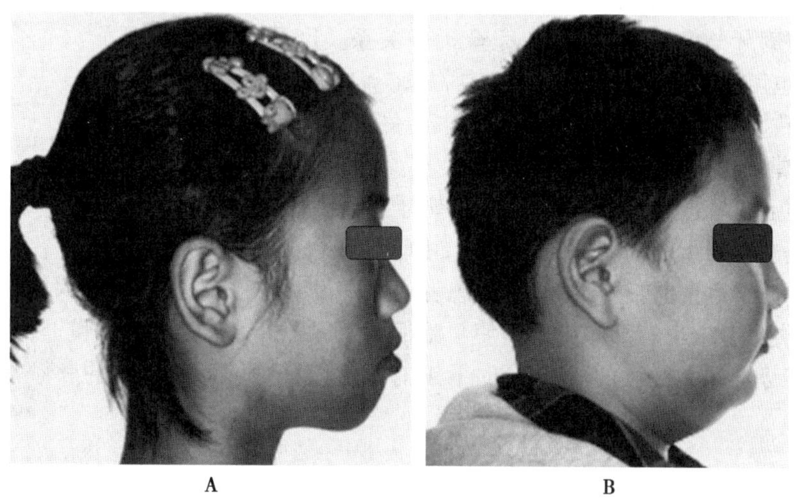

图 3-15-9　下颌后缩
A. 颏部不足；B. 颏唇沟深

（二）颌骨形态位置

Ⅱ类错𬌗通常包括矢状向、垂直向和横向骨骼和牙弓关系的不协调。有研究发现，Ⅱ类 1 分类错𬌗畸形前牙深覆盖由Ⅰ～Ⅲ度，其颅颌面结构变化趋势为：上颌相对下颌突度、上下颌骨基底相对面平面前突度、上牙弓前移及上唇向前突度明显增大；上面高、下中切牙相对𬌗平面的唇向倾斜度增大及软组织颏部厚度减小。

Ⅱ类 1 分类错𬌗畸形前牙深覆盖者与正常𬌗者相比，颅颌面结构特征为：上颌前突，下颌后缩；下中切牙相对𬌗平面的唇向倾斜度增大，上牙弓前移，上面高增大。

1. 矢状向关系　通常情况下Ⅱ类骨性最为常见，Ⅱ类骨性是形成Ⅱ类牙弓关系的原发病因之一。牙弓关系的异常程度常与基骨关系不调程度相关，基骨关系异常愈严重，错𬌗畸形也愈严重，其预后也愈不好。有时由于软组织形态及下切牙前倾在某种程度上抵偿了上下颌骨的不调，可能使颌骨不调表现得相对较轻。如下切牙代偿性的前倾使前牙覆盖可能比预期的要小。在Ⅱ类骨性的患者中，最常见的表现为下颌后缩，占Ⅱ类错𬌗的 50%～60%，上颌前突所占的比例最小，约为 10%。

部分病例可能为Ⅰ类骨性（或者少数为轻度Ⅲ类骨性）。在这些病例中，仅仅是牙齿在基骨上的位置错位，或者是由于牙齿发育上的错位，或受软组织影响而倾斜错位，从而出现Ⅱ类错𬌗。

2. 垂直向关系　前下面高多减小。但在部分病例中也可能为正常或增高。表现为深覆𬌗，机制为前牙/牙槽过长，后牙/牙槽不足，上下颌骨相对旋转生长等。眶耳-下颌平面角通常正常或者增大。如果下颌平面角较大，将会影响面貌美观，这是因为上下唇可能不能正常闭合，同时造成下切牙内倾使覆盖加大。

3. 横向关系 多表现为上牙弓狭窄，腭盖高拱，又称哥特式牙弓。一般而言，基于口呼吸、口鼻疾患等原因，Ⅱ类1分类错𬌗畸形上尖牙间宽度较窄，从而限制了下颌前移，在早期的功能性矫治中，往往需要扩弓治疗。

（三）咬合表现

1. 前牙关系 上颌切牙常常唇倾，下前牙可能表现为拥挤，或者可能有间隙，下切牙的位置也可以表现为唇倾或舌倾，从而导致软组织的形态出现相应改变，如下唇习惯陷入上切牙舌侧等。

覆𬌗通常增大，甚至出现重度深覆𬌗，表现为下切牙过长，咬合曲线变陡，尖牙与前磨牙呈明显过渡阶梯，此时，切缘位于上切牙舌面隆突之后，咬在腭部软组织上。且覆盖增加，甚至可能出现Ⅲ°深覆盖。如果舌处于前伸位而与下唇接触，常为轻度不完全性深覆𬌗（图3-15-10），由于吮拇习惯或因原发性异常吞咽，也可表现为明显的不完全性深覆𬌗。

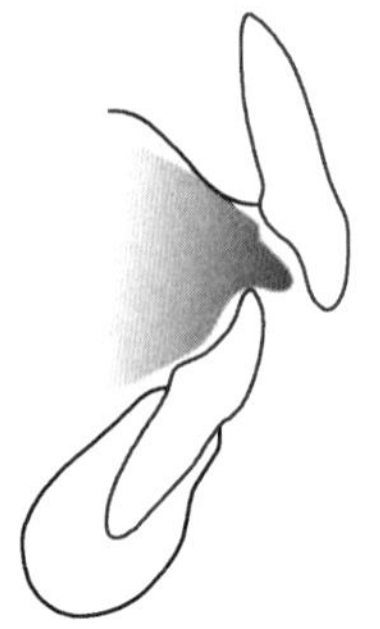

图 3-15-10 舌处于前伸位而与下唇接触导致不完全覆𬌗

2. 后牙关系 磨牙通常为远中关系。严重时上颌第一磨牙的近中颊尖咬合在下颌第二前磨牙与第一磨牙间，即完全远中关系。磨牙既可能表现为双侧远中关系，也可能为单侧（一侧）的远中关系。但如果下牙有先天缺失、下前牙拥挤而致下后牙前移时，磨牙也可为中性关系等。

（四）牙的异常

在Ⅱ类1分类上切牙过度唇倾的患者中，上切牙前突导致外伤折断的发病率较高。特别是开唇露齿的Ⅱ类1分类患者，由于牙龈暴露而干燥，因而在上切牙周围也常有增生性龈炎。尽管，这类患者通常并没有口呼吸习惯，但有时也习惯地称为口呼吸性龈炎。此外，这类患者中也有某些患者即使覆𬌗很深，下切牙直接咬于腭黏膜上，腭黏膜创伤也可不明显。这也许和姿势位牙无接触，以及咬合时下颌前伸代偿有关。上中切牙的唇倾常易造成上切牙外伤缺损等。

三、矫治原则

Ⅱ类1分类错𬌗畸形与遗传因素、生长发育、牙颌畸形等关系密切，尤其是早期去除导致下颌后缩的因素对改善畸形极为有利。因此，应尽早去除病因，根据畸形性质、程度和形成机制，在不同的时期进行针对性的矫治。

（一）口鼻呼吸疾患的早期治疗

对于有明显口鼻呼吸疾患的Ⅱ类错𬌗畸形替牙期患者，在明确有解剖结构阻塞（鼻甲、腺样体肥大等）或口鼻慢性炎症性疾患的情况下，可以优先治疗相应的口鼻呼吸疾患，特殊情况下可以考虑手术治疗以建立畅通的经鼻呼吸方式。因此，强化各学科之间的联系，共同关注口鼻呼吸疾患的早期解决方案将是努力的方向之一。

（二）口颌肌肉的功能训练

对于开唇露齿的Ⅱ类1分类错𬌗畸形患者，多合并有吮下唇、吮颊等不良习惯。常系上唇短、上唇张力不足，致闭合不全，可以通过反复的强化训练口颌肌肉功能状态，以改善唇肌闭合不全。例如，在混合牙列期纠正不良吐舌习惯的同时，辅以肌肉功能训练（muscle functional training，MFT），如前伸下颌、引导上唇向下闭合、上下唇张力训练等，以改善唇态（详见第十三章）。

（三）替牙期的早期功能性矫治

在替牙期对于Ⅱ类畸形提倡早期正畸治疗，其意义在于在Ⅱ类畸形发生之前尽早采取预防措施，消除错𬌗病因，促使口颌系统正常生长发育，减少Ⅱ类畸形的发生；对已发生的畸形进行早期矫治，阻断畸形发展，纠正畸形，引导牙颌面正常生长。

Ⅱ类1分类患者早期矫治应在青春期前，根据畸形机制，视儿童具体情况进行早期设计，其原则如下：

1. 尽早地去除病因　破除各种口腔不良习惯，及时治疗全身性疾病，诸如佝偻病、口鼻呼吸道疾病等。

2. 尽早处置前牙畸形　主要根据畸形的临床表现，采用不同方法，去除咬合干扰，阻断不利的唇颊习惯，创建有利于下颌运动及生长的环境。

（1）上前牙区多生牙导致前牙深覆盖者：应拔除多生牙，用片段弓或附有双曲唇弓的可摘矫治器关闭间隙，以减少前牙突度，改善深覆盖。

（2）上前牙唇向错位有间隙者：可采用局部片段弓关闭或戴用附有双曲唇弓的可摘矫治器内收前牙，关闭间隙。

（3）下前牙舌向错位所致的深覆盖：如上颌牙弓正常，下前牙舌向错位合并拥挤的患者，先去除不良的诱因，再采用片段弓矫治或戴用附双曲舌簧的可摘矫治器唇向开展间隙，排齐下牙弓前段，与上前牙建立正常的覆盖关系。

（4）对上尖牙间牙弓宽度不足的患者：可采用附有分裂簧或螺旋扩弓簧的𬌗垫式矫治器扩大上牙弓以利于下颌前导（图 3-15-11）。

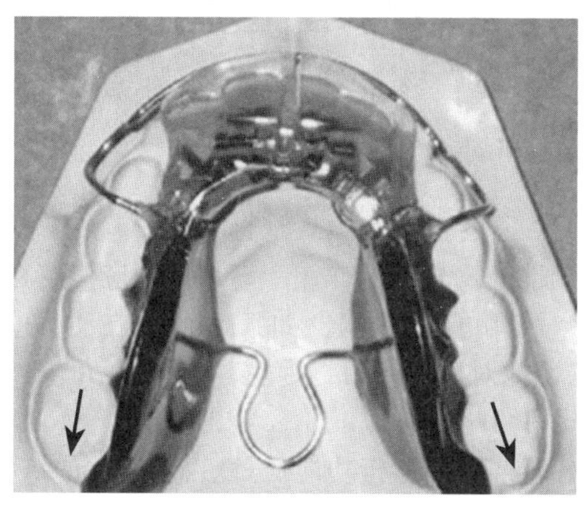

图 3-15-11　螺旋扩弓簧联合分裂簧扩宽牙弓

（5）对个别上切牙舌侧错位的患者：若错位牙有足够的间隙，可采用固定或活动矫治器将错位牙唇向排齐，若错位牙排齐间隙不足亦可先局部开展间隙，再矫治舌侧错位的牙齿。

3. 及时导引颌骨正常生长　对于功能性Ⅱ类错𬌗以及轻中度骨性Ⅱ类错𬌗，早期采用功能性矫治器进行矫形治疗可以改变口颌系统软硬组织的异常生长，引导颌骨的正常生长。

（1）促进下颌向前生长：因下颌后缩导致的Ⅱ类错𬌗病例，其矫治的关键是解决下颌发育不足的问题。对这类病例而言，促进下颌骨向前生长是矫治前牙深覆盖的有效方法。下颌骨是人体所有骨骼中生长持续时间最长的骨骼，男性一般持续到 23 岁，女性可持续到 20 岁。从替牙列期到恒牙列早期，下颌骨要经历一个生长快速期，此时下颌骨总长度及下颌相对于颅底的突度均有较明显的增加。在此阶段进行早期功能性矫治可以达到事半功倍的效果。临床上主要采用功能性矫治器（如 activator、FR-Ⅱ等，图 3-15-12），刺激下颌向前生长，从而矫治前牙深覆盖，恢复正常的咬合关系，增进面部外形的协调。亦可针对不同的Ⅱ类错𬌗机制采用简单的功能性矫治器，诸如上颌斜面导板矫治器、前庭盾、唇挡等进行早期矫治（参见第七、第十三章）。

（2）抑制上颌向前生长：对于上颌前突或有上颌前突倾向并伴有下颌后缩的Ⅱ类错𬌗病例，在生

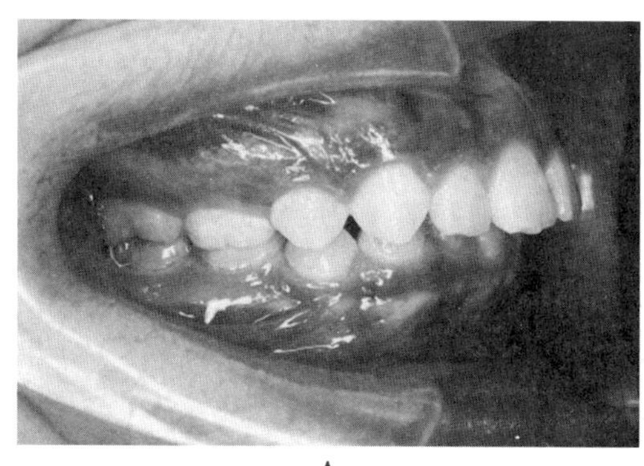

A

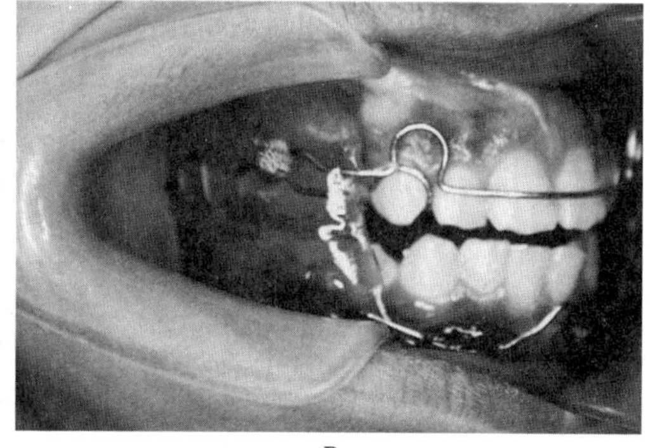

B

图 3-15-12　Fränkel-Ⅱ型矫治器

A. 戴入前；B. 戴入后，下颌被前导

长发育的早期进行矫治，其矫治原则为限制上颌骨向前生长，促进下颌骨向前生长，最终建立上下颌正常的覆𬌗、覆盖关系。例如使用口外弓可以抑制上颌向前生长。但一些研究显示，口外弓不能向远中移动上颌骨，上下颌矢状关系不调的纠正，最终来自于矫治进程中下颌的向前发育；而附口外力（headgear）的肌激动器（activator）不仅限制上颌骨的发育，还可以前导下颌（图3-15-13）。

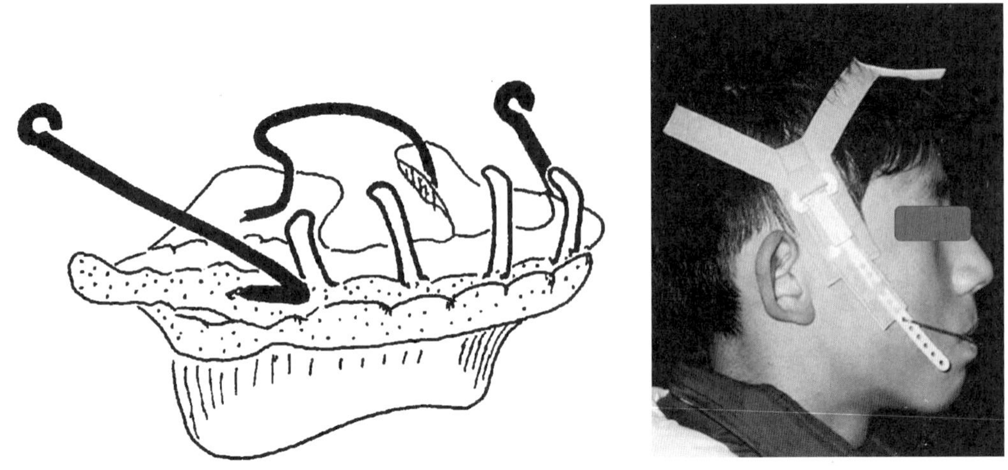

图3-15-13　上颌附口外力（headgear）的肌激动器（activator），抑制上颌向前生长

（3）控制后部牙槽的高度：Ⅱ类错𬌗除颌骨矢状关系不调外，常伴有颌骨垂直关系不调。采用口外唇弓通过改变牵引力的方向，对后部牙及牙槽高度的控制能起到较好的作用。高角病例应使用高位牵引，低角病例应使用颈牵引，面高协调者使用水平牵引。对于功能性矫治器，如肌激动器，在使用过程中能增加后部牙槽高度，常会出现下颌平面角增大的情况，因此对以下颌后缩为主，下颌平面角较大的Ⅱ类高角病例，临床常将面弓高位牵引与肌激动器联合使用。

4. 替牙期上切牙唇倾度与前牙覆𬌗覆盖的矫治　在替牙期早期进行功能性矫治，如有效的扩弓、早期前导下颌骨等，强调获得正常的上切牙唇倾度，以及正常的前牙覆𬌗、覆盖。因此，矫治方法的选择取决于切牙轴倾度和上颌前突的类型。

简单的直立切牙可以使用活动矫治器，而转矩和整体移动则需要使用固定矫治器。抑制上颌基骨前突需要使用矫形力。此时上颌骨的大小可以是正常的，但位置前移，或长度增加。在评价上颌基骨时，临床医师还应考虑其旋转。上颌骨向上向前的旋转可以加重上颌前突（Schwarz 称其为“假性前突”），而上颌骨向下向后旋转（腭平面向前向下旋转）可以掩饰上颌前突。对于这类错𬌗，尤其伴有深覆𬌗或开𬌗时，对垂直向的控制是矫治成功与否的关键，尤其需要使用多种矫治器的联合治疗（如口外装置和肌激动器）来抑制上颌骨的向前生长。

（四）恒牙列早期的固定矫治

大多数Ⅱ类1分类伴有前牙深覆盖的病例，往往还需要在恒牙早期进行第二期综合性治疗。目前认为，对Ⅱ类畸形的矫治，使用固定矫治器是最有效的手段，无论采用 Begg 技术、edgewise 技术或直丝弓矫治技术，相对而言均比较成熟，并在其治疗步骤的讲解中，均选择Ⅱ类1分类拔牙矫治患者的矫治作为典型技术程序。正畸医师可以依据Ⅱ类畸形性质、自身习惯和掌握程度自行参考选用。

1. 常规矫治技术

（1）Begg 技术（详见第九章）：以拔牙病例为例，其一般治疗步骤可分为：

第一期治疗：打开咬合，排齐前牙，改正个别牙错位及后牙反𬌗等。

第二期治疗：关闭拔牙间隙，改善上切牙前突及磨牙的Ⅱ类关系。

第三期前期治疗；继续改善𬌗曲线，改正个别牙旋转，使尖牙和前磨牙达咬合接触，尖牙达中性关系。

第三期后期治疗：竖直牙根，调整切牙唇舌向转矩。

第四期治疗：用带状弓丝或定位器完成标准牙弓。

保持：用 Begg 型保持器。

Begg 技术采用轻力和差动力的原理，使用细圆丝技术，以及弓丝与托槽结构间呈点接触关系，有益于牙的倾斜移动，对Ⅱ类 1 分类拔牙患者的治疗是一种适宜有效的矫治方法。

（2）edgewise 技术（详见第十章）：edgewise 技术系包括一大类采用方丝托槽及方丝的矫治方法，治疗中为防止磨牙前移占用拔牙间隙，可加强支抗设计（必要时用），如口外弓、口内腭托、腭杠等，一直用至间隙关闭完全，或推迟拔除上颌前磨牙。不同学者在弓丝设计及步骤方法上各有差异，但对Ⅱ类 1 分类错𬌗（中度支抗拔牙病例，二步法矫治）的治疗程序，大体可归纳为以下步骤（图 3-15-14）：

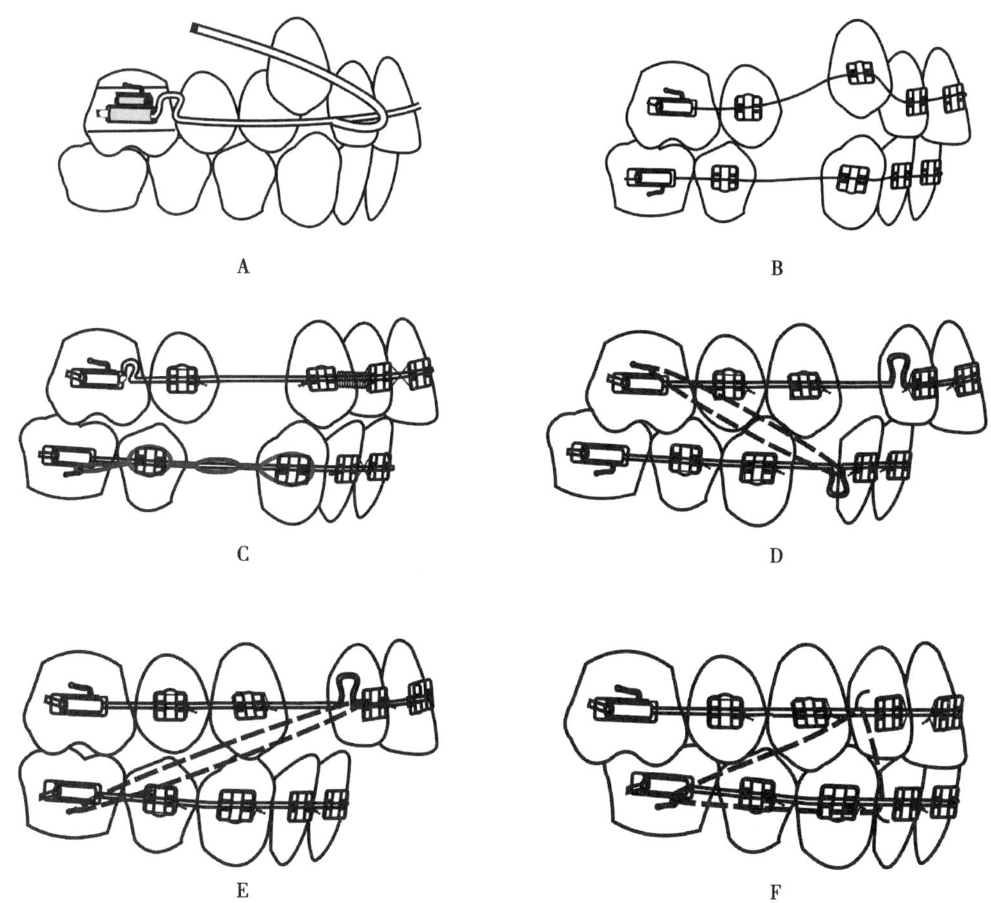

图 3-15-14　edgewise 技术矫治Ⅱ类 1 分类错𬌗畸形示意图

A. 加强支抗（必要时用），口外弓推磨牙向远中；B. 排齐整平上下牙弓；C. 使用推簧或牵引皮圈拉上下尖牙向远中；D. 加强支抗，使用Ⅲ类牵引关闭下牙间隙；E. 使用Ⅱ类牵引关闭上牙间隙；F. 使用箱形牵引或三角形牵引矫正牙轴，达到理想牙弓

第一期治疗：排齐牙齿及排平牙弓曲线。可用从细至粗的镍钛圆丝，最后用硬不锈钢圆丝。

第二期治疗：可用开大螺旋簧、橡皮圈牵引等移上、下尖牙向远中，同时矫治中线，调整磨牙关系。

第三期治疗：尖牙到位后，以全部后牙为支抗单位，整体内收切牙向舌侧、关闭间隙，改正上牙前突。进一步调整磨牙关系及中线。先内收下切牙，关闭下颌间隙（使用滑动法牵引或关闭曲）。可在加强支抗中使用Ⅲ类牵引。然后内收上切牙，关闭上牙间隙，可加用Ⅱ类牵引。

第四期治疗：可用正轴簧、旋转簧、颌间箱形牵引、三角形牵引等矫治牙轴，达到理想的咬合关系。治疗完成。

第五期治疗：保持，用 Hawley 式保持器或固定保持。

edgewise 技术由于托槽及弓丝的特点，可基本达到牙的整体移动，也能获得较理想的治疗结果，但在力的控制上必须十分小心。在弓丝弯制中，也有各种考虑，此点应特别注意。

2. 拔牙矫治原则 Case、Tweed 等学者提出对单纯扩弓不能矫治的患者需要拔牙，认为对牙齿严重拥挤等错𬌗畸形采用拔牙矫治，可维持牙弓、颌骨和肌肉之间的生理平衡，达到稳定的治疗效果。临床上，对部分骨性、牙性Ⅱ类错𬌗畸形需要采用拔牙矫治，拔牙部位取决于Ⅱ类错𬌗的类型、面型和牙弓拥挤程度，当然患者的年龄与生长发育状态也是考虑因素之一。此外，还应结合患者生活、工作的安排、心理预期和亲属的意见，诊治医师临床经验、设计倾向及矫治技术、诊疗条件等综合考虑，切不可千篇一律，引入所谓“固有的拔牙模式”，但也不会毫无章法可循。

当确定需要拔牙矫治之后，还应正确地选择需要拔除的牙位。需要结合患者面型、牙弓拥挤度、牙体牙周情况、拔牙间隙进行必要的术前分析以获得完备的矫治计划。

应强调保持牙弓形态的对称性和中线不偏移，通常在牙弓两侧同时拔除同名牙。临床上除非存在明显的局部原因或不对称因素，否则单侧拔牙将使牙弓对称性受到破坏，使中线偏斜难以矫治。对于部分Ⅱ类错𬌗患者因前期诊疗失误仅单侧拔除第一前磨牙的患者，为重新获得中线居中、两侧对称，可以采用腭杠、腭托、微种植钉等加强支抗，并拔除对侧同名牙以补偿平衡对称。目的是为牙中线的重新调整和建立正常前牙覆盖与覆𬌗关系提供可被利用的牙弓间隙，使牙齿移动更易进行。

Ⅱ类 1 分类错𬌗患者的拔牙是正畸医师必须决策并且常感棘手的问题。既要考虑到错𬌗本身的情况，还要考虑到患者的生长发育；既要考虑牙齿的排列，还要考虑面型；具体到每一名患者，还必须考虑其临床矫治目标。正畸医师应根据错𬌗畸形矫治的设计原则，结合患者的要求及治疗条件，确定其矫治目标及拔牙部位，对全口牙齿健康，治疗目标要求高，年龄较小的患者，应选择常规性拔牙；对成年患者，个别牙齿状况差、疗程要求短的患者，则可适当采用非常规性拔牙法。

3. 可供考虑的拔牙模式

（1）对称拔除上、下颌共 4 个第一前磨牙：在伴有下前牙拥挤的Ⅱ类 1 分类患者临床上最常用的拔牙模式，为解除前牙拥挤、内收前牙提供最大限度的可利用间隙。

（2）对称拔除双侧上颌第一前磨牙及下颌双侧第二前磨牙：适用于上颌前突、下颌正常的Ⅱ类 1 分类患者，有利于前牙深覆盖与远中磨牙关系的矫治。

（3）仅拔除双侧上颌第一前磨牙：Ⅱ类 1 分类年龄较大患者，拔除双侧上颌第一前磨牙矫治前牙深覆盖、改善牙弓突度，磨牙关系保留完全远中。2006 年杨彤彤采用 PAR 指数评价上颌单颌拔牙和双颌拔牙矫治Ⅱ类 1 分类错𬌗畸形的效果，发现双颌拔牙组患者的错𬌗较单颌拔牙组复杂，主要表现在牙齿拥挤方面；只要设计合理，适应证选择得当，两者均能获得良好的矫治效果。2004 年，庞光明探讨上颌单颌拔牙矫治成人Ⅱ类 1 分类错𬌗的适应证，发现上颌牙性前突、下颌拥挤≤4mm、前牙覆盖≤9mm 及磨牙关系为远中尖对尖的Ⅱ类 1 分类成人错𬌗病例，应用单颌拔牙矫治可以取得满意效果。吕婴等的研究也认为上颌单颌拔牙模式适用于下切牙唇倾度和下唇突度较小的牙性Ⅱ类 1 分类错𬌗患者。

（4）拔除双侧上颌第一前磨牙及 1 个下颌切牙：Ⅱ类 1 分类年龄较大患者伴下前牙拥挤且牙周情况不佳，拔除双侧上颌第一前磨牙矫治前牙深覆盖、改善牙弓突度，同时为了改善下前牙拥挤和牙周健康的一种折中方法，视 Bolton 指数大小获得磨牙远中关系。

有研究通过分析Ⅱ类 1 分类错𬌗畸形病例拔除 4 个第一前磨牙矫治前后颅面硬组织结构的变化，发现矫治前后颅面硬组织结构的变化主要表现在上下切牙唇倾度的减小及𬌗平面倾斜度的明显增大。该研究认为Ⅱ类 1 分类错𬌗畸形矫治前后颅面硬组织结构的变化主要体现在牙齿位置的改变上，而对颌骨的结构无明显影响。软组织的变化表现为鼻唇角及上下唇角的增大，上唇厚度的增加；切牙唇倾度的减小与唇部软组织的变化之间存在相关关系。Ⅱ类 1 分类错𬌗病例的矫治应充分利用拔牙间隙，减小前牙唇倾度，以达到面部软组织外形的协调。有研究探讨Ⅱ类 1 分类错𬌗成人与青少年拔牙矫治后软硬组织变化之间的相关性，发现成人组软组织唇形指标变化量与上切牙的内收量呈明显的相关性（$P<0.01$），无骨性相关；而青少年组不仅与牙性指标有一定的相关性，而且与下颌骨的前移有明显的相关性（$P<0.05$）；同时两组软组织指标间亦有明显相关性。因此，矫治后两组软硬组织变化间及软组织变化间均表现出明显的相关性，但两组间相关性的大小有统计学差异；说明软组织的改变不仅与牙颌

变化明显相关，而且受其自身形态、功能、内部结构及生长发育的影响。

4. 拔牙矫治步骤　较严重的Ⅱ类1分类，前牙覆盖较大的病例往往需采用拔牙治疗。临床上较典型的常采用的是拔除4个第一前磨牙，依据支抗设计的要求和矫治器设计的不同，其矫治步骤大致可分为两种：

（1）二步法

1）牵尖牙向远中：上颌牙弓排齐、整平后，在这一阶段推荐使用0.018英寸的圆丝，诸如澳丝或者其他高弹性的不锈钢丝，拉尖牙向远中移入拔牙间隙并与第二前磨牙接触，为上下切牙的进一步内收提供间隙。一般而言，这一阶段并不解决上下牙弓的Ⅱ类矢状向不调关系，不过不同支抗设计导致的上下后牙前移距离的不同，磨牙的远中关系可能会得到改善。拉尖牙向远中时，一般多用矫治弓丝外的附加牵引力，诸如磨牙带环拉钩与尖牙托槽之间置螺旋拉簧、链状橡皮圈或弹性橡皮圈。

特别需要注意的是：①应始终关注支抗磨牙前移的情况，避免上颌磨牙的前移至关重要；下颌磨牙的适度前移利于调整磨牙的远中关系，因此，对下颌磨牙的前移则视矢状关系不调的程度要适当掌握；②对伴有下颌后缩的骨性畸形患者，往往需要导下颌向前来矫治上下牙弓和颌骨位置的不调；③对于尖牙向后的倾斜移动特别应予关注，不同的矫治体系尖牙倾斜程度不一，方丝弓和直丝弓矫治技术不希望尖牙移动过程中发生倾斜，希望尖牙与第二前磨牙靠拢后两牙的长轴呈平行的关系；而Begg矫治体系则可接受一定程度的尖牙倾斜移动。使用螺旋拉簧、链状橡皮圈或弹性橡皮圈对尖牙牵引时，可在0.018英寸的圆丝上，位于尖牙远中部位弯制人字曲，对尖牙施以一定的前倾正轴力，可对抗尖牙的远中倾斜。

牵尖牙向远中移动，常采用在磨牙带环拉钩与尖牙托槽之间置螺旋拉簧、链状橡皮圈或弹性橡皮圈。此外，可将左右尖牙作为交互支抗，即在弓丝的前牙段套进一段张开的螺旋推簧，推簧长度应大于左右两尖牙之间牙弓长度，将弓丝插入圆管，并结扎于左右第二前磨牙和尖牙的托槽槽沟内，张开的螺旋推簧就被压缩在左右尖牙托槽之间的弓丝上（见图2-8-100），这样的螺旋推簧沿着弓丝对左右尖牙产生向远中推压的矫治力，降低了磨牙的支抗消耗。尤其对伴下颌前牙拥挤的病例，在尖牙远中移动的同时，可解除下切牙的拥挤，再利用高性能的弹性弓丝或者多个垂直开大曲解除拥挤、排齐错位的牙齿，为下一步的内收作准备。

2）内收切牙矫治深覆盖：当尖牙远中移动至与第二前磨牙形成正常牙间接触，切牙基本整齐后，应更换矫治弓丝。在这一阶段可以使用方丝，也可以仍然用0.016英寸或0.018英寸直径的圆形弓丝。如用方丝，则可在侧切牙与尖牙间部位弯制匙形关闭曲。如用圆丝则可弯制垂直带圈关闭曲来内收切牙。为达到切牙的控根移动，取得正确牙齿长轴关系，在方丝的切牙段必须施以一定的根舌向转矩力。这个力量与关闭曲所产生的拉切牙向后的力构成了一个复合力，使得切牙能够整体内收。

在内收切牙的同时，可作Ⅱ类颌间牵引，也可在这一阶段继续整平牙弓。可弯制摇椅弓，其作用是把同颌的后牙和前牙作为交互支抗，同时达到压低前牙且升高后牙的作用，进一步减小前牙覆殆，为内收上切牙矫治深覆盖创造条件。

3）牙位及咬合接触关系的进一步调整：当牙齿排列整齐，拔牙间隙关闭完成，磨牙关系基本达到中性后，下一矫治步骤是对个别牙的牙位及牙轴做进一步调整。这一矫治阶段应采用方丝弯制成理想弓形，对个别牙做最后调整。在此矫治阶段，如仍存在颌间关系的不调，可继续作Ⅱ类颌间牵引，如个别后牙咬合接触关系不甚理想时，可换用0.016英寸的不锈钢圆丝，进行后牙M形或W形垂直牵引，进一步达到后牙广泛的咬合接触关系。

4）保持：当矫治完成，并经过3～4周的颌内连续结扎后，牙齿位置基本稳定，就可换用上下Hawley式保持器进行保持。

（2）一步法：这一矫治方法与前一种方法的主要不同在前两个矫治阶段，而牙位的进一步调整和矫治完成后的保持则相同。

1）排齐牙列和打开咬合：在这一阶段中不解决牙弓间的错位关系，而主要是使上下牙弓内错位的牙齿排列整齐，以圆丝为矫治弓丝。如果牙齿只是轻度错位，可以用具有良好弹性的弓丝，如镍钛丝、麻花丝进行矫治。当牙齿错位程度严重时，矫治弓丝若不弯制各种曲，则很难同时压入所有牙的托槽中。因而在排齐牙列的矫治阶段，一般多采用圆形弓丝弯制的各种曲来进行矫治。第一次矫治弓丝通常用0.014 英寸或0.016 英寸的圆丝来弯制，以后随着牙齿的排齐，逐步更换直径为0.018 英寸或0.020 英寸的圆丝。当牙齿排列整齐后，托槽的位置在较为一致的水平上，而为方形弓丝的使用创造了条件。在矫治过程中，打开咬合费时较多，一般可以采用摇椅弓和平面导板来协助打开咬合。

2）内收前牙关闭间隙、矫治后牙关系：这是整个矫治过程中比较关键和困难的一步。不但要矫治前牙的前突，还要尽可能的矫治磨牙的远中错𬌗关系。由于多数Ⅱ类病例伴有下颌后缩，所以在矫治磨牙远中关系时，可以是移下后牙往前，也可以是导下颌向前生长。不过，矫治器主要是改变牙齿、牙弓的位置，对生长潜力较弱的患者很难用矫治器来改变颌骨的位置。

5. Ⅱ类畸形矫治的支抗设计　由于Ⅱ类畸形不但前牙拥挤、前突的程度不同，而且后牙远中错𬌗的程度也有重有轻，很难把每一种相应的牵引、支抗装置一一列出。

现依据 Stoner 提出的允许后牙前移的量为依据分类简介如下：

（1）最大支抗（maximum anchorage）设计（图 3-15-15，图 3-15-16）：在上颌应用最大支抗设计（诸如微植体支抗、口外弓、头帽 J 钩等）手段牵引上颌尖牙、上切牙分步或一步法整体后移，尽可能让上下后牙不前移并使切牙压低和内收。在矫治过程中应长期应用最强支抗设计。上颌（牙弓）前突明显的Ⅱ类 1 分类病例往往选用上颌强支抗与下颌中度支抗设计，使上颌拔牙隙尽可能地为前牙利用，下颌拔牙隙由前后牙共同利用。

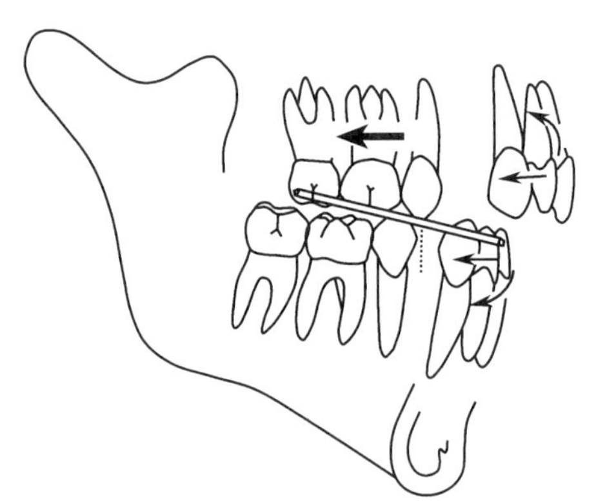

图 3-15-15　Ⅱ类最大支抗设计
（引自：Stoner，1975）
上颌口外力（粗箭头）+Ⅲ类颌间牵引力（细双线）+上下颌牙转距力（细箭头）

（2）中度支抗（moderate anchorage）设计（图 3-15-17A）：允许后牙前移量为拔牙间隙的 1/4 ~ 1/2，可适当设计口内支抗（如 Nance 腭托等）或非长期应用口外支抗（微植体支抗、口外弓、头帽 J 钩等）来引导上下磨牙不过度前移，以便上下前牙利用拔牙间隙排齐并协调Ⅱ类关系。为保障上前牙内收移动有足够的间隙，防止后牙前移，也可在上下颌内牵引的同时，加上颌口外牵引或口内应用微植体支抗（图 3-15-16），减小上后牙的近中移动距离，以使上前牙能充分内收占据拔牙间隙。

在特殊情况下，可以利用口外支抗增强上磨牙支抗后Ⅲ类牵引以保护下磨牙支抗，再进行Ⅱ类牵引调整第一磨牙向近中方向移动，使Ⅱ类磨牙关系改变为Ⅰ类关系并改正过陡的 Spee 曲线，压低上下切牙并升高后牙（图 3-15-17B）。

此外，恒牙早期Ⅱ类 1 分类采用拔除 4 个第一前磨牙矫治时大多数选择上颌中度支抗与下颌弱支抗，上牙弓拔牙隙以前牙后移为主以减小覆盖、改善前牙突度，下牙弓拔牙隙一半或一半以上由后牙前移占据，以使远中磨牙关系矫治为中性。这种病例有时候采用拔除上颌第一前磨牙和下颌第二前磨牙的拔牙方式，就是考虑到上、下牙弓中牙齿移动的差别和支抗要求的不同。

（3）最小支抗（minium anchorage）设计（图 3-15-18）：支抗设计允许后牙前移量超过拔牙间隙量的1/2 以上，可用于前牙需要间隙少的病例。该设计时较少应用口外支抗设计，口内支抗设计则视后牙前移和牙列拥挤度而定。诸如对于下磨牙需较大范围前移的Ⅱ类患者，可仅做上前牙与下后牙之间的Ⅱ类颌间牵引和下颌颌内牵引，引导下后牙近中移动，在矫治前牙拥挤、前突的同时，也矫治上下磨牙的远中关系。

6. 不拔牙病例的矫治　近年来，非拔牙矫治理论得到重新认识和评价。对于轻度或者中度前牙拥挤患者，介于拔牙和不拔牙矫治的边缘病例，更倾向于不拔牙治疗。通过推磨牙向远中的方法，既可以避免拔牙的痛苦，也可以达到满意的临床效果。不拔牙矫治主要对象为牙性畸形而非严重的骨性畸形，其侧貌可以接受，上唇及切牙不显过度唇倾，牙量骨量差不大，牙弓狭窄可扩，下颌稍后缩，而非上颌基

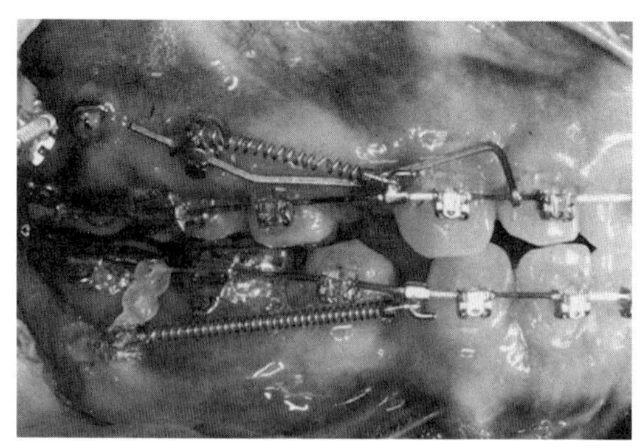

图 3-15-16　微植体支抗
增强后牙支抗

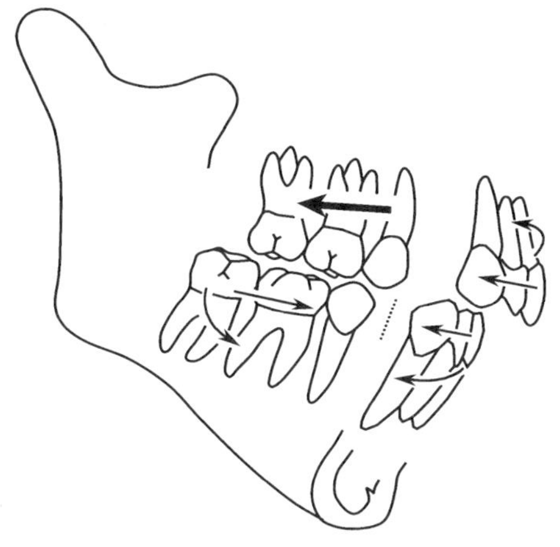

图 3-15-17A　Ⅱ类中度支抗设计
（引自：Stoner，1975）
上颌口外力+上下颌牙转矩力

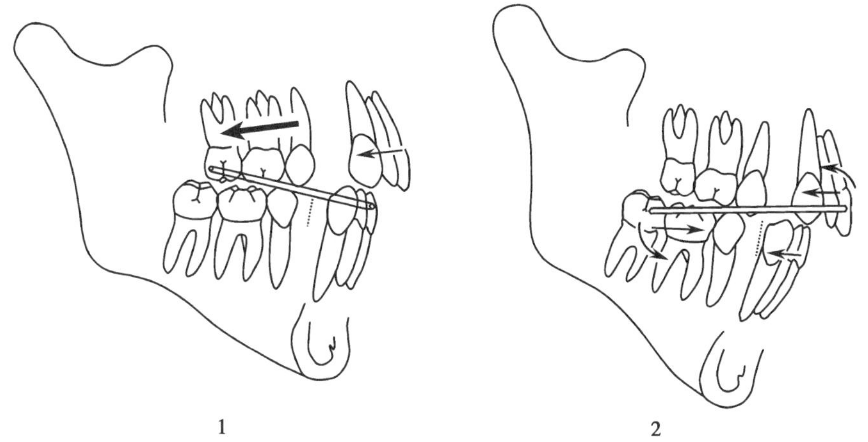

图 3-15-17B　Ⅱ类中度支抗的变法牵引（引自：Stoner，1975）
1. 第一步：上颌口外支抗+Ⅲ类牵引；2. 第二步：牙转矩+Ⅱ类牵引

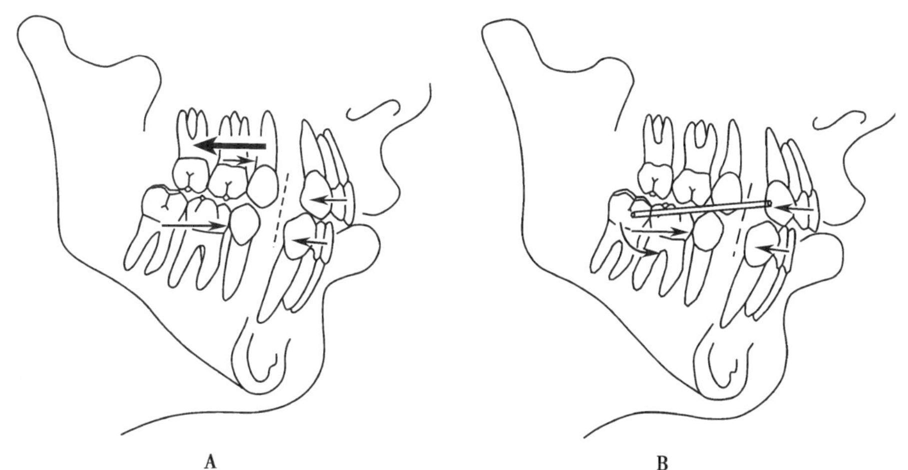

图 3-15-18　Ⅱ类病例：最小支抗（引自：Stoner，1975）
A. 使用口外力时；B. 非使用口外力时

骨前突。有研究报道，对于Ⅱ类错𬌗畸形采用非拔牙矫治主要有以下几种获得间隙的方式：①邻面去釉（3.0～6.0mm）；②扩大牙弓（5.0～7.0mm）；③推磨牙远移（3.0～6.0mm）；④旋转磨牙（每侧1.5mm）；⑤唇倾前牙（每1mm获2mm间隙）。以下仅讨论介绍几种常用推磨牙向远移的方法：

常用推磨牙向远中的方法：

（1）目的：远中移动磨牙，开拓必需间隙，改善磨牙关系。

（2）效果：一般磨牙远中移动1～1.5个牙尖是完全可能的，但支抗的设计与理念至关重要。推磨牙向远中过程中，通常所获得总间隙，71%来自磨牙的远移，29%来源于支抗牙前移，磨牙向远中每移动1.0mm则有2°的远中倾斜，支抗前磨牙平均近中移动1.3mm并伴有3°的近中倾斜。

有研究认为，第二磨牙萌出与否与推磨牙的疗效无明显差别；也有研究认为：第二磨牙萌出与磨牙远移及支抗牙前移量有关。第二磨牙萌出前，磨牙后移量：支抗牙前移量=2/3∶1/3，第二磨牙萌出后反之，为1/3∶2/3。

第一磨牙远中移动后，有些患者第二磨牙萌出时会有颊/舌向错位的情况，但是否所有推磨牙向后都会造成第二磨牙萌出时错位，仍有待于进一步的探讨。不过临床上可见一些未经正畸治疗的Ⅱ类错𬌗患者，其第二磨牙萌出时颊/舌向错位也非少见，而且磨牙颊向萌出的矫治并不困难，因此推磨牙向远中的矫治是可行的。

在磨牙远移过程中，有研究显示没有明显的垂直向变化，有学者认为可升高磨牙有利于纠正深覆𬌗。磨牙区间隙分析是推磨牙的前提，拔除第三磨牙或第二磨牙是常选择的手段（应属于拔牙矫治）。

远移磨牙有增加牙弓宽度的作用，平均增加2.9mm。远移磨牙的力值方向若通过牙齿的阻抗中心，有减小磨牙倾斜的作用。

（3）适应证：适用于牙性Ⅱ类错𬌗，并轻、中度拥挤（尤其来源于后牙的前移），拔牙或非拔牙的边缘病例，下颌轻度拥挤或基本正常，配合良好的患者。在病例的选择上，以混合牙列期或者恒牙列早期为最佳，多用于推上颌磨牙向远中，下颌少有使用。如果第二磨牙已萌出，两个磨牙同时远中移动比单独推一个磨牙要费时费力。

（4）禁忌证

1）Ⅱ类磨牙关系严重的上下牙列拥挤患者；

2）面型较突的Ⅱ类患者；

3）高角病例和有开𬌗倾向者；

4）磨牙牙轴已明显向远中倾斜者；

5）磨牙区已有拥挤但拒绝拔除任何牙齿者。

（5）推磨牙向远移方法

1）口外弓推磨牙：一般而言，口外弓远中推力350g左右，适应后可适当增加，每天戴用12小时，平均疗程为1年，第一磨牙远中移动距离在3mm以上。口外弓与唇挡联合疗效更好，口外弓夜间戴用，白天用唇挡维持。特别是口外弓推磨牙向远中治疗上颌4～6mm拥挤的低角病例系早期治疗有效方法之一，同时还可抑制上颌A点的向前生长，减小∠SNA，主动或被动地顺应下颌的生长趋势，使∠SNB增大。

2）Ni-Ti螺旋推簧辅以其他支抗设计：口内Nance腭托增强支抗结合Ni-Ti螺旋推簧24小时推磨牙向远中（图3-15-19）。在固定矫治可辅以口外J钩强化支抗，甚至直接应用螺旋推簧+口外J钩（图3-15-20），白天还可配合Ⅱ类颌间牵引，常用每侧350g力值，矫枉过正是明智选择，各阶段的衔接至关重要。

3）钟摆式矫治器（Pendulum）（图3-14-8）：20世纪90年代初，美国正畸医师Hilgers发明的Pendulum矫治器，国内译为“钟摆式矫治器”是一种能有效地推磨牙向远中的装置，不使用口外力是其特点，靠腭托作为支抗。Pendulum矫治器是以上颌前部牙槽骨及上切牙为支抗后推磨牙，由于仅在第一前磨牙上有带环，第二前磨牙上没有支点，在磨牙远中移动时，第二前磨牙会自动向远中漂移。往往在磨牙

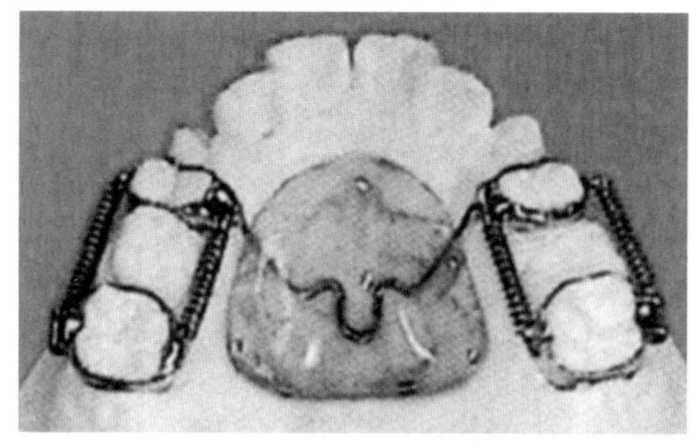

图 3-15-19　Nance 腭托+螺旋推簧

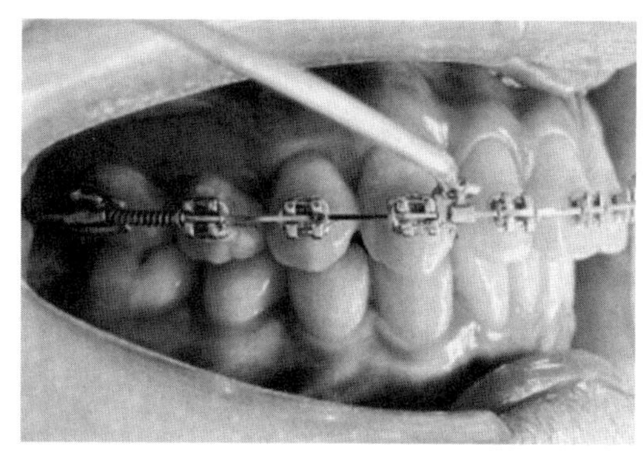

图 3-15-20　螺旋推簧+口外 J 钩

远中移动到位后，第二前磨牙亦接近移动到位。在去除 Pendulum 矫治器后即可开始远中移动第一前磨牙和前牙，避免了支抗消耗，缩短疗程并提高疗效。一般针对无明显骨骼发育异常（ANB 值处于正常范围内），无明显生长型异常，均角和低角适合；上前牙唇倾或拥挤，拥挤度在Ⅱ度以内；下前牙无拥挤或Ⅰ度拥挤，Spee 曲线较平；磨牙为远中关系；根尖片显示被移动磨牙的牙根无异常；处于替牙殆晚期或恒牙殆早期，上颌第二磨牙未萌出或萌出但未建殆者。

但是，钟摆式矫治器远中移动磨牙时，产生较大的反向近中移动前牙的力量，从而导致较为明显的前牙唇倾，Jones 研究发现前牙出现 1.8mm 唇向移动及 6°的唇倾，Bondemark 的研究结果是前牙移动 1.5～2.2mm，唇倾 4.4°。因此，对于前牙区拥挤过于严重，牙齿错位明显，可以引起上颌磨牙伸长，下面高增大，对于高角患者应慎重。对于尖牙唇向错位，前牙拥挤的患者，在应用时更应注意，可以采用轻力，在打开加力弹簧圈时，调整加力臂曲度，减少力量，以较为轻柔的力量推磨牙向远中，从而产生较小的反作用力，减少唇向移动前牙的副作用。钟摆式矫治器与口外弓结合远中移动上颌磨牙结果显著而快捷，加强了矫治力作用时间，同时克服了口外弓单独使用造成配戴时间不足的缺点。

4）口外弓+滑动杆（slide jig）：白天、晚上连续加力，上牙列向远中移动，下牙列向近中移动，磨牙关系调整快捷，后期咬合调整更适合。

5）微种植钉支抗（图 3-15-21）：微种植体支抗的出现为磨牙远中移动提供了较理想的支抗形式。一是将种植体支抗植入颊侧，Ni-Ti 螺簧推磨牙远中而微种植体支抗作“绝对支抗”抵抗唇向的不利移动，协助推上颌磨牙向远中；二是将种植体置入腭部正中时，有 4 种方法来实现磨牙的远移，用舌弓上边套入 Ni-Ti 推簧来推磨牙远移，也可以设计改良的横腭杆，借助种植体用链状皮圈牵引两侧磨牙向远中移动。这样，不仅保证了磨牙顺利远移，且前牙的位置基本不变。推磨牙的力值一般设定为 150～200g，如果同时推两个磨牙，力值还可再适当加大。

微种植体支抗协助推磨牙远移的适应证：①牙性Ⅱ类错殆患者；②第一、第二磨牙同时向远中移动，需支抗强大者（第三磨牙应提前拔除）；③成人患者；④轻度上颌前突，依靠推磨牙向远中来改善侧貌外形者；⑤能承受种植体手术者。

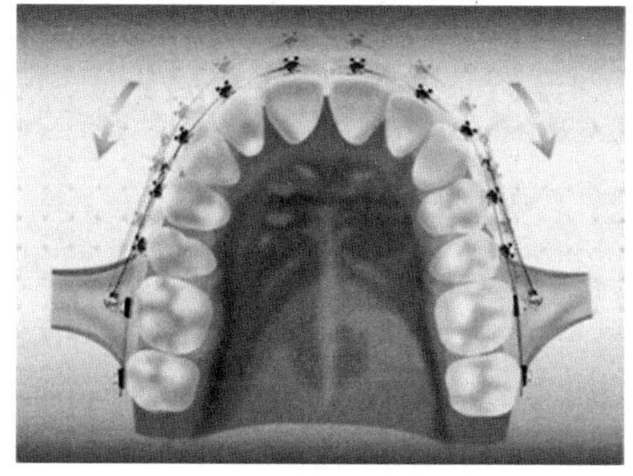

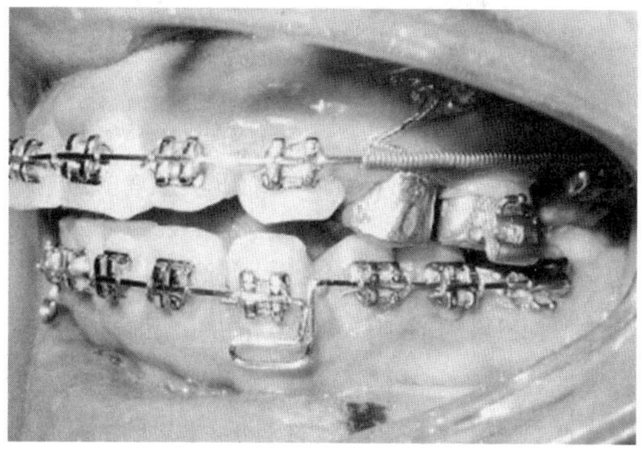

图 3-15-21　微种植钉支抗推磨牙的方法

（6）推磨牙向远移注意事项

1）拔除第三磨牙有利于推磨牙远移；

2）拔除第二磨牙有利于第一磨牙向远中，让第三磨牙自行调整至理想位置，但此方法应慎重选用，如第三磨牙萌出后位置不正，则需要再次矫治；

3）推磨牙向远中应矫枉过正，并需要患者密切配合；

4）温和而持久的力值是成功推磨牙的关键；

5）推磨牙的临床矫治方法不是万能的，也不是完美无缺的，各种副作用的产生不容忽视。诸如单纯使用头帽口外弓或活动矫治器，常常因患者配戴时间不足而影响治疗效果。口内装置中除Ⅱ类牵引外几乎不需要患者配合。单独使用螺旋弹簧或钟摆式矫治器，常常会因为后推磨牙的反作用力而造成前牙支抗丢失导致前牙唇倾。

（五）成人期的矫治

1. 正畸矫治　在现代口腔正畸治疗中，成年人已经成为矫治的一大群体。在生长期和恒牙列早期尚未进行正畸治疗的Ⅱ类1分类错殆畸形患者，成人期仍然可以寻求进一步的正畸治疗，Ⅱ类1分类患者成年期的常规正畸矫治，仅适用于牙性及中度骨性畸形的患者，采用牙代偿方法的方法，对年龄较大，牙周条件差的患者，应以恢复及保障功能为主，其有关矫治目标、矫治方法、适应证，以及具体的措施和注意事项，在第十七章已有详细介绍，故不再赘述。由于成人合作程度高，治疗目标明确，受生长发育等不确定因素影响小，同样可以取得非常好的治疗效果。

2. 正畸-正颌联合治疗　对严重骨性Ⅱ类成人患者，严重影响容貌及功能者，为达到形态与功能重建，应选择正畸-正颌联合治疗。骨性Ⅱ类错殆行外科手术的目的是解决上下颌骨矢状向、垂直向及水平向关系不调。术式的选择与错殆的骨性特征有关。临床常见Ⅱ类骨性畸形分为三类：第一类是上颌问题，如骨性上颌前突，下颌基本正常，可选上颌前部骨切开术、Le Fort Ⅰ型骨切开术或两者联合手术。若畸形主要在上颌前部，则首选上颌前部骨切开术，单纯行此手术，可行骨内坚固内固定，大大缩短愈合观察期，利于患者早日恢复进食。第二类是下颌问题，如骨性下颌后缩（小下颌），上颌正常，常选下颌升支矢状劈开前徙术。第三类是上下颌均为畸形，如骨性上颌前突伴骨性下颌后缩，常需选择双颌手术。上述三类畸形如伴有颏后缩，需辅助进行颏成形术（图3-15-22）。

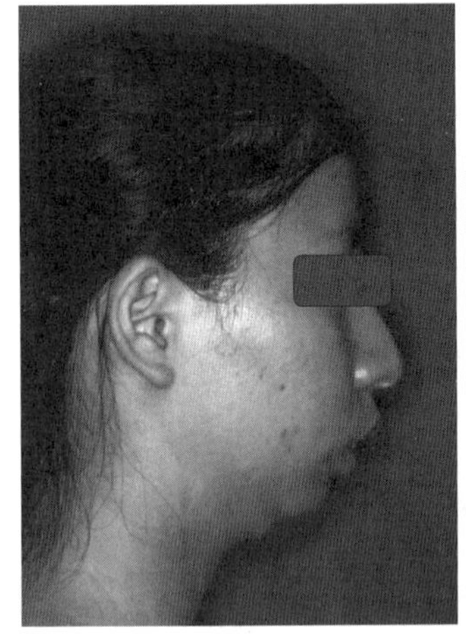
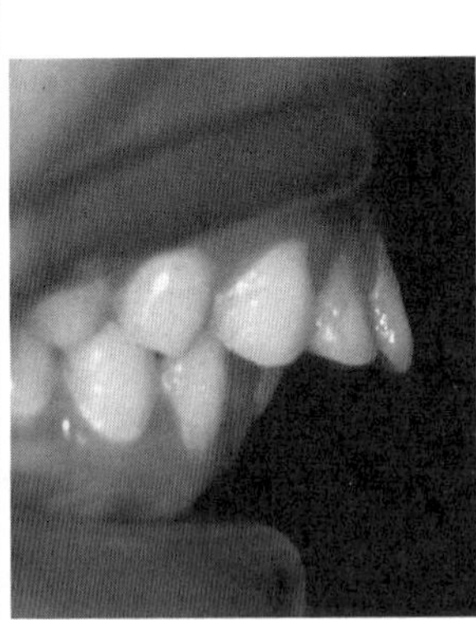
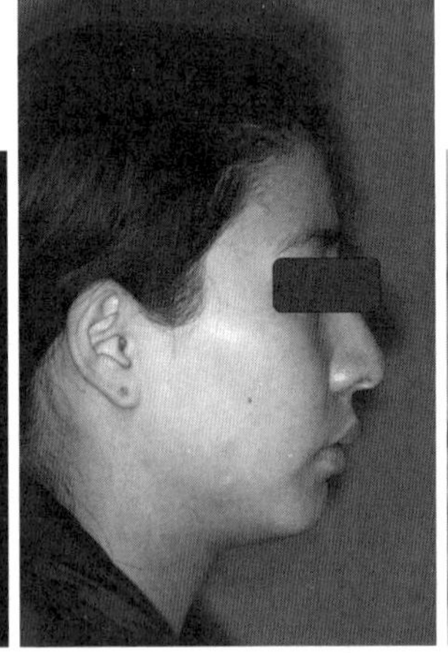
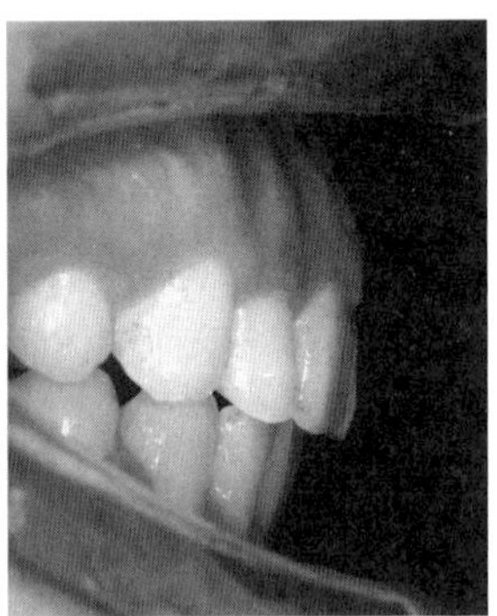

图3-15-22　骨性Ⅱ类患者的正畸-正颌联合治疗前后（加颏成形术）

骨性Ⅱ类错殆要恢复良好的形态和功能，在采用手术方法移动骨段来改善颌骨关系时，不可忽视手术前后正畸治疗的重要作用。尽管错殆的机制可能不同，但治疗原则是一致的。手术前后正畸治疗的重点是：①去代偿治疗，包括去除牙齿的代偿性错位或倾斜、去除牙弓的代偿性狭窄、去除殆曲线的代偿性增大；②协调牙弓，包括手术切口前后段牙弓的协调及上下牙弓的协调；③咬合调整，包括去除咬合干扰，前牙覆殆、覆盖及后牙殆关系的调整。此外，行下颌升支矢状骨劈开前徙术的病例，因需进行适当的颌间固定，术后应加强颞下颌关节的功能训练，嘱患者进行主动性张闭口训练，改善开口度，减少继发性颞下颌关节症状。具体方法详见第十七章的内容。

第五节　Ⅱ类2分类错<U+9EA2>畸形

Ⅱ类2分类错<U+9EA2>是指临床中磨牙表现为Ⅱ类关系，上切牙舌倾，下切牙代偿性伸长，覆盖小、覆<U+9EA2>深，上颌<U+9EA2>曲线多为反补偿曲线的一类病例。在临床上Ⅱ类2分类错<U+9EA2>畸形较Ⅱ类1分类错<U+9EA2>畸形相对少见，约占Ⅱ类畸形中5%～8%，也有学者报道为10%～18%。

一、分类及机制

根据内倾性深覆<U+9EA2>形成的机制不同，临床上也可将Ⅱ类2分类错<U+9EA2>区分为牙性和骨性两类。

（一）牙性（图3-15-23）

上、下颌前牙及前牙槽发育过度，后牙及后牙槽高度发育不足；上前牙长轴垂直或内倾，下前牙有先天性缺牙或下牙弓前段牙拥挤所致的下颌前段牙弓变短；磨牙关系可为中性<U+9EA2>、轻度远中<U+9EA2>或远中<U+9EA2>关系；面下1/3高度减小，头侧位片显示主要为牙长轴及牙槽的问题；颌骨的形态、大小基本正常，面部畸形多不明显。

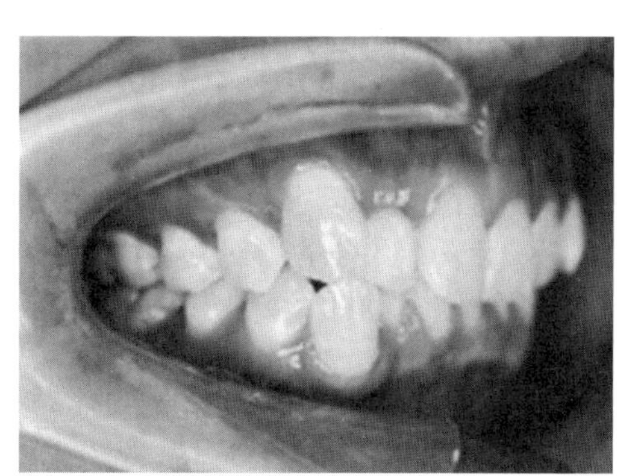
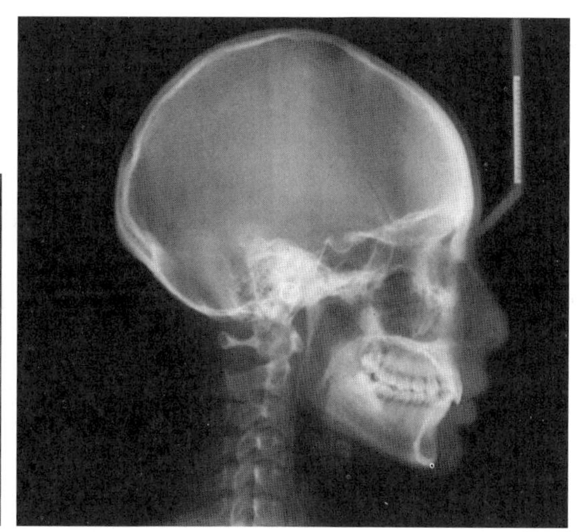

图3-15-23　Ⅱ类2分类牙性病例

（二）骨性（图3-15-24）

不仅有上下前牙内倾、前牙及前牙槽发育过度、后牙及后牙槽高度发育不足的问题，同时伴有颌骨与面部的畸形。头影测量显示ANB角增大，后、前面高比超过65%，下颌平面角减小，下颌升支过长，下颌呈逆时针旋转生长型。切牙内倾的深覆<U+9EA2>患者常伴有上、下颌牙拥挤。

二、临床表现与诊断

Ⅱ类2分类错<U+9EA2>畸形主要表现为：下颌牙列Spee曲线曲度过大，下切牙伸长，牙列常出现拥挤。几乎不存在上牙弓狭窄，常常是左右尖牙间宽度稍大，牙弓呈方形。由于切牙覆<U+9EA2>特别深，很可能造成牙周支持组织的损害。口腔周围的肌肉功能同Ⅰ类错<U+9EA2>一样，是比较正常的，但也有许多病例口唇肌异常紧张，息止<U+9EA2>间隙大，常常出现闭合轨迹异常。

X线头影测量分析显示：Ⅱ类2分类的患者其下颌相对于颅面而言处于远中位置，下颌的长度均比正常略短一些，而颅底和上颌体的长度一般来说是正常的。有研究认为：Ⅱ类2分类错<U+9EA2>畸形，除了上切牙舌倾外，其骨性类似于Ⅱ类1分类错<U+9EA2>，∠SNA正常，∠SNB减小，∠ANB较大。还有研究发现

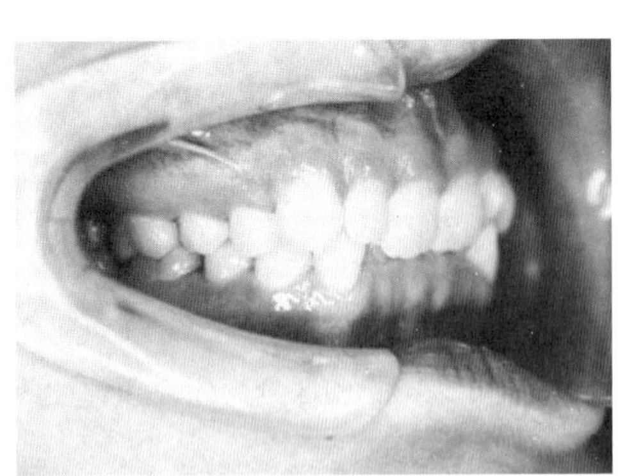
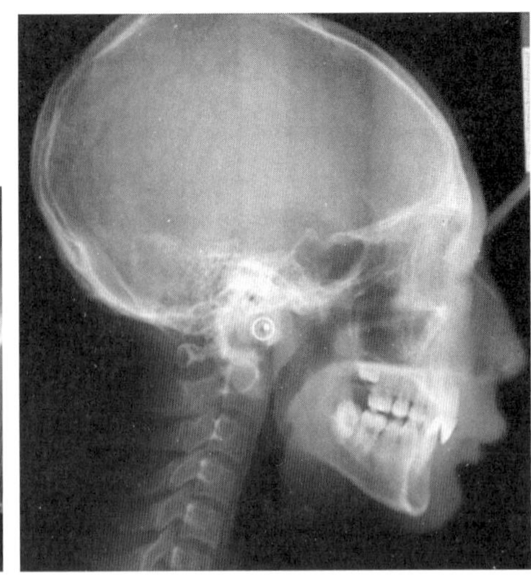

图 3-15-24　Ⅱ类 2 分类骨性病例

40%的Ⅱ类 2 分类下颌为后缩位，下颌平面角倾斜度明显地减小，升支高度明显加大，前下面高度明显变小。下颌骨在水平方向和垂直方向上均有发育异常。可见下颌后缩也是Ⅱ类 2 分类错𬌗的明显特征。经软组织 X 线头影测量研究发现，Ⅱ类 2 分类错𬌗唇线过高是普遍存在的软组织特征。

Ⅱ类 2 分类形态特征的形成与生长发育异常有关。Björk 关于生长发育的纵向研究发现Ⅱ类 2 分类错𬌗其下颌有向前、向上旋转生长的倾向，此逆时针方向生长发育的结果，可导致前牙深覆𬌗和颌骨垂直关系的异常。学者们又把下颌逆时针旋转生长的异常作为Ⅱ类 2 分类错𬌗畸形的生长发育特征。上下切牙，尤其是上颌切牙的舌倾，致使上下中切牙夹角过大，也是Ⅱ类 2 分类错𬌗的重要特征。由于上下切牙之间缺乏有效的轴向压力，上切牙过度垂直向萌出，加重了前牙的深覆𬌗。

（一）颜貌特征

1. 较好的侧面曲线　Ⅱ类 2 分类错𬌗畸形患者，颌骨一般发育良好，鼻翼往外升高，颏突发育较明显，下颌角小，下颌角区丰满，咬肌较发达，一般呈短方面型。由于鼻、颏发育较好，鼻-唇-颏各呈 S 形弧曲，上下唇多在 Ricketts 审美线后方，故大多数患者具有较好的软组织侧貌。该类患者要求矫治的原因往往是前牙不整齐，因而在竖直上牙轴中应予特别小心，不要轻易改变患者的口唇形貌。

2. 面下 1/3 微缩　由于深覆𬌗使得面下 1/3 高度变短，除单纯牙性畸形外，多数Ⅱ类 2 分类患者均表现为下颌后缩，面下 1/3 不足，口裂位置多居于面下 1/2 处（不是正常的上中 1/3 交界处）。由于面中下份比例近似孩童的"娃娃脸"比例，故面型能为公众所接受。

3. 上牙拥挤，上唇张力不足　典型表现为上切牙内倾，以及后继牙（侧切牙区或尖牙）唇倾代偿，前牙覆盖浅、覆𬌗深。上唇肌张力常不足，闭口时下唇常覆盖上切牙牙冠切 1/3，一般而言，Ⅱ类 2 分类患者的上颌较少前突，故上下唇多能自然闭合，鼻唇角多≥90°。但上唇长度不足的患者可表现为弧形唇，上唇向下闭合较困难，并出现开唇露齿。

4. 颏突发育好　Ⅱ类 2 分类患者的骨颏及软组织颏多发育良好，从而部分代偿了下颌不足及位置靠后对美观的影响。但由于下颌前上旋，下面高不足，下唇直立受限，下唇常卷缩外翻，可致颏唇沟加深。且下颌骨性畸形表现越重，颏唇沟越深，因此，适当恢复下面高度，有利于颏唇沟形态的改善（图 3-15-9）。

（二）颌骨形态位置

上下颌骨一般发育较好，颏发育好。全口牙位曲面体层 X 线片可见下颌角锐厚，下颌体下缘较平。侧位片示下颌平面角小，多为水平生长型。上下中切牙角增大，因前牙呈闭锁𬌗，下颌常处于功能性远中位，下颌前伸及侧方运动受限。

（三）咬合表现

切牙关系：上中切牙垂直或内倾而侧切牙唇向倾斜，也可表现为上切牙内倾而尖牙唇向，或所有上前牙内倾,前牙覆盖小于 3mm,有时可为 0 ~ 1mm。此外,有部分患者上下前牙拥挤、内倾,呈严重闭锁殆,甚至咬伤上前牙舌侧或下前牙唇侧龈组织,引起创伤性牙龈炎、急性或慢性牙周炎,严重时可造成牙槽骨吸收及牙松动。

磨牙关系:由于下颌发育受限,使下颌被迫处于远中位,磨牙常呈远中关系;如仅为牙弓前段不调的患者,磨牙关系亦可呈中性关系,上下牙弓长度均减小。

咬合曲线:由于上牙弓补偿曲线和下牙弓 Spee 曲线呈相反的弧形,导致下颌前伸及侧方运动受阻。

咬合运动:下颌仅能做开闭式的铰链运动,临床上有时可观察到部分患者下颌可做侧方运动,这是由于上颌尖牙的远中侧已磨耗成沟槽。殆学的观点认为其闭锁型咬合形式为病理性殆,常伴发不同程度的颞下颌关节功能紊乱病。在功能性下颌后缩时,唇肌及咀嚼肌张力正常或过大,有的 ICP 紧咬时各肌电位均增大。患者的咀嚼、发育、下颌运动甚至发音功能有可能发生障碍及影响。

(四) 牙的异常

上切牙长轴垂直或内倾。多见为上颌中切牙内倾,上颌侧切牙唇倾,上前牙拥挤,下切牙内倾或伴有拥挤。

由于切牙的内倾造成牙弓长度变短,上下牙弓呈方形;下颌牙弓 Spee 曲线曲度增大,上牙弓因切牙内倾,补偿曲线常表现为反向(图 3-15-25)。

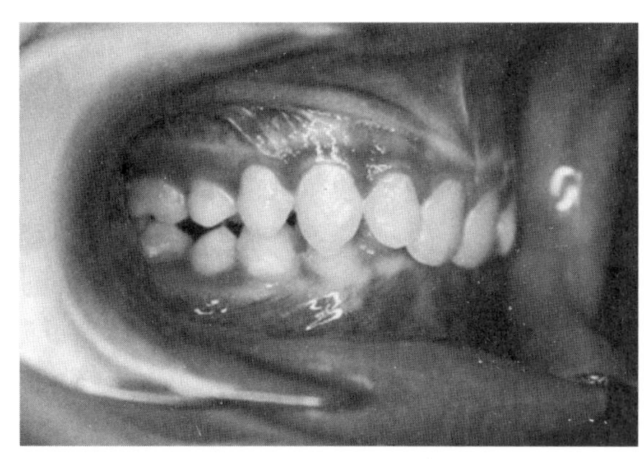

图 3-15-25　下颌 Spee 曲线曲度增大;上颌补偿曲线为反向曲线

总之,Ⅱ类 2 分类错殆畸形患者表现多样,口内一般有三大特征:磨牙远中殆、上切牙内倾、前牙呈闭锁性的深覆殆,系矢状关系不调合并垂直关系的异常所致。有些表现为后部牙槽骨发育不足前部牙槽骨过度增生,有些仅仅表现为前部牙槽骨过度增生,也有一些患者只表现为牙性的改变。这些特征决定了其严重程度和矫治难易程度。临床上深覆殆其原因主要是磨牙萌出不足,下切牙过度萌出;上下中切牙间夹角过大(上下切牙都有一定程度的舌向倾斜)也是造成深覆殆的重要原因之一,下切牙的舌倾是由磨牙萌出不足造成的。此外,其颅面形态表现多样,大多数患者都有一定程度的下颌后缩,青少年患者尤为多见。随着生长发育的进行,患者的颅面形态得到了一定的改善,主要是由于颏部的代偿,从而维持面部侧貌的协调。同时,由于颅面复合体垂直向发育不足,导致下颌闭合过度,使得颏部更加突出;同时,下颌平面角较低表现为前面高减小。

三、矫 治 原 则

鉴于Ⅱ类 2 分类错殆(内倾性深覆殆)常造成前牙不齐及功能影响,诸如 TMD 或牙周病理性损伤等,尤其是Ⅲ度内倾性深覆殆后果更为严重,应结合年龄、病因、机制及所伴发的畸形进行全面治疗。其矫治目标通常为:在解除牙列拥挤时,尽可能解除前牙深覆殆,恢复前牙的正常倾斜度;矫治后牙远中关系时恢复下颌正常的位置和适宜的面高比例。

Ⅱ类 2 分类错殆存在异常生长发育的趋势,即下颌骨的生长表现为逆时针旋转,加之存在着下颌后缩的特征,因此,改变Ⅱ类 2 分类错殆异常的生长发育的方向和改变下颌颌位,即由Ⅱ类颌骨关系变为Ⅰ类颌骨关系是矫治成功的关键。基于上述考虑,对正处在生长发育阶段的Ⅱ类 2 分类错殆进行早期矫治是必要的。研究显示在生长发育阶段,改变下颌的生长发育的方向和量,改变下颌的位置是可行的,也是至关重要的。尤其是对一些伴有牙弓长度明显不足或者有明显的下颌后缩畸形者,应尽早施行矫治。另外,在混合牙列期,牙齿垂直方向的控制也较易成功,如利用后倾曲,在混合牙列期,纠正前牙的深覆殆效果也比较理想。在可能的条件下,Ⅱ类错殆应在混合牙列期进行矫治,以期获得最好的效果。在恒牙列早期矫治效果尚可获得满意效果,而成年人疗效往往不佳。

(一) 早期矫治

1. 不良习惯的破除　口腔不良习惯是造成牙、颌、面畸形的病因之一,如吮指、吮颊、不良吞咽、咬下唇等不良习惯。应做早期阻断性矫治(详见第七、第十三章)。

2. 咬合平面导板的运用　去除咬合运动干扰,恢复正常的髁突位,抑制下前牙过长,促进后牙继续生长,有利于上下牙弓长度协调,纠正上下颌骨及牙弓关系。

3. 早期深覆𬌗的治疗

(1) 牙性深覆𬌗:治疗原则是纠正上切牙长轴,抑制上下切牙的生长,促进后牙及后牙槽的生长。常用上颌平面导板式可摘矫治器(图 3-15-26)维持上下切牙正常的覆𬌗、覆盖关系。对于上前牙牙长轴内倾的患者,可在内倾的上前牙舌侧设计双曲舌簧,舌簧上附平面导板。在矫治上切牙内倾的同时,去除闭锁𬌗,让下颌及下切牙向唇侧行调整,待上切牙长轴内倾及深覆𬌗改正后,再根据下颌的情况采取可摘或固定矫治器的治疗,以排齐下前牙,改正下切牙内倾和曲度过大的 Spee 曲线。

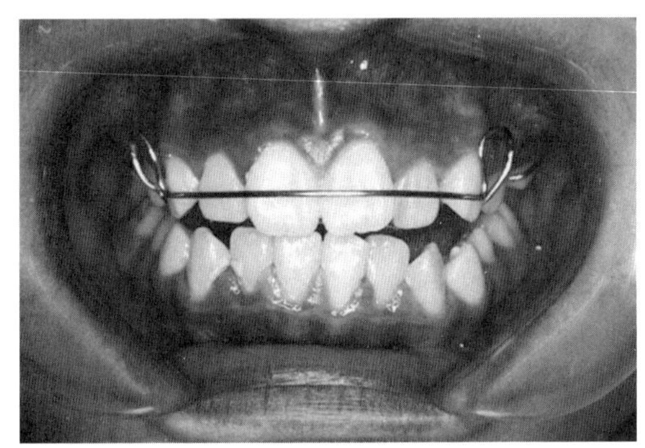

图 3-15-26　附平面导板抑制下切牙过度伸长及促进后牙萌出

(2) 骨性深覆𬌗:治疗原则和常用的矫治方法为首先应矫治内倾的上前牙,解除闭锁𬌗,刺激后牙及后牙槽的生长。抑制前牙及前牙槽的生长,使颌面部正常发育。可利用前牙平面导板及舌簧的可摘矫治器或固定矫治器进行矫治。如利用固定矫治器应先粘结上颌托槽以矫治内倾的上切牙长轴,解除闭锁𬌗。如覆𬌗较深,可同时在上切牙舌侧做一小平面导板,使后牙伸长,下颌自行向前调整。待上切牙的长轴矫治后,再粘结下颌托槽,以排齐下前牙并矫治曲度过大的 Spee 曲线。如磨牙为远中关系时,可进行Ⅱ类颌间牵引。如后牙萌出高度不足,临床常用上颌平面导板可摘矫治器,在正中咬合时,平面导板只与下前牙接触,后牙分离无接触(上下后牙离开约 5 ~ 6mm),可使后牙继续萌出,必要时,可在双侧后牙做垂直方向牵引以刺激后牙及牙槽的生长。

(二) 恒牙列初期的矫治

对于生长发育后期或已成年的患者,其发育已基本结束,治疗时只能矫治牙及牙槽的异常,且使用的矫治力应更轻、更柔和,以利于牙周组织的改建。

1. 深覆𬌗的改正

(1) 牙性深覆𬌗:首先矫治上颌,可利用固定矫治器竖直并压低舌倾的上颌切牙,解除闭锁𬌗,同时上颌可戴用平面导板。平面导板应以后牙打开咬合 2 ~ 3mm 左右为宜,待上前牙的内倾纠正后,再做下颌矫治,使上下前牙建立正常的覆𬌗、覆盖关系。对下切牙先天缺失患者,可考虑对称拔除上颌前磨牙或下颌开拓间隙修复,从而达协调的上下对应关系,具体的处置应根据患者的临床表现而定。

(2) 骨性深覆𬌗:同样,先矫治上颌内倾的切牙长轴,并附上颌舌侧平面导板,使后牙伸长改正𬌗曲线,对于上前牙过度萌出,后牙萌出不足的病例,必要时可采用 J 钩高位牵引以压低上切牙,后牙亦可垂直牵引以刺激后牙牙槽的生长。对于成年人骨性深覆𬌗的矫治,特别是后、前面高比例过大、下颌支过长、下颌平面角小的患者,治疗十分困难。中度骨性Ⅱ类 2 分类伴上牙列拥挤患者,预计排齐上牙列后下颌仍不能前移者,也可考虑对称拔除上颌两个前磨牙,做代偿性治疗。一般而言,骨性Ⅱ类 2 分类畸形患者,由于对颜面美观影响较小,除非伴有严重偏颌畸形,一般很少进行正畸-正颌联合治疗。

2. 非拔牙矫治　恒牙列早期Ⅱ类 2 分类错𬌗畸形的治疗,无论是采用 edgewise、Begg、直丝弓、还是 Tip-edge 矫治技术,因切牙区深覆𬌗均应先矫治上颌牙列,将上前牙唇倾并压入以打开咬合。此时上下颌牙列往往从Ⅱ类 2 分类变成Ⅱ类 1 分类状态,再依据前述Ⅱ类 1 分类的常规矫治程序进行治疗。

应当特别强调：对Ⅱ类2分类儿童病例的拔牙要特别谨慎（一般倾向于不拔牙治疗）。因为大多数此类患者，面型一般可接受或较好，唇部并不显前突，唇颏的S形曲线明显，无需通过拔牙改变唇位。同时，此类病例大多系下颌平面角小的低角病例，由于恒牙列早期下颌骨，特别是后牙牙槽骨有一定的生长潜力，一旦牙的闭锁咬合被解除，采用Ⅱ类牵引前移下颌，除能压低切牙及伸长磨牙外，下颌前移有利于前牙覆𬌗的减小，此外，也利于磨牙关系及面下高不足很快得到改善，故很少拔牙。

（1）唇向移动上颌切牙：临床上多采用下列方法来实现：一是初期使用成品的钛镍（Ni-Ti）丝，一般使用0.36mm（0.014英寸）较为适宜，还可使用多股的麻花丝。随着复诊次数的增加，可不断更换较粗的弓丝，临床上采取循序渐进，由细渐粗的原则。二是使用多曲弓丝。磨牙颊侧管之前设计欧米加曲（omega loop），或停止曲（stop loop），前牙设计连续5个开大垂直曲（open vertical loop），使前牙唇倾。弓丝选用0.41mm不锈钢丝或0.41mm（0.016英寸）澳丝为好。

（2）Ⅱ类颌间牵引：通常是上颌弓丝设计T形曲或水平曲，应用6.34mm（0.25英寸）的橡皮圈钩挂在下颌磨牙的拉钩上即可。注意每天更换新的皮圈。必要时让患者配合翼外肌训练，可增强其牵引效果。

3. 拔牙矫治　是否伴有上前牙拥挤、下切牙先天缺失以及年龄因素直接关系到矫治拔牙与否的选择。在生长发育高峰期之前或之中进行矫治，非拔牙矫治是首选的方案。借助生长发育，下颌颌位较容易改变，同时牙齿在垂直方向上的问题也易于矫治。并且，在这个时期，有利于针对逆时针旋转的生长发育趋势来进行有效地防止和纠正，使下颌骨朝正常的方向生长。一旦生长发育停止，特别是年龄较大的成年人，合并上下前牙严重拥挤，或下切牙先天缺失，以及下颌位置及咬合因长期磨耗面代偿稳定者，应考虑采取拔牙矫治的方法。根据不同情况采取以下拔牙术式：

（1）保持后牙的远中关系（需达到完全的远中关系）：上颌采取拔除4|4。利用拔牙间隙，解除前牙的拥挤。尽可能不实施Ⅱ类颌间牵引，下颌不拔牙，仅上颌拔除第一前磨牙。也有人主张，为了更好地改善侧貌外形和避免前牙根的吸收，用拔除5|5来替代拔除4|4。

（2）下颌合并有严重的拥挤：一般应采用以下拔牙术式：①拔除四颗第一前磨牙；②拔除上颌两颗第一前磨牙和下颌两颗第二前磨牙；③拔除上颌两颗第一前磨牙和下颌一颗切牙以上三种可任意选择。采用上述拔牙式者应注意在矫治过程中，舌倾的上下切牙常需要进行控根（转矩）。待拔牙间隙关闭之后，Ⅱ类颌间牵引往往是必要的。不过，如果在拔牙之后，利用拔牙间隙，使磨牙关系得到了调整，在此种情况下，Ⅱ类颌间牵引可以免除。

（3）下颌先天性缺牙：可表现为缺失两个切牙，有的缺失一个切牙。矫治中首选在上颌代偿性拔除双侧第一前磨牙（适用于下颌缺少两个切牙的情况），之后关闭间隙，不需后期修复。待上下前牙排齐之后，再行Ⅱ类颌间牵引。但对下颌后缩明显，发育欠佳的患者，可在唇倾上下切牙后，开展出下颌缺牙的空隙，行后期修复缺失牙。此种方案虽需要行修复治疗，但侧貌改观明显，也是一种合理的矫治设计。

4. 非典型矫治

（1）Ⅱ类2分类亚类：临床上也不少见，表现为一侧磨牙为Ⅱ类关系，一侧磨牙为中性关系。一般在唇倾上下前牙并纠正前牙深覆𬌗时，尽可能改正异常的磨牙关系；可采用单侧性口外弓、滑动杆技术单侧颌间牵引等推上颌磨牙向远中，同时牵下颌磨牙向近中移动，借此可将Ⅱ类磨牙关系改正为Ⅰ类磨牙关系。此类型的患者，在第二磨牙未萌出时进行矫治，有利于第一磨牙远中移动。用口外弓时，应强调患者的配合。此类患者常有上下牙弓中线不齐的情况，单侧磨牙向远中移动，既改正了后牙的尖窝关系，同时也纠正了中线不齐的问题。

（2）磨牙关系为Ⅰ类：在临床上也有相当一部分患者，除磨牙关系为中性外，其余均表现为Ⅱ类2分类错𬌗的特征。此类患者矫治原则应与上述有所不同。矫治中先唇倾上下前牙，纠正前牙深覆𬌗，不施行Ⅱ类颌间牵引。一些患者唇倾上下前牙后，恰好纠正了前牙区的拥挤，可按一般拥挤的情况处理。但还有一些患者，待前牙唇倾之后，余留较多的空隙。这时可以通过移动后牙向前或修复来解决。上述两种处理的方式都是可行的，可依患者的意愿来施行。

（三）成人期的矫治

一般而言，成人Ⅱ类2分类患者求治者较为少见，通常多因上切牙舌倾、严重拥挤、严重磨耗、牙周创伤及关节病等前来就诊。因此，首先应关注其牙周状况及进行系统的牙周检查治疗，并需要结合进行颞下颌关节病变的诊治。正畸常规治疗同恒牙列初期的方法，首先进行上颌治疗，可以考虑镍钛丝初步排齐牙齿后，后直接采用0.014多曲唇弓唇向开展内倾的上前牙。之后再次使用高弹性弓丝排齐上前牙后，选择性采用Uitility唇弓、J钩或上颌前庭沟种植体压低上颌前牙，打开咬合后，再粘结下颌矫治器辅以上前牙平面导板，必要时可在后牙区直接挂颌间牵引以伸长后牙。由于成年人下颌生长潜力已不大，对下颌过小，下牙弓及颌骨矢状向差异较大者，常应考虑上颌拔牙的代偿性矫治。对非拔牙矫治患者的Ⅱ类牵引则应十分谨慎，以防止造成不稳定的双重咬合（dual bite），从而影响殆稳定和对关节造成损伤（图3-15-27）。

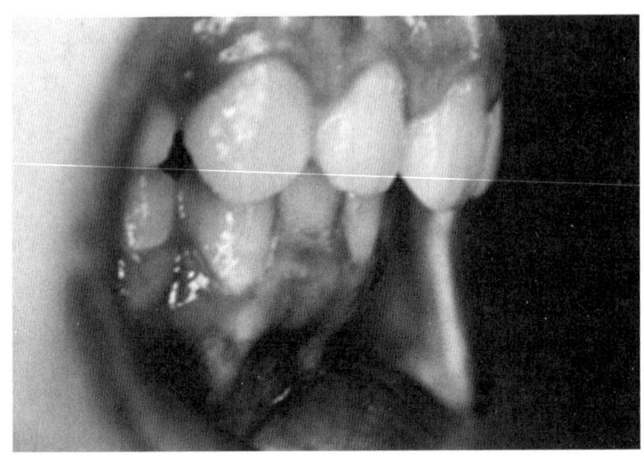
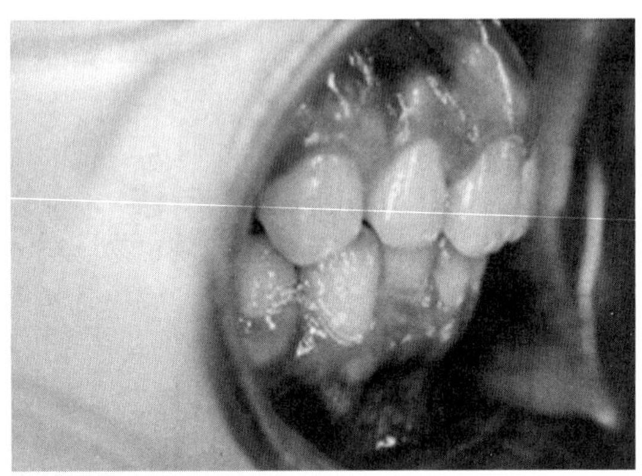

图3-15-27　双重咬合

特别严重的骨性深覆殆患者打开咬合、改正深覆殆的难度很大，必要时应采用正颌-正畸联合治疗，即先用正畸治疗的方法改正上下切牙的长轴，排齐上下牙列，再根据情况采用外科手术行前牙区截段骨切开术，压入前段牙及牙槽，以矫治过长的上、下前牙及牙槽，恢复正常的覆殆、覆盖关系。对一些年龄较大、后牙磨耗过多，垂直高度不足的患者，上下牙排齐后如覆殆仍较深，无法用正畸方法矫治时，可采用修复的方法，在后牙区做金属殆垫以升高后牙，使上下切牙获得正常的覆殆、覆盖关系，并恢复面下1/3的高度。

第六节　Ⅱ类错殆矫治中应注意的问题

一、个性化设计

1. 治疗前的考虑　尽管Ⅱ类错殆畸形可以细致分类并有各种不同诊疗方案，但基于人性化治疗的要求，患者的主诉才是最重要的参考依据，同时还需要考虑全身疾病（HBV、精神病等）和家族史（遗传因素）等。因此，切忌轻视问诊，不关心病史和主诉。

专业正畸治疗应基于人性化考虑、个性化选择、通用性考虑、多流派融合来全面矫治Ⅱ类错殆畸形。在临床矫治Ⅱ类错殆畸形矫治中必须充分注意的常见问题有以下方面：

（1）检查资料不全面：单纯以头影测量和模型分析的形态学检查为主，忽视口颌功能检查，从而拟定出不全面的矫治方案。尤其是资料收集不全面，无法进行全面分析与诊断。临床资料的收集涵盖模型分析、照相（口内、口外）、定位头侧位片、全景片及其他必要的资料。

（2）诊断未抓住主要矛盾：实际上单纯的Ⅱ类各分类诊断不多，往往是多分类因素的共同应用。因此，正畸专科医师善于将主要诊断—次要诊断—再次诊断运用到临床诊疗中。

（3）矫治目标认识不足：正确的矫治目标不仅需要关注牙齿是否整齐，或仅仅排齐前牙，还必须兼颅面型的协调,以及获得最佳的口颌功能。不仅应考虑矢状向的矫治,特别是Ⅱ类错殆多伴有下唇卷缩、开唇露齿等,还应充分考虑垂直及横向问题的矫治;功能性矫治后,由于上下颌骨的矢状关系发生变化,相应影响到软组织,视上唇肌张力恢复程度才可能得到多大程度的侧貌改善。必须提醒患者,疗效是因人而异的,正畸所能改善的,仅是去劣存优,突出个体自身的亮点。每一个病例,均需要根据患者发育阶段、畸形表现及可能的发展趋势、根据患者的主诉及要求、条件和限度、根据医师技术水平及可能达到的矫治目标折中形成一个适宜的治疗方案。诸如Ⅱ类2分类错殆畸形上下颌骨长度大多相对正常,下切牙牙冠的直径通常较正常人小,且下切牙缺失多见,所以下牙列一般不会表现出严重拥挤。因此,上颌拥挤量是决定拔牙与否的关键。此外,患者生长型往往也是重要的参考之一。

(4) 医患交流不充分:建立"充分互动"的信任关系是成功治疗的前提。因此,在矫治前,告知并详细分析各种可行的治疗方案及优缺点,充分的商谈,以形象化的矫治资料展示疗效极为重要。同时,需要将个体体质、人格倾向、工作安排、生活变故、经济负担、合作心态和矫治疗效、临床技术等进行全面评估,让患者参与决定,并应签订知情同意书,可最大限度减少医师的风险。避免造成不必要的医疗纠纷。

2. 治疗中的问题 一般而言,骨性Ⅱ类错殆患者在青春发育高峰期前,可抓紧时机进行颌骨的矫形治疗。在恒牙列早期主要通过牙及牙槽骨的移动,即通过牙的代偿性重新定位来矫治牙殆畸形或掩饰骨的发育异常。但对严重颌骨发育异常的患者,则应待生长发育完全停滞后接受外科手术矫治。

(1) 矫治时机把握不当:尤其是对生长发育高峰期的判断,忽视第二性征、骨龄、牙龄的表征,错过乳、替、恒牙列矫治的最佳矫治期等。有研究发现,对处于青春发育期的骨性Ⅱ类错殆畸形单纯应用固定矫治器进行矫治,其治疗效果主要是牙齿代偿建立前牙正常覆殆、覆盖关系,而双期矫治即第一期使用矫形力及功能性矫治器,第二期再使用固定矫治器治疗,则可以取得较好的颌骨生长改良效果,而牙齿代偿性变化很少。因此,对于非手术治疗骨性Ⅱ类错殆畸形利用生长潜力、抓住生长峰期施治,进行双期矫治可促进颜面外貌的美学改善,起到"事半功倍"的效果。对于生长发育期的患者,可以考虑使用功能性矫治器如activator、Twin-Block等。如果患者的生长发育已经完成而骨性错殆比较严重时,应考虑手术治疗。

(2) 治疗方法选择不当:Ⅱ类2分类错殆病因复杂,表现多样,在选择矫治方法时应特别注意。对主诉、面部检查、模型分析、X线分析、牙周情况及关节功能全面分析不足,对预防性矫治、阻断性矫治、综合治疗、正颌-正畸联合治疗的界限判断不当,对边缘病例的诊断性治疗不当,轻率采取拔牙治疗等,常是导致Ⅱ类矫治失败的重要原因,因此应予充分注意。特别是对于先天性牙齿畸形(下切牙过小或先天缺失),下颌通常采用不拔牙矫治。另外,上颌侧切牙发育不足,尖牙阻生也比较常见,需慎重考虑。

(3) 治疗中的控制:轻力、重力的不适当使用,力过大造成严重牙根吸收,牙槽骨吸收,甚至牙松动及关节问题等。此外,支抗设计不足或者运用不良等,均可导致不期望的后牙前移,因而无法获得理想的上前牙内收效果,无法达到预定的矫治目标。但是,在矫治中,如何建立有效的切牙诱导面和减小上下切牙夹角对解除切牙闭锁,对保持治疗效果的稳定具有重要的作用。上下切牙舌倾的Ⅱ类患者其切牙区的牙槽骨更加靠前,矫治中给上下切牙一定程度的根舌向转矩是很必要的。但Bryant发现Ⅱ类2分类错殆畸形患者上颌中切牙的牙冠相对于牙根向舌侧弯曲,相对Ⅱ类1分类及Ⅲ类错殆,此冠根之间角度明显减小,上颌中切牙的转矩就受到了一定的限制。对于一些冠根严重成角的病例,在进行转矩控制时必须特别注意,防止牙根腭向移动时损伤腭侧的皮质骨。

(4) 口腔宣教不当:应进行口腔卫生教育,示范刷牙;定期洁牙,保持牙周健康,否则容易导致釉质龋坏、牙龈红肿及增生。

(5) 保持重视不足:特别是对主动矫治结束后,被动保持的重要性交代不清、患者不配合、保持器制作不良,保持时间过短,所选择的的保持器不当等,均可对治疗结果造成影响。

二、高角畸形的诊治

Ⅱ类高角病例是水平向合并垂直向不调的一类错𬌗畸形，具有一定的矫治难度。临床上将下颌平面角≥32°的错𬌗畸形患者定义为高角病例，常表现为：垂直向发育过度；颌骨生长方向发生顺时针旋转，面下1/3过长，下面高/全面高比值增加，后面高降低，下颌升支发育不足；腺样体面容；以及较弱的咀嚼肌张力等。国内外学者对此种错𬌗畸形大都采取拔牙矫治并配合口外高位支抗，在矫治水平向不调的同时控制垂直向的生长，取得较好的治疗结果。王峰等通过对14例高角患者矫治前后头影测量分析发现，拔牙控制𬌗平面、下颌平面的旋转和前、后面高的增长，使得FMA保持原来的大小或是减小，可以取得良好的颜面外形。

一般而言，上下颌骨存在差异性生长，即在生长高峰期后下颌在水平向生长明显快于上颌，同时下颌髁突的垂直生长较快，使下颌以上磨牙为支点向前上旋转。Singer认为Ⅱ类高角患者缺乏差异性生长，其生长高峰期出现较早，下颌生长潜力较小。当下颌髁突的垂直生长不足，而附丽于下颌区的咬肌和附丽于下颌前部的舌骨上肌群继续生长，使下颌角及下颌平面角变大；髁突生长力不足，因而产生Ⅱ类高角类型。很多学者都发现Ⅱ类高角的垂直向异常发生在腭平面以下，前面高过大，后面高过小或两者兼有。Ⅱ类高角患者往往具有长面综合征的表现，下颌升支短，SNB角较小，下颌平面角大。Sado等的研究发现，Ⅱ类患者，由于其形成机制中，鼻上颌及犁骨向前移动，下颌呈后下移动，形成陡的下颌曲线代偿。因而矫治的原则应为尽力使较陡的咬合曲线变平（图3-15-28）。

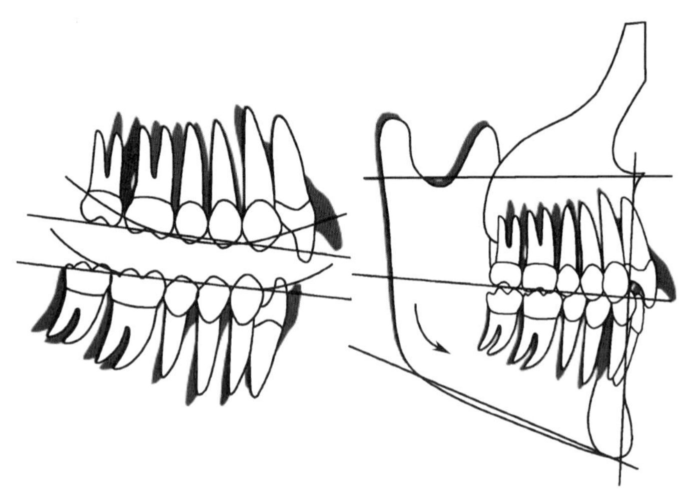

图3-15-28 Ⅱ类的矫治应使较陡的𬌗平面变平

此外，有学者认为Ⅱ类高角病例应用口外弓时最好用水平或高位牵引力，以防止下颌向后旋转；同时不能随意采用颌间牵引，否则会升高下磨牙，加大下颌向后旋转。对于年龄较大已失去生长潜力的患者，必须采用Ⅱ类颌间牵引时，将下颌第二磨牙至上颌弓丝侧切牙远中行Ⅱ类颌间牵引，减少牵引过程中的垂直向分力；或在做颌间牵引的同时，考虑增加种植体支抗或口外力系以防止磨牙升高所导致的下颌向后旋转。

总之，Ⅱ类高角病例矫治中需要关注垂直向生长的控制与𬌗平面的控制，尽可能将下切牙直立于下颌基骨内。

1. 垂直向控制　是指正畸医师在矫治中使用矫治力控制磨牙的伸长或压入，从而控制下颌平面、𬌗平面和腭平面，使其不至于相对颅底而张开或闭合。在Ⅱ类高角患者的治疗中，垂直向控制磨牙的伸长是改变下颌生长方向的一个最重要的因素。通过控制前、后面高的生长，使后面高的增长大于前面高的增长。而后面高与前面高之间的关系决定了FMA及面下部的比例。对于高角Ⅱ类病例治疗中，当后面高的增长大于前面高时，可很好的控制FMA，使颜面更加协调、美观。可采用高位口外支抗、口内横腭杆，以及微种植钉支抗等辅助措施，防止磨牙伸长，使FMA不致增大。

2. 𬌗平面的控制 对于Ⅱ类高角患者,矫治中保持𬌗平面不变或使其𬌗平面向前上旋转是一个关键。如果𬌗平面下旋,下颌也将下旋,高角症状必将加重。𬌗平面由切牙与磨牙之间的连线而确定,因此,需通过控制磨牙和切牙的生长来达到对𬌗平面的控制。上颌后牙伸长会导致下面高的增加,而上前牙控制不利,会使牙龈显露过多,颜面美观遭到破坏。Vaden 在内收上前牙时使用了高位的内收力,牛百平使用了高位牵引的口外弓抑制了上颌骨后份向下的生长,也有学者联合应用高位牵引的口外弓控制磨牙的伸长,并采用高位头帽 J 钩内收上前牙,收到良好效果。

3. 下切牙直立于下颌基骨内 高角患者在矫治中,FMA(眶耳平面与下颌平面的前下交角,代表下颌平面的倾斜度)的改变是很小的,为使 FMIA(下中切牙长轴与眶耳平面的后下交角)在矫治后达到较为理想的状态,只有通过对 IMPA(下中切牙长轴与下颌平面的后上交角,代表下中切牙的倾斜度)的改变来达到这一要求,这就需要在矫治过程中,下切牙必须直立于下颌基骨,而且下切牙的直立为上切牙的压低和内收也提供了可能性。

三、矫治后的保持

Ⅱ类错𬌗畸形矫治后,改善了颜面外观,解决了深覆𬌗、深覆盖及牙列不齐等问题,获得了较好的咬合功能关系。但是,基于生长潜力不足等因素,Ⅱ类错𬌗畸形的疗效往往不稳定,有恢复至治疗前的趋势。尤其是小下颌及下颌后缩严重患者,前导下颌后,由于强大降颌肌群的牵引,下颌后缩的趋势仍然存在,所以治疗完成后重新出现深覆盖、深覆𬌗的几率较大。有研究甚至报道Ⅱ类错𬌗畸形系复发率最高的错𬌗畸形。

与其他畸形的矫治一样,Ⅱ类错𬌗畸形矫治后复发的原因,可以是新的动力平衡未能建立;𬌗的平衡未能建立;牙周膜纤维的张力未能恢复平衡;口腔不良习惯未能完全破除;以及超限矫治等。临床上最为重要的还可因关节位置的不稳定及肌功能的异常而下颌牙齿相对后移所致。在骨性Ⅱ类错𬌗畸形中,这两方面的因素可能同时作用。

Ⅱ类错𬌗矫治后的保持方法、原则等与各类畸形矫治后的常规保持相同。为了巩固Ⅱ类正畸矫治后的疗效,需要采用一些特殊的保持措施,它决定着最终矫治的成败。有以下几点应特别给予注意:

1. 过度矫治 过度矫治可预防牙周张力造成的复发。对伴有前牙深覆𬌗、深覆盖患者,矫治后应达到前牙浅覆𬌗、浅覆盖关系,即过度矫治 1~2mm。在Ⅱ类错𬌗矫治中,需注意不要使下切牙过于唇倾。采用Ⅱ类牵引等措施,容易造成下切牙唇倾。矫治后,由于下唇的压力,在全天戴用保持器停止后数月之内,会重新出现下切牙拥挤,深覆𬌗和深覆盖。一般来说,矫治时下切牙唇向移动超过 2mm,应采用永久保持,防止拥挤复发。滑动直丝弓托槽在下切牙设定 3°~6°的根唇向转矩,有利于保持下切牙的直立,从而减少复发机会。

2. 深覆盖、深覆𬌗矫治后的保持 Ⅱ类错𬌗矫治后由于不利的固有生长型的影响,需高度重视不良习惯破除(诸如口鼻疾患的根治等)、相应唇肌功能性训练,甚至采用功能性矫治器维系下颌前导以对抗不利生长型的后续效应。深覆𬌗矫治中往往存在过矫治,在保持期需要很好的控制切牙的垂直向位置。上颌常规应用附尽可能薄的平导保持器,以保证后牙具有一定的咬合接触。特别是出现复发性的深覆𬌗时,下切牙就紧咬到平导以防止进一步的深覆𬌗。此外,固定矫治结束前一定要考虑患者的垂直向生长发育状况,维持直至垂直向生长发育结束。

3. 扩弓后的保持 对于选择扩弓矫治的Ⅱ类错𬌗畸形,从某种意义上讲,保持比治疗更重要。因此,在设计上尽可能避免过度超限扩弓,在保持选择方式上更需要注重横向的维持;对于不得已超限扩弓的患者还需告知长期维系横向宽度的必要性。

4. 不利的骨性生长型所致Ⅱ类错𬌗复发的保持 由于上、下颌骨生长发育的不协调,在Ⅱ类错𬌗矫治后会出现长期、缓慢的复发过程。一方面在主动矫治完成后,患者异常生长型继续存在,表现为上颌骨前方生长量不同于下颌骨前方生长量,而这种生长量与年龄、性别及骨相对成熟度有关;另一方面是上颌受功能性矫治器或口外矫形力的抑制后出现的上颌向前的生长反弹,反弹程度由上颌骨自身生长发育型决定。

这可以依据患者合作程度选用夜间戴用头帽-口外弓或肌激动器型功能性矫治器,以维系牙齿和𬌗关系的稳定。①夜间戴用头帽-口外弓,作用于上磨牙,同时配合使用保持器,适用于合作程度较好的患者;②使用肌激动器型功能性矫治器,目的是保持牙齿和𬌗关系的稳定,即便是夜间戴用功能矫治器的患者,在结束的前几个月白天最好选用传统活动保持器,以维持牙齿的正确位置。一般情况下要戴6~12个月,只是维持矫治结束覆盖正常时的下颌位置。对于有严重骨骼畸形的患者一般建议选择头帽-口外弓较长时间以限制上颌后续生长,防止Ⅱ类骨性加重,从而使咬合关系得以维持。

5. 预防前后动力不平衡造成的复发　对伴有前牙深覆𬌗、深覆盖的患者,矫治后应达到前牙浅覆𬌗、浅覆盖关系,即过度矫治1~2mm。Ⅱ类错𬌗矫治中,尽可能使下切牙直立而过于唇倾。特别是采用Ⅱ类牵引等措施,易造成下切牙唇倾甚至影响磨牙和尖牙的Ⅰ类咬合关系。有些Ⅱ类矫治后因局部动力平衡失衡,在全天戴用保持器停止后数月之内,可能产生下切牙拥挤、深覆盖及深覆𬌗。有的学者建议下切牙唇向移动超过2mm应采用永久保持。

6. 保持时间　无论采用上述哪种方法,一般保持时间为12~24个月。有严重骨性畸形的患者需要保持更长的时间。Ⅱ类错𬌗越严重,治疗结束时年龄越小的患者,就更需要保持。对异常骨生长型造成的复发,预防复发要比复发后再矫治容易且效果好。

总之,Ⅱ类错𬌗越严重,治疗结束时年龄越小的患者,就更加需要使用以上两种方法来保持。要切记,防止矫治后复发比复发后再矫治要容易得多,效果要好得多。

小　结

获得个体较理想的形态和咬合功能一直是正畸治疗的目标之一,从面型的协调程度亦可判知矫治的预后。近年来有些国内外学者主张,将面型的改善放置在尽可能重要的位置。Ⅱ类错𬌗畸形矫治中,口腔正畸医师不应仅仅关注牙齿的整齐,还需关注面型的最大协调和功能的尽可能恢复。在治疗过程中,尽可能减少患者的痛苦和伤害,减少口腔正畸专科医师对患者配合的依赖,减少医师对支抗设计的担忧,简化并缩短正畸疗程将是终极目标之一。

1. 计算机专家预测系统的建立　对于Ⅱ类错𬌗畸形,不断在前人基础上发现并引入具有针对性的诊疗方法建立简易地、适用的、个体化的、计算机辅助的自动化辅助系统将是发展的趋势之一。同时,通过计算机信息库,从全面分析颌骨、肌肉、关节及口颌系统各器官的活动相互制约、影响、适应角度来分析Ⅱ类错𬌗畸形的形成机制,更利于定量化拟定矫治方案,通过CAD/CAM制作个体化的矫治器、通过计算机控制的机器手弯制个体化的阶段弓丝,将更能获得满意的疗效。对于以往难以判断的边缘性Ⅱ类骨性错𬌗畸形,建立专家系统可以有效进行预测评估,以及判断矫治时机、选择矫治手段、辅助选择正畸-正颌联合治疗还是单纯的正畸代偿治疗。

2. 交叉学科进步与新的诊疗方法的引入　放射诊断、牙周手术、种植、正颌、修复、整形外科等相关学科的发展,以及材料的进展,一直是推动正畸学发展的动力。特别是促进了正畸治疗向成人Ⅱ类错𬌗矫治领域的开拓。这些交叉学科的进步也使得诸如疑难的骨性Ⅱ类病例治疗越来越简便。例如伴有单侧偏斜的严重下颌后缩患者,牵张成骨手术的引入可以及早治疗下颌偏斜,不必等待生长发育的停止。对骨性Ⅱ类错𬌗畸形合并阻塞性睡眠呼吸暂停低通气综合征(OSAS)患者也可以通过功能性矫治器或者正畸-正颌联合治疗获得较好的疗效。

3. 确定治疗模式的功能标准　对于Ⅱ类错𬌗患者,正畸医师在矫治前进行功能分析是非常重要的。在功能性后缩的病例中,下颌骨由休息位向后进入强迫性后退位,是否一定需要改变下颌骨的姿势位尚值得商榷。这类病例的Ⅱ类关系主要是牙源性的,是由异常的牙尖关系所致。矫治器或肌激动器的屏挡可以在治疗后期用于平衡咬合。

真性的Ⅱ类错𬌗畸形，从姿势位至咬合位的闭合道是向前向上的，其咬合位和姿势位都应经适当的咬合重建向前调整。神经肌肉对于这种治疗的适应比较困难，而且很难成功，其改建只能在生长阶段使用。此外，某些Ⅱ类错𬌗畸形有时姿势位实际上较咬合位靠后。牙齿的引导使下颌向前滑动，使骨性错𬌗的表现较实际程度要轻。该类错𬌗畸形通过前移下颌来代偿颌骨关系的不调是比较困难的，而且治疗完成后也可能存在双重咬合(dual bite)，从而在治疗中和治疗后可能出现颞下颌关节疾患。因此，对这类病例必须对上颌牙施加向内收的力量，通常使用有效的口外力或功能性矫治器。

（宋锦璘）

第十六章 Ⅲ类错殆畸形的矫治

Ⅲ类错殆是指由于遗传、全身性疾病、内分泌障碍等引起，表现为上下牙、牙弓、颌骨的形态、大小、位置异常的一类畸形。Ⅲ类错殆的表现主要是近远中方向上的异常，常伴有唇（颊）舌向异常。错殆畸形主要临床特征是前牙反殆，磨牙近中关系，可能伴有后牙反殆。

除典型的反殆畸形外，Ⅲ类错殆可因上颌发育不足或后缩，表现为面中份（犬齿窝）扁平、鼻唇角锐、上唇塌陷，凹面型；也可因下颌过度生长而颏部前突，下颌体长，支短，下颌角钝，下唇外翻，呈下颌前突面型。临床上称之为Ⅲ类面型。由于Ⅲ类错殆畸形对颜面美观、咀嚼功能及心理成长的影响最大，是正畸门诊中主动就诊的最常见牙颌畸形之一。

第一节 概 述

一、Ⅲ类错殆畸形的基本概念

（一）临床表述及形态特征

临床上常用于Ⅲ类错殆的名词表述有两点：①下颌前突，系特指下颌发育过度（mandibular prognathism）和下颌前突（lower protrusion）；②反殆（crossbite），一般包含所有的反殆畸形，可能磨牙关系为Ⅲ类，也有可能磨牙关系为Ⅰ类，有时甚至表现为Ⅱ类远中关系。

下颌前突的说法往往用于骨骼性畸形，而反殆则用于牙性和功能性畸形，有时也可作为总称。牙性畸形主要是牙和牙列的形态及位置异常，骨性畸形则是骨骼的异常，常常伴随有牙的代偿，上颌前牙唇侧倾斜，而下颌前牙则舌侧倾斜。

Ⅲ类错殆的牙殆特征，多表现出三向不调：①矢状不调——前牙反殆；②水平向不调——后牙反殆；③垂直向不调——可能为正常、反深覆殆，也可能为浅覆殆或者开殆。对于一个具体的患者来说，可能表现出其中的一种或多种特征。临床表现则因其类型的不同而各不相同。本章所指的Ⅲ类错殆（Class Ⅲ malocclusion）为涵盖所有牙-牙弓矢状向关系为 Angle Ⅲ类的牙颌畸形。

（二）发病率及危害性

Ⅲ类错殆在东方人群中相对更为多见。有报道表明，中国人群Ⅲ类发病率为 3.69%，而日本有报道其发病率高达 13.5%。在日本，反殆的比例比较高，须有美研究了 1960～1975 年 3767 例的正畸治疗患者，其中有 1291 例为反殆，占 32.5%，为第一位的错殆畸形。临床上，Ⅲ类错殆的诊断，治疗以及预后判断都比较困难。

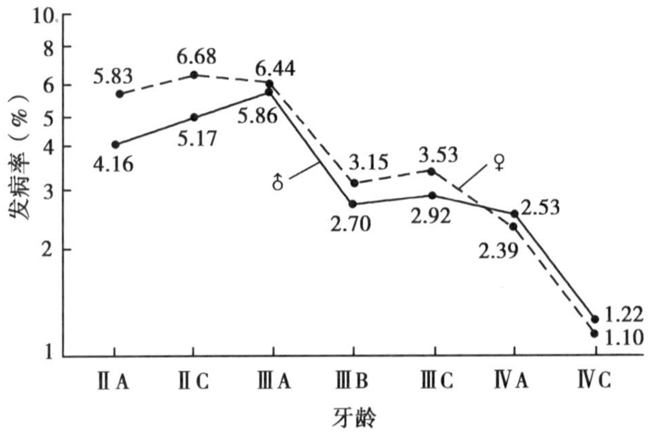

图 3-16-1 不同牙龄阶段反殆发现率

随着牙龄的增加，反殆的发病率逐渐降低。按 Hellman 牙龄发育阶段（Hellman dental age categories）（参见十三章），乳牙列完成期（ⅡA）

到全部第一恒磨牙及前牙萌出完成期间，反𬌗的发生率比较高。而前磨牙替换时(ⅢB)反𬌗发生率就下降了许多(图3-16-1)。

研究发现，Ⅲ类错𬌗对颜面美观、咀嚼功能及心理成长的影响最大，其危害有：①妨碍颌骨的发育：反𬌗牙数目越多，反𬌗越深，反𬌗时间越长，颌骨发育的影响就越严重，畸形就越显著。最终导致上颌牙槽发育不足，下颌过度发育，形成下颌前突畸形。②咀嚼功能降低：如果全牙列反𬌗，上下前牙不能对刃，不能行使切割功能，下颌位置异常，咀嚼功能降低，后牙的咬合功能不能正常发挥。个别牙反𬌗时，切牙咬合错乱，妨碍正常功能运动，久之也可造成牙体硬组织的磨耗。③影响容貌妨碍美观：上颌发育欠佳，面中1/3凹陷，上唇塌陷，下颌前突畸形。有些患者还伴有前牙拥挤，这些均影响美观，也对患者心理上造成一定的伤害。④容易导致颞下颌关节的疾患。⑤对口腔和全身健康的危害：咬合创伤能引起牙周组织的创伤；拥挤，不易自洁，易患龋；交叉咬合容易导致牙体硬组织的磨耗。咀嚼功能降低，长期将导致消化不良，影响全身健康。

二、Ⅲ类错𬌗畸形的分类

1. Moyers分类　为便于诊治计划，临床多按照Moyers病因机制分类。将Ⅲ类错𬌗分为：骨性、牙性以及功能性三类。骨性和功能性的畸形一般磨牙关系为Ⅲ类，前者是由于骨骼发育的异常所致，而后者则是由于咬合干扰造成的。Moyers强调，以上三种因素同时存在的情况(即混合性)更为常见，在诊治中应予充分注意。

(1) 骨性Ⅲ类错𬌗：是由于下颌发育过度，或下颌前突，或者上颌发育不足，或上颌后缩，或者两者结合导致前牙反𬌗，磨牙Ⅲ类咬合关系。临床表现为上颌正常、下颌前突，或上颌后缩、下颌正常，或上颌后缩、下颌前突。

(2) 功能性Ⅲ类错𬌗：是由于下颌前牙的唇倾，或上颌前牙的舌倾，或者两者结合，或者个别牙干扰，迫使下颌前移位，从而导致前牙反𬌗，磨牙为Ⅲ类咬合关系，上下颌骨的大小正常，有功能性的下颌移位，有肌位和牙位的不调。手推下颌可退至切对切，患者自己也可后退下颌，单纯的功能性反𬌗一般仅在乳牙期或替牙列期存在。

(3) 牙性Ⅲ类错𬌗：是指由于替牙异常，或个别牙早失，或位置异常而致牙齿移位，磨牙为Ⅲ类咬合关系或Ⅰ类关系，前牙可以为反𬌗或者切𬌗。临床表现为上前牙、后牙舌向错位，下前牙唇向、后牙颊向错位。

图3-16-2A显示的是一种牙性反𬌗，后牙关系为中性关系，上前牙舌向倾斜，下前牙唇向倾斜，前牙反𬌗。侧貌畸形不明显，ANB角往往为正角；图3-16-2B显示的是骨性Ⅲ类错𬌗，上颌发育不足，下颌发

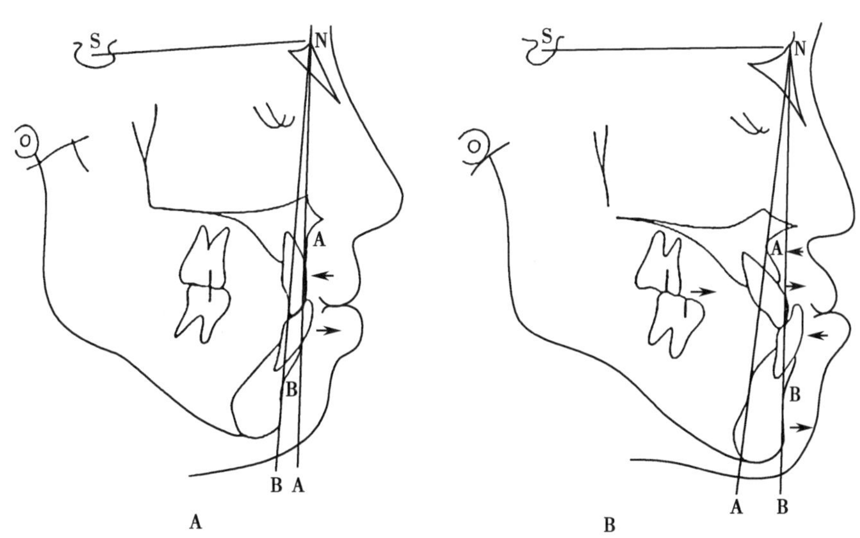

图3-16-2
A. 牙性反𬌗；B. 骨性反𬌗

育过度，后牙近中关系。上前牙代偿性唇向倾斜，下前牙代偿性舌向倾斜，前牙反殆。侧貌可以发现，患者面中份凹陷，下唇外翻。ANB 角为负角。

图 3-16-3 为一个功能性反殆的患者，图 A 显示的是 ICP 位时咬合情况，前牙呈反殆，反覆殆比较深，反覆盖比较小。面型畸形较为明显。图 B 为息止颌位时的咬合情况。前牙近切殆。面型基本正常。功能性畸形的特点是在息止颌位时前牙关系基本正常，而在牙尖交错位时前牙可表现为反深覆殆或反深超殆。

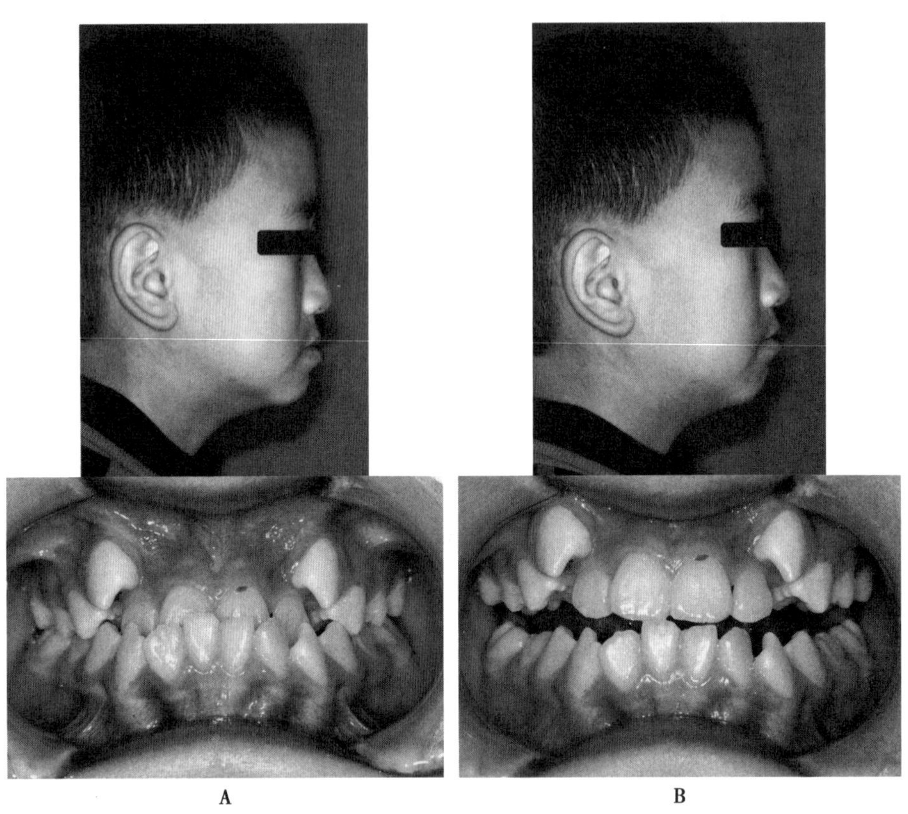

图 3-16-3　功能性反殆

A. 牙间交错位时；B. 姿势位时

临床判断Ⅲ类畸形是功能性还是骨性Ⅲ类错殆时，除了临床检查有无下颌的功能性移位，下颌能否后退至切对切，有没有殆干扰等，客观的判断指标是可以将息止颌位和 ICP 位两个位置的 X 线头侧位片重叠做功能性分析，具体方法和步骤详见第六章功能分析之神山分析法（图 2-6-22～图 2-6-24）。

骨性Ⅲ类错殆的特征，在骨骼方面，主要包括下颌骨的长度增加，关节窝和髁突位于前方位导致下颌前移过度，以及上颌骨长度减小，位置靠后导致上颌发育不足。在牙槽方面，上颌牙弓往往比较狭窄甚至出现拥挤，下颌牙弓排列整齐甚至出现间隙，牙槽代偿包括上切牙唇向倾斜、下切牙舌向倾斜。

根据骨性Ⅲ类错殆的上下颌骨的形态以及位置的异常，牙的位置异常等，可以把骨性畸形再详细地分为 5 种亚型。图 3-16-4 为 5 种亚型平均模版图。图中虚线显示的是正常情况下的上下颌骨的位置。上左图，为 A 型，下颌骨处于前方位，治疗需要抑制下颌生长；上中图，为 B 型，上颌骨处于后方位，治疗是应该促进上颌生长；上右图，为 C 型，上下颌骨均处于正常范围内，但两者间关系表现为前牙反殆。此型即为牙性反殆，治疗相对较为容易。下左图，为 D 型：上颌骨处于后方位，而下颌骨处于前方位；下右图，为 E 型：上下颌骨均处于前方的位置，两者之间的关系表现出反殆。此两型属于严重的Ⅲ类畸形，治疗难度较大，预后也不理想。

2. 真性和假性Ⅲ类错殆　此种分类使用较少。一般认为，真性Ⅲ类错殆即为骨性错殆，假性Ⅲ类错殆即为非骨性错殆，包括牙性和功能性错殆。

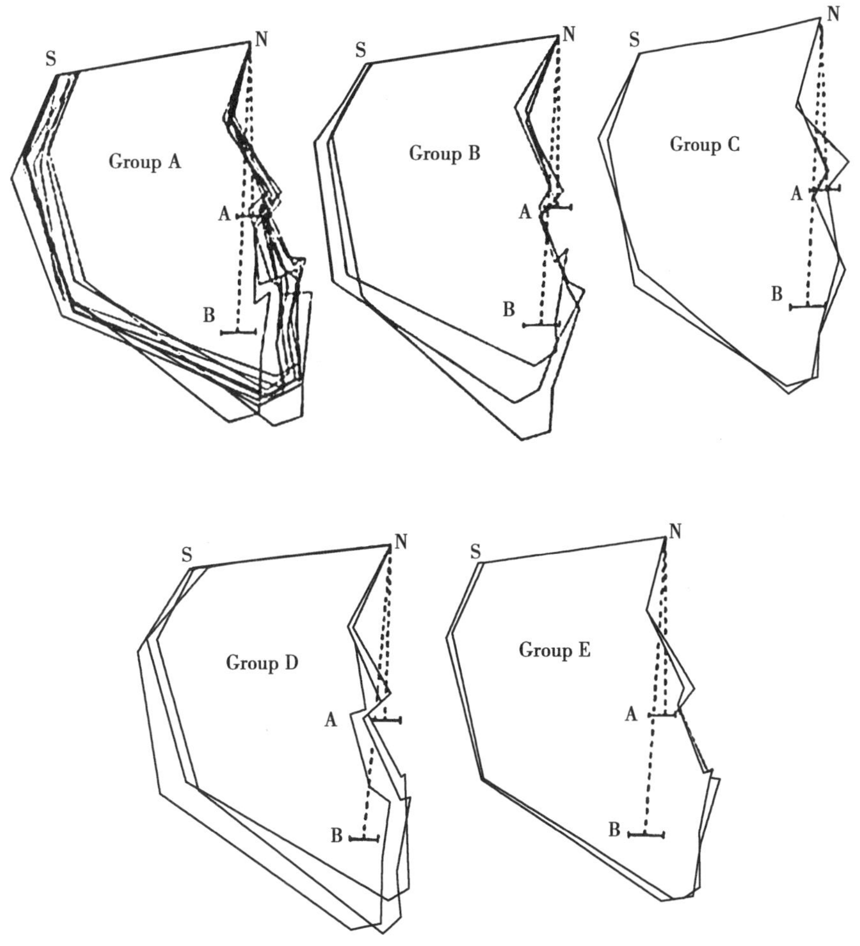

图 3-16-4　Ⅲ类错殆 5 种亚型平均模版图

3. 国内有关分类及机制相关研究

(1) 1959 年毛燮均以错殆机制、症状、矫治三者结合提出毛氏分类,将Ⅲ类错殆归入第Ⅱ类(长度不调)中的第一分类Ⅱ[1]——近中错殆或第三分类Ⅱ[3]——后牙中性,前牙反殆或其复合型等。

(2) 1960 年陈华从解剖学归类上,提出"三类三分类"的分类法。其中三类的划分(中性错殆、远中错殆、近中错殆)与 Angle 同,三分类(前牙错殆、后牙错殆、前后牙同时错殆)表示部位,型(间隙、拥挤、前突、反殆、开殆等)则用文字具体表述其形态。据此可将近中错殆、前牙反殆的分类定义为:第三类错殆、第一分类、前牙反殆。

(3) 詹淑仪等在 20 世纪 60 年代提出的"川医分类法"中,主张直接按畸形临床表现分为 8 型(牙错位、牙列间隙、牙列拥挤、深覆殆、开殆、反殆、锁殆、其他),据此分类,Ⅲ类错殆的临床表述统称为反殆类,又可细分为前牙反殆、全牙反殆等。

(4) 20 世纪 80 年代初,周秀坤等研究发现乳牙列期Ⅲ类错殆多为功能性错殆,仅 10% 为骨性错殆,其表现是颅底短、颅底角小、关节窝及下颌位置靠前。

(5) 曾祥龙以 ANB 角分析替牙列期前牙反殆的颅面结构,结果如下:上颌正常、下颌前突:47%;上颌正常、下颌正常:22%;上颌、下颌均前突:16%;上颌后缩、下颌正常:11%;上颌后缩、下颌前突:2%;上下颌均后缩仅占 2%。

(6) 白丁、罗颂椒对 10 ~ 13 岁骨性反殆的头测量指标聚类分析得出 4 个亚类:上颌前突不足,下颌正常,位置前移,下面高不足:49%;上颌正常,下颌发育过度,逆时针旋转生长:30%;上颌发育不足,下颌轻度发育过大:7%;上颌发育不足,下颌发育明显过大(上前牙唇倾,下切牙舌倾):14%。

第二节　Ⅲ类错𬌗畸形的病因

一、遗传及先天因素

包括先天性疾病和遗传因素。先天性疾病多为妊娠期中疾病所致，如唇腭裂患者常常表现出前牙或全牙弓的反𬌗，这是由于上颌的裂隙存在，影响上颌的生长致发育不足。遗传因素也是一个重要的病因，骨性反𬌗患者具有明显的家族史，颜面畸形严重。

二、环境因素

1. 替牙障碍

（1）上颌前牙先天缺失或外伤早失：上颌侧切牙先天缺失时，上颌牙弓长度缩短，前牙反𬌗。

（2）乳牙早脱：乳牙早脱可以导致牙槽骨因缺乏功能性刺激，发育不良。另外，多数乳磨牙早脱，后牙区失去咀嚼功能，为获得比较良好舒适的功能性咬合作用，患儿常常前伸下颌用切牙咀嚼，逐渐形成功能性下颌前突，前牙反𬌗畸形。

（3）乳牙迟脱：乳牙滞留时，后继恒牙不能正常萌出，常常错位萌出，与对𬌗牙形成反𬌗。例如，乳前牙的迟脱可以导致恒牙从腭侧萌出，前牙反𬌗。

2. 各种原因导致的下颌前伸

（1）不良哺乳姿势：卧位哺乳或者奶瓶位置不佳，婴儿需前伸下颌才能吮吸，长期则使翼外肌功能增强，使下颌处于前伸位，导致前牙反𬌗。乳牙期反𬌗的原因多为此类。

（2）乳尖牙磨耗不足：因为食物柔软及乳尖牙位置的原因，有的乳尖牙不如其他牙磨耗多，高出牙弓𬌗平面。当咬合时，因为尖牙早接触而引起创伤性疼痛，下颌为避开𬌗干扰而发生下颌前伸。

（3）吮上唇咬上唇吮示指：不良习惯可使唇肌位于上下前牙间，对上前牙有舌向力而下前牙则有唇向力，导致反𬌗。有的孩子在吮示指的同时拉下颌向前，时间长了也会引起下颌前伸。

（4）伸舌习惯：伸舌时常常导致下颌同时前伸，引起下颌前突，前牙反𬌗。舔下前牙时可以导致下前牙前突，出现间隙，前牙反𬌗的出现。

（5）伸下颌习惯：长期前伸下颌骨，则翼外肌的张力增强，使下颌处于前伸的位置上，形成前牙反𬌗以及下颌前突。前牙反𬌗形成以后，上下前牙的锁结关系又使下颌不能后退，导致上下颌的生长发育形成恶性循环，使畸形越来越严重。

（6）扁桃体肥大：由于炎症的慢性刺激，下颌需前伸，通气道才较通畅，久而久之，也可导致前牙反𬌗合并下颌前突。

图 3-16-5 显示的是 1 例扁桃体肥大术前口𬌗状态：扁桃体肥大导致舌低位，表现为下颌前突，前牙反𬌗。但是当手术摘除肥大的扁桃体后，舌的位置恢复正常，前牙的反𬌗也许就会减轻成切𬌗或者恢复正常。

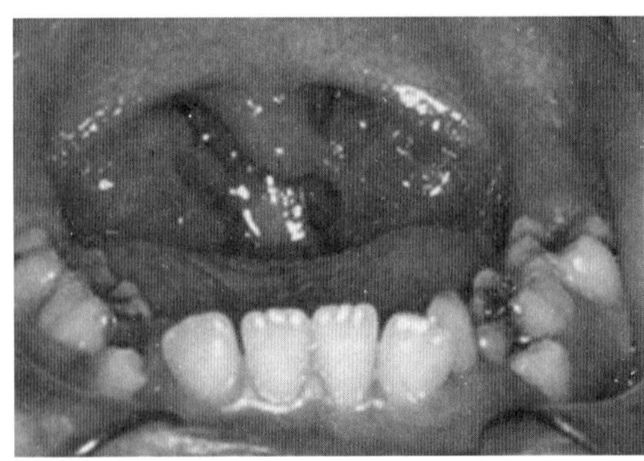
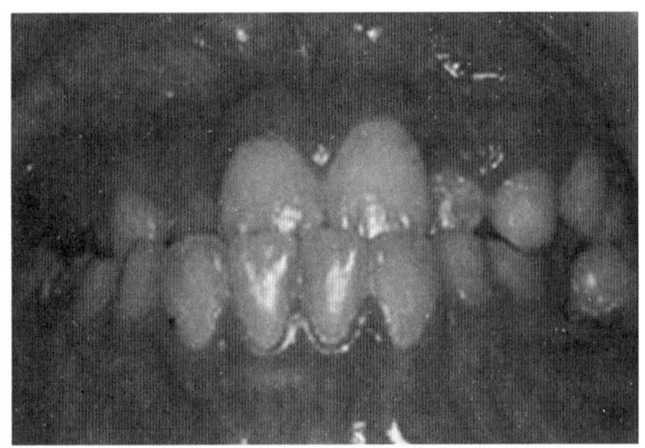

图 3-16-5　咽扁桃体肥大致下颌前伸，前牙反𬌗

3. 内分泌疾病

（1）肢端肥大症：因垂体功能亢进致下颌发育过度，常常在患者成年后发病。

（2）佝偻病：由于钙磷代谢障碍，全身缺钙，骨质疏松，由于肌肉的牵拉使颌骨发生形态改变导致下颌前突，前牙开𬌗等畸形。

第三节　Ⅲ类错𬌗畸形的诊断

Ⅲ类错𬌗的诊断至为重要，目的是查明病因，了解畸形的形成机制，为确定治疗计划提供良好的基础。正确的诊断关系到治疗方法、治疗时机的选择和治疗效果预后的判断。Ⅲ类错𬌗在临床上表现为前牙反𬌗反覆盖，磨牙多为Ⅲ类关系，可伴有上下前牙牙轴的变化，有些患者还存在后牙反𬌗或全牙列反𬌗。对于错𬌗畸形的诊断需要综合各方面的信息。通过临床全面检查，包括面部、牙、下颌功能运动检查，充分的头测量分析和模型分析，了解上下颌骨的大小、位置相对关系，才能得出诊断结果。

一、诊断要点

完整的诊断应该包括颜貌特征、颌骨的位置和形态有无异常，咬合有无异常，牙的异常是什么，并需要包括错𬌗的分类。

（一）颜貌特征

1. 侧貌　通过侧貌观察，可全面评估患者水平及垂直高度方面的平衡及不足，初步判断其畸形部位及确定治疗目标。例如通过鼻唇角锐，面中份扁平，犬齿窝凹陷等可确定上颌不足问题；通过颏部前突，下颌下缘长，及生长方向可判断下颌过长问题；通过下面高度、上唇长短、颏唇沟深浅等可判断其软组织代偿及预后。由此可以初步确定是选择正畸还是正颌治疗。

2. 侧面生长型（结合X线头侧位片进行）　在诊断Ⅲ类错𬌗时，判断其生长型对制订计划，评估预后十分重要。可通过仔细观察患者的侧貌，判断患者的面型属于水平生长型、平均生长型还是垂直生长型。判断生长型可以通过下颌平面角，前后面高比率以及前下面高/全面高比例三项指标进行判断。

下颌平面角的大小，即区分下颌高、低角对于支抗的选择、拔牙与否、矫治力使用以及颌间牵引力的使用等均有重要的指导意义。Ⅲ类高角患者的治疗相对更为困难，支抗要求高，慎用Ⅲ类颌间牵引，防止因牵引导致下颌后下旋转，面下1/3增加使畸形加重。而水平生长型预后相对较好，宜采用扩弓矫治。侧貌软组织鼻唇角是一个十分重要的指标。如果鼻唇角是锐角，则上颌前牙可以内收；如果鼻唇角是钝角，则需要早期前牵引上颌尽力改善患者的容貌外观。

（二）牙列（结合模型进行）

仔细检查牙列中有没有牙的异常，包括形态、位置和数目的异常。考虑有没有牙的畸形，如锥形牙、小牙；有没有牙的错位、异位，有没有多生牙、缺失牙等。

同时应仔细检查牙槽嵴形态是否正常，切牙有没有代偿等。一般来说，丰满的牙槽嵴一般预后良好，而凹陷的牙槽嵴则不容易内收前牙，预后不佳。有缺失牙和牙代偿的病例一般预后不良。

（三）咬合（主要通过口腔检查、模型并结合X线片均值进行）

1. 前牙的轴向关系　前牙的倾斜等有无异常，指标有∠U1-SN、∠IMPA（MP-L1）、∠FMIA（FH-L1）。

2. 前牙的咬合关系　覆𬌗，覆盖，中线，∠U1-L1。

3. 磨牙的咬合关系　安氏class Ⅲ（也可为class Ⅰ，Ⅱ）。

4. 颌骨的运动　功能性、骨性（class Ⅰ，Ⅱ，Ⅲ）。

5. 牙弓的形态　是尖圆形牙弓还是方圆形牙弓，有没有牙弓的局部狭窄等。

6. 上下牙弓的协调　上下牙弓是否协调一致？有没有上牙弓小，而下牙弓大的情况？

（四）颌骨形态位置（参考侧貌及以下X线头侧位片的均值进行比较，参见第六章）

1. 上下颌骨的矢状关系　颌突角，∠ANB，A-B平面角可以作为诊断指标。

2. 上颌骨的长度　Ptm-A。

3. 上颌骨的位置　∠SNA，Ptm-S。

4. 下颌骨的形态　下颌角，Ar-Go，Ar-Pog，Go-Pog。

5. 下颌骨的位置　∠SNB，下颌平面角，面角，Y轴角。

诊断应包括：安氏分类、骨性分类、侧貌以及可能的病因。所以，一个完整的诊断应该包括以下4个方面，即诊断为安氏分类（Ⅲ类），骨性分类（Ⅲ类），侧貌分类（Ⅲ类）及病因机制（上颌发育不足，下颌发育过度，上前牙唇倾下前牙舌倾，水平生长型，前牙反𬌗，上颌侧切牙先天缺失等内容）。

二、鉴别诊断

主要是区别骨性和非骨性畸形，明确畸形的分类，需要注意姿势位及正中颌位时的面型，下颌开闭口运动时下颌运动轨迹，头影测量分析等。

1. 有无家族史　骨性错𬌗一般都有家族史，但并不是所有的骨性错𬌗都有家族史。

2. 下颌功能性移位对比观察

（1）功能性错𬌗常常有下颌的功能性移位：也就是说牙尖交错位时前牙为反𬌗关系，而在息止颌位时下颌可以后退至前牙切对切。功能性下颌移位越大，治疗相对也就越容易，预后也就越好。骨性Ⅲ类错𬌗往往没有下颌的功能性移位，下颌不能后退至切对切的关系。不过，也有一些骨性患者下颌可以有少许的后退。

（2）面型对比：功能性错𬌗在牙尖交错位时为凹面型，而在息止颌位时面型明显改善，变为Ⅰ类面型，也就是直面型；骨性错𬌗的面型则没有变化。

3. 咬合关系比较

（1）前牙覆𬌗覆盖关系：非骨性错𬌗前牙为反𬌗，反覆盖比较小，一般不会超过2～3mm，反覆𬌗可能会比较深；而骨性错𬌗的反覆盖较大，多超过3mm，反覆𬌗一般较小，甚至为开𬌗或开𬌗趋势。

（2）磨牙关系：骨性畸形磨牙关系为近中关系；而功能性错𬌗在息止颌位时为中性或近中性关系，在牙尖交错位时磨牙为近中关系；牙性反𬌗有时候磨牙关系可为中性关系。

（3）尖牙关系：与磨牙关系一样的变化，骨性畸形为近中，而非骨性畸形则不一定为近中关系。

（4）上下切牙的代偿：骨性Ⅲ类错𬌗有前牙的代偿存在，上前牙唇向倾斜，下前牙舌向倾斜，以代偿上下颌骨本身的畸形；而非骨性错𬌗的前牙则一般没有代偿。

4. 颌骨关系差异比较

（1）下颌平面角：功能性错𬌗的下颌平面角一般较为平坦，正常或稍低。骨性则下颌平面角较为陡峭，常常为高角病例。

（2）ANB角：0°～2°为轻度；-2°～-4°为中度；超过-4°表明畸形为重度。

（3）Wits值：是上下颌牙槽点A和B点与𬌗平面垂线的垂足间的距离，中国人的正常值为1±1.5mm。与ANB角一样，判断上下颌骨前后向位置关系的一个重要指标。对于功能性下颌前伸的患者，需要参考息止颌位时的Wits值。Wits值小于-1或更小时，往往表现为Ⅲ类面型，值越负则Ⅲ类面型越明显。

Rabie将非骨性Ⅲ类畸形称为假性Ⅲ类，认为假性Ⅲ类错𬌗的诊断特征是：①大部分无遗传史，主要由局部环境造成；②尖牙磨牙在息止颌位为Ⅰ类关系，在正中关系位为Ⅲ类关系或终末平面平齐；③面中份长度减小；④下颌位置前移，但下颌体长度正常；⑤上切牙舌倾，下切牙正常。

总结以上鉴别诊断的内容，综合如表3-16-1：

表3-16-1　牙性、功能性、骨性Ⅲ类错𬌗的鉴别诊断

	牙性	功能性	骨性
遗传史	无	无	一般有
息止颌位侧貌	基本正常	息止颌位正常侧貌	凹面型
牙尖交错位侧貌	基本正常	牙尖交错位凹面型	凹面型
下颌闭合道	正常	闭合道不规则，由姿势位至牙尖交错位下颌前伸	规则的圆滑弧形
下颌能否后退	不能	能	不能
磨牙关系	中性	牙尖交错位为近中关系，息止颌位可能为中性甚至远中关系	近中
尖牙关系	中性	同上	近中
覆𬌗覆盖	反𬌗	牙尖交错位为反𬌗，息止颌位可能为切对切	反𬌗
下颌平面角	一般正常	小/正常	大/正常
头影测量分析			
SNA	正常	正常	小/正常
SNB	正常	大	大/正常
ANB	正常	小/负角	小/负角
U1	舌倾	舌倾/正常	唇倾/正常
L1	唇倾	唇倾/正常	舌倾/直立
上颌长 Ptm-A	正常	正常	小/正常
下颌长 Go-Gn	正常	正常	大/正常
下颌平面角	正常	正常	大/正常

第四节　Ⅲ类错𬌗畸形的治疗

一、矫治原则

1. 早除病因　Ⅲ类错𬌗的治疗原则是尽早去除病因，早期矫治，阻断矫治错位的牙齿、牙弓和颌骨关系的异常，抑制下颌的生长，促进上颌的生长。但是，需要明确的是，并非所有的Ⅲ类错𬌗经过早期治疗都能获得良好的治疗效果，有些遗传因素导致的严重的错𬌗畸形需要通过手术才能有所改善。

2. 尊重主诉　对于Ⅲ类的矫治，注重患者的主诉是非常重要的。明确患者的主诉是要求改正拥挤，改正反𬌗，还是要改善面型。

3. 综合判断　对于患者的畸形表现，我们需要做一综合判断，是骨性、牙性、功能性还是混合性的。需要确定患者的骨骼畸形的严重程度、有无牙槽代偿以及拥挤的程度，覆𬌗的大小及患者是否可以退到切对切，确定生长发育的量，从而制订相应的治疗措施。

严重骨性Ⅲ类错𬌗往往具有较长的下颌骨，关节窝的位置相对更为靠前导致髁突位置也处于前方位置，使下颌前突；而上颌长度往往不足，且位置靠后导致上颌后缩。牙弓形态方面：上颌牙弓一般较窄，有时候还有拥挤。而下颌牙弓宽大，排列整齐或有间隙。上前牙代偿性唇倾，下前牙代偿性舌倾。覆𬌗也是一个重要的考虑因素。覆𬌗深的患者往往预后良好，而覆𬌗浅则预后不良。

此外，还要考虑是否需要拔牙以及拔牙部位。需要注意的是Ⅲ类上颌拔牙要慎重；不同的病例拔牙的选择不同，上颌第二前磨牙和下颌第一前磨牙是常见的拔牙选择。

4. 时机选择　患者的年龄、牙龄、骨龄也很重要，可以帮助我们判断患者是否处于生长发育高峰期以及颌骨还有多少生长潜力。

牙性和功能性的畸形应该在乳牙期或替牙期进行矫治，因为多数早期的反殆是一种假性的功能性Ⅲ类关系，此期矫治比较容易。如果拖延不治，常导致上颌发育受限及下颌发育过度。

中度的骨性畸形在恒牙早期应该积极进行治疗，但是需要注意估计生长的潜力以及正畸治疗通过牙代偿以掩盖骨性不调的程度。只要抓紧时机、设计合理，一般都能取得满意的疗效。特别是女性患者，由于恒牙列早期的全身状态更接近成人，生长的改变较小，矫治效果更为稳定。

对于严重的骨性畸形，应该待成人以后做正颌外科手术治疗。

二、乳牙列期矫治

早期进行预防性矫治，包括纠正不良的哺乳习惯，防止发生下颌前伸；尽早破除不良口腔习惯；治疗扁桃体肥大，保持口鼻腔呼吸道通畅；有替牙障碍者要早期对症治疗。乳牙期反殆，以功能性反殆为主，主要做阻断矫治，矫治下颌位置功能性前移。矫治方法包括以下方面(参见第十三章)：

1. 调磨乳尖牙　如果前牙反殆是由于乳尖牙磨耗不足导致个别牙的殆干扰所致，或导致一侧下颌偏斜，或反覆殆较深导致的殆创伤，就需要调磨乳尖牙。

2. 咬撬法　适用于个别牙反殆，且正在萌出，尚未建立锁结或锁结小；反殆牙长轴直立，反覆殆反超殆均小的病例。使用时将压舌板置于反殆牙的舌侧，上下牙咬合，以反殆牙牙龈发白为度。每日3次，每次20下即可。

3. 下颌连冠式斜面导板　适用于前牙反殆，反覆殆深，反超殆小，反殆牙不拥挤，上前牙较直立，下前牙有足够支抗，患儿年龄较小且能配合治疗者。矫治器的斜面与上切牙成45°接触，斜面角度要适当，太平会压低下前牙，太陡又起不了上前牙的诱导作用。使用时注意：①使用时间不能过长。应用斜面导板时，后牙没有殆接触，可使后牙逐渐伸长，有利于反深覆殆的改正，但是使用时间过长会因后牙过度萌出导致前牙的开殆；若使用2～3周效果不佳应换用其他的矫治器。②要求戴上矫治器进食，饮食应为软食或流质。③每次复诊时注意调改斜面。保证反殆的上前牙与斜面接触受到唇向的推力，从而改正反殆。

4. 上颌殆垫式矫治器　这是最为常用的改正反殆的矫治器。适用于反覆殆中度，上前牙舌向错位，后牙支抗足够者。矫治器部件包括双曲舌簧、殆垫和固位装置。使用殆垫解除锁结，高度以前牙离开1.5～2mm为宜；双曲舌簧的弹簧平面置于反殆牙舌隆突上，与牙的长轴垂直，施以唇向的力量。注意事项：当前牙出现浅覆殆时应逐渐降低殆垫高度；当前牙有正常的覆殆覆盖时，可要求患者进食时戴用殆垫，其余时间不戴有利于上下后牙及牙槽高度的生长，一般1～2个月即可建立殆接触关系。患者如有前伸下颌的习惯可以配合使用颏兜。

三、替牙列期矫治

替牙列期是治疗Ⅲ类错殆最为重要的时期。这个时期的治疗选择主要有以下三个方面：

1. 阻断性矫治　目的是矫治错位牙和下颌位置前移。功能性Ⅲ类错殆在替牙期治疗后，由于消除了咬合干扰，下颌功能正常行使，利于牙齿和颌骨及颞下颌关节的健康，使后继牙齿能在正常的位置萌出，避免畸形的加重，对恒牙期畸形的治疗也有帮助。至于矫治器的选择，可以选用上述的活动矫治器，或者功能性矫治器以及简单的固定矫治器(详见后述)。

2. 生长导引　也就是矫形治疗，通过刺激上颌骨周围骨缝生长，抑制下颌向前下生长矫治Ⅲ类错殆。对于骨性畸形，可以早期通过生长改型治疗，利用患者的生长潜力，促使发育不足的上颌向前发育，治疗轻度的颌骨畸形，并减轻颌骨的畸形程度。前牙反殆伴拥挤的替牙列早期患者可以采用2×4矫治。矫治器也可以选用下述的前牵引矫治器、颏兜矫治器等。

3. 暂不矫治　对于一些诊断明确，极为严重的骨性Ⅲ类错殆患者(∠ANB小于-4°，且上颌前牙明显唇倾，下切牙舌向倾斜，前牙反覆盖大的患者)则应该观察其生长发育的状况，暂时不做正畸治疗。

四、恒牙列期及成人期矫治

恒牙列期Ⅲ类错𬌗主要以牙性、骨性错𬌗为主，宜采用生长矫治加掩饰治疗（camouflage treatment）的方法进行矫治。恒牙列早期可采用生长矫治刺激上颌骨的发育和（或）抑制下颌骨的发育。对于轻中度骨性畸形，采用固定矫治器进行掩饰治疗，以牙代偿骨骼的不调。对于严重骨性畸形，成人可做正畸-正颌联合治疗（详见后固定矫治器治疗部分）。

五、Ⅲ类机制的治疗

病因和机制是两个不同的概念，其关注点不一样。前者了解畸形的发生发展的原因，而不是畸形本身；多种不同的病因可以导致相同机制的畸形。而机制关注的是畸形本身的情况，即畸形的部位、性质。临床上对于病因和机制的了解都十分重要，两者相辅相成，对于诊断以及治疗计划的确定都有重要的指导意义。

Ⅲ类错𬌗的形成机制一般可以分为四类：①上颌的发育不良，或者位置靠远中；②下颌的发育过度或位置靠近中；③上前牙的舌侧倾斜；④下前牙的唇侧倾斜。临床上，Ⅲ类错𬌗的形成是由于以上一种或多种机制共同作用的结果。因此，针对不同的畸形的形成机制，应该制订不同的治疗目标和方案。

对于下颌发育过度者，早期可使用头帽颏兜装置抑制下颌的生长，还可以使用 FR-Ⅲ型或 bionator Ⅲ型，Ⅲ型肌激动器等矫治装置。对于上颌发育不足者，应该促进上颌的生长，可使用上颌前牵引装置。对于上前牙舌侧倾斜者，可以用固定矫治器或活动矫治器或舌侧弓使上前牙唇侧移动。对于下前牙唇侧倾斜的病例，用固定矫治器或活动矫治器使下前牙舌侧移动即可。

图 3-16-6 表示的是错𬌗畸形的不同形成机制。下颌前突可能是由于上颌发育不足造成的，这就需要促进上颌的生长；如果是由于下颌发育正常，但是位置靠前了，就需要后退下颌；而如果是下颌发育过度，治疗时就需要抑制下颌的生长。只有针对错𬌗形成的不同机制制订相应的治疗方案，才能取得良好的治疗效果。

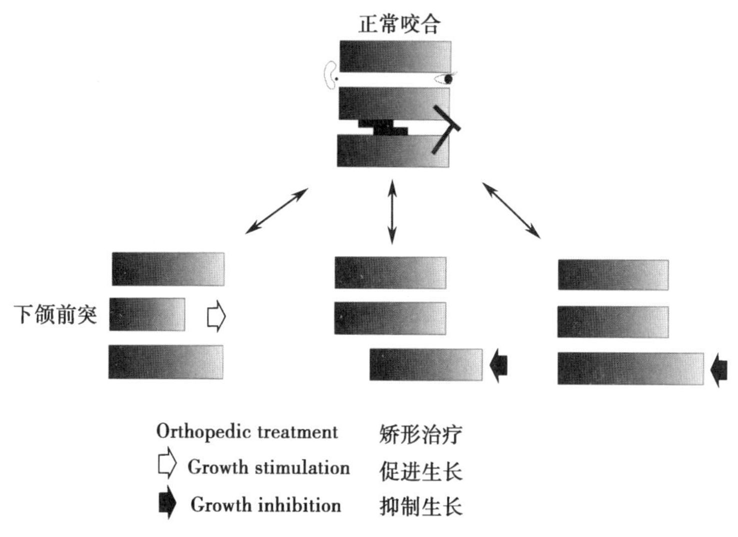

图 3-16-6　Ⅲ类错𬌗的形成机制

（一）抑制下颌生长

1. 头帽颏兜　颏兜使用已经有 100 多年的历史，颏兜常用于骨性下颌前突矫形治疗和垂直骨面型的控制。一般认为，7～9 岁为最佳矫治年龄。年幼儿童错𬌗尚未发展得十分严重，骨组织可塑性较大，骨缝尚未发生骨性联合，颌骨还在生长发育，受矫治力作用后容易发生改建。对于大多数真性、轻中度的青春期及青春前期Ⅲ类错𬌗的儿童，颏兜矫治均有疗效。

（1）装置：头帽（head cap）、颏兜（chin cap）、橡皮圈（elastic）；矫治力来源于橡皮圈；反覆𬌗较深时，可以加用𬌗板打开咬合。图 3-16-7 为 Hickham 头帽-颏兜（Hickham chin-cap combined with headgear）示意图

(见图2-7-80,图3-13-23)。

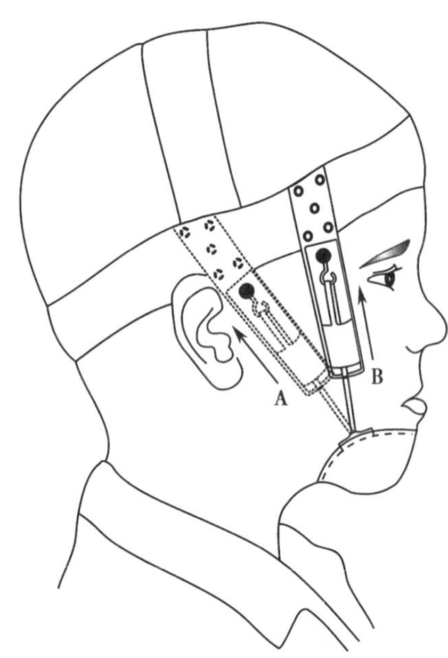

图3-16-7 Hickham头帽、颏兜及牵引
A. 沿髁突的方向,后上方牵引,用于抑制下颌的生长;B. 垂直牵引,合并有前牙开殆时使用

(2)颏兜的作用机制

1)对颅底的作用:有学者认为颏兜引起颅底角(N-S-Ba)的减小,抑制后颅底点的向后生长和鞍点的前向生长。但是另一些学者则认为戴用颏兜的实验组与对照组在TMJ的结构上治疗前后无明显差异,不会导致关节窝向后移位。

2)对上颌的作用:早期矫治前牙反殆有利于上颌的发育;颏兜治疗使上颌向下生长受抑,引起上颌顺时针旋转;颏兜可通过后上的力抑制上颌垂直向发育。但有学者认为颏兜治疗本身对上颌没有作用。

3)对下颌的作用:改变下颌骨生长方向;下颌向后重定位;阻止下颌的生长发育;下颌形态的改建;下颌角减小;下切牙舌倾;覆盖增加;覆殆减少;髁突垂直向生长受抑制而纠正反殆。有研究表明颏兜治疗使下颌有效长度减小;颏兜短期治疗的效应在于下颌的后旋,长期治疗效应可抑制下颌支的高度和下颌体的生长,下颌角的明显减小,不仅改善ANB和Wits值,Ⅲ类畸形的整个形态得以改善。颏兜治疗后,下颌升支后移,下颌颈细长,改变髁突生长方向使髁头前弯,髁突向前上方向生长,关节窝变深变宽,关节间隙减小使下颌形态发生了变化,因而有效地补偿了下颌的过度生长。这种观点得到了MRI研究的证实:颏兜效应在于改变TMJ的形态和改建下颌骨;颏兜改变髁突的生长型,髁头前表面骨质沉积,髁颈部骨质吸收使髁头前弯,从而引起颅底结构的适应性变化。具体表现为:翼外肌紧张,上颌矢状向生长激活,髁突向前弯曲,髁突生长型发生改变,启动下颌的代偿机制,升支高度增加,下颌角减小,维持正常覆殆覆盖,下颌矢状向得到一定的控制,同时关节发生适应性生长改建。当整个下颌下旋时的后移效应被下颌角减小时的前移效应抵消,反映在B点、Gn点的横向和垂直向位置不变,则SNB无明显变化。所以如果患者的下颌角较大,使用颏兜矫治效果可能不理想。但是,Graber认为颏兜不能抑制下颌体长度;颏兜配合殆垫加Ⅲ类牵引治疗也没有发现明显的下颌后旋。

因此,一般认为颏兜的治疗效果包括以下几个方面:下颌骨基底部的后退,∠SNB减小,∠ANB增大;颏部的后退,∠SNP减小;下颌骨向后下方旋转,下颌平面角增大(所以需要注意,高角患者应用时要谨慎),下颌角变小;上颌前牙唇侧倾斜,下颌前牙舌侧倾斜;上颌向前生长,∠SNA变大。

因此,总的来说,颏兜的治疗效果主要是在下颌,抑制了下颌的生长,少数患者表现出上颌有一些向前的变化。图3-16-8系颏兜治疗后的效果示意图,粗箭头表示的是大多数患者戴颏兜以后的变化情况,细箭头表示的是少数患者表现出的变化。

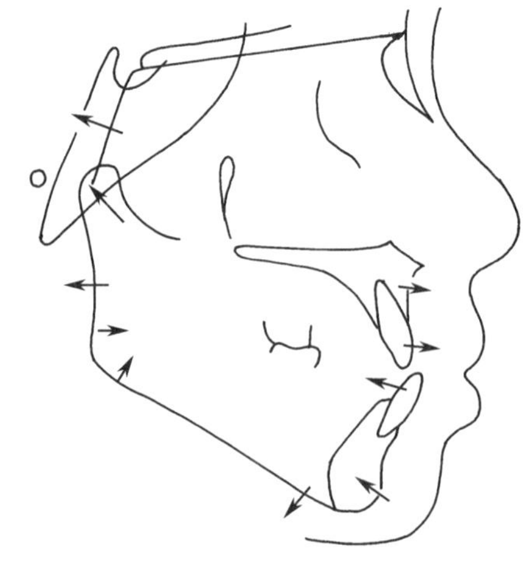

图3-16-8 颏兜牵引力的作用效果

颏兜治疗反殆不仅有颌骨矢状向的改变,也与前牙的移动及颌骨的旋转相关。图3-16-9为上前牙唇侧倾斜改正反殆,∠U1-SN变化最大;图3-16-10是由于下颌骨向后下方旋转,∠SNB变化最大,从而改正了反殆;图3-16-11是由于上颌前牙唇侧倾斜,下颌前牙舌侧倾斜,同时下颌后下方旋转的共同结果改善了反殆;图3-16-12则是因为许多因素的共同作用改善了反殆。

(3)影响颏兜作用的因素

1)内因:遗传因素,覆殆情况。

2)力的作用时间:12~14小时/天。Björk发现下颌有向

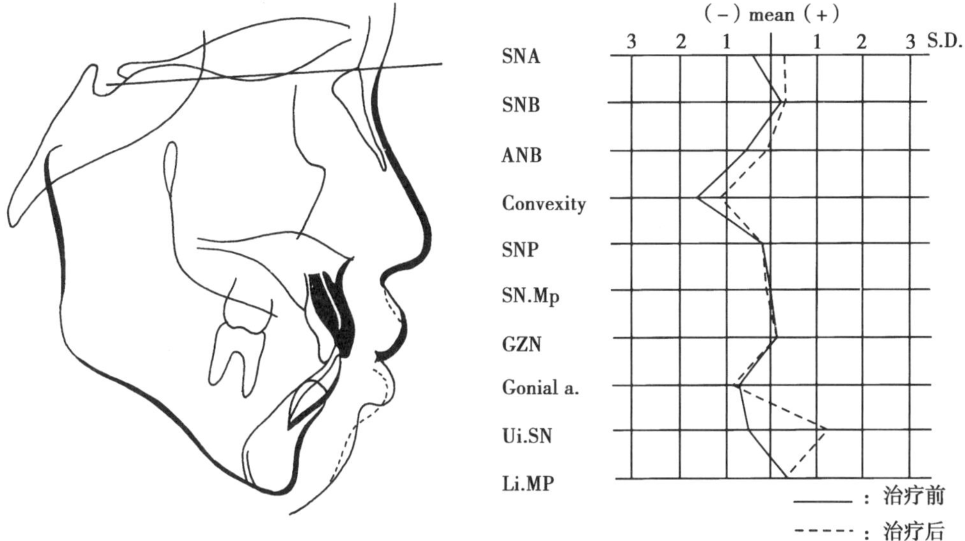

图 3-16-9　上前牙唇侧倾斜改正反殆
（引自：花田，1987）

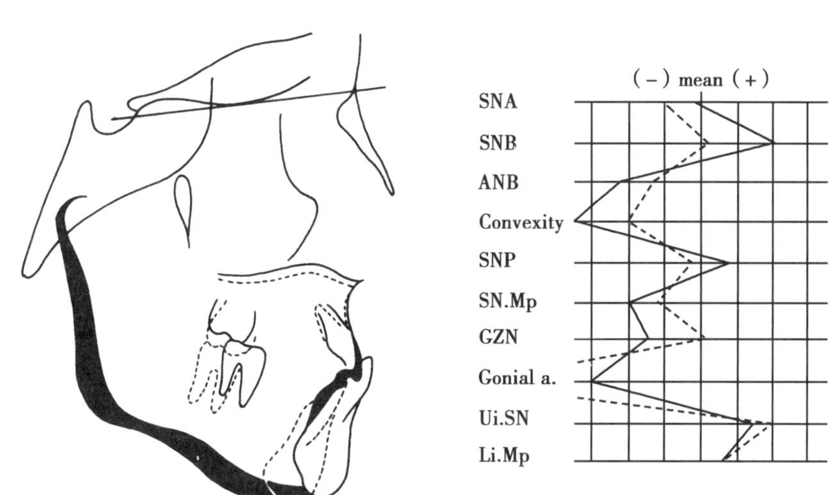

图 3-16-10　下颌骨后下旋转改正反殆
（引自：花田，1987）

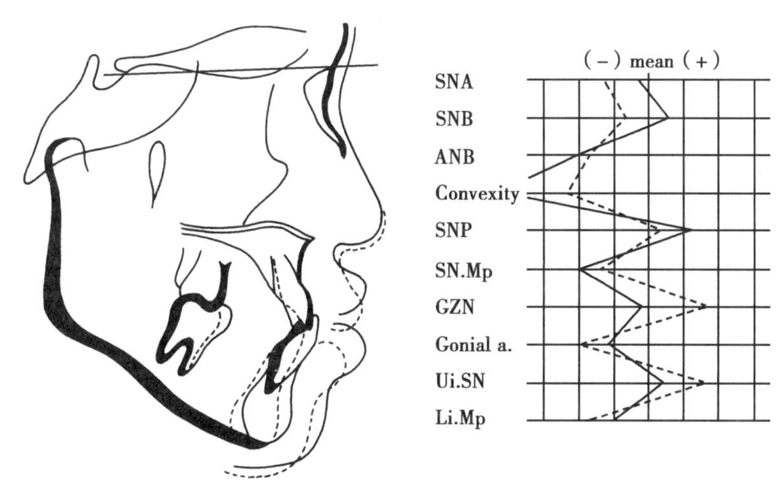

图 3-16-11　上前牙唇倾，下前牙舌倾，下颌后下旋改正反殆
（引自：花田，1987）

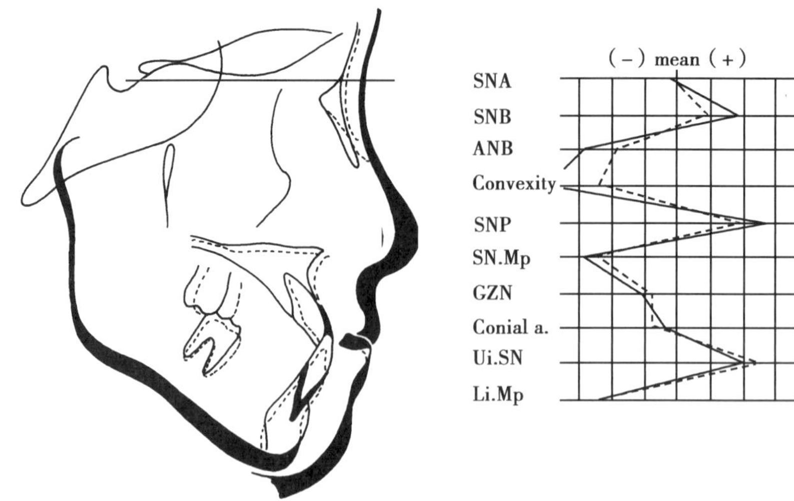

图 3-16-12　多因素的共同作用改正反验
（引自：花田，1987）

前漂移的趋势，颏兜治疗一直要持续到下颌骨生长完成。

3）力的方向：牵引方向通常为下颌髁头或稍上方一点的方向。①前牙覆盖较浅的话，方向可以再稍稍上方一点；②当牵引力线通过髁突下方，使上下牙列轻轻离开，则可促进磨牙伸长，使下颌向后旋转，增加前面高，使下颌前突的Ⅲ类关系得到改善；③牵引力线通过髁突中心，颏兜作用于颏点，方向以颏点和髁突连线为中心，是髁突矫治力的最佳方向。牵引力来源于橡皮圈。使用橡皮圈时作用于颏兜的力量应该上下左右一致最好，如果上部力量过大，会刺激下颌前牙的牙龈；如果下部的力量过大，则颏兜的力量过大，容易脱落，稳定性不好。

4）力的大小：每侧 300～500g，幼儿每侧 200～300g，力量不要过大，以免引起下颌前牙的松动，牙周组织的损伤，下颌角前切迹变形加深。临床上的判断标准是，患者早上起床以后，觉得下颌前牙以及关节略有些压迫感，随着时间的推移逐渐消失，这样的力量就较为合适。

（4）临床注意事项及患者的管理

1）颏兜形态：注意颏兜大小，形状应该刚好与患者的颏部适应，左右不应太大，否则橡皮圈挂的时候不稳定。上下的尺寸也不应该过大，否则会压迫下颌前牙的牙龈组织，造成损伤。

2）患者的管理：应详细交代说明颏兜的使用方法；应确保每天戴用时间不少于 14 小时，低于 10 小时则没有治疗效果；初始时单侧施力应不超过 200g，不要自行增加力量，且注意左右对称正确使用橡皮圈；头帽不要洗，以免缩水变形。洗头以后不要直接戴用，要让头发吹干以后再用。

3）诊断性治疗：乳牙期的矫治 4～5 岁开始时最好，替牙期患儿来院治疗时往往已经换了前牙，对因前牙反验希望治疗的下颌前突者可立刻开始治疗。一般而言，治疗期间为 3 个月左右，可以改善者，多为功能性因素较强，而没有什么效果，则说明患者的病因主要是骨性原因。如果 3 个月后效果不太好，应该考虑合用口内活动矫治器，验垫舌簧等装置。对于骨性Ⅲ类错验儿童，颏兜的使用应注意与牙和骨的生长发育高峰期一致，即替牙列晚期和恒牙列早期为好，太早治疗，疗效不持久，太迟则错过时机而疗效不佳（Proffit，2006 年）。此外，根据患者骨面型正确选择正畸治疗或矫形治疗，或成年后正颌外科手术治疗是治疗决策中的一个难点问题。

（5）关于颏兜治疗的相关头影测量研究

1）垂直向的评估：过大的下颌平面角及下颌角不适合颏兜治疗。治疗前 ANS-Me、N-Me、ANS-Me/N-ANS、MeGo'-SN、Ar-Go'Me 越大越容易失败，以下面高和下颌角为最关键因素，垂直距离是判断预后的重要参考。在长面型患者，后旋不利，对垂直向的控制是难点。

2）矢状向的评估：一般使用∠ANB 或 Wits 值（个体化 ANB 角）作为颏兜应用的矢状向评估指标。由于∠ANB 的大小会受到 N 点变化的影响，有学者推荐使用 Wits 值，认为 Wits 值可以消除 N 点对

∠ANB的影响;Wits 值若在-5mm 以上认为必须手术治疗(Stellzig-Eisenhauer,2002 年);但是功能𬌗平面随后牙萌出变化而变化,不易定位,𬌗平面倾斜程度对 Wits 值影响较大。有学者认为腭平面变化小,使用 A/B 点相对于腭平面的变化是评价颌骨关系的良好指标;目前多数学者建议将 Wits 值与∠ANB 合用评价颌骨关系。

(6) 颏兜治疗的长期稳定性:骨性Ⅲ类患者的下颌与骨性Ⅰ类患者比较在总的生长量、高峰期时间上无明显差异。有学者研究发现下颌骨各部分的大小与形状在同龄男女间没有差异,15 岁以后男性的下颌有更多的生长潜力,提示男性较容易复发。由此提示可参考一般生长理论使用颏兜控制Ⅲ类骨性畸形的发展。Deguchi 的颏兜治疗随访 4 年未见复发,不过其受试者选择没有基于头影测量分析,不一定都是Ⅲ类骨性;Iida 的研究发现长面型和非长面型Ⅲ类患者颏兜治疗的长期效果均很稳定,并保持了各自治疗前的初始骨骼形态特征。年龄、加力阶段、治疗疗程以及固定矫治阶段的措施不影响颏兜疗效的稳定性。

但是也有很多不同意见,认为使用颏兜矫治力几乎不能改变下颌骨的生长型。抑制下颌的生长在理论上可行,但临床效果较差。颏兜矫治对上颌骨前后向的生长没有作用,面中份的生长为适应性改变,是为了保持上下颌骨间的协调生长。研究还发现颏兜治疗后有复发的趋势;认为短期疗效好,长期稳定性差,不能对抗青春期生长高峰的变化,患者最终难免手术。

Ferro 认为颏兜治疗后 Wits 值和∠ANB 较小、覆𬌗小、∠SNB 角大的患者复发可能性大。Björk 认为下颌前旋是在青春晚期的一个自然生长趋势。Tahmina 也认为下颌继续生长前移及前上旋转是疗效不稳定的重要因素。当患者治疗前明显的前后向颌骨不调,下切牙代偿,开𬌗趋势,颏兜的治疗效果将很难保持,矢状向不调越严重,预后越差。复发的程度取决于颏兜改变的量和剩余的生长量之间的关系。下颌升支的生长是复发的最为关键的因素。Mitani 认为在颏兜作用的前两年,治疗可以促进上颌的向前生长,抑制上颌的垂直向生长和顺时针旋转,此效应可以维持;对下颌而言,当髁突适应治疗应力后,只要面部生长未停止,即使已经改变了的下颌形态和髁突的形态也会继续生长导致复发的出现。

此外,一些学者的研究表明颏兜治疗可能有一些危险因素,例如,非生理性颏兜作用力时间过长,对关节的影响尚有待研究;有学者认为颏兜引起关节窝加深和关节结节增高,使下颌运动时髁道更陡,可能对下颌运动造成影响(Mimura,1996 年);一项颏兜治疗后患者的长期随访研究(2 ~ 11 年)说明颏兜不是 TMD 的危险因素但也不是有效的防治方法(Arat,2003 年);生物力学研究认为应用颏兜时对垂直生长型患者可能产生"下颌骨变形综合征",建议选择水平生长型或平均生长型患者颏兜治疗。

对于Ⅲ类的治疗,最好不要使下颌旋转;深覆𬌗和牙尖交错𬌗的维持,以及最大可能地纠正颌骨关系有利于稳定,但是并不能保证防止复发;对于真性下颌前突,上颌无明显后缩的骨性Ⅲ类患者,没有关节症状和不准备手术的患者若选择颏兜治疗,应一直持续到生长停止,达到过矫治,并在夜间戴用作为保持。

总结起来,颏兜矫形的主要效应在于髁突生长型改变和下颌体形态改建。颏兜不适用于垂直生长型的Ⅲ类患者;对于垂直向的控制,主要效应在于减小下颌角和牙槽改建;颏兜的生物力学研究尚不充分;颏兜的治疗需要长期保持。临床上现在倾向于主要用于改正患者的下颌前伸习惯。

2. FR-Ⅲ型矫治器(详见第七章)

(1) 装置:FR 矫治器是一类功能性矫治器,它有几种类型,治疗Ⅲ类错𬌗的是Ⅲ型。其结构包括上唇挡、上腭弓、下唇弓、颊屏等。适应证是上颌轻度发育不足,下颌基本正常或轻度前突;功能性下颌前突;处于生长发育高峰期或高峰前期的患者。

(2) FR 矫治器的机制:①依靠咀嚼肌、颊肌和口轮匝肌的肌力,使用颊屏、唇挡牵张骨膜促进骨质增生,刺激牙槽骨与基骨的生长,促进上颌骨的生长,抑制下颌骨的生长;②利用颊屏支开颊肌、唇肌,发挥舌肌的作用,消除异常的肌力,恢复肌肉正常功能;③通过后退位作𬌗重建,在下颌后退位制作矫治器。当矫治器就位时,就将强迫下颌后退的力量通过颊屏传导至上颌,利用唇挡伸开唇肌对上颌骨前段的压力,使上颌骨内外侧肌动力平衡被打破,相对说来,舌肌力量加强,可使上颌骨的唇颊向发育得更好。同时唇挡和颊屏的边缘伸展可牵张骨膜,刺激上颌骨的发育,从而可以矫治反𬌗(图 3-16-13)。

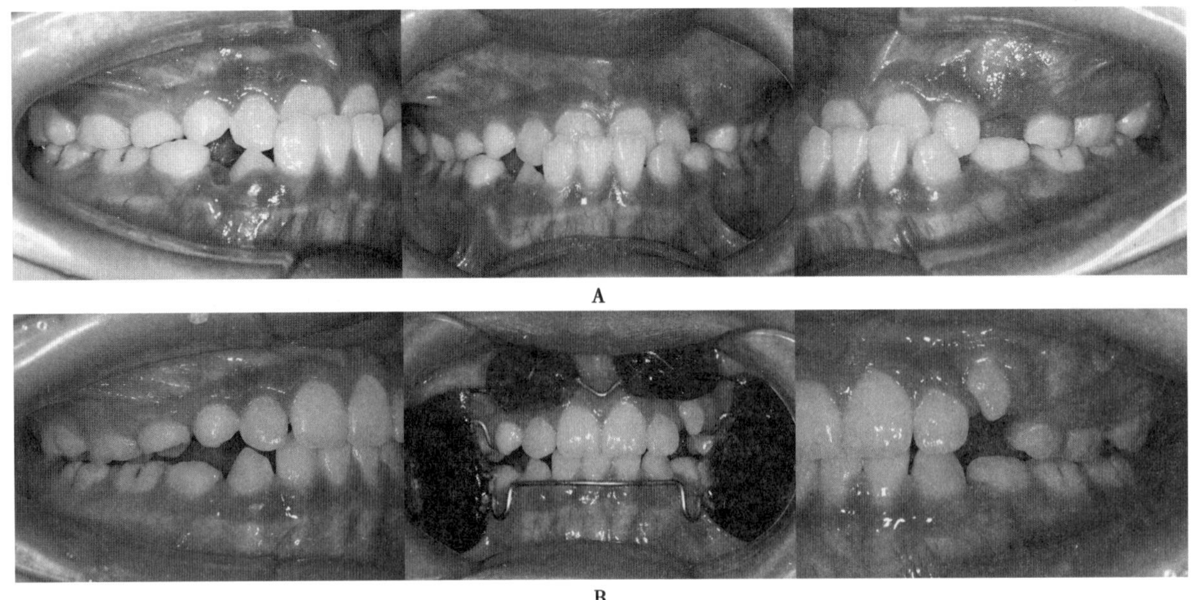

图 3-16-13　FR-Ⅲ型矫治器矫治反殆
A. 治疗前；B. 治疗后

（3）FR 矫治器的制作：第七章已有详细介绍，应特别强调制作上唇挡时，前庭区模型的正确修整及铺蜡，以使其戴入时，上唇的作用将肌力传导到矫治器，唇挡可以牵张前庭沟底的骨膜，促进上颌骨的发育，同时作用力将通过弓丝传导至下颌，引导下颌后退（图 3-16-14）。

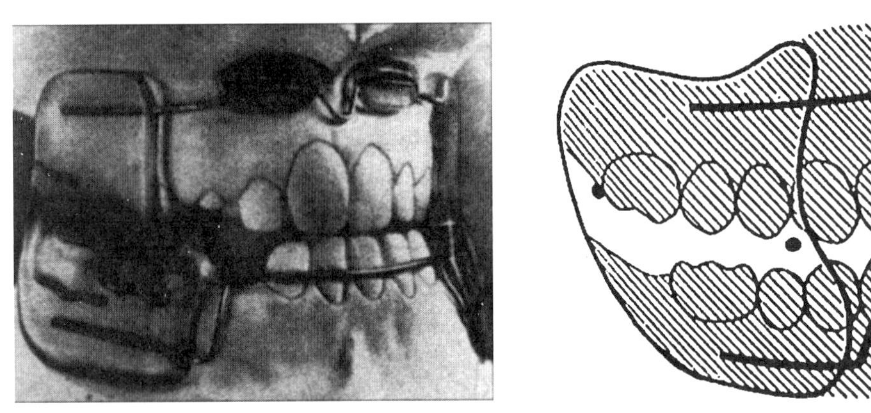

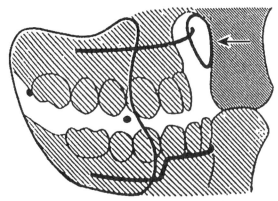

图 3-16-14　FR-Ⅲ型矫治器唇挡伸开唇肌

3. Ⅲ型肌激动器

（1）装置：Ⅲ型肌激动器也是一种功能性矫治器。在日本称为 FKO（functions kiefer orthopadische），在国内称为肌激动器，或者 activator。主要是由树脂和唇弓组成的（图 3-16-15）。可以调节上下颌的矢状关系。它也是利用重建咬合后的肌力来达到抑制下颌的生长，使下颌远中移动，上前牙唇侧移动，下前牙舌侧移动的目的。

矫治器戴入以后，强制性地让下颌处于远中的位置，从而使功能性环境发生了变化，肌力会导致下颌向前，回到原来的位置，但是下颌唇侧的诱导丝会对下前牙有压力，其反作用力会导致上颌前牙唇侧移动，这样就可以导致牙槽性移动。另一方面，FKO 戴入以后，肌肉和关节会发生适应性的变化，从而最终使治疗后效果稳定（图 3-16-16）。

（2）FKO 作用机制（图 3-16-17）

（3）诱导面的修整：目的为促进Ⅲ类患者上颌前移，下颌后移（见图 2-7-31）。

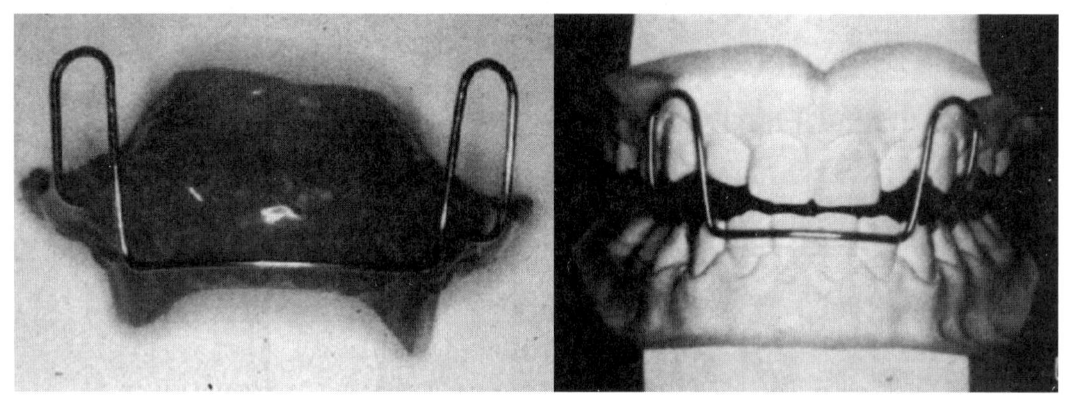

图 3-16-15　FKO 矫治器

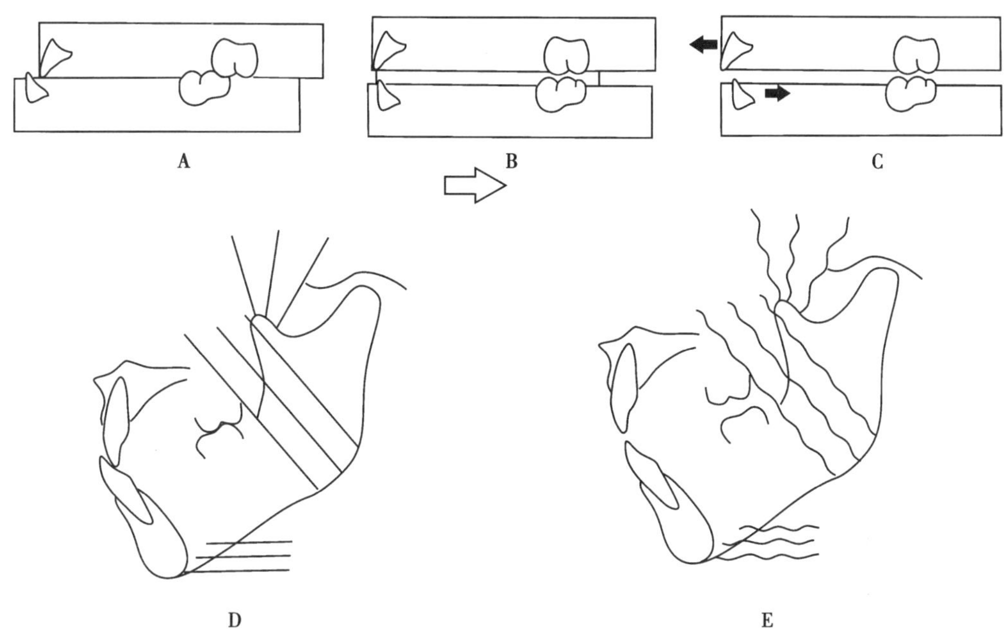

图 3-16-16　FKO 的咬合重建及肌力改变

A. 最初的咬合位;B. 重建的颌位;C. 矫治器作用方向:促下颌后退,上颌向前移动;
D. 咬合位的肌紧张状态;E. 重建颌位的肌肉松弛状态(引自:三浦不二夫,1967)

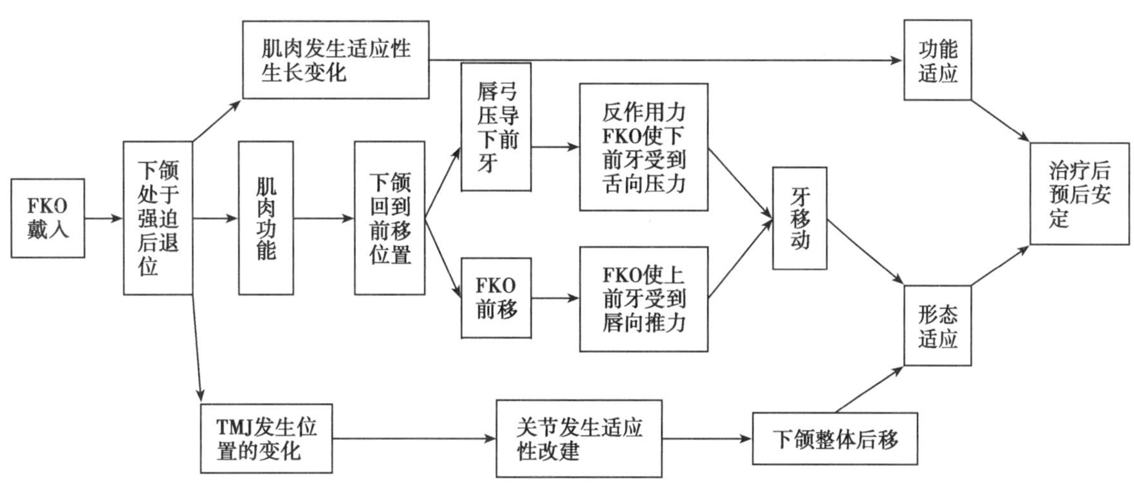

图 3-16-17　FKO 作用机制示意图(引自:三浦不二夫等,1967)

1）前牙诱导面：修整下前牙的舌侧基托前邻接面，在下前牙的舌侧调磨出一个诱导空间（每次约1mm），以利下前牙向舌侧移动，从而改善反殆（图3-16-18）。

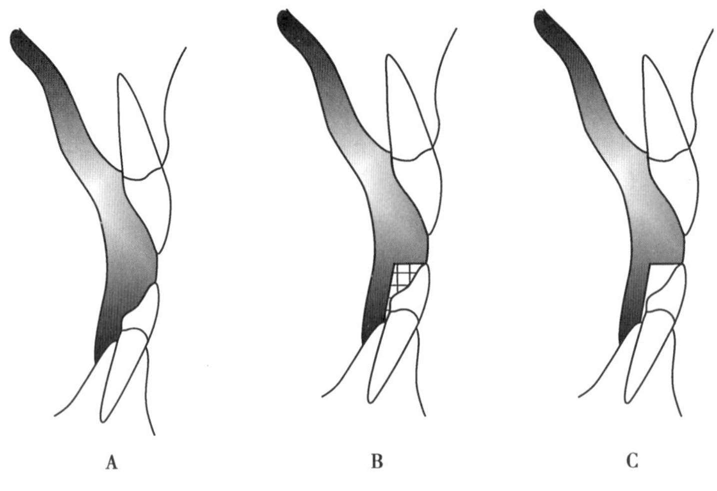

图3-16-18　前牙诱导面的修整

2）后牙诱导面修整：修整上后牙舌面的近中部分，形成牙弓可向近中移动的诱导空隙（每次约1mm）。同时，修整下后牙舌面的远中部分，形成牙弓向远中移动的诱导面。

3）殆面修整：前牙反覆殆正常者，不修整；反深覆殆，依殆曲线的情况而定（见图2-7-32）。

4）切缘修整：Ⅲ类反深覆殆者，下切牙的切缘应覆盖塑胶；Ⅲ类下颌前突伴开殆者，如切牙萌出不足，可磨去切缘接触处基托塑胶，以利切牙伸长；Ⅲ类反覆殆正常者，切缘塑胶也应保留。

4. bionator Ⅲ型（详见第七章）

（1）装置：bionator Ⅲ型的主要结构有：反向唇弓及颊曲，用1.0mm不锈钢丝制作，就位于下颌前牙的唇侧；U形腭杆，用1.2mm不锈钢丝制作，开口向后；树脂基托。改良设计时可附上颌唇挡，或者把下颌前段的塑胶变成连接体（图3-16-19）。

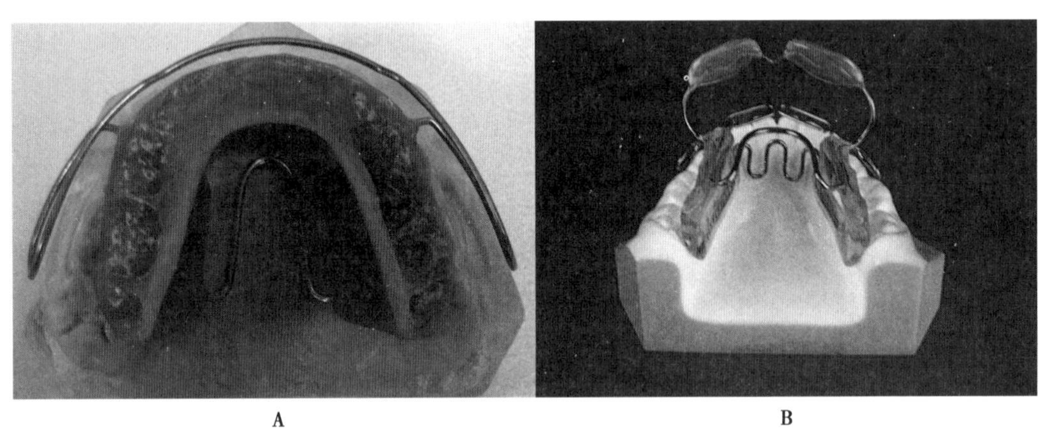

图3-16-19

A. bionator Ⅲ型；B. 改良型（增加上唇挡）

（2）作用机制：舌的功能运动非常重要。Ⅲ类患者舌的位置靠前，使下颌前移，致下颌前突，前牙反殆。通过bionator Ⅲ型矫治器，建立协调的口周肌力环境和口颌系统的功能适应性，消除异常的肌张力，阻断畸形的发展，引导牙颌面正常生长。该矫治器主要调节肌肉的功能活动，而不是激活肌肉。一般不主张过分打开咬合。

（3）诱导面的修整：与Ⅲ型肌激动器一样，Ⅲ类患者希望上后牙近中移动，下后牙远中移动。

1）后牙的修整：调磨上后牙舌侧近中邻面区，以便上后牙近中移动；调磨下后牙的远中舌面区，近中面与牙紧密接触,以便下后牙远中移动。

2）前牙的修整:缓冲下前牙舌侧的基托,以便下前牙舌侧移动。

3）殆面的修整:开殆患者,为压低后牙,让前牙萌出,只修整后牙殆面部中央窝的塑胶,保持牙尖与塑胶接触,压低后牙;深覆殆的患者,以殆曲线的情况而定。如需上下后牙均伸长时,则应去除上下后牙殆面塑胶。如需下后牙伸长,不需上后牙伸长时,可以只去除下后牙殆面塑胶。

5. 其他　如反式双板矫治器(Twin-Block)、磁力矫治器施以磁力Ⅲ类牵引等均可用于早期功能性及轻中度骨性Ⅲ类限制下颌的矫治,其制作、适应证及使用要点详见第七章。

(二)促进上颌生长

1. 常用前牵引上颌矫治器

(1）面罩式前牵引装置(图3-16-20)

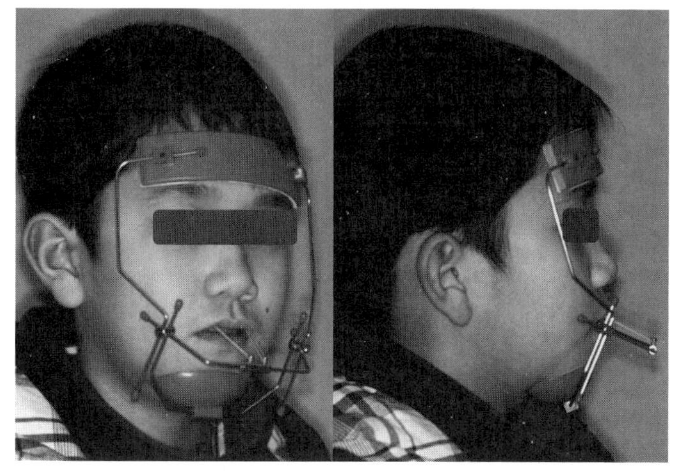

图3-16-20　面罩式前牵引

1）适应证:上颌发育不足、下颌发育基本正常的年轻患者。

2）装置:口内殆垫式矫治器,上尖牙处附牵引钩或固定矫治器;头帽,面罩。

3）矫治力:橡皮圈每侧300～500g起。

4）使用目的:利用重力牵引,刺激上颌骨周围骨缝增生,从而刺激上颌骨的发育,改正颌骨关系。

(2）改良颏兜上颌前牵引矫治器(maxillary protractor/forward tractor)(见图2-7-80)

1）适应证:上颌发育不足、下颌发育过度的年轻患者,最好是生长发育高峰前期最好。

2）装置:口内殆垫式矫治器,上尖牙处附牵引钩;头帽;改良颏兜;口内矫治器也可以使用固定矫治器,主弓丝采用0.018英寸以上的弓丝,附舌弓,将舌弓与主弓丝用结扎丝连在一起。矫治力:橡皮圈,每侧300～500g起。

3）使用目的:通过早期重力牵引,将抑制下颌生长的力量传导至上颌,可使上牙弓前移,上前牙前倾,上颌骨前移,从而完全或部分矫治颌骨的矢状不调。头影测量显示:A点前移,可促进上颌的前方生长;使上颌牙列近中移动;矫治器如果配合有扩弓装置还可观察到上颌牙弓的扩大。下颌骨的远中移动;后下旋转。所以,对于垂直生长型的患者要慎用。待矢状关系改善后再用固定矫治技术进行常规治疗,最后到达正常的尖窝相对的咬合关系。

2. 前牵引矫治的原理　Ⅲ类错殆在东方人群中发病率高于西方。其中42%～63%的骨性Ⅲ类患者上颌骨发育不足。Ⅲ类错殆是一种与生长发育有关的畸形,随着生长有加重的趋势。因此,在儿童生长发育过程中,适时适当使用上颌骨前牵引,可以早期矫治上颌发育不足产生的骨性Ⅲ类错殆,改善上颌发育,获得较理想的面型。为了获得良好的前牵引效果,需要掌握前牵引的时机,选择具有明显的上颌骨发育不足且磨牙Ⅲ类关系的患者,选择适当的矫治器,并注意使用方法,才能获得比较好的治疗效果。

(1）刺激上颌骨矢状向与垂直向的生长:上颌前牵引矫治器能够将合适的力作用于上颌骨周围的骨缝:额颌缝、颧颌缝、颧颞缝、翼腭缝(见图3-13-7),刺激骨缝区的骨沉积,使上颌骨得到改建,从而矫治上下颌骨关系不调所致的骨性错殆。

(2）升高上颌磨牙:在用前方牵引时,牵引力的作用会使上颌磨牙升高,刺激后部牙槽突的生长,从而使下颌向后旋转。这样对水平生长型的患者是有利的,而垂直生长型高角的患者需慎用。但是如果使用殆垫式口内矫治器,可以比较好地控制后牙的伸长。

3. 患者的管理和使用　口外前牵引力对上颌骨与牙齿的影响取决于：力的方向、力的大小、力的作用时间、力的作用点位置等。

（1）前牵引的方向：重力作用下，上颌骨的移动方向与前牵引的方向及施力点有关。当力线通过上颌复合体的阻力中心，则可使上颌骨近水平前移。1994 年，赵志河通过鼻上颌复合体的三维有限元模型精确测定了上颌阻力中心的三维坐标位置，即在正中矢状面上，高度约在梨状孔下缘，前后位置约在第二前磨牙和第一磨牙之间（详见第二章第一节），这就为临床上前牵引的方向提供了直接的证据。Tanne 研究上颌前牵引方向从相对𬌗平面+90°～-90°范围内变化对颅面复合体的生物力学效应后，发现水平牵引时上颌复合体向前上旋转，而在-45°～-30°斜向下方牵引复合体几乎平行移动。2000 年，张国华等提出Ⅲ类错𬌗的患者其上颌后缩可能导致上颌复合体阻力中心较正常人有前移趋势，因此，若希望上颌复合体平动而非旋转移动，则应该适当加大向前下牵引的角度，以前下-40°为宜。Hata 等却认为，除非施以向下方的重力，否则一般前下方向的前牵引力不能克服上颌复合体的逆时针方向旋转。

临床上实际操作要达到此角度有一定的困难，在此位置前牵引矫治器极易脱出；而且牵引角度过大，橡皮圈会压迫患者口角，引起不适。因此实际运用时以-30°～-15°左右向下牵引为宜。有开𬌗倾向的Ⅲ类患者，为避免前牵引时的逆时针旋转，应采用前下 30°方向的矫形力，而对于前牙深覆𬌗的Ⅲ类患者，可借助前牵引的逆时针旋转减小覆𬌗，应该使用与功能𬌗平面平行或稍上的牵引角度。

（2）前牵引点：上颌骨的旋转还和牵引力作用点的位置有关。当牵引力点靠近上颌牙弓后部时，上颌骨逆时针旋转明显，为了避免这种副作用，口内牵引点应尽量靠前。Ishii 等（1987 年）研究比较了口内牵引点不同对矫治效果的影响，发现上颌第一磨牙处牵引比前磨牙区处牵引所致的上颌前移及上颌旋转更多，认为会有开𬌗趋势，提倡前牵引点应该靠前，但是对于上颌发育严重不足前牙反覆𬌗深者，前牵引点可以适当靠后。

（3）牵引力的大小：牵引时应该用较大的矫形力，文献报道在每侧 400～800g 都可以，也有学者提出>每侧 1000g。如果牵引力过小，则只能对上颌牙齿产生正畸移动而非对上颌骨的矫形作用。前牵引力的大小应根据个体的年龄、组织感受性、畸形程度以及戴矫治器的时间等进行调整。

（4）戴用时间：一般认为，每天矫形力的作用时间不应低于 12～14 小时，否则效果不明显。为了获得尽可能多的骨移动和尽可能少的牙移动，建议使用间断重力牵引，因为间断重力可使骨的潜行性吸收减少，骨效应多，牙移动少。因此，24 小时戴口外牵引力是不必要的和有害的，宜每天使用 12～14 小时为佳。

4. 前牵引矫治器的使用时机　对前牵引的使用时机目前尚有争议。一般认为，前牵引矫治应该在儿童生长发育迸发期到来之前进行。但是，到底什么年龄段的儿童进行前牵引才能达到最好效果呢？为此许多学者把不同年龄的儿童分组进行临床试验。有学者将患儿分为 3～6 岁、6～9 岁、9～12 岁三组进行前牵引治疗，观察上颌的矢状向变化。研究结果表明：尽早治疗有利于颌骨关系的调整。年轻的患者在更短的时间内会有更好、更快的效果，面貌改观大，并且会减少畸形对患者的心理影响。Andrew 等将患儿分为 4～6 岁、8～10 岁、12～14 岁三组比较年龄对其上颌骨、牙、软组织改建的影响，发现虽然早期治疗的效果最好，但是对>10 岁的患者也有较好的疗效。Baik 研究发现 8～13 岁间各年龄段患者矫治后骨的改建无明显差异。Hägg 研究得出>8 岁或<8 岁患者改建是一致的，都得到了相似的上颌骨前牵引骨效应。还有研究发现，侧切牙萌出 2/3 时使用前牵引矫治器，可以使∠SNA 变大，∠ANB 的变化更为明显，此期矫治效果最好；另一方面，侧切牙如果只有 1/3 萌出或者完全萌出以后，治疗效果主要是切牙的牙轴倾斜，∠SNA 的变化相对就较少。也就是说，∠SNA 的变化量与前牙牙轴的倾斜程度成反比。治疗周期较短如 1 个月就有覆盖的改善，往往可以发现∠SNB 的变化比较大，而如果 3～4 个等较长时间才有覆盖的改善，往往可以发现伴随有∠SNA 的较大变化。

目前比较公认的前牵引最佳治疗时机有几个观点：McNamara 认为混合牙列早期恒上中切牙萌出阶段比较好；Hickham 认为 8 岁以前最好；而 Proffit 提倡 9 岁以前开始矫治。临床上一般建议替牙列晚期和恒牙列早期开始前牵引治疗，此期的患者多处于生长发育的高峰前期或高峰期，相对比较容易合作，效果更好。

5. 前牵引矫治器的改良运用

（1）种植支抗：有学者报道，当口内固位不佳时，在上颌利用小钛板及微种植钉，在牙槽上植入种植支抗进行上颌骨前牵引，及在上颌后部及下颌前部植入种植钉作Ⅲ类牵引，每侧800g，20°～30°牵引，这类骨支抗的设计，效果良好（图3-16-21）。

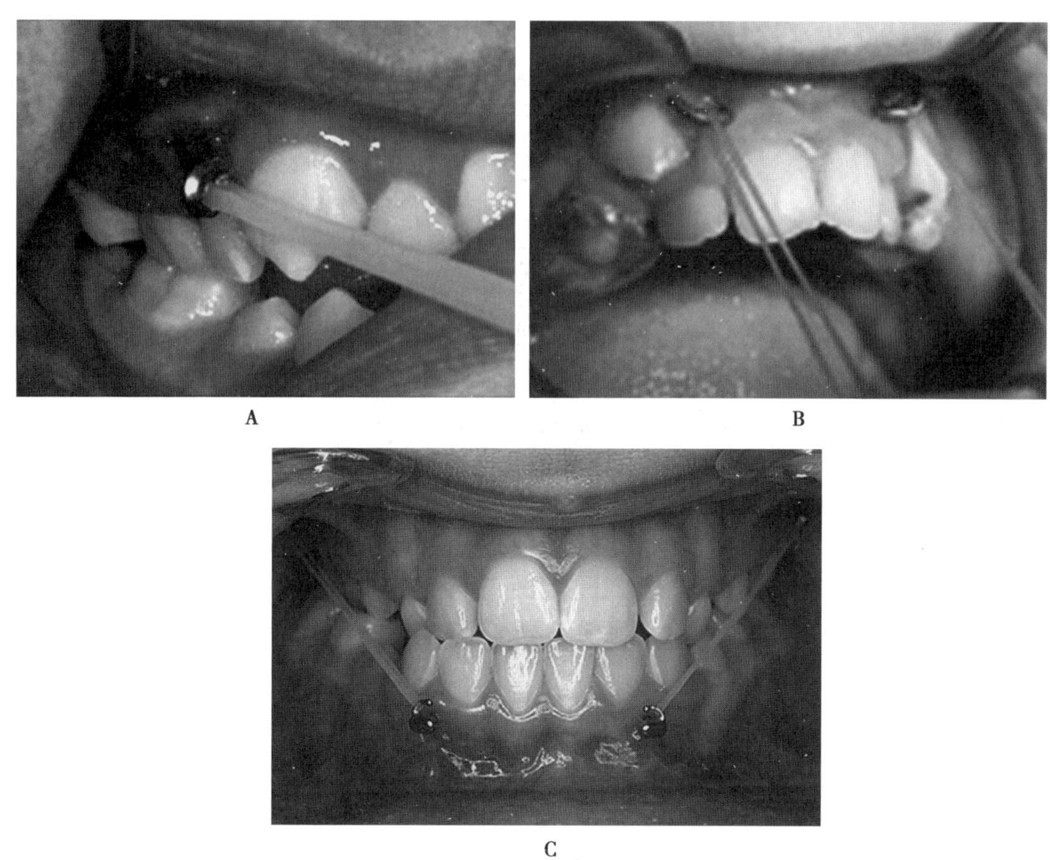

图3-16-21　利用种植体支抗

A、B. 面框前牵引；C. Ⅲ类牵引

（2）MPBA（the maxillary protractor bow appliance）：2000年，日本学者Kajiyama用一种改良的前牵引矫治器MPBA来治疗骨性Ⅲ类。MPBA也由三部分组成：面弓、牵引橡皮圈无特殊。其特点为口内装置的设计包括：在上颌第一乳磨牙和第一恒磨牙上粘结带环，四个带环在腭部被腭托连接为一体。乳磨牙带环颊侧焊拉钩。力量：400g/侧，牵引方向：20°～30°，时间：10～12小时，牵引10个月。这位学者提出，通过MPBA的矫治，患者前牙达到正常覆殆覆盖、后牙关系改为中性、面中份发育良好，侧貌得到很大改善，更重要的是患者治疗后不需保持，并在治疗1年后回访无复发。

（3）前牵引与快速腭扩展（rapid maxillary expansion，RME）的联合运用：研究发现，前牵引的内向分力作用于颅面复合体会产生对腭中缝的挤压力，这种压力由后向前增加，因此会造成腭部尤其是腭前部的压缩，建议在前牵引上颌的同时常规联合进行上颌扩弓。Turley认为快速扩弓能打开上颌复合体周围的骨缝系统，激活骨缝内的细胞反应，从而增加前牵引的治疗效果，减少前牵引的治疗时间。Kim也认为先扩弓再前牵引使A点有更多的前移，能产生更多的骨改建和较少的牙变化；如不扩弓直接牵引则上切牙更多的前倾，且需要更大的牵引力，治疗时间也延长。他认为扩弓可增加牙弓的支抗，且可使牙列产生间隙，有利于前牙轴倾度的改善。Baik比较了联合运用时扩弓与牵引应用顺序上的差异，发现前牵引与扩弓同时进行者矫治后的腭平面倾斜度比先扩弓后牵引者减少更多，即先扩弓后牵引更有利于防止矫治后腭平面的逆时针旋转。Baccetti T对患儿进行RME+前牵引，发现联合使用会扩大前牵引对上颌结构的影响。不过也有不同意见，Vaughn（2005年）将5～10岁的患儿分为三组，比较在面具前牵引的同时进行 RME,结果发现进行 RME 与否对前牵引的效果并无影响。现在,临床已经将 RME 作为上颌前牵引治疗的常规组成部分。

（4）与其他矫治器的联合运用:Arslan 对一位 12.5 岁的严重骨性Ⅲ类女性患者联合使用了头帽前牵引、RME、斜导和固定矫治器。治疗结束后,获得了理想的覆殆覆盖关系和美观效果。Cozza 等将 Delair 面具与 bionator Ⅲ型联用,矫治后,患者∠SNA、A-NPg、A-PNS 均有较大变化,下颌骨顺时针旋转,∠SNB 减小,Ⅲ类关系得到改善。

6. 前牵引治疗的稳定性　关于前牵引后的稳定性,仍有争议。有学者对 22 名面具前牵引治疗后儿童与未经治疗的骨性Ⅲ类患者的生长发育进行比较,发现前者上下颌骨生长趋势及上颌骨的生长量与后者无差异。另一个研究观察了 16 位使用面具前牵引+RME+唇舌弓矫治器的Ⅲ类患者,并与未做以上治疗的Ⅲ类患者在 3.6 年时间内的变化做比较,发现两者无差异。不少学者对前牵引稳定性的研究趋向于前牵引后的生长与未经治疗的Ⅲ类上颌骨生长发育趋势和生长量是一致的。

有研究发现上颌面具前牵引+RME 治疗后的患者进行常规 Hawley 式保持器保持,经过 13.7 个月的随访,覆盖减少,主要是因为上颌骨生长较正常少,而下颌骨继续生长的缘故。如果前牵引后用 Fränkel Ⅲ型保持 6 个月,治疗效果大部分得以保持,Fränkel Ⅲ型可刺激面部垂直向发育,面中份发育较好。因此,前牵引治疗后需要继续刺激上颌骨的生长才能维持疗效。

依据 Moss 功能基质假说的渐成控制理论,生长发育受外源性和内源性两个因素的控制。因此,kondo 提出前牵引后主要应该通过功能来保持。首先应该建立一个稳定的咬合:重建功能性殆平面;减少由于下颌磨牙直立引起的垂直向不调;增加上颌前牙牙槽高度,这样有利于保持下前牙的倾斜度和垂直高度,从而获得更佳的唇形;开拓舌的活动空间,改善通气道、改正异常的舌习惯;进行唇舌系带切断术,规范咀嚼肌的活动性,并且经常进行功能舌活动训练(咀嚼口香糖),这样有利于治疗后的牙位的保持。

综上所述,前牵引的疗效已被肯定,使用前牵引后上下颌骨的矢状关系改变,∠ANB 增大;上颌基骨增长,A-PNS 距离增大,Ptm-S 距离一般变化不大,说明上颌骨的长度增加,而相对与颅底的位置没有改变。上牙列前移,上前牙唇倾,上颌磨牙前移,磨牙达中性关系。下颌后下旋转,下前牙舌倾,∠SNB 略减小。前下面高增大,面中份突度增加,侧貌得到改善。

图 3-16-22 是一位患者使用了 5 个月的前牵引的效果示意。患者为 9 岁 10 个月的女孩,实线为治疗前,虚线是治疗后。我们可以看出治疗后上颌骨向前改建,下颌后下旋转,侧貌有了明显的改善。该患者矫治前后的头侧位片分析表明,∠ANB 由治疗前的−7°变为治疗后的 2°,治疗发生了 5°的变化。

图 3-16-23 是一位唇腭裂患者前牵引前后的重叠图,治疗前患者 9 岁,治疗了 27 个月,可以看到上

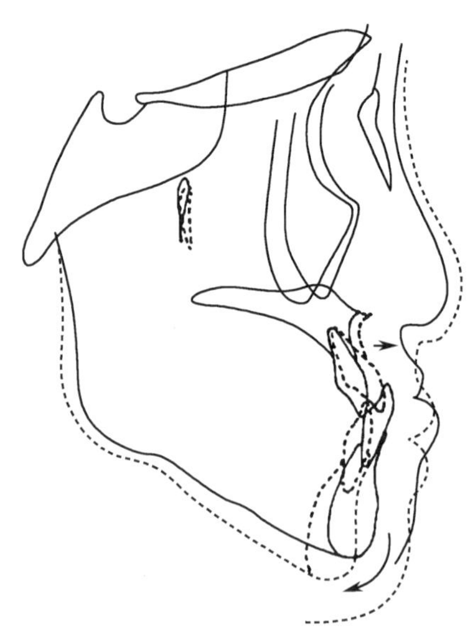

图 3-16-22　前牵引的效果:ANB 角−7°→−2°

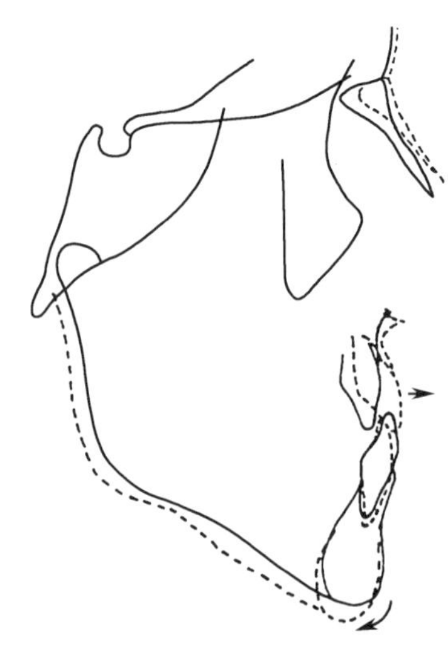

图 3-16-23　前牵引的效果:上颌前移,下前牙舌倾,下颌后下旋转

颌明显向前移动，下前牙略有一些舌侧倾斜，下颌后下旋转，共同的作用使患者改善了咬合和面容。

（三）唇侧移动上前牙

唇侧移动上前牙的方法有多种：固定矫治器，殆垫式矫治器，舌侧弓矫治器。殆垫式矫治器等前已述及。在此介绍仅一种国内使用较少的活动舌弓式矫治器。

（1）装置：上颌第一磨牙作带环，预成舌面弓管（S-T lock，图 3-16-24）、舌弓丝、弹簧；其中弹簧包括指状弹簧、单式弹簧、复式弹簧等。

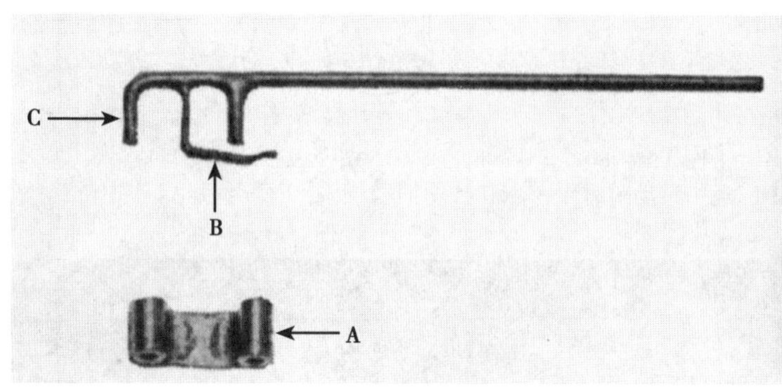

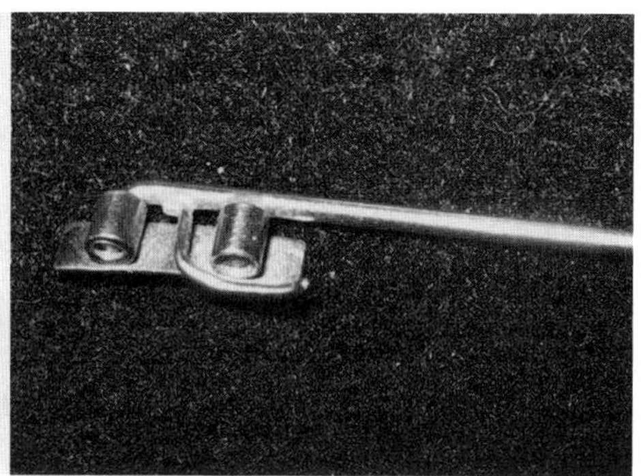

图 3-16-24　S-T lock

A. 插管（基底可点焊于带环舌侧）；B. 固定丝；C. 插销

图 3-16-25 为该舌侧弓矫治器的示意图。图中 A 是主弓，一般为 1.0mm 以上的不锈钢丝；B 是辅助弹簧，为作用力部分，一般为 0.7～0.8mm；C 是主弓固位的部分。这是活动式的，主弓借助后份 S-T lock 结构插取固定，也可以取下做调整后再重新戴入。整个舌弓丝，由三段弓丝组成，即前段弓丝、左、右附插销的成品弓，根据牙弓形态弯制成形后焊接相连成一整体舌弓，因为分段弯制，因而成形十分方便贴合。

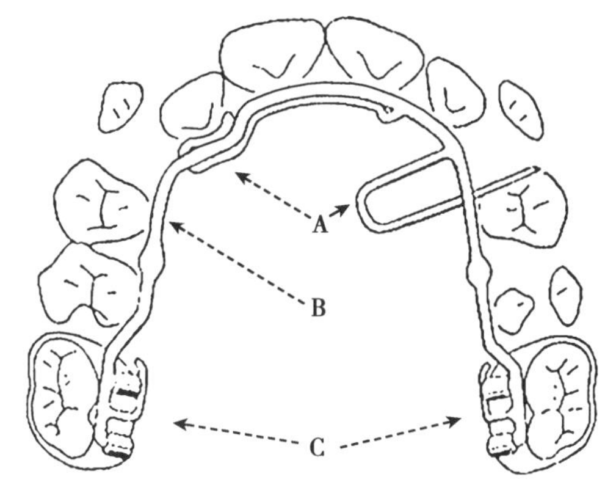

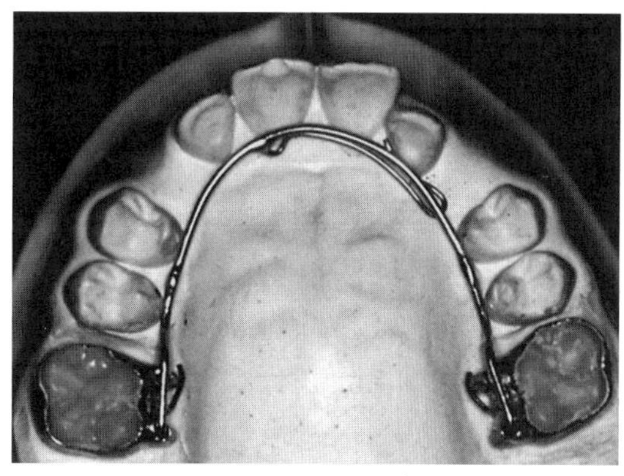

图 3-16-25　舌弓示意图

A. 舌弓；B. 舌簧；C. S-T lock

（2）设计：矫治力源为在舌弓上焊接各种辅簧。通过辅簧力使牙列中的牙做各个方向的移动（图 3-16-26），必要时还可以使牙弓扩大（图 3-16-27），加上附属结构还可以改正吮指的习惯。

（四）舌侧移动下颌前牙

舌侧移动下前牙可以使用固定矫治器或活动矫治器。活动矫治器的装置包括下颌第一磨牙的箭头卡环固位，使用唇弓加力或橡皮圈内收下前牙。矫治力来源于弓丝和橡皮圈。多用于下前牙有间隙的患者。

六、固定矫治器治疗

（一）2×4 矫治器

多用于替牙期的反殆；2×4 矫治器，即为 2 个带环和 4 个前牙托槽的矫治器，同时配合Ⅲ类颌间牵

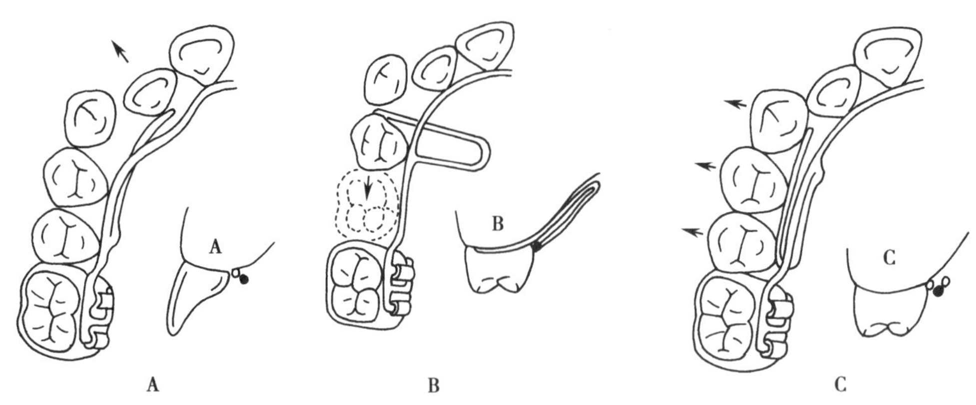

图 3-16-26
A. 唇侧移动前牙；B. 远中移动前磨牙；C. 颊侧移动多个牙

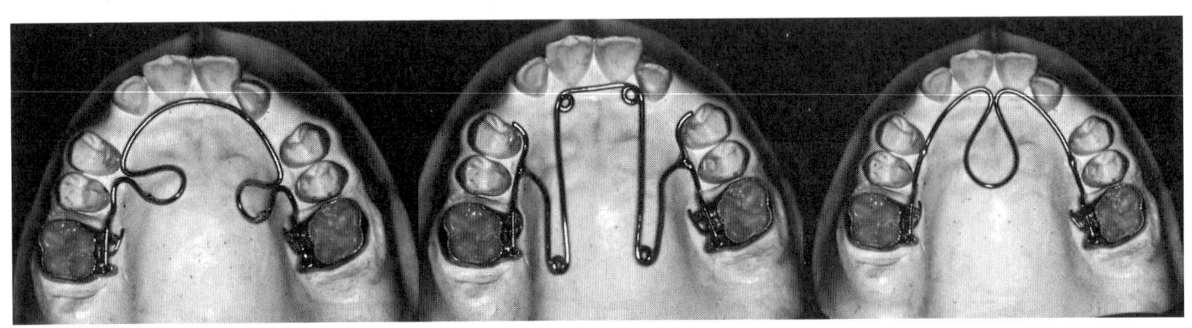

图 3-16-27　扩大牙弓

引。主要用于第一期治疗，目的是改正前牙反殆，同时尽可能地使后牙关系改为中性关系。

使用时可以先用 0.014 英寸的 Ni-Ti 丝排齐前牙；再使用 0.016 英寸不锈钢丝弯制上颌弓丝，可以在颊面管的近中作 Ω 曲，唇侧开展上前牙，下颌弓丝也使用 0.016 英寸不锈钢丝，颊面管的近中附阻挡曲（stop loop），配合Ⅲ类牵引改正前牙反殆，下颌整体远中移动，使磨牙关系改成中性（见图 2-8-135）。

（二）标准方丝弓矫治技术

各类固定矫治器（方丝弓、直丝弓、细丝弓、Tip-edge 等）均可用于矫治Ⅲ类错殆，但其矫治程式及步骤均大同小异，基本一致。以下仅简介采用标准方丝弓矫治技术二步法治疗Ⅲ类错殆的矫治过程、弓丝弯制要点及注意事项，大体均可简化为以下 4 个步骤：

1. 排齐及排平（alignment & leveling）

（1）弓丝制作要点：弓丝可直接选用 0.014 ~ 0.016 英寸的不锈钢圆丝，在第一磨牙的近中附有阻挡曲（stop loop），一般前牙需要唇倾时，stop loop 应该抵住颊面管；而不需要前牙唇倾时则离开颊面管 0.5 ~ 1mm。末端后倾弯（tip back bend）30° ~ 40°，有适当的末端内倾弯（toe-in）。弓丝的宽度要以初诊时模型的尖牙和第一磨牙宽度为基准，不能过宽或过窄。强调上下颌的弓丝应该很好地协调，协调时应该呈这种状态：上牙弓前段较尖，下牙弓前段较平，两者之间有一个新月状的间隙，这就是覆殆覆盖。后段弓丝要平行（图 3-16-28）。非拔牙的病例，尖牙处应该作外展弯（offset），不过对于拔牙病例则没有这个必要，可以不作外展弯（offset）。

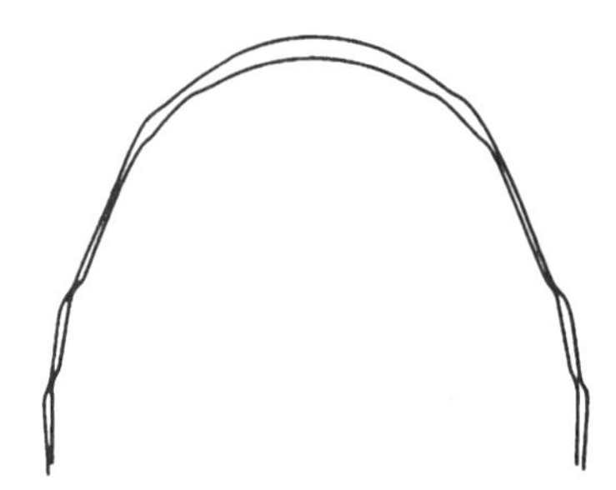

图 3-16-28　上下弓丝协调形态

（2）注意事项：leveling 时常常要使用开大螺旋弹簧（open coil），如侧切牙拥挤时在尖牙和中切牙之间使用，注意此时的结扎应该松一点。如果不希望前牙唇倾，则应在颊面管与磨牙阻挡曲（stop loop）之间作末端后拴扎（tie back），使尖牙远中移动，解除前牙拥挤；

如果希望前牙适当唇倾，则不需作 tie back，使前磨牙处也可以有少许开展；如果有中线偏移时，可以考虑单侧不作 tie back，有利于中线的改善。

2. 尖牙远中移动(canine distal movement)

(1) 弓丝弯制要点：使用 0.016 英寸圆丝附 stop loop，并抵住颊面管，弓丝较整平(levelling)时稍大一点。结扎时注意，尖牙结扎只结扎远中翼，避免出现尖牙的远中旋转。因为尖牙移向远中的过程中，可能会出现尖牙的远中旋转。

(2) 常用尖牙移动方法(见图 2-8-54 ~ 图 2-8-57)：

1) 链状橡皮圈(power chain)：尖牙远中移动的方法之一，使用链状橡皮圈。从磨牙(6/7)牵至尖牙的托槽远中翼。不强调 tie back。

2) 开大螺旋弹簧(open coil)：尖牙远中移动的方法之二，是使用 open coil。不需前牙唇倾时，必须作 tie back。这样后牙和前牙可以作为一个整体作支抗，移尖牙向远中。

3) 激活螺旋弹簧(open coil activation)；尖牙远中移动的方法之三，是使用长结扎丝激活螺旋弹簧，绕过第二前磨牙托槽的近中龈方至远中殆方，再到磨牙颊面管上的拉钩，最后回到前方结扎(图 3-16-29)。

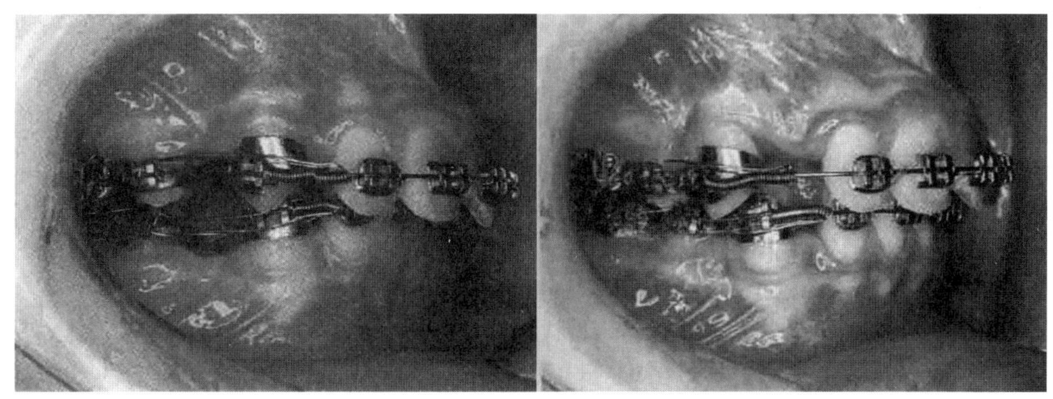

图 3-16-29　拴扎丝加力螺旋弹簧移尖牙向远中

4) J 钩：用于需要强支抗的病例，直接使用 J 钩力量使尖牙远中移动，支抗磨牙可以不动。同时还可以使上前牙有一定程度的压入，有利于咬合的打开，改善露龈。

3. 关闭间隙(space close by closed vertical loop)

(1) 弓丝弯制要点：上颌 0.018 英寸×0.025 英寸方丝，下颌 0.017 英寸×0.025 英寸方丝，均附有垂直关闭曲(closed vertical loop)。垂直关闭曲设计于侧切牙托槽的远中 2mm 处，高约 7mm(下颌减 1mm)。第一磨牙处有外展弯(offset)。末端后倾弯(Tip back bend)稍小一点，约 5° ~ 10°。尖牙处一般不作 offset。磨牙处焊接拉钩便于加力。依据侧位片上前牙的倾斜度，如果较直立而且前牙内收较多时，可以用较大冠唇向的转矩；如上前牙已经代偿性唇倾，则可以加一定角度的冠舌向的转矩以控制上前牙的位置。内收下颌时，为避免下前牙舌倾，建议前牙段加一定的冠唇向的转矩。尖牙至第二磨牙转矩依据牙的具体位置确定。

(2) 注意事项

1) 焊接：是标准方丝弓矫治技术的一个重要部分，许多矫治部件的制作都会用到焊接。焊接时注意：使用还原焰(图 3-16-30)；调节焊媒的浓度，使用量要适当；焊金使用量与主弓丝的粗细匹配；焊接时不能过热，保护主弓丝；至少 3/4 的主弓丝应该被焊金包绕。焊接好的拉钩与主弓丝成 45°，结扎加力后可以使垂直关闭曲打开，每次打开 1mm 即可内收前牙关闭拔牙间隙 1mm。

2) 牵引：注意当前牙没有咬合，反覆盖较大时，应该先用Ⅲ类牵引配合弓丝内收下前牙，建立上下颌前牙间的正常咬合以后，再同时内收关闭间隙。因为有咬合力且上下前牙同时内收时，可以更好地控制牙的转矩。

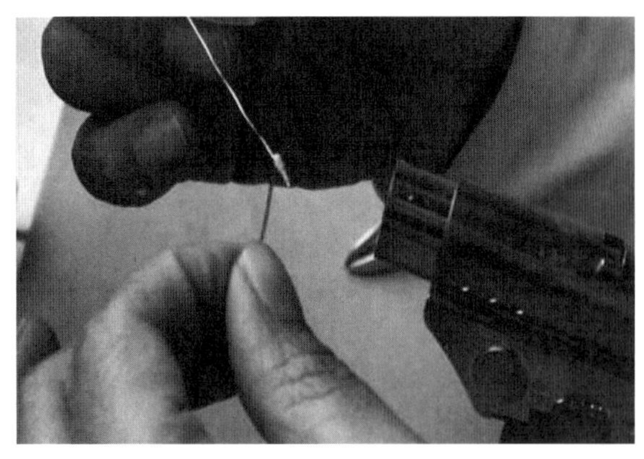

图 3-16-30　焊接时注意使用还原焰

3）时机：关闭间隙阶段是调整中线及磨牙关系的最有利时机，牙弓呈三段，调整相对容易，注意利用。改善Ⅲ类关系，需要使上颌第一磨牙近中移动，而下颌第一磨牙远中移动。使用的力系是Ⅲ类牵引，使上颌第一磨牙近中移动，同时向下伸出移动，有利于下颌的后下旋转。同时下颌方丝附阻挡曲（stop loop），可使下颌第一磨牙甚至下牙弓远中移动。但是由于牵引会使上磨牙伸长，下颌后下旋转，这对于高角患者是不利的，使用时要综合判断。

4. 标准弓（ideal arch）

（1）弯制要点：上颌为 0.018 英寸×0.025 英寸的方丝，下颌为 0.017 英寸×0.025 英寸的方丝。上下颌弓丝应该很好的协调。前牙和后牙的转矩度数应该依据具体情况在上一阶段的基础上作适当的调整。

（2）注意事项：使用各种牵引，如三角形、箱形牵引调整牙位，稳定磨牙关系。

（三）拔牙矫治及正颌外科手术治疗

Ⅲ类错（牙合）矫治中，由于拥挤的存在，常常需要拔牙。不同的病例拔牙的选择不同，常常是上颌第二前磨牙和下颌第一前磨牙。但是注意一个原则，可能的情况下，上颌拔牙要特别慎重，避免拔牙导致上颌发育更加不足。对骨性Ⅲ类错（牙合），早期拔除第三磨牙牙胚，有利于终止其对下牙列的生长促进。此外，骨性Ⅲ类治疗中拔除第二恒磨牙（第三磨牙胚应正常），常更有益于磨牙关系的调整及减小下切牙的过度舌倾。

对于严重骨性错（牙合）并影响面型美观的Ⅲ类患者，则需选择正颌外科手术治疗，才能最终解决形态、功能和美观的恢复和稳定的疗效。关于Ⅲ类拥挤拔牙以及骨性畸形的外科矫治在第十三章拥挤及第十六章成人正畸中已有详细介绍，故不再赘述。以下仅以 4 个不同Ⅲ类病例的治疗为例，了解其治疗选择。

1. 病例 1　严重拥挤，非拔牙矫治（图 3-16-31）。

患者，男性，11 岁，恒牙列早期，前牙反（牙合），上颌重度拥挤，下颌轻度拥挤，下颌可后退至基本切对切。侧貌凹面型。下颌可以后退至切对切。后退后侧貌有所改善。综合分析后我们采用了非拔牙矫治。配合（牙合）垫解除锁结，唇倾上前牙拓展间隙后排齐牙列。最后使用方丝加一定的转矩控制上前牙的唇倾。治疗中使用Ⅲ类牵引 8 个月，总疗程 20 个月。治疗后的情况：牙列整齐，中线齐，磨牙Ⅰ类关系。面型得到了明显的改善。

2. 病例 2　严重拥挤，拔牙矫治（图 3-16-32）。

患者，男性，17 岁 3 个月，主诉是希望改善前牙的反（牙合）。正面观，面部基本对称，上唇较薄，下颌略显外翻。侧貌观，面型略凹，呈反（牙合）面型。口内情况：右侧磨牙关系为中性，左侧为基本中性关系。上颌左侧前磨牙先天缺失，右侧埋伏阻生，所以上磨牙近中移动，表现为中性，其实际上应该是近中关系。上中切牙间有约 0.5mm 的间隙，下颌前牙代偿性舌倾，下颌有约 2mm 的拥挤，反覆（牙合）和反覆盖均为 2mm 左右。下中线与上中线相比，左偏 1mm。治疗设计：下颌拔除 $\overline{4|4}$ 以及埋伏阻生的上颌前磨牙后，标准 edgewise 治疗。下前牙内收的同时使用颌间Ⅲ类牵引，间隙逐渐关闭后前牙反（牙合）解除。疗程 21 个月。

3. 病例 3　严重拥挤，单侧单颌拔牙矫治（图 3-16-33）

患者，男性，14 岁，右侧磨牙为远中关系（$\underline{3|}$低位唇向，导致磨牙前移，其实应该为近中关系），另一侧为基本中性关系。前牙拥挤反（牙合）。考虑到拥挤主要在上颌右侧，治疗方案为单侧单颌拔牙，拔除$\underline{4|}$，使用直丝弓矫治技术排齐尖牙，右侧磨牙关系改为完全远中关系。治疗后中线齐，磨牙尖牙尖窝相对，治疗效果稳定。

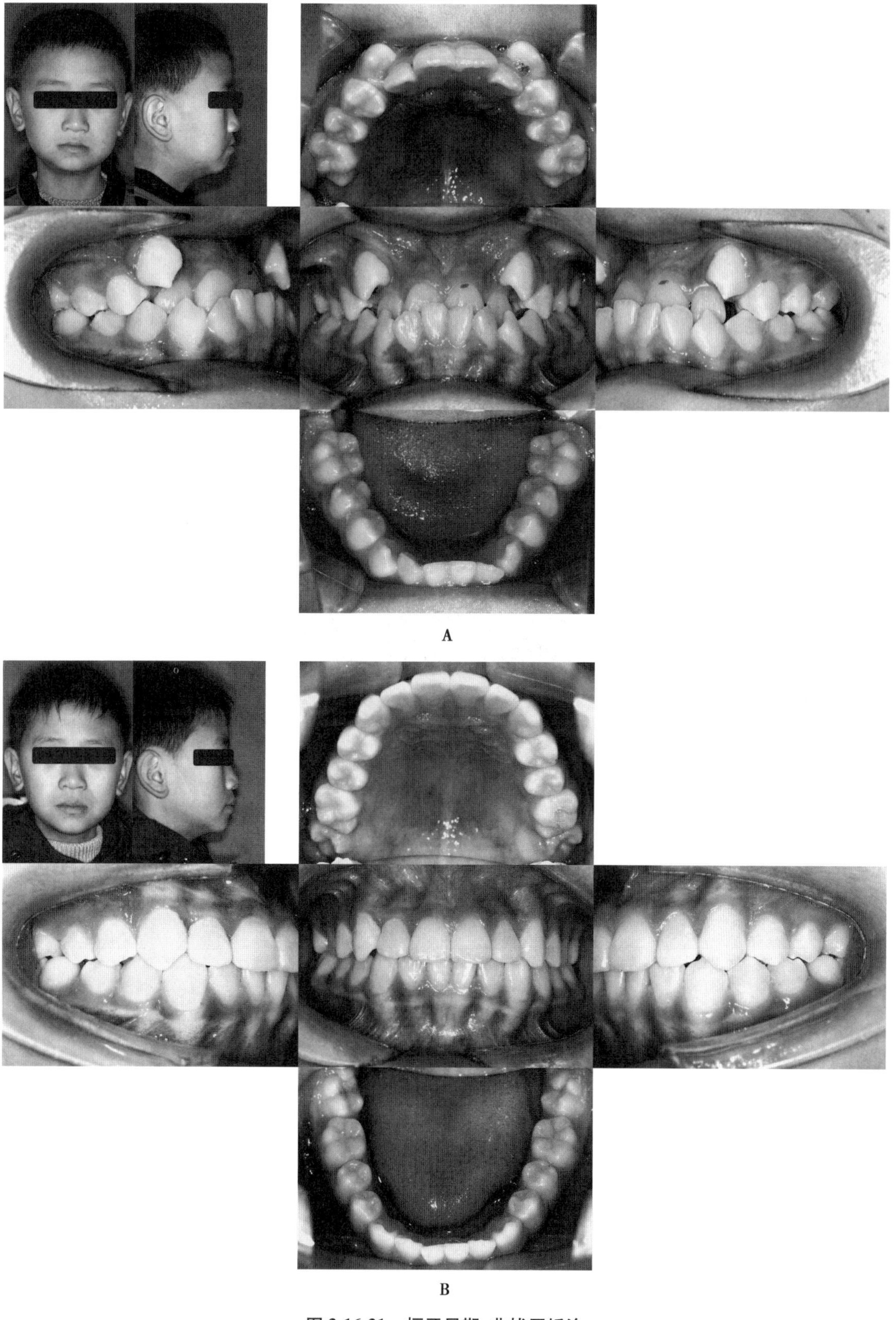

A

B

图 3-16-31　恒牙早期：非拔牙矫治
A. 治疗前；B. 治疗后

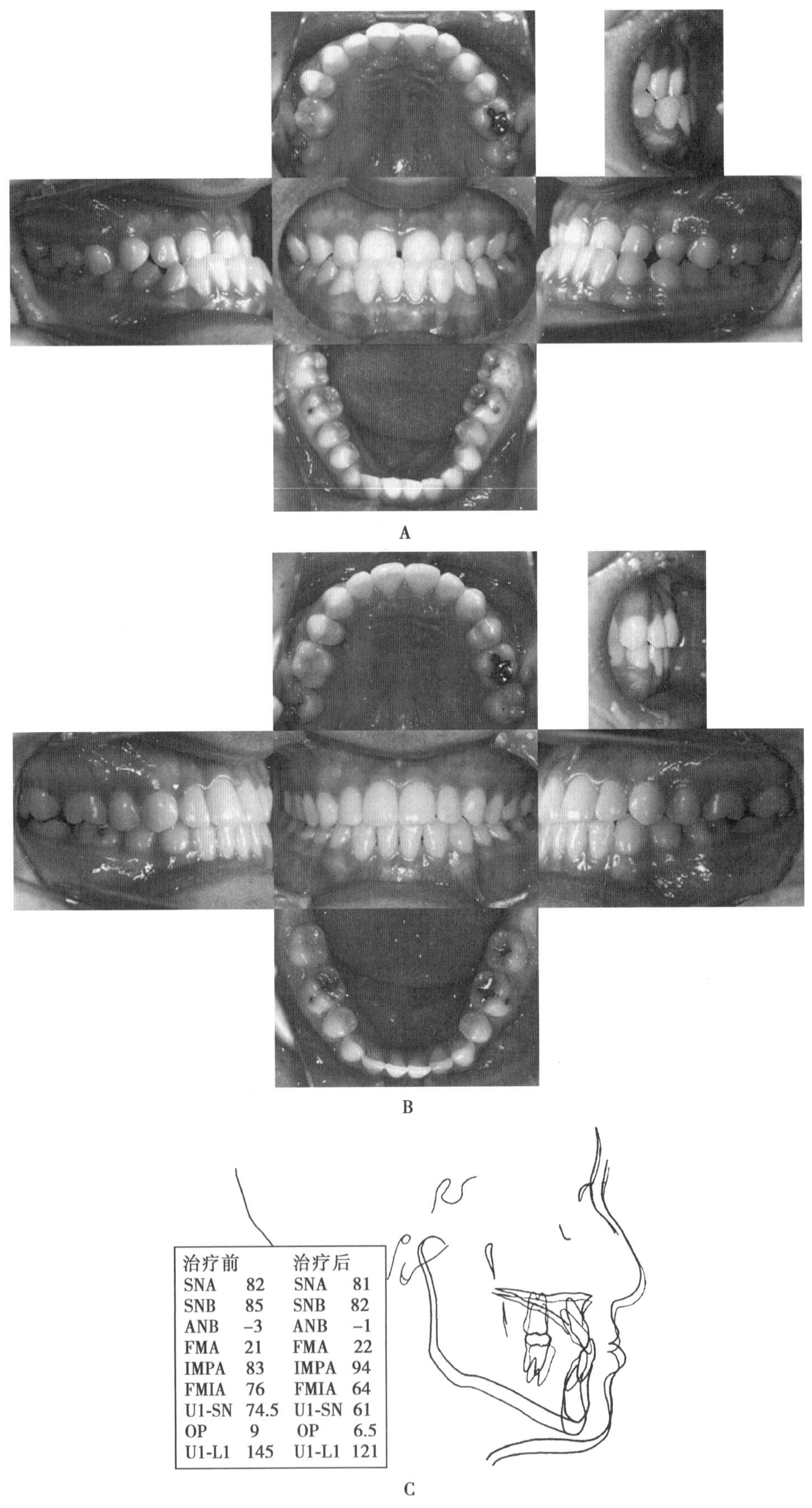

治疗前		治疗后	
SNA	82	SNA	81
SNB	85	SNB	82
ANB	–3	ANB	–1
FMA	21	FMA	22
IMPA	83	IMPA	94
FMIA	76	FMIA	64
U1-SN	74.5	U1-SN	61
OP	9	OP	6.5
U1-L1	145	U1-L1	121

图 3-16-32　恒牙期：拔牙矫治

A. 治疗前；B. 治疗后；C. 治疗前后头影测量片重叠比较

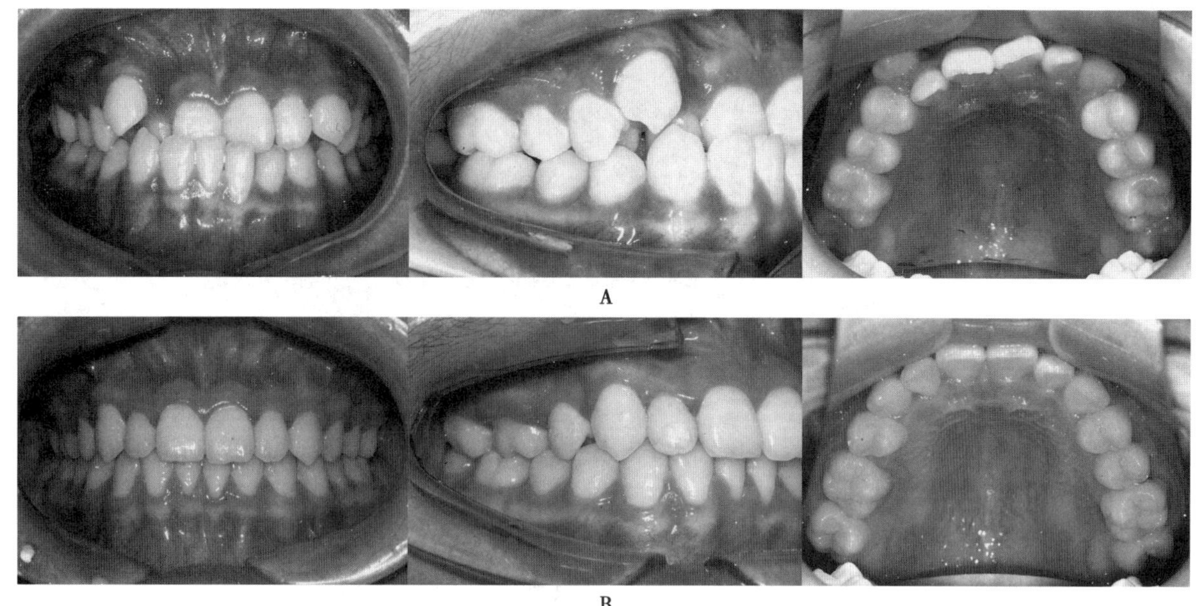

A

B

图 3-16-33　单侧单颌拔牙矫治前牙反殆拥挤

A. 治疗前;B. 治疗后

4. 病例 4　严重骨性畸形,正畸-正颌联合治疗(图 3-16-34)

患者,女性,19 岁,主诉:面部凹陷,前牙反殆。检查:侧貌凹面型,磨牙近中关系,$\underline{54|45}$ 缺失,上颌尖牙直接与上颌磨牙相接,上颌牙列有散在间隙,尖圆形,不对称,下牙弓方圆形,不对称;上下牙弓不协调。下颌前牙明显舌倾。全牙列反殆,下中线右偏 6mm,下颌不能后退到切对切。诊断为骨性Ⅲ类,全牙列反殆。治疗方案是正畸正颌联合治疗,方丝弓矫治技术。术前正畸,拔除乳牙$\underline{\text{V}|}$残冠,利用间隙调整中线并适当内收上前牙去代偿,剩余间隙后牙前移;下颌竖直下前牙去代偿,排齐排平。上颌横向牵引缩小上颌牙弓,协调上下牙弓宽度;双颌手术,用 Le Fort Ⅰ型+SSRO 术式;术后正畸,精细调整,改正后牙反殆;结束固定正畸治疗,舌侧丝保持。疗程:23 个月。结果:治疗后,颏部居中,侧貌明显改善。覆殆覆盖正常,磨牙关系欠佳(患者自身条件所限)。

(四) 其他特殊情况的处理

1. 扩大牙弓　当Ⅲ类患者的上颌发育不足牙弓狭窄时,特别是唇腭裂患者,多使用扩弓矫治器装置,包括 RME、活动式扩弓装置、Hyrax 扩弓矫治器(Hyrax appliance)、Hass 扩弓矫治器(Hass appliance)、粘结式扩弓矫治器、四眼簧扩弓矫治器等(见图 2-8-49,图 3-14-4 ~ 图 3-14-7)。此外,具有扩弓作用的设计还有:弓形略大于牙弓的弓丝,多曲弓丝、直的 Ni-Ti 丝、Malligan 辅弓、改良多用弓、唇挡等。临床上可以依据不同的病例灵活选用。

扩弓的适应证包括:间隙分析认为是轻、中度拥挤;Howes 分析:前磨牙基骨弓宽应约等于 12 个上牙宽的 44%,基骨弓有足够的长度容纳所有牙齿。如果比率小于 37%,则表明患者基骨长度发育不足,需要拔牙。如果第一前磨牙基骨弓宽度大于第一前磨牙牙弓宽度,则可安全有效地扩大前磨牙区。

时机的选择对扩弓的成败至关重要。对扩弓矫治的阻力影响最大的是腭中缝的钙化锁结情况,而后者主要取决于患者的年龄。一般认为,对扩弓的年龄并无严格的限制,混合牙列期、恒牙列早期直至成人都可。一般认为青春前期是扩弓的最佳时机。此期进行矫治,不但速度快,而且效果稳定。研究结果表明,恒牙列早期矫治组(平均年龄 9.2±1.3 岁)的效果较混合牙列期组(平均年龄 12.7±1.2 岁)更稳定。两组患者对比,发现混合牙列期组磨牙和尖牙间宽度复发量更大($P<0.01$),此期牙和牙槽骨的倾斜移动更多。需要注意的是,年龄不是决定扩弓疗效的唯一因素,即使年龄相同的患者,其骨缝钙化的程度也存在极大的变异,不能单纯根据年龄预测扩弓的稳定性,还应结合牙龄、骨龄、全身发育状况及咬合片等多种因素,进行综合判断。

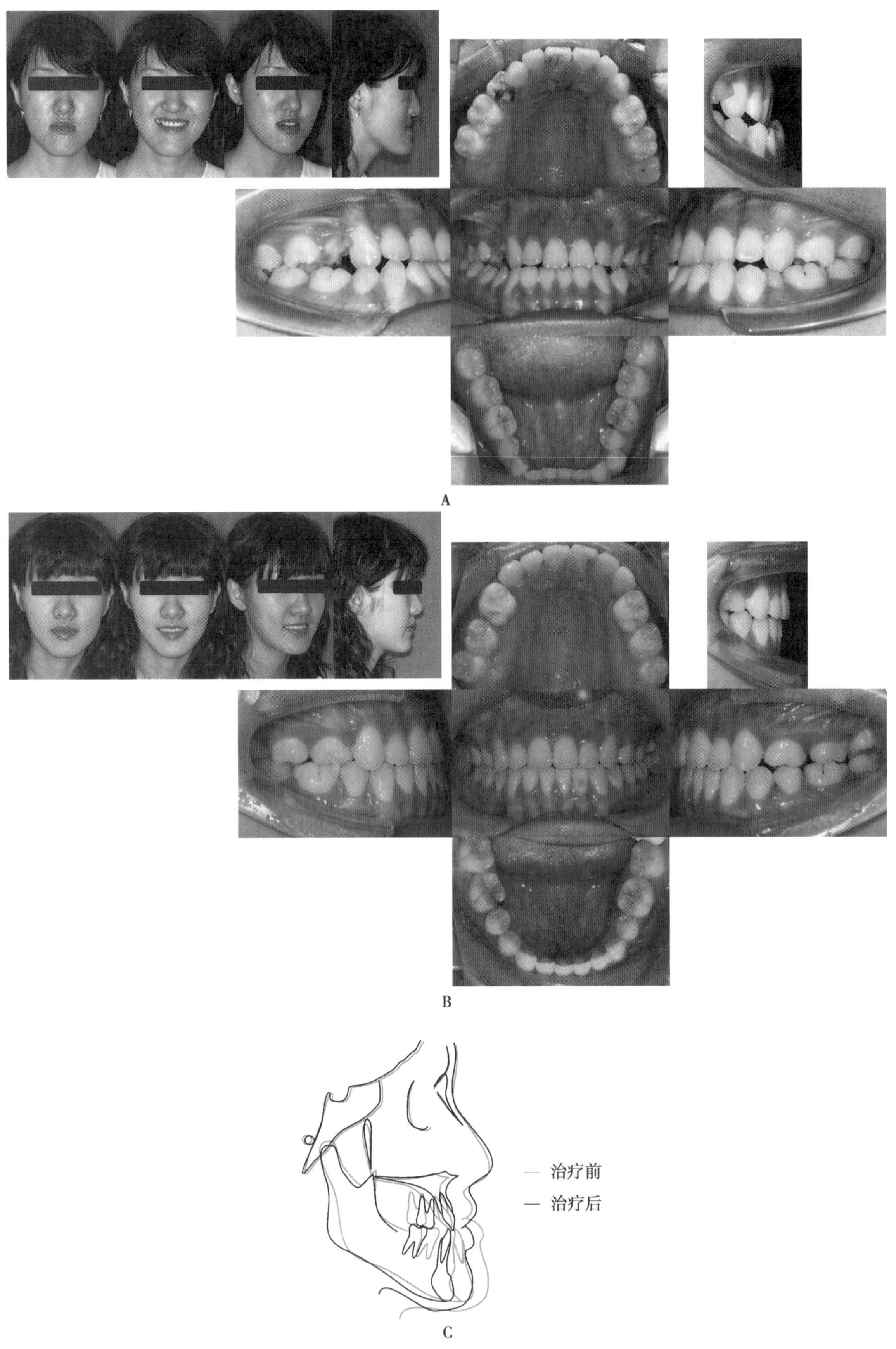

图 3-16-34　成人骨性Ⅲ类患者：双颌手术

A. 治疗前；B. 治疗后；C. 治疗前后头侧位片重叠比较

(1) 临床研究和改进:采用带𬌗垫的扩弓矫治器,发现牙移动更接近平行,从而提高了骨效应的比例,有利于矫治效果的稳定,并减少后牙的伸长。能克服一般扩弓矫治器伸长后牙导致开𬌗倾向的缺点,尤其适用于垂直生长型患者。随着成人矫治的兴起,外科辅助的快速扩大上颌(surgical aided rapid maxillary expansion,SARME)应运而生。通过外科手段松解腭中缝或者行 Le Fort Ⅰ型手术切开颊侧骨皮质或两者同时进行,以减小阻力,再快速扩弓。比较 SARME 与 RME 的疗效和长期稳定性的研究表明,两者都能达到扩大牙弓的目的,但 SARME 的变化中骨矫形成分更多,效果更稳定,且牙龈退缩明显少于 RME 组。对不愿意手术且畸形程度不严重的成人患者也可进行常规的 RME 治疗,矫治的效果主要来自牙槽骨的改建和牙的倾斜移动。有学者提出将快扩和慢扩相结合用于成人扩弓——"半快扩法",即先快扩 1 周以启动骨缝,再改用慢扩,以减小对牙和牙周组织的损伤。可使骨效应在成人患者总的扩弓效果中的比例达到 40%,并且经过 3 年随访后,疗效稳定。

(2) 扩弓的效果:扩弓主要的效果是扩大牙弓宽度,增加牙弓周长。一般认为扩弓矫治中,切牙前后向位置的变化对牙弓周径的影响最大,牙弓宽度的扩展次之。切牙前移 1mm,牙弓周径约增加 2mm;尖牙间宽度增大 1mm,牙弓周径约增加 1mm;前磨牙间宽度增大 1mm,牙弓周径约增加 0.7mm;磨牙间宽度增大 1mm,牙弓周径约增加 0.3~0.5mm。对下牙弓的变化存在两种认识,一些学者认为下牙弓会随上牙弓扩宽,而另一些学者的观察则认为下磨牙间宽度没有明显变化。除了上述效果,RME 还有使腭盖变平、上颌前移、鼻腔宽度增加和使下颌顺时针方向旋转、前下面高增加的效果。

扩弓治疗也有一定的副作用,主要包括牙齿的颊向倾斜、旋转、牙龈退缩以及下颌后旋等。可以通过增加𬌗垫将后牙联成一体的方法控制牙齿的颊向倾斜,用高位头帽颏兜牵引来对抗下颌的后旋。

(3) 扩弓后的保持:扩弓矫治后一般采用 Hawley 式保持器或正位器保持,这两种保持器均可获得良好的保持效果。部分学者推荐尽量采用固定保持如腭杆或舌杆,认为这样比活动保持效果更稳定。

扩弓后保持时间尚存在争论。文献报道从 3 个月到 5 年不等,一般主张 3~6 个月,有学者建议尽量延长保持时间。放射性同位素研究显示保持 3 个月后,骨活性恢复正常水平,认为保持 3 个月就足够完成骨改建。唇颊舌张力研究显示保持 3 个月后,唇颊侧张力恢复到矫治前水平,而舌侧张力仍较矫治前低,说明舌的适应较唇颊软组织慢,并建议延长保持时间。

扩大牙弓是正畸临床常用的矫治手段之一,其稳定性受到多种因素的影响。通过合理选择适应证,优化矫治和保持方法可以减少复发,提高矫治效率。

图 3-16-34 为一女性,16 岁,唇腭裂患者,曾做过正畸治疗,拔牙矫治,目前上牙弓狭窄拥挤,前牙反𬌗。在方丝弓矫治的同时,在舌侧使用四眼圈簧(QH)扩大牙弓。QH 矫治器刚戴上的情况,牙弓非常狭窄,拥挤度很大(图 3-16-35A);加力使用 15 个月并在颊侧使用弓丝扩大以后,牙弓形态得到了良好的改善,配合螺旋扩大簧拓展间隙,拥挤得到了解决(图 3-16-35B)。弓形稳定后去除 QH(图 3-16-35C)。治疗后咬合基本正常,中线仍然不齐,但是和治疗前相比已经有了天壤之别,患者非常满意。追踪 4 年后的口内像,仍然稳定。头侧位片的分析比较,除了上前牙的位置稍有复发外,其余指标都很稳定变化不大(表 3-16-2)。

表 3-16-2 患者矫治前后的 X 线头影测量变化及效果(单位:°或 mm)

	治疗前	治疗后	4 年后
SNA	73	73	73
SNB	72	71	71
ANB	1	2	2
FMIA	51	51	52
IMPA	93	92	90
FMA	36	37	38
U1-L1	131	<u>112</u>	<u>118</u>
U1-SN	95	<u>115</u>	<u>114</u>

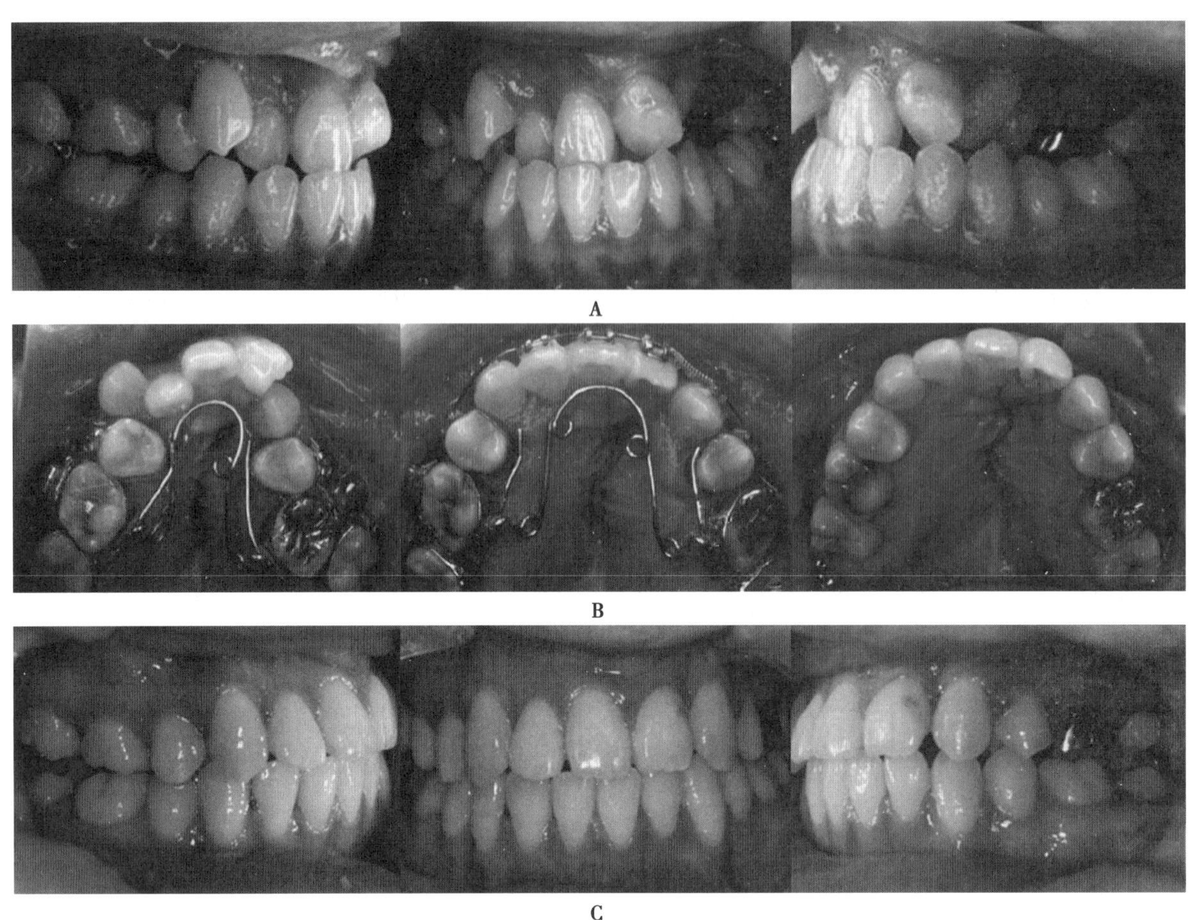

A

B

C

图 3-16-35　四眼圈簧 QH 扩弓治疗

A. 治疗前；B. 使用 QH 扩大牙弓并排齐牙列；C. 治疗后

牙弓宽度测量，发现治疗后上下牙弓都有扩大，尤其是上颌扩大较多。4 年后上颌磨牙和前磨牙都有复发，但是比治疗前仍然扩大了很多，说明 QH 治疗是十分稳定的（表 3-16-3）。

表 3-16-3　患者牙弓宽度的矫治变化及效果（单位：mm）

	治疗前	治疗后	4 年后
U6-U6	29.55	40.85	38.00
U4-U4	18.65	33.00	29.30
U3-U3	25.00	31.70	30.85
L6-L6	32.60	36.20	35.00
L4-L4	26.30	31.55	27.70
L3-L3	25.50	28.15	26.80

2. 伴有牙缺失时，可使用自体牙移植　Ⅲ类错𬌗矫治中，常面临有上前牙埋伏阻生、异位、过小、缺失问题，并导致前颌骨部发育不足，而此区的牙缺失对面型的影响十分明显。而正畸治疗有时会拔除下颌牙齿，内收下前牙，改正反𬌗。这时，自体牙移植就是一个非常好的选择。自体牙移植最大的问题是供齿（donor）。一般来说，除了第三磨牙，其余的牙拔除的可能性都不大。但是，正畸治疗时，由于拥挤或前突需要拔牙的场合很多，于是，拔除的牙可以作为供齿，自体移植于缺失处，成为治疗牙缺失的一个有效的选择方法。

自体牙移植在正畸中的应用是一个比较新的研究方向。自从奥斯陆大学正畸科的 Slagsvold 教授 1974 年首次报道了前磨牙自体移植成功之后，引起了广泛的关注。他们考察了 43 颗牙根未完成的前磨牙移植后的牙根生长，结果表明：3 年后移植牙的存活率是 100%，只有 5% 的移植牙牙根变短了 10%。如果牙根未完成的移植牙上皮保存完全，基本上可以继续正常发育。Schwartz 1985 年对 26 年间进行的 291 例自体牙移植进行了多变量分析研究，表明移植的成功与否和移植牙牙根的发育完成程度、患者的年龄、移植牙的种类、移植牙有无异位、移植牙在口腔外的时间、口腔外科医师的技术等密切相关。近 10 年随着外科手术水平的进一步完善、相关基础研究的进行、冷冻保存技术的提高，自体牙移植逐渐在国外临床上广泛应用。作为正畸医师，有必要具有自体牙移植的相关知识，从而与他科医师合作，为患者提供更好的服务。

自体牙移植的类型多种多样，主要有以下三类：前磨牙的移植，可以移植到除下前牙以外的几乎所有牙位；异位萌出的尖牙的移植；第三磨牙移植于第一或第二磨牙区。有学者调查了日本新泻大学近 8 年来所做的 49 例 60 颗自体移植牙的情况，结果表明：移植牙的 88% 是修复失牙间隙，其余 12% 是外科移动的尖牙和侧切牙。移植牙的 60% 是前磨牙，这是由于正畸治疗减数时大多拔去前磨牙，17% 为下颌第三磨牙。生存率是 100%，其中有 82% 的移植牙没有任何临床症状，另有 5% 有明显的松动，还有 13% 发生了固着。为了提高移植牙的生存率，减少并发症的发生，需要很好地把握自体牙移植的各个相关环节。

（1）牙移植前的检查：①患者有无全身疾患，如果有糖尿病则不适合移植；②移植牙的牙周袋深度，一般认为牙周袋不应大于 3mm，这样才有足够的健康的牙周膜附着；③移植牙的牙根形态和长度，如果是弯根或多根牙，拔牙时较为困难，容易伤及牙根表面，影响牙周膜的附着，所以不宜用于移植；④牙根发育的完成程度。牙根未完全形成的牙髓有再生的可能性，可不做根管治疗进行观察。而牙根完全形成的牙拔牙后牙髓坏死，感染可以通过牙本质小管至牙根表面，引起牙根的吸收，所以应该在牙移植后 3 周左右做根管治疗。Czochrowska 等（2000 年）研究了 45 颗前磨牙移植于上前牙区 4 年后牙周组织的状态，并与正常前牙进行了比较。结果表明：移植牙的动度较正常牙稍有增加，龈乳头有增生，未发现有髓腔病变。冠根比例两者基本相同，表明青年期前牙缺失后，用牙根尚未完全形成的前磨牙移植后，可以诱导骨的改建。可能的情况下，最好在牙根尚未完全形成时作移植最为理想；⑤受移植部位牙槽骨的宽度和高度，即使宽度不足但高度足够者仍可作移植。注意，术后移植牙不能承受侧方的咬合力；⑥移植部位距上颌窦腔底部和下牙槽神经管的距离。如果距下牙槽神经管的距离不足，则不能做牙移植，否则易引起下牙槽神经的麻痹损伤。对于上颌窦腔来说，不是那么严格。有报道移植牙洞穿上颌窦腔后，窦腔黏膜可以逐渐修复覆盖牙根表面；⑦移植部牙龈是否健康。移植区若有残根或牙周病患牙存在，术后缝合后形成死腔的可能性较高。此时，应先拔除残根或患牙，组织修复之后再作牙移植；移植部如果有较大的囊肿或埋伏牙等，应在移植前 1 个月左右手术摘除。

（2）移植前的正畸治疗：移植前正畸治疗的主要目的是集中间隙并确定受移植部位。与种植牙的植入相同，要确保移植部位有足够的间隙，避免与邻牙牙根过于接近。利用开大螺旋弹簧集中间隙，方丝上加上适当的转矩角度调整邻牙牙根的位置等是常用的治疗手段。

（3）外科术式

1）移植牙的拔除：注意不要损伤或污染牙周膜，不要接触牙根表面，尽量不要让牙根表面粘上唾液。减少移植牙在口腔外的逗留时间。拔牙时如果发生小的根折，可以先做移植观察，因为仍有可能发生牙周膜的再生。

2）移植窝的准备：注意不要造成骨组织的热损伤。

3）移植后的位置：将移植牙放入移植窝内，使其与牙龈牙槽骨等周围组织轻轻接触，处于中立的平衡位置。这时，移植牙与对𬌗牙无𬌗接触，移植牙应稍低于𬌗平面 1mm 左右。如果移植牙高于𬌗平面，则咬合力作用容易导致牙根的吸收，牙根变短。另一方面，移植牙在1~3个月会发生自发的伸出运动，达到咬合平面，同时可以观察到牙槽骨高度也随之增加。

4）龈瓣的缝合：使牙龈和移植牙紧密接触，不留死腔，防止感染的发生。为减轻术后的肿胀，可放置引流条，第2天拔除。

5）移植后的固定：固定一般用正畸弓丝或固定用树脂。注意用树脂时不要污染牙根表面。为使移植牙适应新的环境，同时避免妨碍其自发的伸出移动，维持牙行使功能时的生理性动度，防止或减少固着的发生，建议用半固定。3~6周左右拆除。因为6~12周是大多数移植牙发生伸出移动的时期。有报道术后3周即观察到有早期的伸出移动。若固定时间过长，会对移植牙有压入力，影响了其伸出运动。不过，对于移植牙的伸出，也有学者认为是由于移植窝处的新骨形成，从而使牙伸至殆平面，此观点尚未得到实验证实。另有学者建议用两阶段法，即移植窝形成后2周再做牙移植，其有效性并不明确。

（4）术后观察：①移植后1周拆线，3~6周以后去除固定。②牙周袋深度的检查：一般希望牙周袋在3mm以下。③松动度：如果牙周膜修复正常，3个月后移植牙有正常的生理动度；如果完全没有动度则说明发生了置换性吸收，移植牙发生了固着。④叩诊音：置换性根吸收时叩诊音较高清脆，而炎症性根吸收则是钝性的叩诊音。⑤牙片检查：4个月以后可以在牙片上看到牙周膜的再生，移植牙牙根周围有清晰的牙周间隙。骨白线一般7个月之后才能观察到。⑥髓腔的变化：牙根未完全形成的牙，移植后如果髓腔变窄，表明牙髓已经存活。髓腔没有变化时，则牙髓坏死的可能性较高。⑦术后的修复或正畸治疗要在牙周膜再生确认之后再进行，一般4个月以后。⑧特别要注意术后6个月到1年的随访观察。因为牙周膜再生以后是否发生牙根吸收，以及吸收的速度对于移植牙的长期存活的预后判断非常重要。⑨关于根管治疗：牙根已完成的牙应该在移植后第3周左右作$Ca(OH)_2$根管治疗以防止炎症性根吸收的发生。6个月~1年后再做牙胶尖根管充填。至于治疗时间，建议移植后在口内无菌环境下进行，不赞成拔牙后在口腔外做根管治疗，因为容易引起根尖部的置换性吸收，并有可能发生牙周袋加深，死腔形成或移植牙固着。

（5）术后并发症：牙根吸收及处理：①表面性根吸收：牙根表面牙骨质的损伤较浅，范围较小时（多因拔牙时拔牙钳造成的），可通过成牙骨质细胞增生逐渐修复。②炎症性根吸收：其发生是由于牙髓坏死或感染根管的残留，导致感染沿牙本质小管移向牙根表面，发生牙骨质的吸收。牙片可见透过影像。牙冠变色，钝性叩诊音，松动度增加是炎症性根吸收的初期症状，但也有患者并无上述症状却也发生了根吸收。牙根未完成的移植牙若发生这种情况，可暂时不做根管治疗，观察1个月以后再作决定。多数情况下，炎症性根吸收可以通过$Ca(OH)_2$根管治疗而停止。③置换性根吸收：当牙根表面的损伤较深范围较广时，在周围的成牙骨质细胞修复之前，牙槽骨会发生改建包围移植牙的牙根。严重时会很快发生牙冠的脱落。一般发生于移植后6个月~1年之间。无自觉症状。检查可发现有较高的叩诊音，无生理性的牙动度，牙片显示牙周膜间隙消失，无明显的透过影像。置换性根吸收一旦发生就很难制止。

（6）术后正畸治疗：对牙根未完成的牙，建议至少4个月以后进行正畸治疗。为避免正畸治疗时矫治力对牙髓血液循环的影响，尽量在髓腔闭合，移植后6~9个月完成正畸治疗。但是，如果确因需要要延长正畸治疗的时间，也可视情况对移植牙做根管治疗，移植6个月以后再开始正畸移动。对于已做根充的移植牙可在牙周膜修复完成之后2个月开始做正畸治疗。不过，目前有关的基础和临床的研究还有许多不明之处。例如，移植牙固着后可以做半脱臼处理，然后直接施与矫治力以改善其固着状态。也许，将来可以在移植术后直接施加正畸力，进行牙移动。研究表明：移植后的前磨牙与未移植的其他前磨牙相比要短一些，如果施与正畸力牙根有进一步缩短的倾向。但是其他的接受正畸治疗的牙因治疗力系的不同也有不同程度的缩短，所以没有必要对移植牙正畸移动后的牙根缩短过于担心。

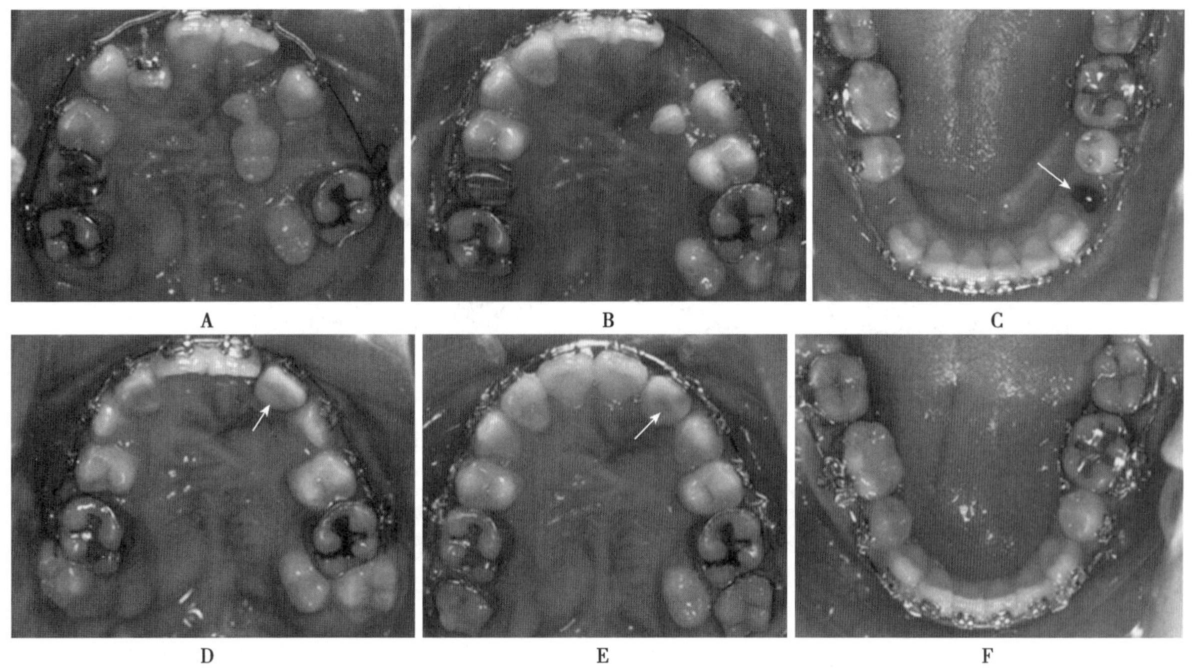

图 3-16-36　将下颌第一前磨牙自体移植于左上侧切牙位置的效果

A. 正畸治疗中改正拥挤，扩展2|2间隙；B. 拥挤已经改善，2|2间隙足够；C. ⌈4拔除；D. ⌈4移植于|2处；E. 上颌治疗接近完成；F. 下颌拔牙间隙全部关闭

图 3-16-36 为一个成人患者，前牙反殆，拥挤。可见|2 4 5都没有在正常的位置上，2|舌向是畸形小牙。乳牙V|滞留。通过治疗把2|和|4移到了正常的位置，同时拓展2|2的间隙（图 3-16-36A、B）。请注意，现在|2的位置上有牙了。从哪里来的呢？我们看看，⌈4拔掉了，并在|2处作了自体牙移植，同时拔除了滞留的乳牙V|（图 3-16-36C、D）。然后关闭拔牙间隙，调整咬合。|5没有做处理。目的是希望它保留在那儿，作为供体，万一移植的牙出问题了，这里还有一个可以补上。图 3-16-36E、F 是治疗接近完成后的口内像。

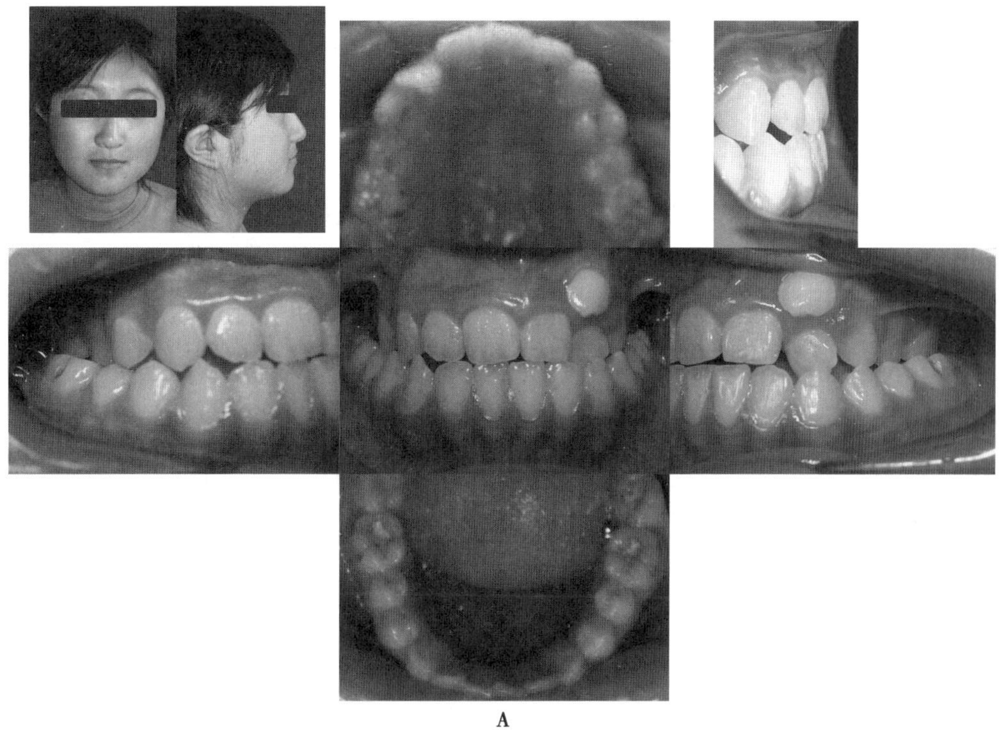

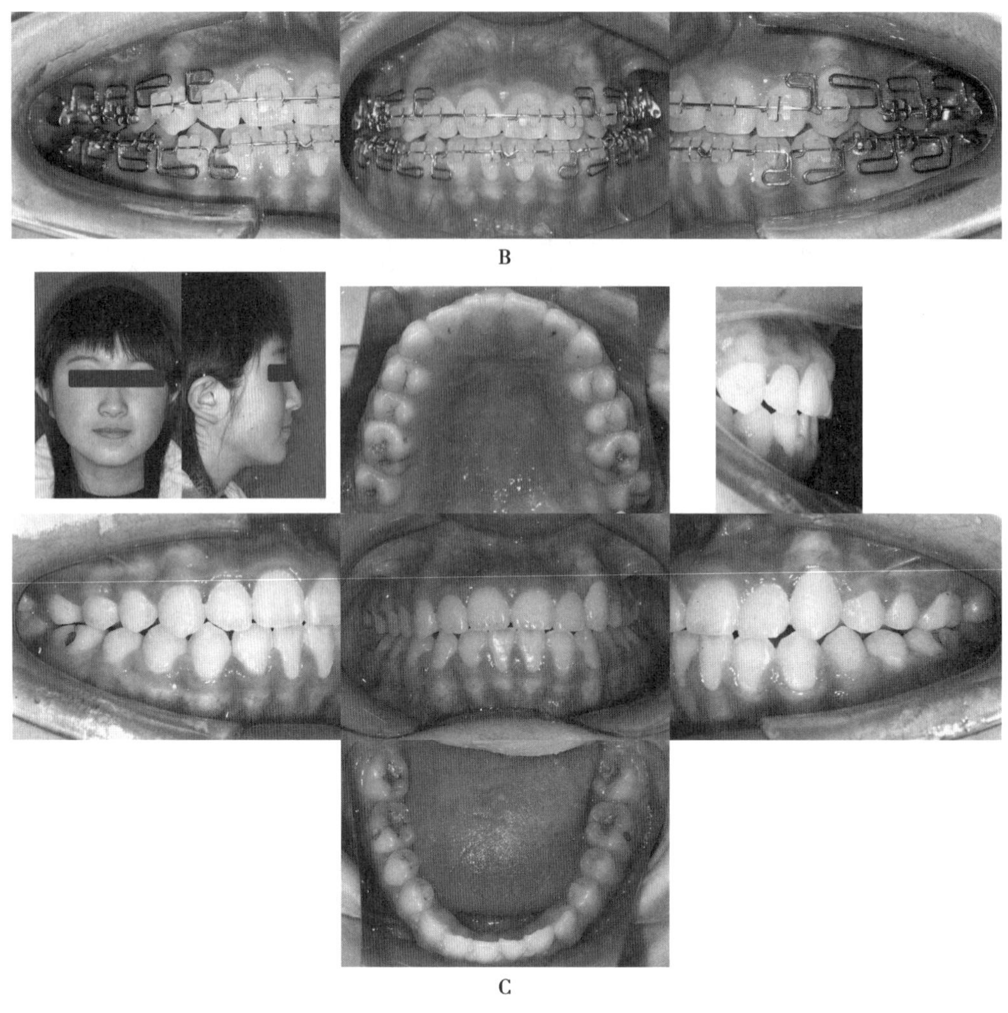

B

C

图 3-16-37　MEAW 治疗全牙列反𬌗

A. 治疗前；B. MEAW 治疗中；C. 治疗后

3. 微种植体在Ⅲ类错𬌗正畸治疗支抗中的应用　矫治Ⅲ类错𬌗时常常需要内收下前牙，通常使用Ⅲ类牵引或下颌颌内牵引。对于高角患者长期使用Ⅲ类牵引可能导致上颌磨牙过度伸长，不利于面型的改善；另一方面长期使用下颌颌内牵引关闭间隙会导致下颌磨牙前移，不利于磨牙近中关系的改善。这时使用微种植体就是一个很好的选择。在下颌第一磨牙和第二磨牙之间植入微种植体，主弓丝使用 0.017 英寸×0.025 英寸以上的方丝，尖牙和侧切牙之间焊一拉钩，微种植体与牵引钩之间进行弹性牵引，一次完成 6 个下前牙的内收。这样可以减少弓丝的弯制，缩短疗程，减少支抗的丧失。据生物力学分析，这样下颌前牙内收时力量更加接近阻力中心可以使前牙尽可能的整体内收。而且在这个过程中，支抗磨牙也可能由于种植体产生的后移力，引起整个下颌牙弓整体向后移动。此外，以微种植体为骨支抗行Ⅲ类颌间牵引，可前移上颌、内收下颌，使整个牙弓相对移动（见图 3-16-21C），这对颜面外观的改善有重大意义。

4. MEAW 技术治疗Ⅲ类错𬌗　MEAW 技术治疗Ⅲ类错𬌗的适应证是轻中度骨性Ⅲ类，下后牙近中倾斜，高角伴开𬌗倾向的病例。MEAW 技术治疗Ⅲ类错𬌗的原理是：第一，使后牙压低竖直，使𬌗平面得到调整；第二，期待髁突的改建可以有利于Ⅲ类错𬌗的矫治。

MEAW 技术使用 0.022 英寸系统的方丝托槽，常规排齐整平后，制作 MEAW 弓丝。可以上下颌都使用多曲弓丝，也可以上颌使用带磨牙阻挡曲（stop loop）的平直弓丝，下颌弓丝上制作多曲（见图 2-8-147）。上颌弓丝的前段加一定的冠唇向转矩，并将颊面管与 stop loop 紧紧扎在一起，使上颌牙弓成为一个整体；下颌弓丝在每个靴形曲的远中加 5°左右的后倾弯，同时配合前牙间重力垂直牵引对抗后倾弯的副作用以及短Ⅲ类牵引。通过下后牙的竖直获得间隙，使下颌牙弓逐渐后移，上牙弓整体前移，可以使反殆得到改正，磨牙关系也有可能改成中性。对于单侧Ⅲ类关系的患者，可以在磨牙关系近中侧加一定的后倾弯，如上所述加重力牵引。中线不齐时可以使用斜行牵引。

病例 患者，女，16岁，全牙列反殆，中重度拥挤，非拔牙矫治。该患者|3唇向错位完全牙弓外，面部畸形不明显。使用QH扩弓，同时配合弓丝将拓展的间隙集中在|3处，逐步将尖牙排入牙弓内。然后使用MEAW技术精细调整牙位和咬合关系。疗程较长共30个月(图3-16-37)。

（赖文莉）

第十七章
成人正畸治疗

正畸治疗的对象过去主要是发育期中的儿童和青少年患者，尽管早期的正畸学者如 Kingsley（1880 年）、Case（1921 年）等也曾分别报道过有关成年人治疗的个别病例，但对成人正畸的重视和迅速拓展是在 20 世纪 70 年代以后。其原因，一方面是近 30 年中，基础研究对牙移动、骨塑建及骨重建的认识更深入，矫治技术更科学精细，矫治材料不断更新发展。另一方面，得益于社会经济的高速增长、人们对生活质量要求提高，以及成年人面对社交压力，在经济条件改善和生活稳定后有条件去弥补过去未能治疗的遗憾。同时，也存在着口腔专业内竞争的因素，由于正畸技术的普及和简化，越来越多的普通牙医参与正畸治疗，促使了正畸专科医师向难度更大、技术要求更高的成年人、唇腭裂患者矫治等领域开拓。据统计，现今成人正畸患者已占门诊患者近 1/4 的比例，且还有逐渐上升的趋势。此外，成人正畸治疗，涉及多学科的交叉，也与相关学科，特别是口腔修复学、牙周病学、正颌外科学等的快速发展和进步密切相关。据 Musich 对 1370 名成人正畸就诊者的调查（1986 年），所检查的成人中仅 5% 不需正畸治疗，需单纯正畸治疗者约占 25.5%，而需双学科或多学科联合正畸治疗者约占 69.5%。成人正畸、成人正畸-正颌以及相关学科的联合治疗已成为每个正畸专科医师必须面对的重要临床课题。

第一节　概　　述

一、成人正畸的基本概念

社会对成年的定义，通常系指从 18 岁开始，约与智齿（第三磨牙）的正常萌出同期。这意味着成人正畸将涉及从青年、壮年到老年的很长一段年龄范围（年龄阶段的划分，见第一章第四节）。调查显示，约 90% 的成人就诊者的年龄在 19～49 岁之间，甚至有超过 80 岁高龄者。可以设想，其生理、心理和社会差异应是相当大的。但年龄并不能代表口腔及牙周健康的状态，一个 20 岁的年轻人与一个 60 岁高龄的老人相比，如果前者有严重广泛型侵袭性牙周炎，而后者牙周仍健康。相比之下，后者应更具有正畸条件。因此，一般而言，从正畸治疗学的角度，可根据口腔条件的生理差异及病理情况将成年人主要分为：①牙周及牙列基本健康完整的成年患者；②已有牙周病、失牙的非健康完整牙列的成年患者。通常，前者年龄一般较轻，口腔条件较好，要求较高，正畸治疗的目的主要是全面改善牙-面美观，重视心理的满足，强调牙颌面最佳的形态和功能效果（甚至不惜手术矫形）。后者年龄一般偏大，鉴于自身的条件，要求较低，正畸的目的主要是为适当改善前牙美观、维持牙列健康、控制牙周病、关节病及配合修复治疗的需要等。就审美而言，后者更偏重对局部（前牙区）美观的改善、更重视功能的恢复和维护，也可是应其他专科的要求而进行的正畸治疗。为此，针对成年人中不同的治疗对象、不同的矫治要求以及方法的差异，从临床的角度考虑，可以将成人正畸治疗分类为：综合性正畸矫治（牙列基本健康，全面的矫治）和辅助性矫治（非健康牙列，局限性矫治）两个层次，以便区别对待，利于正确地进行矫治设计。

成年正畸患者，畸形基本定形，应该说具有诊断明确、配合主动、口腔卫生保健自觉等有利因素。但随着治疗认识的日渐深入，人们越来越认识到成年人由于受社会职业、心理素质、体质状况，口颌形态等因素的影响，其治疗目的、要求及矫治方法等方面都不同于生长发育期中的青少年儿童，其治疗的范围和限度也大有差别，对医师的专业技术要求更高、更精、风险更大、医疗纠纷更多。严格而言，成年人的常规正畸治疗必须由受过专科训练的正畸专业医师诊治和指导，而非普通牙医所能承担。

二、成人治疗的心理适应证

对成人正畸治疗，首先，谨慎地选择适应证和禁忌证非常重要，特别是心理适应证的选择是保障治疗成功、避免纠纷和失误的重要环节。尽管成年人对治疗的态度主动、合作，但治疗心态却较儿童更为复杂。对亲友的言语评论，对治疗中微小变化的关注更细腻、更敏感，更用心。可表现为：①治前：求治心切、期望过高；②治中：急于求成、多虑担心；③治后：疑惑失望、恼怒偏激。其治疗结果对患者心理健康和社会行为的影响也更突出，有的还将其他因素引起的社会挫折迁怪于此，并导致医疗纠纷。特别是近年来，随着医疗法案的实施，医患自我保护意识的增强，在进行成人正畸治疗前，更应强调正畸医师必须要充分了解其治疗心态，充分注意治疗前的心理观察和进行详尽的解释工作。对于成年患者，决不能贸然开始矫治，也不要轻易承诺。以下所拟的正畸适应证选择和从心理的角度所列成人禁忌证可供临床参考：

1. 适应证的选择

（1）全身健康：对成人正畸患者不应仅审视牙颌畸形表现，应全面考虑全身疾病如糖尿病、肝炎、内分泌障碍等。

（2）局部健康：常规洁牙，牙周病患者应在炎症控制（一般需 3 个月）后，达静止期后才能开始矫治；TMD 患者如在就诊时有明显相关症状或体征，应与关节科专家会商通过𬌗板及其他治疗，使相关症状或体征消失或减轻，尤其是局部的疼痛症状消失后，再经过面弓转移，𬌗架分析患者的咬合问题，及其与 TMD 的关系，以及对正畸治疗的影响等，最后制订综合的治疗计划。尤其应注意完善动态检查及保存好资料记录。

（3）心理健康：对于成年人应特别强调和高度重视，可参考下述标准。

2. 心理禁忌证　初诊时有以下心理问题的成年患者，建议不予正畸治疗：

（1）期望值过高：畸形轻微，预期疗效对比不明显，达不到患者期望效果者；

（2）过分自我挑剔：畸形不严重，却极力夸大，四处托人，反复挑选、纠缠医师者；

（3）准备不足：对治疗缺乏心理上、时间上、经济上的准备，对治疗方法毫无认识者；

（4）偏执：将生活中的逆境和挫折归咎于口颌部容貌缺陷，但据医师分析其缺陷并不很严重，而此种可能性不大者；

（5）有多次治疗及美容史，对先前的治疗效果过分挑剔不满意者；

（6）有精神障碍、心态不正常或精神病史者（参见第十九章第五节）。

3. 相对禁忌证　即指暂不能实施治疗，在治疗前需经过必要的交流、沟通、解释、说明、使就诊者获得正确的治疗认识，并对治疗及预后过程作好应有的心理准备后，方可能开始治疗的症例。属于这类患者的情况有以下几种：

（1）患者治疗目的模糊不清，或没有明确的目的要求，仅希望医师做得越漂亮越好；

（2）口颌面有其他较严重缺陷，但患者自身尚对此缺乏认识；

（3）对治疗中可能出现的反应及恢复过程和康复时间缺乏心理准备；

（4）本人及亲友对治疗效果缺乏正确理解和认识；

（5）预期效果与患者有一定差距，不能达到患者提出的要求。

三、成人治疗的其他特殊考虑

在成人正畸中，应在临床中特别提出并给予注意还有以下几方面的问题：

1. 尊重主诉　正畸治疗是涉及颜面审美的治疗，由医师说了算的成分较低。特别是成年人，由于社会环境和地位的不同、文化层次高低及个人素质的差异，表现出的审美观念、治疗动机和治疗目标千差万别。一般而言，成人的主诉比较强调：①中切牙外观的改善（龅牙、豁齿、中线不正等）；②功能的恢复（主要是前、后牙区咬合接触、咀嚼力的恢复）；③唇齿关系的美观（开唇露齿、微笑露龈等）。有些要求鉴于患者自身的条件难以达到，而有些严重的畸形又未被患者察觉和理解，因此，充分了解患者的主诉，耐心听取并详细释疑患者所提出的过高或不可能达到的要求，列出几种设计方案，说明利弊，并与其充分讨论和协商达成共识。交流和理解，知情同意，是治疗合作成功的首要保证。

2. 个性化目标　对于成人正畸更应强调“个性化”目标。牙的矫治对颜面的改善是有限度的，特别是成年人，决不能“千人一面”地按“标准化”、“理想化”目标制订矫治计划，而应根据患者各自的条件去修饰、改善、突出其“个体的亮点”。特别是对于年纪较大、有牙槽退缩、牙列已磨耗代偿而稳定的患者，治疗中应强调以下三不：①不刻意追求Ⅰ类咬合关系；②不随意改变后牙弓形；③不轻易破坏原稳定的咬合代偿。

3. 矫治的美观要求

(1) 矫治器选择：应尽量考虑满足审美的要求，减少矫治器对外观的影响。可选择较小的托槽、与牙色相近的陶瓷托槽、透明树脂托槽、塑料托槽、舌侧托槽，以及无托槽透明塑胶矫治器（如Invisalign）等。

(2) 矫治方法选择：应尽量采用隐性、掩饰方法（如后牙片段弓、舌弓、舌侧矫治器、活动矫治器结合等）减小矫治器暴露对其社交的影响。

(3) 修复学处置：牙缺隙大影响美观者可设计暂时性义齿掩饰、对前牙形态异常者（畸形牙、过小牙、异位牙），应注意修复牙冠形态美观并尽力改善其唇齿关系。

(4) 牙周的处置：应特别强调术前洁牙，治疗中应避免和及时处置龈缘炎、随时观察和避免牙周组织的退缩吸收。对有牙周组织丧失及根面暴露的牙，特别是前牙区，在主动正畸治疗结束后，有条件的应做骨组织诱导再生及膜龈成形手术以复原完整的龈缘弧线。

4. 更重视功能　牙列的正常功能是维系健康的根本保证，随着年龄的增大，牙齿的作用更为突出。日本学者倡导并提出的：力求在80岁时保存20颗牙的健康概念，是一个可循的参考标准。为此，在成人正畸治疗中，应：①尽可能保留和修复功能牙；②力求咬合平衡，避免咬合创伤，促进牙周健康；③防止过度扩弓等超限矫治，保障牙列稳定；④应有利于正中关系（centric relation，CR）与最大牙尖交错位（maximum intercuspation，MI）的协调以及确保下颌在作前伸或侧方殆功能运动时后牙或非工作侧无殆干扰。

5. 轻力和间断力原则　成年人的牙槽骨多有增龄性吸收退缩，临床牙冠增长，牙周膜的面积相对于青少年减小，故更应选择轻力。在成人治疗开始时使用轻力，可激活牙周组织的细胞活性，有利于组织改建，若开始时的轻力不足以引起牙移动，再适当逐渐增加力值，以求获得与个体最适的力；过大的力、过度的扩展、往复移动牙齿等可造成牙根吸收、附着龈丧失、牙槽裂及穿孔等，应注意避免。此外，成人的矫治最好采用间断力或延长复诊时间，从而给牙周组织提供充足的细胞反应和组织改建时间，防止牙槽骨的进一步吸收。

6. 影响成人矫治的因素　成年人矫治并没有严格的年龄和畸形程度的限制。是否必要和必需治疗，应主要根据“三个因素”：①社会因素：即应根据患者的社会职业、经济能力、时间等条件因素；②健康因素：根据患者的全身健康、心理健康、口腔情况、牙周病损、畸形程度等状况；③医疗条件因素：根据正畸医师对正畸技术的熟练程度及诊疗环境条件因素而定。患者的年龄、畸形复杂表现并不是主要的考虑，作为正畸医师，努力提高自身的专业技能及诊疗水平，改善诊疗环境才更为重要。另外，关于正畸治疗对女性患者月经及怀孕的影响，据四川大学华西口腔医学院的系列实验研究和调查，影响并不明显。但实验提示在怀孕及分娩期前后3个月内，正畸施力可导致异常波动，故建议孕期前、后3个月中应暂停正畸加力，并建议正畸治疗最好避开怀孕期。

7. 疗程和保持　由于成年人能主动配合治疗，对反应敏感，能注意保持口腔清洁卫生，疗程常比预期缩短。但相对而言，由于成人的适应性改建能力不如青少年，骨组织的代谢慢，牙移动慢，口周肌的改建适应时间更长，因此与青少年相比，疗程和保持时间相对较长。对于有较严重牙周炎的患者的术后保持，还需考虑设计专门的保持器，如牙周夹板式保持器，在进食时也需戴用。对一些失牙患者应设计修复体保持。对个别超限矫治的患者，如下尖牙区扩弓的患者甚至需要终身戴用保持器。

四、成人正畸的步骤

强调多学科的联合处置，基本步骤为：

第一步：全面、系统、正确的检查分析和诊断。

第二步：龋齿、牙周病、关节病等的会诊治疗。

第三步：常规正畸治疗。

第四步：牙位稳定、牙周手术、牙修复等。

第五步：保持。

在实施治疗中，应特别注意以下问题：

1. 正畸治疗前

（1）排除非正畸适应证，如糖尿病、内分泌失调、心理问题禁忌者、精神病、传染病等。

（2）检查是否存在不同阶段的牙周疾病并评估风险因素。

（3）检查、诊断并治疗存在的 TMD 症状和体征，并评估对正畸治疗的影响或通过正畸治疗改善关节问题的可能行及可行性。

（4）确定治疗方法：配合外科手术？牙代偿掩饰基骨的不调？仅做小范围牙移动？

（5）确定出与其他专科医师协作治疗日程。

2. 正畸治疗中

（1）应与牙周医师协作，控制并密切追踪正畸治疗时牙周病的变化。决不能想当然地认为通过 1～2 次洁牙就能控制牙周病。

（2）应密切注意牙移动中及移动后是否有 TMD 症状或体征出现或加重。

（3）记录力的大小及方向对牙移动是否适宜，是否造成牙反复移动、松动。

（4）密切观察有无个别牙早接触、咬合创伤，及时调整。

3. 正畸治疗后

（1）牙周再评价及牙周手术（切龈术、牙槽骨手术、膜龈手术等）辅助治疗。

（2）及时地修复镶牙以恢复牙弓的完整性及美观和功能。

（3）调𬌗及切牙边缘嵴调磨，使最后的𬌗位无咬合创伤及不良咬合诱导。

（4）个性化的保持装置，如固定式、夹板式、活动式等。

第二节　成人正畸治疗中牙周问题的处置

牙周病是成年人口腔多发病，发病率高，国内有资料统计约为 73%。我国一些地区甚至高达 90% 以上。2005 年全国口腔流行病学调查结果显示：成年人大多都存在不同程度的牙周病损，中年组牙龈出血（77.3%）和牙石（97.3%）最严重，41.0% 的中年人群有牙周袋并随年龄增加而增加。由于牙颌畸形是牙周病重要影响因素之一，因此，成年正畸错𬌗患者中的牙周病发病率应更严重。

但遗憾的是，临床中，正畸医师的专业视角更多是集中于牙列的形态美观和排列，而对牙周状态的观察和对牙周问题的及时处置常被放在次要地位甚至被忽视，除非有牙龈红肿、牙松动、牙周组织明显丧失后才给予重视，从而影响矫治的效果及稳定。

此外，随着近年来参与正畸治疗的普通牙医日趋增多，技术水平、设备条件相差很大，不正确的治疗造成牙松动、牙根暴露、牙丧失的医疗纠纷也越来越多。其中主要是成年正畸患者，而且牙周病因素者占有较大比例。因此，在成人正畸中了解有关治疗前必须进行的牙周病常规检查、风险因素、及牙周病错䝼患者的治疗适应证问题十分必要。

一、正畸治疗前牙周的检查

正畸中牙周病症状可以出现在治疗前、治疗中及治疗后。临床上主要表现为：①牙龈炎症；②牙周袋形成；③牙松动；④牙槽骨吸收：可呈水平及垂直（角形、凹形）吸收。常规检查方法包括：

1. 口腔状态评估（详可参见牙周病学教材）

（1）口腔卫生状况：①菌斑指数（PLI）；②口腔卫生指数（OHI）：包括软垢指数（DI）、牙石指数（CI）。

（2）牙龈组织：牙龈指数（GI）、牙龈出血指数（SBI）。

（3）牙周袋探测：颊舌两侧，近、中、远三点，共六点。

（4）牙槽骨吸收：可通过：①X 线牙片；②全口牙位曲面体层 X 线片；③锥束 CT（cone beam CT，CBCT）全面分析根周牙槽骨组织情况。

影像特征为：受压侧近颈部牙周膜间隙增宽；硬板消失；牙槽骨垂直吸收、水平吸收。

（5）咬合创伤的检查：CR 位早接触（CR-MI 不调）、前伸䝼或侧方䝼时后牙或非工作侧咬合干扰。

2. 治疗风险评估　现代牙周病学观点认为，牙周病成人牙周炎病理过程特点是短时间的活跃期和长时间的静止期交替出现，静止期可持续数天或数年。剩余牙周袋的深浅不再作为牙周治疗后效果的评价标准。一般认为，4～5mm 深的牙周袋是可接受的，定期牙周治疗后牙周炎是可控制的。因此，正畸前的牙周病治疗目标就从减少牙周袋深度转向控制牙周炎的活跃，使其转入静止期。静止期牙周炎病损停止，其复发时也是间歇性的（非持续性）。

牙周病不是正畸的禁忌证，但对罹患有牙周病的成人患者正畸治疗前提是：必须在牙周病静止期，牙周炎症得到控制的条件下才能进行。因此，必须与牙周病专科医师配合治疗。临床上牙周病治疗常采用的方法为菌斑控制、龈下洁治及根面平整等。近期对于深牙周袋的非手术治疗的最新研究得出以下结论：

（1）用控制菌斑及龈下洁刮治的方法能有效治疗牙周深袋；

（2）通过严格控制龈上菌斑可防止成人因龈上细菌的再侵入而形成的复发性牙周炎；

（3）龈下洁刮治术 4～6 个月后牙周病损才完全恢复。

根据以上研究结果，对于中、重度的牙周炎患者，正畸治疗一般应在牙周治疗 3～6 个月后进行风险评估，再酌情进行正畸治疗。

以下所列牙周严重损害表现的高危因素及正畸禁忌证可供参考：

1）高危因素

①探诊牙龈出血、刷牙出血；

②牙松动、牙周袋深；

③牙根暴露或薄而脆的牙龈组织（图 3-17-1）；

④有不良正畸治疗史的牙周患者；

⑤其他疾病性因素。

2）禁忌证

①牙周治疗后，病损尚未得到控制；

②牙周破坏累及根尖 1/3 或根分叉暴露；

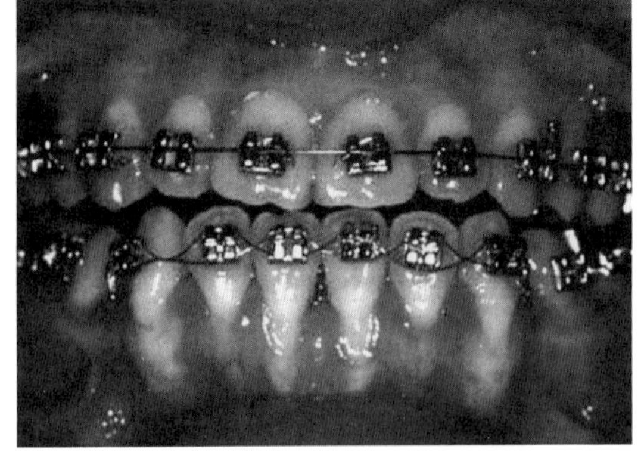

图 3-17-1　龈缘薄，龈缘下牙根（唇或舌面）形态明显可视

③Ⅲ度松动牙；

④其他进行性疾病因素未能控制。

3. 牙周病患者正畸治疗适应证的选择

（1）牙槽骨应至少保留根长的1/2；

（2）经牙周治疗，炎症达静止期；

（3）牙移动后受力可集中于支持基骨上；

（4）有益于去除咬合创伤，改善咬合力的分布；

（5）有益于牙周自洁和修复。

二、正畸治疗对牙周病的作用

牙颌畸形矫治对牙周病病程进展的影响可归纳为正反两个方面，即治疗作用和副作用。成人正畸治疗中应充分发挥其治疗作用，尽量减小其副作用。

1. 治疗作用　主要为：①将拥挤错乱的牙齿排列整齐后，有利于生理自洁，利于菌斑的控制并增强食物对牙龈的按摩作用；②牙列矫治、弓形协调后，改善受力环境，使牙齿的受力能正常传递至牙周，避免殆力的不平衡，促进了咬合的稳定，有利于牙周健康的维护；③深覆殆、反殆等矫治后，去除了咬合干扰和创伤，同时，恢复了正常的咀嚼功能刺激，可促进创伤牙周组织恢复改建；④随上前牙前突及扇形移位的矫治和间隙的关闭，不仅有益于改善美观，而且可阻断或改善吐舌、吮唇、舔齿等异常功能代偿，防止其对牙周的进一步损伤；⑤后牙向近中倾斜常形成深的骨下袋（infrabony pocket），通过正畸竖直后牙，有利于消除其近中深袋。

2. 副作用　主要表现为：①矫治器的不良刺激：矫治器戴入后，特别是托槽及弓丝等装置对牙龈组织的刺激，及对口腔的清洁的不良影响，常造成菌斑的堆积及牙周组织创伤，可加重牙周组织炎症；②非生理性牙移动：成年人牙齿的殆向及近中移动属正常生理移动，矫治中对过长牙齿的压入移动、扭转牙齿的过度矫治、切牙的过度唇、舌向倾斜、过度的扩弓等对于牙周组织的受力是非生理性的，有可能造成牙周组织的破坏及损伤，加重牙周病的程度；③非正确的用力：对牙周组织的损害是最危险的，可造成附着龈丧失（attached gingival loss）、牙槽骨裂（dehiscences）、牙槽骨穿孔（fenestrations）、牙松动甚至脱落。因此，正确的施力大小和施力方向，是牙周病患者正畸矫治的关键。

三、牙周病患者正畸治疗的特点

1. 矫治器的选择　多选择较小而易清洁的固定装置及设计简单的矫治方法，以利于菌斑的控制。临床中可先采用易清洁的活动矫治器，如较薄的前牙平面殆板，可先用于解除咬合干扰、调整观察颌位变化及加强支抗等；为减小对牙周组织的刺激，托槽粘结时应注意适度远离牙龈，去除溢出的粘结剂，而对非移动的、松动的牙齿可暂缓粘托槽；带环不可深入龈下，并尽量少用，可选用粘结型颊面管直接粘结在磨牙上；后牙结扎采用金属结扎丝而少用橡胶圈结扎以减少菌斑堆积；牵引时尽量少用弹性橡胶链等容易吸附菌斑的材料。

2. 拔牙问题　不强调对称拔牙。除牙周问题外，成人口腔多有龋齿、失牙，牙周损害部位也常非对称，因此，决不能像恒牙列初期那样无顾忌地采用对称拔除四颗前磨牙。对牙周病正畸患者，应当首先考虑拔除牙周及牙体损害严重的患牙，应尽量少拔牙，并尽量保存有功能的牙。对于无法保留牙的拔除，如果选择后期修复，只要牙周治疗得当，可推迟拔牙时间，以避免拔牙后牙槽骨吸收变窄。但正畸治疗的支抗设计及牙移动不应涉及这些牙齿。

3. 力的大小和方向　对有牙周支持组织减少的患牙，正畸施力的性质、大小和方向应特别小心注意。对牙周组织的牵张力，特别是施以柔和而大小适宜的牵张力，可促进及诱导牙周组织的增生。而过大的压力、过度的扩展、反复移动牙齿等可造成牙根及牙槽骨的吸收。对于目前有人提出采用压入方法解决水平吸收、恢复牙槽高度的方法，使用中应慎之又慎，避免由于感染及非正常压入力，导致牙根吸收加重，牙周袋加深，及加速牙周组织的丧失。

4. 联合治疗 特别应与牙周科配合，对治前、中、后的牙周情况进行治疗和定期监护，很多时候需多学科（牙体牙髓、修复、牙槽外科、种植等）配合治疗。

四、牙周病患者正畸治疗的方法

1. 𬌗的调整 大多数牙周病正畸患者的特征表现有：前牙扇形间隙、唇倾（Ⅱ类2分类为上切牙舌倾）、深覆𬌗（下切牙过长，咬伤腭黏膜）及后牙近中倾斜移动（近中漂移），并存在不同程度的咬合干扰以及紧咬牙、夜磨牙习惯。故在控制炎症治疗的同时，应进行𬌗的调整。临床上，常用前牙区薄的𬌗平面板（松弛𬌗板），使牙齿脱离咬合锁结，以利于牙齿在避开咬合创伤的作用下排平，以及恢复生理性的垂直高度（仅适用于确实有垂直高度丧失的患者）。同时也可以缓解患者可能存在的咀嚼肌疼痛、痉挛等症状，消除咀嚼肌的记忆效应，有利于下颌 CR 位置的寻找和确认。在主动矫治结束后，应根据需要调𬌗，以保证患者在 CR 位或从 CR 位开始做各项功能运动时，无咬合干扰及𬌗创伤。此外，对牙周损害或重叠错位的前牙区可先不粘托槽，在稳定𬌗板配合下先用固定矫治器竖直排齐相对健康的后牙、调整后牙咬合，然后再拔牙及内收排齐前牙。

2. 关闭或集中切牙间隙 关闭或集中前牙间隙有利于改善牙周受力环境和切导的重建。但出于轻力的考虑及成人社交等原因，不宜采用口外弓装置关闭前牙间隙或加强后牙支抗，而多选择掩饰性好的腭杠及骨种植支抗，如微种植钉等（但应无骨质疏松症）。并且在关闭间隙前必须通过 X 线牙片确诊被移动切牙有无严重根尖吸收及牙槽骨吸收，牙槽骨是否薄而脆，是否能承受矫治力。上切牙的内收移动宜采用弹性线拴扎或橡皮圈牵引等轻力滑动法，移动速度应慢（不超过每个月 1mm）。下切牙间隙的关闭应注意勿使其过度舌倾（建议用方丝控制），并应尽量维持其在牙槽骨松质中移动。如需要集中间隙修复，则应与修复科医师会诊后决定，应以小范围移动牙为原则；缺牙间隙关闭后，龈萎缩出现三角形间隙者，可通过片切牙齿接触点、牙轴调整及修复等尽力改善之。

3. 局部弓技术 局部弓技术在牙周患者的正畸牙移动中应用较多，主要用于：①因美观考虑需先牵引尖牙（为拥挤创伤的前牙释压），或需先竖直后牙及排齐后牙的患者。采用后牙段的局部弓可减少矫治器对美观的影响，并可配合前牙𬌗平面板，调整后牙垂直高度同时可作咬合诊断。②对不需要改变后牙咬合，仅要求排齐前牙、解除咬合创伤的患者，则多采用前牙段的局部弓，常用于前牙重叠拥挤、反𬌗、有咬合创伤，但后牙关系代偿稳定、咬合关系好的患者。③用于打开前牙咬合。多采用前、后局部弓加辅弓的方法，即将多个后牙用局部弓连在一起形成抗基（可加磨牙腭杠连接），以提供足够的支抗，将打开咬合的辅弓在侧切牙及尖牙间与前牙局部弓结扎，使压入力通过前牙弓阻力中心，以避免压入时造成后牙升高及前牙唇倾。如有条件，也可考虑微种植钉支抗牵引前牙局部弓的方法打开咬合。

4. 随形弓的应用 牙周病患者采用整体弓丝矫治时，弓丝的设计和应用必须灵活，应尽量避免盲目地用镍钛成品弓全面排齐牙列。对有严重病损不需移动的患牙可不粘托槽，通过细不锈钢弓丝的水平弯曲，轻接触患牙，以控制其位置；对一些不需移动的支抗牙，例如仅需前牙排齐，不需变动后牙区咬合关系者，可将后牙区弓丝的形态沿着唇颊面，随牙弓形态的弯曲调整（随形弓），使其放入后牙托槽沟后不对其产生移动力。同理，也可通过将后牙托槽沟粘成一线以减小及避免弓丝放入后对后牙的受力移动。

5. 减小冠根比 对于前牙深覆𬌗，下前牙临床牙冠伸长且牙槽骨吸收的患者，决不能贸然按常规强行压低下切牙打开咬合。由于牙周支持组织减少，阻力中心向根尖方向移动，相对轻微的力就可能产生较大的牙移动及唇向倾斜。并且这类牙周患者多伴有创伤咬合，常加重牙周组织丧失，故治疗时应首先考虑磨减牙冠高度，减小冠根比，以及将托槽高度向龈方做适当调整，使矫治力更靠近阻力中心。冠根比的改善可使治疗后咬合力对牙周组织的创伤减小，利于牙槽骨的轻力改建，并有利于咀嚼功能的恢复。

6. 治疗中牙龈炎的处置 一些异物反应敏感的年轻患者、治疗前未做牙周洁治有龈下结石的患者、不注意口腔清洁卫生的患者，以及矫治器脱落、带环下沉等未及时复诊的患者，在正畸矫治中常可出现牙龈炎。程度、表现和症状各不相同。严重者龈缘增生红肿，覆盖至托槽，甚至感染。对此应充分注意。常用的措施有以下方面：

（1）控制炎症：可先洁治清洗、卫生教育。

（2）暂时拆除矫治器：可暂取下弓丝（严重者可一并去除托槽）停止加力，并做洁治抗感染处置。

（3）切龈术：请牙周医师会诊，洁治，炎症消除后有牙龈增生者应做切龈术，术后 1 ~4 周再重上矫治器治疗。

7. 成人牙周病损与正畸牙移动　正畸牙移动对牙周组织的影响取决于其是否有利于牙周组织的健康，牙周损害的类型及程度。所谓正畸治疗能够恢复受损牙周组织，是指在牙矫治移动时，牙周组织（包括牙周膜、牙槽骨及牙周软组织）会随牙齿的移动而移动，在良好的牙周健康条件下，可能发生牙槽骨的改建增生。在这个意义上，正畸治疗能改善牙周组织健康。例如：竖直创伤倾斜牙后，牙槽嵴随牙齿移动而改建，其形态得到明显改善，牙周组织健康恢复；牵张个别牙后，牙槽骨改建伸长，骨下袋深度降低；甚至，在骨缺损区移动牙齿能促进缺损区牙槽骨的部分骨量恢复。但是正畸治疗对牙周组织的这种恢复作用并不适用于所有的牙周病损，非生理性的正畸力同样也能加剧牙周组织的破坏。

（1）骨下袋与牙移动：骨下袋是指深入牙槽骨的垂直性骨吸收，它是由破坏性的牙周病造成。成人正畸治疗时倾斜或压入性牙移动，有可能会把菌斑带入牙槽嵴并形成骨下袋。有动物研究发现，在正畸整体牙移动进入骨下袋之前去除龈下炎症就不会造成牙周膜附着的丧失，而且垂直性的牙槽骨吸收可恢复，但牙周膜附着不会恢复。这说明，无炎症但牙周膜缺失的正畸牙移动不会造成牙周膜的进一步吸收，但一旦骨下袋有活跃的牙周炎症，牙移动会造成进一步的牙周损害。

（2）牙槽骨吸收与牙移动：成人患者由于发育异常或长期牙缺失，可出现局部牙槽骨吸收，高度降低、宽度变窄。在牙槽嵴吸收变薄处进行正畸牙移动不是禁忌，但也不是没有治疗风险。两牙间相互移动关闭间隙后，常出现牙龈的凹陷或堆积。颊舌向的移动则可能造成颊舌侧牙槽骨裂穿孔，后者用常规的 X 线检查常不能发现。动物实验研究表明，在吸收变低变窄的牙槽骨处移动牙，重要的是保持轻力，避免组织透明样变，牙移动要在骨松质中进行。如确需在严重萎缩牙槽嵴部位移动牙齿，正畸牙移动前则需外科植骨手术恢复牙槽嵴形态。

（3）伸长牙齿与牙周改建：动物及临床研究均证实，正畸伸长个别牙能促进牙周附着冠向增生，减小骨下袋深度。伸长的牙冠常需后续的牙体截短和牙髓治疗。此外，动物研究还发现，在切牙伸长时，游离龈伸长了牙移动的 90% 的距离，附着龈伸长了 80%，而黏膜牙龈界位置保持不变。这说明，将拟拔除的前牙伸长能改善前牙区牙龈的高度和位置，能促进今后修复治疗的牙龈美观。因此对于临床上无法保留的牙齿，可以尝试在修复或植牙前做正畸伸长，牙周附着及牙槽骨能随牙齿的伸长而升高，修复骨及牙周缺损，从而在拔牙后得到良好的牙槽牙龈外观，使修复治疗效果更好。

（4）压入牙齿与牙周改建：附着龈被认为是保证牙龈健康的重要结构。缺乏黏膜下层，固有层直接贴附于牙槽骨上，富含胶原纤维，表面角化程度高，对局部刺激具有较强的抵抗力。传统观念认为：大于等于 2mm 的角化龈冠根向宽度，即相当于 1mm 的附着龈宽度，可很大程度减小正畸过程中牙龈退缩的风险。Wennström 动物实验结果显示：是否容易发生菌斑引起的牙龈退缩，其关键因素是附着龈的颊舌向厚度，而不是冠根向宽度。Baker 等的研究为 Wennström 的结论提供了解释，他们发现：在薄的牙龈组织中，炎症侵袭可贯穿整个牙龈厚度，从而导致牙龈的快速退缩，在厚的牙龈组织中，炎症被局限在龈沟内而未侵及整个牙龈厚度，所以仅表现为龈袋的形成而不是牙龈退缩。因此，现代观念认为宽度与厚度是构成附着龈组织量的两个维度，临床检查中仅单独考虑其中之一是不明智的。足够的宽度与厚度也是维持牙龈健康的重要条件。

关于压入移动是否能造成牙周附着的增生改建尚存争议。组织学研究发现在炎症已控制的情况下，轻力压入移动可产生新的牙周附着。动物实验发现结合翻瓣手术，轻的压入力可引发新生牙骨质及牙周膜。临床上，牙周病造成的伸长前牙，在压入后牙槽骨高度及牙周健康都有明显的改善（尽管改善的程度不尽相同）（图 3-17-2）。但是如前所述，牙齿的压入移动若将龈上菌斑带入牙槽嵴下，就会造成牙槽骨的垂直性吸收，形成骨下袋。所以，压入移动对牙齿的洁治、刮治要求特别高。

正畸压入移动的另一个目的是改善个别前牙的龈缘高度：前牙伸长的患者其龈缘往往与相邻牙的

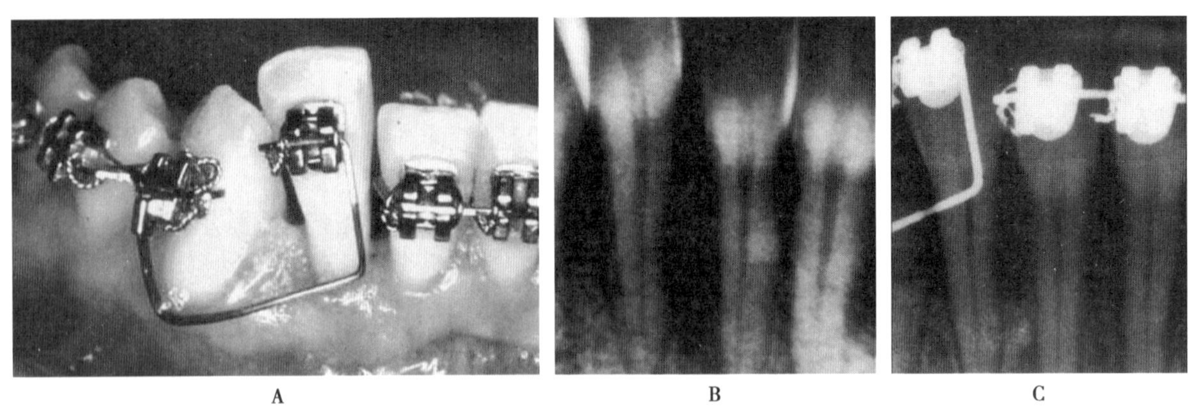

图 3-17-2
A. 切牙伸长，经抗菌治疗后正畸轻力压入移动；B. 治疗前根尖片；C. 治疗后根尖片，诱导牙槽骨增生（引自：Reichert C，2009）

龈缘高度不同，影响前牙区美观。Levent 临床研究发现，在牙周健康的条件下伸长下颌前牙：游离龈缘与膜龈联合向冠方移动的距离分别为牙齿伸长距离的 80% 和 52.5%，龈沟变浅，附着龈宽度与临床牙冠高度显著增加，未发现附着丧失。因此，用轻的间断力压入伸长的牙后，可平整龈缘高度，改善前牙区牙龈外观，然后再通过修复治疗恢复牙冠的高度不调（图 3-17-3）。

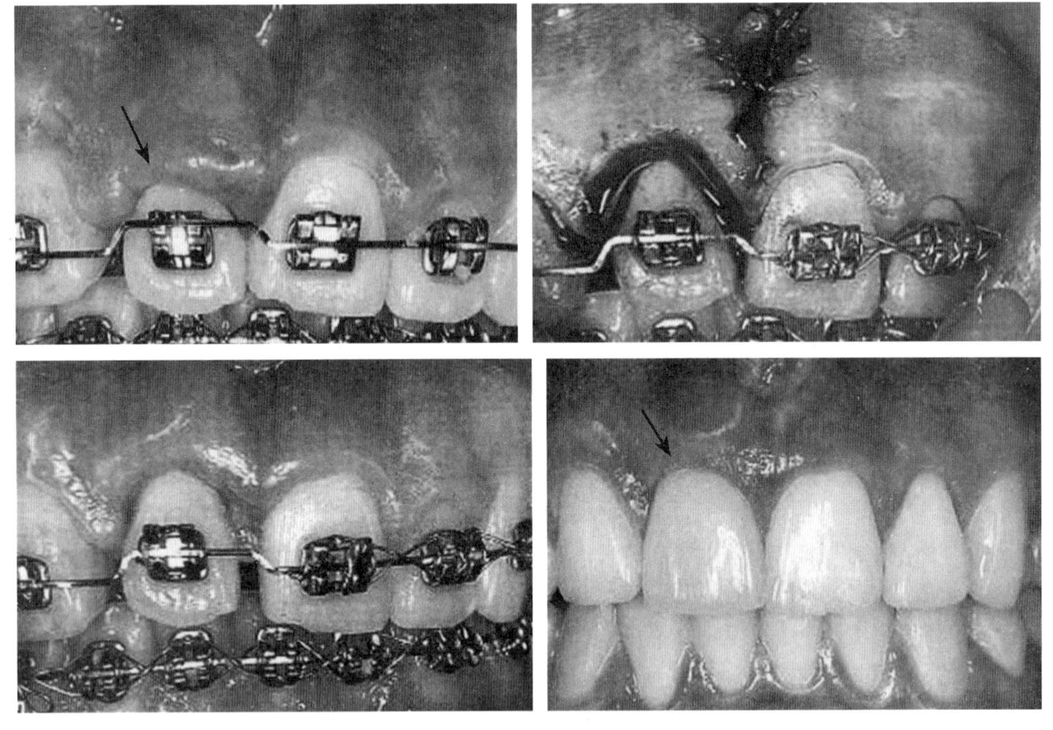

图 3-17-3
用侧切牙代替早失中切牙后，中切牙牙冠高度不调，龈缘不齐，正畸压入侧切牙，再用龈切除术修正侧切牙牙龈，使其修复后与相邻中切牙牙龈高度一致（引自：Czochrowska E. M，2003）

（5）引导牙周再生术（guided tissue regeneration GTR）与牙移动：现代引导牙周再生手术的发展为成人牙周缺损区的正畸牙移动提供了可能：比如牙周治疗利用滤过膜技术（barrier membranes）防止上皮细胞及龈结缔组织在清洁的牙根表面附着，以及用釉基质蛋白（emdogain）促进牙周膜纤维增生等技术，均可得到牙周膜的恢复，这使牙移动有了牙周组织基础，正畸治疗可在原本不能的牙周条件下进行。这是牙周病学与成人正畸治疗合作发展的一个新契机：动物研究发现，牙周组织的这种诱导再生主要发生

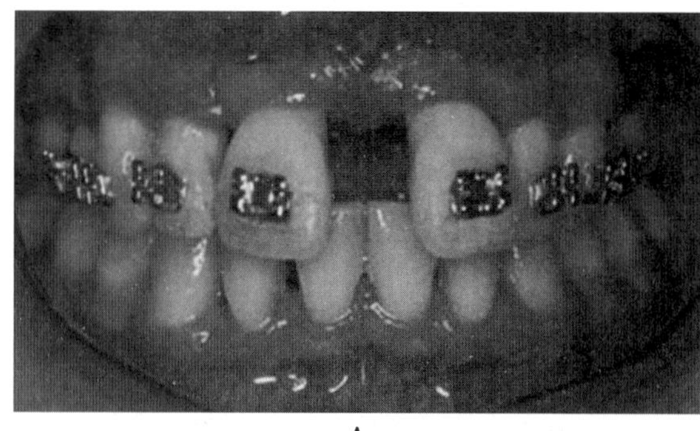
A

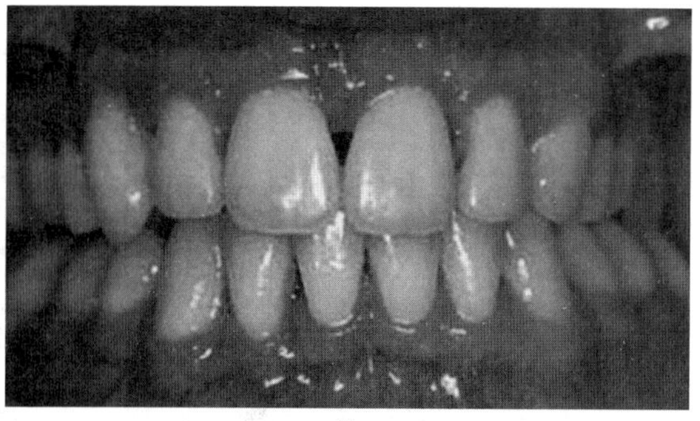
B

图 3-17-4 牙周组织诱导再生与正畸牙移动
A. 上中切牙间隙;B. 牙周组织诱导再生术后关闭前牙间隙
(引自:Reichert C,2009)

在牙根间区域。有限的临床应用报道提示了其广阔的应用前景(图 3-17-4)。

(6) 牙槽骨吸收累及根分叉的磨牙竖直:正畸牙移动不能促进根分叉处破坏的牙槽骨的再生。反之,竖直磨牙时,磨牙的伸出移动造成根分叉吸收加重,牙周炎症未控制时更为明显。为了治疗的需要,有时也有把下颌磨牙劈成两半进行保留或移动,这种治疗的要求更高。所以,正畸竖直有根分叉吸收的磨牙是较困难的,更需要靠良好的治疗前及治疗中的牙周健康控制。

五、牙周整形手术及牙龈牙体美学考虑

1. 牙周整形手术 成人正畸治疗中的牙周整形手术治疗(periodontal plastic surgery),旨在预防、矫治由于组织外形、发育异常、外伤及牙周疾病造成的牙龈、牙槽黏膜(或牙槽骨)形态缺损的牙周手术。与正畸治疗有关的牙周整形手术主要有以下方面:

(1) 附着龈扩大术(attached gingiva augmentation):用于修复及预防唇侧牙龈退缩。造成唇侧牙龈退缩的原因很多,包括:菌斑、牙齿唇向错位、机械损伤(错误方式刷牙)、创伤殆、系带或肌肉附着过低、龈黏膜窄及唇肌异常肌力等。正畸治疗对于唇侧错位造成的龈退缩有预防的治疗作用。一般正畸患者,只要正畸牙移动维持在牙槽突的范围内,龈黏膜的破坏一般不会太严重,即使龈黏膜较窄。不过,临床也有 5% 的正畸病例形成龈黏膜组织破坏。有病理研究表明,临床唇侧牙龈退缩与牙槽骨裂相关。因此,为防止正畸牙移动造成牙槽骨裂以及相应的牙龈退缩,临床可在正畸治疗前以及治疗后,在游离龈狭窄处做附着龈扩大术增加及修补游离龈,预防牙龈退缩(图 3-17-5)及改善美观(图 3-17-6)。手术包括两个带蒂瓣:游离龈瓣及龈黏膜瓣的根向移植,手术能有效维持异位牙的游离龈宽度。

(2) 牙周膜纤维切除术(fiberotomy):主要是指嵴上纤维环切术(CSF),防止旋转牙的复发。有时在牙周整形手术中同牙龈切除术、系带切开(除)术一起应用,减少复发。

(3) 改良的系带切除术(frenectomy):常规的系带切除术主要用于唇系带过低过宽阻碍中切牙间隙的关闭及正畸间隙关闭后防止复发而进行的软组织切除,但是系带被切除可能会累及牙间龈乳突甚至腭侧的软组织。为避免系带切除术带来的龈乳突缺失,手术改良为将系带与牙龈及骨膜切断后,将其上移后缝合。系带切开术由于保留了牙间龈组织,预防了正畸治疗后牙间龈乳突的缺失。

(4) 牙龈塌陷(gingival invagination)或龈裂(gingival cleft)的牙周去除手术:成人正畸患者的牙龈塌陷是由于关闭拔牙间隙时,牙周组织(包括牙槽骨)改建未能适应牙齿的移动造成的。临床牙龈塌陷从浅的牙龈折叠到深的累及牙槽骨的横跨唇舌面的牙龈裂都有可能出现。一般认为,牙龈塌陷多因为关闭间隙时牙龈的堆积造成,随时间的推移,牙龈的塌陷可自动恢复。但临床也发现大多数的牙龈塌陷在正畸结束后维持超过 5 年。正畸医师往往担心牙龈的堆积会造成拔牙间隙的复发,但临床研究发现两者并没有必然的联系。即便如此,出于正畸疗效的稳定或美观的需求,牙周手术去处牙龈塌陷有时也是必要的。牙龈塌陷手术方法:切除堆积在唇舌侧过多的龈组织及牙间龈乳突,重建牙间龈组织外形。

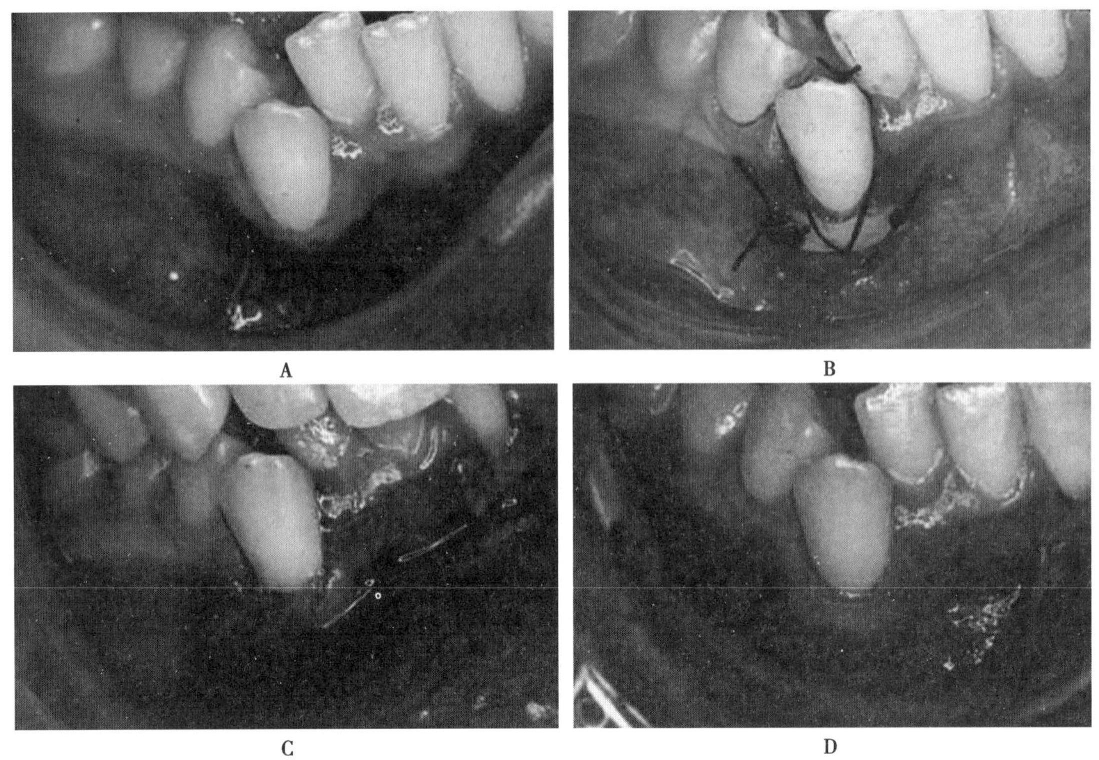

图 3-17-5 附着龈扩大术,增加游离龈

A. 右下颌尖牙游离龈狭窄;B. 游离龈瓣移植;C. 手术后 1 周;D. 手术后 6 个月,游离龈增宽到 3mm(据:Ong M. A. ,Wang H. L,2002)

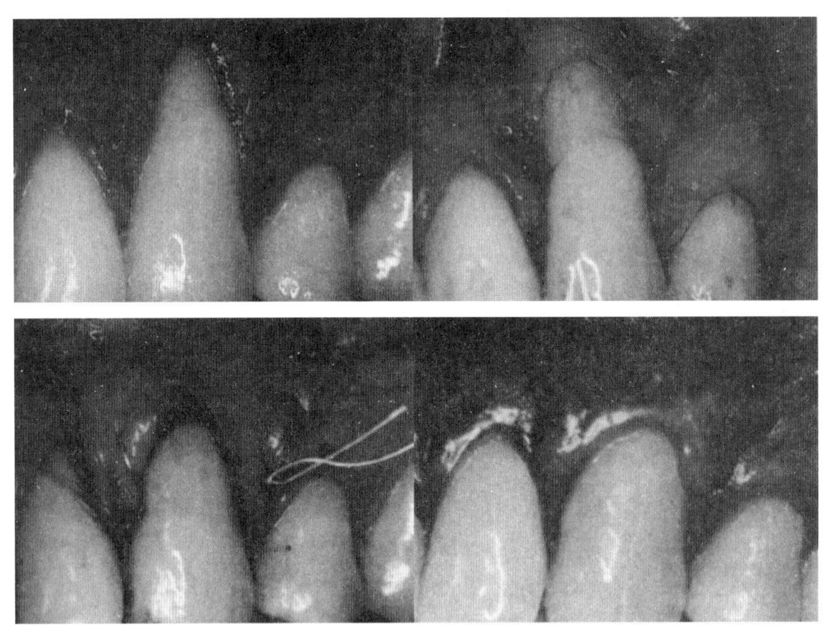

图 3-17-6 尖牙唇侧附着龈退缩的根面覆盖术(root coverage)

手术同时可促进正畸后的稳定(图 3-17-7)。严重的牙龈塌陷可累及牙槽骨,造成从唇面到腭侧的龈裂,这种医源性的牙周缺损不仅影响正畸的美观和稳定,更严重影响了患者的健康。这时仅靠单纯的牙龈塌陷牙周去除术是不够的,还需牙周组织诱导再生术(GTR)及植骨配合(图 3-17-8)。

2. 牙龈牙体美学的考虑 成人正畸患者常伴有牙体形态畸形、牙间乳头退缩、相邻牙冠高度不齐等。正畸治疗完成后,牙排列仍不够美观,为此,在成人正畸的精细调节阶段需要有牙龈牙体美学方面

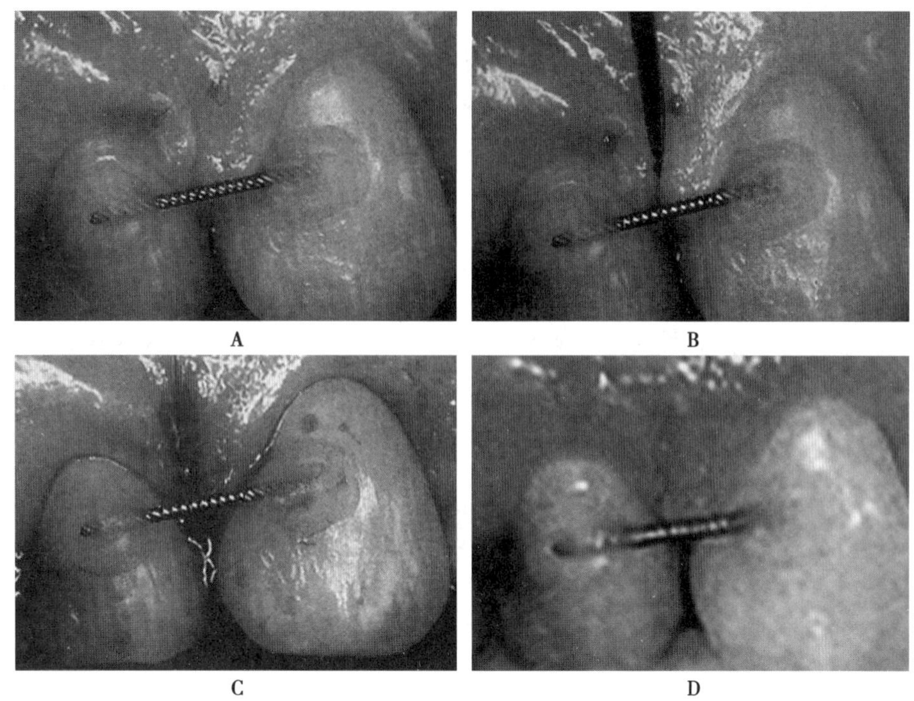

图 3-17-7　牙周手术去处牙龈塌陷

A. 拔牙间隙关闭后，牙龈塌陷；B. 牙周手术切除塌陷牙龈；C. 手术切口深而窄；D. 手术 2 年后牙龈外形保持良好（引自：Zachrisson BU，2003）

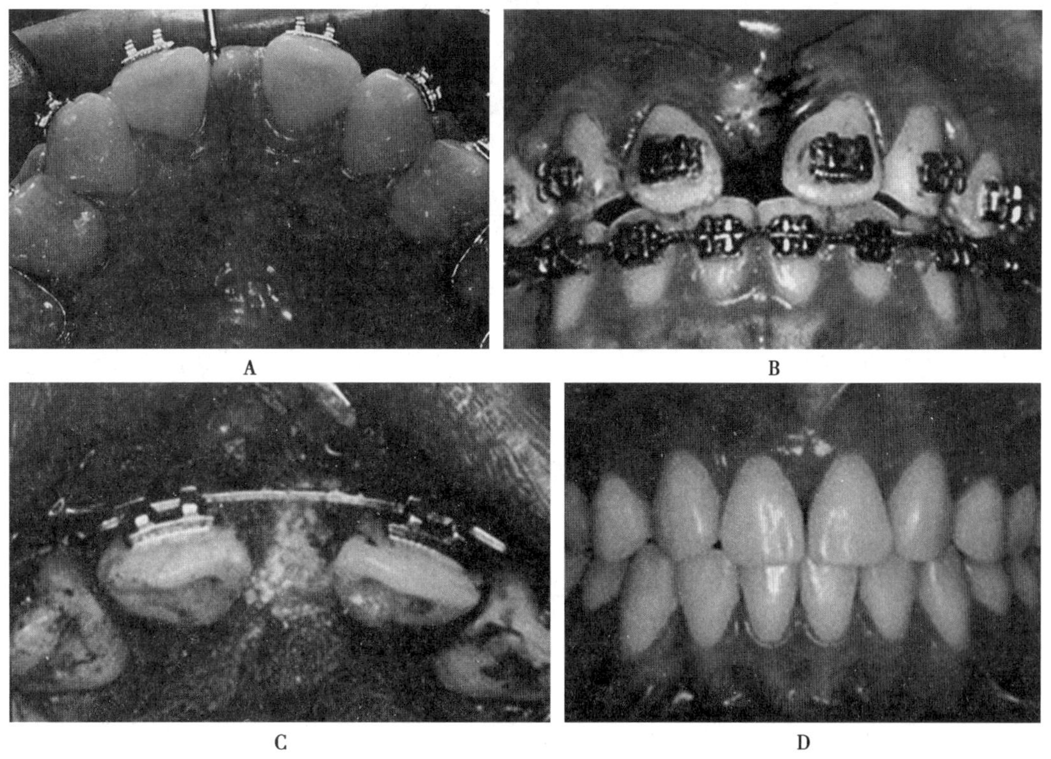

图 3-17-8　上中切牙缺失，牙槽骨及牙龈塌陷牙周手术治疗（GTR）

A. 严重的唇舌侧牙龈贯穿，腭侧观；B. 第一阶段：牙龈软组织缺损修补缝合；C. 第二阶段：牙槽骨缺损修复，即 4 个月后，羟基磷灰石及可吸收过滤膜植骨，骨缺损修复 6 个月后开始关闭前牙间隙；D. 正畸结束 4 年后（引自：Pinheio ML，2006）

的矫形考虑，进行必要的个性化调整，以达到较令人满意的效果。

（1）前牙形态的调磨：对缺损、磨耗不足的牙形进行修整及切缘调磨的目的，是恢复正常的切牙形态和唇齿的协调和美观。这种调磨应根据患者正貌、充分比照，参考上下唇与牙齿关系后进行，以突出患者个性的亮点，保证患者微笑、语言时适宜的牙冠外显度。对重度的前牙切缘磨损，恢复前牙外形只能通过修复的方法进行。

（2）切牙三角形间隙的处置：正畸排齐前牙后，前牙牙冠间龈乳突的完整对于前牙的美观相当重要，前牙龈乳突缺失、牙龈退缩使上前牙间龈方会出现黑色三角形间隙，影响患者美观。出现“黑色三角”的原因有：①牙槽骨吸收及龈组织退缩；②牙周手术去除牙周袋后牙间龈乳突缺失；③牙形异常，切缘形态过宽，拥挤错位失去牙间正常磨耗，排齐后出现三角形邻间隙；④正畸治疗未达到良好的牙根长轴平行。

对于牙间龈乳突萎缩的成人患者，与正畸治疗的有关的措施有四：①采用龈黏膜转瓣（图 3-17-6）、牙周组织诱导术（guided tissue regeneration，GTR）等恢复牙间龈组织；②牙冠近远中径调磨，调磨主要是降低邻面触点，使触点龈方移动，减小邻间隙，使吸收的龈乳突更易填满邻间隙（图 3-17-9）；③牙冠长轴的倾斜调整，如前牙美学弓等；④牙龈修复术（gingival prosthesis），利用树脂、复合树脂、硅胶或烤瓷等修复体遮盖牙间乳突萎缩（图 3-17-10）。通常，牙龈修复术应看做牙间乳突萎缩治疗的最后选择，而牙冠近远中径调磨是常规选择。

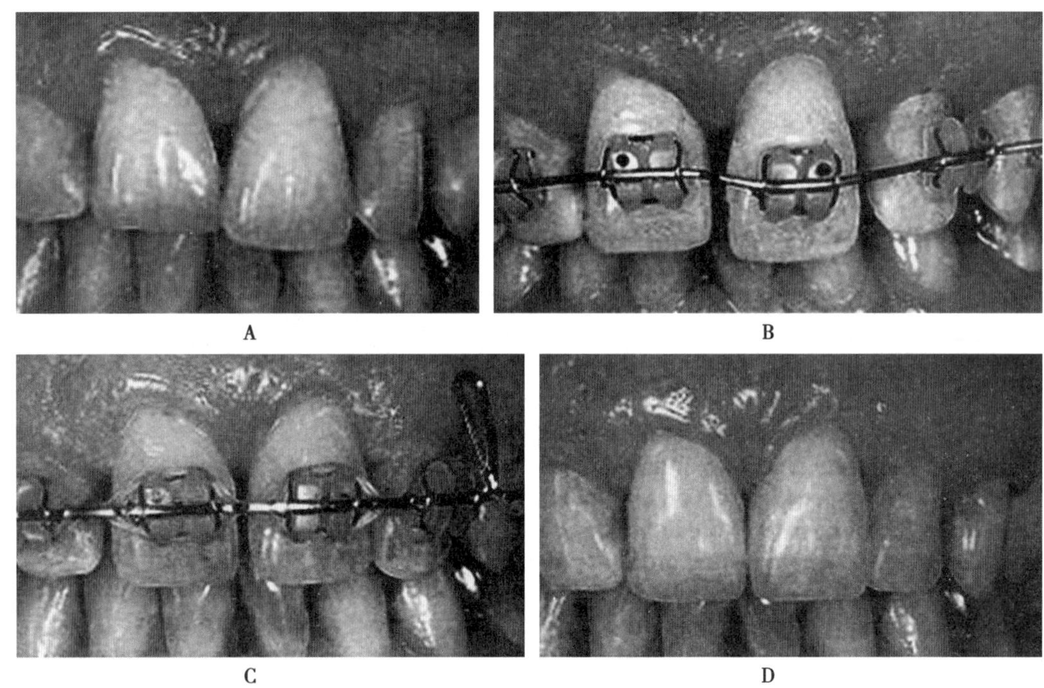

图 3-17-9　触点调磨及牙冠改形恢复牙间乳突

A. 牙冠铲状外形造成的邻面触点过于靠近切缘，牙间间隙增大；B. 排齐整平前牙；C. 前牙排齐后，调磨中切牙外形，延长触点，使其向龈方靠拢；D. 正畸精细调整后前牙邻间隙减小，牙间乳突恢复（引自：Zachrisson BU，2003）

（3）前牙龈缘不齐（过高或过低）的修正：正畸结束后前牙龈缘不齐是另一影响正畸后治疗美观的因素，常需要在去除托槽后进行牙龈美观恢复手术。造成相邻牙牙龈高度不齐因素有：①侧切牙代替中切牙后，侧切牙龈缘高度过低；②牵引助萌的切牙或高位萌出的尖牙排齐后，其龈缘会较其他前牙的龈缘高；③个别前牙过度磨耗或折断，选择正畸排平的病例，也会出现前牙龈缘不齐；④个别伸长牙被压入后的龈缘过低。

对此，正畸治疗后可考虑：①重新排列前牙位置，如排齐排平伸长的前牙后，为平整牙龈高度进一步

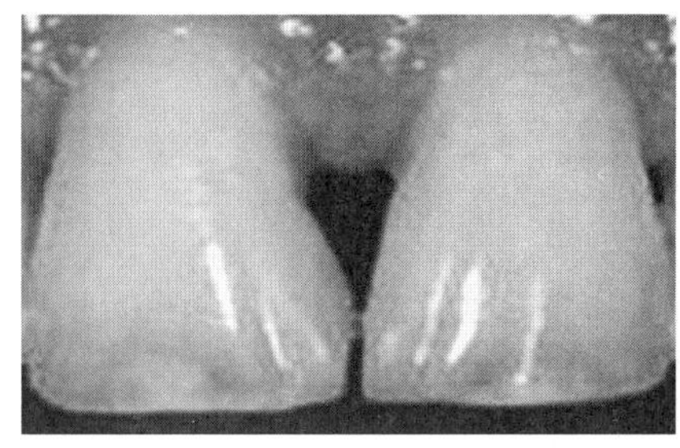
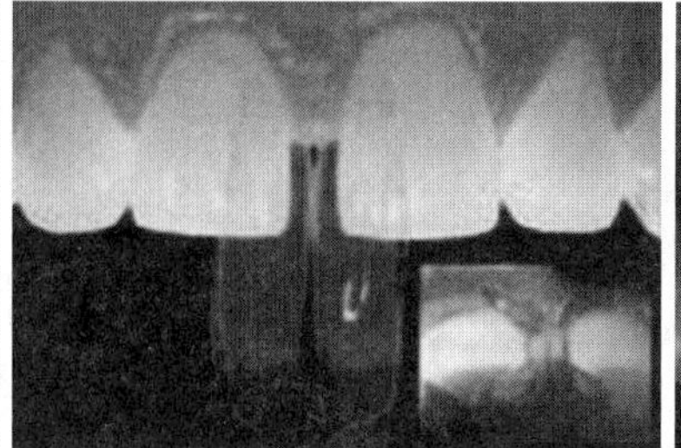
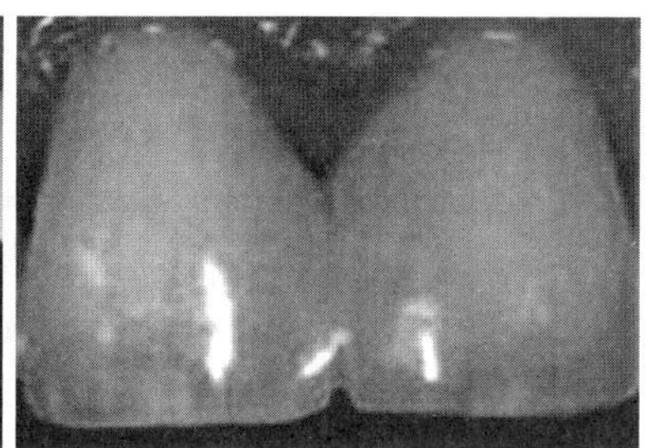

图 3-17-10　复合树脂修复遮盖牙间乳突萎缩(引自:Clark DJ,2009)

压入前牙直到其牙龈高度与其他邻牙平齐,然后再选择修复治疗恢复高度不齐的牙体;②侧切牙代替早失中切牙后,可压低侧切牙后,再用龈切除术(gingivectomy)切除过低侧切牙牙龈,陶瓷贴面修复使其与相邻中切牙牙龈高度一致(图 3-17-3);③有牙周病的患者牙龈吸收、牙根暴露,需做牙周手术解决牙周缺失,不属此列。

(4) 露龈过多的修饰:成人正畸后龈缘过低,微笑露龈过多者。如系假性牙周袋、龈缘增生,可在正畸结束后行唇侧的龈切除术(gingivectomy)和系带切除术(frenotomy),提高龈线和系带,但仅能在有限范围内改善前牙的露龈(图 3-17-11)。

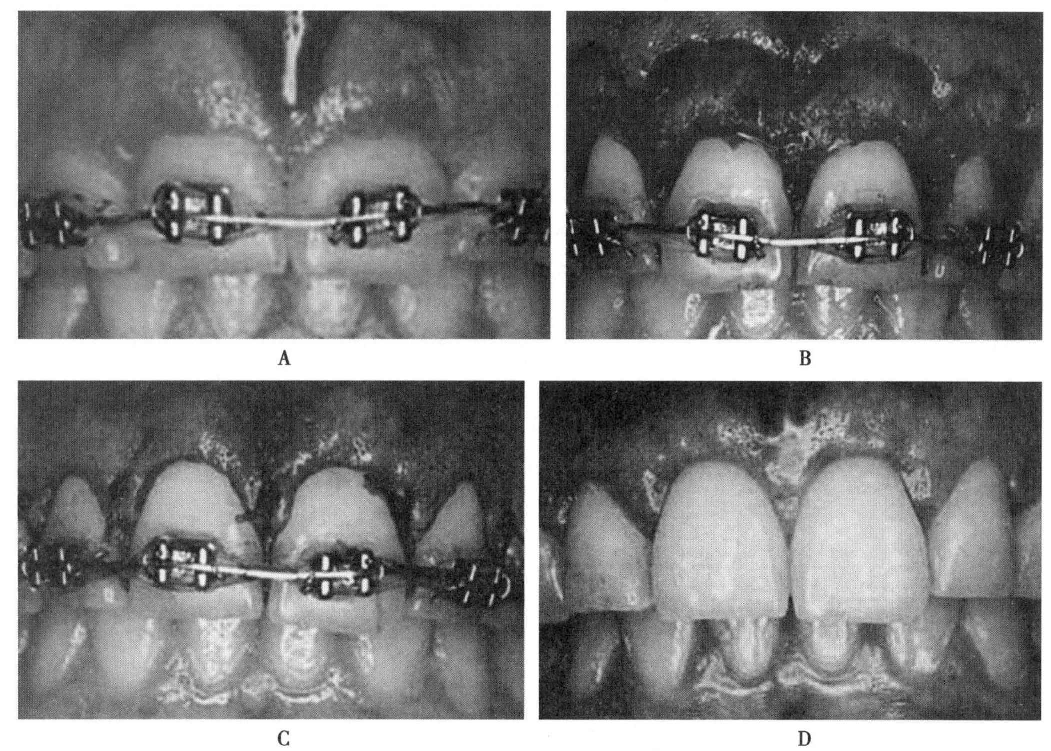

图 3-17-11　前牙龈切除术改善过低龈缘

A. 前牙牙龈及系带过低;B. 翻瓣,去除牙槽骨使其离釉质牙骨质界 1.5~2.0mm;C. 龈瓣缝合;D. 手术 6 个月后龈缘改善(引自:Ong M. A.,Wang H. L,2002)

六、牙周病正畸治疗后保持

与一般正畸患者的保持不同,牙周病正畸治疗后多需长期保持且不允许保持时有过多的牙移动,因此,保持器在吃饭时也必须戴用,饭后清洗再戴入。不宜采用正位器再做牙列最后精细调整移动的保持法。正畸治疗后的保持装置常设计为个体化的夹板式保持器、舌侧丝固定保持器等。对多个下切牙严重病损者,在畸形矫治后除应磨减改善冠根比外,可采用尼龙丝连续结扎树脂粘结固定法,使咬合力共同分担,同时也有利于美观。此外,正畸治疗后的修复体也可视为一种长期保持器。

第三节　成人修复前正畸治疗

除以矫治错𬌗畸形为主诉的患者外，临床中大部分成人患者是因其他口腔科室的要求而协助处置的患者，包括前述为治疗牙周、关节，以及其他如以修复、正颌、外伤、美齿等为主诉的患者。鉴于转诊者的口腔条件和要求，全面正确地诊治设计，应根据主治科室的要求会商决定，属于多学科综合矫治，而正畸仅作局限性地配合处置，属辅助性正畸治疗的范畴。其技术方法力求简单、便捷，多采用小范围牙移动方式进行局部调整。

一、修复前正畸治疗

由于一般以成年作为制作最后永久性固定修复体的前提条件，故在成人辅助性正畸治疗中，为修复而进行的正畸牙移动准备治疗是其重要内容，且多见于年龄偏大的失牙患者，主要有以下方面：

1. 开拓缺牙间隙

（1）适应证：个别切牙缺失，邻牙向缺牙隙倾斜、间隙缩小、中线偏移、影响美观者；后牙长期缺失后，邻牙倾斜，间隙缩小，对𬌗牙伸长、种植体或修复体难以设计及就位者。

（2）矫治要点：通常采用螺旋弹簧来开拓失牙间隙，但局部开拓前应先矫治邻牙拥挤、扭转，排平牙弓咬合曲线，去除移动干扰。必要时考虑减数或片切。然后再上螺簧扩拓。此时，选择的主弓丝应较硬、以防止变形，片段弓最好用方丝。螺簧推力不可太大，注意移动后必要的调𬌗以去除干扰。当间隙扩够后，还应在X线片下确定邻基牙牙根的平行直立、就位道顺畅后再进行修复。在前牙拓隙中，应最大限度关注切牙中线的纠正或维持。

2. 集中间隙镶牙

（1）适应证：遗传性牙量小（过小牙）、先天或后天失牙后常导致牙列间隙，临床上需将分散开的间隙集中于一处（常为原过小牙或失牙间隙位置）以便修复。当分散的牙被移动集中后，还应使其牙轴直立、牙根平行，才能达到共同分担修复牙的受力负荷。

（2）矫治要点：主要采用固定矫治器进行。先应排齐整平牙列，然后换较粗的唇弓丝，在希望集中的间隙位置用螺旋弹簧扩拓，并同时关闭不需要的其他牙隙。应注意在牙移动过程中避免咬合创伤，维护牙中线、尽力恢复上下咬合对应接触关系。当牙移动到位间隙集中后，还应注意牙轴的平行。

3. 竖直倾斜基牙

（1）适应证：常见为第一恒磨牙缺失后，第二恒磨牙近中倾斜，或同时伴有第二前磨牙远中倾斜，造成修复体戴入困难。以及因后牙的牙轴不正，修复后可致咬合受力不均。为了达到修复后桥基牙平行、𬌗力分配均衡及恢复良好的正常功能，应当在修复前矫治基牙的倾斜。

（2）矫治要点：对邻牙倾斜及牙列尚有可用间隙者，应先用弹性弓丝预排齐排平，然后换0.45mm的硬不锈钢丝作主弓丝，在间隙处用开大螺簧加力，可在关闭牙弓中其他散在间隙的同时，转正倾斜基牙；对仅有第二磨牙近中倾斜的直立，常用辅弓或竖直弹簧插入待转正磨牙颊侧辅管加力的方法；对需将倾斜磨牙的根更多向近中移动者，可采用方丝T形曲、附水平曲的垂直关闭曲等。同时，为利于基牙竖直，一定要充分注意对颌伸长牙的处置。

4. 压入伸长的对𬌗牙

（1）适应证：后牙早期丧失后，对𬌗牙大多伸长，不但可造成创伤性咬合（traumatic occlusion），干扰下颌运动，而且给修复带来困难，可通过压低并调位伸长的对𬌗牙，为修复创造条件。

（2）矫治要点：常见为对𬌗牙早失后第一恒磨牙的伸长，使𬌗面空间缩小无法修复。若第二恒磨牙存在，可直接用弹性主弓丝或设计水平曲压低；若第一恒磨牙为游离端牙则可用设计长臂水平曲，此时，主弓丝多采用方丝，前牙区应作垂直牵引，通过逐渐加大后倾度，压低并调整伸长的磨牙；对伸长牙也可设计微种植钉支抗，用橡胶圈弹力压入（参见图3-19-11）；对双侧对𬌗第一恒磨牙均伸长者，还可在其舌侧设计横腭杆（transpalatal arch，TPA），利用舌的压力压低磨牙。

5. 打开前牙深覆𬌗

（1）适应证：牙-牙槽性的深覆𬌗，特别是下前牙过长、Spee 曲线过陡、上切牙内倾性深覆𬌗，应先通过正畸的方法压低前牙打开前牙过深的覆𬌗。下切牙压入是为上切牙内收及修复预留间隙，而上切牙通过压入后除改善覆𬌗并可改善前牙暴露过多后，再修复前牙列，可起到美观、稳定的效果，但成人牙齿的压入移动应十分谨慎进行。

（2）矫治要点：应根据修复要求选择是压低前牙、还是升高后牙。压低前牙的方法可采用水平曲、多用途弓（utility arch）、压低辅弓、种植体骨支抗牵引，以及 J 钩等。升高后牙的方法可采用平面𬌗板、摇椅弓、多曲弓等（参见固定矫治器章节）。

6. 调整牙齿位置

（1）适应证：扭转牙、错位牙、异位牙常影响修复设计，故在修复前多需排齐转正。当中切牙缺失考虑用侧切牙代替，或侧切牙缺失需由尖牙前移代替时，都应先进行牙位置调整，以使修复牙颈缘更协调美观。

（2）矫治要点：常用固定唇弓矫治器、固定舌弓矫治器、局部片段弓进行牙移动等，方法与常规矫治技术相同。牙移动过程中应注意保持原牙弓长度（用舌弓）、暂时义齿掩饰拔牙部位等（图 3-17-12），除留足修复间隙外，应注意支抗设计，防止中线的偏移、防止牙的倾斜、旋转，尽量将要移动修复的牙放置于最适的修复位置。同时应注意使用轻力，尽量防止因施力不当造成的牙根吸收。

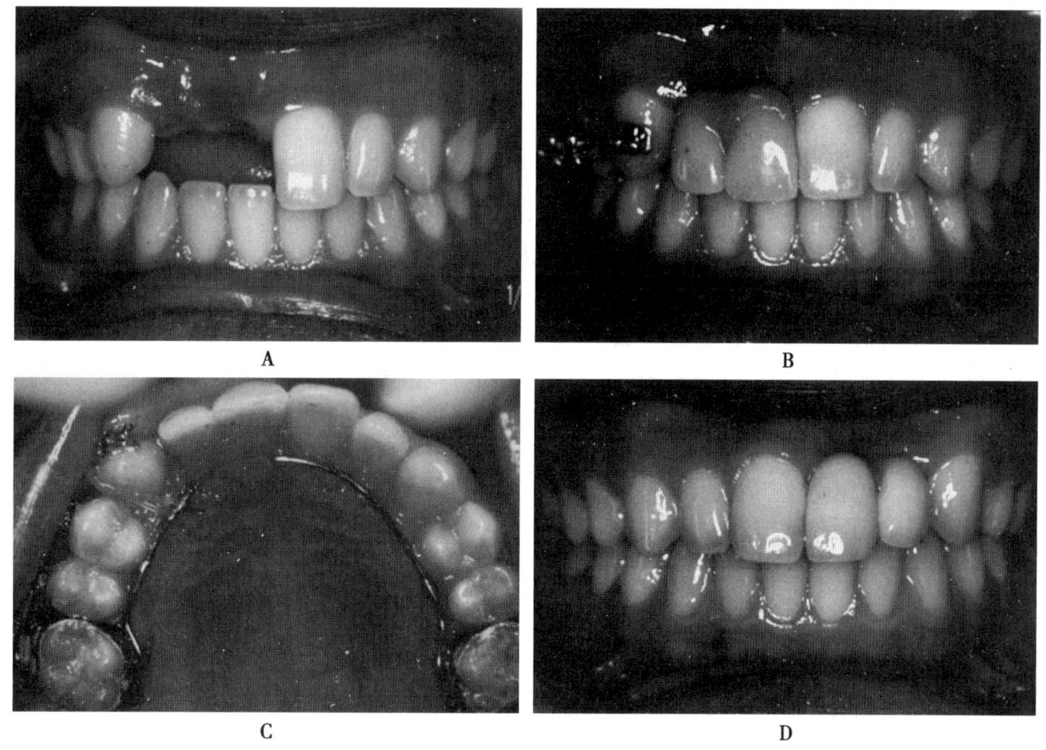

图 3-17-12　片段弓改扭转，用舌弓及暂时性义齿维持间隙

A. 11、12 缺失，13 扭转；B、C. 矫治中；D. 修复后

上述修复前的正畸治疗，多系在小范围内对局部牙齿进行的小量移动。在成年人的矫治中，这种仅需小量牙齿移动，就能达到矫治目标的正畸治疗还比较多见，因此也称之为小范围牙移动（minor tooth movement，MTM）。由于这类正畸治疗的目的明确、治疗方法比较简单、矫治原理不很复杂，治疗对象可包括健康牙周及一些非健康牙周患者，特别具有临床实用意义。

二、小范围牙移动治疗

1. 成人 MTM 的概念　从字义上理解，小范围的牙移动治疗（minor tooth movement，MTM），系指牙齿移动范围及距离较小，矫治目标单一、方法较简单的一类单纯牙性畸形的正畸治疗。按字义应包括未成年儿童及青少年期诸如乳牙列及替牙列期的前牙反殆、切牙间隙、个别牙错位等简单牙性畸形的早期阻断性矫治等。但在此，我们主要是指局限在成年人中进行的，畸形程度相对较小，牙齿移动范围不大，以矫治成人简单牙性畸形，改善前牙局部美观、改善咬合平衡及维护牙周健康为目标的正畸治疗。其治疗内容，除包括前已述及的修复前正畸治疗外，还包括成人中个别牙错位、牙间隙等的矫治以及作为牙周病、TMD等辅助治疗的小范围内的牙调整治疗等。成人MTM正畸治疗的牙移动范围较小、方法较单一、矫治设计不很复杂，临床上简易可行，因此，作为一种有效实用的矫治手段，应是从事一般口腔执业、有一定矫治经验的普通口腔科医师都应学习了解的有关正畸专业的知识和技能。

2. MTM矫治的注意点

（1）移动牙齿的数量及范围小：MTM的矫治对象应仅涉及一些简单、局部的牙性畸形。应以解决局部的问题，如个别前牙错位、中切牙间隙、个别牙反殆等为目标。因此不需要全面涉及及移动过多的牙齿，特别是不要随意全面改变牙弓形态，否则将破坏整个牙列原已建立的殆平衡和代偿协调关系。这一点是选择成人MTM与成人全面的常规综合性正畸治疗的主要差别。

（2）不需进行太复杂的设计：MTM矫治的设计应尽量简单，主要着重于局部问题的解决即可。矫治器应简单易清洁，矫治过程不宜太长。由于成人的口腔环境、生态平衡较儿童更难恢复和适应，更易发生牙龈炎及菌斑附着，发生细菌对牙周的破坏，因此，简单局部的矫治设计和治疗过程有益于维护成人口腔卫生和保障正常口腔功能。

（3）个体最适力的应用：成年人多有不同程度的牙周炎症，此外，随年龄增大牙槽骨的增龄性萎缩吸收越严重，临床牙冠增长，加之牙周膜的反应性及改建能力已下降，因此矫治力的应用需十分小心。提倡采用较小的个体相适的微力、间断力，延长复诊时间，严密观察，定期牙周护理，以利于牙移动中组织的适应性改建和恢复，而不至于造成牙周损伤、牙松动，甚至牙丧失。

（4）需要患者积极配合：成年人社会活动多，而目前多数正畸矫治方法需在牙面粘结托槽，必然在一定程度上影响其美观和社交活动。这就需要患者能克服心理上不必要的压力，对治疗有正确的心态，切不能急于求成，甚至自行加力，自行拆去矫治器，从而造成牙周损害、牙松动及治疗反复等。因此，端正治疗前的认识和让患者全面了解矫治方法和时间过程是保障矫治成功的关键。

（5）不良习惯的改正：与儿童患者一样，成年人中也存在不良习惯，有些是继发性的，如开殆所致的吐舌代偿、鼻炎所致的口呼吸，以及牙松动后的舔舌习惯等。有的是原发性的，如咬烟斗、剔牙等。如果未能改正这些习惯或治愈造成这些习惯的病因。在MTM治疗结束后，畸形可能复发，这一点也应充分注意。

（6）口腔卫生的维护：成人口腔组织再生及抵抗力较之儿童及青少年弱，易罹患牙龈炎等，特别是牙周炎患者，矫治器戴入后易加重牙周萎缩吸收等。故刷牙、漱洗、洁治等口腔卫生的维护应特别注意和加强。

（7）及时保持及调殆：MTM治疗后殆位的稳定和保持十分重要。如系为修复而进行的治疗，例如，压低下前牙改善深覆殆或集中间隙后，应及时戴上修复体。如果系个别牙扭转的改正，应及时固定保持或设计固定修复，以防止其复发。并且，正畸矫治结束后应注意调殆，去除早接触点，去除咬合创伤，必要时应降低临床牙冠，以维护牙齿的正常受力和履行其功能。

3. MTM的适应证　成人小范围牙移动治疗主要是局部的牙-牙槽性的改建移动，其牙移动的范围及距离均应是有限度的，因此，在治疗病例的选择上应充分掌握其适应证。临床上MTM主要解决的问题有：

（1）改善前牙区局部美观及咬合

1）个别前牙反殆：适于因个别前牙唇（舌）向错位所致的反殆，其牙弓内有足够间隙或间隙差不大者。

2）中度前牙反殆：多数前牙反殆，机制为牙性、功能性，反覆殆深、反覆盖小、可退回至切对切关系者。

3）前牙间隙：系由不良习惯、先天性缺牙、多生牙拔除等所致，其前牙间隙可通过简单牙移动关闭且不至于造成牙过度倾斜及牙周损伤者。

4）前牙扭转、错位：个别前牙或多数前牙的扭转、唇向、舌向、高位、低位等，只要牙弓间隙足够，均系 MTM 的适应证，但如果系需拔除多个后牙进行治疗，则应属于全面的正畸治疗范围。

5）牙-牙槽性前牙开殆：特别是长期不良习惯（如咬烟斗等）所致的牙性开殆，可以通过 MTM 治疗得以矫治，但应注意矫治后不良习惯的去除及保持，否则可能复发。

（2）改善牙周受力环境及缓解关节疾病

1）创伤性殆：矫治造成牙周创伤、松动的错位牙、过长牙，恢复其正常的位置和正常的生理性牙咬合刺激，可使牙周恢复其形态和功能，这类牙的矫治无论在前牙区或后牙区，都应是 MTM 的指征。

2）牙轴不平行：对牙轴倾斜侧牙槽骨水平吸收比较严重的牙齿，通过 MTM 竖直牙轴，可重新恢复其正常的生理压力，避免新的牙周损伤。否则，持续不利的侧方压力，将造成进一步的牙槽骨吸收甚至牙齿丧失。

3）前牙Ⅲ度深覆殆：由于下前牙咬触在上前牙腭侧黏膜上，可造成上前牙根部的炎症及牙周组织的损害。对此，应通过竖直后牙或压低下前牙打开咬合，从而阻断其不利的牙周刺激和创伤。对有牙周吸收、有间隙、牙冠过长的下切牙，应尽可能关闭间隙、固定并磨减降低临床牙冠。

4）殆因素所致关节疼痛：配合关节科医师制作殆板、用简单矫治器去除咬合干扰。

（3）修复前正畸治疗（详见前述）。

（4）其他：如外伤所致牙/牙槽移位的唇弓固定、牵引复位；因牙齿扭转、拥挤、错位等造成牙间隙，导致食物嵌塞、牙周乳头炎、牙龈炎的情况，也是 MTM 的适应证。

4. MTM 常用矫治方法

（1）活动矫治器治疗：该装置在小范围牙移动治疗中应用较多。如后牙殆垫式矫治器、舌簧式、弓簧式活动矫治器等。由于采用黏膜及牙齿共同作为支抗，有利于个别牙的调整移动，而且装置设计简单，易清洁，复诊操作调节容易。最适于前牙反殆、个别牙扭转、错位的改正等矫治（图 3-17-13），但不适于牙位、牙轴的精细调整。因为，其移动牙齿的方式主要是牙冠的倾斜移动。

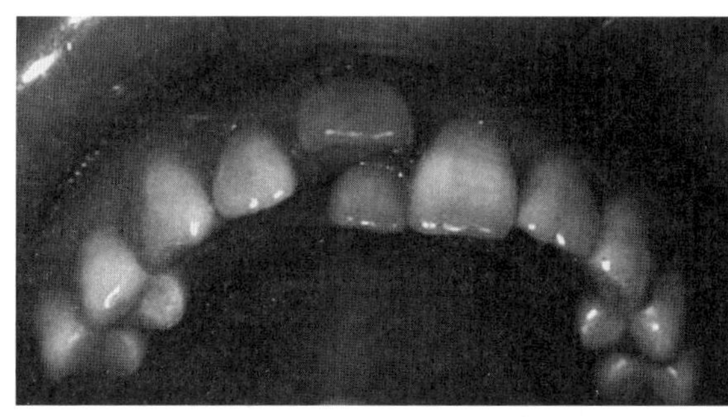
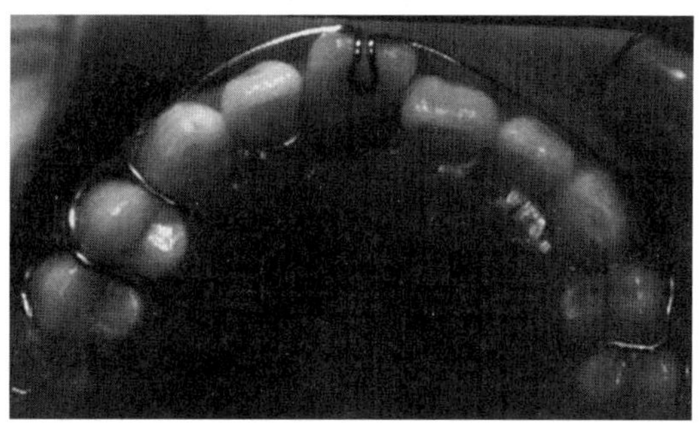

图 3-17-13　用活动矫治器唇弓改正多生牙拔除后前牙复位

（2）固定矫治器的应用

1）固定舌弓或腭托：在磨牙带环腭侧焊舌弓或 Nance 腭托，在舌弓或腭托上附置弓簧、舌簧、牵引钩等可进行牙齿的唇（颊）向及近远中移动。适于牙齿错位、扭转、倾斜等的改正。该装置因固定在舌侧，比较隐蔽，不妨碍美观。但调节施力及对口腔卫生的维护较困难是其缺点。

2）局部弓：属于唇侧弓技术之一。在需要矫治牙的局部牙弓的牙面上粘结托槽并设计局部弓丝，利用弓丝的弯曲及附设的弹簧附件、牵引力移动牙齿。适于局部间隙的关闭、扭转、基牙的竖直改正等。片段弓多采用方形丝，以便进行力的调整和牙移动方向的控制。

3）局部牵引：利用橡胶圈、弹力线、结扎钢丝等加力移动牙齿。应首先在牙面粘结托槽或在唇面设计活动钩等，然后再轻力牵挂或结扎加力。多适用于关闭前牙间隙。但应注意：在关闭前牙间隙时，决不能直接将橡胶圈套入切牙邻间加力，这将导致橡胶圈滑入牙根部而致牙齿脱落。

4）简单多托槽固定矫治器：如2×4、2×6技术等（参见第八章）。可以运用轻力首先矫治错位牙，阻断不良咬合干扰。最适用于前牙的竖直、前牙反𬌗的改正、牙位的微小调整，以及咬合的打开等。

（3）功能性矫治器治疗

1）前牙平面𬌗板：适用于下切牙过长的深覆𬌗的治疗。通过前牙平面𬌗板压低并抑制下前牙生长，同时也有让后牙伸长的作用。但应注意，由于成年人关节及牙周的适应范围已不如青少年，平面设计不宜太厚，打开的高度不宜太大，特别是对于有牙周病的前牙，使用前牙平面𬌗板更应十分慎重和小心。

2）斜面导板：常用的为下颌斜面导板。适用于牙周健康无疾患的个别前牙及牙-牙槽性前牙反𬌗，反覆盖小、反覆𬌗较深的病例。矫治中应注意斜面角度的调整并注意设计中应包括较多的下切牙甚至后牙增加𬌗垫以利于固位、支抗和减小创伤。

3）舌挡：适用于有吐舌、吐物习惯成人患者的矫治后保持及功能训练。

（4）其他

1）邻面去釉（stripping）：在某些牙扭转、拥挤的情况，可以通过少量的邻面去釉获得间隙。对于后期要进行修复的牙齿，可以根据情况进行较多量的片切以便于后期的牙面形态修复。但片切的多少应与修复科医师会诊后再定。

2）正位器（positioner）：一般用做常规全面正畸治疗的矫治后期，进行牙齿的小范围最后调整及保持用。在MTM治疗中，对一些个别的错位轻微的牙齿也可采用该装置进行矫治。

3）透明塑胶矫治器（clear plastic）：利用压膜式透明塑胶保持器的塑料基板作为基托固位，通过粘结附件、局部剖断、牵引，进行牙移动。适用于关闭中切牙间隙、及个别牙错位的微小牙移动矫治（图3-17-14；见图2-12-4）。

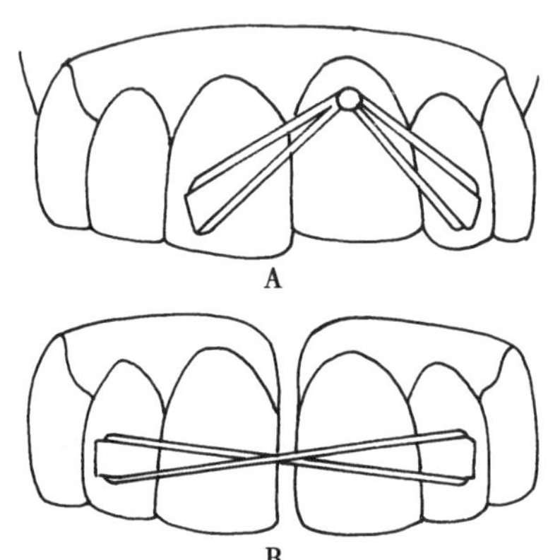

图3-17-14　透明塑胶矫治器（Essix技术）的应用设计
A. 牵引助萌低位中切牙；
B. 关闭上中切牙间隙

4）无托槽隐形矫治器（Invisalign）：其形态及作用原理类似正位器，系一种计算机辅助设计和制作的透明塑胶活动矫治装置，不使用托槽和弓丝，通过一系列装置，不断地小范围牙移动，达到矫治错𬌗畸形的目的，适于成人患者，特别是对托槽矫治器有心理负担或特殊职业患者尤其适用。

第四节　成人颞下颌关节功能紊乱病患者的正畸治疗

颞下颌关节紊乱病（temporomandibular disorders，TMD）是口颌系统多发病，发病率约为20%～40%。多见于青壮年时期，女性明显多于男性。牙颌畸形并不是TMD的唯一致病因素，但与儿童相比，由于成年人代偿能力的下降，精神及环境压力更大、对异常因素更为敏感，特别是成年女性，表现出的自觉症状及心理症状也更为严重和突出。因此，了解成人正畸中有关TMD的矫治适应证、诊治原则、常用方法和注意问题十分重要。

按照现代𬌗学的观点，TMD主要是以咀嚼肌、颞下颌关节、咬合三者的生理失调及病理改变为诱因的综合征。可由全身系统性疾病、精神心理因素、局部神经肌肉因素、关节因素、咬合因素以及创伤、长期不良姿势等引起，病因至今未完全阐明。目前，临床治疗也多以保守疗法为主。治疗措施主要包括：肌功能、颞下颌关节，以及𬌗的综合处置。而正畸治疗作为辅助治疗该病的重要手段之一，目的是通过矫治颌骨关系、排齐牙列、去除咬合运动干扰及早接触，建立适当的前牙引导。因此仅是一种通过矫治错𬌗，从而去除或排除错𬌗致病因素的诊断性、辅助治疗。由于𬌗因素不是TMD的唯一致病因素，只有产生𬌗干扰，导致咀嚼肌功能失衡的错𬌗才是TMD的致病因素。因此，只有充分理解咬合、咀嚼肌、颞下颌关系三者间的生理性功能平衡关系，对患者的TMD症状、体征进行全面、细致的检查、评估，认识到正畸矫治在TMD治疗手段中的非特异性，才能对患者进行正确的诊断和治疗，并正确评价和向患者解释正畸治疗的效果。

一、适 应 证

并不是所有患有 TMD 的成人牙颌畸形患者都适于正畸治疗和通过正畸而治愈。目前,正畸治疗主要适用于以下患者:

1. 有明显致病性殆因素,如明显 CR-MI 不调(CR-MI disharmony)、后牙锁殆、严重深覆殆、异常磨耗,以及牙缺失后对殆牙伸长、邻牙倾斜等成人 TMD 患者。

2. 肌功能异常,如不良吞咽、长期偏侧咀嚼、口呼吸及面颌肌疾患导致颌位异常、运动异常、功能失调的成人错殆畸形患者。

3. 除了正处于急性退行性关节病变(acute degenerative joint disease,ADJD)的患者外,其余阶段的 TMD 患者都可尝试通过正畸治疗来消除致病性殆因素,观察 TMD 症状和体征的转归。

4. 因颌骨发育畸形、髁突不对称发育、外伤、粘连等导致错殆及出现关节损伤,并影响颜面形貌对称美观的颌骨及关节病问题,则需通过正畸-外科联合治疗做全面的处置。

二、诊断及治疗原则

成人正畸患者中,表现出 TMD 的常见典型症状有三:①疼痛(关节、咀嚼肌及肌筋膜区疼痛及触压痛);②下颌运动异常(张口受限、绞锁、开闭口运动偏斜、摆动);③关节杂音及弹响。此外,也可伴有失眠、眼症、耳症等。临床上根据病史、症状、动态检查、咬合关系的殆架转移及分析、并结合 X 线片(许勒位、体层摄影)及 CT、超声多普勒、磁共振等辅助检查,诊断一般不难。

由于殆因素是比较公认的主要致病因素之一,因此,正畸治疗的目的,应是消除可能导致上述症状的病因,即消除殆的异常,从而改善、缓解和消除 TMD 的症状及体征。对于成人 TMD 患者,常规正畸治疗的四原则包括:

1. 无痛原则 常规正畸治疗前一定要先明确患者关节区疼痛症状或体征的来源,尽量消除患者的疼痛症状及体征。关节区自发疼痛(症状)或咀嚼肌扪诊疼痛(体征)可能来自于咀嚼肌疼痛、关节囊内病变或其他因素导致的疼痛。正畸治疗前必须要通过诊断性松弛殆板治疗,并配合正确的临床检查手法来明确患者疼痛的来源,进而通过恰当的保守治疗尽量消除患者的疼痛。如在正畸治疗过程中,患者又重新出现疼痛,应暂时停止加力或牵引,重复前述步骤消除患者疼痛后方可重新开始治疗。无痛原则应贯穿患者的整个治疗过程并严格遵守。

2. CR 位建殆原则 在详细分析各种检查结果,特别是殆架分析结果的基础上,通过制订正确的综合性治疗计划,去除 CR 位殆干扰,建立稳定、均匀的 CR 位咬合接触关系,恢复 CR-MI 协调一致。

3. 前牙引导原则 适当的前牙引导(anterior guidance),包括前伸引导和侧向引导,对恢复或建立协调的咀嚼肌功能及 TMJ 的长期健康、稳定至关重要。因此,要将建立正确的前牙引导与恢复前牙的美观相结合。在排齐前牙时,一定要结合患者的唇齿关系、发音、下颌功能运动范围来定位患者上下前牙的最终位置及形态(包括前后向、垂直向位置、倾斜角度、上前牙舌侧及下前牙切缘形态),必要时应结合调殆、修复等治疗来恢复适当的前牙引导及前牙美观。当治疗结束时,下颌在切牙的前伸引导下做前伸运动时,后牙无殆干扰;在工作侧尖牙或尖牙及切牙的侧向引导下做侧方运动时,非工作侧后牙无殆干扰(如尖牙牙根或牙周情况不好,工作侧后牙也可以参与侧方引导)。

4. 综合治疗原则 对于成人 TMD 患者,正畸治疗一般来说只能达到部分治疗目标。其余的部分则需要与关节、牙周、牙体牙髓、修复等专业医师密切配合方能使患者最后达到健康、稳定、美观的治疗效果。

三、正畸矫治程序

总的来说,应采取先对症、后治本,"逐步升级"的治疗模式。首先应采用可逆性治疗手段,即保守性的对症治疗(如心理安抚、理疗、咬合板等)来消除患者的关节疼痛、张口受限等症状,然后再采用不可逆的治疗手段(如调𬌗、正畸、修复、关节及正颌手术等)。

1. 急性期对症治疗 若患者表现有肌肉痉挛、张口受限、关节疼痛等急性发作期症状,应先做热敷、理疗、氯乙烷喷雾等对症治疗,消除或减轻患者的急性期关节症状。

2. 𬌗板治疗 也是一种可逆性治疗方法,正畸治疗中常用的有松弛𬌗板、稳定𬌗板及软弹性𬌗板。

(1) 松弛𬌗板(relaxating splint):戴于上颌,类似 Hawley 式保持器,仅前牙区形成𬌗平面板。平面板与下前牙呈均匀点状接触,后牙区离开约 2mm 间隙(图 3-17-15)。其主要作用为使后牙脱离咬合接触,消除咀嚼肌的程序记忆效应,从而缓解肌肉的痉挛、疼痛,因此又称为前牙去程式化𬌗板(anterior deprogramming splint)。适于张口受限、关节区自发痛或咀嚼肌扪诊疼痛的患者。一般佩戴时间不宜超过 1~2 周,以防后牙伸长,加重𬌗干扰。

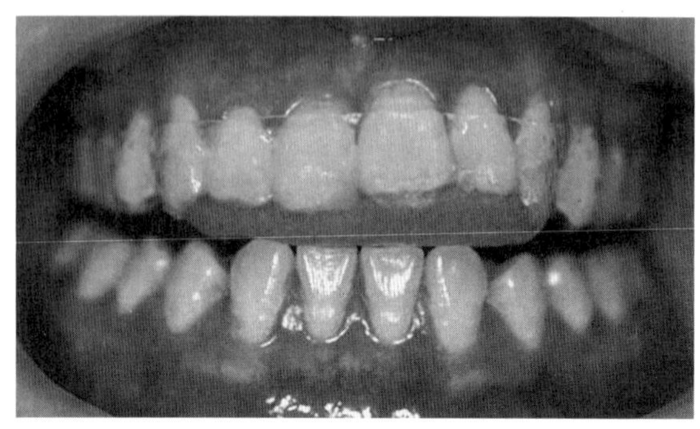

图 3-17-15 松弛𬌗板戴入口内情况

(2) 稳定𬌗板(stabilization splint):稳定𬌗板必须经过精确手法定位患者 CR 位,并利用面弓转移颌位关系至半可调𬌗架上制作(见图 1-3-26)。可设计于上颌或下颌,覆盖全牙弓𬌗面。咬合板厚度在第二磨牙中央窝处约为 2mm,一般不超过息止𬌗间隙。咬合面应平滑,无尖窝嵌合。CR 位时应与对颌前牙切缘、后牙工作尖呈均匀点状接触(根据患者牙齿的排列情况允许个别错位前牙或后牙与咬合面无接触),以便于下颌调整位置。𬌗板的前部应形成适当的前牙引导斜面(不超过 45°),使患者在开始前伸运动时后牙立即脱离咬合,开始侧方运动时双侧后牙均立即脱离咬合(图 3-17-16)。可以吃饭时戴用,但不强求。稳定𬌗板的主要作用是:消除患者的咬合-肌功能失调,将患者的下颌稳定于 CR 位并有利于早期移位的关节盘能够复位,最终以稳定的 CR 位作为建𬌗的基础,制订详细的正畸或综合治疗计划,因此适用于绝大多数 TMD 患者。与松弛𬌗板不同,稳定𬌗板可以长期戴用,部分患者的 CR 位(常见于髁突吸收、可复性盘前移位等患者)可能会因为关节囊内结构的重建或恢复而出现微小的变化,导致在𬌗板上出现小的局部干扰,这时就需要定期调磨𬌗板以适应患者的 CR 位调整。稳定𬌗板也被用于治疗完成后继续稳定患者下颌于 CR 位。

(3) 软弹性𬌗板(soft resilient splint):多戴于上颌,类似目前的压膜式透明保持器。用专门的软弹性材料在加硬模型上通过空气压缩机压制而成,可以缓冲咬合力,有益于紧咬牙、夜磨牙的牙体及牙周保护。

3. 正畸矫治 关于 TMD 成人患者的错𬌗矫治,其矫治器的选择、矫治程序和方法并无特殊,与前述成年人的常规治疗相同。正畸矫治中应注意或容易出现的问题有以下方面:

(1) 矫治器:建议优先选择简单正畸装置矫治。开始阶段可用活动矫治器附𬌗板治疗,待症状缓解后再用固定矫治器做全面调整。应强调的是,由于成人髁突生长已停滞,不宜再应用矫形力控制下颌生长及寄期望于关节的适应性改建。例如对于成年人下颌不足的治疗,不宜再采用功能性矫治器前导的方法,因即使下颌前导暂时到位,也不可能在此位置稳定,可出现复发性下颌后移,最终形成双重咬合,这种不稳定的𬌗位极易引发及加重 TMD。

(2) 出现𬌗干扰:在矫治中,可因牙倾斜移动出现早接触及咬合干扰,造成牙周创伤、牙松动。这种矫治中的医源性𬌗因素异常如果属牙移动中暂时性的,可暂停施力,观察不作处置,或通过正畸手段调整,如采用附加𬌗垫避开障碍。仅对有明显磨耗不足、过度伸长的非功能牙尖等,才可用调磨缓冲去阻等方法去除。

(3) 后牙区错𬌗未矫治:成人矫治往往注重前牙美观而忽视后牙矫治。而磨牙错位、后牙反𬌗、锁𬌗等病理性因素如果不尽早矫治去除,常常是导致颞下颌关节病发展及加重的病因。因此,矫治中优先处置后牙锁𬌗、磨牙过长等,去除咬合运动干扰,常是治疗计划的首选方案。

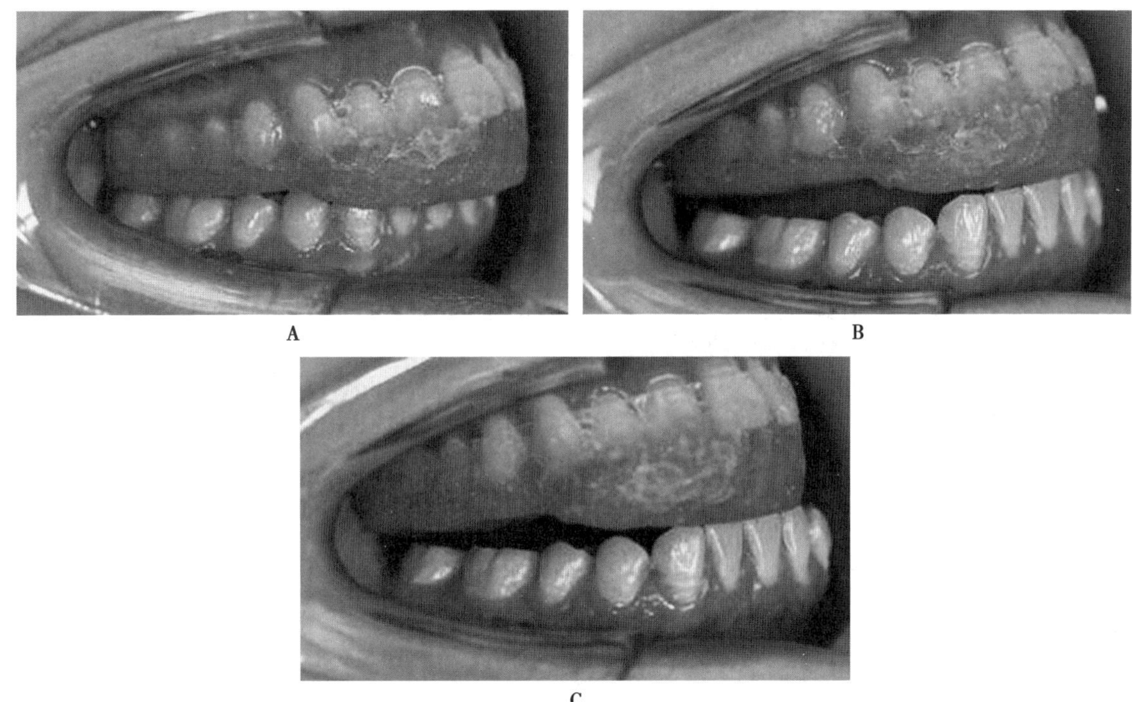

A　　B　　C

图 3-17-16　稳定船板戴入口内情况

A. CR 位前后牙均匀咬合；B. 前伸船后牙无干扰；C. 侧方船非工作侧后牙无干扰

（4）未建立适当的前牙引导：成人 TMD 患者的正畸治疗应特别注意检查下颌在功能运动（前伸及侧方运动）过程中有无船干扰。例如上切牙虽然排列整齐并未建立良好的前伸引导，导致前伸运动时后牙早接触；或虽已恢复尖牙中性关系，但由于患者尖牙过度磨耗，导致侧向运动过程中缺乏良好的侧方引导，工作侧或非工作侧后牙仍存在船干扰。未建立适当的前牙引导将导致患者的咀嚼肌在下颌功能运动过程中始终处于功能失调的状态，从而引起患者 TMD 症状和体征的持续存在并可能加重。因而应尽早通过矫治，并结合调磨及修复手段，恢复牙体正常形态和良好的前伸及侧向引导。

（5）施力不当：不适当的颌间牵引力设计，不适当的牵引方向，如重力、Ⅲ类牵引等，可能导致关节受压，加剧疼痛。此外，局部牙施力不当，导致个别牙升高或倾斜，造成咬合干扰、船创伤，可诱发关节疼痛等症状。但只要及时发现并改正，一般短期内可恢复正常。

4. 调船治疗　成年错船患者矫治前由于失牙、长期咬合适应性代偿，常出现重度牙磨耗，牙过长、髁位不正等。当正畸排齐牙列后可出现上下颌牙对合不均匀，出现新的早接触及咬合干扰，从而加重 TMD 症状和病损。因此，调船处置是成人 TMD 患者正畸后期治疗中应考虑的重要内容，但应用时必须十分谨慎：

（1）治疗前提：调船治疗前一定要首先确立目的：是否必须？早接触是否对牙周造成创伤？咬合干扰是否可再通过正畸调整解决？调磨后是否能增进其功能和稳定？同时，调船前一定要先与患者充分讨论，如果不能取得患者配合或患者有心理障碍者，不宜进行调船治疗。

（2）调船时机：多应选择在主动矫治完成后进行。不应在治疗中为方便牙移动而过早轻易改变牙的尖、窝、面形态。因为治疗中的咬合关系是暂时的，并不代表最后的船位。此外，在肌功能异常时，咬合往往出现假象，肌肉症状消除，才能回复咬合的真实状态。而且，由于牙周组织具有弹性，因此部分存在早接触的牙位在初次调船后又会由于牙周组织的反弹（rebounding）而导致再次出现早接触，此时就需要再次调船。一般成人患者需要经过 2～3 次调船，方能消除所有的 CR 位及功能运动过程中的早接触。需要指出的是，对于部分前牙过度磨耗的患者，必须通过修复治疗重建良好的前牙引导方有可能消除早接触，对于这类患者切不可过度调船，导致牙体组织过多丧失。

（3）调𬌗方法：详见第三章相关内容。

（4）其他：异位牙的改形（如尖牙代替侧切牙的改形）、磨减影响下颌运动的上切牙舌侧过厚的边缘嵴、修圆刀刃样的牙尖、适当恢复已磨耗平的咬合面生理外形等。并最后打磨抛光。

5. 修复处置　对于失牙、过度磨耗、牙形态异常、先天性多数牙缺失等可能影响咬合稳定的错𬌗患者，应在正畸治疗前与修复科会诊，确立修复单位、间隙集中部位、调𬌗及咬合打开程度和要求。以便在正畸治疗结束后，尽快完成修复治疗，以利建立适当的前牙引导。

6. 手术治疗　对于因先天或后天原因导致的严重骨𬌗面发育畸形，以及对因创伤、长期受力不均造成关节窝、关节盘、髁突结构破坏的关节病，如骨性下颌前突、骨性开𬌗、小下颌、偏颌等畸形以及关节盘病变穿孔、不可复盘移位，髁突骨质破坏、粘连等，仅通过保守治疗或单纯正畸掩饰治疗是很难达到满意疗效的，应结合关节盘或髁突手术，以及正颌外科手术治疗。此时的成人正畸作为术前术后的辅助治疗，主要是去除咬合干扰、去除牙代偿、协调上下牙弓形态，术前通过模型外科预制手术定位𬌗板，并在术后做精细的咬合调整。

7. 心理辅导治疗　心理因素特别是语言刺激，常是促发加重 TMD 症状的重要诱因，临床上一些因耳颞区疼痛、张闭口异常（关节源性症状）转诊正畸的患者开始并不主要关注错𬌗及畸形问题，且多有焦虑、烦躁、甚至偏激情绪，常有多处求医史。由于对该病的病因、损害、预后等认识不足，产生过分关注、担忧和多虑。患者对医师的言语解释、处置态度及方式十分在意。另一方面，对因正畸主诉而检查发现有 TMD 症状者，由于患者对医师的检查发现、暗示等十分敏感，故医师的语言表述一定要注意不应加重患者的心理负担，更不能作出正畸就能治愈关节问题的承诺保证。这常是导致医源诱因及医疗纠纷的重要原因。鉴于个体素质、工作压力、情绪紧张、应激和生活事件等精神心理因素是 TMD 的重要诱因，因此，一开始在治疗中就注重观察，语言疏解，暗示诱导，同时辅以一些可逆性的对症安抚治疗，如理疗、𬌗板等（也可达到安慰剂效应），临床上，这种减轻患者的思想压力松解，转移注意力的方法，有时可起到“事半功倍”之效。

第五节　成人正畸-正颌外科联合治疗

现代口腔医疗模式中，对于严重牙颌面畸形患者需用正畸-正颌外科联合治疗（combined orthodontic and orthognathic surgical treatment）来重建颌骨的三维空间关系。目的是通过不同外科术式设计，进行颅颌骨切割拼移，重塑骨面的均衡匀称，恢复患者的正常形貌，并能维持其形态及功能活动的长期稳定性。因此，为达到术后个体满意的疗效，就必须从颌骨矫治的角度，充分考虑手术中颌骨切割、对位、重建及固定后的颌面软硬组织的比例协调。但同时，也必须全面考虑到手术后，即颌骨关系矫治后，牙、咬合、口唇、肌肉、关节的最终形态位置改变，包括术后的牙颌静态定位关系以及动态咬合运动关系的恢复和平衡。

牙是口腔活动的主要功能单位，手术后牙齿的整齐排列和咬合功能的恢复，是涉及最终颜面形态是否协调美观、功能是否重建、牙周是否健康、结果是否稳定、患者是否满意的核心评价指标，这些均离不开牙列的矫治调整。而牙列的矫治调整主要通过正畸牙移动来完成。特别是术前正畸治疗，可避免手术中不必要的骨体过多切割，从而减小手术创伤及复杂性，并有利于术后愈合。因而，正颌手术及术前后正畸的结合是患者达到形态恢复与功能重建目标的最终保障。

一、正畸-正颌外科联合治疗的适应证

绝大多数严重颌骨畸形患者就诊的目的是改善颜貌，追求美观。而骨骼作为颌面的框架，其结构的对称均衡、比例协调是构成颜貌和谐的基础要素。在正畸学中，对骨性畸形患者有三种方法进行治疗：①矫形治疗；②掩饰治疗（camouflage treatment）；③正畸-正颌外科联合治疗。

（1）矫形治疗：目前的观点认为矫形治疗对生长的量变作用很有限，实质上是生长改建加一定程度的牙代偿，因此生长型越好的患者牙代偿越少。但在成人正畸中，由于生长发育已基本完成，这种治疗已几乎不可能。

（2）掩饰治疗：对成人轻度骨性畸形患者可采用牙代偿为主的正畸治疗，掩饰患者存在的骨性畸形，在一定范围内获得可接受的牙面美观和咬合关系。但是由于正畸牙移动范围十分有限，且移动过度将有损牙周健康和功能，对骨骼畸形严重者，由于颌骨框架比例得不到矫治，更不可能有效改善颜面形态美观。

（3）正畸-正颌外科联合治疗：除早期常用于辅助正畸的外科正牙术（surgical orthodontic）、骨皮质切开术（corticotomy）等对生长发育已完成，颌骨关系严重不调的成人患者，外科手术是唯一有效的治疗方法，手术可以重新定位上下颌骨。患者术前一般应采用正畸方法去除牙代偿。

无论是正颌或正畸医师，都应当充分认识牙齿及颌骨移动的限度、牙在牙槽骨内及颌骨上的空间关系，及牙与内外软组织间的和谐关系。Proffit 和 Ackerman 根据单纯牙移动、牙移动加上功能或矫形力，以及包括正颌外科的治疗限界范围，形象化的绘制了三维空间变化差异图（图 3-17-17），图中可见，单纯正牙移动的范围是极有限的。正牙加早期矫形治疗可扩大牙颌移动的范围。而再加上外科手术，将能为牙颌矫治提供更充分更大范围的移动空间。对于牙在牙槽骨中的移动问题，Ricketts 强调牙的移动应在牙槽骨松质中进行，如果移动中牙根靠近骨皮质，将导致血供减小，限制其移动（骨皮质支抗）甚至导致牙根吸收。而临床中也常见到当牙移动距离过大、过度倾斜时，可致根尖吸收、牙槽骨开裂、根尖处骨壁穿孔、附着龈丧失等；此外，不同牙列期（乳牙列、替牙列、恒牙列），牙弓在颌骨弓形上位置差异很大，牙弓形态与颌骨弓形态并不一致（图 3-17-18），成人的后段磨牙更靠近舌侧，其舌侧牙槽嵴薄。而牙弓前段切牙更近唇侧，其唇侧牙槽嵴更薄；为此，基于对牙移动有限性的认识，Tweed-Merrifield 在拔牙矫治的理念中提出了“牙列空间限制”的理论。并在正畸专业领域强调了牙列的四个空间移动限制：前方限制、后方限制、垂直向限制及侧方限制（图 2-8-98），强调了正畸治疗不应损坏唇-齿关系及面部平衡的概

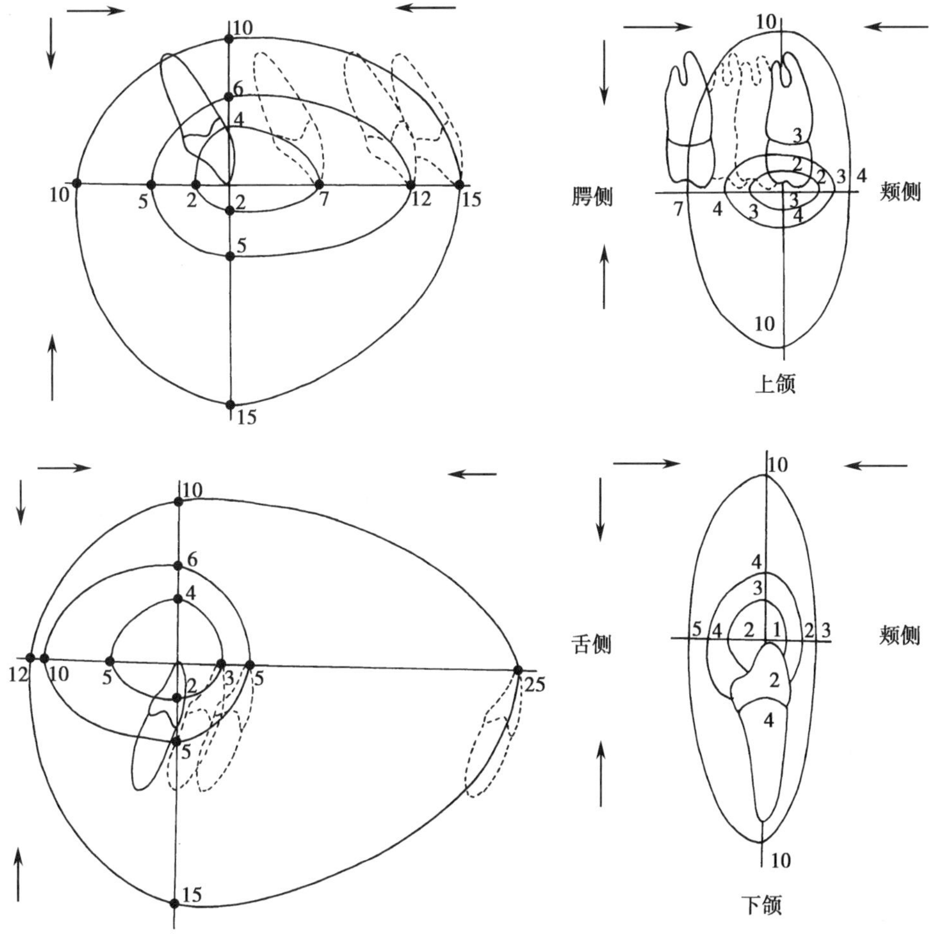

图 3-17-17　三种矫治方法的治疗界限差异图
（引自：Proffit WR，2007）

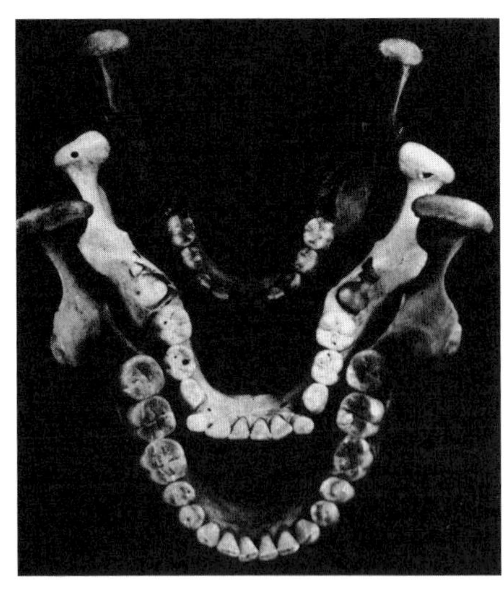

图 3-17-18　5 岁、9 岁及 50 岁时牙弓与颌骨弓位置关系有明显差异
(引自:Ash MM,1984)

念。由于人的颅面空间及形态结构是在长期的种系发育中形成,由个体遗传所决定的,而人为的改变是有限的!因此,无论是正颌外科医师或正畸医师都必须对牙、颌移动的解剖界限应有着清醒的认识。

二、正颌外科手术治疗的常用类型

1. 上颌手术　上颌手术既可以用来前移或后退上颌,也可用以上升或下降上颌。

(1) Le Fort Ⅰ型骨切开术(Le Fort Ⅰ osteotomy):该手术的截骨线相当于 Le Fort Ⅰ型骨折线,从而将上颌牙槽骨与基骨分离。牙槽骨被游离后,可将其前移、后退(受颅底解剖结构限制而有限)、上升(需去骨)或下降(需植骨)。这种手术不仅可以改变上颌骨在矢状向和垂直向的位置,还可以通过倾斜骨块达到改变合平面的目的。适用于上颌骨发育不足(或过度)和上颌骨垂直向发育过度(或不足)的矫治,同时还可于上颌骨的鼻侧面将其分割成 2～3 块,从而改变上颌骨的宽度和横𬌗曲线的曲度,从而矫治上下牙弓的不调(图 3-17-19)。

(2) Le FortⅡ型骨切开术(Le Fort Ⅱ osteotomy):这种手术的切口在前份通过鼻根和眶下缘。常用于整个鼻上颌复合体后缩的病例,因此手术前移鼻上颌复合体,使面中份的突度得到改善。

(3) Le Fort Ⅲ型骨切开术(Le Fort Ⅲ osteotomy):这种手术要使整个颅面分离,手术难度较大。常用于骨缝早融,上颌前后向发育受限,眼眶发育不足导致眼球突出等症状的患者。如 Crouzon 综合征等。

(4) 上颌前部骨切开术(anterior maxillary osteotomy,AMO),目前最常用的是上颌前部折断降下法(anterior downfracture technique),在拔除第一前磨牙并去除该区牙槽骨的基础上,后退或向后上移动前颌骨段。适用于矫治上颌前颌骨发育过度或上前牙槽高度过大,开唇露齿严重的患者(图 3-17-20)。

(5) 上颌后部骨切开术(posterior maxillary osteotomy,PMO),最早由 Schuchardt 报道。该手术方法是将上后牙槽与上颌骨分开,去骨后上移后牙段,从而使下颌自动产生逆时针旋转。主要适用于矫治由于上颌后牙槽高度发育过度所引起的前牙开𬌗。

2. 下颌手术

(1) 下颌支矢状骨劈开术(sagittal split ramus osteotomy,SSRO):该手术从矢状向劈裂升支内外骨板并完成远心骨段移位,可用于前伸和后退下颌骨,以及轻度旋转下颌而关闭开𬌗或打开咬合。适用于下颌发育过度(或不足)及骨性前牙开𬌗(或深覆𬌗)的治疗(图 3-17-21)。

(2) 下颌支垂直骨切开术(IVRO):该手术的截骨线由乙状切迹中份向后下通过下颌孔后方延伸到下颌角以切线方向分为垂直切开(intraoral vertical ramus osteotomy,IVRO)或斜行骨切开(intraoral oblique ramus osteotomy,IORO),离断下颌升支,然后将远心骨段后退,重叠于近心骨段的舌侧,也可以将其间骨皮质去掉而加速愈合。该手术可用于后退下颌骨。适用于下颌发育过度及下颌发育不对称患者(图 3-17-22)。

(3) 下颌前部根尖下骨切开术(anterior mandibular subapical osteotomy,AMSO):包括下颌前部根尖下截骨术、下颌后部根尖下截骨术及下颌全牙弓根尖下截骨术三种。其中下颌前部根尖下截骨术适用于骨性安氏Ⅱ类错𬌗并伴有下前牙槽高度过长的患者,可采用该手术降低下前牙槽高度,以利于前移下颌。下颌后部根尖下截骨术主要用于建立与上颌牙齿协调的𬌗关系,直立向颊侧或舌侧倾斜的下后牙。因该手术临床操作比较困难,且随着固定矫治技术的日益提高,目前已很少采用。下颌全牙弓根尖下截骨术适用于颏部发育正常而下颌骨基骨发育不足的患者。患者临床表现为下牙槽座点(B 点)后缩,颏唇沟较深。可采用该手术前移下牙弓,协调上下牙弓矢状关系,同时减小颏唇沟深度,改善侧面型。

3. 颏成形术(genioplasty)　是一大类手术的总称,包括多种术式,可以从三维方向对颏部的形态进

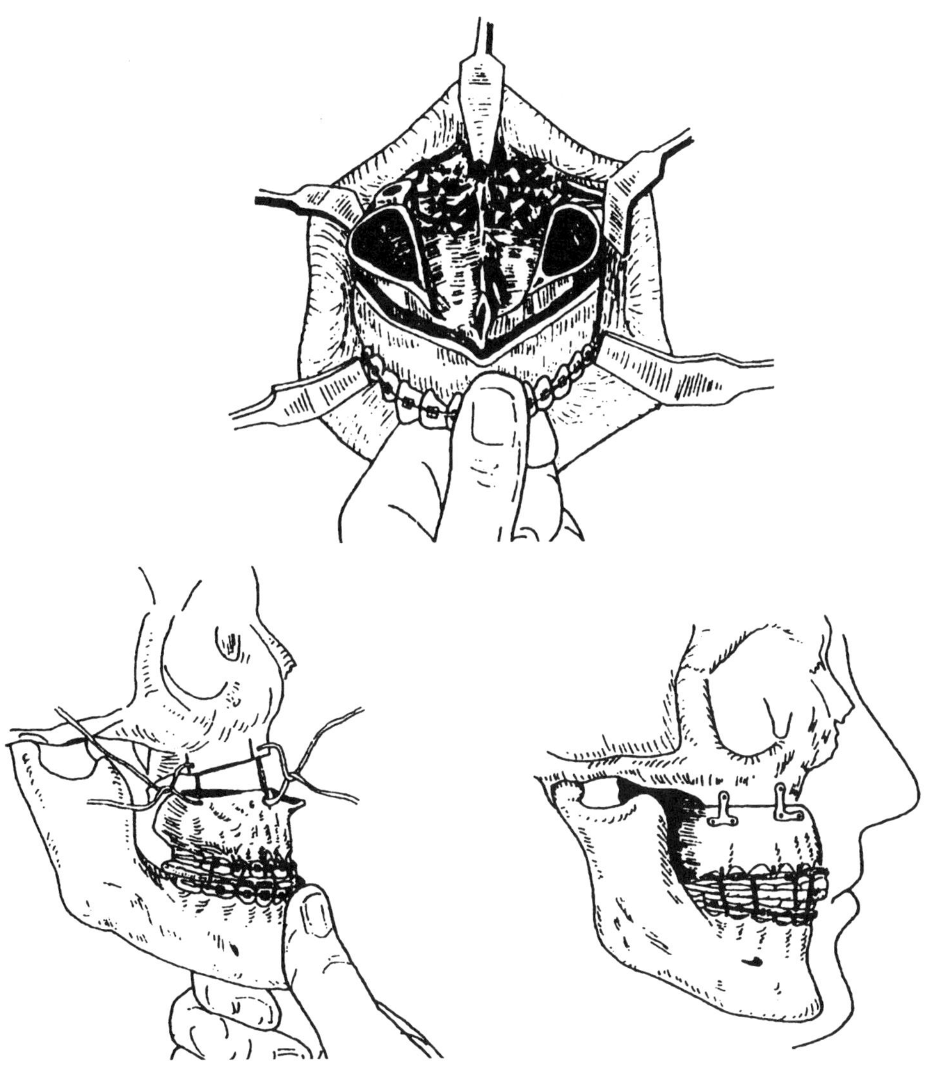

图 3-17-19　Le Fort Ⅰ型骨切开术示意图

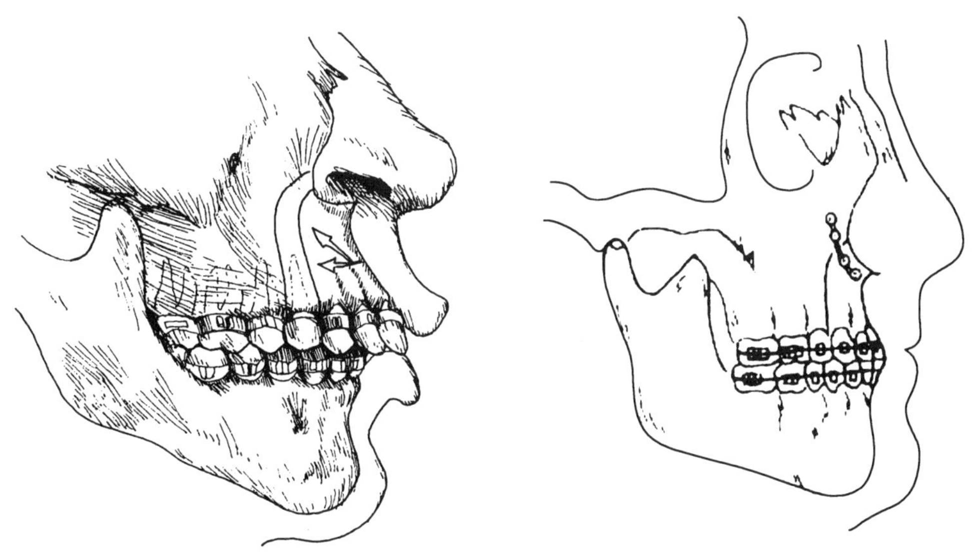

图 3-17-20　上颌前部骨切开手术示意图

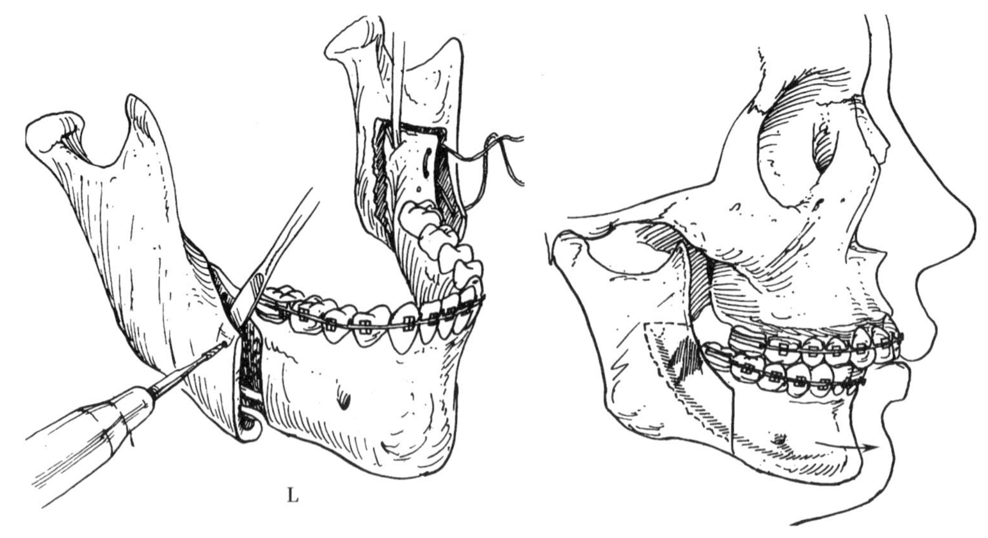

图 3-17-21　下颌支矢状骨劈开术(SSRO)手术示意图

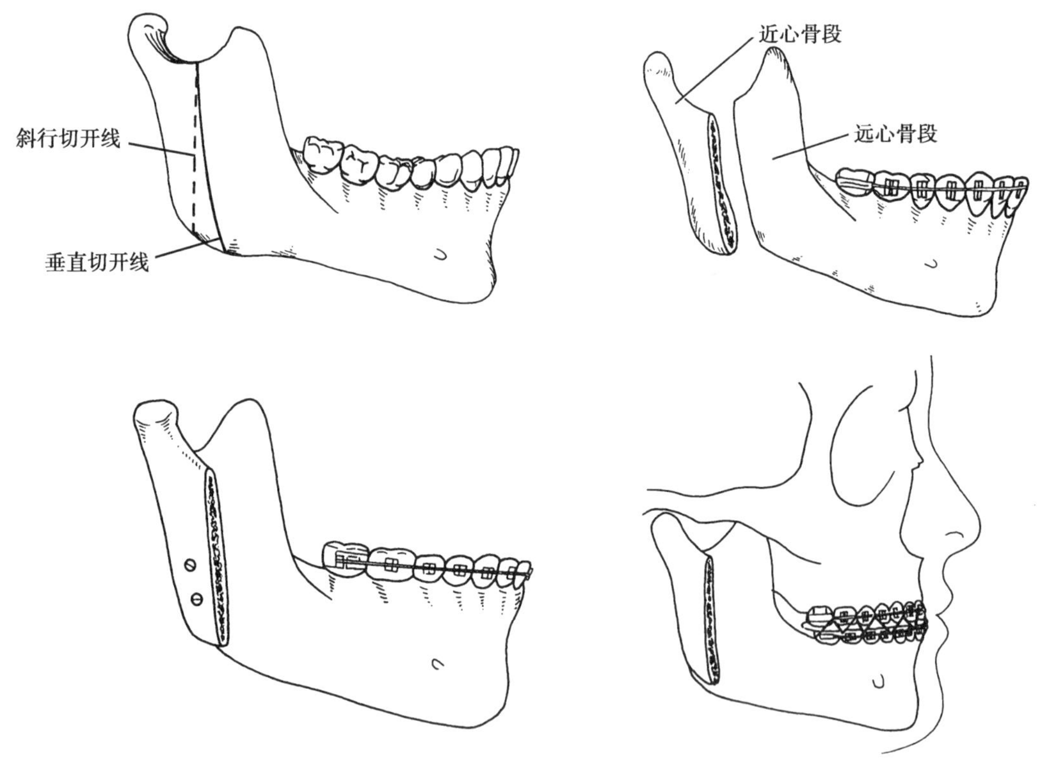

图 3-17-22　下颌支垂直骨切开术手术示意图
实线示垂直切开(IVRO),虚线为斜行切开(IORO)

行重建。适用于颏部发育不足、过度、不对称等患者的颏部形态重建。颏部突度及形态的改善对于患者面下 1/3 正、侧面型的改善有着画龙点睛的效果,值得重视。一般女性的颏部突度较小,且轮廓较圆滑,与女性温柔的性格相适应;而男性一般颏部突度较大,轮廓较锐利,更彰显男性刚毅的性格。(图 3-17-23)

三、正颌外科患者治疗计划中应注意的问题

1. 病例选择　成人的正畸-正颌外科联合治疗主要取决于患者的主诉,作为医师,首先必须弄清患者需要改善哪些问题,以及医师能够改善哪些问题。因为,有的患者由于种族和家庭遗传出现的个体面

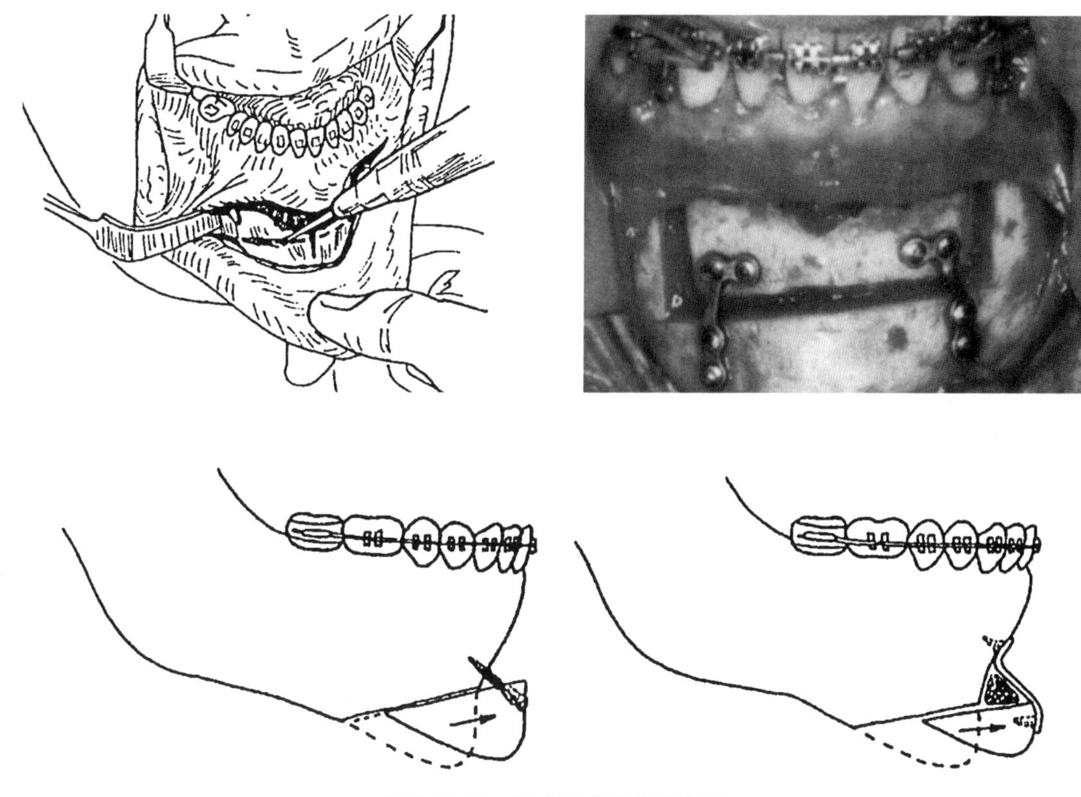

图 3-17-23　颏成形术手术示意图

型，但其骨骼关系完全在正常范围之内；有的患者有严重牙颌畸形，但没有要求改善颜面美学的主诉。同时，治疗前必须让患者了解手术治疗的流程及预后，如是否需要住院、麻醉情况、手术类型及相关费用、可能的风险性和手术效果等。

2. 患者的处理　在决定正畸外科联合治疗之前，应考虑是否能用正畸治疗的方法掩饰骨性畸形。如果必须选用正畸-正颌外科联合治疗，应让患者了解当采用正畸的方法去除牙代偿后，在手术前牙颌畸形可能暂时变得更加明显，同时，在治疗之前，正颌医师与正畸医师必须会诊讨论治疗方案，并将手术及正畸的方法告诉患者，供其选择，尽力达到医患双方满意、合作。目前，术前正畸去代偿治疗以及术后正畸调整治疗常规选用固定矫治器完成。

3. 多学科治疗小组　正颌外科治疗由于多为成人患者，常常涉及牙体牙髓疾病、牙周疾病、牙列缺失或缺损、颞下颌关节疾病，面部整形手术（如鼻成形术等），以及社会心理问题及术后心理适应问题等，所以正颌外科患者的治疗计划应由多学科专科医师组成的治疗小组共同制订完成。多学科小组除了正畸专科医师和正颌外科医师以外，必要时应根据具体需要请口腔内科、口腔修复和牙种植，整形外科以及心理专科医师共同参与。针对患者问题提出相应的解决方案，并按照适当的顺序在患者的不同治疗阶段分别进行。

一般情况下，牙体牙髓疾病应在术前解决；牙周疾病的治疗可贯穿整个治疗过程。颞下颌关节疾病如仅涉及肌功能紊乱和盘-突关系异常，应在术前予以稳定殆板治疗，以恢复、稳定患者的 CR 位置，保证正颌外科手术效果的稳定性。例如：涉及特发性髁突吸收（idiopathic condylar resorption，ICR）的患者（常见于青年女性，以髁突进行性吸收、前牙进行性开殆为典型临床表现），应在正颌外科术前通过关节镜或开放手术做关节盘复位、固定术，以防止髁突进一步吸收，稳定髁突位置，再考虑行常规正畸-正颌外科联合治疗；鼻成形术可以与患者的双颌手术同时进行；义齿修复一般可放在术后进行，但如因牙列缺失严重，影响术后颌间牵引固定者，也可考虑术前进行种植修复，恢复足够的基牙后，再进行正颌外科手术；对于患者术前存在的社会心理问题，应由心理专科医师进行适当的心理治疗或辅导，此外，对一些正颌手术后可能出现难以适应其新面容的心理问题，仍需心理医师进行辅导，以帮助患者顺利渡过这一时期。

4. 联合治疗的时机　一般情况下,正颌外科治疗应等到患者颌骨生长发育基本结束后再进行。随着近年来对于患者由于严重颌骨畸形而造成的社会心理问题的逐渐重视,也有部分学者开始探讨早期手术的问题。目前研究结果表明,正颌外科手术对于颌骨的生长发育基本没有影响。因此对于颌骨生长发育过度的患者,早期手术并不能防止手术后颌骨的过度生长,所以多数学者认为对于生长发育过度的颌骨畸形,除非患者有很严重的社会心理问题,并且愿意接受二次手术时方可考虑在其生长发育高峰期后即进行手术,否则都应在生长发育完全停止后再进行手术,以避免二次手术,尤其是下颌骨发育过度畸形。

对于遗传因素引起的颌骨生长发育不足,如颅骨骨缝早融或严重的偏侧小颌畸形,目前观点认为应在婴儿或儿童时期手术。对于因颌骨发育受限而造成的随着生长发育进行性加重的颌骨发育不足,如由于儿童时期外伤或感染而造成颞下颌关节强直,继而影响下颌骨生长发育的患者,可在生长发育高峰前期手术治疗,解除其限制因素,使颌骨在生长发育高峰期到来时能正常生长。对于其他无明显限制因素的颌骨发育不足目前认为可在患者生长发育高峰期结束后即进行手术。

值得一提的是,随着牵张成骨技术(distraction osteogenesis,DO)的逐渐成熟,一部分严重影响患者社会心理发育的骨性畸形现在已经可以提前到6～8岁即通过牵张成骨技术加以治疗,从而尽早改善患者的侧貌,以利于他们社会心理的正常发育。中等程度的偏面萎缩畸形,以及导致严重上颌发育不足的颅面综合征,如Crouzon、Apert综合征等,是采用牵张成骨技术进行早期治疗的最佳适应证。但DO的最大缺点就是不能精确控制颌骨的移动,这意味着患者成年后大多仍然需要通过常规正畸-正颌外科联合治疗才能建立良好的咬合关系。

5. 边缘性患者的处理——掩饰还是手术　哪些可以采用正畸掩饰治疗(orthodonic oamouflage treatment),哪些应采用正颌外科治疗,是临床医师经常面临的选择。影响这种选择的因素很多,包括主客观两个方面。主观因素主要是正畸医师对正畸掩饰治疗目标的深刻理解。客观因素则主要与患者的全面情况有关,包括骨性畸形有无遗传因素、垂直面型、软组织侧貌等多方面因素。

首先,什么是成功的掩饰治疗?一个成功的掩饰治疗要达到怎样的治疗目标?

简单来说,成功的掩饰治疗必须达到以下三个治疗目标:第一,适当掩盖患者颌骨及软组织不调,获得可以接受的面部外观;第二,建立良好的功能牙合,同时保证基本正常的切牙倾斜角度;第三,长期的稳定性。由此标准来看,如果正畸治疗完成以后,患者外观仍然是一个不可接受的明显新月面型或严重下颌后缩面型,那么这样的治疗不是成功的掩饰治疗;如果正畸治疗完成以后,破坏了咬合平衡和功能,如在严重骨性Ⅱ类畸形中通过过度唇倾下切牙,舌倾上前牙,或在骨性Ⅲ类畸形中过度唇倾上切牙,舌倾下前牙,以此来勉强建立覆牙合覆盖关系的治疗也不是成功的掩饰治疗;如果正畸治疗完成以后,牙弓过度扩大并导致与基骨关系严重不调而不稳定,这种不顾长期稳定性的治疗同样也不是成功的掩饰治疗。正畸医师必须牢记:掩饰不是妥协——camouflage is not compromise。

越来越多的经验丰富的正畸医师意识到,一个不成功的掩饰治疗对患者带来的新的伤害和功能异常,有时会远大于患者不做任何治疗。所以,当正畸医师面对一个肯定需要正颌手术才能改善面型或咬合功能的病例,而患者又试图寻求非手术治疗方案的时候,正畸医师也应坚定地对患者说:"不行"。

在明确了成功的掩饰治疗应达到的治疗目标之后,正畸医师就应该对患者的全面情况进行详细的评估,从而判断患者是否能够通过掩饰治疗达到前述的治疗目标。

(1) 病因学分析:从病因学的角度来看,若患者有明显的家族遗传因素,那么患者在生长发育高峰期或高峰后期可能会持续表现出异常的颌骨生长。因此,对于这种患者最好等待其生长发育基本结束后再决定最终的治疗方案,不要贸然在青春期即采取掩饰治疗,尤其是拔牙掩饰治疗。当然,对于一些儿童颌骨发育不足的骨性畸形,也可在生长高峰期采取必要的矫形治疗来促进颌骨的发育,以减少成年后正颌手术的可能性或至少减小手术的复杂及困难程度。例如一个上颌发育不足合并下颌发育过度的患者,如果能在青春生长发育高峰期通过上颌前牵引治疗使得上颌发育不足得到改善,面中份突度增加，那么这个患者就有可能在成年后仅通过掩饰治疗或下颌单颌手术来成功掩饰或改善其骨性畸形，避免了相对复杂，风险性也相对增大的双颌手术。

（2）软组织侧貌分析：软组织侧貌在决定是否进行掩饰治疗时也是一个非常重要的因素。如果骨性Ⅱ类患者上牙槽座点（A点）较前突，而上唇支持又不足，那么即使内收上前牙也不能改善患者的侧貌。同理，Ⅲ类患者如果颏部太突，那么即使拔除下颌第一前磨牙内收下前牙也不能改善侧貌，反而导致下前牙过度舌倾。所以对于这样的患者应考虑行正颌外科治疗。

（3）骨骼机制分析：患者三维空间的骨骼关系不调对治疗计划的制订有着重要影响。①矢状向：显而易见，患者在矢状向骨性不调越严重，成功掩饰治疗的可能性就越小，反之亦然。②垂直向：如果患者表现为长面综合征或骨性开𬌗，那么在正畸治疗时应尽可能避免伸长后牙，防止下颌进一步顺时针旋转而导致开𬌗加重，但在临床正畸矫治过程中往往很难完全避免后牙的伸长，故对于这类患者，掩饰治疗失败的可能性较大，应选择正颌外科治疗；反之，如果患者表现为短面综合征或骨性深覆𬌗，由于在正畸治疗中可伸长后牙，使下颌顺时针旋转，面下1/3增加，从而改善咬合，因此这类患者掩饰治疗成功的可能性较大。③横向：如果患者合并有横向不调的表现，则应在分析产生这些横向问题的原因及严重程度的基础上采用不同的治疗方法。如果是由于牙冠颊舌侧倾斜造成的横向关系不调，可通过正畸治疗解决；如存在上牙弓狭窄，可考虑扩弓治疗；如是上颌基骨弓狭窄而没有上颌骨前后向或垂直向问题，可考虑外科辅助快速扩大上颌（surgical aided rapid maxillary expansion，SARME），如果合并有上颌骨前后向或垂直向问题，可在Le Fort Ⅰ型手术的基础上扩大上颌骨宽度；如果患者合并有较明显的下颌偏斜，口内表现为一侧深覆盖，另一侧为明显的反𬌗，且𬌗平面在冠状平面上明显倾斜，这种病例掩饰治疗成功的可能性很小，宜考虑正颌外科治疗。

（4）牙列分析：除前牙倾斜度外，还要考虑牙弓拥挤度的大小。因为在掩饰治疗中往往需要内收前牙调整覆𬌗覆盖关系或前移后牙调整磨牙关系，如牙弓可用间隙不足，将导致掩饰治疗失败。因此如患者拥挤较为严重，须仔细计算拔牙间隙是否足够满足排齐牙列和代偿性牙移动的需要，如不足，应考虑正颌外科治疗。

（5）功能分析：除了上述这些因素之外，还要注意观察患者是否存在一些功能性因素，如前牙𬌗干扰，导致患者最大牙尖交错位（MI）时骨性不调程度严重，软组织面型较差，而肌接触位（MCP）时骨性不调程度减轻，软组织面型尚可以接受。如果存在这样的功能因素，那么患者掩饰治疗成功的可能性较大。

综上所述，对患者全面情况的掌握和评估是正确制订边缘性骨性畸形患者治疗计划的前提和基础。一些仅通过几个矢状向头影测量指标来建立所谓骨性Ⅱ类或Ⅲ类正颌外科手术指征的做法是很不全面的，这种“管中窥豹”的思维方式也是一个优秀的正畸医师应该竭力避免的。

随着现代计算机头影测量及治疗预测模拟技术的成熟，使用计算机来精确模拟各种不同治疗方案对患者外观不同程度的影响已经逐渐普及。这种方法可以非常直观地让患者了解掩饰治疗或手术治疗对面型的不同影响，从而有利于他们作出正确的决定。

6. 术前正畸治疗中的拔牙问题　与单纯正畸治疗或掩饰治疗相比，正颌外科术前正畸治疗的拔牙类型是截然不同的。前者拔牙的目的是掩盖性治疗。因此Ⅱ类患者一般拔除$\underline{4|4}$或$\begin{array}{c|c}4&4\\5&5\end{array}$，这样可以有利于内收上前牙以及调整磨牙关系为中性，而Ⅲ类患者一般拔除$\overline{4|4}$或$\begin{array}{c|c}5&5\\4&4\end{array}$，以有利于内收下前牙并调整磨牙关系为中性。对于准备进行正颌外科手术的患者来说，拔牙的目的不在于掩盖性治疗，反而是去除牙代偿并解除拥挤。由于Ⅱ类小下颌畸形患者其下切牙多为代偿性唇倾，因此在术前正畸治疗中根据下颌能前徙的程度，可考虑拔除$\overline{4|4}$或一颗下切牙，将前倾的下前牙直立，这样在手术中就可获得相对足够的下颌前移。上颌一般可以不拔牙，如拥挤严重也可拔除$\underline{5|5}$，以尽量避免由于过度内收上前牙而妨碍手术中下颌前移；同理Ⅲ类患者应拔除$\underline{4|4}$，矫治前倾的上颌前牙，如果下牙弓需要间隙，可考虑拔除$\overline{5|5}$，使下前牙不致过度内收，保证手术中获得足够的下颌后退或上颌前移。

四、正畸-正颌外科联合治疗的步骤

（一）术前口内问题的处理

当确定用正畸-正颌外科联合治疗后，在术前正畸治疗前如有牙周病、龋齿、牙龈萎缩等问题应先到口腔内科治疗。如果涉及下颌升支的手术，阻生的下颌第三磨牙应常规在术前半年拔除，以利于在术中采用坚固（rigid internal fixation，RIF）内固定时，骨断面间能产生充分、良好的结合。下颌前突的Ⅲ类患者，上颌第三磨牙常因与下颌牙无殆接触而萌出过多，应术前拔除。同理，Ⅱ类小下颌畸形患者如过度萌出的第三磨牙可形成殆干扰，也应术前拔除。

（二）术前正畸治疗

1. 术前正畸治疗的必要性　严重的颌骨畸形，由于骨-牙关系不调，必然表现有牙殆关系三维方向的形态异常、殆关系紊乱及咬合障碍等，临床可表现为反殆、深覆殆、深覆盖、开殆、锁殆、交叉殆等症状。加之患者本身可能同时并存错殆畸形改变（错殆畸形群体发病率高达 67. 8%），如牙拥挤、牙间隙、畸形牙、多生牙、埋伏阻生等。如果不预先处置这些错殆问题：①必将导致手术诊断设计复杂化；②增加骨块切割部位、增大手术创伤及难度；③妨碍手术中的骨移动；④影响骨愈合。此外，在长期生长适应中，大多数成人颌面畸形已通过牙磨耗、牙位置改变（倾斜、过长）、牙弓形态变化、殆曲线改变、关节及咀嚼运动方式改变等形成并建立部分代偿性接触关系，并达成了相对稳定的平衡，这也是大多数严重骨性错殆患者就诊时，功能未失、身体仍健的原因。但此时，如果直接采用正颌手术，必然会打破这种平衡代偿。由于未做牙列及咬合关系的预先正畸调整，手术后可造成牙列咬合紊乱，导致复发、部分丧失功能。严重者可因不能咬合及关节疾患等问题造成患者终身痛苦及医师的遗憾。

2. 术前正畸治疗的目的与要求

（1）去除牙齿代偿性错位：多数颌骨畸形患者由于口周及牙弓内外肌肉的压力，牙齿产生代偿性错位，下颌发育过度的患者，上前牙常唇向倾斜，下前牙舌向倾斜；下颌后缩的小下颌畸形患者，上切牙常向舌侧倾斜，下前牙唇向倾斜以代偿上下颌骨在矢状方向的大小、位置的不调；下颌偏斜、面部不对称、颌骨宽度不调的患者，后牙常伴有颊舌向的代偿性错位，下颌偏向右侧时，左侧上后牙常向舌侧倾斜，右侧上后牙常向颊侧倾斜，以代偿下颌的偏斜。这些改变有利于患者上下牙趋于接触，以利于咬合，是机体的一种保护性适应，我们称其为“代偿”（compensation）。

对上述严重骨性畸形需正颌手术治疗的患者，应当首先进行术前 CR 位的稳定以及牙位、牙弓形态矫治。即先恢复并稳定患者的 CR 位，并将牙齿排列到上下颌骨正常的直立位置上，协调上下牙弓的正常形态，使其手术后能恢复稳定正常的关节运动、达到牙、颌、面的最大改善，以及形态和功能重建的最佳效果。这种治疗称为“去代偿”（decompensation），（图 3-17-24）。应该注意，由于骨性畸形的牙代偿往往是三维的，因此在术前正畸中，也应包括三维方向上的去代偿治疗。所以术前正畸治疗后牙齿的排列畸形会比正畸治疗前更为严重，使原有已接触代偿的牙，不再接触，并导致牙面畸形加重，此情况在治疗前应预先告诉患者，让其对此有适当的心理准备，以利于治疗的顺利完成。此外，在术前正畸治疗时，可以采用过度去代偿的方法，以便手术时使颌骨的移动稍多一些，来补偿术后可能的复发。

（2）平整牙弓殆曲线：牙弓内的高位、低位牙应矫治到正常的位置，使殆曲线的曲度达到正常，上下颌殆曲线相互协调，前牙深覆殆应矫治，否则手术时会形成殆干扰。

矫治下颌矢状曲线是压低前牙还是伸长后牙，或两者兼之，应根据患者前面高和牙槽高度来决定。前面高过大、前牙槽过高的患者，应尽量压入前牙；而前面高不足、后牙槽过低的患者，可以适度伸长后牙；开殆患者的上颌矢状曲线过大，后牙伸长过多，应尽量压入上后牙。

应当注意，咬合曲线的改正不仅是重视纵殆曲线的排平问题，还应十分注意横殆曲线的调整，通过弓丝转矩、颌内颌间牵引以及曲簧的设计，将旋转、错位、倾斜牙所造成的颊舌侧牙尖调正调平，对因长期无功能接触及无磨耗的过长牙尖，可做适当调磨。以保证在术中牙列最后对合固位时，无咬合高点、创伤及干扰。

（3）矫治牙列拥挤、排齐上下牙列：颌骨畸形伴牙列拥挤的患者，术前应按常规正畸治疗原则，分

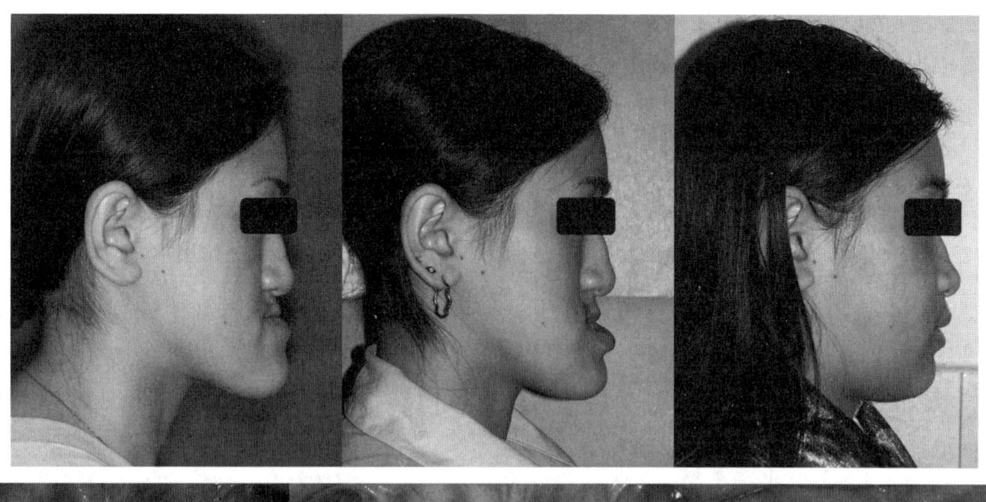

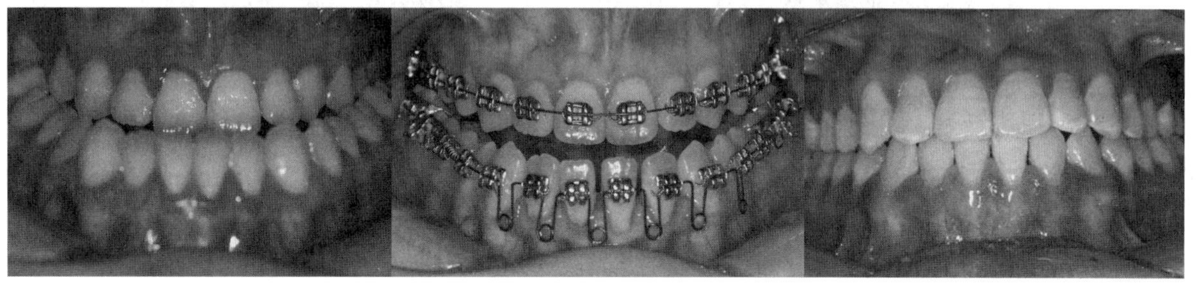

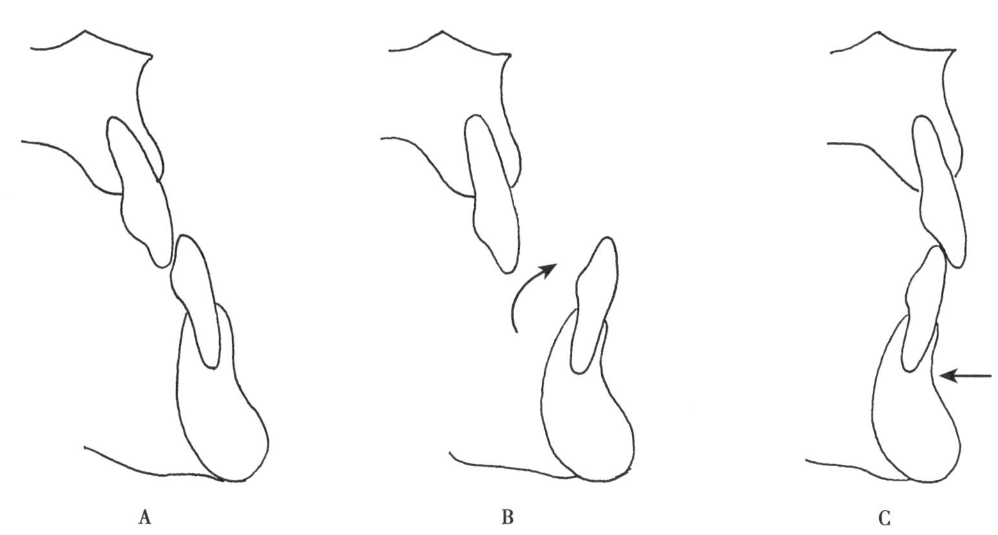

图 3-17-24　骨性Ⅲ类下颌前突患者去除牙代偿前后的颌骨移动

A. 治疗前下切牙代偿性舌倾；B. 术前去除牙代偿；C. 手术治疗下颌后移

析牙弓中的可用间隙与必需间隙间的差值，确定矫治计划，必要时应减数矫治，但如前所述，应注意拔牙的方式与常规正畸治疗拔牙模式完全不同。

（4）上下牙弓的宽度、形态的协调：支撑牙/牙槽弓的基础是颌骨弓，因此，颌骨大小、形态和位置异常必然造成牙弓形态变形，并且这种骨弓与牙弓间的变化常常呈相反方向代偿性变化。骨前突-牙则内倾、骨后缩-牙多前倾、骨左偏-牙趋右倾等，一旦颌骨调正，必然造成牙失去接触。此外，不同的病因机制对上下颌的影响各异，有的是上颌变异，有的是下颌畸形，变化也千差万别，因此，为保证正颌手术后上下牙弓的有效咬合接触、术后固定和恢复功能，从治疗一开始就应充分注意上下牙弓形态的协调。弓形的协调也是保障正颌手术成功的最重要前提。临床上，牙弓的协调应注意以下几方面：

1）确定基准弓形：应参照患者面型、正常颌弓形、结合牙弓现有形态（有无失牙、缺损如腭裂等），以及手术要求（以上颌或下颌为准）等确定基准弓形态标准，并以此设计上下标准弓丝形态。同时，个体弓形一定要考虑到该患者牙移动限界、多选择变异较小或手术参照的一方（指上颌或下颌，如上颌狭窄应以下颌弓为准、下颌偏斜则以上颌弓为准）为基准。

2）确立协调的部位：根据模型观测，特别是殆面形态、咬合对位观察，判断弓形畸形部位，例如一侧正锁殆，应判断其是上牙颊移，还是下牙舌倾，从而决定其应协调矫治上牙弓还是下牙弓。同时，应参考手术术式，例如对于上颌前突患者选择局部截骨后徙手术、或者选择 Le Fort 截骨整体牙弓移动，前者重点做局部（前部牙弓）调整，后者则应做全牙弓调整。

3）协调方法：严重颌骨畸形后，上下牙弓多丧失对应殆接触关系，因而要从患者口中观察上下弓形协调中的对应变化是不可能的。临床上除每次复诊更换弓丝时应做上下弓丝协调外，还必须定期制取研究模型，将模型置于术前预期的对应位置上，观察上下牙弓长度、宽度、高度是否协调，牙齿的咬合关系与殆接触，超殆与覆殆情况，以确定应协调的部位。从而在相应弓丝段设计弯曲，达到弓丝拴扎入后能准确施力调整。一般而言，当达到上下弓形一致，模型基本能较完满稳定对合，上下牙弓前后左右有较好的覆殆覆盖关系，嵌合平衡不撬动摇摆，即可手术。至于个别牙错位、高位、低位、少量间隙等，只要不影响咬合，可留待术后正畸中解决。

（5）适当调殆，去除牙尖干扰：将研究模型放置于术后要求的位置上检查（必要时上殆架）有无明显的早接触点和殆干扰，如有早接触点应标记在研究模型上。过大的早接触点或殆干扰应通过矫治解决，少量的殆干扰可以先在模型上模拟调殆，然后再按模型上的调改位置与调殆量在口内调殆。

3. 矫治器的选择　为了便于手术中固定颌骨，保持口腔卫生，防止伤口感染，应采用固定矫治器，最好用方丝弓（edgewise）矫治器或直丝技术。托槽规格一般选择 0.022 英寸×0.028 英寸的槽沟尺寸，较宽的槽沟更有利于矫治中的滑动及矫治后的粗丝唇弓牵引杠的放入固定和术后颌间滑动调整。在术前正畸过程中，考虑到成人美观的要求，也可在前期矫治中采用无托槽隐形矫治器（Invesalign）或活动矫治器，但该类矫治装置对牙的移动较慢且主要为牙冠受力倾斜移动，因而后期治疗中，考虑到牙精细调整及颌骨固定的需要，必须换为多托槽式固定矫治器完成后续治疗。

（三）几种常见骨性错殆的术前正畸治疗要点

1. Ⅱ类骨性畸形　造成Ⅱ类错殆的骨性机制多种多样，可能系上颌问题（过长、前移、旋转）也可能是下颌问题（不足、后缩、旋转），可合并牙/牙槽弓的畸形及肌肉、软组织障碍等。术前正畸主要以牙弓形态协调及手术后上下咬合恢复为矫治目标，Ⅱ类骨性错殆的术前正畸要点为：

（1）牙弓的扩大：绝大多数Ⅱ类骨性错殆均存在牙弓狭窄问题，特别是上颌牙弓狭窄，主要系矢状向不调所致。其机制为：由于颌骨矢状向错位（上颌前突或下颌后缩），将导致上颌牙弓相对较宽的后段咬合于下牙弓相对较窄的前段，上宽下窄，在长期的咬合适应改建过程中，上后牙逐渐代偿舌倾，形成上牙弓狭窄。

上牙弓的代偿性狭窄大多为上牙舌倾，因而改正并不困难。除发育性中缝早闭外，如无特殊，一般不采用通过外科手段松解腭中缝或外科辅助快速扩弓（SARME）方法。目前，在术前正畸临床上主要采用腭侧装置扩弓，常用有四眼扩大簧、镍钛扩弓簧、Hyrax 扩弓簧、Hass 扩弓簧、殆垫式扩弓簧、螺簧式扩弓簧等（见图 2-8-49）。

（2）切牙的定位：充分考虑颌骨手术后，上下切牙的倾斜度和位置，切牙的定位对鼻唇角、唇齿关系及下颌位置改善的影响十分重要，如果正畸排齐、排平牙弓后将造成前牙过度倾斜，特别是下切牙唇倾（下颌基骨不足），应考虑拔牙。如果排齐后会造成手术颌骨矢状向相对移动不足，如下颌前徙不足或上颌后退不足，或对颜面改善不理想，也应选择拔牙以提供更大的颌骨改善范围。此外，为了去除牙代偿，有时Ⅱ类错殆可行Ⅲ类颌间牵引以减小下切牙唇向倾斜。

（3）弓形的协调：Ⅱ类骨性畸形弓形的协调部位，应根据手术的术式不同而有不同侧重。目前常用矫治上颌前突的手术术式为上颌前部骨切开术或 Le Fort Ⅰ型骨切开术，矫治下颌后缩的术式多为下颌升支矢状劈开截骨术（或+颏成形术）。因此：

1）如果手术拟整体移动颌骨：术前矫治重点应为：整体上下牙列的排齐、排平调整；上牙弓的去代偿扩大；上下弓形大小的协调。

2）如果手术拟上颌前部骨切开术后徙：术前矫治重点则为：上下牙弓后段弓形不变，主要进行上下前部弓形的协调。同时，下颌前部应预留足够位置供上颌后退，上颌应保留好拔牙空间（通常术前 3 个月拔牙既利牙槽骨复原，又能防止间隙丧失），供上前牙段后徙。此外，应特别注意将上尖牙区宽度略向颊侧扩大，以使术后的上尖牙远中截骨端与后牙截骨端对接时不致有太大阶梯，增大重合面，易于术后愈合（图 3-17-25）。

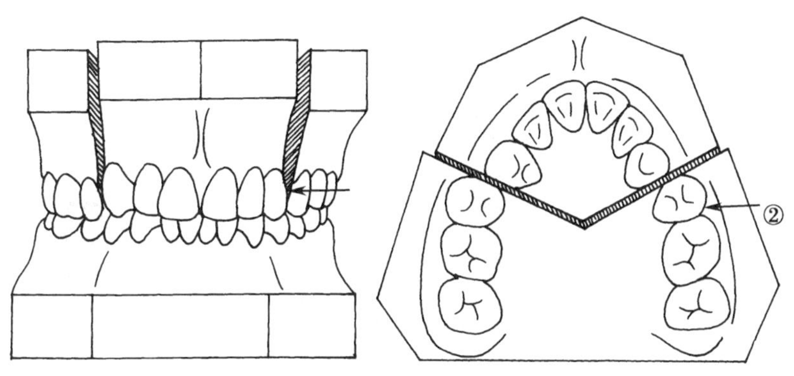

图 3-17-25　直接后退可造成断端截面对合接触不良

2. Ⅲ类骨性畸形　Ⅲ类错𬌗是各类牙颌面骨性畸形中发病率最高的一类（约占 40%）。由于舌体的占位和压力，很多患者表现为下颌后牙弓宽大、下颌偏斜及下切牙舌倾。

（1）牙弓的扩大（或缩小）：众多学者均强调对骨性Ⅲ类畸形应进行上颌后段牙弓的扩弓。此外，在固有的临床矫治理念中，也认为骨性Ⅲ类的病因为下颌发育过度并伴有上颌发育不足。所以，术前正畸去代偿时往往要求对横向发育不足的上颌后段牙弓进行处理，即扩大上牙弓。

然而，临床发现，该类畸形的术前正畸治疗中，对上颌牙弓后段的处置并不仅仅是扩大，也涉及上牙弓的调整及缩小等去代偿问题。国内时函等曾以其收治的 31 例骨性Ⅲ类错𬌗患者为研究对象，对其上颌后段牙弓横向的代偿情况进行分析归类。通过初诊模型，类比手术移动，在保证前牙区建立正常覆𬌗覆盖关系中，观察了上下颌后段牙弓的宽度协调情况。在模型移动预测中出现了三种不同的后牙对合关系，即①上后牙弓狭窄；②上后牙弓过宽（图 3-17-26）；③上下后牙弓基本协调。三种状态的分布约各占 1/3（表 3-17-1）。

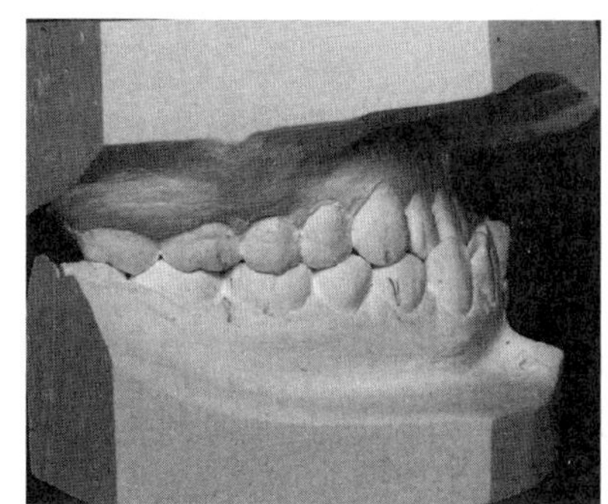
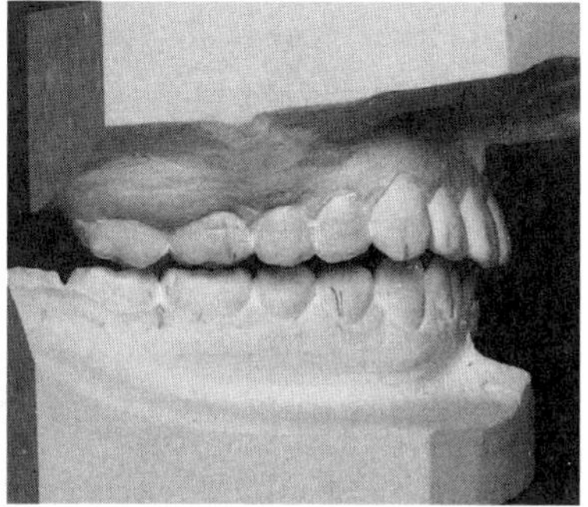
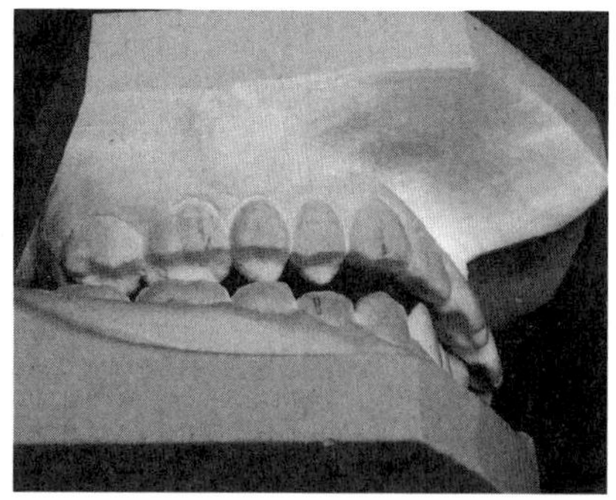

图 3-17-26　上后牙弓过宽

表 3-17-1　骨性Ⅲ类错𬌗后牙对合情况（百分比）

上后牙弓宽度情况	所占百分比	上后牙弓宽度情况	所占百分比
上牙弓狭窄	42%	上下基本一致	23%
上牙弓宽大	35%		

造成骨性Ⅲ类畸形上颌后段牙弓宽度过大的原因,应该也与矢状向错𬌗的位移及牙的代偿有关:即当下颌前突机制为下颌前移,处于前伸位置时,上牙弓磨牙段对应于下牙弓相对更后、更宽的牙段,上牙代偿性颊倾,下牙代偿性舌倾,从而导致上牙弓宽度增加。因此,骨性Ⅲ类错𬌗的术前去代偿应视上颌后段牙弓宽度的不同,而分别采用:①扩大上牙弓;②缩小上牙弓;③协调上下牙弓等不同的正畸手段。关于上颌弓的扩大方法比较常见,以下为缩小上颌后段的一些方法:

缩小上颌后段牙弓的方法(图3-17-27):减数拔牙;反向应用螺旋扩弓器;橡胶圈颌内交互牵引;腭部种植钉牵引。

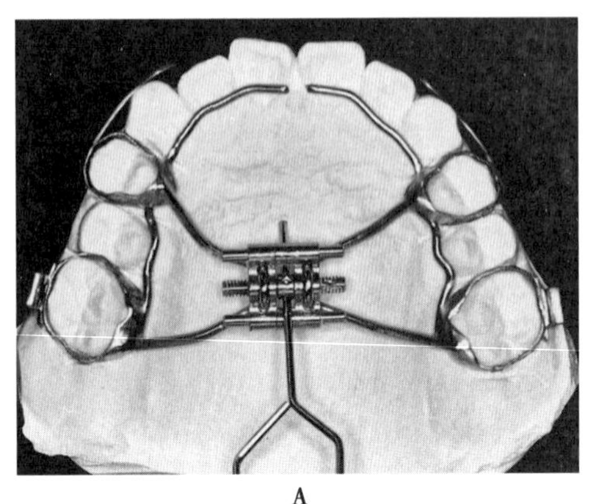

A

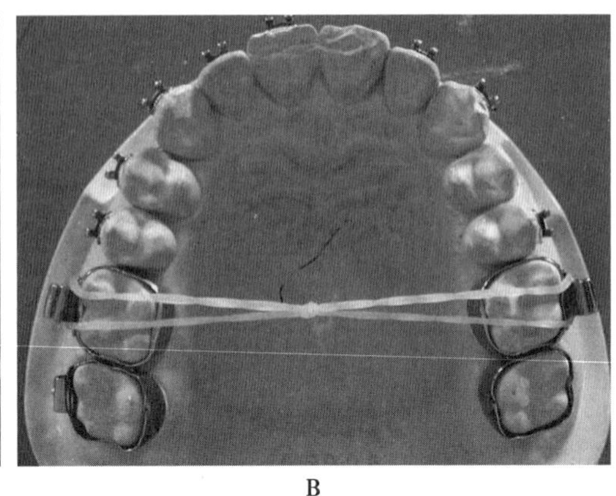

B

图3-17-27　最常用于缩小上颌后段牙弓的两种方法

A. 反向应用螺旋;B. 橡胶圈牵引

(2) 切牙的定位:切牙及中线的位置对正颌手术的选择设计及美观效果有很大影响。骨性Ⅲ类错𬌗术前正畸中对切牙的考虑主要有以下三方面:①下颌牙弓:下切牙(以及下后牙)的代偿性舌倾是该类错𬌗最突出和最常见的牙列表现。正畸方法为:用细弓丝曲排齐、排平后、通过方丝弓转距及转矩辅弓的运用等改正下牙舌倾。切牙竖直的标准,一般应以牙齿能竖直于牙槽嵴中央,下中切牙-下颌平面角在90°~95°为佳。②上颌牙弓:上切牙拥挤或过度唇倾,是上颌发育不良型骨性Ⅲ类错𬌗的常见代偿畸形表现。应根据手术方法,参考个体面型,选择扩大前牙弓或拔牙方法排齐上前牙,应控制上切牙位置在正常均值范围,上中切牙-前颅底平面角(∠U1-SN)约100°~110°。③上牙弓中线:手术前应维持上切牙中线及尽量调正上中线,这对简化手术设计、减小创伤,及术后颜面美观的改善十分重要。

(3) 弓形的协调:骨性Ⅲ类错𬌗手术目前多采用颌骨整体移动术式(SSRO、Le Fort Ⅰ型等)。因此,上下牙弓形态的术前正畸协调,多为采用上下整体弓丝协调矫治。每次必须取下弓丝进行个体上下弓形的协调。由于骨性错𬌗致咬合错位,多不能进行口内牙列对合观察,在中后期复诊时,应定期采取研究模型,在模型上发现问题、对比上下弓形差异,并按需调整弓丝后,再放入口中拴扎加力。

3. 双颌前突畸形　此类患者牙列大多较完整、较整齐,甚至前后牙关系为正常𬌗。但唇吻部前突,并表现为前牙区的切牙唇倾、过长、拥挤、间隙等。手术多选择上下牙弓前段截骨后徙术,而后段牙弓基本不变。因而正畸处置应不困难,但很多双颌前突患者伴有颏后缩,加之切牙唇倾,加重了面型畸形,由于该类患者主述多要求解决前牙及口唇部前突问题,因而常需同期做颏成形术以改善颜面美观,此外,双颌前突患者的唇多闭合不全,前牙暴露,常合并前牙牙周炎,因此,在术前正畸中进行牙周治疗也十分重要。对不同病况表现的术前正畸中可有如下选择及注意要点:

(1) 上下颌骨前部截骨切开术(AMO,PMO):由于前部牙弓截面宽度较窄,手术后徙与相对较宽的后牙弓截面对合处易形成阶梯,术前矫治重点为:①维持后牙区稳定,原则上不随意改变后牙区弓形大小及其后牙𬌗关系;②应适当扩大上下尖牙远中区宽度(可用片段弓扩大前段末端尖牙区远中宽度);③协调前牙区对接部上下弓形,弧度应协调一致,使手术后徙后有正常覆𬌗覆盖;④对切牙过度唇倾及伸长者,因为在手术后徙前段中,为达成正常切牙覆𬌗,骨块常后上旋动,可造成尖牙接触不理想,为此,应在术前正畸中尽量恢复切牙的正常唇倾度(图3-17-28)。

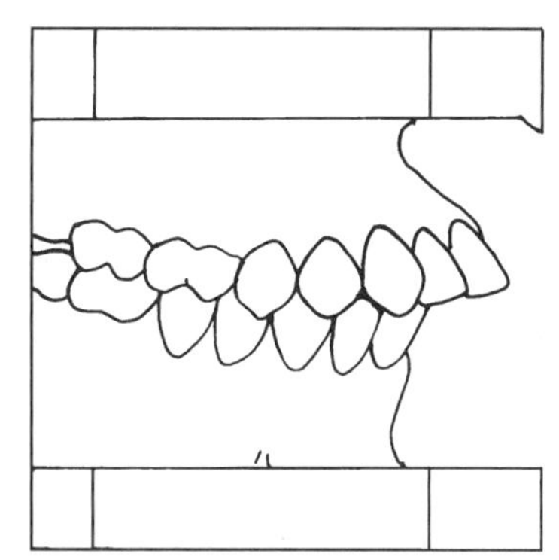
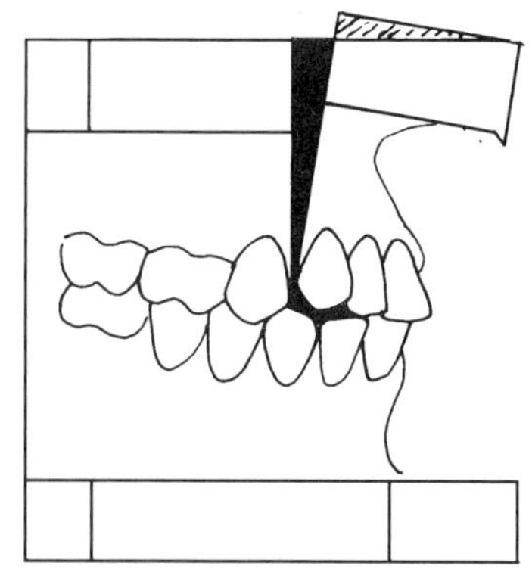

图 3-17-28　切牙唇倾患者前牙段后徙后接触不理想，尖牙升高，应在术前尽量恢复切牙的正常唇倾度

（2）上弓前段骨切开术+下弓前段正畸后徙：对于有时间及牙周条件允许的病例，临床中为减少手术创伤，可考虑下颌采用正畸拔牙内收矫治，仅上颌前段做手术截骨后徙。

4. 开𬌗畸形　骨性开𬌗主要表现为牙弓局部无咬合接触。最多见为前牙区，严重者仅有后方磨牙能有咬合接触。可由发育、长期不良习惯、外伤、关节疾患等所致。并可同时表现有前牙深覆盖、反𬌗、偏𬌗等。

骨性开𬌗的手术术式选择较多，可为上颌、下颌整体或局部骨段移动，但从咬合的角度，开𬌗的牙及牙弓畸形特点主要为：①上颌牙弓狭窄，可呈 U 字形、上下弓形大小宽度不协调、②𬌗曲线不正，上咬合平面弧形过陡、下咬合曲线为反𬌗曲线；③垂直比例失调：前牙不能咬合、前后牙𬌗面阶梯、面下 1/3 可增高。通常，术前正畸应根据不同病因机制及手术设计选择进行：

（1）拟行 Le Fort Ⅰ型骨切开术式者：适应证多系上颌前上旋后牙槽过高，拟通过上颌前段向下后段向上整体旋转后，下颌自动前旋复位或下颌 SSRO 手术旋转、前徙。术前正畸重点为：①整体弓丝排平上下咬合曲线，平整𬌗面；②各自排齐上下牙列；③上弓狭窄者扩弓，努力协调上下弓形，使上下牙列对合时，前后左右有全面平衡接触关系。该类患者由于口中无法检查对合接触，复诊主要通过每次制取研究模型在口外比对，以进行弓丝调整弯制。

（2）拟行颌骨前部骨切开术式者：适应证为：前牙区垂直发育不足，选择对称拔除前磨牙（多选第 1 前磨牙），拟做上颌前部截骨、下颌前部根尖下截骨或上下前部截骨手术矫治的患者。术前正畸重点为：①结合模型分析，分别矫治前牙及后牙段：排齐、排平牙列；②分别调整前后段弓形，使其后牙（非手术移动区）有稳定咬合接触，使截骨移动段对应牙弓的上下大小弧形吻合；③维持后牙咬合并在调整前牙接触中确定术后的最佳个体正常接触（主要通过模型外科验证）。

（3）其他：对主要机制为上颌前突、下颌不足并发的开𬌗：由于主要机制系颌骨矢状向不调，手术选择同Ⅱ、Ⅲ类畸形，其正畸方法均可参考前述骨性Ⅱ类、Ⅲ类术前正畸矫治的矫治要点，即做好上下牙齿的排齐、上下𬌗曲线的排平，以及上下弓形的协调。并在颌骨手术的垂直向及矢状向调整中，同时解决开𬌗问题。

5. 偏颌畸形　偏颌畸形的病因机制较复杂，可为单侧髁突过长、髁突肥大、关节强直；可为不对称下颌前突或单侧颌骨过长；也可为肿瘤、第 1、第 2 鳃弓综合征以及偏面萎缩等。由于是骨面不对称畸变，主要通过正颌、关节、整形等手术进行矫治。术前正畸主要是咬合的协调准备，即恢复咬合平衡。由于长期咬合磨耗和牙代偿倾斜，骨性偏𬌗上下𬌗平面及弓形的不对称、不协调十分明显，也是正畸调整的主要难点。该类畸形的术前正畸矫治重点仍为：①牙的去代偿排齐、排平；②上下牙弓形态大小的协调；③上、下牙咬合接触达个体平衡稳定。正畸方法同前述畸形，但矫治中还应注意以下问题：

（1）复原牙弓对称性是术前正畸的难点。主要是因为交叉咬合常干扰矫治器的施力。因此，必要时可使用稳定𬌗板来消除𬌗干扰：一方面可用于恢复并稳定患者的 CR 位，以便准确评价颌骨的错位情况，另一方面也有利于牙齿的调整移动。

(2) 可先行单颌(上颌或下颌)上矫治器调整,随着弓形的改善,常可减轻咬合障碍,有利于另一颌弓形态的继续施治调整。

(3) 对下颌骨偏斜为主的患者,应注意保持及调整上颌牙中线和上颌弓形,尽力矫治上颌𬌗平面,以利于简化及术中下颌的矫治对位。

(4) 对个别因𬌗干扰(反𬌗、锁𬌗、错位牙等),无法完全内收复原的局部弓形畸形,只要不影响手术移动对位,不对固位稳定形成干扰,可留待术后正畸解决。

(四) 手术前的处理

当术前正畸治疗接近完成时应取上下颌印模,制作研究模型,将上下模型置于术后要求的位置上,观察上下牙弓的形态、大小是否协调,咬合是否平衡,有无𬌗干扰。对有𬌗干扰的牙可以调节弓丝再做细微调改,或适当地调改咬合。当术前正畸治疗结束后,应做术前记录,包括头侧位片、全景 X 线片、切牙区根尖周 X 线片和牙𬌗模型,再做头影测量预测和模型外科。外科医师与正畸医师再次会诊,最后确定治疗计划。做术前常规检查。入院后,取下原有矫治弓丝,再次取上下颌工作模型,以备作𬌗导板。

1. 稳定弓丝的制作　稳定弓丝必须用方丝弯制,如为 0.46mm 的方丝弓托槽应采用 0.43mm×0.64mm 的方丝,而 0.56mm 的方丝弓托槽应采用 0.53mm×0.64mm 的方丝弯制。弯制良好的稳定弓丝应具有足够的强度,且能够充分地被动入槽,与槽沟接触紧密,对牙弓不产生主动的矫治力,牵引时不发生移位或转动。弓丝弯制完成后,在上下弓丝上焊接或夹接多个牵引钩,以备术中颌间牵引固定使用。完成后的稳定弓丝可预先用结扎丝拴扎固定于牙列上,但对手术需切断牙弓者应在手术完成后再拴扎。

2. 定位𬌗导板(splint,wafer)的作用和制作

(1) 𬌗导板的作用

1) 稳定作用:很多正颌外科患者,尽管已经进行过术前正畸治疗,但由于骨畸形、牙错位及咬合的干扰,常难完全预达成完好的上下牙列嵌合关系。若手术结束时直接通过稳定弓丝作颌间牵引,由于不能达尖窝稳定对合接触,牵引可产生咬合滑动错位,不仅影响骨段愈合,而且可造成新的矢状向错位以及医源性前牙深覆𬌗等。为弥补这种术前咬合关系的对位不良,预先按模型外科模拟手术所达到的咬合关系在上下牙列间制作成定位𬌗导板是最为有效的方法(图 3-17-29)。在手术中,按该𬌗板记录的上下牙印位置,对位上下牙列,然后再做颌内及颌间牵引固定,不仅可起到稳定和保持各截骨段间术后对位关系的作用。同时,避免了颌间牵引力不均衡可能导致的个别牙变位或伸长所造成的牙错位及深覆𬌗等新的畸形产生。

2) 定位导引作用:除具有术后固位的作用外,定位𬌗导板另一个更重要的作用是手术中对颌骨的"定位"引导。在外科手术中,由于口腔的解剖生理特点,手术视野及方法的局限性,很难在手术时用量角器等仪器去精确测量和确定术前预测的骨段移动量及旋转角度,但采用了定位𬌗板后,由于𬌗板上预先记录了术前模型外科所确定的手术后颌骨及牙𬌗的既定位置关系,故只需将颌骨截断后,按𬌗板上的上下牙印,对位上下牙列位置并作固定,即可解决手术中定量化的移动和固定,这就大大降低了手术的难度,节省了手术时间。因此,作为一种成功的手段和方法,目前在正颌外科中定位𬌗板的制作已成为手术前常规的准备内容和步骤。

(2) 𬌗导板的要求:𬌗导板应在保持足够强度的前提下尽可能薄;𬌗导板不宜过宽,唇颊面覆盖切缘与颊尖 0.5～1mm,舌侧微宽 1～2mm,且较颊侧稍厚形成楔形,以防止𬌗导板变形;应覆盖最后磨牙𬌗面 1/2,防止磨牙伸长,同时避免妨碍术后通过磨牙后垫进食;如有必要,可在舌侧放置加强钢丝。在双侧上颌第一前磨牙区颊侧增宽并用 700 号裂钻磨 2 个小孔,以备术后钢丝结扎固定;同时,应在𬌗板的下颌面,即在其下牙印迹凹外缘去倒凹调磨,扩大形成弹坑样进入口,以利于手术中下颌顺利无阻就位;最后,𬌗导板的非固定面(如𬌗导板与上颌牙弓结扎固定,则其与下牙弓相对的面就是非固定面)的边缘应适当调磨光滑,使其既与对应牙弓保持稳定的尖窝关系,又不对下颌在功能运动过程中的侧方运动产生干扰。

(3) 下颌单颌手术时𬌗导板的制作:如手术方案只涉及下颌单颌手术,𬌗导板的制作较为简单。只需将下颌模型按照手术方案模拟下颌骨移动的方向和距离,然后与上颌模型一起稳定地固定在简单

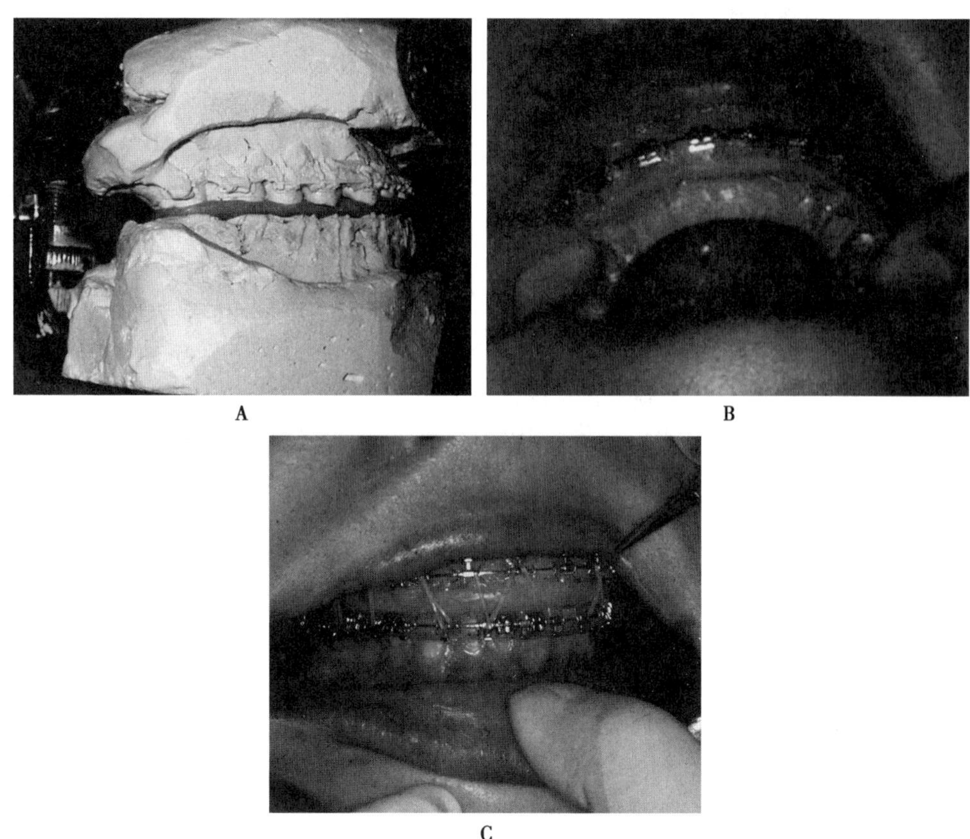

图 3-17-29 定位𬌗导板、试戴及牵引

A. 𬌗架上制作定位𬌗导板；B. 口内上下颌分别试戴；C. 术后牵引固定

𬌗架上，用热凝或自凝树脂按上述要求常规制作𬌗导板即可。

（4）上颌或双颌手术时𬌗导板的制作：如果手术方案涉及上颌或双颌手术，那么下颌 CR 位置的准确定位是确保手术能否获得精确颌骨移动的先决条件。正畸医师首先通过一定的手法精确定位患者的 CR 位置，并通过负荷试验验证该位置的精确性，取得 CR 位咬合记录。再利用面弓将上颌骨或上牙弓相对于髁突的三维空间位置精确转移到半可调式𬌗架上，继而用已取得的 CR 位咬合记录将下颌模型转移、固定在𬌗架上。然后将模型及邻近石膏底座的唇、颊侧面修整平整，标记好相应的水平和垂直参考线。然后根据 X 线头影剪裁预测的计测值及手术预期的目标，设计模型的切割、旋转，移动部位及移动量。模型的切割一般先上颌后下颌。上颌横切割线一般应高过腭顶，下颌常选择设计于约牙根尖下 3mm 处。纵切割线应不损伤切割部的牙间触点。模型拼对完成后，即用蜡充填固定以便正颌外科医师根据模型外科分析后模型及邻近石膏底座上参考线距离和角度的相对变化来预估手术中颌骨需要移动和旋转量的大小。

需进行双颌手术的患者，因手术中外科医师需要先利用下颌骨来定位上颌骨，然后再利用已固定的上颌骨来定位下颌骨的最终位置，所以𬌗导板也应制作两次，包括中间𬌗板（intermediate splint）和终末𬌗板（final splint）。在𬌗架上进行模型外科分析的过程中，正畸医师根据手术方案先移动上颌模型到理想的最终位置，在此位置上固定上颌模型，并制作中间𬌗板。待中间𬌗板固化后将其小心取下（在此过程中应特别注意保证模型的𬌗面不受损伤），然后再移动下颌模型至手术最终位置，再次制作终末𬌗板。在手术过程中，外科医师先利用中间𬌗板来临时定位并固定上颌骨，然后再利用终末𬌗板来定位下颌骨的最终位置。

（5）𬌗导板的试戴：𬌗导板制作完成后，手术前应分别在上下牙弓上试戴，检查是否与上下牙弓𬌗面外形一致，有无翘动和早接触，是否与𬌗面平衡接触。𬌗导板试戴合适后，应浸泡在冷水中，以备术中使用。

（五）颌间牵引固定及方法

1. 颌间牵引固定时间　手术后颌间橡胶圈牵引固定时间，过去一般认为应为6～8周，以利骨端愈合。随着坚硬内固定在正颌外科手术中的迅速普及，目前的观点认为，正颌外科术后没有必要对患者进行长时间的颌间牵引固定，而应尽快让患者开始功能训练，以利患者功能的尽早恢复。Proffit等建议：𬌗导板只需戴用4周左右，然后即可开始术后正畸治疗。在术后第1周时，就可以让患者开始作非常轻微的张、闭口训练（以不感到疼痛为限），患者进流质食物；从术后第2周开始，嘱患者每天做3次，每次约15分钟的张、闭口以及侧向功能训练，训练中要求患者闭口时要回到𬌗导板的尖窝关系中，以诱导建立正确的咬合关系。在这个阶段，患者可以开始进食很细小的软食（同样以不感到过分疼痛为限）。只要患者能够坚持功能训练，6～8周后其下颌运动即可完全恢复正常。必须注意，在术后4周内，𬌗导板及颌间牵引必须24小时戴用，以保证颌骨在正确位置上顺利愈合。

2. 颌间辅助固定方法　在正颌术后除了采用常规的稳定弓丝牵引固定外，对于部分特殊患者也采用微种植钉进行颌间牵引固定。其主要是针对具有以下适应证的成年正颌患者：①无牙𬌗或失牙过多无法利用牙齿作为固定的患者；②严重牙周疾患，由于牙松动而不能或不能胜任稳定弓丝牵引的患者；③牙冠多数残缺、重度磨耗、脱钙、氟牙症等难以稳定粘固托槽，因而无法固定稳定弓丝的患者；④外伤缺损进行复位后，无法对位咬合的患者。

微种植钉一般在正颌术前2～4周前植入，如果术前正畸中有加强支抗设计需要，可早期植入应用。微种植钉主要作用为代替稳定弓丝上的牵引钩，植入上下牙槽骨后，通过在其上下螺钉间牵挂橡胶圈，从而固位上下颌于𬌗导板上。因而微种植钉不宜植入过多，但应充分考虑力的均衡和牵引方向，以达到上下牵引固位平稳为度。例如，对局部失牙患者，可在有牙接触区设计局部唇弓牵引杠并同时设计上下颌间整体全𬌗导板（失牙及缺损区可用塑胶𬌗垫充填占位），仅同时在局部失牙区上下各植入1～2颗微种植钉平衡局部牵引力即可。临床上，对上下牙过度磨耗、失牙、外伤后，需考虑术后恢复颌间距及重建颌位的患者，在牵引设计中可主要通过调整𬌗导板的形态厚度升高咬合，以及调整微种植钉植入的部位来平衡上下牵引力。

除微种植钉外，L形及T形钛种植夹板也可用于代替稳定弓丝牵引，例如对于一些严重骨外伤并缺失牙的患者，则可考虑在手术复位时，一并临时植入L形或T形钛种植板，使一端伸出骨外供颌间固定牵引用。但种植夹板的缺点是最后取出时创伤较大，故应用较少。

（六）术后正畸治疗

绝大多数正颌患者需要进行术后正畸治疗。尽管正颌手术前患者已做过正畸调整，尽管手术已基本解决骨骼畸形及上下颌骨位置关系，但这种术后新建立的牙颌面关系尚不稳固，正常的咬合运动和𬌗平衡尚未建立，拔牙后产生的间隙可能未完全关闭，新颌位的建立改变口周肌环境（口腔缩小、肌力变化等）不易很快代偿适应，此外，还可能因术前正畸遗留或手术问题而出现一些新的𬌗关系紊乱等。因此，为了进一步改善咬合功能，尽快地取得𬌗平衡，及时关闭剩余间隙或利用剩余间隙矫治拥挤错位牙，以及为了防止畸形的复发和解决一些术后意外出现的𬌗关系紊乱等，都需要做术后正畸矫治。特别是某些骨性畸形，只有在术后才能取得矫治的条件，才能进行牙的移动调整，因此，术后矫治十分必要。实践证明，术后正畸治疗也是取得正颌外科满意及稳定效果必不可少的重要步骤。

在术后4周伤口基本愈合后，由正畸医师取下𬌗导板及稳定弓丝，换用较为细、软的正畸弓丝开始术后正畸治疗，进一步仔细调整牙位，使上下牙列达到最大尖窝锁结的稳定咬合关系。与术前正畸中的“去代偿”治疗目标不同，此时颌骨关系已矫治改善，主要是牙/牙槽弓关系的调整，因此，术后正畸的目标应与常规正畸基本相同，即在已矫治的颌骨基上作“代偿性牙移动”调整。主要包括：①排齐个别扭转或错位牙；②关闭剩余牙间隙；③改正深覆𬌗、矫治局部小开𬌗；④美学弓调整上下牙弓大小及咬合曲线；⑤精细调磨及完善牙齿的咬合接触关系（调𬌗、牵引）等。

但是必须要注意，在术后正畸治疗的初期，除了进食时可以取下橡皮圈外，其他时间患者仍应使用颌间橡皮圈牵引，如后牙或前牙轻力垂直牵引、小Ⅱ类或小Ⅲ类牵引，使上下颌牙齿在术后位置上建立最大的尖窝交错接触关系。一般术后6～8周时，患者即可恢复正常饮食。术后8周以后，颌间橡皮圈牵引仅在夜间使用即可。

最后，当术后正畸治疗结束后，去除矫治器，常规保持即可。一般来说，术前正畸治疗时间 0.5 ~ 1 年，一般不超过 1 年半，术后正畸治疗时间在半年内完成。

五、术后保持及特殊考虑

1. 影响术后稳定的因素

（1）手术的影响：不同部位、不同类型的手术设计，由于涉及的骨移动方向、位移大小、组织血供及功能结构不同，都将影响术后的稳定。报道认为向上移动上颌骨和颏成形术是最稳定的正颌外科手术，其次是下颌前徙手术、颌骨前徙手术，而下颌骨后退术和上颌骨下降术稳定较差；稳定性最差为扩大上颌骨手术。这是由于扩大上颌骨后，被扩张腭部黏膜回位牵拉是骨块复位的主要原因。控制这种复发的关键，除在术中适当过度矫治外，往往应在术后进行较长时间的保持；

（2）神经肌肉的影响：神经肌肉适应性改建是正颌手术稳定性的必要条件。正颌外科手术在改变骨骼结构的同时，也改变了长期稳定的口颌系统神经肌肉环境，例如骨性Ⅲ类下颌后徙后，固有口腔缩小，舌活动空间被压缩。同时，下颌骨位置和牙列咬合的改变，将导致其下颌运动轨迹及咬合力改变增加，这些都必然影响颌骨的改建和位置的稳定，并需要一个较长的调整适应过程；

（3）颞下颌关节的变化：颞下颌关节位置与功能变化一直是临床医师关注的问题，正颌术前是否进行了 CR 位的精确定位，关系着术中骨移动调整量是否足够、就位是否准确；手术后下颌长度、咬合位、𬌗力及运动轨迹的改变必然影响关节的重新适应；此外，一些正颌术式如下颌支手术容易导髁突移位。文献中也有不少关于正颌外科术后髁突移位、吸收的病例报道。因此，髁突移位和功能障碍也常是导致畸形复发的重要因素。为此，除了应在手术中注意骨内固定的手法、维持髁突与关节窝的正确位置外，正颌术后应常规进行术后正畸；正畸结束后也进行较长期的术后保持，以提供组织改建和适应的时间和空间，即应较长期戴用保持器装置非常重要。

2. 保持器的选择　目前临床上最为常用的保持装置有：Hawley 式活动保持器、舌侧固位丝，以及压膜式保持器。全天戴固位器的时间一般 1 年，应定期观察，约 3 个月复诊一次，活动式保持可根据个体情况在 1 年后逐渐减少戴用的时间，直至𬌗关系完全稳定，极少数者需终身戴用保持器。

第六节　成人颌面创伤复位术后的正畸治疗原则

口腔颌面部创伤是口腔临床常见的急诊类型，尤其是随着汽车和交通运输事业的飞速发展，由交通事故造成的口腔颌面部创伤比例逐年上升，并以成人多见。严重的口腔颌面部创伤多伴随有牙槽突、上下颌骨、颧、鼻、眶，甚至全面部的骨折，往往会造成牙列的移位或咬合关系的错乱。因此，恢复患者受伤前稳定的咬合关系是治疗口腔颌面部创伤最重要的指标之一。

一、急诊复位

对于外伤后，上下牙齿咬合关系能基本对合复位的大部分患者，在治疗颌面部创伤时，有经验的颌面外科医师会根据患者的牙列咬合关系将移位的颌骨复位、固定，经过规范临床诊疗程序治疗后，基本恢复患者原有的咬合关系及咀嚼功能。此类患者，如无牙𬌗畸形矫治意愿，咬合代偿恢复好者，可不需要后续的正畸治疗。但急诊手术中，为协助咬合的对位，则常需正畸医师配合，如指导复位脱臼牙、局部牙粘结托槽固定松动牙、协助制作固位咬合板、弯制牵引弓杠以配合固定及牵引等。

二、愈合期导引

对于部分严重口腔颌面部创伤患者，急救手术往往仅解决了止血、骨的修整、复位等，由于无法顾及咬合问题，常可造成术后咬合关系不良。对于术后整体骨位尚未完全对合，但牙无严重丧失、松动，牙列基本完整而仅表现为咬合错位的患者，在其伤情稳定，患者可配合张口操作（一般 4 ~ 6 周）后，可考虑通过正畸牵引，即通过在牙弓上分段固定（托槽/弓丝）的牙间/颌间牵引力，诱导颌骨断端复位。此时，正畸治疗的目的和作用，是期望通过牙列咬合的恢复，导引骨的重新对位愈合，从而矫治颌骨创伤畸形。由于部分患者初次手术时采用的是颌间拴丝固定，没有采用坚硬内固定。临床经验表明，对于这种患者，如果就诊时与初次手术间隔时间不长（不超过 12 ~ 16 周），那么由于骨断面的愈合还仅为临床愈合，骨痂的密度仍然低于正常骨皮质，此时可以尝试通过适当的颌间定向牵引使错位愈合的骨块向正确位置缓慢移动，其组织改建过程可能类似于牵张成骨。临床上部分患者通过这类牵引即可基本或大部分解决颌骨错位的问题，然后只需后期的正畸治疗就可以恢复患者的咬合关系。但如果患者是在初次复位术后 5 ~ 6 个月才来就诊，那么这个时候骨断面已达到组织学上的骨性愈合，只能通过正畸-二次复位手术联合治疗来解决严重的错位愈合并恢复咬合关系。

三、正畸代偿、二次手术及修复治疗

对于严重粉碎性骨折所致的牙颌畸形的处置，正畸治疗一般应待骨伤稳定后再进行（至少 10 ~ 12 周后）。一般而言，造成术后咬合关系不良的原因主要有以下两种情况：①颌骨骨折没有复位或未能精确复位，如受医疗条件限制、上下颌骨多块粉碎性骨折或部分牙列缺失造成手术精确复位困难，或术后固定不良导致骨块移动等；②髁突颈部的高位骨折或粉碎性骨折，未能正确复位固定或无法复位固定的。这种情况下即使术中将上下咬合关系对合好，术后由于髁突骨折部位的改建、吸收，造成下颌升支高度缩短，就会逐渐出现后牙早接触，继而导致下颌在升颌肌群的作用下以早接触后牙为支点发生顺时针旋转，造成下颌后缩，前牙开 *。

1. 因错位愈合原因造成的术后咬合不良的矫治

（1）正畸代偿：如果只是局部的咬合不良，例如少数牙颊舌向错位或垂直开 等，可考虑通过牙列矫治、颌间牵引，并结合调 、修复等方法完成治疗，一般都可以达到满意的疗效。

（2）二次手术：对于颌骨严重错位愈合所造成的咬合不良，一般只能通过二次手术，并结合术前、术后正畸治疗来矫治。其大体原则和方法与正颌外科的术前、术后正畸治疗基本一致，但仍有一些需要特别考虑的细节。

首先，正畸医师需要与外科医师仔细分析患者骨块的错位情况，通过模型外科的精确分析和预测来共同制订手术方案，保证术后取得稳定的咬合关系。应该注意，颌面部创伤患者咬合恢复的目标是受伤前患者经过长期磨耗已适应的稳定咬合关系，而不是常规正畸治疗中所要求达到的目标。

其次，由于这类患者的手术方案常常可能涉及多个骨块的移动和重新定位，正畸医师应该首先利用面弓、 架准确转移患者现有的咬合关系及髁突位置，然后根据已制订好的手术方案切割模型、模拟患者的颌骨移动，借此了解术前正畸应达到的要求。由于患者受伤前存在稳定的咬合关系，因此术前正畸一般不需要很多的牙齿移动，有时仅需要少量调 即可完成。

最后，当术前正畸达到手术要求后，再次精确制取患者的咬合模型，按照手术方案完成模型外科，然后制作定位 导板及稳定弓丝。如果手术涉及同一颌骨内的部分或分块移动，那么就需要在模型上完成稳定弓丝的制作，这与上、下颌前后部的局部骨切开手术类似。术后固定、功能训练，以及术后正畸治疗同正颌外科患者。

2. 因关节损害原因造成的术后咬合不良的矫治　对于这类患者，首要的问题是要尽早消除不良咬合（尤其是后牙早接触）对患者髁突改建的病理性刺激，让患者的髁突在生理性的功能负荷下，依靠机体自身的修复能力完成吸收、改建，从而使髁突最终稳定于关节窝的最前、最上方的位置，以承受生理负荷。

（1）确定 CR 或 ACP 位：临床上可以先通过手法暂时确定一个患者的 CR 位，然后转移颌位关系，制作稳定 板，嘱患者全天佩戴（包括进食）。每次复诊时应根据髁突改建后咬合出现的变化适时调磨 板，始终保持 CR 位时下牙列与 板咬合面均匀接触，前伸及侧方运动时后牙脱离咬合接触，从而消除患者的咀嚼肌异常收缩，保护患者的髁突不受到病理性的刺激或损伤。直到连续数次复诊患者咬合关系均无明显变化，X 线片或 MRI 表现为髁突表面形态光滑，骨皮质连续、完整，负荷试验阴性，那就说明患者的髁突改建基本完成,已建立稳定的、能够承受生理负荷的 CR 或适应性正中姿势位(adapted centric posture,ACP)位(因部分患者盘-突关系已破坏,因此不能称之为 CR,只能称为 ACP),今后的所有治疗都将以此作为建𬌗基础。

(2) 二次手术:当患者建立稳定的 CR 或 ACP 位后,正畸医师需和外科医师会诊,共同决定下一步的治疗方案。如果患者下颌升支高度显著缩短,导致前牙开𬌗严重,下颌顺时针旋转明显,严重影响患者的面型及咬合功能,那么二次手术往往不可避免。一般在完成术前正畸的基础上,可以通过 SSRO 手术逆时针旋转下颌骨,恢复下颌升支高度,改善下颌后缩,矫治前牙开𬌗。这种由于髁突骨折、吸收引起继发性开𬌗的患者,由于手术只是将下颌升支恢复到原有高度,因此咀嚼肌并没有被拉长,所以一般不需要上抬上颌骨,这与原发性长面综合征或骨性开𬌗的手术原则不同,后者常规应考虑双颌手术。如果患者下颌升支高度缩短不明显,下颌顺时针旋转较少,对外形影响不大,那么在患者建立稳定的 CR 或 ACP 后,也可考虑通过微种植钉支抗(MIA)压入早接触的后牙,结合多曲方丝弓(MEAW)技术,调整𬌗平面,矫治前牙开𬌗。

(3) 修复处置:很多外伤导致关节损害以及牙列缺失患者,由于牙的代偿不可能达到解决咬合对位及稳定的咬合运动,最终咬合的建立和功能的恢复都应通过修复来解决。在确立了患者正确的 CR 或 ACP 位,以及通过正畸使上下牙弓形态达基本协调后,最后再由修复科完成治疗。

总之,对于严重颌面部创伤术后咬合不良患者的正畸治疗,应该由多学科医师协作,根据造成患者术后咬合不良的原因及严重程度采取相应的治疗措施,尽量将患者的咬合关系恢复到受伤前的稳定状态。

(陈嵩　李小兵　陈扬熙)

第十八章
唇腭裂患者的正畸治疗

第一节 概　　述

先天性唇腭裂是口腔颌面部最常见的一种先天畸形，它不仅给患儿带来颜面的畸形，同时造成婴幼患儿喂养困难和语音、听力等功能的障碍，而异常的语音和外貌的缺陷将给患者造成心理损害，影响患者与人交流和参与社会活动的能力。因此，成功的早期手术，有效的序列治疗对减少畸形给患者带来的负面影响是极其重要的，也是从事唇腭裂治疗的学者们不懈努力的目标。

唇腭裂的病因十分复杂，总的来说，它是一种多基因的遗传性疾病，环境因素如孕期病毒感染、服用某些药物、叶酸缺乏、吸烟等都可能增加唇腭裂发生的可能性。合并或不合并腭裂的唇裂（cleft lip with or without cleft palate，CL/P），与单纯腭裂（cleft palate，CP）具有病因异质性。相当比例的 CL/P（11% ~ 30%）和 CP（14% ~47%）为已知综合征的表现之一或同时伴有其他畸形的发生（如 Van der Woude 综合征等）；超过半数的 CL/P（70% ~90%）和 CP（53% ~85%）病例为单独发生的非综合征型唇腭裂，其中完全性唇腭裂因为各类问题严重性的集中体现尤其具有代表性，是我们将要讨论的重点，包括单侧完全性唇腭裂（unilateral complete cleft of lip and palate，UCLP）和双侧完全性唇腭裂（bilateral complete cleft of lip and palate，BCLP）。

唇腭裂的发生率根据我国出生缺陷检测中心 1996 ~2000 年所获得的数据为 1.625‰，性别比例男∶女约为2∶1。

自 20 世纪 50 年代开始，学界就一致认为唇腭裂的治疗应该是多学科的参与和配合，即唇腭裂的团队序列治疗。通常的人员组成包括儿科医师、整形外科医师、正畸医师、耳鼻喉科医师、遗传学家、社会工作者、护士、颌面外科医师、语音治疗师、心理学家等，是一种有统一有协调的团队，每个成员除了自己的专业，也了解其他学科治疗的基本原则，目的就是在这样的系统治疗后，患儿有颜面的美观，较好的听力和语音，牙列的美观和功能，以及与之相应的健康的社会心理。

正畸医师的治疗几乎贯穿序列治疗的全过程，除了在孩子生长发育的各个阶段配合外科医师或孩子的生长发育做相应的正畸治疗，正畸医师也是其生长发育的监测者，尤其具有纵向的思考习惯，也是因此，目前多中心的唇腭裂治疗的研究多由正畸专业的学者发起。

第二节 唇腭裂颌骨及𬌗的生长发育特点

一、颌骨的生长发育特点

面部的发育始于胚胎的第 3 周，至第 8 周时初具面部外形。唇裂多见于上唇，是由于一侧或两侧的中鼻突和上颌突未融合或部分未融合所致。因此，裂隙发生在一侧或两侧而较少发生在唇的正中。临床的单侧唇裂为多见。腭的生长发育实质上是上颌骨发育的一部分。腭的发育从胚胎第 5 周开始，至 12 周完成。腭裂是口腔中较常见的一种发育畸形，是侧腭突和鼻中隔未融合或只是部分融合，正中腭突和外侧腭突未融合或部分融合的结果。腭裂可发生于单侧，也可发生于双侧。80% 左右的腭裂患者伴有单侧或双侧唇裂（详见第一章第三节）。

单侧完全性唇腭裂婴儿出生时通常有非裂隙侧骨段的前外旋，前段牙槽上倾，裂隙侧或有后置，患侧鼻翼被牵拉，扁平状(图 3-18-1)。上颌前后牙槽弓宽度均大于正常，在第 1 年中，尤其是唇裂修复术后，其裂隙宽度明显减小，中线有所改善，这与修复后的唇持续作用于前段牙槽，使前突的非裂隙侧骨段位置变化有关，牙弓长度明显增长，而牙弓宽度基本稳定。也有研究结果称牙弓宽度的变化并不一致，初始较宽的则变窄，而窄的会有宽度的增加，还有学者认为唇裂修复术后前段牙弓宽度变窄，中后段牙弓宽度较恒定。在采用激光扫描技术对牙槽弓各段周径及体积的三维测量中发现，单侧完全性唇腭裂婴儿裂隙端区域的生长明显大于不完全裂的病例，认为这与两端仍然分离的状态有关，这与临床对唇腭裂婴儿系列模型的观察一致，但对其生长量的多少仍缺乏有效的结论。

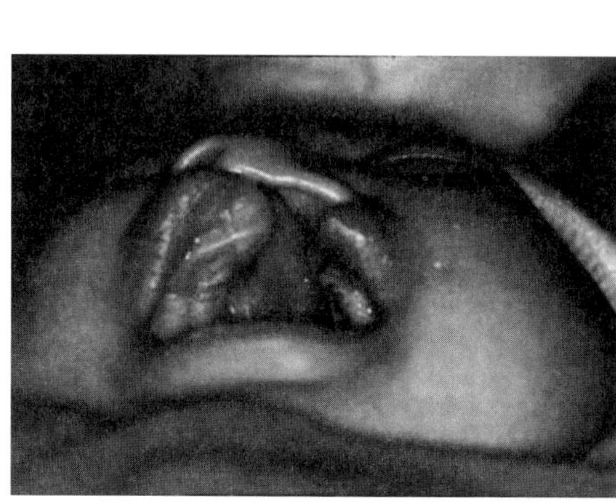
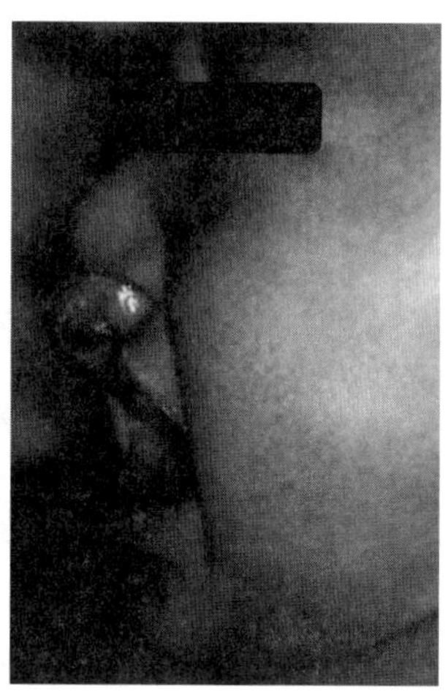

图 3-18-1 UCLP 婴儿出生时的形态

典型的单侧完全性唇腭裂患者的颅面特征为上颌骨发育不足、前面高大、下颌后下旋等。有研究结果称在 5 ~ 18 岁间上颌骨长度的生长仅 1. 4mm，而正常人是 10mm，SNA 减小 5. 4°，正常是增加 3. 3°；颌前突增加 3. 8°，正常是 6. 2°。Smahel 和 Han 对生长高峰期前的病例研究发现，在这一期间，其上颌骨长度增量很小，而垂直向发育远大于水平向生长，同时下颌骨已表现出轻微的代偿生长。在 Veleminska 对 48 例男性病例的生长研究中，发现 94% 的病例在生长高峰期出现面部的凹陷，27% 的病例由Ⅰ类关系转变成Ⅲ类关系，但若覆盖大于 2mm，则 15 岁时不会出现反殆；46% 的病例可以通过成功的正畸矫治达到正常覆殆覆盖关系。矢状关系的异常主要是由于上颌骨发育不足，在生长高峰的早期尚可以通过下颌的形状和位置的改变代偿协调，随后即超出了代偿的范围。软组织则表现出上唇突度逐渐变小，上唇短(图 3-18-2)。

双侧完全性唇腭裂则表现出更为严重的颜面畸形。出生时前突的前颌骨，通常还伴有朝一侧偏斜，同时唇组织的严重不足，都为唇鼻修复带来极大的困扰(图 3-18-3)。在患儿儿童时期，前突前颌骨常常是很大的困扰，所以早期有专门为后退前颌骨设计的术式，但长期追踪后发现即使未做前颌骨后退术的病例在生长高峰期时都会出现较单侧病例更明显的凹陷面型。因此，在各唇腭裂中心，在逐渐改善提高 UCLP 的治疗修复效果后，BCLP 的患者成为新的治疗难点。

对非手术病例的研究因为受到基础治疗推广的影响，很难获得资料，目前较为有影响的是 Bishara 对印度人、墨西哥人的研究，Ehmann 对非洲人的研究及 C. Dupis 对亚洲人的研究，总的结果是非手术患者上颌骨的生长呈现接近正常的生长趋势，虽然颅底的长度，颅底角会有些异常，但矢状向的生长基本正常或前突，横向不足也不明显。这从一个侧面说明不论上颌骨发育不足的原因是否有固有的因素，手术本身造成的影响占据了很大一部分，在欧洲多中心研究 Euro cleft 1990 及 Dutch cleft 的多中心研究中都表明了这一点。

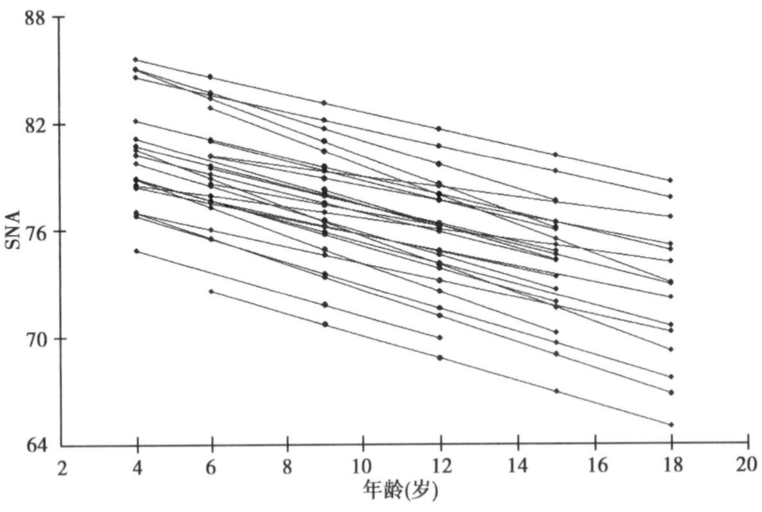

图 3-18-2 UCLP 上颌骨生长特点：对 4～18 岁患者上颌骨生长追踪研究结果表明随着年龄的增加，上颌骨生长不足更加明显

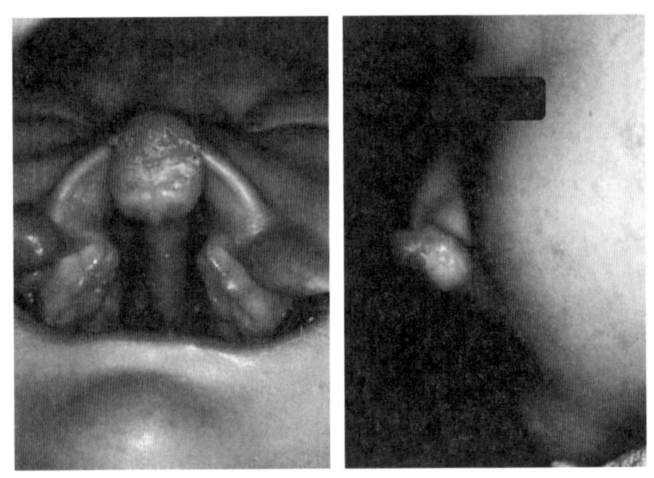

图 3-18-3 BCLP 婴儿出生时的形态

二、𬌗的发育特点

完全性唇腭裂患者表现出明显的𬌗发育异常(图 3-18-4)。

1. 裂隙处牙缺失，形态、位置异常，通常受累及的是侧切牙。
2. 上颌第二前磨牙先天缺失。
3. 恒牙迟萌。
4. 釉质发育不良。

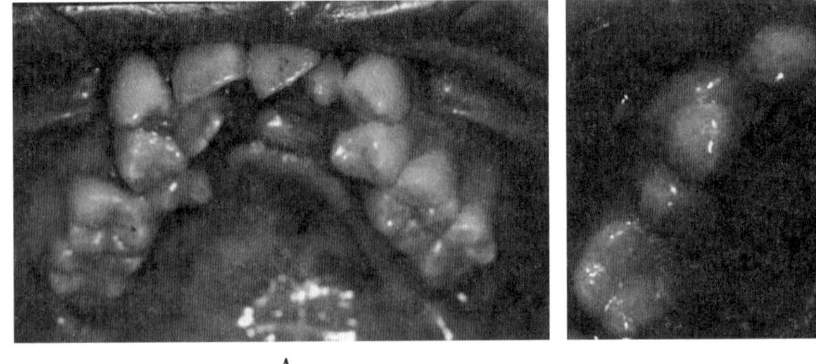

A　　B

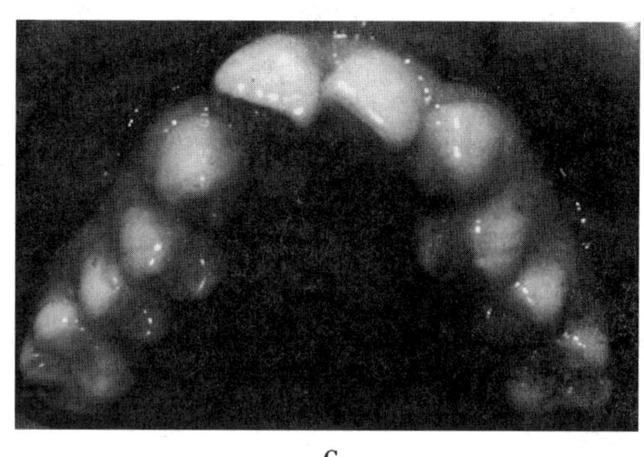

C

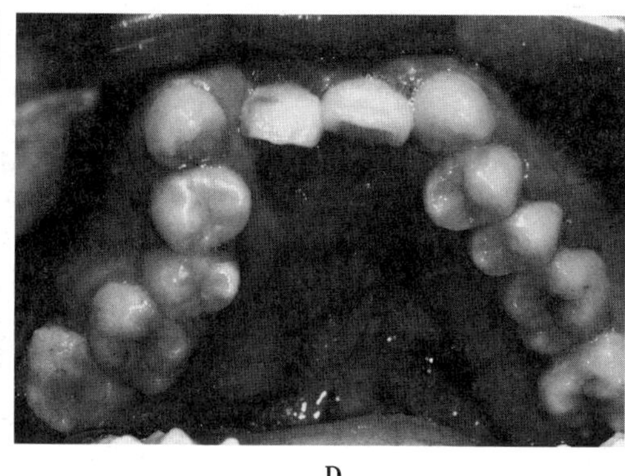

D

图 3-18-4　UCLP 上牙弓发育异常

A. 显示侧切牙釉质发育不良、腭向错位、过小牙；B. 多牙先天缺失、恒牙迟萌；
C. 侧切牙先天缺失、过小牙；D. 双侧侧切牙先天缺失

唇腭裂患儿还表现出比较明显的高患龋率，这也会给正畸治疗带来极大的困扰，所以，更加需要强调口腔的预防保健治疗。

第三节　唇腭裂的正畸矫治

一、婴儿期的术前矫形治疗

唇腭裂婴儿出生后，应该由儿科、整形外科、正畸科、遗传专业的专家以及护士和社会工作者组成的会诊小组，根据孩子的状况，决定唇腭裂的手术修复方案，可能需要的术前矫形治疗，对患儿父母的宣教，以及其他伴随症状的解决。

婴儿的术前矫形治疗，50 多年来一直是争议较多的。大多数中心都有各自的术前矫形治疗计划和方法。然而，实际上一直缺乏对治疗的有效性和可能的副作用的科学客观的评价。

唇腭裂婴儿的术前矫治目的在于方便喂养，同时用主动或被动的方法将两侧骨段排列成规则的形态，减小裂隙，便于以后的手术修复获得更好的结果。

（一）被动矫治

被动矫治以 Hotz 矫治器（Hotz appliance）为代表，主要目的是通过“人工腭顶”，隔绝口鼻腔，利于婴儿喂养，隔绝舌突入裂隙，有助于腭顶的生长，有利于减小裂隙，同时有方向地调磨会引导排列错位骨段（图 3-18-5）。在婴儿出生后 48 小时之内或 2 周内取模，制作矫治器，矫治器戴入时间越早，患儿适应越快，也有利于安抚焦急不安的父母。矫治器覆盖腭部及牙槽突，遮盖硬、软腭裂裂隙。靠近黏膜的一层用软性塑料，舒适且密合性好，有效利用倒凹，在腭顶、穹隆处再覆盖一层硬质塑料确保宽度及稳定性（图 3-18-6）。

临床操作要点：

1. 出生后 24 ~ 48 小时内戴上；超过 2 个月龄效果不佳。
2. 初戴时注意调磨过长部分，尤其注意鼻腔黏膜附近及软硬腭交界。
3. 戴用 2 ~ 3 天复诊，调改压痛点。
4. 24 小时戴，喂奶后清洗。
5. 4 ~ 5 周复诊调磨矫治器，调磨方向见图 3-18-5。

（二）主动矫治

主动矫治以 Latham 矫治器（Latham appliance）为代表，这是一种骨内固定的矫形矫治器，利用机械力作用，对 UCLP 前移并扩开裂隙侧骨段，同时矫治非裂隙侧骨段的前旋；对 BCLP 前移并扩开双侧骨段，将前颌骨放入弓形中。矫治开始于 4 ~ 6 周龄，一般 3 ~ 6 周达成目标，即两侧骨段端间距离小于

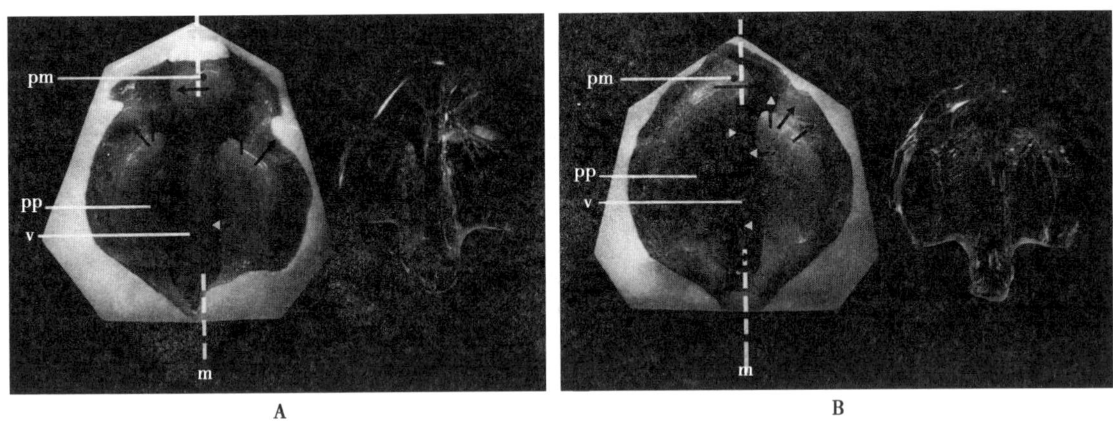

图 3-18-5　Hotz 矫治器及调磨方向

A. 示意 BCLP；B. 示意 UCLP，箭头表明希望的生长方向，在矫治器相应部位调磨，pm 代表前颌骨，pp 代表腭部骨段

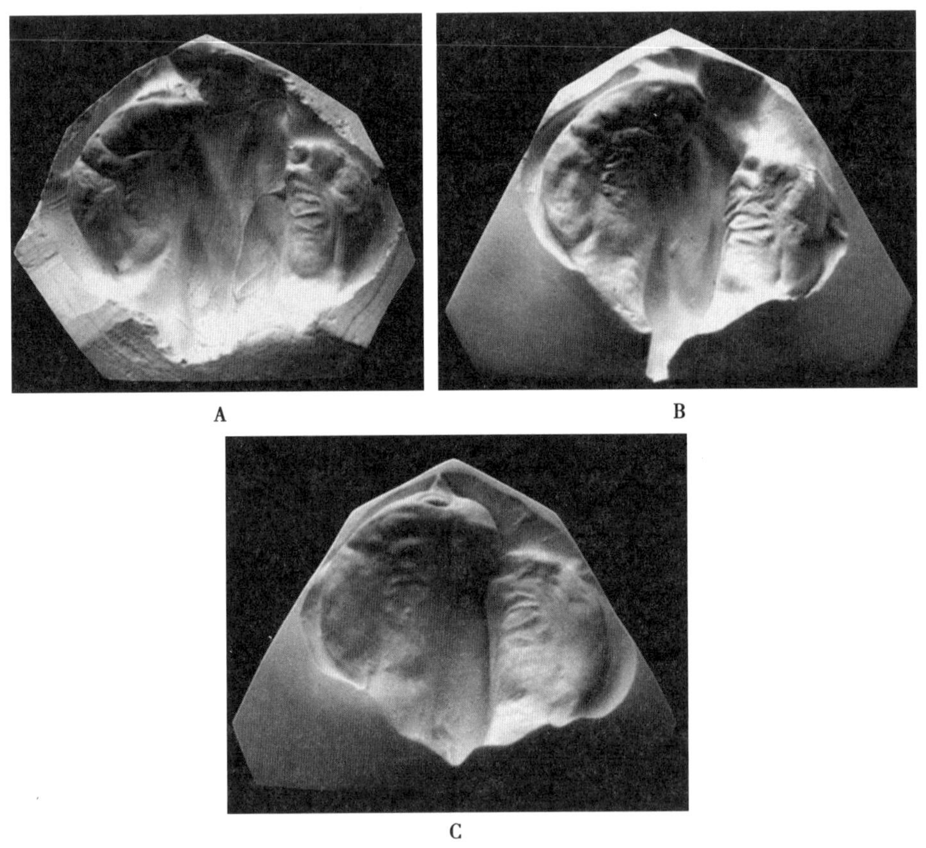

图 3-18-6　经 Hotz 矫治器后的模型记录：显示错位骨段的移动改变

2mm，保持，然后在 3～5 个月龄时行唇粘连术和牙槽骨膜成形术（图 3-18-7）。

关于 Latham 矫治器，争论尤为激烈，有研究认为它可能对上颌骨矢状向生长有一定影响，而且在临床操作中有一定的侵入性。与之相比被动矫治较为温和轻柔，从减少治疗带来的痛苦而言，被动矫治更易被人接受，目前为止，在进行术前矫治的唇腭裂治疗中心中，更多的是采用被动矫治方式。

（三）Grayson 矫治器

纽约大学医学中心的 Barry Grayson 则在临床采用 Latham 矫治器后，又重新选择了一种折中的方式，即鼻-牙槽嵴塑形矫治器（presurgical nasoalveolar molding，PNAM），又称 Grayson 矫治器（Grayson appliance）。是在 Hotz 的基础上加鼻矫形柱，矫形目标在于，在排列两侧骨段的同时，重塑鼻软骨形态，增长鼻小柱长度，延伸口唇组织，以达到术后良好的唇形态和较为对称的双侧鼻形态（图 3-18-8）。

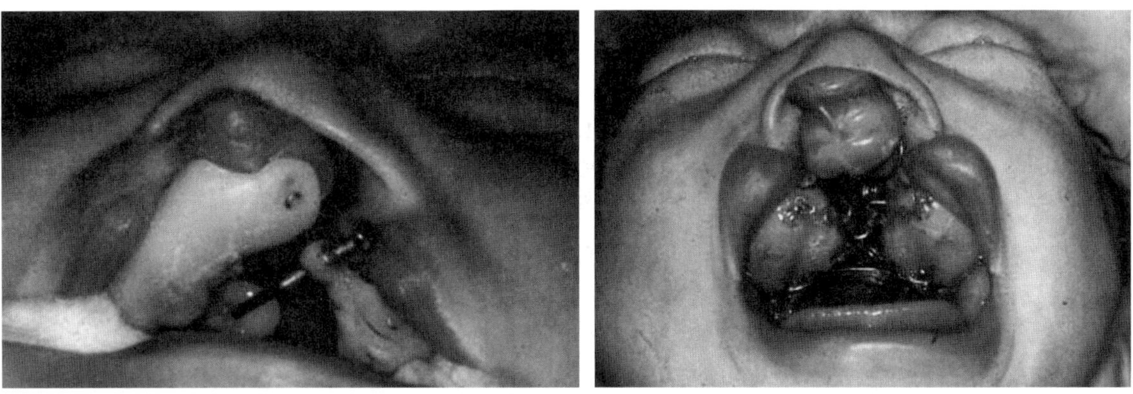

图 3-18-7　Latham 矫治器

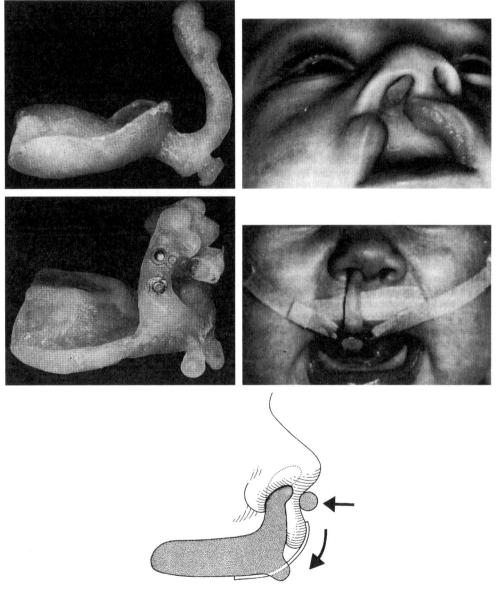

图 3-18-8　Grayson 矫治器(PNAM)

1. 临床操作要点

（1）上颌模型基础上完成口内部分（同 Hotz），然后在唇裂隙处成形固位柱，以连接贴在颊部的胶带增加矫治器固位。

（2）每周复诊，调改矫治器，在引导生长的方向磨除，在要压入的区域软衬，类似 Hotz。

（3）用胶带粘结裂隙双侧唇组织，辅助形成矫形力。

（4）当牙槽突裂隙小于 6mm 时，添加鼻矫形柱，加力部分在患侧鼻孔鼻基底软骨尖，软衬，每次复诊逐渐竖直鼻小柱，对称双侧鼻孔，获得良好鼻尖形态。

（5）矫治目标牙槽弓排列协调，两端 1～2mm 间距，鼻形态对称。

（6）在 12～16 周时行一期鼻唇修复，同时行牙槽骨膜成形术。

（7）对于 BCLP 患儿，还有类似组织膨胀器的作用，鼻小柱延长 4～7mm，前唇组织条件也大为改善。

2. 在进行术前矫形治疗的过程中需要特别注意的是取模的安全性　有以下方面：

（1）一般应在有能力处置气道紧急状况的条件下进行。

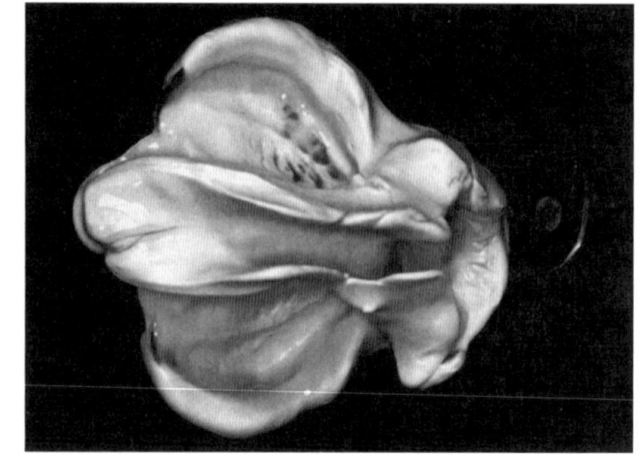

图 3-18-9　取模的材料直接影响精确性

（2）婴儿在清醒状态，进食前，前倾位，也有采取插管时头位的。

（3）取模材料选择流动黏滞，成形能力好的印模材料，有助于取模的安全性和矫治器的固位性（图 3-18-9）。

二、混合牙列期的矫治

（一）GOSLON 指数

混合牙列期应该对患儿的牙聆状况做一个初步的估计，以确定矫治计划。对缺乏临床经验的医师来说，GOSLON 指数是一个简单有帮助的判断方法（图 3-18-10）。

GOSLON 指数是专门为完全性单侧唇腭裂设计的牙聆关系评估指数，用于系统正畸矫治前混合牙列或恒牙列早期的模型研究。它根据上下牙弓的水平向、垂直向、横向关系将牙聆关系分为 5 级，其中水平向关系是最重要的，而后两者主要用于边缘病例的评定。比如深覆聆较开聆的预后好，而后牙反聆较裂隙侧尖牙反聆容易治疗。第一级（excellent），是一种最好的情况，正覆聆覆盖，有些病例还表现出安氏Ⅱ类的牙聆关系，这在术后的唇腭裂患者来说是少见但预后较好的情况；第二级（good），也是较好的一种情况，只需简单的正畸治疗；第三级（fair），表现出切对切的前牙关系，需要较为复杂的正畸治疗程序矫治Ⅲ类关系和其他问题，但能够有满意的治疗结果；第四级（poor），接近正畸治疗的极限，如果生长趋势不利于Ⅲ类关系的校正，则需要配合正颌外科手术治疗；第五级（very poor），是一种严重的骨性不调，必须选择手术治疗。

（二）简单排齐前牙

当混合牙列早期，通常会有初萌上中切牙的拥挤、反聆，可以进行阶段矫治，但此时要注意的是在植骨前，临近裂隙的牙不要试图竖直，预防牙根移位到裂隙骨缺损处（图 3-18-11）。

（三）扩大上牙弓

唇腭裂患儿上颌骨发育不足是涉及三维方向的，因此通常在前牵引治疗或植骨前需要做上颌牙弓的扩大。

扩弓矫治根据患儿口内情况有不同的设计，比如扇形扩大前段牙弓，不对称扩大塌陷骨段等。选用的扩弓矫治器可以是附扩大簧的活动扩弓矫治器（图 3-18-12），或选用快扩螺旋扩弓矫治器（图 3-18-13），或四圈簧（QH）扩弓矫治器（图 3-18-14）。

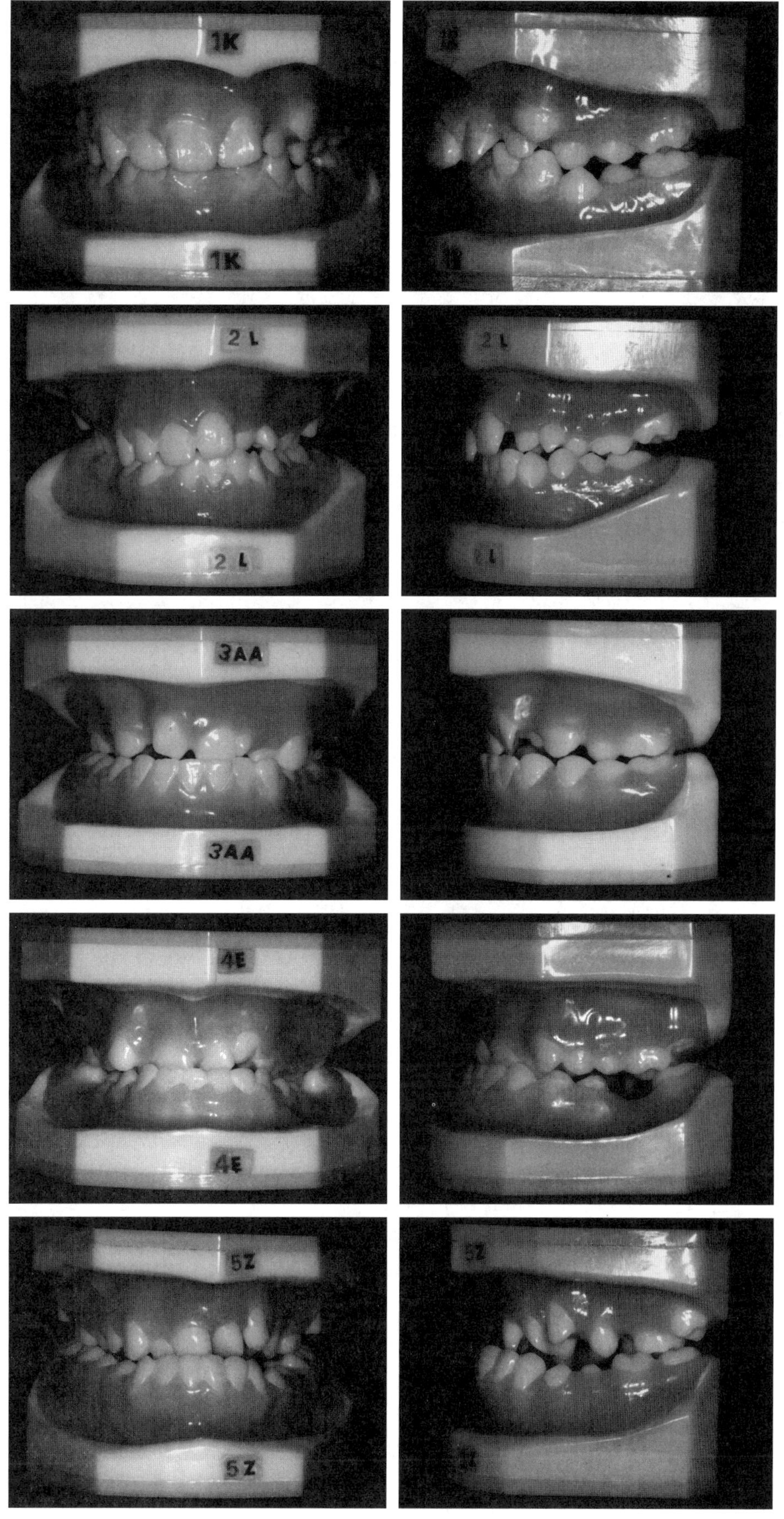

图 3-18-10　GOSLON 分级

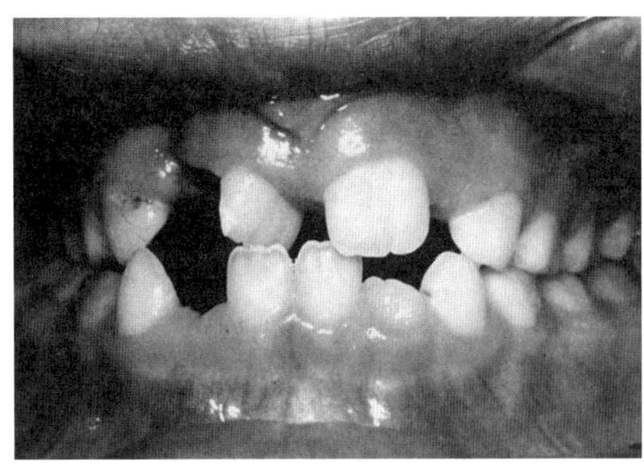

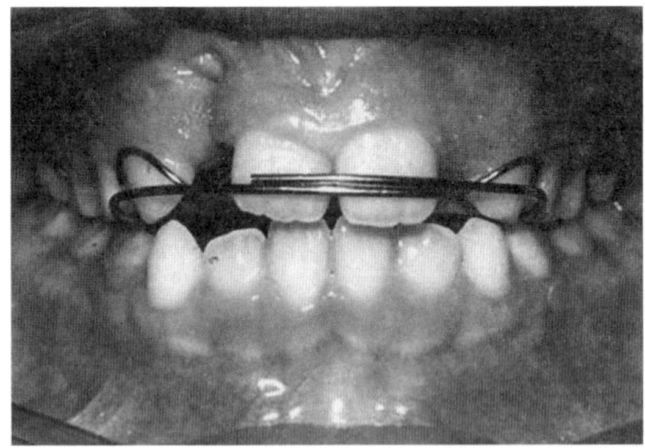

图 3-18-11　简单排齐

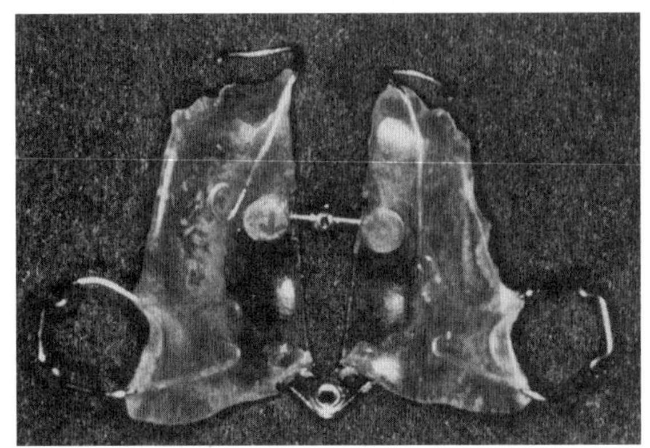

图 3-18-12　附扩大簧的活动矫治器扩弓矫治器

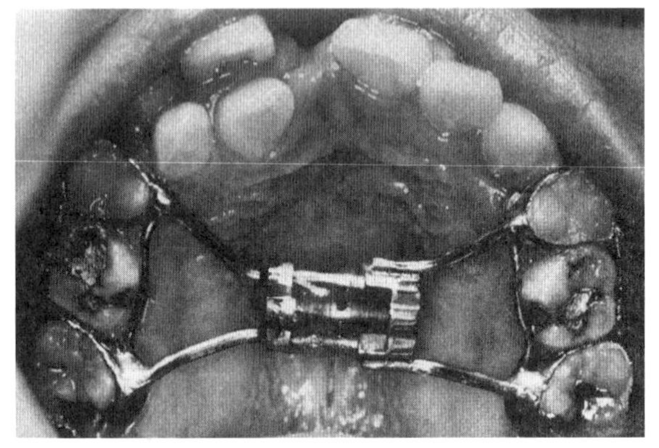

图 3-18-13　快扩螺旋扩弓矫治器

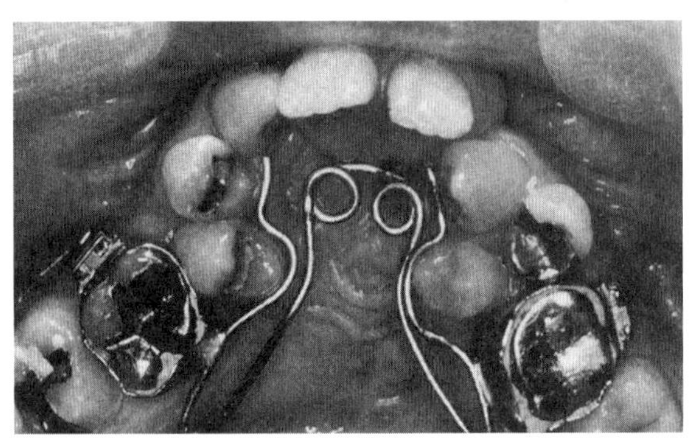

图 3-18-14　四圈簧(QH)扩弓矫治器

扩弓需要考虑的因素：

(1) 扩弓治疗前仔细检查有无口鼻瘘，有时会被重叠的黏膜皱襞掩盖，扩开后出现"扩弓撕裂黏膜"的假象；

(2) 扩弓时注意黏膜组织的紧张程度，厚薄度，施力的大小；

(3) 矫治器的选择尽量最大限度考虑黏膜清洁问题；

(4) 唇腭裂患儿因为骨性结构的不连续，扩弓相对容易取得明显的效果，也容易复发，因此扩弓时可以考虑过矫治，但一定要以不破坏牙槽突裂植骨条件为前提。过宽的牙槽突裂隙会因为覆盖的骨黏膜组织不足导致植骨失败或不能植骨；

(5) 同理，在整个系统的治疗过程中牙弓宽度的保持很重要，牙槽突裂植骨对牙弓稳定有很大帮助，对植骨效果不佳或者扩弓度很大的病例，要尽量延长保持期(图 3-18-15)。

(四) 植骨术(bone graft)及术前术后正畸

通常，植骨术前术后正畸在患儿 9～11 岁左右，尖牙萌出前。在牙槽突裂隙处植骨，彻底封闭口鼻裂，将上颌牙弓结成一体，有利于牙弓宽度的稳定，也为鼻唇二期修复创造了良好的基底条件，而此后尖牙从植骨区的萌出又利于植入骨的稳定结合(图 3-18-16)。

如果此时患儿有前段牙弓的狭窄或两侧骨段的重叠，则需要在植骨术前做扩弓矫治，为手术开创足够的植骨区，因此与外科医师的沟通很重要。

植骨术后 1～3 个月开始观察尖牙的萌出情况，可以考虑助萌，如果间隙足够的话，也是将错位侧切牙排入的时机，这都将有助于植入骨的稳定。

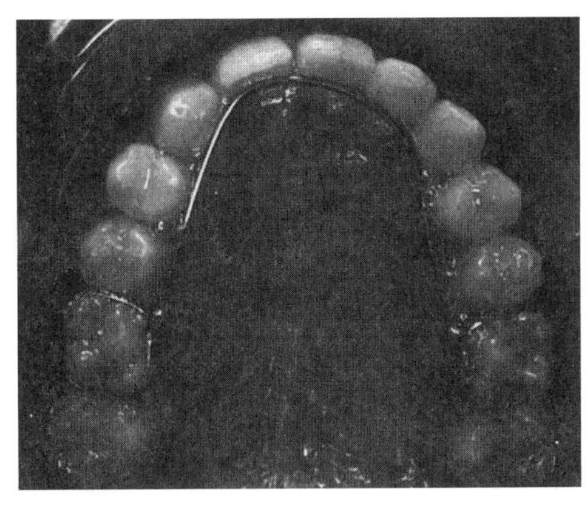

图 3-18-15　上颌牙弓宽度需长期维持

（五）前牵引矫治

对于明显上颌骨发育不足的病例（如 GOSLON 分级中的第三、第四级病例），可在患儿 6～8 岁或植骨术前后做扩弓及前牵引（protraction）矫治。

上颌骨前牵引矫形治疗针对唇腭裂患者宜早期矫治，矫治通常开始于混合牙列初期，视腭弓宽度决定是否快速扩弓，一般扩弓后上后牙高度增加，因而上下颌骨关系有改善。前牵引口内矫治器多黏着固定在乳磨牙和乳尖牙上，牵引方向向下 10°～20°，牵引力每侧 350～400g，也有学者认为合并使用颏兜可以将力减少到 200g，矫治以建立正常覆船覆盖为准，也有提倡过矫治导致覆盖 5mm，术后腭弓维持宽度，也有采用 Fränkel Ⅲ型或型肌激动器Ⅲ型主动维持的。疗程包括 3 个月的扩弓，8～12 个月的前牵引，每 3 个月复诊一次。通过术前术后头影测量的比较，较为统一的结论是，上颌骨有不同程度的前移，据报道 0.9～1.8mm、1.8～3mm 不等，更多反映的是下颌骨的后下旋。有研究发现 80% 的治疗效果来自下颌骨的改变，ANB 角增加 1°～2.37°、2.37°～3.7°，并认为疗效的差别有很多因素，如手术、个体生长差异等，通常上颌骨后面高较大的病例治疗效果较好，因为有研究认为上颌骨后面高直接反映手术对上颌骨生长的影响。但至今还没有远期疗效的比较，如生长高峰期上下颌骨关系的变化，是否能有效地降低需正颌外科手术的病例数等。

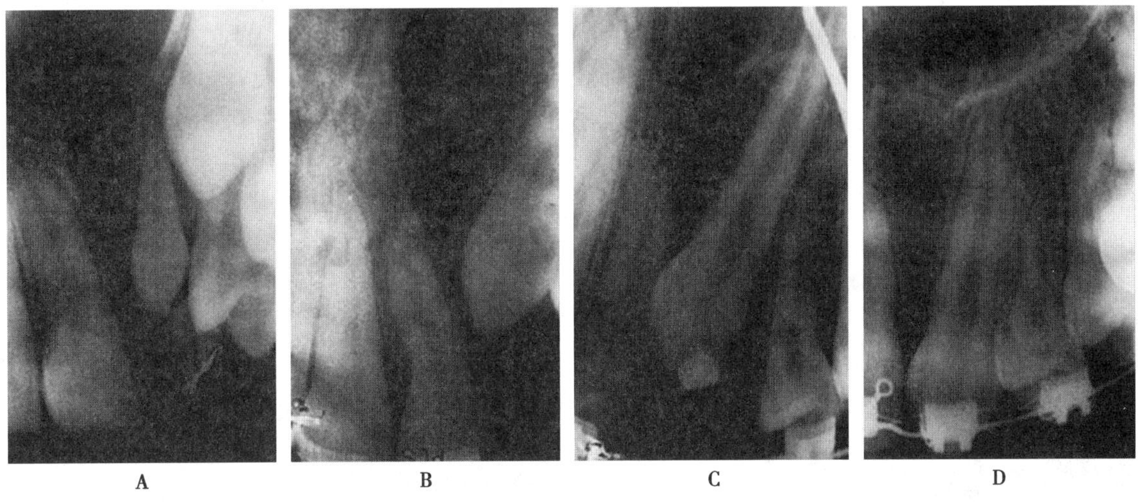

图 3-18-16　植骨术后的尖牙萌出

A. 为植骨术前；B. 为去除多生牙植骨术后，尖牙有自然萌出位的改变；C. 为尖牙助萌；D. 为尖牙最终排入牙列，可见裂隙处骨密度的明显改善

三、恒牙列期的矫治

（一）单纯正畸矫治代偿

恒牙列期的系统矫治与Ⅲ类病例类似，见前面相关章节。

需要特别注意的是：

1. 考虑代偿治疗时，需要明确唇腭裂患者的上颌骨发育不足的情况，才能作出相应的判断。
2. 代偿治疗时一定要考虑关节的适应性。
3. 因为上颌骨的发育不足、先天性缺牙等，上颌尽量不拔牙。

（二）正畸正颌外科联合矫治

对于严重的上颌骨发育不足的病例，目前的选择有颅外固定的上颌骨牵张成骨矫治或者正颌外科手术。

1. 颅外固定的上颌骨牵张成骨矫治（rigid external distraction，RED）　是一种使用颅外固定的牵引装置，在行 Le Fort Ⅰ型截骨术后牵引上颌骨及面中份骨组织，以改善严重面中份凹陷畸形的治疗方法（图 3-18-17）。最早多用于完全性唇腭裂患者的严重上颌骨发育不足的病例。其雏形是墨西哥学者 Molina 提出的在上颌骨 Le Fort Ⅰ型手术后用面罩牵引，但由于其前移上颌骨的量（1.4～5.2mm）不尽如人意，因此有学者提出 RED 装置，口内是加强整体支抗的腭弓与唇弓组成的固定式夹板，其唇弓部分类似于口外弓的内弓部分，并焊接口外的牵引钩部分，牵引装置是固定于颅骨的，用牵引钢丝连接这两部分，通过牵引装置的加力螺旋，调整牵引方向，可定量定向地移动上颌骨，而术中断骨区域的牵张成骨有利于矫治结果的稳定。其优点在于：①对下颌骨的影响小，不需要代偿性地调整正常的下颌骨来协调上下颌骨关系，同时矫治中下颌骨的代偿性后下旋转、前下面高增加等负效应也很小；②对上颌骨的前移，则由于口内夹板的口外牵引钩的高低、牵引装置上的加力螺旋的高低的可调性，可精确设计上颌骨水平、垂直向的移动；③前移量可观，据报道，SNA 平均增加 7.7°，ANB 8.6°，A 点前移 8.3mm，因此面型可得到显著改善。但也因为它是一种较新的矫治技术，许多问题还有待明确，比如，合适的年龄。现有报道的病例从 5～23 岁，虽然前移量不受年龄限制，但似乎年轻病例成骨效果更好。但由于下颌骨生长的不确定性，使确定其前移量有困难，通常采取过矫治到Ⅱ类关系；还有年轻病例手术及牵引对牙胚生长发育的影响，有发现牙胚移位，上颌第二磨牙迟萌的病例等。更确定的结论需要更多的样本和更长的观察周期。

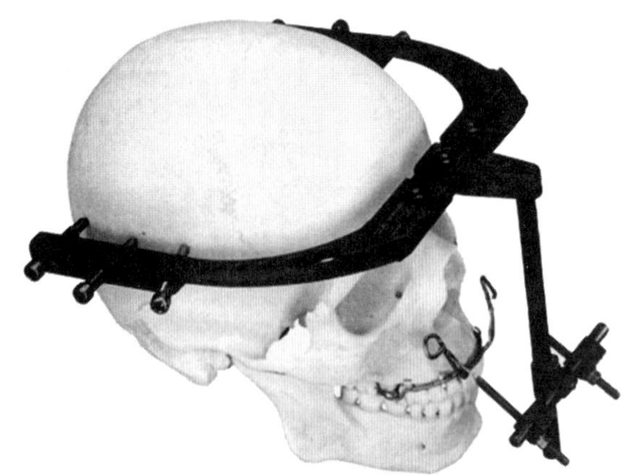

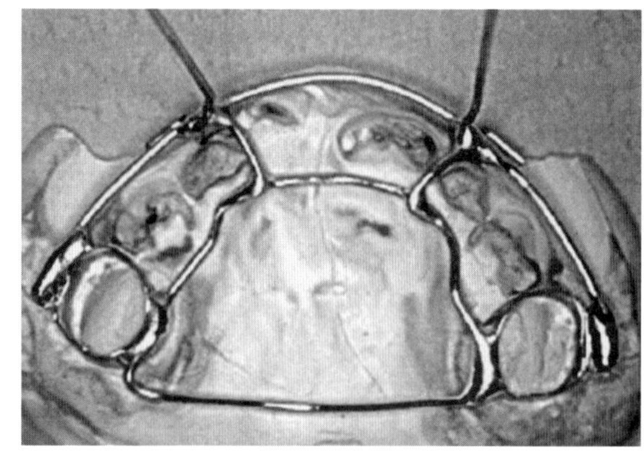

图 3-18-17　颅外固定的上颌骨牵张成骨矫治（RED）：示意矫治器的口内部分和经颅固定牵引支架

2. 正颌手术（orthognathic surgery）　据 Ross 等人的研究，约有 20%～25% 的单侧唇腭裂术后病例需要正颌外科手术来达到较好的咬合关系，改善颌面形态和患者的自我评价。多数病例通常采用 Le Fort Ⅰ型截骨术前移上颌骨，是否同期行下颌骨手术酌情而定。

但由于唇腭裂病例的特殊性，正颌外科术后的复发率显著高于非唇腭裂患者。复发是多因素的，如术前正畸矫治是否合适、颌骨矢状或垂直向移动过度、术前术后瘢痕组织的牵拉、有无咽瓣的存在等。也有"假性复发"的成分，即患者下颌骨的剩余生长量导致颌骨关系的变化，这与手术时机的把握以及个体生长型有关。复发主要发生在术后 1 年内，50% 的复发量发生于头 6 周内。上颌骨的前移量平均约为 3.9mm、5.9mm、6.9mm、9mm 不等，垂直移动量为 4.5mm、2.1mm、3mm，相应的前移量复发分别是 1mm、0.04mm、1.6mm、0.63mm，垂直移动复发 1.8mm、1.7mm、0.69mm。针对如何减少复发，有研究认为前移量不宜过大，以 8～11mm 为限，否则产生的张力和瘢痕较大，同时提倡过矫治，以保证长期效果的确定，然而过矫治的度似乎是经验性的，没有明确的指标。随着坚固内固定技术的应用，有研究认为坚固内固定较拴丝固定复发率明显减小，但也有不同的观点，认为在水平向的复发上是没有显著性差异的。

针对唇腭裂患者的正颌外科手术难度在于上颌骨块分割太多，术后血供是个很棘手的问题，术前正畸的要点在于根据矫治计划作好殆的准备，注意上前牙谨慎去代偿，尖牙、前磨牙的牙根方向预备。

第四节　唇腭裂临床研究的开展及其意义

自20世纪80年代初唇腭裂序列治疗的广泛开展并逐渐规范化，同时强调病案资料完整保存的重要性，对唇腭裂患者的纵向研究得以开展。我们查阅到的1980～2003年的80余篇关于完全性单侧唇腭裂的长期追踪研究的文章中，1980～1990年不足15篇，而1990～2000年就有46篇，可以看出纵向研究的发展趋势，同时逐渐有更完善的临床科研设计，如前瞻性的随机对照临床研究，更科学合理地利用唇腭裂治疗中心序列治疗的资料优势。

由于资料收集普遍为定期摄取的正、侧位头部X线片、牙殆模型、相片，因此大多数研究均采用X线片和模型作为研究的载体，同时随着诊断测量技术的提高，如三维激光扫描仪的应用，提供三维数据的形态比较，使研究更准确深入。近年来语音病理学研究的发展，也开始出现保存录音带作为患者语音功能的记录。

样本量和观察周期是唇腭裂患者纵向研究的难点，所查阅文献，样本量大于30例的多为短期(3～4年)追踪，而追踪年限大于10年的样本量超过30例的很少，这也是多个治疗中心(multi-center)联合研究希望能解决的问题，然而，序列治疗计划的多样性(据Euro-cleft的研究)，又成为跨中心研究需要面对的问题。

国内的唇腭裂序列矫治在逐渐完善，作为正畸医师，我们不仅是治疗的执行者，也是患儿生长的监测者，如何建立标准的病案资料的搜集保存体系，如何更好地利用众多的病例资源作出有指导意义的临床研究，是必须面对的课题。

（乔　鞠）

第十九章 正畸治疗中常见问题及处理

正畸治疗不仅涉及牙的排齐及颌骨的移动改建，也涉及牙、牙周、身心等有关对局部和全身健康等诸多方面的影响和反映，并需要我们去积极应对和处置。在牙颌畸形矫治临床中，最常见的问题有：因清洁不良所致的釉质脱钙，因施力不当等所致的牙根吸收、疼痛、心理障碍等，作为优秀的正畸医师只有随时了解、注意和全面考虑到以上问题的出现，掌握有效的预防措施和临床处置方法，才能使正畸治疗顺利成功。

第一节 正畸患者的釉质脱矿问题

一、正畸患者易发釉质脱矿的原因及临床表现

自从1965年Newman首次采用环氧树脂粘结技术直接粘结(direct bonding)正畸附件以来，釉质酸蚀和直接粘结技术开始进入正畸临床。目前这种应用粘结材料直接将正畸托槽或其他附件粘贴于牙齿表面的技术因其方便、高效而得以迅速普及，并被广泛引入口腔正畸固定矫治技术中。随着这种技术的普及，正畸粘结剂也随之快速发展起来。1968年，Smith报道了使用多聚丙烯酸锌粘固粉粘结托槽的情况。1970年，Miura等报道使用一种丙烯酸树脂粘结剂(Ortholite)粘结塑料托槽，取得了较好的效果。随后，原来作为封闭剂的双丙烯酸盐树脂也被用做粘结剂而进入正畸临床。发展至今，已有多种粘结材料被广泛应用于正畸托槽、带环和其他正畸附件的直接或间接粘结(indirect bonding)，极大地推动了固定正畸矫治技术的发展。

但是，越来越多的正畸医师在享受直接粘结技术所带来方便的同时也发现，在进行固定正畸治疗时，由于矫治器应用时间较长，以及托槽、钢丝、结扎丝及其他正畸附件的使用，造成牙齿，特别是托槽或带环边缘牙面不易清洁，极易导致局部牙菌斑聚集。如果再加上患者不能保持良好口腔卫生，局部碳水化合物未能及时清除，就会迅速引发托槽周围釉质脱矿。其典型临床表现为托槽或带环边缘的不规则釉白斑，即釉质脱矿(enamel demineralization)的早期表现(图3-19-1)。如果在此阶段正畸医师和患者仍然未引起足够的重视并加以及时处置，那么随着治疗的继续，釉白斑的面积将会进一步扩大，并且向釉质深层发展，最终发展成早期釉质龋甚至中龋或深龋。据资料统计，正畸患者釉白斑的发生率约为50%～70%，是一个颇为普遍的现象。所有的牙齿都有发生釉白斑的可能，其中最常见的部位就是上颌侧切牙唇面的颈部或中部1/3处，以及下颌尖牙和前磨牙。

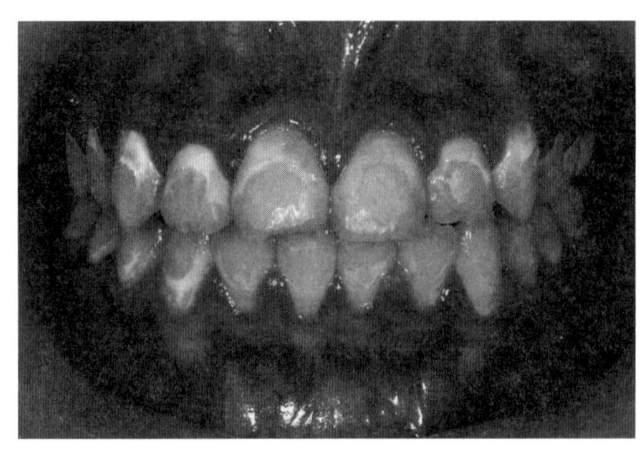

图3-19-1 正畸治疗患者的釉白斑表现

尽管理论上脱矿的釉质可以通过再矿化治疗来恢复其色泽和硬度，但是我们在临床工作中经常发现这种釉白斑是难以逆转的，有时在患者拆除正畸矫治器数年以后，仍然能够清晰地看见静止的釉白斑，这样就对患者和家长造成了很大

的心理负担和困扰，也增加了医患纠纷的可能性。因此如何尽量减少和控制托槽周围牙面的釉质脱矿，是正畸医师在临床工作中必须非常重视的问题。

根据龋病病因四联因素学说：釉质脱矿和龋坏的发生是由于细菌、宿主（即牙齿）、食物、时间这四个因素共同作用的结果。而近年来的研究结果发现，氟离子可以通过影响其中的一些因素来达到预防釉质脱矿的作用：①对釉质表面性质的影响：氟离子可以竞争性地结合钙桥，阻碍菌斑形成；降低釉质表面自由能，不利于菌斑附着。②对釉质表面结构的影响：氟离子可以和钙离子结合形成氟化钙，从而使晶体结构稳定，溶解度降低；促进脱矿的釉质再矿化。③对口腔细菌的影响：氟离子能促使细菌体内酸化，从而使细菌生长代谢停止；氟离子还能反馈性抑制细菌产酸，抑制细菌合成多糖、脂磷壁酸等大分子。研究发现，长期、低浓度的氟离子接触可以有效减少正畸过程中的釉质脱矿。因此，除了和普通人群一样使用含氟牙膏以预防釉质脱矿或龋齿外，近年来正畸医师还尝试了另外一些将氟离子应用于正畸矫治过程中的特殊方法以预防釉质脱矿，其中临床较常见的包括：氟缓释粘结材料的使用；使用含有饱和的氟化物的弹性结扎圈；以及多种局部用氟方法。

二、正畸患者釉质脱矿的预防

（一）口腔卫生宣教与医患互动

首先必须强调的是，无论采用哪种预防措施，对于患者来说，最有效、最经济的预防正畸治疗过程中，釉质脱矿的方法莫过于养成良好的口腔卫生习惯，保持良好的口腔卫生。关于这点的重要性，正畸医师无论怎样反复向患者及家长强调都不为过。

具体来说，首先必须要让患者及家长充分了解正畸治疗过程中釉质脱矿发生的原因和可能性，以及对口腔健康可能造成的危害。并且在患者治疗前签署的知情同意书上必须写明发生釉质脱矿的可能性及医师免责条款，以避免医患纠纷的发生。同时还应写上如果患者不能遵守医嘱，不能保持良好的口腔卫生，导致严重釉质脱矿，正畸医师有权适时终止正畸治疗，拆除矫治器。

患者初次戴入矫治器后，正畸医师的助手或护士应指导患者如何选择适合正畸矫治器的牙刷，以及如何把矫治器周围的牙面彻底清洁干净。还应该告诉患者，每次进食后都应该彻底清洁牙面，因此，在不方便随时刷牙的时候应该尽量少吃零食，尤其是含糖量丰富的甜食和黏性食物。正畸医师也可以根据患者的具体情况以及地区局部的饮水含氟量向患者推荐合适的含氟牙膏和含氟漱口液。

患者每次复诊时，正畸医师都应首先检查患者的口腔卫生情况。如果患者口腔卫生状况不佳，则应立即向患者及监护人或家长指出并要求患者遵医嘱改正，并且将具体情况记入患者的病例记录以备以后参考。如果患者连续数次出现类似情况后，就应该及时评估患者的釉质脱矿情况，适时终止治疗，以免造成严重的牙齿龋坏。直到患者能够保持良好口腔卫生后，才能继续重新开始正畸治疗。

当然，除了患者应保持良好的口腔卫生习惯之外，正畸医师在粘结的时候也应当谨慎小心，并且应有对患者负责的、高度的责任心，保证粘结质量，避免因医师的粘结造成医源性的釉质脱矿。常见的操作失误主要有：酸蚀面积过大，远超出托槽的面积，造成不必要的釉质脱矿；或者托槽周围多余粘结剂未去除干净，造成釉质表面粗糙，吸引菌斑聚积等。

（二）氟缓释粘结剂（FRA）的应用

1983 年，Rawls 等首次成功研制出一种具有较稳定氟离子缓释性能的牙体修复用复合树脂，并证明其具有预防修复体周围釉质脱矿的作用。随后，Rawls 等将这种复合树脂与一般正畸粘结剂进行了粘结强度的比较研究，结果没有显著差异。从此，研制开发具有氟缓释能力的正畸粘结剂（fluoride releasing adhesive，FRA）开始成为正畸医师和口腔材料制造商共同关心的问题。1989 年，Underwood 等首次对 FRA 在正畸临床应用中减少釉质脱矿的实际效果进行了评价，结果表明 FRA 能有效减少托槽周围釉质脱矿。至今，已有多位学者从 FRA 的粘结强度、FRA 缓释氟离子的性能以及预防釉质脱矿的效果几个方面进行了一系列的研究。大部分学者认为这种粘结材料中所含的氟离子可长期缓慢持续释放于托槽下及周围牙面，起到防止釉质脱矿，促进釉质再矿化的作用。这种方法不额外占用椅旁操作时间，因此，它作为一种简便有效地预防釉白斑的方法正越来越受到正畸医师的关注。当前进入正畸临床的氟缓释粘结材料主要有两大类产品：树脂类氟离子缓释粘结剂（FRA），如美国的 FluoEver OBA、VP862 等；以及玻璃离子粘结剂（glass ionomer cement，GIC），如日本的 Fuji Ortho Lc 等。

1. FRA 缓释氟离子的浓度、持续时间以及防止釉质脱矿的效果　关于树脂类氟离子缓释粘结剂（FRA）缓释氟离子的浓度及持续时间，众多学者由于实验所采用的材料品牌不同，因此一直存在争议。Underwood 等在体内实验中通过偏光光学显微镜发现，在 FRA 实验组中，牙体表面暗区形成率为 2.3%，而在对照组则为 33.5%，比实验组高出 93%，这一结果有力证明了 FRA 具有防止釉质脱矿的效果。1992 年 Ogaard 等则通过体外实验观察到 VP 862 这种 FRA 在粘结后 1 星期内，其氟离子释放量最大，达到 8ppm，且 6 个月后，仍能检测到约 2ppm 的氟离子释放浓度。且在 pH 4 的体外酸性唾液中的释放量大于蒸馏水中的释放量。在为期 1 周的体内实验中，他们运用显微放射照相技术对托槽周围牙面的损害深度和脱矿量进行测量，结果表明使用 VP 862 粘结的实验组牙体其托槽周边釉质脱矿病损深度比对照组浅 48%，说明其具有抑制脱矿的作用。1997 年 Ogaard 等再次对同一品牌的 FRA 进行了研究。这次他们对使用 VP 862 的患者进行了 6 个月的追踪氟离子测定，分别测定用 VP 862 粘结前及粘结后 1、3、6 个月时口内唾液中的氟离子浓度。结果显示，这四次口内唾液中的氟离子浓度均极低（0.007 ~ 0.012ppm），且无显著性差异，说明使用 VP 862 粘结托槽并不能使整个口腔唾液中的氟离子浓度升高。但在前述 1992 年的试验结果中证实：VP 862 确有抑制釉质脱矿的作用。因此 Ogaard 等推测 FRA 的抑制釉质脱矿作用的机制并不在于提高口腔唾液中的氟离子浓度，而是将粘结剂中的氟离子释放于托槽基底部及四周，并与釉质结合，从而发挥抑制釉质脱矿并促进釉质再矿化的作用。若在酸性环境中，这种效应将更加明显。1998 年 Chung 等的研究结果也证实 FRA 不是通过提高整个口腔唾液中的氟离子浓度，而是通过氟离子的局部扩散而来抑制釉质脱矿的。1990 年 Capilouto 等通过在体实验也证明在使用了 FRA 后，实验组牙体表面不同深度釉质中吸收的氟离子浓度均显著高于对照组牙体表面相应深度釉质中的氟离子浓度。

1996 年，Basdra 等考察了 Rely-a-bond 这种 FRA 的氟离子缓释性能及预防釉质脱矿的效果。他们观察到，在粘结后 24 小时内，FRA 的氟离子释放量最大，24 小时后显著下降，90 天后则完全检测不到释放的氟离子。尽管如此，采用 Rely-a-bond 粘结的实验组其托槽周边釉质脱矿深度仍然显著小于采用一般粘结剂的对照组。扫描电镜发现在试验组托槽周边釉质表面有许多微球状的 CaF_2 颗粒沉积，正是这些 CaF_2 颗粒起到了抑制釉质脱矿的作用。Evrenol 等在 1999 年报道，Sequence 这种 FRA 释放的氟离子浓度在粘结 2 天后就急剧下降，接近于零。FOX 等通过体外实验也观察到另一种 FRA（DIRECT）释放的氟离子浓度微乎其微。

因此目前看来，有些品牌的 FRA 能在相当长的时间内释放相当浓度的氟离子，而有些品牌则没有这种效果，出现这种情况的原因是否与粘结剂中使用的氟源类型有关，尚有待进一步探讨。但是即使是氟离子释放时间较短的 FRA，由于局部 CaF_2 颗粒沉淀，其预防釉质脱矿的效果也是比较明显的。

2. 玻璃离子粘固剂对釉质和菌斑的影响　玻璃离子粘固剂（GIC）不仅自身可以长期持续缓释一定浓度的氟离子，这已被很多研究证实，而且它还可以通过离子交换从周围环境中摄取氟离子，然后再释放于牙面。因此，当治疗中的正畸患者常规使用含氟溶液漱口、氟化物处理牙面或使用含氟牙膏时，这种粘结剂就形成了一个可以长期反复释放和再吸收氟离子的微型氟离子库，这对预防釉白斑是非常有利的。Fischer Brandies 等于 1991 年就详细测量了用 GIC 粘结托槽后，釉质中的氟离子浓度变化规律。他们发现，粘结刚完成时，釉质表面的氟离子浓度立即升高了 120%，且在此后 10 天内继续快速升高，40 天后达到稳定饱和峰值。氟离子在釉质表面的渗透深度达到了 20mm，扩散范围不小于 3mm。Benelli 等为期 28 天的研究结果也表明 GIC 周围的釉质硬度显著高于复合树脂周围釉质的硬度。Marcusson 等的临床研究结果表明用 GIC 粘结正畸托槽后釉质脱矿发生率为 24%，而相同时间内用复合树脂粘结剂粘结托槽后其釉质脱矿发生率为 40.5%。以上结果说明 GIC 能够有效抑制釉质脱矿并促进其再矿化。

Wright 等于 1996 年在试验中发现，使用 Geristore 这种光固化树脂改进型 GIC 粘结托槽的实验组，其托槽周围牙菌斑中的变形链球菌和乳酸杆菌含量在 1 周时显著下降，5 个月时也有所降低。Benelli

的研究结果也发现 GIC 表面菌斑中变形链球菌数量显著少于复合树脂者。而 Ortendahl 等的长期临床研究结果表明 GIC 只能在短期内抑制其周围菌斑中的变形链球菌和乳酸杆菌，当其长期暴露于口腔内后，其周围菌斑中的变形链球菌和乳酸杆菌数量以及总菌落数均与复合树脂相似。以上结果说明 GIC 虽然可以通过释放氟离子而影响牙菌斑中致龋菌的生长，从而减少釉质脱矿，但其抗龋作用尚不能完全用其对细菌和菌斑的影响来解释。

氟缓释粘结剂在治疗过程中其所含的氟离子一般不可补充，在治疗过程中一般也无需重新粘结。因此对氟缓释粘结剂来说，初始氟离子含量和氟离子长期持续释放能力是非常重要和关键的指标，这也是今后很长的时间内，氟缓释粘结剂的重点研究和发展方向。

（三）使用含有饱和的氟化物的弹性结扎圈预防釉质脱矿

与粘结剂不同，弹性结扎圈每次复诊都可以更换，而一般复诊间隔时间约 4 ~ 6 周。因此，如果能利用弹性结扎圈来作为氟离子载体缓释氟离子，那么长期低浓度的氟离子缓释就有可能实现。所以近年来正畸医师也开始尝试使用含有饱和的氟化物的弹性结扎圈来预防釉质脱矿。

Wiltshire 等在 1999 年通过体外研究测量了从氟缓释弹性结扎圈（Fluro-I-Ties）中释放出的氟离子含量。结果显示实验第 1 天，弹性结扎圈中的氟离子即释出约 35%，1 周后氟离子释出约占材料总氟含量的 63%，1 个月后释氟总量达到材料总氟含量的 83%。其中每 20 个弹性结扎圈（一般固定正畸患者所需的结扎圈数目）在开始的 5 天内释氟总量达到 46.22μgF/ml，14 天后释氟量为 1.42μgF/ml，4 周后为 0.84μgF/ml。根据 Storie 等的研究，在这样的氟离子浓度条件下，可以有效减少釉质脱矿并且促进釉质再矿化。

Wilson 和 Gregory 的研究表明，氟缓释弹性结扎圈可以显著减少正畸患者唾液中的变形链球菌水平。并且在使用氟缓释弹性结扎圈 1 个月后，表层下釉质（25μm）的硬度显著增加，这对于减少龋坏的发生非常有利。

Banks 等采用前瞻性在体临床随机对照试验（randomized controlled trial，RCT）设计，检验了氟缓释弹性结扎圈预防釉质脱矿的临床实际效果。其结果显示：与非氟缓释弹性结扎圈相比，氟缓释弹性结扎圈能够显著减少釉质脱矿达 49%。Mattick 等的类似研究也得出了基本一致的结论。

因此可以看出，氟缓释弹性结扎圈对于预防固定正畸过程中的釉质脱矿也具有良好的应用前景。

（四）氟缓释托槽的研究

国内厉松等近年来尝试设计氟缓释托槽来预防托槽周围的釉质脱矿，取得了较好的实验结果。他们的研究发现，以 NaF 为充填材料、树脂改进型 GIC 为粘结剂的改良氟缓释陶瓷托槽能够在长达 315 天的时间内持续稳定地释放氟离子，而且这种含氟正畸托槽在 2 ~ 5 天的时间内也表现出对变形链球菌具有一定的抑制作用。

氟缓释托槽的研究为预防固定正畸过程中的釉质脱矿提供了新的思路，但是其长期效果仍有待进一步研究。

（五）多种局部用氟方法预防釉质脱矿

除了上述方法外，多年来正畸医师还尝试采用多种局部直接用氟的方法来预防釉质脱矿。这些方法主要有：各种不同浓度的含氟漱口液，托槽周围局部使用含氟封闭剂、氟化凝胶，或者氟保护漆等。迄今为止，已有大量的研究文献对这些方法的使用效果进行过研究和报道。但是从循证医学的角度来分析这些文献，其中的大部分研究要么不是随机对照研究，要么样本量太小，或者是离体研究，因此大部分结果并不具有很高的可信度和临床参考价值。

近年来，Marhino 等应用循证医学（evidence-based medicine）的方法对大量的关于局部用氟方法效果的文献进行了筛选和系统回顾（systematic review）。通过大量的文献回顾，他们从中筛选出一些高质量的临床随机对照研究，并且通过循证医学的原理对这些文献再次进行统计分析，得出了一些结论和建议，这些结论和建议对我们今后在临床选择不同的局部用氟方法具有很好的参考价值。这些结论和建议主要有：①在正畸患者常规使用含氟牙膏的基础上，局部用氟能有效减少托槽周围的釉质脱矿；②氟化饮水似乎对托槽周围的釉质脱矿没有明显的影响；③对于固定正畸的患者，各种局部用氟方法都能减少托槽周围的釉质脱矿，但是从目前的资料来看，没有一种方法比起其他方法来效果更明显；④高浓度的局部用氟方法似乎效果更好一点；⑤最后他们建议，今后的临床研究应尽可能采用完全随机对照的前瞻性设计，并采用标准统一的实验方法，比如标准化的检测釉质脱矿的方法和评分标准，这样才有可能得出更加可信的，可以相互比较的结论。

（陈　嵩）

第二节　临时支抗装置在正畸临床的应用

一、临时支抗装置的概念

随着正畸矫治技术自身的发展以及正畸材料制造商的商业推广，越来越多的固定矫治器体系进入了世界各地的正畸临床。但是对于任何一种固定矫治器而言，无论其托槽设计有什么变化，矫治程序有什么改进，要保证正畸治疗的成功，除了在治疗前准确地诊断和精确的治疗计划之外，在治疗过程中最根本的要点仍然在于对于支抗的良好控制。因此纵观正畸固定矫治器的发展，世界各国的正畸医师一方面不断地在研发各种低摩擦的固定矫治体系以降低移动牙齿所需要的矫治力，比如自锁托槽（self-ligating）、差动直丝托槽（Tip-edge™）、片段弓技术（segmental arch technique）等；而另一方面也在不断地寻求各种可能的措施以增大对支抗的控制。这些措施中首先就是直接以患者口内的一部分牙作为支抗来源来对抗正畸矫治力，我们可以把这类方法都称为牙支抗系统（dental anchorage system，DAS），包括通过药物和骨皮质来增强牙支抗的方法都可以归于这一类系统；除牙支抗系统外，各种采用口外弓、J钩、颈带等利用口外装置作为支抗来源来对抗正畸矫治力的方法，我们可以把它们都称为口外支抗系统（extra-oral anchorage system，EOAS）。长期以来，尽管这两种支抗系统帮助正畸医师在治疗过程中发挥了巨大的作用，对大多数患者都取得了较好的效果，但是在面对一些特殊情况的时候，还是暴露出了它们的很多不足。比如患者没有足够的支抗牙单位、患者不愿意配合、牙周组织支持力不足、过敏反应，医源性损伤、美观问题等。此外，当正畸医师需要达到一些大量的或者特殊的正畸牙移动的目的的时候，比如多个后牙的整体近/远中移动，前牙的整体压入，同时压低和内收多个前牙，压入单侧磨牙，双侧或单侧后牙段在保持垂直高度不变情况下的整体远中移动等，上述的两种正畸支抗系统就难以满足正畸医师对支抗的要求了。

早在1945年，Gainsforth和Higley首次报道了将铸造钴铬钼合金的种植体植入犬的下颌升支，用于内收尖牙的动物实验。1969年，Linkow报道了一例利用传统叶状种植体来加强正畸支抗从而内收前牙的临床病例，这是首次利用种植体来加强正畸支抗的临床报道。此后，越来越多的学者开始研究利用种植体来加强正畸支抗控制。经过多年的研究和改进，时至今日，已经有多种正畸专用的种植支抗体系被应用于正畸临床，成为第三类正畸支抗系统，我们称之为临时支抗装置（temporary anchorage daevices，TADS）。

TADS是一大类正畸专用种植体支抗的总称，它们都有着以下的共同特点：①临时植入牙槽骨或颌骨内，用于加强正畸支抗，使用完成后再将其取出；②可植入骨膜下或骨内；③与骨的结合方式多为机械嵌合。

二、临时支抗装置的种类及临床应用

根据目前临床广泛使用的各种TADS的形态特点和主要用途，我们大致可以把临床常用的TADS分为两种：微螺钉种植体（miniscrew implants）和骨支抗系统（skeletal anchorage system，SAS）。从使用的制造材料上来看，绝大部分TADS都是使用纯钛或者钛合金制作的，这是因为钛具有极其良好的生物相容性，密度小，能抵抗较大的应力，不易折断和耐腐蚀。除钛金属以外，也有一部分TADS是采用高纯度的医用等级不锈钢制作的。目前还出现了一种用可吸收的生物材料做成的临时支抗装置，但是临床报道很少，还有待进一步研究。从结构上来看，绝大部分TADS从上到下大致可以分为头部、颈部和骨内

部分。SAS 的结构略为特殊,大致可分为基板及固定螺丝,连接体和头部等几个部分。

(一) 微螺钉种植体(miniscrew implants anchorage,MIA)

1. MIA 发展概况　早在 20 世纪 80 年代,Creekmore 和 Eklund 就报道了使用正颌外科固定螺钉作为支抗的病例。他们把钴铬合金制成的正颌外科固定螺钉植入前鼻嵴区域,然后作为支抗,直接压入上切牙。他们加力时间共 10 天,结果成功地压入了邻近的上切牙,取得了较好的治疗效果。此后,又有很多学者开始对这些正颌外科的固定螺钉进行改进,使之更加适合正畸临床使用并且易于推广普及。迄今为止,已有多种 MIA 被应用于正畸临床,常见的有 Aarhus MIA 系统(图 3-19-2)、IMTEC MIA 系统(图 3-19-3)及 Spider MIA 系统(图 3-19-4)等。

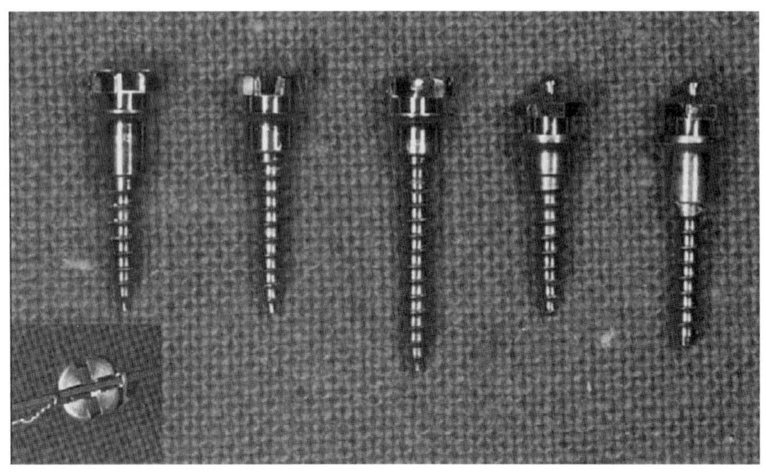

图 3-19-2　Aarhus MIA 系统
(引自:Birte M,Carlalberta V. Miniscrew implants: the aarhus anchorage system. Semin Orthod,2005,11:24-31)

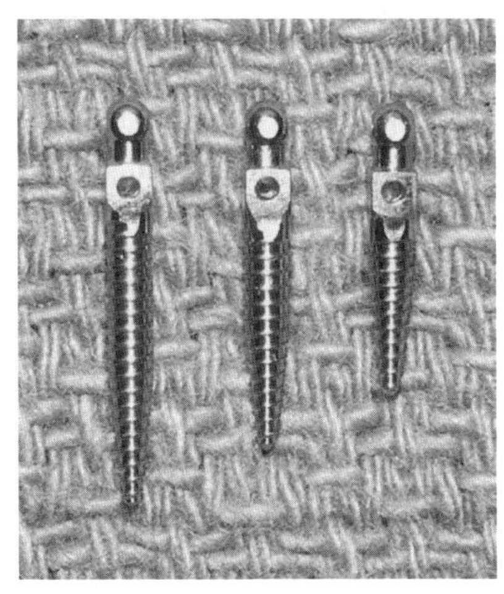

图 3-19-3　IMTEC MIA 系统
(引自:Robert H,Jason B. C. Miniscrew implants:imtec mini ortho implants. Semin Orthod,2005,11:32-39)

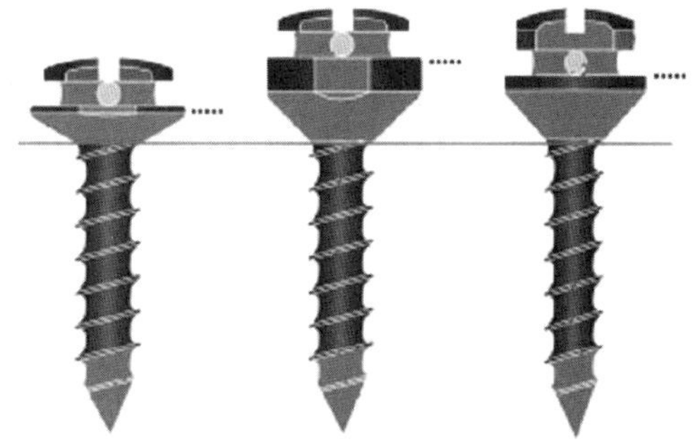

图 3-19-4　Spider MIA 系统
(引自:B. Giuliano M,Paola M,John B. Miniscrew implants:the spider screw anchorage system. Semin Orthod,2005,11:40-46)

2. MIA 的形态特点　MIA 多为细长或锥形的圆柱形。一般骨内部分长度约为 6 ~ 15mm,而直径则为 1.2 ~ 2.3mm。也有些专门用于腭部的 MIA 骨内部分直径增加到 3 ~ 5mm,而长度则缩短到 4 ~ 6mm,以增强固位力,同时避免对邻近组织产生损伤,以及与较厚的腭黏膜相适应的特殊的颈部和头部设计。如 Straumann Ortho system 腭部 MIA 系统(图 3-19-5)。一般来说,MIA 的头部设计主要有:带牵引钩的或球状末端的,用于橡皮圈牵引或结扎丝固定;以及带有方形或圆形槽沟的,这些槽沟的尺寸与常用的正畸固定矫治器的槽沟基本一致，因此可用于直接结扎正畸弓丝，加强正畸支抗。

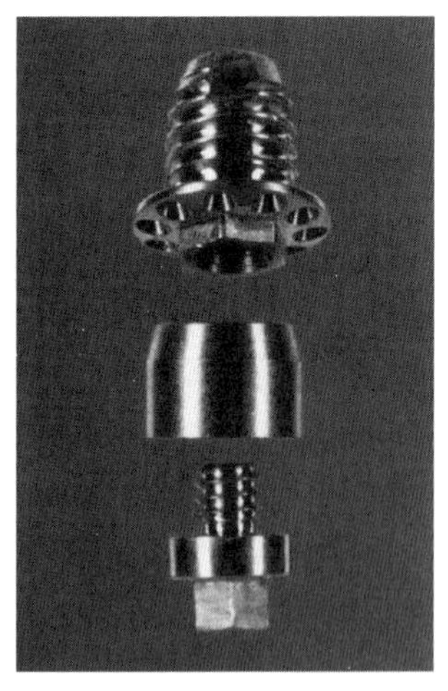

图 3-19-5　Straumann Ortho system 腭部 MIA 系统

（引自：Adriano GC，Crismani TB，Hans-Peter B，et al. Palatal implants：the straumann ortho-system. Semin Orthod，2005，11：16-23）

3. MIA 的临床应用

（1）植入位置及时机的选择：临床上可供选择的 MIA 植入区域很多。它不仅能够被安放在腭中缝、腭中缝旁以及磨牙后垫无牙区等部位，还能够种植在上下颌骨颊侧相邻牙根之间的牙槽骨、上颌骨前鼻嵴下方、颧骨下方、上颌结节以及下颌颏联合等处。有研究表明如果在颏联合或磨牙后区放置 MIA，种植体的长度最大不应超过 10mm；而如果将种植体放置在腭中缝或尖牙窝处，MIA 长度不宜超过 4mm。Poggio 等利用 CT 定量研究了上下颌骨颊侧相邻牙根之间距牙槽嵴顶不同距离的牙槽骨形态及厚度，根据他的研究结果，在临床中可考虑：①如果将种植体放置在相邻牙根之间的牙槽骨处，那么适宜的高度应位于距牙槽嵴顶约 5～11mm 的范围之内，在这个垂直高度范围之内，相邻牙根间的牙槽骨宽度大致为上颌 3.5mm、下颌 4.9mm，这样就可以基本避免在植入种植体的时候伤及牙根；②但是在上颌磨牙区植入 MIA 时，距牙槽嵴顶不能超过 8mm，否则就有可能造成上颌窦穿孔；③对于上颌骨来说，骨质最厚的植入部位是腭侧的牙槽骨；④在植入 MIA 时，应将种植体与牙体长轴成 30°～40°的交角，这样就可以选择使用略长一点的种植体，可能有助于增加种植体的固位。

国内赵志河等的研究表明，在上下颌前牙区，侧切牙与尖牙之间的牙根间距最大，若欲压低前牙或将 MIA 作为前牵引的口内附件，建议可选择此区域植入。在上颌后牙区，第二前磨牙与第一磨牙之间的骨量最大；在下颌后牙区，第一前磨牙与第二前磨牙和第一磨牙与第二磨牙之间的近远中向牙根间距都较大。因此，在这些区域植入 MIA 都是比较安全的，可作为临床植入 MIA 的常用部位。

（2）MIA 植入时机的选择：有研究认为，在完成第一阶段的排齐排平以后再植入微种植体，这时候一些原本相邻很近或倾斜的牙根会适当分离或更加直立，这将有利于获得安全植入种植体所必需的骨质宽度。还有研究认为过早植入 MIA 可能会导致相邻牙根在排齐整平的过程中与 MIA 发生碰撞，并导致 MIA 松动、脱落。因此目前多主张在初期排齐整平阶段完成后，再植入 MIA，这样可保证较高的成功率。

（3）术前准备：由于植入 MIA 的手术创伤很小，所以目前认为，除非患者同时合并有其他全身性疾病而必须服用抗生素以预防感染，否则没有必要预防性使用抗生素。此外，术前常规让患者用洗必泰（氯己定）漱口或擦洗也能明显减少患者术后感染的可能性。

（4）植入 MIA：在选择种植体的时候，应该考虑到拟植入区域的软组织厚度，然后根据该厚度选择相应颈部长度的种植体，这样才有利于局部软组织的健康。早期使用的 MIA 在植入的时候，需要预先用稍小一点的钻头引一个孔，然后再旋转种植体完成植入。但是近年来，越来越多的 MIA 采用了自攻式螺钉的设计。采用这种设计的 MIA，一般都不再需要预先切口、钻孔，而只需使用厂家提供的专用工具，仅用手指的力量即刻将种植体旋入骨内，这样就大大方便了正畸医师的临床操作，节省了操作时间，减小了损伤和感染的可能性。在旋转植入 MIA 的时候，应特别注意仅使用指力即可，切不可用力过猛或使用腕力甚至臂力，否则极易导致种植体折断在骨内或其他更严重的事故。也有厂家建议使用低速手机旋转植入种植体，这时也只能稍微保持压力，缓慢将种植体旋入，同样不可过度用力下压手机，原因同上。即使如此，在植入过程中，MIA 仍有断裂在牙槽骨内的可能性。如果位置很浅且容易取出则将其取出；如果位置较深，则不宜为了取出种植体而扩大手术，增加患者的痛苦。因为种植体材料都具有良好的生物相容性，所以即便遗留在骨内一般也不会对患者造成任何影响。因此，正畸或外科医师事先应告知患者发生这种情况的可能性及其医师的可能应对措施，患者充分知情并自愿签署知情同意书后方可开始手术，以避免出现问题后才告诉患者的尴尬局面，导致不必要的医疗纠纷。偶尔在遇到患者骨质特别硬（下颌常见），阻力特别大的时候，也可以预先用略小于种植体直径的钻针预备一个先导孔，再完成植入。例如，如果使用直径1.5mm的种植体，在上下颌就可以分别使用直径1.1mm或1.3mm的钻针来预备先导孔。如果厂家的说明书建议植入前应预先引一先导孔，那么还是应该严格按照厂家的说明书进行操作。在制备先导孔时应该使用低速的手机，在保证良好冷却的前提下，缓慢操作，防止温度过高（不应高于47℃），以免造成局部骨质坏死。

Kim等利用动物实验，比较了预备先导孔与不预备先导孔对MIA稳定性的影响。结果表明，在早期即施加正畸力的情况下，无论是否预备先导孔，MIA骨内部分周围都能发现一定程度的骨结合的现象，而且两者的稳定性都足以满足临床加强支抗的要求。但是到后期，不预备先导孔的种植体其动度要小于预备先导孔的种植体，而且前者的种植体-骨界面附近的组织形态结构要更明显一些，这可能与预备先导孔时产生的热量对邻近组织的损伤有关。

有临床研究表明植入手术后种植体周围软组织的感染或炎症是导致早期种植失败的一个重要原因。因此种植体植入后，一般应该常规让患者连续2周使用洗必泰（氯己定）漱口以防止或减少感染的可能。正常情况下，患者术后不应该出现种植体附近牙齿的敏感或疼痛症状，如果出现，则提示可能在植入过程中种植体对牙根造成了损伤，这时应该让患者立即回医院复诊，明确诊断，必要时应立即取出种植体，以期牙根自行修复。有研究表明，由于种植体植入造成的牙根表面损伤，在取出种植体后，一般都能在12周内完全恢复。

研究表明，MIA的临床成功率约为86%～93%，而且相对于长度，MIA的直径对其稳定性的影响更大。分析其原因，可能是由于MIA的固位稳定性大部分依靠种植体与骨的机械摩擦力，而决定机械摩擦力大小的关键又主要在于种植体骨内部分与骨皮质接触面积的大小。由于几乎所有MIA骨内部分的长度都已经远远超出了骨皮质的厚度，所以增加长度并不能明显增加MIA的稳定性，反而增加了组织损伤的可能性。

（5）施加矫治力：虽然有学者认为MIA在植入后应等待2周以后再施加矫治力。但是也有动物实验发现，在MIA植入早期即开始施加恒定的矫治力不仅不会影响种植体的固位，反而有利于种植体周围骨质密度的增强。因此目前主张在MIA植入后，可以即刻施加矫治力。MIA一般可以安全地承受大约50～250g的水平或垂直向矫治力，而不影响其稳定性。有学者归纳出一些影响MIA稳定性，导致其早期松动的危险因素，主要包括有：种植体直径过细、种植体周围感染或炎症、颊侧骨皮质过薄的患者（常见于高角病例）。MIA一般用于直接承受矫治力或各种牵引力，也可以通过其头部的特殊装置利用弓丝将种植体和支抗牙连接起来，间接加强支抗。或者将种植在腭部的MIA和连接支抗磨牙的横腭杆（TPA）结合起来，以进一步间接加强TPA的支抗或推磨牙向远中（图3-19-6）。

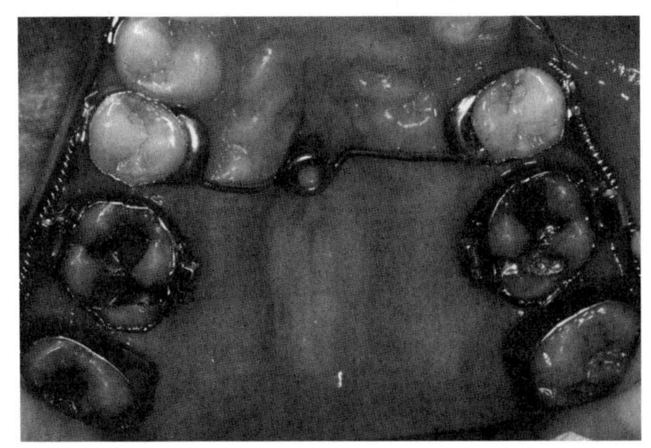

图3-19-6　利用腭部MIA加强支抗推磨牙向远中

（6）取出MIA：当治疗结束需要取出种植体时，只需局部消毒，然后使用厂家提供的工具逆时针旋出种植体即可，一般不需要使用局麻。取出种植体后，黏膜创面一般在数天内即可顺利愈合。

（二）骨支抗系统（skeletal anchorage saystem，SAS）

1. SAS发展概况　SAS与MIA几乎是同时发展起来的，它最早来源于颌面外科的固定夹板系统。1985年，Jenner首次报道了1例利用颌面外科的固定夹板作为支抗装置来进行正畸矫治的病例。1998年，Umemori等也报道了将L形的袖珍固定夹板固定于下颌骨，以此为支抗来压入下颌磨牙，从而矫治前牙开殆的病例。临床研究表明SAS的临床成功率约为93%。

2. SAS的形态特点　与颌面外科的固定夹板相似，SAS也有基板及固定螺丝，基板上大约有2～5个固定孔，可用与之成套的固定螺丝固位于骨的表面。基板的厚度约为1.5mm，形状则根据拟植入部位的骨表面形状和大小而差别很大,常见的有T、Y、I或L形等不同的形态(图3-19-7)。SAS的延伸体和头部则是专门设计用于连接各种正畸附件的特殊结构。固定螺丝的长度一般约为5～7mm,直径为1.2～2.3mm。它的连接体一般为杆状,其头部设计有小孔,正畸弓丝可以从中穿过。同时在头部还常常设计有锁定装置,可用于压紧并固定正畸弓丝或其他正畸附件。

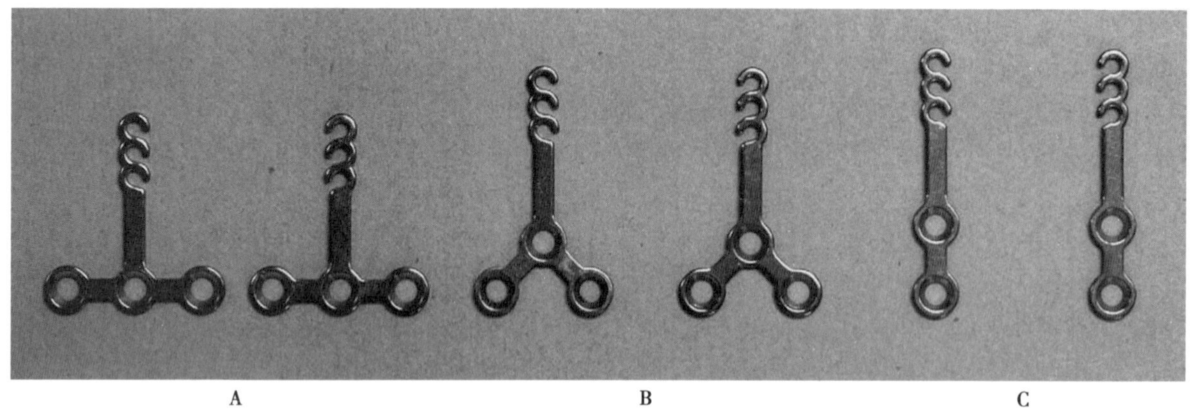

图3-19-7 骨支抗系统(SAS)

A.T形;B.Y形;C.I形(引自:Junji S,Makoto N. Minibone plates:the skeletal anchorage system. Semin Orthod,2005,11:47-56)

3. SAS的临床应用

(1)植入位置的选择:SAS的常规植入位置一般是远离牙根或重要解剖结构的上下颌骨骨性区域:例如T或L形常常被植入下颌体第一磨牙远中颊侧的骨板,用以压低下后牙或近、远中移动下牙列;Y形常被植入颧突下方以压入或远中移动上后牙;I形则一般位于前鼻嵴部,用来压入上前牙或近中移动上牙列。

(2)植入和取出SAS:由于解剖位置的原因,SAS常常需要进行翻瓣等外科手术才能顺利植入,这就增加了患者的痛苦和发生并发症的几率。因为创伤较大,因此应在严格消毒,局部麻醉的条件下翻瓣手术,植入SAS(图3-19-8)。治疗结束后,还需要二次翻瓣手术来取出SAS。据报道,大约10%使用SAS的患者会发生不同程度的感染。因此,无论植入还是取出SAS,都应在术中和术后严格控制感染,必要时应预防性使用抗生素。

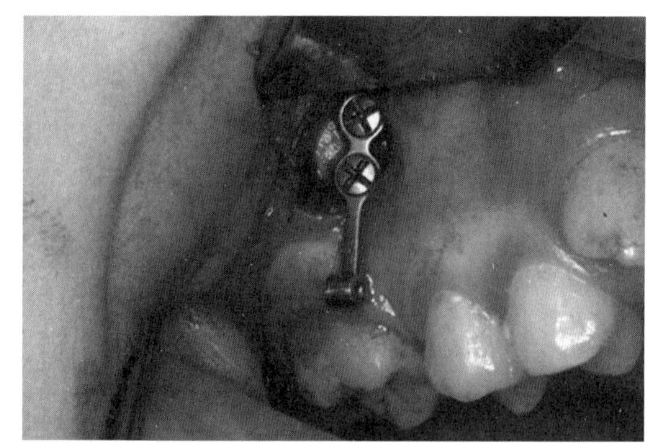

图3-19-8 颧突下方翻瓣植入SAS

(3)施加矫治力:与MIA不同的是,SAS植入一般应稳定2～3周,待手术部位周围软组织肿胀消退后再开始施加矫治力。在临床应用中,SAS相对于MIA最明显的优势就是由于它植入的部位远离牙列,因此不妨碍牙列的整体移动,尤其是上、下前、后牙的整体压入移动或上、下牙列的整体近、远中移动,因此,常被用于轻度骨性错䝼畸形的正畸掩饰治疗。

三、使用临时支抗装置的适应证

随着临时支抗装置(TADS)在正畸临床的逐渐推广,现在越来越多的正畸医师开始在他们的临床实践中接触、尝试这种新型支抗系统。有意思的是,在正畸医师对待TADS的态度中,渐渐出现了两种相反的倾向。第一种是采取过于保守的态度,在面对一些比较困难的病例,他们宁可采用极其复杂、耗时的常规治疗手段来处理,也不愿意使用能够大大简化治疗的TADS,甚至认为这才是治疗手段高超的体现,而忽略了患者的时间成本。还有一个因素就是现在在国内、外很多医疗教学机构中,都限制正畸医师自己植入TADS,而必须转诊至外科或种植科处理,这样就使一些正畸医师觉得麻烦,而不愿协调患者转诊。第二种倾向则是对TADS采取过于开放的态度,适应证放得过宽,使得一些原本不需要或根本不适合采用TADS的患者也错误地使用了这些装置,增加了患者的经济负担以及手术带来的痛苦,严重的还引起了一些并发症,比如上颌窦穿孔感染、牙根损伤及牙槽骨感染等。因此,正畸医师应该对不同TADS的特点和适应证有充分的了解和认识,然后根据治疗计划和治疗目标对支抗的要求来选择适合患者的支抗类型。

一般来说,对于那些采用常规支抗系统已经能够又快又好地完成治疗的病例,就不应该再考虑使用临时支抗装置。TADS的临床适应证包括:①需要最大支抗或者常规支抗无法提供所需支抗力方向的患者,比如牙列的整体远中移动或后牙较多的压入移动等(图3-19-9,图3-19-10);②使用常规支抗需要很长治疗时间的患者,比如在一些病例中,第二前磨牙或第一磨牙因严重龋坏不得不拔除,但是患者又需要最大支抗内收前牙,这个时候如果采用常规支抗,只能采用口外支抗,尽量增加后牙支抗单位并且分次内收第一前磨牙、尖牙和切牙的方法,矫治时间会比较漫长,所以在这种情况下就适宜选择使用

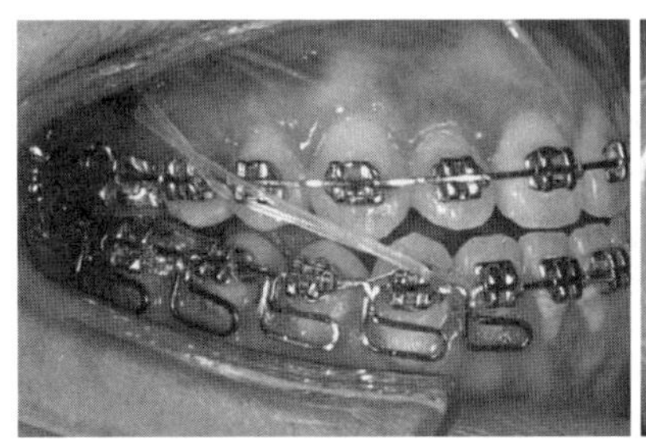
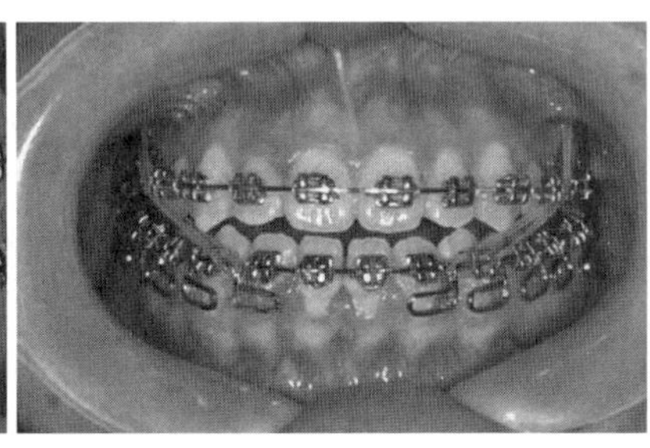
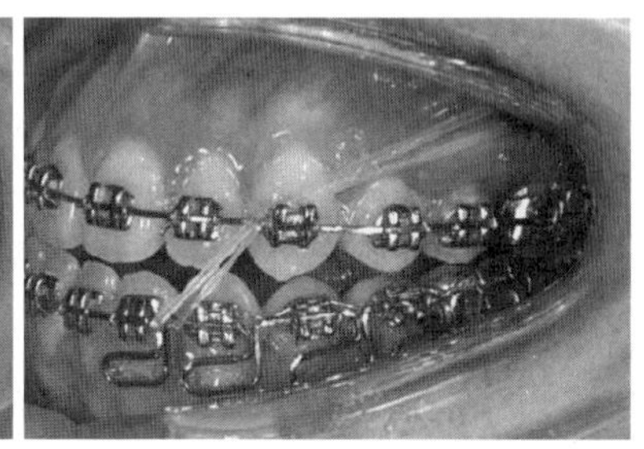

图3-19-9　上颌骨植入MIA整体远中移动下牙列

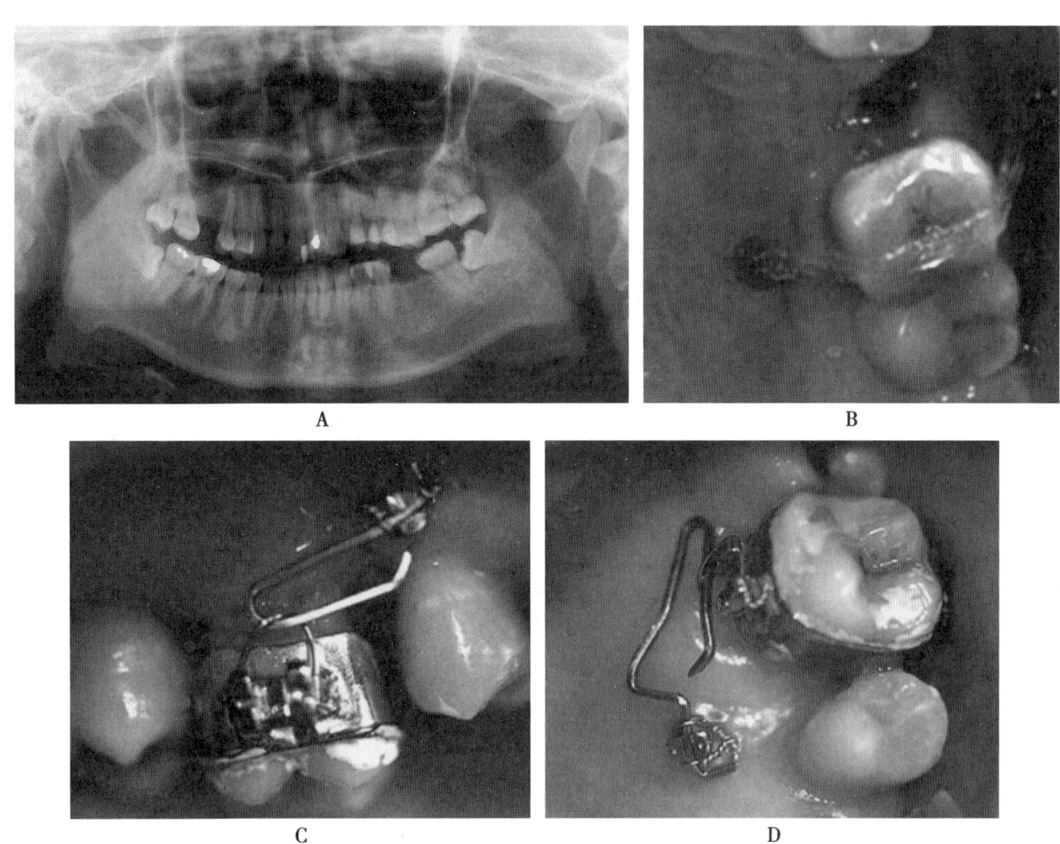

图3-19-10　MIA压入伸长磨牙

A. 患者治疗前全口牙位曲面体层X线片示B6伸长;B. 颊、腭侧植入MIA,利用橡胶链(Powerchain)压入B6;C. 颊侧压入;D. 腭侧压入

TADS 来迅速完成牙列的整体内收;③除此之外,患者的年龄、全身健康状况、经济情况,拟植入区的解剖形态、骨量的多少等都是正畸医师在决定是否采用 TADS 时应该认真考虑的重要因素。一般来说,未成年人由于骨质比较疏松,较少采用临时支抗装置。罹患某些全身性疾病如糖尿病、凝血功能障碍或局部性疾病如颌骨骨髓炎、颌骨占位性病变的患者不适用 TADS。正畸临床可采用常规 X 线全景片(全口牙位曲面体层 X 线片)或 CBCT 来了解患者拟植入区的骨质情况及相邻解剖结构以决定是否适用 TADS。最后,与患者充分交流,保证患者的知情权并签署知情同意书也是保障医患双方权益的必不可少的重要法律步骤。

(陈 嵩)

第三节 正畸治疗与牙根吸收

一、正畸相关牙根吸收分类及发病率

(一) 正畸治疗相关牙根吸收的分类

在口腔正畸临床治疗过程中,牙根吸收是伴随正畸牙移动而产生的一种比较常见的病理性过程。从患者的 X 线片的表现来看,与正畸治疗相关的牙根吸收常见于根尖区域,表现为由外向内的吸收,因此又被称之为根尖外牙根吸收(external apical root resorption,EARR)。从病理学角度来看,在正畸治疗中,正畸医师施加的正畸矫治力在受力牙齿牙根尖局部会形成一个包括所有炎症特点的炎性过程:局部红、肿、热、痛,以及很小程度上的功能障碍,这种炎症过程对于牙齿的移动是必需的。炎症过程过后,同样伴随有组织的修复过程。因此,与正畸矫治力相关的牙根吸收(rootresorption associated with orthodontic force, RRAOF)其实质就是一种炎症性牙根吸收。

从严重程度上来分类,可将 RRAOF 分为三类:①外层牙骨质吸收:这种牙根吸收仅累及外层牙骨质,可以完全修复或改建,其过程与松质骨的改建非常类似;②牙本质吸收:这种牙根吸收除了累及全层牙骨质之外,还深入到外层的牙本质;也可以由牙骨质样物质来修复,但是吸收和修复后,牙根形状往往有异于其初始形状;③根尖周组织的完全吸收:这种牙根吸收累及全层的牙骨质及牙本质,导致牙根明显缩短。当发生这种吸收后,只有外层牙骨质可以被部分修复,因而在 X 线片上会形成边缘尖锐的根尖影像。而随着时间推移,这种尖锐的边缘又会被逐渐吸收,最终在 X 线片上表现出牙根吸收变短后圆钝的根尖影像(图 3-19-11)。

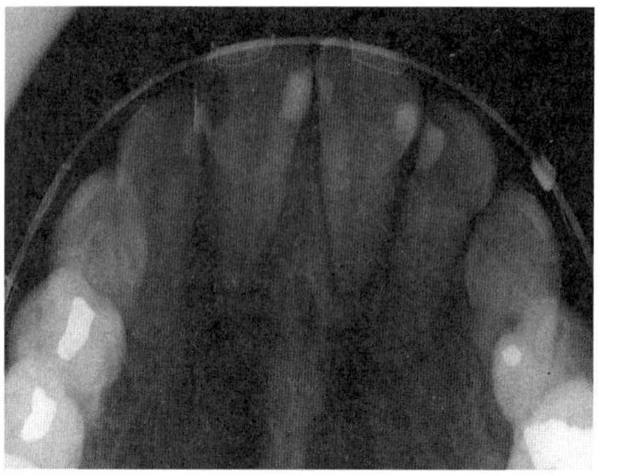

图 3-19-11 正畸治疗导致的上前牙牙根吸收

(二) 正畸相关牙根吸收的发病率

回顾以往的文献,根据不同学者所采用的不同的研究方法和标准,RRAOF 的发病率从 0% ~100% 都曾有过报道。在大多数正畸相关的牙根吸收的病例报道中,上颌中切牙是最常受累的牙齿。大约有 1/3 的病例其牙根吸收大于 3mm,2% ~5% 的严重病例牙根吸收超过 5mm。

二、正畸相关牙根吸收及修复过程的细胞和分子生物学机制

相关研究证实正畸治疗导致的牙根吸收是透明样变组织清除过程的一个组成部分。正畸力的施加导致局部牙周组织发生透明样变的无菌性坏死,从这种无菌性坏死组织中会释放出相关细胞因子,从而激活与牙根吸收相关的巨噬细胞。透明样变组织的清除是从其周围开始的,因为那里血供仍基本正常甚至略有增加,从而保证清除过程所必需的巨噬细胞来源。在巨噬细胞清除透明样变组织的过程中,紧邻牙根且富含成牙骨质细胞的细胞层也被破坏,从而暴露出其下方的牙骨质,继而导致牙根受累吸收。

当然，目前也不能排除正畸力直接导致富含成牙骨质细胞的细胞层被破坏的可能性。还有研究证实除了单核巨噬细胞之外，有些无皱褶缘的多核巨细胞也参与了透明样变组织的清除和牙根的吸收，这些细胞可能是没有完全分化成熟的破骨细胞前体或破牙骨质细胞前体。

这种牙根吸收的过程一直要持续到透明样变组织完全被清除或牙根周围压力降低才会停止。牙根表面因吸收而产生的凹陷也会增大牙根的表面积，从而降低牙根单位面积上所受到的压力，缓解牙根吸收。

有研究表明，紧邻牙根且富含成牙骨质细胞和未钙化的前期牙骨质的细胞层对牙根具有一定的保护作用，这是因为这个细胞层中基本不含有胶原类物质，从而对胶原酶具有较强的抵抗作用。

在牙根受到的正畸应力消失或减小 2 周后，原来的无细胞牙骨质逐渐被细胞性牙骨质所代替，牙根的修复过程开始。在骨组织中，破骨细胞凋亡后，会在骨陷窝的底部留下一层由骨桥蛋白和骨唾液蛋白组成的蛋白层，称为黏合线，其作用是趋化成骨细胞来完成骨形成。同样，最近有研究在牙骨质中也发现了一种牙骨质黏合蛋白，它对矿化的牙根具有很强的黏附性，可能与牙根的修复过程有关。但是它在成牙骨质细胞的趋化及牙骨质的形成中所起到的作用还有待进一步的研究。

三、影响正畸治疗相关牙根吸收的因素

（一）遗传因素的影响

目前认为，与正畸治疗相关的牙根吸收现象是环境因素与宿主因素等多因素共同影响的结果。而在宿主因素中，遗传因素发挥着很大的作用。Newman 在 1975 年首次报道了牙根吸收的家族性聚集现象。Harris 等于 1997 年首次采用同胞配对分析（sib-pair analysis）的方法研究并报道了遗传因素对牙根吸收的影响。根据他的研究，牙根吸收的遗传率从 0～0. 76 不等，平均约 0. 7，表现为一种中高度遗传力的数量遗传性状。

AI-Qawasmi 等的研究发现，白介素-1β（IL-1β）等位基因多态性与正畸相关牙根吸收之间存在显著的连锁和连锁不平衡现象：IL-1β_1型等位基因纯合子的个体，其发生大于 2mm 正畸相关牙根吸收的几率是 IL-1β_1/IL-1β_2型等位基因杂合子个体或 IL-1β_2型等位基因纯合子个体的 5. 6 倍之多。根据 Pociot 等的研究，IL-1β_2型等位基因纯合子个体的单核细胞产生的 IL-1β 含量是 IL-1β_1型等位基因纯合子的个体的 4 倍，IL-1β_1/IL-1β_2型等位基因杂合子个体产生的 IL-1β 含量也有 IL-1β_1型等位基因纯合子的个体的 2 倍，这一结果提示个体体内 IL-1β 含量可能与正畸相关牙根吸收呈负相关关系；此外，微卫星多态性标记位点 D18S64 与正畸相关牙根吸收显著连锁，而 D18S64 则与 TNFRSF11A 等位基因（编码破骨细胞分化因子功能受体 RANK 的基因）存在连锁不平衡关系。因此，推测 RANK 基因或另一个与其紧邻的未知基因与正畸相关牙根吸收相关联。在活体内，成骨细胞及骨髓基质细胞表达破骨细胞分化因子（ODF 或 RANKL），与破骨细胞前体细胞或破骨细胞表面上的 RANK 结合后，促进破骨细胞的分化和激活，并抑制破骨细胞的凋亡。而 IL-1β 对 RANK 和 RANKL 的结合有促进作用，从而促进破骨细胞的分化与成熟，使在正畸力作用下受压迫的牙槽骨加速吸收，减小牙根所受的应力及牙根的疲劳反应，从而最终减少正畸力导致的牙根吸收。个体 RANK 基因的多态性则是直接通过 RANK 在破骨细胞表面的表达来介导调节破骨细胞的分化和活性，进而最终影响正畸相关的牙根吸收的多态性。当然，RANK 基因的多态性与正畸相关牙根吸收的多态性之间的关联关系还需要进一步研究加以阐明。

随后，AI-Qawasmi 等利用 8 种不同种系的近交系小鼠构建了正畸相关牙根吸收的实验动物模型来研究遗传因素对正畸相关牙根吸收的影响。结果表明，在完全相同控制的环境因素条件下，比如年龄、性别、体重、饲养环境、食物、正畸力大小和持续时间等，不同种系的近交系小鼠其牙根吸收程度有显著性差异。这一结果提示不同基因型的小鼠对正畸力的耐受不同，从而导致不同程度的牙根吸收，这也进一步证实了遗传因素的确对正畸相关的牙根吸收产生重要的影响。由于不同种系的近交系小鼠其染色体上每个等位基因座上的等位基因都为纯合子，这就为进一步的基因分析带来了极大的方便。同时由于小鼠与人类染色体的同线性现象（synteny），在小鼠模型上取得的研究结果也将对人体研究带来很大的帮助。

近年来，随着分子遗传学研究方法的日新月异，尤其是随着人类基因组绘图（genome map）和单倍体型绘图（haplotype map）计划的相继完成，我们相信，关于遗传因素与正畸相关牙根吸收的关系的研究，也即将取得新的进展和突破。

（二）内分泌激素、二磷酸盐类药物、细胞外基质蛋白等的作用

到目前为止，很多研究都提示多种内分泌激素，包括甲状腺素、雌激素、降钙素、肾上腺皮质激素，以及二磷酸盐、细胞外基质蛋白等都可能通过对骨吸收的调节来影响正畸牙移动的速度，从而间接对正畸相关牙根吸收产生影响。

有研究表明，L-甲状腺素能够减小正畸牙移动造成的牙根吸收，同时能够增加牙齿的移动量。但是Rossi 等的研究也发现，在两组正畸相关牙根吸收存在显著性差异的患者之间，其 L-甲状腺素的含量并没有显著性差异。因此，关于 L-甲状腺素在减小正畸牙移动造成的牙根吸收方面的作用还有待进一步阐明。Haruyama 等的研究发现，体内雌激素水平的周期性变化，可以通过其对骨吸收的影响，从而引起正畸牙移动速度的雌激素周期-依赖性变化。雌激素缺乏将会导致正畸牙移动速度加快的趋势。降钙素则可以通过阻止破骨细胞前体分化为成熟的破骨细胞来降低体内破骨细胞的活性，从而延缓骨吸收的速度，降低牙齿移动的速度。在对肾上腺皮质激素的研究中发现，15mg/kg 的大剂量将会造成模拟正畸牙移动的大鼠牙根吸收增加，而 1mg/kg 的小剂量将减少大鼠的牙根吸收。

二磷酸盐，作为一种潜在的骨吸收抑制剂，被广泛用于治疗骨质疏松和其他骨代谢疾病。它可能通过直接或间接地加速破骨细胞的凋亡的方式来延缓骨吸收，从而影响牙齿移动的速度。在动物实验中，二磷酸盐表现出抑制牙根吸收的特性，而且这种抑制作用明显与其剂量有关。但是也有研究认为二磷酸盐反而会增加牙根吸收的几率。此外，在对细胞外基质蛋白的研究中发现，骨唾液蛋白和骨桥蛋白在被吸收的乳牙牙根周围具有较强的特异性表达，而在正常恒牙牙根周围则一般性地表达。因此，有学者推测细胞外基质蛋白可能作为一种信号蛋白，选择性地吸引破牙骨质细胞聚集到被吸收乳牙根周围，继而引起乳牙根的吸收。但对于细胞外基质蛋白是否也参与了正畸牙移动造成的牙根吸收，则目前尚未见相关报道。

（三）年龄、性别对正畸相关牙根吸收的影响

到目前为止，接受正畸治疗的年龄与治疗中牙根吸收的相关性尚无定论。

大部分关于年龄与正畸相关牙根吸收的研究表明，个体的年龄与正畸相关牙根吸收无明显相关性。但也有 Sameshima 等的研究提示接受正畸治疗的成人下前牙牙根吸收程度明显大于儿童。国内姜若萍等研究也发现年龄与治疗后平均根吸收值之间有正相关关系，表明患者年龄越大，正畸后牙根吸收现象越明显。

考虑到儿童正畸患者的牙根生长现象较成人旺盛，部分牙根甚至尚未完全形成，其在治疗中所表现的牙根吸收可能是牙根生长与牙根吸收共同作用的结果，而目前关于年龄的研究中并未考虑到儿童牙根生长因素的影响，因此，年龄究竟是否为正畸治疗相关牙根吸收的一个影响因素，尚待进一步的研究。

在关于性别对正畸相关牙根吸收的影响的研究中，各个学者因为研究的方法不同，所以得出的结论也各不相同。大部分的研究都认为性别与正畸相关牙根吸收无明显关系。但是 Baumrind 等在研究中发现，在成人患者中（年龄大于 20 岁），男性患者比女性患者更容易发生正畸相关的牙根吸收。而 Kjar 等的研究结果却提示女孩比男孩更容易发生正畸相关的牙根吸收。

（四）临床矫治技术及方法对正畸相关牙根吸收的影响

关于各种不同矫治技术对牙根吸收是否有不同的影响，很多学者在过去的几十年中都做了大量的研究。但是到目前为止，还没有任何一个研究有切实的证据能证明某种矫治技术或者托槽系统比其他矫治技术或托槽系统能明显减少牙根的吸收。尽管如此，在临床工作中，我们仍然可以遵循一些参考或建议来尽可能地减少正畸导致的牙根吸收或避免不必要的担心。

从矫治力的大小来看，到目前为止，还没有一种矫治技术能够模拟产生自然的、生理性的矫治力来移动牙齿。虽然有研究表明无论是轻力还是重力（50～200g），牙根吸收的程度并无统计学差异，但是我们仍然建议在临床工作中尽量使用轻力。因为毕竟重力对牙周膜的损伤远大于轻力，而牙周膜的损

伤或坏死也是可能造成牙根吸收的一个的重要原因。而且加力的间隔时间长一点似乎能有效减少正畸导致的牙根吸收,其机制可能与牙周膜细胞对牙根的修复有关。

拔牙是否会导致牙根吸收也是一个长期引起争论的话题。但是同样,迄今为止,没有任何研究能够充分证明拔牙病例比非拔牙病例更容易发生牙根吸收的现象。

固定矫治持续时间的长短与牙根吸收是否相关也是一个长期以来广受争议的问题,至今尚无明确的结论。但其是否为独立的危险因素尚有待论证,因为正畸治疗的疗程常常是其他因素的伴随结果,譬如,尖牙阻生的病例其疗程必然较长,拔牙病例较不拔牙病例疗程长,需要牙根移动距离大的患者较牙根移动距离小的患者疗程长。

一般来说,固定矫治从开始到结束,每隔 6 个月都应该常规拍摄根尖 X 线片,尤其是上切牙的根尖 X 线片,因为上切牙往往是全口牙列中最早出现牙根吸收的 X 线表现的。当根尖 X 线片上已经发现牙根吸收的表现后,应该立即暂停治疗 2 ~3 个月,期间可用不产生矫治力的被动弓丝结扎固定。2 ~3 个月方可继续开始治疗,但仍然要小心跟踪评估牙根吸收的情况,及时调整治疗方案。特别是当发生严重的牙根吸收时,那么往往就需要再次评估治疗前制订的治疗计划或目标并作出适当的调整。例如可以考虑用修复的方式解决剩余的间隙,采用邻间片切的方式而避免再拔牙,甚至在一些极端病例中还可以考虑辅助采用正颌外科的手术来完成治疗。

治疗结束后,患者的所有资料都必须妥善保存,尤其是患者的 X 线片资料是必须要常规拍摄的。如果治疗后发现牙根吸收,也应该如实告知患者本人或家长,让患者定期复诊,监控牙根吸收是否进展或停止、修复。此外,如果患者的其他亲属也需要进行正畸治疗,那么这些 X 线片资料对于他们的牙根预后也有很重要的参考价值。

四、临床研究中牙根吸收的诊断与评价

长期以来,根尖片都被用做诊断根尖吸收的最佳方法,但是近年来也有一些学者对此提出了疑问。最显而易见的就是,无论是现有的常规根尖片,或者其他的二维的 X 线片,包括侧位片和全景片(全口牙位曲面体层 X 线片),都不能测量出颊、舌侧的根尖吸收,从而并不能准确反映牙根的真实吸收程度。Katona 分析评价了现有的各种基于二维 X 线片基础上的、用于评价牙根吸收的方法,他应用复杂的几何图形和推导出的数学表达式来计算、分析了这些方法,最后得出了比较悲观的结论:现有的这些评价牙根吸收的几何数学算法并不能胜任它们最初想达到的目的,误差较大。这可能也是为什么现有的关于牙根吸收的临床研究结论差异较大,有时甚至完全相反的原因之一。

因此,今后关于正畸相关牙根吸收的临床研究方向,首先应该是尽快找到一种经济、安全、精确的三维定量测量方法,只有这样才能使研究方法更加科学、规范,才能得出更加可信,具有较高临床参考价值的研究结论。近年来锥形束 CT(CBCT)在口腔临床逐渐得到广泛应用。相对于传统 CT,CBCT 具有放射剂量低、扫描时间短、空间分辨率高等特点,因此非常适用于对正畸相关牙根吸收的三维定量研究。国内外多个学者已经开始探索利用 CBCT 对正畸相关牙根吸收进行定量研究的精确性和敏感性。

(陈　嵩)

第四节　正畸治疗中的疼痛问题及处理

一、疼痛研究的进展

(一) 疼痛的定义

疼痛(pain)是绝大多数疾病的共同症状,它不仅给患者带来了巨大的痛苦,而且对医师是一个严峻的挑战。国际疼痛研究协会对疼痛进行了新的定义:“疼痛是与实际或潜在的组织损伤相关联的不愉快的感觉和情绪体验,或用这类组织损伤的词汇来描述的自觉症状;对于无交流能力的个体,决不能否认其存在疼痛体验、需要进行适当缓解疼痛治疗的可能性”。新定义认为疼痛是一种心理状态,而不单

纯是有害刺激引起的反应；疼痛是在受到伤害时的一种不愉快的感觉。疼痛就其生物学意义来说是一种警戒信号，表示机体已经发生组织损伤或预示即将遭受损伤，通过神经系统的调节引起一系列防御反应，保护机体避免伤害。

但是如果疼痛长期持续不止，便失去警戒信号的意义，反而对机体构成一种难以忍受的精神折磨，严重影响学习、工作、饮食和睡眠，降低生活质量，成为不可忽视的经济和社会问题。近年来，随着相关学科的不断发展，人们对疼痛的研究不断深入，已深入细胞水平和分子水平，虽然距离彻底根治疼痛的要求尚很遥远，但已渐露曙光。

（二）伤害性感受器

疼痛与其他感觉一样，是由一定的刺激（伤害性刺激）作用于外周感受器（伤害性感受器），经换能后转变成神经冲动（伤害性信息）循相应的感觉传入通路（伤害性传入通路）进入中枢神经系统，经脊髓、脑干、间脑中继后到大脑边缘系统和大脑皮质，通过各级中枢整合后产生疼痛感觉和疼痛反应。

由于疼痛具有十分明显的主观意识成分，并且每个人的意识又不可能完全相同，这就给研究疼痛的生理学机制造成了极大的困难。Sherrington 提出了伤害性刺激（nociceptive stimulus）和伤害性感受器（nociceptor）的概念使其具有一定的客观性。

这个概念逐步被许多专家和学者所接受，使用得也越来越频繁，其外延也扩大到伤害性神经元、伤害性信息以及伤害性感觉机制等。判定一个神经元是否为伤害性神经元，必须满足以下几个条件：是否对伤害性刺激和非伤害性刺激均有反应，是否对刺激强弱有识别编码能力，是否随着伤害性刺激强度的变化而改变其放电频率；而判定伤害性神经元是否为与疼痛传递相关的痛觉神经元，则必须满足以下几个条件：该神经元是否存在于与痛觉传递有关的神经解剖通路中；其兴奋性是否与痛觉强度的增减相平行；刺激与其相同性质的神经元群是否可以引起疼痛或与疼痛相关的行为。

伤害性感受器为外周游离的神经末梢，广泛分布于机体的皮肤、肌肉、关节和内脏组织，直接接受伤害性刺激或者间接为致痛物质所激活。这些伤害性感受器的胞体位于脊髓背根神经节（dosal root ganglion，DRG）及三叉神经节（trigeminal ganglion，TG），是感觉传入的一级神经元，发出单个轴突在节内延伸一段长度后分为两支：一支为周围神经轴突，伸向外周组织，接收感觉信息；另一支为中枢轴突，将外周传入送至脊髓背角，完成初级感觉信息的传递。内脏伤害性刺激与体表的有所不同，主要包括感染、炎症、扩张、痉挛、缺血等。目前已经确定的伤害性感受器主要有以下三类：

1. 与 C 纤维有关的机械-热伤害性感受器　这种感受器对高强度的机械、物理（冷）或化学刺激也发生反应，又称为多模式伤害性感受器（polymodal nociceptor），传导速度为小于 2m/s。

2. 与 A 纤维有关的机械-热伤害性感受器　此种感受器又分为Ⅰ型和Ⅱ型。Ⅰ型的阈值高，传导速度为 30m/s；Ⅱ型的适应性快，传导速度为 15m/s。

3. 非机械伤害性感受器　大多是位于关节部位，正常时对机械性刺激不敏感，有炎症时对机械性刺激发生反应。最近，一些学者还发现了一种在正常情况下是处于“静息”状态的 C 纤维，但在病理情况下对伤害性刺激发生反应，从而推测它可能参与介导病理性痛觉信息。

（三）伤害性感觉的外周和中枢传导通路

1. 伤害性感觉的外周传入纤维　有两类：Aδ 纤维和 C 纤维。Aδ 纤维传导快痛，C 纤维传导慢痛。Aδ 纤维主要与机械痛有关，C 纤维主要与热痛有关，并且与痛觉过敏有关。近年来发现，Aβ 纤维也参与痛觉的传入，但是其传导速度及潜伏期并无明显改变。

伤害性信号的上行传导通路主要有以下几条：脊髓丘脑束、脊髓网状束、脊髓中脑束、脊髓臂旁杏仁体传导束、脊髓臂旁下丘脑束、脊髓下丘脑束、脊颈丘脑束、突触后背索丘脑投射通路。这些传导束大多起自脊髓后角，传导伤害性信息。大部分的上行性纤维终止于脑干网状结构。丘脑内有三组核群与痛觉有关：丘脑腹侧基底复合体、后核群和内侧核群。大脑皮质的第二体感区与痛觉有很大关系，并且可引起情绪反应等（图 3-19-12）。

神经系统的下行性抑制系统（长反馈）主要有缝际脊髓系统（递质为 5-羟色胺）和背侧网脊系统（递质可能为 α-肾上腺素能的），在脊髓后角第Ⅱ板层尚有 CABA 抑制系统（短反馈），这些系统通过突触前

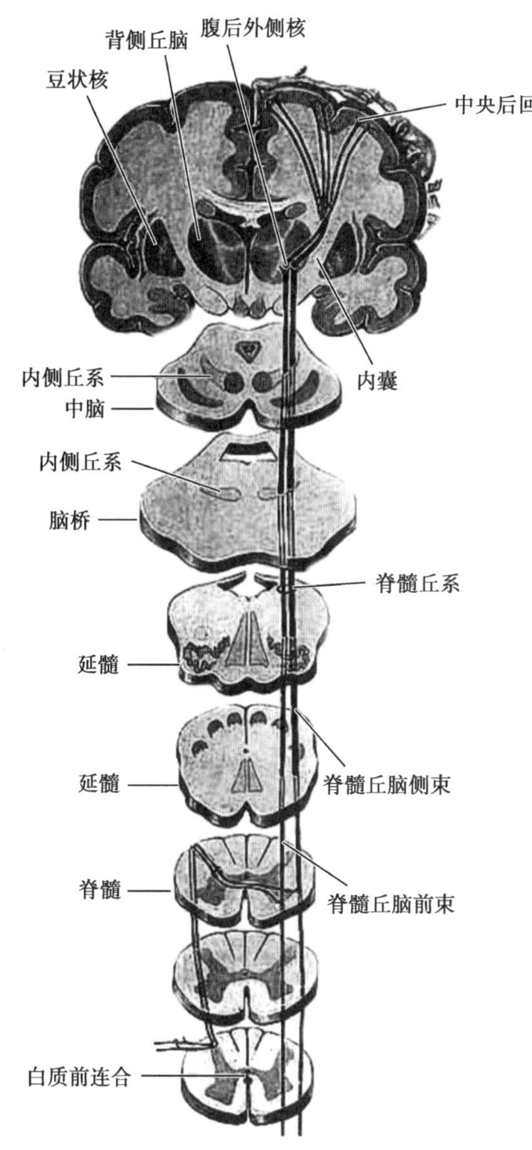

图 3-19-12　脊髓丘系

或突触后抑制对痛觉传入进行调制。

总的来讲，由于丘脑以上部位结构复杂，许多部位都与疼痛有关，并且常常伴有情感、情绪等高级神经活动目前研究难度较大，这些结构参与疼痛传导及调制的方式和机制尚不清楚。

2. 痛觉的上行传导通路

（1）脊-丘束：外周神经的细纤维由后根的外侧部进入脊髓，然后在背角换元，再发出纤维上行，在中央管前交叉到对侧的前外侧索内，沿脊髓丘脑侧束的外侧部上行，抵达丘脑的腹后外侧核（ventral posterolateral nucleus，VPL），再投射到大脑皮质的中央后回上2/3处，具有精确的分析定位能力，这和刺痛（快痛）的形成有关。

脊-网-丘束：由背角细胞的轴突组成，交叉后沿脊髓丘脑侧束的内侧部上行，多数纤维终止在脑干的内侧网状结构、中脑被盖和中央灰质区等处，再经中间神经元的多级转换传递达到丘脑的髓板内核群以及下丘脑、边缘系统等结构，其中的短纤维是脊髓网状束，还有少量最长的纤维直达丘脑的内侧核群。该束传递的信息主要和内侧丘脑、下丘脑及边缘系统相联系，在功能上与灼痛（慢痛）时所伴随的强烈情绪反应和内脏活动密切相关。

（2）脊-颈束：该束的神经元细胞体位于脊髓背角Ⅳ、Ⅴ层，接受来自同侧肌、皮神经的传入，其轴突沿外侧索的背内侧部分上行，投射到脊髓第1～2颈节的外侧颈核内，再发出纤维通过对侧的内侧丘系投射到丘脑的VPL及内侧膝状体大细胞区的内侧部，再由此换元向大脑皮质投射（主要在第二躯体感觉区）。

（3）后索-内侧丘系：外周神经的A类粗纤维由后根的内侧部进入脊髓，经薄束和楔束上行，在脑干的下部与薄束核和楔束核发生突触联系，自此发出轴突组成内侧丘系，到达对侧丘脑的VPL，对来自躯体、四肢精细的触觉、运动觉、位置觉进行辨别。尽管此束不是痛觉的传导通路，但它可能参与痛觉的中枢整合过程。

（4）脊髓固有束：C类细纤维传导的伤害性冲动在脊髓背角换元后，沿脊髓灰质周围的固有束上行，既是多突触传递，又是反复双侧交叉，这与慢痛的情绪反应有关。

（5）头面部的痛觉通路：头面部痛觉主要由三叉神经传入纤维介导，一级神经元细胞体位于三叉神经半月神经节，其轴突终止于三叉神经感觉主核和三叉神经脊束核，由此换元发出纤维越过对侧，组成三叉丘系，投射到丘脑的腹后内侧核（ventral posteromedial nucleus，VPM）；发自感觉主核背内侧份的一小束不交叉纤维，投射到同侧的VPM。自VPM发出的纤维，经内囊枕部投射至大脑皮质的中央后回下1/3处（图3-19-13）。

（6）内脏痛觉通路：大部分腹、盆部器官的内脏痛主要由交感神经传导，从膀胱颈、前列腺、尿道、子宫来的痛觉冲动是经过副交感神经（盆神经）传到脊髓的，在脊髓背角换元，其轴突可在同侧或对侧脊髓前外侧索上行，达丘脑VPM，然后投射到大脑皮质。经面、舌咽、迷走神经传入的痛觉冲动，传到延髓孤束核，由孤束核发出上行纤维，可能在网状结构换元后向丘脑、丘脑下部投射。内脏痛觉传入纤维

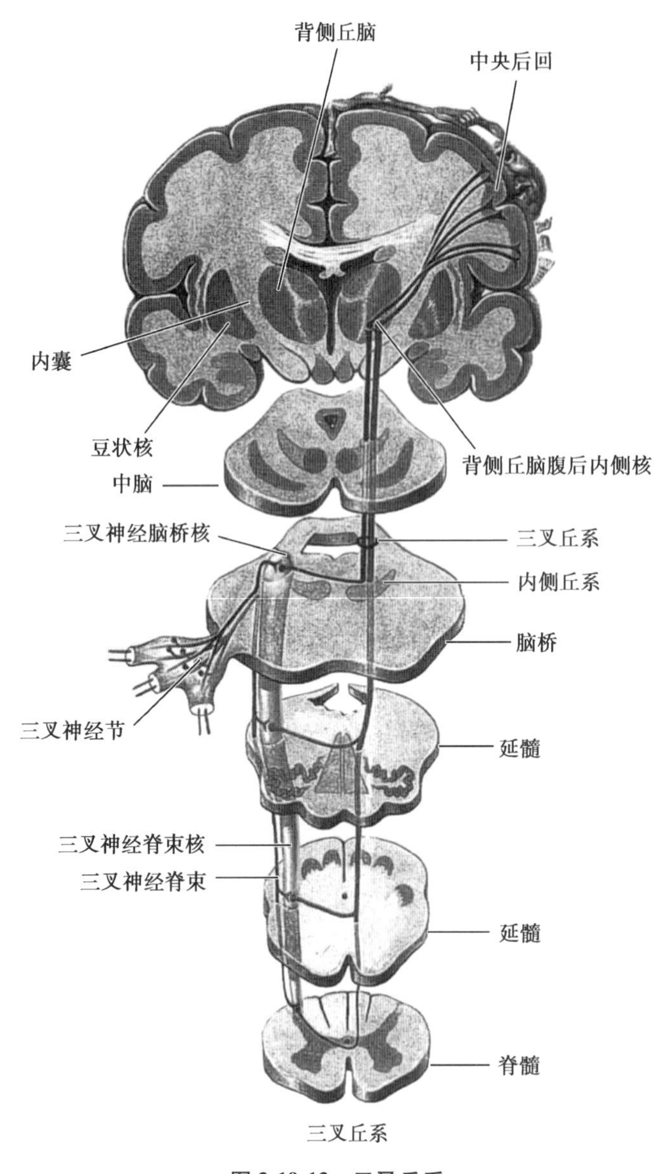

图 3-19-13 三叉丘系

进入脊髓后也可由固有束上行，经多次中继，再经灰质后连合交叉到对侧网状结构，在网状结构换元后上行到丘脑髓板内核群和丘脑下部，然后投射到大脑皮质和边缘皮质。

3. 痛觉高级中枢 丘脑与大脑皮质是痛觉高级中枢。除嗅觉冲动外，任何感觉传入信号都必须经过丘脑的整合到达大脑皮质才能进入意识领域。内侧丘脑核团，主要包括髓板内核、丘脑中央下核、腹内侧核和背内侧核，主要参与介导伤害性感受和痛觉的情绪-激动成分；外侧丘脑核团，包括腹后核群、丘脑网状核和未定带，主要参与痛觉鉴别方面。大脑皮质作为人类感觉整合的最高级中枢，接受各种感觉传入信息进行加工，最终上升到意识。近几年，随着正电子发射断层扫描、单光子发射断层扫描和功能磁共振技术的发展及应用，已可以直观地观察疼痛发生发展过程中不同脑区的变化，对皮质在疼痛中的作用也有更多的认识。

（四）痛觉调制

1. 伤害性信息在外周的传递 很久以来，人们一直认为伤害性感受器的结构比较简单，只是将伤害性感觉传入中枢神经系统内。但是，现代研究表明：这种在进化过程中较为原始的伤害性神经元的结构非常复杂，它们可以感受多种可造成组织伤害的外来刺激，而又将组织伤害与可能引起的炎症过程结合起来，并有多种化学物质由受伤害的细胞和感觉神经末梢释放出来，参与疼痛信号的传递。

2. 伤害性信息在脊髓内的转换 Woolf 在 1994 年根据其多年的研究结果提出了脊髓后角的功能假说，即状态依赖性感觉信息处理假说。认为脊髓后角在不同状态下有四种不同的信息处理模式：①在正常生理状态下：低强度的触压刺激仅能兴奋 Aβ 机械感受器，这种信息传入脊髓仅产生非伤害性感觉（触压觉）；高强度机械、热或化学刺激兴奋 Aδ 和 C 伤害性感受器，传入后产生伤害性感觉（痛觉）。②在镇痛状态下：高强度的机械、热或化学刺激引起的兴奋在脊髓水平受到激活状态下的下行痛抑制系统或节段性抑制系统以及抗伤害药物的抑制而产生镇痛。③在组织损伤、炎症等病理状态下：此时脊髓后角感觉信息处理程序发生了质的变化和“错位”。由于上述原因导致外周伤害性感受器的敏感性增强（外周敏感化），首先发生痛觉过敏（原发性）。然后，由外周敏感化产生的兴奋性冲动经 Aδ 和 C 纤维传入脊髓后角，使中枢痛觉信息传递的神经元的兴奋性增高，产生中枢性痛觉过敏，称为“中枢敏感”。④在周围神经损伤的状态下：此种情况与前三种不同，由于周围神经损伤而导致去传入，又存在以下两种情况：第一，周围神经损伤导致细胞死亡，跨神经节溃变，使原有脊髓后角的神经突出丢失；第二，周围神经损伤导致脊神经节内初级神经元生长相关蛋白（GAP）表达增加，促使 DRG 神经元中枢突再生能力增强。这两种结果均导致新的非正常的突触形成，最终脊髓后角末神经元回路发生重建。这个假说的形成，使人们在认识和思考与痛觉相关的问题时有了更广阔的思路，也为疼痛治疗开辟了另一条道路。

（五）痛觉调制的机制

伤害性刺激引起外周组织释放和生成多种化学和细胞因子，参与激活和调制伤害性感受器，创伤和炎症反应产生的这些介质直接激活伤害性感受器，使高阈值痛觉感受器转化为低阈值痛觉感受器，产生痛觉致敏。

1. 经典神经递质

（1）乙酰胆碱（acetylcholine，ACh）：是最早发现的神经递质（neurotransmitter），随着一系列新的致痛物质的出现，其“重要性”正逐渐减小。

（2）去甲肾上腺素（noradrenaline，NA）：中枢的 NA 神经元主要是集中分布在延脑和脑桥，其投射纤维上可达全脑，下可与脊髓胶质细胞发生联系，支配范围很广。脑内 NA 神经元的功能不在于传达特异性信息，而是创造一种有利于中枢内某些神经活动的背景。其上行投射能拮抗吗啡的镇痛作用，而下行通路则有镇痛作用。

（3）多巴胺（dopamine，DA）主要是存在于纹状体内，以尾核和壳核的含量最高。中枢 DA 递质主要包括黑质-纹状体、结节-漏斗和中脑边缘系统三个部分。它可使脑电出现低幅度快波，表现为兴奋。在促进兴奋的同时，有拮抗镇痛作用。并且与吗啡具有协同作用。

（4）5-羟色胺（5-Hydroxytryptamine，5-HT）：是由色氨酸经色氨酸羟化酶和 5-羟色氨酸脱羧酶作用生成，又称血清紧张素，脑内由中缝大核群产生，在中枢起镇痛作用，是下行性抑制系统的重要递质，可直接到达脊髓后角，抑制伤害性感受信息的传入，为内源性镇痛系统的重要组成部分。5-HT 由组织损伤引起血小板和肥大细胞释放，可直接开放背根神经节（DRG）初级感觉神经元的离子通道，并激活腺苷环化酶（AC）联结的 G 蛋白耦联的 5-HT 受体，减少胞内环腺苷酸（cAMP）的水平，引起辣椒素敏感的 DRG 细胞去极化，使迷走神经去极化。

（5）前列腺素（prostaglandin，PGs）：前列腺素是一类重要的炎症因子，由环氧化物酶-1（cyclooxygenase，COX）或 COX-2 分解花生四烯酸而成，可以直接激活伤害性感受器引起疼痛，也可以通过提高细胞内 cAMP 水平激活 PKA 途径、磷酸化河豚毒素不敏感型（tetrodotoxin-resistant，TTX-R）钠通道和辣椒素受体（vanilloid receptor，VR1），降低通道的激活电压，从而提高初级传入神经元末梢细胞膜的兴奋性，降低伤害性感受器的感受阈值。另外，PGs 还可以增加感觉神经末梢对缓激肽和其他炎症介质的敏感性。

（6）缓激肽（bradykinin，BK）：BK 作为一种重要的炎症介质，可引起疼痛和痛觉过敏，它直接作用于初级伤害性感受神经元的受体，也可激活神经纤维周围的非神经细胞的受体，从而引起其他介质的释放，间接地作用于感觉神经。

2. 氨基酸类　包括兴奋性和抑制性氨基酸两类，兴奋性氨基酸主要包括谷氨酸和天门冬氨酸，对疼痛起易化作用，并与痛觉过敏有关；抑制性氨基酸包括甘氨酸和 γ-氨基丁酸，对疼痛进行调制。

（1）谷氨酸（glutamate）：在中枢神经内含量最高的一种氨基酸，大脑皮质、尾核、小脑和海马中含量最多，脊髓中较低，但又特异分布，脊神经后根含量高于前根，在周围神经纤维中含量也很高，作用快而短。谷氨酸作为一种兴奋性神经递质，在组织损伤后，由受损的组织细胞、肥大细胞以及初级传入神经末梢释放到组织间隙，然后作用于感觉神经末梢细胞膜上的谷氨酸受体分解磷脂酰肌醇二磷酸（PIP_2）为三磷酸肌醇（IP_3）和二酰甘油（DAG），DAG 脂酶分解 DAG 为花生四烯酸，后者在环氧化物酶的作用下生成前列腺素，进而降低伤害性感受器的感受阈值，促进外周敏感化的形成。

（2）天门冬氨酸（N-methyl-D-aspartate，NMDA）：其分布遍及中枢神经系统，以脊髓灰质内含量最高，兴奋 NMDA 受体，增加中枢敏感性，与继发性痛觉过敏关系密切，可能是多突触反射中间神经元的兴奋性递质。药物阻断 NMDA 受体能阻止炎症或损伤所诱发的痛觉过敏发生，并可减少已经形成痛觉过敏的神经元放电。

（3）甘氨酸（aminoacetic acid，galycine）：似乎存在于体内所有的组织内，但目前认为脊髓和脑干的甘氨酸具有神经递质功能，脊髓前角含量最高，而后根和前根中含量极小，可能是脊髓中间神经元的抑制性递质，产生突触后抑制，对脑神经元无作用，在脊髓中与 GABA 共存。

（4）γ-氨基丁酸（gama-aminobutyric acid，GABA）：是中枢神经元主要的抑制性氨基酸，脑内含量极高，微电泳注射到中枢各部位均可产生明显的抑制效应。脊髓后角浅层存在有富含 GABA 的中间神经元，它们以突触前或突触后的形式抑制疼痛信息的传入，当其功能降低时，反可增强针刺镇痛效应。

3. 肽类神经递质

（1）阿片肽（opioid）：是最重要的内源性痛觉调节递质。目前已发现十几种内源性阿片肽，其中 P-内啡肽镇痛作用最强，是吗啡的 18～33 倍，而甲硫脑啡肽的作用极弱。中枢神经系统中阿片受体的分布与脑内电刺激引起的镇痛有效区相一致，其疼痛与镇痛的通路也一致。其镇痛效应可能与 μ、δ、κ 受体兴奋有关，但对其镇痛部位及传导途径尚未完全了解。

（2）P 物质（SP）：是第 1 个被发现的神经肽，属速激肽（TK）族，含 11 个氨基酸，分子量为 1348Da。广泛分布于中枢神经系统、周围神经系统和某些组织中。在中枢，脊髓后角黑质、下丘脑、海马、嗅球等部位都富含 SP；在外周，主要存在于 C 纤维终末和小型 DRG 细胞内，参与疼痛和痛觉过敏的产生，是初级传入神经的递质。在脑室内有明显的镇痛作用，鞘内注射 SP 增加疼痛行为反应，大量研究表明，SP 是参与伤害性信息向脊髓背角神经元传递的主要神经递质之一，目前人们正在深入研究 SP 和 SP 受体之间的关系，已知 SP 受体与 SP 的分布不完全相符，也许用 SP 受体更能标志出神经元的属性，从而更加细致地探讨 SP 的疼痛调节功能。

（3）降钙素基因相关肽（calcitonin gene-related peptide，CGRP）：广泛分布于中枢及周围神经系统。在脊髓后角多于前角，脊髓后角浅层分布最多，但深层也存在 CGRP 免疫反应物，是初级感觉传入神经元的主要递质，主要存在于 C 纤维上，感觉粗纤维内也存在，并参与机械性痛觉过敏的形成。在外周由 DRG 合成，在脊髓水平介导痛觉，慢性疼痛时 DRG 内含量增多，外周释放后可扩张血管，增加血管通透性，血浆蛋白渗出，形成神经性炎症，并可促进 SP 释放，可明显增强已存在的炎症反应；在脑室内注射可产生镇痛效应，对心血管系统具有较强的作用，对血运皮瓣存活有重要意义。

（4）胆囊收缩素（cholecystokinin，CCK）：是目前已知脑内含量最高的神经肽，分布在除小脑以外的全部中枢神经系统中。它的存在形式众多，以 CCK-8 最为重要。CCK 可通过兴奋 CCKA 受体与内源性阿片系统协同抑制伤害性信息传入，而通过 CCKB 受体抑制内源性阿片的镇痛作用，从而双相调节阿片活动和伤害性信息的传入。

（5）血管活性肠肽（vasoactive intestine polypeptide，VIP）：是一种 28 肽，广泛存在于神经系统内，其中以大脑皮质含量最高，在神经末梢的含量也很高。它的细胞体主要是位于新皮质层，弓状核中也存在 VIP 的神经元胞体。其总体效应是降低或减弱高位中枢对疼痛信息的感知。

（6）神经生长因子（nerve growth factor，NGF）：是一族神经细胞存活、生长、发育和分化所必需的因子，对成熟神经元的功能有重要调节作用，也是神经元受到损伤或产生病变时保护其存活和促进其再生的必需因子。最近研究表明，某些 NGF 在痛觉调制，特别是病理性痛的形成过程中占有重要的地位，目前已经成为临床镇痛药物开发和研制对象。

4. 其他　随着近年来科学技术的发展，不断有研究发现了一些具有神经递质作用的物质，并且很快成为研究的热点。

（1）辣椒素受体（Capsaicin receptor）：这个受体是一种非选择性阳离子通道，位于 C 纤维表面，主要分布在小直径的感觉神经元末梢，敏感的刺激主要是辣椒素、中等程度的热刺激和细胞外的氢离子，现在的研究认为 VR1 参与了伤害性热刺激在传入神经末梢的换能过程，在热痛觉过敏中发挥着重要作用，也是目前伤害性信号转导中研究比较清楚的一个离子通道，是分析“痛觉过敏”和“触诱发痛”的分子机制的一个理想的模型。

（2）一氧化氮（nitric oxide，NO）：是一种自由基性质的气体，具有一个额外的电子，化学性质活泼。在体内参与多种组织和器官的调节活动，是一种重要的信息物质。研究表明，NO 在外周、脊髓和脊髓上三个不同水平参与痛觉调制，它与 SP、CGRP、NMDA、cGMP、PGE_2、PKA 等物质的关系密切，是近年来研究最多的物质。

（3）嘌呤类物质腺苷和 ATP：参与外周和中枢的神经传递过程，属于神经递质类物质。目前已经确定的嘌呤受体有三种:P1、P2 和 P3。P1 主要介导腺苷作用,又可分为 A1 和 A2;P2 主要介导腺苷作用;P3 同时介导腺苷和 ATP 作用。研究证明,腺苷在痛觉调制中的作用与作用部位有关,在外周可刺激伤害性感受器,有致痛作用;而在中枢则抑制伤害性神经元的活动,有镇痛作用。另外,其作用的性质还与剂量相关。

ATP 与 ATP 门控的离子通道受体 3(P2X3 受体):充血的微血管内皮细胞、受到伤害性刺激的感觉神经传入纤维、交感和副交感神经末梢以及受损的组织细胞均可释放 ATP,一方面通过感觉神经末梢的 P2X 受体引起伤害性信号的产生,导致疼痛;另一方面通过代谢型 P2Y1 受体激活 PKC 信号转导途径磷酸化 VR1,使受体通道的开放阈值降低,同时增强 VR1 激活时的除极化电流,进而引起外周过敏。P2X3 属于 ATP 敏感的配体门控离子通道家族,主要分布在脊髓后角、背根神经节细胞、初级传入神经末梢的部位,突触前的 P2X3 受体可能调节谷氨酸从伤害性感受器的释放,从而影响痛觉的脊髓传递。

(4) 组胺(histamine,HA):由损伤部位的肥大细胞合成和释放,可通过初级感觉神经元的轴突分支产生的"轴突反射",触发神经源性炎症。HA 可引起平滑肌收缩,扩张毛细血管,参与炎症反应。脑内含量极高,有三种受体:H1、H2 和 H3。在一些与痛觉调制关系密切的神经组织内,如中脑中央灰质和脊髓后角都有组胺能纤维和组胺受体的分布。研究表明,小量组胺具有镇痛作用,而大剂量则具有致痛作用,其作用可能是由 H_2受体所介导。

(5) H^+离子和酸敏感性离子通道(acid sensing ionic channel,ASIC):在 ASIC 主要表达在小直径初级传入神经末梢,它的适宜刺激是细胞外氢离子和机械刺激,在痛信号的产生和外周敏感化中起重要作用。质子门控的酸感离子通道(ASIC)与酸感和伤害及味觉都有关,由酸引起的疼痛被认为是由感觉神经元的质子($H^{+/-}$)门控阳离子通道所介导的。ASIC 的生物学和药理学特点与感觉神经元的 $H^{+/-}$门控阳离子通道所匹配,在感觉神经元以及大脑里表达,似乎是最简单的一种配基门控通道。

(6) 对河豚毒耐受的钠离子(TTX-R 钠)通道:TTX-R 钠通道主要分布在小直径无髓鞘对辣椒素敏感的神经元中,它并不能将伤害性刺激转变成电信号,但在维持感觉神经末梢细胞膜的兴奋性方面起重要的作用。炎症或组织损伤时,感觉神经元细胞膜上的 TTX-R 钠通道蛋白 SNS 磷酸化后使通道活化阈值降低、去极化速度提高,钠离子内流增加,结果导致伤害性感受器细胞膜的兴奋性增强,易于形成痛觉过敏。克隆成功的 TTX-R 钠通道的 α 亚单位(α-SNS,也称 PN3)被认为是感觉神经元特异通道,它仅存在于外周神经系统,在小直径 DRG 神经元有高选择性表达,辣椒素选择性损毁小 DRG 神经元后 SNS 转录也丧失,因此,α-SNS 在伤害性信息传递中起重要作用,SNS 通道阻断剂可能有望成为新型外周镇痛药。新近大量的生物物理学和电生理学方法研究证明神经损伤后。钠通道异常增加,钠电导增加,兴奋性升高,发放动作电位频率异常加快,导致痛敏感和慢性疼痛。有关各种疼痛模型钠通道的变化正在研究之中。

(六) 疼痛学说

1. 闸门控制学说(20 世纪 60 年代) 受 Noordenbos 感觉交叉理论的影响,Melzack 和 Wall 于 1965 年提出闸门控制学说(或称为门控理论)。闸门控制学说认为节段性调制的神经网络由初级传入 A 和 C 纤维、背角投射神经元(T 细胞)和胶质区抑制性中间神经元(SG 细胞)组成,SG 神经元起着关键的闸门作用。A 和 C 传入均能激活 T 细胞,而对 SG 细胞的作用相反,Aβ 传入兴奋 SG 细胞,Aδ 和 C 传入抑制 SG 细胞。因此,损伤引起 Aδ 和 C 纤维活动使闸门打开,使痛觉传入畅通。当诸如轻揉皮肤等刺激兴奋 Aβ 传入时,SG 细胞兴奋,闸门关闭,抑制 T 细胞活动,减少或阻碍伤害性信息向中枢传递,使疼痛得到缓解。30 年来,该学说得到了大量的实验和临床资料的支持,极大地推动了疼痛生理、药理和疼痛治疗学的研究和发展,理疗学中著名的 TENS、SCS 疗法、McGill 疼痛问卷(MPQ)就是根据闸门控制理论推出的。值得指出的是闸门学说的实验基础是基于生理状态下脊髓痛觉信息传递机制的研究结果,对病理性"痛觉过敏"(hyperalgesia)、"触诱发痛"(allodynia)和自发痛(包括幻肢痛)的解释仍面临挑战,但无论如何,这个学说在推动痛觉研究中意义重大。

2. 内源性痛觉调制系统(20 世纪 70 年代) 在民间用阿片止痛已有很长的历史,直到 1973 年才在实验中证明了阿片受体的存在,紧接着于 1975 年便发现脑内存在有内源性阿片肽作为阿片受体的内源性配体，称为亮氨酸脑啡肽和甲硫氨酸脑啡肽，接着相继发现了不少阿片肽，归纳起来有脑啡肽、内啡肽和强啡肽三大类。在此基础上，20 世纪 70 年代提出了“内源性痛觉调制系统”的概念，包括脑内具有镇痛作用的结构和相关的化学物质所形成的神经网络，但研究最多、了解较为清楚的是下行抑制系统。在下行抑制系统中，处于关键地位的是中脑中央导水管周围灰质（periaqueductal gray，PAG），实验证明，凡是激活高级中枢所产生的镇痛效应，大都要通过 PAG 才得以实现。当然，内源性痛觉调制系统不是单一的，脑内有许多结构，包括脑干的中缝背核、蓝斑，下丘脑的室旁核、视上核和弓状核，边缘系统的海马、隔区和杏仁等都具有镇痛作用。中枢神经系统中，除了阿片肽以外，还有 5-HT、NE、ACh 和加压素等，它们都是内源性痛觉调制的基础。

3. 可塑性改变或者中枢敏感化——痛觉调制的分子机制（20 世纪 80 年代至今）　分子生物学的大发展对疼痛医学产生了极大的推动作用，寻找疼痛靶分子的努力取得一定程度的成功，但尚未充分发挥其优势和效能，如果能够选择性阻断一些受体和离子通道，有可能发挥镇痛作用。

随着疼痛机制研究的深入，使我们不但对疼痛本身有了进一步的认识，而且在此基础上研制出了更多的药物来对抗疼痛，采用了更为有效的方法以减少和消除疼痛；然而，由于中枢及外周神经系统的结构复杂、与疼痛相关的递质繁多、某些疼痛的中枢性及外周性机制尚不清楚，疼痛一旦传入后，传统方法给药往往难以达到理想的治疗效果，而大量用药的不良反应又不容忽视，因此，采用减少或阻断疼痛的传入的手段以尽量达到理想的无痛状态似乎更为切实可靠。

总之，疼痛是由体内外伤害性刺激引起的一种复杂的心理生物学过程，半个世纪以来对于疼痛机制的研究有了长足的发展，但是由于其形成和维持的参与因素极其复杂，目前仍然不是很清楚，因而还需要进一步的研究，为减轻患者痛苦、提高患者生活质量继续努力。

二、正畸治疗中的疼痛

疼痛、功能障碍是正畸治疗中常见问题之一，尤其以分牙、第一次放置正畸装置后为甚。严重者影响到情绪、睡眠、进食及说话，以致使某些进行正畸治疗的患者难以忍受而放弃治疗或导致一些患者因害怕疼痛等不适而不敢接受治疗，使错𬌗畸形进一步加重，影响患者口腔功能和颜面美观。调查显示：有 1/10 的患者终止治疗的原因是治疗早期的疼痛，使医患都感遗憾，正畸治疗中疼痛问题一直是研究热点。

（一）正畸治疗中的疼痛发生概率和种类

通过临床的回顾性研究可以发现正畸治疗中患者抱怨疼痛所占百分率基本是 90% 以上，在临床的询问中医师普遍感觉几乎 100% 的患者有疼痛感。调查发现正畸治疗中疼痛反应除了分牙及放置弓丝引起外，一般还包括以下几种：①RME（快速上颌扩弓）是主要用于青少年的一种治疗，疼痛反应基本接近 100%；②活动及固定功能性矫治器治疗时由于使肌肉处于紧张状态，50% 患者常常抱怨疼痛发生在咀嚼肌系统；③颏兜由于力量朝向后上压迫关节，可以引起关节盘移位导致疼痛，16% 以上患者有此现象。

另外，由于矫治器引起的软组织的伤害同样也会引起疼痛，而矫治器的刺激经常引起溃疡同样也会引起疼痛。

（二）正畸疼痛的主观体验

疼痛体验不仅被情绪和认知因素所影响，同时也受到环境因素的影响包括文化、种族、性别和年龄等的影响。

1. 心理情绪因素　患者的担心恐惧和焦虑，根据不同人群和不同调查方法，有 3% ~20% 的青少年在看牙医时有恐惧和焦虑。Litt 认为焦虑和疼痛也许不能识别，推测焦虑能使疼痛阈值降低从而增加疼痛感。疼痛的概念和描述有很强的主观性，在治疗阶段、疼痛的报告和心理健康相关，可能是患者企图将焦虑或失望的感受转化为确实的生理问题。由于青春期儿童处于关键的心理发育期，他们较易于对治疗产生不适的心理影响。心理因素是影响正畸疼痛强度的重要因素。一些研究表明，疼痛似乎与不同弓丝所产生力值的大小无直接关系，而与患者的个人关注、心理状态有关，临床上常有一种现象，即患者易受医师的心理暗示，疼痛的发生及程度与心理敏感因素有关。一样的治疗，当暗示患者疼痛可能很重时，患者特别敏感，甚至有时难以忍受，需靠药物来缓解，当暗示患者可能仅轻微不适时，患者的反应大多与医师的暗示一致。因此，在治疗中给予患者良好的心理暗示，有助于减轻疼痛的程度和缩短持续的时间。另外，患者个人对正畸功效和矫治结果的预期及估价，会影响正畸疼痛或不适程度的主诉。Sullivan 等发现在口腔科治疗中，有灾难感的、口腔科焦虑分高的患者的疼痛评分比无灾难感的、口腔科焦虑分低的患者高。Bergius 等对 55 例 12～18 岁因牙列拥挤而行正畸治疗的患者问卷调查后认为，寻求矫治的动机，不影响疼痛评价；疼痛是普遍存在的，服用镇痛药的患者平分等级较高。另外，在治疗阶段，疼痛的报告和心理健康相关，这可能是由于患者企图将焦虑或失望的感受转化为确实的生理问题。患者过去的经验如自身或亲友的矫治经历、心理评价阶段的情绪状态和医师在治疗过程中的语言暗示、态度等均可能影响疼痛的报告。

2. 文化因素　不同文化程度的人对待自己所患错𬌗畸形的认识不同，接受治疗的态度不同所致，这主要是由于不同文化对表达疼痛的方式要求不同。

3. 性别因素　传统认为女性对疼痛更加敏感，而一些研究却发现女性更加能忍耐疼痛，而还有研究发现两者无区别。但传统意义上男性总是被要求"有泪不轻弹"。而在正畸疼痛与性别的关系的调查中发现表明，正畸疼痛严重程度与性别无显著性差异。大多数患者疼痛感在 2 天后降低，但部分患者疼痛期较长，主要是女性。

4. 年龄因素　研究发现随着年龄的增长，疼痛的阈值也逐渐增加，但此问题还在争论之中。Jones 发现，成年组患者放置首根弓丝后牙周疼痛比青少年组重。调查结果普遍显示，患者年龄越大，对疼痛的敏感程度也就越高，所以成人接受正畸治疗时正畸疼痛的预防和心理准备显得更重要。有研究显示年龄与疼痛明显相关，年龄越大疼痛越明显、持续时间越长，Brown 等则研究表明，青少年组（14～17 岁）的疼痛程度明显高于儿童组（11～13）和成年组。疼痛的差别与个体疼痛阈值的差异有关。

5. 正畸力的大小　Jones、Brown 等发现牙齿拥挤程度（反映正畸力大小）与正畸疼痛程度之间没有显著关系，并认为正畸力的大小不是引起牙周疼痛的重要因素。另外，许多学者的研究也证实了不同弓丝类型、不同性能弓丝的使用与正畸疼痛没有显著关系。Reitan 认为疼痛是由于牙周韧带（PDL）受到压力的结果。透明样化区域在牙周出现可以支持这点，故为了减少疼痛，他建议轻力的应用，但也有学者认为疼痛与力值无直接联系，在尖牙和磨牙区轻力组（100～150g）和重力组（400～500g）的实验证实了这点。通常临床观察推测牙齿拥挤的严重程度与起始弓丝表达的力量有关，拥挤度越大，弓丝完全放入后表达的力量越大，则疼痛越显著。但 Jones 等研究发现疼痛与力值和拥挤程度无联系，在去除矫治器时患者也经常感到疼痛，研究表明这主要由于去除托槽的力的方向导致，患者对压入力的承受明显好于近远中、唇舌向及伸出方向的力。

（三）正畸牙移动中疼痛规律

kaneko 发现 89.7% 的患者在正畸治疗中出现疼痛症状，10.3% 仅表现为不适感，大多数患者在戴上矫治器当天就感到疼痛，3.4% 的患者在放置弓丝后立即有牙周疼痛，少数在 2～3 天才出现症状。疼痛一般持续 5 天，其中在加力 2～3 天后疼痛程度最为严重。

有国内研究发现放入弓丝后，牙周疼痛平均发生时间为 4～5 小时，在 24～48 小时间疼痛达到最高峰，尤其在晚上或夜间疼痛感受更加明显，48 小时后疼痛程度逐渐减轻，1 周左右疼痛症状消失。这与西方学者的观点基本一致，说明西方人与东方人种在正畸疼痛的基本性方面并无差别。另外，Jones 等人调查发现其疼痛程度要甚于拔牙后疼痛，疼痛程度变化大小时间排列为21 点>17 点>9 点>13 点。疼痛程度最严重大都发生于上午 9 点，这与夜间疼痛并不相矛盾的，主要由于晚上及夜间注意力比较集中，自我感受疼痛更甚之故。关于不同治疗阶段与疼痛的关系，还发现放置第 1、2 根弓丝后出现的牙周疼痛程度没有明显不同，但放置第 2 根弓丝后疼痛持续时间较短。Brown 等比较了分牙及放置第 1、2、3 根弓丝后第 2 天的疼痛程度，结果表明成年组在四种情况下疼痛程度较为一致，而青少年组、儿童组放置第 1 根弓丝的疼痛程度较其他三种情况严重。许多调查者认为个体之间正畸疼痛程度和持续时间存在明显差异，其中约 89% 患者出现疼痛，10% 的患者仅表现为不适感，这主要与患者心理、情绪、注意力、遗传等诸多因素有关。Fernandes 研究 128 患者（年龄 9～16 岁）发现在常规放入起始弓丝 4 小时后即出现疼痛，24 小时持续升高，7 天后降低，极少患者疼痛持续 4 周，初戴 Begg 细丝矫治器放置首根弓丝后疼痛高峰期为 24～48 小时，9 天后疼痛逐渐消失。

（四）正畸疼痛的评估

由于疼痛是一种复杂的知觉现象和主观体验，故只有通过间接的方法评估，所以，尽管有很多的方法评价疼痛，由于疼痛的主观性质，几乎不可能精确评估某人的疼痛。仅出于研究需要，还是采用了一些方法：正畸治疗中最常用的疼痛评估方法主要有：①视觉模拟尺度（visual analogue scales，VAS），即在 100mm 长的横线刻度上，左侧"0"表示无疼痛，右侧 100mm 表示疼痛十分严重记为 10，从左至右表示疼痛逐渐加重，每位患者根据自己的疼痛程度在记录表格上进行选点记录；②口头评定量表（verbal rating scales，VRS）；③数值评定量表（numerical rating scale，NRS）等。

也有学者将患者不适分为疼痛、进食障碍、说话障碍三种，严重程度均分为四级，分别以 0～3 分表示。

（1）疼痛：一级：未感疼痛（0 分）；二级：轻微疼痛，不影响情绪或睡眠（1 分）；三级：中等持续疼痛，影响情绪或睡眠（2 分）；四级：持续剧烈疼痛，无法入睡（3 分）。

（2）进食障碍：一级：无进食障碍（0 分）；二级：轻度不适，影响正常进食（1 分）；三级：中度不适，不能正常进食（2 分）；四级：严重不适，需改换饮食（3 分）。

（3）说话障碍：一级：无说话障碍（0 分）；二级：轻微不适，但影响不大（1 分）；三级：中度不适，说话障碍（2 分）；四级：严重不适，说话困难（3 分）。

疼痛、说话障碍以小时为单位计算正畸治疗时间，进食障碍每天统计 3 次。请患者根据自身不适程度在相应时间下填表，填表时以 0、1、2、3 分代表症状的严重程度等级。但是此种分级方法更加受患者主观感觉影响。

（五）正畸疼痛的传导

正畸治疗中疼痛与牙髓，牙周组织改变密切相关，牙齿及牙周组织具有丰富的神经支配，其感觉神经纤维来源于三叉神经节（图 3-19-14），可分为有髓鞘的 A 类纤维和无髓鞘的 C 类纤维。A 类纤维根据其直径又分为 Aβ 纤维和 Aδ 纤维，牙周的痛觉感受器主要为 Aδ 纤维和 C 纤维的游离神经末梢，其中 Aδ 纤维的阈值较低，疼痛特点为尖锐性刺痛，C 纤维阈值较高，但疼痛强度强烈，较 Aδ 纤维的疼痛更难以忍受。而 Aβ 纤维为机械感受器神经纤维，其功能目前尚无定论，一般认为它可能介导痛前感觉和本体感觉，但它们也参与了伤害性感受，并对其作出反应。伤害性感受是中枢神经系统对伤害性感受器刺激而引起的传入信息的加工反应。其过程为：伤害性刺激引起初级传入末梢去极化，使感受器兴奋。感

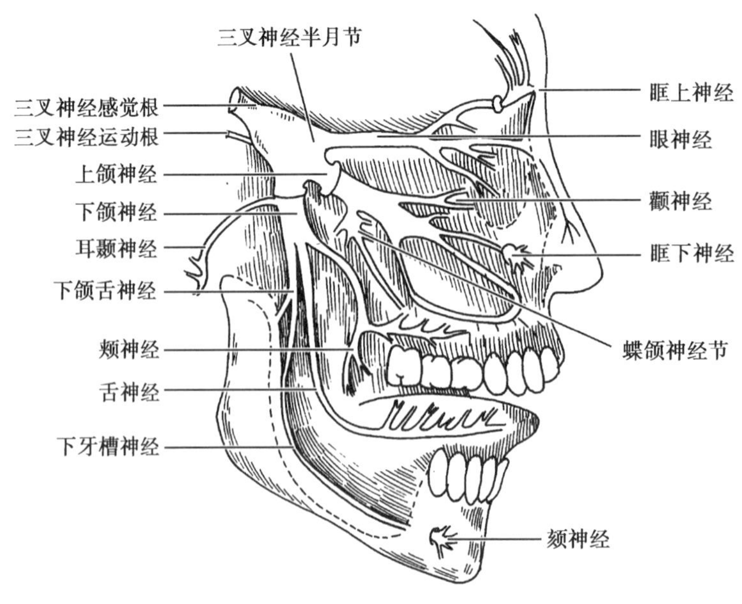

图 3-19-14　三叉神经示意图

受器兴奋产生的冲动经由背根神经节或三叉神经节中的中小型神经元感受并传入中枢，引起伤害性感受和疼痛。痛觉作为一个报警系统，使机体对所受到的伤害性刺激作出逃避或防御反应。

在正畸力作用下，矫治力刺激兴奋牙齿的外周伤害性感受器，使初级感觉神经元（主要指背根神经节神经元和三叉神经节神经元，也包括伤害性感受神经元，是痛觉通路的起点）末端产生兴奋性传导，在中枢端释放神经递质，冲动经过 Aβ 纤维及 C 纤维传递到三叉神经节的胞体，再通过三叉神经干向中枢神经系统传递进入脑桥，并向颈部脊髓的上方延伸，轴突终止于颈髓上段的颈神经节、三叉神经感觉主核，三叉神经脊束核尾侧亚核的Ⅰ、Ⅱ层，在此换元后将伤害性信息进一步传播到中脑内的第二级神经元。第二神经元向上进入大脑，从脑部开始，第三、第四神经元间通过突触，将冲动传递至大脑皮质，这时患者才真正意识到疼痛症状。其中背根神经节（DRG）和三叉神经节（TG）初级感觉神经元是疼痛的起始部位。

（六）正畸牙移动中的生理学变化

大多数正畸患者在矫治初期都会有不同程度的不适，在某种程度上正畸治疗牙移动时为什么会出现疼痛，以及是哪些主观和客观的因素影响疼痛的知觉还不是很清楚。Furstman 等总结认为在牙移动时疼痛是由于压力、局部缺血（ischemia）、炎症、水肿（edema）合并而导致。牙周韧带有丰富的神经，压力感受器主要位于牙根 2/3 处。压力的增加提示根尖的炎症和轻度的牙髓炎这些通常在正畸加力后不久出现。公认的口腔正畸生物学理论认为，正畸疼痛的来源是由于牙周膜内产生一个缺血区，缺血区经历无菌性坏死（透明性变），不能承受压力，形成根尖炎症而造成，归因于应用正畸力后不久出现的牙髓炎。目前还发现有许多神经肽分布在牙周组织中，其中最有代表性的是降钙素基因相关肽和 P 物质等，这种具有生物活性的神经肽，作为神经递质和调节因子直接或间接参与牙齿移动时牙周组织的改建，并在炎症过程和痛觉传导中发挥作用。牙周膜在力的作用下，其内肥大细胞合成并释放了与炎症有关的化学介质和酶，如肝素、组胺、5-羟色胺、乙酰胆碱、缓激肽、前列腺素等，它们相互作用引起局部血管扩张，毛细血管渗透压升高，牙周膜内感受器的敏感性升高。以上反应则导致疼痛阈值降低，牙周感受器对理化刺激的敏感性增高。前列腺素（PGE）在牙齿移动及引起正畸疼痛过程中起到重要作用。除了本身是疼痛刺激源及可促进疼痛刺激的传导，引发自发和继发性牙周疼痛外，其还可协同及增强组胺、缓激肽、5-羟色胺、乙酰胆碱、P 物质（SP）的致痛及毒性作用。一般认为正畸牙移动的疼痛归结于牙周组织的反应，最近的研究证据显示牙髓的因素也同样起作用。正畸治疗初期，牙髓中的 P 物质（SP）可能是导致牙齿轻微疼痛，不适症状的原因之一。P 物质可使牙髓内局部血管扩张，通透性增强，髓腔内压上升，以致牙髓内微循环障碍，最终导致牙髓感觉神经 C 纤维的兴奋性增强，兴奋阈值降低。SP 还可以介导产生内源性致痛物质，间接引起神经 C 纤维的兴奋阈值降低。另外发现白细胞介素-1 在正畸疼痛开始 1 小时时疼痛度与 PGE 水平一致，1 天后与白细胞介素-1 有关。总之，正畸中疼痛发生与哪些物质有关依然是一个有待深入研究的领域。

（七）关于正畸疼痛相关实验性研究的一些进展

寻找正畸疼痛发生及变化的规律，探讨如何有效地减轻或防止正畸治疗过程中的疼痛，一直是正畸学中令人关注的热点。纵观以往研究，口颌面炎性疼痛虽源于不同类型的炎性损伤刺激，却有着共同的神经传导通路、调控位点及疼痛发生本质（即源于炎性反应），主要经由三叉神经节-延髓通路调节。受限于动物疼痛模型的建立和（或）动物疼痛行为评估模型的缺失，相关基础研究较少且无法进一步的深入。对此，国内赖文莉、杨秩等率先通过模拟正畸牙移动损伤建立了大鼠疼痛模型，并探索了疼痛行为评估指标（图 3-19-15）。

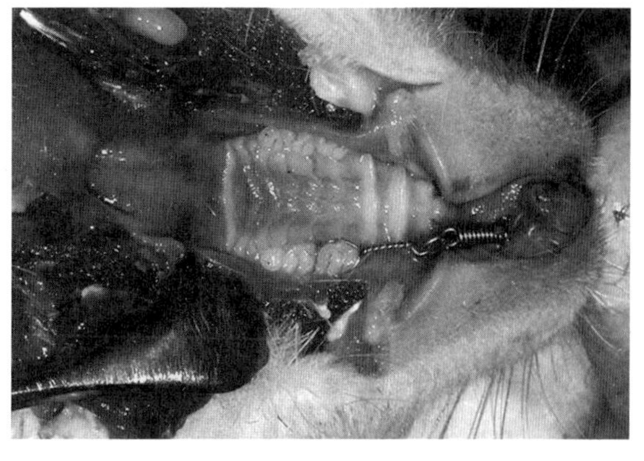

图 3-19-15　大鼠正畸牙移动疼痛模型

实验结果显示：大鼠“指向性颜面整饰行为”、“声波变化”、“面部动作变化”等能够作为评估实验性牙移动疼痛的有效指标，具有较好的可重复性和可信度。为正畸疼痛机制的研究提供了有效的行为学工具，从而为正畸疼痛研究方向的深入奠定了基础。同时，实验结果认为外周 P2X3、NMDA 受体及新型的内源性阿片肽——孤啡肽在牙移动疼痛的发生发展与维持中扮演了重要的角色，可以作为正畸疼痛控制的外周靶标。孤啡肽在中枢与牙移动伤害表达及传递密切相关。大鼠实验性牙移动可激活孤啡肽系统，但孤啡肽表达增加缓慢，所以孤啡肽可能与慢性疼痛或者说伴随牙移动过程牙长期的疼痛敏感性增加有关。而未加力侧的孤啡肽免疫阳性反应也呈现相似的规律，表明三叉神经纤维对中枢的投射可能在 Vc 处有交叉至对侧。

国内赖文莉等研究认为在神经系统中，疼痛相关物质共存且“交互对话”(cross-talk)，形成复杂的信号调控网络，阐明该信号网络是疼痛研究的难点，也是未来发展主方向之一，然而口颌面疼痛研究在此领域尚较少。

三、正畸疼痛的预防和控制

1. 适当的正畸力　尽管许多学者研究结果认为正畸力的大小与正畸早期牙齿拥挤度和不同弓丝类型应用无直接联系。但还是一致认为应当是把力的大小控制在符合牙齿生理移动的要求范围之内，如果正畸力过大，诱发牙周创伤，牙周炎症程度加重，可造成正畸牙周疼痛加重，因此适当的正畸力，特别是控制在引起牙齿生理移动的正畸力范围之内，对减轻牙周疼痛可能是至关重要的。另外，在正畸治疗过程中，预防创伤的发生也是预防正畸疼痛的措施之一。

2. 抗感染药物的止痛作用　Simmons 等建议对于可能造成明显刺激性疼痛的操作，如未分牙时戴带环，拆除固定矫治器，放置首根弓丝或舌弓时，以及对疼痛特别敏感的患者使用抗感染止痛药物，一般在操作前和操作后 24 小时内用，可以有效减少疼痛。此时常用的抗感染止痛药物如布洛芬；镇痛药如扑热息痛（对乙酰氨基酚）、阿司匹林、消炎痛（吲哚美辛）等，其中以布洛芬效果最好。正畸治疗中应用抗感染药物仅降低局部前列腺素水平，抑制 5-羟色胺和其他有害物质，不会影响骨吸收和牙齿移动速度。

3. 物理治疗　有学者曾应用 GaSnal 半导体激光进行局部照射，观察了 39 名患者正畸疼痛的情况，结果证明弱激光对控制正畸治疗伴发的疼痛是有效的；另外针灸在中国应用超过三千年，合谷穴位的针灸被证明可以有效治疗正畸牙移动的疼痛。但需经过针灸的专业训练。还有经皮电刺激神经疗法等。

4. 正畸疼痛的心理干预对策　患者的疼痛耐受程度、心情紧张程度是影响患者正畸治疗前口腔科焦虑水平和状态特质焦虑水平最重要的两个因素；对治疗疼痛和发音障碍的担心也影响治疗前焦虑水平。治疗前的恐惧程度是影响疼痛主诉强度很重要的因素，所以应针对这些可能加重正畸疼痛强度的心理因素进行干预，加强口腔科知识的宣传教育，提高医疗质量，改善就医条件，减轻甚至消除口腔科焦虑症状。下面是几种简单、易于临床应用的心理辅助疗法：①语言治疗：积极的语言暗示，告知患者矫治程序、可能出现的不适等，可能会减轻疼痛。良好的医患关系、告知患者治疗目标、方法及他们的个人作用、短期的矫治效果，会潜在的增加患者的依从性。②情绪治疗：心理研究表明，情绪镇定者比情绪紧张者痛阈提高 26%。③认知行为治疗：包括认知法、行为法以及这两种方法的结合。常用的认知法就是让患者改变对治疗的负面认识。疼痛行为受许多心理环境影响，周围人的过分关注，会使患者把疼痛行为当做逃避不满环境、摆脱困境或达到某种欲望的手段。总的治疗原则是消除与疼痛相联系的有关因素，强化其正常行为，分散其注意力，鼓励参加活动等。④音乐治疗：音乐用于治疗时可提高痛阈。⑤环境治疗：良好的生活环境，有利于减轻病痛。人在气味宜人的环境中，可缓解紧张、焦虑等，并可使情绪变好。⑥安慰剂治疗：安慰剂的作用主要依靠心理效应。

正畸治疗中疼痛的研究还处于初级阶段，可以借鉴其他相关医学的研究，如何避免治疗中疼痛是我们的努力方向，然而疼痛是一种身体的警示信号，使组织能及时避让伤害，在正畸治疗中过度的疼痛可能来自于一些其他的伤害：如急性牙髓炎牙周炎等，故完全采用预防性止痛方法可能会使我们忽略了一些重要的伤害信号，从而造成不必要的疏漏，故在临床中一定要掌握好尺度。

（曹　阳）

第五节　正畸临床常见的心理问题及处理

一、颜面美观对个体心理的影响

自古以来,“以貌取人”这个成语一直被当做一个贬义的意思。但是从现代心理学研究的成果来看,这个成语确实具有一定的科学性。

颜面美观对于个体自我认知和社会归属感的形成和发展,有着极其重要的影响。而且这种对于颜面美观的自我认知对个体心理发育的影响将贯穿个体从少年到成年的整个过程。早就有研究证实,婴儿对于他们周围的人的面部外观具有一定的视觉选择性,这种选择性是一种适应性的表现,有利于婴儿准确识别出他们的亲人以满足他们的生存需要。到6岁的时候,儿童就已经能够接受并认同本民族文化中关于个体美貌的一些标准。在8岁的时候,儿童就已经能够和成人保持相同的关于美貌的认知标准了。通常,教师对于学生外貌的印象往往会影响他们对学生的期望值和客观评价。那些长得漂亮的儿童不仅更容易与他们的同伴们相处,而且往往还被认为更聪明、更懂事。除此之外,研究还发现,人们通常更乐于接受外貌美观者作为自己的好朋友。在工作中,与外貌平庸者相比,那些相貌出众者往往更容易得到领导对于他们工作表现的正面评价。因此,不难理解,个体颜面美观对于个体心理的发育,具有长期的、持续性的影响。

对于判断、衡量个体的颜面美观来说,口唇的外形和微笑有着非常重要的影响。

牙颌关系正常的儿童通常被认为更漂亮、更聪明、更容易交到朋友。而对于那些有较严重的牙颌畸形的儿童来说,特别是前牙区的显著畸形,其畸形的前牙往往是被同伴取笑的首要目标。这种状况的持续,相对于他们的年龄来说,无疑是一个巨大的心理负担。Helm 等的研究表明,深覆盖、严重的深覆骀和牙列拥挤与个体对颜面美观的负面自我认知有着密切的相关性。日本学者对日本青少年学生进行的有关容貌与性格的调查发现容貌差者性格多内向。陈嵩等的研究也表明,年轻成人个体对于自身颜面美观的负面自我意识与牙颌畸形的严重程度高度相关。而李晓婷等对成都地区中外人士正畸治疗动机及主观需求的对比研究发现,国人对自身牙颌状态的不满意度较高,正畸治疗动机(美观? 功能?)与外籍人士尚有差异,并与性别和教育背景密切相关。

Hawker 等对20年来一系列相关研究结果做的一项系统评价(systematic review),也即 Meta 分析(Meta analysis),结果显示:错骀畸形常导致患者在社交活动中的自我孤立,而且表现出诸如紧张、沮丧、孤独等心理问题。

有研究表明,正畸或手术治疗有利于提高一些患者的自我感觉,比如严重牙颌畸形的患者或者唇腭裂的患者,这也许是因为治疗后患者外貌显著改善,患者正面的自我认知的程度增加,同时从周围人群得到的正面的评价也有所增加。

二、躯体变形性精神障碍

正畸医师在临床工作中常常还会遇到另外一类患者:这类患者往往并没有任何牙面畸形或者只有非常轻微的牙面畸形,但是他们求治的心理却异常强烈,这个时候正畸医师就应该警惕患者是否患有躯体变形性精神障碍(body dysmorphic disorder,BDD)。BDD 是1886年由 Morselli 首先发现并详细描述其临床表现的,又被称为自觉躯体畸形症。

(一)躯体变形性精神障碍的临床特点

躯体变形性精神障碍最主要的一个临床特点就是患者过分担心他自己凭空想象出来的,或者即使有也是非常轻微的,根本不需要治疗的外貌瑕疵。而这些事实上根本不存在的或者被过分夸大的外貌“缺陷”,80%都集中在患者的颜面部。因此,普通口腔医师或者正畸医师,正颌外科医师,以及整形美容医师往往是首先接触到这类患者的临床医师。所以这些医师都应该对 BDD 患者的临床表现保持足够的敏感。BDD 患者来就诊的时候,往往会提供他们自己的照片给医师看,并向医师指出他们自认为的严重“缺陷”，以此试图来说服医师接受他们的求治。此外，因为大多数BDD患者都有频繁就诊求治的经历，所以在询问患者过去的病史或治疗经历的时候，应详细了解相关信息，及时与患者曾经就诊的医师联系、沟通，这对于早期发现这类BDD患者也是非常重要的。

从统计学资料来看，BDD最初发病时间多为青少年时期，但是他们要求临床美容或正畸治疗却往往在数年以后。大多数成年BDD患者在就诊时都未婚或处于失业状态。另外，从性别比例来看，女性BDD患者多于男性患者，这可能与女性进入青春期后对自身的容貌较男性更为关注有关。

BDD对患者的日常生活和工作有着明显的干扰和消极影响。Perugi等的研究表明，大约79%的BDD患者自述每天要花过多的时间去照镜子，有53%的患者试图去掩饰自己的“缺陷”。由于患者对自身的容貌极度缺乏信心，所以导致90%的BDD患者不愿意参加社交活动，52%的患者认为外貌对他们的事业造成了很大的妨碍。有36%的患者还表现出具有攻击性的倾向，甚至还有45%的患者曾经有过自杀的念头。

除BDD本身外，BDD患者往往还合并有其他的相关心理疾患，其中抑郁症是最常见的一种。Phillips等的研究表明，高达83%的BDD患者同时还拥有抑郁症的临床表现。大约24%的BDD患者过去曾经尝试过自杀的行为。除了抑郁症外，强迫症也是BDD常见的心理并发症之一。

（二）躯体变形性精神障碍的诊断与治疗

根据美国心理协会1994年制订的BDD诊断标准（American psychiatric association，DSM-Ⅳ，1994），以下三点可作为BDD的临床诊断标准：①患者过于执着关注自己想象出来的或者本身非常轻微的身体“缺陷”；②这种心理状态严重影响患者的日常生活和工作；③这种心理状态不能用其他心理疾患来解释。

除了以上的诊断标准之外，还有一些心理测评量表也可用于临床筛选可疑的BDD患者，常用的如躯体变形性精神障碍测评表（the body dysmorphic disorder examination，BDDE）等。但是对于这些心理量表测试结果的评价和解释应该由心理专科医师来完成，以免误诊。一旦患者被确诊为BDD，那么就应该被转诊给心理专科医师进行专业的心理治疗，主要包括药物和行为治疗两种方法。

三、正畸患者的心理状况评估

随着世界卫生组织社会-心理医学模式的逐渐推广，正畸患者的心理状况也越来越受到正畸医师的重视，国内外都有相当多的正畸临床研究开始涉及这一领域。因此，从严格意义上或理想状态来说，对于患者心理状况的检查和诊断也应该逐渐被纳入常规正畸检查诊断的范围之内。

从临床实践来说，正畸医师应该采用一整套规范、严谨的方法来系统评价患者的心理状况。这需要正畸医师通过与患者充分的交流和沟通来完成，只有这样才能保证获得完整的相关信息。一般来说，在决定是否开始正畸治疗之前，正畸医师至少应该和患者充分交流3～4次。而且这样的交流和沟通应该在一个单独、安静的房间内进行，这样的环境下患者感觉自己的隐私能够得到充分的尊重和保护，患者更容易对正畸医师敞露心扉，从而使正畸医师了解到患者内心的真实想法，有利于对患者进行正确的心理评价。另一方面，正畸医师也应该对了解到的患者的信息严格保密，以尊重患者的隐私权，避免不必要的法律纠纷。特别是要注意不能在公共场合，比如医院的电梯或走廊上与同事讨论患者的病情，或对无关的人提及患者的病情。

正畸医师可以通过以下几个方面来全面评价患者的心理状况：

（一）患者的主诉

在正畸临床工作中，经常可以碰到这样的情况：患者的主诉是上颌前突，暴牙（牙齿前突），要求矫治。但是经过检查却发现，患者的真正问题其实是严重的下颌后缩。因此，通过检查明确患者的主诉是保证与患者取得良好沟通的前提。

通过初步的临床检查，正畸医师还必须判断患者的主诉是否应该得到正畸或正颌外科的治疗。一般来说，我们可以把患者的主诉大致归为以下三类：①患者确实存在明显的颜面畸形，这种患者的确需要正畸或正颌外科来治疗。②患者仅仅存在很小的颜面畸形，但是可以为大多数人群所接受。对于这样的患者，在明确了患者的要求后也可以治疗；但是要注意的是，这样的患者对治疗结果的要求也是非常苛刻的，这对于正畸医师的临床矫治水平和沟通能力都是不小的挑战。③如前所述的 BDD 的患者，如果怀疑患者有 BDD 的可能，正畸医师应该请心理医师共同会诊，一旦确诊，就应转诊到心理门诊进行专业的心理治疗和干预。

（二）患者寻求正畸治疗的动机

了解患者为什么选择现在来做正畸治疗对于正畸医师评估患者的治疗动机是非常重要的。有些患者只是因为在现实生活中受到急性心理挫折或者打击，比如失恋、失业等，但是他们却简单地把发生这些事情的原因归结为自己的牙颌畸形。认为只要矫治好牙颌畸形，生活就会马上恢复正常，所以希望能够通过正畸或正颌外科治疗“毕其功于一役”。这样的患者往往求治心理非常迫切，甚至对于必要的检查诊断都缺乏耐心，在治疗开始的时候他们可能会非常配合，但是随着时间推移，他们的急性心理挫折慢慢好转，这时他们就会怀疑自己的选择，进而怀疑、挑剔医师的治疗计划和矫治效果，结果往往就会发生医患纠纷。所以如果正畸医师了解到患者的治疗动机是因为受到一些挫折或者打击之后才产生的，那么对于这样的患者就应该特别的小心，最好通过“拖”一段时间的办法来让患者冷静下来，然后再最终决定是否治疗。

还有一类患者，虽然没有受到什么心理创伤或打击，但是他们同样把改善生活的希望寄托在正畸或正颌外科治疗上，这种患者的治疗动机也应该引起正畸医师的注意。比如患者说“我想把拥挤的前牙矫治了，这样我就能找个好点的工作”，那么如果当治疗结束后发现生活仍然是原样，他就会归咎于正畸医师的治疗效果，也容易引发不必要的医患纠纷。

（三）患者以往的就诊经历

正畸医师还应该详细了解患者以往就同一问题的就诊经历，特别是对于那些本身畸形非常轻微，但是又有过多次就诊经历的患者，一定要警惕 BDD 的可能性，必要时请心理医师会诊。

（四）患者是否存在心理疾病

正畸医师在和患者交谈的时候，还应该详细了解患者以往及现在是否存在心理疾病。当然这就要求正畸医师通过巧妙的问题来达到目的，比如“你最近睡得好吗？胃口如何“等，应避免直接询问患者“是否患有心理疾病”这样的问题。因为一般来说，患者自身意识不到自己的心理疾病或者即使意识到了，也没有患者会愿意承认自己患有心理疾病。正畸患者常见的心理疾病一般有焦虑症和抑郁症两种。抑郁症的常见临床症状主要有：睡眠状态的异常，包括失眠或嗜睡，性欲减退，食欲缺乏，对生活缺乏信心，严重的甚至有自杀的想法；焦虑症的常见临床症状包括：呼吸短促、心悸、头昏眼花、易呕吐、胃肠不适、易冲动、注意力不易集中等。抑郁症和焦虑症的症状在临床上有时不易区分，所以如果正畸医师怀疑患者可能患有心理疾病，就应该请心理专科医师会诊。一旦明确诊断，那么就应该根据患者的病情严重程度作出适当的治疗和干预。一般来说，只有当患者心理疾病的症状消除或稳定以后，才适宜开始常规正畸治疗。

（五）评估正畸治疗患者心理行为的量表

心理评估是指为描述、记录和解释一个个体的心理行为而开发出来的一种心理评定方法。现代心理评估方法包括：观察法、实验法、谈话法、活动产品分析法、心理测验法和个案研究法。其中心理测验法是通过量表的测试进行的。标准化的心理测验量表的编制过程是一项及其复杂而艰巨的研究工作，其设计原则包括理解性、客观性、准确性和简约性。量表中的每一项测验内容都务必对大数量人群进行预测，以确定测验内容的科学性、适用性和代表性。

要判定一个心理测验量表的好坏，就需要对量表是否标准化作出评价。通常心理测验量表的基本指标是信度和效度。信度是指同一被试者在不同时间内用同一测验方法重复测量，所得结果的一致程度。效度是指所测量的与所要测量的心理特点之间符合的程度，即指一个心理测验的准确性或有效性。

心理测验量表种类繁多，目前在我国应用较为广泛的有：艾森克个性量表、症状自评量表、焦虑自评量表、抑郁自评量表等。

（1）艾森克个性量表（Eysenck personality questionnaire，EPQ）：是由英国人 Eysenck HJ 和 Eysenck BJ 根据其人格三个维度的理论于 1975 年编制而成的，在国际上被广泛应用，也是我国应用最广泛的人格测验表之一。该量表可测查被调查者情绪稳定性,内向或外向人格特征,一些与精神病理有关的人格特征等。

（2）症状自评量表(symptom checklist 90,SCL-90):由 Derogatis 于 1975 年编制。该量表包含较广泛的精神症状学内容,如思维、情感、行为、人际关系、生活习惯等。它由 90 项反映个体常见心理症状的项目组成,用于反映个体有无各种心理症状及其严重程度。

（3）抑郁自评量表与焦虑自评量表(self-rating depression scale,SDS 和 self-rating anxiety scale,SAS):抑郁自评量表系 William 于 1965 年编制,用于衡量抑郁状态的轻重程度及其在治疗中的变化。焦虑自评量表系该学者于 1971 年编制,量表从构造的形式到具体评定方法,都与抑郁自评量表相同。它能较准确地反映有焦虑倾向的心理障碍患者的主观感受。以上两种量表只能反映出被调查者某一方面的心理状态,因此它们必须同时运用,或与症状自评量表等一起运用。

（4）状态-特质焦虑问卷(state-trait anxiety inventory,STAI):由 Spielberger 等人于 1970 年编制,旨在提供一种工具以区别评定短暂的焦虑情绪状态和人格特质性焦虑倾向。其特点是简便,效度和信度均较高,易于分析,能相当直观地反映焦虑患者的主观感受,尤其是能将当前(状态焦虑)和一贯(特质焦虑)区分开来。该问卷自问世以来,被研究者们广泛用于医学、教育、心理学等领域。

以上五种量表均是针对一般大众所设计,在大量的调查研究中证明其科学性、信度和效度均较高,能较准确地反映出被调查者当时所处的心理状态。但被调查者的心理状态受各种生活事件的影响,如何排除干扰因素,例如仅就错𬌗畸形及正畸治疗给被调查者带来的心理及生活质量的影响进行讨论,更为正畸临床工作者关注的部分。为此,近 30 年来,很多口腔医师和正畸研究者们都在致力设计一份专用于错𬌗畸形及正畸治疗患者,能全面测量其心理行为,具有较高信度和效度的量表。根据文献检索,迄今为止,研究者们主要应用的量表有以下几种:

（1）口腔科焦虑量表(dental anxiety scale,DAS):由 Corah 于 1968 年提出,是口腔领域较早关注患者就诊时心理压力的量表,1978 年该作者证明了此量表具有较高的信度和效度,能够在口腔科诊所或研究中准确测量口腔科焦虑症。Kvale 等研究了该量表和状态-特质焦虑问卷的相关性,结果显示它们的相关系数较高,提示两量表在某些心理状态测量方面存在共通性。2000 年后,研究者们开始将口腔科焦虑量表编制成各国不同的版本在多个国家广泛应用,如 Facco 等将该量表翻译成意大利语,并对 1524 名患者进行了调查,发现口腔科焦虑值在不同人群之间存在显著差异。

（2）正畸态度调查表(orthodontic attitude saurvey,OAS):由 Fox 等于 1982 年提出,并验证了其内部的一致性,信度和效度均符合量表要求,可用于预测个体正畸治疗的合作程度,评估其接受正畸治疗的社会心理学需要。但该量表本身存在着很多不足,尚缺乏专业的心理测量学知识的融合,因此并没有在正畸患者的心理研究方面被大量引用。

（3）口腔健康影响程度量表(oral health impact profile,OHIP):1989 年,Reisine 等提出了"口腔健康相关生活质量"的概念。1994 年 Slade 等率先设计了口腔健康影响程度量表(OHIP),结束了口腔临床医师缺乏准确的测量工具评价口腔健康影响程度的局面。该量表不仅包含了对容貌、社交生活的影响因素,更重要的是开始关注患者口腔健康对心理的影响。Slade 最初设计的这一量表包含 49 个独立条目的问题(OHIP-49),并通过对大量研究对象的调查证明了它的信度和效度都很高。1997 年 Slade 等又将该量表 49 个条目的问题浓缩成了 14 个(OHIP-14),使其更加简洁,更易广泛地推广使用。同时验证了 OHIP-14 的信度和效度与 OHIP-49 并无差别,说明 OHIP-14 和 OHIP-49 之间有很高的一致性和可靠性。

此后,各国研究者纷纷在该量表的基础上设计出了适合本国人群的口腔健康影响程度量表版本,使这一量表成为目前应用最为广泛的评价口腔疾病影响程度的测量工具,并可作为临床医师的决策和实验研究的参考。

鉴于该量表主要是针对成人设计的,Jokovic 等在 2002 年又提出了儿童口腔健康影响程度量表(child perceptions questionnaire,CPQ11～14),主要测量 11～14 岁儿童的口腔健康状况对情感、社交、心理的影响,同时也证明了量表的信度和效度均较高。

(4) 口腔美观社会心理影响程度量表(psychosocial impact of dental aesthetics questionnaire, PIDAQ):2000 年 Cunningham 等设计了正颌治疗影响程度量表(orthognathic quality of life questionnaire, OQLQ),用于测量需正颌手术的这一特殊人群术前术后社交、心理的变化。Klages 等认为不管是针对成人的 OHIP 或是针对儿童的 CPQ 11 ~ 14,都不是直接适用于测量正畸治疗患者的心理行为的,他们于 2006 年改进正颌治疗影响程度量表(OQLQ),在此基础上设计了口腔美观社会心理影响程度量表(PIDAQ),主要用于评价正畸患者的心理行为特征。经实验证明该量表的信度和效度都很高,是适合未来应用于临床及实验研究的量表。唯一不足之处就是目前该量表只适用于成人,还不能用于儿童和青少年。

(陈　嵩)

参 考 文 献

(总汇)

第一篇

第一章

1. 中国社会科学院历史研究所,中国社会科学院考古研究所编著. 安阳殷墟头颅骨研究,北京:文物出版社,1985.
2. Bishara S,著. 口腔正畸学. 段银钟,译. 西安:世界图书出版公司,2003.
3. 陈莉莉,林久祥,许天民,等. 13~18 岁汉族正常𬌗青少年上牙弓后段可利用间隙变化的纵向研究. 口腔正畸学杂志,2007,14(1):25-28.
4. 陈扬熙,叶凌,熊国平. 正畸临床用身高体重标准曲线的绘制和应用. 口腔正畸学杂志,1999,6(2):51-53.
5. 韩科,张豪. 𬌗学理论与临床实践. 北京:人民军医出版社,2008.
6. 姜若萍,傅民魁. 安氏Ⅱ[1]类错𬌗患者亲代的𬌗型研究. 口腔正畸学杂志,1998,5(2):77-79.
7. 姜若萍,傅民魁. 安氏Ⅱ[1]类错𬌗患者亲子间颅面特征相似性的群体相关分析. 口腔正畸学杂志,2001,8(1):24-27.
8. 廖春晖,杨璞,赵志河,等. 不同面部生长型正常𬌗少年的后牙近远中向倾斜度研究. 华西口腔医学杂志,2010,4:374-377.
9. 张雨温,陈中,许彦枝,等. 生长发育期安氏Ⅱ[1]错𬌗不同生长型颅面形态与上气道关系的头影测量研究. 现代口腔医学杂志,2005,19(6):574-577.
10. 山内和夫,作田守. 著. 齿科学生用口腔正畸学. 兰泽栋,译. 广州:世界图书出版公司,2002.
11. 沈真祥,邵萍,刘厚玉. 颌骨骨型与𬌗型的研究. 中华口腔医学杂志,1996,31(4):207-209.
12. 郑旭,林久祥,谢以岳. 骨型对咬合特征的影响. 口腔正畸学杂志,2002,9(1):8-11.
13. Banafsheh K Ochoa, Ram S Nanda. Comparison of maxillary and mandibular growth. Am J Orthod Dentofacial Orthop, 2004, 125:148-159.
14. Bishara SE, Ortho D, Jakobsen JR. Longitudinal changes these normal facial types. Am J Orthod Dentofacial Orthop, 1985, 88:466-502.
15. Bishara SE, Hoppens BJ, Jakobsen JR. et al. Changes in the molar relationship between the deciduous and permanent dentitions: a longitudinal study. Am J Orthod Dentofacial Orthop, 1988, 93:19-28.
16. Björk A. Cranial Base Development. Am J Ortho, 1955, 41:198-225.
17. Björk A. Variations in the growth pattern of the human mandible longitudinal study by the implant method. J Dent Res, 1963, 42:400-411.
18. Björk A. Sutural growth of the upper face studied by the implant method. Acta odont scand, 1966, 24:109-127.
19. Björk A, Helm S. Prediction of the age of maximum puberal growth in body height. Angle Orthod, 1967, 37:134-143.

20. Björk A. Prediction of mandibular growth rotation. Am J Ortho,1969,55:585-599.

21. Björk A,Skieller V. Facial development and tooth eruption. An implant study at the age of puberty. Am J Orthod,1972,62:339-383.

22. Björk A, Skieller V. Normal and abnormal growth of the mandible. A synthesis of longitudinal cephalometric implant studies over a period of 25 years. Eur J Orthod,1983,5:1-46.

23. David S. Carison. Theories of Craniofacial Growth in the Postgenomic Era. Seminars in Orthodontics,2005, 11:172-183.

24. Enlow DH,Kuroda T,Lewis AB. The morphological and morphogenetic basis for craniofacial form and pattern. Angle Orthod,1971,41:161-188.

25. Enlow DH. Facial Growth. 3rd ed. Philadelphia:WB Saunders Co. ,1990.

26. Hans,Enlow DH. Essential of Facial Growth. 4th ed. Philadelphia:WB Saunders Co. ,1996.

27. Kuc-Michalska M,Baccetti T. Duration of the pubertal peak in skeletal Class Ⅰ and Class Ⅲ subjects. Angle Orthod,2010,80:54-57.

28. Mao JJ,Nah HD. Growth and development:Hereditary and mechanical modulations. Am J Orthod Dentofacial Orthop,2004,125:676-689.

29. Marshall S,Dawson D,Southard KA,et al. Transverse molar movements during growth. Am J Orthod Dentofacial Orthop,2003,124:615-624.

30. Moss ML,Rankow RM. The role of the functional matrix in mandibular growth. Angle Orthod,1968,38: 95-103.

31. Moss ML,Salentijn L. The capsular matrix. Am J Orthod,1969,56:474-490.

32. Moss ML,Salentijn L. The primary role of functional matrices in facial growth. Am J Orthod,1969,55: 566-577.

33. Moss ML. The functional matrix hypothesis revisited. 1. The role of mechanotransduction. Am J Orthod Dentofac Orthop,1997,112:8-11.

34. Moss ML. The functional matrix hypothesis revisited. 2. The role of an osseous connected cellular network. Am J Orthod Dentofac Orthop,1997,112:221-226.

35. Moss ML. The functional matrix hypothesis revisited. 3. The genomic thesis. Am J Orthod Dentofac Orthop, 1997,112:338-342.

36. Moss ML. The functional matrix hypothesis revisited. 4. The epigenetic antithesis and the resolving synthesis. Am J Orthod Dentofac Orthop,1997,112:410-417.

37. Ochoa Banafsheh K,Nanda Ram S. Comparison of maxillary and mandibular growth. Am J Orthod Dentofacial Orthop,2004,125:148-159.

38. Petrovic AG,Stutzmann JJ,Oudet CL. Control processes in the postnatal growth of the condylar cartilage of the mandible. //McNamara JA Jr. Determinants of mandibular form and growth. Center for Human Growth and Development. Michigan:Ann Arbor,1975,101-153.

39. Scott JH. Growth at facial sutures. Am J Orthod,1956,42:381-387.

40. Van Limborgh J. A new view on the control of the morphogenesis of the skull. Acta Morphol Neerl Scand, 1970,8:143-160.

41. Van Limborgh J. The role of genetic and local environmental factors in the control of postnatal craniofacial morphogenesis. Acta Morphol Neerl Scand,1972,10:37-47.

42. Voudouris JC,Kuftinec MM. Improved clinical use of Twin-block and Herbst as a result of radiating viscoelastic tissue forces on the condyle and fossa in treatment and long-term retention:Growth relativity. Am J Orthod Dentofacial Orthop,2000,117:247-266.

43. Wang MK,Buschang PH,Behrents R. Mandibular rotation and remodeling changes during early childhood.

Am J Orthod Dentofacial Orthop,2009,79:271-275.

44. William R Proffit. Contemporary Orthodontics. 4th ed. St. Louis:Mosby,2000.

第二章(第一节)

1. 刘福祥. 牙面结构阻力中心的研究. 华西医科大学博士学位毕业论文,1989.

2. 赵志河. 上颌复合体及上颌牙弓阻力中心位置研究. 口腔正畸学杂志,1994,1:15-17.

3. Burstone CJ. Rational of the segmental arch. Am J Orthod,1962,48:805-822.

4. Burstone CJ. The mechanics of the segmented arch techniques. Angle Orthod,1966,36:99-120.

5. Burstone CR. Deep overbite correction by intrusion. Am J Orthod,1977,72:1-22.

6. Burstone CJ. The segmented arch approach to space closure. Am J Orthod Dentofacial Orthop,1982,82:361-378.

7. Burstone CJ. Application of bioengineering to clinical Orthodontics. //Graber TM,Swain BF. Orthodontics:Current principles and techniques. St. Louis:CV Mosby Co. ,1985,193-227.

8. Burstone CJ,Koenig HA. Creative wire bending-the force system from step and V-bends. Am J Orthod Dentofacial Orthoped,1988,93:59-67.

9. Burstone CJ,Hanley KJ. Modern Edgewise Mechanics Segmented Arch Technique. Farmington; University of Connecticut Health Center,1995,1-83.

10. Nanda R. Biomechanics in Clinical Orthodontics. Philadelphia:W. B. Saunders Co. ,1996,23-217.

11. Proffit WR and Fields HW. Contemporary Orthodontics. St. Louis:CV Mosby Co. ,1986,289-315.

12. Teuscher U. An appraisal of growth and reaction to extraoral anchorage. Am J Orthod Dentofacial Orthop,1986,89:113-211.

13. Smith RJ,Burstone CJ. Mechanics of tooth movement. Am J Orthod Dentofacial Orthop,1984,85:294-307.

14. Siatkowski RE. Force system analysis of V-bend sliding mechanics. J Clin Orthod,1994,28:543.

15. Tanne K,Koenig HA,Burstone CJ. Moment to force ratios and the center of rotation. Am J Orthod Dentofacial Orthop,1988,94:426-431.

16. Vaughan JL,Duncanson MG Jr,Naneda RS,et al. Relative kinetic frictional forces between sintered stainless steel brackets and orthodontic wires. Am J Orthod Dentofacial Orthop,1995,107:20-27.

17. Vanden B,Dermaut LR. Location of the centers of resistance for anterior teeth during retraction using the laser reflection technique. Am J Orthod Dentofacial Orthop,1987,91:375-384.

18. Vanden Bulcke MM,Dermaut LR,Sachdeva RCL,et al. The center of resistance of anterior teeth during intrusion using the laser reflection technique and holographic interferometry. Am J Orthod Dentofacial Orthop,1986,90:211-220.

第二章(第二节)

1. 于世凤. 口腔组织病理学. 北京:人民卫生出版社,2004.

2. 王翰章,周学东. 中华口腔科学. 北京:人民卫生出版社,2009.

3. 赵青,谭震,郭杰. 牙齿移动对大鼠动情周期和雌激素水平的影响. 中华口腔医学杂志,2006,41(2):90-91.

4. Yasuda H,Takahashi N,Suda T. Osteoclast differentiation factor is a ligand for osteoprotegerin/osteoclastogenesis-inhibitory factor and is identical to TRANCE/RANKL. USA: Proc Natl Acad Sci, 1998, 95: 3597-3602.

5. Gori F, Hofbauer LC, Dunstan CR, et al. The expression of osteoprotegerin and RANK ligand and the support of osteoclast formation by stromal-osteoblast lineage cells is developmentally regulated. Endocrinology,2000,141:4768-4776.

6. Enomoto H, Shiojiri S, Hoshi K, et al. Induction of osteoclast differentiation by Runx2 through receptor activator of nuclear factor-kappa B ligand (RANKL) and osteoprotegerin regulation and partial rescue of osteoclastogenesis in Runx2-/-mice by RANKL transgene. J Biol Chem, 2003, 278: 23971-23977.
7. Notoya M, Otsuka E, Yamaguchi A, et al. Runx-2 is not essential for the vitamin D-regulated expression of RANKL and osteoprotegerin in osteoblastic cells. Biochem Biophys Res Commun, 2004, 324: 655-660.
8. Henneman S, Von den Hoff JW, Maltha JC. Mechanobiology of tooth movement. European Journal of Orthodontics, 2008, 30: 299-306.
9. Krishnana V, Davidovitch Z. Cellular, molecular, and tissue-level reactions to orthodontic force. Am J Orthod Dentofacial Orthop, 2006, 129: 469e.
10. Albrecht U, Sun ZS, Eichele G, et al. A differential response of two putative mammalian circadian regulators, mper1 and mper2, to light. Cell, 1997, 91: 1055-1064.
11. Zhao Z, Fan Y, Bai D, et al. The adaptive response of periodontal ligament to orthodontic force loading-a combined biomechanical and biological study. Clin Biomech, 2008, 23: S59-66.
12. Kanzaki H, Chiba M, Shimizu Y, et al. Periodontal ligament cells under mechanical stress induce osteoclastogenesis by receptor activator of nuclear factor kappaB ligand up-regulation via prostaglandin E2 synthesis. J Bone Miner Res, 2002, 17: 210-220.
13. Yamaguchi M. RANK/RANKL/OPG during orthodontic tooth movement. Orthod Craniofac Res, 2009, 12: 113-119.
14. Dunn MD. Park CH. Kostenuik PJ, et al. Local delivery of osteoprotegerin inhibits mechanically mediated bone modeling in orthodontic tooth movement. Bone, 2007, 41: 446-455.
15. Jun Liu, Zhihe Zhao, Juan Li, et al. Hydrostatic pressures promote initial osteodifferentiation via ERK1/2 not p38 MAPK pathway. J Cell Biochem, 2009, 107: 223-232.
16. Sumanasinghe RD, Pfeiler TW, Monteiro-Riviere NA, et al. Expression of proinflammatory cytokines by human mesenchymal stem cells in response to cyclic tensile strain. J Cell Physiol, 2009, 219: 77-83.
17. Titushkin IA, Cho MR. Controlling cellular biomechanics of human mesenchymal stem cells. Conf Proc IEEE Eng Med Biol Soc, 2009, 2090-2093.
18. Yanagisawa M, Suzuki N, Mitsui N, et al. Compressive force stimulates the expression of osteogenesis-related transcription factors in ROS 17/2. 8 cells. Arch Oral Biol, 2008, 53: 214-219.

第三章

1. 易新竹. 殆学. 北京:人民卫生出版社, 2003.
2. 徐樱华. 实用殆学. 成都:四川大学出版社, 1990.
3. Ash MM, Ramfjord S. Occlusion. 4th ed. Philadelphia: W. B. Saunders Company, 1995.
4. Clark JR, Evans RD. Functional occlusion: Ⅰ. a review. Journal of Orthodontics, 2001, 28: 76-81.
5. Deepak Nallaswamy. Textbook of prosthodontics. Jaypee Brothers Publishers, 2004.
6. Donald J, Sanjivan Kandasamy. Centric relation. A historical and contemporary orthodontic perspective. J Am Dent Assoc, 2006, 137: 494-501.
7. Gateno J, Forrest KK, Camp B. A comparison of 3 methods of face-bow transfer recording: implications for orthognathic surgery. J Oral Maxillofac Surg, 2001, 59: 635-640.
8. Jeffrey P Okeson. Management of temporomandibular disorders and occlusion. 6th ed. Mosby Inc., 2008.
9. King G. Settling of the occlusion following orthodontic treatment may not improve functional occlusion. J Evid Based Dent Pract, 2010, 10: 99-100.
10. Kucukkeles N, Ozkan H, Ari-Demirkaya A, et al. Compatibility of mechanical and computerized axiographs: a pilot study. J Prosthet Dent, 2005, 94: 190-194.

11. Lysle E Johnson. New vistas in orthodontics. Philadelphia:Lea & Febiger,1985.
12. Mazzone N,Matteini C,Incisivo V,et al. Temporomandibular joint disorders and maxillomandibular malformations:role of condylar “repositioning” plate. J Craniofac Surg,2009,20:909-915.
13. Matsunaga K,Usui A,Yamaguchi K,et al. An anatomical study of the muscles that attach to the articular disc of the temporomandibular joint. Clin Anat,2009,22:932-940.
14. Mohamed SE and Christensen V. Mandibular reference positions. J Oral rehabil,1985,12:355-367.
15. Nagy WW,Smithy TJ,Wirth CG. Accuracy of a predetermined transverse horizontal mandibular axis point. J Prosthet Dent,2002,87:387-394.
16. Oltramari PV,Conti AC,Navarro Rde L,et al. Importance of occlusion aspects in the completion of orthodontic treatment. Braz Dent J,2007,18:78-82.
17. Rinchuse DJ,Kandasamy S. Centric relation:a historical and contemporary orthodontic perspective. J Am Dent Assoc,2006,137:494-501.
18. Roth and Williams. Roth orthodontics. Nisson Group,2003.
19. Samet N,Smidt A,Samet N,et al. A clinical and cost-benefit evaluation of five facebows. Quintessence Int,2002,33:511-515.
20. Sharifi A,Jones R,Ayoub A,et al. How accurate is model planning for orthognathic surgery? Int J Oral Maxillofac Surg,2008,37:1089-1093.
21. Türp JC,Greene CS,Strub JR. Dental occlusion:a critical reflection on past,present and future concepts. J Oral Rehabil,2008,35:446-453.
22. Dawson PE. Functional Occlusion:From TMJ to Smile Design. Mosby Inc. ,2006.

第四章

1. 包柏成,赵美英,罗颂椒. 正常𬌗的节奏美. 华西口腔医学杂志,1994,12 (4):321.
2. 陈扬熙,张德福. 哈尔滨市 100 名正常𬌗儿童侧貌的 X 线头影测量研究. 中华口腔医学杂志,1985,20 (1):45-48.
3. 胡林,王大章,罗颂椒,等. 汉族正常人颜面三维形态特征的测量分析. 华西口腔医学杂志,1992,10 (2):123-128.
4. 孙廉. 美学与口腔医学美学. 北京:北京协和联合出版社,1991.
5. 孙少宣. 口腔医学美学. 合肥:安徽科学技术出版社,1994.
6. 于晓惠. 软组织侧貌 X 线头测量分析. 国外医学口腔医学分册,1987,2:93-97.
7. 王兴,张震康,王洪君. 中国美貌人群颜面结构相互关系的三维测量分析. 中华口腔医学杂志,1991,26 (2):67-69.
8. 王光护. 阴性空隙在牙齿美学中的审美作用. 现代口腔医学杂志,1994,8(3):152.
9. 王翰章. 口腔医学美学. 中华口腔医学. 北京:人民卫生出版社,2001.
10. 杨辛,甘霖. 美学原理新编. 北京:北京大学出版社,1996.
11. 张江恒,陈扬熙,周秀坤. 普通成人微笑位的摄像测量研究. 中华口腔医学杂志,1997,32 (4):38-40.
12. 张其亮. 医学美容学. 上海:上海科学技术出版社,1995.
13. Angle EH. Treatment of malocclusion of the teeth. 7en ed, Philadelphia: SS White Manufacturing Co. ,1907.
14. Arnett GW,Jalic JS,kim J,et al. Soft tissue cephalometric analysis:diagnosis and treatment planning of dentofacial deformity. Am J Orthod Dentofacial Orthop,1999,116:239-253.
15. Bustone CJ. Integumental contour and extension patterns. Angle orthod,1959,29:93-104.
16. Bustone CJ. Lip posture and its significance in treatment Planning. Am J Orthod,1967,53:262-284.
17. Leger M. A quantitative method for the evaluation of the soft-tissue facial profile. Am J Orthod,1959,

45:738.
18. Merrifield LL. Profile line as an aid in critically evaluating facial esthetics. Am J Orthod,1966,52:804.
19. Nanda R. Biomechanics and esthetic strategies in clinical orthodontics. St. Louis:Missouri,2005.
20. Linda L,Lee KJ. A study of facial proportion and sketching of facial contours. Ear Nose Throat J,1979,58:4.
21. Peck H,Peck S. A Concept of facial esthetics. Angle orthod,1970,40:284.
22. Subtelny JD. A Longitudinal study of soft-tissue facial structures and their profile characteristics,defined in relation to underlying skeletal structures. Am J Orthod,1959,45:481.
23. Sabri R. The Eight Components of a Balanced Smile. JCO Inc. ,2005,155.

第二篇

第五章

1. 胡静. 正颌外科学. 北京:人民卫生出版社,2010.
2. 罗颂椒. 当代实用口腔正畸技术与理论. 北京:科学技术文献出版社,2010.
3. 孙应明,段银钟,惠光燕,等. 计算机辅助正颌外科手术的预测和模拟系统. 中国美容医学,2002,11:473-475.
4. McLaughlin,Bennett,Trevisi,著. 系统化正畸治疗技术. 曾祥龙,许天民,主译. 天津:天津科技翻译出版公司,2002.
5. 徐芸,段银钟,梁文勇,等译. Tweed-Merrifield 标准方丝弓矫治理论与实用技术. 天津:天津科技翻译出版公司,1998.
6. Charles J Burstone,Michael R Marcotte. Problem Solving in Orthodontics. Chicago:Quintessence,2000.
7. Hassfeld S,Zoeller J. Preoperative planning and intraoperative navigation in skull base surgery. J Craniomaxillofac Surg,1998,26:220-225.
8. Graber TM, Vanarsdall RL, Vig KWL. Orthodontics: Current Principles and Techniques. 4th ed. Elsevier Mosby,2005.
9. Genecov JS. Development of the nose and soft tissue profile,Angle Orthod,1990,60:(3):191-198.
10. William R Proffit. Contemporary Orthodontics. 4th ed. Elsevier Mosby,2007.
11. Kim JH,Vana MA,Graber TM. The effectiveness of protraction face mask therapy:a meta-analysis. Am J Orthod Dentofacial Orthop,1999,115:675-685.
12. Proffit WR, Phillips C, Tulloch JFC. Orthognathic vs orthodontic correction of skeletal Class Ⅱ malocclusion in adolescents:effects and indication. Int J Adult Orthod Orthogn Surg,1992,7:209-220.
13. Tulloch JFC,Phillips C,Koch G,et al. The effect of early intervention on skeletal pattern in Class Ⅱ malocclusion:a randomized clinical trial. Am J Orthod Dentofacial Orthop,1997,111:391-400.
14. Mortensen MG, Kiyak HA, Omnell L. Patient and parent understanding of informed consent in orthodontics. Am J Orthod Dentofacial Orthop,2003,124:541-550.
15. Ackman JL,Proffit WR. Communication in orthodontic treatment planning:Bioethical and informed consent issues. Angle Orthod,1995,65:253-262.
16. Bremen JV,Pancherz H. Association between Björk's structural signs of mandibular growth rotation and skeletofacial morphology. Angle Orthod,2005,75:506-509.
17. Mayerson,Hallman,Boyd,et al. "Six Element Orthodontics" an interview with Lawrence Andrews and Will Andrews. The Andrews J Orthod and Orofac Harmony,2000,1:8-34.
18. Cevidanes LHS,Styner MA,Proffit WR. Image analysis and superimposition of 3-dimensional cone-beam

computed tomography models. Am J Orthod Dentofacial Orthop,2006,129:611-618.
19. Burstone CJ. Diagnosis and treatment planning of patients with asymmetries. Semin Orthod,1998,4:153-164.
20. Thomas Rakosi,Irmtrud Jonas,Thomas M Graber. Color Atlas of Dental Medicine Orthodontic Diagnosis. New York:Georg Thieme Verlag,1993.
21. Brook PH,Shaw WC. The development of an index for orthodontic treatment priority. Eur J Orthod,1989,11:309-320.
22. Kau C,Richmond S,Palomo JM,et al. Current Products and Practice Three-dimensional cone beam computerized tomography in orthodontics. Journal of Orthodontics,2005,32:282-293.
23. Onyeaso CO,Begole EA. Relationship between index of complexity,outcome and need,dental aesthetic index,peer assessment rating index,and American Board of Orthodontics objective grading system. Am J Orthod Dentofacial Orthop,2007,131:248-252.
24. Susan J,Cunningham,Catherine O'Brien. Quality of Life and Orthodontics. Semin Orthod,2007,13:96-103.
25. Andrews WA. AP relationship of the maxillary central incisors to the forehead in adult white females. Angle Orthodontist,2008,78:662-669.

第六章

1. 陈扬熙. 正颌外科的X线头影测量分析Ⅳ. 颅底定位X线片的投影测量分析. 华西口腔医学杂志,1988,6:80-84.
2. 傅民魁,田乃学. 口腔X线头影测量理论与实践. 北京:人民卫生出版社,1992.
3. 罗颂椒. 当代实用口腔正畸技术与理论. 北京:北京医科大学中国协和医科大学联合出版社,1996.
4. Athanasios AE. Orthodontic Cephalometry. St. Louis:CV Mosby Co.,1995.
5. Björk A. The use of metallic implants in the study of facial growth in children:method and application. Am J Phys Anthropal,1968,29:243-254.
6. Björk A. Prediction of mandibular growth rotation. Am J orthod,1969,55:585-599.
7. Burstone CJ. The integumental profile. Am J Orthod,1958,44:1-25.
8. Burstone CJ,JamesRB,Legan H,et al. Cephalometrics for orthognathic surgery. J Oral Surg,1978,36:269-277.
9. Coben SE. The integration of facial skeletal variants. Am J Orthod,1955,41:407-434.
10. Downs WB. Variations in facial relationships:their significance in treatment and prognosis. Am J Orthod,34:812-840.
11. Enlow DH. Facial growth. 3rd ed. Philadephia:WB Saunders Co.,1990.
12. Enlow DH,Moyers RE,Hunter WS,et al. A procedure for the analysis of intrinsic facial form and growth. an equivalent balance concept. Am J Orthodo,1969,56:6-23.
13. Grummons DC,Kappeyne van de Coppello MA. A Frontal asymmetry analysis. J Clin Orthod,1987,21:448-465.
14. Hewitt AB. A radiographic study of facial asymmetry. Br J Orthod,1975,21:37.
15. Holdaway RA. A soft tissue cefa lometric analysis and its in orthodontic treatment planning. Am J Orthod,1982,84:1-28.
16. Jasobson A. Application of the "Wits" appraisal. Am J Orthod,1976,70:179-189.
17. Jasobson A,Caufield PW. Introduction to Radiographic Cephalometry. Philadelphia:Lea and Febiger,1985.
18. Margolis HL. Standardized X-ray cephalographics. Am J Orthodontics and oral surg,1940,26:725.

19. McNamara JA. A method of cephalametric evaluation. Am J Orthod,1984,86:449-469.
20. Moorrees CFA. Natural head position. //Jacobson A,Caufield PW. Introduction to radiographic Cephalometry. Philadelphia:Lea and Febiger,1981.
21. Pancherz H,Hansen K. The nasion-sella reference line in cephalometry:a methodological study. Am J Ortod,1984,86:427-434.
22. Ricketts RM,Bench RW,Hilgers JJ,et al. An overview of computerized cephalometrics. Am J Orthod,1972,61:1-28.
23. Ricketts RM. Bioprogressive Therapy. Denver,Rocky mountain orthodontics,1979.
24. Sassouni DFV. A roentgenographic cephalometric analysis of cephalo-facio-dental relationships. Am J Orthod,1955,41:735-764.
25. Sassouni DFV. Analysis of dentofacial vertical proportions. Am J orthod,1964,50:801-823.
26. Steiner CC. Cephalometric for you and me. Am J orthod,1984,39:729.
27. Steiner CC. The use of cephalometrics as as aid to planning and assessing orthodontic treatment. Am J orthod,1960,46:721-735.
28. Thompson JR. The rest position of mandible and its application to analysis and correction of malocclusion. Angel Orthod,1949,19:162-187.
29. Tweed CH. Clinical Orthodontics. CV Mosby Co Louis,1966.
30. Wylie WL. The assessment of anteroposterior dysplasia. Angel Orthod,1947,17:97-109.
31. 神山光男. 不正咬合の机能分析法. 日矫正志,1964,23:227-236.
32. 京下邦彦. X线解剖学とセファロ分析法. 东京:ワインテツッセンス出版株式会社,1986.
33. 二浦不二夫,译. モイャ-ス齿科矫正学ハンドブック. 3rd ed. 东京:医齿药出版株式会社,1986.

第七章

1. 赵美英. 罗颂椒. 陈扬熙. 牙颌面畸形功能矫形. 北京:人民卫生出版社,2000.
2. 武广增. 实用口腔正畸临床应用技术图谱. 北京:清华大学出版社,2006.
3. Graber TM. Dentofacial Orthopedics with Functional Appliances. St Louis:Mosby Co. ,1997.
4. Graber TM. Current principles and techniques. St louis:Mosby Co. ,1985.
5. McNamara JA,Huge SA. The Fränkel appliance(FR-2):Model preparation and appliance construction. Am J Orthod,1981,80:478-495.
6. Sabine R. Effective condylar growth and chin position change in activator treatment:a cephalometric roentgenographic study. Angle Orthod,2001,71:4-11.
7. Pancherz H. Amount and direction of temporomandibular joint growth changes in Herbst treatment:a cephalometric long-term investigation. Angle Orthod,2003,73:493-501.
8. Pancherz H. Temporomandibular jonit growth changes in hyperdivergent and hypodivergent Herbst subject:a long-term roentgenographic cephalometric study. Am J Orthod Dentofacial Orthop,2004,126:153-161.
9. Cozza P. Mandibular changes produced by functional appliance in class Ⅱ malocclusion:a systematic review. Am J Orthod Dentofacial Orthop,2006,129:599e1-599e12.
10. Franka Stahl,Tigiano Baccetti. Longitudinal growth changes in untreated subject with class Ⅱ division 1 malocclusion. Am J Orthod Dentofacial Orthop,2008,134:124-137.
11. Bishara SE,Jakobsen JR. Changes in dentofacial structures in untreated class Ⅱ division 1 and normal subject:a longitudinal study. Angle Orthod,1997,67:55-66.
12. Bishara SE. Mandibular changes in persons with untreated and treated class Ⅱ division 1 malocclusion. Am J Orthod Dentofacial Orthop,1998,113:661-673.
13. Hägg U,Taranger J. Maturation indicators and the pubertal growth spurt. Am J Orthod,1982,82:299-309.

14. Baccetti T,Tranchi L. The cervical vertebral maturation(CVM)method for the assessment of optimal treatment timing in dentofacial orthopedics. Semin Orthod,2005,11:119-129.
15. Voudouris JC,Kuffinec MM. Improved clinical use of Twin-block and Herbst as a result of radiating viscoelastic tissue forces on the condyle and fossa in treatment and long-term retention. Growth relativity,2000,117:247-266.
16. Sabine R,Britt W. Temporomandibular joint effects of activator treatment:a prospective longitudinal magnetic resonance imaging and clinical study. Angle Orthod,2002,72:527-539.
17. Pancherz H. Treatment of class 2 malocclusions by jumping the bite with the Herbst appliance:a cephalometric investigation. Am J Orthod,1979,76:423-442.
18. Pancherz H. The Herbst appliance:Its biological effects and clinical use. Am J Orthod,1985,87:1-20.
19. Nanda SK. Patten of Vertical growth in face. Am J Orthod,1988,93:103.
20. Pancherz H,Anehus-Pancherz M. Facial profile changes during and after Herbst appliance treatment. Eur J Orthod,1994,16:275-286.
21. Clark WJ. The Twin-Block technique. Am J Orthod Dentofacial Orthop,1988,93:1-18.

第八章

1. 陈扬熙. Edgewise 技术中几种常用弹簧的设计. 华西口腔医学杂志,1989,7:238-239.
2. 曾祥龙. 现代口腔正畸学诊疗手册. 北京:北京医科大学出版社,2000.
3. 傅民魁. 口腔正畸方丝弓细丝弓矫治技术. 北京:人民卫生出版社,1990.
4. 罗颂椒,陈扬熙. 固定矫治器. 成都:华西医科大学出版社,1989.
5. 王翰章,周学东. 中华口腔科学. 第 2 版. 北京:人民卫生出版社,2009.
6. 徐芸,段银钟,梁文勇,等译. Tweed-Merrifield 标准方丝弓矫治理论与实用技术. 天津:天津科技翻译出版公司,1998.
7. 严开仁,王邦康. 实用口腔固定正畸学. 北京:人民卫生出版社,1989.
8. Angle EH. Some new forms or orthodontic mechanism,and the reasons for their introduction. Dent Cosmos,1916,58:969-994.
9. Angle EH. The latest and best in orthodontic mechanism. Dent Cosmos,1928,70:1143-1158;1929,71:164-174,260-270,409-421.
10. Begg PR. Light arch wire technique. Am J Orthod,1961,47:30-48.
11. Bull HL. Obtaining facial balance in the treatment of Class Ⅱ division 1. Angle Orthod,1951,21:139-148
12. Burstone CJ. The rationale of the segmented arch. Am J Orthod,1962,48:805-822.
13. Burstone CJ. Optimizing anterior and canine retraction Am J Orthod,1976,71:1-19.
14. Jarabak JR,Fizzdi JA. Technique and treatment with the light-wire appliances. St. Louis:C. V. Mosby Co.,1963.
15. Joulc WR. The Bull technique. Am J Orthod,1960,46:245-252.
16. Kim YH. A comparative cephalometric study of Class Ⅱ. division 1 non-extraction and extraction case. Angle Orthod,1979,49:77-84.
17. Lewis PD. Canines retraction. Am J Orthod,1970,57:543-560.
18. Ringenberg QM. The philosophy and technique or the edgewise appliance. Am J Orthnd,1969,56:24-37.
19. Stoner MM. Force control in clinical practice. Am J Orthod,1960,46:163-186.
20. Tweed CH. The application of the principles of the edgewise arch in the treatment of malocclusions. Angle Orthod,1941,11:5-67.
21. Tweed CH. Clinical orthodontics. Vol. Ⅰ &Ⅱ. St. Louis:C. V. Mosby Co.,1966.
22. Renfroe E W. Edgewise. Philadelphia:Lea & Febiger,1975.

23. Sato S,Suzzuki. Y. Relationship between the development of skeletal mesio occlusion and posterior tooth-to-denture base discrepancy. Its significance in the orthodontic correction of skeletal class Ⅲ malocclusion. J Jpn Orthod Soc,1988,48:796-810.
24. 岩泽忠正. Edgewise 法の临床. 东京:医齿药出版株式会社,1978.
25. 山内和夫. 齿学生のための齿科矫正学. 东京:医齿药出版株式会社,1992.
26. 三谷英夫. 生发达治疗法. 东京:サン美术印刷株式会社,1980.

第九章

1. 林久祥,译. 口腔正畸 Tip-Edge 差动直丝弓矫正技术导引. 北京:北京医科大学中国协和医科大学联合出版社,1995.
2. 林久祥,许天民. Begg 矫正技术的探讨. 中华口腔医学杂志,1992,27:118-120.
3. 林久祥. Tip-Edge 矫正技术. 中华口腔医学杂志,1992,27:364-365.
4. 罗颂椒. Begg 细丝技术的临床应用. 中华口腔医学杂志,1990,25:66-69.
5. 罗颂椒,陈扬熙,赵美英. 当代实用口腔正畸技术与理论. 北京:北京医科大学中国协和医科大学联合出版社,1996.
6. Richard Parkhouse,著. Tip-Edge Orthodontic 正畸矫治技术. 李永明,主译. 广州:世界图书出版社,2006.
7. 王翰章. 中华口腔科学. 北京:人民卫生出版社,2009.
8. 严开仁,王邦康. 实用口腔固定正畸学. 北京:人民卫生出版社,1989.
9. Begg PR. Stone age man's dentition. Am J Orthod,1954,40:298-312.
10. Begg PR. Differential force in orthodontic treatment. Am J Orthod,1956,42:481-510.
11. Barrer HF. Non extraction treatment with the Begg technique. Am J Orthod,1969,56:365-378.
12. Kesling PC. The diagnostic set-up with consideration or the third dimension. Am J Orthod,1956,42:740-748.
13. Begg PR. Begg orthodontic theory and technique 3rd ed. WB. Saunders Company,1977.
14. Kesling PC. Expanding the horizons of the edgewise arch wire slot. Am J Orthod,1988,94:26-37.
15. Kesling PC. Dynamic of the Tip-Edge bracket. Am J Orthod,1989,96:16-25.
16. Kesling PC. Treatment with Tip-Edge bracket and differential tooth movement. Am J Orthod Dentofacial Orthop,1991,99:387-401.
17. Sims MR. The Begg philosophy and fundamental principles. Am J Orthod,1964,50:15-24.
18. Xu TW,Lin JX. Effect of the Vertical force component of class Ⅱ elastics on the anterior intrusive force of maxillary arch wire. Eur J Orthod,1992,14:280-284.
19. 亀田晃. ベッヴ法のすべて I. 京都:永末书店,1985.
20. 宫岛邦彰,译. TIP-EDGE GUIDE. 爱知株式会社 ティビィジャパン,1992.

第十章

1. 白丁,辜岷,张剑. 固定矫治器中切牙转矩的控制. 中华口腔医学杂志,2004,39(2):104-107.
2. 白丁,罗颂椒,陈扬熙,等. HX 直丝弓矫治技术特点及临床应用. 华西口腔医学杂志,2010,28(3):229-233.
3. 白丁,罗颂椒,陈扬熙,等. 正常殆人牙殆特点在固定矫治器中的应用. 华西口腔医学杂志,2005,23(1):32-34.
4. 白丁,肖立伟,陈扬熙. 正常殆青年牙冠唇颊面中心区轮廓研究. 生物医学工程学杂志,2002,19(2):287-290.
5. 曾祥龙,高雪梅. Z2 矫治器——基于正常殆中国人牙齿特征的直丝弓矫治器. 华西口腔医学杂志,

2008,26(6):573-578.

6. 陈嵩,陈扬熙,李伟.成都地区正常𬌗人群临床牙冠中心高度的研究.华西口腔医学杂志,2004,22(2):138-141.
7. 陈扬熙,秦科. Edgewise技术中打开咬合的方法和临床体会.华西口腔医学杂志,1993,11(2):119-122.
8. 冯静,肖立伟,白丁,等.中国人正常𬌗牙弓形态的建立与分析.山西医药杂志,2003,32(1):18-20.
9. 韩晓,蔡中.上海地区正常𬌗牙齿形态的研究.口腔正畸学,2000,7(2):69-71.
10. 贾刚,丁寅,王峰.中国人与白种人、日本人正常𬌗牙齿形态的比较研究.实用口腔医学杂志,2003,19(5):479-482.
11. 辜岷,白丁,梁芮,等.正畸方丝转矩余隙角的研究.临床口腔医学杂志,2004,20(3):171-173.
12. 罗颂椒,饶跃,胡林,等.最好正常𬌗牙𬌗特征的研究.华西口腔医学杂志,1992,10(4):249-252.
13. 杨新海,曾祥龙.中国人正常𬌗牙齿位置和形态.北京医科大学学报,1998,30(6):528-531.
14. 饶跃,罗颂椒.恒牙列最佳正常𬌗牙弓外形特征的计算机辅助测量研究.华西口腔医学杂志,1993,11(4):248-251.
15. Andrews LF. The six keys to normal occlusion. Am J Orthod,1972,62(3):296-309.
16. Roth RH. Five year clinical evaluation of the Andrews straight-wire appliance. J Clin Orthod,1976,10(11):836-850.
17. Roth RH. The straight-wire appliance 17 years later. J Clin Orthod,1987,21(9):632-642.
18. Miethke RR,Melsen B. Effect of variation in tooth morphology and bracket position on first and third order correction with preadjusted appliances. Am J Orthod Dentofacial Orthop,1999,116(3):329-335.
19. Meling TR,Odegaard J. The effect of temperature on the elastic responses to longitudinal torsion of rectangular nickel titan ium archwires. Angle Orthod,1998,68(4):357-368.
20. Meling TR,Odegaard J,Meling EO. On mechanical properties of square and rectangular stainless steel wires tested in torsion. Am J Orthod Dentofacial Orthop,1997,67(3):310-320.
21. Wainwright WM. Faciolingual tooth movement:Its influence on the root and cortical plate. Am J Orthod,1973,64(3):278-302.

第十一章

1. Fujita K. Orthodontic appliance. Multiple Lingual Orthodontic Appliance. Patent application number:51-155429. Japan,1976.
2. Fujita K. Orthodontic appliance (bracket and lock pin). Patent application number:853481. (Approved in 1980,No:4209906). United States,1977.
3. Fujita K. New orthodontic treatment with lingual bracket mushroom arch wire appliance. Am J Orthod,1979,76:657-675.
4. Hong RK,Sohn HW. Update on the Fujita lingual bracket. J Clin Orthod,1999,33:136-142.
5. Huge S. The customized lingual appliance set-up service (CLASS).//Romano R. Lingual Orthodontics. Lewiston (NY):B. C. Decker,1998,p. 163-173.
6. Hugo A,Reyneke JP,Weber ZJ. Lingual orthodontics and orthognathic surgery. Int J Adult Orthodon Orthognath Surg,2000,15:153-162.
7. Fulmer DT,Kuftinec MM. Cephalometric appraisal of patients treated with fixed lingual orthodontic appliances:historic review and analysis of cases. Am J Orthod Dentofacial Orthop,1989,95:514-520.
8. Geron S,Chaushu S. Lingual extraction treatment of anterior open bite in an adult. J Clin Orthod,2002,36:441-446.
9. Gorman JC,Hilgers JJ,Smith JR. Lingual orthodontics:a status report. Part 4:Diagnosis and treatment plan-

ning. J Clin Orthod,1983,17:26-35.

10. Hohoff A,Seifert E,Fillion D,et al. Speech performance in lingual orthodontic patients measured by sonography and auditive analysis. Am J Orthod Dentofacial Orthop,2003,123:146-152.
11. Hong RK,Kim YH,Park JY. A new customized lingual indirect bonding system. J Clin Orthod,2000,34:456-460.
12. Kurz C. Fixed lingual orthodontic appliance for the maxillary arch. Patent application Number:256961. (Approved in 1982,No:4337037). United states,1981.
13. Miyawaki S,Yasuhara M,Koh Y. Discomfort caused by bonded lingual orthodontic appliances in adult patients as examined by retrospective questionnaire. Am J Orthod Dentofacial Orthop,1999,115:83-88.
14. Scuzzo G, Takemoto K. Biomechanics and comparative biomechanics Invisible orthodontics: current concepts and solutions in lingual orthodontics. Berlags-GmbH:Germany Qintessenz,2003,p55-59.
15. Sinclair PM,Cannito MF,Goates LJ,et al. Patient responses to lingual appliances. J Clin Orthod,1986,20:396-404.
16. Wiechmann D. A new bracket system for lingual orthodontic treatment. Part 1:Theoretical background and development. J Orofac Orthop,2002,63:234-245.
17. Wiechmann D,Rummel V,Thalheim A,et al. Customized brackets and arch wires for lingual orthodontic treatment. Am J Orthod Dentofacial Orthop,2003,124:593-599.
18. Ye L,Kula KS. Status of lingual orthodontics. World J Orthod,2006,7:361-368.
19. 広俊明,竹元京人. Resin core indirect bonding system-improvement of lingual orthodontic treatment. 口矫齿志,1998,57(2):83-91.
20. 森康典,市川充男,居波徹他. 舌侧矫正 Dr. Gormanテクニッワ. 东京:医齿药出版株式会社,1996.

第十二章

1. 白玉兴,译. 口腔正畸无托槽隐形矫治技术临床操作指南. 北京:人民军医出版社,2008.
2. 白玉兴. 国产化无托槽隐形矫治技术的研究与临床应用现状. 中华口腔医学杂志,2010,45:659-662.
3. 白玉兴. 牙周病致前牙间隙患者的无托槽隐形矫治初探. 中华口腔医学杂志,2009,44:23-25.
4. 白玉兴. 国产无托槽隐形矫治技术的临床应用初探. 中华口腔医学杂志,2008,43:464-467.
5. 罗颂椒. 当代实用口腔正畸技术与理论. 北京:科学技术文献出版社,2010.
6. 王翰章,周学东. 中华口腔科学(口外·正畸卷). 第2版. 北京:人民卫生出版社,2009.
7. Graber TM. Orthodontics:current principles techniques. 4th ed. St. Louis:Missouri:Elsevier,Inc. ,2005.
8. Wong BH. Invisalign A to Z. American journal of orthodontics and dentofacial orthopedics: official publication of the American Association of Orthodontists,its constituent societies,and the American Board of Orthodontics,2002,121:540-541.
9. Boyd RL. Surgical-orthodontic treatment of two skeletal Class Ⅲ patients with Invisalign and fixed appliances. Journal of clinical orthodontics:JCO,2005,39:245-258.
10. Djeu G,Shelton C,Maganzini A. Outcome assessment of Invisalign and traditional orthodontic treatment compared with the American Board of Orthodontics objective grading system. American journal of orthodontics and dentofacial orthopedics:official publication of the American Association of Orthodontists,its constituent societies,and the American Board of Orthodontics,2005,128:292-298;discussion 298.
11. Womack WR. Four-premolar extraction treatment with Invisalign. Journal of clinical orthodontics: JCO, 2006,40:493-500.
12. Phan X,Ling PH. Clinical limitations of Invisalign. Journal,2007,73:263-266.
13. Giancotti A,Mampieri G,Greco M. Correction of deep bite in adults using the Invisalign system. Journal of clinical orthodontics:JCO,2008,42:19-26.

14. Womack WR, Day RH. Surgical-orthodontic treatment using the Invisalign system. Journal of clinical orthodontics: JCO, 2008, 42: 237-245.
15. Giancotti A, Di Girolamo R. Treatment of severe maxillary crowding using Invisalign and fixed appliances. Journal of clinical orthodontics: JCO, 2009, 43: 583-589.
16. Fischer K. Invisalign treatment of dental Class Ⅱ malocclusions without auxiliaries. Journal of clinical orthodontics: JCO, 2010, 44: 665-672.
17. Schupp W, Haubrich J, Neumann I. Treatment of anterior open bite with the Invisalign system. Journal of clinical orthodontics: JCO, 2010, 44: 501-507.
18. Schupp W, Haubrich J, Neumann Ⅰ. Class Ⅱ correction with the Invisalign system. Journal of clinical orthodontics: JCO, 2010, 44: 28-35.

第三篇

第十三章

1. 白丁,罗颂椒. 儿童骨性前牙反𬌗颅面形态的类型研究. 华西口腔医学杂志,1997,15(2):129-131
2. 罗颂椒. 当代实用口腔正畸技术与理论. 北京:科学文献技术出版社,2010.
3. 詹淑仪. 口腔活动矫治器. 北京:人民卫生出版社,1991.
4. 赵美英,罗颂椒,陈扬熙. 牙𬌗面畸形功能矫治. 北京:人民卫生出版社,2010.
5. 彭友俭,高嘉泽. 口腔正畸早期治疗学. 武汉:湖北科学技术出版社,2001.
6. Graber TM,著. 口腔正畸学——现代原理与技术. 徐芸,主译. 天津:天津科技翻译出版公司,1996.
7. 郑钟福. 牙齿矫正学. 中国台北:中国台湾英华书局,1972.
8. Hearne SP. The right time for an orthodontic check-up: no later than age 7. AAO, 2003.
9. DeWood C, Grimes M, Vaden JL. Is the benefit of early orthodontic treatment worth the burden. J Tenn Dent Assoc, 2006, 86(2): 12-17.
10. Dolce C, McGorray SP, Brazeau L, et al. Timing of Class Ⅱ treatment: skeletal changes comparing 1-phase and 2-phase treatment. Am J Orthod Dentofacial Orthop, 2007, 132(4): 481-489.
11. Early Timely Orthodontic Treatment. Seminars in Orthodontics, 2005, 11(3): 111-170.
12. Geran RG, McNamara JA Jr, Baccetti T, et al. A prospective long-term study on the effects of rapid maxillary expansion in the early mixed dentition. Am J Orthod Dentofacial Orthop, 2006, 129(5): 631-640.
13. Kerosuo H, Väkiparta M, Nyström M, et al. The seven-year outcome of an early orthodontic treatment strategy. J Dent Res, 2008, 87(6): 584-588.
14. Keski-Nisula K, Hernesniemi R, Heiskanen M, et al. Orthodontic intervention in the early mixed dentition: A prospective, controlled study on the effects of the eruption guidance appliance. Am J Orthod Dentofacial Orthop, 2008, 133(2): 254-260.
15. King GJ, Brudvik P. Effectiveness of interceptive orthodontic treatment in reducing malocclusions. Am J Orthod Dentofacial Orthop, 2010, 137(1): 18-25.
16. Mandall N, DiBiase A, Littlewood S. Is early class Ⅲ protraction facemask treatment effective-A multicentre, randomized, controlled trial: 15-month follow-up. J of Orthod, 2010, 37(3): 149-161.
17. Ngan P. Growth: Is it a friend or foe to orthodontic treatment? Orthod Waves, 2009, 68(1): 1-5.
18. Ngan P, Fields HW. Open bite: a review of etiology and management. Pediatr Dent, 1997, 19(2): 91-98.
19. Ngan P, Fields H. Orthodontic diagnosis and treatment planning in the primary dentition. ASDC J Dent Child, 1995, 62(1): 25-33.
20. O' Brien K, Wright J, Conboy F, et al. Early treatment for Class Ⅱ Division 1 malocclusion with the Twin-

block appliance:A multi-center, randomized, controlled trial. Am J Orthod Dentofacial Orthop,2009,135(5):573-579.

21. Proffit WR, Fields HW, Sarver DM. Contemporary orthodontics. 4th ed. Mosby,2007.
22. Proffit WR. The timing of early treatment: an overview. Am J Orthod Dentofacial Orthop,2006,129(4):S47-S49.
23. Sugawara J, Mitani H. Facial growth of skeletal Class Ⅲ malocclusion and the effects, limitations, and long-term dentofacial adaptations to chincap therapy. Semin Orthod,1997,3(4):244-254.
24. Tausche E, Luck O, Harzer W. Prevalence of malocclusions in the early mixed dentition and orthodontic treatment need. Eur J Orthod,2004,26(3):237-244.

第十四章

1. 傅民魁. 口腔正畸学. 第4版. 北京:人民卫生出版社,2003.
2. 罗颂椒. 当代实用口腔正畸技术与理论. 北京:北京医科大学中国协和医科大学联合出版社,1995.
3. 莫汉炳,裴卫东,连其平. 牙外伤脱落再植的临床分析. 实用口腔医学杂志,1999,16(3):348.
4. 詹淑仪. 口腔活动矫治器的应用. 第2版. 北京:人民卫生出版社,1993.
5. 郑翼,肖立伟. 几种新型上颌磨牙远中移动矫治器简介. 国外口腔医学分册,2000,27(3):298-301.
6. 赵碧蓉. 可调式磁铁装置在正畸中的应用. 华西口腔医学杂志,1991,9(1):31-34.
7. 李若萱,段银钟,李金学,等. 个别下切牙先天缺失症临床矫治的研究. 实用口腔医学杂志,2004,20(1):298-301.
8. Alexader CD. Open bite dental alveolar protrusion. Class Ⅰ malocclusion:A successful, treatment result. Am J Orthop Dentofacial Orthop,1999,116:494-500.
9. Amico RM, Bjerklin K, kurol J, et al. Long-term results of orthodontic of impacted maxillary canines. Angle Orthod,2003,73:231-238.
10. Becker A. Early treatment for impacted Maxillary incisor. Am JOrthod Dentofacial Orthop,2002,121(6):586-587.
11. BondemarK L, Kurol J. Distalization of maxillary first and second molars simultaneously with repelling magnet. European Jouronal of orthodontics,1992,14:264-272.
12. Bondemark L, Kurol J, Bernhold M. Repelling magnets versus super elastic nickel-titanium coils in simultaneous distal movement of maxillary first and second movement of maxillary first and second molars. Angle Orthod,1994,64(3):189-197.
13. Bondemark L, Kurol J, Hallonsten AC, et al. Attractive magnets for orthodontic extrusion of crown-root fractured teeth. Am J Orthod. Dentofac Orthop,1997,112:187-193.
14. Buschung PH, Shulman J. Incisor crowding in untreated persons 15-50 years of Age United States 1988-1994. Angle Orthod,2003,73(5):502-508.
15. Chaushu SB, Bassat YB. Periodontal status following surgical-orthodontic alignment of impacted central incisors with an open eruption technique. European Journal of Orthodontics,2003,25(6):579-584.
16. Cinsar A, Alagha AR, Akyalc Skeletal. Open Bite Correction with Rapid Molar Intruder Appliance in Growing Individuals. Angle Orthodontist,2007,77:632-639.
17. Czochrowska EM, Skaare AB, Stenvik A, et al. Outcome of orthodontic space closure with a missing maxillary central incisor. Am J Orthod Dentofacial Orthop,2003,123(6):597-603.
18. Dellinger El. A clinical assessment of the active vertical corrector-A nonsurgical alternative for skeletal open bite treatment. Am J orthod,1986,89(5):428-436.
19. DeBerardinis M, Stretesky T, Sinha P, et al. Evaluation of the vertical holding appliance in treatment of high-angle patients. Am J Orthod Dentofacial Orthop,2000,117:700-705.

20. Doshi UH, Bhad WA. Spring-loaded bite-blocks for early correction of skeletal open bite associated with thumb sucking. Am J Orthod Dentofacial Orthop, 2011, 140: 115-120.
21. Fines CD, Rebellato J, Saiar M. Congenitally missing mandibular second premolar: treatment outcome with orthodontic space closure. Am J Orthod Dentofacial Orthop, 2003, 123: 676-682.
22. English JD. Early treatment of skeletal open bite malocclusions. Am JOrthod Dentofacial Orthop, 2002, 121 (6): 563-565.
23. Gianelly AA, Vaitas AS, Thomas WM, et al. Case report distalization of molars with repelling magnets. J Clin Orthod, 1988, 12: 40-44.
24. Gianelly AA, Vaitas AS, Thomas WM. The use of magnets to move molars distally. Am J Orthod Dentofacial Orthop, 1989, 96: 161-167.
25. Janson G, Valarelli FP, Henripues FC, et al. Stability of anterior open bite non extraction treatment in the permanent dentin. Am J Orthod Dentofacial Orthop, 2003, 124 (3): 265-276.
26. Kania MJ, Keeling SD, Pha OM, et al. Risk factor associated with incisor injury in elementary school children. Angle Orthod, 1996, 66(6): 423-432.
27. Koroluk LD, Tulloch C, Phillips CT, et al. Incisor trauma and early treatment for class Ⅱ Division 1 malocclusion. Am J Orthod Dentofacial Orthop, 2003, 123(2): 117-126.
28. Kood YA, Park S, sameshima GT. peg-shaped and small lateral incisors not at higher risk for root resorption. Am J Orthod Dentofacial Orthop, 2003, 123(3): 253-258.
29. Korn M. Snapiro E. Flexible lip bumpers for arch development. J Clin Orthod, 1994.
30. Kiliarids S. Egermark I, Thilander B. Anterior open treatment with magnets. European Journal of Orthodontics, 1990, 12: 447-457.
31. Klocke A, Nanda MR, Nieke BK. Anterior open bite in the deciduous dentition, longitudinal follow-up and craniofacial growth considerations. Am J Orthod Dentofacial Orthop, 2002, 122: 353-358.
32. Kuroda S, Katayama A, Yamamoto T. Severe anterior open-bite case treated using titanium screw anchorage. Angle Orthod, 2004, 74: 558-567.
33. Leonardi R, Peck S, Caltabiano M, et al. Palatally displaced canine, anomaly in monozygotic twins. Angle Orthod, 2003, 73: 466-470.
34. Lindsey CA, English JD. Orthodontic treatment and masticatory muscle exercises to correct a class Ⅰ open bite in an adult. Patient, Am J Orthod Dentofacial Orthop, 2003, 124(1): 91-98.
35. Luromo FP. Predicting the eruption pattern of maxillary canine using a panoramic tomography and cephalometric radiograph. Am J Orthod Dentofacial Orthop, 2003, 123: 100-101.
36. Macias E, Carlos FD, Cobo J. Posttraumatic impaction of both maxillary central incisors. Am J Orthod Dentofacial Orthop, 2003, 124(3): 331-338.
37. Muller M, Netherlands U. The use of magnets in orthodontics; an alternative means to produce tooth movement. European Journal of Orthodonties, 1984, 6(4): 249-253.
38. Nevant CT, Buschang PH, Alexander RG, et al. Lip bumper therapy for gaining Arch length. Am J Orthod Dentofacial Orthop, 1991, 100: 330-336.
39. Northway W. Autogenic dental transplants. Am J Orthod Dentofacial Orthop, 2002, 16: 592-593.
40. Otto RL. Early and unusual incisor resorption due to impacted maxillary canines. Am J Orthod Dentofacial Orthop, 2003, 124(4): 446-449.
41. Proffit WR, Fields HY. Contemporary orthodontics, 3rd ed. Mosby, 2000.
42. Sandler PJ, Orth M, Meghji M, et al. Magnets and orthodontics. Br J Orthod, 1989, 16: 243-249.
43. Saldarriaga JR, Patino MC. Ectopic Eruption and severe root resorption. Am J Orthod Dentofaclal Orthop, 2003, 123: 259-265.

44. Sherwood KH, Burch JG, Thompson WJ. Closing anterior open bite by intruding molars with titanium miniplate anchorage. Am J Orthod Dentofacial Orthop, 2002, 121(6): 593-600.
45. Shapiro PA. Stability of open bite treatment. Am J Orthod Dentofacial Orthop, 2002, 121(6): 566-568.
46. Smith SS, Alexander RG. Orthodontic correction of a class Ⅱ Division 1 Subdivision open bite malocclusion in an adolescent patient with a cervical pull face-bow headgear. Am J Orthod Dentofacial Orthop, 1999, 116: 60-65.
47. Steger E, Biechman AM. Case reports: Molar distalization with stac repelling magnets. Part Ⅱ. Am J Orthod Dentofacial Orthop, 1995, 108: 547-555.
48. Sugawara J, Daimaruga T, UmemoriM, et al. Distal movement of mandibular molars in adult patient with the skeletal anchorage System. Am J Orthod Dentofacial Orthop, 2004, 125(2): 130-138.
49. Suri S, Utreja Arattan V. Orthodontic treatment of bilaterally implated maxillary canines in an adult. Am J Orthod Dentofacial Orthop, 2002, 122(4): 429-437.
50. Talbot TQ. Transposed and impacted maxillary canine with lateral congenitally missing lateral incisor. Am J Orthod Dentofacial Orthop, 2002, 121(3): 316-323.
51. Thilander B, Odman J, Lekholm U. Orthodontic aspects of the use of oral implants in adolescents: a 10-Year follow-up study. European Journal of Orthodontics, 2001, 23: 715-731.
52. Womack WR, Ahn JH. Ammari Z, et al. A new approach to correction of crowding. Am J Orthod Dentofacial Orthop, 2002, 122: 310-316.

第十五章

1. 段银钟,张云飞,孙应明,等. 方丝弓技术矫治安氏Ⅱ类1分类错𬌗. 中华口腔医学杂志,2000,35(6):417-419.
2. 傅民魁. 安氏Ⅱ类错𬌗治疗的进展与探讨. 中华口腔医学杂志,2000,35(6):405-406.
3. 傅民魁. 口腔正畸专科教程. 北京:人民卫生出版社,2007.
4. 罗颂椒. 当代实用口腔正畸技术与理论. 北京:北京医科大学中国协和医科大学联合出版社,1996.
5. 刘亚非,崔丽娟,左艳萍,等. 主要头影测量指标评价Ⅱ类错𬌗功能矫治效果. 中国组织工程研究与临床康复,2009,13:(43)8511-8516.
6. 阿依古丽・吐尔地,米丛波,胡新华. 唇腭裂患者 AF-BF 距及 AXB 角的测量分析. 中华口腔医学研究杂志(电子版),2010,44-46.
7. 赵美英,罗颂椒,陈扬熙. 牙颌面畸形功能矫形. 北京:人民卫生出版社,2000,7-40.
8. 赵志河,白丁. 正畸治疗方案设计:基础、临床及实例. 北京:人民卫生出版社,2008.
9. Alexander RG. The 20 principles of the Alexander discipline. Chicago: Quintessence Pub, 2008.
10. Bailey LJ, Phillips C, Proffit WR. Stability following superior repositioning of the maxilla by Le Fort Ⅰ osteotomy: Five-year follow-up. Int J Adul Orthod Orthognath Surg, 1994, 9(2): 163-174.
11. Begg PR, Kesling PC. Begg Orthodontic Theory and Technique. Philadelphia: WB Saunders, 1977.
12. Bell W H. Modern practice in orthognathic surgery and reconstructive surgery. Philadelphia: WB Saunders, 1992.
13. Byloff FK, Darendeliler MA. Distal molar movement using the pendulum appliance. Part Ⅰ, Clinical and radiological evaluation. Angle Orthod, 1997, 67: 249-260.
14. Delaire J. Introdution á la croissance du squelette facial. In Base Scientifiques. Paris, 1993.
15. Chaushu G, Chausu S, Weinberger T L. Infraorbital abscess from orthodontic headgear. Am J Orthod Dentofacial Orthop, 1997, 112: 364-366.
16. Edwards JG. A long term prospective evaluation of circumferential supracrestal fiberotomy in alleviating or-

thodontic relapse. Am J Orthod Dentofacial Orthop,1988,93:380-387.

17. Erverdi N,Acar A. Zygomatic anchorage for en masse retraction in the treatment of severe Class Ⅱ division 1. Angle Orthod,2005,75:483-490.
18. Haralabakis NB, Sifakakis IB. The effect of cervical headgear on patients with high or low mandibular plane angles and myth of posterior mandibular rotation. Am J Orthod Dentofacial Orthop, 2004, 126: 310-317.
19. Hong SX,Yi CK. A classification and characterization of skeletal class Ⅳ malocclusion on etio-pathogenic basis. International Association of Oral and Maxillofacial Surgeons,2001,30:264-271.
20. Iscan HN,Sarisoy L. Comparison of the effects of passive posterior bite-blocks with different construction bites on the craniofacial and dentoalveolar structures. Am J Orthod Dentofacial Orthop, 1997, 112: 171-178.
21. James R Hupp. Contemporary Oral and Maxillofacial Surgery. 5th ed. St. Louis:Mosby,2008.
22. Jeryl D. Mosby's Orthodontic Review. St. Louis:Mosby,2008.
23. Johan P Reyneke. Essentials of Orthognathic Surgery. Chicago:Quintessence Pub,2003.
24. Bennett JC. Orthodontic Management of Uncrowded Class Ⅱ Division One Malocclusion in Children. St. Louis:Mosby,2006.
25. Keeling SD,Wheeler TT,King GJ,et al. Anteroposterior skeletal and dental changes after early Class Ⅱ treatment with bionators and headgear. Am J Orthod Dentofacial Orthop,1998,113:40-50.
26. Kim KR,Muhl ZF. Changes in mandibular growth direction during and after cervical headgear treatment. Am J Orthod Dentofacial Orthop,2001,119:522-530.
27. Lai M,McNamara JA Jr. An evaluation of two-phase treatment with the Herbst appliance and preadjusted edgewise therapy. Semin Orthod,1998,4:46-58.
28. Luther F. Orthodontics and the TM joint:Where are we now? Part 2,Functional occlusion,malocclusion and TMD. Angle Orthod,1998,68:357-368.
29. Moffitt AH. Eruption and function of maxillary third molars after extraction of second molars. Angle Orthod,1998,68:147-152.
30. Nanda SK. Patterns of vertical growth of the face. Am J Orthod Dentofacial Orthop,1988,93:103-116.
31. Nanda R. Current therapy in orthodontics. St. Louis:Mosby,2006.
32. O'Brien K,Wright J,Conboy F,et al. Effectiveness of treatment for class II malocclusion with the Herbst or twin-block appliances: A randomized, controlled trial. Am J Orthod Dentofacial Orthop, 2003, 124: 128-137.
33. Rinchuse DJ,Rinchuse DJ,Kandasamy S. Evidence-based versus experience-based views on occlusion and TMD. Am J Orthod Dentofacial Orthop,2005,127:249-254.
34. Samir E Bishara. Textbook of Orthodontics. Philadelphia:WB Saunders,2001.
35. Shah AA,Elcock C,Brook AH. Incisor crown shape and crowding. Am J Orthod Dentofacial Orthop,2003, 123:562-567.
36. Siatkowski RE. Continuous arch wire closing loop design,optimization and verification. Parts Ⅰ and Ⅱ. Am J Orthod Dentofacial Orthop,1997,112:393-402,484-495.
37. Thomas M. Graber. Orthodontics:Current principles and techniques. 4th ed. Mosby,2005.
38. Tulloch JFC,Phillips C,Proffit WR. Benefit of early class Ⅱ treatment:progress report of a two-phase randomized clinical trial. Am J Orthod Dentofacial Orthop,1998,113:62-72.
39. William R Proffit. Contemporary Orthodontics. 4th ed. St. Louis:Mosby,2007.

40. 山内和夫,作田守.上颌前突.第2版.东京:医齿药出版株式会社,1986.

第十六章

1. 侯景秋,阎征斌,赖文莉.微种植体支抗在正畸治疗中的应用.国外医学口腔分册,2004,(3):228-231.
2. 赖文莉,森田修一,山添清文,等.Quad Helix 矫治器扩弓效果的长期稳定性.华西口腔医学杂志,2002,20(4):302-303.
3. 张国华,蔡中.前牵引上颌的三维有限元研究:前牵引方向的探讨.医用生物力学,2000.
4. Andreasen JO. Atlas replantation and transplantation of teeth. Mediglobe,Fribourg,Switzerland,1992.
5. Arat ZM,Akçam MO,Gökalp H. Long-term effects of chin-cap therapy on the temporomandibular joints. Eur J Orthod,2003,25:471-475.
6. Arslan SG,Kama JD,Baran S. Correction of a severe Class Ⅲ malocclusion. Am J Orthod Dentofacial Orthop,2004,126:237-244.
7. Baccetti T,Franchi L,Mucedero M,et al. Treatment and post-treatment effects of facemask therapy on the sagittal pharyngeal dimensions in Class Ⅲ subjects. Eur J Orthod,2009.
8. Baccetti T,Franchi L,McNamara JA Jr. Cephalometric variables predicting the long-term success or failure of combined rapid maxillary expansion and facial mask therapy. Am J Orthod Dentofacial Orthop,2004,126:16-22.
9. Baik HS. Clinical results of the maxillary protraction in Korean children. Am J Orthod Dentofacial Orthop,1995,108:583-592.
10. Bong-Kuen Cha,Peter W. Ngan Skeletal. Anchorage for Orthopedic Correction of Growing Class Ⅲ Patients. Seminars in Orthodontics,2011,17:124-137.
11. Cevidanes L,Baccetti T,Lorenzo Franchi,et al. Comparison of two protocols for maxillary protraction:bone anchors versus face mask with rapid maxillary expansion. Angle Orthod,2010,80:799-806.
12. Cozza P,Marino A,Mucedero M. An orthopaedic approach to the treatment of Class Ⅲ malocclusions in the early mixed dentition. Eur J Orthod,2004,26:191-199.
13. Czochrowska EM,Stenvik A,Album B,et al. Autotransplantation of premolars to replace maxillary incisors:a comparison with natural incisors. Am J Orthod Dentofacial Orthop,2000,118:592-600.
14. Deguchi T,Kuroda T,Minoshima Y,et al. Craniofacial features of patients with Class Ⅲ abnormalities:growth-related changes and effects of short-term and long-term chincup therapy. Am J Orthod Dentofacial Orthop,2002,121:84-92.
15. Del Santo M Jr. Influence of occlusal plane inclination on ANB and Wits assessments of anteroposterior jaw relationships. Am J Orthod Dentofacial Orthop,2006,129:641-648.
16. De Clerck HJ,Cevidanes L,Baccetti T. Dentofacial effects of bone-anchored maxillary protraction:A controlled study of consecutively treated Class Ⅲ patients Am J Orthod Dentofacial Orthop,2010,138:577-581.
17. Ferro A,Nucci LP,Ferro F,et al. Long-term stability of skeletal Class Ⅲ patients treated with splints,class Ⅲ elastics chincup. Am J Orthod Dentofacial Orthop,2003,123:423-434.
18. Franchi L,Baccetti T,McNamara JA. Postpubertal assessment of treatment timing for maxillary expansion and protraction therapy followed by fixed appliances. Am J Orthod Dentofacial Orthop,2004,126:555-568.
19. Ishii H,Morita S,Takeuchi Y,et al. Treatment effect of combined maxillary protraction and chincap appli-

ance in severe skeletal Class Ⅲ cases. Am J Orthod Dentofacial Orthop,1987,92:304-312.

20. Kajiyama K,Murakami T,Suzuki A. Comparison of orthodontic and orthopedic effects of a modified maxillary protractor between deciduous and early mixed dentitions. Am J Orthod Dentofacial Orthop,2004,126:23-32.

21. Kajiyama K,Murakami T,Suzuki A. Evaluation of the modified maxillary protractor applied to Class Ⅲ malocclusion with retruded maxilla in early mixed dentition. Am J Orthod Dentofacial Orthop,2000,116:23-32.

22. Kamogashira K,Hata S,Ichikawa K,et al. The effects on the maxillary complex induced by the Quad Helix appliance. Measurement by strain gauges. Nippon Kyosei Shika Gakkai Zasshi,1983,42:442-453.

23. Kilinc AS,Arslan SG,Kama JD,et al. Effects on the sagittal pharyngeal dimensions of protraction and rapid palatal expansion in Class Ⅲ malocclusion subjects. Eur J Orthod,2008,30(1):61-66.

24. Kim JH,Viana MA,Graber TM,et al. The effectiveness of protraction face mask therapy:a meta-analysis. Am J Orthod Dentofacial Orthop,1999,115:675-685.

25. Kircelli BH. Midfacial protraction with skeletally anchored face masks therapy:a novel approach and preliminary results. Am J Orthod Dentofacial Orthop,2008,133:440-449.

26. Ko YI,Baek SH,Mah J,et al. Determinants of successful chincup therapy in skeletal class Ⅲ malocclusion. Am J Orthod Dentofacial Orthop,2004,126:33-41.

27. Kondo E,Aoba TJ. Nonsurgical and nonextraction treatment of skeletal Class Ⅲ open bite:its long-term stability. Am J Orthod Dentofacial Orthop,2000,117:267-287.

28. Matsumoto MA,Itikawa CE,Valera FC,et al. Long-term effects of rapid maxillary expansion on nasal area and nasal airway resistance. Am J Rhinol Allergy,2010,24:161-165.

29. Mimura H,Deguchi T. Morphologic adaptation of temporomandibular joint after chincup therapy. Am J Orthod Dentofacial Orthop,1996,110:541-546.

30. Mitani H. Early application of chincap therapy to skeletal Class Ⅲ malocclusion. Am J Orthod Dentofacial Orthop,2002,121:584-585.

31. Mucedero M,Baccetti T,Franchi L,et al. Effects of maxillary protraction with or without expansion on the sagittal pharyngeal dimensions in Class Ⅲ subjects. Am J Orthod Dentofacial Orthop,2009,135:777-781.

32. Pauslen HU,Andreasen JO. Tooth eruption subsequent to transplantation. A longitudinal radiographic study of auto-transplanted premolars. Eur J Orthod,1995,7:345.

33. Rabie AB,Gu Y. Diagnostic criteria for pseudo-Class Ⅲ malocclusion. Am J Orthod Dentofacial Orthop,2000,117:1-9.

34. Ritucci R,Nanda R. The effect of chin cup therapy on the growth and development of the cranial base and midface. Am J Orthod Dentofacial Orthop,1986,90:475-483.

35. Sabri R. Treatment of a severe arch-length deficiency with anteroposterior and transverse expansion:long-term stability. Am J Orthod Dentofacial Orthop,2010,137(3):401-411.

36. Schwartz O,Bergmann P,Klausen B. Autotransplantation of human teeth. A life-table analysis of prognostic factors. Int J Oral Surg,1985,14:245-258.

37. Slagsvold O,Bjercke B. Autotransplantation of premolars with partly formed roots. A radiographic study of root growth. Am J Orthod,1974,66:355-366.

38. Stellzig-Eisenhauer A, Lux CJ, Schuster G. Treatment decision in adult patients with Class Ⅲ malocclusion:orthodontic therapy or orthognathic surgery? Am J Orthod Dentofacial Orthop,2002,122:27-37.

39. Tahmina K, Tanaka E, Tanne K. Craniofacial morphology in orthodontically treated patients of class Ⅲ malocclusion with stable and unstable treatment outcomes. Am J Orthod Dentofacial Orthop, 2000, 117: 681-690.

40. Turley PK. Managing the developing Class Ⅲ malocclusion with palatal expansion and facemask therapy. Am J Orthod Dentofacial Orthop, 2002, 122: 349-352.

41. Vaughn GA, Mason B, Moon HB, et al. The effects of maxillary protraction therapy with or without rapid palatal expansion: a prospective, randomized clinical trial. Am J Orthod Dentofacial Orthop, 2005, 128: 299-309.

42. Wells AP, Sarver DM, Proffit WR. Long-term efficacy of reverse pull headgear therapy. Angle Orthod, 2006, 76: 915-922.

43. Wisth PJ, Tritrapunt A, Rygh P, et al. The effect of maxillary protraction on front occlusion and facial morphology. Acta Odontol Scand, 1987, 45: 227-237.

44. 毛利环, 花田晃治. 矫正治疗における自家齿牙移植——现状と问题点. 齿牙移植の临床像. 东京: クインテッセンス出版, 1996.

第十七章

1. 陈扬熙. 成人正畸治疗Ⅰ~Ⅳ: 中华口腔医学杂志, 2009, 44(2): 124-126; 2009, 44(3): 180-183; 2009, 44(4): 246-249; 2009, 44(5): 310-313.

2. 陈嵩, 陈扬熙, 胡静. 正颌外科矫治骨性下颌偏斜的术前及术后正畸治疗. 中华口腔医学杂志, 2005, 40(1): 38-41.

3. 胡静, 王大章. 正颌外科. 北京: 人民卫生出版社, 2006.

4. 胡静. 正颌外科学(研究生规划教材). 北京: 人民卫生出版社, 2010.

5. 孙少宣, 郭天文. 外科正牙术. 美容牙科学. 北京: 人民卫生出版社, 2002.

6. 邱蔚六. 口腔颌面外科学. 第 6 版. 北京: 人民卫生出版社, 2008.

7. Andrade Ada S, Gameiro GH, Derossi M, et al. Posterior crossbite and functional changes. A systematic review. Angle Orthod, 2009, 79: 380-386.

8. Al-Ani Z, Gray RJ, Davies SJ, et al. Stabilization splint therapy for the treatment of temporomandibular myofascial pain: a systematic review. J Dent Educ, 2005, 69: 1242-1250.

9. Bollen A M. The effects of Orthodontic Therapy on Periodontal Health: A Systematic Review of Controlled Evidence. J Am Dent Assoc, 2008, 139(4): 413-422.

10. Clark DJ. Correction of the black triangle: restoratively driven papilla regeneration. Dentistry today, 2009, 28(2): 150, 152, 154-155.

11. Czochrowska E M. Outcome of orthodontic space closure with a missing maxillary central incisor. Am J orthodontics and orthopedic, 2003, 123(6): 597-603.

12. Dawson PE. Functional occlusion: from TMJ to smile design. St. Louis: Mosby, 2006.

13. Dylina TJ. A common-sense approach to splint therapy. J Prosthet Dent, 2001, 86: 539-545.

14. Gesch D, Bernhardt O, Mack F, et al. Association of malocclusion and functional occlusion with subjective symptoms of TMD in adults: results of the study of health in pomerania. Angle Orthod, 2005, 75: 183-190.

15. Gesch D, Bernhardt O, Kirbschus A. Association of malocclusion and functional occlusion with temporomandibular disorders (TMD) in adults: a systematic review of population-based studies. Quintessence Int, 2004, 35: 211-221.

16. Gray RJ, Davies SJ. Occlusal splints and temporomandibular disorders: why, when, how? Dent Update,

2001,28:194-199.

17. José dos Santos,Jr. Occlusion:Principles & Treatment. Quintessence Publishing Co. Inc. ,2008.

18. Kurita H,Ikeda K,Kurashina K. Evaluation of the effect of a stabilization splint on occlusal force in patients with masticatory muscle disorders. J Oral Rehabil,2000,27:79-82.

19. Kokich V G. Gingival contour and clinical crown length:their effect on the esthetic appearance of maxillary anterior teeth. Am J Orthod,1984,86(2):89-94.

20. Luther F. TMD and occlusion part Ⅰ. Damned if we do Occlusion:the interface of dentistry and orthodontics. Br Dent J,2007,202:38-39.

21. Mehta P,Lim LP. The width of the attached gingiva-Much ado about nothing? J Dent,2010,38(7):517-525.

22. Mohlin B,Axelsson S,Paulin G,et al. TMD in relation to malocclusion and orthodontic treatment. Angle Orthod,2007,77:542-548.

23. Ong M A,Wang H L. Periodontic and Orthodontic treatment in Adults. American Journal of Orthodontics and Dentofacial Orthopedics,2002,122(4):420-428.

24. Pinheiro ML. Guided bone regeneration of a pronounced gingiva-alveolar cleft due to orthodontic space closure. J Periodontol,2006,77(6):1091-1095.

25. Proffit WR,Sarver DM. Combined surgical and orthodontic treatment. Contemporary Orthodontics. 4th ed. Mosby,2007.

26. Reichert C. Guided tissue regeneration and orthodontics. J Orofac Orthop,2009,70:6-19.

27. Rinchuse DJ,Kandasamy S. Evidence-based versus experience-based views on occlusion and TMD. Am J Orthod Dentofacial Orthop,2005,127:249-254.

28. Scrivani SJ,Keith DA,Kaban LB. Temporomandibular disorders. N Engl J Med,2008,359:2693-2705.

29. The glossary of prosthodontic terms. J Prosthet Dent,2005,94:10-92.

30. Wennström J L,Prato GP P. Mucogingival Therapy-Periodontal Plastiv Surgery. //Lindhe J,Karring T,Lang NP. Clinical Periodontology and Implant Dentistry. 4th ed. Blackwell Munksgaard:Blackwell Publishing Company,2003.

31. Zachrisson BU. Orthodontics and Periodontics. //Lindhe J,Karring T,Lang NP. Clinical Periodontology and Implant Dentistry. 4th ed. Blackwell,2003.

第十八章

1. Braumann B, Keilig L, Bourauel C, et al. Three dimensional Analysis of Morphological changes in the maxilla of patients with cleft lip and palate. Cleft Palate Craniofac J,2002,39:1-11.

2. Friede H,Johanson B. Adolescent facial morphology of early bone-grafted cleft lip and palate patients. Scand J Plast Reconstr Surg,1982,1641-1653.

3. Gnoinski W. Infant orthopedics and later orthodontic monitoring for unilateral cleft lip and palate patients in Zurich. Multidisciplinary Management of cleft lip and palate. Philadelphia: WB Saunder Co. , 1990, 578-585.

4. Grayson BH,Santiago PE,Brecht LE,et al. Presurgical nasoalveolar molding in infants with cleft lip and palate. Cleft Palate Craniofac J,1999,36:486-498.

5. Han BJ,Suzuki A,Tashiro H. Longitudinal study of craniofacial growth in subjects with cleft lip and palate: from cheiloplasty to 8 years of age. Cleft Palate Craniofac J,1995,32:156-166.

6. Honda Y,Suzuki A,Ohishi M. Longitudinal study on changes of maxillary arch dimensions in Japanese chil-

dren with cleft lip and palate. Cleft Palate J,1995,32:149-155.

7. Honda Y,Suzuki A,Nakamura N,et al. Relationship between primary palatal form and maxillofacial growth in Japanese children with unilateral cleft lip and palate: infancy to adolescence. Cleft Palate Craniofac J, 2002,39:527-534.
8. Hotz M,Gnoinski W,Nussbaumer H. Early maxillary orthopedics in CLP cases: guidelines for surgery. Cleft Palate J,1978,15:405-411.
9. Ishikawa H,Kitazawa S,Iwasaki H. Effects of maxillary protraction combined with chin-cap therapy in unilateral cleft lip and palate patients. Cleft Palate Craniofac J,2000,37:92-97.
10. Kusnoto B,Figueroa AA,Polley JW. Radiographic evaluation of bone formation in the pterygoid region after maxillary distraction with a rigid external distraction device. J Craniofac Surg,2001,12:109-117.
11. Krammer GJC,Hoeksma JB,Prahl-Andersen B. Early palatal changes in complete and incomplete cleft lip and/or palate. Acta Anat,1992,144:202-212.
12. Latham RA. Orthopedic advancement of the cleft maxillary segment. Cleft Palate J,1980,17:227-236.
13. Prahl C,Kuijpers-Jagtman AM,Vant Hof MA,et al. A randomized prospective clinical trial of the effect of infant orthopedics in unilateral cleft lip and palate: prevention of collapse of the alveolar segments. Cleft Palate Craniofac J,2003,40:337-342.
14. Peltomaki T, Vendittelli B, Grayson BH, et al. Associations between severity of clefting and maxillary growth in patients with unilateral cleft lip and palate treated with infant orthopedics. Cleft Palate Craniofac J,2002,38:582-586.
15. Ross RB. Treatment variables affecting growth in unilateral cleft lip and palate. Part 5: Timing of palate repair. Cleft Palate J,1987,24:54-63.
16. Rosenstein SW,Grasseschi M,Dado DV. A long-term retrospective outcome assessment of facial growth, secondary surgical need,and maxillary lateral incisor status in a surgical orthodontic protocol for complete clefts. Plast Reconstr Surg,2003,111:1-13.
17. Scheuer HA,Holtje WJ,Hasund A. Prognosis of facial growth in patients with unilateral complete clefts of the lip alveolus and palate. J Cranio Maxillofac Surg,2001,29:198-204.
18. Smahel Z,Mullerova Z. Facial growth and development in unilateral cleft lip and palate from the time of palatoplasty to the onset of puberty: a longitudinal study. J Craniofac Genet Dev Biol,1995,15:72-80.
19. Shaw WC,Dahl E,Asher-McDade C,et al. A six-center international study of treatment outcome in patients with clefts of the lip and palate. Cleft Palate Craniofac J,1992,29:413-418.
20. Tindlund RS. Skeletal response to maxillary protraction in patients with cleft lip and palate before age 10 years. Cleft Palate Craniofac J,1994,31:295-308.

第十九章(第一节)

1. 余哲,白玉兴,杨圣辉,等. 新型含氟正畸托槽对变形链球菌抑制性的实验研究. 北京口腔医学,2009, 17(2):84-86.
2. Ashcraft DB,Staley RN. Fluoride release and shear bond strengths of three light-cured-glass ionomer cements. Am J Orthod Dentofac Orthop,1997,111:260-265.
3. Banks PA,Chadwick SM,Asher-McDade C,et al. Fluoride-releasing elastomerics-a prospective controlled clinical trial. European Journal of Orthodontics,2000,22:401-407.
4. Benelli EM,Serra MC,Rodrigues Jr AL,et al. In situ anticariogenic potential of glass ionomer cement. Caris Res,1993,27:280-284.

5. Chung CK, Millett DT, Creanor-SL, et al. Fluoride release and cariostatic ability of a compomer and a resin-modified glass ionomer cement used for orthodontic bonding. J Dent, 1998, 26: 533-538.
6. Evrenol BI, Kucukkeles N, Arun T, et al. Fluoride release capacities of four different orthodontic adhesives. J Clin Pediatr Dent, 1999, 23(4): 315-319.
7. Fricker JP. New self-curing resin-modified glass-ionomer cement for the direct bonding of orthodontic brackets in vivo. Am J Orthod Dentofacial Orthop, 1998, 113(4): 384-386.
8. Marhino VCC, Higgins JPT, Logan S, et al. Fluoride varnishes for preventing dental caries in children and adolescents. Cochrane Database of Syste Reviews, 2002, 3: CD002279.
9. Marhino VCC, Higgins JPT, Logan S, et al. Fluoride toothpastes for preventing dental caries in children and adolescents. Cochrane Database of Syste Reviews, 2003, 1: CD002278.
10. Marhino VCC, Higgins JPT, Logan S, et al. Fluoride mouth rinses for preventing dental caries in children and adolescents. Cochrane Database of Syste Reviews, 2003, 3: CD002284.
11. Marcusson A, Norevall LI, Persson M. White spot reduction when using glass ionomer cement for bonding in orthodontics: a longitudinal and comparative study. Eur J Orthod, 1997, 19: 233-242.
12. Ogaard B, Arends J, Helseth CH, et al. Fluoride Level in saliva after bonding orthodontic brackets with a fluoride-containing adhesive. Am J Orthod Dentofac Orthop, 1997, 111(2): 199-202.
13. Ortendahl T, Thilander B, Svanberg M. Mutants streptococci and incipient caries adjacent to glass ionomer cement or resin based composite. Am J Orthod Dentofacial Orthop, 1997, 112: 271-274.
14. Rawls HR, Zimmerman BF. Fluoride-exchanging resins for caries protection. Caries Res, 1983, 17: 32-43.
15. Seppa L. Fluoride release and effect on enamel softening by fluoride treated and fluoride untreated glass ionomer specimens. Caris Res, 1994, 28: 406-408.
16. Storie D J, Regennitter F, von Fraunhofer J A. Characteristics of a fluoride-releasing elastomeric chain. Angle Orthod, 1994, 64: 199-209.
17. Wiltshire W A. Determination of fluoride from fluoride-releasing elastomeric ligature ties. Am J of Orthod Dentofacial Orthop, 1996, 110: 383-387.
18. Wilson T G, Gregory R L. Clinical effectiveness of fluoride-releasing elastomers. I: salivary Streptococcus mutans numbers. Am J Orthod Dentofacial Orthop, 1995, 107: 293-297.
19. Wright AB, Robert T Lee. Clinical and microbiologic evaluation of a resin modified glass ionomer cement for orthodontic bonding. Am J Orthod Dentofacial Orthop, 1996, 110: 469-475.

第十九章(第二节)

1. 魏惺,赵立星,许桢睿,等. 关于中国人正畸支抗用微种植钉牙槽骨植入安全区的研究. 国际口腔医学杂志,2010,37(2):128-132.
2. Asscherickx K, Vannet BV, Wehrbein H, et al. Root repair after injury from mini-screw. Clin Oral Implants Res, 2005, 16: 575-578.
3. Cope JB. Temporary anchorage devices in orthodontics: a paradigm shift. Semin Orthod, 2005, 11: 3-9.
4. Cousley R. Critical aspects in the use of orthodontic palatal implants. Am J Orthod Dentofacial Orthop, 2005, 127: 723-729.
5. Costa A, Pasta G, Bergamaschi G. Intraoral hard and soft tissue depths for temporary anchorage devices. Semin Orthod, 2005, 11: 10-15.
6. Costa A, Raffaini M, Melsen B. Miniscrews as orthodontic anchorage: a preliminary report. Int J Adult Orthod Orthognath Surg, 1998, 13: 201-209.

7. Cheng SJ, Tseng IY, Lee JJ, et al. A prospective study of the risk factors associated with failure of mini-implants used for orthodontic anchorage. Int J Oral Maxillofac Implants, 2004, 19:100-106.

8. Duyck J, Ronold HJ, Van Oosterwyck H, et al. The influence of static and dynamic loading on marginal bone reactions around osseo-integrated implants: an animal experimental study. Clin Oral Implants Res, 2001, 12:207-218.

9. Freudenthaler JW, Bantleon HP, Haas R. Bicortical titanium screws for critical orthodontic anchorage in the mandible: a preliminary report on clinical applications. Clin Oral Implants Res, 2001, 12:358-363.

10. Fukunaga T, Kuroda S, Kurosaka H, et al. Skeletal anchorage for orthodontic correction of maxillary protrusion with adult periodontitis. Angle Orthod, 2006, 76:148-155.

11. Junji S, Makoto N. Minibone plates: the skeletal anchorage system. Semin Orthod, 2005, 11:47-56.

12. Jenner JD, Fitzpatrick BN. Skeletal anchorage utilizing bone plates. Aust Orthod J, 1985, 9:231-233.

13. Kim JW, Ahn SJ, Chang Y-II. Histomorphometric and mechanical analysis of the drill-free screw as orthodontic anchorage. Am J Orthod Dentofacial Orthop, 2005, 128:190-194.

14. Liou EJW, Pai BCJ, Lin JCY. Do miniscrews remain stationary under orthodontic forces? Am J Orthod Dentofacial Orthop, 2004, 126:42-47.

15. Mah J, Bergstrand F. Temporary anchorage devices: a status report. J Clin Orthod, 2005, 39:132-136.

16. Melsen B, Costa A. Immediate loading of implants used for orthodontic anchorage. Clin Orthod Res, 2000, 3:23-28.

17. Melsen B, Lang NP. Biological reactions to orthodontic loading of oral implants. Clin Oral Implants Res, 2001, 12:144-152.

18. Miyawaki S, Koyama I, Inoue M, et al. Factors associated with the stability of titanium screws placed in the posterior region for orthodontic anchorage. Am J Orthod Dentofacial Orthop, 2003, 124:373-378.

19. Poggio PM, Incorvati C, Velo S, et al. 'Safe zones': a guide for microscrew positioning in the maxillary and mandibular arch. Angle Orthod, 2006, 76:191-197.

20. Umemori M, Suguwara J, Mitani H, et al. Skeletal anchorage system for open-bite correction. Am J Orthod Dentofacial Orthop, 1999, 115:166-174.

第十九章(第三节)

1. 姜若萍,张丁,傅民魁. 固定正畸后牙根吸收的部分影响因素分析. 中华口腔医学杂志, 2003, 38(6):455-457.

2. Al-Qawasmi R A. Genetic predisposition to external apical root resorption. Am J Orthod Dentofacial Orthop, 2003, 123:242-252.

3. Al-Qawasmi R A. Root resorption associated with orthodontic force in inbred mice: genetic contributions. Eur J Orthod, 2006, 28:13-19.

4. Al-Qawasmi RA, Hartsfield JK Jr, Everett ET, et al. Genetic predisposition to external apical root resorption in orthodontic patients: linkage of chromosome-18 marker. J Dent Res, 2003, 82:356-360.

5. BarKana I, Narayanan AS, Grosskop A, et al. Cementum attachment protein enriches putative cementoblastic populations on root surfaces in vitro. J Dent Res, 2000, 79:1482-1488.

6. Ericson S, Kurol J. Incisor root resorptions due to ectopic maxillary canines imaged by computerized tomography: a comparative study in extracted teeth. Angle Orthod, 2000, 70:276-283.

7. Ericson S, Kurol J. Resorption of incisors after ectopic eruption of maxillary canines: a CT study. Angle Orthod, 2000, 70:415-423.

8. Haruyama N, Igarashi K, Saeki S, et al. estrous-cycle-dependent variation in orthodontic tooth movement. J Dent Res, 2002, 81: 406-410.

9. Janson GR, De Luca Canto G, Martins DR, et al. A radiographic comparison of apical root resorption after orthodontic treatment with 3 different fixed appliance techniques. Am J Orthod Dentofacial Orthop, 2000, 118: 262-273.

10. Lee A, Schneider G, Finkelstein M, et al. Root resorption: the possible role of extracellular matrix proteins. Am J Orthod Dentofacial Orthop, 2004, 126: 173-177.

11. McNab S, Battistutta D, Taverne A, et al. External apical root resorption following orthodontic treatment Angle Orthod, 2000, 70: 227-232.

12. Mavragani M, Vergari A, Selliseth NJ, et al. Eur J Orthod, 2000, 22: 665-674.

13. Ong CK, Walsh LJ, Harbrow D, et al. Orthodontic tooth movement in the prednisolone-treated rat. Angle Orthod, 2000, 70: 118-125.

14. Roberts WE. Bone physiology, metabolism, and biomechanics in orthodontic practice. //Graber TM, Vanarsdall RL. Orthodontics: Current Principles and Techniques. St Louis, Mo: Mosby, 2000, 231-234.

15. Sameshima GT, Sinclair PM. Predicting and preventing root resorption: Part Ⅰ. Diagnostic factors. Am J Orthod Dentofacial Orthop, 2001, 119: 505-510.

16. Sameshima GT, Sinclair PM. Predicting and preventing root resorption: part Ⅱ. Treatment factors. Am J Orthod Dentofacial Orthop, 2001, 119: 511-515.

17. Thomas R Katona. Flaws in root resorption assessment algorithms: Role of tooth shape. Am J Orthod Dentofacial Orthop, 2006, 130: 698. e19-698. e27.

18. Yamashiro T, Takano-Yamamoto T. Influences of ovariectomy on experimental tooth movement in the rat. J Dent Res, 2001, 80: 1858-1861.

第十九章(第四节)

1. 曹阳,赖文莉,陈扬熙. 实验性牙齿移动中TG内P2X3受体的表达变化. 第四军医大学学报, 2006, 27(13): 1156-1159.

2. Akopian AN, Sivilotti I, Wood Jk. A tetrodoxin-resistant voltage-gated sodium channel expressed by sensory neurons. Nature, 1996, 379: 257-262.

3. Bergius M, Berggren U, Kiliar Id. Experience of pain during an orthodontic procedure. Eur J Oral Sci, 2002, 110(2): 30-34.

4. Furstman L, Bernik S. Clinical consideration of the periodon-tium. Am J Orthod, 1972, 61: 138-155.

5. International Association for the Study of Pain. Pain terms: A list with definitions and notes on usage. Pain, 1979, 6: 249-252.

6. Jones ML. The pain and discomfort experiment during orthodontic treatment. Am J Orthod, 1992, 102: 373.

7. kobayashi H, Ochi k, Saito I, et al. Alterations in ultrastructural localization of growth associated protein 43 in periodontal Ruffini endings of rat molars during experimental tooth movement. J Dent Res, 1998, 77: 503-517.

8. Litt MD. A model of pain and anxiety associated with acute stressors: Distress in dental procedures. Behav Res Ther, 1996, 34: 459-476.

9. Ngan P, Wilson S, Shanfeld J, et al. The effect of ibuprofen on the level of discomfort in patients undergoing orthodontic treatment. Am J Orthod Dentofacial Orthop, 1994, 106: 88-95.

10. Patel V. Non-completion of orthodontic treatment: a study of patient and parental factors contributing to dis-

continuation in the hospital service and specialist practice. University of Wales, Heath Park, Thesis, 1989.
11. Reitan K. Biomechanical principles and reactions. //Graber TM, Swain BF. Current orthodontic concepts and techni-ques. Philadelphia: Saunders, 1975.
12. Sullivan MJ, Neish NR. Catastrophizing, anxiety and pain during dental hygiene treatment. Community Dent Oral Epidemiol, 1998, 26(5): 344-349.
13. Scheurer P, Firestone A, Bttrgin W. Perception of pain as a re-sult of orthodontic treatment with fixed appliances. Eur J Orthod, 1996, 18: 349-357.
14. Terman GW, Bonica JJ. Spinal Mechanisms and Their Modulation. In Bonica Management of Pain. 3rd ed. Philadelphia: lippincott Williams&wilkins, 2001, 73-90.
15. Wang H, Nei H, Zhang RX, et al. Peripheral nitric oxide contributes to both formaLin-and NMDA-induced activation of nociceptors: an immunocytochemical study in rats. J Neurosci Res, 1999, 57: 824-829.
16. Zhi Yang, Wei Luo, Jingqiu Hou, et al. Development of a behavior model of pain induced by experimental tooth movement in rats. European Journal of Oral Sciences, 2009, 117: 1-5.
17. Zhi Yang, Yang Cao, Yan Wang, et al. Behavioral responses and expression of P2X3 receptor in trigeminal ganglion after experimental tooth movement in rats. Archives of Oral Biology, 2009, 54: 63-70.

第十九章(第五节)

1. 陈嵩,陈扬熙. 错殆畸形对大学生自我意识和人格倾向的影响. 中华口腔医学杂志, 2000, 35(4): 299-302.
2. 李晓婷. 正畸治疗患者社会心理行为的研究进展, 国际口腔医学杂志, 2010, 37(03): 365-371.
3. 孙学礼. 医学心理学. 成都: 四川大学出版社, 2003.
4. 何伦. 美容心理学. 北京: 人民卫生出版社, 2002.
5. Deli R, Macrì LA, De Luca M, et al. Satisfaction with dental appearance in 8-9 years-old children. Validation of COAS questionnaire for Italian-speaking children and evaluation of social and geographical context. Eur J Paediatr Dent, 2008, 9: 7-12.
6. Foster PLA, Thomson WM, Jokovic A. Validation of the child perceptions questionnaire. J Dent Res, 2005, 84: 649-652.
7. Facco E, Zanette G, Manani G. Italian version of Corah's Dental Anxiety Scale: normative data in patients undergoing oral surgery and relationship with the ASA physical status classification. Anesth Prog, 2008, 55(4): 109-115.
8. Hawker DS, Boulton MJ. Twenty years research on peer victimization and psychosocial maladjustment: a meta analytic review of cross-sectional studies. J Child Psychol Psychiatry, 2000, 41: 441-455.
9. Jokovic A, Locker D, Stephens M, et al. Validity reliability of a questionnaire for measuring child oral-health-related quality of life. J Dent Res, 2002, 81: 459-463.
10. Kvale G, Berg E, Raadal M. The ability of corah's dental anxiety scale and spielberger's state anxiety inventory to distinguish between fearful and regular norwegian dental patients. Acta Odontol Scand, 1998, 56: 105-109.
11. Klages U, Claus N, Wehrbein H, et al. Development of a questionnaire for assessment of the psychosocial impact of dental aesthetics in young adults. Eur J Orthod, 2006, 28(2): 103-111.
12. Li Xiao-ting, Yin Tang, Xue-lian Huang, et al. Factors influencing subjective orthodontic treatment need and culture-related differences among Chinese natives and foreign inhabitants. International Journal of Oral Science, 2010, 2(3): 149-157.

13. Perugi G, Giannotti D, Frare F. Prevalence phenomenology comorbidity of body dysmorphic disorder in a clinical population. Inter J Psychiatry in Clinical Practice, 1997, 1:77-82.

14. Phillips K A, McElroy S L, Hudson J I, et al. Body Dysmorphic Disorder: an obsessive-compulsive spectrum disorder, a form of affective spectrum disorder, or both? Journal of Clinical Psychiatry, 1995, 56(Suppl 4): 41-51.

15. Phillips KA, McElroy SL, KeckPE. A comparison of delusional and non delusional Body Dysmorphic Disorder in 100 cases. Psychopharmacology Bulletin, 1994, 30:179-186.

16. Rosen JC, Reiter J. Development of the Body Dysmorphic Disorder examination. Behaviour Research and Therapy, 1996, 34:755-766.

17. Slade GD. Derivation and validation of a short-form oral health impact profile. Community Dent Oral Epidemiol, 1997, 25:284-290.

18. Slade GD, Spencer AJ. Development and evaluation of the oral health impact profile. Community Dent Health, 1994, 11:3-11.

19. Veale D, Boocock A, Gournay K, et al. Body Dysmorphic Disorder; a survey of fifty cases. British Journal of Psychiatry, 1996, 169:196-201.

中英文对照索引

A

B

C

D

E

F

G

H

J

Q

R

S

T

Z

支抗	anchorage	79,354
支抗预备	anchorage preparation	366
直接性骨吸收	directly bone resorption	105
直接粘结	direct bonding system,DBS	347,712
直面型	straight profile	5
直丝弓矫治器	straight wire appliance,SWA	447
植骨术	bone graft	708
治疗标准指数	peer assessment rating,PAR	142
滞留性婴儿型吞咽动作	retained infantile swallowing behavior	289
中度支抗	moderate anchorage	356,606
中间带	intermediate band	47
中间𬌗板	intermediate splint	695
中空调磨	hollow grinding	144
中年期	middle age	49
中线的矫治	correction of midline discrepancies	376
中心轴线	central axis	182
终末𬌗板	final splint	695
终末平面	flush terminal plane	54,530
肿瘤坏死因子	tumor necrosis factor,TNF	110
转动	rotation	69
转化生长因子β	transforming growth factorβ,TGF-β	109